現代口腔外科学

原著第5版

監訳 里村一人・濱田良樹

CONTEMPORARY

Oral and Maxillofacial Surgery
FIFTH EDITION

Editors

James R. Hupp, DMD, MD, JD, MBA, FACS, FACD, FICD
Dean, School of Dentistry
Professor, Oral and Maxillofacial Surgery
Professor of Surgery
Professor of Otolaryngology
School of Medicine
University of Mississippi Medical Center
Jackson, Mississippi

Edward Ellis III, DDS, MS
Professor, Division of Oral and Maxillofacial Surgery
University of Texas Southwestern Medical Center
Dallas, Texas

Myron R. Tucker, DDS
Private Practice, Oral and Maxillofacial Surgery
Charlotte, North Carolina
Adjunct Clinical Professor
Department of Oral and Maxillofacial Surgery
Louisiana State University,
New Orleans, Louisana

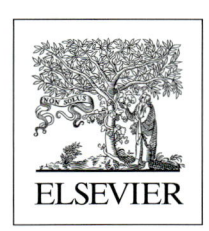

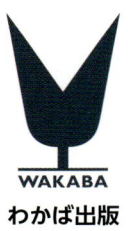

ELSEVIER

WAKABA
わかば出版

> **注意**
>
> この分野における知識と技術は，日々変化し続けている。新しい研究や経験により，われわれの知識が広がり，技術が進歩するにつれて，新たな治療法や薬物療法が必要，妥当となることもある。推奨される投与量や処方，投与方法や投与期間，さらに禁忌については，製薬会社や医療機器メーカーからの治療技術に関する最新の情報を，読者自身で得るように努めてほしい。自らの経験と知識に基づいて診断し，投与量を決定し，患者一人ひとりに最善の治療を行い，安全のための適切な予防処置を講じることは，臨床医の責務である。出版社および編集者（監訳者，翻訳者）は，本書に記載された情報，物質，器具，機材の使用に関連して生じうる，個人および財産に対するいかなる障害，損害に対しても，法的責任を負うものではない。
>
> 出版者

Translation Copyright © 2011, Elsevier Japan KK.

This translation of Contemporary Oral and Maxillofacial Surgery by James R. Hupp, Edward Ellis III, Myron R. Tucker, Fifth Edition (ISBN: 978-0-323-04903-0) is published by arrangement with the original publisher, Mosby, Inc., an affiliate of Elsevier Inc.

Copyright © 2008 by Mosby, Inc., an affiliate of Elsevier Inc. **All rights reserved.**

口腔顎顔面外科学を専攻するすべての学生諸君に捧げる。
Edward Ellis III

私の妻 Carmen と友人，Jamie, Justin, Joelle, Jordan の 4 人の子どもたち，そして私の妹 Judy とその夫 Bill Peer にこの本を捧げる。
James H. Hupp

私の妻 Jan と親友である Mark Ochs 博士と Todd Mullikin 博士に本書を捧げる。彼らの絶え間ない助言と建設的批評，激励に心から感謝する。
Myron R. Tucker

監訳者の言葉

　世界的な名著となっている「Contemporary Oral and Maxillofacial Surgery」の初版は，1988年にオハイオ州立大学のLarry J. Peterson博士を編者として出版された．以後約5年ごとに改訂され，現在第5版が出版されている．この間に，ミシシッピ大学のJames R. Hupp博士，テキサス大学のEdward Ellis III博士が新たに編者として参加し，この第5版ではLarry J. Peterson博士に代わり，ルイジアナ州立大学のMyron R. Tucker博士が編集に参画することとなった．

　第5版の大きな特徴は，原書の冒頭でも述べられているとおり，ほぼすべての図，写真がフルカラー印刷となったことであり，手術手技や各疾患の病態がわかりやすく解説されている．さらに，歯科口腔外科診療において多くの部分を占める抜歯に関しては，とくに多くのページが割かれている一方，近年急速な発展を遂げているインプラント治療，最新の抗菌薬治療，最近大きな問題となっているビスホスホネート系薬剤関連顎骨壊死についても精力的に解説されている．このような変更により，本書は歯学部学生のみならず，臨床研修医や一般開業医にも実際的で有益な情報源となるものと確信している．

　わが国と米国との歯科医療の現状の違いから，わが国の実情に合わない一部の表や章，例えば抗菌薬の薬価，医療法などはあえて割愛させていただくとともに，読者の誤解を避けるため，極力原文に忠実であることを心がけながら，適宜訳注を入れさせていただいた．また日本語版での紙面の制約から，残念ながら原書の一部の章を割愛せざるを得なかった．やむを得ず割愛した部分は，例えば救急救命処置や入院患者の管理，顔面の形成外科手術に関する章である．

　いうまでもなく，訳語の統一をはじめ最終的なできあがりについては，すべて監訳者の責任である．読者諸賢の忌憚のないご意見がいただければ幸いである．本書が出版され，世の批判に耐えることができ，わが国の歯科医学教育の一助となることができれば，将来是非割愛した部分を含めた完全な形での翻訳を行いたいと考えている．

　おわりに，本書を刊行するにあたり，御協力いただいた翻訳者の方々，ひとかたならぬご尽力をいただいたエルゼビア・ジャパン株式会社，わかば出版株式会社の諸氏，ならびにボンソワール書房の山崎 純氏に心から感謝の意を表したい．

2011年9月

里村　一人
濱田　良樹

原著執筆者一覧

Roger E. Alexander, DDS, FAAOMS, FACD, FICD
Professor
Department of Oral and Maxillofacial Surgery
Baylor College of Dentistry
Texas A&M Health Science Center
Dallas, Texas

Peter N. Demas, DMD, MD
Associate Professor
Oral and Maxillofacial Surgery
School of Dental Medicine
University of Pittsburgh
Pittsburgh, Pennsylvania

Bart C. Farrell, DDS, MD
Assistant Clinical Professor
Department of Oral and Maxillofacial Surgery
Louisiana State University Health Science Center
New Orleans, Louisiana
Private Practice
University Oral and Maxillofacial Surgery
Charlotte, North Carolina

Brian B. Farrell, DDS, MD
Assistant Clinical Professor
Department of Oral and Maxillofacial Surgery
Louisiana State University Health Science Center
New Orleans, Louisiana
Private Practice
University Oral and Maxillofacial Surgery
Charlotte, North Carolina

Thomas R. Flynn, DMD
Associate Professor
Oral and Maxillofacial Surgery
Harvard School of Dental Medicine
Assistant Visiting Surgeon
Oral and Maxillofacial Surgery
Massachusetts General Hospital
Boston, Massachusetts

Peter E. Larsen, DDS
Professor and Chair
Department of Oral and Maxillofacial Surgery
College of Dentistry
The Ohio State University
Chief of Pediatric Oral and Maxillofacial Surgery
Pediatric Dentistry
Children's Hospital of Columbus
Columbus, Ohio

Stuart E. Lieblich, DMD
Associate Clinical Professor
Oral and Maxillofacial Surgery
University of Connecticut School of Dental Medicine
Farmington, Connecticut
Senior Attending Staff
Oral and Maxillofacial Surgery
Hartford Hospital
Hartford, Connecticut

Edwin A. McGlumphy, DDS, MS
Associate Professor and Director of Implant Dentistry
Department of Restorative and Prosthetic Dentistry
College of Dentistry
The Ohio State University
Columbus, Ohio

Michael Miloro, DMD, MD
Professor of Surgery
Section Chief and Program Director
Leon F. Davis Distinguished Chair
Oral and Maxillofacial Surgery
University of Nebraska Medical Center
Omaha, Nebraska

Mark W. Ochs, DMD, MD
Professor and Chair
Department of Oral and Maxillofacial Surgery
School of Dental Medicine
University of Pittsburgh
Professor
Otolaryngology, Head and Neck Surgery
University of Pittsburgh Medical Center
Pittsburgh, Pennsylvania

Sterling R. Schow, DMD
Professor
Department of Oral and Maxillofacial Surgery
Baylor College of Dentistry
The Texas A&M University System Health Science Center
Dallas, Texas

Victoria J. Sterling, MA, JD
Senior Vice President
General Counsel
Oral and Maxillofacial Surgery National Insurance Company
Rosemont, Illinois

翻訳者一覧

【監　訳】

里村　一人	鶴見大学歯学部口腔内科学講座 教授
濱田　良樹	鶴見大学歯学部口腔顎顔面外科学講座 教授

【翻　訳】

里村　一人　　鶴見大学歯学部口腔内科学講座 教授
佐藤　　徹　　鶴見大学歯学部口腔内科学講座 講師
舘原　誠晃　　鶴見大学歯学部口腔内科学講座 助教
徳山　麗子　　鶴見大学歯学部口腔内科学講座 助教
　　　　　　　（担当：1章，2章，3章，4章，13章，14章，16章，17章，18章）
濱田　良樹　　鶴見大学歯学部口腔顎顔面外科学講座 教授
川口　浩司　　鶴見大学歯学部口腔顎顔面外科学講座 講師
山田　浩之　　鶴見大学歯学部口腔顎顔面外科学講座 講師
中岡　一敏　　鶴見大学歯学部口腔顎顔面外科学講座 助教
　　　　　　　（担当：5章，6章，11章，12章，26章，27章）
近藤　壽郎　　日本大学松戸歯学部顎顔面外科学講座 教授
酒巻　裕之　　千葉県立保健医療大学健康科学部 教授
　　　　　　　（担当：7章，8章，9章，10章，15章）
新谷　　悟　　昭和大学歯学部顎口腔疾患制御外科学講座 教授
　　　　　　　（担当：19章，20章，21章，22章）
米原　啓之　　日本大学歯学部口腔外科学教室第2講座 教授
生木　俊輔　　日本大学歯学部口腔外科学教室第2講座 助教
原　　八重子　日本大学歯学部口腔外科学教室第2講座 助教
　　　　　　　（担当：23章，24章，25章）

はじめに

　口腔顎顔面外科は，常に発展し続けている医療分野である．多くの患者の要求に応えるためには，多岐の学問分野にわたる総合的アプローチが必要であり，また一般歯科医と医学・歯学分野のさまざまな専門医との協力と連携が必要不可欠である．
　本書「現代口腔外科学」の第一の目的は，一般開業医が歯科医院で行う基本的な口腔外科手技を包括的に紹介することであり，第二の目的は口腔外科専門医へ紹介されるような患者に対する高度で複雑な外科処置に関して，情報を提供することである．本書は主として，歯科学生の教科書として書かれたものであるが，一般開業医や臨床研修医，さらには口腔外科以外を専攻する学生のための参考書としても，十分な内容を含むように構成されている．とくに全身疾患を有する患者や，さまざまな問題を管理するためのチームアプローチに関する内容は，口腔外科専門医だけでなく，歯科臨床研修医にとっても有用であろう．
　本書では，口腔顎顔面外科疾患に対する外科的・医学的処置の基本原則について述べるとともに，評価・診断・治療の基本的技術については，実際の臨床に直ちに役立つよう詳述してある．とくに外科的手技については，読者が理解しやすいように図を多用するとともに，教科書的な症例以外に対しても適切に対処できるように，外科治療の生物学的・技術的側面についても多くの頁を割いた．
　本書第5版は，前・編者であるLarry J. Peterson博士が直接的に関与していない初めての版であるが，博士の視点と意図は明確に受け継がれている．博士が執筆していた章においては，多くの表現がそのまま踏襲されており，博士の指導がなければ，本書は口腔顎顔面外科学の重要な情報源とはなりえなかったことはいうまでもない．
　なお，口腔顎顔面外科の複雑な手術手技に関しては概説するにとどめており，開業医がこれらのテクニックを実際に学べるほどには，詳しく述べることは差し控えた．
　第5版の作成にあたっては，すべての記述を慎重に吟味し，改訂するよう努めた．医療設備に関する章などではほとんど改訂を行っていないが，逆に外科的歯内療法や感染症に関する章などでは，大幅な改訂を加えた．また，フルカラー印刷の写真で，手技をわかりやすく解説した．
　さらに，本版より新たにインターネットでの教育サイトが利用できるようになった[†1]．本サイトでは，基本的な外科手術手技に関する多くの教育的映像を見ることができる．これらの映像は，本書で述べた手技の理解の補強に役立つだろう．歯科学生は，これらの手技に不安がなくなるまで，映像を見てほしい．
　本書が読者や患者にとって有益なものとなることを，著者一同，出版社スタッフ一同とともに願っている．

James R. Hupp
Edward Ellis III
Myron R. Tucker

訳注
[†1] 原著英語版のみに付属するサービスである．

謝辞

あまりにも多く，ここですべての名前を挙げることはできないが，これまで私を育て，また今も育て続けてくれているすべての方々に感謝する。
Edward Ellis III

ミシシッピ大学のすばらしいスタッフの助力がなければ，本書の執筆はできなかっただろう。Agnes Triplett, Helen Barnette, Robert Gray, 彼らが本書に載せたほとんどの写真を準備してくれた。さらに，本書の出版のために尽力してくれた，John Dolan, Elizabeth Clark, Jukie Nebel, Claire Kramer をはじめとするエルゼビア社のすべてのスタッフに感謝する。
James R. Hupp

本書の出版，その他多くのことに関して助力をいただき，また原著表紙デザインを担当してくれた Ashley Tucker に感謝したい。
Myron R. Tucker

序論

　口腔顎顔面外科学は，口腔顎顔面領域の硬組織および軟組織の機能的・審美的両面にわたる疾患・損傷・欠損の診断と外科的治療，さらにはその関連治療を含む，歯科医学の専門分野の1つである．この定義は，意図的に広範で包括的なものにしているが，主に口腔顎顔面外科学という専門性を念頭においた定義である．一般の歯科診療所において行われる外科治療は通常，口腔外科専門医によって行われるよりも，かなり小規模のものである．

　一般歯科医にとっての口腔顎顔面外科の範囲は，複数の因子により規定されている．第1に，外科処置を行うという歯科医師の意志である．歯科医師のなかには，外科処置を行うことに，ほとんどあるいはまったく興味をもたない者もいれば，それを好む者もいる．第2に，複雑な外科処置を行うためのトレーニングと経験である．歯科医師が埋伏歯の抜歯を行おうとしても，適切なトレーニングと経験，さらには麻酔を行う技能がなければ，抜歯を行うことはできない．歯科医師の外科治療の範囲を規定する第3の因子として，歯科医師自身の技術レベルがある．たとえ強い興味をもち，広範なトレーニングを受けたとしても，適切な技術をもたない，あるいは長い期間外科治療から離れていた歯科医師は，複雑な外科手術を行うべきではない．逆に強い興味をもち，広範なトレーニングを受け，十分な技術を有している一般歯科医は，より複雑な外科治療を行うことを真剣に考慮することができる．第4の因子は，歯科医師の近くに協力可能な専門医がいるかどうかである．口腔外科専門医が地理的に遠くにしかいない場合，近くにいるときに比べれば，一般歯科医は多くの，かつ複雑な外科処置をすることになる可能性がある．

　一般歯科医が行うべき口腔顎顔面外科手術の範囲は，米国では必ずしも州法によって規定されているわけではない．多くの州の歯科医療部局（dental boards）は，一般歯科医と専門医の両者に同一の免許を発行している．つまり，一般歯科医も法的には口腔顎顔面外科手術を行うことができる．このことから歯科医師一人ひとりが，どのような外科処置を行うべきか，どの症例を専門医に紹介すべきかについて，患者の利益が最大となるよう配慮しながら決定しなければならない．

　一般的に，一般歯科医にとっての口腔顎顔面外科の範囲にはいくつかの外科手技が含まれる．萌出歯の抜歯，破折歯根の除去は，行われる頻度の高いものである．歯科医学教育終了時に，すべての歯科医師は適切なトレーニング，経験を積んで，技術を身につけておかなければならない．歯科医師は，小規模な補綴前外科処置など，歯科診療所において局所麻酔下に行われるほとんどの外科処置が行えるようになるべきであり，また歯および口腔軟組織の軽度の感染症に対処しなければならない．ほとんどの歯性感染症は軽症であるため，十分な経験を積んだ一般歯科医は，それらに対処できるだろう．歯科医師は，口腔病変を有する患者の評価ができ，生検の必要性について判断しなければならず，実際，多くの場合に生検を行わなければならない．最後に，一般歯科医は，歯および周囲軟組織の損傷に対処しなければならない．最終的な治療は専門医によってなされる場合が多いが，初期治療はしばしば，一般歯科医によって行われるのである．

　口腔外科専門医は，歯科医学教育終了後，一定期間以上の専門教育を受けた歯科医師である．この期間に専門医は，複雑な外科的・医学的処置に関する広範な経験を積むとともに，有病者の抜歯を行う技術，埋伏歯の診断および抜歯のトレーニングを受け，経験を積む．静脈内鎮静法や外来での全身麻酔など，高度かつ複雑な疼痛管理法に関する知識と技術を身につけることが，口腔外科専門医にとって重要である．さらに，口腔外科専門医は，外傷患者の評価と治療，頭頸部領域の重症歯性感染症，口腔顎顔面領域の病変（顎嚢胞や腫瘍など）の処置，顎顔面の変形症（先天性，発育性，後天性）の診断と治療，複雑な顎顔面の補綴前外科処置（歯科インプラントを含む），顎骨欠損部への骨移植による再建，顔面痛や顎関節疾患への対応など，広範なトレーニングを受けて，経験を積む必要がある．

　外科には技術のみが要求されるわけではない．外科とは，多くの要素を含む複雑な学問分野である．外科的技術というものは，外科治療全体の技術的な側面に過ぎず，外科医の能力の1/3も占めるわけではない．外科的判断能力とは，外科治療の必要性を判断するとともに，外科治療を受ける患者の管理を行うための知恵である．最も重要なことは，外科学に

は，外科的疾患の診断，手術にあたっての患者の心理的・身体的準備，患者にとって最善の手術時期の決定，個々の症例に応じた標準的外科手技の変更，さらには術後の順調な回復に不可欠な術後管理など，多くの事柄が含まれているということである。

　外科医は技術的に優秀でなければならないが，同時に人間的で，親切で，謙虚で，思いやりに富む人物でなければならない。手術に対する患者の不安についての深い洞察力をもつことが重要であり，すべての患者が有している不安への対処を，具体的に想起できなければならない。このような人間的な接し方こそが，外科医のすべての技術力に対する患者の評価において，最も重要な因子となるだろう。優秀な外科医は，熟練と経験によるすぐれた外科的判断力をもたなければならない。最後に外科医は，硬組織と同じく軟組織にも十分配慮しなければならない。組織への配慮を欠く外科処置を行えば，回復に時間がかかったり，合併症の発症率が高くなる原因にもなるだろう。

　優秀な外科医は，いつ手術すべきか，解剖学的にどのように手術すべきか，技術的にどのように手術を行うべきかについて，よく考えている。また，一般歯科医であれ専門医であれ，外科医というものは，手術してはならない時期を知るべきである。トレーニングを受け始めた時期は，熟練した外科医をよく観察すべきである。そして，常に洗練された外科的能力，技術を有する教師を探すべきである。研修医であれ上席の教員であれ，彼らがどのように一人の人間として患者に接し，どのように外科的技術を発揮しているのかを，注意深く観察することが重要なのである。

目次

監訳者の言葉　v
原著執筆者一覧　vii
翻訳者一覧　ix
はじめに　xi
序論　xiii

1章　全身状態の術前評価　1
James R. Hupp

2章　外科治療の原則　21
James R. Hupp

3章　創傷治癒　27
James R. Hupp

4章　外科における感染対策　39
James R. Hupp

5章　基本的な口腔外科手術のための器具　51
James R. Hupp

6章　普通抜歯の原則　73
James R. Hupp

7章　難抜歯術の原則　103
James R. Hupp

8章　埋伏歯の管理の原則　129
James R. Hupp

9章　術後患者の管理　155
James R. Hupp

10章　術後合併症の予防と管理　161
James R. Hupp

11章　補綴前外科　177
Myron R. Tucker, Brian B. Farrell, Bart C. Farrell

12章　最新インプラント歯科学　217
Peter E. Larsen, Edwin A. McGlumphy

13章　歯性感染症の管理と予防の原則　255
Thomas R. Flynn

14章　複雑な歯性感染症　281
Thomas R. Flynn

15章　外科的歯内療法の原則　301
Stuart E. Lieblich

16章　放射線療法・化学療法中の患者の管理　329
Edward Ellis III

17章　上顎洞の歯原性疾患　349
Myron R. Tucker, Sterling R. Schow

18章　唾液腺疾患の診断と治療　363
Michael Miloro

19章　鑑別診断と生検の原則　387
Edward Ellis III, Roger E. Alexander

20章　口腔病変の外科治療　415
Edward Ellis III

21章　軟組織および歯槽部の損傷　437
Edward Ellis III

22章　顔面骨骨折の治療　459
Mark W. Ochs, Myron R. Tucker

23章　顎変形症の治療　485
Myron R. Tucker, Brian B. Farrell, Bart C. Farrell

24章　唇顎口蓋裂の治療　529
Edward Ellis III

25章　顎欠損の外科的再建　551
Edward Ellis III

26章　顔面の神経病理学　563
James R. Hupp

27章　側頭下顎障害（TMD）の管理　573
Myron R. Tucker, Brian B. Farrell, Bart C. Farrell

索引　597

1章

全身状態の術前評価

JAMES R. HUPP

本章の内容

病歴
1. 個人情報
2. 主訴
3. 現病歴
4. 既往歴
5. 全身診察（臓器系統別レビュー）

身体的診察

全身疾患を有する患者の治療
1. 心血管系疾患
    1) 虚血性心疾患
    2) 脳血管疾患（脳卒中）
    3) 不整脈
    4) 感染性心内膜炎を起こしやすい心疾患
    5) うっ血性心不全（肥大型心筋症）
2. 肺疾患
    1) 喘息
    2) 慢性閉塞性肺疾患
3. 腎疾患
    1) 腎不全
    2) 腎および他臓器の移植
    3) 高血圧症
4. 肝疾患
5. 内分泌疾患
    1) 糖尿病
    2) 副腎機能不全
    3) 甲状腺機能亢進症
    4) 甲状腺機能低下症
6. 血液疾患
    1) 遺伝性凝固障害
    2) 抗凝固療法
7. 神経疾患
    1) けいれん性疾患
    2) アルコール依存症

妊娠中および出産後の患者に対する治療
1. 妊娠
2. 出産後

外来で歯科小手術を受ける患者に対する病歴の聴取，身体的診察，検体検査の範囲は，入院下で外科治療を受ける患者の場合とは異なる。患者の内科主治医は一般的に，広範な病歴聴取や身体的診察を行うことが多いが，歯科医師がこれを繰り返すことは非現実的であって，その価値もあまりない。しかしながら歯科医療者としては，安全な歯科治療に影響を及ぼしうる医学的問題の存在や既往，さらには口腔顎顔面領域の健康に影響しうるすべての健康状態を把握する必要がある。

歯科医師は，顎顔面領域に関する基礎科学や基礎医学の教育を受けている。この専門性こそが歯科医師を，医療チームにおける貴重な人的資源たらしめている。このことは，歯科医師が口腔病変を発見し，適切に治療する能力を有していなければならないということを意味している。この専門性を維持するためには，医学の最新の進歩に関する知識をもつとともに，患者の治療に際しては慎重であって，加えて患者の口腔の健康状態の評価については，他の医療関係者と十分かつ簡潔に情報交換を行えなければならない。

病歴

正確な病歴は，患者が安全に歯科治療を受けるうえで，最も有用な情報である。歯科医師は，医学的な問題がどのように麻酔薬や外科処置に対する患者の反応を変化させうるかについて，予測しなければならない。通常，病歴の聴取がうまく行えれば，身体的診察や検体検査が術前評価において占める役割は小さくなる。病歴聴取と身体的診察の結果を記録するために用いる標準的な記載項目を，Box1-1に示す。

> **Box 1-1**
> **病歴と身体的診察の標準的な記載項目**
> 1. 個人情報
> 2. 主訴と現病歴
> 3. 既往歴
> 4. 社会歴と家族歴
> 5. 全身診察（臓器系統別レビュー）
> 6. 身体的診察
> 7. 検体検査と画像検査

病歴聴取と身体的診察は，各患者に応じて行い，その際には患者の医学的問題，年齢，知能，生活習慣，さらには予定されている手術の複雑さ，麻酔法などを考慮しなければならない。

1. 個人情報

最初に患者から得るべき重要な情報は，個人情報である。この情報には，患者の氏名，住所，年齢，性別，職業，主治医の名前などが含まれる。医師は，患者の知能や性格に関する印象とあわせて，患者の信用性を評価するためにこの情報を用いるが，これは，患者によって提供される病歴の正確さが，患者の信用性に依存しているためである。個人情報や医療面接において病歴が疑わしい場合には，他の方法により必要な情報を得なければならない。信用性に対する評価は，医療面接や身体的診察の全過程を通して行われるべきであり，患者の不合理あるいは一貫性のない言動に注意を払わなければならない。

2. 主訴

すべての患者について，主訴を聴取する。これは，患者自身が記入する問診表を利用して，あるいは医療面接時に，診療スタッフや歯科医師が患者の回答を診療録へ記載することによって行われる。この記録は，病歴を聴取する際の優先順位を決めたり，治療計画を立てるうえで役立つ。さらに，患者に主訴をはっきりと申告してもらうことにより，患者自身がなぜ治療を必要としているのかを，明確にすることができる。時には，患者が意識していないような隠れた問題点が明らかになる場合もある。このような状況では，さらに面接を進めることにより，患者が治療を受けたいと願っている本当の理由が明らかになる場合もある。

3. 現病歴

患者に，今問題となっている訴えや病状の経過を尋ねる。とくに発症状況やその後の病状の変化，病状が他の因子に与える影響や，逆に他の因子が病状に与える影響などについて尋ねる。疼痛に関しては，疼痛の始まり，強さ，持続時間，部位，放散痛の有無，さらにはその痛みを増悪または緩和する因子について記載する。発熱，眠気，食欲不振，倦怠感，脱力感など，主訴に関連した全身症状についても問診する。

現病歴は，萌出中の第3大臼歯周囲の2日間にわたる疼痛と腫脹など，わかりやすいこともあるが，放射線治療の既往のある患者にみられるような経過の長い疼痛を伴う抜歯窩治癒不全など，複雑なものもある。このような場合には，主訴に関してさらに詳細な問診が必要となる。

4. 既往歴

多くの一般歯科医は，問診表が既往歴の情報収集に有用であることを知っている。信用のおける患者が問診表に回答した場合には，その回答を医療面接にあてることができる。熟練した歯科助手は，重要な事項に関して問診表上に特記し，歯科医師に注意を喚起することもできる（例：薬物アレルギーの項目に赤丸を記すなど）。

問診表は，平易な言葉遣いで簡潔に書かれている必要がある。患者が不完全，あるいは不正確な申告をする可能性をできるだけ小さくするために，加えて，関連する法律に関するコンプライアンスを得るために，問診表には，個人情報に関する守秘義務に関する文言や，主治医やその他の医療関係者が患者の歯科診療録を利用することに同意する旨の文言が含まれていなければならない。また問診表には，患者が質問内容を理解し，回答が正確であることを確認する患者自身の署名欄も必要である。歯科患者を対象として作成された多数の問診表が，米国歯科医師会，歯科大学，歯科医学の教科書などから入手できる（図1-1）。これら既成のものを利用してもよいし，独自の書式を作成してもよい。Box1-2にリストアップした項目（問診表あるいは口頭で収集された情報）は，患者の病歴データベースの構築に役立つが，これらのデータが口頭で収集されたものである場合には，文書として記録しておくことが重要である。

> **Box 1-2**
> **病歴データの基本**
> 1. 過去の入院歴，手術歴，外傷歴，重症疾患の既往
> 2. 最近の病気や気になる症状
> 3. 過去または最近使用している薬物やアレルギー（とくに薬物アレルギー）
> 4. 健康に影響する習慣や嗜好（例：アルコール摂取，喫煙，非合法な薬物），毎日の運動量や種類
> 5. 最後に検診や病院を訪れた日付とその結果

1章 ● 全身状態の術前評価

病歴

氏名＿＿＿＿＿＿＿＿＿＿＿＿＿＿＿＿＿＿＿＿＿＿＿＿　男＿＿＿　女＿＿＿　生年月日＿＿＿＿＿＿＿＿＿＿＿＿
住所＿＿
電話番号：（自宅）＿＿＿＿＿＿＿＿＿＿＿（職場）＿＿＿＿＿＿＿＿＿＿＿　身長＿＿＿＿＿＿　体重＿＿＿＿＿＿
記載日＿＿＿＿＿＿＿＿＿＿＿＿職業＿＿＿＿＿＿＿＿＿＿＿＿

　すべての質問に対して，「はい」または「いいえ」に○をつけて回答してください．指定された余白には，回答を記載してください．
　下記の質問に対する回答は，診療のための記録としてのみ使用し，個人情報は保護されています．
1. 最後に行った健康診断の時期（おおよそ）
2. かかりつけ医（主治医）の氏名と住所＿＿＿＿＿＿＿＿＿＿＿＿＿＿＿＿＿＿＿＿＿＿＿＿＿＿＿＿＿＿＿＿
＿＿
3. あなたは現在治療を受けていますか？・・・・・・・・・・・・・・・・・・・・・・・・・・・　はい　　いいえ
　　「はい」と答えた場合，現在の治療の状況は？＿＿＿＿＿＿＿＿＿＿＿＿＿＿＿＿＿＿＿＿＿＿＿
4. 過去に重病にかかったことや手術を受けたことはありますか？・・・・・・・・・・　はい　　いいえ
　　「はい」と答えた場合，病名や手術名は？＿＿＿＿＿＿＿＿＿＿＿＿＿＿＿＿＿＿＿＿＿＿＿＿
5. 過去5年間に入院したことはありますか？・・・・・・・・・・・・・・・・・・・・・・・　はい　　いいえ
　　「はい」と答えた場合，入院した理由は？＿＿＿＿＿＿＿＿＿＿＿＿＿＿＿＿＿＿＿＿＿＿＿＿
6. 下記の病気に現在かかっている，または過去にかかったことはありますか？
　　a. リウマチ熱あるいはリウマチ性心疾患・・・・・・・・・・・・・・・・・・・・・・・・　はい　　いいえ
　　b. 先天性の心疾患・・・・・・・・・・・・・・・・・・・・・・・・・・・・・・・・・・・・・・・　はい　　いいえ
　　c. 心血管系疾患（心臓の異常，心臓発作，狭心症，脳卒中，高血圧，心雑音）・・　はい　　いいえ
　　　　1) 運動時に胸痛や胸の圧迫感はありますか？・・・・・・・・・・・・・・・・　はい　　いいえ
　　　　2) 軽い運動後，息切れはありますか？・・・・・・・・・・・・・・・・・・・・・　はい　　いいえ
　　　　3) 下肢（くるぶし）の浮腫はありますか？・・・・・・・・・・・・・・・・・・・　はい　　いいえ
　　　　4) 横になったときに息切れがしたり，睡眠時に余分な枕が必要ですか？・・　はい　　いいえ
　　　　5) 心雑音があると言われたことがありますか？・・・・・・・・・・・・・・・　はい　　いいえ
　　d. 喘息または花粉症・・・・・・・・・・・・・・・・・・・・・・・・・・・・・・・・・・・・・　はい　　いいえ
　　e. じんま疹または発疹・・・・・・・・・・・・・・・・・・・・・・・・・・・・・・・・・・・　はい　　いいえ
　　f. 意識消失またはけいれん発作・・・・・・・・・・・・・・・・・・・・・・・・・・・・　はい　　いいえ
　　g. 糖尿病・・　はい　　いいえ
　　　　1) 1日に6回以上排尿しますか？・・・・・・・・・・・・・・・・・・・・・・・・　はい　　いいえ
　　　　2) よく喉が乾きますか？・・・・・・・・・・・・・・・・・・・・・・・・・・・・・・　はい　　いいえ
　　　　3) いつも口が乾いていますか？・・・・・・・・・・・・・・・・・・・・・・・・・　はい　　いいえ
　　h. 肝炎，黄疸または肝疾患・・・・・・・・・・・・・・・・・・・・・・・・・・・・・・・　はい　　いいえ
　　i. 関節炎またはその他の関節疾患・・・・・・・・・・・・・・・・・・・・・・・・・・　はい　　いいえ
　　j. 胃潰瘍・・　はい　　いいえ
　　k. 腎障害・・　はい　　いいえ
　　l. 結核・・　はい　　いいえ
　　m. しつこい咳または喀血・・・・・・・・・・・・・・・・・・・・・・・・・・・・・・・・　はい　　いいえ
　　n. 性病・・　はい　　いいえ
　　o. その他（具体的に教えてください）＿＿＿＿＿＿＿＿＿＿＿＿＿＿＿＿＿＿＿＿＿＿
＿＿
7. 過去の抜歯，手術，外傷時などに出血が止まりにくかったことがありますか？・・・・　はい　　いいえ
　　a. あざができやすいですか？・・・・・・・・・・・・・・・・・・・・・・・・・・・・・・　はい　　いいえ
　　b. 輸血を受けたことがありますか？・・・・・・・・・・・・・・・・・・・・・・・・・　はい　　いいえ
　　c. 「はい」と答えた場合，その時の状況を教えてください。＿＿＿＿＿＿＿＿＿＿＿＿＿
＿＿
8. 鎌状赤血球性貧血を含む貧血などの血液疾患はありますか？・・・・・・・・・・・・・　はい　　いいえ
9. 腫瘍，癌，その他頭頸部の病気などで，手術や放射線治療を受けたことがありますか？・・　はい　　いいえ

図 1-1　歯科患者のスクリーニングに用いられる問診票の例（米国歯科医師会の書式を改変）

病歴（続き）

10. 現在，お薬や漢方薬を服用していますか？・・・・・・・・・・・・・・・はい　いいえ
    「はい」と答えた場合，その薬の名前_____
11. 現在，以下のお薬を使用していますか？
    a. 抗菌薬またはサルファ薬・・・・・・・・・・・・・・・・・・・・・・・はい　いいえ
    b. 抗凝固薬・・・・・・・・・・・・・・・・・・・・・・・・・・・・・・はい　いいえ
    c. 降圧薬・・・・・・・・・・・・・・・・・・・・・・・・・・・・・・・はい　いいえ
    d. 副腎皮質ホルモン（ステロイド）薬・・・・・・・・・・・・・・・・・・はい　いいえ
    e. 精神安定薬・・・・・・・・・・・・・・・・・・・・・・・・・・・・・はい　いいえ
    f. アスピリン・・・・・・・・・・・・・・・・・・・・・・・・・・・・・はい　いいえ
    g. インスリン，トルブタミド，その他の糖尿病治療薬・・・・・・・・・・・はい　いいえ
    h. ジギタリスまたはその他の心疾患治療薬・・・・・・・・・・・・・・・・はい　いいえ
    i. ニトログリセリン・・・・・・・・・・・・・・・・・・・・・・・・・・はい　いいえ
    j. 抗ヒスタミン薬・・・・・・・・・・・・・・・・・・・・・・・・・・・はい　いいえ
    k. 経口避妊薬，その他のホルモン薬・・・・・・・・・・・・・・・・・・・はい　いいえ
    l. 骨粗鬆症治療薬・・・・・・・・・・・・・・・・・・・・・・・・・・・はい　いいえ
    m. その他_____
12. 以下のお薬に対するアレルギーや副作用がありますか？
    a. 局所麻酔薬・・・・・・・・・・・・・・・・・・・・・・・・・・・・・はい　いいえ
    b. ペニシリンまたはその他の抗菌薬・・・・・・・・・・・・・・・・・・・はい　いいえ
    c. サルファ薬・・・・・・・・・・・・・・・・・・・・・・・・・・・・・はい　いいえ
    d. アスピリン・・・・・・・・・・・・・・・・・・・・・・・・・・・・・はい　いいえ
    e. ヨード製剤またはX線造影剤・・・・・・・・・・・・・・・・・・・・・はい　いいえ
    f. コデインまたはその他の麻薬・・・・・・・・・・・・・・・・・・・・・はい　いいえ
    g. その他_____
13. 過去の歯科治療時に体調不良になったことがありますか？・・・・・・・・・・はい　いいえ
    「はい」と答えた場合，その詳細を教えてください。
14. 上記に記載されていない疾患，体調，問題などがあり，伝えておきたいことがありますか？
    　　　　　　　　　　　　　　　　　　　　　　　　　　　　　　　　　　　　はい　いいえ
    「はい」と答えた場合，その詳細を教えてください。_____
    _____
15. X線やその他の放射線に被曝するような業務に従事していますか？・・・・・・・はい　いいえ
16. コンタクトレンズを装着していますか？・・・・・・・・・・・・・・・・・・はい　いいえ

女性の方のみ
17. 妊娠していますか？　あるいは最近月経が遅れていますか？・・・・・・・・・はい　いいえ
18. 授乳中ですか？・・・・・・・・・・・・・・・・・・・・・・・・・・・・・はい　いいえ

歯について，どんなお悩みがありますか？　今日受診された理由を教えてください。_____
_____
_____

患者の署名_____

担当歯科医師の署名_____

図1-1（続き）

このような基本的情報に加えて，歯科治療に影響を与える可能性のある医学的問題について，詳しく質問する必要がある。これらの医学的問題には，狭心症，心筋梗塞，心雑音，リウマチ性心疾患，出血性疾患（抗凝固薬使用を含む），喘息，肺疾患，肝炎，性行為感染症，腎疾患，糖尿病，ステロイド薬使用，てんかん，脳卒中，さらには人工関節や人工弁のような体内埋め込み型医療器具の使用などが挙げられる。また，局所麻酔薬，アスピリン，ペニシリンに対するアレルギーについては，確実に尋ねる必要がある。妊娠可能年齢の女性患者に対しては，来院時に妊娠の可能性についても問診しなければならない。

簡潔に家族歴を聴取することも有用であり，血友病などの遺伝性疾患については重点的に問診すべきである（Box1-3）。病歴は，少なくとも1年に1回は定期的に更新すべきである。患者が来院した際に，前回の診療以降，健康上何らかの変化があったかどうかを尋ね，もし変化があれば，診療録に記載する。

5. 全身診察（臓器系統別レビュー）

全身診察とは，臓器系に基づいて患者の症状を継続的かつ包括的に確認する方法であり，これにより，診断のついていない疾患を明らかにできる。この手法は，複雑な疾患を有する患者に対して内科医が行う場合には，広範囲にわたる。し

Box 1-3

口頭での問診や問診票で尋ねるべき一般的な健康状態

- 抗菌薬や局所麻酔薬に対するアレルギー
- 狭心症
- 抗凝固薬の使用
- 喘息
- 出血性素因
- 授乳
- ステロイド薬の使用
- 糖尿病
- 心雑音
- 肝炎
- 高血圧症
- 歯科インプラント
- 肺疾患
- 心筋梗塞（例：心臓発作）
- 骨粗鬆症
- 妊娠
- 腎疾患
- リウマチ性心疾患
- けいれん性疾患
- 性行為感染症
- 結核

Box 1-4

頭頸顎顔面領域のルーチンの評価

全身症状：発熱，悪寒，発汗，体重減少，疲労，倦怠感，食欲減退
頭部：頭痛，めまい，失神，不眠
耳：聴力障害，耳鳴，疼痛
眼：霧視，複視，流涙，乾燥，疼痛
鼻・副鼻腔：鼻漏，鼻出血，鼻閉，疼痛，嗅覚の変化
顎関節部：疼痛，雑音，顎運動の制限
口腔：歯痛および知覚過敏，口唇や粘膜の疼痛，咀嚼障害，構音障害，口臭，修復物の脱離，咽頭痛，大きないびき
頸部：嚥下困難，声の変化，疼痛，硬直

Box 1-5

循環器系および呼吸器系の評価

循環器系評価
労作時・食事中・安静時の胸部不快感，動悸，意識消失，足首の浮腫，運動中の息切れ，仰臥位での呼吸困難（起坐呼吸や発作性夜間呼吸困難），体位性低血圧，疲労，下肢の筋肉のけいれん

呼吸器系評価
運動時の呼吸困難，喘鳴，咳，多量の喀痰，喀血

かしながら，口腔外科処置の前に歯科医師が行う診察は，病歴に基づいて行われるべきである。例えば，虚血性心疾患を有する患者に対する心血管系の診察には，胸部不快感（労作時，食事時，安静時），動悸，失神，くるぶし腫脹に関する質問が含まれる。このような質問は，歯科医師が外科処置を行うかどうか，あるいは処置方法や麻酔方法を変更するかどうかについて決定するうえで有用である。静脈内鎮静法や吸入鎮静法のような抗不安治療が計画されていれば，心血管系，呼吸器系，神経系を継続的に評価しなければならない。これにより，鎮静法の適用に問題のある未診断の問題点が明らかになる場合もある。歯科医師は頭部，耳，目，鼻，口，咽喉頭を迅速に診察することが必要である。評価すべき項目をBox1-4に示す。

顎顔面領域以外を診察する必要があるかどうかは，臨床上の状況によって異なる。通常，口腔外科手術や鎮静法を施行する場合には，循環器系および呼吸器系の評価が必要である（Box1-5）。

身体的診察

歯科患者の身体的診察は口腔を重点的に行うが，顎顔面領域もあわせて行う必要がある。診察結果の記録は，疑われる診断名を羅列することよりも，正確な記載を心がけるべきで

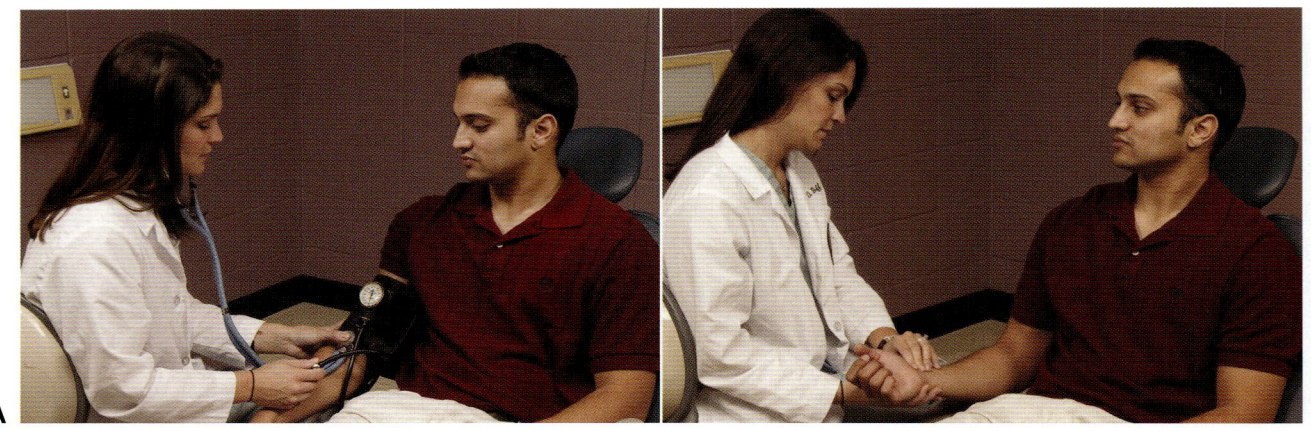

図1-2　A：血圧の測定。カフの下縁が肘窩から2〜4cmになるように適切なサイズのカフを上腕に正しく巻く。上腕動脈を触診し，そこに聴診器を置き，左手で押さえる。血圧計のゴム球を右手の手のひらで握り，拇指と示指でバルブのネジを閉じる。ゴム球を繰り返し圧縮して，血圧計の目盛りが約220mmHgを示すまで圧を上げる。その後，バルブをゆっくり開いてカフの中の空気をゆっくりと抜きながら，聴診器で聴診する。初めて音が聞こえるようになったときの値が，収縮期血圧である。さらに空気をゆっくりと抜き，音が聞こえなくなったときの値が拡張期血圧である。拡張期血圧が測定できたら，一気にバルブを開けてカフ内の空気を抜く。B：脈拍数およびリズムの診察には，患者の手首の橈骨動脈を，診察者の右手の示指と中指の先で触診することによって行うのが一般的である。まず，脈拍のリズムが確認できたら，その後30秒間の脈拍数を測定し，その値を2倍して1分間の脈拍数を算出する。脈が弱かったり不整な場合は，心拍数やリズムを診査するために直接心臓の聴診を行う。

ある。例えば，歯科医師が下唇に径5mmの硬い隆起性の，触診では無痛性の粘膜病変を発見したとする。その場合，診察所見にはそのままの言葉で記述すべきであり，いきなり診断へと飛躍してはならないし，単に「口唇の線維腫」と記載してもならない。

いかなる身体的診察も，バイタルサインの測定から始めるべきである。これにより，思いもよらない疾患のスクリーニングができたり，将来のバイタルサイン測定の際の基礎データとすることができる。血圧および脈拍の測定方法を，図1-2，図1-3に示した。

身体のさまざまな部位に対する身体的診察は通常，①視診，②触診，③打診，④聴診，の4つの方法のうちの1つ以上を用いて行う。口腔顎顔面領域においては，常に視診を行う。髪の毛の生え具合や肌，目，顔貌の左右対称性や調和，眼球運動や結膜の色，鼻閉，皮膚病変や変色，頭頸部の腫瘤の有無について注意を払う。口腔の細部にわたる視診も必要であり，その範囲は中咽頭，舌，口底，口腔粘膜全体にわたる（図1-4）。

触診は，顎関節機能，唾液腺の大きさや機能，甲状腺の大きさ，リンパ節の腫脹や圧痛，口腔軟組織の硬結を診査する際や，腫脹部位における疼痛や波動の有無をみる際に重要である。

内科医は通常，胸部や腹部の診察の際に打診を行うが，歯科医師の場合は，歯や副鼻腔を診査する際に打診を用いる。聴診は主に顎関節の診査の際に行うが，心臓，肺，消化管の診査の際にも用いられる（Box1-6）。すべての歯科医師が行

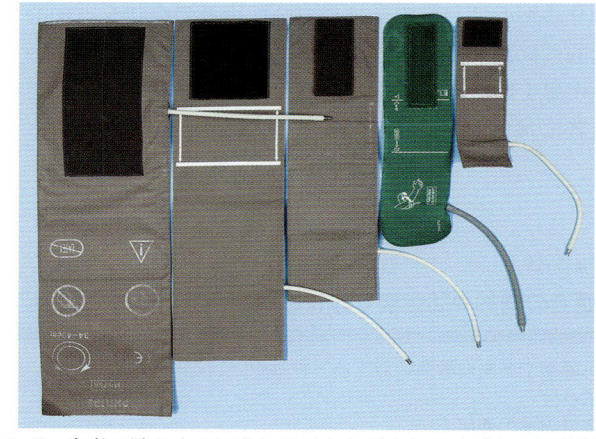

図1-3　患者の腕の太さに合わせてさまざまなサイズの血圧測定用カフがある（乳児用〜肥満患者用）。サイズの合わないカフを使用すると，誤った測定結果となる。小さすぎるカフを使用すると血圧は高めになり，大きすぎるカフを使用すると低めになる。血圧測定用のカフには通常，用いるべき対象者やサイズが記載されている。

える必要がある簡潔な顎顔面の診査を，Box1-7に示した。

医学的評価の結果により，全身状態（physical status: PS）を決定する。全身状態の評価に対する分類はいくつかあるが，最もよく用いられているのは，米国麻酔学会（American Society of Anesthesiologists: ASA）の全身状態分類システム（physical status classification system）である（Box1-8）。ASAのPS評価に基づき，歯科医師は必要な治療が安全かどうか，歯科診療所において通常のように行ってもかまわないかどうかを決定することができる。患者がPS Iあるいは比

1章 ● 全身状態の術前評価

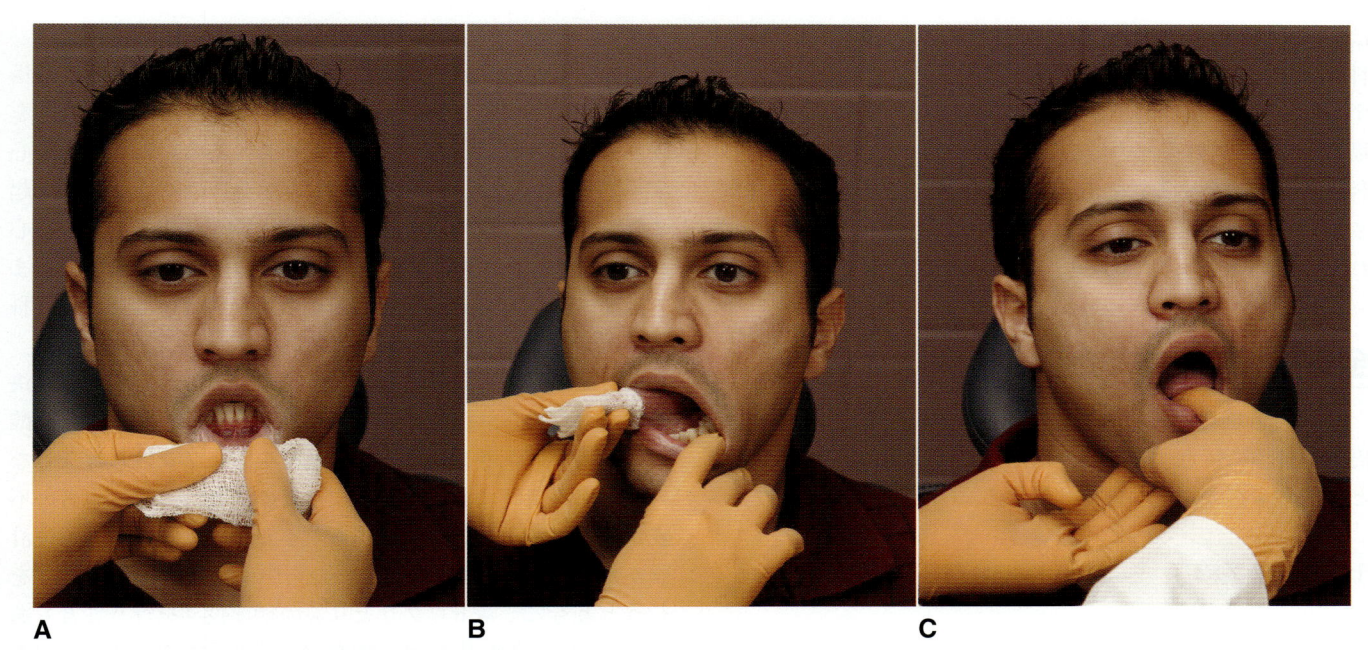

A **B** **C**

図 1-4　A：上唇および下唇を裏返して口唇粘膜を診査する。B：舌を患者に突き出してもらい，その先端をガーゼを用いて把持し，舌縁部を優しく診査する。さらに舌を挙上してもらい，舌下面や口底の視診を行う。C：顎下腺の診査は，口底と顎下部の皮膚との間の双指診により行う。

Box 1-6
口腔顎顔面外科患者の術前診察

視診
頭部・顔面：形態，対称性，髪の毛の生え具合
耳：音に対する反応（必要に応じて耳鏡検査も行う）
目：対称性，大きさ，瞳孔反射，強膜と結膜の色調，動き，視力
鼻：鼻中隔，粘膜，開通性
口腔：歯，粘膜，咽頭，口唇，扁桃
頸部：甲状腺の大きさ，頸静脈の膨張

触診
顎関節：クレピタス，圧痛
副鼻腔：副鼻腔部の圧痛
口腔：唾液腺，口底，口唇，咀嚼筋
頸部：甲状腺の大きさ，リンパ節

打診
副鼻腔：副鼻腔の共鳴（評価は困難）
口腔：歯

聴診
顎関節：クリック音，クレピタス
頸部：頸動脈雑音

Box 1-7
顎顔面部の簡潔な診察

患者に問診を行いながら，頭頸部の骨格の形態や対称性，目の動き，結膜や強膜の色調，聴力などを診査する。構音障害，顎関節雑音，呼吸状態も聴取しておく。

ルーチンの検査
顎関節部
◆ 関節の触診と聴診
◆ 開口量の測定と顎運動パターン
鼻腔および副鼻腔
◆ 左右の鼻孔を別々に閉塞して開通性をみる。
◆ 鼻腔前庭部粘膜の視診
口腔
◆ 可撤性義歯の除去
◆ 歯，口腔粘膜，咽頭粘膜の視診；扁桃や口蓋垂の視診
◆ 乾いたガーゼで舌を牽引し，舌縁部をみる。
◆ 舌，口唇，口底，唾液腺の触診（唾液のチェックも行う）
◆ 頸部リンパ節・甲状腺の触診，頸静脈の視診

Box 1-8
米国麻酔学会（ASA）の全身状態分類

PS Ⅰ：正常な健常者
PS Ⅱ：軽度の全身疾患がある，または健康への危険因子のある患者
PS Ⅲ：高度の全身疾患があるが，機能不全はない患者
PS Ⅳ：生命を脅かす高度の全身疾患がある患者
PS Ⅴ：手術なしでは生存が期待できない瀕死の患者
PS Ⅵ：臓器提供者として臓器摘出の適応となる脳死患者

較的健康な PS Ⅱ に分類されない場合には，開業医は以下の4つから選択することになる。すなわち，①抗不安薬の使用などによる不安を和らげる方法や，治療中の患者の注意深いモニタリング，あるいはこの両方を用いた治療を行う（これ

は通常，PSⅡの患者の場合に必要である），②外来で口腔外科処置を行えるよう患者の状態を改善するために医師へ照会する（例：うっ血性心不全で患者を完全な仰臥位にできない場合など），③外来での治療を見合わせる，④口腔顎顔面外科専門医に紹介する，である。歯科治療に適応するよう配慮された歯科治療用改訂版も入手できるが，まだ広くは使用されていないのが現状である。

全身疾患を有する患者の治療

全身疾患を有する患者の口腔外科治療を計画する際には，周術期管理に留意する必要がある。この項では，主な疾患ごとに配慮すべき点について解説する。

1. 心血管系疾患
1）虚血性心疾患
①狭心症

心筋への血行障害は，歯科医師が遭遇する最も一般的な健康問題の１つである。この病状は，主に40歳以上の男性と閉経後の女性に多くみられる。本疾患の基礎的病態は，1本以上の冠動脈の進行性の狭窄またはれん縮（あるいはその両方）である。これにより，心筋の酸素要求量と冠動脈の酸素供給能に差が生じる。例えば，運動や不安，食べ過ぎにより，心筋の酸素要求量は増大する。狭心症は，虚血性心疾患の症状の１つであり，冠動脈疾患の存在により，心臓の酸素要求量の増大に十分見合うだけの心筋への血液供給が確保されないことによって生じる。心筋が虚血状態に陥ると，胸骨下部に圧迫感や絞扼感が生じ，その痛みは左側の肩や腕，さらには下顎部へと放散することもある。患者はうまく呼吸できないような，あるいは締めつけられるような痛みを訴えることもある。また，迷走神経刺激による嘔気，発汗，徐脈を伴うことも少なくない。症状は多くの場合，心筋の仕事量が低下したり，心筋への酸素供給が増加することによって消失する。

狭心症の既往のある患者に対して開業医が行うべきことは，発作を予防するためのあらゆる手段を講じることであり，外科処置により狭心症発作が起こる危険性を少なくすることである。第１の予防手段は，患者の狭心症の病歴を正確に把握することである。狭心症発作を誘発するような事柄，発作の頻度，持続時間，重症度，薬物の効果，身体活動の制限などについて，患者に問診する。心臓の状態について，患者の主治医に問い合わせることも必要である。

患者の狭心症発作が中等度の身体活動時にだけ起こり，ニトログリセリンの経口投与が有効である場合，あるいは最近その重症度が悪化していない場合には，適切な予防策を講じておけば，通常は外来での口腔外科処置は安全に行うことができる。

しかしながら，狭心症発作が軽度の身体活動でも起こる場合や，胸部不快感を鎮めるためにニトログリセリンの投与を繰り返さなければならないような場合，あるいは不安定狭心症（安静時に起こる狭心症，あるいは発作の頻度，強さ，起こりやすさ，持続時間，薬物への反応性が悪化している狭心症）の場合には，緊急手術以外は，医師による指示があるまで延期すべきである。緊急手術が必要な場合には，口腔外科専門医へ患者を紹介すべきである。

いったん，外来での口腔外科手術が安全に行えるという決定がなされたら，手術に向けた準備を行い，患者の心筋の酸素要求量を低下させたり，その上昇を防止しなければならない。外来手術時における酸素要求量の増大は，主に患者の不安が原因である。このことから，不安を抑えるための治療計画が用いられる（Box1-9）。また術中，患者には酸素投与を行うとともに，ニトログリセリンの術前投与を行うこともある（とくに患者が狭心症発作を起こしやすい場合）。適切な局所麻酔は，患者の不安を減らす最善の手段である。狭心症を有する患者に対するアドレナリン含有局所麻酔薬の使用に

Box 1-9

不安軽減のためのプロトコール

処置前
- 手術前夜における睡眠薬の使用（必要時）
- 手術当日の朝における鎮静薬の使用（必要時）
- 午前中の予約，および待ち時間を最小限に抑える配慮

処置時
非薬物的な不安軽減措置
- 頻回に語りかけて安心させる。
- 会話をして気を紛らわせる。
- 驚かさない（患者が不安感を抱くような何らかの処置を行う場合は，あらかじめ伝えておく）。
- 不必要な音を出さない。
- 手術器具を患者の視界に入れない。
- 音楽をかけてリラックスさせる。

薬物を用いた不安軽減措置
- 効果と持続時間の十分な局所麻酔を行う。
- 笑気の使用
- 静脈内鎮静法

術後
- 術後ケアに関する簡潔な指導
- 術後に予測される続発症についての説明（例：腫脹や軽度の出血）
- さらに安心感が得られるようにする。
- 効果的な鎮痛薬の使用
- 問題が生じた場合の連絡先の情報提供
- 術後問題がないかを確認するため，患者宅に電話する。

ついては，議論があるところであるが，利益のほうがリスクを上回る（長時間作用型麻酔）。しかしこの際には，麻酔薬注射を適切に行うことにより，過剰なアドレナリン投与を避けるよう注意を払わなければならない。成人で30分間に計0.04mg，1/10万アドレナリン含有局所麻酔薬4mL（1/8万アドレナリン3.2mL）までの使用が推奨されることもある。

術前および術中には，定期的にバイタルサインをモニターしなければならない。さらに，患者との言葉によるコンタクトを定期的に行うべきである。虚血性心疾患を有する患者の不安に対しては，笑気または他の鎮静法の使用も考慮すべきである。必要な場合には直ちに使用できるよう，ニトログリセリンを近くに準備しておくことも必要である（Box1-10）。

十分な冠動脈血流を再開させることを目的として，経皮的冠動脈形成術やステント留置法を施行することが標準となってきている。心臓負荷試験により血管形成術が成功したことが確認されれば，このような患者に対しても狭心症患者の場合と同じ予防法を講じて，口腔外科手術を行うことが可能である。

②心筋梗塞

心筋梗塞は，（酸素要求量と供給量の不均衡による）虚血により，心筋細胞の機能不全または細胞死が起こることによって発症する。心筋の梗塞部位は機能不全となり，最終的には壊死に陥る。さらにその周囲には通常，可逆性の虚血部位が存在し，不整脈の原因病巣となりやすい。心筋梗塞発症後早期の治療は，心筋仕事量の制限，心筋への酸素供給の増加，虚血性心筋組織中の過敏な巣点から生じる不整脈の抑制などである。主要な刺激伝導系のどれかが梗塞に巻き込まれている場合には，心臓ペースメーカーの埋め込みが必要となる。心筋梗塞発症後数週間が経つと，壊死組織は次第に瘢痕組織に置換されていくが，この瘢痕組織は収縮したり，電気的信号を正常に伝導することはできない。

心筋梗塞の既往をもつ患者に対する口腔外科治療においては，主治医への照会が第1となる。一般に規模の大きな待機手術は，梗塞後少なくとも6か月まで延期することが推奨されている。これは適切に治療された患者の場合，梗塞後6か月経てば，再梗塞のリスクが有意に低下するというエビデンスに基づいている。血栓溶解療法や新たな心筋梗塞治療法により，歯科治療を行うための6か月の待機期間は，必要ではなくなりつつある。通常の歯科診療所で行われる簡単な口腔外科処置の場合には，患者にとくに大きな不安を与えることがない場合や，患者が心筋梗塞から順調に回復したような症例においては，梗塞後6か月以内においても行われることがある。また他の歯科治療についても，照会の結果，患者の主治医から許可が得られれば，行うことができる。

心筋梗塞の既往をもつ患者に対しては，心血管系の健康状態について，注意深く問診しなければならない。未診断の不整脈やうっ血性心不全（肥大型心筋症）の徴候がないかを聞き出す必要がある。心筋梗塞の既往をもつ患者のなかには，冠動脈での血栓形成を予防する目的で，アスピリンや他の抗凝固薬を服用している場合があり，手術に影響を与えるため，よく情報収集すべきである。

6か月以上が経過している症例や主治医の許可が得られた場合には，狭心症患者の場合と同様に治療を行う。患者の不安を軽減するような治療計画を立て，酸素投与も考慮する。患者の主治医による指示がある場合にのみニトログリセリンの予防投与を行うが，それ以外の場合でも，ニトログリセリンはすぐに使用できるよう準備しておくべきである。アドレナリン含有局所麻酔薬も，適正量を適切に使用していれば安全に用いることができる。周術期を通して患者のバイタルサインをモニターしておくことも必要である（Box1-11）。一

Box 1-10
狭心症の既往のある患者への対応

1. 患者の主治医への照会
2. 不安軽減措置をとる。
3. ニトログリセリンの錠剤やスプレーの準備：主治医より指示があった場合，前投薬としてニトログリセリンを投与する。
4. 酸素投与
5. 術前の十分な局所麻酔
6. 笑気麻酔の考慮
7. バイタルサインの頻回な測定
8. アドレナリン使用量の制限（最大0.04mg）
9. 術中の患者への呼びかけ

Box 1-11
心筋梗塞の既往のある患者への対応

1. 患者の主治医への照会
2. 心筋梗塞発症後6か月以内に侵襲的な歯科治療が必要な場合，主治医に確認を行う。
3. 患者が抗凝固薬を使用していないかを確認する（アスピリンを含む）。
4. 不安軽減措置をとる。
5. ニトログリセリンの準備：主治医の指示がある場合は術前投与を行う。
6. 酸素投与
7. 十分な局所麻酔を行う
8. 笑気麻酔の考慮
9. バイタルサインの測定，呼びかけを行う。
10. アドレナリン使用量の制限（0.04mg）
11. 口腔外科医への紹介を考慮

般に大規模な口腔外科治療の場合，冠動脈バイパス手術を受けている患者に対しては，心筋梗塞の既往のある患者と同様な方法で治療を行う。規模の大きな待機手術は，バイパス手術後3か月経過後に行う。バイパス手術後3か月以内に大きな口腔外科手術が必要な場合には，主治医に問い合わせを行う必要がある。バイパス手術を受けている患者は通常，狭心症，心筋梗塞，またはその両方の既往があるため，前述したような方法で治療を進める必要がある。バイパス手術後の経過が良好で，処置中の不安を最小限に抑えることができるなら，通常の歯科医院で行われる処置については，バイパス手術後6か月以内であっても安全に行うことが可能である。

2）脳血管疾患（脳卒中）

脳血管疾患を有する患者は常に，さらなる神経血管疾患を起こしやすい。これらの患者には一般的に抗凝固薬が処方されており，また高血圧症を伴う場合には降圧薬も服用している。このような患者に外科処置を行う必要が生じた場合には，患者の主治医へ照会し，血圧がコントロールされるまで処置を延期することが望ましい。術前に患者の神経学的な状態を評価し，記録する必要がある。このような患者は，薬物を用いずに不安を軽減するような治療計画に基づいて治療を行うべきであり，術中患者のバイタルサインを注意深くモニターするべきである。薬物を用いた鎮静法が必要な場合には，低濃度の笑気を用いる。抗凝固薬服用中の患者の治療については，本章の後半で述べる。

3）不整脈

不整脈を起こしやすい，あるいは不整脈を有している患者は，虚血性心疾患の既往をもっていることが多く，歯科治療時には配慮が必要である。アドレナリンの総投与量を0.04mgに制限することが望ましいとされている。また，このような患者は抗凝固薬を投与されていたり，心臓ペースメーカーを埋め込まれていたりすることもある。心臓ペースメーカーは，口腔外科治療の禁忌とはならない。また，術前の抗菌薬の予防的投与が必要であるとのエビデンスも存在しない。電気的手術器械を患者の近くで使用してはならない。他の全身疾患を有する患者同様，バイタルサインを注意深くモニターすることが必要である。

4）感染性心内膜炎を起こしやすい心疾患

心内膜表面に病原性細菌が付着し，繁殖しやすい病変があると，感染性心内膜炎を起こしやすい。この病態についての詳しい説明と推奨されている予防法については，14章で述べる。

5）うっ血性心不全（肥大型心筋症）

うっ血性心不全は，病的な心筋が必要な心拍出量を駆出できなくなった場合や，過剰な仕事量が正常な心筋に負荷された場合に起こる。心筋が正常な場合にはフランク・スターリング機構により，拡張終期の心臓容積の増大は，収縮力も増大させる。しかしながら，正常あるいは病的な心筋がさらに伸展すると，ポンプ機能は低下し，肺，肝，腸間膜血管床でのうっ血が生じる。これにより最終的には，肺水腫，肝機能不全，消化管での栄養吸収障害に陥る。心拍出量の低下により易疲労感が生じたり，過剰な体液の腎での排泄がうまくいかず，血管の過負荷へとつながる。

うっ血性心不全の症状として，起坐呼吸，発作性夜間呼吸困難，くるぶし浮腫などがある。起坐呼吸は，患者が仰臥位の場合に息切れを感じていることを示し，就寝中など患者が仰臥位をとった際に，下肢からの静脈還流が増加する結果として生じる。前負荷の増大が心機能を上回ると，血液が肺にうっ滞し，肺水腫を引き起こす。起坐呼吸を有する患者は通常，数個の枕により，上半身を支えるようにして眠る場合が多い。

発作性夜間呼吸困難は起坐呼吸同様，うっ血性心不全の一症状である。患者は仰臥位をとった後，1～2時間で呼吸困難を生じる。この呼吸困難は，血液や間質液の下肢からの静脈還流の増加が心機能を上回り，肺水腫を生じることにより起こる。患者は就眠後しばらくして，息が苦しくなり突然目を覚まし，呼吸をするために上半身を起こして坐位をとるようになる。

下肢の浮腫は通常，足やくるぶしの腫脹として出現するが，これらは間質液の増加が原因である。間質液の集積は，静脈圧を上昇させる病態や血清タンパク質低下の結果として起こり，足の組織間に貯留する血漿が増加する。浮腫は，腫脹した部位を数秒間指で押すことにより，みつけることができる。指を離した後，組織に指による圧痕が残れば，下腿浮腫が存在している。うっ血性心不全の他の症状として，体重の増加や，労作時の呼吸困難がある。

内科医による治療を受けているうっ血性心不全患者は通常，組織液の貯留を減少させるために減塩食を摂取していたり，循環血液量を減少させるための利尿薬，心機能を改善するためのジゴキシンのような強心配糖体，後負荷を減少させるための硝酸薬，心仕事量をコントロールするためのβ遮断薬やカルシウム拮抗薬などが投与されている。さらに，肥大型心筋症による慢性心房細動を有する患者には通常，心房における血栓形成を防ぐために抗凝固薬が処方されている。食事療法や薬物療法により良好にコントロールできたうっ血性心不全患者に対しては，外来での口腔外科手術を安全に行うことができる。不安を減少させるような治療計画や酸素投与

> **Box 1-12**
> **うっ血性心不全（肥大型心筋症）患者への対応**
>
> 1. 心機能が改善し，医師が可能と判断するまで歯科治療を延期する。
> 2. 不安軽減措置をとる。
> 3. 酸素投与の考慮
> 4. 仰臥位を避ける。
> 5. 口腔顎顔面外科医への紹介を考慮

> **Box 1-13**
> **喘息患者への対応**
>
> 1. 喘息が十分コントロールされ，気道感染の徴候がなくなるまで歯科治療を延期する。
> 2. 口腔外科処置や鎮静麻酔前に，聴診器を使用して喘鳴がないことを確認する。
> 3. 笑気などを使用して不安軽減措置をとる。ただし，呼吸抑制を起こす薬物は使用しない。
> 4. クロモリンナトリウムの術前使用の必要性について，主治医に照会する。
> 5. 患者が長期にわたって副腎皮質ステロイド薬による治療を受けている場合，副腎機能不全に対する予防措置を行う。
> 6. 気管支拡張薬の吸入器をすぐに使用できるように準備する。
> 7. 非ステロイド系抗炎症薬が喘息を誘発する可能性がある場合には，使用を避ける。

が有用である。起坐呼吸を有する患者は，術中を通して仰臥位にしてはならない。コントロール不良の肥大型心筋症患者に対する外科治療は，コントロールがうまくいくまで延期するのが最善であるが，それができない場合には，入院下で治療を行う（Box1-12）。

2. 肺疾患

1）喘息

患者に喘息の既往が疑われる場合には，まず詳細な問診を行い，その患者が本当に喘息なのか，あるいは歯科治療にあまり問題のないアレルギー性鼻炎などの呼吸器疾患なのかを見極める必要がある。真の喘息である場合には，化学物質，感染，免疫反応，精神的ストレスなどの刺激により，喘鳴や呼吸困難を生じる突発性の気道狭窄が認められる。喘息患者に対しては，発作の誘因や頻度，程度，投薬内容や薬物の効果について，問診しなければならない。発作の重症度は，緊急治療室で処置された，あるいは入院下で治療された既往によって評価できる。また喘息患者においては，非ステロイド系抗炎症薬（nonsteroidal antiinflammatory drugs: NSAIDs）に対するアレルギーが比較的高頻度にみられることから，アスピリンアレルギーについて，とくに問診しなければならない。

内科医は喘息患者に対して，発作の頻度，程度，原因に応じて薬物を処方している。重症の喘息患者には，テオフィリンなどのキサンチン誘導体の気管支拡張薬と副腎皮質ステロイド薬が必要である。クロモリン（クロモグリク酸ナトリウム）は急性発作の予防には有効であるが，いったん起こった気管支けいれんには無効である。多くの患者は，喘息が起きた際に自分で使用できるように，アドレナリンやメタプロテレノールなどの交感神経刺激性アミンのエアゾル吸入薬を携行している。

喘息患者の口腔外科治療にあたっては，不安が気管支けいれんの発生にどのように関与しているか，また副腎皮質ステロイド薬療法を受けている患者が潜在的に副腎機能低下状態にあることなどを，認識しておかなければならない。気道感染や喘鳴が認められる場合には，緊急を要しない口腔外科手術は延期すべきである。手術を行う際には，不安を軽減するような対策をとらなければならない。ステロイド薬を投与されているような患者に大規模な手術を計画する場合には，ステロイドカバーの必要性について，主治医に問い合わせを行う。笑気は喘息患者に対して安全に用いることができるうえ，不安により発作が誘発されやすい患者には，よい適応となる。処置の際には，患者自身がもっている吸入薬を使用できるように準備しておくとともに，アドレナリンやテオフィリンなどの注射薬も，緊急キットの中に準備しておくべきである。NSAIDs の使用は，患者によっては喘息発作を誘発しやすいので，避けるべきである（Box1-13）。

2）慢性閉塞性肺疾患

閉塞性肺疾患と拘束性肺疾患は通常まとめて，慢性閉塞性肺疾患（chronic obstructive pulmonary disease: COPD）とよばれる。過去においては，肺気腫や気管支炎という用語が COPD の臨床症状を表現するために用いられていた。しかし現在では，さまざまな肺の病的状態が COPD という概念で考察されるようになってきている。COPD は，肺の気道組織の化生を引き起こす喫煙などの刺激に，長期間曝露されることによって生じる。気道が障害され，本来の弾性を失い，粘液性の浮腫，過剰分泌，気管支けいれんなどによって気道が閉塞され，症状が現れる。COPD 患者ではしばしば，軽度～中等度の労作による呼吸困難がみられる。患者には，大量の粘稠な分泌物を伴う慢性の咳，気道感染の頻発，樽状胸がみられ，また口すぼめ呼吸や，聞き取れるほどの喘鳴がみられる場合もある。

COPD 患者には通常，テオフィリンのような気管支拡張薬が処方されているが，重症の場合には，ステロイド薬が投与される。最も重症な場合になると，在宅酸素療法が行われ

Box 1-14

慢性閉塞性肺疾患患者への対応

1. 肺機能が改善し，治療が可能と判断されるまで治療を延期する。
2. 呼吸音を確認するため，聴診器を用いて両側の胸部を聴診する。
3. 不安軽減措置を図る。ただし呼吸抑制作用のある薬物は使用しない。
4. 長期にわたる酸素療法が必要な患者には，規定された流量を継続する。酸素療法が不要の場合は，酸素投与を行う前に主治医に照会する。
5. 患者が長期にわたって副腎皮質ステロイド薬による治療を受けている場合は，副腎機能不全に対する対応を行う。
6. 患者が耐容できると確認されるまで仰臥位を避ける。
7. 気管支拡張薬の吸入器をすぐに使用できるように準備する。
8. 呼吸数と心拍数を厳重に監視する。
9. 分泌物の喀出が容易となる午後に予約をとる。

Box 1-15

腎不全患者および腎透析患者への対応

1. 腎代謝性あるいは腎排泄性の薬物の使用を避ける。これらが必要な場合には投与量を調節する。
2. 非ステロイド系抗炎症薬などの腎毒性のある薬物の使用を避ける。
3. 透析療法の翌日まで歯科治療を延期する。
4. 抗菌薬の予防投与について主治医に照会する。
5. 血圧と心拍数を監視する。
6. 二次性副甲状腺機能亢進症の徴候を見逃さない。
7. 歯科治療前にB型肝炎の有無を検査する。肝炎の検査ができない場合は肝炎に対する適切な防護措置をとる。

る。

　ステロイド療法を受けているCOPD患者の歯科治療を行う際には，大規模な処置の前には，ステロイド薬の追加投与を考慮する必要がある。呼吸抑制作用のある鎮静薬，睡眠薬，麻薬の使用は避けるべきである。歯科治療にあたっては，大量の気道分泌物に患者自身がうまく対処できるよう，患者に坐位を維持させておくことが必要な場合がある。処置中の酸素投与は，内科医による指示がないかぎり，重症のCOPD患者に対しては行うべきではない。これは，健康な人においては動脈CO_2分圧（$PaCO_2$）の上昇が呼吸の最大の刺激因子となっているのに対して，COPD患者の場合には，$PaCO_2$が高い状態に順応してしまっており，呼吸の刺激因子がもっぱら動脈O_2分圧（PaO_2）に依存するようになっているからである。高濃度の酸素投与によりPaO_2が上がれば，低酸素による呼吸刺激がなくなり，患者の呼吸数は危険なレベルまで低下することになる（Box1-14）。

3. 腎疾患
1) 腎不全

　腎不全患者では定期的な透析が行われており，口腔外科治療の際には特別な配慮が必要となる。長期の透析治療を行うためには通常，動静脈シャント（外科的に作成した動脈と静脈の交通路）が必要であり，これにより血管への到達が容易になる。加えて，ヘパリン投与が可能となって，血液は凝固することなく透析器械を通過するようになる。歯科医師は緊急時を除いて，血管確保のためにこのシャントを用いてはならない。

　緊急を要しない手術は，透析の翌日に行うことが望ましい。これは，翌日には透析の際に用いられたヘパリンが血中より消失していることと，循環血液量と代謝副産物に関して患者が最善の生理的状態にあるということが理由である。

　腎代謝性あるいは腎排泄性の薬物の使用は避けるか，全身的副作用を予防するために投与量を調節する必要がある。透析により除去される薬物も，投与量の調節が必要である。比較的腎毒性の強い薬物，例えばNSAIDsのような薬物は，腎機能が高度に低下している患者には使用を避けなければならない。

　腎透析患者においては肝炎の罹患率が高いことに，歯科医師は注意を払う必要がある。また，腎不全患者にみられる続発性副甲状腺機能亢進症によって起こる骨変化に留意すべきであり，代謝性に起こったX線透過性病変を歯科疾患と誤ってはならない（Box1-15）。

2) 腎および他臓器の移植

　腎臓あるいは他の主要臓器の移植を受けている患者は通常，移植された臓器の機能を保つために，さまざまな薬物の投与を受けている。ステロイド薬の投与を受けている場合には，周術期にステロイド薬の追加投与が必要となる場合がある（本章後半の副腎機能不全の項を参照）。

　これらの患者のほとんどでは，感染症が重症化する可能性のある免疫抑制薬が投与されている。このため，抗菌薬の積極的使用や，感染の際には早期入院が必要である。抗菌薬の予防投与に関しては，主治医に照会すべきである。

　臓器移植後に投与される免疫抑制薬であるシクロスポリンAが，歯肉増殖症の原因となることがある。口腔外科治療を行う歯科医師は歯肉増殖症を，口腔衛生状態のみが原因と考えることなく，正しい診断を下すことが求められる。

　腎移植を受けた患者は，時に高血圧症を発症することがあり，口腔外科処置前にバイタルサインを把握することが必要である（Box1-16）。

Box 1-16
腎移植患者への対応*

1. 主治医または移植外科医の許可があるまで治療を延期する。
2. 腎毒性のある薬物の使用を避ける**。
3. ステロイドカバーを検討する。
4. 血圧を監視する。
5. 歯科治療前にB型肝炎の有無を検査する。肝炎の検査ができない場合は、肝炎に対する適切な防護措置をとる。
6. シクロスポリンAによって生じた歯肉増殖症の存在に留意する。口腔衛生の重要性を説明する。
7. とくに免疫抑制薬を使用している患者に対して、抗菌薬の予防投与を検討する。

*この対応の大部分は、他の臓器の移植患者にも適用できる。
**他の臓器の移植を受けた患者に対しては、各臓器に毒性を有する薬物の使用を避けるべきである。

Box 1-17
高血圧症患者への対応

軽度〜中等度の高血圧症（収縮期血圧＞140mmHg，拡張期血圧＞90mmHg）
1. 高血圧症の治療を受けるように患者に指導する。
2. 通院ごとおよび1回の治療で0.04mg以上のアドレナリンを使用する場合には、必ず血圧をモニターする。
3. 不安軽減措置をとる。
4. 血管拡張薬を使用している患者では、急激な体位変化を避ける。
5. ナトリウムを含む輸液を避ける。

重度の高血圧症（収縮期血圧＞200mmHg，拡張期血圧＞110mmHg）
1. 血圧がコントロールされるまで歯科治療を延期する。
2. 緊急時に備えて、口腔外科医への紹介を考慮する。

Box 1-18
肝機能障害のある患者への対応

1. 肝機能障害の原因を探る。ウイルス性肝炎が原因の場合は感染防護措置をとる。
2. 肝代謝性および肝排出性の薬物の使用を避ける。必要な場合は投与量を調節する。
3. 重症の肝疾患のある患者には出血性素因の検査を行う（血小板数，プロトロンビン時間，部分トロンボプラスチン時間，出血時間）。
4. 患者が大量の血液を飲み込まないように配慮する。

3）高血圧症

原因不明の慢性の血圧上昇は、本態性高血圧症とよばれる。軽度または中等度の高血圧症（収縮期血圧が200mmHg未満、あるいは拡張期血圧が110mmHg未満）は通常、外来通院での口腔外科治療では問題にならない。

コントロール不良な高血圧症患者を治療する際には、不安を和らげる治療計画を立て、バイタルサインのモニタリングを行う。アドレナリン含有局所麻酔薬は慎重に使用すべきであり、治療後、高血圧症の治療を受けるように説明することが必要である。

重症の高血圧症（収縮期血圧が200mmHg以上あるいは、拡張期血圧が110mmHg以上）を有する患者では、緊急を要しない手術は、血圧がコントロールされるまで延期するべきである。重症高血圧症患者に緊急の口腔外科手術を行わなければならない場合には、術中患者を注意深く観察でき、すぐに血圧をコントロールできるような整った環境下、または入院下に行うことが必要となる（Box1-17）。

4. 肝疾患

感染症、アルコールの過剰摂取、うっ血、胆汁うっ滞などによる高度の肝障害を有する患者に対しては、口腔外科処置を行う前に特別な配慮が必要である。肝代謝性薬物の使用を控えたり、投与量の調整が必要となる場合がある。

重度の肝疾患の場合には、ビタミンK依存性の抗凝固因子（II，VII，IX，X）の産生が低下している。このことから、術前にプロトロンビン時間〔PT-INR，国際標準化比（international normalized ratio: INR）に基づくプロトロンビン時間〕あるいは部分トロンボプラスチン時間の検査を行っておく。肝疾患が原因で起こる門脈圧亢進症が、脾機能亢進症の原因となることがあり、血小板破壊の亢進により血小板減少症が起こる。Ivy法による出血時間の延長は、この問題を反映する。重度の肝機能障害を有している患者においては、嚥下した血液中の窒素を代謝する能力が低下しているため脳症が起こりやすく、口腔外科治療の際には入院が必要となることもある。また、肝疾患患者は常に肝炎ウイルスを保有しているものと想定して、治療を行う（Box1-18）。

5. 内分泌疾患
1）糖尿病

糖尿病の原因は、インスリンの産生不足あるいは最終標的臓器におけるインスリン受容体の抵抗性の増大、あるいはその両者である。糖尿病は一般に、インスリン依存型糖尿病（insulin dependent diabetes mellitus: IDDM）とインスリン非依存型糖尿病（non-insulin dependent diabetes mellitus: NIDDM）の2つに分類される[†1]。インスリン依存型糖尿病

訳注
[†1] IDDMとNIDDMという用語は、現在ではほとんど用いられておらず、I型糖尿病（ほぼIDDMと同義）、II型糖尿病（ほぼNIDDMと同義）に分類されている。

は通常，小児期または思春期に発症する。この型の糖尿病の主因はインスリンの産生低下であり，患者はブドウ糖を適切に利用できない。血清グルコース量が腎におけるグルコース再吸収の限界レベルを超えることが，糖尿病の原因となる。溶質としてのグルコースの浸透圧効果により多尿となり，口渇感を引き起こし，多飲となる。さらに糖質代謝の変化により，脂肪の分解が亢進し，ケトン体を生じる。これがケトアシドーシス，傾眠を伴う頻呼吸を引き起こし，ついには昏睡状態となる。

インスリン依存型糖尿病を有する患者は，カロリー摂取，身体活動，インスリン量を調和させなければならない。カロリー摂取量の低下，身体活動・代謝率・インスリン量の増加は低血糖につながり，逆の場合もありうる。

インスリン非依存型糖尿病を有する患者は通常，インスリンを産生しているものの，インスリンの活性の低下やインスリン受容体の抵抗性の増大により，量的に不十分な状態にある。この型の糖尿病は普通，成人期に発症し，肥満により悪化するが，通常インスリン療法は不要である。この糖尿病は体重コントロール，食事制限，経口血糖降下剤の使用などによって，治療が行われる。通常の治療法では適切な血清グルコースレベルを維持できない患者に対してのみ，インスリン療法が必要となる。インスリン非依存型糖尿病患者では，重症高血糖によりケトアシドーシスを起こすことはほとんどないが，高浸透圧性の意識障害がみられる場合がある。

短期間の軽度ないしは中等度の高血糖は通常，糖尿病患者にとって大きな問題とはならない。このことから，口腔外科処置を計画する際には，高血糖よりも低血糖に留意すべきである。つまり，インスリンの過剰投与を避け，グルコース源を与えておく。外来での口腔外科処置は，1日のうちの早い時間帯に，患者の不安を軽減する方法を用いながら行うべきである。静脈内鎮静法を用いない場合には，患者には朝，通常の食事を摂取し，通常量のレギュラーインスリンと1/2量のNPHインスリン（neutral prutamine hagedorn insulin）を使用するよう指示する（表1-1）。患者のバイタルサインをモニターしておくことが必要であり，もし低血糖の徴候，すなわち血圧低下，空腹感，眠気，悪心，発汗，頻脈，気分変化などが起こった際には，グルコースを経口あるいは経静脈的に投与する。理想的には，医師や患者が一滴の血液で血清グルコース量を容易に測定できる血糖測定器を，診療室に備えておくことが望ましい。この器具を使用すれば，患者を軽度の高血糖状態にしておく必要性はなくなる。術後患者が一時的に食事を摂れなくなるようなら，朝の遅効型インスリン（一般的にはNPHインスリン）の投与を行わず，通常量の食事摂取ができるようになった後，再開すべきである。術後24時間は頻回に血清グルコースを測定し，それに従ってインス

表1-1
インスリンのタイプ*

作用の発現時間および持続時間	品名	最大効果の発現時間（注射後の時間）	作用持続時間（時間）
即効型（F）	レギュラー	2～3	6
	セミレンテ	3～6	12
中間型（I）	グロビン亜鉛	6～8	18
	NPH	8～12	24
	レンテ	8～12	24
持続型（L）	プロタミン亜鉛	16～24	36
	ウルトラレンテ	20～30	36

*ブタ由来インスリン：F・I，ウシ由来：F・I・L，ウシとブタ由来：F・I・L，遺伝子組換え：F・I・L

リン投与量を調整すべきである。

外科処置の前に絶食が必要な場合には，朝のすべてのインスリン投与を中止し，カロリー摂取が可能となってから，インスリンを再開するよう指導しなければならない。血清グルコースの測定結果および主治医の指示に基づいて，レギュラーインスリンを使用する。患者が通常の摂食状態，身体活動状態に復帰したら，通常のインスリン療法を再開する。

良好にコントロールされた糖尿病患者は，易感染性とはいえないものの，感染症の進行を抑制する能力に障害がある。この原因は，白血球の機能低下や，感染症を制御する身体機能に影響を与える他の因子である。感染症の進行抑制に関する障害は，コントロール不良の糖尿病患者において著しいため，コントロール不良な糖尿病患者に対する緊急性を有さない口腔外科手術は，十分なコントロールが行われるまで延期すべきである。しかしながら，緊急手術の場合や重篤な口腔感染症がある場合には，入院下に，高血糖への緊急対応や感染症の積極的治療を行ったほうがよい。外科処置を受ける糖尿病患者には，常に抗菌薬の予防投与を行うべきであると信じられているが，これについては議論の余地が残っている（Box1-19）。

2）副腎機能不全

副腎皮質の疾患により，副腎機能不全が起こりうる。副腎機能不全の症状としては，脱力感，体重減少，疲労感，皮膚や粘膜における色素沈着などがある。副腎機能不全の最も一般的な原因は，副腎皮質ステロイド薬の長期投与である（続発性副腎機能不全）。ステロイド薬を連用している患者にはしばしば，満月様顔貌，野牛肩，皮膚の菲薄化や萎縮がみられる。このような患者では，生理的ストレスに反応して内因性の副腎皮質ホルモンを増加させることができないため，手

1章 ● 全身状態の術前評価

> **Box 1-19**
> **糖尿病患者への対応**
>
> **インスリン依存型糖尿病**
> 1. 糖尿病のコントロールが良好になるまで手術を延期する。主治医に相談する。
> 2. 午前中早めの予約をとる。長時間の処置を避ける。
> 3. 不安軽減措置をとる。ただし外来患者に対しては，深い鎮静麻酔は用いない。
> 4. 術前・術中・術後に脈拍数，呼吸数，血圧をモニターする。
> 5. 術中，患者と口頭でのコンタクトを続ける。
> 6. 術前に食事や水分を摂っていない場合，術後に摂取困難となる場合は，通常量のレギュラーインスリンやNPHインスリンを注射しないよう，患者に指導する。5％ブドウ糖液の静脈内点滴投与を150 mL/時で開始する。
> 7. 可能ならば，患者は平常時の朝食を摂取して，通常量のレギュラーインスリンを注射してもらう。ただし，NPHインスリンは半量とする。
> 8. 通常の食事量や運動量に戻るまで，通常量のインスリンを再開しないように指導する。
> 9. インスリン量の調整を行う場合は，主治医に相談する。
> 10. 低血糖の徴候を見逃さない。
> 11. 感染症に対しては積極的治療を行う。
>
> **インスリン非依存型糖尿病**
> 1. 糖尿病のコントロールが良好になるまで手術を延期する。
> 2. 午前中早めの予約をとる。長時間の処置を避ける。
> 3. 不安軽減措置をとる。
> 4. 術前・術中・術後に脈拍数，呼吸数，血圧をモニターする。
> 5. 術中，患者と口頭でのコンタクトを続ける。
> 6. 術前に食事や水分を摂っていない場合，術後に摂取困難となる場合は，経口血糖降下薬を服用しないように指導する。
> 7. 患者が術前・術後に食事を摂取できる場合は，通常どおり朝食を摂取し，通常量の経口血糖降下薬を服用するように指導する。
> 8. 低血糖の徴候を見逃さない。
> 9. 感染症に対しては積極的治療を行う。

> **Box 1-20**
> **大規模な口腔外科手術が必要な副腎皮質機能不全患者への対応***
>
> **患者が副腎皮質ステロイド薬を使用している場合**
> 1. 不安軽減措置をとる。
> 2. 術前・術中・術後に脈拍，血圧をモニターする。
> 3. 手術の前日，当日，翌日のステロイド量を倍量にするように指導する。
> 4. 術後2日目に通常量のステロイド量に戻すよう指導する。
>
> **ステロイド薬の常用はないが，少なくとも20 mgのハイドロコルチゾン（コルチゾールまたは同等の薬物）を過去1年以内に2週間以上使用している場合**
> 1. 不安軽減措置をとる。
> 2. 術前・術中・術後に脈拍数，血圧をモニターする。
> 3. 手術の前日と当日の朝に，60 mgのハイドロコルチゾン（または同等の薬物）を内服するよう指導する（複雑な手術の場合は，術前に60 mgのハイドロコルチゾンまたは同等の薬物を患者に筋注または静注する）。
> 4. 術後2日間は40 mgに減量し，その後の3日間は20 mgに減量する。術後6日目にはステロイドカバーを終了できる。

*大規模手術が予定された場合には，患者を入院させることが望ましい。ステロイドカバーの投与量に関して疑問が生じた場合には，躊躇なく主治医に相談する。

術が複雑で長時間にわたる場合には，血圧低下，意識消失，悪心，発熱などを生じやすい。

　原発性あるいは続発性の副腎機能不全を有する患者に，複雑な口腔外科手術を行う必要がある場合には，ステロイドカバーの必要性について，主治医に問い合わせる必要がある。一般に小手術の場合には，不安への対応のみで十分であるため，ほとんどの歯科治療ではステロイドカバーは不要である。しかし，複雑な外科手術，例えば顎変形症手術などの場合には，ステロイドカバーが必要となる（Box1-20）。

3）甲状腺機能亢進症

　口腔外科において最も重要な甲状腺疾患は，甲状腺中毒症である。これは，甲状腺中毒症が急性発作を起こしうる唯一の甲状腺疾患であるためである。甲状腺中毒症は，循環血中のトリヨードサイロニンおよびサイロキシンの過剰により引き起こされ，ほとんどの場合，バセドウ病，多結節性甲状腺腫あるいは甲状腺腫が原因である。甲状腺ホルモンの過剰産生による早期症状には，細くて抜けやすい毛，皮膚の色素沈着，多汗，頻脈，動悸，体重減少，情緒不安定などがある。一部の例外はあるものの，多くの場合で患者には，眼球突出（眼窩内脂肪の増加による眼球の前方への突出）がみられる。甲状腺機能亢進症は，早期発見がなされないと心不全に至ることがある。診断は直接的または間接的検査方法により，循環血中の甲状腺ホルモンを測定することで行われる。

　甲状腺中毒症患者に対する治療は通常，甲状腺ホルモンの産生・分泌を阻害する薬物の投与，甲状腺摘出術，あるいはその両者によって行われる。未治療のまま放置したり，治療が不完全な場合には，大量の甲状腺ホルモンが急激に放出されて，甲状腺クリーゼが起こる可能性がある。甲状腺クリーゼの症状として，早期には不穏，悪心，腹部疼痛がみられ，後期には高熱，多汗，頻脈がみられ，最終的には心不全に陥る。患者は昏迷状態，低血圧状態となり，適切な治療がなされなければ死に至る。

　歯科医師は，既往歴の慎重な聴取や，甲状腺の視診・触診を含む注意深い診察を行うことによって，未診断の甲状腺機能亢進症をあらかじめ発見することが可能である。既往歴や診察から重症の甲状腺機能亢進症が疑われる場合には，甲状

> **Box 1-21**
> **甲状腺機能亢進症患者への対応**
> 1. 甲状腺機能障害が十分にコントロールされるまで，手術を延期する．
> 2. 術前・術中・術後に脈拍，血圧をモニターする．
> 3. アドレナリン使用量を制限する．

腺を安易に触診すべきではない．これは，触診のみでもクリーゼを引き起こしうるためである．甲状腺機能亢進症が疑われる患者については，口腔外科手術の前に専門医に紹介する必要がある．

甲状腺疾患に対する適切な治療を受けた患者には，外来で安全に，口腔外科処置を行うことができる．しかし，患者に口腔感染症がある場合には，主治医に連絡するべきである．とくに甲状腺機能亢進症状がみられる場合には，紹介が必須である．甲状腺機能亢進症の治療が不十分な患者に対しては，アトロピンやアドレナリン含有薬物を過剰投与するべきではない（Box1-21）．

4) 甲状腺機能低下症

歯科医師が甲状腺機能低下症を発見することもある．甲状腺機能低下症の初期症状として，倦怠感，便秘，体重増加，嗄声，頭痛，関節痛，月経障害，浮腫，皮膚乾燥，脱毛などがみられる．症状が軽い場合には通常どおり，歯科治療を行うことが可能である．

6. 血液疾患

1) 遺伝性凝固障害

遺伝性の出血性疾患を有する患者は通常，自分の疾患を自覚しており，医師は外科的処置を行う前に，必要な注意を払うことができる．しかしながら，抜歯後出血が出血性疾患の存在を示す初めての徴候であることも多い．このことからすべての患者に対して，これまでの外傷や外科処置の際の血液凝固に関して，問診を行うべきである．鼻出血，あざ，血尿，多量の月経出血や自然出血といった既往があれば，歯科医師は，術前の血液凝固系のスクリーニング検査の必要性に気づく必要がある．プロトロンビン時間（PT）は外因系凝固因子（II, V, VII, X）に対する検査であり，部分トロンボプラスチン時間は内因系凝固因子に対する検査である．施設内および施設間でのPT値を標準化するためにPT-INR法が開発されている．この方法は，検査に用いられる試薬の違いに応じて，PT測定値を調整するものであり，患者のPT値と標準値との間の比率で表わされる．

血小板異常があると通常，あざができやすくなるが，この異常は出血時間や血小板数により評価される．凝固異常が疑われる場合には，出血性疾患の原因を確定するための精密検査を行うとともに，周術期の患者管理について，主治医や血液専門医に相談すべきである．

凝固異常を有する患者に口腔外科手術が必要な場合の対応は，出血性疾患が何によるかによって決まる．血友病A, B, Cあるいはvon Willebrand病などの特定の凝固因子の欠乏症に対しては，周術期に欠乏因子の補充療法を行ったり，アミノカプロン酸（Amicar）などの抗線溶薬を使用して対応する．医師は，凝固因子欠乏の程度や補充療法の既往などから，どのように欠乏因子補充を行うかを決定している．凝固因子補充療法を受けている患者は，肝炎やHIVに感染している場合があるため，手術にあたっては適切な防護法を講じなければならない．

血小板では，量的あるいは質的な異常が問題となる．血小板の量的減少には周期性のものもあって，この場合には血液専門医が，手術の適切な時期の決定に協力してくれる．慢性の血小板減少症を有する患者に対しては，血小板輸血が行われる．通常血小板数が5万/mm^{3}を下回らなければ，異常な術後出血は起こらない．血小板数が2万〜5万/mm^{3}であれば，血液専門医は問題となるような術後出血が起きるまで，血小板輸血を控えるかもしれない．しかし，たとえ血小板数が5万/mm^{3}以上ある患者であっても，血小板に機能的問題がある場合には，血小板輸血が行われることがある．血小板数が2万/mm^{3}を下回る場合には通常，術前に血小板輸血が行われるか，血小板数が上昇するまで手術が延期される．局所麻酔を行う際には，伝達麻酔よりも浸潤麻酔を行うべきである．これは，注射後の遷延性の出血や血腫形成の原因となりうる大血管の損傷を避けるためである．口腔内の創に対しては，局所的止血薬の使用も考慮すべきであり，患者に対しては，一度形成された凝血塊が脱落しないように指導する必要がある（Box1-22）．抜歯後出血の予防と処置法については，10章を参照のこと．

2) 抗凝固療法

人工心臓弁などの血栓形成の原因となりうる体内埋め込み式の医療機器を使用している患者，心房細動や心筋梗塞後などで血栓を形成しやすい心血管系疾患患者，あるいは透析などで体外血液循環を行っている患者に対しては，抗凝固療法が行われている．このような患者には，二次的作用として抗凝固作用を有するアスピリンなどの薬物が処方されている．非緊急的に口腔外科手術が必要な場合には，抗凝固療法の必要性，および術後の止血の必要性を検討する必要があり，最終的な決定は，患者の主治医と相談して行う．アスピリンな

Box 1-22
血液凝固障害のある患者への対応 *

1. 血液専門医に照会するまで手術を延期する。
2. 基本的な凝固系検査（プロトロンビン時間，部分トロンボプラスチン時間，出血時間，血小板数）と，肝炎のスクリーニングを行う。
3. 凝固系機能を正常化させる処置（血小板輸血，凝固因子補充，アミノカプロン酸投与など）後に，速やかに手術を行うように計画する。
4. 局所止血薬の使用，縫合，圧迫用パックにより術中の止血を促す。
5. 良好な初期血餅が形成されるまで，2時間は創部をよく確認する。
6. 血餅の脱落を防止する方法と再出血時の対処法を指導する。
7. 非ステロイド系抗炎症薬の処方は避ける。
8. 術中，肝炎に対する感染防護措置をとる。

*高度の凝固障害のある患者が大規模な手術を受ける場合は，入院下に行う。

Box 1-23
抗凝固療法を受けている患者への対応

アスピリンやその他の血小板機能抑制薬の処方を受けている患者
1. 数日間，抗凝固薬を中断しても安全かを主治医に確認する。
2. 血小板機能抑制薬を中止してから5日後まで手術を延期する。
3. 術中・術後は血餅形成を促進する他の方法を講じる。
4. 出血がなければ，手術翌日より薬物を再開する。

ワルファリンの処方を受けている患者
1. プロトロンビン時間（PT）を2.0～3.0 INR（国際標準比）まで数日間下げることが可能かを主治医に確認する。
2. 基準のPT値を知る。
3. a) PTが3.0 INR以下の値の場合は手術を進め，ステップ6へ進む。
   b) PTが3.0 INRよりも大きい場合はステップ4に進む。
4. ワルファリンを術前約2日間休薬する。
5. PTを毎日確認し，3.0 INRまで低下したときに手術を行う。
6. 術中・術後は血餅形成を促進する他の方法を講じる。
7. ワルファリンを手術当日に再開する。

ヘパリンの処方を受けている患者
1. ヘパリンを周術期に中止してもよいかを主治医に確認する。
2. ヘパリン中止後6時間，あるいはプロタミン使用によりヘパリンが中和されるまで，手術を延期する。
3. 血餅が十分に形成された後，ヘパリンを再開する。

患者の主治医が，PTを低下させることは安全でないと判断した場合には，患者を入院させたうえ，周術期に抗凝固薬をワルファリンからヘパリンに変更しなければならない。

どの薬物は，通常の手術に際しては休薬する必要はない。ヘパリンを投与されている患者の場合には，循環血液中のヘパリンが不活化されるまで（ヘパリンの静脈内投与では6時間，皮下注射の場合には24時間），手術を延期すればよい。ヘパリンが不活化するまで待てないような緊急手術の場合には，ヘパリンに対して拮抗作用を有する硫酸プロタミンが用いられる。

抗凝固療法としてワルファリンが投与されている患者に対して，緊急を要しない手術を行う必要がある場合には，患者の主治医との緊密な協力が重要である。ワルファリンは効果の発現までに2～3日を要することから，ワルファリンによる抗凝固効果の変化は，用量の変更後数日してから出現する。ワルファリンの抗凝固効果の測定には，INRが用いられる。多くの医師は，周術期にはINRを約2.0まで低下させることを容認していて，通常は安全に手術を行うために十分な凝固能を回復できる。手術の数日前に，患者のワルファリンの服用を中止する。手術当日の朝，INR値が2～3であれば，手術を予定どおり行うことができる。INR値が3より高値であれば，INR値が3になるまで手術は延期すべきである。創部には局所止血薬を用いるとともに，凝血塊が脱落しないよう，患者を指導しておく必要がある。ワルファリン療法は，手術当日に再開することが可能である（Box1-23）。

7. 神経疾患
1) けいれん性疾患

けいれん発作の既往のある患者に対しては，頻度，型，持続時間，続発症について問診を行う。けいれん発作は，アルコールの禁断症状として，また高熱，低血糖，脳外傷によって起こることもあるが，原因が不明の場合もある。けいれん発作のコントロールに用いられている薬物について問診するとともに，患者がどれくらい正確に服薬しているかや，最近の薬物の血中濃度を確認することが必要である。けいれん発作の既往について，また口腔外科手術を延期すべきかについては，主治医に照会すべきである。けいれん性疾患のコントロールが良好である場合には，通常の口腔外科処置は，特別な予防策を講じることなく行うことができる（ただし，不安軽減処置は必要である。Box1-24参照）。コントロール不良の場合には，鎮静麻酔下での治療が必要であり，口腔外科専

Box 1-24
けいれん性疾患を有する患者への対応

1. けいれん性疾患がコントロールされるまで，手術を延期する。
2. 患者の服薬コンプライアンスに問題がある場合には，抗けいれん薬の血清レベルの測定を考慮する。
3. 不安軽減措置をとる。
4. 低血糖や疲労を避ける。

門医へ紹介すべきである。

2）アルコール依存症

アルコール乱用の既往がある患者，あるいはアルコール依存が疑われ，問診以外の方法でそれが確認された患者に対しては，外科処置を行う前に特別な配慮が必要である。アルコール依存症患者の歯科治療に関連する主な問題点として，肝機能障害，エタノールと薬物との相互作用，禁断症状がある。肝機能障害については前述した（「肝疾患」の項参照）。エタノールは，口腔外科処置中に不安のコントロールに用いられる鎮静薬の多くと，相互作用を有する。この相互作用は通常，鎮静効果を増強し，咽頭反射を抑制する。

アルコール依存症患者の場合，歯科治療にあたってエタノールの摂取量を急に下げると，周術期に禁断症状を起こすことがある。この症状として，軽度の興奮，振戦，けいれん，発汗がみられ，まれに幻覚を伴う振戦，せん妄，循環虚脱がみられることもある。

重度のアルコール性肝障害やアルコールの禁断症状の徴候がみられる患者に対して口腔外科処置を行うにあたっては，入院下で治療を行うべきである。術前に，肝機能検査，凝固系検査，医師への照会を行うことが望ましい。外来通院で治療可能な患者の場合には，肝代謝性薬物の投与量の調整が必要であり，過剰鎮静の徴候を見逃さないよう慎重にモニターすべきである。

妊娠中および出産後の患者に対する治療

1. 妊娠

妊娠は病的な状態ではないが，口腔外科治療を行うにあたって特別な配慮が必要な状態である。妊婦に口腔外科治療を行う際，最も大きな問題は，胎児の遺伝子損傷を防ぐことである。口腔外科治療において胎児を傷害しうるものは，①X線検査，②薬物療法である。X線検査も薬物療法も行うことなく口腔外科処置を施行することは，事実上不可能であることから，胎児へのリスクを回避するため，緊急性のない手術は出産後まで延期することが望ましく，手術を延期するために，しばしば一時的な処置が行われることがある。

妊娠中に手術を延期できない場合には，催奇形性因子への胎児の曝露を減少させるよう努力しなければならない。画像診断では，防護エプロンを使用すること，あるいは外科処置が必要な部位だけをデジタルフィルムを用いて撮影することなどにより，この目的を達成できる（図1-5）。胎児へのリスクがほとんどないと考えられている薬物は少ないが，リドカイン，ブピバカイン，アセトアミノフェン，コデイン，ペニシリン，セファロスポリンなどの薬物は，適切な量で使用すれば胎児への影響が少ないと考えられている。アスピリンは通常，安全に使用できるが，抗凝固作用を有していることから，第3三半期後期には使用すべきではない。また，あらゆる鎮静薬の使用は，できるだけ避けたほうがよい。笑気の使用は，第1三半期においては避けるべきだが，第2および第3三半期においては最低50％の酸素濃度を維持すれば使用できる（Box1-25, 1-26）。米国食品医薬品局（Food and Drug Administration: FDA）により，ヒト胎児へのリスクに基づく薬物の分類が発表されている。妊婦に対して薬物を投与する必要がある場合には，投与前にそれが許容範囲内の薬物であることを確認しなければならない（Box1-27）。

妊娠は情緒的にも生理学的にもストレスが多いため，不安抑制法が推奨される。患者のバイタルサインを測定すべきで

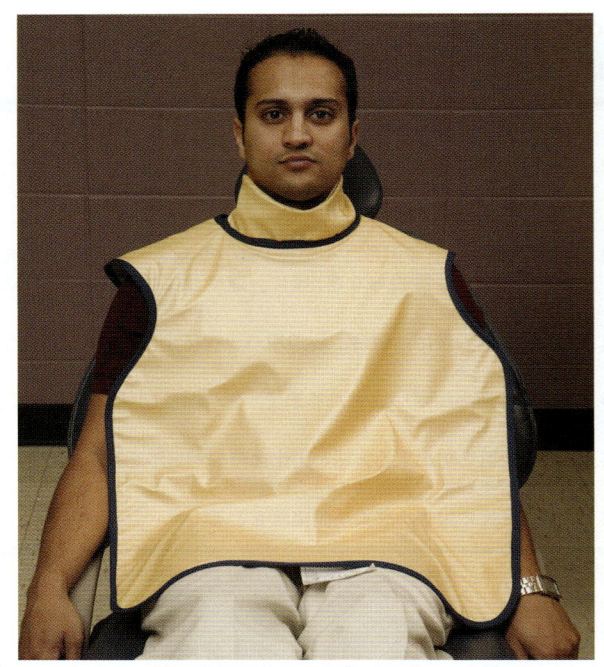

図1-5　歯科用X線写真撮影中は，防護用エプロンを着用してもらう。

Box 1-25

妊娠中の患者への対応

1. 可能であれば，出産後まで手術を延期する。
2. 手術が延期できない場合には，産科医へ相談する。
3. 歯根や骨の情報が歯科治療に必要な場合以外は，X線撮影は行わない。撮影する必要がある場合は，防護用エプロンを装着してもらう。
4. 催奇形性のある薬物の使用を避ける。麻酔が必要な場合は，局所麻酔薬を使用する。
5. 笑気を使用する場合は，少なくとも50％の酸素を使用する。
6. 下大静脈の圧迫を防止するために，患者が長時間仰臥位になることを避ける。
7. 患者が頻繁にトイレに行けるようにする。

Box 1-26
妊娠中の患者で避けるべき歯科用薬物

アスピリンおよびその他の非ステロイド系抗炎症薬など
- カルバマゼピン
- 抱水クロラール（長期に使用する場合）
- クロルジアゼポキシド
- 副腎皮質ステロイド薬
- ジアゼピンやその他のベンゾジアゼピン誘導体
- 塩酸ジフェンドラミン（長期に使用する場合）
- モルヒネ
- 笑気（9時間/週以上の使用または酸素濃度50%以下での使用となる場合）
- 塩酸ペンタゾシン
- フェノバルビタール
- 塩酸プロメタジン
- プロポキシフェン
- テトラサイクリン系抗菌薬

あり，とくに血圧の上昇には注意を払わなければならない（妊娠高血圧腎症の可能性がある）。出産の近い妊婦に対しては，治療時に特別な体位をとる必要がある。これは，患者に仰臥位に近い体位をとってもらうと，子宮による下大静脈の圧迫により心臓への静脈還流が阻害され，心拍出量の低下が起こるためである。このような場合には，術中，患者に上半身を起こした体位をとってもらうか，どちらか一方に軽く身体を向ける体位をとってもらうことが必要である。また，妊娠後期には，胎児により膀胱が圧迫されるため，患者が排尿できるよう，治療の中断を頻繁に行うことも必要である。妊婦に対して口腔外科手術を行う際には，必ず産科主治医に問い合わせを行うべきである。

2. 出産後

母乳育児を行っている患者の口腔外科治療にあたっても，

Box 1-27
胎児への潜在的リスクが懸念される薬物の分類

カテゴリーA：対照のある研究で，ヒトの妊娠の第1三半期の胎児に対するリスクがあることが証明されておらず，かつその後の妊娠期間についてもリスクのエビデンスがないもの。

カテゴリーB：動物生殖実験では胎仔に対するリスクが確認されていないが，妊婦に対する適切な対照のある研究が存在しないもの。動物生殖試験で有害作用（受精率の低下を除く）が確認されているが，妊婦による対照のある研究では，リスクの存在が確認されていないもの。

カテゴリーC：動物生殖実験で胎仔に催奇形性，胎仔毒性，その他の有害作用があることが証明されており，ヒトでの対照のある研究が存在しないもの。ここに分類される薬物は，潜在的利益が潜在的危険性よりも大きい場合にのみ使用する。

カテゴリーD：市販後調査あるいはヒトを用いた研究によって，ヒト胎児に対するリスクを示唆する明らかなエビデンスがあるが，潜在的利益によって，潜在的なリスクがあるにもかかわらず妊婦への使用が容認される場合があるもの（例：生命が危険に曝されている場合，重篤な疾患で安全な薬物が使用できない場合，効果がない場合など）

カテゴリーX：動物またはヒトでの研究で胎児奇形が証明されている場合，あるいはヒトでの使用経験上胎児への危険性の明らかなリスクがある場合，またはその両方の場合で，いかなる場合においても，妊婦に対する危険性が潜在的利益よりも明らかに大きいもの。ここに分類される薬物は，妊婦または妊娠する可能性のある女性には禁忌である。

（Ball KA: Enndoscopic surgery, St Louis, 1997, Mosby; White RA, Klein SR: Enndoscopic surgery, St Louis, 1991.）

表1-2
授乳中の母親に対して歯科で用いられる薬物の影響

乳児に明らかな影響のない薬物	乳児に有害な影響の可能性がある薬物
アセトアミノフェン	アンピシリン
抗ヒスタミン薬	アスピリン
セファレキシン	アトロピン
コデイン	バルビツレート
エリスロマイシン	抱水クロラール
フッ化物	副腎皮質ステロイド薬
リドカイン	ジアゼパム
メペリジン	メトロニダゾール
オキサシリン	ペニシリン
ペンタゾシン	プロポキシフェン
	テトラサイクリン

特別な配慮が必要である。母乳中に移行し乳児に傷害を及ぼす可能性のある薬物の使用は，控えることが望ましい（小児科医により助言が得られる）。いくつかの薬物に関する情報を，表1-2に示した。しかしながら，一般的に口腔外科治療において広く使用されている薬物の多くは，適切な量を使用するかぎり，安全に使用することが可能である。ただし，副腎皮質ステロイド薬，アミノグリコシド系抗菌薬およびテトラサイクリン系抗菌薬は例外であり，使用してはならない。

2章

外科治療の原則

JAMES R. HUPP

本章の内容

外科的診断の進め方
外科治療のための基本的要件
無菌操作
切開
皮弁の設計
　1. 皮弁壊死の防止
　2. 皮弁の哆開防止
　3. 皮弁断裂の防止

組織の取り扱い
止血
　1. 止血法
　2. 死腔の処理
汚染除去およびデブリードマン
浮腫の管理
患者の全身状態および栄養

ヒトの組織は遺伝的に決定された特性を有していることから，損傷に対する組織の反応は予測可能である。この予測可能性に基づいて，創傷治癒を最も促進できる外科治療の原則が，基礎的・臨床的研究を通して発展してきた。本章では，臨床医や研究者により良好な結果が得られることが確かめられている外科治療の原則について解説する。

外科的診断の進め方

口腔顎顔面外科の治療に関する重大な決定のほとんどは，麻酔導入のずっと前に行われなければならない。手術を行うための決定は，いくつもの診断ステップの集大成であるべきで，外科医はまず，さまざまな徴候や症状，それらと関連する病歴の情報を認識し，患者の科学的データと論理的推論により，それぞれの問題点の関係性を明確にする必要がある。

術前評価の最初の段階は，正確で適切なデータを収集することである。これは，患者への問診，身体的診察，検体検査，画像検査，さらには必要時の専門医への照会により，得ることができる。患者への問診と身体的診察は，慎重かつ共感的態度で行うべきである。外科医は，質の悪いX線写真のような不完全なデータで満足してはならない。とくに，別のデータによって外科治療に関する決定が変更されうるような場合には，なおさらのことである。

適切な判断を行うためには，データは，仮説の検証が可能な形でまとめられていなければならない。すなわち，歯科医師は患者のデータやエビデンスに基づいて，可能性のある疾患を想起するとともに，可能性のない疾患を排除しなければならない。外科医は通常，この手法によって，どのような疾患が存在する可能性があるのかを認識し，手術が適応できるかについて決定している。

臨床医は同時に，思慮に富んだ観察者でなければならない。処置を行うときは常に，自身の外科に関する知識を高め，将来の外科治療の成績を向上させるために，手術結果のあらゆる面について留意するべきである。臨床医が新しい手技について学ぶ際には，いつでも同じことがいえるだろう。さらに臨床医は，いかなる新しい治療技術についても，その技術を検証するために行われた研究の結果を検討・評価することにより，エビデンスに基づいた歯科治療を実践するよう心がけなければならない。プラセボ効果の関与，観察者の先入観，患者の多様性，不適切なコントロール群の設定といった問題により，正しく分析が行われていない場合も多く見受けられるのが現状である。

外科治療のための基本的要件

口腔外科治療を行ううえで必要な基本的要件と，他の歯科治療を行ううえでの基本的要件との間には，ほとんど差はない。2つの重要な要件は，①適切な視認性，②介助，である。

手術を行うための要件として，視認性を挙げるのはあまりにも当然すぎるかもしれないが，臨床医はしばしばこの重要性を過小評価している．適切な視認性は，①適切な到達法，②適切な照明，③過剰な出血のない術野，以上3つの因子に依存している．

適切な到達法には，患者が口を大きく開けられることだけでなく，外科的に十分な術野を確保できることも含まれる．術野から組織を圧排することにより，適切な到達が可能となる．（加えて，適切な組織の圧排により，切削器具などによる不慮の組織損傷も防止できる．）本章後半で述べるように，外科的な組織弁を形成することによっても，十分な視野を得ることができる．

適切な照明もまた，外科的治療における重要な要件である．しかしながら臨床医は，多くの手術が，執刀医や助手が診療チェアの照明を遮るような位置で行われやすいということを忘れがちである．この問題を解決するためには，光源の位置を調整するか，執刀医や助手が照明を遮らないようにするか，あるいはヘッドライトを使用するといった方法をとらなければならない．

術野に体液がないことも，適切な視認性のために必要である．小さな吸引管を用いた吸引により，術野から血液や他の液体をすばやく除去することができる．

他の歯科医療分野でも同様だが，熟練した助手は，口腔外科処置の補助としてなくてはならぬ存在である．執刀医の要求に応えるために，助手は術式に十分精通していなければならない．よい助手なしに，よい手術を行うことはきわめて難しい．

無菌操作

無菌操作は，病原微生物による創部の汚染を最小限にするために行われ，外科治療の重要な原則の1つである．詳しくは4章で解説する．

切開

多くの口腔顎顔面外科手術で，切開を行う必要がある．切開を行う際には，留意すべきいくつかの原則がある．

第1の原則は，適切な大きさの鋭利な刃を用いることである．鋭利な刃を用いることにより手際よく切開を行えるとともに，切離操作の繰り返しによる組織への不要な傷害を避けることができる．刃は鈍くなるものだが，それは切離する組織の抵抗性にかかわっている．骨や靱帯組織を切れば，頰粘膜を切ったときと比べて，切れ味は早く鈍くなる．したがって，メスで容易に切開できなくなれば，すぐに新しい刃に交換すべきである．

第2の原則は，安定した連続的な動きで切開を行うことである．ためらいがちに繰り返し操作することは，組織へのダメージを大きくし，出血を増加させるとともに，創部の治癒を妨げる．長い連続的な切開動作のほうが，短い断続的な切開よりもすぐれている（図2-1A）．

第3の原則は，切開を行うときに重要な構造物を切らないよう注意することである．大血管や神経を無意識のうちに切らないように，重要な血管や神経が走行している部位付近を切開する際には，次の組織層を明示するのに必要なだけの切開にとどめるべきである．血管の処理は比較的容易で完全に剥離することが可能であり，重要な神経は通常，周囲組織より剥離して，切開部位から遠ざけるように圧排する．さらに，メスを用いる際には，刃を口腔に出し入れするときに，口唇などの周囲組織をうっかり傷つけることがないよう，刃先に注意を集中しなければならない．

第4の原則は，術後縫合する予定の上皮に切開を加える際には，上皮表面に対して垂直に切開を行うことである．この角度で切開を行うと，創の縁が直角となり，縫合の際に創縁をあわせることが容易となるとともに，虚血による創縁の壊死が生じにくくなる（図2-1B）．

第5の原則は，口腔内の切開を適切な部位に設定することである．付着歯肉部での切開や健全な骨面上での切開のほうが，病的骨面あるいは骨欠損部での切開よりも望ましい．適

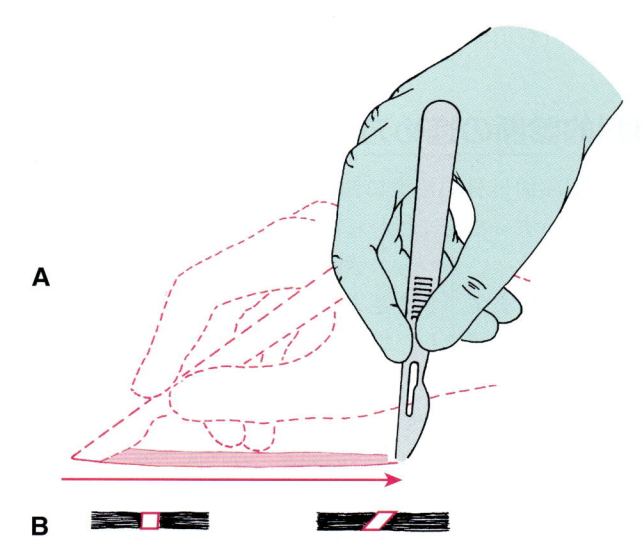

図2-1 A：No.15のメスを用いた際の切開方法．前腕全体を動かすのではなく，手首をきかせて切開を行う．B：縫合する予定の組織を切開する際には，創の縁が直角となるよう組織表面に対して垂直に切開を行う．直角以外の角度で切開を行うと，創縁が斜めとなり，縫合の際に創縁をあわせることが困難となるとともに，創縁への血液供給が障害される．(Clark HB Jr: Practical oral surgery, ed 3, Philadelphia, 1965, Lea & Febiger. を改変)

切な切開線を設定することにより，病的な骨から少なくとも数mm離れた健全な骨面上で創を縫合することが可能となり，その結果，創部の治癒のための支持が得られることになる．抜去予定の歯の近くに切開を行う際には，辺縁歯肉を切除したり，逆に辺縁歯肉に手術操作を加えない場合以外は，歯肉溝内で行うべきである．

皮弁の設計

皮弁は，必要な部位に到達するため，または組織を別の部位に移動させるために作製される．壊死，哆開，断裂などの皮弁作製術の合併症を防ぐためには，皮弁の設計に関する基本原則を守らなければならない．

1. 皮弁壊死の防止

皮弁作製に関する4つの基本原則を守れば，皮弁の壊死は防止することが可能である．第1に，皮弁に必要な栄養動脈が存在しないかぎり，皮弁の先端は基部よりも決して広くしてはならない．皮弁の両側面は互いに平行であるべきだが，できれば基部から先端部に向かって次第に細くなるような形状であれば，さらに望ましい．第2に，一般的に皮弁の長さは，基部の幅の2倍を超えてはならない．基部の幅が皮弁の長さより大きいほうが望ましい（図2-2）．口腔内においては，この原則に厳密に固執する必要はないが，一般には皮弁の長さは，決して幅を超えてはならない．第3に，可能であれば，皮弁の基部に軸方向の血液供給を含ませるべきである．例えば，口蓋弁は大口蓋動脈に向けて基部を置くように設けられるべきである．第4に，皮弁の基部を必要以上に捻転，伸展

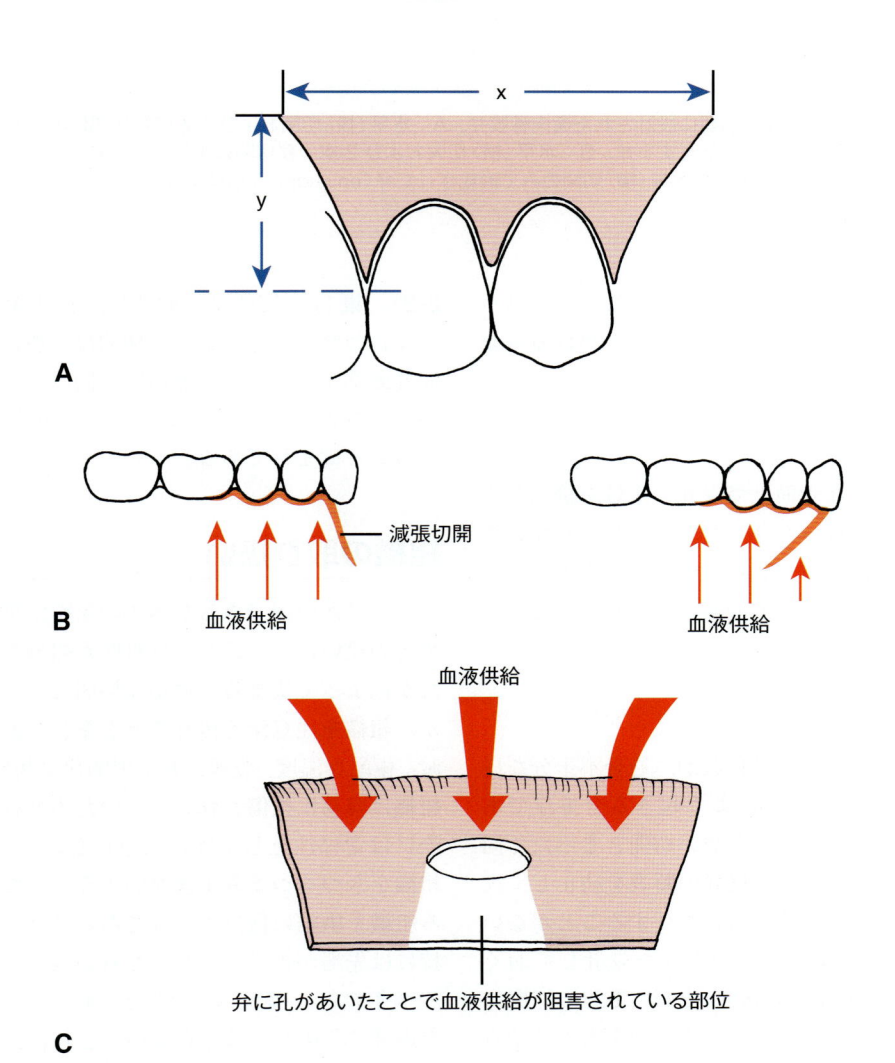

図2-2　A：皮弁設計の原則．一般的に皮弁の基部の幅(x)は，皮弁の長さ(y)よりも短くしてはならない．x=2yであることが望ましい．B：組織弁を作製する際に減張切開を加えるときは，弁の基部を広くして，十分な血液供給が得られるようにする．左の図に示された切開が正しく，右の図の切開は誤りである．C：弁の途中に孔があくと，その孔から弁の先端部分への血液供給が阻害される．

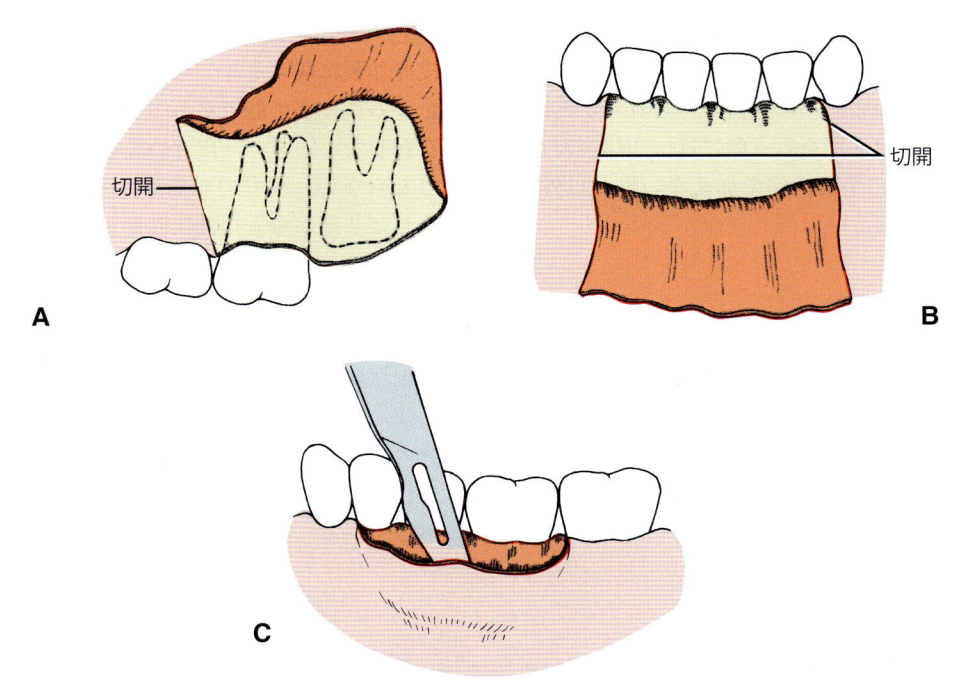

図 2-3　3種類の適切に設計された歯肉骨膜弁。A：水平（横）切開および1本の縦切開により形成された2辺の辺縁を有する弁。B：水平（横）切開および2本の縦切開により形成された，3辺からなる弁。C：1本の水平（横）切開のみで形成された弁〔envelope flap（袋状弁）〕

させたり，血管を傷害するようなもので把持してはならない。このような操作によって，皮弁の血液還流が損なわれる可能性があるからである。

2. 皮弁の哆開防止

皮弁辺縁の哆開は，健全な骨面上で皮弁の辺縁を縫合したり，皮弁の辺縁を愛護的に扱ったり，皮弁を緊張させないことにより防止できる。哆開により裏打ちの骨が露出する，疼痛が生じる，骨吸収が生じる，瘢痕の過剰形成が生じる，といった事象が起こりうる。

3. 皮弁断裂の防止

皮弁の断裂は，経験不足の若い外科医が，適合不十分な皮弁を用いて手術を行おうとした際によく起きる合併症である。適切に治癒すれば，長い切開でも短い切開とまったく同じ早さで治癒する。このことから，皮弁の断裂を防止し，皮弁を拡大するために本来の手術を中断したりすることがないように，手術開始時に十分な大きさの皮弁を設計しておくことが望ましい。envelope flap（袋状弁）とは，1辺の切開により作製された皮弁である。例として，歯槽骨を露出させる際の縦切開を伴わない数歯の歯頸部に行われる切開がある。しかし，envelope flap で十分な術野が得られない場合には，弁の断裂を防止するために別の切開を追加すべきである（図2-3）。縦（斜）切開は一般的に，骨削除予定部位の一歯分前方に行われるべきである。切開は一般に歯の隅角または，歯間乳頭部から始め，遊離歯肉へ向けて行う。口腔外科手術での病変へのアプローチに，2つ以上の減張切開を行う必要があることはまれである。

組織の取り扱い

どうにか容認できるレベルの手術結果とすばらしい手術結果との違いは，しばしば外科医が組織をどのように取り扱ったかによって決まる。適切な切開と皮弁の設計は重要であるが，組織を注意深く扱うことも重要である。過度の伸展や挫滅，極端な温度，乾燥，非生理的化学物質の使用などにより，組織は容易に損傷される。このため外科医は，組織に触れる際には常に注意しなければならない。鑷子を用いる際には，組織をきつくつまみすぎないようにしなければならず，むしろ組織を繊細に保持すべきである。可能であれば，組織の把持には先端が鋸歯状になった有鈎鑷子やスキンフックを用いるべきである（図2-4）。また，術野を確保するために，組織を過度に圧排してはならない。これには，術中に頬部や舌を過度に伸展させないことも含まれる。骨を切削する際には，熱による骨への傷害を減らすために，多量の注水を行わなければならない。軟組織もまた，回転切削器具による摩擦熱や

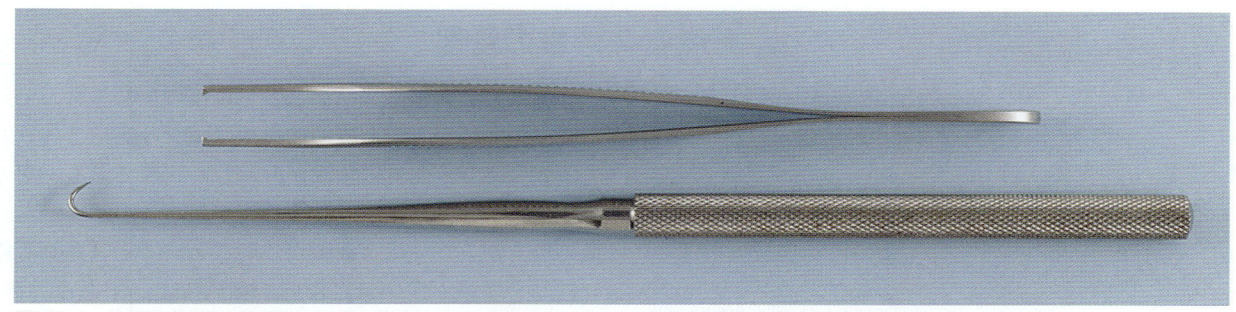

図 2-4 軟組織を把持する際に組織の傷害を少なくするために用いられる器具。上は有鈎鑷子，下はスキンフック

直接的な損傷から保護しなければならない。加えて組織を乾燥させないように，開放創は頻回に湿らせるか，湿らせたスポンジで覆っておくべきである。最後に，生きている組織に接触させるのは，生理的物質のみに限るべきである。例えば，生検時に検体をホルマリンに入れるために用いた鑷子は，付着したホルマリンを完全に除去しないかぎり，創部へ使用してはならない。組織を優しく丁寧に扱う外科医が術後合併症を少なくでき，結果的に患者から感謝されることになるのである。

止血

術中の過剰な出血を防止することは，患者の酸素運搬能力を維持するうえで重要である。しかし，手術中に止血を確実に行うことは，他の理由からも必要である。まず，出血がコントロールできないと，視野が悪くなるからである。高容量吸引装置を用いたとしても，術野を完全に体液のない状態に維持することはできない。とくに脈管系の発達した口腔顎顔面領域では，なおさらである。次に，出血が血腫形成の原因となるためである。血腫は創を圧迫し，血管新生を阻害し，創縁の緊張を増加させるとともに，一種の培養液として作用し，手術部位感染の原因となりうる。

1. 止血法

創部の止血は，次の4つの方法で行うことができる。①自然の止血機構を補助する。これは通常，出血している血管に圧迫を加えるためのスポンジを用いたり，止血鉗子を用いることによって行われる。これらは，血管内での血流を停止させることにより，凝固を促進させる方法である。一般に小さな血管であれば，20〜30秒圧迫すれば止血できるが，大きな血管の場合には5〜10分間圧迫し続ける必要がある。執刀医や助手は，出血した血液を取り除く際には，スポンジで拭くよりもむしろ軽く押さえるようにすべきである。拭くという動作は凝血により塞がれた血管を，再開通させる可能性がある。

②熱を用いて，切断された血管の断端を融着（熱凝固）させる。通常その熱は，止血鉗子などの金属製の器具で出血している血管を保持することにより，あるいは電気焼灼器の先端を血管に直接当てることにより，血管に集中的に電流を流すことで得られる。熱凝固を確実に行うためには，3つの条件が整わなければならない。第1に，通電できるよう患者をアースすること。第2に，焼灼器の先端あるいはそれが接触しているすべての金属器具を，血管以外に患者と接触させないこと。それができないと，通電された電流が別経路に流れ，その部位に熱傷を生じる可能性がある。第3に，熱凝固させたい血管の周囲に貯留している血液や組織液を取り除くこと。これは，液体によりエネルギーが吸収されてしまうことで，血管を凝固させるのに必要な熱が得られなくなるためである。

③結紮を行う。大きな血管であれば，それぞれの断端を止血鉗子で把持し，非吸収性縫合糸で結紮する。周囲組織から剥離された未切断の血管の場合には，血管を切断するための十分な間隔をあけるようにして，2本の止血鉗子で把持する。血管を切断し，両方の断端を結紮した後止血鉗子を取り除く。

④創部に対してアドレナリンなどの血管収縮作用のある薬物や，トロンビンやコラーゲンのような市販の凝固促進薬を用いる。アドレナリンは，手術開始の少なくとも7分前に使用すれば，血管収縮薬として最も効果的に作用する。

2. 死腔の処理

死腔とは，創を閉じた後に残った，組織で満たされていない空隙のことである。死腔は，創深部の組織を除去したり，閉創の際に組織の適合が行われなかったことなどにより生じる。創内の死腔は通常，血液で満たされ，易感染性の血腫となる。

死腔は4つの方法でなくすことが可能である。①術後に残る空隙が最小限となるよう，組織を緊密に縫合する。②創部を圧迫する。包帯により組織面がフィブリンで膠着するか，

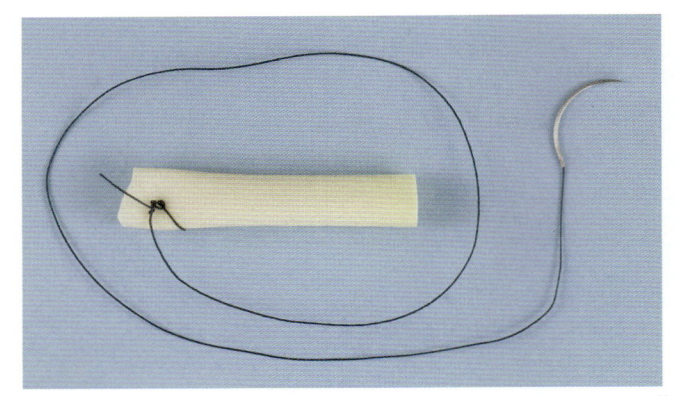

図 2-5 非吸引ドレーンの一例。ペンローズドレーンとよばれ、柔軟なゴム製で、閉創時に死腔形成を防止したり、膿瘍の切開排膿後に切開部の早期閉鎖を防止するために用いられる。血液や膿がこのドレーンを通って排出される。この写真ではドレーンに縫合糸が結ばれ、創部へ挿入する準備が整っている。針付きの縫合糸で、ドレーンを創の端に縫合、固定する。

浮腫で圧接される（あるいは両方）まで圧迫する。この圧迫は通常 12〜18 時間行う。③出血が止まるまで空隙にタンポンを填塞し、止血後除去する。この方法は、組織を縫合できなかったり、圧迫包帯を行えない場合（例：骨内の空隙）によく用いられる方法である。填塞材は通常、感染の危険性を少なくするために、抗菌薬をしみ込ませて用いる。④単独または圧迫包帯と併用で、ドレナージを行う。吸引ドレーンにより、出血が止まり、組織が癒合し死腔がなくなるまで、創内に貯留する血液を持続的に取り除く。非吸引ドレーンは、出血した血液が血腫を形成しないように、創表面へ排出しやすくする（図 2-5）。歯科医師が行う通常の口腔外科手術においては、死腔形成は大きな問題とはならない。

汚染除去およびデブリードマン

口腔内外へ開放されているあらゆる創は、常に細菌によって汚染されている。侵入する細菌の量により、感染が起こるリスクは高まる。したがって、創部の感染リスクを少なくするための 1 つの方法は、細菌数を減らすことである。これは、術中や閉創時に創部を繰り返し洗浄することにより、細菌や他の異物を組織から遊離し、洗い流すことによって行う。洗浄は、大量の洗浄液を創にかけて行う。抗菌薬を含む洗浄液が用いられることもあるが、多くの場合は単に、滅菌生理食塩水または滅菌水が用いられる。

創のデブリードマンとは、損傷された組織から壊死組織、重度の虚血に陥った組織、創部の治癒を阻害するような異物などを、注意深く除去することである。一般的にデブリードマンは、外傷性損傷や病的状態により生じた高度な組織傷害の治療においてのみ行われる。

浮腫の管理

浮腫は、組織傷害の結果として術後に生じるもので、傷害を受けた血管からの血漿の滲出やフィブリンによるリンパ管の閉塞により、間質に体液が貯留した状態である。次の 2 つの要因により、術後の浮腫の程度が決まる。すなわち、①組織の傷害が大きいほど浮腫が強いこと、②傷害される組織に疎性結合組織が多いほど浮腫が強いこと、である。例えば、付着歯肉にはほとんど疎性結合組織がないので、浮腫は起こりにくい。これに対して口唇や口底では、疎性結合組織が多く、浮腫が起こりやすい。

歯科医師は、組織損傷を最小限にすることにより、術後の浮腫を抑えることができる。傷害後すぐにその部位を氷で冷やすことにより、血漿の滲出を減少させることができるともいわれているが、この有効性を検証した研究はない。術後早期の患者の体位によっても、浮腫を抑制することができ、術後数日間、できるだけ患者の頭部を他の部分よりも高くしておくとよい。高用量の副腎皮質ステロイド薬の短期間の全身投与は、炎症および血漿滲出（すなわち浮腫）の軽減に非常に有効である。しかしながら、副腎皮質ステロイド薬が浮腫抑制に有効なのは、組織が損傷される前に投与された場合のみである。

患者の全身状態および栄養

正常な創傷治癒は、患者の感染に対する抵抗力、必要な栄養を供給する能力、細胞の修復過程を進行させる能力によって決定される。多くの病態が、患者の感染への抵抗力や創傷の治癒力を弱める。これらには、異化亢進状態、組織への酸素や栄養の供給を妨げる状態、免疫細胞や組織修復細胞の働きを妨げる薬物の投与や物理的要因などが含まれる。異化の亢進を引き起こす疾患の例として、コントロール不十分なインスリン依存型糖尿病、末期の腎疾患や肝疾患、悪性腫瘍などが挙げられる。傷害を受けた組織への酸素や栄養の供給を妨げる病態には、重度の慢性閉塞性肺疾患、非代償期のうっ血性心不全、アルコール依存症などの薬物中毒などがある。生体防御能や創傷治癒能力を妨げるような薬物が投与されている疾患としては、長期のステロイド療法が行われる自己免疫疾患や、抗癌薬投与や放射線治療が行われる悪性腫瘍などがある。

術前に患者の全身の健康状態を評価し、改善することで、手術で生じる創が正常に治癒する可能性を高めることができる。栄養不良患者に対しては、窒素平衡を正にし、同化作用を強めるように栄養管理を行う必要がある。

3章

創傷治癒

JAMES R. HUPP

本章の内容

組織損傷の原因
創傷治癒
 1. 上皮化
 2. 創傷治癒の過程
  1) 炎症期
  2) 線維形成期（修復期）
  3) 再構築期
創傷治療の概念の外科における重要性
 1. 創傷治癒を阻害する因子
  1) 異物

  2) 壊死組織
  3) 虚血
  4) 緊張
 2. 一次治癒，二次治癒，三次治癒
 3. 抜歯窩の治癒
 4. 骨組織の治癒
 5. オッセオインテグレーション
 6. 顔面の外傷性神経損傷の病理学
  1) 分類
  2) 神経の治癒

外科処置において重要な点は，どのように創傷を治癒させるかである．したがって，外科処置を行う前に，正常な組織修復の生物学を十分に理解しておくことが必須である．

組織の損傷は，病的な状態または外傷によって生じる．口腔外科医は，創の感染などの病的な組織損傷を，ある程度コントロールすることができる．同時に口腔外科医は，外傷による組織損傷への対応により，創傷治癒を促進することもあれば，遅延させてしまうこともある．

本章では，周術期に起こる組織損傷，および軟組織と硬組織の治癒過程について解説する．

組織損傷の原因

組織損傷は，物理的または化学的な原因によって生じる（Box3-1）．組織損傷を引き起こす物理的要因には，切開，圧縮，極端な温度，放射線照射，乾燥，動脈・静脈の閉塞などが挙げられる．化学的要因としては，非生理的pH，浸透圧，タンパク質を変性させる物質，血栓症や血管狭窄による虚血などが挙げられる．

創傷治癒

1. 上皮化

傷ついた上皮は，遺伝的にプログラムされた再生能力を有していて，細胞の増殖，遊走，および接触阻止（contact inhibition）とよばれる過程を通して再生する．一般的に，上皮組織の自由端は，（幹細胞の増殖により自由端を伸ばすようにして）もう一方の自由端に接触するまで，増殖しながら進展する．いったん接触すると，増殖を停止させるようなシグナルが出て，細胞の分裂は止まる．

これらの過程は，（周囲の上皮細胞との接触を失った上皮細胞から放出される）化学伝達物質によりコントロールされていると考えられているものの，決定的なエビデンスはなお得られていない．上皮組織の表層のみの損傷（例：擦過傷など）は，正常な上皮下組織を有する部分から創部へ向かって，上皮が増殖することによって治癒する．上皮組織は通常，血管をもっていないため，上皮下組織も損傷している場合は，血管のある組織上で，もう一方の上皮創縁に達するまで増殖する．この増殖は，表面の乾燥凝血塊（痂皮）下で進行し，創が完全に上皮化すれば，痂皮はゆるんで脱落する．

上皮化が障害される原因の1つに，抜歯後の上顎洞への穿孔が挙げられる．上顎洞粘膜と口腔粘膜の上皮が傷つくと，

> **Box 3-1**
> **組織損傷の原因**
>
> **物理的原因**
> - 血流不全
> - 挫滅
> - 乾燥
> - 切創
> - 放射線照射
> - 過冷却
> - 過加熱
>
> **化学的原因**
> - 非生理的pHの物質
> - 非生理的浸透圧の物質
> - プロテアーゼ
> - 血管収縮を起こす物質
> - 血栓形成を起こす物質

各粘膜において増殖が開始する．この場合，上顎洞粘膜の創縁が最初に接触するのは口腔粘膜であり，それによって口腔上顎洞瘻が形成される（すなわち，口腔と上顎洞の間は上皮化した管により交通する）．

口腔顎顔面外科においては，再上皮化（二次治癒の場合の上皮化）が治療に利用されることもある．例えば補綴前処置において，口腔粘膜の一部（非付着歯肉）をデヌード（上皮を取り除くこと）し，近接している上皮（付着歯肉）により上皮化を進める場合である．

2. 創傷治癒の過程

損傷した組織は，損傷の原因とは関係なく，決まった治癒過程により完全に修復される．この過程を創傷治癒とよぶ．この経過は以下の過程に分類されているが，それらは相互に連続している．基本的過程は，①炎症期，②線維形成期（修復期），③再構築期（リモデリング期），である．

1）炎症期

炎症期は，組織損傷が起きるとともに始まり，炎症を長引かせる因子がなければ3～5日間続く．炎症期は，血管期と細胞期の2つの相に分けられる．血管期は，傷害された血管の初期収縮であり，炎症が始まるとすぐに発動する．血管収縮は，創部への血流をゆるやかにし，血液凝固を促進する．数分のうちに白血球により産生されたヒスタミン，プロスタグランジンE_1およびE_2が血管を拡張させ，内皮細胞間に小さな間隙を作り，間質組織への血漿の漏出と白血球の遊走が生じる．滲出した血漿中のフィブリンがリンパ管閉塞を起こすとともに，このリンパ管から滲出した血漿が創部に蓄積さ

れ，汚染物質を希釈するように働く．この液性成分の貯留を浮腫とよぶ（図3-1）．

炎症の主要な徴候は，発赤（紅斑），腫脹（浮腫），熱感，疼痛，機能障害である．発熱と発赤は血管拡張により，腫脹は液性成分の滲出により，疼痛と機能障害は白血球から放出されるヒスタミン，キニン類，プロスタグランジンなどによって，また浮腫による圧によって生じる．

炎症の細胞期は，組織損傷による血清中の補体の活性化によって引き起こされる．補体，とくにC3aとC5aは遊走因子として働き，多形核白血球（好中球）を血管壁付近に集め（辺縁趨向），血管壁から遊走させる（遊出）．外来物質（細菌など）に好中球が接触すると，好中球はリソソームの内容物を放出する（脱顆粒）．リソソーム酵素（主にプロテアーゼ）は，細菌と他の外来物質を破壊し，壊死組織を分解する．マクロファージなどの単球も，異物や壊死物質を貪食する．徐々にリンパ球が創傷部に浸潤する．リンパ球にはB細胞およびT細胞がある．Bリンパ球は抗原物質を認識し，抗体を産生して，補体とともに外来細胞を溶解する．Tリンパ球は，3つの主なサブグループに分類される．すなわち，①B細胞の増殖と分化を刺激するヘルパーT細胞，②ヘルパーT細胞の機能を制御するサプレッサーT細胞，③外来抗原を有する細胞を溶解する細胞障害性（キラー）T細胞，である．

炎症期は遅滞期ともよばれる．なぜならこの時期は，創の強度を増すような意義のあることが起こらないからである（コラーゲン沈着はほとんど生じない）．炎症期に創を主に保持するのはフィブリンであるため，抗張力はほとんどない（図3-2）．

2）線維形成期（修復期）

血餅から供給されるフィブリン線維が縦横に交差し，格子状になり，線維芽細胞が基質とトロポコラーゲンを産生，蓄積し始める．これが創傷治癒の線維形成期（修復期）である．基質はいくつかのムコ多糖類からなり，コラーゲン線維を強固にする役割を果たす．線維芽細胞は局所にある，または循環している多能性間葉細胞から分化し，組織傷害から3～4日目にトロポコラーゲンを産生し始める．線維芽細胞はまた，いくつかの機能を発揮するタンパク質であるフィブロネクチンを分泌する．フィブロネクチンはフィブリンを安定化するとともに，免疫系によって排除されるべき外来物質の認識を促進し，線維芽細胞の遊走因子として働き，最終的にマクロファージがフィブリンを貪食できるよう，マクロファージを誘導する．

フィブリンネットワークは毛細血管新生にも利用され，創の辺縁付近の血管からフィブリン線維に沿うように血管が形成される．線維形成は持続するが，新しい細胞が内部へ進入

3章 ● 創傷治癒

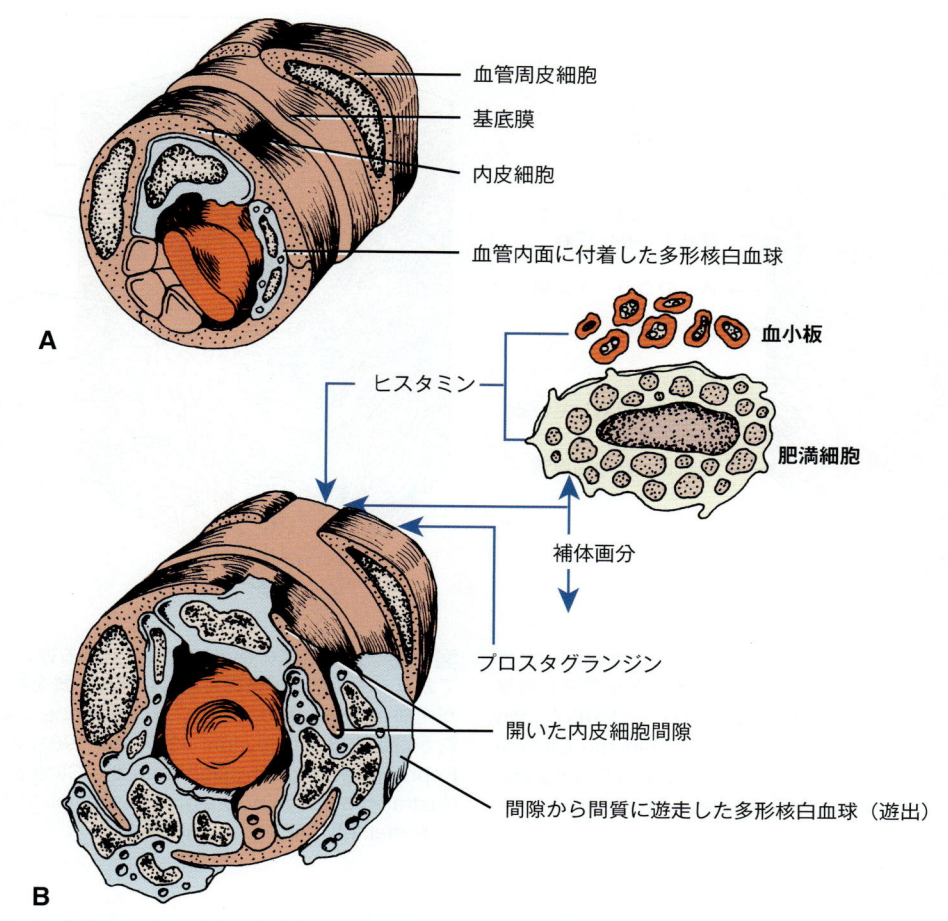

図 3-1 損傷に対する血管の初期反応。初期の一過性の血管収縮（A）はすぐに血管拡張（B）へ移行する。血管拡張はヒスタミン，プロスタグランジン，他の血管拡張性物質によって引き起こされる。血管の拡張により内皮細胞間に間隙ができ，血漿の滲出と白血球の遊出が起こる。（Copyright 1977 and 1981. Icon Learning Systems. Reprinted with permission from the Clinical Symposia, vol. 29/3 illustrated by John A. Craig, MD, and vol. 22/2 illustrated by Frank H. Netter, MD. All rights reserved.）

するにつれて，新生毛細血管から放出されたプラスミンにより，不要なフィブリン線維は溶解される（図 3-3）。

線維芽細胞はトロポコラーゲンを沈着させ，トロポコラーゲンは架橋されてコラーゲンとなる。初期には，コラーゲンは過剰に産生され，不規則に配列する。この不規則に配列したコラーゲンは，量の割には十分な強度を有していない。このため治癒の初期過程では，治癒している創に十分な強度を与えるために，過剰量のコラーゲンが必要となる。コラーゲンの器質化は不十分であっても，通常 2～3 週間の線維形成期に，創の強度は急速に増す。創は，線維形成期の初期に緊張状態におかれていると，離開する傾向がある。加えて，線維形成期の後期においても緊張状態におかれると，創縁に存在する古いコラーゲンと新しいコラーゲンの境界で離開が生じる。臨床的には，線維形成期終盤では，創は多量のコラーゲンによって硬くなり，血管新生により紅斑を呈する。創部の強度は，無傷の正常組織と比較すると 70～80％程度である（図 3-4）。

3）再構築期

創傷治癒の最終期は再構築期で，相当の間，継続する。この時期は，創成熟期とよばれることもある。この期間は，不規則に配列していたコラーゲン線維の多くが破壊されて，規則正しく配列する新たなコラーゲン線維へと置換される。創の強度は線維形成期とは異なり，ゆっくりと増加する。ただし創の強度は，無傷の正常組織の 80～85％以上に達することはない。コラーゲン線維の効率的な配列のため，過剰なコラーゲン線維は取り除かれ，瘢痕は軟化する。創部での代謝の低下と血管の減少が，紅斑を軽減する。皮膚と靱帯に認められるエラスチンは，創傷治癒過程では再構成されず，瘢痕化した領域で柔軟性が喪失する原因となる（図 3-5）。

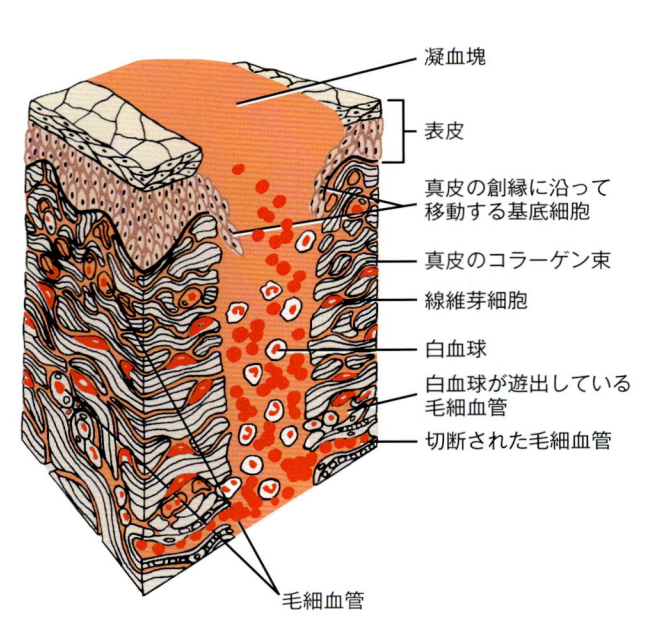

図 3-2 創傷治癒の炎症（遅滞）期。創は凝血塊，炎症性細胞，血漿で満たされている。近接する上皮が創内へ移動し，未分化間葉系細胞が線維芽細胞へと分化し始める。(Copyright 1977 and 1981. Icon Learning System. Reprinted with permission from the Clinical Symposia, vol. 29/3 illustrated by John A. Craig, MD, and vol. 22/2 illustrated by Frank H. Netter, MD. All rights reserved.)

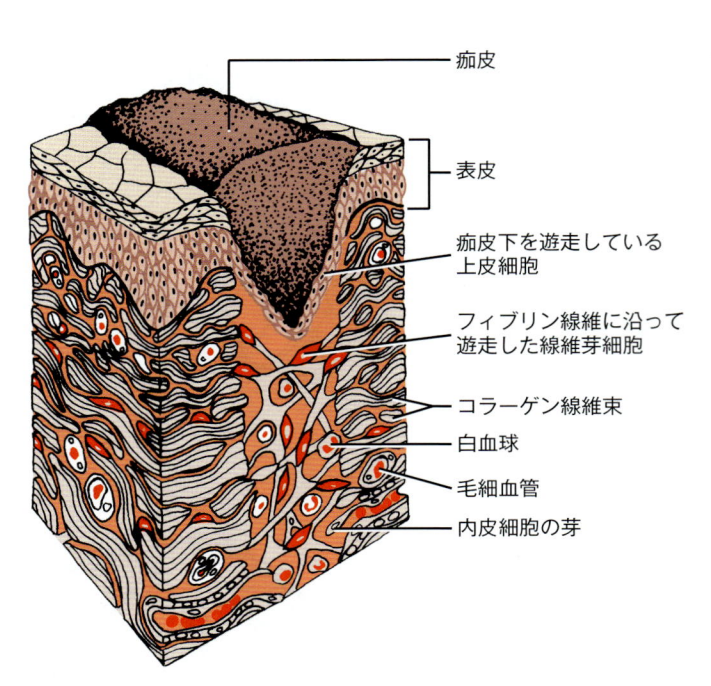

図 3-3 創傷治癒の線維形成期における遊走相。上皮の移動は続いており，白血球が外来異物および壊死物質を処理している。毛細血管が内部へ成長し始め，フィブリン線維に沿って創の内部へ線維芽細胞が遊走する。(Copyright 1977 and 1981. Icon Learning System. Reprinted with permission from the Clinical Symposia, vol. 29/3 illustrated by John A. Craig, MD, and vol. 22/2 illustrated by Frank H. Netter, MD. All rights reserved.)

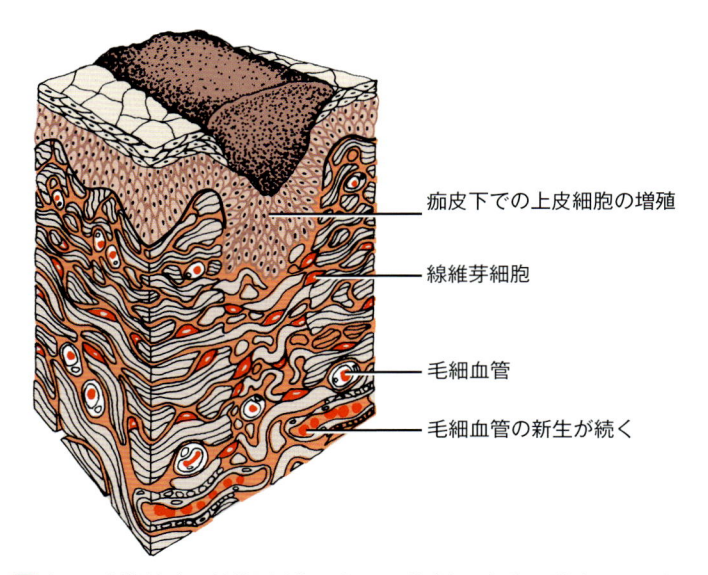

図 3-4 創傷治癒の線維形成期における増殖相。細胞の増殖により上皮層は厚みを増し，線維芽細胞によって合成，分泌されたコラーゲン線維束は無秩序に配列している。新生毛細血管は創の他の部位から伸びてきた毛細血管と接触し始める。(Copyright 1977 and 1981. Icon Learning System. Reprinted with permission from the Clinical Symposia, vol. 29/3 illustrated by John A. Craig, MD, and vol. 22/2 illustrated by Frank H. Netter, MD. All rights reserved.)

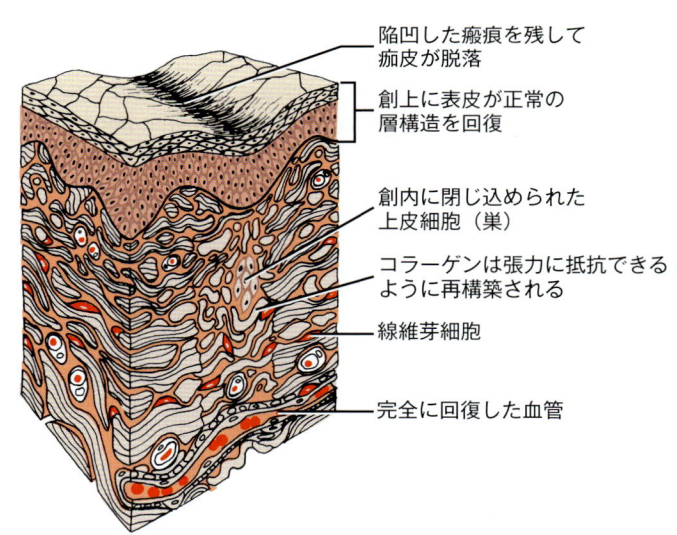

図 3-5 創傷治癒における再構築期。上皮層は回復し，コラーゲン線維は規則正しく再構築されてきている。線維芽細胞はゆっくりと消失し，血管網も完全に回復する。(Copyright 1977 and 1981. Icon Learning System. Reprinted with permission from the Clinical Symposia, vol. 29/3 illustrated by John A. Craig, MD, and vol. 22/2 illustrated by Frank H. Netter, MD. All rights reserved.)

線維形成期の終盤近くから再構築期の初期にかけて始まる創傷治癒の最終過程は，創の収縮である．創傷治癒において，創の収縮は重要な役割を果たすが，正確な創の収縮機構はなお明らかではない．創の収縮時には，創の辺縁は互いが接触する方向に向かって移動する．創の先端が接触していない場合，創の収縮は，創のサイズの縮小につながる．しかし，創の収縮は問題も起こす．皮膚の3度（全層性）熱傷においては，皮膚移植による創の保護と積極的な治療を行わないと，変形や拘縮が起こる．あるいは，創縁が適切に接合されていても，瘢痕の陥凹側の組織が盛り上がる場合があり，これは極度に彎曲した裂創においてしばしばみられる．収縮は，創辺縁の上皮層を適切に接合させることにより，軽減することが可能である．外科医が口腔前庭形成術により露出した骨膜上や全層性熱傷において植皮を行うときには，この現象を利用している．

創傷治療の概念の外科における重要性

外科医は，自然な創傷治癒過程を促進させることも遅延させることもできる．外科治療の原則（2章参照）を厳守すると，組織の連続性を回復し，瘢痕を最小にし，機能を回復させることにより，良好な創傷治癒を促進できる．皮膚であれ口腔粘膜であれ，あるいは筋肉であれ，瘢痕形成を伴わずには創の治癒は起こらないということを，銘記しておかねばならない．外科医の目指すべき目標は，瘢痕形成を防止することでなく，機能喪失を最小にし，極力目立たない瘢痕にすることである．

1. 創傷治癒を阻害する因子

創傷治癒を阻害する因子は，①異物，②壊死組織，③虚血，④創の緊張，の4つである．

1) 異物

異物とは，宿主の免疫系が「非自己」とみなすあらゆるものであり，細菌，汚れ，縫合糸などが含まれる．外来異物は3つの問題を生じる．①細菌が増殖し感染を起こすと，細菌の放出したタンパク質により，宿主組織が破壊される．②非細菌性の異物が細菌の温床となり，宿主の防御機構から免れることで，感染が促進される．③異物はしばしば抗原となり，慢性炎症反応を刺激して，線維形成を減少させる．

2) 壊死組織

創の壊死組織は，2つの問題を引き起こす．①壊死組織が存在すると，創の内部への修復細胞の進入が抑制される．白血球による酵素溶解や貪食の過程を通した壊死残渣の除去に時間を要するため，炎症期が遷延する．②異物の場合と同様に，壊死組織は細菌の温床となる．創内に存在する壊死組織には血液が貯留することがあり（血腫），これが細菌にとって良質で豊富な栄養源となる．

3) 虚血

創への血液供給の減少は，次の理由で創傷治癒を妨げる．血液供給の減少は，組織の壊死を助長し，創への抗体の供給，白血球の遊走，抗菌薬の移行を低下させるため，創の感染率が増加する．創の虚血はまた，治癒に必要な酸素と栄養供給も減少させる．虚血の原因には，強すぎる縫合，不適切な位置での縫合，不適切に設計された皮弁，創への過度の外圧および内圧（例：血腫形成などの際にみられる），全身性低血圧，末梢循環不全，貧血などがある．

4) 緊張

創の緊張も創傷治癒を妨げる因子である．創の緊張とは，創を哆開させようと働くあらゆる因子のことである．縫合の際，組織を強く引っ張って縫合すると，縫合部の組織は締め付けられ，虚血を起こす．また，治癒過程において縫合糸が早期に除去されると，創は哆開し，過剰な瘢痕形成とその収縮を伴って治癒する．創の緊張に耐えることを目的に縫合糸を長期間放置すると，治癒の再構築期に創が拡大する傾向があり，縫合糸の通っている部分が上皮化し，永久に傷が残ることになる．

2. 一次治癒，二次治癒，三次治癒[†1]

臨床医は創傷を治癒させる方法の表現として，一次治癒と二次治癒という言葉を用いる．一次治癒とは，創の辺縁に組織欠損がなく，受傷前と同じ，解剖学的に本来あるべき位置で治癒させることである．組織は，受傷したことがわからないくらいの最小限の瘢痕組織形成のみで治癒する．厳密にいえば，このような一次治癒は理論上のことであって，臨床的に行うことはほぼ不可能であり，一般的には，創縁を元に近い状態にして治癒させることを，一次治癒とよんでいる．この方法では，治癒に必要な再上皮化，コラーゲン沈着，収縮，再構築が少なくて済むため，二次治癒に比較して創傷治癒が早く，感染の危険性や瘢痕形成が少ない．一次治癒の例としては，適切に治療された裂創や切創，適切に整復された骨折，解剖学的に再吻合された神経などがある．一方，二次治癒は，切創または裂創の創縁間に間隙が生じた場合，あるいは治療

訳注

†1：それぞれ第1期癒合，第2期癒合，第3期癒合ともよばれる．

後に骨折部の骨片間や神経断端などに間隙が残存した場合，あるいは創縁の密着ができないほどの組織欠損が存在している場合に起こる．このような状況下では，治癒過程において上皮細胞の遊走，コラーゲンの沈着，収縮，組織の再構築が多くなる．一次治癒と比較して，治癒は緩徐で，多くの瘢痕組織が形成される．二次治癒によって治癒する創には，抜歯窩，整復不十分な骨折，深い潰瘍，多量の軟組織欠損を伴う創などがある．

創の汚染が著しく，即時には縫合閉鎖できない場合に，いったん二次治癒を行わせた後，形成された過剰な肉芽組織を切除して縫合閉鎖し治癒させることを，三次治癒とよぶ．

3. 抜歯窩の治癒

抜歯窩においても，皮膚や粘膜の創傷治癒と同様に，炎症，上皮化，線維形成，再構築が順に起こる．先に述べたように，抜歯窩の治癒は二次治癒であり，X線写真で周囲の骨と見分けがつかなくなる程度にまで治癒するには，何か月もの時間を要する．

抜歯後，空洞となった抜歯窩は，断裂した歯根膜線維で覆われた皮質骨（X線的には歯槽硬線）と歯冠側に存在する口腔粘膜上皮（歯肉）からなる．抜歯窩は血液で満たされ，凝血し，口腔環境から遮断される．

抜歯後1週間は炎症期である．白血球が遊走し，抜歯窩内に侵入している細菌を貪食し，抜歯窩に残っている骨片などの残屑を分解し始める．線維形成も1週目から始まり，線維芽細胞と毛細血管が抜歯窩内部へ進入する．上皮は抜歯窩の壁に沿って下方へ伸長し，反対側から伸びてきた上皮と接触するか，血餅下の肉芽組織（多くの未熟な毛細血管と線維芽細胞で満たされた組織）と接するまで増殖していく．この時期には，破骨細胞は骨稜に沿って存在する．

2週目には，抜歯窩は肉芽組織で満たされる．抜歯窩内面の歯槽骨に沿って類骨の沈着が始まる．小さな抜歯窩では，この時点ですでに上皮により完全に被覆される．治癒過程は2週目から，3，4週目にかけて進行し，多くの場合，抜歯窩表面の上皮化はこの時点で終了する．抜歯窩壁と骨稜においては皮質骨の吸収が続くが，抜歯窩内では新たな海綿骨が形成される．抜歯後4〜6か月までには，抜歯窩表面の骨は通常，完全に吸収される．このことは，X線写真において明瞭な歯槽硬線が消失していることによってもわかる．抜歯窩内が骨で満たされると，上皮は骨稜方向に移動し，最終的には隣接した歯槽頂と同様の高さまで修復する．1年後に唯一みられる抜歯窩の痕跡は，歯槽堤上に残存した線維性（瘢痕）組織のみである．

4. 骨組織の治癒

骨組織の治癒過程においても，軟組織の場合と同様の治癒（炎症，線維形成，再構築）が起こる．しかし軟組織と異なることは，骨組織の再構成には骨芽細胞と破骨細胞が必要な点である．

骨の治癒に重要である骨形成細胞（骨芽細胞）は，①骨膜，②骨内膜，③多能性間葉細胞，の3つから供給される．破骨細胞は単球前駆細胞から供給され，壊死骨や再構築が必要な骨の吸収に働く．骨芽細胞は，治癒期間中を通して類骨表面に存在し，石灰化を起こす．

一次治癒，二次治癒という言葉は，骨組織の治癒を説明する場合にも用いられる．骨折部の骨片間が1mm程度離れている場合には，骨組織は二次治癒で治癒する[†2]．すなわち，線維形成期に骨片間の間隙を埋めるために，多量のコラーゲンの蓄積が必要となる（図3-6）．線維芽細胞と骨芽細胞が実際に多量の線維性基質を産生するため，骨折部の治癒組織は周囲に大きく拡大し，仮骨とよばれる組織が形成される（図3-7）．通常の状況下では，仮骨を含めた線維性組織が骨化する．再構築期には，過剰に形成された骨は，破骨細胞によって吸収され，骨芽細胞は骨に加わる軽度の張力に抵抗できるように，新たに骨組織を形成していく（図3-8）．

骨組織の一次治癒は，骨片が互いに離れていない不完全な骨折（若木骨折）の場合や，骨折が外科的に整復され，緊密に接合して安定している場合（解剖学的に骨折が整復された場合）などに起こる．このような状態では，骨折部では少量の線維組織しか形成されず，最小限の仮骨形成により，早期に骨組織の癒合が起こる．骨の一次治癒を可能にする外科的な技術は，骨折整復用プレートを用いて，骨片同士を緊密に整復，固定することである．この方法では，骨片間の距離を最小にすることができるため，線維性組織の介在がほとんどない状態での骨片間の癒合が可能になる．

良好な骨組織の治癒には2つの重要な因子がある．すなわち，①血管増生，②固定，である．骨折部に形成される線維性結合組織は，骨化に備えて豊富な血管（酸素を含有した血液を運ぶ）が必要である．血管または酸素供給が十分でないと，骨組織ではなく軟骨組織が形成される．血管と酸素供給がさらに不十分だと，線維性組織では軟骨化も骨化も生じない．

連続的もしくは断続的な力が骨組織に加わると，骨芽細胞による持続的骨形成が促進される．骨は，加わる力に抵抗す

訳注

†2：骨組織の治癒に関して使用される「骨折」という用語には，外傷性の骨組織損傷のみでなく，再建外科手術において外科的な目的で行われる骨の切断も含まれる．

3章 ● 創傷治癒

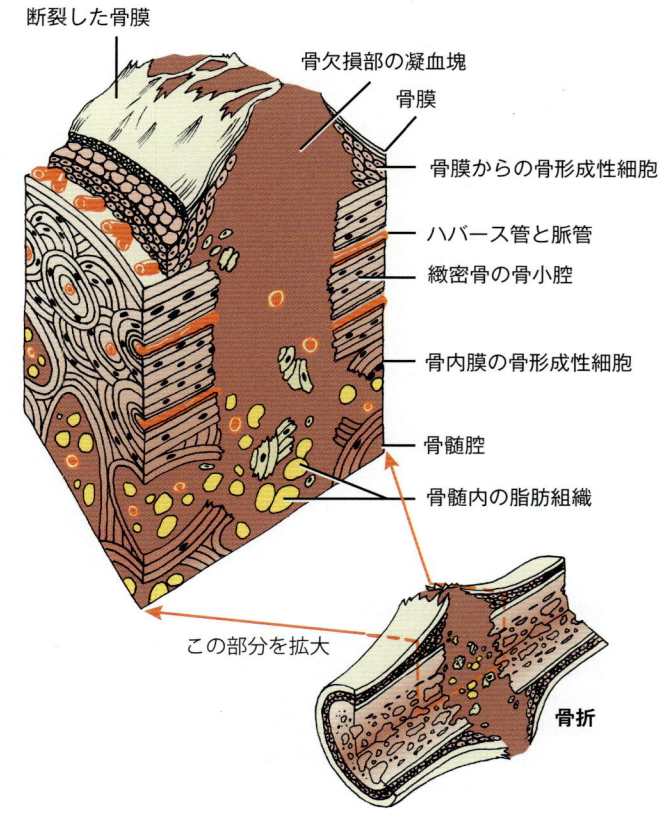

図3-6 骨組織の治癒過程における線維形成期早期。骨膜や骨髄からの細胞が増殖して骨芽細胞，破骨細胞，軟骨芽細胞へ分化し，毛細血管からの出芽が始まる。(Copyright 1977 and 1981. Icon Learning System. Reprinted with permission from the Clinical Symposia, vol. 29/3 illustrated by John A. Craig, MD, and vol. 22/2 illustrated by Frank H. Netter, MD. All rights reserved.)

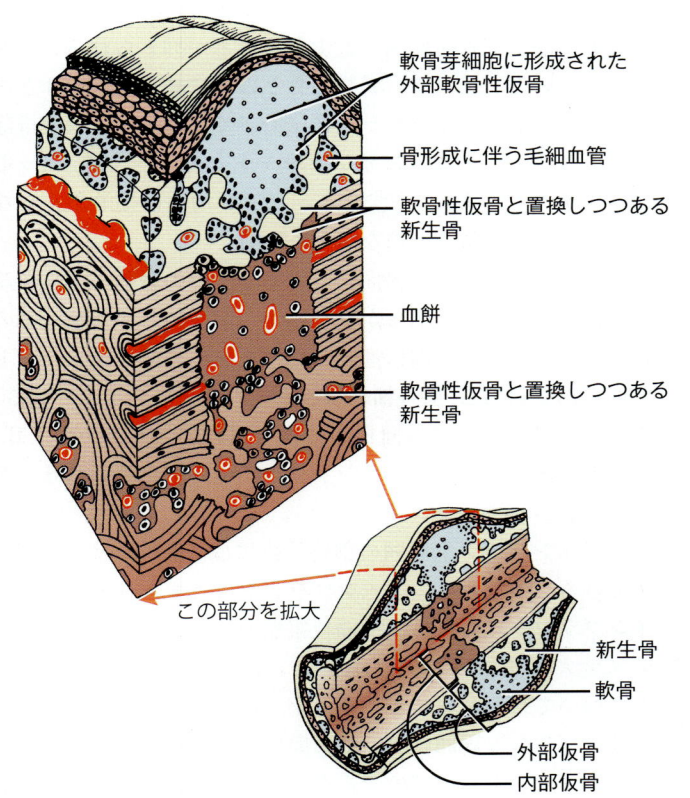

ラベル（上図）：
- 断裂した骨膜
- 骨欠損部の凝血塊
- 骨膜
- 骨膜からの骨形成性細胞
- ハバース管と脈管
- 緻密骨の骨小腔
- 骨内膜の骨形成性細胞
- 骨髄腔
- 骨髄内の脂肪組織
- この部分を拡大
- 骨折

図3-7 骨組織の治癒過程における線維形成期後期。破骨細胞が壊死骨を吸収する。十分な酸素分圧の下では骨芽細胞が新生骨を形成し，酸素分圧の低い部分では軟骨芽細胞が軟骨を形成する。加えて毛細血管が内部へ成長し続け，内外に仮骨が形成される。(Copyright 1977 and 1981. Icon Learning System. Reprinted with permission from the Clinical Symposia, vol. 29/3 illustrated by John A. Craig, MD, and vol. 22/2 illustrated by Frank H. Netter, MD. All rights reserved.)

ラベル（下図）：
- 軟骨芽細胞に形成された外部軟骨性仮骨
- 骨形成に伴う毛細血管
- 軟骨性仮骨と置換しつつある新生骨
- 血餅
- 軟骨性仮骨と置換しつつある新生骨
- この部分を拡大
- 新生骨
- 軟骨
- 外部仮骨
- 内部仮骨

33

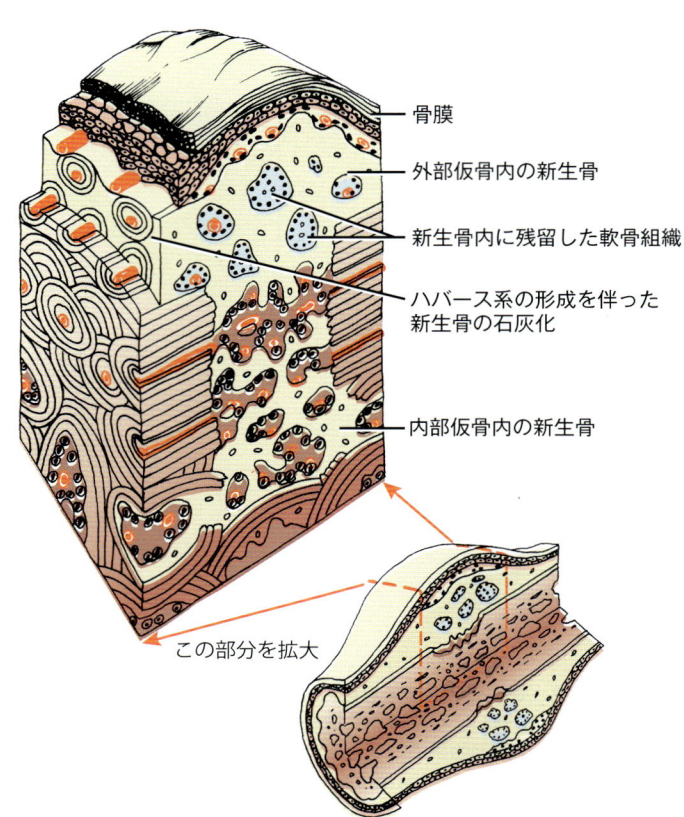

図 3-8 骨組織の治癒過程における再構築期。破骨細胞が不必要な骨を取り除き，骨芽細胞が骨への応力に応じて新生骨組織を形成する。血管に沿って新生ハバース系が同心円状に形成される。仮骨は徐々に小さくなる。(Copyright 1977 and 1981. Icon Learning System. Reprinted with permission from the Clinical Symposia, vol. 29/3 illustrated by John A. Craig, MD, and vol. 22/2 illustrated by Frank H. Netter, MD. All rights reserved.)

るように，力の加わる方向と垂直に形成される。これは，骨組織の再構築における基本概念である。しかし，骨折の治癒が進行している部位での過度の圧力や回転は，骨折部を動かすことにつながり，創部における血管増生を阻害するほか，骨組織よりも軟骨組織や線維組織を形成しやすくする。また，汚染した骨折部では，創の感染が生じやすくなる。

5. オッセオインテグレーション

1960年代に発見されたオッセオインテグレーションという現象により，それまでの創傷治癒に関する概念は再検討されることとなった。この現象が認められるまでは，生体は上皮層を貫通して存在する異物をすべて排除するものと考えられていた。すなわち，異物との界面に沿って上皮が移動して，生体内に侵入している部分を完全に覆い，最終的に上皮層外へ排出すると考えられていた。これを歯科インプラントにあてはめると，インプラントが動揺し，最終的には喪失に至ることを意味することになる。

異物の表面を覆い，排出するという正常な上皮が本来有している性質は，先に述べた接触阻止の原理に基づいて起こっていると考えられる。すなわち，何らかの力や物体によって上皮が断裂させられると，上皮細胞の増殖や遊走が起こる。上皮は，他の上皮細胞と接触し，それ以上の増殖が抑制されるまで，拡大を続ける。研究により，上皮を貫通した不活性な異物が周囲骨と生物学的に結合すると，上皮がインプラント表面に沿って骨組織内に遊走することが抑えられることがわかっている。反対に，異物と骨との間に結合組織の介在層があると，上皮はインプラントに沿って移動し，これを排除してしまう。このようにインプラントと骨が一体化（オッセオインテグレーション）すると，上皮の増殖は接触阻止がなくても，停止することになる（図3-9）。

骨とインプラントの界面において，上皮の移動が停止する理由についてはなお明らかでないが，歯科においては，この正常な創傷治癒の原則に逸脱した現象を，歯科インプラントという形で利用し，歯科補綴物の安定のために利用している。また，外科においても同様の技術を用いて，人工の眼，耳，鼻などの固定のために，インプラントを皮膚に貫通させ，埋入している。

歯科インプラント周囲の創傷治癒には，2つの因子が関連している。すなわち，①インプラントに対する骨の治癒，②インプラントに対する歯槽部軟組織の治癒，である。歯科インプラントの治癒に関する議論では，純チタン製インプラントについて行われることが多いが，他の不活性物質で作られたインプラント周囲においても同様の治癒が起こる。

インプラント表面での骨組織の治癒は，骨とインプラント

3章 ● 創傷治癒

治癒期間中は，インプラントに力がかからないようにすることにより，骨とインプラントとの界面で，インプラントが動かないように保持することが重要である．カウンターシンク形態が付与されたインプラントや，薄型のヒーリングスクリューを使用することにより，インプラントに加わる力を軽減できる．治癒期間中に歯肉によりインプラント上面を被覆することは，さらなる保護となる．スレッドのあるインプラントや埋入窩によく適合したものは，スレッドのないものや埋入窩にあまり適合しないものに比較すると，動きが少なく，安静が得られやすい．実際には，いったん初期固定が得られれば，ある程度の圧力は，インプラント表面における骨の添加を促進する．

最後に，骨がインプラント表面に結合するには，インプラント表面に汚染がないことが必須である．汚染には，細菌，油膜，手袋のパウダー，外来金属，外来タンパク質などがかかわる．インプラント表面にオッセオインテグレーションを起こすには，インプラント表面に素手や手袋を着用した指，あるいは異種金属でできた鉗子で触れてはならない．またインプラント表面に，機械油や洗浄剤を残留させてはならない．

純チタンインプラントの表面は，2000Åの厚さの酸化チタン層で完全に覆われている．この層は表面を安定化させており，オッセオインテグレーションにより骨が接合するのは，この層である．

インプラント植立部の骨への損傷を最小限にするように十分に注意を払ったとしても，植立部の骨の表層は，熱または血管の損傷により生活力を失う．このような骨組織中の細胞は死んでしまうが，骨の無機質の構造は残存する．局所的増殖因子の作用により，近傍の骨細胞や，血流に由来する未分化間葉細胞が動員され，骨芽細胞，破骨細胞，骨細胞を伴う骨組織が再構築される．こうして失活した骨は新しく形成された皮質骨にゆっくりと置換されていく．この骨の置換は，失活骨の吸収と類骨の形成を行いながら，40μm/日の速度で進行していく．

インプラント表面では，骨細胞により分泌されたグリコサミノグリカンが酸化層を覆うと，まもなく骨芽細胞がプロテオグリカン層上に類骨層を形成し始める．良好な状況（すなわちインプラントが動かず，酸素供給が良好）では，数か月間，骨の形成が継続し治癒する．インプラント表面が良好で大きいほど，良好で強固なオッセオインテグレーションが得られる．このように，長く，径の大きなインプラントや，インプラント表面が粗のほうが，オッセオインテグレーションに有利である．

インプラント表面への初期の骨添加は，上皮の侵入や線維性結合組織の形成よりも前に生じなければならない．最初に軟組織がインプラント表面に到達すると，この部位では骨組

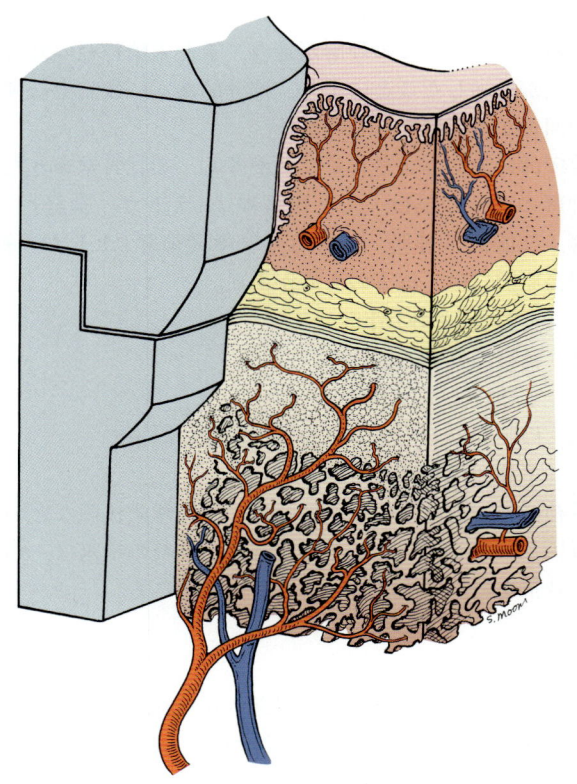

図 3-9　オッセオインテグレーションが得られた骨とインプラントの接触面．インプラントに沿った上皮の移動は，骨とインプラントが直接的に結合することにより停止する．

との界面に軟組織が形成される前に起こらなければならない．骨が軟組織よりも先にインプラント周囲に形成されるためには，以下の4つの因子が必要である．すなわち，①骨とインプラント間の距離が短い，②インプラント表面に存在する骨に生活力がある，③インプラント表面に骨が接触するまでインプラントが動かない，④インプラント表面が有機もしくは無機物質に汚染されていない，である．

骨とインプラント間の距離を短くするには，インプラントが緊密に骨と接触するように，埋入窩の形成を行わなければならない．埋入窩形成の際に骨への侵襲を最小にすることにより，インプラント表面に接する骨の生活力を保存することが可能となる．埋入窩形成時の骨の主な損傷原因は，切削時に発生する摩擦熱である．

熱の発生を最小限にし，熱をすばやく放散させることが，切削面の骨の生活力の保護につながる．鋭利な骨切削器具を用い，切削速度を速くしすぎないことにより摩擦熱を最小限とし，注水により骨を冷却することで，骨組織を保護できる．骨の切削面における傷害には，感染もある．これは，外科的無菌操作と全身的，局所的な抗菌薬の投与により，ある程度は対処可能である．

織に置き換わることはなくなる．インプラント表面の多くが骨よりも軟組織に覆われてしまうと，このインプラントは，歯科補綴に必要なオッセオインテグレーションを得ることができない．

臨床では，インプラント表面においては軟組織よりも早く，骨形成を促進できることが知られている．この一例は，多孔質メンブレンの利用である．このメンブレンは，酸素や栄養は通過するが，線維芽細胞やその他の組織は通過しないような大きさの孔を有する構造になっている．軟組織を選択的に外へ締め出すことにより，骨を適切な部位に誘導することから，この方法は GTR（guided-tissue regeneration）法とよばれている．

粘膜を貫通するインプラントの構成部品も，正常の上皮の接触阻止現象を変える能力を有している．口腔粘膜上皮は，チタン製のアバットメントの表面に到達すると，そこで移動を停止して，軟組織が金属に接着するための基質を分泌しているようである．ヘミデスモゾームのような基底膜構造が形成され，軟組織とアバットメントとの結合はさらに強固となっている．

6. 顔面の外傷性神経損傷の病理学

顎顔面領域の知覚神経の損傷は，顔面骨骨折や口腔病変の治療中，または再建外科手術に伴って生じることがある．幸いにも，多くの神経損傷は自然に回復する．しかしこれまでは，持続する知覚神経障害に対しての治療は，ほとんど行われてこなかったのが現状である．近年，どのように神経が治癒するのかについての理解が進み，また末梢神経の外科的修復方法が進歩したことにより，部分的あるいは完全な神経機能の回復が可能になりつつある．

臨床的に最も傷害されることが多く，知覚異常をきたす三叉神経の3つの枝は，①下歯槽神経（オトガイ神経），②舌神経，③眼窩下神経，である．下歯槽神経（オトガイ神経）の損傷原因には，以下のものがある．

1. 下顎骨（骨体）骨折
2. 補綴前外科処置
3. 下顎枝矢状分割術
4. 口腔腫瘍の治療のための下顎骨切除術
5. 下顎埋伏智歯抜歯術

舌神経の損傷は，口腔悪性腫瘍や埋伏智歯抜歯などの外科処置により生じることがある．眼窩下神経の損傷は，頬骨上顎骨骨折または眼窩底吹き抜け骨折で起こる．

1）分類

基礎研究や臨床経験から，損傷された神経に対する外科的治療は受傷後すぐに行えば，有効であることが示されている．したがって，さまざまな種類の神経損傷，とくにそれらの予後について理解することが重要であり，神経外科へ紹介すべき時期を決定するうえでも有用である．

神経損傷には，①一過性伝導障害，②軸索断裂，③神経断裂，の3つのタイプがある（図3-10）．どのタイプの神経障

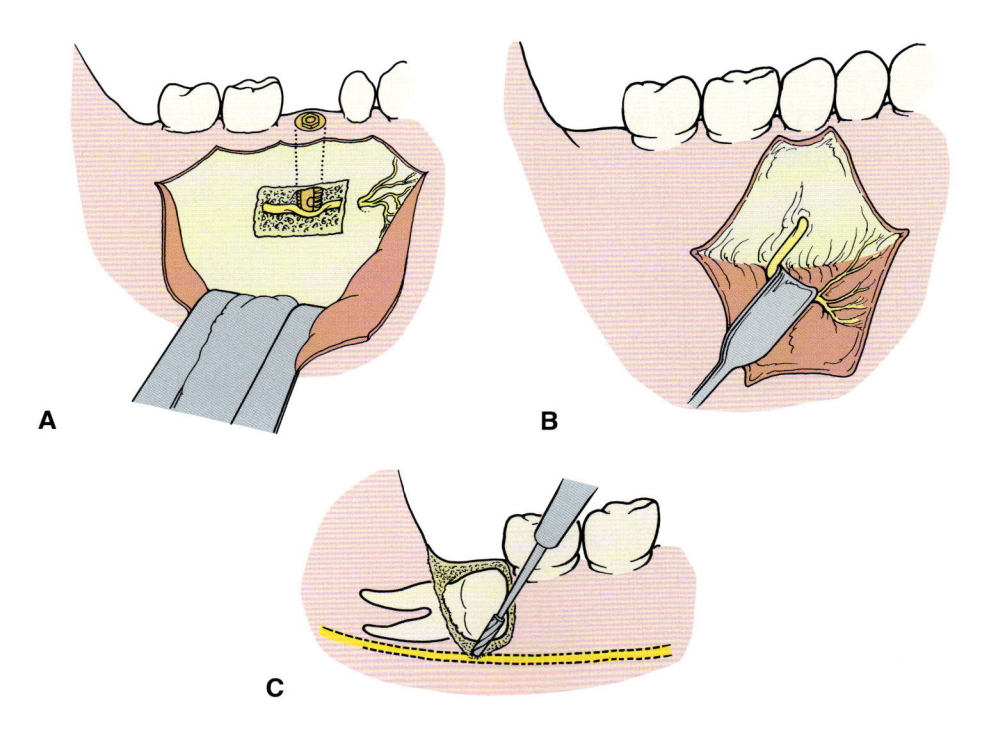

図3-10 末梢神経損傷の3つのタイプ。A：一過性伝導障害。軸索および神経内膜の連続性の喪失を伴わない神経損傷。例えば，インプラント体が下歯槽管（下顎管）内に達し，神経を圧迫している場合。B：軸索断裂。軸索は断裂されているが神経内膜は保存されている神経損傷。例えば，オトガイ神経の過度な進展により生じる。C：神経断裂。軸索および神経内膜の断裂を伴う神経損傷。例えば，深い埋伏智歯抜歯術の際の下歯槽神経の切断

害であるかの決定は事後になされるが，各タイプの病態生理学的な知識をもつことは，神経の治癒を正しく評価するうえで重要である。

一過性伝導障害は，末梢神経障害のなかで最も軽度なものであり，神経鞘と軸索の連続性は保たれている神経の挫傷である。神経に対する鈍的外傷や牽引力（例：伸展），神経周囲の炎症，神経の局所的虚血などが，一過性伝導障害の原因となる。軸索の断裂がないため通常，数日から数週で神経機能の完全回復がみられる。

軸索断裂は，神経鞘の連続性は保たれているが，軸索の連続性が断裂した際に生じる。損傷の原因は，高度の鈍的外傷，神経挫傷，過度の牽引である。神経鞘が無傷なため，軸索の再生が起こり（ただし，常に起こるわけではない），神経の機能障害は2〜6か月で消失する可能性がある。

神経断裂は，最も重度の神経障害で，神経の完全な断裂である。このタイプの損傷は，高度の偏位を伴う骨折，暴行時の銃弾や刃物による切断，医原性の離断により生じる。このタイプの神経損傷においては，神経断端が近接し，方向が正しく保たれている場合を除いて，神経機能の自然回復は見込めない。

2）神経の治癒

神経の治癒は，①変性，②再生の2相からなる。変性には，①節性脱髄，②ウォーラー変性，の2つのタイプがある。節性脱髄では，髄鞘が分節単位で分解される。この部分的な脱髄では，伝導速度が遅くなり，神経インパルスの伝導が妨げられる。症状として，知覚異常（疼痛を感じない主観的知覚変化），異常感覚（不快感として感じる知覚変化），知覚過敏（刺激に対する神経の過度の感受性），知覚鈍麻（刺激に対する神経の感受性の低下）がある。節性脱髄は一過性伝導障害

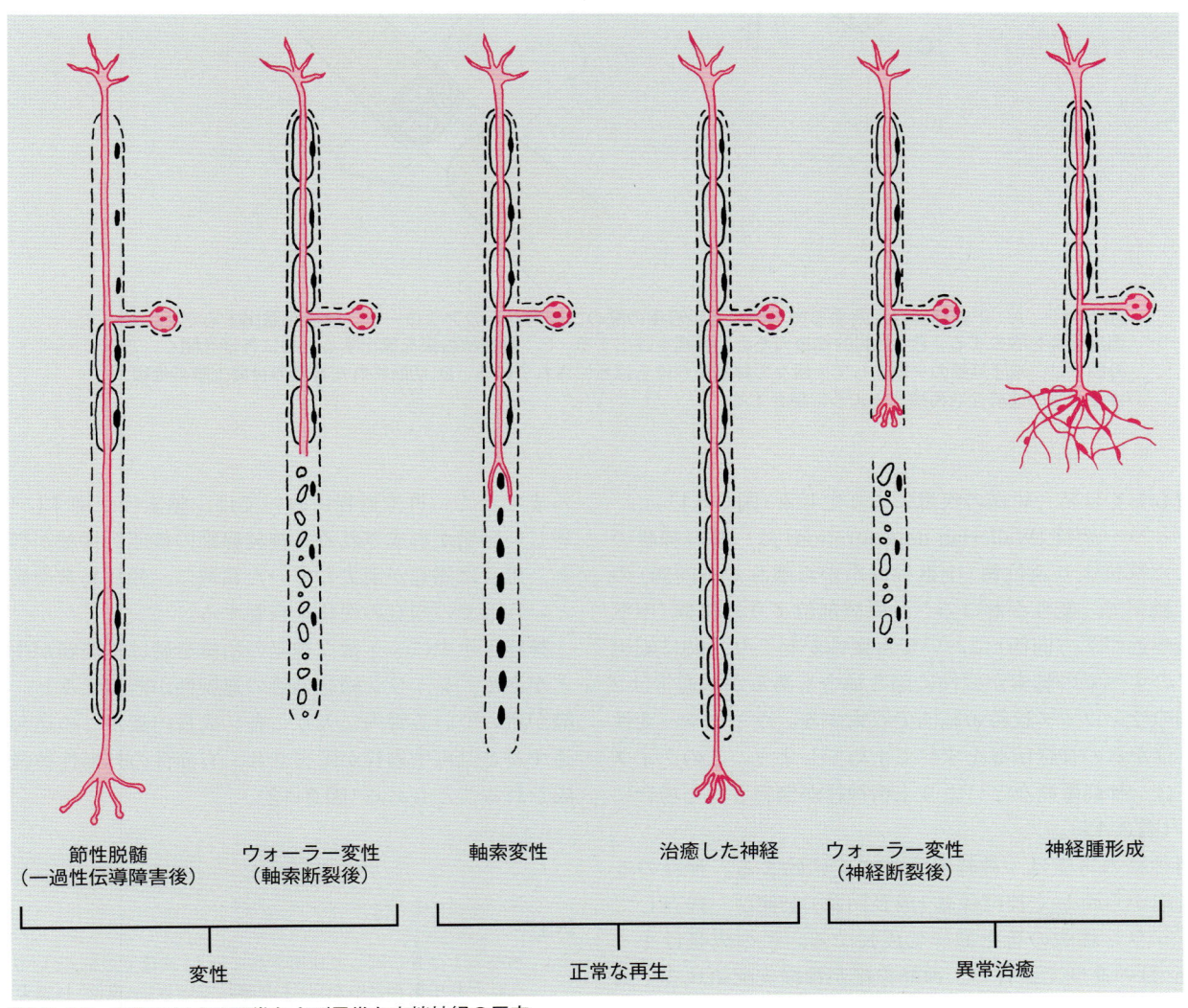

図 3-11 創傷に対する正常および異常な末梢神経の反応

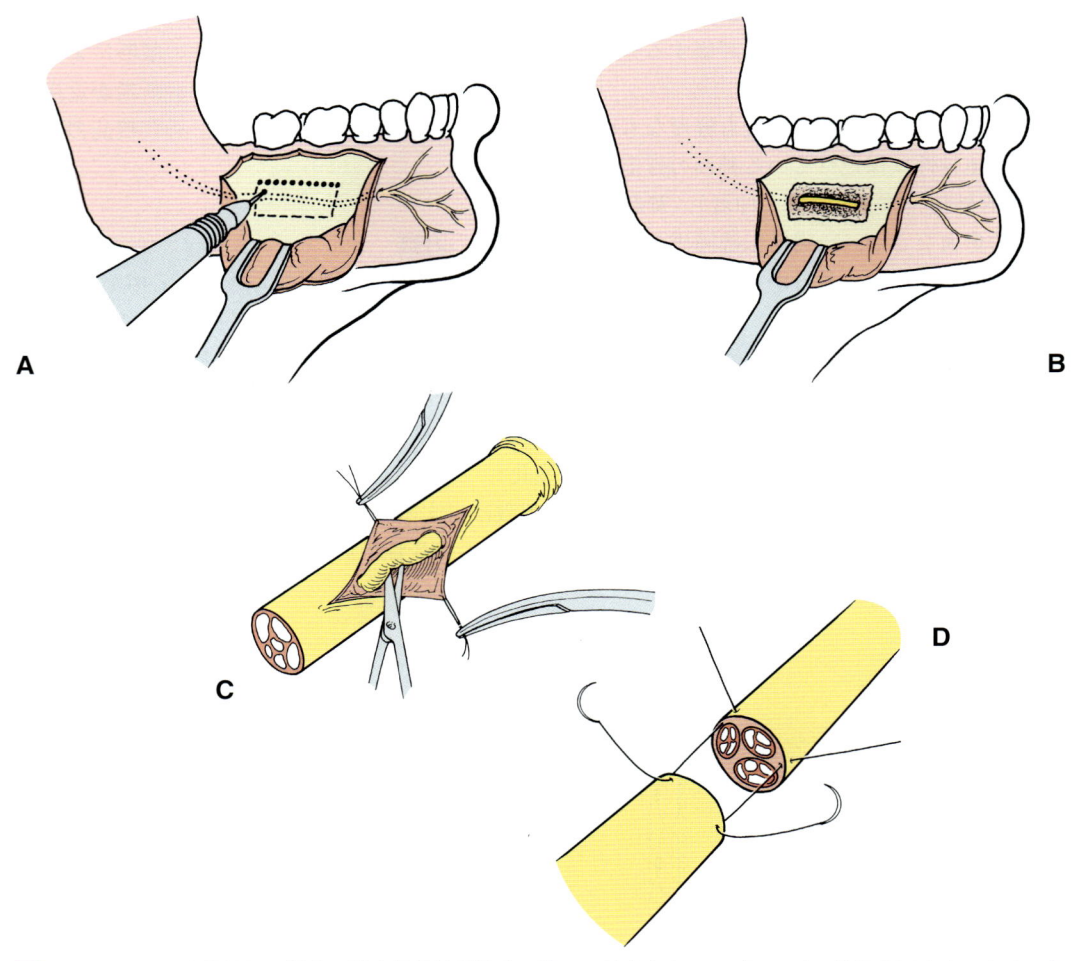

図 3-12　A：下歯槽神経に対する微小神経外科治療の際の口腔内からのアプローチ。神経を露出するために頬側皮質骨を除去する。B：外科的修復のために神経を露出する。C：神経線維束を露出するために神経を開く。この図では，減圧処置の一環として，個々の神経束がばらばらにされている。D：切断された神経の神経上膜の修復。神経上膜の連続性を再建するように縫合する。

や血管もしくは結合組織の疾患により生じる（図 3-11）。

　ウォーラー変性（Wallerian degeneration）は，神経線維の断裂した部位より遠位側（中枢神経系から離れる方向側）の軸索と髄鞘で，変性が起こる[†3]。断裂部位より近位側（中枢神経系へ近づく方向側）においても変性が起こり，時に細胞体までのすべての軸索が変性に陥る場合もあるが，通常は 2～3 個のランヴィエ絞輪の範囲で収束する。ウォーラー変性は，遠位からの神経伝導をすべて止めてしまう。このタイプの変性は，神経離断などにより末梢神経が傷害された場合に起こる（図 3-11）。

　末梢神経の再生は，神経障害後すぐに始まる。神経の近位側断端から新しく神経線維（成長円錐）が伸び，残存しているシュワン細胞の管を通って成長する。この成長は 1～1.5 mm/日の速度で進行し，神経線維が神経支配領域まで到達するか，もしくは線維性結合組織や骨組織により阻止されるまで続く。再生過程においては，軸索径が増すにつれて，新しい髄鞘が形成される。神経線維の機能的接触が得られると，患者は感覚が消失していた領域に，知覚異常や異常感覚という形での知覚の変化を自覚する。

　神経再生中に，正常な神経の治癒を妨げる問題が生じることがある。シュワン細胞の管の連続性が断裂すると，結合組織が空いている管内に入りこむ。成長円錐がこの結合組織に達すると，再生過程が障害され，有痛性の外傷性神経腫が形成されることもある（図 3-12）。

訳注
†3：神経および骨に関して使用されている「遠位」「近位」という用語は，それぞれ中枢神経系から「より離れている（＝遠位）」「より近い（＝近位）」ということを意味している。

4章

外科における感染対策

JAMES R. HUPP

本章の内容

伝染性病原微生物
1. 細菌
   1) 上気道細菌叢
   2) 顎顔面皮膚細菌叢
   3) 顎顔面領域以外の細菌叢
2. ウイルス
   1) 肝炎ウイルス
   2) ヒト免疫不全ウイルス（HIV）
3. マイコバクテリア

無菌法とユニバーサルプレコーション
1. 用語の定義
2. 概念
3. 器具の滅菌法
   1) 熱による滅菌法
   2) ガス滅菌
4. 器具の殺菌法
5. 無菌性の維持
   1) 使い捨ての材料
   2) 清潔域の維持
6. 歯科診療室の消毒・殺菌
7. 外科治療スタッフの準備
   1) 手指および腕の消毒
   2) 清潔操作
   3) 無菌操作
8. 術後における感染防止
   1) 創の管理
   2) 鋭利な器具・材料の処理

　先進国で生活している人々にとって，個人衛生および公衆衛生という近代的な概念に無縁であることは難しい。個人の清潔，あるいは公衆衛生とは，家庭教育や公衆教育を通して培われた近代社会の文化に根ざしたものであり，国家により規制されたり，メディアによって推奨されている。このことは，感染症の制御において衛生的処置が重要であることが認識されていなかった過去との，大きな違いであるといえる。Semmelweis，Koch，Lister といった人々の輝かしい業績によって無菌法が啓発された結果，今日では無菌操作が当然のこととなっている。

　感染制御分野におけるたゆみない進歩にもかかわらず，医療関係者は今なお，感染を拡大させないための技術を学び，実践しなければならない。このことは，次の2つの理由により，外科処置を行う歯科医師にも妥当する。すなわち，外科処置を行うことにより歯科医師は，感染に対する最も重要なバリアである上皮層を破ること，さらに，口腔内でのほとんどの外科処置により，歯科医師や歯科衛生士，治療用器材が，患者の血液や唾液によって汚染されること，である。

伝染性病原微生物

　どのような戦いであろうと，2つのことを知らなければならない。すなわち，敵は何なのか，そして，敵の強みと弱点は何かということである。口腔外科において，「敵」とは病原性の細菌，マイコバクテリア，真菌，ウイルスである。「敵の強み」とは，それが有している破壊されまいとするさまざまな性質であり，「敵の弱点」とは，化学的・生物学的・物理的因子に対する感受性である。「敵」を理解することによって，歯科医師は感染制御について，論理的な判断を下すことが可能になる。

1. 細菌

1) 上気道細菌叢

　正常な口腔内細菌叢には，健康で免疫能の正常な人の唾液中，または口腔粘膜上に常に存在する微生物が含まれている。健康で免疫能の正常な人とは，口腔内に存在する細菌の構成を変化させるような因子に曝露されていない人，ということ

である。口腔内細菌叢については，13章で詳述するが，簡潔にまとめると口腔の常在細菌叢には，好気性グラム陽性球菌（主にレンサ球菌），放線菌，嫌気性菌，カンジダ菌が存在している（表4-1）。口腔内微生物の総数は，主に次の4つにより制御されている。すなわち，①脱落を伴う急速な上皮の代謝回転（ターンオーバー），②唾液中のIgAなどの宿主の免疫学的因子，③唾液による希釈，④限られた栄養と定着部位をめぐる微生物同士の競争，である。物理的なものであれ，生物学的なものであれ，あるいは化学的なものであれ，口腔内微生物を制御している力を変化させる因子があると，病原微生物の過剰増殖をきたし，創感染が起こりやすい状態となりうる。

　鼻腔や副鼻腔の細菌叢は主に，グラム陽性好気性レンサ球菌と嫌気性菌により構成される。さらに多くの小児の鼻腔や副鼻腔には，*Haemophilus influenzae* がみられる。成人においては黄色ブドウ球菌が，鼻腔や副鼻腔に一過性または常在菌として認められることも多い。鼻腔や副鼻腔における正常細菌叢は，繊毛上皮，分泌された免疫グロブリン，上皮細胞の落屑により制限を受けている。粘液中に捕えられた微生物は，上皮細胞の繊毛により消化管へ運ばれる。

2）顎顔面皮膚細菌叢

　驚くべきことに，顎顔面領域の皮膚には正常な状態ではほとんど微生物がおらず，*S.epidermidis* と *Corynebacterium diphtheriae* が主なものである。毛囊や毛包には *Propionibacterium acnes* がみられ，*S.aureus* は鼻腔から顔面皮膚にかけて広く認められる（表4-1）。

　皮膚は複数の方法により，微生物が体内に侵入するのを防いでいる。皮膚の最表面には角化上皮があり，軽度の傷に対抗している。さらに，上皮細胞は相互に接着し，細菌の侵入を阻止している。

　皮膚の細菌叢を変化させるものとしては，例えば密封包帯（皮膚の乾燥と落屑を妨げる），汚れや痂皮（微生物のため栄養源となる），抗菌薬（さまざまな微生物間のバランスを破壊する）などがある。

3）顎顔面領域以外の細菌叢

　鎖骨より下の領域の皮膚においては，とくに骨盤領域や洗えていない指先に向かって，好気性グラム陰性菌や嫌気性の腸内細菌の数が次第に増加する。これらの細菌について一般的知識をもっていることは，歯科医師が外科的処置の準備をしたり，静脈穿刺や口腔顎顔面領域以外での処置を必要とする患者の治療を行う際に重要となる。

2. ウイルス

　ウイルスはあらゆる環境中に存在しているが，幸いなことに，患者や外科チームの重大な脅威となるのは，ほんのいくつかである。最も重大な事態をもたらすウイルスは，B型肝炎ウイルスとC型肝炎ウイルス，ヒト免疫不全ウイルスである。これらのウイルスは，不活化の程度に差があり，ウイルスの伝播を防ぐ際には，このことを理解しておくことが重要である。耐性と伝播（感染）様式の観点から，それぞれのウイルスについて解説する。さらに，外科チームに必要な予防策を講じることができるよう，これらのウイルスを保菌していることが疑われる状況についても，簡潔に説明する。

1）肝炎ウイルス

　ほとんどの感染性肝疾患の原因は，A型，B型，C型，D型肝炎ウイルスである。A型肝炎は主に，感染者の排泄物との接触により感染する。C型肝炎は，ウイルスを有する排泄物や血液を通して感染する。B型およびD型肝炎は，人からのさまざまな分泌物と接触することにより感染が起こる。

　B型肝炎ウイルスは，免疫を有していない歯科医師，医療スタッフ，患者にとって，最も重大な感染リスクを有するウイルスである。B型肝炎ウイルスは通常，感受性のある人の血流中にウイルスを含む血液が侵入することにより感染するが，感染者の唾液中にも多量のウイルスが存在し，粘膜や上皮（皮膚および粘膜）の傷を通して体内に侵入する可能性がある。血液1mL中に$10^5 \sim 10^7$個のウイルスという少ない量で感染が成立しうることが，明らかとなっている。他の多くのウイルスとは異なり，例外的に肝炎ウイルスは，乾燥，アルコール，フェノール，第4級アンモニウム化合物など

表4-1
正常細菌叢

部位	細菌
口腔	好気性グラム陽性菌（主に *Streptococcus* spp.） *Actinomyces* spp. 嫌気性細菌（*Prevotella melaninogenica* を含む） *Candida* spp.
鼻腔	好気性グラム陽性菌（主に *Streptococcus* spp.） *Haemophilus influenzae*（しばしば小児において） *Staphylococcus aureus*（しばしば成人において）
顔面皮膚	*Staphylococcus* spp.（主に *S.epidermidis*，時に *S.aureus*） *Corynebacterium diphtheria* *Propionibacterium acnes*
鎖骨から下のすべての領域（手を含む）	*S.epidermidis* *C.diphtheriae* グラム陰性好気性菌（*Escherichia coli*, *Klebsiella* spp., *Proteus* spp. など） 嫌気性腸内細菌（*Bacteroides fragilis* を含む）

の消毒薬に抵抗性である。したがってB型肝炎ウイルスは，口腔外科処置においてとくに封じ込めることが難しいウイルスである。

　幸いなことに，ハロゲン元素を含む消毒薬（例：ヨードフォール，次亜塩素酸塩），ホルムアルデヒド，エチレンオキサイドガス，あらゆる加熱性滅菌法，放射線滅菌法により不活化することができる。これらの方法は，肝炎の伝染を最小限にするために用いられている。

　患者同士の感染を防止することに加えて，歯科医師やスタッフは，自分自身が汚染されないように予防策を講じることが必要である。B型肝炎の流行が，歯科医師から始まったいくつかの事例も存在している。口腔外科処置を行う歯科医師は血液や唾液に曝されるため，手指の創や粘膜表面が汚染されるのを防ぐことを目的に，防護具を着用すべきである。このような防護具には，手袋，フェイスマスク，防護メガネ，ゴーグルなどがある。治療器具を洗浄する際や，印象，模型，検体を扱う際にも，これらの防護具を着用すべきである。通常，肝炎ウイルスが侵入する経路は，血液や唾液で汚染された注射針やメスの刃による創傷である。また，歯科診療スタッフは，B型肝炎ワクチンの接種を受けるべきであり，ワクチンの有効期間は確定されていないものの，B型肝炎の感染率の低下に効果があることが示されている。歯科診療室の清掃業者や技工所の職員は，汚染物を適切に分離，明示するとともに，鋭利な廃棄物を適切に廃棄することによって，感染を予防することができる（Box4-1）。

　B型およびC型肝炎ウイルスの保菌者を正確に認識しておくことにより，特別な予防策がいつ必要なのかを判断できる。しかし，肝炎ウイルスに感染している人の半数のみにしか臨床症状が現れないこと，肝炎から完全に回復している人のなかにも分泌物中にウイルス粒子を排出し続けている人がいることにも，注意しておく必要がある。

　米国疾病対策センター（Center for Disease Control and Prevention: CDC）が推奨するユニバーサルプレコーション（universal precaution: 標準予防策）という考え方は，医療関係者が感染症を有しているすべての患者を把握できないことへの対応として，確立されたものである。ユニバーサルプレコーションが根拠とする理論は，患者を治療する際には，すべての患者が感染性疾患を有しているものとして扱い，バリアテクニックを駆使して医師，医療スタッフ，患者を汚染から防護することによって，結果的にすべての人を感染から防護することを保障する，というものである。

　ユニバーサルプレコーションは原則として，患者の血液や分泌物に直接，またはエアロゾル状で接触しうるすべての医師と医療スタッフに，フェイスマスク，防護メガネ，手袋などの遮蔽具の着用を義務づけている。ユニバーサルプレコー

> **Box 4-1**
> **肝炎ウイルスの伝播を防止する方法**
>
> **感染患者から他の患者へ**
> ◆ 使い捨て可能な材料の使用
> ◆ 消毒
> 　A. ハロゲン化合物の使用
> 　　1. ヨードフォール
> 　　2. 次亜塩素酸
> 　B. アルデヒドの使用
> 　　1. ホルムアルデヒド
> 　　2. グルタールアルデヒド
> ◆ 再使用可能な器具の滅菌
> 　A. 加熱滅菌
> 　B. ガス滅菌
>
> **感染患者から歯科診療スタッフへ**
> ◆ 保菌の可能性のある患者に対する認識
> ◆ バリアテクニックの使用（例：手袋，フェイスマスク，防護メガネ）
> ◆ 鋭利な器具・材料の専用容器への廃棄
> ◆ 針の使用直後の廃棄あるいは使用中の器具の適切なリキャップ
> ◆ メスの刃の着脱の際の器具の使用
> ◆ B型肝炎ワクチンの接種

ションはまた，患者の血液，組織，分泌物の付着したすべての物質の除染または廃棄についても適用される。さらに，汚染された手袋や器具で，周囲のもの（例：診療録，カバーされていない照明の取っ手，電話など）に触れないことにより，汚染を防ぐことができる点にも注意を促している。

2）ヒト免疫不全ウイルス（HIV）

　後天性免疫不全症候群（acquired immunodeficiency syndrome: AIDS）の原因であるヒト免疫不全ウイルス（human immunodeficiency virus: HIV）は，宿主外での生存能力が比較的弱いことから，他の性行為感染症の病原菌とよく似た様式で感染する。すなわち，人から人へのウイルスの伝播には，ウイルスを含む血液や分泌物が，粘膜表面や皮膚の創へ直接的に接触することが必要である。一度乾燥すると，HIVは感染力を失うことが示されている。また，唾液中にウイルスを排出するHIV陽性者はほとんどおらず，排出したとしても極めて微量である。HIV感染が唾液のみで起こりうることを支持する疫学的エビデンスは存在しない。HIV陽性者の血液であっても，感染性ウイルス粒子は少量である（肝炎患者では10^{13}粒子/mLであるのに対して，HIV患者では10^6粒子/mL）。おそらくこのことが，医療関係者がHIV感染のハイリスクグループに含まれず，外科的処置時に多くのHIV陽性患者の血液や分泌物に接触したり，事故によりウイルスを含む血液や分泌物で直接的に汚染された場合にお

いても，AIDSに罹患する確率が低い理由を説明してくれると考えられている。それでもなお，HIVの感染メカニズムが完全に明らかとなるまでは，さまざまなバリアテクニックを用いたユニバーサルプレコーションに則って，HIV感染から自分自身やスタッフを守るのが賢明であるといえるだろう。

一般的に，細菌，真菌，他のウイルスに対するユニバーサルプレコーションが，HIV感染に対しても有効である（Box4-1）。免疫機能低下をきたした患者に対しては，感染を防ぐために特別な配慮をすることも重要である。CD4陽性Tリンパ球数が200/μL以下であるHIV患者や，CDC分類がカテゴリーB・Cに属する患者に対しては，臨床的に明らかな感染症を有していない医師やスタッフによって治療がなされるべきである。このような患者を，臨床的に明らかな感染症状のある他の患者と接触するような環境においてはならない。

3. マイコバクテリア

多くの歯科医師にとって重要な唯一のマイコバクテリアは，*Mycobacterium tuberculosis*（結核菌：TB）である。米国やカナダにおいては，結核はあまり一般的ではない疾患であるが，国境を越えて人々が往来する現代においては，結核菌は世界中に広がり続けている。また，結核菌の新株のなかには，これまで治療に使用されてきた薬物に耐性をもつものも出現している。結核が，患者から歯科医療チームに感染するのを防ぐ対策が重要である。

結核は主に，肺結核患者の結核菌を含む呼気中のエアロゾルを通して感染する。未治療の結核患者の呼吸，咳，くしゃみ，発語によって飛沫が形成される。結核菌はあまり伝染力の強い微生物ではないが，芽胞をつくらないにもかかわらず乾燥に強く，ほとんどの消毒液にも抵抗性であるため，滅菌の不適切な器具を介しても伝播しうる。結核患者から歯科医療スタッフへの感染を予防するためには，治療時や患者と接触する際にフェイスマスクを着用すべきである。結核菌は熱，エチレンオキサイド，放射線照射に感受性があり，患者間での感染を防ぐためには，再使用する器具などを，熱やエチレンオキサイドガスを用いて滅菌しなければならない。可能であれば，未治療の結核患者の外科治療は，結核の治療が始まるまで延期するべきである。

無菌法とユニバーサルプレコーション

1. 用語の定義

感染を予防する手段を表すために，さまざまな用語が用いられている。定義が異なるにもかかわらず，しばしば消毒，滅菌といった用語は混同して用いられているようである。このことが，ある種の技術や化学物質が単に汚染レベルを下げるだけの場合にも，物質を「滅菌」すると表現するという誤解を招いている。歯科医療チームは，無菌法に関するさまざまな技術に対して用いられる用語について，正確な定義を知る必要がある。

敗血症（sepsis）とは，微生物の作用による組織の崩壊であり，通常，炎症を伴う。菌血症におけるように，単に細菌などの微生物が存在しているというだけでは，敗血症にはならない。Asepsisとは，sepsisの回避という意味である。医学的無菌法とは，患者や医療従事者，さらにはさまざまな対象物を，できるかぎり感染性物質で汚染されないように保つ試みのことである。外科的無菌操作とは，外科処置によって作られた創が微生物で汚染されることを防ぐ技術のことである。

消毒薬（antiseptic）と殺菌薬（disinfectant）はしばしば誤用される用語である。この2つは感染の原因となる微生物の増殖を抑える物質であるが，その違いは，消毒薬が生きた組織に用いられるのに対して，殺菌薬は無生物に用いられるという点である。

無菌性（sterility）とは，生きた微生物がいないことを意味しており，程度でなく，絶対的な状態を指す。衛生化（sanitization）とは，生きた微生物の数を公衆衛生基準によって安全とされるレベルにまで減少させることであり，滅菌と混同してはならない。除菌（decontamination）も衛生化（sanitization）とよく似ているが，公衆衛生基準とは関連しない点で異なる。

2. 概念

主に化学的因子と物理的因子を用いて，微生物の数を減少させることができる。消毒薬，殺菌薬，エチレンオキサイドガスが，表面の微生物を死滅させる主な化学的手段である。熱，放射線照射，機械的除去は，生きた微生物を除去する主な物理的手段である（Box4-2）。

疾患の原因となる微生物には，細菌，ウイルス，マイコバクテリア，寄生虫，真菌がある。これら微生物は，化学的因子や物理的因子に対してさまざまな抵抗性を有している。除去することが最も難しい微生物は，細菌の芽胞である。したがって，一般に芽胞を死滅させることのできる滅菌法や消毒法はすべての細菌，ウイルス，マイコバクテリア，真菌，寄生虫を除去することが可能である。この事実が，消毒や滅菌の成否を検証する際に用いられている。

3. 器具の滅菌法

診療室での歯科治療や外科処置の際に用いられる器具の滅

> **Box 4-2**
> **生きた微生物の数を減らすための一般的な方法**
>
> **物理的方法**
> ◆ 熱
> ◆ 機械的除去
> ◆ 放射線照射
>
> **化学的方法**
> ◆ 消毒薬
> ◆ 殺菌薬
> ◆ エチレンオキサイドガス

菌法は，信頼度が高く，実用的で，器具に対して安全なものでなければならない．器具の滅菌法としては一般的に，乾熱滅菌法，高圧蒸気滅菌法，エチレンオキサイドガス滅菌法が用いられる．

1）熱による滅菌法

熱は微生物を破壊するための最も古くからある方法である．Pasteurは液体の保存を目的に，中にいる病原体の数を減らすために熱を用いた．Kochは熱を初めて滅菌に用い，100℃で90分間乾式加熱することにより，すべての栄養型細菌を死滅させることができること，さらには炭疽菌の芽胞を除去するには140℃，3時間の加熱が必要であることを明らかにした．Kochはまた，湿式加熱についても検討し，湿式加熱が乾式加熱に比べてより効果的で，芽胞の死滅に要する温度と時間を低減できることを発見した．湿式加熱が効果的である理由はおそらく，乾式加熱が高い温度を必要とする細菌タンパク質の酸化であるのに対して，湿式加熱では比較的低い温度でタンパク質の凝固を引き起こすことができるからと考えられている．

芽胞は，微生物の最も抵抗性の高い形態であり，このことから滅菌法の成否のモニターに用いられる．*Bacillus stearothermophilus* の芽胞は特に熱抵抗性であることから，加熱滅菌法の信頼性を検証するために用いられる．これらの細菌を病院や診療所が購入して，滅菌する器具とともに滅菌装置にかける．その後，検査室で加熱した芽胞の培養が行われ，細菌の増殖が認められなければ，滅菌が成功したことの証明となる．

滅菌バッグが適切に扱われていれば，長期間にわたって滅菌状態は維持されるものと考えられているが，滅菌後6か月が経過した場合には，微生物がバッグに侵入する可能性は高くなる．このことから，すべての滅菌物には，滅菌後6〜12か月の期限内に使用すべきというラベルを貼付しておかなければならない（図4-1）．外科用器具を無菌的に保管する

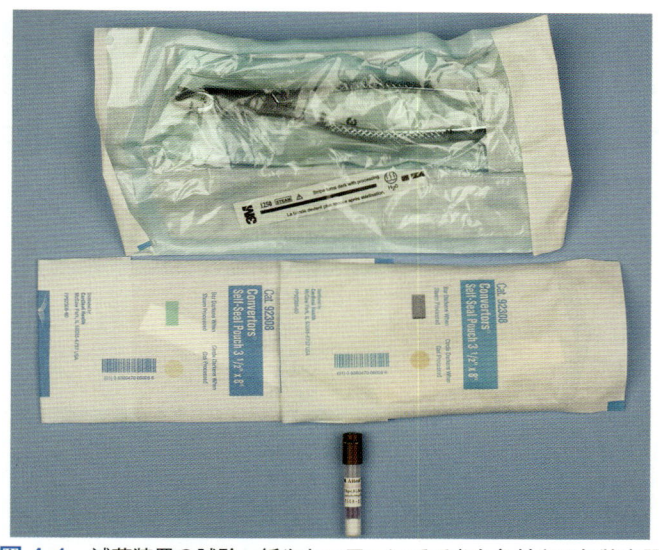

図 4-1 滅菌装置の試験．紙やセロファンでできた色付きの包装容器が用意されており，滅菌温度に達したりエチレンオキサイドガスに触れると，表面のインジケータ部分の色が変化する（上段・中段）．下段は，加熱滅菌装置の性能を試験するための *Bacillus stearothermophilus* の芽胞の入ったバイアル．

別の方法として，カセットにまとめて入れて，特殊な紙で二重に包装して，患者ごとに1セットずつ滅菌する方法がある．

①乾熱滅菌

乾熱滅菌は，温度調節可能な加熱器とタイマー以外に複雑な装置が不要であることから，ほとんどの歯科診療所において用いられている滅菌法である．乾熱滅菌は，ガラス類や耐熱性ではあっても錆びやすい物の滅菌に，最も用いられる．乾熱滅菌の成否は，温度ばかりでなく，その温度を維持する時間によって決まる．それゆえ，乾熱滅菌を行う場合には，次の3つの要件を考慮しなければならない．すなわち，①加熱器や滅菌する器具が加熱されるまでの時間，②熱伝導性，③加熱器内および器具の間の空気の流れ，である．さらに滅菌後，冷却するための時間も考慮しなければならない．乾熱滅菌は滅菌に要する時間が長いため，治療器具を数多く用意することが必要となることから，外来治療での実用性を考慮すると，一定の制限がある．

乾熱滅菌の利点は，使用しやすいことと，耐熱性の器具への問題がほとんどないことである．一方，欠点は長時間を要することと，熱に弱い器具を損傷する可能性があることである．乾熱滅菌の使用ガイドラインを，表4-2に示した．

②高圧蒸気滅菌

高圧蒸気滅菌は，より低い温度かつ短時間で行えることから，乾熱滅菌に比べて効果的であるといえるが，これはいくつかの物理的原理から説明できる．第1は，水は空気より熱

表 4-2
乾熱滅菌および高圧蒸気滅菌のガイドライン

温度	滅菌時間 *
乾熱滅菌	
121℃	6～12時間
140℃	3時間
150℃	2.5時間
160℃	2時間
170℃	1時間
高圧蒸気滅菌	
116℃	60分
118℃	36分
121℃	24分
125℃	16分
132℃	4分
138℃	1.5分

* 乾熱滅菌の時間は，装置の温度が目標温度に達してから測定する。週ごとに芽胞テストを行い，滅菌法および装置の効果を判定する。滅菌を行うたびに温度に感受性のあるモニターを用いれば，滅菌サイクルの開始を確認できる。

を伝えやすいため，100℃の沸騰水を用いた場合，同じ温度の空気に比べて微生物を殺す時間が短くて済むということである。第2に，室温の水を沸騰させる場合に比べて，同量の沸騰水を水蒸気に変えるには約7倍の熱が必要だということである。水蒸気が物に接触すると凝結し，ほとんど即座に熱エネルギーを放出し，微生物のタンパク質を変性させてしまう。加圧下での飽和水蒸気は，さらに効果的である。これは，加圧することにより水の沸点が上昇し，水蒸気の温度が上昇するためである。加圧下で到達しうる温度は5psiで109℃，10psiで115℃，20psiで126℃である（表4-2）[†1]。

加圧下で水蒸気を供給できる装置は，オートクレーブとよばれる（図4-2）。オートクレーブは，水蒸気を発生させるとともに，一連の弁を通して加圧し，高温の水蒸気を発生させる。オートクレーブに入れる器具は，水蒸気の流れを妨げないように，紙袋や綿布などで包装する。

単に沸騰水中に浸漬したり，水蒸気に当てることは，滅菌ではなく，消毒である。というのも100℃では，多くの芽胞やウイルスは生き残っているからである。湿式加熱による滅菌法の利点は，高い効果とスピード，診療室に収まる大きさの装置で済むといった点である。一方，欠点としては，水蒸気により刃先が鈍くなったり錆びたりすること，オートクレーブそのものの購入費用などが挙げられる（表4-3）。

2）ガス滅菌
細菌のもつ酵素やその他の生化学的構造を破壊することによって滅菌作用を有するガスがある。滅菌に用いることのできるガスのうち，最も汎用されているのはエチレンオキサイドガスである。エチレンオキサイドガスは可燃性の強いガスであることから，使用しやすいように，二酸化炭素または窒素と混合されている。室温ではエチレンオキサイドガスは，プラスチックやゴムなどの多孔性の材料を通して容易に拡散する。50℃では，3時間以内に芽胞を含むすべての微生物を死滅させることが可能である。しかしながら，動物組織に対してきわめて有毒であるため，エチレンオキサイドガスに曝された器具は，50～60℃で8～12時間または室温で4～7日間通気して，完全に除く必要がある。エチレンオキサイドガス滅菌の利点は，多孔性の材料や大きな器具，熱や水分に弱い材料の滅菌に効果が高いことである。一方，欠点は，特殊な装置が必要なこと，滅菌にかかる時間が長く，毒性をなくすために通気洗浄する時間が必要なことである。この滅菌法は，大規模な施設（例：病院，外科医療センター）で利用できる場合を除けば，歯科においてはあまり実用的ではない。

図 4-2　高圧蒸気滅菌装置および乾熱滅菌装置として使用できる診療室設置型オートクレーブ（Lisa Sterilizer, Courtesy A-dec, Newburg, Ore.）

表 4-3
乾熱滅菌と高圧蒸気滅菌の比較

	乾熱滅菌	高圧蒸気滅菌
微生物に対する主な作用	タンパク質の酸化	タンパク質の変性
滅菌に要する時間	長い	短い
装置の複雑さと費用	低い	高い
器具に対する障害（鈍化，さび）	低い	高い
診療室での使いやすさ（サイズ）	よい	よい

訳注

[†1]：1psi ≒ 6895 Pa ≒ 0.068 atm

4. 器具の殺菌法

歯科用器具のなかには，加熱滅菌に必要な高温に耐えられないものも多い。このことから，ガス滅菌が利用できず，かつ絶対的無菌が必要でない場合には，化学的殺菌を行ってもよい。殺菌効果を有する薬剤は殺菌力により，高殺菌力，中等度殺菌力，低殺菌力に分類されている。この分類は殺菌薬が，栄養型細菌，結核菌，芽胞，ウイルスを不活性化する能力に基づいたものである。殺菌力の低い薬剤は，栄養型細菌や脂質膜を有するウイルスにのみ有効であり，中程度の殺菌力を有する薬剤は芽胞を除くすべての微生物に有効，高殺菌力を有する薬剤はすべての微生物に対して有効である。殺菌力は薬剤固有の性質のみでなく，それらがどのように使用されるのかによっても異なる（表4-4）。

外科処置に用いる歯科用器具の殺菌に用いることのできる薬剤には，グルタールアルデヒド，ヨードフォール，塩素化合物，ホルムアルデヒドがあり，グルタールアルデヒドを含む薬剤が最も広く使用されている。表4-5に使用可能な殺菌薬の殺菌力をまとめた。アルコールは一般に，歯科における消毒には適さない。この理由は蒸発するのが速いためであるが，局所麻酔薬のカートリッジの消毒には使用できる。

第4級アンモニウム化合物は，B型肝炎ウイルスに無効であること，洗剤や陰イオン性界面活性剤によって不活性化されてしまうことから，歯科においては推奨されない。

殺菌薬の種類にかかわらず，最大の効果を得るために守らなければならない手順がある。薬剤は決められたように適切に調製し，定期的に廃棄しなければならない。器具は決められた時間，薬剤に触れるようにし，その間，汚染された器具を新たに薬剤中に入れてはならない。また，殺菌薬に浸漬する前に，器具に付着した血液や目に見える汚れを洗い流す必要がある。また，殺菌後は器具をよく洗浄し薬剤を除去するとともに，短期間のうちに使用する。歯科用器具の滅菌法・消毒法の概略を表4-6に示した。

表 4-4
殺菌薬の殺菌効果の分類

殺菌効果	栄養型細菌	脂質膜を有するウイルス	脂質膜をもたないウイルス	結核菌	芽胞
低	＋	＋	－	－	－
中等度	＋	＋	＋	＋	－
高	＋	＋	＋	＋	＋

表 4-5
各薬剤の殺菌力

一般名	製品名	作用時間	殺菌力* 中等度	殺菌力* 高度
3％ホルムアルデヒド				
8％		30分以上	＋	
8％（70％アルコール中）		10時間		
2％グルタールアルデヒド（アルコールエトキシレート中）	Wavicide, Sterall			
室温		10分以上	＋	
40〜45℃		4時間		＋
60℃		4時間		＋
2％グルタールアルデヒド（フェノール系緩衝液中）	Sporcidin			
6倍希釈		10分以上	＋	
原液		7時間		＋
2％グルタールアルデヒド（アルカリ性）	Cidex, Procide	10分以上	＋	
	Glutarex, Omnicide	10時間		＋
1％塩素化合物	Clorox			
5倍希釈		30分以上	＋	
9％ O-フェニルフェノール＋1％ O-ベンジル-p-クロロフェノール	Omni Ⅱ			
32倍希釈		10分以上	＋	
1％ヨードフォール	Betadine, Isodine	30分以上	＋	

*殺菌の効果を最大限にするために，血液などの目に見える汚染は先に落としておく必要がある。

表4-6
歯科用器具の滅菌法・消毒法

器具	高圧蒸気滅菌(15～30分/回)	乾熱滅菌(1～1.5時間/回)	薬物による消毒
ステンレス製器具(鋭利でないもの,修復用バー類)	++	++	－
包装された器具類	++	＋(小さいもの)	－
治療器具一式(外科用,修復用)	＋(大きさに制限あり)	++	－
錆びやすい器具	(防錆剤使用時のみ)	++	－
ハンドピース(オートクレイブ可能なもの)	++	－	－
ハンドピース(オートクレイブ不可のもの)	－	－	±(ヨードフォール)
矯正装置**	＋	＋	－
ゴム類	++	－	－
研磨用ホイール	++	＋	－
可撤性義歯	－	－	＋***
耐熱プラスチック製吸引器	++	＋	－

*消毒・滅菌用化学薬品は,口腔内で使用する器具の消毒,滅菌には適さない。他に方法がない場合には使用されることもある。
**耐熱性について製造メーカーへの問い合わせが必要。
***義歯をよく洗い,10倍希釈した家庭用漂白剤(5～6%次亜塩素酸ナトリウム)に5分間,浸漬した後,洗浄する。

5. 無菌性の維持
1) 使い捨ての材料

　縫合糸,局所麻酔薬,メスの刃,針付きシリンジなど,口腔顎顔面外科で使用する材料や薬物は,ガス,オートクレーブ,ろ過,放射線照射などのさまざまな方法により,その製作過程で滅菌されている。これらは容器から適切に取り出すだけで,無菌性を維持できる。ほとんどの外科用品は二重包装されている(唯一の例外はメス刃である)。外装は無菌的に扱う必要がないようにデザインされており,清潔度の低い人が外装を取り除いて,内装された材料を出せるように包装されている。これにより,清掃度の低い人が清潔な内部の外科用品を清潔な領域に落としたり,手袋を着けた人が清潔操作により材料を取り出すことができる(図4-3)。メスの刃も同様で,包装を解いた刃を清潔域に落とし,別の人が無菌操作によりそれを取り扱う。

2) 清潔域の維持

　術野を完全に無菌にすることは不可能である。口腔内の処置においては,比較的清潔な術野でさえ,口腔内あるいは上気道から汚染されやすい。このことから,口腔顎顔面外科の処置においては,手術スタッフや他の患者からの微生物が,患者の創に侵入するのを防ぐことが目標となる。

　滅菌または消毒された器具は,顎顔面領域の細菌叢以外の微生物に汚染されないよう注意して,準備する。メイヨースタンドなどの平らな台に二重の無菌布や耐水紙を敷き,この上に器具の包みを置き,清潔操作で開く。台の上に置く物はすべて,滅菌または殺菌されたものでなければならない。ま

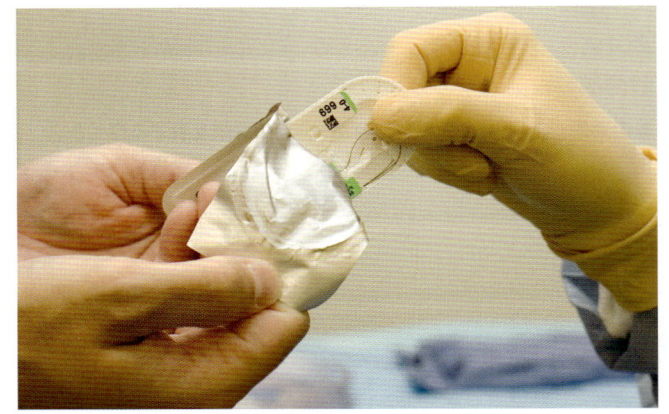

図4-3　清潔な人(素手)から滅菌ガウンを着用した人(手袋をした手)への二重包装された材料の無菌的受け渡し法。無菌の内容物に触れることなく,包装を一方の端から剝がすように開いて,受け取り側に渡す。

た,布や紙があまり濡れないように注意することも必要である。これは,水分を含んでしまうと,不潔な台の表面の細菌が,清潔な器具へと伝播しやすくなってしまうからである。

6. 歯科診療室の消毒・殺菌

　歯科診療室のさまざまな部分は,患者の接触程度によって汚染の可能性や消毒の要求度が異なる。患者あるいは患者の分泌物が触れる面はすべて,感染性微生物を媒介する可能性がある。さらに,高速回転切削器具を使用する場合には,患者の血液や分泌物が,診療室中に飛散する。診療室の消毒・殺菌は,次の2つの基本的手技によって行う。第1は,消毒液ですべての面を清拭することである。第2は,患者ご

とに取り換えのできる防護シールで覆うことである。幸いにも，塩素化合物やグルタールアルデヒドを含む多くの消毒液を，適切な濃度（塩素濃度0.2％，グルタールアルデヒド2％）で用いることにより，肝炎ウイルスの伝播を防止することができる。ヘッドレスト，トレイテーブル，ホース類，コントローラ，ライトハンドルなどは，市販の使い捨てのカバーで覆い，診療チェアの残りの部分は消毒液をスプレーする。カウンタートップは通常，患者とは間接的にしか接触しないため，外科処置前を含め定期的に消毒する。カウンターに置く物品の数を少なくすることにより，定期的な清掃を容易かつ効果的に行うことができる。

洗剤のディスペンサーや蛇口も汚染源となる。手を使わずに使用できるものでないかぎり，頻回に消毒を行うことが必要である。これは，洗剤のある環境においても，多くの細菌が繁殖できるからである。これが，通常用いられる洗剤が外科処置では理想的とはいえない理由である。

酸素や笑気などのガスを供給する麻酔機器も，患者から患者への感染を広げることがある。プラスチック製の経鼻カニューレは単回使用するものとして製造されている。鼻マスクやチューブも使い捨てのものが入手可能である。

7. 外科治療スタッフの準備

外科手術チームの準備は，行われる手術の性質と手術部位により異なる。医療従事者の無菌法は，①清潔操作，②無菌操作の2つの基本的手技によって説明できる。消毒薬（antiseptics）はいずれの手技においても用いられるため，まずこれについて解説する。

1）手指および腕の消毒

手術用手袋を着用する前の手指と腕および手術野の消毒に，消毒薬が用いられる。消毒薬は生きた組織に対して用いられるため，組織為害性を低くしながら，消毒効果を維持できるように作られている。歯科においてよく用いられる消毒薬は①ヨードフォール，②クロルヘキシジン，③ヘキサクロロフェンである。

ポリビニルピロリドン－ヨード（ポビドンヨード）などのヨードフォールは，最も広い殺菌スペクトルを有し，グラム陽性菌，グラム陰性菌，ほとんどのウイルス，結核菌，芽胞，真菌に有効である。

ヨードフォールは通常，1％ヨード液である。スクラブ剤には陰イオン性界面活性剤が添加されている。ヨードフォールは遊離のヨウ素に比べて毒性が少なく，水溶性であるため，すぐれた消毒薬であるが，ヨード系薬剤に過敏症のある人，未治療の甲状腺機能低下症，妊娠中の女性には禁忌である。ヨードフォールは数分間以上にわたって効果を発現する

ため，最大の効果を得るためには，少なくとも数分間は接触させておく必要がある。

クロルヘキシジンとヘキサクロロフェンも有用な消毒薬である。クロルヘキシジンは世界的に広く使用されており，米国においては，皮膚の消毒に加えて粘膜の消毒にも用いられる[†2]。ヘキサクロロフェンは，繰り返し使用による全身毒性の発現の可能性があるため，使用が制限されている。両者ともグラム陰性菌よりグラム陽性菌に対して効果的であり，顎顔面領域において有用な薬剤となっている。クロルヘキシジンおよびヘキサクロロフェンは1日に繰り返し使用した場合に，効果は大きくなる。これは，薬剤が皮膚に集積し，殺菌効果が残存するためである。しかしながら，結核菌，芽胞，多くのウイルスには効果がなく，ヨードフォールに比べれば有用性が低い。

2）清潔操作

清潔操作は，厳密な無菌操作を必要としない一般診療室での外科処置の場合に用いられる。無菌操作が必要な口腔外科的処置としては，皮膚の切開を伴うような処置が含まれる。清潔操作は，患者から歯科診療スタッフや他の患者を守ったり，スタッフが有する可能性がある病原微生物から患者を守るために用いられるテクニックである。

清潔操作を行う場合には，診療スタッフは清潔な服装をし，長袖の処置衣を着用する（図4-4）。もう1つの方法は歯科用診療衣の着用であるが，さらにその上に長袖の手術衣を着用することもある。

治療を行う際は，必ず手袋を着用する。清潔操作を行う際には，抗菌石けんで手を洗い，使い捨てタオルで手を拭いてから，手袋を着用する。手袋は滅菌されたものを使用し，外面が汚染されないように適切に着用する。手袋の着用方法を図4-5に示した。

高速切削器具を使用する際など，血液や唾液が飛散する場合には，防護メガネを着用すべきである（図4-4）。エアロゾルが発生したり，外科処置を行う際には，常にマスクを着用しなければならない。

多くの場合，清潔操作を行う際にすべての手術部位を完全に清潔にすることは，必ずしも必要とはいえないが，口腔内の外科処置を行う場合，口裂周囲の皮膚は，手指の消毒に用いたのと同じ消毒薬で消毒する。また，ブラッシングやグルコン酸クロルヘキシジン（0.12％）やアルコールを含む洗口

訳注

†2：アナフィラキシーショックの報告があるため，わが国においてはクロルヘキシジンの粘膜（口腔，腟，膀胱など）への使用は禁忌となっている。

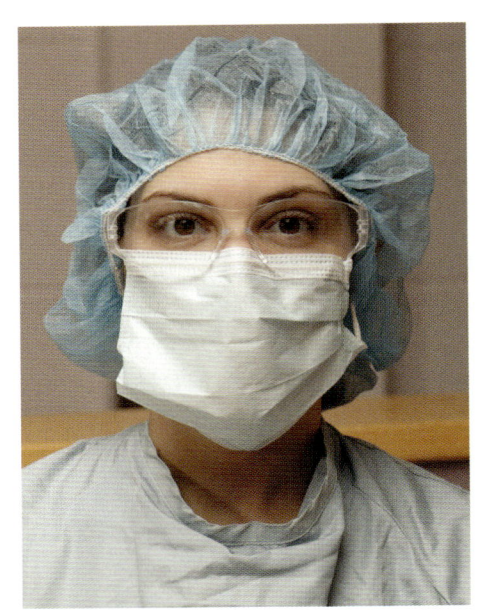

図 4-4 口腔外科処置の準備が整った外科医．清潔なガウンを着用し，鼻と口を覆うようにマスクを着け，帽子で頭髪を覆っている．清潔な手袋，防護メガネも着用している．懸垂型以外のイヤリングは身につけていてもよい．

剤による含嗽を行う†3．これによって創への汚染を軽減できるとともに，高速切削機器を用いる際に生じるエアロゾルへの微生物の混入を減少させることができる．また，患者の衣服が汚れること，患者の眼に異物が入ること，患者の身体に接触して縫合糸が汚染されることなどを防ぐために，ドレープを使用してもよい．口腔外科処置における創の洗浄には，滅菌水または滅菌生理食塩水を使用すべきである．洗浄には，使い捨ての注射用シリンジ，再利用可能なバルブシリンジ，輸液剤ボトルに接続した洗浄ポンプなどが用いられる．ハンドピースに接続して滅菌洗浄液を供給できるリザーバーも利用可能である．

3）無菌操作

　無菌操作とは，皮膚の切開が行われたり，外科処置が手術室で行われたりする際に用いられるテクニックである．無菌操作の目的は，外科医によって作られた創に侵入する微生物の数を最小化することである．無菌操作には，細心の注意と，手術チームのメンバー同士の協力が必要である．

　術者の手指および腕の消毒も，創の汚染の可能性を減らす方法である．滅菌手袋を着用するが，手袋は高速切削器具やワイヤーを用いる場合に破れやすく，術者の皮膚が露出することもある．消毒薬を用いた適切な手洗いにより，手指や腕の表面の細菌は劇的に減少する．

　ほとんどの病院では，手術時手洗いの手順が定められている．複数の方法があるが，ほとんどの方法に共通しているのは，抗菌石けん液，適度に堅いブラシ，ネイルクリーナーの使用などである．手から前腕部にかけて洗うが，手や腕が乾燥するまでは，必ず手を肘よりも上の位置で保持しておく必要がある．壁付きのディスペンサーや消毒薬が浸み込んだ手洗い用ブラシを用いて大量の抗菌石けんを手および腕につける．ネイルクリーナーを使用して指先を清潔にする間，腕には抗菌石けんを付けたままにしておく．

　その後，さらに抗菌せっけんを使って手洗いを行うが，このとき，肘の約 5cm 上までの手指および腕のすべての面を，ブラシを使ってよく洗う．手や腕のそれぞれの面を洗った回数を目安にした手洗い方法のほうが，手洗い時間を目安にした方法よりも，信頼度が高い．手洗いは手や腕に洗い残しがないように，一定の手順で行うべきである．

8. 術後における感染防止

1）創の管理

　術後管理のいくつかの原則が，病原微生物の伝播を防ぐうえで有用である．まず，創をよく観察し，処置を行う際には清潔な手袋を着用してから行う．また，複数の患者を診察する際には，感染の問題がない患者を最初に診察し，排膿しているような患者は後で診察すべきである．

2）鋭利な器具・材料の処理

　外科処置中あるいは処置後には，汚染された材料を，スタッフや患者を傷つけない方法で処分する必要がある．患者からスタッフへ感染症が感染する最も高いリスクは，針刺し事故やメスの刃による切創事故である．針刺し事故は，リキャップの際にキャップをすくい上げるようにして行ったり，止血鉗子のような器具でキャップを把持したり，自動リキャップ機能のついた針を使用することで防止可能である（図 4-6A, B）．また，メスの刃とメスホルダーを着脱する際には，必ず器具を用いて行わなければならない．使用済みのメスの刃や針，その他の鋭利なものは，堅牢かつ，医療廃棄物であることが明示された専用容器に廃棄しなければならない（図 4-6C）．環境汚染を防ぐ観点から，汚染された材料は，汚染を明示した袋に入れて廃棄し，信頼できる医療廃棄物処理業者によって回収される必要がある．

訳注

†3：アナフィラキシーショックの報告があるため，わが国においてはクロルヘキシジンの粘膜（口腔，腟，膀胱など）への使用は禁忌となっている．

4章 ● 外科における感染対策

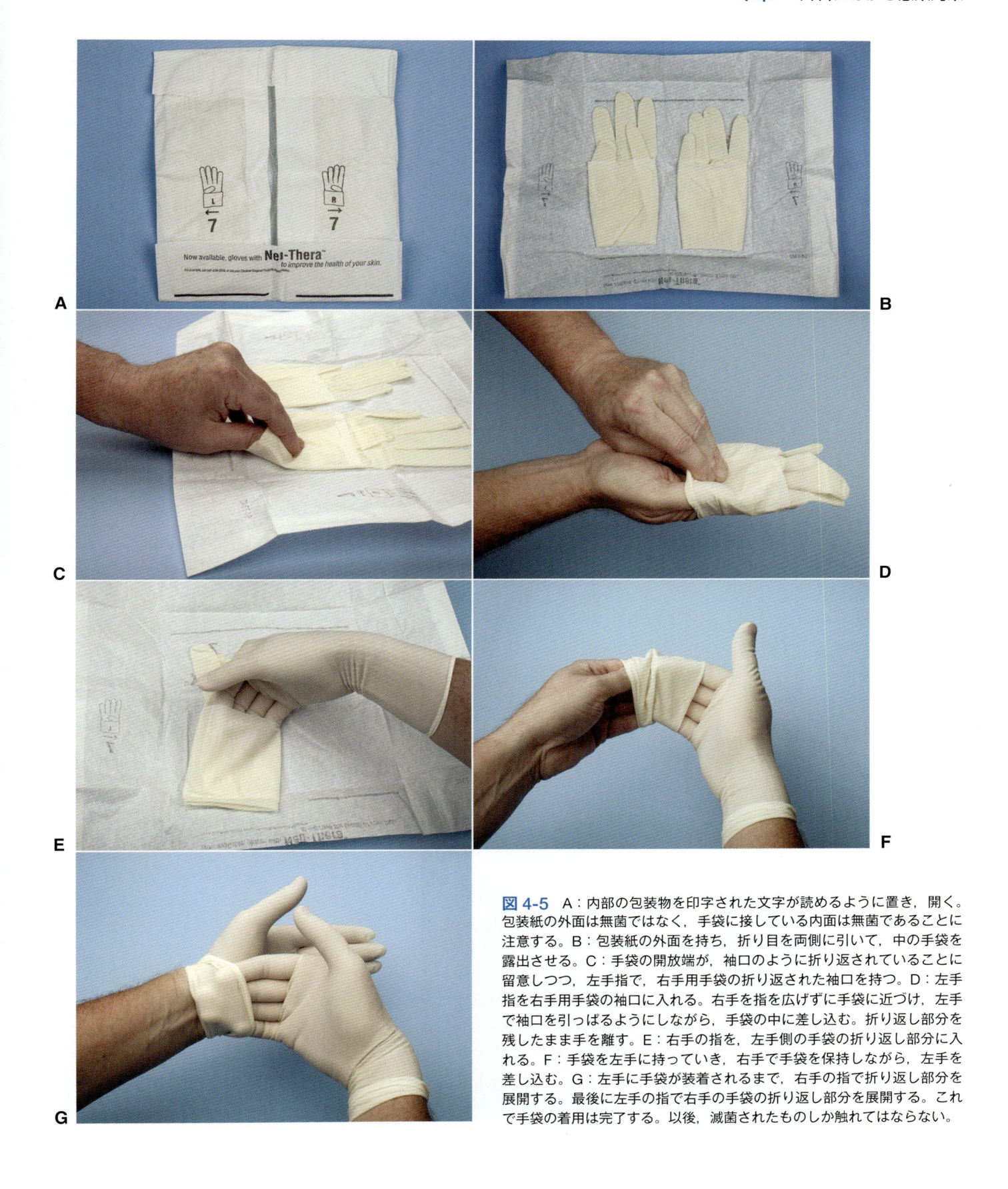

図 4-5　A：内部の包装物を印字された文字が読めるように置き，開く。包装紙の外面は無菌ではなく，手袋に接している内面は無菌であることに注意する。B：包装紙の外面を持ち，折り目を両側に引いて，中の手袋を露出させる。C：手袋の開放端が，袖口のように折り返されていることに留意しつつ，左手指で，右手用手袋の折り返された袖口を持つ。D：左手指を右手用手袋の袖口に入れる。右手を指を広げずに手袋に近づけ，左手で袖口を引っぱるようにしながら，手袋の中に差し込む。折り返し部分を残したまま手を離す。E：右手の指を，左手側の手袋の折り返し部分に入れる。F：手袋を左手に持っていき，右手で手袋を保持しながら，左手を差し込む。G：左手に手袋が装着されるまで，右手の指で折り返し部分を展開する。最後に左手の指で右手の手袋の折り返し部分を展開する。これで手袋の着用は完了する。以後，滅菌されたものしか触れてはならない。

49

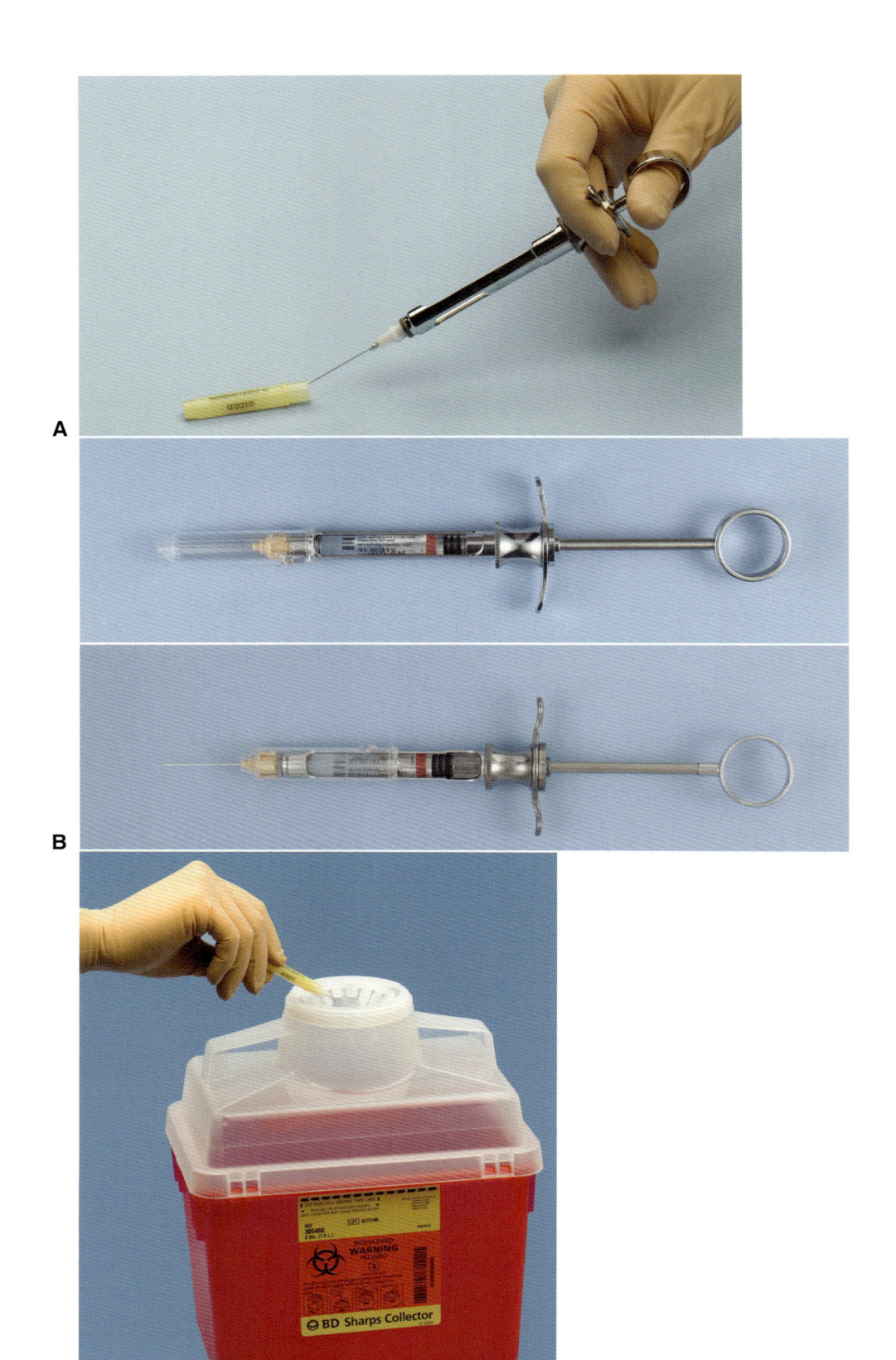

図 4-6　A：リキャップ時のスクープテクニック。B：自動リキャップ式の針。C：スタッフや清掃員の針刺し事故や汚染を防ぐため，鋭利な使い捨て材料の廃棄にあたっては，専用の廃棄用容器を適切に使用する（B Courtesy Med Pro.）。

5章

基本的な口腔外科手術のための器具

JAMES R. HUPP

本章の内容

組織の切開
粘膜骨膜弁の挙上
軟組織の牽引
軟組織の把持
出血の制御
骨の削除
　1. 破骨鉗子
　2. バーとハンドピース
　3. マレットとノミ
　4. 骨ヤスリ
骨腔からの軟組織の除去
軟組織の縫合
　1. 持針器
　2. 縫合針
　3. 縫合糸
　4. 剪刀（ハサミ）
開口位の維持
吸引
覆布とドレープの保持
洗浄
抜歯
　1. 歯科用挺子
　2. 挺子の種類
　3. 抜歯鉗子
　　1）鉗子の構造
　　2）上顎用抜歯鉗子
　　3）下顎用抜歯鉗子
器具トレイ

　本章では，抜歯や基本的な口腔外科手術に使用する一般的な器具を紹介する。これらの器具は，軟組織あるいは硬組織を扱う手術において，さまざまな目的で用いられる。本章では主に，器具に関する内容を優先的に解説する。

組織の切開

　多くの外科手術は，切開によって始まる。切開する際にまず用いるのはメスである。メスは，使い捨ての滅菌された鋭利なメス刃と，再利用可能なメスホルダーで構成されている。また，プラスチック製のメスホルダーとメス刃が一体型になった使い捨てのメスもある。口腔外科で最もよく用いるメスホルダーはNo.3（図5-1）で，メス刃は用途に合わせて使い分ける。

　口腔内の手術で最もよく用いられるのは，小型のNo.15メス刃（図5-2）で，歯の周囲の軟組織切開に適している。No.10メス刃は，No.15メスに似た形でやや大きく，皮膚切開に用いる。他にNo.11，No.12も，口腔内の手術に用いられる。

No.11メス刃は鋭利で，膿瘍切開のような小さな穿刺に，鉤状のNo.12メス刃は，歯の後方や上顎結節部の歯槽粘膜切開に有用である。

　メス刃は持針器で把持して，慎重にメスホルダーにセットする。しばしば，この操作で指を傷つけることがある。メス刃の背のほうを把持し（図5-3A），メスホルダーのメス刃装着用突起部の溝に合わせ，ゆっくりスライドさせながら装着する（図5-3B）。メス刃を外す際には，メス刃の背の根本を持針器で把持し（図5-3C），少し持ち上げるようにしてからスライドさせ，メスホルダーから外す（図5-3D）。使用済みのメス刃は速やかに，鋭利な物を廃棄する専用容器に捨てる。通常赤色のボックスである（図4-6参照）。

　切開の際のメスの持ち方は，通常，ペングリップである（図5-4）。これは，切開線を最もコントロールしやすいからである。可動性のある組織は，ある程度のテンションを維持しながら切開する。軟らかい軟組織を切開するときは，組織をピンと張った状態を保つために，鉤を使用する。粘膜骨膜切開を行うときは，粘膜と骨膜を一緒に切開するために，メス

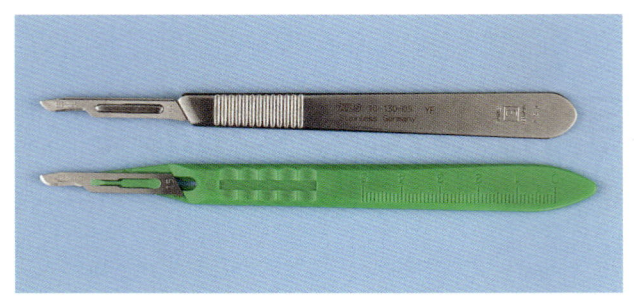

図 5-1 外科用メスはメスホルダーと使い捨ての鋭いメス刃からなっている。No. 3 メスホルダーと No. 15 メス刃の組み合わせが最もよく使用される。

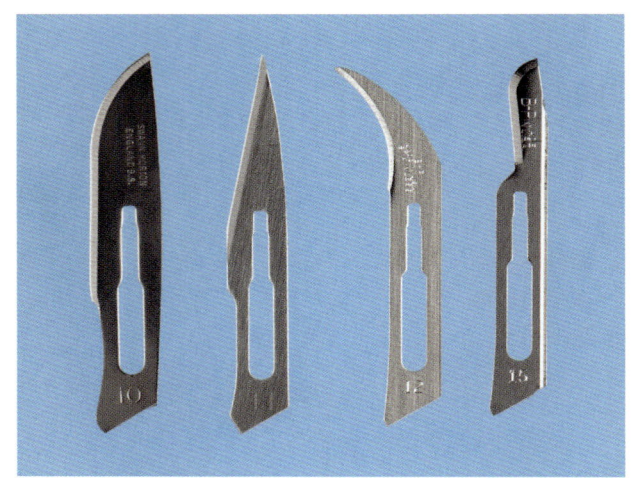

図 5-2 口腔外科手術に使用されるメス刃。左から No. 10，No. 11，No. 12，No. 15 メス刃

刃をしっかりと骨面に押しつけながら切開する。

メス刃とメスホルダーは，患者ごとに取り換えることを前提に設計されている。しかしながらメス刃は，骨や歯などの硬組織に接したり，角化組織を何度も切ると，すぐに切れ味が鈍くなる。複数回の骨に至る粘膜骨膜切開を要する場合には，1 回の手術で 2 枚目のメス刃が必要となる可能性がある。鈍ったメス刃ではきれいな切開ができないので，新しいものに取り換えるべきである。

粘膜骨膜弁の挙上

粘膜骨膜弁は，骨膜剥離子を用いて，皮質骨から 1 層の弁として挙上されることが理想である。口腔外科で最もよく使われる器具は，No. 9 Molt 骨膜剥離子である（図 5-5）。この剥離子には，鋭く尖った先端と，広がりのある丸い縁をした先端が付いている。尖った先端は，歯間乳頭から骨膜を剥離し始めるときに使い，丸い先端は骨膜を骨から剥離するために使う。

歯周外科医，整形外科医など骨を扱う外科医は，違うタイプの骨膜剥離子を使うこともある。

No. 9 Molt 骨膜剥離子は，次の 3 つの手法を用いて組織を剥離できる。第 1 に，尖端を回したり，梃子のように使って，組織を挙上する。この方法は，歯間乳頭部や抜歯する歯の周りの付着歯肉を挙上するときに，最も一般的に使用される。第 2 に，いずれかの先端を骨膜下に滑り込ませ，骨面から骨膜を剥離するように押し込むような操作で，粘膜骨膜弁を挙上する。最も効果的な手法で，骨膜をきれいに挙上できる。第 3 に，2 とは逆で引き剥がすように操作する。この方法は時に有用であるが，慎重に操作しても骨膜が裂けることがある。

軟組織の牽引

見通しのよい術野の確保は，すぐれた手術の根幹である。よい術野を提供するために，頬，舌，粘膜骨膜弁を牽引するさまざまな鉤が用いられる。鉤は，鋭利な切削器具から軟組織を守る働きもする。

頬用の鉤で最も代表的なものは，直角 Austin 鉤（図 5-6），および幅広で彎曲した Minnesota 鉤（図 5-7）の 2 つである。これらの鉤は，頬と粘膜骨膜を同時に牽引できる。弁を形成するまでは頬をゆるく牽引し，弁が挙上されたら鉤先を骨面に置いて，弁を牽引する。

Seldin 鉤（図 5-8）では，口腔内軟組織が牽引できる。この鉤の形は骨膜剥離子に似ているが，先端が鋭利ではなくスムースで，粘膜骨膜の剥離挙上には使えない。No. 9 Molt 骨膜剥離子は，鉤としても使える。骨膜を剥離したら，幅広の先端を骨に当てながら粘膜骨膜弁を牽引し，その位置を維持する。

抜歯中の舌の牽引には，デンタルミラーが最も一般的に使われる。デンタルミラーは，通常の基本器具セットに含まれており，口腔内診査や歯科治療で死角を見るために使われるが，頬や舌の牽引にも使われる。Weider 舌圧子は幅広のハート型で，舌をしっかりと捉えて内前方に確実に牽引できるよう，舌に接する面がギザギザしている（図 5-9A）。この鉤を使用するときの注意点は，奥に入れ過ぎないことである。嘔気を誘発したり，舌を咽頭に押し込む原因になる（図 5-9B）。

覆布鉗子（図 5-28 参照）も，舌の保持に使用できる。舌根部の生検を行うときには，舌前方部を覆布鉗子で保持することで，舌を制御しやくなる。この鉗子で保持する部位には局所麻酔が必要で，患者にはあらかじめ説明しておくべきである。

5章 ● 基本的な口腔外科手術のための器具

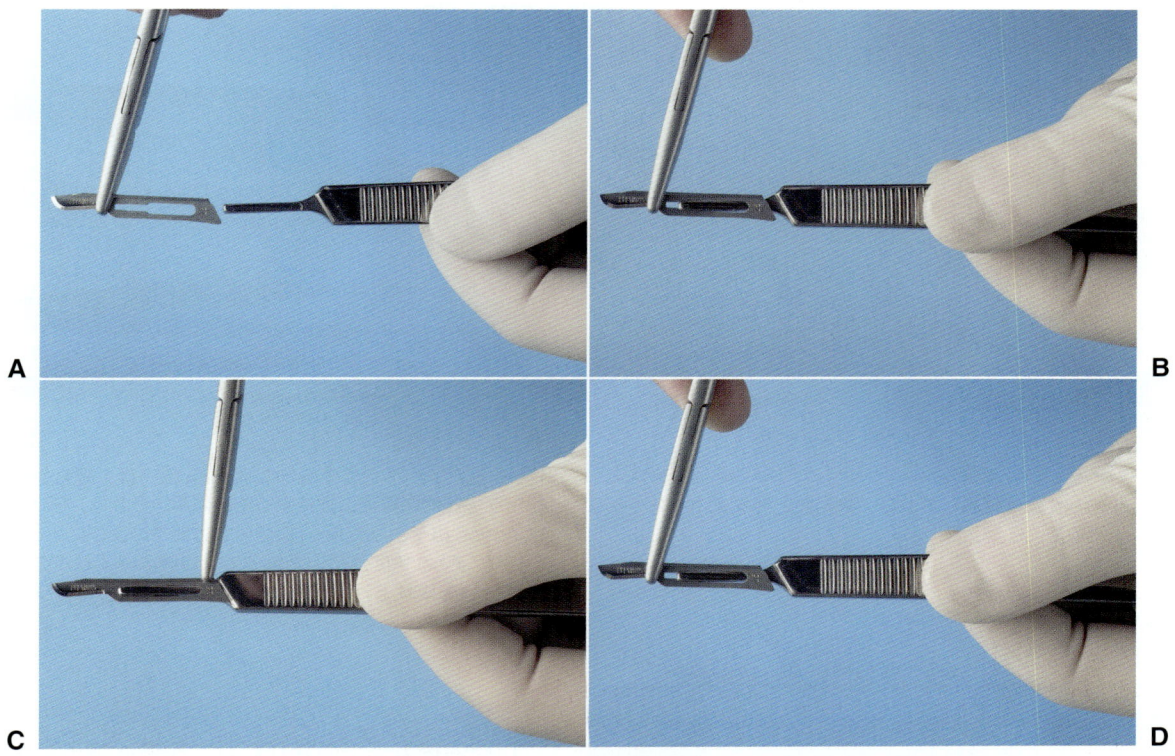

図5-3 A：メスホルダーにメス刃をつける際には，メス刃を持針器で持ち，メスホルダーのホルダー部分を上に向ける。B：メス刃をそのままホルダー部分にスライドさせて，カチッと音がして止まるまで進める。C：メス刃をとるときには，再び持針器を用いてメスホルダーのすぐ傍のメス刃部分を把持し，ぴったりかみ合っている部分から浮かすようにして持ち上げる。D：次いでメス刃をゆっくりスライドさせて，メスホルダーから抜き取る。

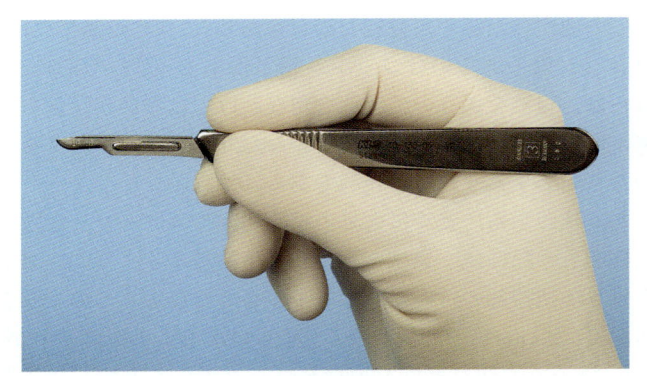

図5-4 メスをペングリップで把持することで，最もコントロールしやすくなる。

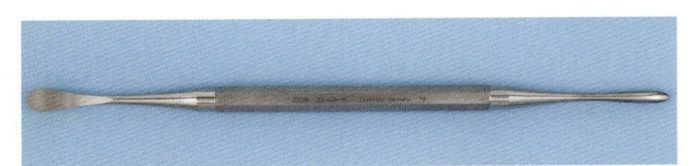

図5-5 口腔外科手術では，No. 9 Molt 骨膜剥離子が最もよく使われる。

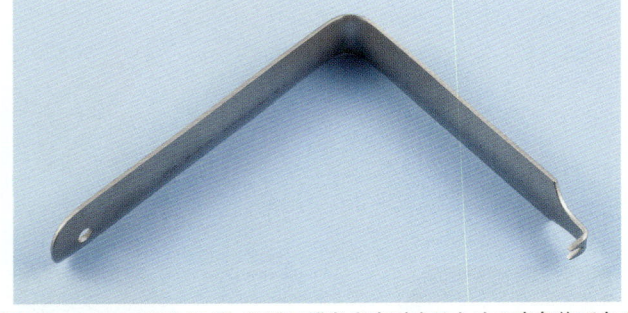

図5-6 Austin鉤は頬，舌，粘膜骨膜弁を牽引するための直角鉤である。

軟組織の把持

さまざまな口腔外科処置において，切開や止血，縫合針を通すなどを目的に，軟組織を把持する必要がある。軟組織の把持に一般的に使われるのは，Adson鑷子（図5-10A）である。Adson鑷子は繊細な鑷子で，組織を愛護的かつ確実に把持できるように小さな歯が先端に付いたもの（有鉤）と，付いていないもの（無鉤）がある。この鑷子を使うときは，組織を強くつかみ過ぎると組織が挫滅されるので注意が必要である。有鉤鑷子は無鉤鑷子よりも，弱い力で組織を把持で

53

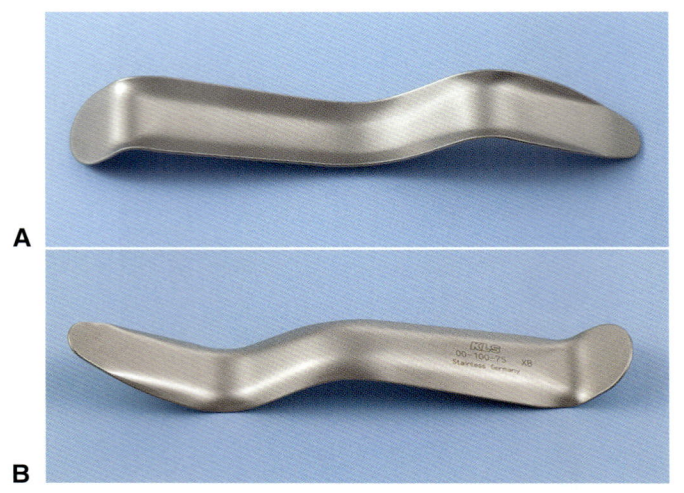

図 5-7　Minnesota 鉤は彎曲しており，頰粘膜と弁を牽引するために用いられる．A：前面，B：後面

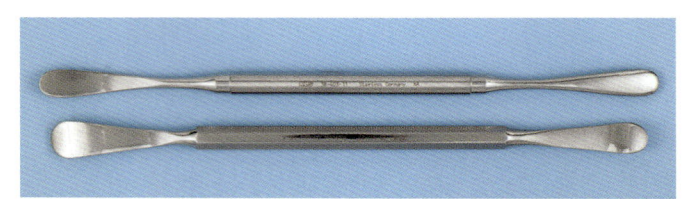

図 5-8　Henahan 鉤（上）と Seldin 鉤（下）は幅広の器具で，広い範囲を牽引できるため，術野の視野を確保しやすい．

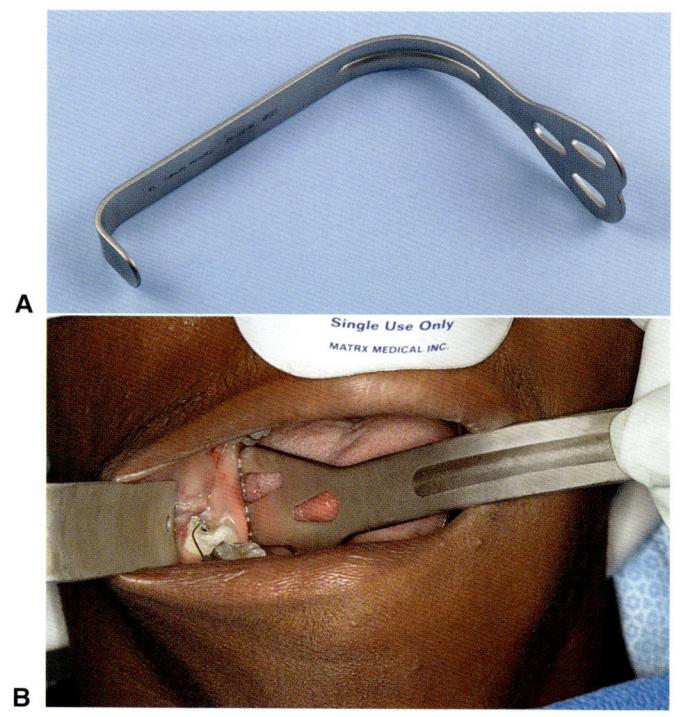

図 5-9　A：Weider 舌圧子は大きな圧排子で，舌を圧排するように設計されている．表面がギザギザになっているため，舌を確実に圧排牽引できる．B：Weider 舌圧子を用いて，術野から舌を牽引している．Austin 鉤を用いて頰粘膜を牽引している．

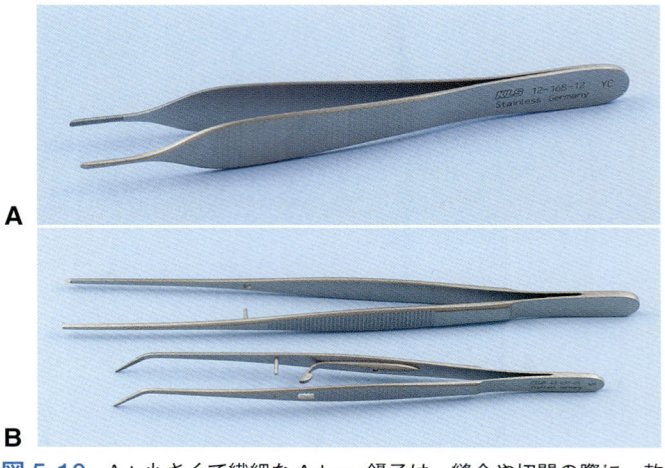

図 5-10　A：小さくて繊細な Adson 鑷子は，縫合や切開の際に，軟組織を愛護的に確実に把持するために用いられる．B：Stillies 鑷子（上）は Adson 鑷子よりも長く，口腔内後方部での操作に用いられる．カレッジ鑷子（下）は角度が付いた鑷子で，口腔内やトレイの上に置いてある小さい物を取り上げるために用いられる．このカレッジ鑷子はロック付きのタイプである．

きる．

　口腔内後方部での操作には，Adson 鑷子は短すぎる．同じような形のより長い鑷子が，Stillies 鑷子である．これらは，通常，7〜9 インチ（18〜23cm）で口腔内後方の組織の把持が容易なうえに，鑷子の柄が十分口腔外に出るので，術者は制御しやすい（図 5-10B）．

　先の曲がった鑷子が便利な場合もある．こうした鑷子には，カレッジ鑷子あるいはコットン鑷子がある（図 5-10B）．これらは，組織を扱うのに特別有用なわけではないが，歯やアマルガムの破片や他の異物をつかんだり，ガーゼパックを置いたり除去するうえでは便利である．

　ある種の手術，とくに大量の組織切除やエプーリスなどの生検を行う際には，組織をしっかり把持できるように，ロック付きの把持部の付いた有鉤鑷子が必要となる．このような状況では，Allis 鑷子が使われる（図 5-11A, B）．手術の助手が，Allis 鑷子で適切な部位を把持しロックすることで，組織切開に必要となる適切なテンションを維持しながら，組織を牽引することができる．Allis 鑷子は，結果的に挫滅創となる組織破壊を招くので，口腔粘膜には決して使用してはならない（図 5-11C）．しかし，覆布鉗子と同様に，舌の把持に使用することは可能である．

出血の制御

　組織に切開を加えると，出血の原因となる小さな動静脈が切断されるが，歯槽外科においては通常，圧迫止血で十分対応できる．時に，太い動静脈からの出血に，圧迫止血では対

5章 ● 基本的な口腔外科手術のための器具

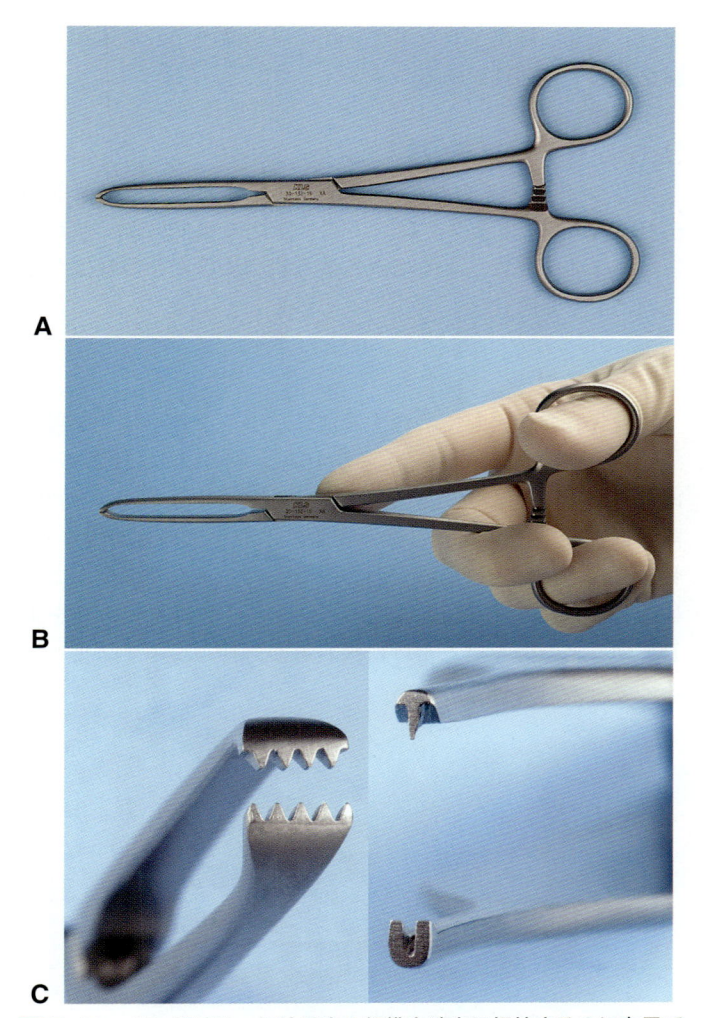

図 5-11 Allis 鑷子は，切除予定の組織を確実に把持するのに有用である。B：Allis 鑷子は，持針器と同様の持ち方で把持する。C：Adson 鑷子（右）と Allis 鑷子（左）の先端を比較すると，それぞれの設計と使用目的の違いが理解できる。

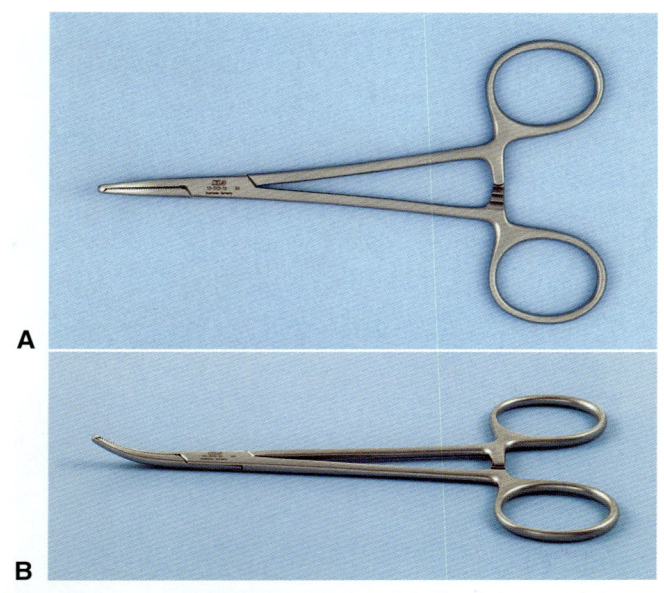

図 5-12 A：口腔外科手術に用いられる止血鉗子を上から見たところ。B：曲の止血鉗子を斜め上から見たところ。ストレートの止血鉗子を用いるのもよい。

応できないことがある。こうした場合に，止血鉗子が役立つ（図 5-12A）。止血鉗子にはさまざまなタイプのものがあり，小さく繊細なものや大きなもの，あるいはまっすぐなものや彎曲したものがある。最も一般的に使われるのは，彎曲した止血鉗子である（図 5-11，B）。

止血鉗子には，長くて繊細な嘴部とロック付きの把持部があり，これで組織を把持する。ロック機構により外科医は，血管をクランプしたり，そのまま組織をクランプすることもできる。これは，血管周囲を結紮したり，焼灼する（熱で焼くことで血管を閉鎖する）ときに役立つ。

止血鉗子は，止血器具としての有用性に加えて，抜歯窩からの肉芽組織の除去や，創部やその周囲に落ちた小さな歯根，骨，アマルガムの破片などをつかむのにも有用である。

骨の削除

1. 破骨鉗子

歯槽外科における骨削除に一般的に使用される器具は，破骨鉗子である。この器具の嘴先には鋭利な刃が付いており，把持部を握ることで絞りこまれ，骨を切断したり，挟み取ることができる。破骨鉗子は，把持部を握る力をゆるめると嘴先が自動的に開く構造になっているので，外科医は，力を調節しながら，繰り返して骨削除できる（図 5-13A）。破骨鉗子には，①側方に刃が付いたもの，②側方と先端に刃が付いたもの，の2つのタイプがある（図 5-13B）。

側方と先端に刃の付いた破骨鉗子（Blumenthal 破骨鉗子）は，骨削除を要する歯槽外科でよく用いられる。これは，先端部を抜歯窩に挿入し，根間中隔を削除したり，骨の鋭縁を除去できるからである。破骨鉗子は，大量の骨を効果的かつ速やかに削除できる。ただし，破骨鉗子は繊細な器具であり，1回で大きな塊を削除するのではなく，小片に分けて削除するべきである。また，破骨鉗子の刃が鈍くなったり，破損される恐れがあることから，抜歯に使用するべきではない。また，歯を確実につかめる構造にはなっていないので，抜去歯を咽頭に落とすリスクもある。破骨鉗子は一般的に高価であるので，鋭利を保ち，正しい使用法を守るべきである。

2. バーとハンドピース

骨削除には，バーとハンドピースを用いる方法もある。これは，抜歯時の骨削除によく用いられる。高回転，高トルク

55

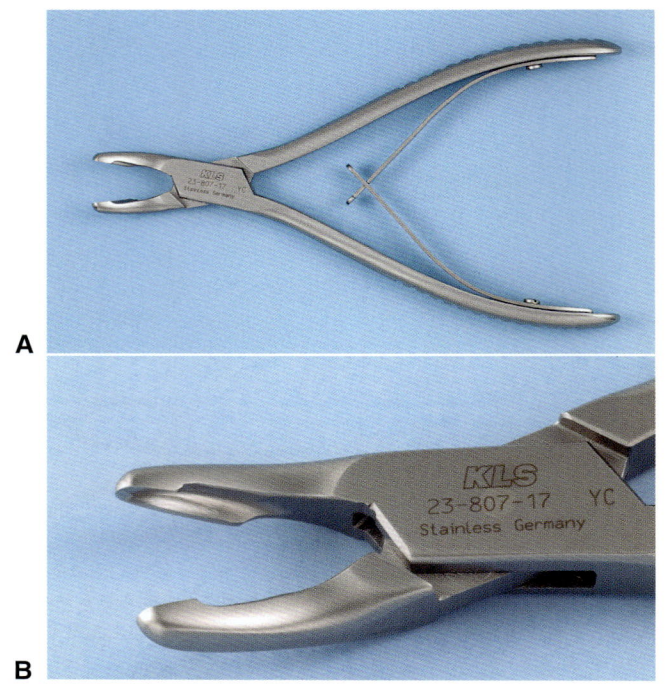

図 5-13 A：破骨鉗子は骨削除に用いる器具で，把持部にスプリングが付いているため，握る力をゆるめると，嘴部が自動的に開く構造になっている。B：Blumenthal 破骨鉗子は，側方と先端の両方に刃が付いている。これらの破骨鉗子は，口腔外科処置において好んで使用される。

のハンドピースに鋭利なカーバイドバーを付けると，効率よく皮質骨を削除できる。No. 57 や No. 703 のフィッシャーバーや，No. 8 のラウンドバーが使われる。骨隆起の除去など，大量の骨を削除する場合には，アクリルバーに似た大きな骨バーを用いる。

ハンドピースは完全に滅菌しなければならないので，購入時には説明書をよく読んで，滅菌できることを確認するべきである。ハンドピースは高回転，高トルクのものがよい（図 5-14）。これは，速やかに骨を削除でき，効率よく歯を分割できるからである。通常の歯科治療に用いる高速タービンのように，ハンドピースの排気エアーを口腔内に出してはならない。創部に排出されたエアーが深層組織内に入り込み，気腫を起こす可能性がある。

3. マレットとノミ

マレットとノミを用いて，骨を削除することもある（図 5-15）。マレットとノミは，舌側骨隆起の除去によく使われる。ノミの刃先は，よく切れるよう鋭利に保たなければならない（11 章参照）。

4. 骨ヤスリ

粘膜骨膜弁を戻して縫合する前に，小さな骨ヤスリを用いて，骨表面を滑らかにする（図 5-16A）。骨ヤスリには，通常，両端に大小のヤスリが付いている。骨ヤスリは，大量の骨削除には不向きで，最終的な骨表面の平滑化にのみ使用する。骨ヤスリの歯は一般的に，引いたときに効果を発揮するように配列されている（図 5-16B）。このタイプの骨ヤスリを押して使うと，骨を磨くだけに終わるか，押しつぶす結果となるので，避けるべきである。

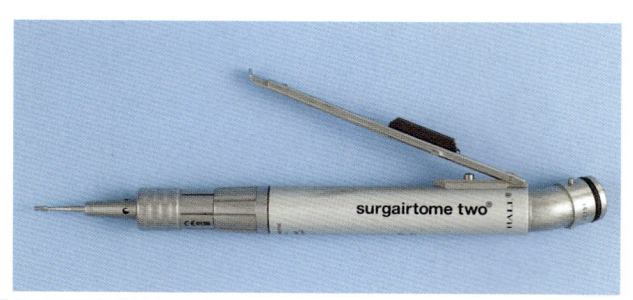

図 5-14 典型的な中速度・高トルクの滅菌ハンドピース。No. 703 バーがセットされている。

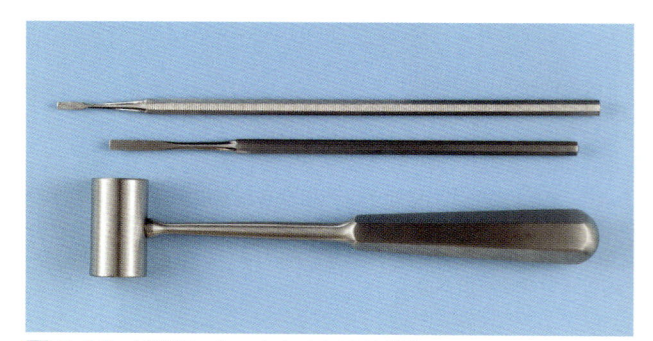

図 5-15 外科用マレットとノミは骨削除に用いられる。

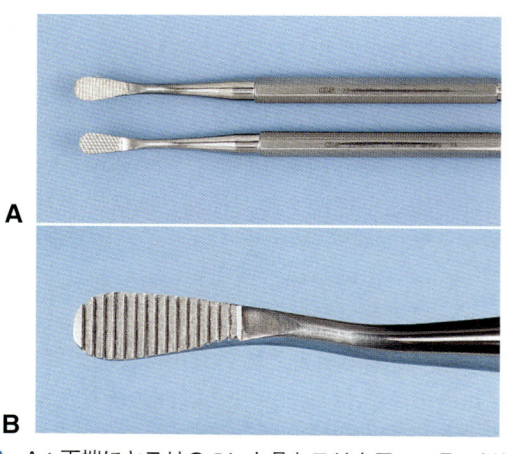

図 5-16 A：両端にヤスリのついた骨ヤスリを用いて骨の鋭縁や小突起を削除し，骨表面を滑らかにする。B：骨ヤスリの刃は，引くことで効率よく作用するように設計されている。

骨腔からの軟組織の除去

口腔外科手術で日常的に使われる鋭匙は，両端に鋭匙が付いているタイプで，骨腔から軟組織を除去する際に用いる（図5-17）。鋭匙は基本的に，根尖病巣部から肉芽腫や小さな嚢胞を除去するために使うが，抜歯窩のわずかな肉芽組織を掻爬する際にも使用する。歯周用の鋭匙は，根尖用の鋭匙とは形も機能も違う。

軟組織の縫合

手術操作が完了したら，粘膜骨膜弁を元の位置に戻し，縫合する。持針器は縫合するための器具である。

1. 持針器

持針器は，ロック付きの把持部と，短い鈍端の嘴部からなる。口腔内での縫合には，6インチ（15cm）の持針器が推奨される（図5-18）。持針器の嘴部は，止血鉗子の嘴部よりも短く，強靭である（図5-19）。持針器の嘴部の表面には，縫合針を確実に把持できるように，網目状のギザギザが付いている。止血鉗子の嘴部の表面には平行な溝が掘られているので，縫合針を把持するには不向きである。

器具を正しく持つことで，ロック付きの把持部を適切にコントロールして，長い持針器を上手に扱える（図5-20）。拇指と薬指を把持部の輪に入れ，示指を持針器の長軸に添えて方向を定める。示指は，ロック機構の制御のために使う。決して示指を輪の中に入れてはいけない。示指を入れると，持針器の制御は著しく困難となる。

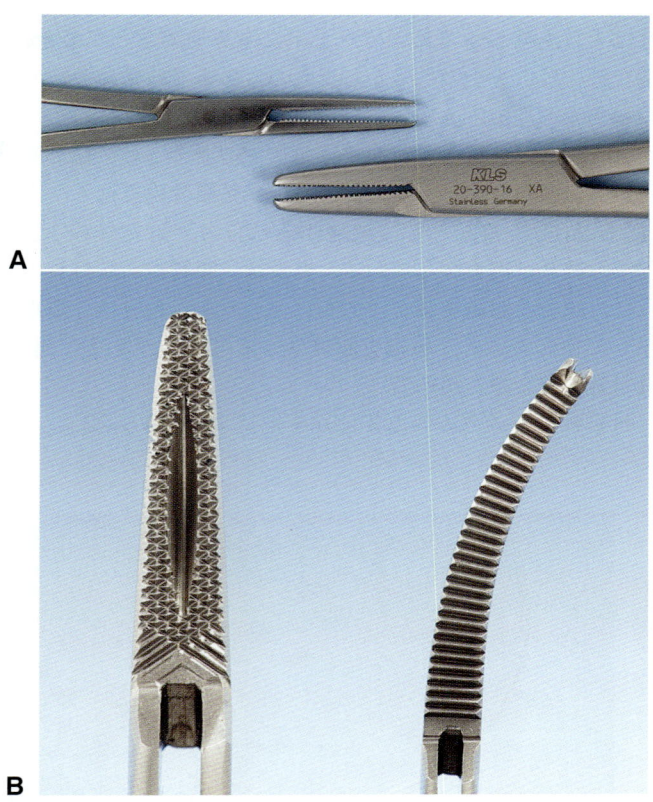

図5-19 A：止血鉗子（上）は持針器（下）と比較して，嘴部が長くて薄いため，縫合に用いてはならない。B：止血鉗子よりも短い持針器の嘴部の表面には，縫合針を確実に把持できるように，網目状のギザギザがある。止血鉗子の嘴部の表面には，平行な溝が掘られているので，縫合針を把持して縫合することは不可能である。

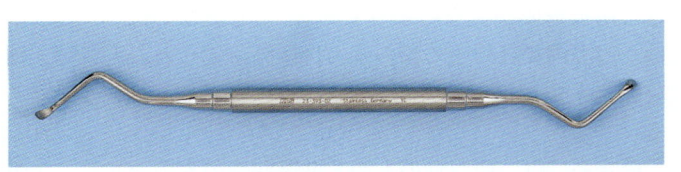

図5-17 根尖用鋭匙は，根尖病巣や歯槽窩などの骨腔から軟組織を除去するために用いるもので，両端に匙状の鋭匙が付いている。

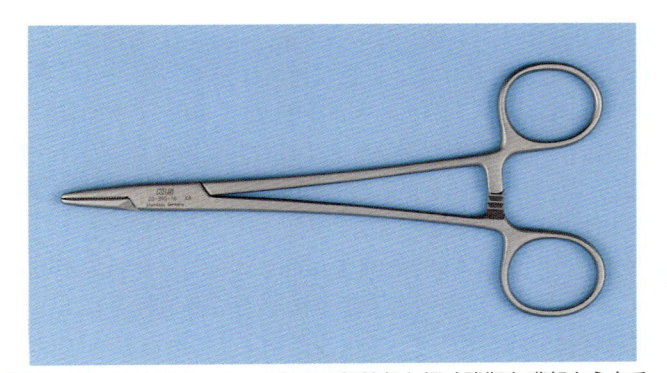

図5-18 持針器は，ロック付きの把持部と短く強靭な嘴部からなる。

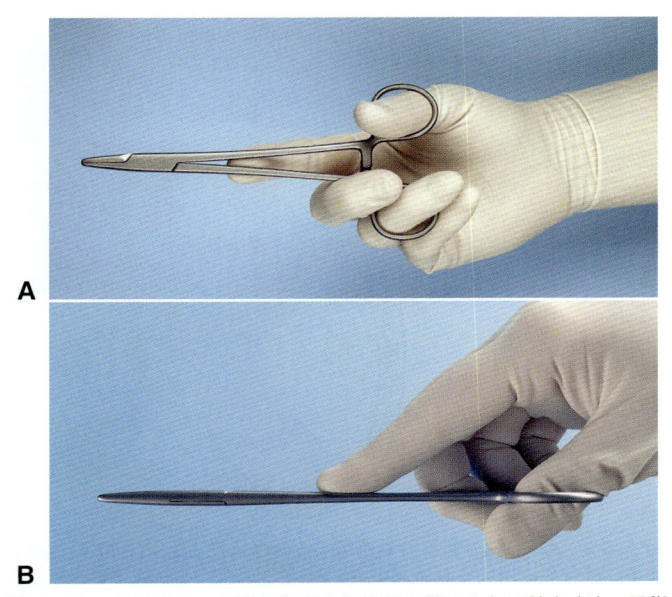

図5-20 持針器は，拇指と薬指を把持部の輪に入れて持ち（A），示指と中指で針先をコントロールする。

2. 縫合針

粘膜閉鎖のためには，通常，1/2彎針または3/8彎針を用いる。直針ではアプローチできない狭い空間でも，彎針であれば手首を回転することで，上手に糸を通すことができる。縫合針には，極小のものから特大のものまで非常に多くの種類がある（図5-21A）。縫合針の先端は，裁縫針のように先が細くなった丸針と，断面が三角形で切開針として使える角針がある。角針のほうが丸針よりも，粘膜骨膜を通しやすい（図5-21B）。角針として機能する部位は，針全体の1/3程度で，残りは円形をしている。丸針は，眼科や血管外科のように，繊細な組織を縫合する際に使われる。角針は，慎重に正しく使わないと，組織を断裂させる可能性がある。通常，針付きの縫合糸を用いる。

彎針は，針の先から2/3付近を把持する（図5-22）。これにより，組織を貫通した針先が十分刺出されるので，針の腰の強い部分を把持でき，不用意に針先を曲げてしまうことがない。縫合方法は，7章で詳述する。

3. 縫合糸

縫合糸には，多くの種類がある。糸は，直径，吸収性の有無，単一線維か撚り糸かによって分類される。

糸のサイズは直径で規定され，番号が付与されている。口腔粘膜の縫合には，一般的に3-0あるいは4-0の縫合糸を使用する。より太いサイズは2-0，1-0と，細いサイズは5-0，6-0などと表記される。6-0などの繊細な糸は，顔など傷が目立つ部位の皮膚縫合に用いられるが，これは，細い縫合糸ほど瘢痕形成が少ないからである。3-0あるいは4-0縫合糸は，口腔内で縫合する際の張力に十分耐えられる太さで，細い縫合糸に比べて持針器による縫合（器械縫い）が容易である。

縫合糸には，吸収性のものと非吸収性のものがある。非吸収性のものには絹糸，ナイロン糸，ビニール糸，ステンレス線がある。口腔内で最もよく使われる非吸収性の縫合糸は絹糸であり，ナイロン糸，ビニール糸，ステンレス線は，口腔内ではあまり使われない。吸収性糸は元来，腸（グット）から作られており，「カットグット」は，このタイプの縫合糸の代名詞でもあるが，グットとよばれる腸線縫合糸は，実際には，羊の腸の奨液面から作られている。純粋な腸線縫合糸は，口腔内において3〜5日以内で速やかに吸収される。タンニン溶液（クロム酸）処理されたクローミック腸線が吸収されるには，7〜10日間を要する。合成吸収性糸にも，複数の種類があり，ポリグリコール酸やポリ乳酸など，ポリマーの長鎖を編み込んだ縫合糸がある。これらの吸収速度は遅く，

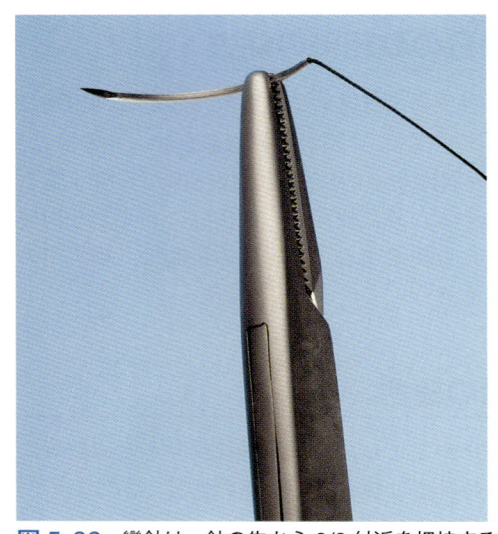

図 5-22 彎針は，針の先から2/3付近を把持する。

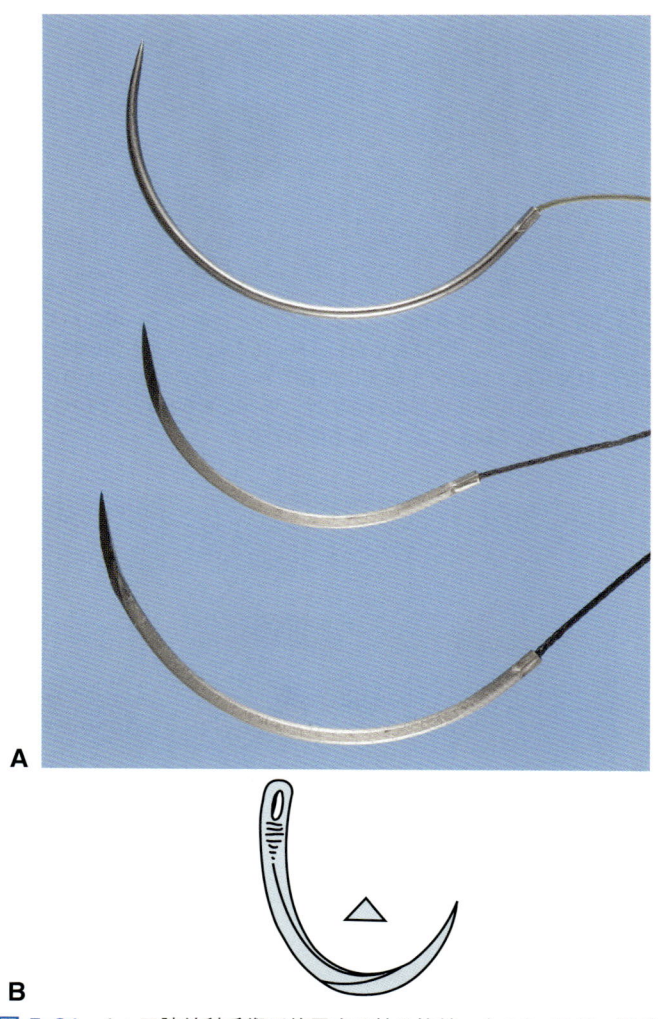

図 5-21 A：口腔外科手術で使用する針の比較。上：C-17針。通常は4-0縫合糸に用いられる。中央：PS-2針，下：SH針。すべて縫合糸付きの角針。B：粘膜骨膜弁を縫合する際に用いる針の断面は三角形になっている。

4週間かけて吸収される。このような吸収速度の遅い吸収性糸は，通常の口腔外科手術では使用しない。

最後に，縫合糸は単一線維か撚り糸かによって分類される。単一線維の縫合糸には，純粋な腸線，クローミック腸線，ナイロン糸，ステンレス線がある。撚り糸には，絹糸，ポリグリコール酸，ポリ乳酸がある。撚り糸のほうが扱いが容易で，縫合しやすく，ゆるみにくい。通常，切断端は軟らかく，舌や周囲軟組織を損傷しない。しかしながら，多くの線維を撚っているので，毛細管現象によって口腔内の水分を組織内に運び込んでしまう。これは，縫合糸に沿って，唾液と一緒に細菌を運ぶことを意味している。単一線維の縫合糸は，毛細管現象を起こすことはないが，縫合する際に締めにくく，ゆるみやすい傾向にある。また，切断端が硬いので，舌や周囲軟組織を損傷しやすい。

口腔内で最もよく用いられる縫合糸が，3-0（あるいは4-0）黒絹糸である。3-0の糸は強靭であり，絹糸は天然の撚り糸なので絞めやすく，軟組織を損傷しにくい。また，黒色は，抜糸の際に視認しやすい。粘膜の縫合は通常，5〜7日を超えることはないので，絹糸の毛細管作用が臨床的に問題となることはない。多くの外科医は，抜糸をしなくて済むように，クローミック腸線による縫合を好んでいる（縫合法は7章参照）。

4. 剪刀（ハサミ）

縫合操作の最後に必須の器具は，抜糸剪刀である（図5-23）。抜糸剪刀の目的は，縫合糸を切ることのみなので，その剪断部は短い。口腔外科で最もよく使われる抜糸剪刀は，Dean剪刀である。Dean剪刀には，縫合糸を切りやすいように，ゆるやかに彎曲したギザギザの刃が付いている。抜糸剪刀には，親指と薬指を入れるリング付きの長い把持部がある。剪刀の持ち方は，持針器と同じである。

軟組織を切るために設計された剪刀は主に2種類で，Iris剪刀とMetzenbaum剪刀である（図5-24A）。これらのハサミの剪断部には，直と曲がある。Iris剪刀は，小さな，先端の尖った繊細なハサミで，細かい作業に用いる。Metzenbaum剪刀は，軟組織の剥離や切断に用いられ，鋭端のものと鈍端のものがある。Iris剪刀やMetzenbaum剪刀で縫合糸を切ってはならない。縫合糸は，これらの剪刀の刃を鈍くし，組織を切る際の効率を落とし，組織損傷を大きくする。ただし，顔面の皮膚縫合に用いた極細の縫合糸を切るときは例外で，細くて先端の尖ったIris剪刀が便利である。

開口位の維持

下顎の歯を抜歯する際には，顎関節への負担過重を防止す

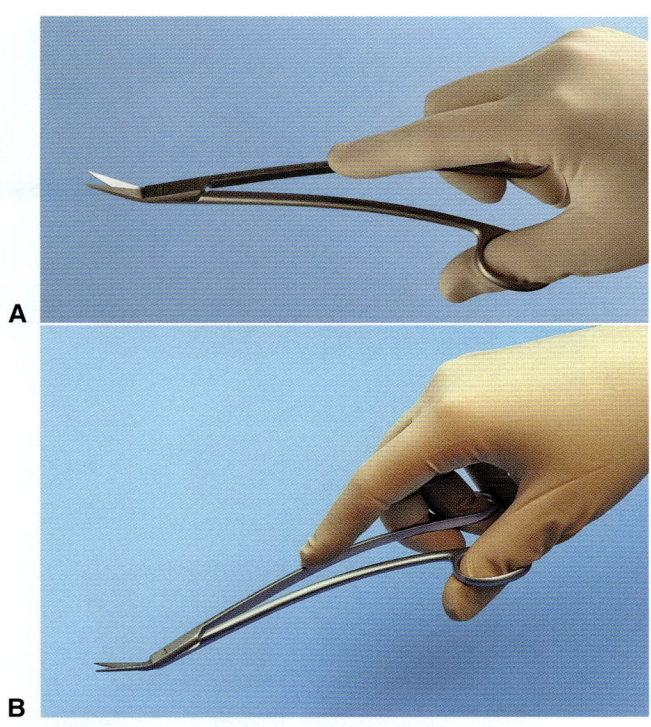

図5-23 AとB：抜糸剪刀は持針器と同じ持ち方で持つ。

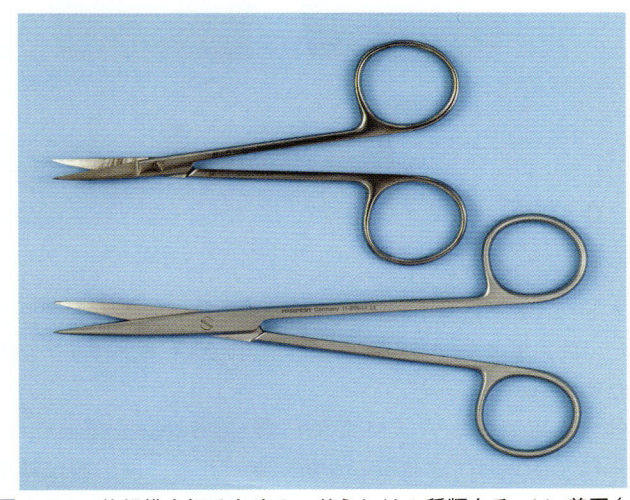

図5-24 軟組織を切るためのハサミには2種類ある。Iris剪刀（上）は小さな，先端の尖った繊細なハサミである。Metzenbaum剪刀（下）は長く繊細なハサミであり，鋭端のもの（写真）と鈍端のものがある。

るためのサポートが必要である。バイトブロックを噛ませることで，関節を保護できる（図5-25A, B）。バイトブロックは，軟らかいゴム質の塊で，患者の歯列に乗せる。患者が無理せず開口できるところで，バイトブロックを上下歯列間に噛ませ，理想的な開口位を維持する。バイトブロックにはさまざまなサイズがあり，患者の歯列の大きさや望ましい開口量に合わせて使い分ける。外科医が大きな開口量を求める場合，

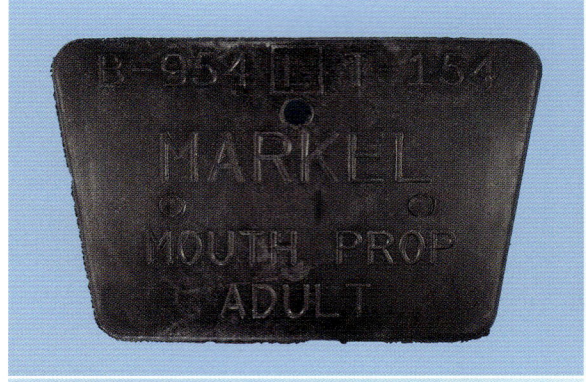

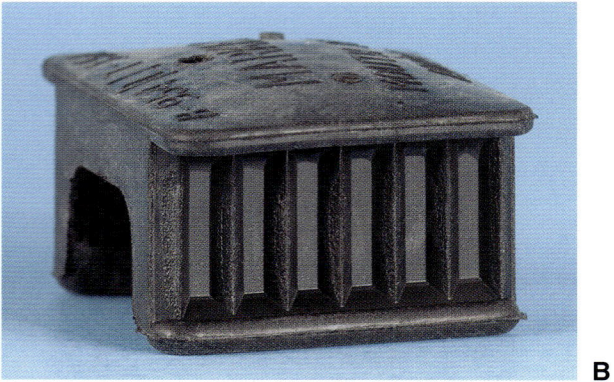

図 5-25 A：シリコンのバイトブロックは，患者の好みに合わせた開口位を維持するために用いる。B：バイトブロックの側面には波型の溝がついており，歯列に噛み込むようになっている。C：バイトブロックにはさまざまなサイズがある。

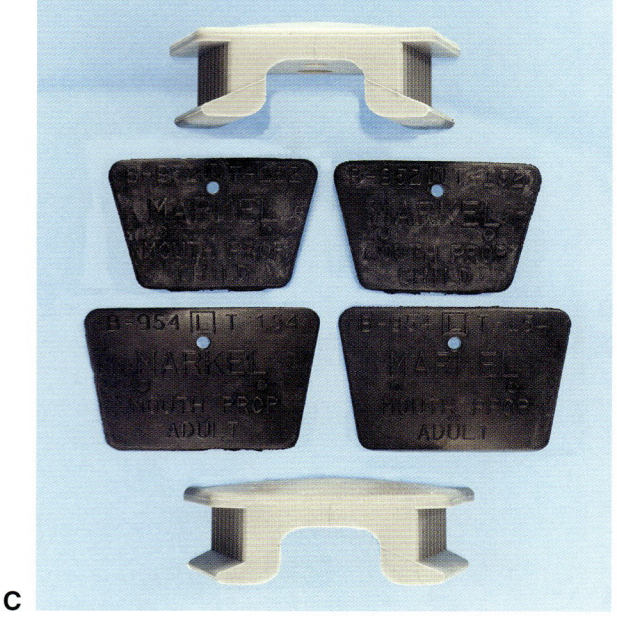

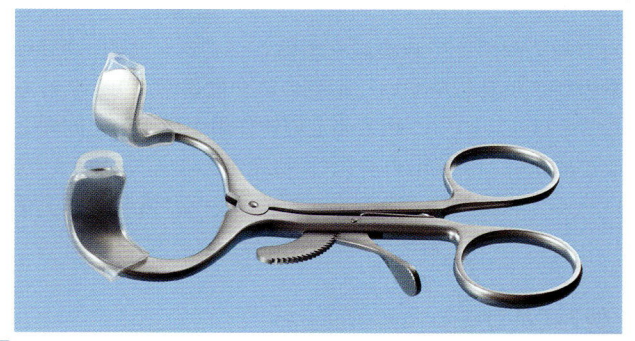

図 5-26 側方作用型あるいは Molt 開口器（図 5-26）は，鎮静下で操作する場合や，一定レベル以上の開口障害があるなど，患者の協力が得られない場合に用いる。

バイトブロックは後方に置かれることになる。ただし，ほとんどの成人患者では，臼歯部に小児用のバイトブロックを置いたくらいがちょうどよい。

側方作用型あるいは Molt 開口器（図 5-26）を用いれば，さらに大きく開口させることができる。この開口器にはラチェット機構が付いており，把持部を閉じるほど開口量が増大する仕組みになっている。このタイプの開口器は注意して用いないと，歯や顎関節に強大な圧がかかって損傷を招く可能性がある。このタイプの開口器は，深い鎮静中の患者や，軽度開口障害のある患者に有用である。

バイトブロックや開口器を使用する際に，外科医は常に，顎関節への負担過重を招く過開口に注意しなければならない。時に過開口は，関節の伸展による損傷をきたし，追加治療を要することがある。長時間の処置となる場合には，定期的に開口器を外し，患者に顎を動かしてもらったり，咀嚼筋群を休ませるとよい。

吸引

適切な視野の確保には，血液，唾液，洗浄液を吸引しなければならない。外科用吸引管の先端開口部は，術野の液体をすばやく排除できるように，一般歯科用のものよりも小さくなっている。これら吸引管の開孔部には，軟組織を吸いこんで損傷しないようないくつかの工夫がある（図 5-27A）。

Frazer 吸引管の把持部には，必要に応じて塞ぐことが可能な孔が付いている。大量の注水下に硬組織を切断しているときは，急速に排水するためにその孔を塞ぐが，軟組織を吸引するときは，損傷したり軟組織によって先端開口部が詰らないように，孔は開放しておく（図 5-27B）。

覆布とドレープの保持

患者にドレープを掛けたら，覆布鉗子で固定する（図 5-28）。覆布鉗子には，ロック付きの把持部と指を入れる孔が付いて

5章 ● 基本的な口腔外科手術のための器具

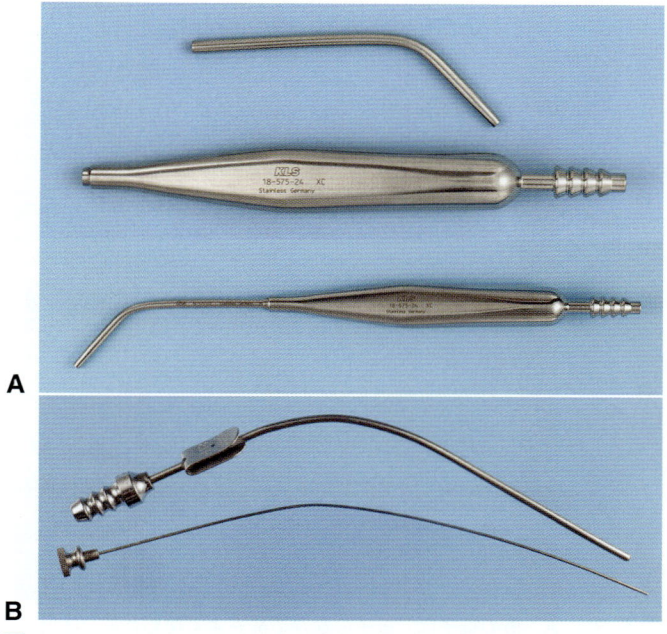

図 5-27 A：典型的な外科用吸引管の先端は，先が細くなっている。通常，吸引管の先端には過大な吸引圧で軟組織を損傷しないように，横孔が付いている。写真上は，洗浄するために先端部と把持部を外したところ。写真下は使用できるように組み立てたところを示す。B：Frazer 吸引管の把持部には，術者が吸引力を調節できるように平らな部分があり，必要に応じて指で閉鎖できる孔が付いている。親指でこの孔を塞ぐと，吸引力が上昇する。ワイヤーのスタイレットは，吸引管内に骨や歯の破片が詰まった際に用いられる。

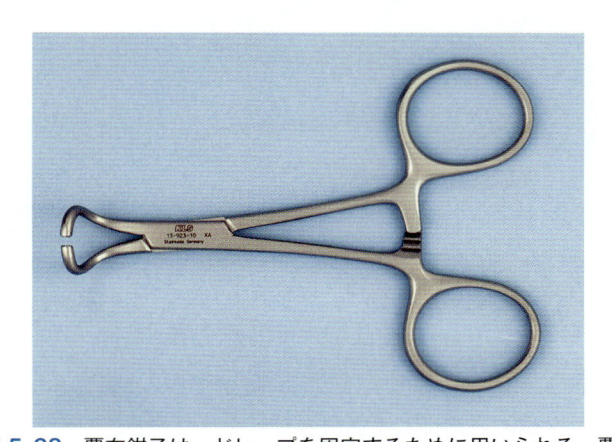

図 5-28 覆布鉗子は，ドレープを固定するために用いられる。覆布鉗子の先端でドレープをつかみ，ロック付きの把持部を固定する。写真は，鈍端のものを示すが，鋭端の覆布鉗子を使ってもよい。

おり，先端部は鋭端のものと鈍端のものがある。この器具を使う際に術者は，ドレープや覆布の下にある患者の皮膚をつかまないように，細心の注意を払わなければならない。

洗浄

ハンドピースとバーによる骨削除は，滅菌生理食塩水や滅

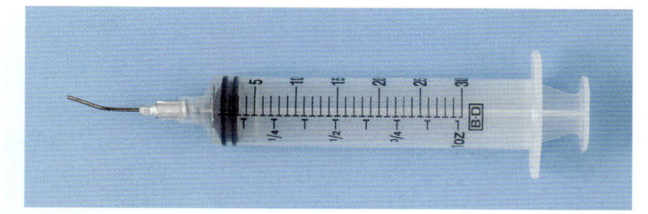

図 5-29 洗浄液は，大きなプラスチックシリンジを用いて術野まで運び，彎曲した洗浄針をシリンジの先に付けて洗浄する。

菌水を用いて，一定の流れで洗浄しながら行うことが肝要である。洗浄は，バーを冷やし，骨の熱傷を防止する。また，洗浄することで，バーの縦溝から骨削片が除去されたり，若干の潤滑作用が発生することで，切削効率が高まる。さらに，外科処置が終わり，粘膜骨膜弁を復位縫合する前に，術野全体を洗浄するべきである。通常，洗浄には，大きなプラスチックシリンジに鈍端の 18G 針を付けたものを使用する。シリンジは使い捨てのものであるが，廃棄するまでに複数回にわたって滅菌使用することも可能である。洗浄針は，軟組織を損傷しないように，鈍端で滑らかなものを用いる。また，洗浄の方向を設定しやすいように彎曲しているものがよい（図 5-29）。

抜歯

抜歯用の器具で最も重要なものは，歯科用挺子である。挺子は，歯を支持骨から脱臼させるための器具である。抜歯鉗子を使う前に歯が脱臼していると，抜歯操作は容易になり，歯，歯根，骨の破折の発生を最小限に抑えられる。また，最終的に破折した歯根を除去せざるをえない状況になっても，脱臼している歯根片は，歯槽窩から除去しやすい。歯を支持骨から脱臼させる役割に加えて，挺子には，歯槽骨を押し広げる働きもある。頬側歯頸部の皮質骨を押し広げることで，狭い歯根膜腔への挺子の挿入が容易となり，抜歯しやすくなる。さらに，破折した歯根片や，意図的に分割した歯根を抜去する際にも，挺子が使われる。

1. 歯科用挺子

挺子は，把持部，軸部，刃部の 3 つの主要部分からなる（図 5-30）。挺子の把持部には，さまざまなサイズがある。これは，制御しつつも十分な力を加える必要があるからである。ただし，挺子の適切使用という観点からは，あまり力を加えることは望ましくない。クロスバーあるいは T 字型の把持部のものを使用する場合があるが，これらは強大な力が加わりうるので，最大限の注意を払わなければならない（図 5-31）。

挺子の軸部は，把持部と刃あるいは先端を単純に連結して

61

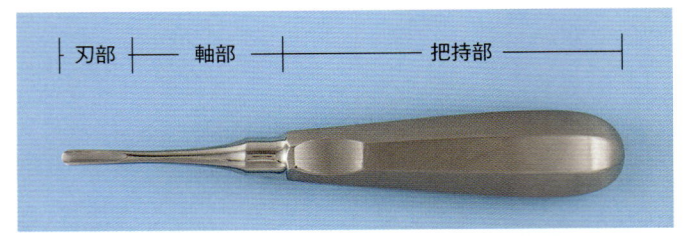

図 5-30 歯科用挺子の主要部分は把持部，軸部，刃部である。

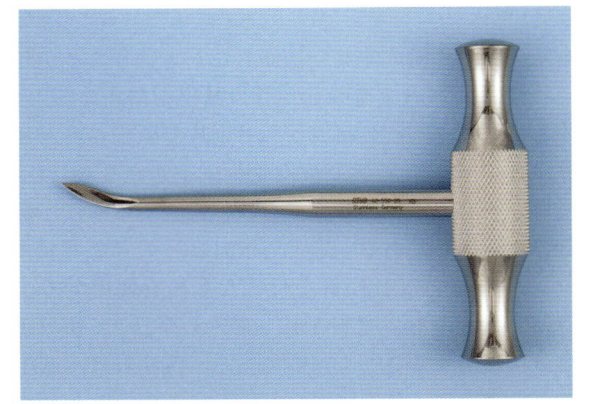

図 5-31 クロスバーの把持部は，特定の挺子に用いられる。この形態の把持部は，強大な力を発揮しうるので，使用する際には最大限の注意を払わなければならない。

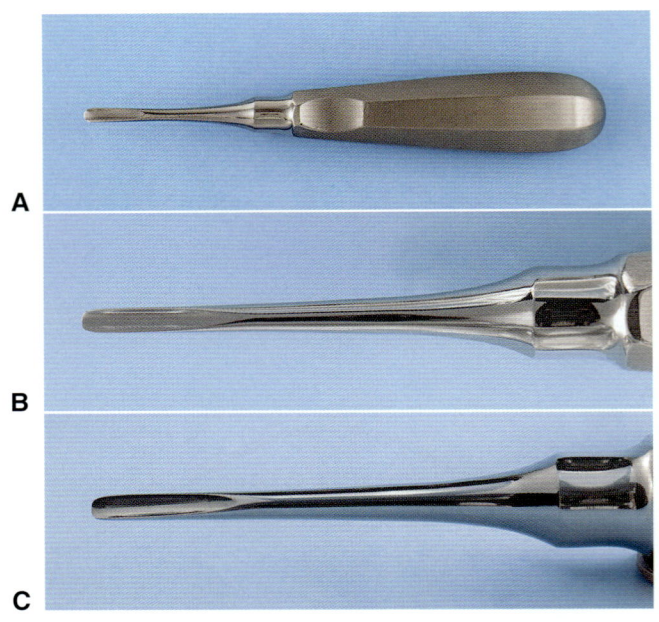

図 5-32 A：直の挺子は，挺子のなかで最もよく使われる。BとC：直の挺子の刃部は，作用面が凹面になっている。

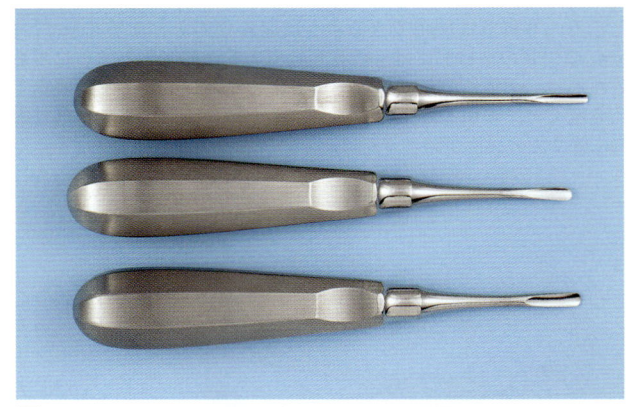

図 5-33 直の挺子のサイズは，刃部の幅が基準となっている。

いる。軸部は，通常，把持部から刃に伝わる力に十分耐えられる太さと強度を有している。刃は，挺子の作用点で，歯，骨あるいはその両方に力を伝える役割を果たす。

2. 挺子の種類

挺子には刃の形態と大きさによって，さまざまなバリエーションがある。基本的な形態には，①直の型，②三角形や三角旗状の型，③ピックタイプ，がある。直の型は，歯を脱臼させる際によく用いられる（図 5-32A）。直の型の刃部は，片方の表面が凹んだ形態をしており，歯の歯頸部に挿入し，脱臼挙上できるようになっている（図 5-32B）。No. 301 などの小さな直の挺子は，萌出歯を抜歯鉗子で抜去する前段階として，歯を脱臼させるときに用いる（図 5-33）。もう少し大きな直の挺子は，歯根を歯槽窩から脱臼させるのに用いるほか，扁平に広がった形態の歯を脱臼させるためにも用いられる。さらに，小さな直の挺子で脱臼させ，歯槽窩との隙間が大きくなったところにも適用される。大きな直の挺子でよく使われるのは No. 345 で，No. 46 や No. 77R も用いられる。

直の挺子の刃部に，軸部から角度が付いているタイプもあり，これは後方の歯の抜去に役立つ。角度付きの軸部にストレートタイプの刃が付いたものには，Miller 挺子と Potts 挺子の 2 種がある。

次によく使われる挺子は，三角挺子である（図 5-34）。このタイプは，右側用と左側用の対になっている。ただし，三角挺子の適用は，隣接する歯根が抜去されていることが条件となる。力のかけ具合が難しい破折歯根の抜歯に，最も有用である。典型例としては，下顎第 1 大臼歯が破折し，遠心根が残って近心根は歯冠とともに抜去された場合などである。三角挺子の先端を，近心根抜去後の歯槽窩に置き，軸部は下顎骨の皮質骨に置く。次いで挺子の鋭い先端を，残存した遠心根のセメント質に食い込ませ，輪軸作用に則って回転させると，残根が抜去できる。三角挺子の種類や角度はさまざまだが，Cryer 挺子が最もよく使われる。

ピックタイプ挺子は，時に重用されることがある。このタイプは，歯根の抜去に用いられる。このタイプの大きなもの

5章 ● 基本的な口腔外科手術のための器具

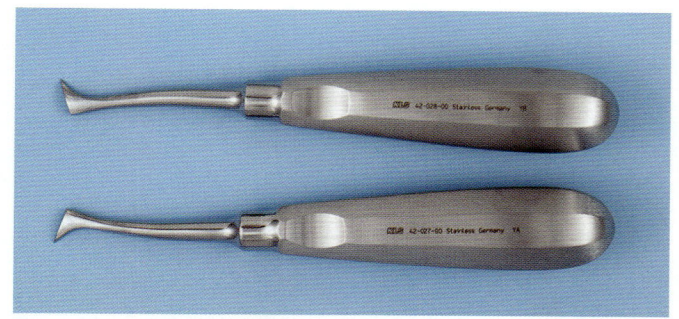

図 5-34 三角挺子（Cryer）は対になった器具で，近心用と遠心用がある。

が，クレーンピックである（図5-35）。この器具は，破折歯根を抜去する際に，歯根を持ち上げるてことして使用される。通常はバーを用いて，周囲骨頂上部の根面に，3mm程度の深さの引っ掛け孔を形成する必要がある。ピックの先端部をその孔に挿入し，歯槽骨の頬側皮質骨をてこの支点として，歯根を歯槽窩から挙上させる。場合によっては，引っ掛け孔を形成せずに，ピック先端の鋭い部分を，セメント質か歯根の分岐部に直接引っ掛けることもある。

別の型の挺子として，ルートチップや根尖挺子がある（図5-36）。ルートチップは精密な器具で，残存した小さな根尖の抜去に使われる。ルートチップの刃は非常に薄く精緻なので，Cryer挺子やクレーンピックのように，輪軸作用やてこの原理を利用した力のかけ方は厳禁である。ルートチップは，非常に小さな残存根尖の歯根膜腔に刃を挿入して使用する。

3. 抜歯鉗子

抜歯鉗子は，歯を歯槽骨から抜去するために用いる器具である。抜歯鉗子には，歯の形態的特徴に応じて，さまざまなタイプがある。ここでは，抜歯鉗子の基本的デザインとそのバリエーションについて解説する。

1）鉗子の構造

歯科用抜歯鉗子の基本構成は，把持部，関節部，嘴部からなる（図5-37）。把持部は，手に馴染みやすい大きさに設計され，抜去予定歯に対して，抜歯に必要な圧とてこ作用による力を伝達する。把持部の表面はギザギザになっており，把持した手が滑らないようになっている。

把持部を把持する際には，抜去予定歯の位置によって，把持方法が変わる。上顎用抜歯鉗子は，手掌を鉗子の下になるように把持し，嘴部を上方に向ける（図5-38）。下顎の歯を抜歯する際には，手掌を鉗子の上になるように把持し，嘴部を下方に向けて歯をつかむ（図5-39）。把持部は通常ストレートだが，彎曲しているものもあり，術者の手に合う形態となっている（図5-40）。

抜歯鉗子の関節部は，挺子の軸部と同じように，単純に把持部と嘴部をつなぐ構造である。把持部に加えられた力は関節部に集約されて，嘴部に伝達される。抜歯鉗子の形態には，米国式と英国式で大きな違いがある。通常の米国式抜歯鉗子

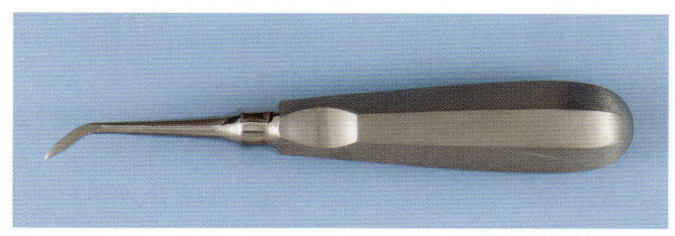

図 5-35 クレーンピックは，引っ掛け孔をバーで形成した後，歯根や歯を挙上して抜歯するために使用される。

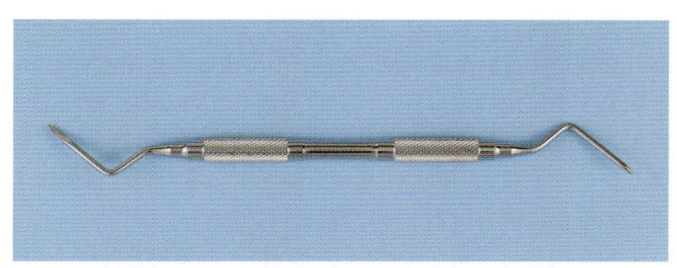

図 5-36 精緻なルートチップは，根尖の破片を歯槽窩から取り出す際に用いられる。適切に使用しないと，チップ先の細かい部分が破壊されたり曲がったりする。

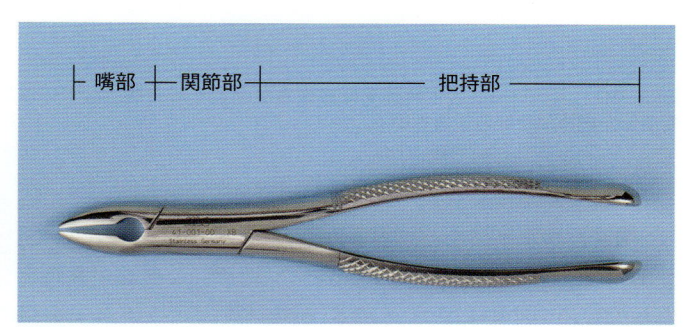

図 5-37 抜歯鉗子の基本構造

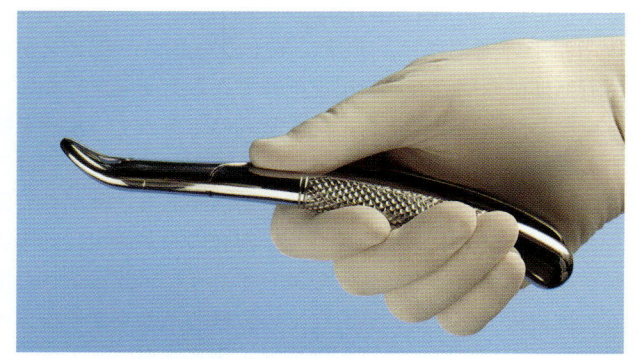

図 5-38 上顎の歯を抜歯する際には，手掌が把持部の下になるように把持する。

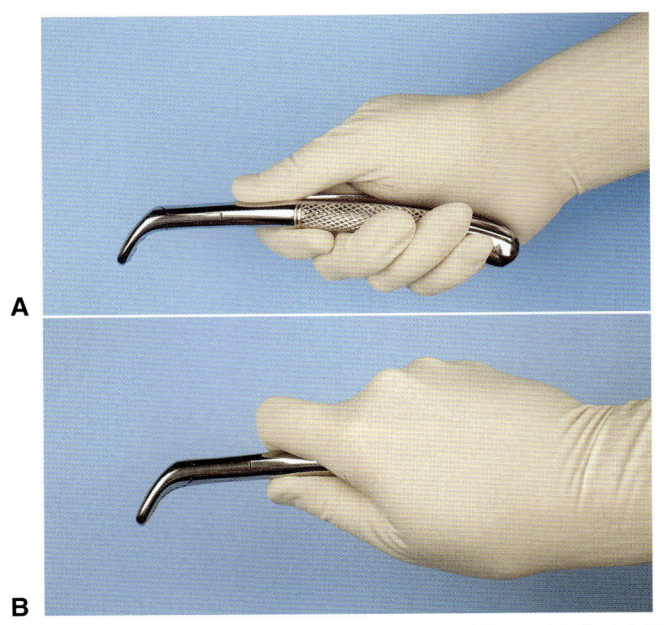

図 5-39　A：下顎の歯を抜去する際には，手掌が鉗子の上になるように把持する．B：回転力を強くかけられるように確実に把持するには，親指を把持部の下に置くとよい．

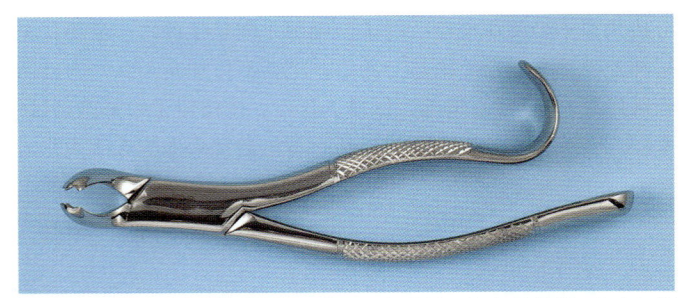

図 5-40　ストレートの把持部を好む術者がほとんどだが，なかには彎曲した把持部を好む術者もいる．

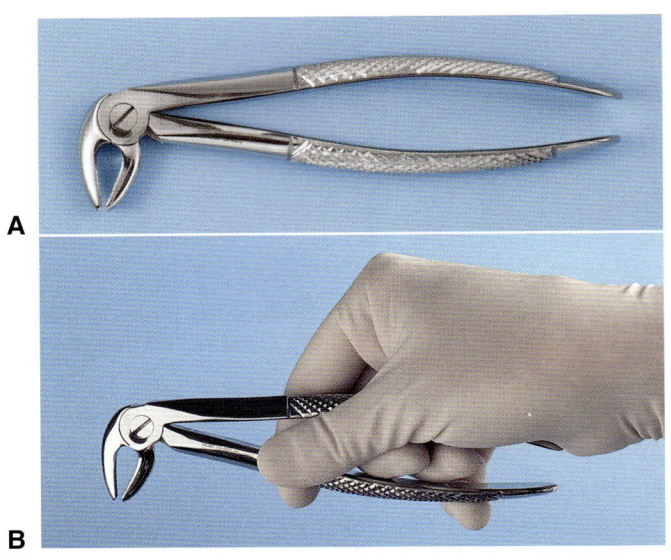

図 5-41　A：英国式抜歯鉗子は，関節部分で把持部と嘴部が直角をなす．B：英国式抜歯鉗子は，このように垂直方向に把持する．

は，関節部が水平になっており，前述のように使用される（図5-37 参照）．一方英国式は，関節部で把持部と嘴部が直角を成している（図5-41A）．したがって，英国式抜歯鉗子を用いるときには，手が把持部と関節部に対して，垂直方向になるように把持する（図5-41B）．

　抜歯鉗子の嘴部には，非常に多くのバリエーションがある．嘴部は歯頸部近くの歯根を把持できるデザインになっている．なお，嘴部は歯根を把持するものであって，歯冠を把持するものではない．したがって，単根歯，二根あるいは三根の歯に対して，さまざまな形態の嘴部がある．嘴部の先端は，さまざまな歯根形態に適合し，術者の力が歯根に効率よくかかり，歯根破折のリスクを減らすようにデザインされている．抜歯鉗子が歯根に適合しているほど，効率よく抜歯を行えるし，合併症発生の可能性を減らすことができる．

　最終的な嘴部のバリエーションは，その幅によって決まる．細い嘴部のものは，下顎前歯部など，幅の小さい歯を抜歯するために用いられるが，他の抜歯鉗子の嘴部は，より広く設計されている．つまり，下顎前歯部を抜歯するための抜歯鉗子は，理論的には下顎の臼歯抜歯にも適用できるものの，嘴部が細く，効率的ではない．逆に，幅広の臼歯部用鉗子を下顎前歯など幅の小さな歯に適用すると，隣接歯を損傷せずに抜歯することは不可能である．

　鉗子の嘴部には角度がついており，術者が好みのポジションで操作し，嘴部と歯の長軸を平行にできる．したがって，通常，上顎の抜歯鉗子の嘴部は，把持部に対して平行である．上顎用抜歯鉗子は，バヨネット形式（銃槍状抜歯鉗子）の設計で，把持部と嘴部が平行である欠点を相殺し，後方歯への到達が比較的容易で，嘴部が歯の長軸に対して平行に保てるようになっている．下顎用抜歯鉗子の嘴部は，把持部に対して垂直に設計されており，歯に到達後，無理なく好みのポジションで操作できる．

2）上顎用抜歯鉗子

　上顎の抜歯に際しては，単根歯用と三根歯用に設計された器具を使用する．上顎前歯，犬歯，小臼歯は単根歯と考える．上顎第1小臼歯の歯根はしばしば分岐しているが，分岐部は根尖1/3以下のことが多く，抜歯鉗子の設計にはほとんど影響しない．上顎大臼歯は三根に分岐しているため，抜歯鉗子はこの形状に適合するように設計されている．

　上顎単根歯は，挺子で脱臼させた後，上顎用万能鉗子（通常はNo. 150）を用いて抜去する（図5-42）．No. 150 上顎用万能鉗子は，側面からみるとゆるいS字型になっており，

上方からみるとストレートの形状をしている。嘴部はカーブを描き，先端部分が合致する構造になっている。軽度にカーブを描いた No. 150 抜歯鉗子は，前歯部に到達しやすいだけではなく，小臼歯部にも無理なく到達できる。No. 150 抜歯鉗子の嘴部を少し改良したものが，No. 150A 抜歯鉗子である（図 5-43）。No. 150A 抜歯鉗子は，上顎小臼歯の抜歯には有用であるが，上顎前歯部には適合が悪いため，用いてはならない。

No. 150 抜歯鉗子に加えて，直鉗子も用いられる。No. 1 抜歯鉗子（図 5-44）は，上顎前歯と犬歯の抜歯に用いられ，No. 150 抜歯鉗子よりも簡便に抜歯を行える。

上顎大臼歯は，口蓋根 1 根と頬側根 2 根に分岐している。上顎大臼歯用抜歯鉗子の嘴部の口蓋根側の表面は，平滑で凹型をしており，頬側には分岐部に適合するように，棘が付いている。上顎大臼歯用抜歯鉗子は，左右一対となっている。さらに大臼歯用鉗子は，嘴部がバイアングルになっているので，術者は正しい体位を保ったまま，口腔内後方にアプローチできる。最も汎用される大臼歯用鉗子は，No. 53（右用鉗子と左用鉗子）である（図 5-45）。これらの抜歯鉗子は，嘴部の口蓋側が解剖学的に歯頸部に沿うようになっており，頬側中央の棘が分岐部に適合するよう設計されている。また，嘴部はバイアングルで，術者が正しい立ち位置から抜歯できるようになっている。

No. 88 の右用と左用の抜歯鉗子は，嘴部がより長く，嘴部の尖った部分が際立った形態をもつ（図 5-46）。この抜歯鉗子は，上顎用牛角鉗子として知られている。この抜歯鉗子

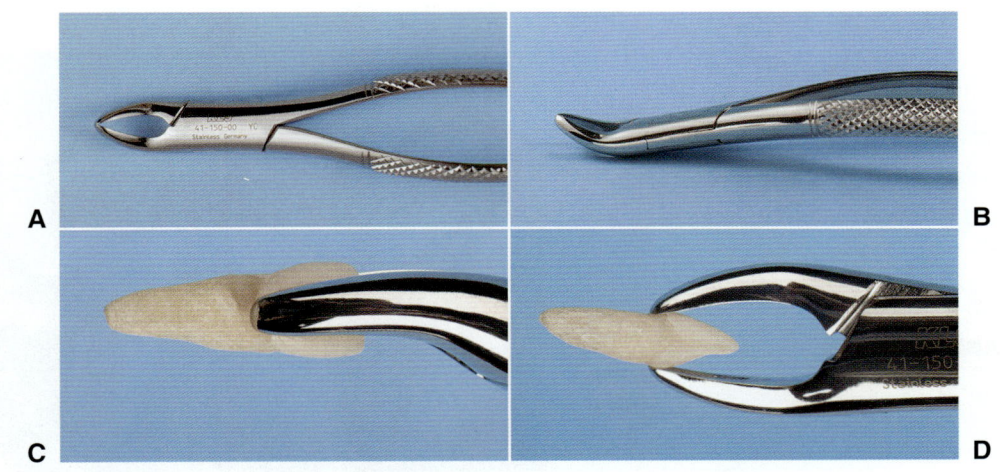

図 5-42　A：No. 150 抜歯鉗子を上から見たところ。B：No. 150 鉗子を側面から見たところ。C と D：No. 150 抜歯鉗子を上顎中切歯に適合させたところ

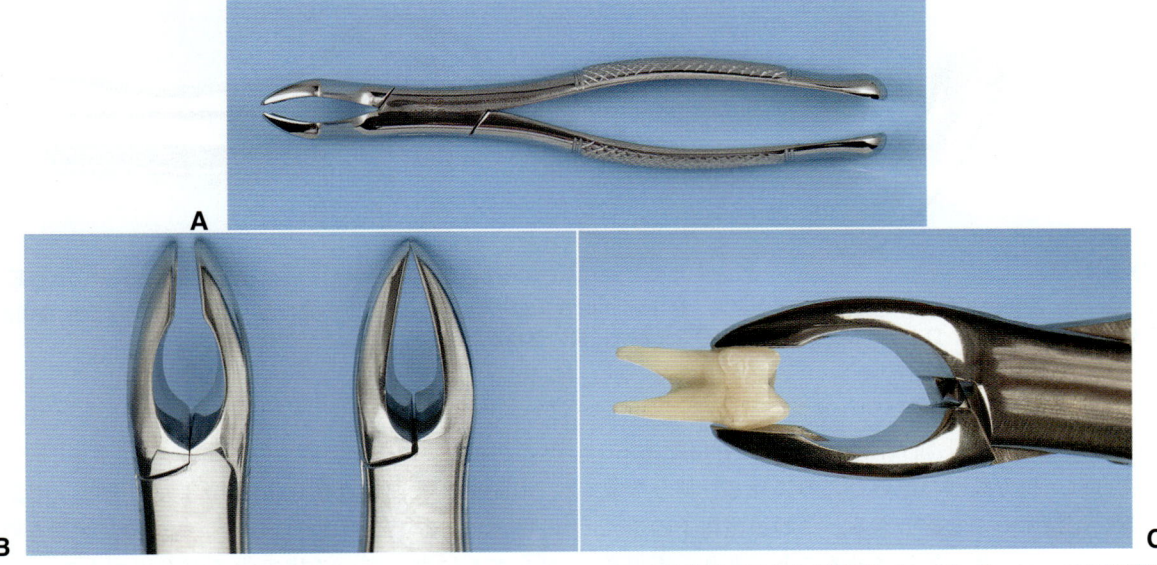

図 5-43　A：No. 150A 抜歯鉗子を上から見たところ。B：No. 150A 抜歯鉗子は嘴部が平行になっている。No. 150 抜歯鉗子の嘴部とは異なり，先端が合わない構造になっている。C：No. 150A 抜歯鉗子を上顎小臼歯に適合させたところ

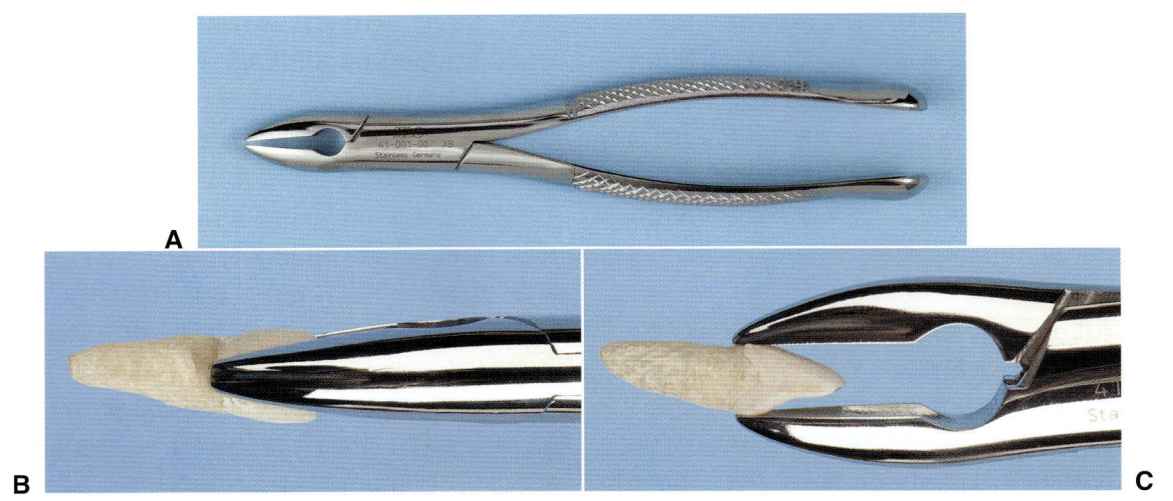

図 5-44　A：No. 1 抜歯鉗子を上から見たところ。BとC：No. 1 抜歯鉗子を犬歯に適合させたところ

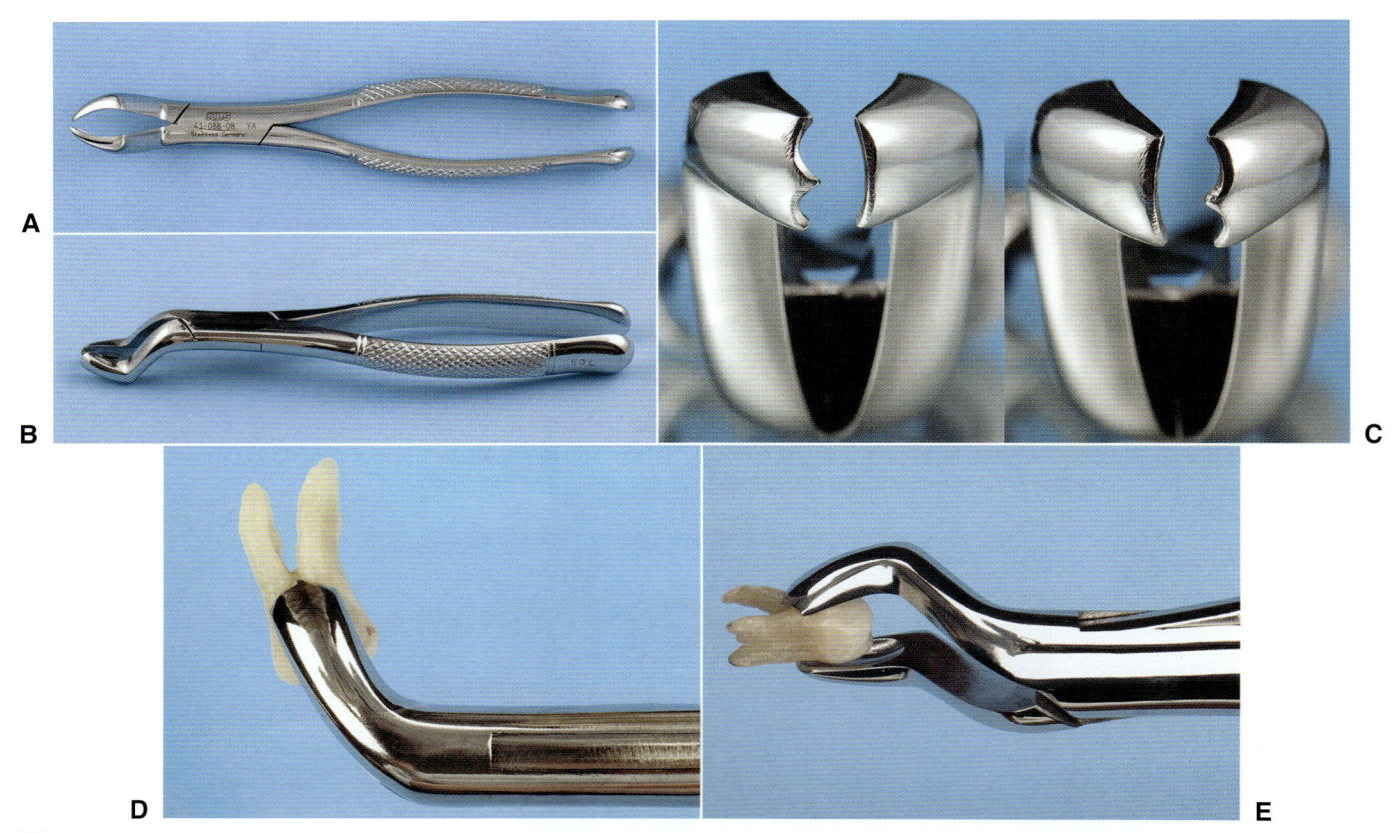

図 5-45　A：No. 53L 抜歯鉗子（左用）を上から見たところ。B：No. 53L 抜歯鉗子（左用）を斜めから見たところ。C右：No. 53L 抜歯鉗子（左用）。C左：No. 53R 抜歯鉗子（右用）。DとE：No. 53L 抜歯鉗子を上顎大臼歯に適合したところ

は，歯冠部う蝕が進行した上顎大臼歯の抜歯に有用である。鋭く尖った嘴部は，根分岐部の深いところに達し，健全な象牙質部分で歯を把持することができる。この抜歯鉗子の重大な欠点は，歯頸部の歯槽骨を破折させることであり，不用意に普通の歯に適用した場合には，頰側歯槽骨を大きく骨折さ

せる可能性がある。

　上顎第2大臼歯と萌出した第3大臼歯は，円錐形の単根の場合がある。このような場合，幅広で，平滑な嘴部がバイアングルになっている抜歯鉗子が有用である。No. 210S 抜歯鉗子が，よい実例である（図 5-47）。他のバリエーション

5章 ● 基本的な口腔外科手術のための器具

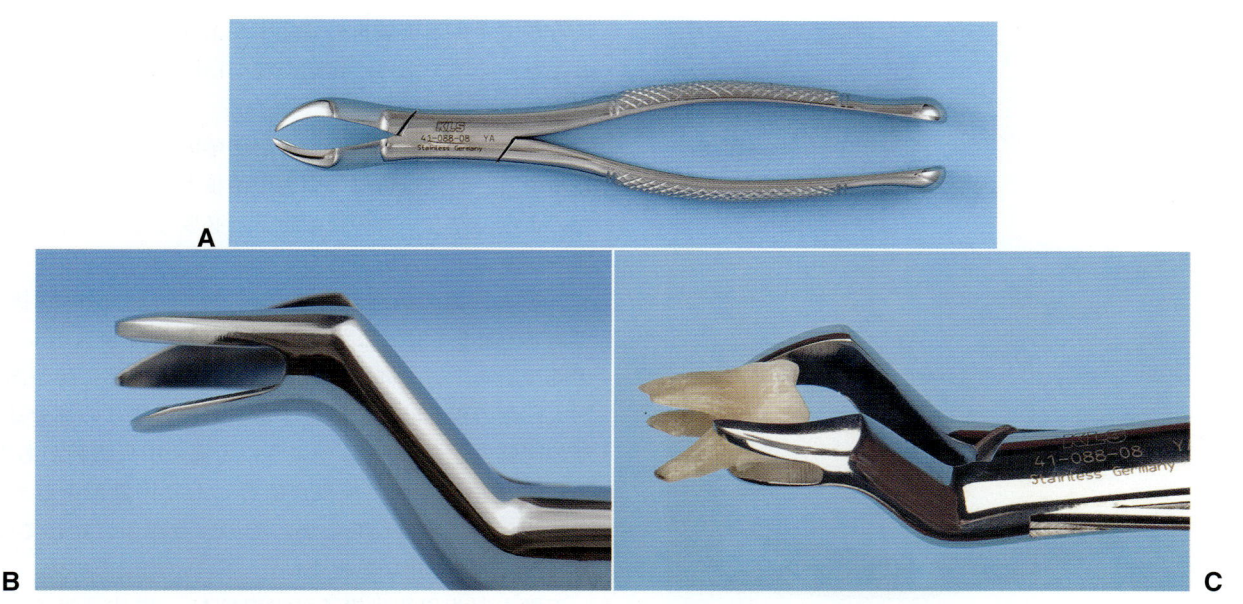

図 5-46　A：No. 88L 抜歯鉗子（左用）を上から見たところ．B：No. 88L 抜歯鉗子（左用）を側面から見たところ．C：No. 88L 抜歯鉗子（左用）を上顎大臼歯に適合したところ

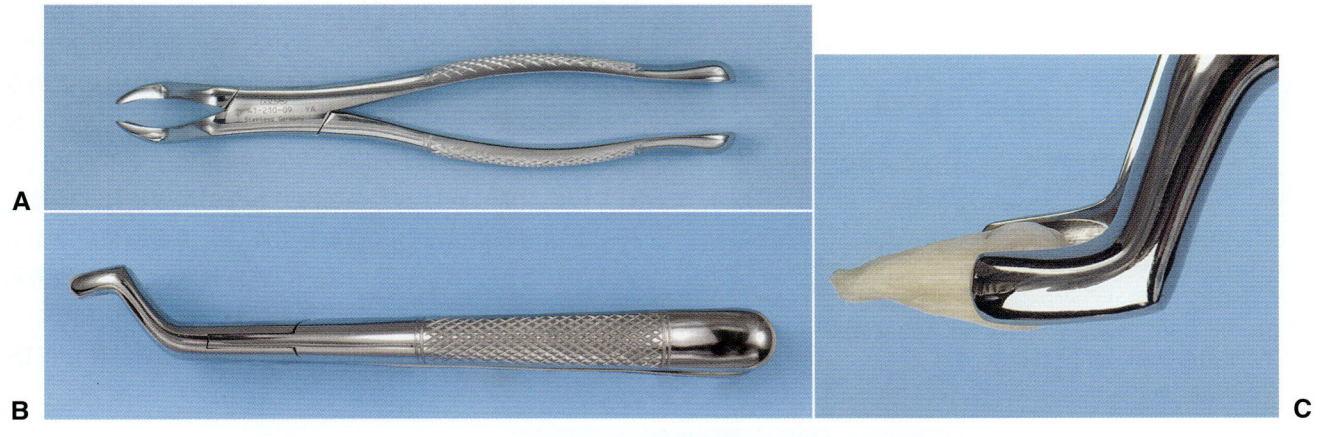

図 5-47　A：No. 210S 抜歯鉗子を上から見たところ．B：No. 210S 抜歯鉗子を側面から見たところ．C：No. 210S 抜歯鉗子を上顎大臼歯に適合したところ

として，非常に細い嘴部がバイアングルになっている臼歯用鉗子がある．この鉗子は，基本的に上顎臼歯の破折歯根を抜去する際に用いられるが，幅の狭い小臼歯や下顎前歯部の抜歯にも適用できる．このような抜歯鉗子（No. 65）は，残根鉗子としても知られている（図 5-48）．

No. 150 抜歯鉗子の小型版が No. 150S 鉗子であるが，乳歯の抜歯に有用である（図 5-49）．この抜歯鉗子は，上顎乳歯のすべてに適合し，乳歯万能抜歯鉗子として用いられる．

3）下顎用抜歯鉗子

下顎の歯を抜歯する際には，下顎前歯，犬歯，小臼歯などの単根歯に適用できる抜歯鉗子と，二根歯である大臼歯用の抜歯鉗子が必要である．単根歯の抜歯では，下顎万能鉗子や No. 151 抜歯鉗子が最もよく使われる（図 5-50）．これらの抜歯鉗子の把持部は No. 150 抜歯鉗子と似ているが，刃部は下方に彎曲している．刃部は平滑で細く，先端で両端が合致するようになっているので，歯頸部付近の歯根を確実につかむことができる．

No. 151A 抜歯鉗子は，No. 151 抜歯鉗子を下顎小臼歯用に少し改良したものである（図 5-51）．これら No. 151 系抜歯鉗子は，小臼歯以外の歯根には適合しないので，他の下顎歯の抜歯に用いてはならない．

英国式垂直関節抜歯鉗子にも，下顎小臼歯用の抜歯鉗子がある（図 5-52）．これらの抜歯鉗子では，大きな力をかける

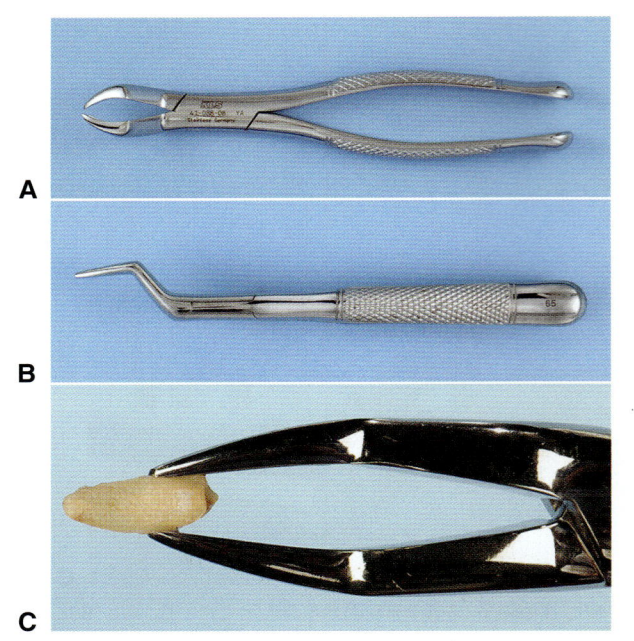

図5-48 A：No. 65抜歯鉗子を上から見たところ。B：No. 65抜歯鉗子を側面から見たところ。C：No. 65抜歯鉗子を破折した歯根に適合したところ

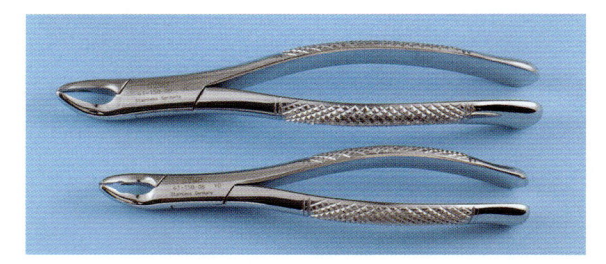

図5-49 No. 150S抜歯鉗子（下）はNo. 150抜歯鉗子（上）の小型のタイプで，乳歯の抜歯に適用される。

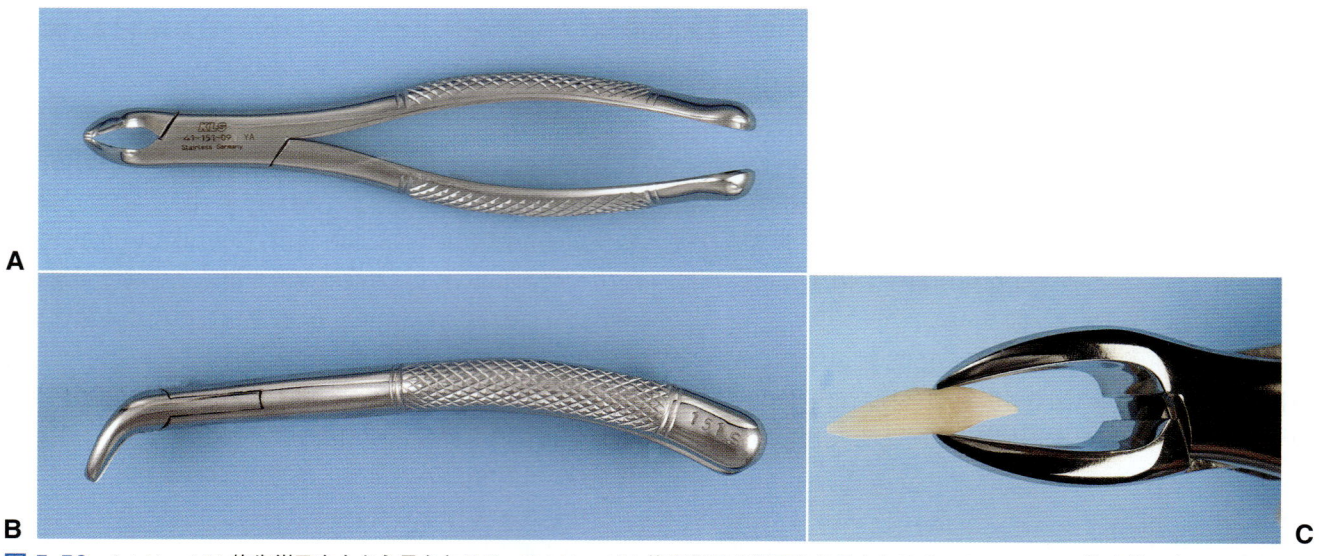

図5-50 A：No. 151抜歯鉗子を上から見たところ。B：No. 151抜歯鉗子を側面から見たところ。C：No. 151抜歯鉗子を下顎前歯に適合したところ

ことができ，歯根破折の発症率が上昇するので，抜歯の際には注意が必要である。経験の浅い口腔外科医は，不用意に使用すべきではない。

下顎大臼歯は二根のため，解剖学的に適合する抜歯鉗子を使用する。頬側と舌側の両方で歯根が分岐しているため，上顎のように左右一対の抜歯鉗子は必要なく，両側とも同じ形態の抜歯鉗子で対応できる。

下顎大臼歯の抜歯に有用な抜歯鉗子は，No. 17抜歯鉗子である（図5-53）。これらは通常，把持部がストレートで，刃部は斜め下方を向いている。刃部の中央部に棘があり，下顎大臼歯の根分岐部に適合する。刃部の残りの部分は，分岐部の両脇に適合する。このように刃部の中央に棘があるため，No. 17抜歯鉗子は，歯根が癒合したり円錐形をしている歯の抜歯に用いてはならない。そのような歯に対しては，No. 151抜歯鉗子を用いるとよい。

下顎大臼歯用抜歯鉗子の主流はNo. 87抜歯鉗子で，いわゆる牛角抜歯鉗子である（図5-54）。これらの器具は，下顎大臼歯の分岐部に入り込む2つの重厚な刃部を有している。抜歯鉗子を正しい位置で歯に適合させた後，通常，把持部を堅く握りながら上下に動かすことで，歯は脱臼し抜歯できる。刃部を分岐部に適合させて確実に把持し，頬側と舌側の皮質骨をてこの支点として，絞り出すように歯を歯槽窩から抜去する。大臼歯を抜去する際に，牛角抜歯鉗子を不適切に使用して抜歯鉗子にかける力を制御できない場合には，歯槽骨骨折や上顎歯の損傷など，望ましくない合併症の発症率が上昇する。したがって，経験の浅い口腔外科医は，牛角抜歯鉗子を使用する際にも，細心の注意を払わなければならない。

No. 151抜歯鉗子も，乳歯抜歯に適用される。No. 151S抜

5章 ● 基本的な口腔外科手術のための器具

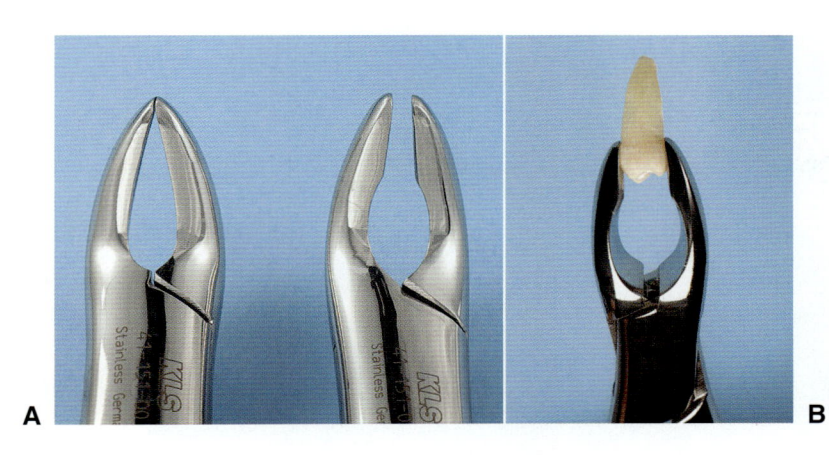

図 5-51 A：No. 151A 抜歯鉗子は刃部が平行になっているため，No. 151 抜歯鉗子と比較して，ほとんどの歯と適合しない。B：No. 151A 抜歯鉗子を下顎小臼歯に適合させたところ。刃部の先端が歯根にあまり適合していないことがわかる。

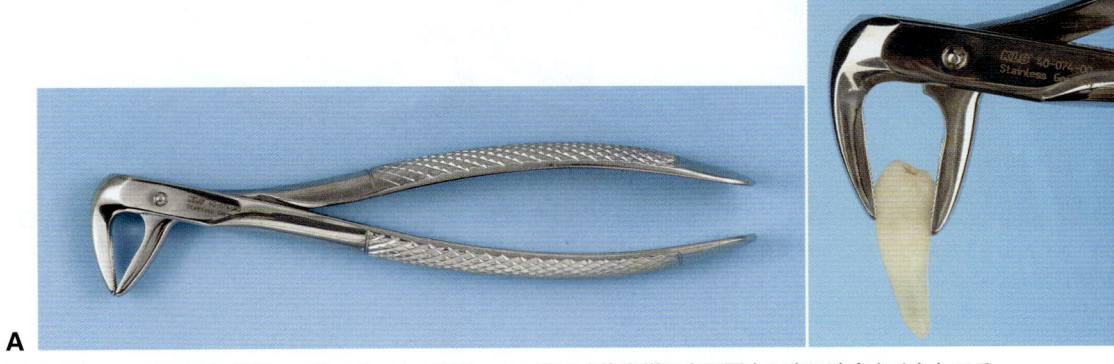

図 5-52 A：英国式抜歯鉗子を横から見たところ。B：英国式抜歯鉗子を下顎小臼歯に適合させたところ

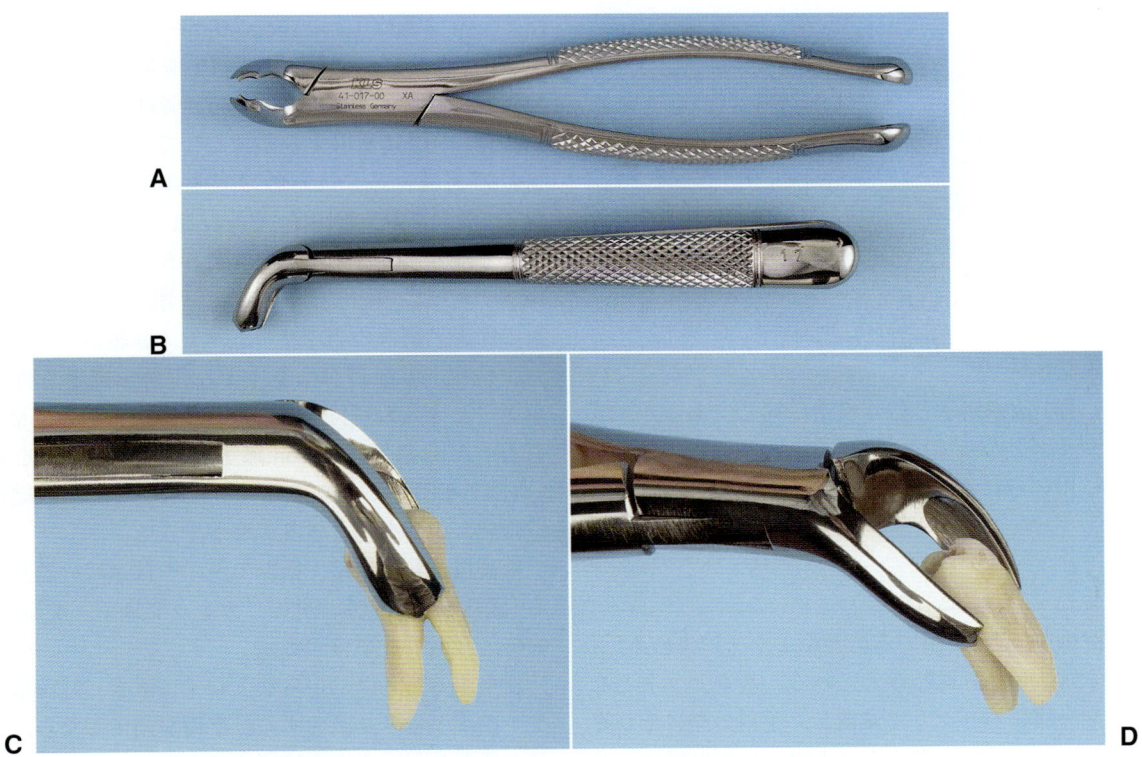

図 5-53 A：No. 17 大臼歯用抜歯鉗子を上から見たところ。B：No. 17 抜歯鉗子を側面から見たところ。CとD：No. 17 抜歯鉗子を下顎大臼歯に適合したところ

69

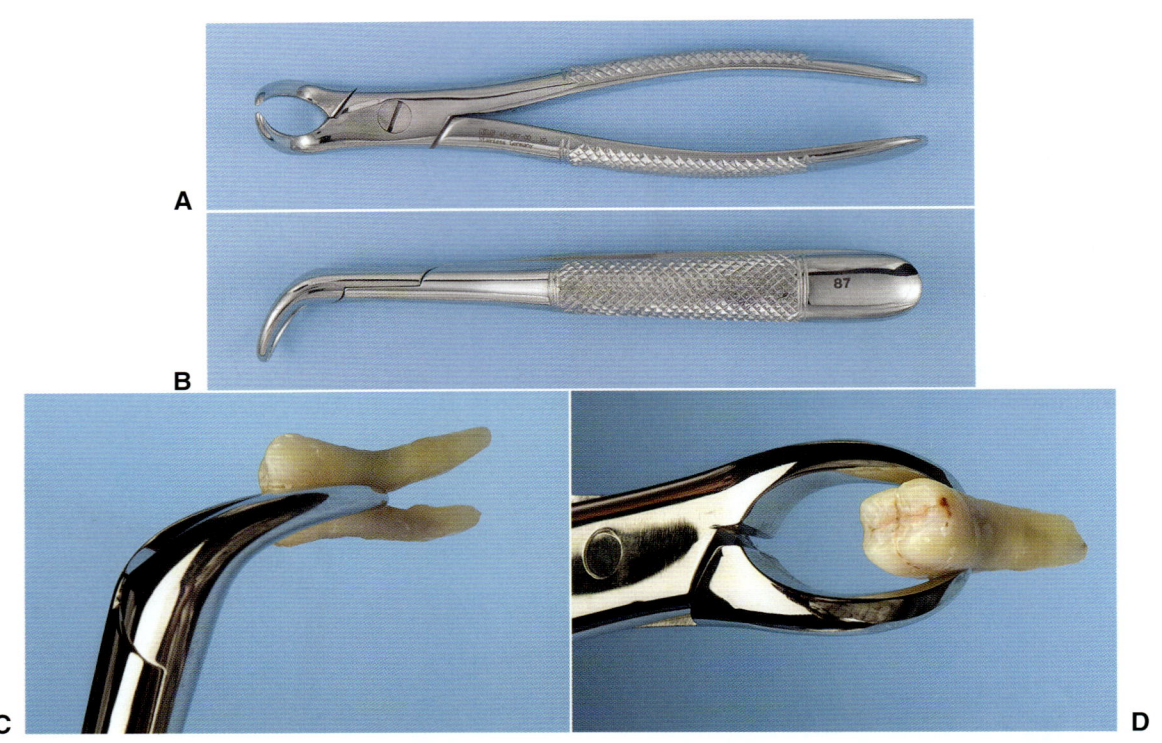

図 5-54　A：No. 87 抜歯鉗子を上から見たところ。B：No. 87 抜歯鉗子を側面から見たところ。CとD：牛角抜歯鉗子を下顎大臼歯に適合したところ

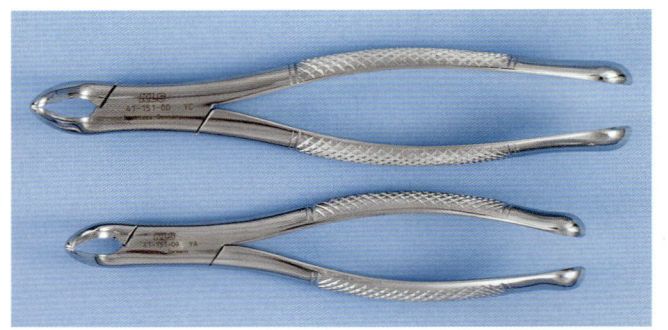

図 5-55　No. 151S 抜歯鉗子（下方）は，No. 151 抜歯鉗子（上方）の小型タイプで，乳歯の抜歯に用いられる。

歯鉗子は，No. 151 抜歯鉗子と基本構造は同じであるが，乳歯用に小さなサイズとなっている。これらの抜歯鉗子は，下顎乳歯の抜歯に用いられる（図 5-55）。

器具トレイ

多くの歯科医師が，治療に用いる器具を1か所に集める「トレイメソッド」が有用であると考えている。基本セットとなる器具をすべて一緒にパックして滅菌し，手術の際にそれを開ける。抜歯器具の標準的な基本セットは，局所麻酔用シリンジ，注射針，局所麻酔薬のカートリッジ，No. 9 骨膜剥離子，根尖部用鋭匙，大と小の直の挺子，カレッジ鑷子，曲の止血鉗子，覆布鉗子，Austin または Minnesota 式筋鉤，吸引管，5×5cm または 10×10cm のガーゼから構成されている（図 5-56）。これに，必要な抜歯鉗子を追加する。

外科的抜歯（歯肉弁を挙上し，骨削除や歯の分割を併用する抜歯）の際に使用する器具としては，基本セットに加えて持針器と縫合糸，抜糸剪刀，メスホルダーとメス，Adson 鑷子，骨ヤスリ，舌圧子，Cryer 挺子，破骨鉗子，ハンドピースとバーなどが挙げられる（図 5-57）。これらの器具を用いれば，軟組織の切開と剥離挙上，骨削除，歯の分割，根尖病巣の除去，創部のデブリードマン，軟組織の縫合を行える。

生検用トレイには，基本セットから挺子を外し，メスホルダーとメス刃，持針器と縫合糸，抜糸剪刀，Metzenbaum 剪刀，Allis 鑷子，Adson 鑷子，曲の止血鉗子を加えるとよい（図 5-58）。これらの器具を使用して，軟組織病変の生検を行い，創部を縫合することができる。

術後用トレイには，術野の洗浄や抜糸用の器具が必要である（図 5-59）。通常，剪刀，カレッジ鑷子，洗浄用シリンジ，綿棒，吸引管を準備する。

使用する器具は，平らなトレイに置き，滅菌用ペーパーでトレイごと包み，滅菌する。準備が完了したら，滅菌した器具の清潔を保てるように留意しながら，トレイを手術用器械台の上に出す。このシステムには，トレイがそのまま入る大

5章 ● 基本的な口腔外科手術のための器具

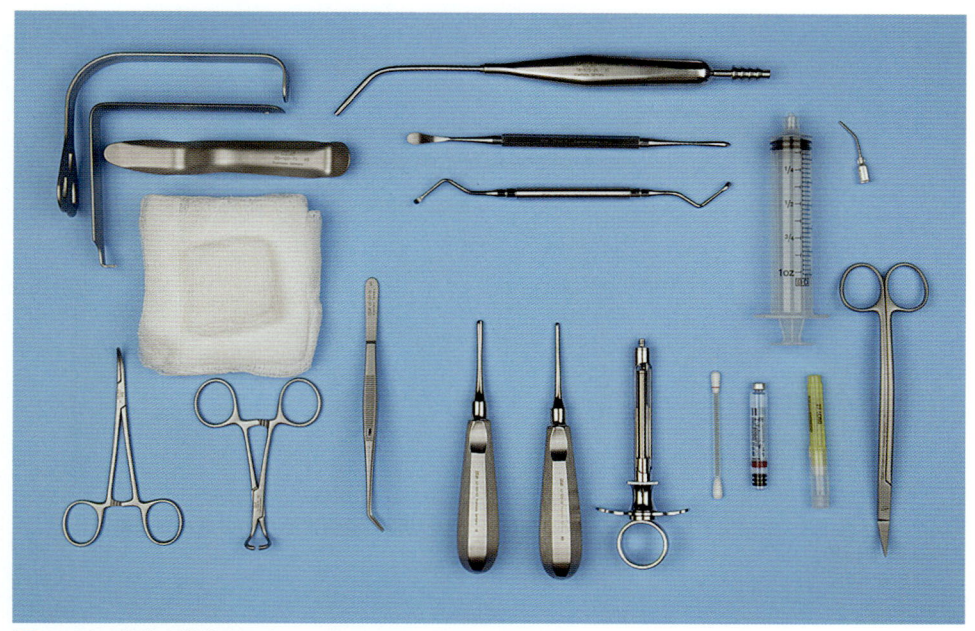

図 5-56 抜歯の基本セット

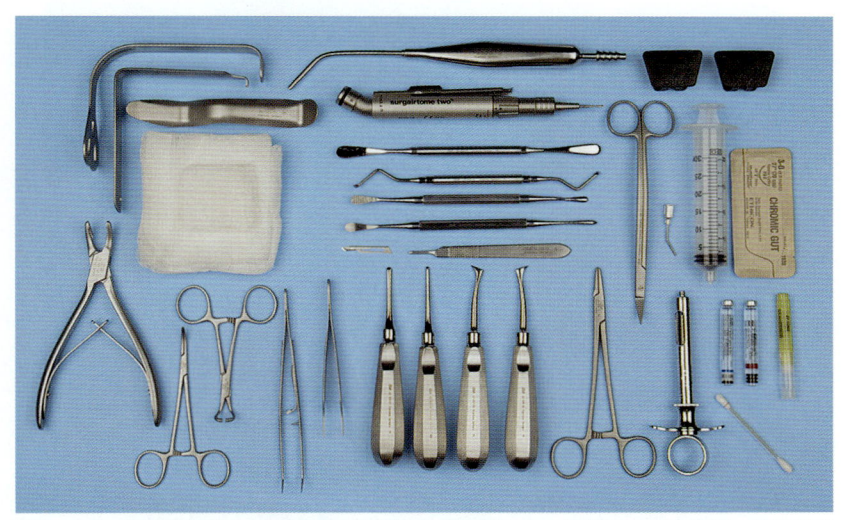

図 5-57 外科的抜歯セットには，軟組織弁の剝離挙上，骨削除，歯の分割，根尖病巣の除去，軟組織弁を復位して縫合するための器具が追加されている。

きなオートクレーブが必要となる。

代替策として，トレイの代わりに金属製カセットを使用してもよい。金属製カセットはよりコンパクトにまとまっているが，トレイと同様に滅菌用ペーパーで包んで滅菌しなければならない。

外科用器具は概して高価なものである．術者とスタッフが，器具を大切に扱うことが不可欠である．

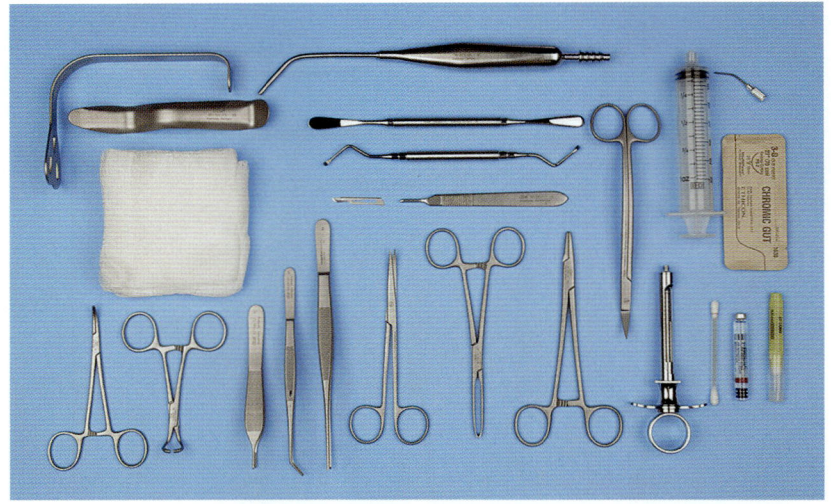

図 5-58　生検用トレイには，軟組織病変部分を切除し縫合するための器材が準備されている。

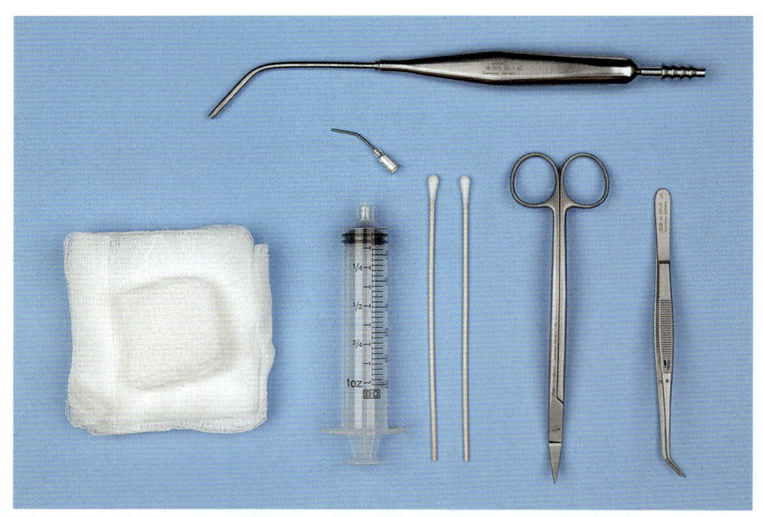

図 5-59　術後用トレイには，抜糸や洗浄を行うための器具が含まれている。

6章

普通抜歯の原則

JAMES R. HUPP

本章の内容

疼痛と不安のコントロール
 1. 局所麻酔
 2. 鎮静
術前の医学的評価
抜歯の適応
 1. う蝕
 2. 歯髄壊死
 3. 歯周炎
 4. 歯科矯正的理由
 5. 転位歯
 6. 破折歯
 7. 埋伏歯
 8. 過剰歯
 9. 病変に関連している歯
 10. 放射線治療の照射野に入る歯
 11. 骨折線上の歯
 12. 金銭的問題
抜歯の禁忌
 1. 全身的禁忌
 2. 局所的禁忌
抜歯する歯の臨床的評価
 1. 歯への到達
 2. 歯の動揺
 3. 歯冠の状態
抜歯する歯のX線検査
 1. 重要隣在組織との関係
 2. 根の形態
 3. 周囲骨の状態
患者および術者の準備
抜歯時の体位
抜歯の力学的原理
挺子と鉗子の使用法の原則
普通抜歯の手順
 1. 反対の手の役割
 2. 抜歯における助手の役割
各歯に特有な抜歯テクニック
 1. 上顎の抜歯
  1) 切歯
  2) 犬歯
  3) 第1小臼歯
  4) 第2小臼歯
  5) 大臼歯
 2. 下顎の抜歯
  1) 前歯
  2) 小臼歯
  3) 大臼歯
 3. 乳歯の抜歯
抜歯窩の処置

 抜歯とは，外科的原則と，物理学的・力学的原則を組み合わせた手技である．これらの原則を正しく使えば，偶発症を起こさずに抜歯できる．本章では，普通抜歯の外科的および力学的原則に加え，特殊な器具を用いた抜歯テクニックについて解説する．

 適切な抜歯には，力ではなく，技術が必要である．萌出歯の抜歯は，骨から引き抜くような力ではなく，歯槽骨からわずかに脱臼する程度の力で行う．抜歯前に，抜歯の難易度を評価し，難易度が高いと予想した場合，あるいはそれを抜歯時に感じた場合には，過剰な力をかけずに外科的アプローチ（歯肉切開を加え，歯の分割や周囲骨の削除を併用する術式）を適用するべきである．過剰な力は，周囲の軟組織，歯槽骨，隣在歯にダメージを与える．さらに，過剰な力や焦った行動は，患者の術中・術後の不快感や不安を増強してしまう．

疼痛と不安のコントロール

 動揺した歯の抜歯でも，疼痛は生じる．抜歯中の疼痛を回

避するには，確実な局所麻酔が必要で，歯髄，歯周組織，周囲軟組織の感覚を麻痺させるうえで十分な深度でなければならない。しかしながら，十分な局所麻酔下でも，抜歯時の歯や周囲組織の圧迫によって，患者は不快感を覚えるものである。

また，患者が不安であることを歯科医師が認識することも重要である。抜歯時に平常心を保っている患者はまれであり，不安を表に出さない冷静な患者でも，内面的なストレスを感じていることがある。

1. 局所麻酔

患者に疼痛を与えずに抜歯するには，十分な局所麻酔効果が必要である。術者は，すべての歯および周囲軟組織の正確な神経支配と，それらの神経を完全に麻酔するために必要な注射薬の種類を覚えておく必要がある。表6-1に，歯と周囲組織の知覚神経支配を示す。神経移行部では，神経支配の交叉が存在することを念頭におかなければならない。例えば，下顎第2小臼歯領域では，頰側の軟組織は主に下歯槽神経のオトガイ枝に支配されているが，頰神経の終枝にも支配されている。したがって，下顎第2小臼歯抜歯時に頰側軟組織を的確に麻酔するには，下歯槽神経と頰神経をブロックしなければならない。

上顎の歯を抜歯するときには，隣在歯まで麻酔するべきである。抜歯の過程で，隣在歯も圧迫されて痛みを伴うことがある。これは下顎の抜歯にもいえることであり，下顎は伝達麻酔を行うことで，隣在歯にも十分な麻酔効果を得ることができる。

深い局所麻酔は，痛覚・温覚・触覚を麻痺させるが，固有受容性感覚は麻酔されない。このため，抜歯時に強く押されると，患者は圧覚を感じる。それゆえ，患者に麻酔深度を確認する際には，残存する圧覚と鋭痛や鈍痛とを区別してもらう必要がある。

軟組織と歯髄に麻酔が効いていても，歯が脱臼するときに鋭い痛みを感じることがある。これは，歯髄炎や周囲組織が炎症や感染を起こしている場合に起こりやすい。このような状況下で使用するのは，歯根膜注射である。麻酔薬を一定の圧力下で歯根膜に注射すると，十分な麻酔効果がすぐに得られる。ただし，麻酔効果は短いため，外科処置は15～20分以内に終えるべきである。

麻酔薬を適正に使用するには，さまざまな局所麻酔薬の薬理作用を覚えておかなければならない。表6-2に，一般的に使用されている局所麻酔薬と麻酔効果の持続時間を示す。上顎の浸潤麻酔は下顎の伝達麻酔よりも持続時間が短く，歯髄の麻酔効果は軟組織よりも60～90分早く消失する。したがって，唇は麻酔が効いているのに，歯髄の麻酔が切れて痛みを感じることがある。

安全に使用できる局所麻酔薬の量には上限がある。多数歯抜歯の際には，局所麻酔薬のカートリッジが複数必要になるかもしれない。何本まで安全に使用できるかを知っておくことは重要である。表6-3に局所麻酔薬の上限量を示す。それぞれの局所麻酔薬には推奨されている最大使用量がある。表6-3の2列目は，健康な成人（体重70kg以上）に安全に使用できるカートリッジの量を示している。70kg以上の患者でも，これを超える量を必要とすることはまれである。小柄な患者，とくに小児では，麻酔薬の量を減らすべきである。局所麻酔薬の過量投与による危険な状況としては，小児への3％メピバカイン（カルボカイン）使用がある。体重20kgの小児におけるメピバカインの推奨使用上限量は100mgであ

表6-1
上下顎の神経支配

神経	歯	軟組織
下歯槽神経	下顎のすべての歯	小臼歯・犬歯・切歯の頰側軟組織
舌神経	なし	すべての歯の舌側軟組織
頰神経	なし	大臼歯・第2小臼歯の頰側軟組織
前上歯槽枝	上顎切歯・犬歯	切歯・犬歯の頰側軟組織
中上歯槽枝	上顎小臼歯・第1大臼歯の一部	小臼歯の頰側軟組織
後上歯槽枝	上顎第1大臼歯の一部以外の上顎大臼歯	大臼歯の頰側軟組織
前口蓋神経（大口蓋神経）	なし	大臼歯・小臼歯の舌側軟組織
鼻口蓋神経	なし	切歯・犬歯の舌側軟組織

表6-2
麻酔の持続時間

局所麻酔薬	上顎の歯	下顎の歯	軟組織
グループ1	10～20分	40～60分	2～3時間
グループ2	50～60分	90～100分	3～4時間
グループ3	60～90分	3時間	4～9時間

グループ1：血管収縮薬なしの局所麻酔薬
　3％メピバカイン
　4％プリロカイン
グループ2：血管収縮薬ありの局所麻酔薬
　2％リドカイン＋1/5万または1/10万アドレナリン
　2％メピバカイン＋1/2万レボノルデフリン
　4％プリロカイン＋1/40万アドレナリン
　4％ Articaine ＋1/10万アドレナリン
グループ3：効果の長い局所麻酔薬
　0.5％ブピバカイン＋1/20万アドレナリン
　1.5％ Etidocaine ＋1/20万アドレナリン

表 6-3
局所麻酔薬の推奨最大使用量

薬物／溶液	最大量 (mg/kg)	70kg 成人における カートリッジの本数	20kg 小児における カートリッジの本数
2%リドカイン＋1/10 万アドレナリン	5.0	10	3.0
2%メピバカイン＋1/2 万レボノルデフリン	5.0	10	3.0
3%メピバカイン（血管収縮薬なし）	5.0	6	2.0
4%プリロカイン＋1/20 万アドレナリン	5.0	60	2.0
4% Articaine ＋ 1/10 万アドレナリン	7.0	6	1.5
0.5%ブピバカイン＋1/20 万アドレナリン	1.5	10	3.0
1.5% Etidocaine ＋ 1/20 万アドレナリン	8.0	15	5.0

る。1.8 mLのカートリッジを2本使用すると、計108 mgになる。それゆえ、3%メピバカインのカートリッジの3本目は使用するべきでない。どの局所麻酔薬においても、十分な麻酔が得られる最小量が適切な使用量である。

局所麻酔が術中の疼痛コントロールに必要であることは明らかだが、術者は、局所麻酔の術後疼痛コントロールの役割も認識するべきである。軽度～中等度の麻酔を必要とする通常の抜歯では、ほとんどの場合で局所麻酔薬の追加は不要である。埋伏歯抜歯など、強い麻酔効果を必要とする侵襲の大きな処置後には、通常の局所麻酔薬を追加する代わりに、ブピバカインなどの作用時間の長い局所麻酔薬を使用することが多く、4～8時間痛みなく麻酔効果を維持することができる[†1]。これにより患者は、不快症状が出現する前に経口の鎮痛剤を内服できる。

2. 鎮静

不安のコントロールは、口腔外科処置において考慮すべき重要な点で、他の歯科治療よりも配慮が必要である。疼痛が発現しコントロールできていない状況では、すでに患者は興奮、疲労していることがある。また、多くの患者は、抜歯に伴う痛みへの先入観や他者からの情報などから、これから受ける処置が不快であると思い込んでいるかもしれないし、実際に口腔外科手術において、思い出したくないような経験をしているかもしれない。さらに患者は、抜歯によって身体の一部が失われた、あるいは抜歯によって若さが失われたと考えるかもしれない。こうしたことが、患者の不安を増大させているのである。

過去に抜歯経験がある患者にとっても、抜歯は不快な治療であり、不安を抱えている。鋭痛は局所麻酔で除去されるが、圧覚が残るほか、抜歯中には骨を削る音や器具の音などの不快な刺激が発生する。これらの理由から、抜歯に際して患者の不安をコントロールすることは重要である。

不安のコントロールは、抜歯の際に鋭痛はないという説明や、患者への共感を表現することから始まる。通常は、抜歯に対する不安を抱えている患者に、薬物的な補助は不要である。

不安の増大に伴い、薬物的な補助を要することが多くなる。不安をコントロールする手法として最も重要なことは、処置に関する徹底的な説明である。これにより、薬物の効果も増大する。経口によるジアゼパムなどの前投薬は、手術前夜の患者に安心感を与え、翌朝の不安解消に効果があるが、このような経口薬は、治療室に入ってしまった患者には奏効しないことが多い。

笑気吸入鎮静法は、不安を抱える患者に対して頻用され、軽度～中等度の不安をコントロールできるが、極度な不安を抱えた患者には、静脈路を用いた深い鎮静を要する。ジアゼパムやミダゾラムなどの抗不安薬による鎮静は、不安の強い患者に対しても、最小限の精神的ストレス下での外科的処置を可能にする。鎮静法に対する知識や経験がない場合には、口腔外科専門機関に紹介するべきである。

術前の医学的評価

術前の患者評価には、医学的検査を行うことが重要である。手術を安全に行うためには、患者の状態に応じた管理が必要となる。出血、感染の制御、患者の持病悪化などを防止するためにも、検査が必要である。医学的評価に関する詳細は、1章を参照してほしい。

抜歯の適応

抜歯の理由はさまざまである。ここでは抜歯の適応症につ

訳注

†1：この方法はわが国では一般的ではない。

いて解説するが，あくまでもガイドラインであって，絶対的なものでないことに留意してほしい．

1. う蝕

最も一般的な抜歯の適応症は，修復不可能な重度のう蝕である．保存するかどうかは，最終的には，歯科医師と患者の協議によって決まる．時に，修復に要する費用の問題で，抜歯の適応となる場合もある．また，インプラントによる補綴治療のために，抜歯の適応となる場合もある．

2. 歯髄壊死

歯内療法が困難な歯髄壊死，不可逆性の歯髄炎は，抜歯の適応となる．また，歯内療法を拒否した場合や，根管の石灰化や彎曲によって通常の歯内療法が困難な場合も，抜歯の適応となる．さらに，歯内療法を行ったが除痛やドレナージに失敗し，患者が再治療を望まなかった場合も，抜歯の適応となる．

3. 歯周炎

重度の歯周炎も，抜歯の一般的な適応である．成人の重度歯周炎では，骨欠損が著しく，歯の動揺を認めることが多い．このような場合，過度な動揺歯は抜歯するべきである．また，歯周炎による骨欠損が進行している場合，インプラント埋入を考慮して，歯が動揺する前に抜歯を行うこともある．

4. 歯科矯正的理由

矯正治療のためにも抜歯が行われる．最も一般的な抜歯適応部位は，上下顎とも小臼歯であるが，下顎切歯が適応となる場合もある．ただし，抜歯の必要性については十分に考慮するべきである．

5. 転位歯

転位歯も抜歯の適応であるが，その根拠として，軟組織への外傷や矯正治療への障害が挙げられる．一般的な例として，上顎智歯が萌出することで，頬粘膜に潰瘍を形成する場合がある．また，過剰に挺出した歯は，対合歯の義歯製作の障害となるため，抜歯を検討するべきである．

6. 破折歯

一般的な抜歯の適応とはいえないが，歯冠や歯根の破折によって疼痛が強い場合や，保存修復できない場合には抜歯となる．

7. 埋伏歯

埋伏歯は抜歯するべきである．半埋伏歯や完全埋伏歯で萌出スペースがなく，咬合に関与しない場合には，抜歯の適応となる．埋伏歯については8章で解説する．

8. 過剰歯

過剰歯は通常，埋伏しており，抜歯の適応となる．過剰歯は永久歯の萌出を障害したり，歯根吸収や転位を引き起こす可能性がある．

9. 病変に関連している歯

病変に関与している歯も，抜歯の対象となる．歯内療法によって抜歯を免れることもあるが，原因歯の抜歯を行うことで病変の完全な除去が可能な場合には，抜歯の適応となる．

10. 放射線治療の照射野に入る歯

放射線治療を行う頭頸部の癌患者については，放射線治療前に抜歯を検討しなければならない．しかしながら，術前の口腔内衛生管理によって抜歯を回避できる場合もある．この点については，16章で詳述する．

11. 骨折線上の歯

下顎骨や歯槽骨の骨折によって，抜歯せざるをえないことがある．骨折線上の歯は保存可能であるが，歯の損傷が大きい場合，感染がみられる場合，動揺が著しい場合，もしくは骨折の整復固定の障害となっている場合などには，抜歯となる．

12. 金銭的問題

最後に金銭的な問題がある．歯の保存治療のほうが，抜歯よりも治療費が高額になる場合や，保存治療の時間が確保できない場合にも，抜歯の適応となる．さらに，保存困難な歯を保存するよりもインプラント治療のほうが費用対効果が高い場合にも，抜歯の適応となる．

抜歯の禁忌

抜歯の適応となる場合でも，他の因子を考慮すると，抜歯を再考しなければならないこともある．適応症などの因子は，その強度において相対的であるといえる．禁忌症は，加療内容や治療方法によっても変わり，抜歯の適応となる場合もある．一方で，身体的な問題が解決していないことから，抜歯が適応とならない場合もある．一般的に禁忌症は，全身的禁忌と局所的禁忌に大別される．

1. 全身的禁忌

全身的な要因で抜歯が禁忌となる理由として，外科的侵襲

に対応する身体的な問題が挙げられる（1章参照）。また，全身的禁忌の1つとして，未治療の糖尿病がある。不安定な糖尿病がある場合，重度腎障害がある場合も同様である。一方，軽度の糖尿病患者，またはコントロールされている糖尿病患者に対しては，通法どおりの抜歯が可能である。

また，コントロールできていない白血病や悪性リンパ腫の患者も，悪性疾患が制御されるまで抜歯を行わない。白血球や血小板が正常に機能しないため，重篤な術後感染症を起こす可能性があるからである。重度の循環器疾患の患者も，治療後に抜歯するべきである。不安定な狭心症などの虚血性心疾患の患者の場合，入院中の緊急時を除き，抜歯は禁忌である。悪性高血圧の患者も，抜歯のストレスにより，持続性の出血や心臓のトラブルを起こすリスクが高いため，禁忌である。コントロールされていない不整脈患者については，状態が安定するまで抜歯を延期する。

妊娠も抜歯の禁忌となる。妊娠の第1期と第3期は抜歯を延期するべきである。第1期の終わりと最終期の始めの1か月は，中期と同様に問題はないが，局所麻酔による疼痛管理が困難となるような外科処置は，出産後まで延期する。

血友病や重度血小板減少症などの出血性素因を有する患者では，凝固障害が改善されるまで抜歯を延期する。ほとんどの出血性素因は，凝固因子投与や血小板輸血によってコントロール可能である。血液内科医と密に連携することで，抜歯後の合併症を回避できる。抗凝固薬を服用している患者でも，注意を払えば，通法どおりに抜歯可能である。

最後に，多くの薬物を服用している患者の抜歯に際しては，十分注意が必要である。とくにステロイド薬，免疫抑制薬，ビスホスホネート系薬物，抗癌薬の場合は注意を要する。

2. 局所的禁忌

局所的な要因も抜歯の禁忌となる。局所的要因として最も重大なものは，放射線治療の既往である。照射野内の抜歯では骨髄炎を起こすことがあり，とくに注意が必要である（16章参照）。

腫瘍，とくに悪性腫瘍内に存在する歯は抜歯してはならない。外科処置によって，癌細胞を播種転移させる可能性があるからである。

下顎智歯周囲炎を伴っている場合は，炎症が消退するまで抜歯するべきではない。外科処置を加えなくても，洗浄や抗菌薬投与で対処できることがある。また，上顎智歯が下顎智歯部の歯肉に接触する場合には，上顎智歯の抜歯により消炎できる。重度智歯周囲炎では，下顎智歯を抜歯した場合に炎症は増悪するが，軽度な智歯周囲炎で抜歯が容易であれば，即日抜歯を行ってもよい。

最後に，急性歯槽部膿瘍である。多くの前向き研究の結果，歯髄壊死による急性感染を解消できるため，可及的速やかに抜歯することは，禁忌とはいえない。しかしながら，炎症による開口障害があったり，局所麻酔がうまくできないことで，抜歯困難な場合がある。歯への到達と麻酔が可能であれば，可及的速やかに抜歯するべきである。抜歯できない場合は，抗菌薬投与を開始し，できるだけ早急に抜歯計画を立てるべきである。

抜歯する歯の臨床的評価

術前に，抜歯の難易度を十分に評価したうえで，抜歯しなければならない。さまざまな事項を検討し，正確に評価する必要がある。

1. 歯への到達

最初の要因は，患者の口が開くかどうかである。外科処置をスムースに行うには，開口制限がないことが重要である。開口制限がある場合，挺子や鉗子による抜歯ではなく，外科的抜歯が必要になる。加えて術者は，開口制限の原因を見極め，その除去に努めるべきである。開口制限の主な原因は，筋周囲の感染，顎関節クローズドロック，筋線維症などである。

歯列弓にある歯の位置をよく診察するべきである。整列した歯であれば，挺子や鉗子を通法に従って用いればよい。しかしながら叢生歯や転位歯では，通法では抜歯困難なことがある。歯への到達が困難な場合，両用鉗子（compromise forceps）を選択したり，外科的抜歯を検討する。

2. 歯の動揺

歯の動揺度は，術前に評価すべきである。重度歯周病であれば，生理的動揺以上の動揺がある。通法どおりの抜歯で問題ないが，抜歯後の軟組織の処理が煩雑になることがある（図6-1A）。

逆に生理的動揺が認められない場合には，セメント質過形成や歯根癒着が考えられる。癒着は乳臼歯に多く，低位にとどまっているか（図6-1B），数年前に行われた歯内治療により失活歯となり癒着している場合がある。癒着が予想される場合は，鉗子抜歯ではなく，外科的抜歯を行うことが多い。

3. 歯冠の状態

抜歯前に，広範なう蝕や修復を伴う歯であるかどうかを確認する。歯冠崩壊が大きい場合，抜歯の際に歯冠破折が生じ，抜歯困難になることがある（図6-2）。同様に，アマルガム充填された歯冠は脆く，抜歯の際に歯冠破折することがある（図6-3）。また，歯内治療された歯質も脆く，鉗子を用いて抜

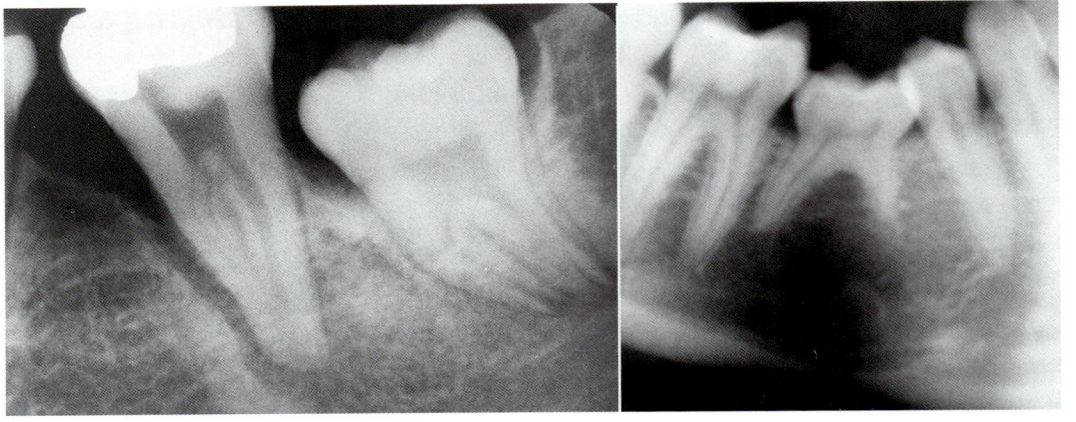

図 6-1　A：重度歯周病による広範な骨欠損や歯根膜の拡大が認められる。このような歯は容易に抜歯できる。B：後継永久歯が欠損した下顎残存第2乳臼歯。埋伏していることもあり，歯根は癒着している可能性がある。

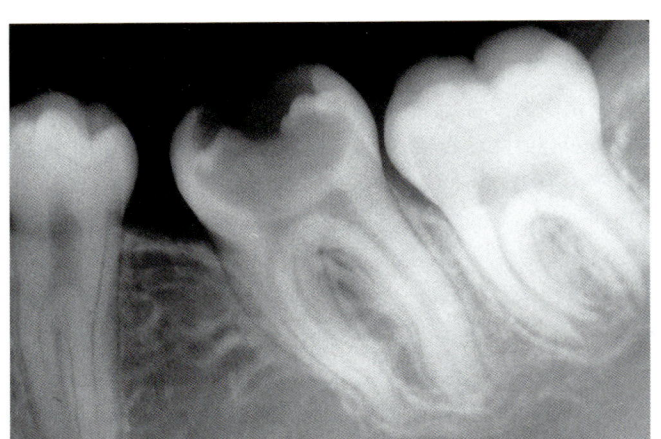

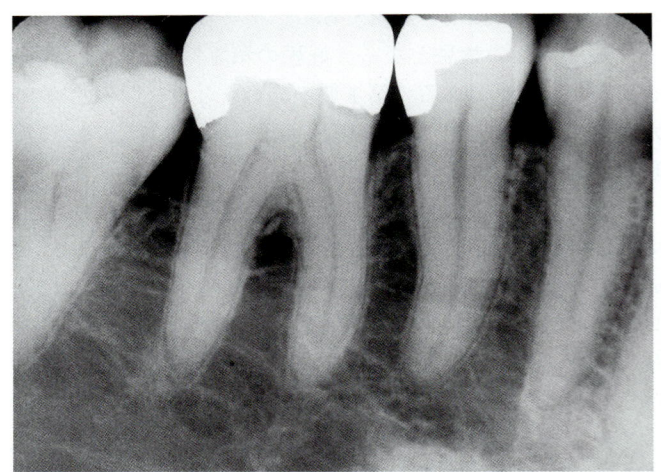

図 6-2　大きなう蝕を伴う歯では抜歯時に破折しやすく，抜歯は困難である。

図 6-4　下顎第1大臼歯を抜歯する際，アマルガム修復された第2小臼歯が，挺子や鉗子の操作によって破折しないように注意する。

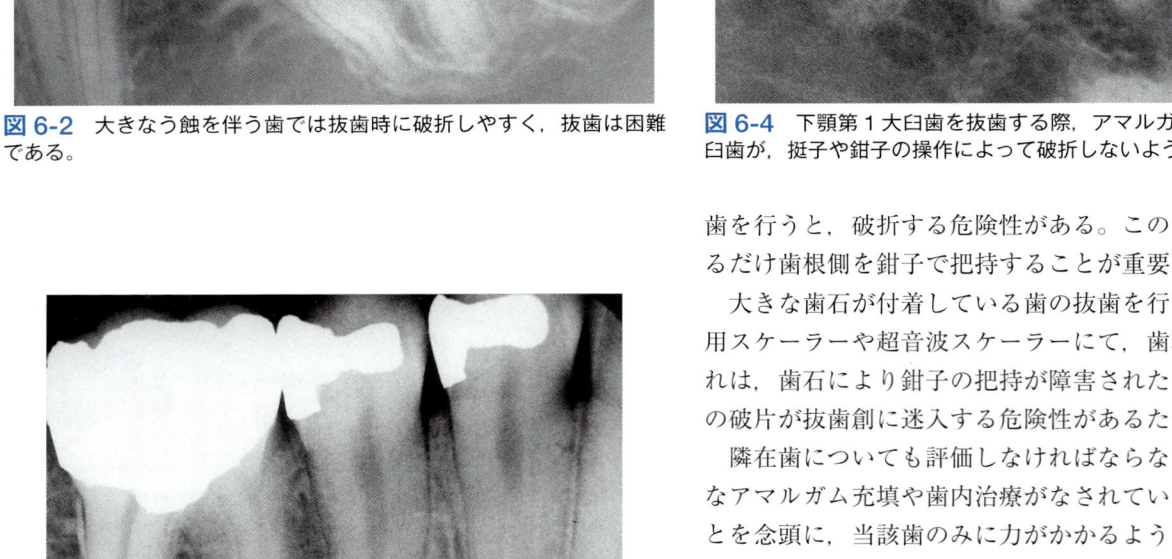

図 6-3　大きなアマルガム充填により修復された歯は脆いため，鉗子抜歯を行うと歯冠が破折することがある。

歯を行うと，破折する危険性がある。このような場合，できるだけ歯根側を鉗子で把持することが重要である。

　大きな歯石が付着している歯の抜歯を行う場合，事前に手用スケーラーや超音波スケーラーにて，歯石を除去する。これは，歯石により鉗子の把持が障害されたり，抜歯時に歯石の破片が抜歯創に迷入する危険性があるためである。

　隣在歯についても評価しなければならない。隣在歯に大きなアマルガム充填や歯内治療がなされている場合，上記のことを念頭に，当該歯のみに力がかかるように注意して抜歯する（図 6-4）。上述の合併症については，術前にインフォームドコンセントを得ておく必要がある。

抜歯する歯のX線検査

　抜歯する際には，必ずX線検査を行う。一般的には根尖投影法により，歯冠，歯根，歯周組織に関する正確な情報が得

6章 ● 普通抜歯の原則

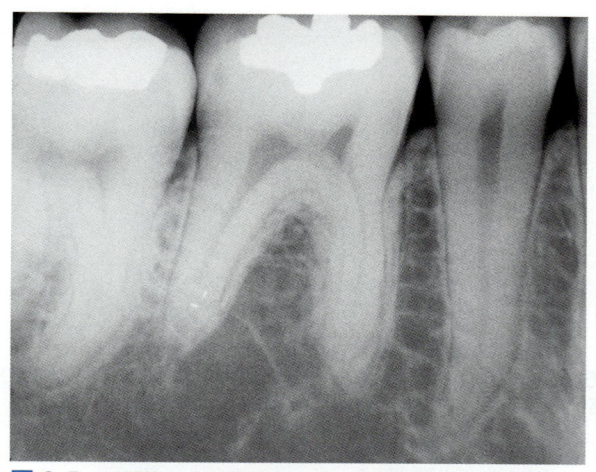

図6-5　下顎第1大臼歯抜歯を行ううえで適切なX線写真

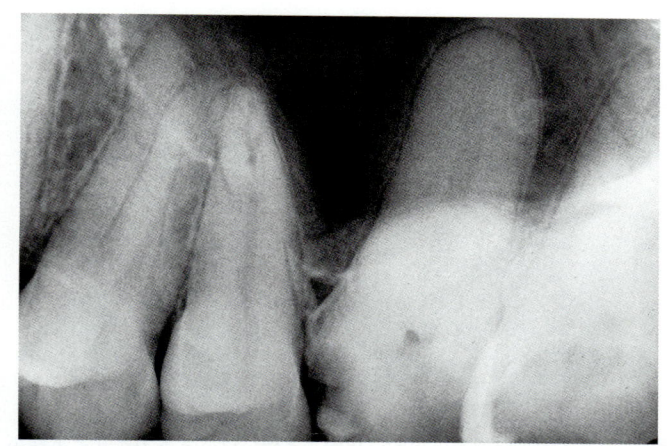

図6-6　上顎洞に接している上顎大臼歯は，上顎洞と交通している可能性が高い。

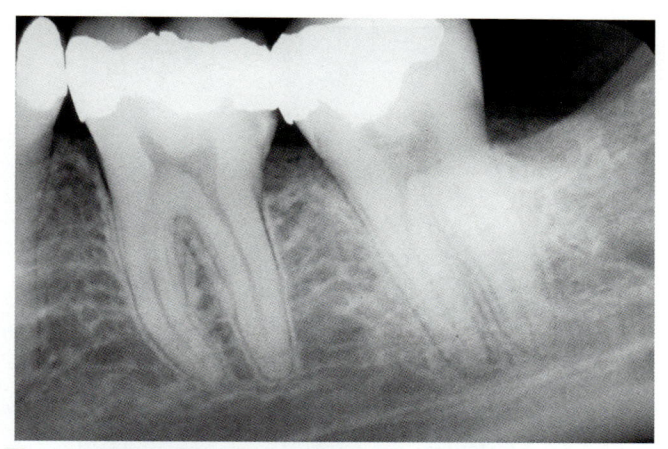

図6-7　下顎管と近接している下顎大臼歯。第3大臼歯の抜歯は，神経を損傷する可能性が最も高い。

られる。パノラマX線写真は，萌出歯より埋伏歯の情報収集にすぐれている。

　X線検査には，最大の効果を得るうえでの正しい手順がある。第1に，X線写真の適度な透過性とコントラストが必要である。X線フィルムやセンサーは，歯冠や歯根を写し出せるよう，適切な位置にセットする必要がある（図6-5）。撮影の際，台紙に患者の名前，日付を入れる。現状を把握するために，X線検査は可能なかぎり行うべきであり，撮影から1年以上経過している場合には，術前に再度，X線検査をするべきである。デジタル撮影でない場合は，シャウカステンにX線フィルムを設定して，術中に確認できるようにする。術中に撮ったX線写真は，術中に確認できなければ意味がない。

　抜歯する歯と，隣接する萌出歯や埋伏歯との関係に注意する。乳歯抜歯では，歯根と永久歯との位置関係を考慮しなければならない。抜歯により，永久歯を傷害したり動揺させる危険性があるからである。外科的に歯根の一部を除去する場合，歯根の形態と隣接歯との関係を把握しなければならない。骨削除を要する場合には，近接する隣在歯の歯根に十分注意する。

1. 重要隣在組織との関係

　上顎臼歯を抜歯する際，口蓋根と上顎洞底の関係に注意する。洞底の骨が薄い場合，抜歯によって穿孔する可能性が高い。難抜歯の際には，歯根分割を行うために，歯肉の切開剥離を行うこともある（図6-6）。

　下顎管は，臼歯の歯根と近接している。萌出歯抜歯の際に，下顎管を損傷することはまれであるが，埋伏歯抜歯の場合は，下顎管との位置関係を十分に検討する必要がある。埋伏歯抜歯により下顎管を損傷し，結果として下歯槽神経に障害を与えることがある。（図6-7）

　X線検査は，オトガイ孔と下顎小臼歯との関係を診査するために必要である。外科的抜歯に際して，粘膜骨膜弁を形成する際に，オトガイ孔を損傷しないよう注意する（図6-3，図6-8）。

2. 根の形態

　抜歯のおおよその難易度は，X線検査で判定できる。評価のポイントは，歯根の数である。ほとんどの歯根は定数であり，通常は予定どおり抜歯できるが，過剰な根を有する歯に遭遇する場合もある。術前に根の数を把握していれば，円滑な抜歯が可能であり，根の破折を防ぐことができる（図6-9）。

　根の彎曲や分岐の状態を考慮して，抜歯の計画を立てる。通常の根の数と平均的な大きさの歯根であっても，分岐していると，鉗子抜歯が困難となる。また，過度に彎曲した歯根の場合，歯を分割する必要がある（図6-10）。

　各々の歯根形態についても，術前に考慮する。短く円錐形

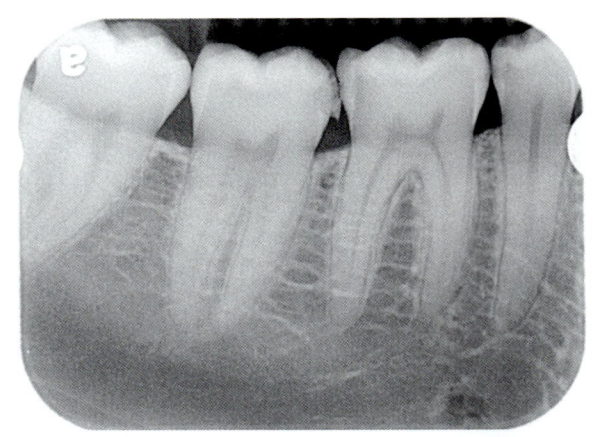

図 6-8 下顎小臼歯を外科的に抜歯する際には，オトガイ孔と下顎小臼歯の根尖との位置関係を把握することが不可欠である。下顎第 2 小臼歯の根尖部に，オトガイ孔が存在する。

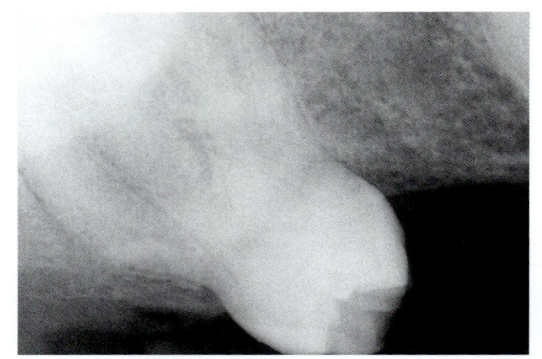

図 6-10 大きく離開した歯根をもつ上顎第 1 大臼歯の抜歯は難易度が高い。

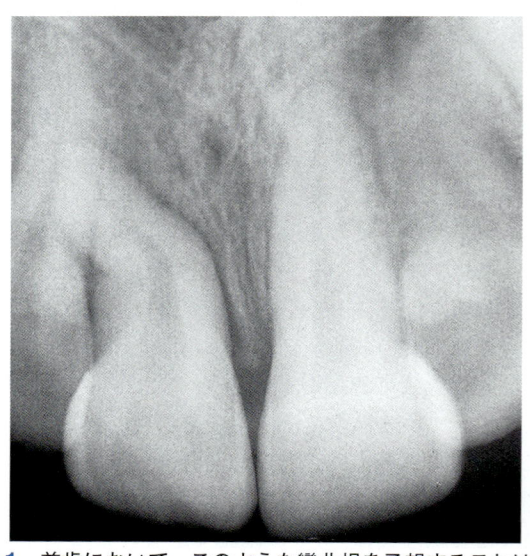

図 6-11 前歯において，このような彎曲根を予想することは困難である。術前のＸ線写真で把握していれば，抜歯を慎重に行える。

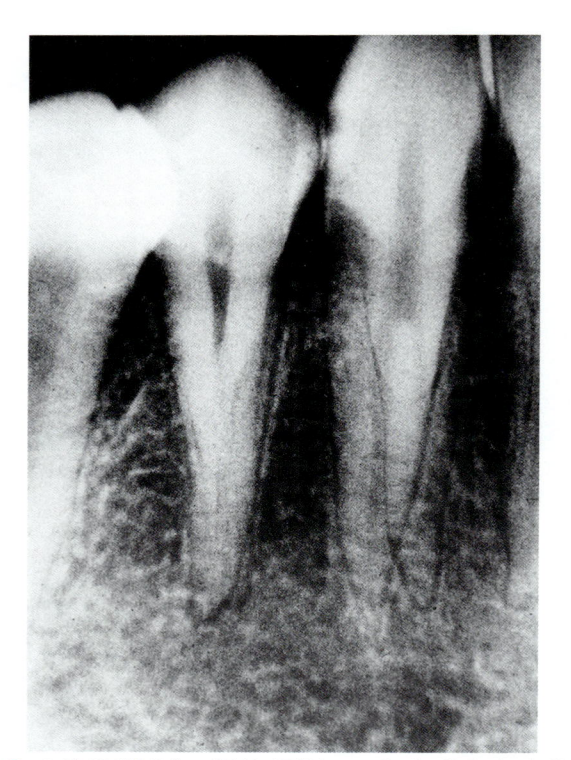

図 6-9 2 根の下顎犬歯。術前に把握していれば，抜歯時の損傷を必要最小限に抑えられる。

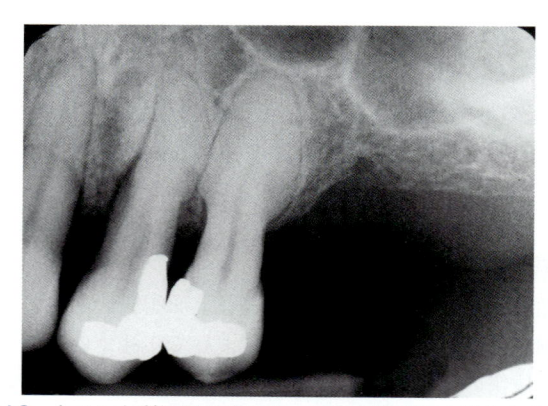

図 6-12 セメント質過形成歯では，根尖が歯頸部よりも太くなるため，抜歯が困難になる。多くの場合，外科的抜歯が必要となる。

の歯根は問題ないが，長い歯根で彎曲の強い根や，フック状の根尖を有する歯の抜歯は容易ではない。適切な抜歯計画を立てるうえで，歯根形態を把握しなければならない（図 6-11）。

歯根の大きさも評価する。短根歯の抜歯は，長い歯根の歯より容易である。セメント質過形成により太い歯根となった歯の抜歯は困難である。セメント質過形成は，加齢変化として認められる。高齢患者のセメント質過形成の状態は，根尖投影法Ｘ線写真でよく確認する必要がある（図 6-12）。

また，術者はう蝕が歯根まで波及しているかを診査する必要がある。歯根う蝕があると，鉗子抜歯の際に容易に歯根破折が生じる（図 6-13）。

内部あるいは外部吸収によって，歯根の構造が弱くなり，

80

6章 ● 普通抜歯の原則

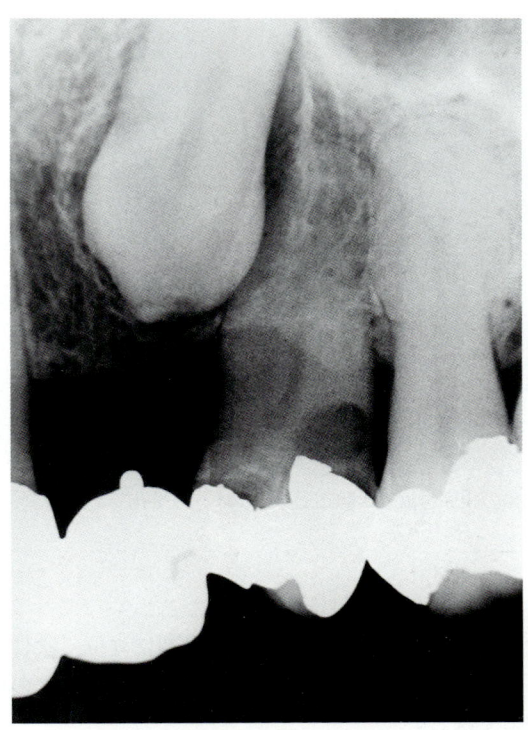

図 6-13　歯根う蝕を伴う第1小臼歯は破折しやすく，抜歯が困難である。セメント質過形成が，第2小臼歯に認められる。

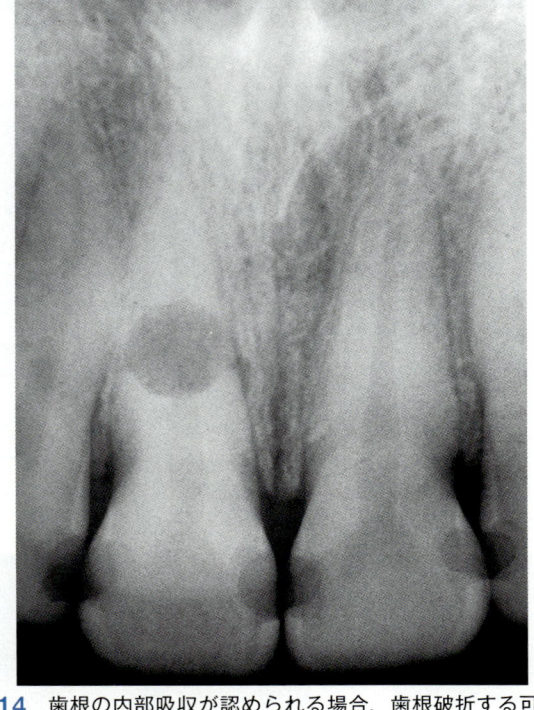

図 6-14　歯根の内部吸収が認められる場合，歯根破折する可能性が高いので，普通抜歯は困難である。

折れやすくなる。過度な歯根吸収歯の場合には，外科的抜歯を考慮するべきである（図6-14）。

歯内治療歯かどうかも調べておく。根管治療の既往があると，歯根癒着の可能性があり，外科的抜歯が必要となる場合がある（図6-15）。

3. 周囲骨の状態

X線検査（根尖投影法）により，抜歯予定歯の周囲骨密度を注意深く観察する。周囲骨に透過性があり，密度が低い場合の抜歯は容易である。しかしながら，骨炎や骨硬化性病変を認め，骨密度が高いと抜歯は困難になる。

根尖病巣の徴候についても，十分に診査する必要がある。失活歯では，時に歯根囊胞や歯根肉芽腫を示唆する根尖透過像がみられる。これらの病変は，抜歯と同時に摘出することになる（図6-16）。

患者および術者の準備

術者には，患者および術者自身への不慮の傷害や感染伝播を防御する義務がある。ユニバーサルプレコーション（標準予防策）の概念では，すべての患者は血液にかかわる疾患を有していて，術者や他の患者に感染する危険性があるとみなされる。感染予防には，外科用手袋，マスク，密着したゴー

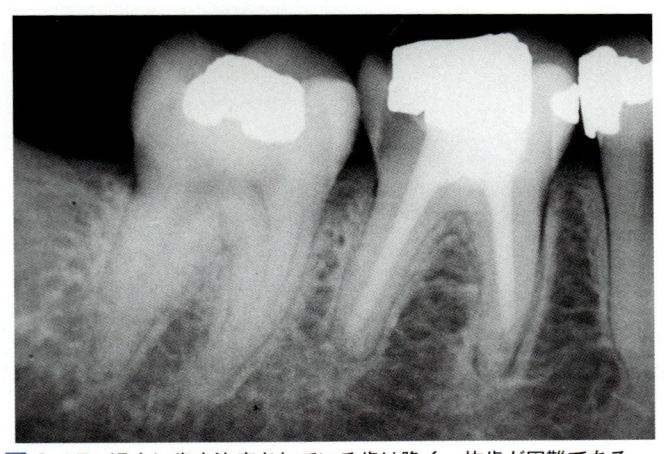

図 6-15　過去に歯内治療されている歯は脆く，抜歯が困難である。

グルが必要である（4章参照）。さらに，多くの専門家が，長袖の手術衣を着用することを推奨している（図6-17）。

術者が長髪の場合には，髪が患者の顔に覆い被さらないように，髪留めなどで手術用帽子の中に入れる必要がある。

外科処置を行う前には，最小限の布掛け（ドレーピング）が必要である。清潔な布（滅菌覆布）を患者の胸のあたりまで掛けて，感染リスクを減らすべきである（図6-17）。

また，抜歯前の患者にクロルヘキシジンなどの洗口液を含嗽させることで細菌数を減らし，術後感染を抑えることもで

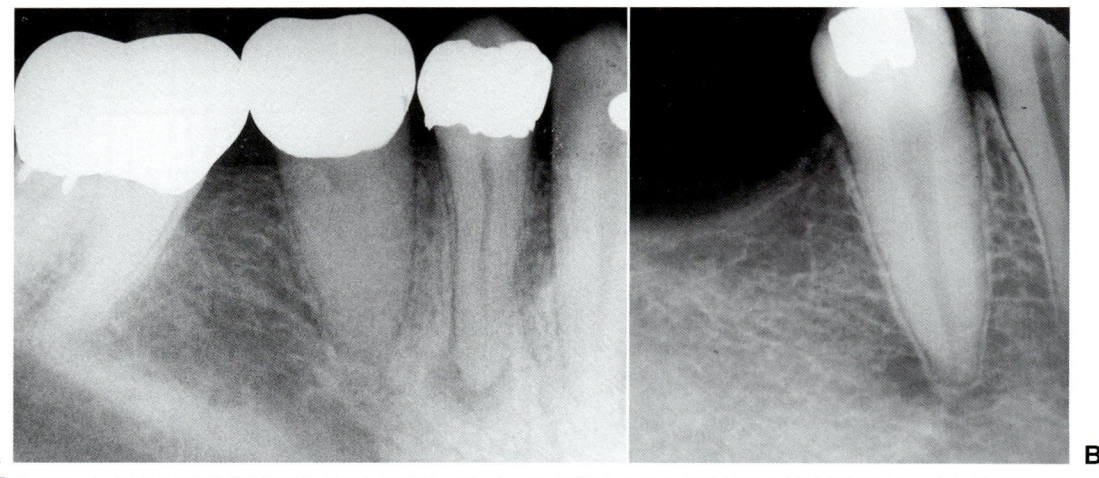

図 6-16　A：根尖のX線透過像は抜歯前に確認しておく。B：下顎小臼歯の根尖付近のX線透過像は，オトガイ孔である。Bでは歯槽硬線が認められるが，Aでは存在しない。

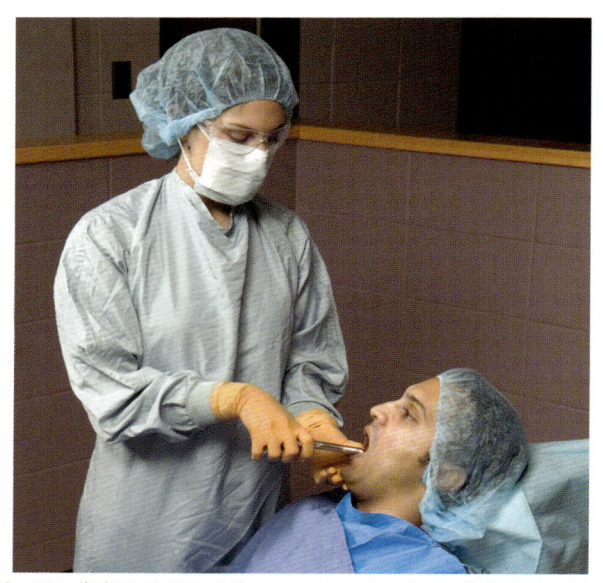

図 6-17　術者は手術用手袋，マスク，ゴーグルを準備する。髪は短髪にするかピンで後ろに束ねる。長袖の手術衣を着用するべきで，毎日，あるいは汚れたら交換する。患者には防水布をかける。

きる[†2]。

抜歯時の体位

　患者，治療ユニット，術者の位置は，抜歯を成功させる鍵となる。術者と患者の位置は，鉗子や挺子に伝える力を最もコントロールできるように設定する。正しい体位により，術者は，腕を体に近い位置に維持することができ，安定と支持が得られる。これにより，手首を真っ直ぐに保って，手ではなく腕や肩から力を十分に伝えることができる。このように安定した力であれば，脱臼や歯槽骨骨折により急な抵抗力消失が生じた場合にも，対応が可能となる。

　一般的に抜歯は立位で行うため，最初に立位，次に坐位の順で解説する。右利きを前提に説明するが，左利きの場合は逆に考えてほしい。

　上顎の抜歯を行う際，治療ユニットを，上顎の咬合平面と床の角度が60°になるように倒す。同時に患者の足が上がるようにすると，不快感が生じにくい。治療ユニットの高さは，患者の口が，術者の肘と同じか少し下になるようにする（図6-18）。初心者は高めにセットする傾向にあるので，注意が必要である。右上顎の抜歯では，患者の頭を右側に傾け，見やすくする（図6-19）。上顎前歯の抜歯では，患者に正面を向いてもらうようにする（図6-20）。左上顎の場合は，患者に術者のほうを軽度向いてもらうようにする（図6-21）。

　下顎の抜歯では，大きく開口させ，咬合平面と床が平行になるようにユニットを起こす。適当なバイトブロックを用いることは，鉗子抜歯の際に有用である。バイトブロックの使用は，術中の顎関節への負担を軽減する。ただし，大き過ぎるバイトブロックは，顎関節靭帯を伸展，損傷するため注意を要する。ユニットは，上顎の抜歯時より低くして，肘の角度が120°となるように設定する（図6-22）。右下顎後方歯を抜歯する際は，患者の頭を大きく術者のほうへ向けて，適切な腕と手の位置を保つようにする（図6-23）。下顎前歯の抜歯では，患者の横に立つ（図6-24，図6-25）。左下顎後方歯を抜歯する際には，患者の前に立ち，患者の頭を極端に傾けないようにする（図6-26）。

訳注

†2：アナフィラキシーショックの報告があるため，わが国においてはクロルヘキシジンの粘膜（口腔，腟，膀胱など）への使用は禁忌となっている。

6章 ● 普通抜歯の原則

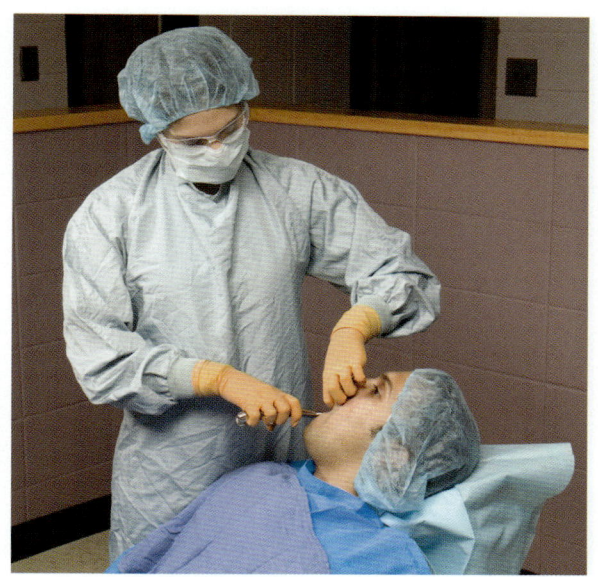

図 6-18　上顎抜歯時の患者の体位。治療ユニットは，咬合平面と床との角度が60°になるように倒し，同時に患者の足が上がるようにする。ユニットの高さは，術野が術者の肘のやや下方となるように設定する。

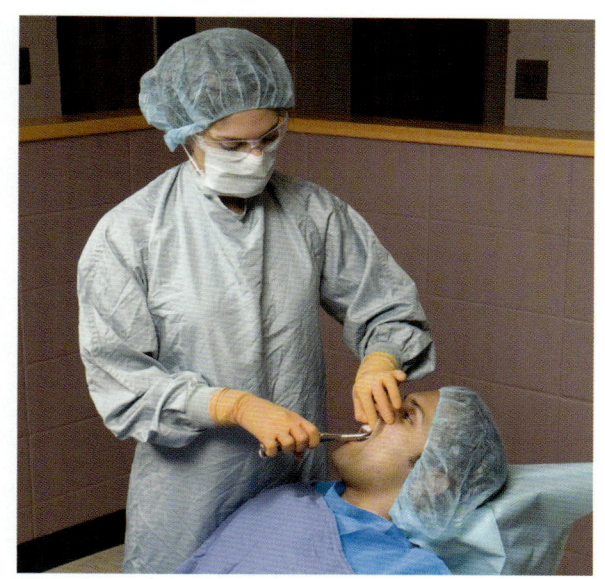

図 6-20　上顎前歯の抜歯。患者は正面を向くようにする。

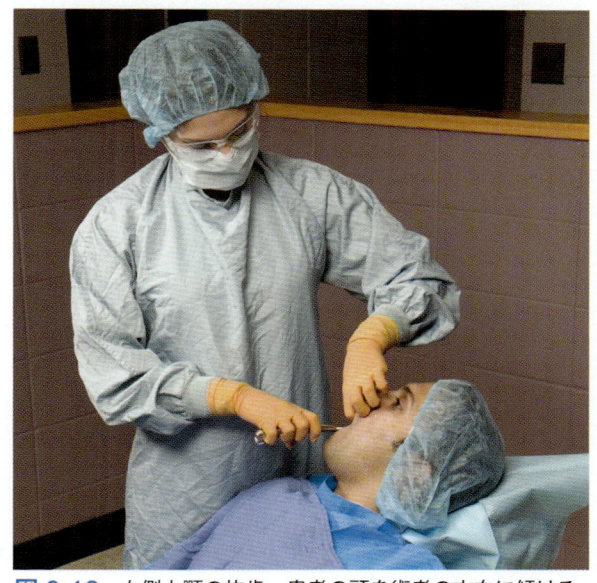

図 6-19　右側上顎の抜歯。患者の頭を術者の方向に傾ける。

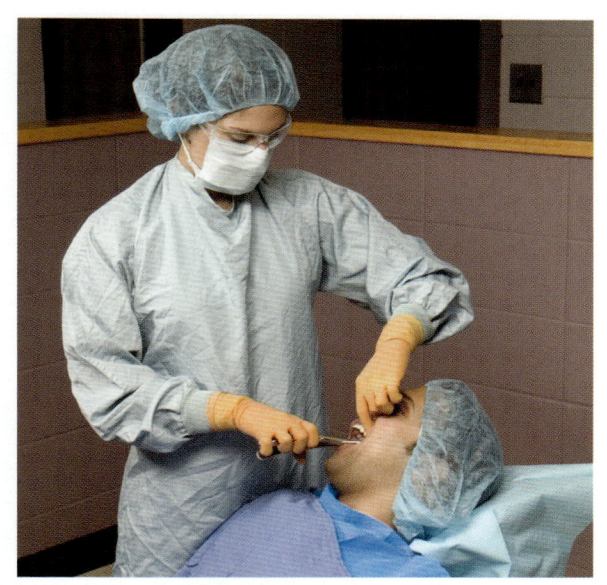

図 6-21　左側上顎の抜歯。患者にわずかに術者のほうに向いてもらうようにする。

　術者のなかには，患者の後方に立って，下顎の抜歯を行う者もいる。その際，患者の頭側から左手で下顎を押さえる(図6-27，図6-28)。
　坐位による抜歯の場合には，多少の変更が必要になる。上顎抜歯の際，立位で抜歯するときと同様にユニットを倒すが，倒し過ぎないよう注意する。ユニットの高さは低めに設定して，術者の肘の近くに患者の口がくるようにする(図6-29)。上顎前歯ならびに後方歯の抜歯の際でも，腕や手の位置は，立位と同様にする(図6-30)。
　術者が坐位で下顎の抜歯を行う場合，上顎の抜歯を行うときよりもわずかにユニットを起こして，患者の前に座るか(図6-31，図6-32)，後ろに座って(図6-33，図6-34)抜歯する。英国式鉗子を用いる場合，術者は通常，患者の後ろに座る(図6-35)。術者や助手の手や腕の位置は，立位で抜歯するときと同様である。

抜歯の力学的原理

　歯槽突起から歯を抜歯するには，てこ，楔，回転と軸などの力学的な原理と，単純な器具を使用する。

83

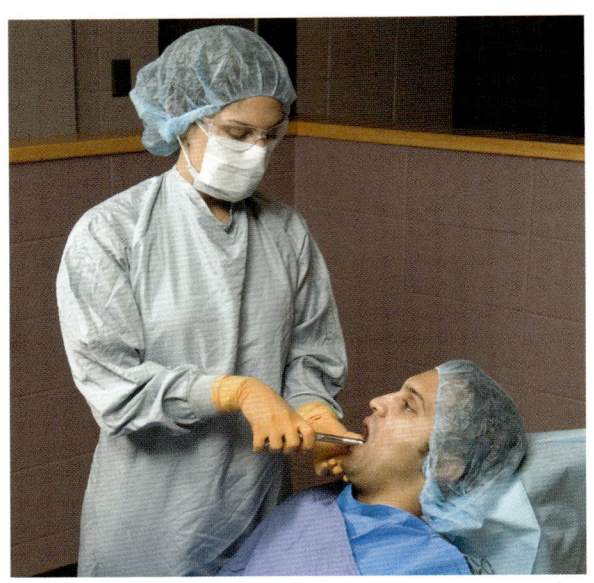

図 6-22　下顎抜歯の際は体位を起こし，下顎の咬合平面と床が平行になるようにする．ユニットの高さは，術者の腕が真っ直ぐになるようやや低めに設定する．

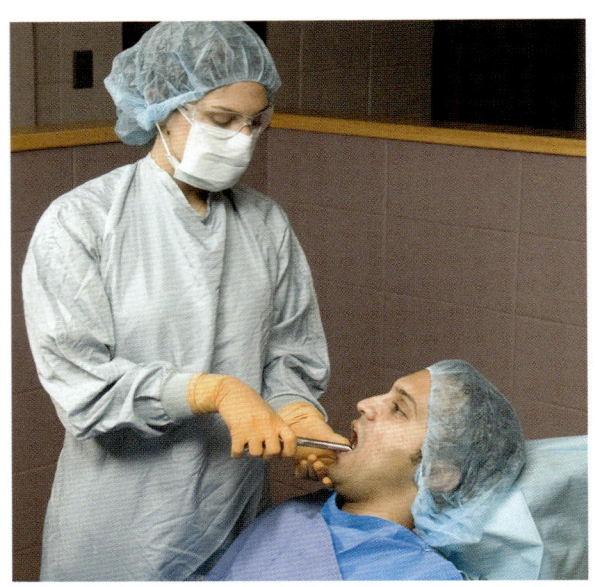

図 6-24　下顎前歯の抜歯では，患者の横に立って直視できるようにする．

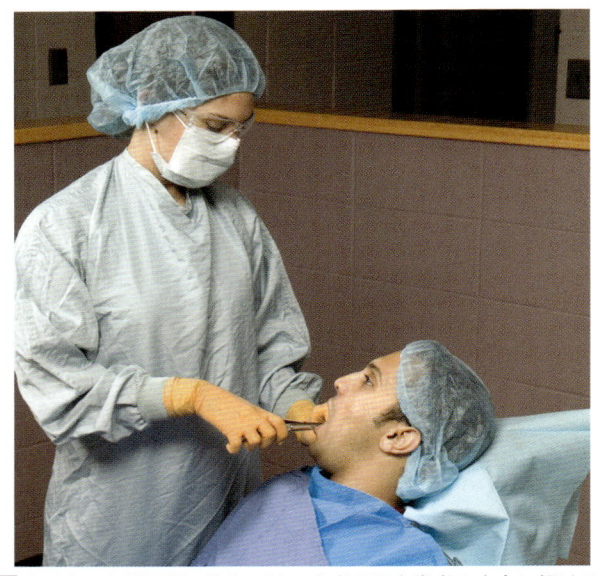

図 6-23　右側下顎の抜歯では，患者の頭を術者の方向に傾ける．

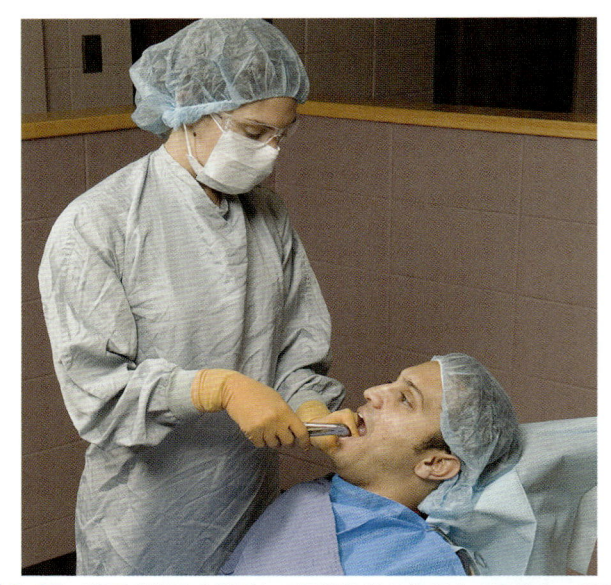

図 6-25　英国式鉗子を使用して下顎前歯の抜歯をする場合，患者の頭は真っ直ぐになるようにする．

挺子は，てことして用いる．てこの原理を利用して，わずかな力を大きな力にして作用させる（図6-36）．例えば，形成した歯の引っ掛け孔にクレーンピックを挿入し，歯を挙上する例が挙げられる（図6-37）．

第2の原理は，楔である（図6-38）．抜歯の状況によっては，楔作用を利用できる場合がある．まず，抜歯鉗子の嘴部は通常，先端が狭く，根元になるほど広くなる．鉗子で抜歯する際には，歯槽頂部の歯周靱帯内に鉗子先端を慎重に挿入し，歯槽窩を広げつつ，歯を押し出すように作用させる（図6-39）．楔の原理は，通常，直の挺子で歯槽骨から歯を脱臼させる際に使われる．小さな挺子は，歯周靱帯の中で力を発揮して，歯根を咬合面方向に押し出すように作用する（図6-40）．

第3の原理は，回転と軸の原理（輪軸原理）である．挺子の三角の形状や，細く尖った形状がその役割を発揮する．多数根のうちの一根を歯槽骨から除去する場合には，細く尖った形状のCryer挺子が役に立つ．把持部が軸として働き，三角形の先端が回転作用を発揮することで，歯根を歯槽窩から挙上できる（図6-41）．

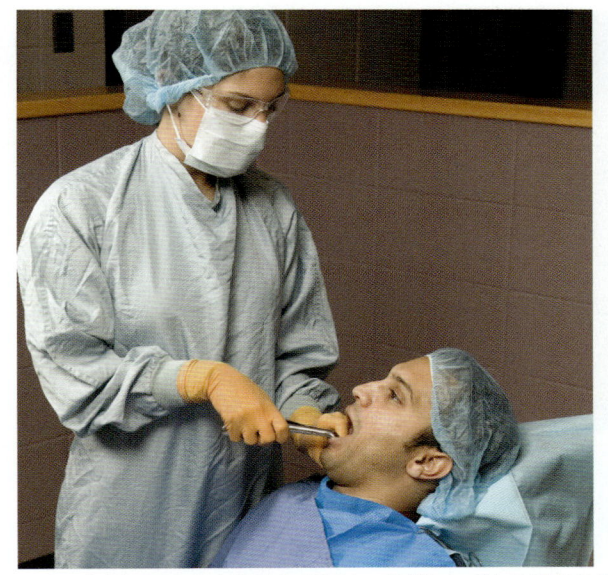

図 6-26 左側下顎臼歯を抜歯する際は，患者にわずかに術者のほうを向いてもらうようにする。

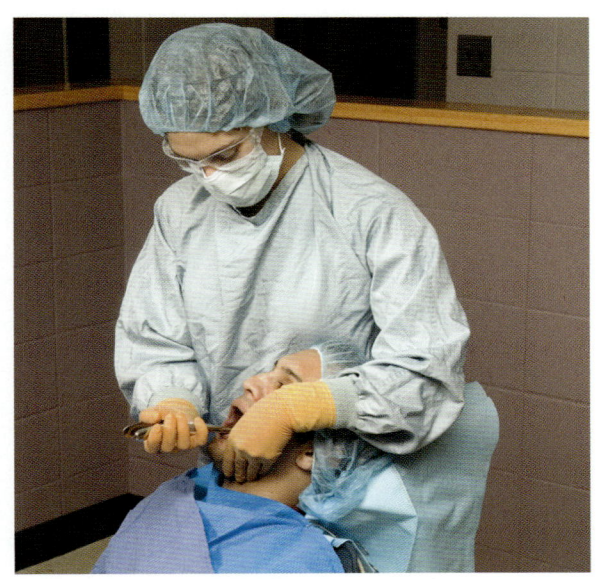

図 6-28 後方から左側下顎の後方歯を抜歯する際は，鉗子を逆手で把持する。

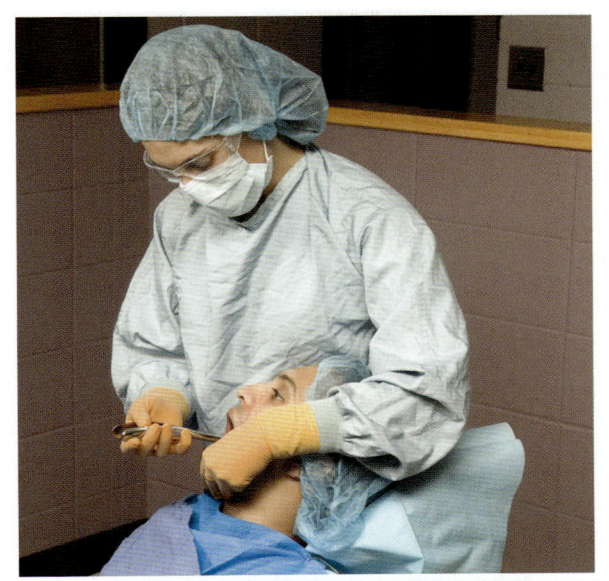

図 6-27 右側下顎の後方歯の抜歯では，術者は患者の後方に立つ。これにより，安定した体位で抜歯を行うことができる。

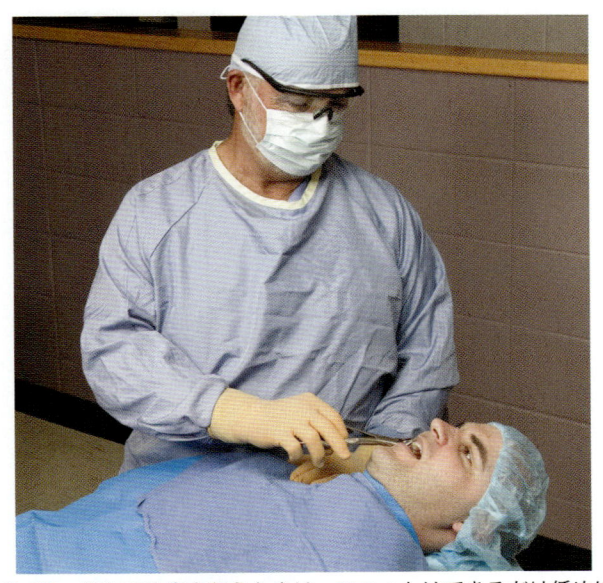

図 6-29 坐位で抜歯を行うときは，ユニットはできるだけ低めにして，術者の肘の高さで術野を合わせる。

挺子と鉗子の使用法の原則

　抜歯の基本的な器具は，挺子と鉗子である。挺子は歯を動揺させ，続いて鉗子が骨を広げて，歯周靱帯を切断する。鉗子を使用する目的は2つである。すなわち，①鉗子の楔形の嘴部を使うこと，および鉗子で歯を動揺させることで，歯槽窩を広げること，②歯槽窩から歯を抜去すること，である。

　挺子は把持部，軸部，刃部からなる。挺子の把持部は，手掌に収まるように太くなっており，把持しやすいように平らな部位がある。把持部の形態には，軸部に対して垂直になっているものもある（例：T字型挺子）。軸部は，把持部と嘴部を連結している。刃部は直（ストレート），三角形（Cryer），曲（Potts），尖頭（クレーンピック）のタイプがある。

　鉗子で歯を動揺させ，歯槽窩を広げるには，5つの大きな動作が必要となる。第1の動作は，根尖側への圧入である。歯の動揺はわずかであるが，鉗子の嘴部が歯周靱帯部に挿入されることにより，歯槽骨が広がる（図6-42）。鉗子を根尖方向に挿入することで，回転中心が根尖方向へ移動する。歯は鉗子の力に応じて動揺し，骨を広げる。ただし，支点が高い場合には（図6-43），回転中心が歯冠側にでき，根尖に過

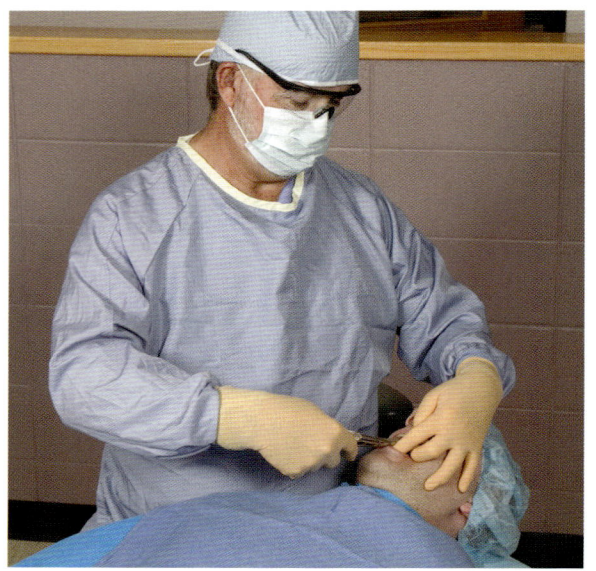

図 6-30　上顎抜歯の際には，ユニットを60°傾ける。手や鉗子の位置は，立位と同様である。

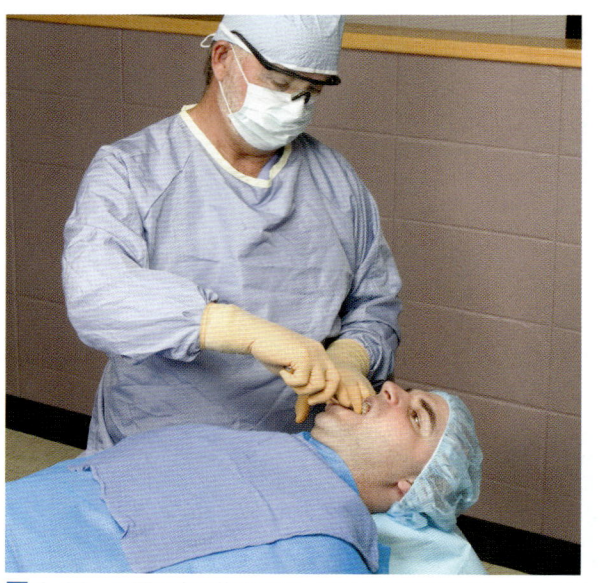

図 6-32　下顎臼歯の抜歯では，鉗子を順手で把持してもよい。

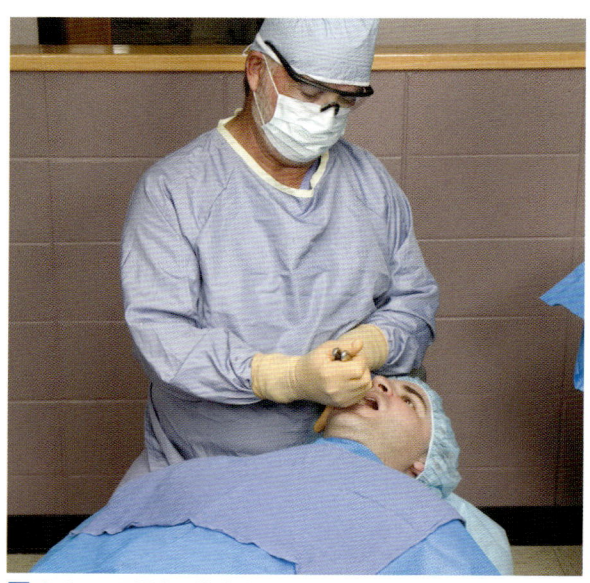

図 6-31　下顎歯の抜歯を行う場合，鉗子を逆手で把持する。

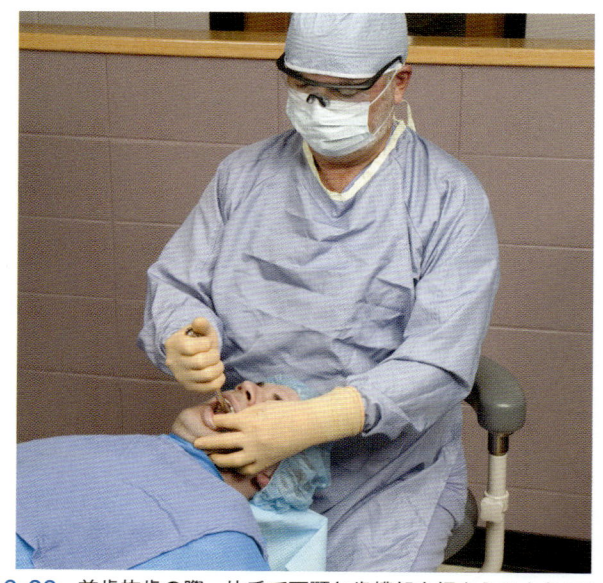

図 6-33　前歯抜歯の際，片手で下顎と歯槽部を押さえるようにして，患者の後方に座る。

剰な力がかかり，歯根破折を招く可能性がある。嘴部が歯周靱帯の中にあれば，回転中心が根尖側に移動し歯槽骨を広げることができ（図6-44），歯根破折の発生率は下げられる。

　第2の動作は，頬側への力である。頬側への力により頬側の骨，とくに歯槽頂の骨が広がる（図6-45）。頬側の歯槽頂の骨を広げるのと同時に，根尖部の舌側に圧力をかけてしまうことには，注意が必要である。過剰な力により，頬側骨の骨折や根尖の破折を引き起こす。

　第3の動作は，舌側や口蓋側への力であり，これは頬側への力の理論と同様である。目的は舌側の骨を広げることであ

り，過剰な力をかけて，根尖頬側骨を損傷してはならない（図6-46）。

　第4の動作は回転力であり，歯を回転させることにより，歯槽窩を広げる。短根で円錐形の根（例：上顎犬歯，下顎小臼歯）や，根が彎曲していない歯を脱臼させるのは，比較的容易である（図6-47）。円錐形以外の歯や，多数根や彎曲根を有する歯に，このような力をかけると破折する可能性が高くなる。

　第5の動作は牽引力であり，拡大した歯槽窩から歯を抜去するうえで有効である。牽引力は抜歯の最終段階であり，優

6章 ● 普通抜歯の原則

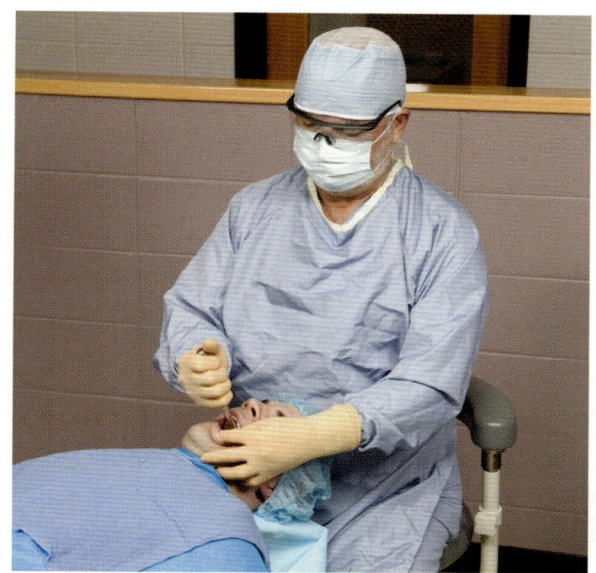

図 6-34 下顎臼歯の抜歯を行う場合，患者の後方に座ってもよい。片手は抜歯の力をコントロールできるように，鉗子の下方に置く。

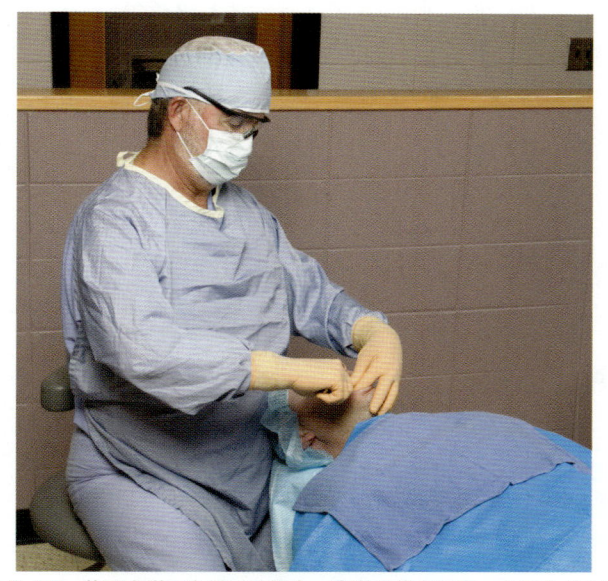

図 6-35 英国式鉗子を用いる場合，患者の後方に座ったほうがよい。

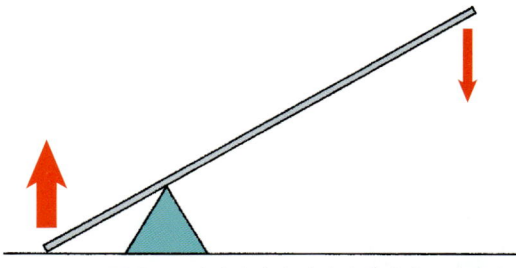

図 6-36 てこの原理は，小さな力と大きな動きを，小さな動きと大きな力に変えることである。

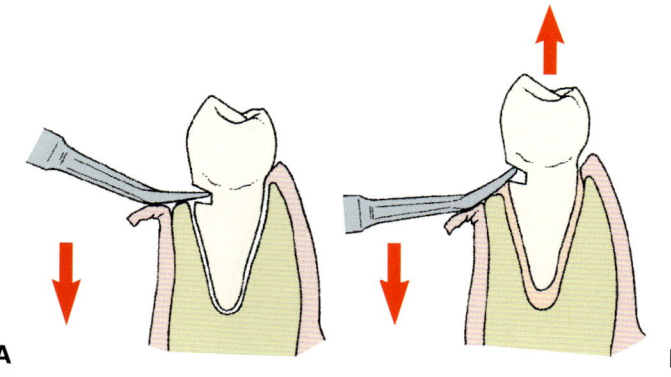

図 6-37 下顎小臼歯を抜歯する際，歯に引っ掛け孔を設けると，てこの作用を最も利用できる。クレーンピックを挿入し，根尖方向に力をかける（A）。歯槽骨を支点とするてこ作用で抜歯できる（B）。

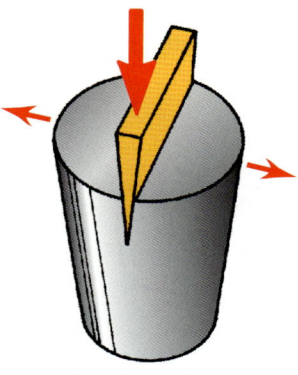

図 6-38 楔は，拡大，分割，そして応力のかかる部位を移動させる目的で使われる。

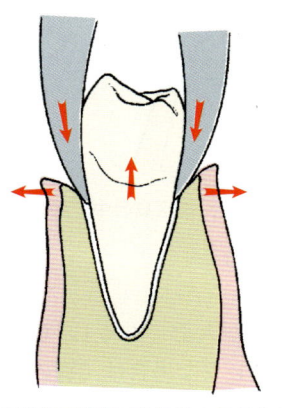

図 6-39 抜歯鉗子の嘴部が楔の働きをすることによって，歯槽骨が広がり，咬合面に向かって抜歯することができる。

87

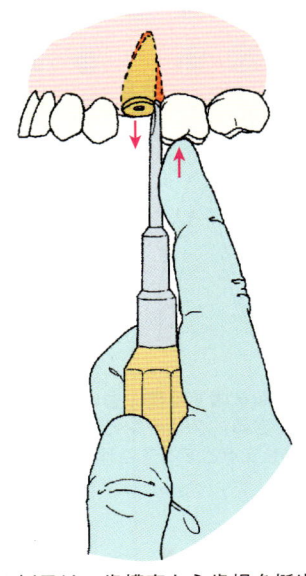

図6-40 細い直の挺子は，歯槽窩から歯根を挺出させる楔として使用される。

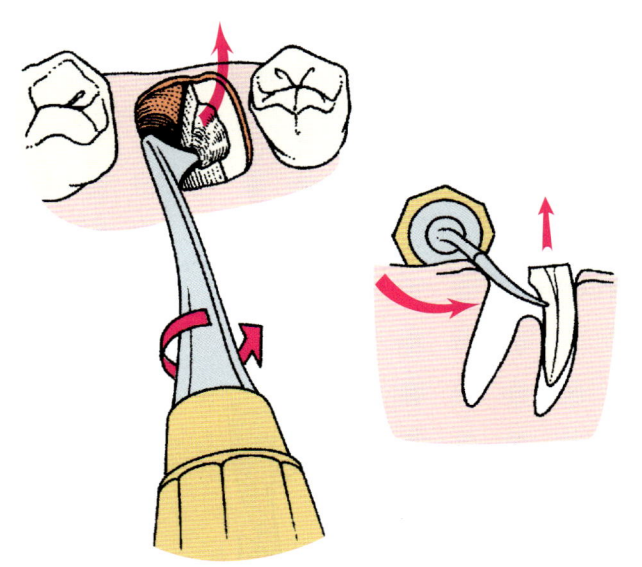

図6-41 三角挺子により，歯槽窩の中で軸作用と回転作用を用いて，歯根を除去できる。

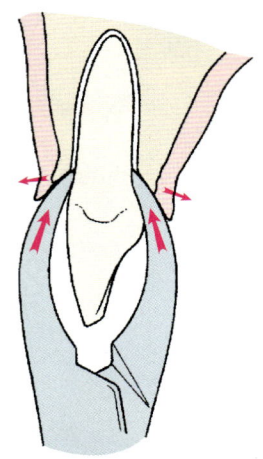

図6-42 抜歯鉗子は，歯槽骨を広げ，回転中心が根尖側となるように，根尖方向に力を加えながら，歯を把持する。

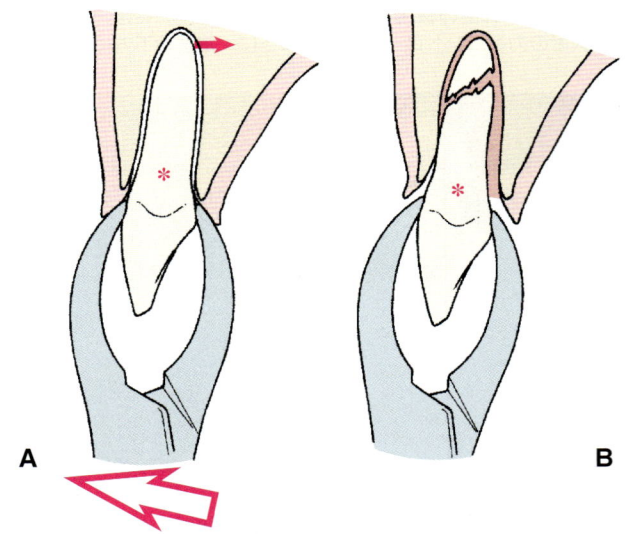

図6-43 回転中心（*）が根尖側ではなく歯冠側に近い場合（A），根尖が大きく移動しようとする。その結果，歯根破折を招く（B）。

しく力をかけることが大切である（図6-48）。歯を動揺させるためにさらに力が必要な場合は，別の手法を用いるべきである。

これらのさまざまな作用を利用して，抜歯が可能となる。鉗子の先端にかかる強い力を有効に作用させるには，それぞれの歯に適合する鉗子を選択しなければならない。ほとんどの歯は，頰側と舌側（口蓋）への力により，抜歯が可能である。上顎歯に関しては，上顎頰側の骨は薄く，口蓋骨は厚い皮質骨であるため，強い頰側への力により抜歯できる。前歯，犬歯，小臼歯に関しては，下顎正中〜後方の小臼歯までの頰側骨は薄いため，頰側への力で抜歯可能である。しかし下顎大臼歯部の頰側骨は厚いため，他の歯を抜歯するときに比べて，舌側への大きな力が必要になる。前述したように，回転させながら抜歯する手技は，単根や円錐形の根で有効であるが，彎曲している歯には応用できない。上顎前歯，とくに中切歯や下顎小臼歯（特に第2小臼歯）の抜歯は，回転による抜歯が最も有用である。

普通抜歯の手順

萌出している歯は，そのまま抜歯を行うか，歯肉を切開剥離して行う。普通抜歯に対して，歯肉の切開剥離を伴う方法を，外科的抜歯とよぶ。本章では普通抜歯の手技について解

88

6章 ● 普通抜歯の原則

A　　　　　　　　　B

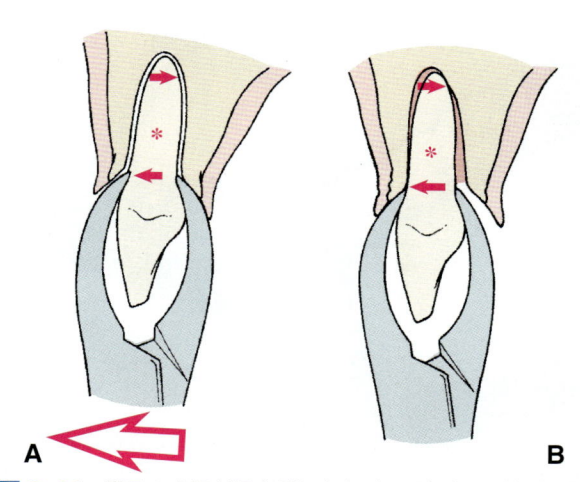

図 6-44　鉗子の嘴部が根尖側にあれば，回転中心が根尖側に移動し根尖部にかかる力を抑制できる（A）．その結果，頬側皮質骨をより拡大でき，根尖破折を防止できる．＊は回転の中心を示す．

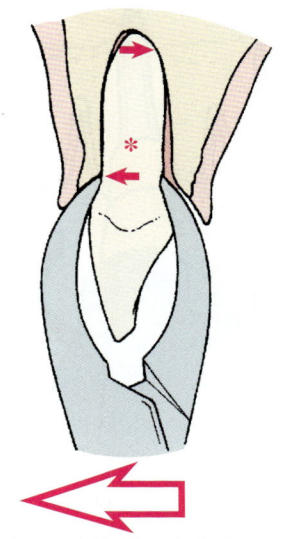

図 6-45　頬側への力は，歯槽頂部の頬側皮質骨を拡大すると同時に，根尖部における舌側方向へのわずかな拡大を起こす．＊は回転の中心を示す．

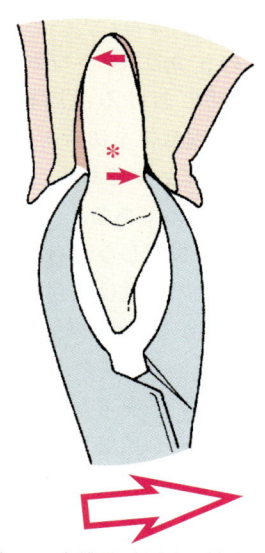

図 6-46　舌側への力は，歯槽骨舌側壁の拡大と根尖部周囲骨の頬側へのわずかな拡大を起こす．＊は回転の中心を示す．

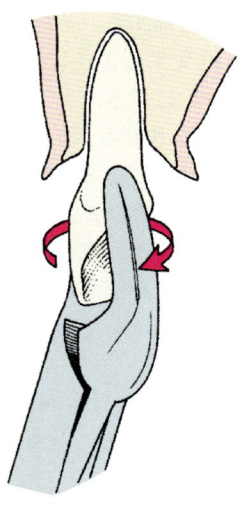

図 6-47　回転力は，上顎犬歯や下顎小臼歯のような円錐根の抜歯に有効である．

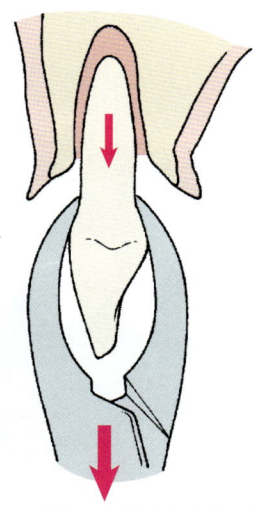

図 6-48　牽引力は，最終的に歯槽窩から歯を抜去するのに有効である．歯を引き抜くのではなく，弱い牽引力をかけるよう心がける．

説する．外科的抜歯については7章を参照してほしい．
　普通抜歯は最も頻繁に行われており，最初に検討する手技である．歯冠が崩壊している場合，埋伏している場合，歯冠崩壊にて歯根への到達が困難な場合などには，外科的抜歯が必要となる．
　いずれにしても，低侵襲な抜歯を試みるべきであり，過度な力をかけた抜歯は避けるべきである．
　スムースな抜歯には，以下の3つのことに留意すべきである．すなわち，①適切なアプローチと視野の確保，②抜歯手順の確認，③抜歯に要する力のコントロール，である．
　歯槽窩から歯を抜歯するには，歯槽窩の拡大と，歯周靱帯の切断が必要である．挺子と鉗子を用いたてこ効果および楔

89

効果により，抜歯は可能になる．

普通抜歯には，次の5つのステップがある．

ステップ1：歯頸部における歯周靱帯の切離．メスやNo.9骨膜剥離子で，歯周靱帯を切断する（図6-49）．歯から軟組織を切離する目的は2つである．第1に，麻酔が奏効しているかを確かめるためである．この際，術者は患者に，抜歯処置が始まることを説明しながら，歯周靱帯の切離を行う．この段階では，軽度の圧覚は残存する．鋭痛や不快感はないものの，最初はわずかな力から始め，次第に力をかけて，歯周靱帯を切離していく．

第2の目的は，挺子や鉗子を可及的に根尖方向に誘導することである．軟組織が歯から遊離していると，歯頸部に鉗子の嘴部が入りやすくなる．直の挺子を挿入する際には，歯間乳頭部を傷つけないように注意する．

ステップ2：挺子による歯の脱臼．次の段階は，直の挺子を用いて歯を脱臼させることである．歯槽窩の拡大や歯周靱帯の切離により，歯が動揺する．歯間乳頭部を翻転して，挺子を歯間部に，歯と直交するように挿入する（図6-50）．挺子の刃の下方を歯槽骨上に置き，上方あるいは咬合面側を抜歯する歯に向かって回転させる（図6-51）．強くゆっくりと挺子の把持部を回転させることで歯は後方に移動し，結果的に，歯周靱帯が断裂し歯槽窩が拡大する．抜歯する歯と隣接する前後の歯が健全な場合は，直の挺子による歯の動揺は最小限となる．しかし，歯の動揺を制限するような後方歯が存在しなかったり，歯冠が崩壊している場合には，この方法は有効である．

特殊な状況では，挺子を反対方向に動かして，可能なかぎり歯を垂直方向に持ち上げることを試みることもある（図6-52）．

直の挺子で歯を動揺させる際には注意を要する．過度な力

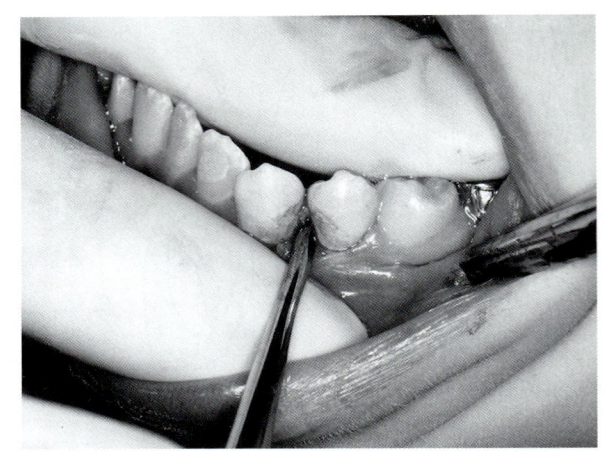

図6-50　歯間乳頭部を剥離してから，細い直の挺子を直角に挿入する．

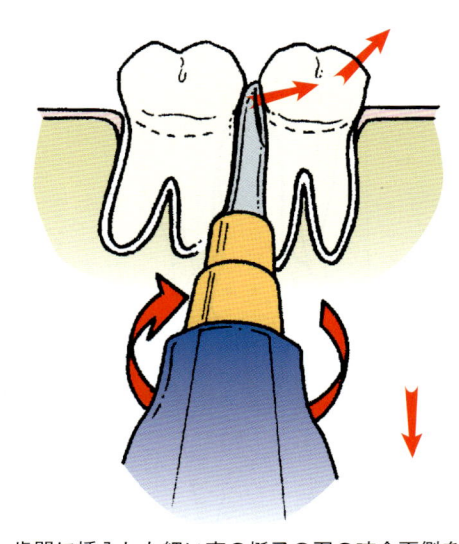

図6-51　歯間に挿入した細い直の挺子の刃の咬合面側を，抜歯する歯に向けて回転させる．同時に挺子を根尖側へ押し下げることで，歯を挺出させやすくなる．

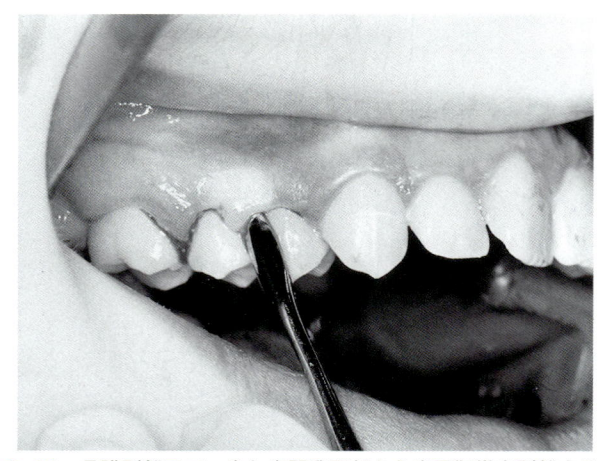

図6-49　骨膜剥離子で，歯と歯間乳頭部から歯周靱帯を剥離する．

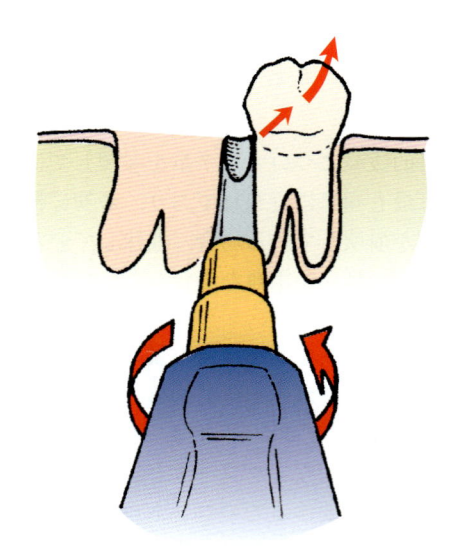

図6-52　挺子を反対方向に回転させて，歯の脱臼を行う．これは，後方に歯が存在しない場合にのみ用いることができる．

6章 ● 普通抜歯の原則

を加えると隣在歯を脱臼させることがある。隣在歯に大きなう蝕や修復物がある場合には，とくに注意を要する。まず，小型の直の挺子を近心頬側偶角歯周靱帯部に挿入する。挺子を回転させながら根尖方向に進めて，歯を脱臼させる。遠心頬側偶角部でも，同様の操作を行う。小型の直の挺子は回転させやすく，大型のものは根尖部を動かすのに有効である。てこの作用で，通常，鉗子で容易に抜去できる程度まで，歯を弛緩，動揺させることができる。

　ステップ3：抜歯鉗子の適合。抜歯する際に，適切な鉗子を選択する。鉗子の刃は鋭利で，解剖学的に歯頸部形態や歯根の表面に適合するようにできている。剥離した軟組織の直下に，鉗子の嘴部を挿入する（図6-53）。舌側の爪を最初に挿入して，頬側の爪を挿入する。隣在歯を脱臼させないように注意する。鉗子を歯に適合させたら，しっかりと鉗子の柄を把持して，最大限に効力を発揮させる（図6-54）。

　歯が転位歯の場合，通常の鉗子では歯の把持が困難であるため，幅の狭い鉗子を用いる。上顎残根鉗子は，叢生の下顎前小臼歯部にも有用である（図6-55）。

　鉗子の刃が歯の長軸と平行になるように把持すると，鉗子にかける力が有効に働き，歯槽窩を広げることができる。これにより歯根破折のリスクが解消できる。

　鉗子は可能なかぎり歯根を把持して，根尖方向に力をかける。これには2つの理由がある。第1に鉗子の爪のてこ作用によって，頬舌側の歯槽窩の骨を広げること，第2に根尖側に力を加えることで，鉗子の回転中心が根尖方向に移動して，結果的に根尖破折を最小限に抑えられること，である。

　この際，鉗子をしっかり把持して，脇を締めて肘を固定する。抜歯は，足を広げて立位で行うべきである。

　ステップ4：鉗子による歯の脱臼。上記のステップに従って，鉗子を歯に適合させ，脱臼を開始する。鉗子を作用させるのは，薄くて弱い骨である。上顎あるいは下顎の大臼歯以

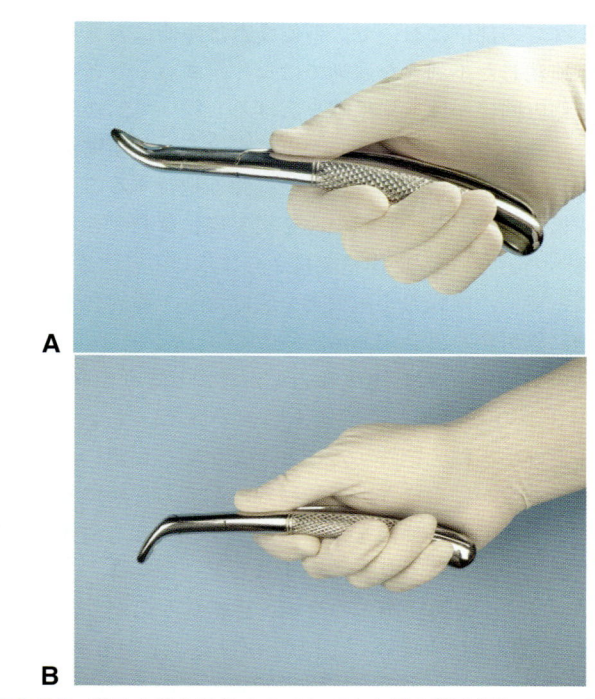

図6-54　鉗子の端を把持することで力を最大限発揮し，コントロールすることができる。A：上顎万能鉗子。B：下顎万能鉗子

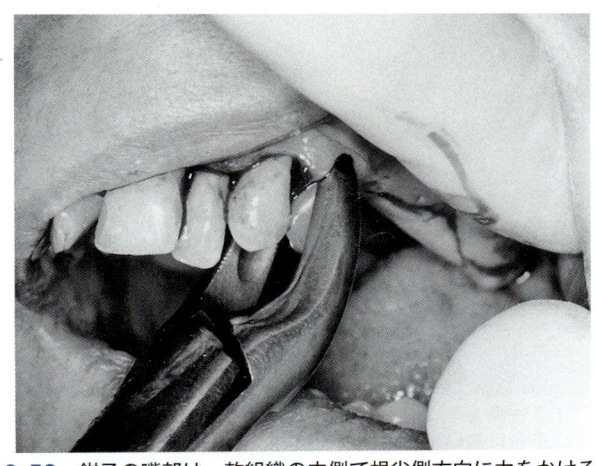

図6-53　鉗子の嘴部は，軟組織の内側で根尖側方向に力をかける。

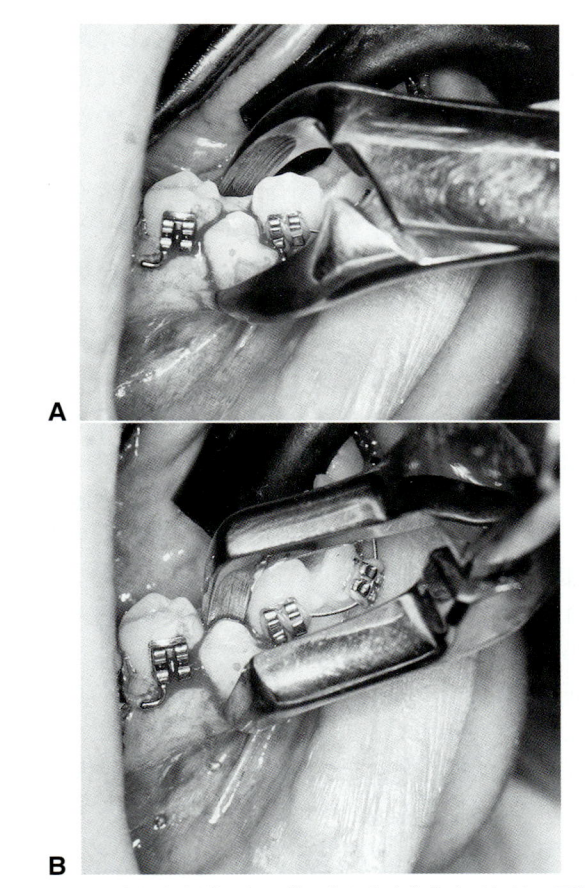

図6-55　A：隣在歯を脱臼させずに小臼歯を抜歯するには，下顎万能鉗子（No.151）では幅径が大きい。B：上顎残根鉗子がよく適合する。

91

外のすべての部位において，唇側または頬側に大きく動揺させる。連続した小刻みな運動ではなく，ゆっくりと安定した力を頬側方向にかけ，歯槽窩を広げる。続いて，ゆっくりと慎重に，強い力を反対側へ向かってかける。歯槽窩が広がり始めたら，鉗子を根尖側へ移動し，強く把持することで，さらに歯槽窩は広がり，回転中心を根尖側に移動できる。頬側と舌側への圧力により，歯槽窩はさらに広げることができる。歯によっては，回転力が歯槽窩を広げたり，歯周靱帯の切断に有効に作用する場合がある。

経験の少ない術者は，過度な力をかけてしまう傾向がある。以下の3つの点にとくに留意すべきである。すなわち，①できるだけ根尖側を把持すること，②頬側と舌側にゆっくりと慎重に力をかけること，③数秒継続して力をかけると歯槽窩が広がるので急いで歯を牽引しないようにし，歯槽窩が広がった後に歯をゆっくりと牽引すること，である。

ステップ5：歯槽窩からの抜歯。歯槽窩が広がり歯が脱臼すると，頬側方向への弱い牽引力をかけることが可能となる。歯槽窩が広がり歯周靱帯は完全に断裂しているため，牽引力は最小限で足りる。

抜歯の手順において，鉗子による歯の脱臼と歯槽窩からの抜去は別の手技である。脱臼は，歯槽窩の拡大や歯周靱帯の断裂によって起こり，この2つのステップなしに歯を抜去することはできない。経験の浅い術者は，鉗子の役割は歯を抜去することではなく，歯の抜去を容易にするための歯槽窩の拡大にあると認識すべきである。

転位歯を鉗子で脱臼させる場合には，通常とは違った方向に動かす。術者は，鉗子をどの方向に操作すべきかというセンスを磨く必要がある。術前の十分な評価や計画が，抜歯中の決断に役立つ。

1. 反対の手の役割

鉗子や挺子を用いて抜歯する際に，反対の手もまた，重要な役割を果たす。右利きの術者は，左手で頬，唇，舌などを圧排して術野を確保する。また，左手で鉗子から他の歯を保護し，脱臼を防ぐこともできる。抜歯の最中に，左手で患者の頭部を固定することがある。硬い歯槽窩を広げる際には，かなりの力を要するので，患者の頭を支持する必要もある。下顎の抜歯の際に，顎関節に負担がかからないよう反対の手で下顎を安定させることも重要である。また，バイトブロックを反対側に使用することも有用である。最後に，反対の手により，脱臼時に歯槽突起を支持し，歯槽窩の拡大を触知することができる。ただし，場合によってはこれらすべてを術者の左手で果たすことは困難であるため，助手の力が必要になる。

2. 抜歯における助手の役割

いかなる手術においても，よい結果を出すには，熟練した助手が不可欠である。抜歯時に手術を円滑に遂行するうえで，助手は重要な役割を果たす。助手は，術野の障害になる頬や舌を圧排し，術野を確保する。

また，術中に血液や唾液などを吸引し，術野の視野を確保するのも助手の重要な役割である。吸引は患者にとっても重要な行為であって，通常，血液や他の液体が喉に貯留することは，耐えがたいものである。

助手は，下顎臼歯を抜歯する際には，対合歯を保護するべきである。下顎の抜歯時に牽引力が必要な場合，突然歯が脱臼することで鉗子が上顎の歯に当たり，歯冠が欠けてしまうことがある。助手はこのような事態を防止するために，吸引管の先や指で，上顎の歯を防護する。

下顎の抜歯の際，助手は抜歯の力に対して，下顎を支持する役割を担う。手で軟組織を圧排する術者は，下顎を支えることができない。したがって，助手が下顎を支えて，顎関節に無理な力が及ばないようにする。

また，助手の心理的，情緒的サポートにより，患者は手術を安心して受けられるようになる。助手が患者の信頼を得て，積極的に会話したり患者と触れ合うことによって，手術はスムースに進む。助手の無頓着で不用意な発言は，患者を不安にし，協力が得られなくなる可能性があることにも，留意すべきである。

各歯に特有な抜歯テクニック

ここでは，抜歯の特別な手技について述べる。抜歯の手技がほぼ同じもの（例：上顎の前歯など）は，複数の歯をグループにして説明する。

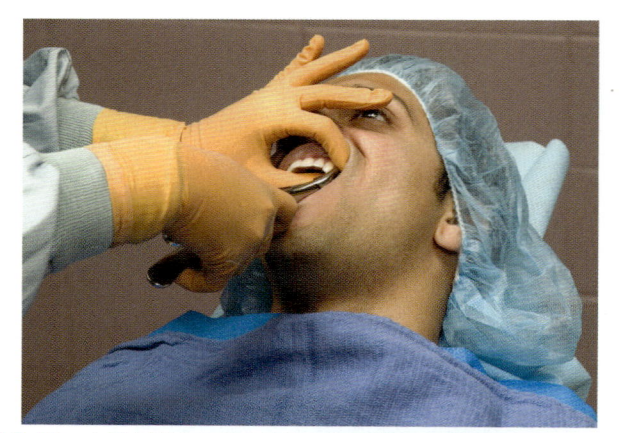

図6-56　左側上顎大臼歯の抜歯。左示指で口唇や頬粘膜を圧排し，親指を口蓋側に置いて，歯槽堤を挟むように固定する。これにより頭部が固定されて，歯や骨のわずかな動きを触知できる。

1. 上顎の抜歯

左側上顎あるいは前歯の抜歯の際の正しい体位として，術者の左示指は唇や頬を圧排し，親指は口蓋側に置く（図6-56）。これにより，左手で頬粘膜を避けたり，頭を安定させたり，歯槽突起を支えながら，抜歯時の力のかかり具合を触知できる。加えて，鉗子で脱臼する際に，左手で，口蓋根が脱臼する感覚を感じとれる。右側の場合は，示指を口蓋側に置き，親指は頬側に置く。

1）切歯

上顎には他の鉗子も適用できるが，通常は上顎万能鉗子（No.150）で抜歯する。上顎前歯の根は，一般的に円錐形であり，側切歯ではやや細長い。側切歯は，根尖1/3が遠心に彎曲していることがあるため，抜歯前に必ずX線検査を行う。唇側歯槽骨は薄く，口蓋側は厚く硬いので，唇側方向に骨を広げるようにする。始めにゆっくりと安定した力を唇側にかけ，骨を広げていく。ゆっくり安定した力と回転力を加えた後に，口蓋側へ弱い力を加える。回転力は，側切歯では

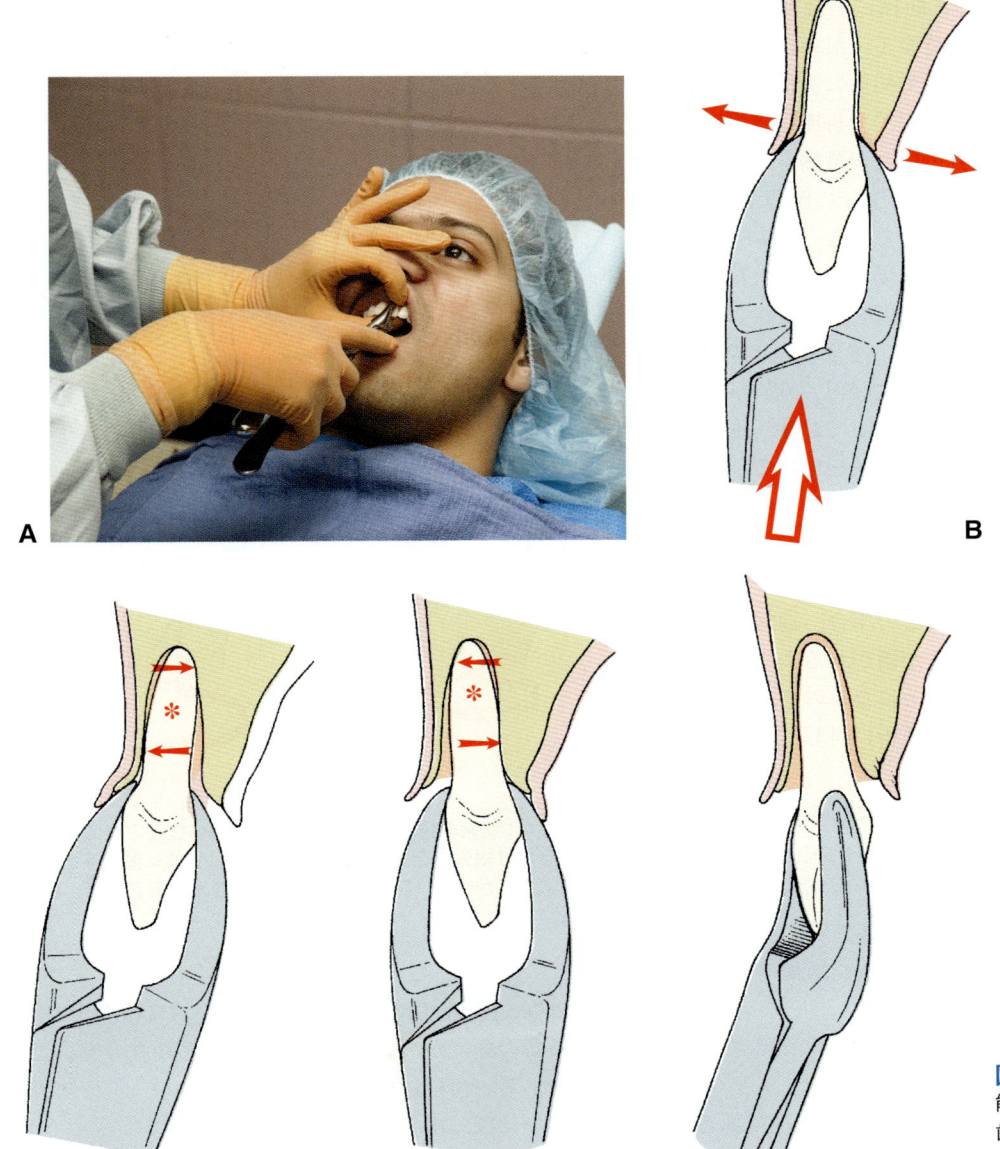

図6-57 左A：上顎前歯は上顎万能鉗子（No.150）で抜歯する。左手で歯槽堤を挟む。B：鉗子で，できるだけ根尖側を把持する。C：まず唇側方向に力をかける。D：舌側へもわずかな力をかける。E：回転を伴った唇側への牽引力により，唇側方向に歯が抜ける

最小限とするが，とくに根が彎曲している場合には注意を要する．最終的にわずかな力で，咬合面方向に歯が脱臼する（図6-57）．

2）犬歯

上顎犬歯は，最も根が長い歯である．歯根の断面は横長で，上顎唇側に犬歯根隆起とよばれる膨隆を形成しているため，同部位の唇側骨は薄い．唇側の骨は薄いが歯根が長いため，犬歯の抜歯は困難である．まれに犬歯の抜歯に伴って，唇側の薄い歯槽骨の骨折が生じる．

上顎犬歯の抜歯に推奨できる鉗子は，上顎万能鉗子（No.150）である．すべての抜歯時と同様に，最初に鉗子の爪で可能なかぎり犬歯の根尖側を把持する．最初に動揺するのは根尖であり，次に口蓋からの反動で頬側に動揺する．歯槽窩が拡大して歯が動揺し始めたら，鉗子で再度，根尖側を把持する．とくに隣在歯がない場合には，歯槽窩を広げるうえで軽度の回転力が効果的である．歯が十分に脱臼すれば，唇側方向への牽引力により，容易に抜去できる（図6-58）．

鉗子による抜歯時に唇側骨が骨折した場合には，善後策を考慮しなければならない．小さな骨片が犬歯から遊離している場合には，軟組織を傷つけないように，通常どおり抜歯を続行する．しかしながら，骨片が大きいと判断した場合には，処置を中断する．通常，骨片は骨膜に付着しており，生着させることができる．術者は，薄い骨膜剥離子を用いて，歯の周囲の歯肉を骨折線のレベルまで，少しだけ剥離する．

犬歯を鉗子でしっかり把持して，剥離子で歯根から骨折片を分離する．この処置がうまくできれば，抜歯後に骨折片は骨膜に付着したまま復位され，ほとんどの場合，通常の治癒経過をたどる．しかし，骨膜から骨片が剥がれるようであれば，壊死するか治癒に時間を要することになるので，骨片は除去すべきである．抜歯途中の歯槽骨骨折に対しても，同様に対処する．

唇側の骨折予防は重要である．通常の力による鉗子抜歯で歯の動揺が得られない場合には，術者は外科的抜歯を考慮すべきである．軟組織弁の展開と小骨片の除去によって，唇側に大きな骨折を起こすことなく，犬歯を抜歯することができる．外科的抜歯によって，骨の消失を減らし，術後の治癒を早めることができる．

3）第1小臼歯

上顎第1小臼歯の2/3は単根で，1/3～1/2は2根である．これらの根は極端に薄いため，破折しやすく，とくに高齢者で骨密度が高い場合には，破折しやすくなる．成人にみられる歯根破折の多くは，この部位である．

選択する鉗子は，上顎万能鉗子（No.150）である．場合に

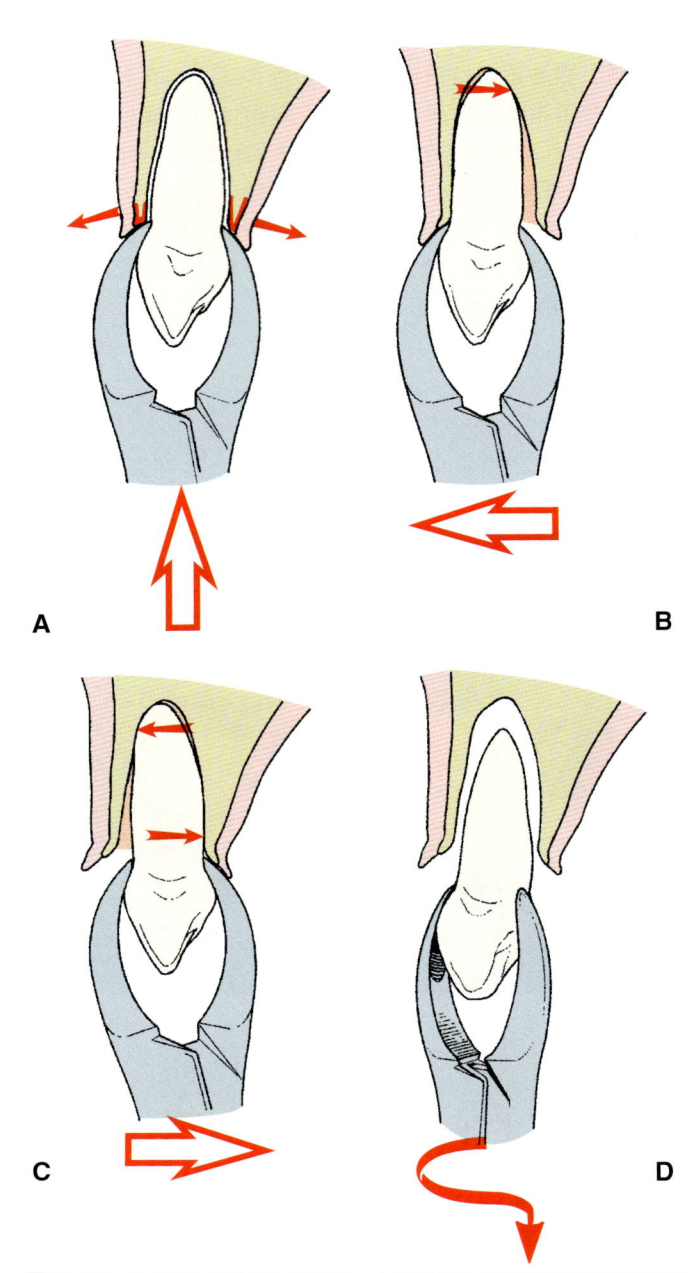

図6-58　A：切歯の抜歯と同様に，上顎犬歯の抜歯の際にも最初に鉗子でできるだけ根尖側を把持する．B：最初は唇側に動かす．C：わずかに舌側に力をかける．D：わずかな回転力をかけることで，唇側へと脱臼する．

よってはNo.150Aのほうが上顎第1小臼歯には有用である．

歯根破折の頻度が高いため，できるかぎり直の挺子で脱臼すべきである．歯根破折が起こった場合でも，十分に脱臼し動揺していれば，根尖の除去は容易である．

上顎第1小臼歯を鉗子抜歯する際は，分岐した薄い2根が破折しやすいので，注意を要する．最初に頬側に向かって力をかけ，次に口蓋根を破折しないように，弱い力を口蓋側に加える．歯を頬側に動揺させると，頬側根が破折しやすく

6章 ● 普通抜歯の原則

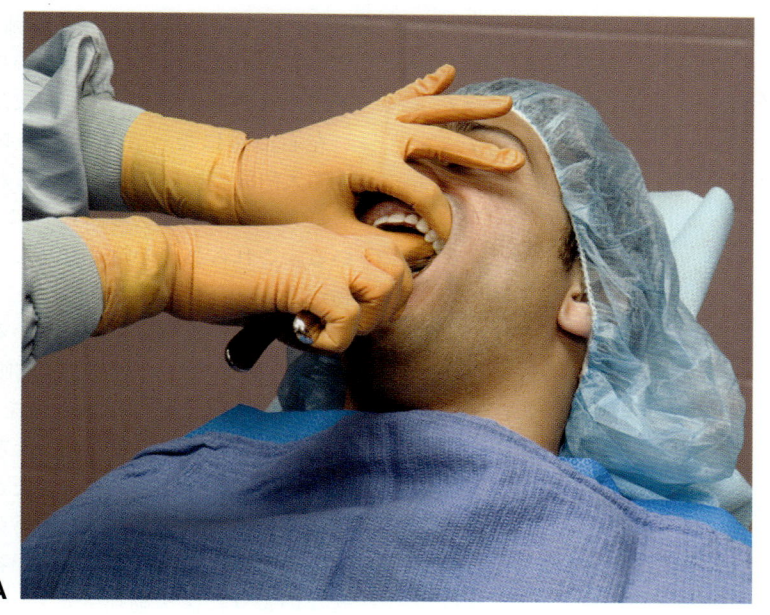

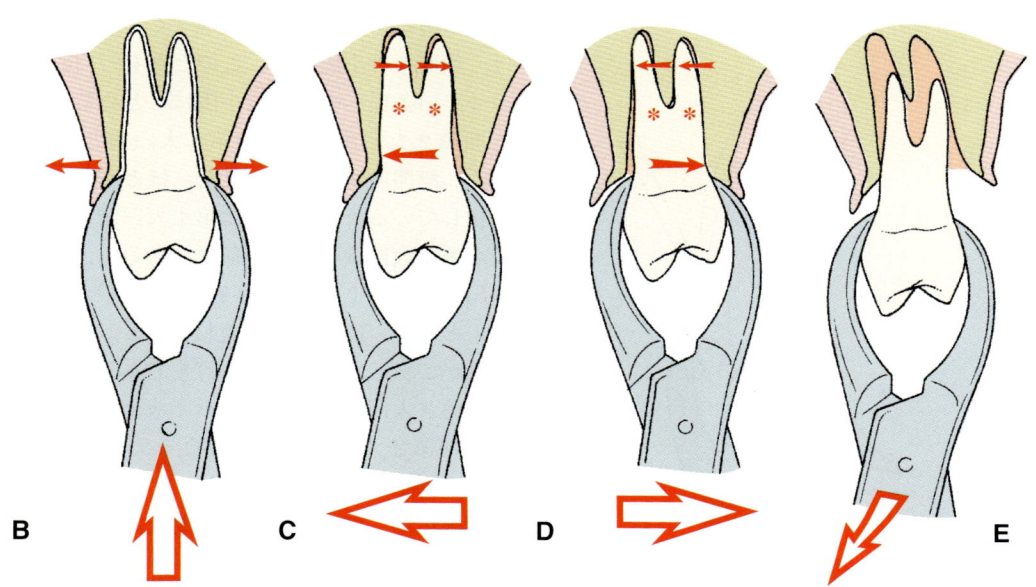

図6-59 A：上顎小臼歯は，上顎万能鉗子（No.150）で抜歯する．左手は切歯と同じ位置に置く．B：根尖側に向かって力をかけて，回転中心をできるだけ根尖側に移動させて，歯槽窩を拡大させる．C：最初に頬側に力をかけて，頬側皮質骨を広げる．このとき歯根は，舌側に押されて破折しやすくなる．D：口蓋側へは弱い力をかける．E：頬側への力と牽引力により，頬側咬合面方向に脱臼する．

なり，口蓋方向に動揺させると，口蓋根が破折しやすくなる．2根のうち，頬側根の周囲骨のほうが薄いので，頬側への力を口蓋側への力より大きくするべきである．また，いかなる回転力もかけないように注意する．最終的に，やや頬側かつ咬合方向への牽引力で歯を抜去する（図6-59）．

4) 第2小臼歯

上顎第2小臼歯は単根である．歯根は厚くて，先端も鈍である．したがって，第2小臼歯の歯根破折はまれである．歯を被覆している周囲骨は他の上顎の歯と同様，頬側が薄く，口蓋側で厚い．

抜歯鉗子は上顎万能鉗子（No.150）であるが，術者によってはNo.150Aを用いる．鉗子は，歯を脱臼しやすくするため，できるだけ根尖側を把持して力をかける．歯根が強くて鈍であるため，抜歯には，口蓋側の反発力に対して頬側への強い力が必要であり，頬側咬合面方向への回転と牽引力を要する（図6-60）．

95

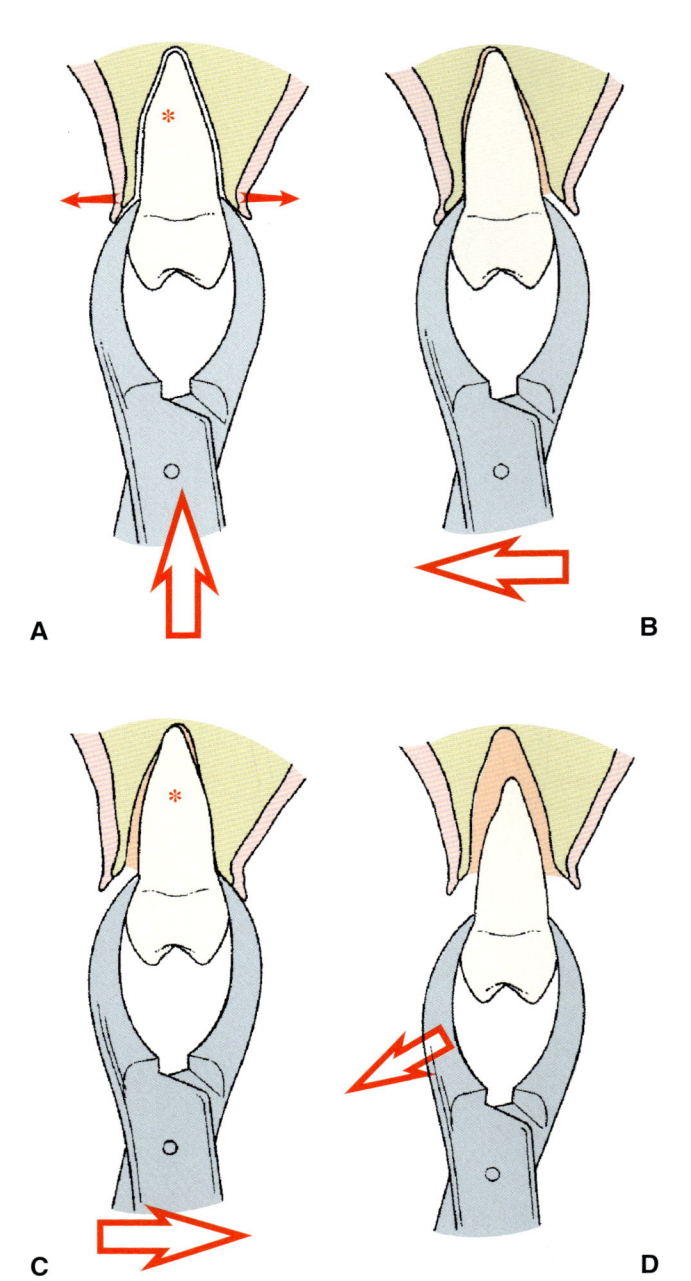

図 6-60　A：上顎第 2 小臼歯を抜歯する際，鉗子でできるだけ根尖側を把持する．B：最初に頬側へ動かす．C：わずかに舌側に力をかける．D：咬合面方向に脱臼する．

5) 大臼歯

上顎第 1 大臼歯には，3 本の長くて強い歯根がある．頬側の 2 根は通常接近しており，口蓋根は口蓋に向かって大きく離開している．頬側根が広く離開している場合，普通抜歯は困難である．また，周囲骨は他の上顎の歯と同様で頬側は薄く，口蓋側は硬く厚みがある．X 線写真で診断する際に，その大きさ，彎曲の程度，3 つの歯根の離開度に注意する．さらに，歯根と上顎洞との関係にも注意する．口蓋根が上顎洞内に存在していたり，根が広く離開している場合，抜歯によって上顎洞穿孔が生じる可能性が高くなる．このようなことが予想される場合には，外科的抜歯の適応である．

左右で対になっている鉗子 No.53R と No.53L は，通常，上顎大臼歯の抜歯に用いる．これら 2 つの鉗子には，頬側面溝に入り込む爪がある．術者によっては No.89，No.90 を用いる．これら 2 つの鉗子は，とくに歯冠に大きなう蝕や修復物がある場合に用いられる．

上顎大臼歯抜歯に鉗子を用いる際，できるだけ根尖側を把持する（図 6-61）．頬側と口蓋側への強い力によって抜歯するが，口蓋側より頬側への力を強くする．3 根であるため，回転力は有効に作用しない．上顎第 1 大臼歯では，口蓋根より頬側根が破折しやすい．したがって，歯根が大きく離開している場合，1 根は破折するかもしれないと予想すべきである．頬側根は破折しても抜歯が容易なので，口蓋根を破折させないように歯を動揺させる．口蓋への力は最小限にして，口蓋根の破折を防ぐ．強くてゆっくりと安定した力を頬側にかけ，頬側の骨を広げる．このときも，口蓋根の位置を維持しつつ，口蓋根への力を最小限にとどめる．

上顎第 2 大臼歯は，上顎第 1 大臼歯と比較して歯根がやや短く，離開度が少ない．また，ほとんどの場合，頬側根が単根化している．それ以外は第 1 大臼歯と同様であり，抜歯手技も第 1 大臼歯の場合と同様である．

萌出している上顎第 3 大臼歯は円錐根が多く，抜歯には左右共用として，No.210S が適している．頬側の骨が薄くて根が円錐形であるため，抜歯は容易である．また，萌出している上顎第 3 大臼歯は，挺子のみで抜歯されることが多い．術前に上顎第 3 大臼歯の X 線写真をよく見ておき，根が細くないか，2 根でないか，根尖がフック状でないかなど，解剖的特徴を把握しておくことが重要である．破折根尖の抜歯は困難である．

2. 下顎の抜歯

下顎臼歯の抜歯をする際には，左示指は頬側の口腔前庭に，中指は口底部に置き，唇，頬，舌を圧排する（図 6-62）．親指でオトガイ部を押さえて，残りの指でオトガイ下を支えることで下顎を支持し，顎関節への負担を最小限にする．これにより，歯槽部の支持よりも下顎の支持が優先される．別の手段として，反対側にバイトブロックを咬ませて，顎関節への負担を軽減する（図 6-63）．しかしこの場合も，術者の手による下顎の支持は継続しなければならない．

1) 前歯

下顎切歯と犬歯はほとんど同じ形態をしているが，切歯は薄く短く，犬歯は太く長い．切歯の根は薄くて破折しやすい

6章 ● 普通抜歯の原則

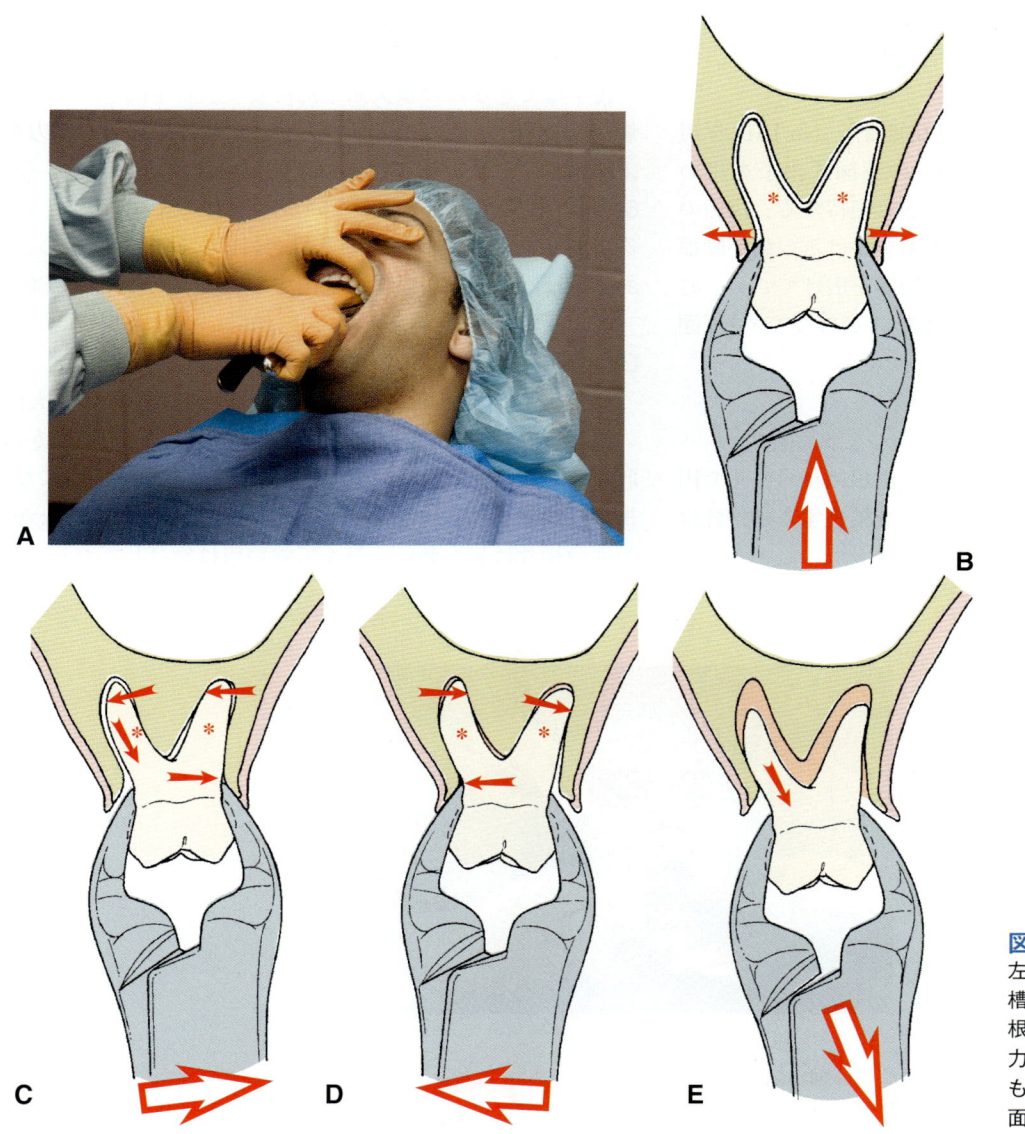

図 6-61 A：上顎大臼歯の抜歯。左手で口唇や頬粘膜を圧排して，歯槽堤を挟む。B：鉗子でできるだけ根尖側を把持する。C：頬側に強い力をかけて動揺させる。D：舌側へも適度な力を加える。E：頬側咬合面方向へ脱臼する。

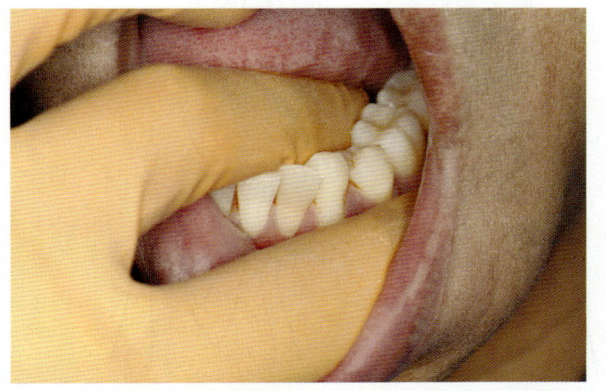

図 6-62 左側下顎大臼歯抜歯の際には，左示指は頬側口腔前庭に置いて口唇および頬粘膜を圧排し，中指は口底に置いて舌を圧排する。さらに，親指でオトガイ下部を押さえることで，下顎を支持する。

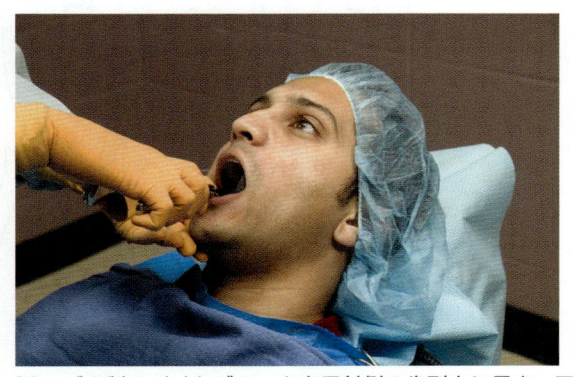

図 6-63 ゴム製のバイトブロックを反対側の歯列上に置き，下顎を支持して，顎関節部に過剰な力がかからないようにする。

97

ので，十分に脱臼した後に抜去しなければならない。下顎前歯や犬歯を被覆する歯槽骨は，唇側や舌側は薄いものの，犬歯舌側の骨は厚いことがある。

下顎前歯や犬歯の抜歯には，下顎万能鉗子（No.151）を用いる。また，時には No.151A や Ashe の英国式鉗子を用いる。鉗子嘴部を適合させて，根尖側を強く把持する。抜歯の際は，唇側と舌側方向に同じくらいの力をかける。歯が動揺し始めたら回転力をかけて，さらに歯槽窩を広げていく。唇側・咬合面方向への牽引力で，歯を歯槽窩から抜去する（図6-64）。

2）小臼歯

下顎小臼歯は，比較的抜歯しやすい。歯根は真っ直ぐで円錐形であるが，時に細いことがある。歯を被覆する歯槽骨は頰側で薄く，舌側は厚く硬い。

下顎小臼歯の抜歯にも，下顎万能鉗子（No.151）を用いる。また，No.151A や英国式鉗子を用いる場合もある。

鉗子はできるだけ根尖側を把持して，基本的な動きである頰側への傾け，舌側への傾けを行った後，最後に回転力を加え抜歯する。最終的に歯は，頰側・咬合面方向に抜ける（図6-65）。根尖1/3に彎曲がないか，術前にX線写真で診断する必要がある。彎曲している場合には，回転力は弱めるか，あるいは回転力は用いずに抜歯する必要がある（図6-66）。

3）大臼歯

下顎大臼歯は通常2根で，第2大臼歯よりも第1大臼歯の根のほうが幅広い。さらに，根尖1/3から1点に向かって収束することがあり，そのような場合，抜歯は困難になる。根は一般的に，太くて強い。口腔内のすべての歯のなかで，周囲歯槽骨は最も硬い。長くて強い根は癒合しており，歯を

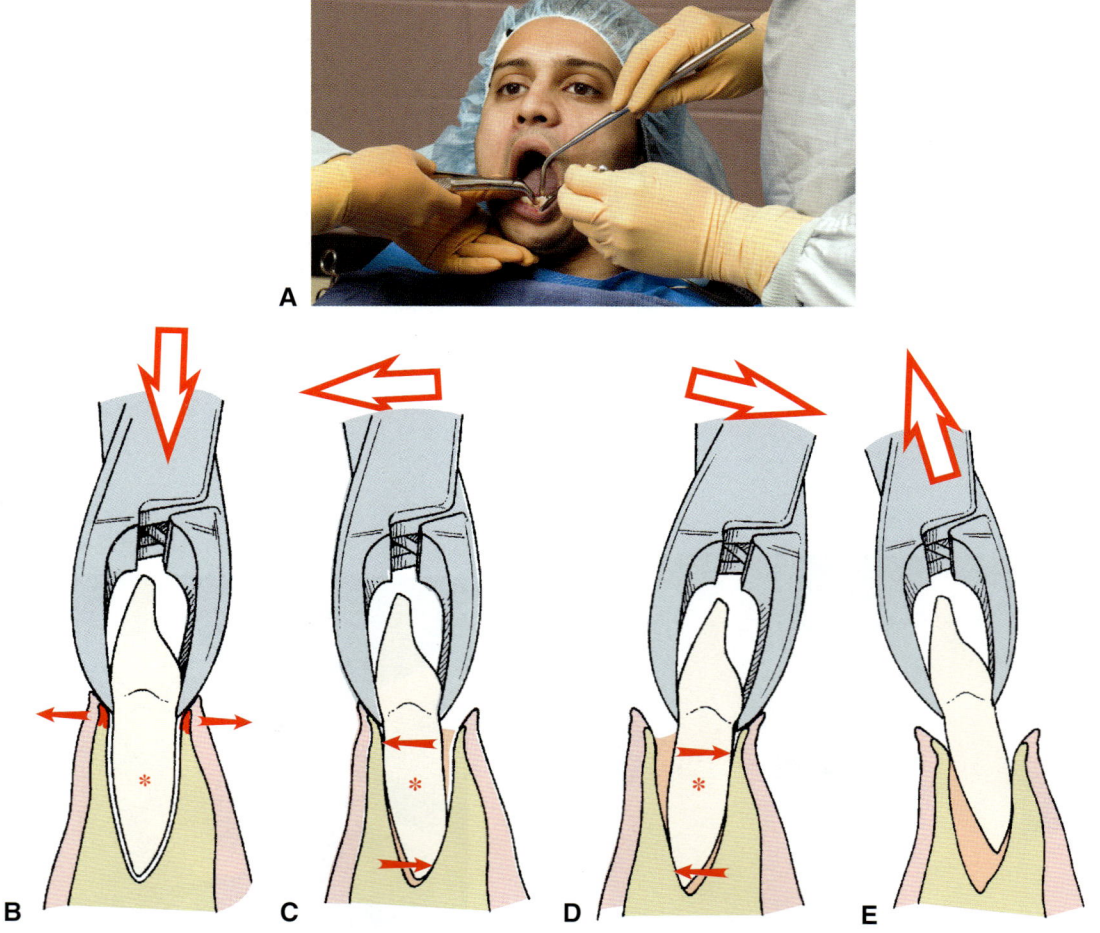

図 6-64　A：下顎万能鉗子（No.151）は，下顎前歯の抜歯に用いる。助手は頰粘膜を圧排して吸引を行う。B：鉗子でできるだけ根尖側を把持する。C：歯槽窩を拡大するために，適度な力を唇側にかける。D：舌側にも力をかけることで，歯槽窩をさらに拡大する。E：唇側切縁方向に歯が抜ける。

6章 ● 普通抜歯の原則

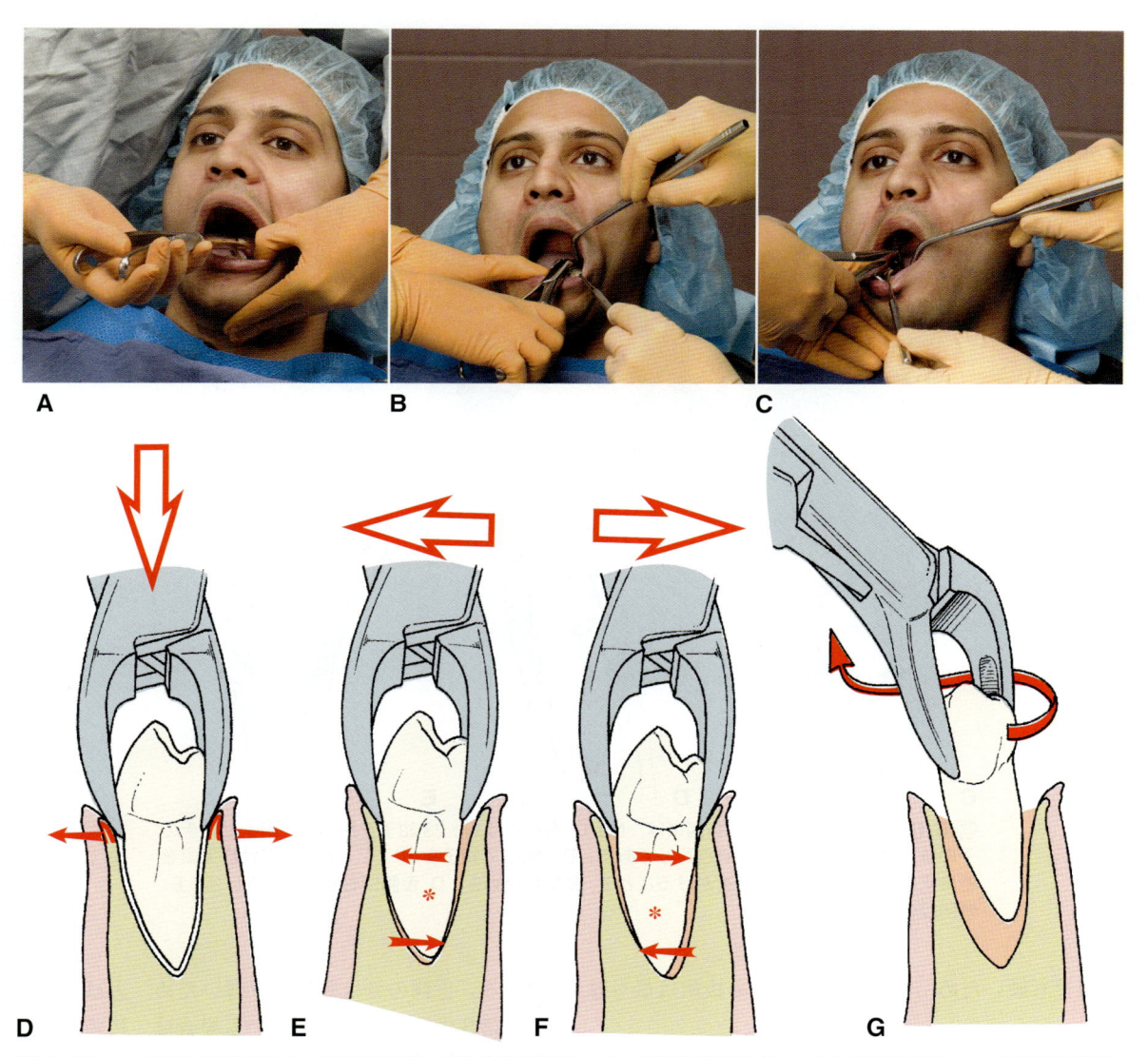

図 6-65　A：下顎小臼歯の抜歯。下顎を保持して軟組織を圧排して，下顎万能鉗子（No.151）で把持する。B：左手の位置は，患者の後方に立つため，少し修正する。C：英国式鉗子を用いてもよい。D：鉗子の嘴部でできるだけ根尖側を把持して力をかけることで，歯槽頂の皮質骨が広がり始める。E：最初に鉗子で頬側方向に力をかける。F：わずかな力を舌側にかける。G：回転と牽引力によって脱臼する。

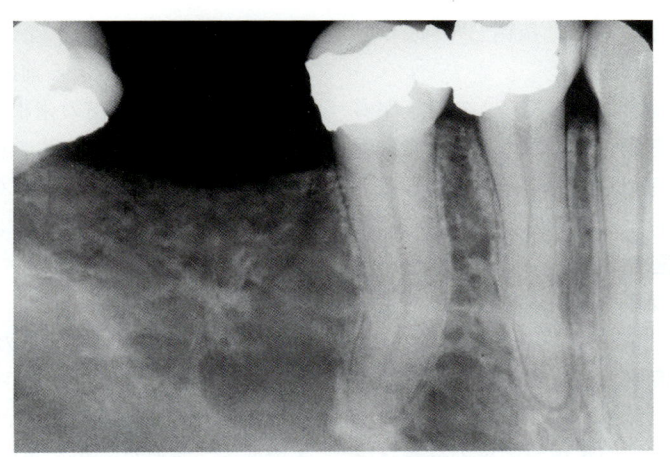

図 6-66　彎曲根をもつ小臼歯の場合，回転力は根破折につながるため，最小限の力にするべきである。

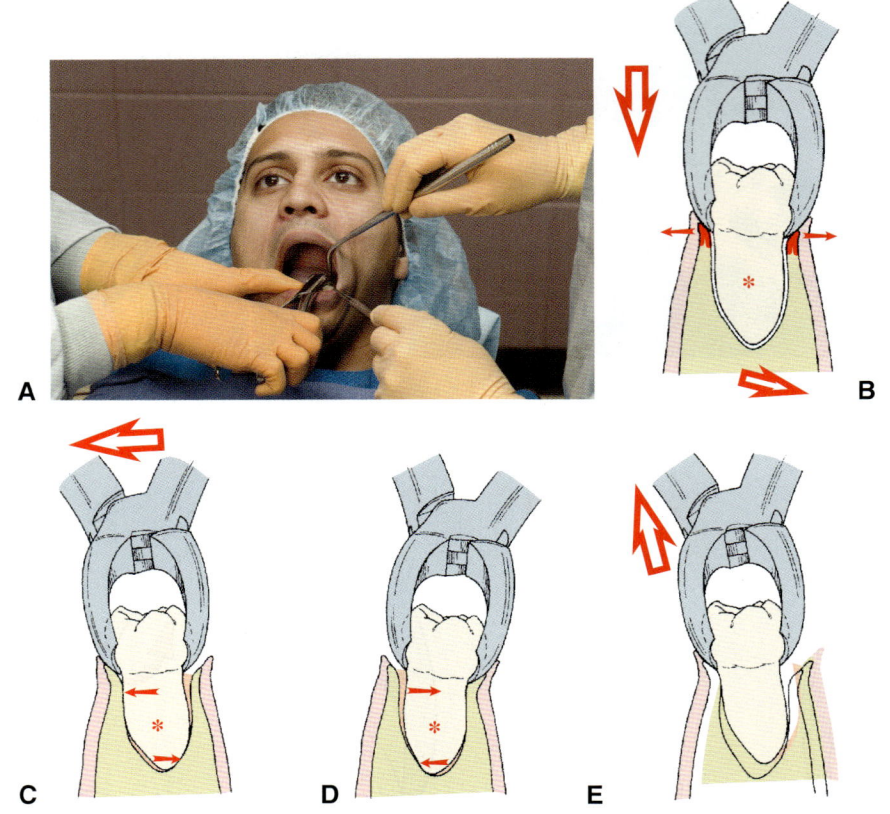

図 6-67　A：下顎大臼歯の抜歯には，No.17 もしくは No.23 鉗子を用いる．術者と助手の手の位置は，どちらの鉗子でも同じである．B：No.17 鉗子を用いて，できるだけ根尖側を把持する．C：頬側に強い力をかけることで，動揺し始める．D：舌側にも強い力をかける．E：頬側咬合面方向に脱臼する．

覆う頬舌側の骨も硬いため，下顎第 1 大臼歯の抜歯は最も難しい．

通常，下顎大臼歯の抜歯には No.17 鉗子を用い，根分岐部に嘴部を沿わせ，根尖方向に向けて強く把持する．頬舌側への動かすことで歯槽窩が広がり，咬合面方向に歯が抜ける．第 2 大臼歯の舌側歯槽骨は頬側より薄いため，抜歯するときは頬側よりも舌側に強い力をかけると，抜歯しやすい（図6-67）．

歯根が明らかに分岐している場合には，No.23 の鉗子が有効である．この鉗子は，把持部を強く握り締めることで，嘴部を根分岐部へ絞り込ませるような力が働く．この動きにより，鉗子嘴部の頬舌側歯槽頂に対する反発力を利用して，咬合面方向への力が獲得できる（図 6-68）．うまくいかない場合には，頬舌側へ動揺を加える操作で歯槽窩を広げ，根尖方向に鉗子嘴部を移動させて，再度，把持部を強く握り締める．この際，下顎大臼歯が突然歯槽窩から抜けることがあり，鉗子で上顎の歯を傷つけないように注意する．

萌出している第 3 大臼歯は通常，円錐根で歯根の分離はほとんどないため，嘴部が短く直角に曲がった No.222 鉗子を用いる．舌側の骨は頬側より薄いため，力は舌側方向へかける．第 3 大臼歯が機能している場合は，抜歯は若干困難となるため，鉗子を用いる前に直の挺子で，中程度脱臼させておく必要がある．その際，力は少しずつ強くかけて歯を動揺させ，最後に強い力をかける．

3. 乳歯の抜歯

まれに，歯根吸収する前の乳歯抜歯を行わなければならないことがある．乳歯の歯根は長く繊細なので，破折に注意を要する．また，後継歯の歯冠部を吸収させてしまうことがあるので，注意が必要である．鉗子は上下顎万能鉗子で，No.150S，151S が適している．根尖方向に向けて鉗子で把持し，ゆっくりと一定の力を頬側にかけた後，舌側方向に動かす．

複数根であるため，回転の動作は最小限にし，抵抗する力に対しては注意を払う．乳臼歯の歯根は，永久小臼歯の歯冠を取り囲むように存在しているため，乳臼歯は分割抜去すべきである．まれに，永久小臼歯の歯冠を乳臼歯の歯根がしっかりと取り囲んでいて，一緒に抜けてくることがあるので注

100

6章 ● 普通抜歯の原則

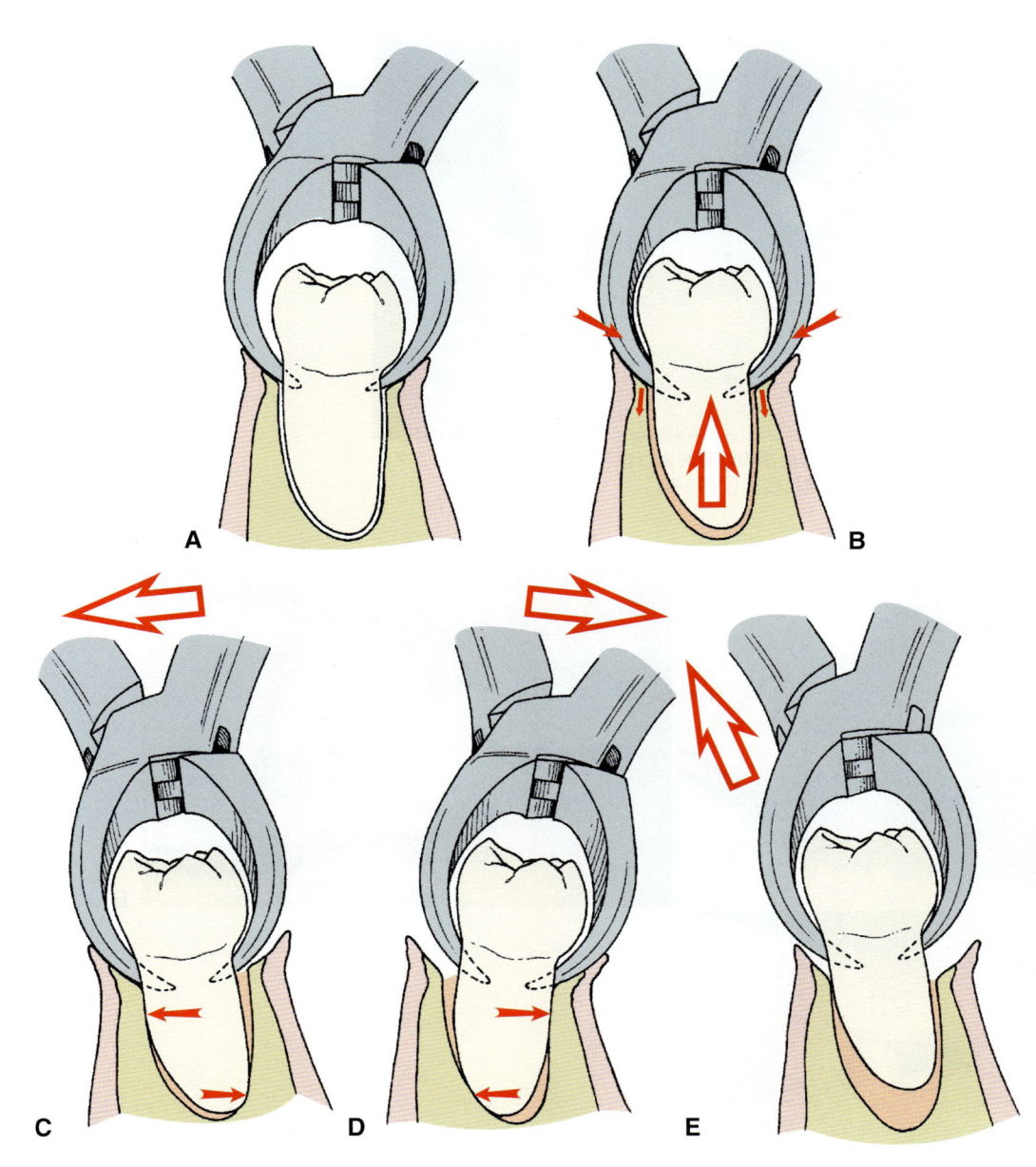

図 6-68　A：下顎臼歯の根分岐部を，No.23 鉗子を用いて把持する。B：把持部を握り締めることで，鉗子の嘴部が根分岐部に滑り込み，結果的に牽引力がかかる。C：頰側に強い力をかけることで，歯槽窩を広げる。D：舌側にも強い力をかけると，さらに動揺する。E：頰側方向の力と牽引力をかけることにより，頰側咬合面方向に歯が脱臼する。

意が必要である。

抜歯窩の処置

抜歯後は，適切な抜歯窩の処置が必要となる。必要に応じてデブリードマンを行う。抜歯前の X 線写真で根尖病巣を確認できた場合は，根尖の囊胞や肉芽を注意深く搔爬する。また，歯石，アマルガム，歯の破折片などが歯槽窩内にある場合は，鋭匙や吸引管で取り除く（図 6-69）。歯根膜線維や骨からの出血は，抜歯後の治癒を促進するため，温存する。不必要な搔爬は過度な外傷を与え，治癒の遅延につながる。

広がった頰舌側の歯槽骨壁を，元の状態に戻すべきである。指で骨面を圧迫して，元来の状態にする。これにより，抜歯時の過度な力による頰舌側歯槽骨壁の張り出しによって生じたアンダーカットを減らして，治癒によい効果をもたらすことができる。これはとくに，第 1 大臼歯の抜歯時に考慮すべきである。また，将来的に抜歯部にインプラントを予定している場合は，抜歯窩部の骨削除はできるだけ控えるべきである。

歯周病にて抜歯した場合，鋭匙，歯肉剪刀，電気メスなどを用いて，十分に肉芽を除去する。肉芽除去が不十分だと，術後出血の可能性が高くなる。

最後に，抜歯後の骨は粘膜で被覆すべきである。どのような抜歯においても，骨縁を骨ヤスリなどで滑らかにする。

101

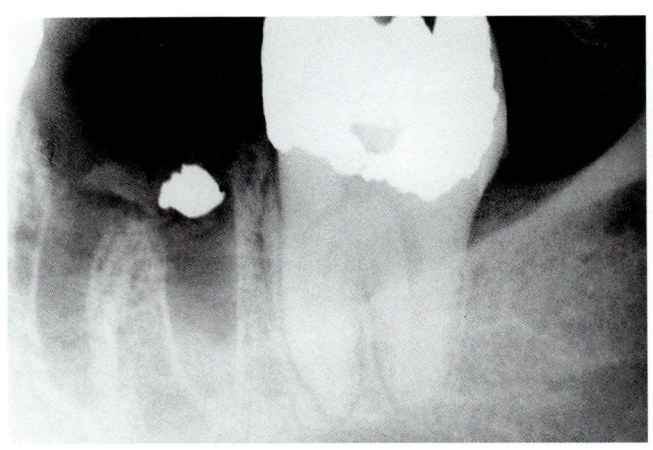

図 6-69　術者が抜歯窩の精査および掻爬を怠ったことで，アマルガムの破片が抜歯窩に残存している。

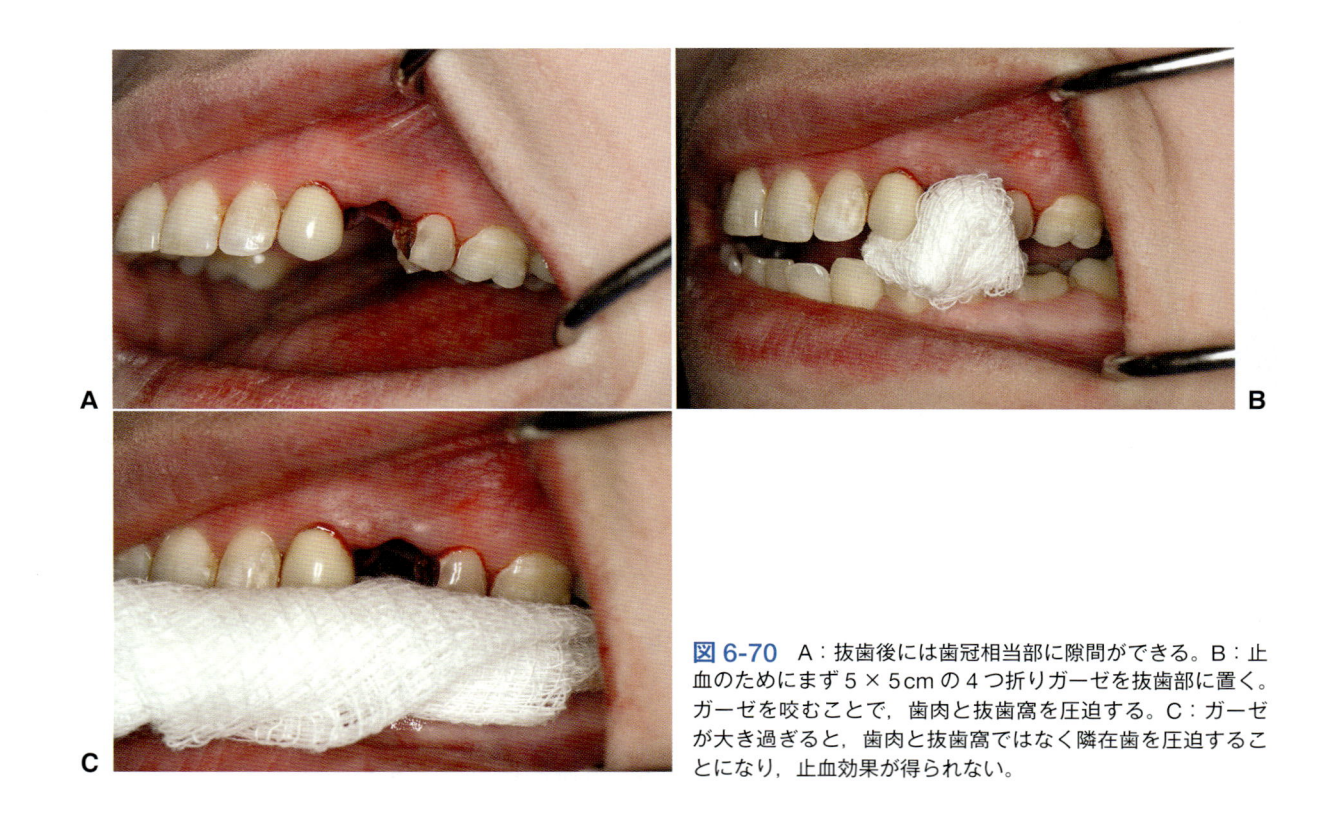

図 6-70　A：抜歯後には歯冠相当部に隙間ができる。B：止血のためにまず 5 × 5 cm の 4 つ折りガーゼを抜歯部に置く。ガーゼを咬むことで，歯肉と抜歯窩を圧迫する。C：ガーゼが大き過ぎると，歯肉と抜歯窩ではなく隣在歯を圧迫することになり，止血効果が得られない。

　抜歯後の止血に 5 × 5 cm の湿ガーゼを抜歯部に置き，咬合させて保持する。この咬合力が止血につながる（図 6-70）。対合が無歯顎の場合は 10 × 10 cm などの大きなガーゼが必要となる。

　さまざまな抜歯に関する詳細な手技は，7 章を参照してほしい。

7章

難抜歯術の原則

JAMES R. HUPP

本章の内容

弁の設計，挙上，取り扱いの原則
1. 軟組織弁の設計条件
2. 粘膜骨膜弁の種類
3. 粘膜骨膜弁の挙上
4. 縫合の原則

外科的抜歯の原則と手技
1. 外科的抜歯の適応
2. 単根歯に対する外科的抜歯の手技
3. 複根歯に対する外科的抜歯の手技
4. 破折した歯根や根尖の抜去
5. 根尖を放置する場合の条件

多数歯の抜去
1. 治療計画
2. 抜歯の順序
3. 多数歯抜去の手技

ほとんどの萌出歯は抜歯鉗子で抜去することが可能であるが，時として困難な場合がある。外科的抜歯は，さまざまな理由で抜歯中に歯根破折が生じ，そのままでは抜去できない場合に用いられる。さらに，一度に多数歯を抜去する場合には，歯肉弁の形成が必要となることが多い。また，通常，骨の平滑化や形態修正を行う場合にも，歯肉弁の形成が必要とされる。

本章では，外科的抜歯の方法について解説する。単根歯と複根歯の外科的抜歯の原則として，弁の設計，挙上，取り扱い，縫合の基本について説明する。さらに，多数歯抜歯とこれに伴う歯槽骨整形術の原則についても解説する。

弁の設計，挙上，取り扱いの原則

本章における「弁」という用語は，軟組織の部分で，①切開により形成され，②それ自身に血液供給があり，③その下層にある組織に到達でき，④元の位置に戻すことができ，⑤縫合により復位され治癒が期待できるもの，を指す。抜歯術を適切に遂行するには，軟組織弁の設計，挙上，取り扱いの原則を十分理解することが必須である。

1. 軟組織弁の設計条件

粘膜下組織の明示と，治療後の治癒を両立するには，正しい弁の設計が必要である。難しいケースでは，さまざまな要因を考慮しながら弁の設計をしなければならない。

まず設計にあたっては，弁への血液供給を保つために，弁の基部は遊離端よりも広くする。これは，虚血による弁の壊死を防ぐために，弁全域に連続した脈管構造をもたせるためである（図7-1）。

弁には，適切な大きさが必要である。十分な軟組織を翻転して，必要な術野を確保し，手術器具を挿入，操作する。さらに，弁は筋鉤によって，術野外の健常骨面上に保持される必要がある。この際，筋鉤によって弁が緊張しないように，十分な弁の翻転が必須となる。軟組織の治癒は，切開創に沿ってではなく，横断するように起きるため，断裂した組織よりも鋭利な切開創のほうが，治癒が早い。したがって，十分な弁翻転に伴う長く直線的な切開創は，短い切開創が原因で筋鉤などによる二次的な挫滅創が生じた場合よりも，治癒が早い。十分な大きさのenvelope flap（袋状弁）を形成する際には，通常，弁の近遠心方向の長さを，術野の前方2歯分と後方1歯分延長する。（図7-2A）。縦切開を加える場合には，切開線は，術野の前方1歯分と後方1歯分の延長で十分である（図7-2B）。

抜歯のための弁は，全層粘膜骨膜弁が推奨される。全層弁とは，弁が粘膜表面，粘膜下組織，骨膜までを含むことである。骨の削除，形態修正が手術目的の場合には，すべての骨上組織を，骨面から翻転させる必要がある。また，骨膜は骨治癒にとって重要な組織で，骨膜を復位することで創傷治癒

103

図 7-1　A：弁の形態は，歯肉縁よりも基部のほうが広くなければならない。B：弁の基部が狭すぎると血液供給が不十分となり，組織壊死の原因となる。

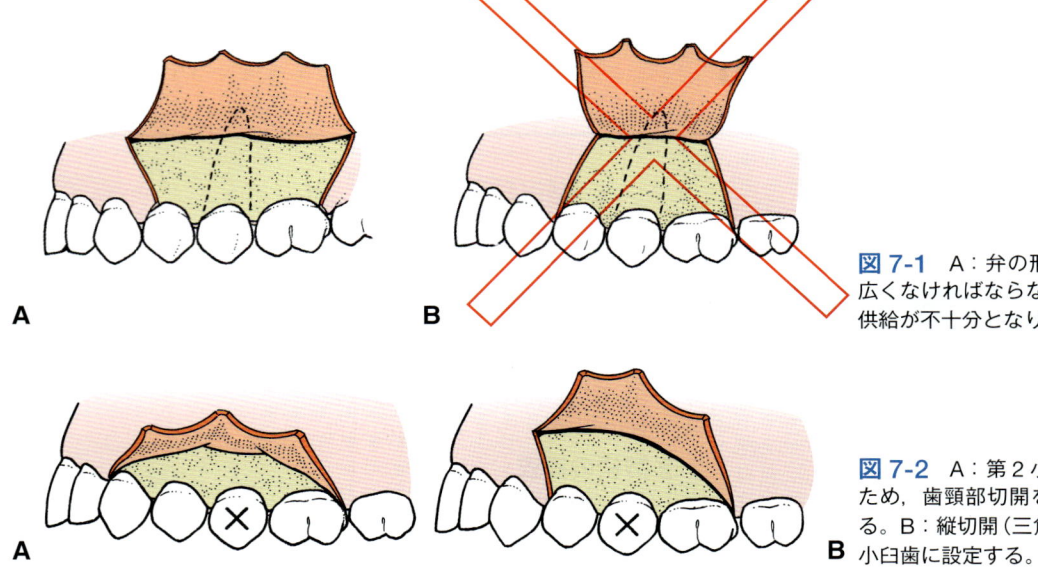

図 7-2　A：第2小臼歯歯根部の視野を十分確保するため，歯頸部切開を犬歯から，第1大臼歯まで設定する。B：縦切開（三角弁）を用いる場合，弁の近心は第1小臼歯に設定する。

を促進するので，全層弁が要求される。裂けたり，分割されたり，細断された組織は，きれいに翻転された全層弁よりも，治癒が遅れる。さらに，骨と骨膜との間は相対的に血管の交通が乏しいため，全層弁を挙上した場合には，手術時の出血を抑制できるという利点がある。

切開線は，術後に残存する健全な骨上に設定しなければならない。病巣が頬側皮質骨まで進展している場合には，切開は少なくとも，そこから6～8mm離す必要がある。また，歯の周囲骨を削除する場合，切開線は手術により生じる骨欠損から，6～8mm離れた場所に設定する。切開線の直下に健全な骨の支持がない場合，切開部が骨欠損内に落ち込み，創が哆開したり，創傷治癒が遅延する（図7-3）。

弁は，術野に存在する重要組織を損傷しないように設計する。下顎では，舌神経とオトガイ神経である。下顎後方，とくに第3大臼歯部に切開を行う際は，舌神経の損傷を避けるために，下顎舌側面から十分離れた位置に切開線を設定する。この部位では，舌神経が下顎舌側面に近接しているため，切開による神経の損傷，切断により，長期的または永久的な舌の知覚異常を引き起こす可能性がある。同様に，下顎小臼歯根尖部の手術では，オトガイ神経への損傷を避けるように弁を設計することが重要である。可能なかぎり歯頸部切開が望ましく，縦切開を加えるのであれば，オトガイ孔から十分に離れた前方あるいは後方位に設定する。

上顎には，損傷をきたすような重要組織はほとんどない。上顎歯槽突起の唇・頬側では，損傷の可能性がある神経や血管はないが，口蓋側では，口蓋軟組織の主たる栄養血管であり，硬口蓋後外側にある大口蓋孔から出る大口蓋動脈には注意する。この動脈は前走し，鼻口蓋動脈と吻合する。鼻口蓋神経と動脈は，切歯孔から出て口蓋歯肉の前方を支配する。口蓋粘膜前方部を翻転する場合，神経血管束は切歯孔の位置で切断するが，厄介な出血は少なく，かつ神経の回復も速やかであり，通常は，知覚麻痺が患者を悩ますことはない。しかし，口蓋粘膜後方部における縦切開は，大口蓋動脈を切断し止血困難となりうるので禁忌である。口蓋側は，歯頸部切

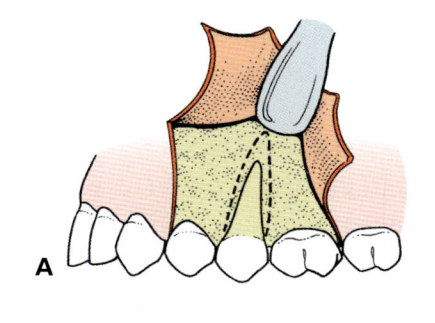

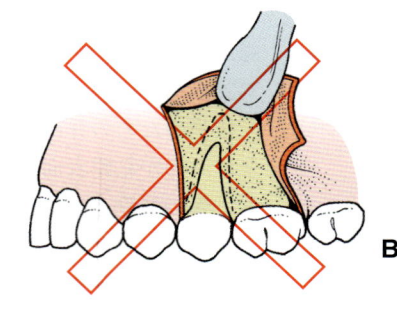

図 7-3　A：手術後，切開線は健常な骨の上で縫合するのが原則である。したがって弁の設計には，手術における骨の削除量を正確に予想することが求められる。この場合，縦切開は骨削除部分より1歯分前方に設定されており，健常な骨が十分残されている。B：縦切開が骨削除部に近すぎると，創傷治癒は遅延する。

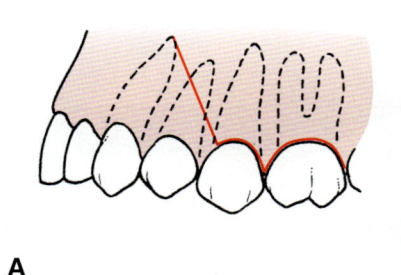

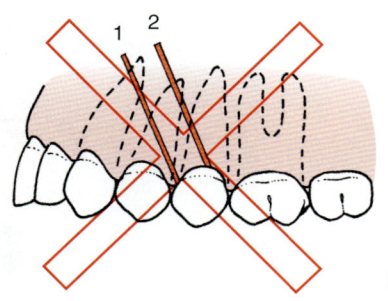

図7-4 A：縦切開線の上縁の正しい位置は，歯の隅角部（ここでは近心頬側隅角）である。同様に，切開は犬歯部隆起上に設定してはならない。粘膜が薄く，縫合部の緊張によって創が哆開しやすいからである。B：これら2つの切開は誤りである。①切開線が犬歯隆起上に設定されているため，創傷の治癒遅延をきたす。また切開線が歯間乳頭上に設定されており，不要な障害を起こしてしまう。②切開線は歯頸部の中央に設定されているため，歯肉辺縁の欠損や歯周組織の審美的な醜形を起こす可能性がある。

開だけでも抜歯に必要な視野は確保できるため，縦切開は絶対的に必要とはいえない。

通常，縦切開は必要時にのみ行う。大部分の領域において，歯頸部切開によって，抜歯に必要とされる十分な視野を確保することが可能である。縦切開は，通常，歯頸部切開の近心側にのみ設定する。弁の血流を確保するため，縦切開は垂直に設定するのではなく，弁の基部が遊離歯肉縁より広くなるよう斜めに設定する。また縦切開を，犬歯隆起のような骨の膨隆部に設定すると，縫合部の緊張により創哆開をきたす危険性がある。

歯頸部における縦切開の位置は歯の隅角部に設定し，歯頸部の中央や歯間乳頭を直接切開する位置に設定してはならない（図7-4）。頬側中央部の遊離歯肉縁を切断すると，縫合した後の張力によって治癒が妨げられ，付着歯肉の欠損をきたすからである。歯槽骨の頬側は菲薄なので，歯肉切開は，骨の垂直的欠損を生じる原因となる。歯間乳頭に切開線を設定すると，歯間乳頭が不必要に損傷され，結果的に局所の歯周組織の問題を引き起こしてしまう。したがって，縦切開を設定する際には，歯頸部の位置に留意することが重要である。

2. 粘膜骨膜弁の種類

さまざまな口腔内組織弁が用いられるが，一般的に歯肉溝切開法が用いられることが多く，縦切開を設定しない場合には，envelope flap（袋状弁）を形成することになる。有歯顎患者では，切開は歯肉溝から骨膜下の歯槽頂に向けて加えられ，全層粘膜骨膜弁が根尖側に翻転される（図7-2A）。通常はこの方法で，抜歯術に必要な視野は得られる。

無歯顎患者の場合，切開線は通常，歯槽頂の瘢痕上に設定される。この部位には重要な組織はないので，切開線は十分な視野が得られるまで長く設定できる。しかし，例外的に，極端に萎縮した下顎においては，下歯槽神経が残存歯槽頂に存在することがあるので，注意を要する。粘膜切開を加えた後は，歯槽骨形成や下顎隆起切除に必要な視野を確保するために，頬側もしくは舌側に粘膜骨膜弁を翻転させる。歯肉溝切開に縦切開を加えた場合には，歯肉溝切開の遠心端と縦切

開の上端，下端を頂点とした三角弁となる（図7-5）。臼歯部の根尖部の処置を行う際には，縦切開を加えることが多いが，これは，短い歯肉溝切開で大きな術野が確保できるからである。縦切開部の縫合はやや難しく，創傷治癒の遅延を起こす可能性があるが，慎重な縫合処置により回避できる。四角弁は，歯頸部切開の近心および遠心端に縦切開を加えた弁のことである。縦切開の上端2か所と，歯肉溝切開の近遠心端2か所が，この弁の頂点となる（図7-6）。この弁により，近遠心的な切開に制限を受ける部位において十分な術野が確保できるが，その適応は限られる。縦切開が必要な場合は，通常，三角弁で十分である。

根尖部に病巣がある場合，弧状切開を用いることがある（図7-7）。この切開は，歯間乳頭や辺縁歯肉の損傷を避けられる利点があるが，歯根全体を明示できず，術野が狭くなるのが難点である。病変が根尖部に限局している場合には，有用

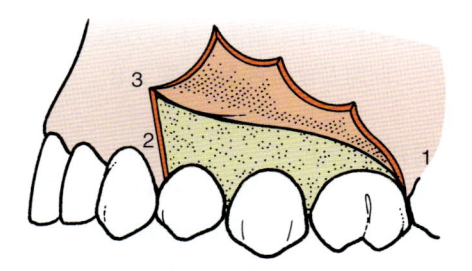

図7-5 歯頸部切開に縦切開を加えると三角弁になる（角の番号を参照）。

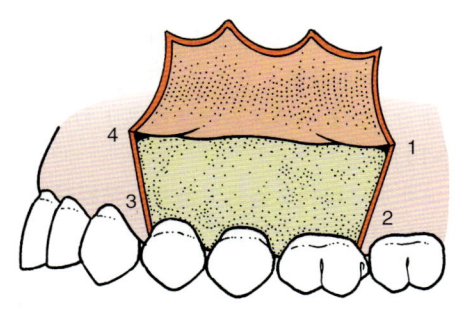

図7-6 歯頸部切開の両端に縦切開を加えると四角弁になる（角の番号を参照）。

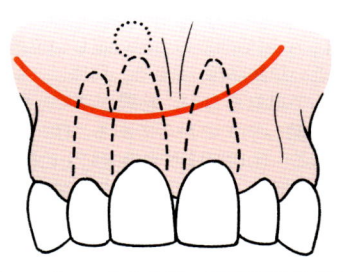

図 7-7　根尖部にアプローチする際, 歯頸部付着歯肉の損傷を避けるために, 弧状切開が用いられる. 病巣が根尖部に限局している場合に有用である.

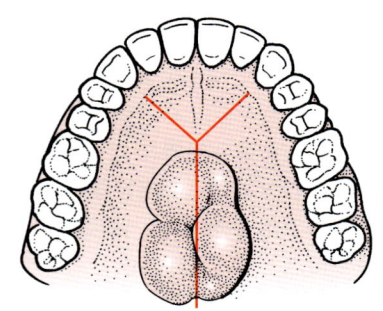

図 7-8　Y字切開は, 口蓋隆起除去術の際に用いられる.

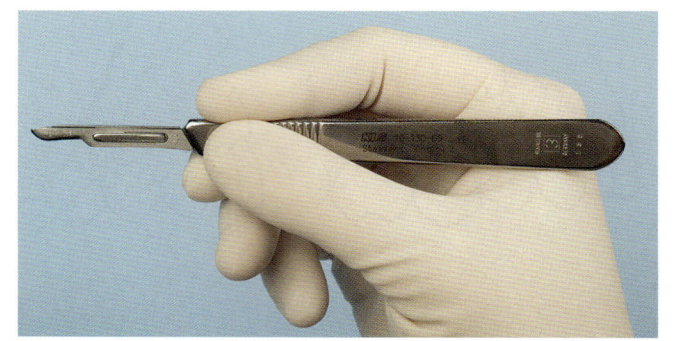

図 7-9　メスの柄はペングリップで把持することで, メス先のコントロールが良好となり, メス先の感触を敏感に感じとれるようになる.

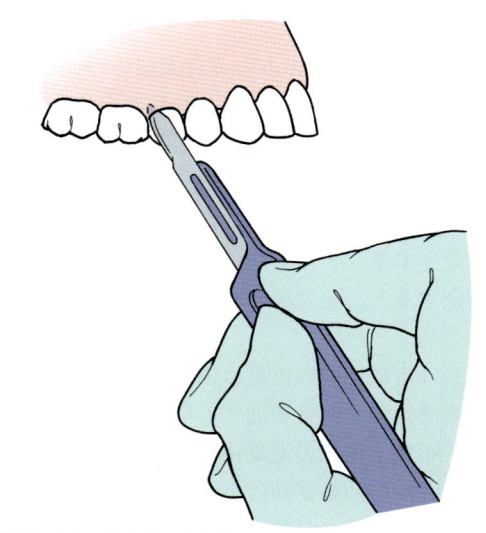

図 7-10　歯肉溝の切開には, No. 15 のメスを用いる.

な方法である.
　口蓋では, 切開線の形から名付けられたY字切開が用いられる. この切開は, 口蓋隆起除去手術時の術野確保に有効である. 骨隆起上の粘膜は通常, 菲薄であるため, 弁を挙上する際には粘膜を損傷しないよう慎重に行う. Y字切開の前側方への切開は, 犬歯よりも前方に設定するが, この部位であれば大口蓋動脈の枝よりも前方であるため, 血管損傷による出血はほとんど問題とはならない (図 7-8).

3. 粘膜骨膜弁の挙上

　抜歯で弁を挙上する際にはいくつか考慮すべき事項があるが, 最初に挙げられるのは, 弁翻転のための軟組織への切開である. No. 3 メスホルダーに No. 15 メス刃を装着し, ペングリップでメスを把持する (図 7-9). 歯肉溝において, メスの刃は歯に対してわずかに角度をつけ, 術者自身に向かって引っ張るように, 後方から前方に移動させながら切開する. 切開は, 最初から最後までメスの刃先を骨面に接しつつ, 途切れないように, 1回のスムースなストロークで行う (図 7-10, 図 7-11).
　メスの刃は非常に鋭利な器具であり, 粘膜骨膜切開の際に骨に押しつけながら切開を加えると, すぐに刃先が鈍くなる. 2つ以上の弁を挙上する場合は, 途中でメスの刃を交換しなければならない.
　縦切開を加える際には, 反対の手で歯槽粘膜を根尖側に引っ張りながら行うと, 切開線がきれいになる. 歯槽粘膜を引っ張らないで切開すると, 創面はギザギザになってしまう.
　弁の挙上は歯間乳頭部から行うが, No. 9 骨膜剥離子の細いほうを用いるとよい (図 7-12). まず切開を加えた歯間乳頭部の真下に, 骨膜剥離子の細いほうを滑り込ませ, てこの作用で歯間乳頭部を骨から剥離する. 切開した歯頸部遊離歯肉の挙上には, この手法が有用である. どの部位であれ剥離が困難な場合には, 切開が不十分であって, 再度切開を加えなければならない. 骨膜剥離子の細いほうで完全に弁断端を挙上させたら, 後は骨膜剥離子の広いほうを使って, 目的に適う範囲まで粘膜骨膜弁を挙上する.
　三角弁でも同様に, 最初の挙上は No. 9 骨膜剥離子の細いほうを用いるが, 断端部分の挙上は歯間乳頭のみにとどめ, 少し弁が挙上された段階で, 骨膜剥離子の広いほうを三角弁中央の角に挿入し, 骨面に押しつけるようにして, 後方ならびに根尖方向に剥離を進めていく. このように行うと, 軟組織弁をすばやく, 傷つけないで翻転することができる (図 7-13).

7章 ● 難抜歯術の原則

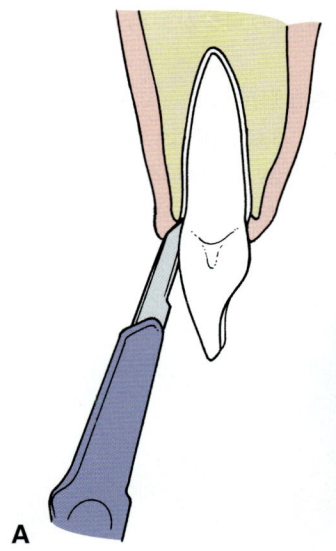

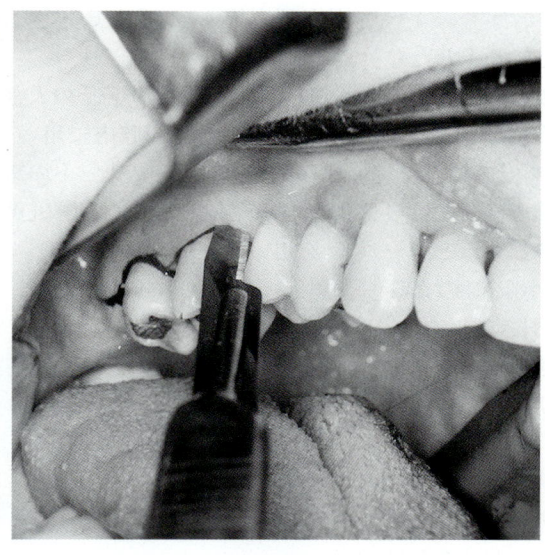

図 7-11　A：メスは歯に対してわずかに角度をつけ，骨膜を含む軟組織に切開を加え歯槽頂部の骨に到達する。B：切開は後方から始め，歯間乳頭を通って，メスの刃を骨面に触れながら，前方に引き寄せるように行う。

予定範囲の弁を挙上すれば，骨膜剥離子を筋鉤として使用し，弁を適切な位置で保持することもできる。この際，骨膜剥離子は常に，健全な骨上で直角になるように保持し，軟組織を骨との間に挟んで損傷しないように注意する（図7-14）。術野が大きく，より大きな弁を挙上する場合には，Seldin鉤，Minnesota鉤，Austin鉤などを使用してもよい。術野を確保するために，筋鉤でむやみに弁を引っ張って粘膜を損傷してはならない。筋鉤は適切な位置で，骨に当てるようにして保持することが重要である。このようにして初めて，術者は筋鉤ではなく，術野に集中することができ，不要意な軟組織弁の損傷を回避できる。

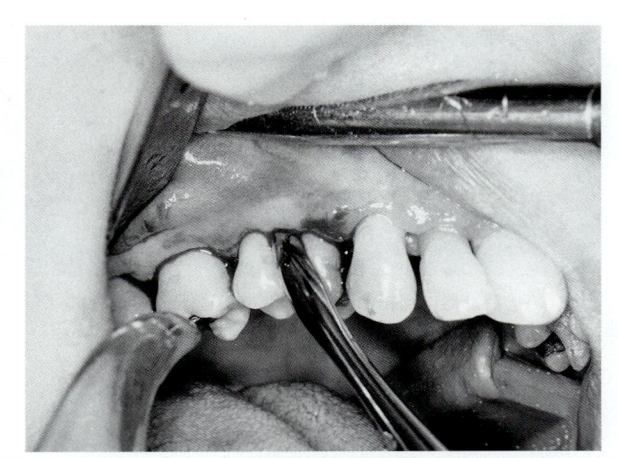

図 7-12　弁挙上の際には，骨膜剥離子の細いほうを用いて，歯間乳頭部から剥離し始める。

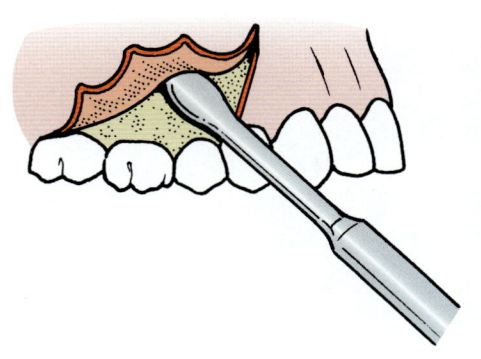

図 7-13　三角弁では，骨膜剥離子の細いほうで，近心歯間乳頭のみを挙上する。次に骨膜剥離子の広いほうで，弁を後上方へ翻転挙上する。

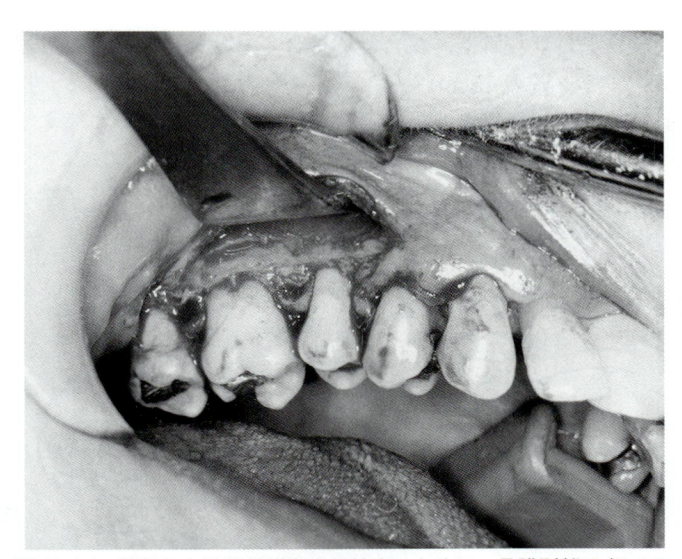

図 7-14　翻転した粘膜骨膜弁を保持するために，骨膜剥離子（Seldin鉤）を使用している。骨に対して直角に置いて保持し，軟組織が根尖方向に引っ張られないようにする。

107

4. 縫合の原則

外科的手技が完了したら，創面をよく洗浄し，挙上した弁を元の位置に戻して縫合を行う。その際，必要に応じて，弁を別の位置に戻して縫合することもある。縫合にはさまざまな役割があるが，最も重要なことは創縁を接合させることで，その結果，弁は正しい位置に保持され，切開線の両断端は接着する。切開が鋭利で，創縁へのダメージが少ないほど，一次治癒の可能性が高くなる。創縁の間隔を最小限にすれば，創傷治癒は早く，完全なものとなる。創縁を引き裂いたり，過度に損傷させた場合の創傷治癒は，二次治癒となる。

縫合には止血促進効果もある。しかし，弁より深部の組織から出血している場合は，出血が持続し血腫を形成するため，粘膜表面や皮膚を閉創してはならない。抜歯窩などの出血が滲み出る部位における縫合は，止血栓としての補助作用がある。出血が続いている抜歯窩に対しては，血腫の形成を避けるため，弁を形成して抜歯窩の上から緊密に縫合してはならない。

骨は，軟組織で被覆されていないと，壊死を生じたり治癒期間が極端に長くなる。したがって，軟組織弁の縫合は，創傷治癒にとって非常に重要な要素である。ゆえに，粘膜骨膜弁を歯槽骨から挙上した後，骨表面を軟組織弁で再度被覆することは，重要なポイントである。前述した点に留意したうえで，正確かつ適切な縫合がなされなければ，弁は別の方向へ引っ張られて骨が露出し，結果的に創傷の治癒遅延をきたす。

縫合は，抜歯窩内の血餅維持に有用で，8の字縫合などの特殊な縫合は，血餅の脱落防止に役立つ(図7-15)。しかし実際には，開放創を横断するこの縫合が抜歯窩内の血餅保持に寄与する割合は，かなり低いといわれている。

縫合には，持針器，縫合針，縫合糸などを用いる。持針器は，ロック式の15cm(約6インチ)長のものを選択する。持針器の輪部に拇指と薬指を通し，示指を嘴部の長軸に添えて持針器を持つと，手中で安定し，先端の調整が容易となる(図7-16)。

縫合針は各種あり，その大きさと形態によって番号があてられているが，口腔内に用いられる縫合針は，3/8から1/2サークルのリバースカットの彎針である。硬い粘膜骨膜弁組織を貫通させやすいため，丸針ではなくリバースカットの角針を用いるとよい(図7-17)。

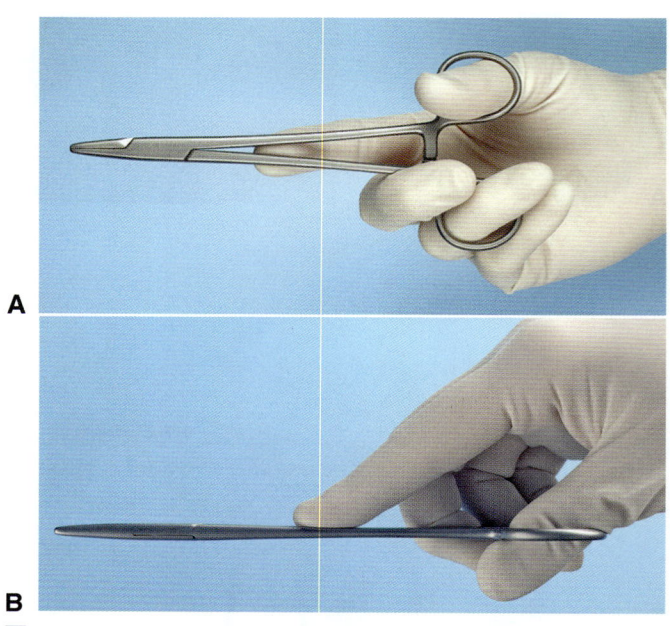

図7-16　A：持針器は拇指と薬指で把持する。B：示指を伸ばして持針器に添えることで安定し，針先のコントロールが容易になる。

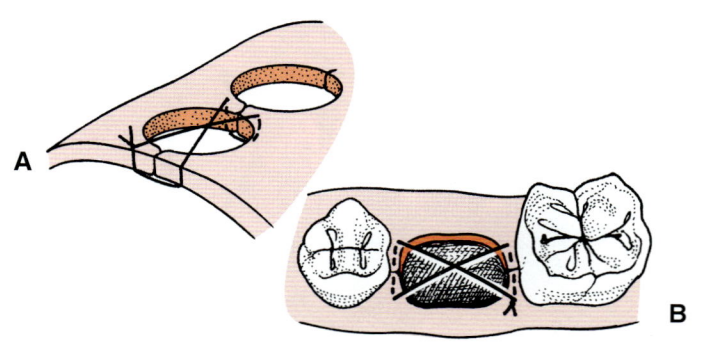

図7-15　A：8の字縫合は，抜歯窩において，必要に応じて血餅保持を目的として行う。B：8の字縫合は通常，止血目的に挿入した酸化セルロースの小片を抜歯窩に保持するために行う。

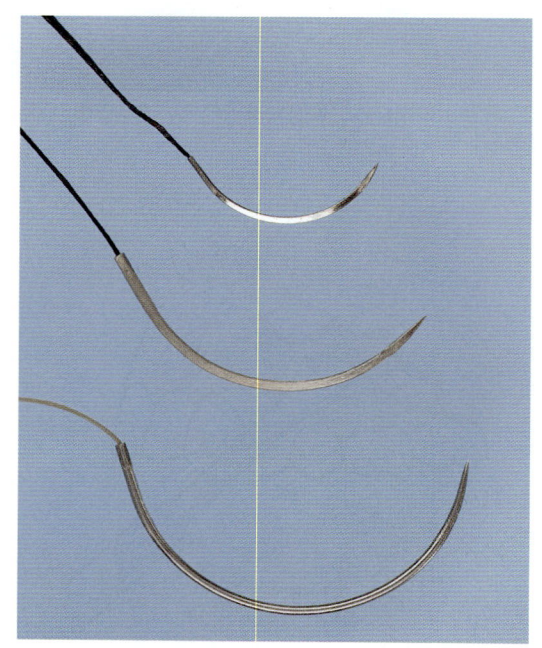

図7-17　口腔外科手術で一般的に使用される3/8と1/2の角針。上：PS-2，中：FS-2，下：X-1

7章 ● 難抜歯術の原則

縫合時に持針器を使用して，彎針を硬い組織に通す手技は，見た目以上に難しい．次に縫合の手技について解説するが，手際よく縫合を行うには，訓練が必要である．

envelope flap（袋状弁）を元の正しい位置に戻した後，弁は歯間乳頭の縫合のみで保持されることになる．抜歯窩上を横断する縫合は行わないが，これは創縁の下に健全な骨の支持が得られないためである（図7-18）．針を通す順番は，先に可動組織（通常は頬側）に針を通し，縫合針を持針器で把持し直して，舌側歯間乳頭の付着歯肉組織に縫合針を通す．縫合する両側の創縁が近接している場合，経験豊富な外科医であれば，一度に両側の創縁に針を通すことができるが，より正確な縫合を目指すのであれば，1回ずつ刺入するほうがよい（図7-19）．

縫合針を組織に通す際には，粘膜弁に開ける孔を最小限にするために，針は正しい角度で刺入しなければならない（図7-20）．縫合針を斜めに刺入してしまうと，縫合糸の結紮の際に弁の表層を引き裂く可能性が高くなり，結果的に軟組織に大きな損傷を与えることになる．

縫合針を弁に通す際，縫合針や縫合糸で軟組織弁を引っ張って裂かないように，十分な組織量をつかんで針を刺入す

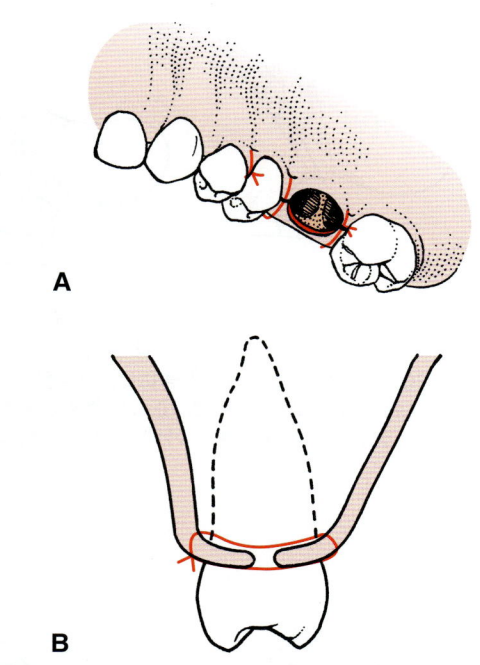

図 7-18　A：歯間乳頭の縫合により正しい位置に保持された弁．B：縫合の横断像

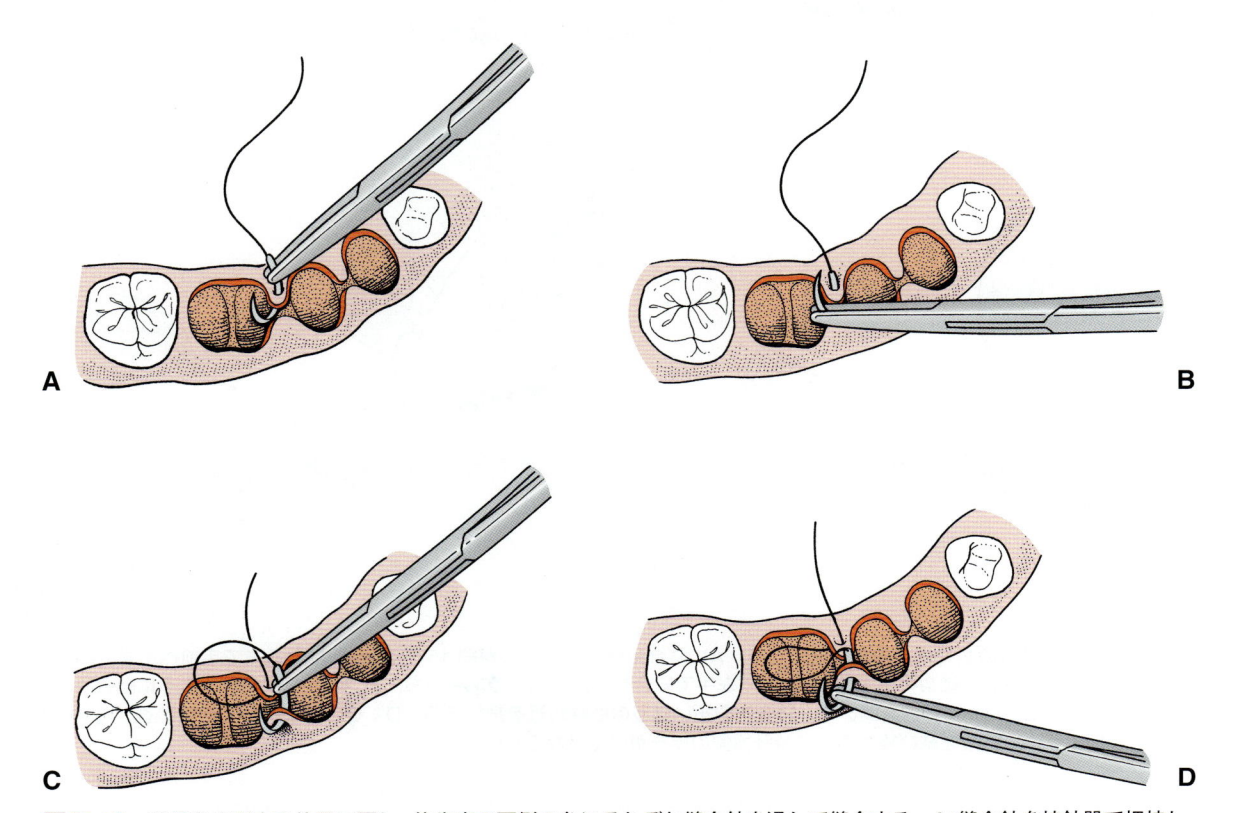

図 7-19　粘膜弁を所定の位置に戻し，抜歯窩の両側の弁にそれぞれ縫合針を通して縫合する．A：縫合針を持針器で把持し，通常，まず先に可動粘膜の歯間乳頭に針を通す．B：針を一度離して，弁の下方から出てきたほうに持ち替えて再び把持し，回転させるように針を抜く．C：次いで，反対側の歯間乳頭部にも同じように針を通す．D：最後に，反対側で針を把持し，もう片方の弁にも縫合糸を通すと，両側の粘膜に縫合糸が貫通したことになる．

109

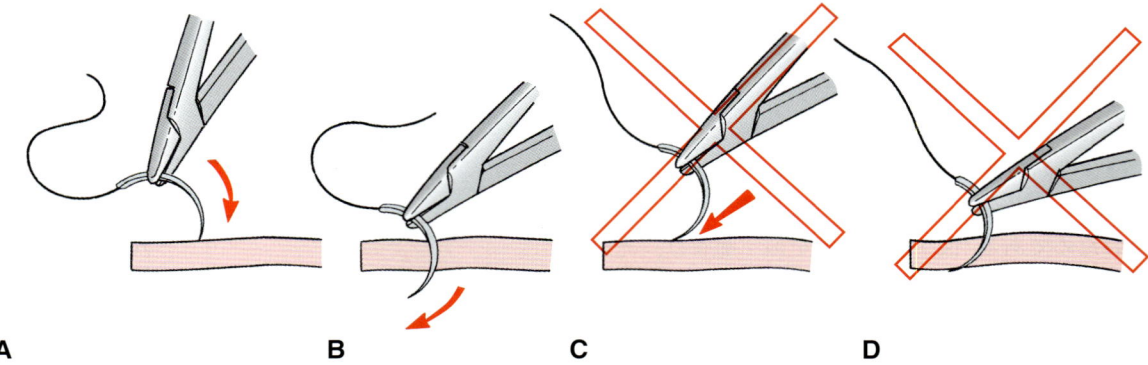

図 7-20 A：粘膜に針を通すときには，縫合針の刺入は正しい角度で行わなければならない。B：刺入後，針が粘膜を通過する際に持針器を回転させると，正しい角度で容易に縫合糸をかけることができる。C：縫合針の刺入角度が組織に対して鋭角で，回転させず粘膜に押しつけながら縫合針を通過させると，針や結紮により粘膜が裂けやすくなる。

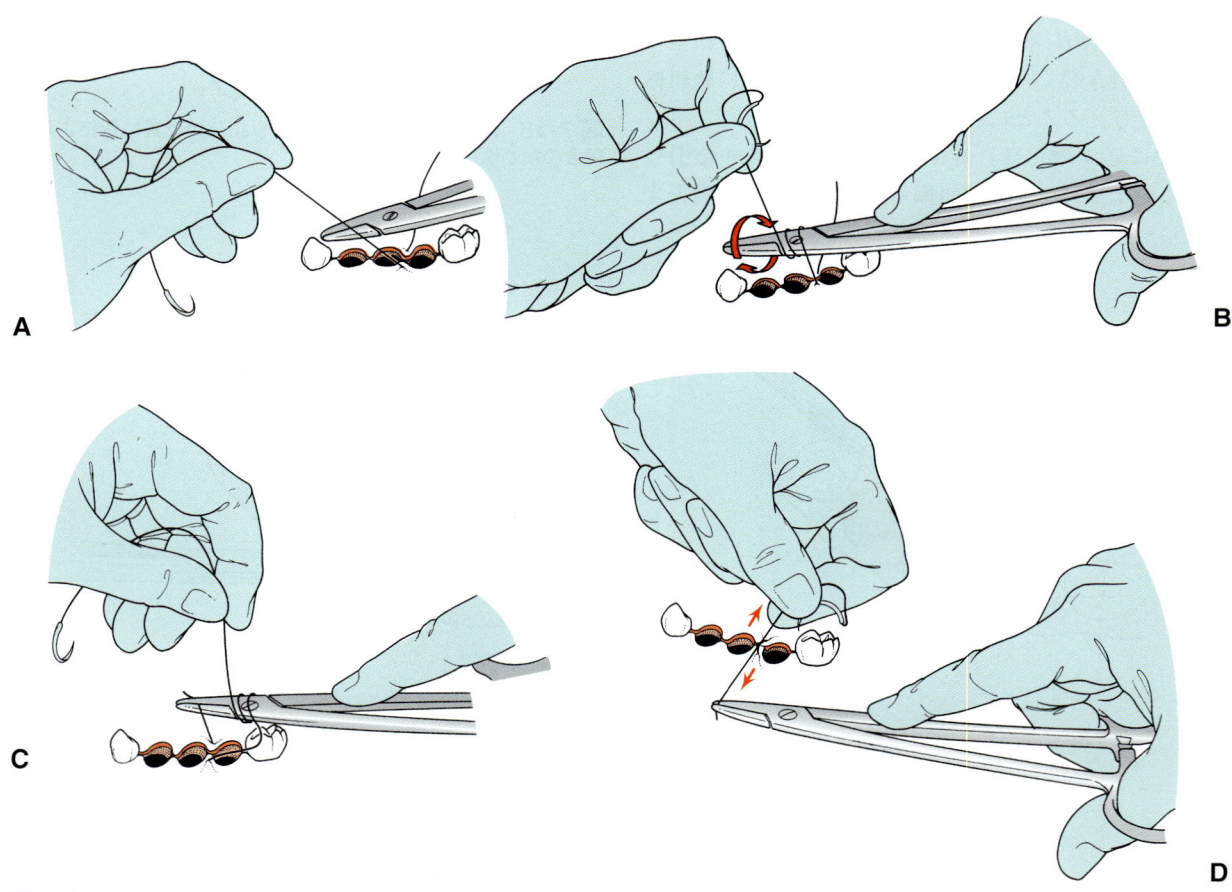

図 7-21 口腔内の縫合の多くは，機械縫合で行う。A：縫合糸は，対側の糸が約 15〜20mm になるまで手前へ引き，持針器を右手で持って水平に把持し，結紮の準備をする。B：左手で縫合糸の長い部分の端を持ち，2 つのループを作るように縫合糸を時計方向へ 2 回巻き付ける。C：持針器を開いて，縫合糸の短いほうの断端付近を把持する。D：そのまま引いて結紮する。縫合部の糸が長くならないように，結紮を結び終わるまで持針器側の手を引いてはならない。

7章 ● 難抜歯術の原則

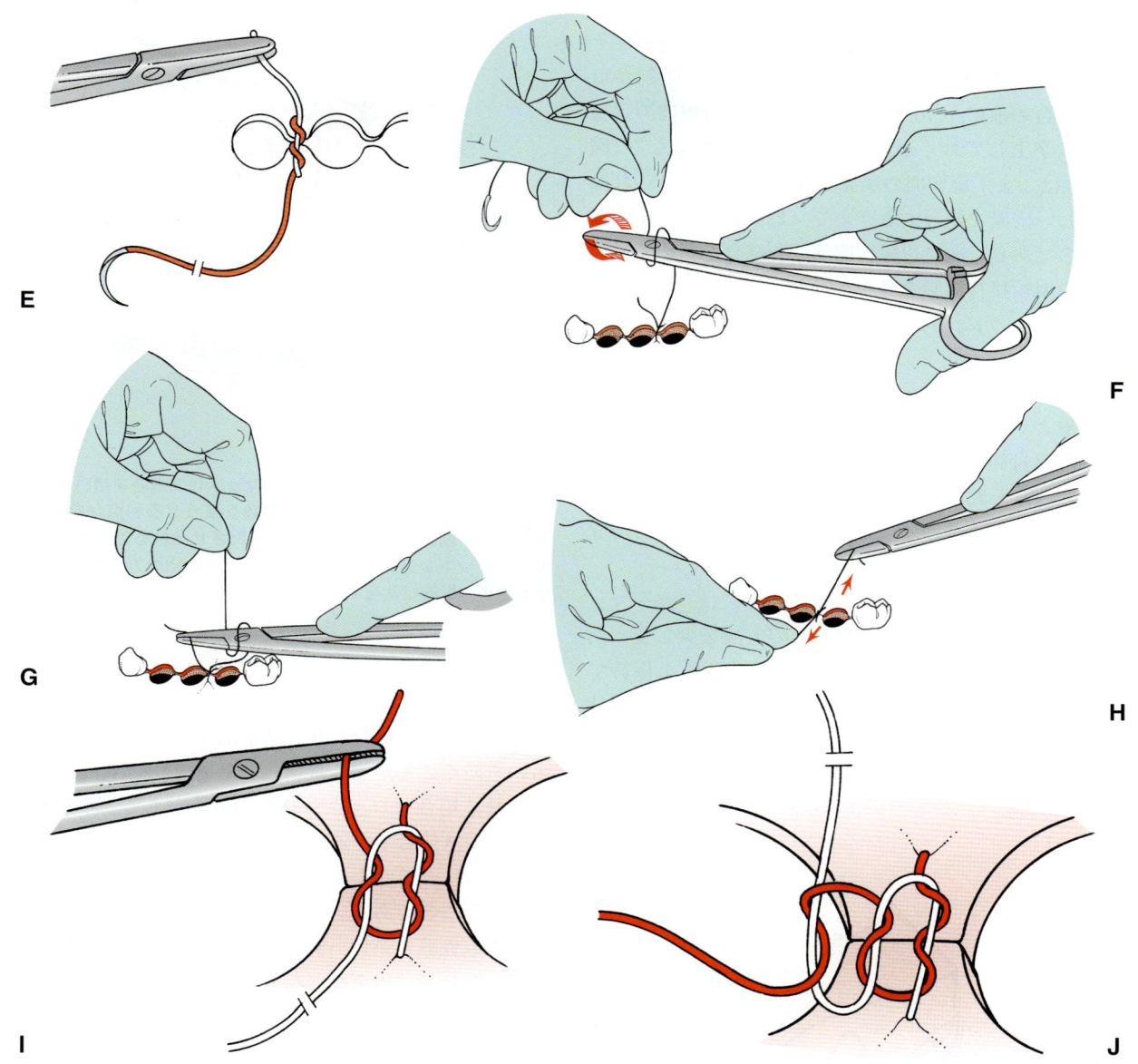

図 7-21（続き） E：外科結びの第1結紮が終了したところ。2回巻き付けて二重結紮ができている。これにより結紮の摩擦力が増加し，第2結紮まで創縁を合わせておくことができる。F：持針器から縫合糸の短い断端を外し，縫合の最初と同じ位置に，持針器を保持する。次いで左手で反時計方向に縫合糸を1回巻き付ける。G：持針器で縫合糸の短い断端を把持する。H：このループを第1結紮の反対側へしっかり引くことにより，第2結紮が完了する。I：これで外科結びが完了する。最初の二重結紮で，次の結紮が完了するまでの間，両側の弁を寄せて保持できる。J：吸収糸を用いる場合，第3結紮まで行うことがほとんどである。持針器は，縫合の最初と同様に水平に把持し，第1結紮と同じ時計方向に縫合糸を巻き付ける。縫合糸の対側の短い断端を把持し，第2結紮を確実に行い，最後の第3結紮が完了する。（注意：ここではわかりやすくするために，第1結紮はゆるんだ状態になっているが，実際は第2結紮を行う前にしっかりと縫合されている。）

る必要がある。粘膜骨膜弁は強く結紮できないため，縫合糸と弁の辺縁との距離は最低でも3mm必要である。可動性の弁と非可動性の舌側組織の両方に縫合糸をかけた後は，機械結びで結紮する（図7-21）。

縫合の目的は，単純に組織を再接近させることなので，縫合糸を強く結紮してはならない。強く結紮すると弁辺縁部の虚血の原因となり，局所壊死を引き起こし，結果的に縫合部分が裂けて，組織の損傷をきたすためである。強く結紮すると，ゆるく結紮した場合よりも，創哆開を生じる危険性がはるかに高くなる。臨床的には，創縁が白くなったり明らかな虚血が生じた場合には，縫合を外して再縫合を行う。また，結紮部分が切開線上にあると，切開部に直接力がかかるので，

結紮部分は切開線の脇に置くようにする。

　三角弁を使用した場合，縦切開部は，切開線の両端をそれぞれ縫合する必要があり，通常，2針で適切な閉創が可能となる。縫合の前に，No.9骨膜剥離子で付着歯肉の辺縁部をわずかに挙上しておくと，縫合針を通しやすくなる（図7-22）。縫合は，まず縦切開の歯頸部側から行うが，これは三角弁を正しい位置で縫合するうえで，最もわかりやすい指標となるからである。次に辺縁切開部分の縫合を行い，最後に縦切開の歯肉頬移行部側の縫合を行う。縦切開を縫合する際には前述したように，付着歯肉の辺縁を挙上しておくと，縫合が容易になる。

　縫合にはさまざまな方法がある。単純結紮縫合は，口腔内の縫合で最もよく使われる方法である。縫合針を創部の片側から刺入し，反対側から出し，その頂部で結紮する方法である。手早くでき，それぞれの縫合の強度を各々に調整することが可能で，縫合が1つゆるんだとしても，残りの縫合で弁の位置を保持することができるという利点がある。

　隣接した2か所の歯間乳頭を縫合する場合には，水平マットレス縫合が有効である（図7-23）。この方法を少し変えた方法が8の字縫合だが，これは2か所の歯間乳頭を保持するとともに，抜歯窩の上で縫合糸を交差させて，血餅を保持することもできる（図7-15）。

　切開線が長い場合には，連続縫合を行うのも有効である。

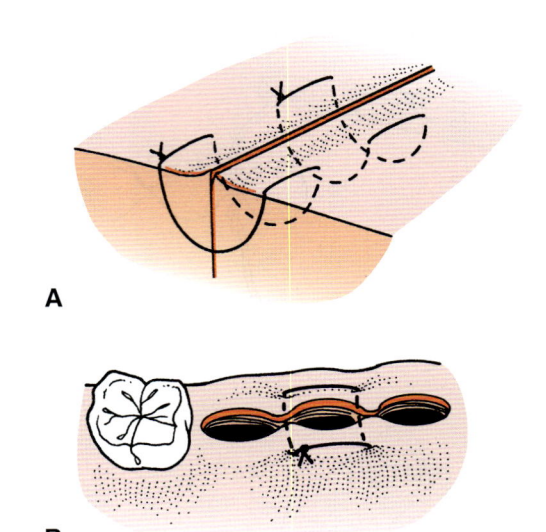

図7-23　A：軟組織の閉創に水平マットレス縫合を用いることもある。この縫合を用いると，単純縫合の数を減らせる利点があるが，最も重要な点は，創縁を圧迫し，辺縁を外反させられることである。B：1回の水平マットレス縫合で，抜歯窩の近遠心側両方の歯間乳頭を縫合できるため，単純結紮を2回行ったのとほぼ同様の効果が得られる。

各縫合において結紮する必要がないため，縫合する部分が長くても短時間で縫合でき，結紮部分に食物残渣や汚れがたまるのを防ぐことができる。連続単純縫合では，縫合糸をロックさせる場合とロックさせない方法がある（図7-24）。水平マットレス縫合も，連続縫合で行うことができる。連続縫合の欠点は，どこか1か所でも縫合が外れると，全体がゆるんでしまうことである。

　非吸収性縫合糸は，5〜7日後に抜糸する。この期間を過ぎると縫合糸は用をなさなくなるうえ，縫合糸による粘膜下組織の感染リスクが増大する。縫合糸は鋭利な抜糸剪刀で切り，縫合線と垂直方向ではなく，切開線方向へ引っ張りながら外すとよい。

外科的抜歯の原則と手技

　萌出歯に対する外科的抜歯術は，特別な手技ではない。慎重に行えば，普通抜歯よりも外科的侵襲が少ないことがある。強大な力を必要とするような鉗子抜歯では，抜歯の際に，歯のみならず，大量の周囲歯槽骨や，時には上顎洞底を除去してしまうことがある（図7-25）。したがって，軟組織弁を挙上し，必要部分の歯槽骨を削除した後に抜歯したり，歯を分割して抜去したほうが，喪失する骨量が少なくて済むのである。計画的に行う外科的抜歯よりも無謀な普通抜歯のほうが，歯槽骨片の損失が大きくなることがある。

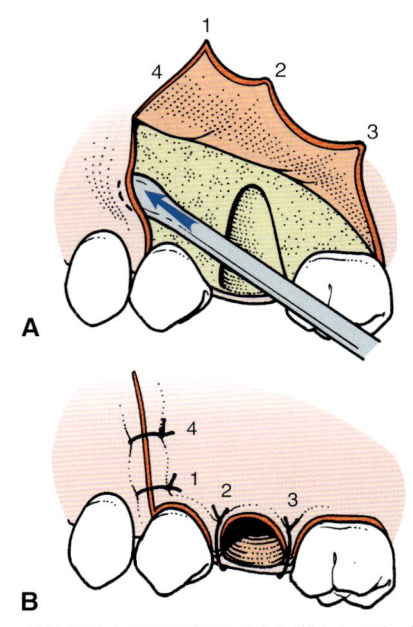

図7-22　A：付着粘膜を骨膜剥離子で少し挙上しておくと，粘膜骨膜弁全層に縫合糸を通すことができるため，三角弁の縫合が容易になる。B：三角弁の縫合は，最初に縦切開の咬合面側から行う(1)。続いて歯間乳頭を縫合し(2, 3)，最後に必要に応じて縦切開の歯肉頬移行部側の縫合を行う。

7章 ● 難抜歯術の原則

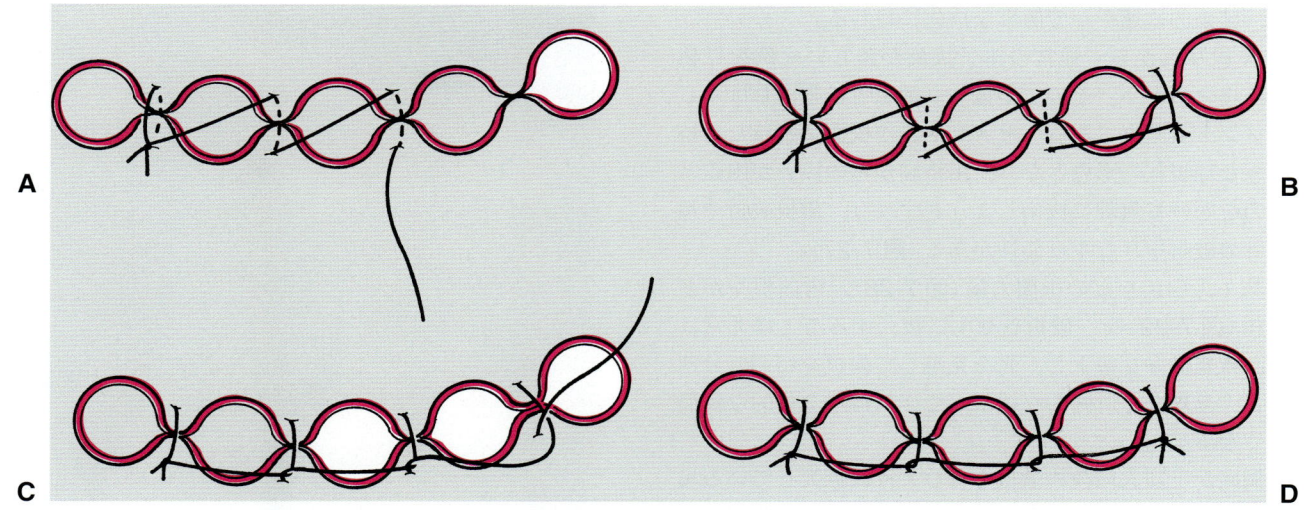

図7-24 縫合箇所が多い場合，切開線を連続縫合で閉鎖する。A：最初の歯間乳頭は，通法どおりに結紮する。縫合糸の長い端を把持し，隣在する歯間乳頭を縫合するのだが，その際，結紮しないで縫合糸をしっかり引いて，歯間乳頭を引き寄せる。B：このようにして順次歯間乳頭を縫合し，最後の歯間乳頭で結紮する。縫合終了後，それぞれの抜歯窩を縫合糸が横断しているのが確認できる。C：連続ロック縫合は，組織に通した縫合糸を引き寄せる前にループを作り，その下を縫合糸の長い端を通してから引き寄せる。D：この方法では，骨膜層を縫合糸が通り，粘膜表面の断端は歯間乳頭部で直接つながるので，組織が直に付着しやすくなる。

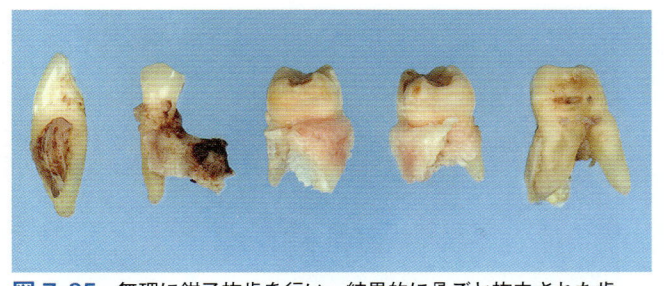

図7-25 無理に鉗子抜歯を行い，結果的に骨ごと抜去された歯

1. 外科的抜歯の適応

外科的抜歯の適用については，慎重に判断する必要がある。普通抜歯を選択することが圧倒的に多いが，術者は常に，外科的抜歯のほうが低侵襲でありうるという事実を認識しなければならない。

一般的な考え方としては，抜歯の際に過度な力がかかると判断した場合には，外科的抜歯を選択するべきである。過度な力とは，骨や歯根，もしくはその両方の破折をきたすような力のことである。どのような症例においても，骨欠損が大きくなったり，あるいは追加的に骨削除を行って破折した歯根を抜去すれば，重大な損失を生じることになる。以下に具体例を挙げる。

抜歯鉗子による抜歯がうまくいかなかった場合には，外科的抜歯を検討する。自分でコントロールできない力をかけて抜歯を試みるのではなく，軟組織弁を挙上し，歯を分割し，周囲の歯槽骨を削除して抜去するべきである。「分割と抜去」が，最も効果的である。

術前の画像診断で，とくに頬側皮質骨が厚い，あるいは高密度であることが明らかな場合には，外科的抜歯を検討するべきである。抜歯操作は，頬側皮質骨の外側へのたわみを利用するが，骨が著しく肥厚している場合には，十分に外側へたわむことができず，歯根破折が生じやすくなる。若年者の骨は弾性が高く，抜歯の力でたわみやすいが，高齢になると骨密度が上がり，さらに石灰化度も高くなるため，歯の脱臼時に骨を十分にたわませることが困難となる。

摩耗によって歯冠が短くなった歯を抜歯することもある。それがブラキシズムによって生じている場合には，歯は，密度の高い厚い骨と強靱な歯周靱帯に支持されていると考えられる（図7-26）。このような歯は，通常，外科的に抜歯した

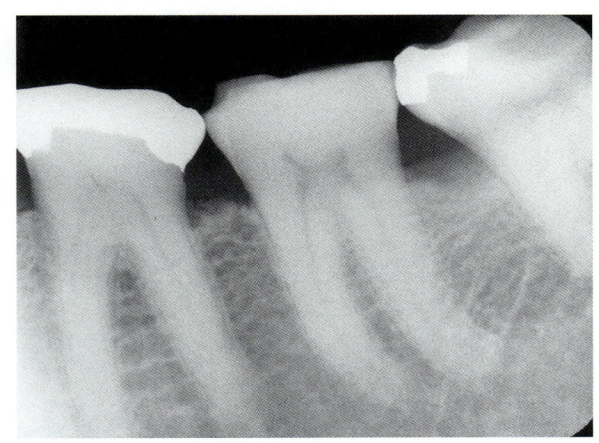

図7-26 ブラキシズムが明らかな歯は，周囲の骨が緻密になり，歯周靱帯の付着が強靱で，抜歯は困難になる。

113

ほうが，結果的に速やかで簡単な抜歯に終わる。

　術前X線写真から，通常の鉗子抜歯が難しい症例を見極められる場合もある。その1つは，高齢患者にしばしばみられるセメント質肥大である。セメント質が根面に蓄積した結果，大きな球根状の形態となり，歯槽窩からの抜去が困難となる。力をかけて無理に抜歯しようとすれば，歯根破折や頬側皮質骨の破折をきたす可能性がある（図7-27）。

　上顎第1大臼歯などの根開大歯（図7-28），彎曲根やかぎ状の歯根（図7-29）を，破折させずに抜去することは非常に難しい。軟組織弁を挙上し，先を見越して歯根をバーで分割するなど，無理なく計画的な抜歯ができれば，全体的な侵襲は少なくなる。

　上顎洞底が上顎大臼歯の歯根を含むように拡大している場合，抜歯後上顎洞底の一部を欠損することがある。歯根が離開していると，こうした状況が生じやすい（図7-30）。

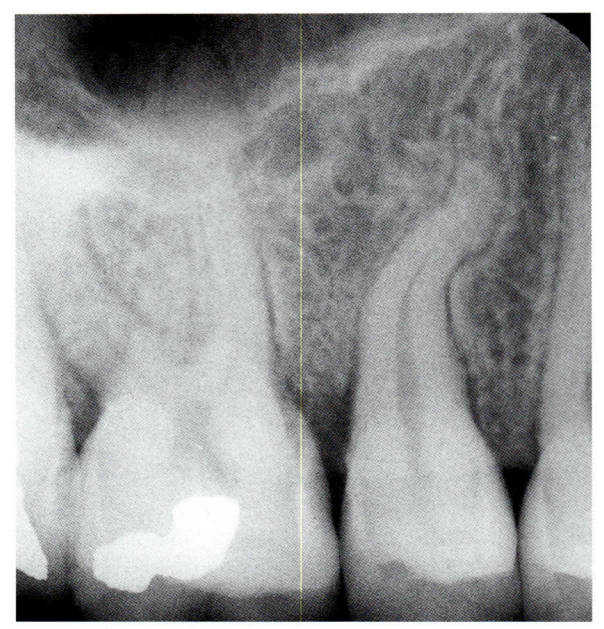

図7-29　歯根彎曲が強い場合には，外科的抜歯を行わなければ，結果的に歯根破折を生じる危険性が高くなる。

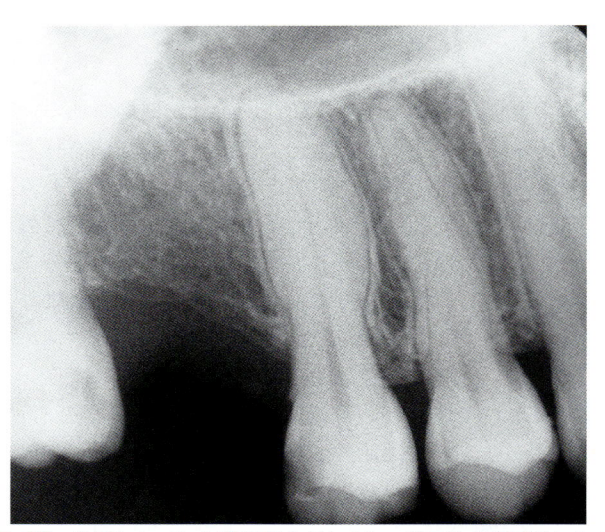

図7-27　歯根にセメント質過形成があると，鉗子抜歯は困難となる。

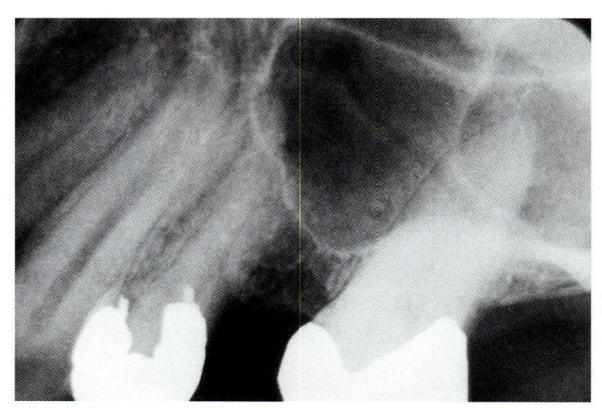

図7-30　上顎大臼歯が上顎洞底に露出している場合は，抜歯後に上顎洞の穿孔と上顎洞底破折のリスクが増大する。

　う蝕で歯冠が崩壊していたり，根面う蝕のある場合，あるいは大きな充填物で修復されている場合には，外科的抜歯の適応となる（図7-31）。鉗子で歯根だけを把持しても，一部の力は歯冠に作用してしまい，う蝕や充填物が大きければ，わずかな力で歯冠が粉砕される。外科的抜歯であれば，余計な力をかけずに，低侵襲で速やかな抜歯を行える。すでにう蝕で歯冠が崩壊し，残根状態になっている歯に対しても，外科的抜歯の適用を検討するべきである。

2. 単根歯に対する外科的抜歯の手技

　単根歯の外科的抜歯は簡単だが，術中判断しなければならない事項がある。外科的抜歯の適応となる単根歯とは，普通

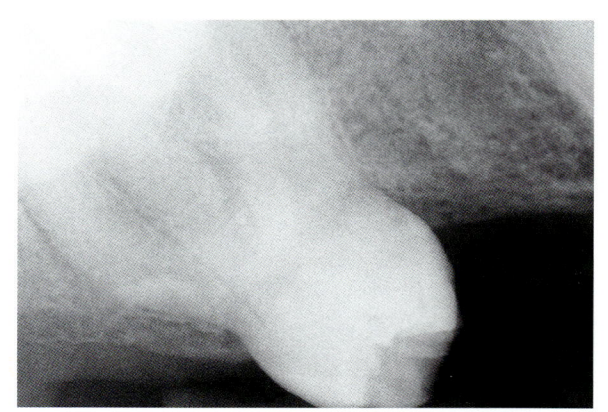

図7-28　歯根が開大していると，歯槽骨や歯，あるいはその両方を破折させる可能性が大きくなる。

7章 ● 難抜歯術の原則

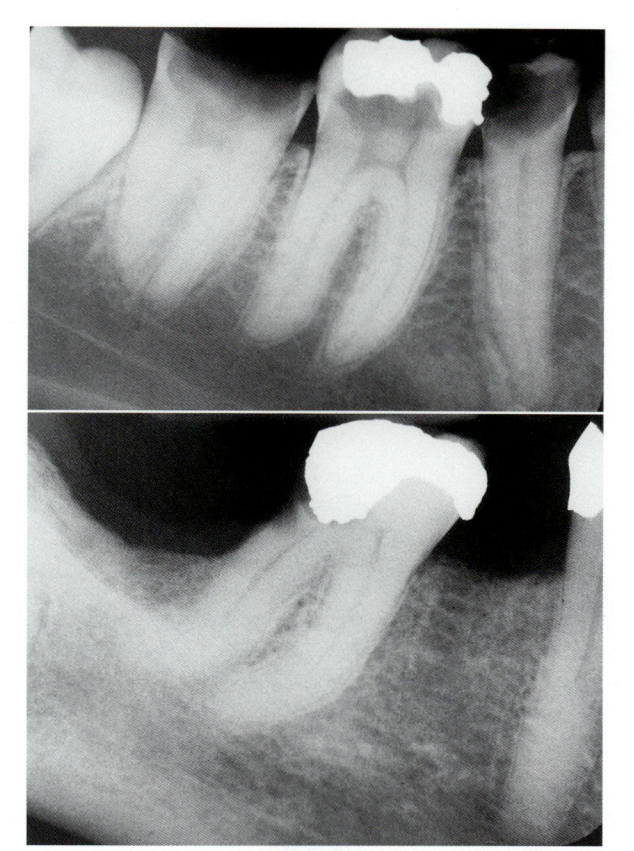

図 7-31 大きなう蝕や修復物がある場合は，歯冠破折をきたし，抜歯困難になる。

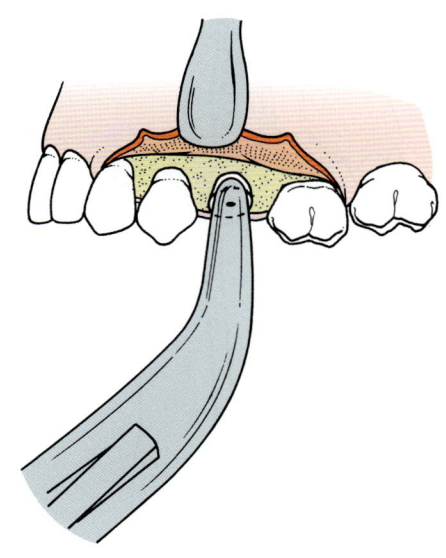

図 7-32 破折した歯根がよく見えるように，歯頸部切開を加え，envelope flap（袋状弁）を挙上する。直視下で歯根膜腔内の根尖側に鉗子をかけられるので，骨削除を回避できる。

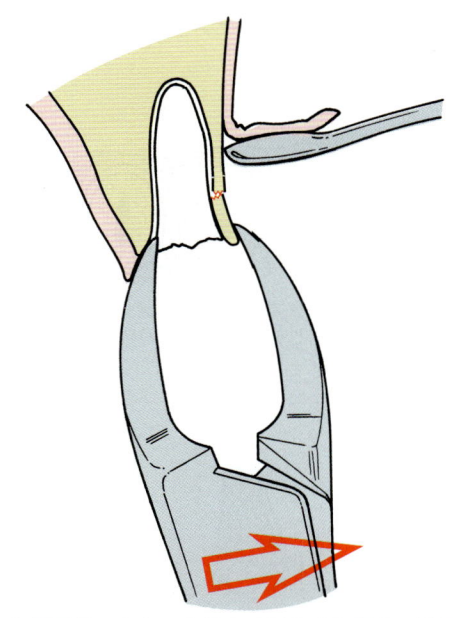

図 7-33 歯槽骨縁の高さで歯根を破折させた場合，鉗子の頬側嘴部で，頬側の骨ごと歯を把持して，骨を一緒に抜去させてもよい。

抜歯で抜けなかったり，歯頸部で破折し，残根状態となった場合である．手技は基本的に両者とも同じである．

第1の方法は，まず，十分な大きさの粘膜骨膜弁を挙上して，術野を確保する．多くの場合，抜歯する歯の前方2歯分と後方1歯分まで歯頸部切開を延長すれば，十分である．縦切開は，抜去予定歯よりも少なくとも1歯分は近心側に置くべきである（図7-2参照）．

弁を挙上翻転し，骨膜剥離子で適切な位置に保持したところで，骨削除の必要性を見極める．まず，直視下に抜歯鉗子を適合させて十分な力をかけられるようにして，骨削除せずに抜歯を試みる（図7-32）．

第2の方法は，残根を確実に把持するために，頬側皮質骨の辺縁を残根と一緒に鉗子で把持する．これにより，骨削を追加せずに脱臼，抜歯ができる（図7-33）．

第3の方法は，直の挺子を歯根膜腔に挿入する方法である（図7-34）．挺子の先端の動きは示指で調整して，歯根膜腔から挺子が滑脱しないようにする．挺子の先を小刻みに回転させることで歯根膜腔を拡大し，楔作用で歯根を挺出させる．歯根膜腔が大きくなり，挺子の先が余るようになったら大きな直の挺子に替えて，歯が脱臼するまで同じ操作を続ける．

第4の方法は，歯の周囲骨の削除を併用する．最近では，バーを用いることが多い．削除する頬側骨の幅は，基本的に歯の近遠心方向の幅と同じである（図7-35）．骨削除の高さは，歯根長の1/2〜2/3である（図7-36）．頬側皮質骨を必要十分量削除すれば，余計な力を要することなく，比較的容易に抜歯できる．小さめの直の挺子（図7-37）や鉗子を用いる（図7-38）．

骨を削除しても，抜歯できない場合は，露出している歯

115

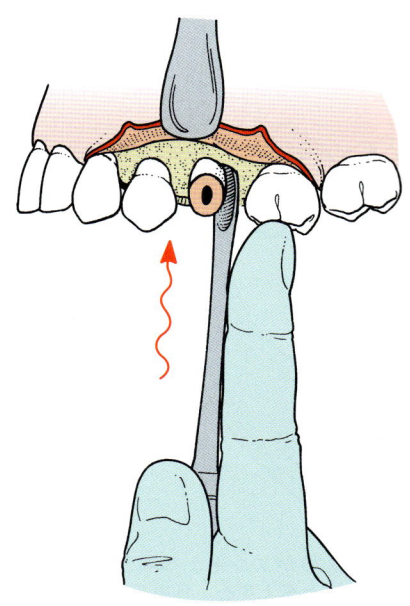

図 7-34 破折した歯根を脱臼させるために，小さな直の挺子を靴ベラのように使用するとよい．直の挺子をこのようにして使用する際には，示指を隣在歯にレストとしておき，挺子の先を歯根膜腔から滑らせて，周囲組織を損傷しないようにする．

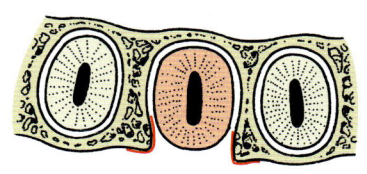

図 7-35 歯根を容易に抜去するために頬側骨を削除する際，近遠心幅は歯根の近遠心とほぼ同じ幅にする．これにより頬側方向への障害物がなくなる．

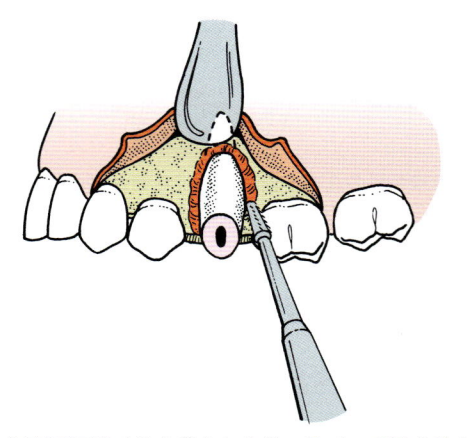

図 7-36 歯頸部切開で弁を挙上した後，骨バーで骨を除去する．骨削除の高さは，歯根長の約 1/2～2/3 である．

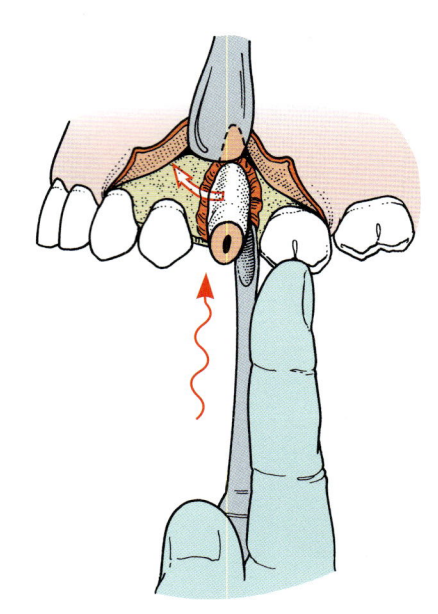

図 7-37 頬側骨を必要量削除した後，歯根を頬側方向に移動させて抜去するために，直の挺子を歯の口蓋側に挿入する．直の挺子をこのようにして使用する際には，示指を隣在歯にレストとして置き，挺子の先を歯根膜腔から滑らせて，周囲組織を損傷しないようにする．

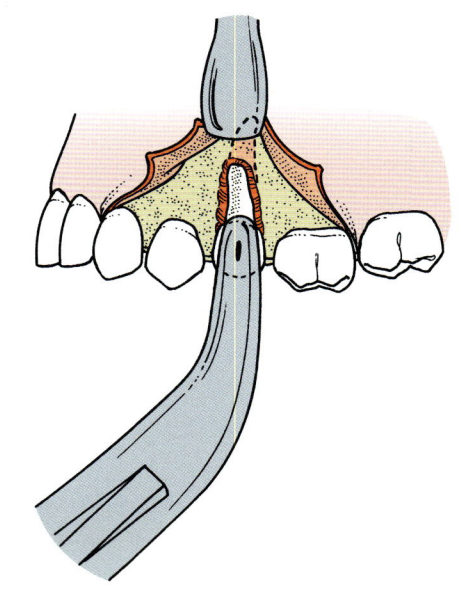

図 7-38 骨削除して，直の挺子で歯根を脱臼させた後，鉗子で抜去する．

根の最も根尖側の表面に，バーで引っ掛け孔を形成する（図7-39）．抜歯後にインプラントを埋入する可能性を考えて，可及的に歯槽骨を保存し，必要最小限の骨削除で済むように留意しなくてはならない．引っ掛け孔は直径約 3mm で，器具の挿入に十分な深さが必要である．クレーンピックなどの挺子を使って，歯を歯槽窩から挙上したり，てこ作用を利用して抜去する（図 7-40A）．

7章 ● 難抜歯術の原則

を生じたり，術後3〜4週間後の骨膜下膿瘍の原因となりかねない．弁は元の位置に戻し，3-0あるいは4-0の黒絹糸やクローミック縫合糸で縫合する（図7-40B）．切開が術前の計画どおりに施行されていれば，縫合部は，必然的に健全な骨に裏打ちされている．

3. 複根歯に対する外科的抜歯の手技

上顎あるいは下顎臼歯のような複根歯を外科的抜歯する際も，通常は単根歯と同様の手技で行われる．最も異なる点は，複数ある根をバーで分割して，歯を2〜3本の単根歯にしてしまうことである．健全な歯冠が残っている場合でも，歯冠分割によって，抜歯が容易になる．歯冠部が崩壊して残根状態になっている場合に分割する理由は，挺子による歯根抜去を容易にするためである．

歯冠の大部分が残っている下顎第1大臼歯を抜歯する場合，通常，頬舌的に分割を加え，近心部分（近心根と歯冠の近心半分）と遠心部分に分ける．歯頸部切開を加えて，歯槽頂部の骨を少量削除することもある．歯を分割後，直の挺子を用いて脱臼させる．分割した歯は下顎小臼歯と同様に，下顎用の抜歯鉗子で抜去し（図7-41），弁を復位して縫合する．

手順としては，まず適切な大きさの弁を設計，挙上する（図7-42A，B）．抜去予定歯の状態や術者の好みで，歯頸部切開か三角弁を選択する．この段階で，歯根分割や骨削除を行うかどうかを検討する．直視下で鉗子か挺子，またはその両者を使用することで，骨を削除せずに抜歯できることがある．しかしほとんどの症例では，歯槽頂部の骨を少し削除して，分割抜去する．通常，歯の分割は，直のハンドピースを使用する．バーの種類は，No.8ラウンドバーか，No.557やNo.703のフィッシャーバーを選択する（図7-42C）．

歯を分割後，小さめの直の挺子を用いて，歯根を脱臼，動揺させる（図7-42D）．直の挺子は，分割した歯を動揺させるために用いる（図7-42E）．その後，抜歯鉗子を用いて，分割した歯を抜去する（図7-42F）．歯冠が崩壊している場合には，歯根を歯槽窩から挺出させるために，直や曲の挺子を使用する．

しばしば残根抜歯が困難となり，追加の骨削除を要することがある．また，残根を挙上させるために，クレーンピックのような挺子を使えるよう，引っ掛け孔を形成する必要性が生じる．

抜歯が完了したら，弁を元の位置に戻し，骨の鋭縁が残っていないか，よく触って確かめる．骨の鋭縁が残っていれば，骨ヤスリを使って平滑にする．創部を十分に洗浄し，歯，骨，歯石の破片や，その他のさまざまな破片を除去する．最後に弁を復位し，縫合する（図7-42G）．

下顎第1大臼歯の別の抜歯方法は，軟組織弁を挙上翻転し

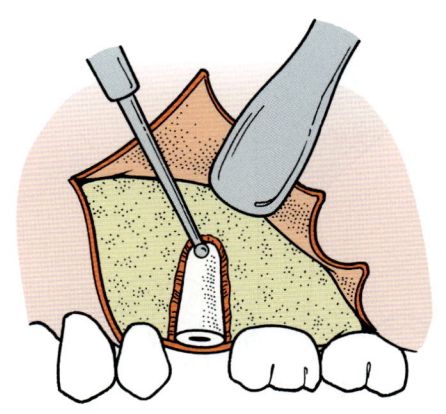

図7-39 歯根が硬い骨の中に埋まっている場合，頬側骨を削除し，器具が入るように，バーで引っ掛け孔を形成する．

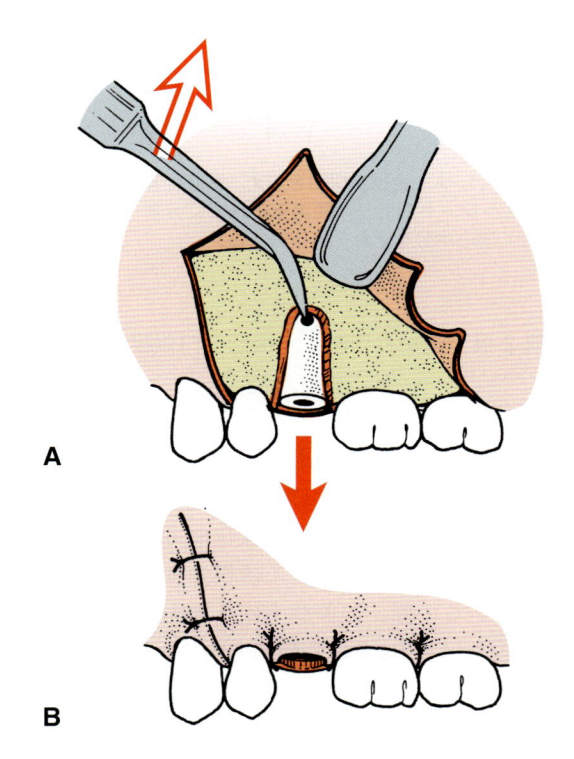

図7-40 A：クレーンピックなどの三角挺子をこの作用点に挿入し，歯を歯槽窩から挙上する．B：弁を元の位置に戻し，健全な骨上で縫合する．

次に，骨縁の状態を確認する．鋭縁があれば骨ヤスリを用いて平滑にする．軟組織弁を元の位置に戻し，上から指で軽く触って鋭い骨縁が残っていないかどうかを確認する．破骨鉗子は余分な骨まで削除してしまいがちなので，破骨鉗子を用いるのは望ましくない．

抜歯後は，大量の生理食塩水で術野全体を徹底的に洗浄する．骨削片やその他の汚れがたまりやすい弁と骨との接合部は，念入りに洗浄する．とくに下顎の抜歯時には注意を要する．掻爬や洗浄の不足による破片の残存は，創傷治癒の遅延

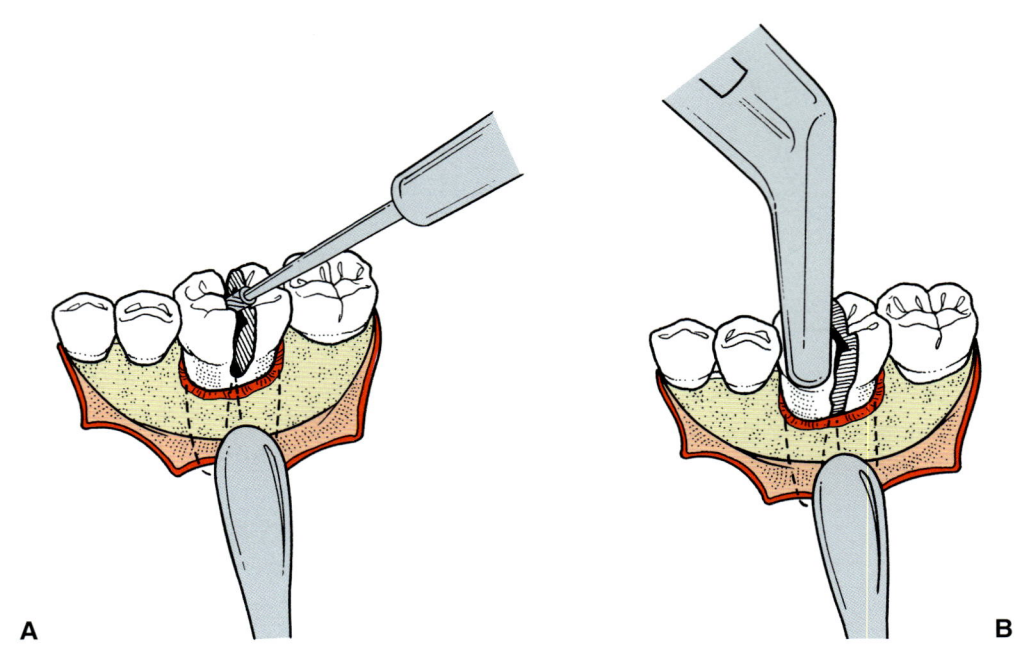

図7-41 下顎臼歯の抜歯が困難な場合，分割して単根状にするとよい。A：歯頸部切開を加え，粘膜骨膜弁を翻転し，根分岐部が露出するまで歯槽骨を削除したところ。ストレートのドリルで歯を近遠心に分割する。B：下顎用の抜歯鉗子で歯冠と歯根を一塊として，近心半分，遠心半分をそれぞれ抜去する。

て，根分岐部まで十分に頬側骨を骨削する方法である。次いで，バーで近心根だけを歯から分割し，臼歯を単根歯状にする（図7-43）。分割した近心根には触れないようにして，歯冠をNo.17の下顎臼歯用鉗子で把持して，遠心根と一緒に抜去する。残った近心根は，Cryer挺子で歯槽窩から抜去する。Cryer挺子を遠心の抜歯窩に挿入し，輪軸原理に則って回転させる。挺子の鋭利な先端が残った近心根のセメント質にはまり込むと，残根を歯槽窩から拳上できる。根間中隔が厚い場合には，Cryer挺子の1～2回目の回転で骨を除去し，2～3回目の回転操作で挺子が歯のセメント質に咬み込むようにするとよい。

他の下顎大臼歯の歯冠がすでに失われている場合にも，前述のように歯頸部切開を加えて弁を拳上し，歯槽頂部の骨削を少量行い，バーで2つの根を近心と遠心に分割する（図7-44A）。小さな直の挺子で近心根を動揺，脱臼させた後，歯科用バーで形成した溝にCryer挺子を挿入して，歯槽窩から抜去する（図7-44B）。Cryer挺子を輪軸原理で回転運動させ，近心根を歯槽窩から抜去する。反対側用のCryer挺子を抜歯窩に挿入し，根間中隔を通して残りの残根に引っ掛け，抜去する（図7-44C）。

頬側根と口蓋根が開大した上顎大臼歯の抜歯には，かなりの力が必要だが，歯根を複数に分割して抜歯すれば首尾よく抜歯できる。3根ある上顎大臼歯の抜歯は，2根の下顎大臼歯の抜歯とは別物と考える。健全な歯冠が残っている場合，まず頬側2根を歯から切断し，歯冠を口蓋根とともに抜去する。

通法の歯頸部切開による弁を挙上し，頬側の分岐部まで歯槽骨を削除する。バーで近心頬側根と遠心頬側根を歯から分割する（図7-45A）。次に上顎大臼歯用の鉗子で歯冠を優しくかつ堅固に把持し，頬側咬合面方向に力をかけながら，歯冠と口蓋根を一塊として歯根の長軸方向に抜去する（図7-45B）。この際，口蓋側方向への力をかけると，口蓋根の破折を招く。力は常に，頬側方向にかけなければならない。次に，小さな直の挺子で頬側根を脱臼させ（図7-45C），Cryer挺子や，直の挺子で抜去する（図7-45D）。直の挺子を使用する場合，上顎洞がこれらの歯根に近接しているため，根尖方向へかける力は必要最小限にし，慎重に抜歯しなければならない。直の挺子の力は，近遠心方向または口蓋方向にのみにかけて，根尖方向には最小限の力しかかからないようにする。

上顎大臼歯の歯冠が崩壊したり破折している場合は，歯根を頬側2根と口蓋根に分割する。前述のとおり，まず歯頸部切開を加えて弁を挙上し，骨膜剥離子で圧排しておく。頬側骨を削除し，歯根分割しやすいように歯を露出させる（図7-46A）。歯根を2つの頬側根と口蓋根に分割し，直の挺子かCryer挺子で抜去する（図7-46B，C）。上顎の残根鉗子や上顎用の抜歯鉗子が使える場合には，歯根抜去に使用してもよい（図7-46D）。頬側2根を抜去した後，口蓋根を抜去

7章 ● 難抜歯術の原則

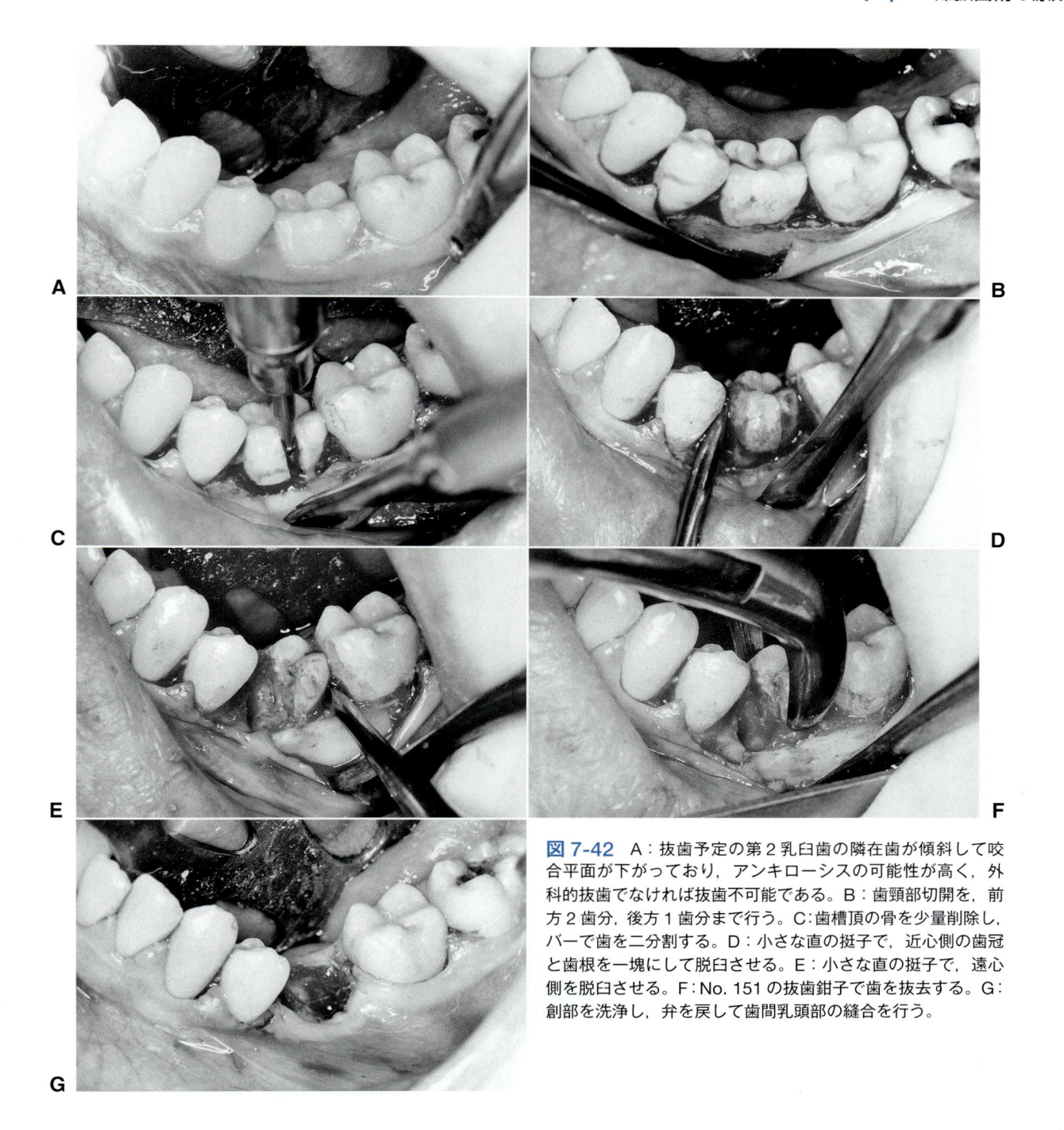

図 7-42　A：抜歯予定の第2乳臼歯の隣在歯が傾斜して咬合平面が下がっており，アンキローシスの可能性が高く，外科的抜歯でなければ抜歯不可能である。B：歯頸部切開を，前方2歯分，後方1歯分まで行う。C：歯槽頂の骨を少量削除し，バーで歯を二分割する。D：小さな直の挺子で，近心側の歯冠と歯根を一塊にして脱臼させる。E：小さな直の挺子で，遠心側を脱臼させる。F：No. 151の抜歯鉗子で歯を抜去する。G：創部を洗浄し，弁を戻して歯間乳頭部の縫合を行う。

する。この時，歯槽中隔の大部分は失われているので，小さめの直の挺子が有効である。挺子を口蓋根の口蓋側歯根膜腔に優しく揺らしながら挿入し，歯根を頰側咬合面方向へ挺出させ，抜去する（図7-46E）。

4. 破折した歯根や根尖の抜去

抜歯中に歯根の根尖側1/3（3〜4mm）に破折が生じた場合，歯槽窩から根尖を抜去するための方法がある。最初は歯槽窩から破折片を取り出すよう試みるが，うまくいかない場合には，直ちに外科的処置を開始する。どの術式を選択するにしても，臨床的に重要なポイントが2つある。すなわち，照明と吸引である。吸引管の先は細いものがよい。小さな根尖を除去するのに，はっきり視認できなければ，抜去は難しい。また，シリンジで根尖周囲の血液や破片を洗浄するとよく見えるので，洗浄吸引操作も，根尖除去の重要なポイントの1つである。

119

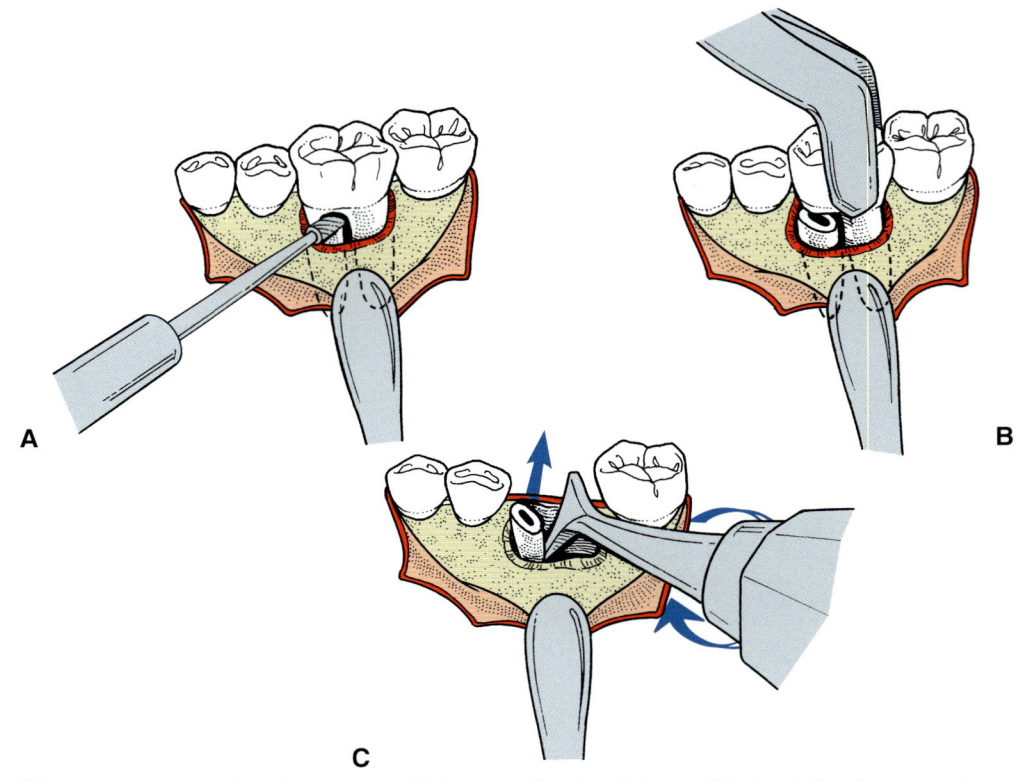

図 7-43 A：別の分割方法は，バーで近心根のみ，第 1 大臼歯から分割させる方法である。B：次いで No. 178 の抜歯鉗子で歯を把持し，歯冠と遠心根を一塊にして抜去する。C：次に Cryer 挺子で近心根を抜去する。Cryer 挺子利用のポイントは，遠心根の抜歯窩から挿入して，先端の鋭い部分を骨の上から近心根に咬み込ませ，輪軸理論で回転させて歯槽窩から挙上させることである。

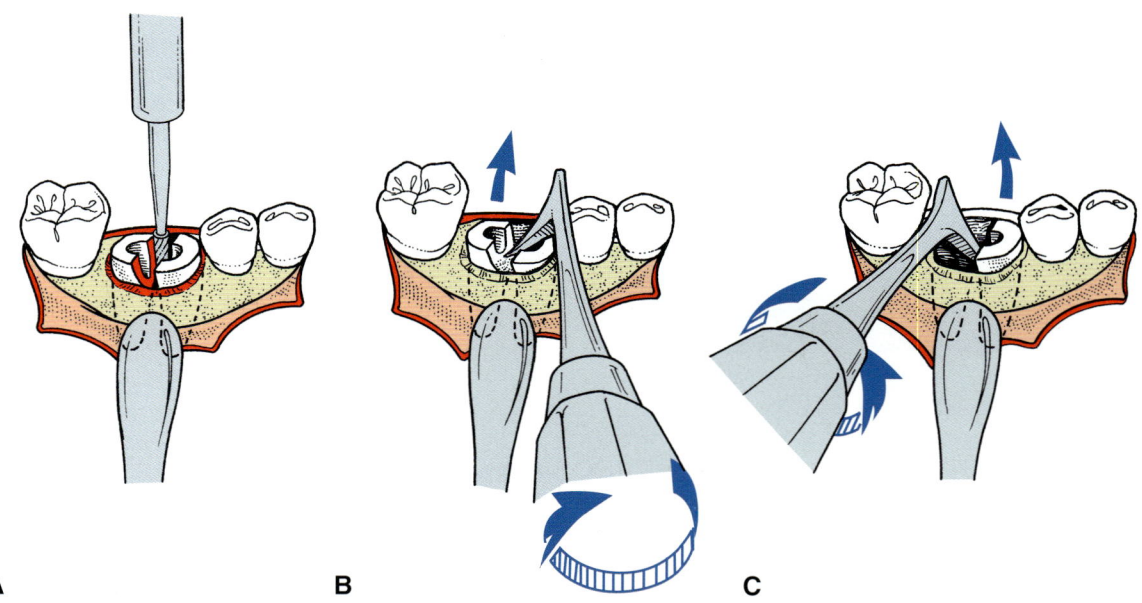

図 7-44 A：破折やう蝕により下顎大臼歯の歯冠がない場合，歯頸部切開を加えて小さな弁を挙上し，歯槽頂を少量削除する。次いで，バーで歯を 2 分割する。B：小さな直の挺子で歯根を脱臼させた後，Cryer 挺子で遠心根を抜去する。挺子の先端はバーで形成した細孔に挿入し，回転させて抜去する。C：反対側用の Cryer 挺子を用いて，残りの歯根を同じように回転運動させて抜去する。

7章 ● 難抜歯術の原則

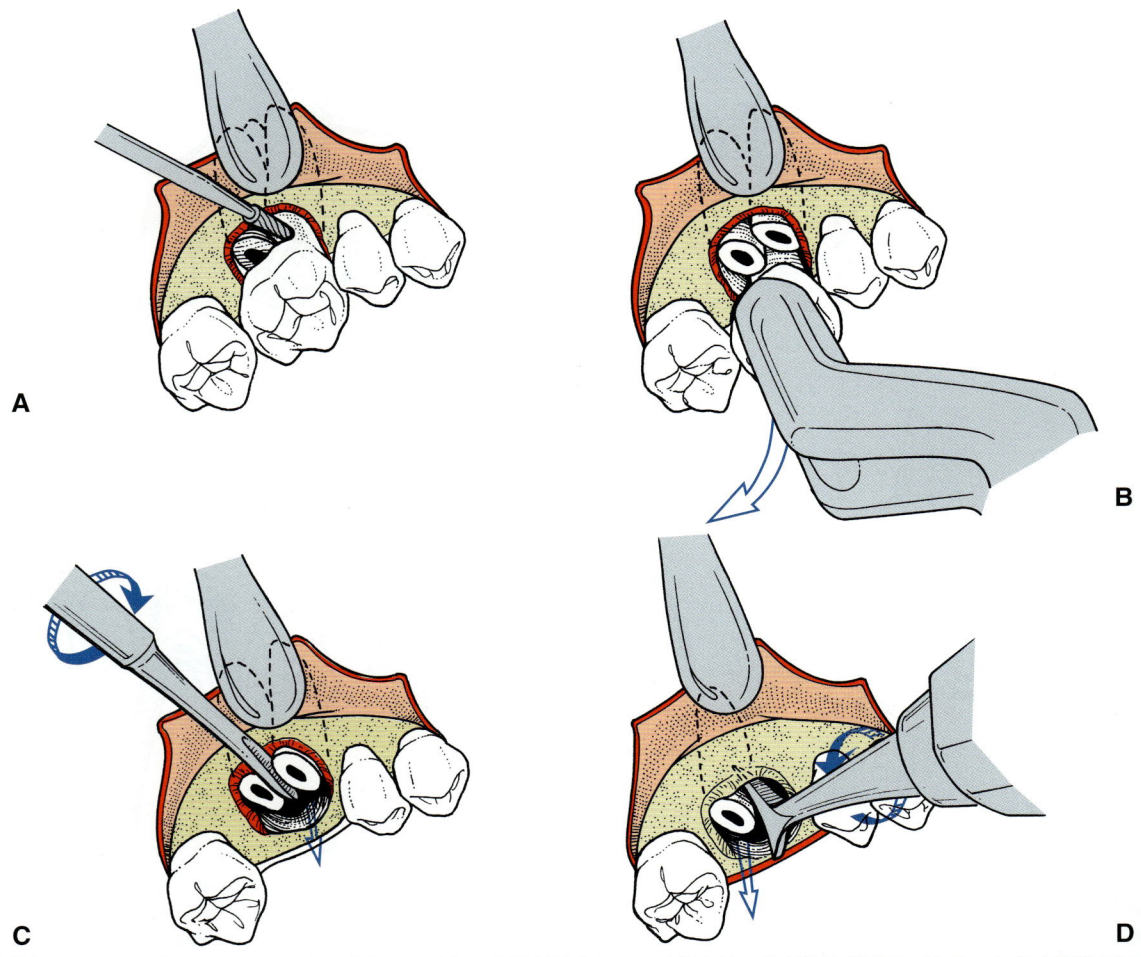

図 7-45　A：健全な上顎大臼歯が残存し，過度に歯根が開大している場合は，分割抜歯が賢明である．小さく歯頸部切開を行って弁を挙上し，歯槽頂を少量削除する．これで，バーを用いて頬側根を歯冠部から分割できるようになる．B：上顎用の抜歯鉗子で，歯の歯冠部をつかみ，口蓋根と一緒に抜去する．抜去の際，頬側方向と咬合面方向にのみ力をかけ，口蓋方向へ力をかけて口蓋根が破折しないように注意する．C：次いで直の挺子で，頬側根を動揺させる．そのまま抜去してもよい．D：Cryer挺子を通法どおりに使用して，挺子の先端を抜歯窩に挿入して根面に引っ掛け，挺子を回転させて歯根を抜去する

　根尖を除去する方法はいくつかあるが，根尖が破折する前に歯が脱臼している場合には，軟組織弁の翻転や骨削除を行わずに除去できる．破折前に脱臼していれば，根尖に可動性があり，歯槽窩からの抜去は比較的容易である．しかし，破折前に歯の可動性が得られていない場合に，粘膜弁の挙上や骨削除なしに抜去することは，至難の業である．また，根尖がセメント質過形成により球根状になり，抜去の障害となるような場合や，根尖の彎曲が顕著な場合も，その抜去は非常に困難である．
　歯根を破折させたら，まず患者の体位を適切な位置に戻し，照明下で術野がよく見えること，洗浄と吸引ができることを確認する．次に抜歯窩をよく洗浄し，先の細い吸引管で吸引すると，洗浄とともに，脱臼して動揺している根尖が出てくることがある．洗浄と吸引が終了したら，歯槽窩をよく観察し，根尖が除去されたかどうかを確認する．一方，すでに抜去されている歯をよく観察し，根尖が残っているのか，残っているのであればどの程度かをよく調べる必要がある．
　洗浄と吸引で根尖を除去できなかった場合は，ルートチップを用いて根尖を掻き出す．ルートチップは繊細な器具なので，Cryer挺子のように骨を除去したり，歯根全体を挺出させることはできない．ルートチップを歯根膜腔に挿入し，歯槽窩から根尖を掻き出す（図7-47）．ルートチップには，根尖方向や側方への過度な力を加えてはならない．根尖方向に過度な力をかけると，上顎洞など隣接組織内に根尖を迷入させてしまうことがある．側方への過度な力は，ルートチップ先端の曲がりや破折を招く．

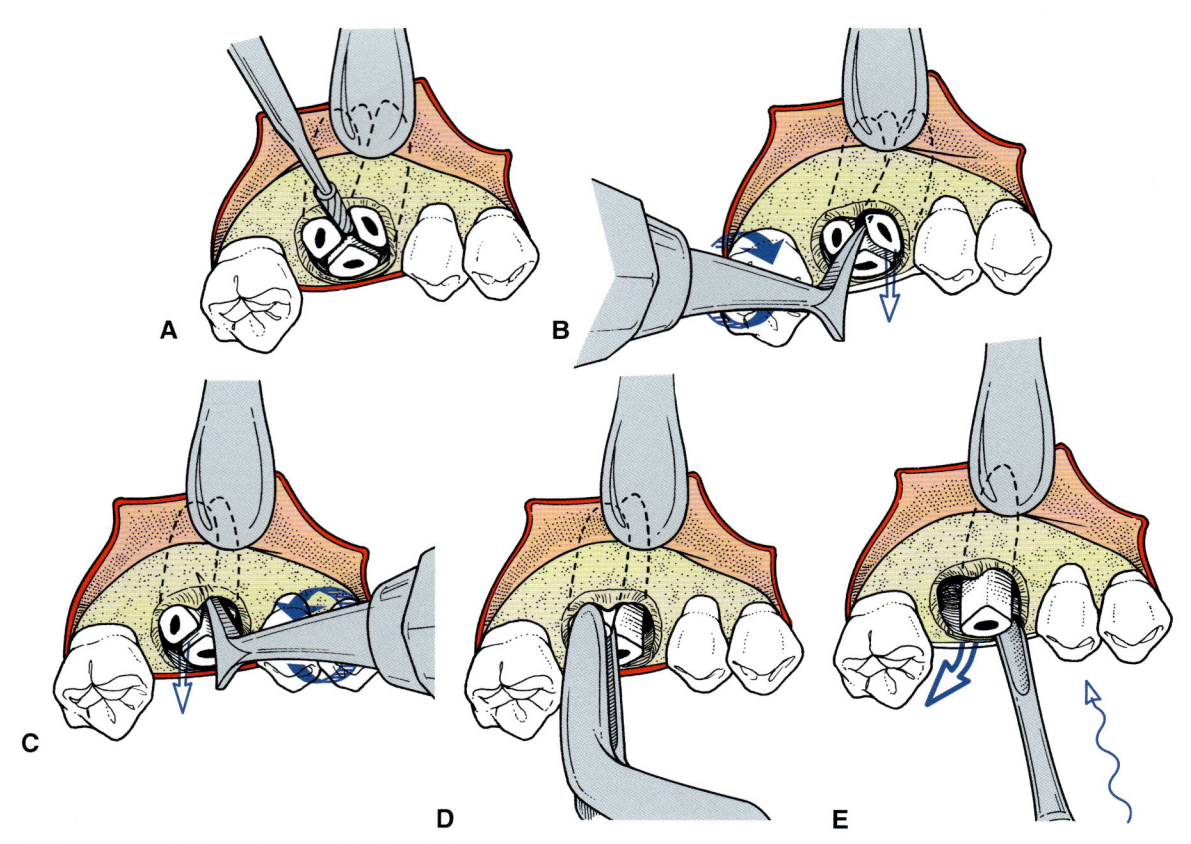

図 7-46　A：上顎大臼歯の歯冠がう蝕で喪失したり，歯頸部で破折している場合には，歯頸部切開を加えて弁を挙上し，歯槽頂を少量削除する．次に，バーで3つの根をそれぞれ分割する．B：小さな直の挺子で歯根を脱臼させた後，バーで形成した細孔に Cryer 挺子を挿入して，近心頰側根を抜去する．C：近心頰側根を抜去した後，遠心頰側根を抜去する．Cryer 挺子は近心頰側根の抜歯窩から挿入し，通法どおりに回転させながら，遠心頰側根を抜去する．D：上顎用の残根鉗子で歯根を把持して歯根を抜去することもあるが，口蓋根は直の挺子や Cryer 挺子を用いて抜去する．直の挺子を用いる場合，口蓋根と口蓋骨の間に挿入し，小さく揺らしながら力をかけて頰側咬合面方向に移動させる．E：小さな直の挺子を使って，小さく揺らすように力をかけて，3つめの残根を頰側咬合面方向に抜去する．

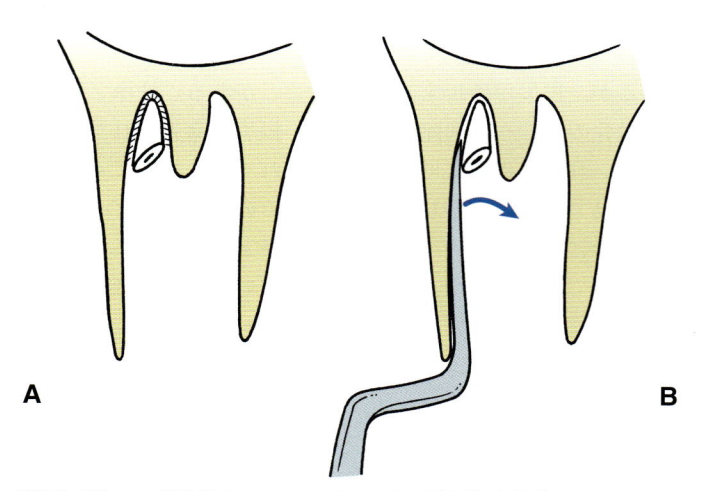

図 7-47　A：根尖の2～4mmのところで破折した場合，ルートチップを使うとよい．B：ルートチップは歯根膜腔に挿入し，小さな力をかけながら歯槽窩から根尖を脱臼させる．

122

7章 ● 難抜歯術の原則

破折した根尖が比較的大きい場合には，小さな直の挺子でも抜去可能である．ルートチップと同様，挺子を歯根膜腔に挿入し，楔作用で根尖を持ち上げるように抜去する（図7-48）．根尖方向に過度な力をかけると，歯根を下層の組織内に押し込んでしまうため，注意が必要である．

根尖の上顎洞への迷入は，上顎小臼歯や大臼歯抜去の際に生じる．直の挺子で根尖の抜去を行う場合には，隣接歯，または厚く隆起した骨の上にレストを置いて，挺子やルートチップの先端の動きを調整できるようにし，根尖や器具が想定外の方向に滑ったり迷入しないようにする．また，破折片の上部をよく視認し，直視下に直の挺子を歯根膜腔に挿入する．歯槽窩の中では，決して盲目的に挺子に力をかけてはならない．

上記方法で根尖を抜去できない場合は，直ちに，弁形成や骨削除を行う外科的抜歯に切り替える．外科的抜歯でスムースに，効率的に根尖を抜去するほうが，盲目的な操作で時間を費やすよりも，結果的に低侵襲となることを認識すべきである．

追加手術には2つの方法がある．第1に，単根歯の外科的抜歯の際に述べた方法の応用である．すなわち，縦切開を加えて軟組織弁を挙上し，骨膜剥離子にて圧排後，バーで骨削除を行い，歯根の頬側を露出させる．小さな直の挺子を用いて，根尖を頬側方向に抜去する．創部を洗浄し，弁を復位して縫合する（図7-49）．

第2に，上記方法を応用した開窓術で，頬側骨の最小限の削除量で，根尖を抜去できる．通法どおりに軟組織弁を挙上し，根尖部付近まで翻転する．歯科用バーで根尖部を被覆している骨を除去し，破折片を明示する．この開窓部からルートチップか小さい挺子を挿入して，咬合面方向に抜去する（図7-50）．

粘膜骨膜弁としては三角弁が推奨されるが，これは根尖部

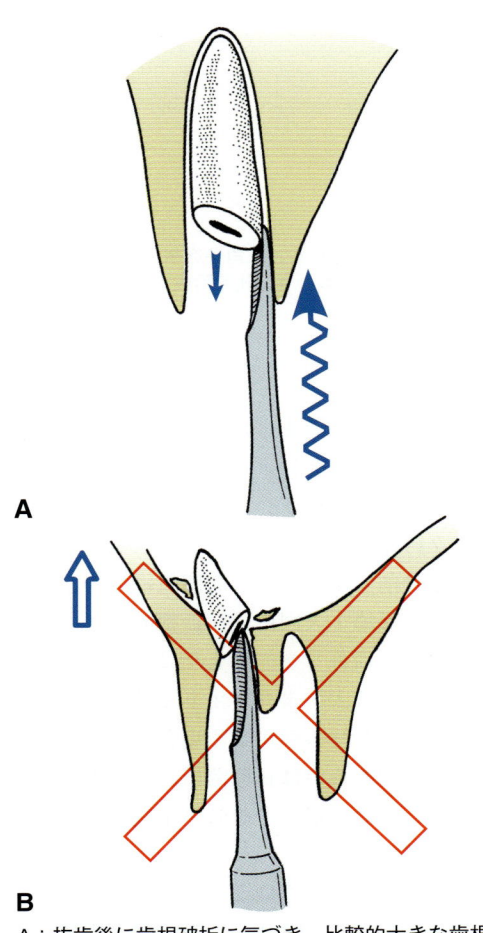

図7-48 A：抜歯後に歯根破折に気づき，比較的大きな歯根が残っている場合，小さな直の挺子を用いて，楔作用で歯を咬合面方向に移動できることがある．この場合，小さく揺らすように力をかけ，決して過度な力を加えてはならない．B：根尖方向に過度な力をかけると，根尖が上顎洞へ迷入するなど，望ましくない結果となる．

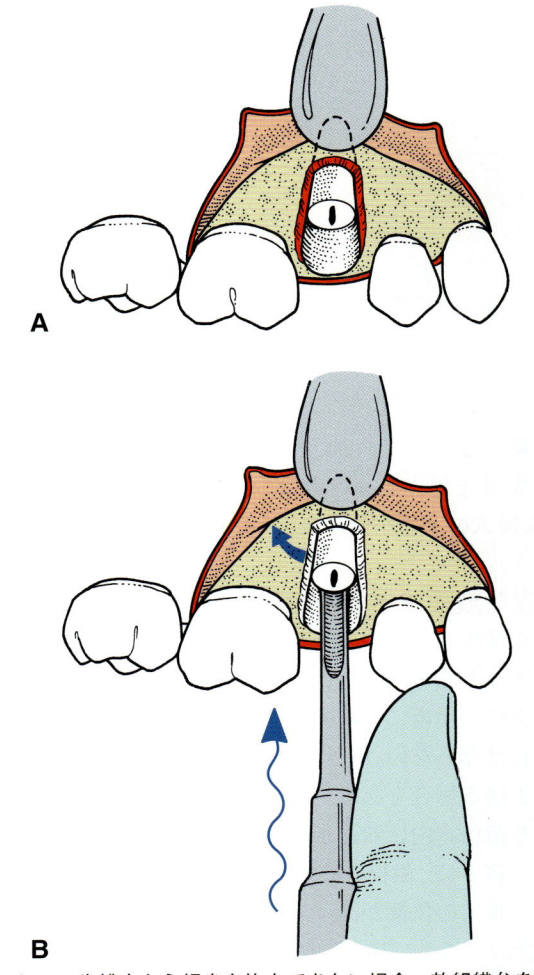

図7-49 A：歯槽窩から根尖を抜去できない場合，軟組織弁を挙上し，バーで歯根を覆っている骨を削除する．B：次に，小さな直の挺子を口蓋側の歯根膜腔に挿入し，楔作用で頬側に脱臼させる．

123

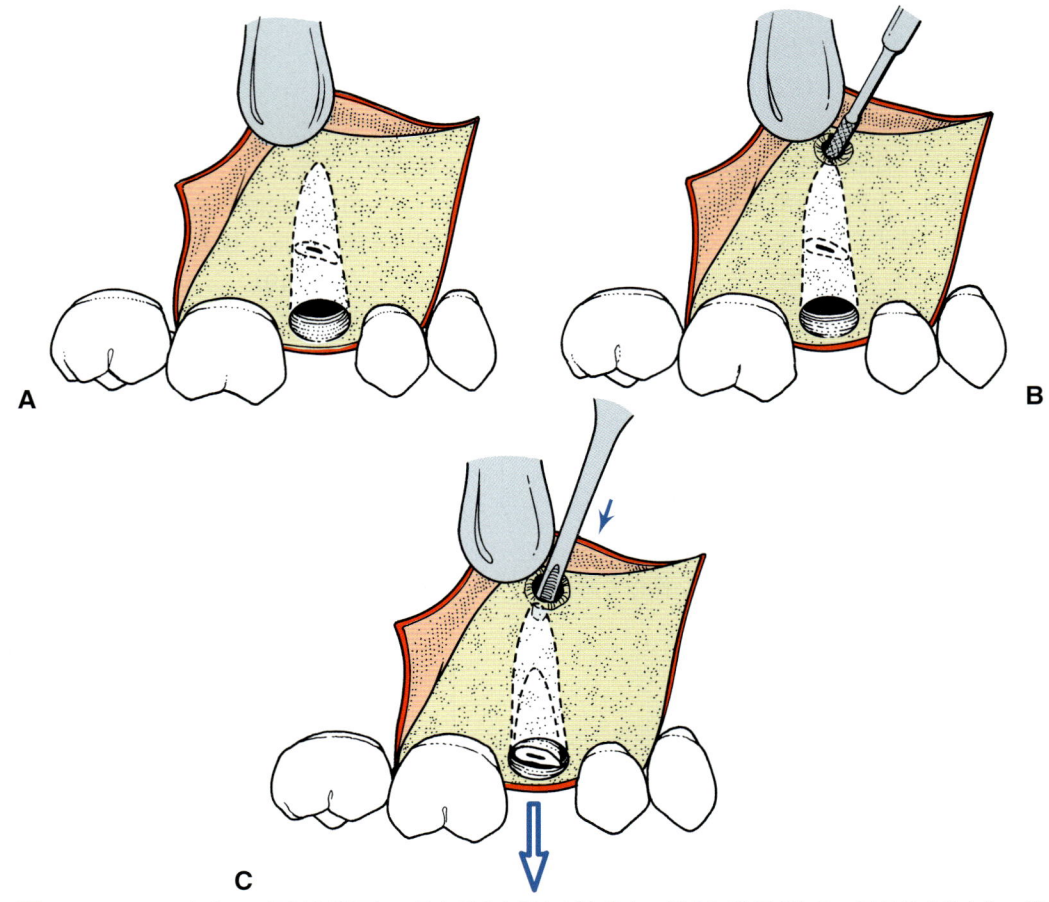

図 7-50　A：開窓法は，頬側歯槽頂部の骨を残さなければならない場合に適用される．三角弁を挙上し，根尖部を明示する．B：バーを使って根尖部分の骨削除を行い，直の挺子を差し込めるような孔を形成する．C：次に，小さな直の挺子を図のように骨開窓部から差し込み，根尖を抜去する．

がよく見えるようにするためである．開窓術の適応症は，頬側の皮質骨を保存しなければならない矯正治療の便宜抜歯（とくに成人の上顎小臼歯抜歯）である．

5. 根尖を放置する場合の条件

　根尖が破折し，歯槽窩からは抜去できず，外科的手術の侵襲が大きくなりそうな場合には，根尖をそのまま残すこともある．常に，手術による利益とリスクのバランスを念頭におかなければならない．小さな破折根尖の抜去によるリスクが，利点を上回る場合もある．

　根尖を歯槽窩内に残存させるには，次の3つの要件が必須である．第1に，歯根の破片が小さいこと（4～5mm 未満）．第2に，根尖の位置が深く，口腔内露出による二次的な骨吸収の危険性がなく，抜歯後の補綴処置の障害にならないこと．第3に，抜去予定歯が感染しておらず，根尖周囲にX線透過像がなく，二次感染の危険性が低いこと．これらの3要件がそろえば，破折根尖を放置する理由となる．

　つまり，骨の深部に埋まった非感染性の小さな根尖を抜去するリスクが，残すことによるリスクをはるかに上回っていなければならない．以下の3つのうち1つでもあてはまれば，抜去のリスクのほうが大きいと考えられる．第1に，根尖の抜去に必要な骨削除量が多く，周囲組織への侵襲が大きい場合．例えば，上顎第1大臼歯の口蓋根の小さい根尖を抜去するには，相当量の口蓋骨を削除しなければならない．

　第2に，根尖の抜去により，オトガイ孔や下顎管などの重要構造物を損傷するリスクがある場合．根尖抜去により，下歯槽神経の永久的あるいは長期間にわたる知覚麻痺を招く危険性が高い場合には，根尖をそのまま残存させることを真剣に考慮すべきである．

　第3に，根尖の抜去操作により，根尖が組織隙や上顎洞内に迷入するリスクがある場合．上顎臼歯の抜歯の際には，上顎洞内に歯根迷入が起こりやすい．術前のX線写真において，歯根周囲の骨が薄かったり，根尖と上顎洞底との距離が短い場合は，上顎洞内に根尖を迷入させるより根尖を残すほうが

賢明な選択である．同様に，下顎の第2，第3大臼歯の根尖を抜去する際には，顎下隙に迷入させる可能性がある．根尖の抜去に際して，挺子で根尖方向へ力をかけると，歯を組織隙や上顎洞内に迷入させる危険性があることを忘れてはならない．

根尖を残すことを決定した場合は，患者を厳重にフォローしなければならない．無理に根尖を抜去するよりも，根尖を残すほうが損害が少ないと判断した理由を，患者に説明する．そして，根尖の位置をX線検査で確認し，その検査報告書をカルテに記載，保管しておく．また根尖を残存させることについて，患者に説明した旨をカルテに記載する．さらに，患者を1年間定期的に診察し，残存歯根の経過観察を行う．根尖残存部位で何らかの問題が生じた場合には，どんなことでも直ちに連絡をとるよう指導することも重要である．

多数歯の抜去

多数歯を一度に抜去する場合，通常の抜歯手技を少し工夫することで，抜歯後の固定式または可撤式補綴物による適切な修復が可能になる．ここでは，その工夫について述べる．

1. 治療計画

多数歯の抜去を要する場合，抜去後の修復処置について術前から計画しておく必要がある．総義歯や可撤性の部分床義歯，1本または多数歯のインプラント埋入などの選択肢がある．抜歯前には必ず補綴医と相談し，暫間即時義歯の必要性について検討する．また，結節部の減量，アンダーカットや隆起の削除など，軟組織に対する追加手術の必要性についてもあわせて検討する．後々，インプラントの埋入を検討しているのであれば，骨の整形や抜歯窩の圧縮は制限することが望ましい．インプラントを抜歯と同時に埋入することもあるが，その場合はインプラントを適切に埋入するために，サージカルガイドステントを準備する．

2. 抜歯の順序

多数歯の抜去順序については，なお議論の余地がある．基本的に，上顎歯を先に抜歯するべきだが，それにはいくつか理由がある．第1に，浸潤麻酔の効果が早く発現して，かつ早く切れるためである．これは，上顎であれば浸潤麻酔直後でも外科処置が可能であるが，逆に深い麻酔でも切れるのが早いため，処置を滞らせてはならないことを意味する．さらに，下顎を先に抜歯した場合には，上顎の抜歯時に発生した破折歯冠や骨細片が，下顎の抜歯窩内に入ってしまう可能性がある．上顎歯は，主に頬側方向の力で抜去されるが，牽引力はかけないか，かけてもごくわずかにとどめ，下顎の抜歯も同じように行う．上顎を先に抜歯する唯一の欠点は，上顎の抜歯後で止血できない場合，下顎の抜歯中に視野を妨げることである．出血はほとんどの場合，別の部位の抜歯をしている間に止まるので，通常は大きな問題にはならない．また，助手は術野に血液などが入らないように，適切に吸引しなければならない．

抜歯は通常，遠心側の歯から行うが，これは抜歯鉗子を使用する前に挺子で歯を脱臼，動揺させるのに都合がよいためである．抜歯が一番難しいのは第1大臼歯と犬歯で，これらは最後に抜去するべきである．なぜなら，これらの歯の抜歯に先立って隣在歯のどちらかを抜歯しておくと，近遠心の歯槽窩の骨が弱くなり，その後の抜歯が簡単になるためである．

例えば左側の上顎と下顎の歯を抜歯する場合には，次のような順序が推奨される．①第1大臼歯以外の上顎臼歯，②犬歯以外の上顎前歯，③上顎第1大臼歯，④上顎犬歯，⑤第1大臼歯以外の下顎臼歯，⑥犬歯以外の下顎前歯，⑦下顎第1大臼歯，⑧下顎犬歯．

3. 多数歯抜去の手技

抜歯予定の多数歯が隣接している場合は，抜歯の手順を少し変更する．単根歯の抜去における第1段階は，歯の歯周靱帯の切除である．多数歯を抜去するときは，歯槽頂部の骨のみを露出する目的で，歯頸部切開を少し延長して行い，軟組織弁を挙上する（図7-51A〜C）．歯は直の挺子で脱臼させ（図7-51D），通法どおりに抜歯鉗子で抜去する．抜歯する際に過度の力がかかりそうな場合は，根や歯槽骨の破折を招かないように，頬側骨を少し削除する．

抜歯終了後は，インプラントを埋入する予定がなければ，抜歯に伴って偏位した頬側と舌側の皮質骨に，強い圧迫力を加えて復位しておく．軟組織を元の位置に戻し，よく触診して骨の鋭縁がないことを確認する．抜歯後の補綴物として，可撤式の部分床義歯か総義歯を予定している場合は，顎堤部にアンダーカットがないことを確認する必要がある．鋭い骨縁やアンダーカットがあれば，破骨鉗子や骨ヤスリを用いて平滑にする（図7-51E，F）．術野は生理食塩水で十分に洗浄し，不良肉芽が残っていないかをよく確認する．不良肉芽が残っていると術後出血を助長するため，可及的に除去しなければならない．次いで軟組織弁を復位して，歯肉弁の余剰をよく確認する．骨欠損を伴う重度歯周炎の歯を抜歯した際には，両側の軟組織弁が重なって余剰粘膜ができるのが普通である．このような場合，歯肉縁を一部切除して，粘膜弁を縫合するときに重なりが生じないようにする．しかし，歯肉弁に余剰組織がないからといって，粘膜で抜歯窩を被覆してはならない．これにより口腔前庭が浅くなり，義歯の作製や装着に支障をきたすからである．最後に，歯間乳頭を所定の位

置に戻して縫合する（図7-51G）。術者の好みで，単純縫合か連続縫合で縫合し，約1週間後に抜糸する（図7-51H，I）。

多数歯抜歯後の広範囲に及ぶ歯槽骨形成術については，11章で詳述する。

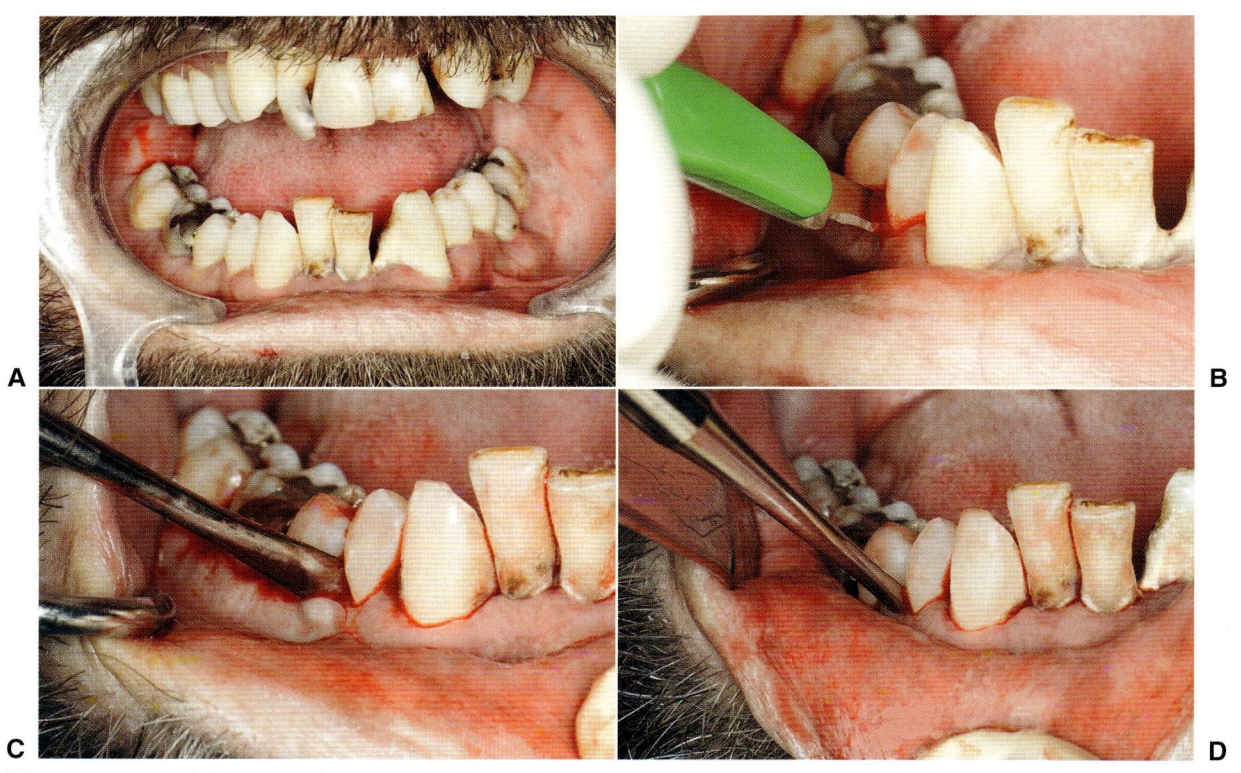

図 7-51　A：この患者の下顎の残存歯をすべて抜去することになった。幅広い付着歯肉と，条件のよい口腔前庭が認められる。B：浸潤麻酔後，No. 15メスを用いて歯周靭帯を切離する。切開は歯間乳頭から歯頸部周囲に加える。C：骨膜剥離子を用いて唇側歯槽骨頂まで軟組織を翻転する。D：抜歯鉗子を使う前に，小さな直の挺子で歯を脱臼させる。利き手と反対側の手で口唇，頬粘膜を圧排しつつ，下顎を支えるとよい。下顎犬歯の隣接歯を先に抜歯すると，犬歯の抜歯が容易になる。

7章 ● 難抜歯術の原則

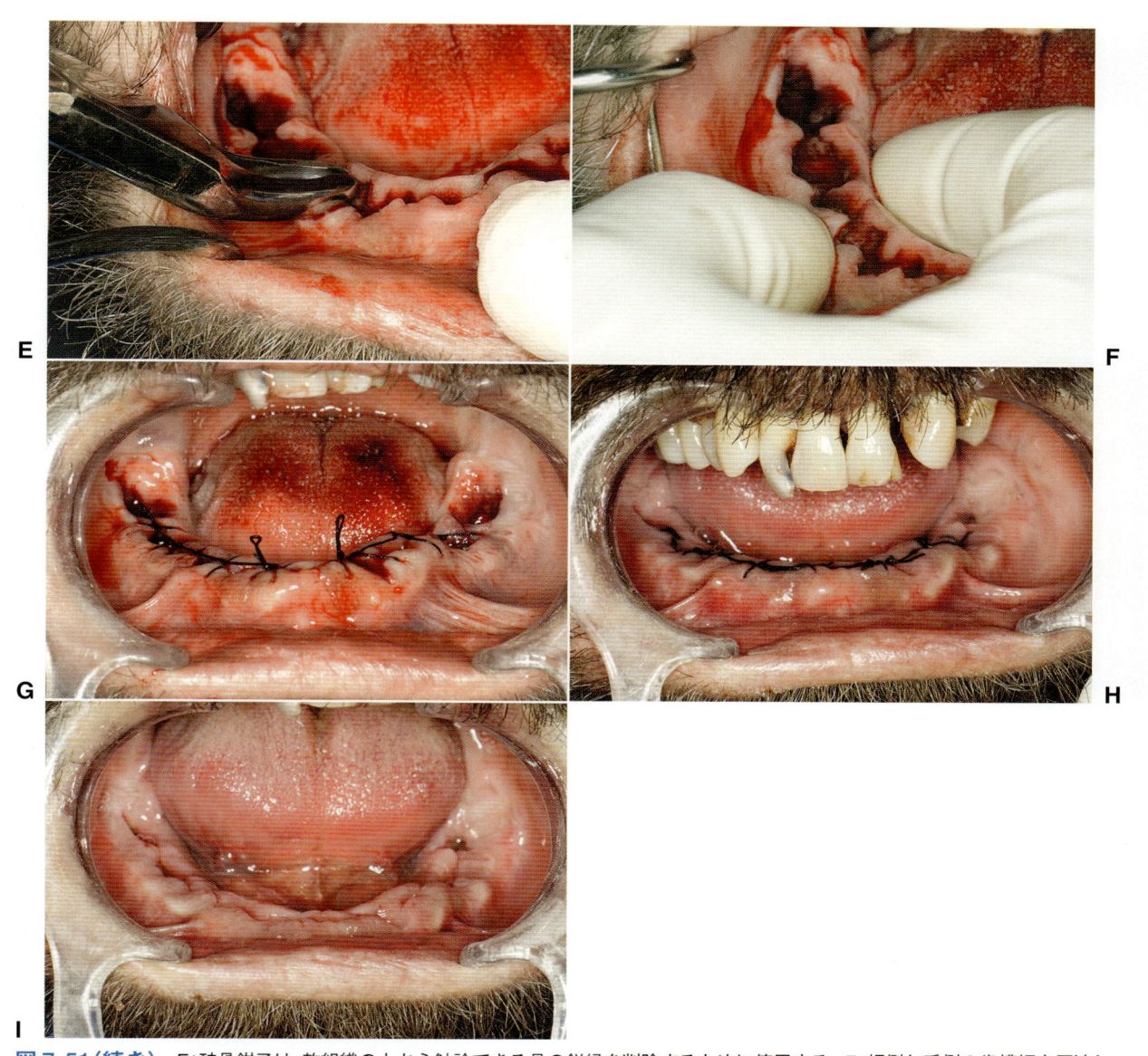

図 7-51（続き） E：破骨鉗子は，軟組織の上から触診できる骨の鋭縁を削除するために使用する。F：頬側と舌側の歯槽板を圧迫し，術前の歯槽突起の頬舌的な幅を維持する。将来的にインプラントを埋入する可能性を考えて，圧迫し過ぎて頬舌的な幅を減少させないように注意する。歯槽頂で余分な辺縁が重ならないように歯肉辺縁をトリミングする。G：余分な歯肉縁を切除整形し，骨の鋭縁を除去した後，軟組織の処理を最終確認する。歯間乳頭は黒の絹糸で縫合する。この際，歯間乳頭部は縫合しても，抜歯窩は閉創しないで開けたままにしておく。口腔前庭が浅くなってしまうため，減張切開を加えてまで抜歯窩を一次閉鎖してはならない。H，I：約1週間後，抜糸目的に患者が受診したところ。創傷治癒は順調で抜糸可能な状態である。歯槽頂部には付着歯肉が広い範囲で認められ，術前とほぼ同じような状態である（A参照）。

127

8章

埋伏歯の管理の原則

JAMES R. HUPP

本章の内容

- 埋伏歯抜去の適応
    1. 歯周疾患の予防
    2. う蝕の予防
    3. 智歯周囲炎の予防
    4. 歯根吸収の予防
    5. 義歯床下の埋伏歯
    6. 歯原性嚢胞や歯原性腫瘍の予防
    7. 原因不明の疼痛の治療
    8. 顎骨骨折の予防
    9. 矯正治療のための便宜抜歯
    10. 歯周疾患の治療目的
- 埋伏歯抜去の禁忌
    1. 年齢
    2. 全身状態の悪化
    3. 隣在組織への損傷が大きいと考えられる場合
    4. まとめ
- 埋伏歯の分類方法
    1. 歯軸の傾斜
    2. 下顎枝前縁との位置関係
    3. 咬合平面との位置関係
    4. まとめ
- 歯根形態
    1. 歯嚢の大きさ
    2. 周囲骨の骨密度
    3. 下顎第2大臼歯との接触
    4. 下歯槽神経との位置関係
    5. 被覆組織の性状
- 上顎埋伏歯の改訂分類法
- その他の埋伏歯の抜去
- 抜歯手技
    1. 第1段階：軟組織弁の剥離挙上
    2. 第2段階：被覆している骨の削除
    3. 第3段階：歯の分割
    4. 第4段階：分割した歯の抜去
    5. 第5段階：閉創の準備
- 周術期管理

　埋伏歯とは，適切な時期に歯列上に萌出しなかった歯と定義されている．埋伏歯が生じる原因には，萌出を妨げる隣在歯，歯を覆う緻密な骨，厚い軟組織，遺伝的異常などが挙げられる．埋伏歯は，抜去したり，被覆している組織が吸収されることがないかぎり，萌出することはない．「未萌出歯」という用語には，「埋伏歯」および「萌出途上の歯」という2つの意味がある．

　歯が未萌出になる主な原因は，歯列弓の長さが不足し，萌出する場所がないためである．すなわち，歯槽堤の長さが歯冠長の合計よりも短いことによる．埋伏歯のなかで最も多いのは，上下顎の智歯であり，次に上顎の犬歯と下顎の小臼歯が続く．智歯が埋伏歯となりやすいのは，最後に萌出するからで，萌出するための十分なスペースが確保できないのである．

　上顎前歯部では，犬歯が他の歯の叢生により，埋伏することが多い．通常，犬歯は側切歯と第1小臼歯の後で萌出するが，スペースがなければ，埋伏したままになるか，歯列弓の唇側から萌出することになる．下顎でも同様の問題が起こりうる．小臼歯は，第1大臼歯と犬歯の後で萌出するため，スペースがなければ，2本の小臼歯のどちらか（第2小臼歯であることが多い）が埋伏するか，歯列弓の唇側あるいは舌側から萌出する．

　一般的に，禁忌でなければ，埋伏歯はすべて抜去するのが原則である．埋伏歯と診断したら，なるべく早く抜去すべきである．埋伏歯の抜去は，年齢を経るごとに難しくなる．埋伏歯を放置した場合，局所の炎症巣が悪化したり，隣在歯や周囲の骨を喪失したり，近接する重要臓器を損傷するなどの問題が生じる可能性が高くなる．加えて，埋伏歯の抜去を先に延ばし，人生の後半にさしかかって問題が生じた場合には，患者の全身状態が悪化していたり，周囲の骨がさらに硬化し

ている可能性があり，抜歯術はより複雑かつ困難なものになる。問題が起こる前に予防することが，歯科医学の基本原則である。予防歯科学の概念から，抜歯により生じうる問題のほうが深刻でないかぎり，合併症が発症する前に埋伏歯を抜去すべきである。

本章では，埋伏歯の管理について解説する。本章の目的は，埋伏歯抜去の外科的な技術について詳述することではなく，適切な治療を行ううえで必要な情報と，抜歯術の難易度を予想する方法について学ぶことである。

埋伏歯抜去の適応

埋伏歯と診断したら，可及的速やかに抜去するほうがよい。智歯の萌出完了時期は平均して20歳だが，25歳で萌出することもある。智歯の歯胚は通常，水平方向に成長し始める。歯胚と顎の成長に伴い，成長方向が近心傾斜を経て垂直方向へと変化する。下顎智歯は，近心方向から垂直方向への方向転換がうまくいかずに埋伏してしまうことが多い。次に考えられる原因として，歯の近遠心径と顎の長さのバランスが悪く，下顎枝前縁前方の歯槽堤に十分な萌出スペースがないことが挙げられる。

前述したように，とくに男性では20歳を過ぎてから智歯が萌出することもあり，25歳頃までに最終位置に到達する。このように，20歳を過ぎて萌出する理由には，多くの要因が関与している。萌出が遅延するのは，軟組織が未萌出歯を被覆している場合と，軟組織と骨がともに被覆している場合である。このような場合，歯は基本的に垂直位で，隣接する第2大臼歯の咬合平面付近に位置しており，根尖の形成が遅れている。

最も重要なことは，下顎枝前縁と第2大臼歯の間に十分な萌出スペースが必要であるということであろう[1,2]。また，20歳を過ぎても歯が萌出しない場合には，骨で覆われている可能性が高い。加えて，智歯は近心傾斜して埋伏しているため，歯槽頂よりも低位で，第2大臼歯の歯頸部付近に位置している。歯科医師は，これらの所見から，智歯が歯列弓に萌出するのか埋伏したままになるのか，ある程度予想することができる。

埋伏歯を早期に抜去することが，術後の合併症発症の低減と，良好な創傷治癒につながる[3-6]。つまり，若い患者のほうが，抜歯後の回復も早く，術後の日常生活に支障をきたす程度も軽い。若い患者のほうが歯周組織の治癒が早いのは，第2大臼歯の遠心において，歯周組織が速やかに再生するためである。さらに，骨が硬化しておらず，歯根が未完成であるため，手術しやすい。埋伏智歯の理想的な抜去時期は，歯根形成が1/3〜2/3完了している時期であり，17〜20歳頃である。

埋伏歯を放置しておくと，将来に少なからず問題が生じることになる[7,8]。

1. 歯周疾患の予防

埋伏歯の隣在歯は，常に歯周疾患に罹患する危険に曝されている（図8-1，図8-2）。単に智歯が埋伏しているだけでも，隣接する第2大臼歯の遠心面の骨量は減少する。歯列弓の最後方臼歯遠心面の清掃は最も難しく，歯肉炎を併発している患者が多い。加えて，第2大臼歯遠心の付着歯肉の高さが下がっている場合が多い。歯肉炎は軽度でも，起炎菌は歯根面に広く付着しており，歯周疾患発症につながる。埋伏智歯を有する患者では，他の部位の歯周ポケットが正常であっても，第2大臼歯遠心面の歯周ポケットは深いことが多い。

智歯の埋伏による歯周疾患の進行は，上顎のほうが深刻である。上顎の埋伏智歯の隣在歯である第2大臼歯では，歯周ポケットが根尖方向へ広がり，やがて遠心の歯根分岐部に波及する。これは比較的早期に生じるため，歯周疾患は早い段階で重症化する。さらに，遠心の歯根分岐部病変はアプローチが困難で，局所的な歯周治療はかなり難しい。したがって，埋伏している上顎智歯を早期に抜去すれば，歯周疾患を予防できる。智歯の歯冠があった部位に骨が十分形成されて，治癒すると考えられる[4-6]。

2. う蝕の予防

智歯が完全あるいは部分的に埋伏している場合，う蝕の原因菌が第2大臼歯の遠心面や智歯に付着している。埋伏智歯と口腔内との明らかな交通が認められない場合でも，う蝕の発症には十分な交通があると認識しなければならない（図8-3〜図8-5）。

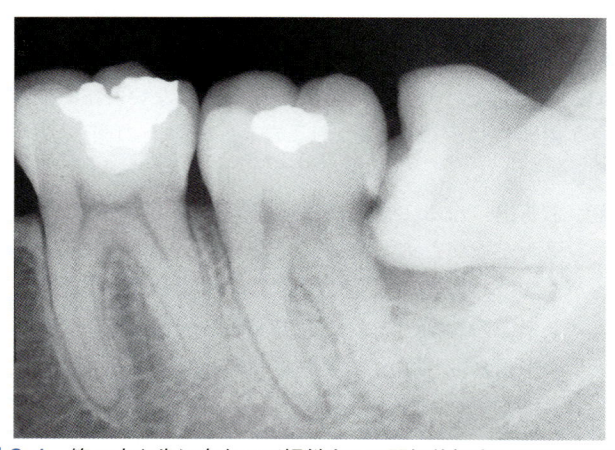

図8-1 第2大臼歯に向かって傾斜する下顎埋伏智歯に起因する歯槽骨の吸収を示すX線写真

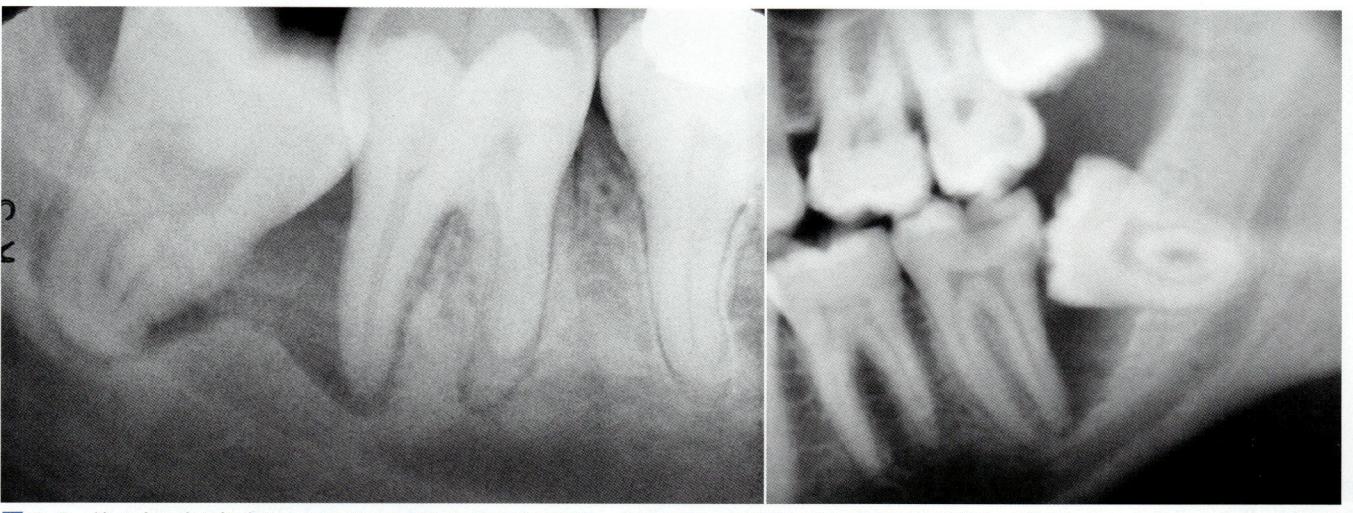

図 8-2　第 2 大臼歯と智歯とのさまざまな関係を示す X 線写真。歯周疾患と埋伏智歯による骨吸収が進行している。

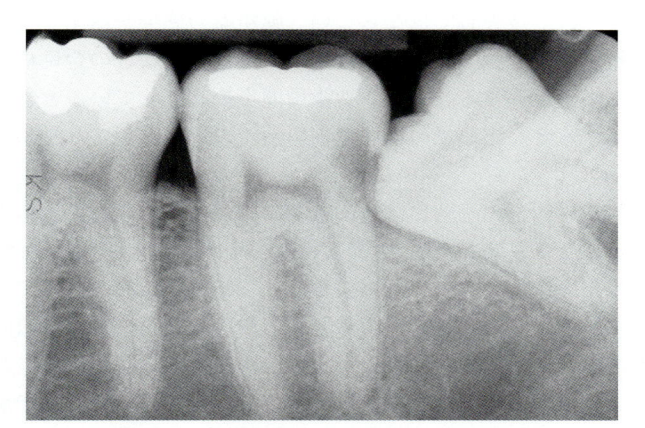

図 8-3　埋伏智歯に起因する第 2 大臼歯遠心面のう蝕を示す X 線写真

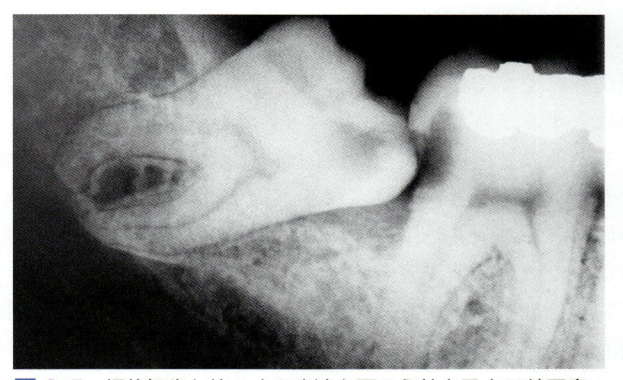

図 8-5　埋伏智歯と第 2 大臼歯遠心面のう蝕を示す X 線写真

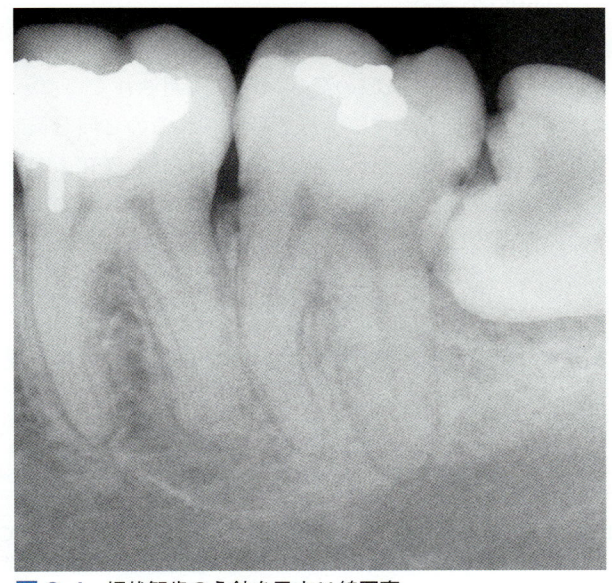

図 8-4　埋伏智歯のう蝕を示す X 線写真

3. 智歯周囲炎の予防

　智歯が半埋伏の状態で，歯冠の側面および咬合面を覆う軟組織が厚い場合に，智歯周囲炎を発症することが多い[9]。智歯周囲炎は，歯冠周囲の軟組織に口腔内の常在菌が感染することで起きる。宿主と細菌との攻防は絶妙なバランスで行われているが，宿主が健康であっても，細菌を完全に排除することはできない。

　宿主の防御反応が破綻した場合（例：インフルエンザや上気道感染への罹患，免疫抑制作用のある薬物を服用した場合など）に感染が生じる。埋伏歯は必ず感染するわけではないが，宿主免疫能が一時的に軽度低下するだけでも，智歯周囲炎の発症を招くことが多い（図 8-6）。

　下顎の智歯周囲炎は，上顎智歯による被覆粘膜の小さな損傷から発症することもある。下顎の半埋伏歯の咬合面を覆う，いわゆる歯肉弁といわれる軟組織は，損傷されると腫脹する。上顎智歯が，すでに腫脹している下顎智歯の歯肉弁を咬んで損傷することが多く，この損傷により，さらに腫脹が増大し，

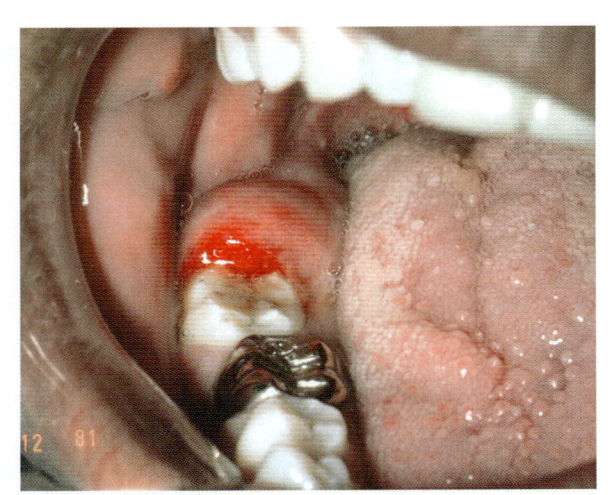

図8-6 発赤と腫脹を伴う典型的な炎症所見を示す右側下顎の智歯周囲炎。対合歯の上顎智歯が萌出すると、咬合時に腫脹している部位に接触するため、疼痛と腫脹が増悪する。

損傷されやすくなる。この損傷と腫脹の悪循環は、上顎智歯を抜去することで解消する。

その他の智歯周囲炎の一般的な原因として、歯肉弁下に食片が圧入することが挙げられる。食事中に、埋伏歯と歯肉弁の間に食片が入り込みやすい。しかし、ポケット内を洗浄できないため、細菌が定着し、智歯周囲炎を惹起する。

智歯周囲炎の起炎菌は、レンサ球菌や多種の嫌気性菌（歯肉溝に生息する一般的な細菌）である。智歯周囲炎の治療は、まず歯肉弁下の深い歯周ポケットを、過酸化水素水を用いて機械的に洗浄することである。過酸化水素水は、泡とともに器械的に細菌を取り除くだけではなく、通常は嫌気的な環境である歯周ポケットに酸素を放出することによって、嫌気性菌の数を減少させる。他の洗浄剤であるクロルヘキシジンやイソジン溶解液などを使用しても、ポケット内の細菌総数を減らすことができる[†1]。生理食塩水でも、シリンジを使用して圧をかけて洗浄すれば、細菌数を減少させ、食片をきれいに洗い流せる。

智歯周囲炎は、軽度な炎症で済むこともあるが、入院加療が必要なほど重症化することもある。智歯周囲炎の治療と管理は、重症度によって異なる。

軽症であれば、炎症症状は局所の腫脹と疼痛のみである。この場合の治療は通常、歯科医師による局所洗浄と歯石除去に加えて、患者が自己洗浄を行えば十分である。

炎症がもう少し重症で、局所の軟組織が腫脹し、上顎智歯が咬みこんで軟組織を損傷している場合、歯科医師は、局所の洗浄に加えて、上顎智歯の抜去を検討しなければならない。

局所の腫脹と疼痛に加えて、軽度の顔面腫脹、炎症の咀嚼筋への波及による軽度の開口障害、微熱などが認められる場合には、圧をかけての洗浄と抜歯に加えて、抗菌薬の投与が必要となる。抗菌薬はペニシリンを選択する。ペニシリンにアレルギーがある場合には、クリンダマイシンを選択する。

智歯周囲炎から、組織隙の重篤な炎症に発展する場合がある。炎症が口腔内の後方に生じることにより、早い段階で下顎枝周囲や側頸部の隙に波及しやすい。開口障害（20mm以上開口できない状態）、38.5℃以上の体温、顔面の腫脹、疼痛、不快感が認められる場合には、口腔外科を受診させる必要がある。口腔外科医は患者を入院させ、モニター管理を行いながら、抗菌薬の点滴静注をすることになる。

智歯周囲炎の既往が1回でもある場合、上述した方法でうまく対処できても、原因となる智歯を抜去しなければ、智歯周囲炎が再燃する可能性が高い。患者には、炎症が再燃しないように、できるだけ早く智歯を抜去する必要があることを説明する。しかしながら、智歯周囲炎の症状が完全に消失するまでは、抜去してはならない。軟組織の感染が活発な時期に抜歯すると、ドライソケットや抜歯後感染などの合併症の発症率が上昇する。また、智歯周囲炎を起こしているときに抜歯すると、出血量の増加や創傷治癒の遅延が起こりやすくなる。

智歯周囲炎の予防には、歯冠が口腔内に露出する前に抜歯することが重要である。周囲軟組織の切除や歯肉弁切除術は、埋伏歯を抜去しないで対処する方法であるが、痛いだけで無効な場合が多い。智歯を覆っている歯肉は、再増殖する傾向があるため、歯肉弁切除を行っても厚い軟組織が再形成される。遠心面の歯周ポケットは、歯肉弁切除後も深いままである。多くの症例において、抜歯が智歯周囲炎を予防する唯一の方法である。

4. 歯根吸収の予防

埋伏歯は、隣在歯の歯根に吸収をきたす圧力をかけることがある（図8-7）。歯根吸収の発症機序は解明されていないが、乳歯の歯根が後続永久歯によって吸収されるのと同じ機序によるものと思われる。埋伏歯の抜去によって、隣在歯のセメント質が修復され、結果的に隣在歯は救われる。このような隣在歯の保存には、根管治療を要することもある。

5. 義歯床下の埋伏歯

無歯顎の顎堤に埋伏歯がある場合、義歯作製の前に、埋伏

訳注
†1：アナフィラキシーショックの報告があるため、わが国においてはクロルヘキシジンの粘膜（口腔、腟、膀胱など）への使用は禁忌となっている。

8章 ● 埋伏歯の管理の原則

義歯の適合が悪くなる．したがって，埋伏歯は義歯作製の前に抜去しなければならない（図 8-9）．さらに，義歯作製前に無歯顎の埋伏歯を抜去すれば，患者が若いうちに抜歯できるため，全身状態が良好な可能性が高い．埋伏歯上の骨が吸収し，被覆粘膜に炎症を伴う潰瘍ができるまで抜歯を待つのは，決して得策ではない．抜歯を延期すればその間に患者は年をとり，高齢になれば全身状態が悪化する可能性が高くなる．

加えて，経年的な下顎骨の萎縮によって，抜歯中の骨折の危険性が高くなる（図 8-10）．また，埋伏歯近辺にインプラント治療を予定している場合，埋伏歯はインプラント埋入の障害となるため，抜去しておいたほうがよい．

6. 歯原性嚢胞や歯原性腫瘍の予防

歯が歯槽骨内に完全に埋伏している場合，その歯嚢が併存していることが多い．ほとんどの歯嚢は，その原形をとどめているが，嚢胞様に変性し，含歯性嚢胞や角化嚢胞性歯原性腫瘍になることもある．したがって，十分な経過観察を行い，嚢胞が大きくなり過ぎる前に診断しなければならない（図 8-12）．しかしながら，経過観察されていない場合には，嚢胞が想定外に大きくなってしまうことがある．一般的なガイドラインでは，歯冠周囲の濾胞状の間隙が 3 mm 以上あれば，術前に含歯性嚢胞が疑われる．

歯原性嚢胞が埋伏歯周囲に発症するのと同様に，歯原性腫瘍も歯小嚢内の上皮から生じると考えられている．エナメル上皮腫は，この部位に生じる歯原性腫瘍のなかで最も発生頻度が高い．エナメル上皮腫の治療では，腫瘍組織の切除に加えて，少なくとも下顎骨の一部を切除する．時に，他の歯原性腫瘍も，埋伏歯と関連して発症することがある（図 8-13）．

7. 原因不明の疼痛の治療

明らかな原因が認められないのに，下顎臼後部の疼痛を訴える患者がいる．筋・筋膜疼痛機能障害症候群や，他の顔面疼痛を起こす疾患ではないことが明らかであり，かつ患者に埋伏歯がある場合には，埋伏歯を抜去すると疼痛が消失する可能性がある．

8. 顎骨骨折の予防

埋伏智歯が存在すると，顎骨の強度は低下し，埋伏歯の部位で骨折する危険性が高まる（図 8-14）．埋伏智歯の部位で顎骨が骨折した場合，骨折の整復前に抜歯して顎間固定を行う（22 章参照）．

9. 矯正治療のための便宜抜歯

矯正治療において，第 1 あるいは第 2 大臼歯の遠心方向

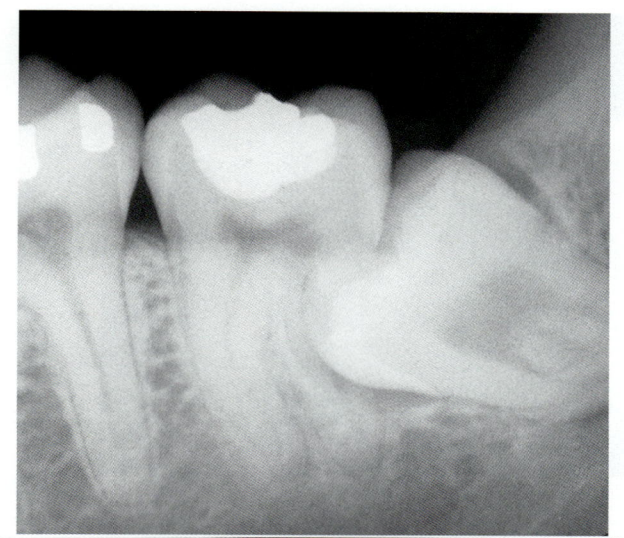

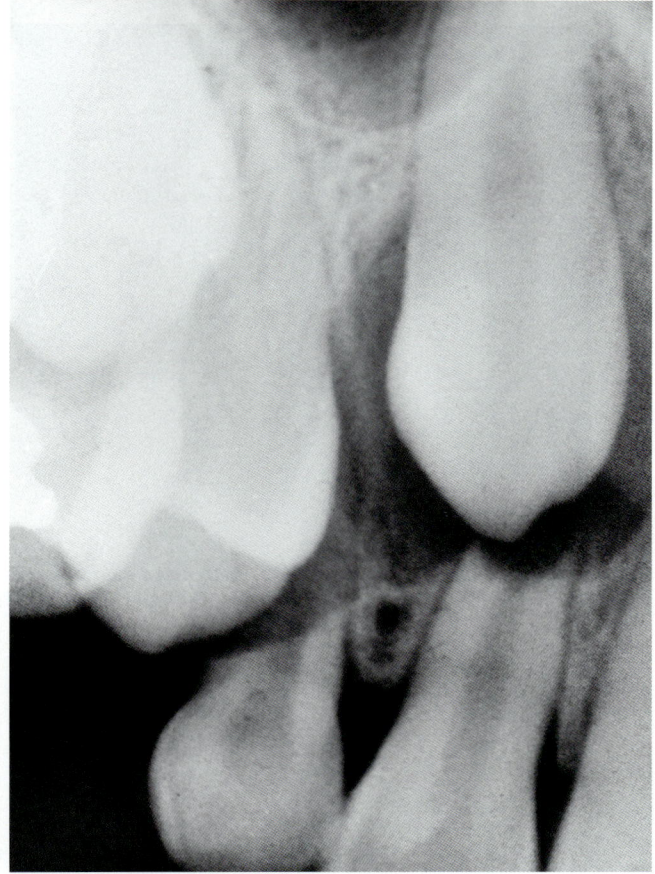

図 8-7　A：埋伏智歯による第 2 大臼歯の歯根吸収を認める．B：埋伏犬歯によって，歯根吸収をきたした上顎側切歯

歯を抜去しなければならない．抜歯された顎堤は次第に吸収され，とくに粘膜に維持を求める補綴物が装用されていると，その吸収は顕著である．義歯が埋伏歯を覆う骨の裏打ちのない軟組織を圧迫すると，潰瘍や歯性感染が生じる（図 8-8）．

義歯作製後に埋伏歯を抜去すると，歯槽骨が変形するため，

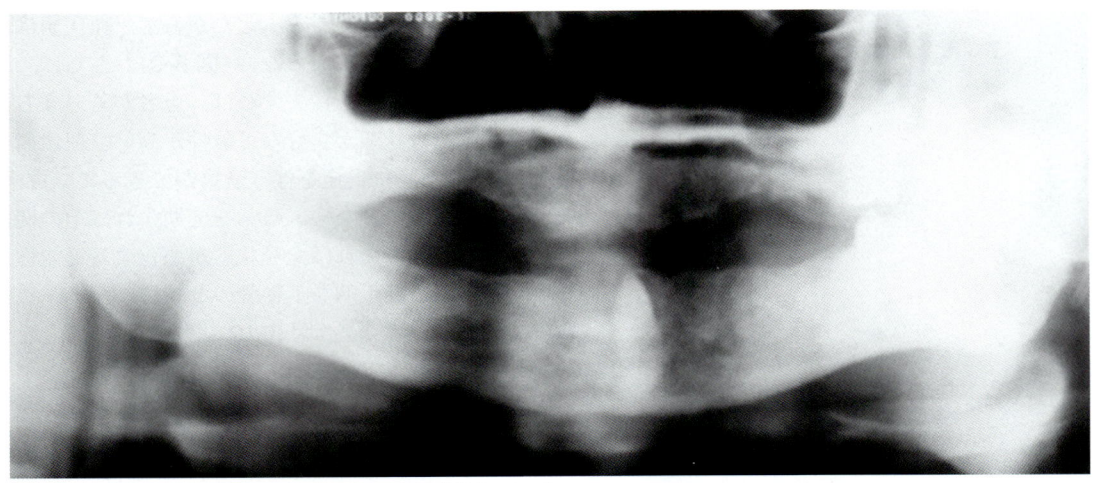

図 8-8　義歯床下の埋伏歯。歯は表層にあり感染している。

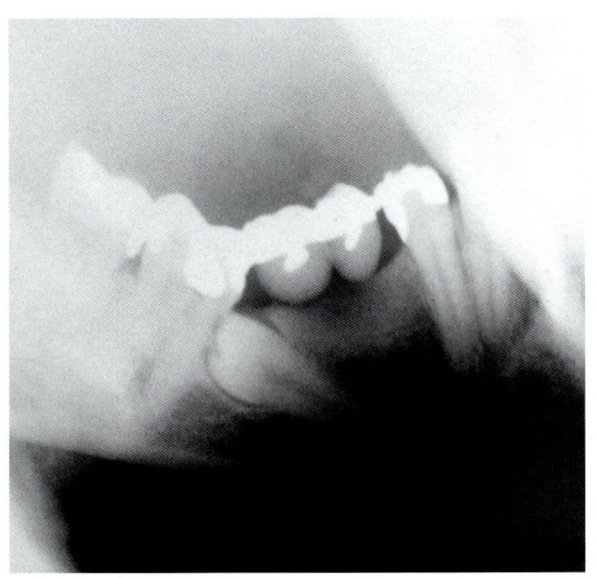

図 8-9　固定式ブリッジの下にある埋伏歯。抜歯を要するが，ブリッジの保存が難しい。

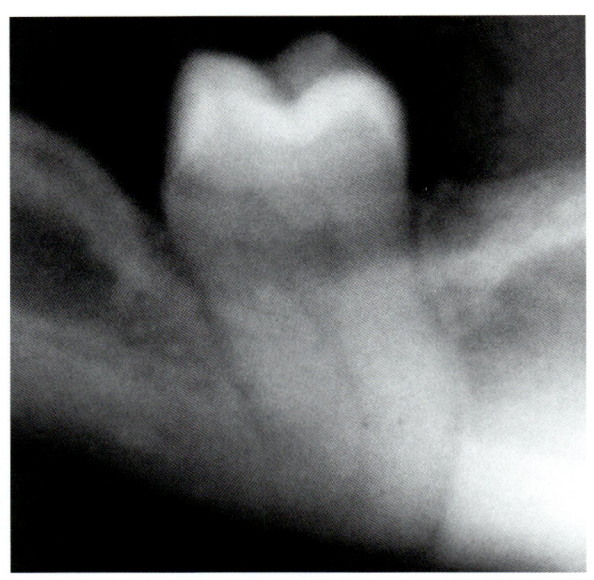

図 8-10　萎縮した下顎の埋伏歯。抜歯中に下顎が骨折する可能性がある。

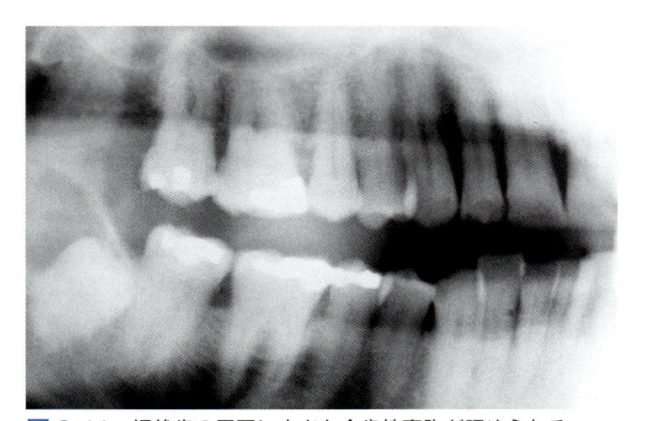

図 8-11　埋伏歯の周囲に小さな含歯性囊胞が認められる。

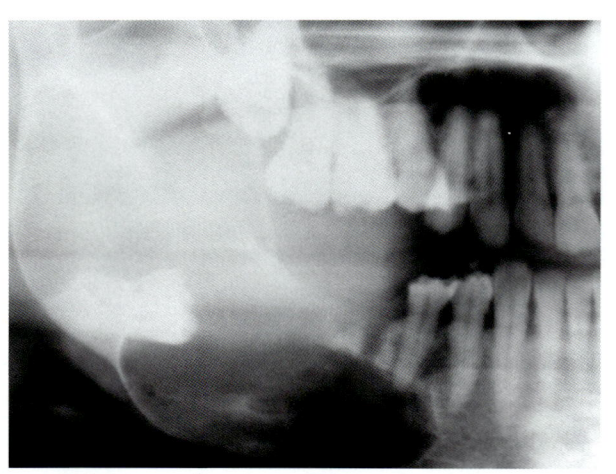

図 8-12　筋突起からオトガイ孔に及ぶ大きな含歯性囊胞。囊胞が智歯を圧排して下顎下縁まで移動させている。

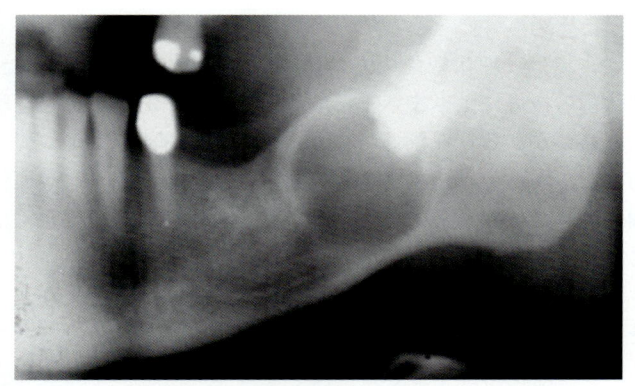

図 8-13 埋伏歯の歯冠に関連して発症したと考えられるエナメル上皮腫（Courtesy Dr. Frances Gordy）

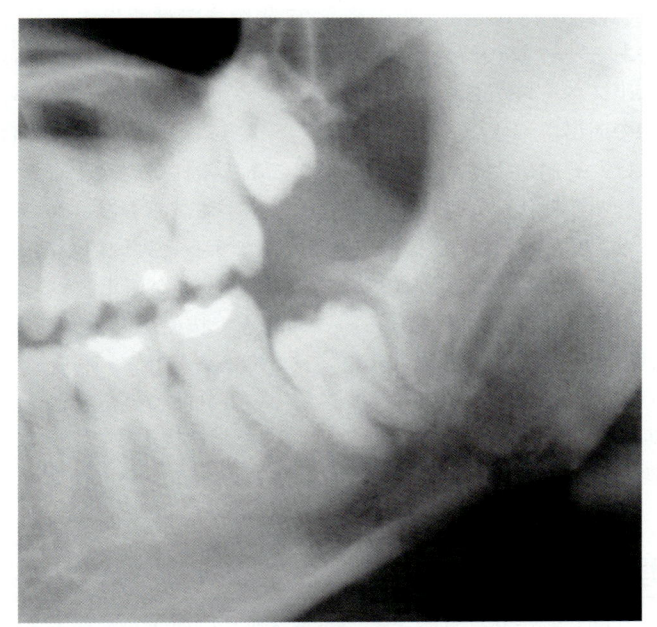

図 8-14 埋伏智歯によって骨折した下顎

への牽引が必要な場合，埋伏智歯は治療の障害となる。したがって，矯正治療を開始する前に抜去するほうがよい。
臼後部にアンカー用のインプラントを埋入して牽引に用いることもあるが，この場合も下顎埋伏智歯の抜去が必要である。

10. 歯周疾患の治療目的

前述したように，埋伏智歯抜去の重要な目的の 1 つに，隣接する第 2 大臼歯の歯周組織の保護がある。智歯を抜去した後で，留意すべき歯周組織病態のパラメータは，第 2 大臼歯遠心面の骨の高さと付着歯肉のレベルである。
歯周組織の治癒に関連する因子を調べた最近の研究では，第 2 大臼歯遠心面の骨縁下の骨欠損の程度，および抜歯時の患者の年齢が，重要な因子であることが示されている[13-15]。

埋伏歯とその歯囊による遠心面の骨欠損が大きい場合，骨縁下ポケットが改善することはない。同様に，患者の年齢が上がると，骨の治癒は遅くなる傾向がある。25 歳前に智歯を抜去しておくほうが，骨の治癒が早い傾向がある。若い世代の患者では，歯周組織の回復が早いだけではなく，長期的な歯根膜の再生も明らかに良好であることが示されている[14]。
前述したように，未萌出歯は 25 歳までは萌出する可能性がある。歯の萌出の最後のステップはゆっくり進むため，智歯周囲炎を起こす危険性が増加し，智歯と第 2 大臼歯との接触面積も増大する。これらの要因は，下顎埋伏智歯抜去後の歯周組織の治癒を障害する。しかしながら，30 歳以上の患者における完全埋伏した症状のない智歯に関しては，とくに病的な症状を引き起こさなければ，放置してもよい。しかし，このような無症状の完全埋伏智歯を高齢になってから抜去した場合，放置したときと比べると明らかに，歯周ポケットが深くなり，骨の損失も大きくなる。

埋伏歯抜去の禁忌

埋伏歯は，禁忌でないかぎりすべて抜去すべきである。抜歯によって得られる利点が，予測される合併症やリスクを上回るのであれば，埋伏歯を抜去すべきである。同様に，想定される合併症やリスクが利点を上回るのであれば，抜歯を延期すべきである。
埋伏歯抜去の禁忌は，主に患者の全身状態に起因することが多い。

1. 年齢

智歯の歯胚は 6 歳頃から X 線写真で認められるので，7～9 歳で抜歯を行えば，歯胚自体も小さく，手術が低侵襲に抑えられると考える口腔外科医もいる。しかしながら，将来その智歯が埋伏するかどうかを正確に予想することは不可能である。したがって，早期の抜歯は行わず，智歯が埋伏歯と診断された時点で抜去すべきである。
抜歯が禁忌となる最大の理由は，高齢である。高齢になると，骨は硬化し弾性が低下するため，抜歯で力をかけても，骨がたわみにくくなる。このため，抜歯に際して埋伏歯周囲の骨削除量が増加する。
また，高齢になると，創傷治癒が遅くなり，術後合併症の発症率が上昇する。18 歳の患者の埋伏歯抜去では術後 1～2 日間，同部の違和感と腫脹を認める程度であるが，同様な抜歯を 50 歳の患者に行うと，術後の回復に 4～5 日を要する。
また，歯が歯槽骨内に何年も埋伏し，歯周疾患，う蝕，囊胞形成などの所見が認められない場合には，将来これらの疾患が発症する可能性は低い。したがって通常は，35 歳以上

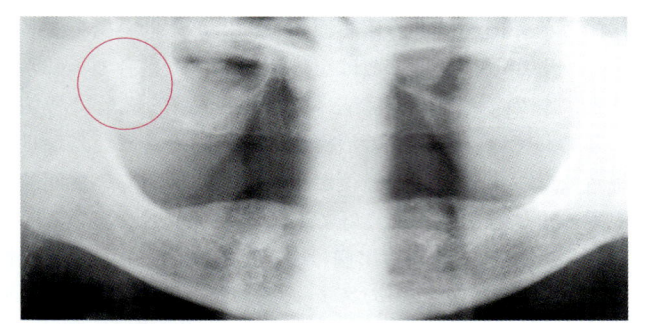

図 8-15 63歳の患者に認められた右上顎の埋伏智歯。埋伏位置が深く現在症状がないので、抜歯するべきではない。

の無症状な患者で、X線所見から骨性埋伏歯と診断される場合には、無理に抜去すべきではない（図8-15）。このような患者に対しては、毎年あるいは2年に1回程度の割合でX線撮影し、埋伏歯に関連する有害事象の有無を確認するべきである。埋伏歯による囊胞形成、埋伏歯や隣在歯に及ぶ歯周疾患、義歯床下粘膜に近接する埋伏歯、炎症症状などが出現した時点で、抜歯を考慮すればよい。

2. 全身状態の悪化

全身状態の悪化も、抜歯の禁忌となりうる。年齢と身体機能の低下は相関することが多いため、埋伏歯に臨床症状がなければ、必ずしも抜去する必要はない。重篤な循環器疾患、呼吸器疾患、免疫抑制が認められる場合や、先天性あるいは後天性の凝固障害がある場合には、埋伏歯を抜去せずに、歯槽骨内にとどめておくことを検討しなければならない。しかしながら、埋伏歯に臨床症状が出現した場合には、周術期の内科的合併症を最小限に抑えられるように、主治医と協力して抜歯の計画を立てる必要がある。

3. 隣在組織への損傷が大きいと考えられる場合

埋伏歯の抜去により、近接する神経、歯、ブリッジなどを損傷する危険性がある場合には、埋伏歯を抜去せずに放置したほうがよい。歯科医師が抜歯をしないと決断するには、将来起こりうる合併症よりも、抜歯をしないほうがよいことを示す根拠が必要である。埋伏歯による合併症を起こす可能性のある若い患者であれば、隣在組織への損傷を回避する対応をとりながら、抜歯を行うのが賢明であろう。しかしながら、高齢の患者で、埋伏歯による差し迫った合併症がなく、将来も合併症発症の危険性が低いような場合には、抜歯してはならない。歯周疾患により、遠心面の歯槽骨欠損を伴う第2大臼歯に隣接する智歯を抜去した結果、第2大臼歯も抜去せざるを得なくなるような症例が典型例である。このような場合には、埋伏歯を抜去してはならない。

4. まとめ

ここでは、埋伏智歯抜去の適応と禁忌について解説した。埋伏歯の抜去にはさまざまな危険性と利点があることを理解する必要がある。埋伏智歯による臨床症状や問題が1つでもあれば、埋伏歯は抜去すべきである。諸々の問題は、半埋伏歯に関連して起こることが多く、完全骨性埋伏歯の場合にはまれである。

埋伏智歯を抜去するかどうかの決断には、さまざまな要因を考慮する必要がある。第1に、歯列弓に智歯が萌出できるスペースがあるかを検証する。十分なスペースがある場合には、萌出が完了するまで抜歯を延期してもよい。第2に、埋伏歯の状態と患者の年齢を考慮する。智歯の萌出が完了するのは20歳頃だが、その後も25歳頃までは萌出することがある。17歳の時点で智歯が近心傾斜して埋伏していても、萌出スペースがあれば、普通に萌出する可能性が残っている。歯の萌出に十分なスペースがなく、後方に歯肉弁がある場合には、智歯による病的な症状が起こる危険性が高くなる。

智歯が埋伏する可能性を早期に予想する試みもなされているが、現在のところ、信頼できる予想モデルとはいいがたい。しかしながら、患者が18歳になれば、十分な萌出スペースの有無を正確に判断できる。この時点で抜歯を選択すれば、軟組織や骨組織の治癒は非常に良好である。18～19歳の時点で智歯の十分な萌出スペースがないと判断できる場合、長期的視野に立つと、無症状のうちに智歯を抜去することで、第2大臼歯の歯周組織を健全な状態に保つことができる。

埋伏歯の分類方法

熟練した口腔外科医でも、非常に難しい埋伏歯の抜去症例を経験することがある。術前に抜歯の難易度を見極めるには、臨床所見を系統的に検証しなくてはならない。難易度の決定にまず必要な項目は、埋伏歯への到達のしやすさである。到達のしやすさは、隣在歯やその他の構造物による埋伏歯への到達障害の程度、歯を露出させる難度、抜去時の骨削除量、抜去の際に挺子をかける部位の設定により異なる。埋伏歯の状態を慎重に評価すれば、予定どおりに抜歯できるはずで、必要な追加処置や術後の合併症も、ある程度予測できる。

埋伏歯の分類法は、X線写真の分析に基づいたものが多い。パノラマX線写真は、智歯付近の解剖を正確に示しており、智歯抜去の計画立案に用いられる。根尖部のデンタル写真でも、埋伏歯全体と隣接する重要組織がよく観察できる場合がある。パノラマX線写真で智歯が下顎管に近接あるいは重なって見える場合には、CT撮影が有効であり、歯根と下顎管の位置関係を正確に把握できる。

個々の患者に対して、本章で述べられている項目を慎重に

8章 ● 埋伏歯の管理の原則

検討しなければならない．これらの項目を考慮して抜歯の難易度を評価し，術者の技術の範囲内であれば，抜歯を行う．しかしながら，患者の幸せと歯科医師の心の平穏を考えると，抜歯の難度が高い場合や，術後の疼痛や不安のコントロールが困難な場合には，専門医を受診させたほうがよいだろう．

1. 歯軸の傾斜

治療計画の立案に最もよく用いられる分類法では，埋伏智歯と隣在する第2大臼歯の歯軸が作る角度によって，抜歯の難易度が分類される．ある程度近心傾斜している歯は，抜去するための通路が確保されているが，それ以外の場合には，相当量の骨削除が必要となる．この分類法は，抜歯の難易度をとりあえず判断するには有効であるが，実際の難易度を評価するには不十分である．

一般的に，最も簡単な埋伏歯抜去は，近心傾斜した半埋伏歯で（図8-16），埋伏歯のなかでは最も多いタイプ（全体の約43％）である．

智歯の歯軸が第2大臼歯に対して直交する場合は，水平埋伏歯と診断する（図8-17）．このタイプでは，近心傾斜した埋伏歯よりも抜去が困難である．水平埋伏智歯の頻度は，下顎埋伏智歯全体の約3％とされている．

垂直埋伏智歯の歯軸は，第2大臼歯の歯軸と平行である．このタイプは2番目に多く，全体の約38％を占めており，2番目に抜歯が難しい（図8-18）．

最も抜歯が難しいのは，遠心傾斜した埋伏歯である（図8-19）．遠心傾斜した埋伏歯では，智歯の歯軸は第2大臼歯から離れるように，後向きに傾斜している．このタイプの埋伏歯抜去が難しいのは，歯の傾斜方向が，抜去方向とは逆の下顎枝に向かっているためである．遠心傾斜埋伏歯の頻度は低く，下顎埋伏歯智歯全体の約6％とされている．萌出智歯

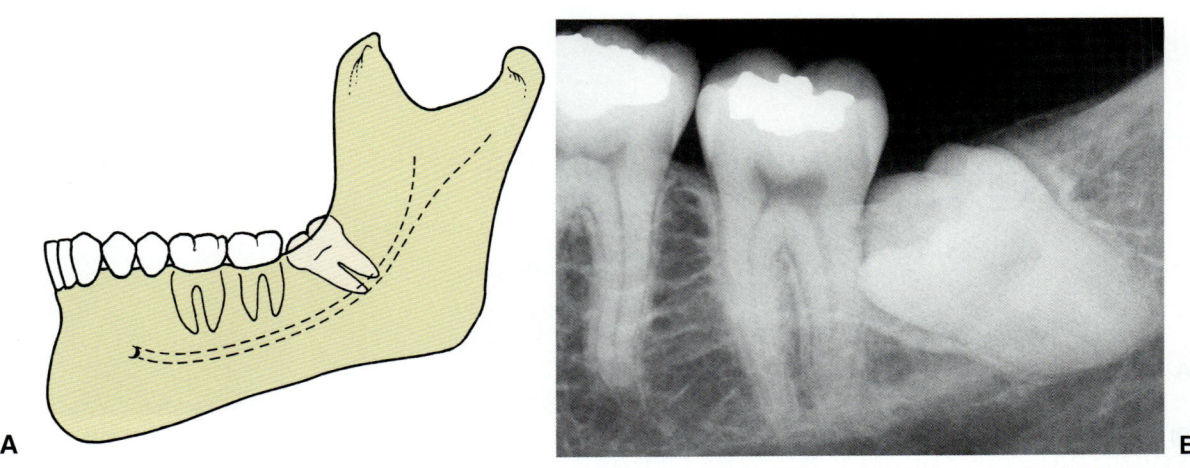

図 8-16　A：近心傾斜した埋伏歯．最も頻度が高く，抜去が容易である．B：近心傾斜した埋伏歯が第2大臼歯に近接している．

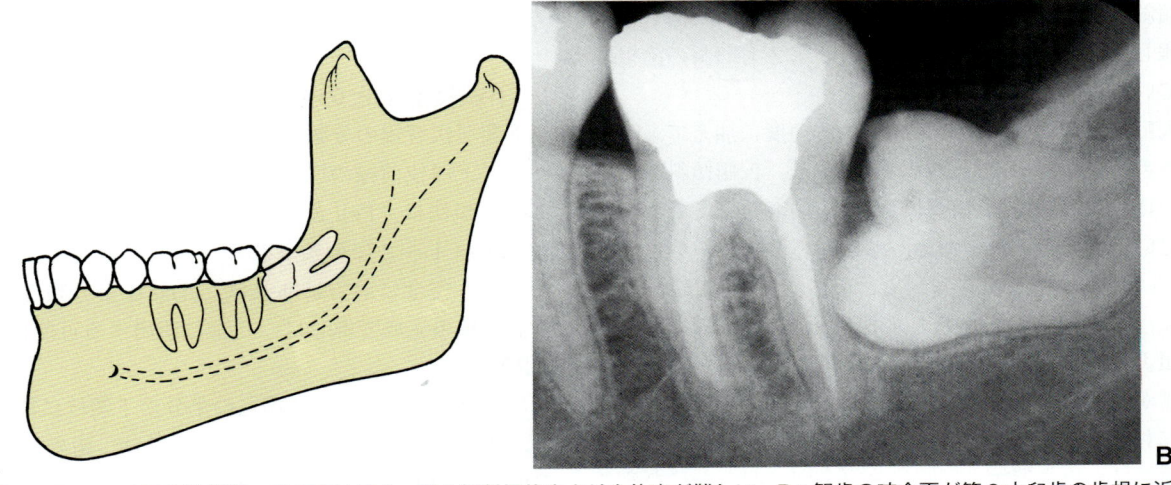

図 8-17　A：水平埋伏智歯．発症率は低く，近心傾斜埋伏歯よりも抜去が難しい．B：智歯の咬合面が第2大臼歯の歯根に近接することが多く，早期に歯周疾患を引き起こす．

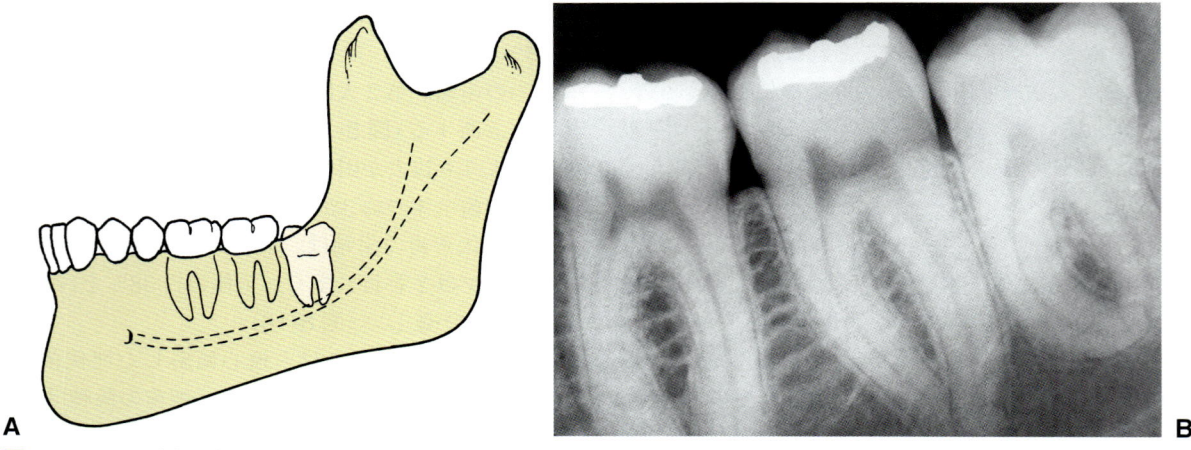

図8-18 A：垂直方向の埋伏歯。2番目に多く，抜去も2番目に難しい。B：垂直埋伏智歯の遠心面は，下顎枝前縁の骨で覆われていることが多い。

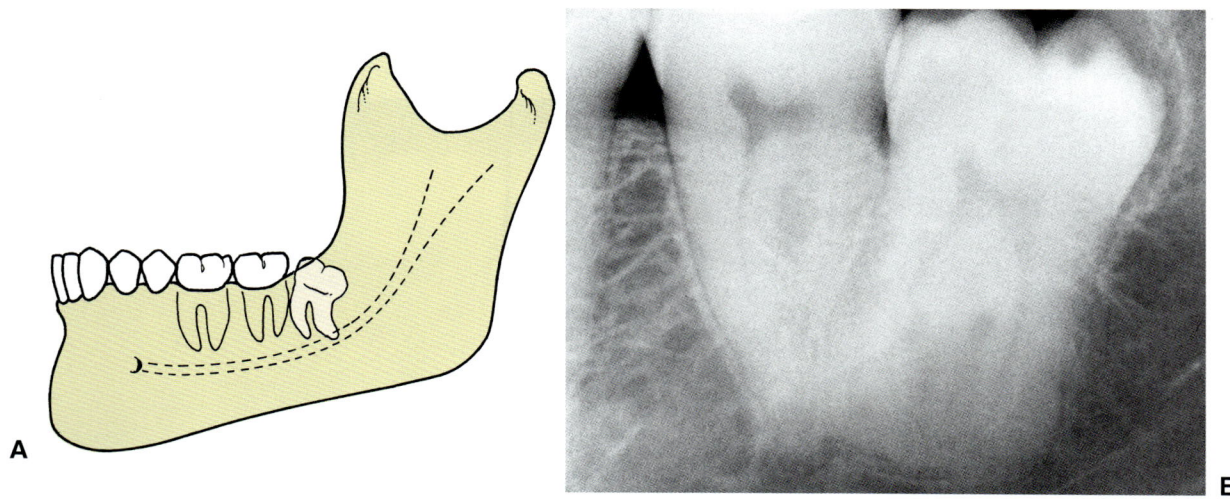

図8-19 A：遠心傾斜した埋伏歯。4つのタイプのなかで最も発症頻度が低く，最も抜去が難しい。B：遠心傾斜埋伏智歯の咬合面は，下顎枝前縁の骨に埋まっており，抜歯に際して多量の骨削除が必要となる。

が遠心傾斜していることもあるが，やはり他の萌出歯よりも抜去が難しい。これは，智歯の近心根が第2大臼歯の歯根に近接しているためである。

第2大臼歯と智歯の歯軸で形成される角度に加えて，智歯は頰側や舌側，あるいは口蓋側へ傾斜する。舌側傾斜している智歯の抜去に際しては，舌神経が比較的高い位置で智歯に近接している可能性があるため，頰側からアプローチすべきである。

まれに，歯が歯列弓を横断して埋伏していることもあり，完全に頰舌方向に水平埋伏することもある。この場合，咬合面は舌側か頰側に向いており，咬合面の方向を正確に把握するためには，オクルーザルX線撮影が必要である。しかしながら通常は，抜歯開始と同時に歯冠方向が明らかになることと，歯冠方向による術式の大きな変更がないことから，オクルーザルX線写真は撮影しないことが多い。

2. 下顎枝前縁との位置関係

下顎埋伏智歯の分類法では，歯と下顎枝前縁の位置関係，とくに下顎枝前縁の埋伏歯上の骨量で分類するものもある。この分類法は，Pell & Gregoryの分類法として知られており，class 1～3に分類される。歯冠の近遠心径が下顎枝前縁よりも完全に前方にあれば，class 1と分類され，歯軸が垂直で根未完成であれば，正常に萌出する可能性が高い（図8-20）。

歯がやや後方にあり，歯冠の半分が下顎枝に覆われていれば，class 2と分類される。class 2では，歯の遠心面に小さな骨の棚があり，歯冠遠心面を覆っているため，完全に萌出することはできない（図8-21）。また，歯が完全に下顎枝

8 章 ● 埋伏歯の管理の原則

の中に埋伏している状態を，class 3 と分類する（図 8-22）。class 1 の埋伏歯抜去が最も容易であるが，class 3 の埋伏歯はアプローチが困難で，抜歯は非常に難しい。

3. 咬合平面との位置関係

埋伏歯抜去の難易度を左右する要素には，隣接する第 2 大臼歯の咬合面を基準とした埋伏歯の深さもある。これに基づく分類法も，Pell と Gregory によって提唱され，Pell & Gregory の ABC 分類とよばれている。この分類法による難易度は，埋伏歯上の骨の厚みで評価される。すなわち，埋伏歯の位置が深いほど，抜歯の難度が高くなる。埋伏歯に到達しにくくなると，歯の分割と挺子を挿入するスペースの形成が困難となり，抜歯術全体の難度はかなり高くなる。

class A の埋伏歯は，埋伏歯の咬合面の高さが第 2 大臼歯の咬合面とほぼ同じレベルのものを指す（図 8-23）。class B の埋伏歯は，埋伏歯の咬合面の高さが第 2 大臼歯の咬合面から歯頸部の高さにあるものを指す（図 8-24）。class C の埋伏歯とは，咬合面が第 2 大臼歯の歯頸部よりも下方にあるものを指す（図 8-25）。

4. まとめ

以上 3 つの分類法を組み合わせて，埋伏歯抜去の難易度を決定する。例えば，近心傾斜した class 1-A の埋伏歯抜去は容易である（図 8-26）。しかしながら，下顎枝前縁との関係が class 2 で深さが class B になると，抜歯の難度はかなり高くなる。下顎枝との関係が class 2，深さが class B の水平埋伏歯の抜去はかなり難しいので，一般歯科医は手をつけないほうがよい（図 8-27）。最も難しいのは，下顎枝との関係が class 3，深さが class C で遠心傾斜した埋伏歯の抜去である。このタイプの歯の抜去は，口腔外科専門医でも難しい（図 8-28）。

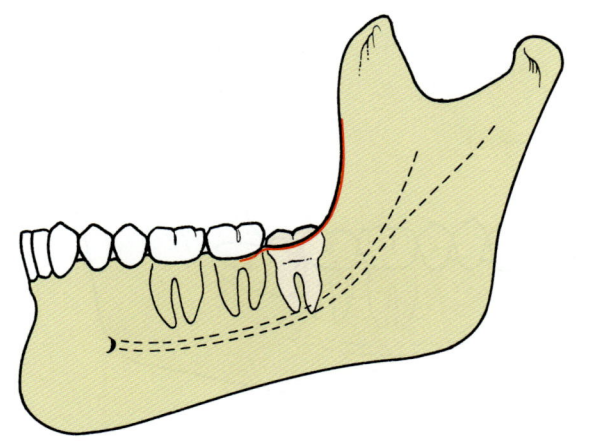

図 8-20　Pell & Gregory 分類 class 1 の埋伏歯。下顎智歯の前後的な萌出スペースが十分ある（すなわち下顎枝の前縁よりも前方にある）。

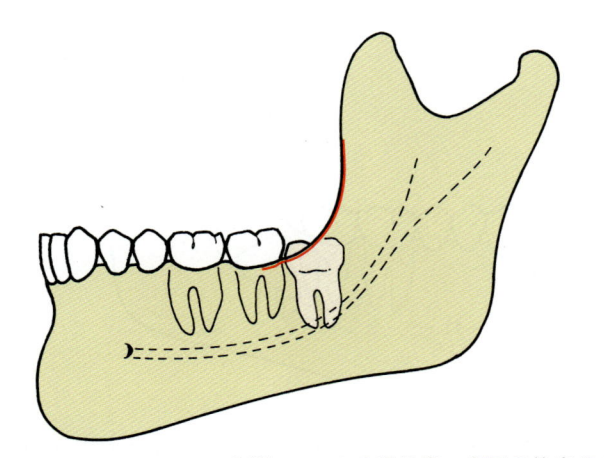

図 8-21　Pell & Gregory 分類 class 2 の埋伏歯。歯冠の約半分が，下顎枝前縁に覆われている。

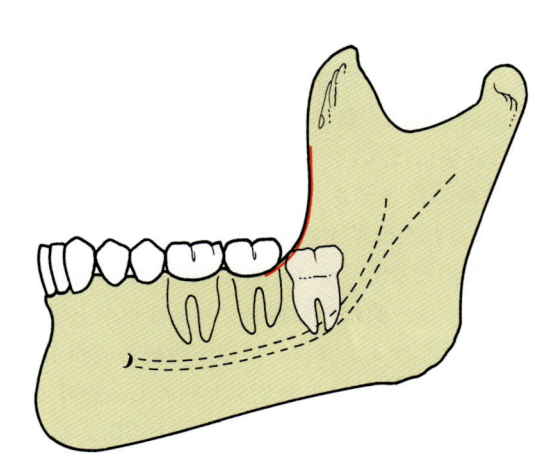

図 8-22　Pell & Gregory 分類 class 3 の埋伏歯。埋伏した智歯は下顎枝前縁の骨に完全に埋まっている。

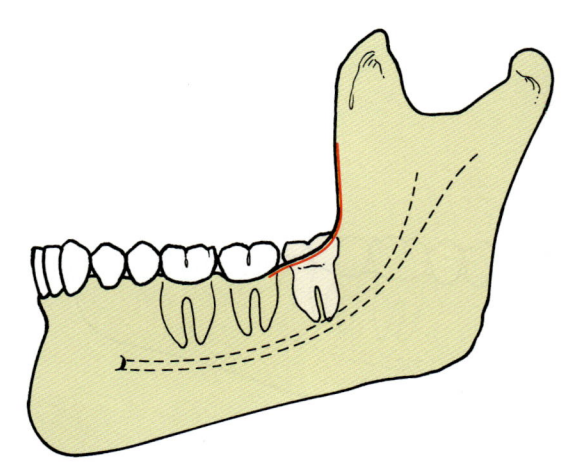

図 8-23　Pell & Gregory 分類 class A の埋伏歯。埋伏歯の咬合面は，第 2 大臼歯咬合面とほぼ同じ高さである。

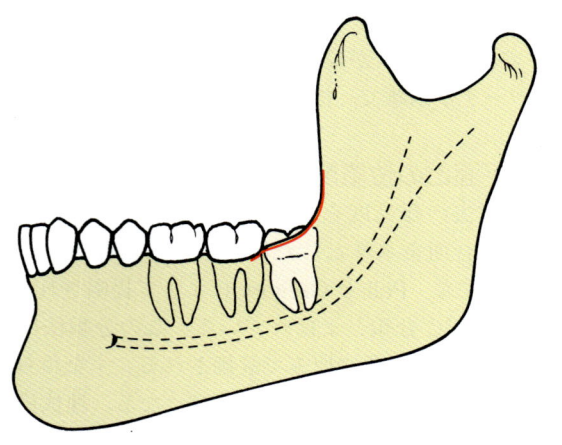

図 8-24　Pell & Gregory 分類 class B の埋伏歯。埋伏歯の咬合面は，第2大臼歯咬合面と歯頸部の間に位置する。

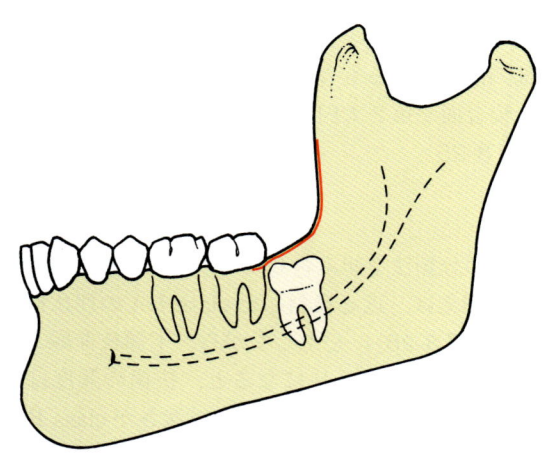

図 8-25　Pell & Gregory 分類 class C の埋伏歯。埋伏歯は，第2大臼歯歯頸部よりも下方にある。

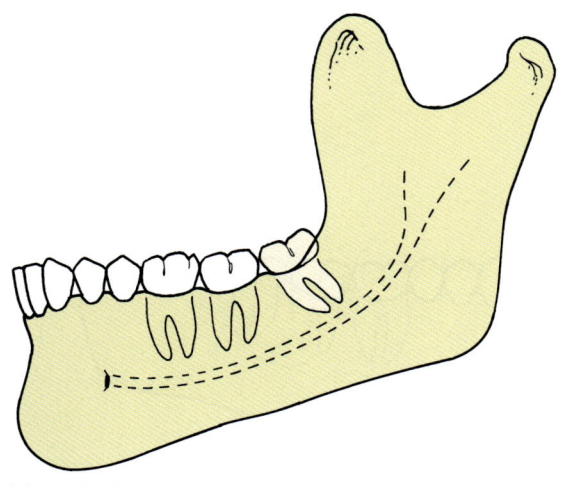

図 8-26　下顎枝との関係が class 1 で深さが class A の近心傾斜埋伏歯。最も抜歯が容易なタイプに分類される。

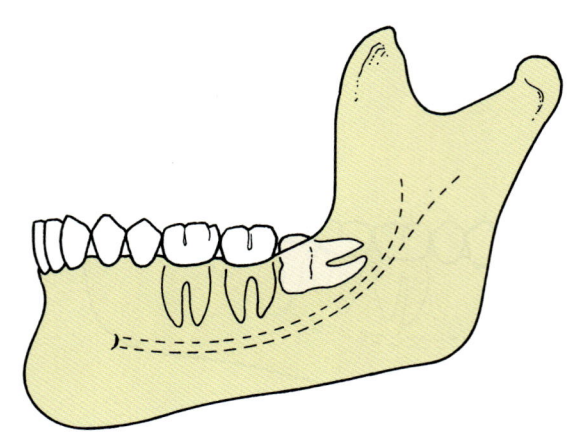

図 8-27　下顎枝との関係が class 2 で深さが class B の水平埋伏歯の抜歯は，中等度の難度である。

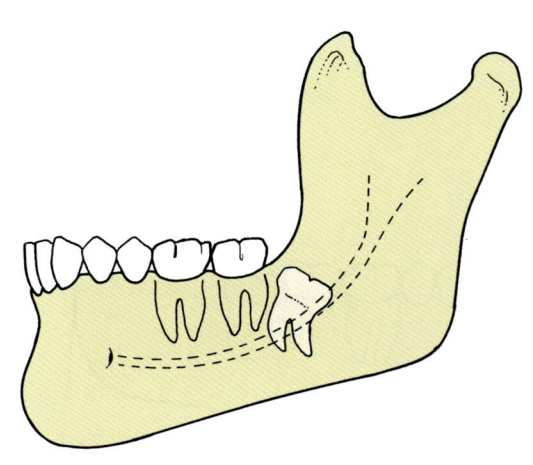

図 8-28　下顎枝との関係が class 3 で深さが class C の遠心傾斜した埋伏歯は，無事に抜歯するのはきわめて困難である。

歯根形態

粘膜弁を挙上しない普通抜歯では，歯根形態が，抜歯の難易度に最も影響を与える因子である。同様に埋伏歯抜去においても，歯根形態は，難易度を左右する重要な因子である。歯根形態の評価には，いくつかの因子を考慮する必要がある。

第1に歯根の長さである。前述のように，歯根が1/2〜2/3程度形成された時期が抜歯に最適である。この時期の根尖は，平らな形態をしている（図 8-29）。歯根形成が完了後の埋伏歯抜去では，歯根の形態異常の発症率が上昇し，抜歯中に根尖を破折しやすくなる。逆に，歯根形成が1/3以下の場合，歯が歯槽窩の中でクルクルと回転し，挺子を効果的に使えないため，抜歯は困難となる（図 8-30）。次に，歯根が単根状に癒合した円錐状か（図 8-31），明らかに離開しているかについて検証する必要がある。癒合して円錐状になっ

8章 ● 埋伏歯の管理の原則

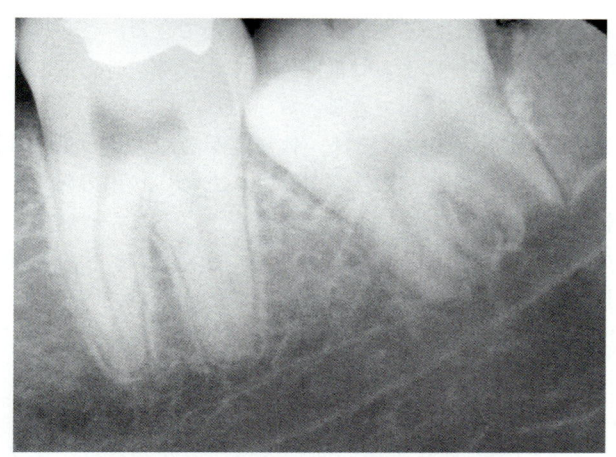

図 8-29 歯根の 2/3 が形成されている。抜歯は容易である。

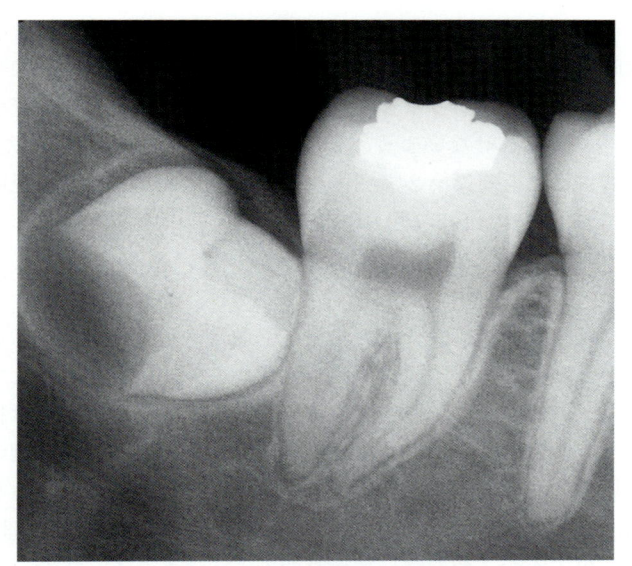

図 8-30 根未完成歯。抜歯を試みると，歯冠は歯槽窩の中で回転し，やや抜去困難である。

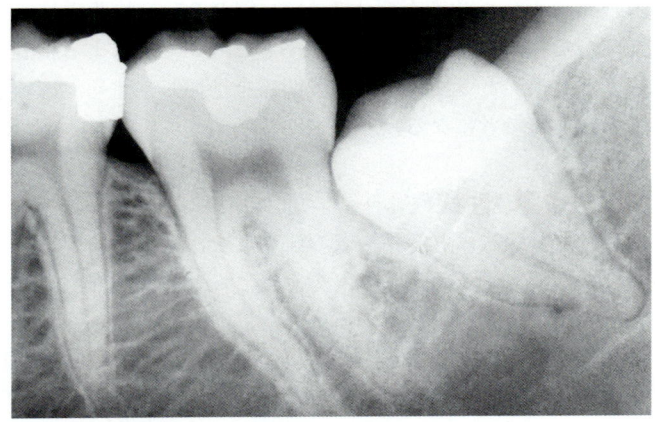

図 8-31 円錐状に癒合した歯根

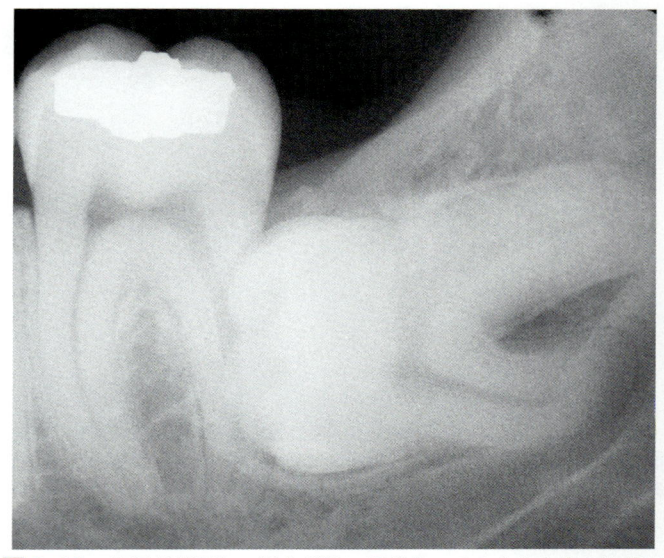

図 8-32 歯根が離開し，彎曲が強い埋伏歯。このような歯の抜歯は難しい。

た歯根は，広く離開した歯根よりも容易に抜歯できる（図8-32）。

また，歯根の彎曲も抜歯の難度を高くする要因となる。強い彎曲根や離開した歯根は，まっすぐな歯根や軽度に彎曲した歯根よりも抜歯が難しい（図8-32）。とくに，不用意な抜歯操作による破折の危険が非常に高い，根尖の鋭いフック状の彎曲の有無については，術前のX線写真で，慎重に観察しなければならない。

術前に歯根の彎曲方向を確認することも重要である。近心傾斜した埋伏歯を抜去する際，根が遠心方向に軽度彎曲していると，抜去方向と彎曲方向が一致するため，根尖破折を招くような力がかかりにくい。一方，近心傾斜した埋伏歯の歯根に彎曲がない，あるいは近心に彎曲している場合は，歯根分割を併用しないと破折することが多い。

歯頸部での歯根の幅に比べて根尖部の幅が広い場合には，抜歯困難となり，周囲骨の削除，あるいは歯根分割を併用しなければならない。

最後に，歯周靱帯の幅を診査する。多くの患者において，歯周靱帯の幅は正常範囲内にあるが，時に広かったり狭かったりする。歯周靱帯の幅が広いほうが，抜歯は容易となる（図8-33）。しかしながら，高齢の患者，とくに40歳以上の患者では，歯周靱帯の幅が狭くなっていることが多く，抜歯は困難になる。

1. 歯嚢の大きさ

埋伏歯周囲の歯嚢の大きさも，抜歯の難易度を決める要因の1つである。歯嚢が囊胞のように大きい場合，抜歯時の骨

141

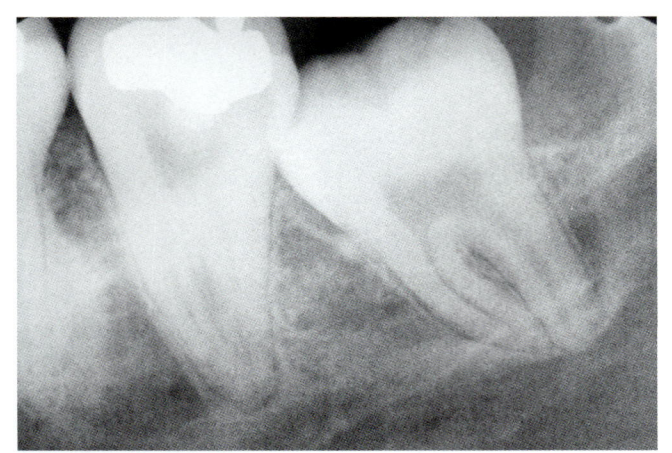

図8-33 幅広の歯周靱帯。歯周靱帯の幅が広いほうが抜歯は容易である。

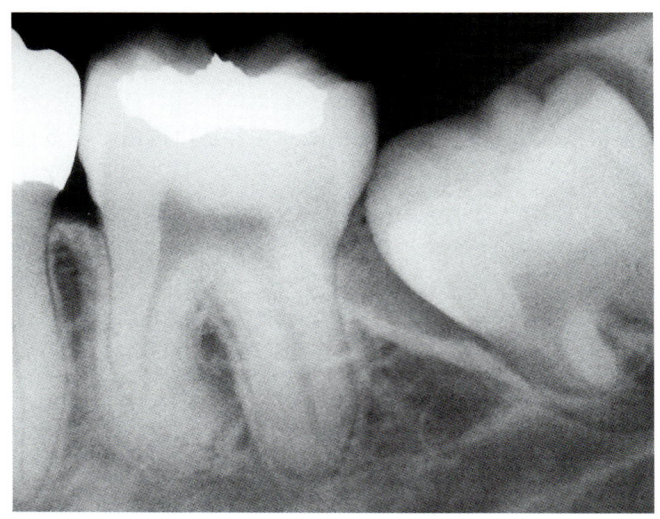

図8-34 大きな歯囊を認める。歯囊が大きいと、骨削除量が少なくて済む。

削除量が減るため、抜歯は容易になる（若い患者では歯囊が大きい傾向があり、抜歯が容易になる。図8-34）。しかしながら、歯冠周囲の歯囊が小さい、あるいは存在しない場合、抜歯時に歯冠周囲の骨削除を行う必要があり、抜歯は困難となり、手術時間も延長する。

2. 周囲骨の骨密度

歯の周囲の骨密度も、抜歯の難易度に影響を与える要因である。X線写真から骨密度を評価できることもあるが、X線写真の濃淡や歯の傾斜による影響を受けるため、X線写真による骨密度判定の信頼性は低い。骨密度は、患者の年齢に基づいて判定するのが最も適切である。18歳以下の患者では、骨密度が低く骨に柔軟性があり、歯を挙上するために力をか

けると歯槽窩が広がるため、容易に抜歯できる。さらに、骨密度が低いとバーによる骨削除も効率がよく、骨密度が高い場合に比べて早く抜歯できる。

逆に35歳以上の患者では、骨密度が高く、骨の柔軟性が低下している。歯槽窩が広がりにくいため、抜歯の障害となる骨はすべて削除しなければならない。さらに、骨密度が高くなると、バーによる骨削除の効率が悪くなり、手術時間が延長する。また、歯冠分割をして歯に力をかけたときに、骨密度が高いと、歯や骨が破折しやすい。

3. 下顎第2大臼歯との接触

第2大臼歯と埋伏智歯の間にスペースがあれば、第2大臼歯の損傷は起こりにくく、抜歯は容易になる。しかしながら、智歯が遠心傾斜や水平埋伏している場合、隣在する第2大臼歯と接触していることが多い。第2大臼歯を損傷することなく智歯を安全に抜去するには、挺子を操作する力と骨削除時のバーに留意しなければならない。第2大臼歯にう蝕や大きな補綴物があったり、根管治療されている場合、歯冠の一部を破折させないよう、とくに注意が必要である。また、患者には、術前に第2大臼歯損傷の可能性があることを説明しておく必要がある（図8-17B）。

4. 下歯槽神経との位置関係

X線写真上、埋伏智歯の歯根と下顎管が重なって見えることが多い。通常、下顎管は歯の頰側にあり、歯根に近接している。したがって、埋伏智歯抜去によって、下歯槽神経は損傷される可能性がある。下歯槽神経が損傷されると、患側の下唇やオトガイ部に知覚障害（知覚異常や知覚麻痺）が生じる。この知覚障害は通常、短期間（ほんの数日間続くだけ）で回復するが、数週間〜数か月間続くこともある。また、まれに永久的な障害として残ることもある。この知覚障害の期間は、神経損傷の程度に左右される。X線写真で、根尖が下顎管と近接しているように見える場合には、神経損傷を回避するために十分な注意を要するため（図8-35）、抜歯手技の難度はかなり高くなる。術前にコーンビームCTによる精査を行うと、根尖と下顎管との位置関係を把握しやすく、確実な手術操作の参考になる。

5. 被覆組織の性状

前述した分類法は、智歯抜去の難易度を決定する要因に基づいたものである。しかしながら、ほとんどの民間保険会社は以下の分類法を採用している。

民間保険会社では智歯を、①粘膜下埋伏歯、②半埋伏歯、③完全埋伏歯の3つに分類している。粘膜下埋伏歯とは、歯冠が歯槽骨上にあり、表面が軟組織で覆われているもの、と

8章 ● 埋伏歯の管理の原則

定義されている（図 8-36）．粘膜下埋伏歯を抜去するには，軟組織に切開を加えて粘膜弁を挙上し，埋伏歯を明示して歯槽窩から抜去する．通常，粘膜下埋伏歯は，これら 3 つのなかでは最も容易な抜歯に分類されるが，前述したような要因によっては，複雑で難しい手技になることもある．

半埋伏歯は，歯の最表層部は軟組織で覆われているが，歯冠の最大豊隆部は周囲歯槽骨よりも下にあるもの，と定義されている（図 8-37）．半埋伏歯は，軟組織に切開を加えて粘膜弁を挙上後，最大豊隆部よりも上部の骨を削除する．さらに，歯の分割を要することもある．

完全埋伏歯は，完全に骨で覆われているため，抜歯時に粘膜弁を挙上した段階では視認できない（図 8-38）．抜歯には，多量の骨削除と埋伏歯の分割が必要となる．

この分類法は広く用いられているものの，抜歯の難易度や合併症の発症頻度とは，ほとんど関連しない（Box8-1, Box8-2）．歯軸の角度や下顎枝前縁との位置関係，歯根形態

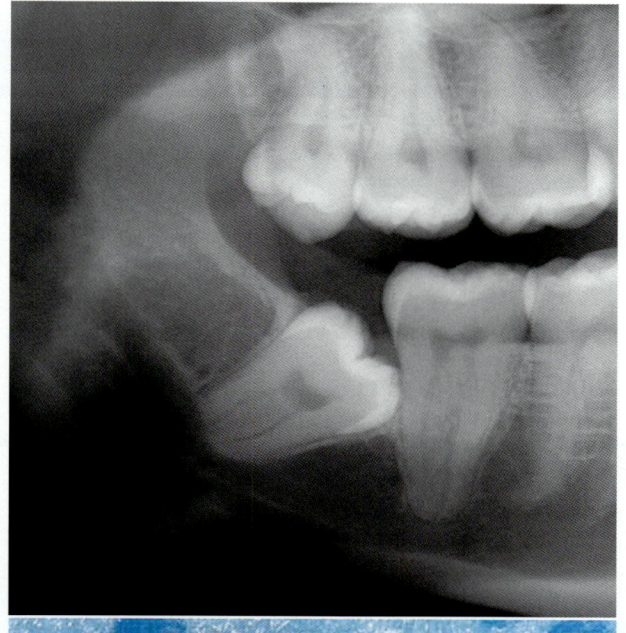

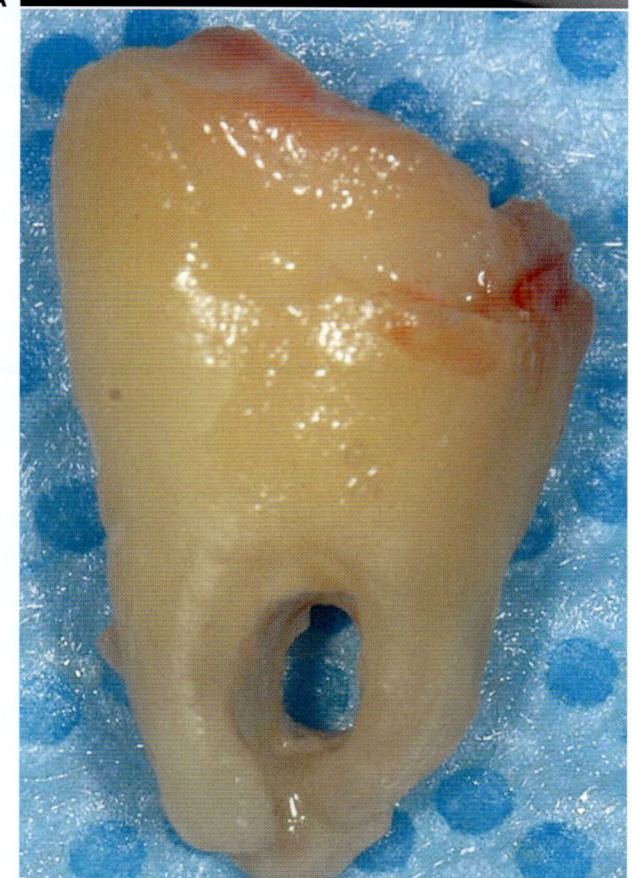

図 8-35 A：下歯槽神経に近接した下顎智歯の X 線写真．B：抜歯した智歯の歯根を通り抜ける孔．抜歯中に下歯槽神経血管束は分断された．（Courtesy Dr. Edward Ellis III.）

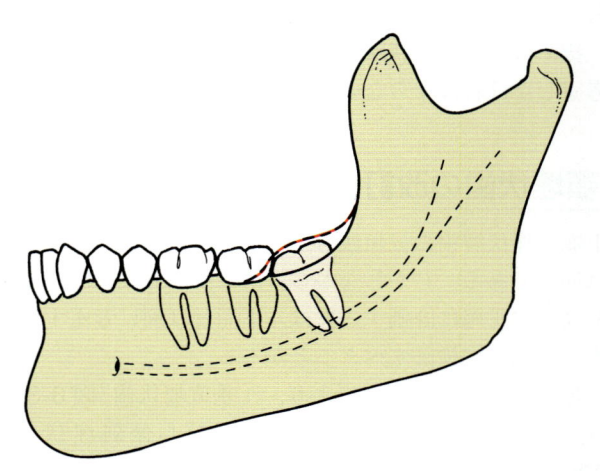

図 8-36 粘膜下埋伏歯．歯冠が軟組織で覆われており，骨削除せずに抜歯できる．

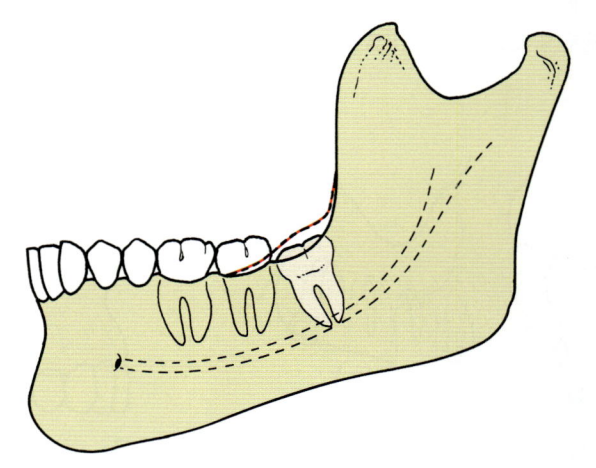

図 8-37 半埋伏歯．後方部分が骨で覆われることが多い．歯の一部が骨で覆われ，抜歯に際して骨削除か歯の分割を要する．

143

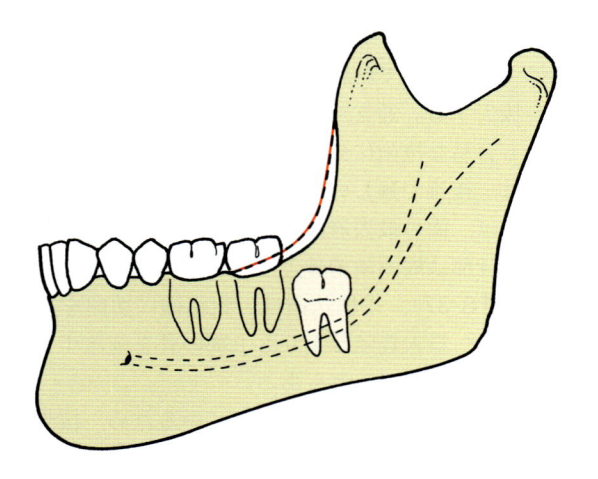

図 8-38 完全埋伏歯。歯は完全に骨で覆われており，抜歯に際して多量の骨削除を要する。

Box 8-1
埋伏歯抜去の難度を低下させる要因

1. 近心傾斜
2. 下顎枝前縁との位置関係が class 1
3. 埋伏歯の深さが class A
4. 歯根形成が 1/3 〜 2/3 程度*
5. 歯根形態が癒合した円錐形
6. 広い歯周靭帯*
7. 大きな歯嚢*
8. 弾性のある骨*
9. 第 2 大臼歯から離れている。
10. 下歯槽神経から離れている*。
11. 粘膜下埋伏歯

*若年者の患者に認められる。

Box 8-2
埋伏歯抜去の難度が高くなる要因

1. 歯軸が遠心傾斜
2. 下顎枝前縁との関係が class 3
3. 埋伏歯の深さが class C
4. 長くて細い歯根*
5. 歯根の離開と彎曲
6. 狭い歯周靭帯
7. 歯嚢が小さい*。
8. 骨密度が高く，弾性のない骨*
9. 第 2 大臼歯に近接している。
10. 下歯槽神経に近接している。
11. 完全埋伏歯*

*高齢者の患者に認められる。

や患者の年齢などの因子のほうが，民間保険業界が使用している分類法よりも，治療計画の立案には有意義である。術者は，抜歯の難易度を判断するために，得られる情報のすべてを考慮しなければならない。

上顎埋伏歯の改訂分類法

上顎の埋伏智歯の分類法も，下顎埋伏智歯の分類と本質的には同じである。しかしながら，治療計画立案に際して抜歯の難易度を正確に評価するには，下顎とは別に考慮すべきことや，追加して検証すべきことがある。

上顎智歯は歯軸の傾斜により，①垂直埋伏歯（図 8-39A），②遠心傾斜埋伏歯（図 8-39B），③近心傾斜埋伏歯（図 8-39C），の 3 つに分類される。垂直埋伏歯は約 63％，遠心傾斜埋伏歯は約 25％，近心傾斜埋伏歯は約 12％ に認められる。他に横断位，逆位，水平位などが挙げられるが，これらの発症頻度は上顎埋伏智歯の 1％ 未満である。

上顎智歯抜去でも，歯軸の傾きを下顎の智歯と同様に考慮するが，歯軸傾斜の方向と難易度との関係が，下顎の場合とは逆になる。垂直および遠心傾斜の埋伏歯は，抜歯の難度が低下するのに対し，近心傾斜埋伏歯は最も抜歯が困難となる

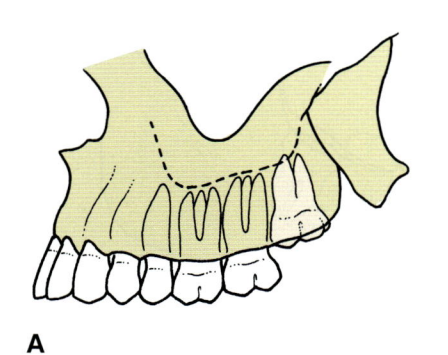

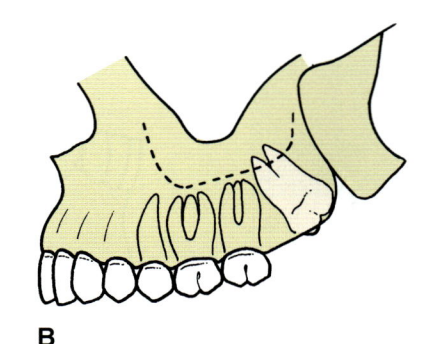

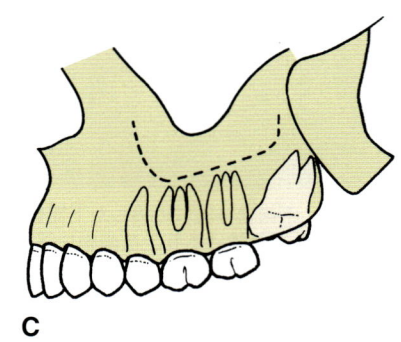

図 8-39 A：智歯が垂直に埋伏している。このような埋伏は，約 63％ に認められる。B：遠心傾斜した埋伏歯。埋伏歯の 25％ が該当する。C：近心傾斜した埋伏歯。これは約 12％ を占める。

（下顎埋伏智歯の難易度と逆）。近心傾斜した埋伏歯の抜去が難しいのは，骨削除を要する部位が歯の後方にあり，垂直もしくは遠心傾斜埋伏歯よりも削除量が多くなるためである。加えて，第2大臼歯が所定の位置に萌出している場合には，近心傾斜埋伏歯へのアプローチがさらに困難となる。

上顎智歯の頬・口蓋側方向における位置も，抜歯の難易度に影響する重要な要素である。ほとんどの智歯は，上顎結節の頬側方向に傾斜しており，埋伏歯を被覆している骨は菲薄で，骨削除は容易である。智歯が上顎結節の口蓋側方向へ傾斜していることもある。この場合，埋伏歯へのアプローチには多量の骨削除が必要となり，抜歯は非常に困難となる。また，口蓋側からのアプローチは，大口蓋神経と血管を損傷する危険がある。X線写真の評価と上顎結節の触診により，智歯が頬側と口蓋側のどちらを向いているかを判断できることが多い。歯が頬側方向に位置していれば，膨隆を触知できるし，口蓋側方向に位置していれば，頬側の骨に凹みが認められる。口蓋側方向に偏位すればするほど，手術手技は困難となり，手術時間も長くなる。

上顎智歯抜去の難度を上げる歯根形態としては，薄く扁平，強い彎曲，3根の分岐開大などが挙げられる（図8-40）。多くの上顎智歯の歯根は，癒合し円錐状になっているが，術者は術前にX線写真を詳細に読影し，異常な歯根形態の有無

を確認する必要がある。また，歯周靱帯の幅が広いほど抜歯が容易になるため，この幅も診査する必要がある。下顎と同様に，上顎智歯の歯周靱帯の幅も，患者の年齢とともに狭くなる傾向がある。

埋伏歯の歯冠周囲の歯囊も，抜歯の難易度の決定に影響を及ぼす因子である。歯囊が大きい場合は，歯囊が小さい，あるいはない場合よりも抜歯が容易である。

骨密度は，上顎埋伏歯抜去においても重要な因子であり，患者の年齢と密接な関連がある。若い患者では，埋伏智歯周囲の骨に弾性があり，骨を広げやすいため，抜歯が容易である。

隣接する第2大臼歯との位置関係も，抜歯の難易度に影響する。第2大臼歯に近接して，この歯の歯冠の高さよりも低位の智歯を抜去するには，骨削除を要する。上顎智歯を抜去する際には，挺子を使うのが一般的であるため，第2大臼歯に大きな補綴物やう蝕がないかを確認しなければならない。不用意な挺子の使用は，第2大臼歯の補綴物の破損や歯冠破折を招く。

被覆組織による埋伏歯の分類も，上顎智歯に適用できる。保険会社が採用している分類法では，上顎も下顎と同様に，粘膜下埋伏歯，半埋伏歯，完全埋伏歯に分類されている。それぞれの埋伏歯の定義も，下顎智歯と同じである。

上顎智歯抜去の難易度に影響する要因で，下顎にないものは2つあり，両方とも上顎洞との位置に関係している。第1に，上顎洞は臼歯の歯根と近接していることが挙げられる。智歯が上顎洞の後壁の一部を構成している場合が多いため，上顎智歯を抜去することで，上顎洞炎や鼻口腔瘻孔などの上顎洞関連の合併症を引き起こす可能性がある。上顎洞自体は，埋伏智歯抜去を困難にはしないが，術後合併症の発症頻度を増加させる。

第2に，上顎智歯の抜去中に上顎結節が骨折する可能性がある。これは，智歯が萌出している場合でも，第2大臼歯が最後方臼歯の場合でも起こりうる。この骨折は，骨密度が高く，骨に弾性のない高齢者で，とくに発症頻度が高くなる。さらに，上顎洞が発達している場合には，歯槽骨が菲薄になっているため，過剰な力による骨折が起こりやすくなる。また，歯根が離開している歯の抜去には，強い力が必要なことにより，骨折しやすい（図8-39C）。さらに，近心傾斜した埋伏歯では，一般的に上顎結節の被覆粘膜は厚く，骨が薄い傾向があり，骨折が生じやすい。挺子の挿入部位を近心歯頸部に設定すると，下記の場合に上顎結節の骨折が起こりやすくなる。すなわち，①骨に弾性がない場合（高齢者と同様），②球根状の歯根が複数ある場合（高齢者と同様），③上顎洞が大きく，智歯の歯根が突出している場合，④歯を持ち上げるために挺子に過剰な力をかけた場合，などである。上顎結節

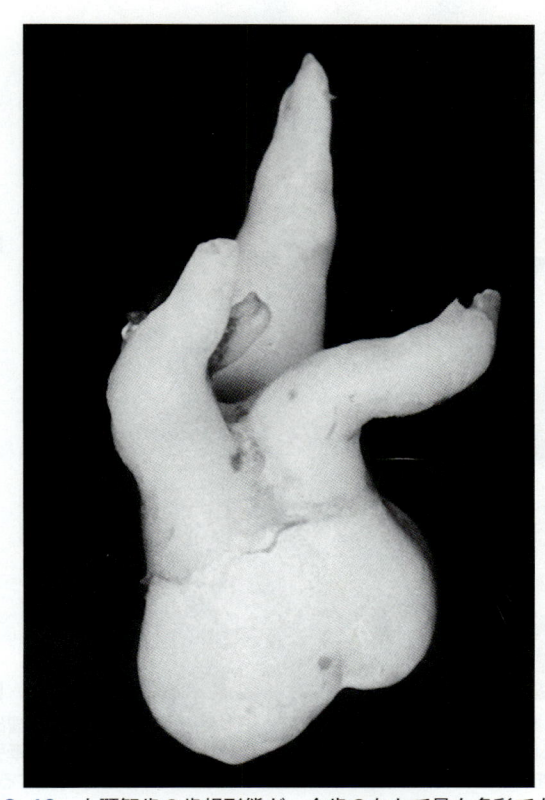

図8-40 上顎智歯の歯根形態が，全歯のなかで最も多彩である。

骨折の対処法については，10章で解説する。

その他の埋伏歯の抜去

　上下顎智歯の次に多い埋伏歯は，上顎犬歯である。この歯を抜去する際には，唇側，口蓋側，歯槽骨中央のどこに埋伏犬歯が位置しているのかを，確認すべきである。歯が唇側にある場合，軟組織弁を挙上して，歯を覆う骨を削除することで抜歯できる。しかしながら，歯が口蓋側や歯槽骨中央に位置している場合の抜歯は困難になる。したがって，上顎埋伏犬歯の抜歯において最も重要なことは，歯の頬舌的な位置を評価することである。

　同じことが，上顎小臼歯や過剰歯などの埋伏歯にもあてはまる。上顎正中に埋伏している過剰歯は，正中過剰埋伏歯とよばれ，口蓋側に位置していることが多く，通常，口蓋側からアプローチする。

　埋伏犬歯を矯正装置で牽引し，正しい位置に萌出誘導できる場合には，歯冠部を開窓してブラケットを装着する。その際，粘膜骨膜弁は根尖方向に移動するが，角化付着歯肉を最大限維持することが要求される。次に，必要に応じて，歯を覆う骨をバーで削除する。歯冠表面を清掃し，通法に従いエッチングを行いプライマーを塗布した後，ブラケットを装着する。ワイヤーをブラケットに通して矯正装置につなげてもよいが，ゴールドチェーンをブラケットに付けて矯正用アーチワイヤーに固定することが多い。ゴールドチェーンは柔軟性が高く，ワイヤーよりも破損する危険性が低いからである。次に，露出した組織を角化粘膜弁で最大限覆えるように，軟組織を縫合する。新しい位置に移動した歯の周囲には十分な角化組織が必要なので，矯正装置によって歯を理想的な位置に移動させなければならない。

　歯が口蓋側を向いている場合には，歯を移動させるか抜歯する必要がある。歯を移動させる場合には，外科的に歯を露

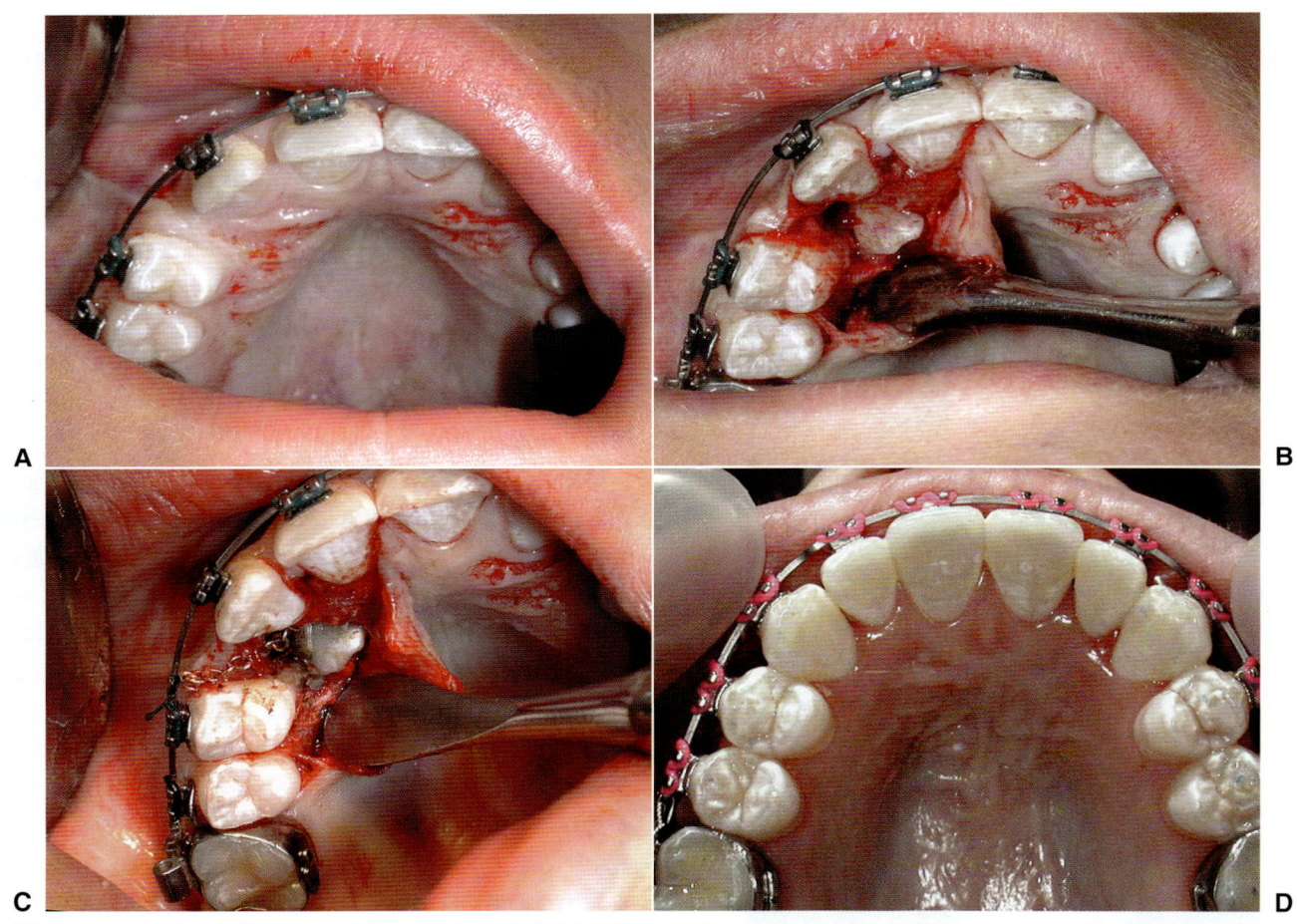

図 8-41　A：唇側に埋伏した上顎犬歯。軟組織弁を根尖方向に挙上して抜歯を行い，付着歯肉を保存する。B：粘膜骨膜弁の概形。露出した歯を覆っている角化粘膜が復位できるように形成する。粘膜骨膜弁を翻転し，埋伏歯上の薄い骨を削除したところ。C：軟組織を牽引し，歯の表面にブラケットをボンディングして，ワイヤーかゴールドチェーンを付ける。軟組織弁は，歯の根尖方向に移動させて縫合する。D：6か月後，開窓して矯正装置で牽引した歯は予定の位置に移動し，幅の広い付着歯肉が得られている。（Courtesy Dr. Myron Tucker）

出させた後，矯正力をかけて移動させる．この場合，歯を覆う軟組織は切除され，軟組織弁が付着歯肉を得る必要はない．なぜなら，口蓋側の骨は厚く，歯を覆う骨をバーで削除しなければならないからである．歯を露出させたら，唇側に位置する歯と同様に，矯正装置をつけて牽引する（図8-41）．

抜歯手技

埋伏歯抜去の原則や手順は，他の歯の抜去と同じであり，5つの段階からなる．第1に，周囲組織を十分剥離し，埋伏歯を明示することである．つまり，軟組織弁を剥離して必要な術野を確保し，軟組織弁を損傷せずに外科処置を行えるようにする．第2に，歯の分割や抜去に必要な量の骨削除である．第3に，必要に応じて歯を分割して，不要な骨削除を行わないことである．この段階で，挺子の挿入部位を形成してもよい．第4に，挺子を用いて歯槽窩から歯を抜去する．第5に，抜歯窩周囲骨の鋭縁を骨ヤスリで平滑にする．創部は滅菌生理食塩水を用いてよく洗浄し，軟組織弁を復位して縫合する．埋伏智歯抜去の各段階について，以下に詳述する．

埋伏歯抜去には，普通抜歯と異なり，いくつか留意すべき重要な要素がある．例えば，普通抜歯や残根抜歯では，骨の削除量は比較的少ない．しかしながら，埋伏歯（とくに下顎の智歯）抜去においては，必要な骨削除量が多くなる．普通抜歯に比べて骨質は密なことが多く，抜歯には高度な技術と器具が必要となる．

埋伏歯抜去では，普通抜歯と比較して，歯の分割を要することが多い．上顎や下顎の臼歯の普通抜歯では，必ずしも歯の分割は必要ではない．しかしながら，下顎埋伏智歯の抜去においては，ほとんどの患者において，歯の分割が必要となる．したがって，歯の分割に用いる器具が必要となり，適切な部位で歯を分割できる技術と経験が要求される．

他のタイプの抜歯とは異なり，骨削除量と歯の分割のバランスを考えることも重要である．極端なことをいえば，歯を分割しなくても歯の周囲骨を多量に削除すれば，埋伏歯の抜去はできる．しかしながら，過剰な骨削除は，治癒期間の延長や顎骨の脆弱化を招く．したがって，下顎の骨性埋伏智歯抜去においては，歯の分割後に抜去するほうがよい．しかしながら，歯根の離開を伴う歯の抜去において骨削除量が少ないと，歯の分割に時間を要し，手術時間が延長する．つまり，適切な量の骨削除と歯の分割を組み合わせることで，抜歯後の治癒期間や手術時間を最小限にできる．

1. 第1段階：軟組織弁の剥離挙上

抜歯に必要な術野を確保するために，軟組織弁を剥離挙上する．埋伏歯へのアプローチの難度は，抜歯の難易度に反映する．十分な大きさの粘膜骨膜弁を形成して骨削除する部分を露出し，抜歯予定歯に到達する．粘膜骨膜弁を挙上後，筋鈎を用いて粘膜骨膜弁を牽引し，骨削に必要な器具が使えるように術野を確保する．粘膜骨膜弁を挙上する際には，歯頸部切開を用いることが多い．三角弁（縦切開を入れた歯頸部切開）と比較して粘膜弁を早く閉鎖でき，創傷の治癒がよいためである．しかしながら，根尖部の処置を要する場合には，歯頸部切開のみで粘膜弁を挙上すると牽引により粘膜弁を損傷することがあるため，三角弁を用いるほうがよい．

下顎埋伏智歯の抜去でよく用いられる切開線は，第1大臼歯の近心乳頭から始まり歯頸部を通って第2大臼歯の遠心頬側角に達し，下顎枝前縁を遠心頬側に向かって進める歯頸部切開である（図8-42A）．

下顎骨は後方（下顎枝の手前で）で頬側に彎曲しているため，後方への切開を歯列の延長線上においてはならない．後方への切開をまっすぐに進めると，切開は骨から外れて舌下隙に入り，下顎骨に近接している舌神経を損傷する可能性がある．舌神経の損傷は，舌の知覚麻痺を招く．これは，患者にとってかなり不快なことである．切開線は，常に骨上に設定し，切開を加える前には臼後部を慎重に触診することが重要である．

次に，骨膜剥離子を用いて粘膜骨膜弁を頬側に挙上し，外斜線を露出させる（図8-42B）．外斜線を超えて剥離すると，術後合併症の発症率が上昇する．さらに筋鈎を頬棚に置き，骨面に押し付けながら把持する．この操作により筋鈎の位置が安定し，軟組織の損傷を防ぐ．下顎智歯を抜去する際の粘膜弁の圧排には，Austin鈎やMinnesota鈎などの筋鈎が最もよく用いられる．

智歯が骨の中に深く埋伏している場合には，骨の削除量が多くなるため，縦切開を入れるとよい（図8-42C，D）．縦切開を入れると，軟組織の損傷を避けながら，根尖方向に粘膜骨膜弁の剥離挙上を進めることができる．

上顎埋伏智歯を抜去する際にも，歯頸部切開が推奨される．切開線の後方は，第2大臼歯の遠心から上顎結節を越え，前方は第1大臼歯の近心面まで延長する（図8-43A，B）．より広い剥離が必要な場合（例：深く埋伏している場合など）には，第2大臼歯の近心から縦切開を入れるとよい（図8-43C，D）．

智歯の抜去にあたっては，術野を確保し，処置が適切に行えるように十分な大きさの粘膜骨膜弁を挙上することが重要である．また，縦切開は，弁の基部が広くなるように形成する必要がある．外科用メスをスムースに動かして，粘膜と骨膜を一緒に切開する．この操作で，全層の粘膜骨膜弁を剥離挙上できる．また，切開線のデザインは，最終的に骨欠損部を避け，骨上で縫合できるように設定する．縦切開を加える場合には，抜去予定歯から少なくとも1歯分前方に設定する．

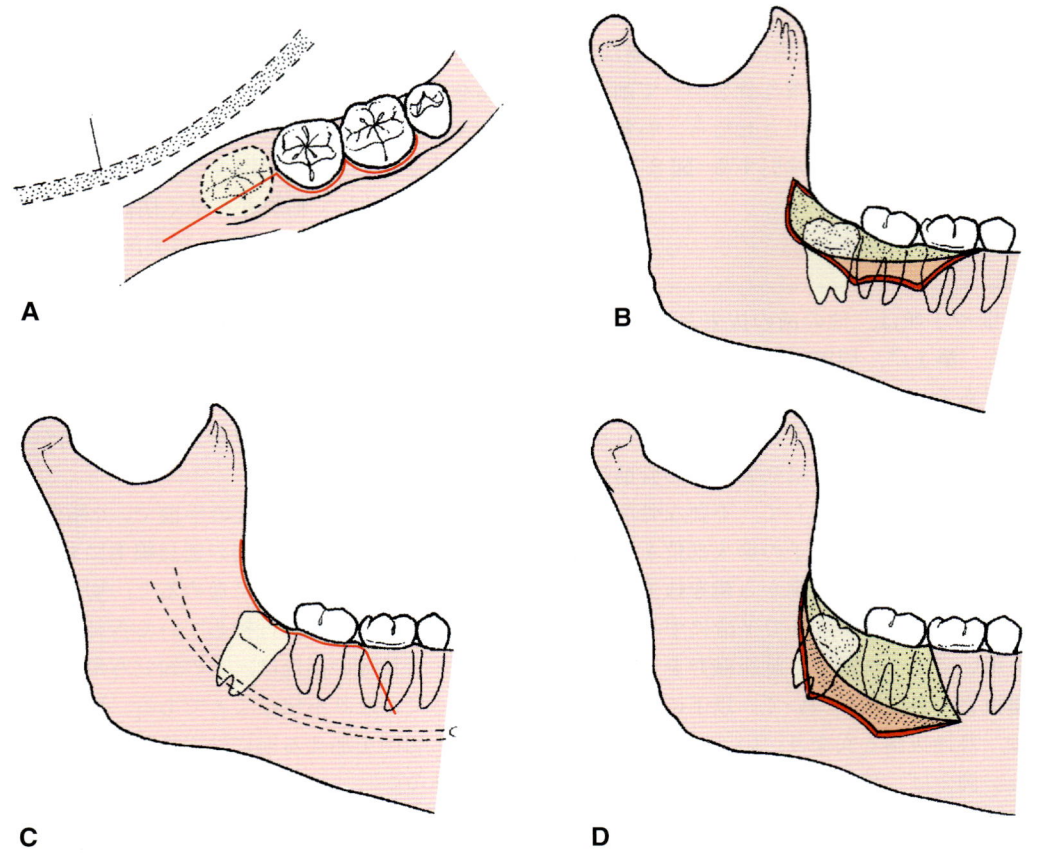

図 8-42　A：埋伏智歯抜去によく用いられる一般的な歯頸部切開を示す．後方の切開線は外側に向かって延長し，舌神経の損傷を避ける．B：歯頸部切開を加えた後は，頰側に粘膜弁を挙上し，埋伏歯上の骨面を露出させる．C：三角弁を形成するときには，第2大臼歯の近心から縦切開を加える．D：縦切開を加えて粘膜骨膜弁を展開すると，根尖付近まで視野がよくなる．

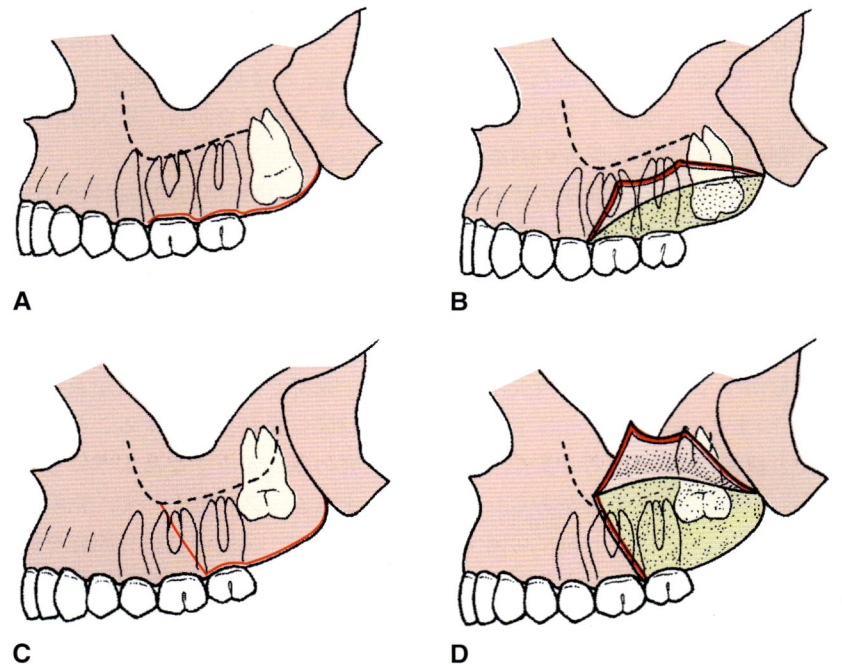

図 8-43　A：上顎埋伏智歯を抜去する際には，歯頸部切開を行うのが一般的である．B：軟組織を展開すると，埋伏智歯上の骨が確認できる．C：歯が深く埋伏している場合には，縦切開を加えると視野がよくなる．D：三角弁を形成すると，根尖部まで視認しやすくなる．

切開線は，解剖学的に重要な組織を避けて設定しなければならないため，縦切開は1か所で十分である。

2. 第2段階：被覆している骨の削除

軟組織を挙上圧排し術野を明示した後，骨の削除量を判断する。バーで歯を分割することで，骨削除せずに抜去できることもあるが，多くの症例で骨削除が必要となる。

まず，歯冠の咬合面および頬側から遠心面の歯頸部の高さまで，骨を削除する。必要な骨削除量は，埋伏歯の深さ，歯根の形態，歯軸の傾斜によって異なる。舌側の骨削除は，舌神経を損傷する危険性があるため，行ってはならない。

埋伏歯周囲の骨削除に用いるバーは，術者の好みで選択されることが多く，さまざまな種類がある。No. 8のように先端に切れ目があり，押しつけることによって効率的に骨削除できる大きなラウンドバーが望ましい。No. 703のようなフィッシャーバーはよく切れるわけではないが，エッジの部分を使えば効率的に骨削除できる。また，横方向に使用すれば，歯の分割を手早く行うこともできる。通常の歯科治療に使用するハンドピースは，智歯周囲の骨削除には決して用いてはならない。

下顎埋伏歯抜去の典型的な骨削除の例を図8-44に示す。最初に咬合面上の骨を削除して，歯冠を露出させる。次に，頬側の皮質骨を歯頸部の高さまで削除する。さらに，バーを用いて皮質骨と歯の間にある海綿骨を，「溝の形成（ditching）」の操作で削除する。これらの操作により，挺子をかけるスペースが形成され，抜去歯を取り出す通路を確保できる。舌神経の損傷を避けるため，舌側からの骨削除は行ってはならない。

上顎の抜歯では，骨削除が不要なことが多いが，必要な場合には，頬側から歯頸部の高さまで歯冠を露出させる。通常，骨削除はバーなどを使わなくても骨膜剥離子で行える。また，近心部分の骨削除を追加し，挺子を挿入し，歯を抜去できるようにする。

3. 第3段階：歯の分割

埋伏歯周囲から必要量の骨を削除したら，歯の分割について検討する。歯を分割すると，骨削除して開放した部分から，分割された歯を各々，挺子で抜去できる。

埋伏歯を分割する方向は，歯軸の傾きによって決まる。歯根離開の程度や，埋伏歯の深さによって多少の修正は必要だが，最も重要なのは歯軸の傾きである。

歯の分割はバーを用いて行い，舌側3/4の位置で止める。舌神経を損傷する可能性があるため，歯の分割を舌側まで行ってはならない。ここで形成した溝に直の挺子を挿入し，ねじることで歯を分割する。

埋伏歯は基本的に，歯の傾斜によって4つに分類されるが，近心傾斜した埋伏歯の抜去が最も容易である。適切に骨削除した後，咬合面中央から遠心面の歯頸部に達する頬・舌的な溝を形成し，歯冠の遠心部を分割除去する。残りの部分は，No. 301を歯頸部の近心面に挿入して抜去する。近心傾斜の埋伏歯は，歯にドリルで孔をあけて挺子の力をかける場所を形成し，クレーンピックで歯槽窩から持ち上げて抜去してもよい（図8-45）。

次に抜歯が難しいのは，水平埋伏歯である。十分な骨削除を行い，歯頸部まで歯冠頬側面と遠心根の表面を明示したら，歯頸部のラインで歯根と歯冠を分割する。歯冠を除去したら，Cryer挺子を用いて歯冠があった場所に歯根を移動させる。智歯の歯根が離開している場合は，歯根を2分割してそれぞれ抜去するとよい（図8-46）。

垂直埋伏歯は，最も難しい抜歯の1つである。骨削除と歯の分割は，近心傾斜埋伏歯と同様に行い，咬合面，歯冠の頬側ならびに遠心部を骨削除する。歯の遠心半分を分割抜去し，歯頸部の近心面に挺子を挿入して，近心側半分を抜去する。垂直埋伏歯の抜去が，近心傾斜の埋伏歯よりも難しいのは，第2大臼歯周囲へのアプローチが困難で，頬側と遠心側の骨削除量が増えるためである（図8-47）。

抜歯が最も難しいのは，遠心傾斜した埋伏歯である。埋伏歯の咬合面，頬側面および遠心面の骨削除を十分に行った後，歯頸部のラインで歯冠と歯根を分割する。歯冠全体を除去して，歯根を確認しアプローチしやすいようにする。歯根

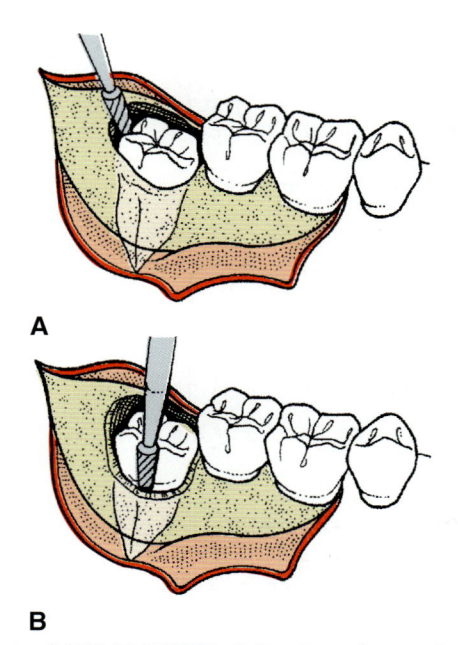

図8-44 A：軟組織を剥離展開した後，フィッシャーバーを用いて咬合面上の骨を削除する。B：その後，埋伏歯の頬側と遠心の骨を，フィッシャーバーで削除する。

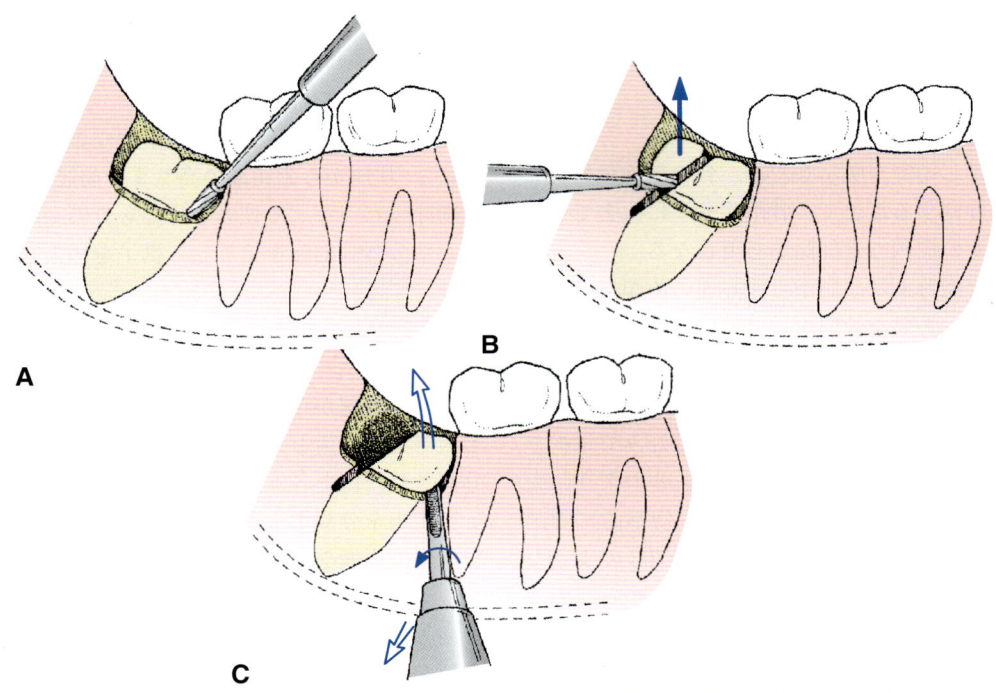

図 8-45　A：近心傾斜埋伏歯を抜去する際には，頬側と遠心の骨削除を行い，歯冠を歯頸部まで露出させる。B：歯冠の遠心部分を分割する。しばしば，歯全体を2分割する必要がある。C：歯冠の遠心部分を除去し，図のように小さな直の挺子を歯冠の近心面に挿入し，残りの除去を行う。別の方法として，挺子の引っ掛け孔を歯冠近心面の歯頸部付近に形成し，クレーンピックを使って抜歯する方法もある（図示していない）。

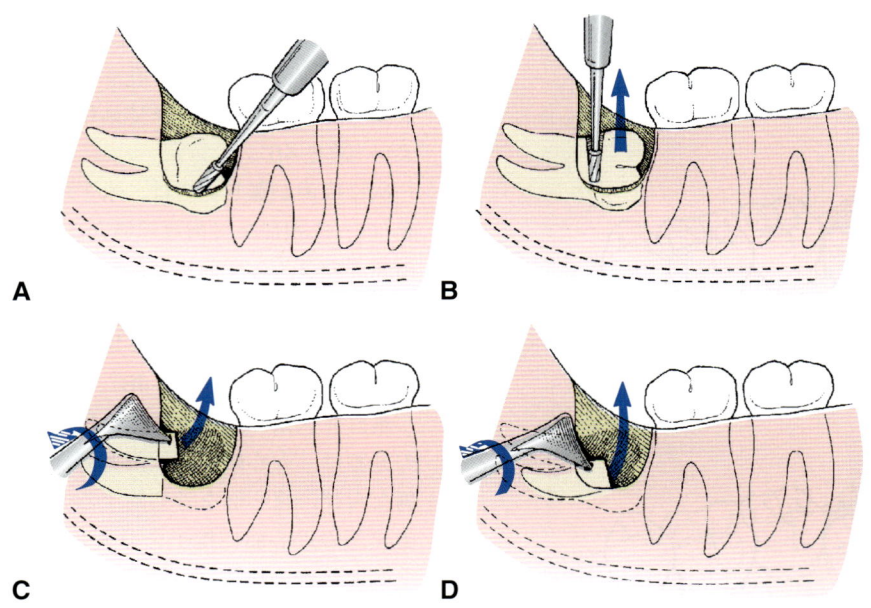

図 8-46　A：水平埋伏歯の抜去では，まず，歯を覆う骨（歯の遠心と頬側の骨）をバーで削除する。B：歯冠を歯根から分割し，歯槽窩から除去する。C：次に，歯根を抜去する。歯根の抜去は，2根同時もしくは，1根ずつ Cryer 挺子の回転運動により抜去する。2根に分割し，歯根に Cryer 挺子を挿入できる孔を形成して抜歯する場合もある。D：近心根も同様に抜去する。

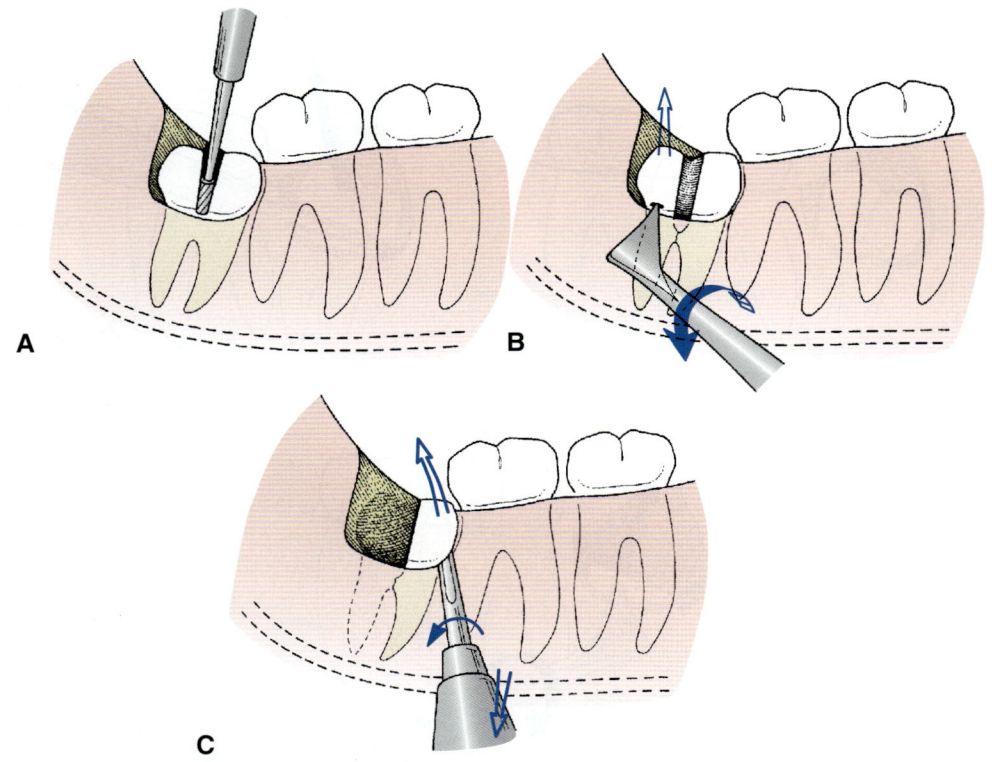

図 8-47　A：垂直埋伏歯を抜去する際には，歯冠の咬合面，頰側面，遠心面を覆う骨を削除し，歯を近遠心に2分割する。根が単根で癒合している場合は，近心傾斜埋伏歯の抜去と同様に，歯冠の遠心部分を分割除去するとよい。B：遠心側に形成された小さな挙上用の孔にCryer挺子を挿入して，歯冠の遠心部分を挙上して除去する。C：No.301などの小さな直の挺子を歯の近心面に挿入し，回転とてこの原理で抜歯する。

が癒合している場合には，Cryer挺子または直の挺子を用いて歯根部を持ち上げて，歯冠のあった場所へ移動させる。歯根が離開している場合には2分割し，それぞれを抜去する。遠心部の骨削除を要することと，歯の抜去方向が遠心に向かうことから，遠心傾斜した埋伏歯の抜去は困難となる（図8-48）。上顎は骨が薄く，比較的弾性があるため，埋伏歯抜去の際に，歯の分割が不要なことが多い。骨が厚く，患者が高齢で骨の弾性がない場合でも，通常は歯を分割せず，骨削除を併用して抜歯する。

一般的にどの埋伏歯でも，歯冠分割は歯頸部で行うことが多い。この操作により歯冠部を除去し，歯冠のあった部位に歯根を移動させて抜去する。

4. 第4段階：分割した歯の抜去

埋伏歯周囲を十分に骨削除し，明示された歯を適切に分割したら，挺子で歯を歯槽窩から抜去する。下顎の埋伏歯抜去でよく用いられる挺子は，直の挺子，Cryer挺子（一対），クレーンピックである。

下顎埋伏智歯抜去とその他の埋伏歯抜去の重要な相違点は，下顎埋伏智歯では，頰・舌側の皮質骨板を広げるだけでは脱臼しないことである。代わりに骨削除し歯を分割して，歯が通過できるスペースを作る。

抜歯の際に無理な力をかけると，歯の破折，頰側骨の骨折，隣接する第2大臼歯の破折，下顎骨体の骨折などを招く危険性がある。

挺子は，歯や歯根に適切な方向から力をかけるように作られており，過剰な力をかけるようには設計されていない。鋭匙やルートチップを用いて，分割した歯根を抜去する熟練の口腔外科医もいる。埋伏歯には咬合力がかかっていないため，歯周靱帯は弱く，適切に骨削除し正しい方向から力を加えれば，鋭匙やルートチップでも歯根の抜去が可能である。

上顎智歯は，小さな直の挺子を用いて歯を遠心頰側方向に脱臼させて抜去する。曲の挺子を好む口腔外科医もいる。Potts，Miller，Warwickなどの挺子は曲の挺子で，埋伏歯に直接アプローチするのに役立つ。挺子の先端を近心の歯頸部に挿入し，遠心頰側方向に力をかけて抜去する（図8-49）。前方部に過剰な力をかけて，第2大臼歯の歯根を損傷しないよう，慎重に行う必要がある。力をかけて歯を後方に脱臼さ

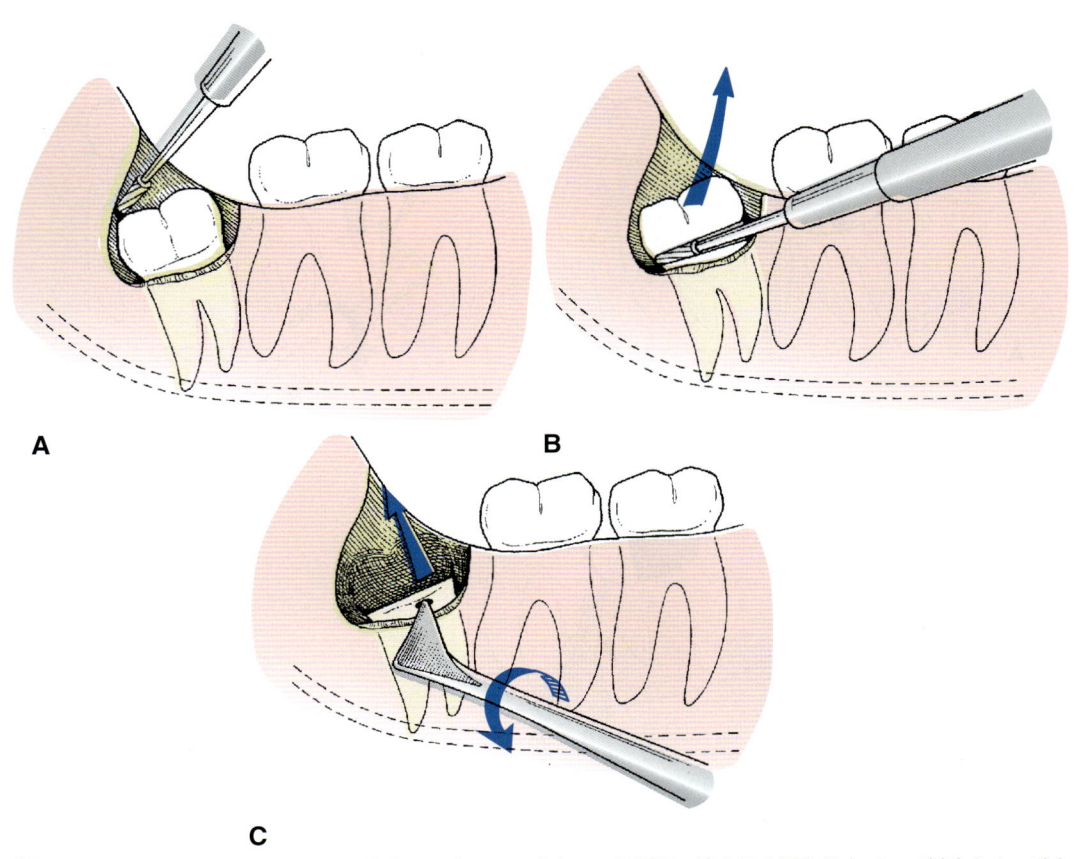

図 8-48　A：遠心傾斜した埋伏歯を抜去する際には，咬合面，頰側面，遠心面を覆う骨をバーで削除する．垂直埋伏歯や近心傾斜の埋伏歯に比べて，遠心面の骨を余分に削除しなければならない．B：バーで歯冠を分割し，直の挺子で抜去する．C：残存する歯根にCryer挺子を挿入する孔を形成し，輪軸作用により歯根を抜去する．歯根が離開している場合には，歯根分割を要する．

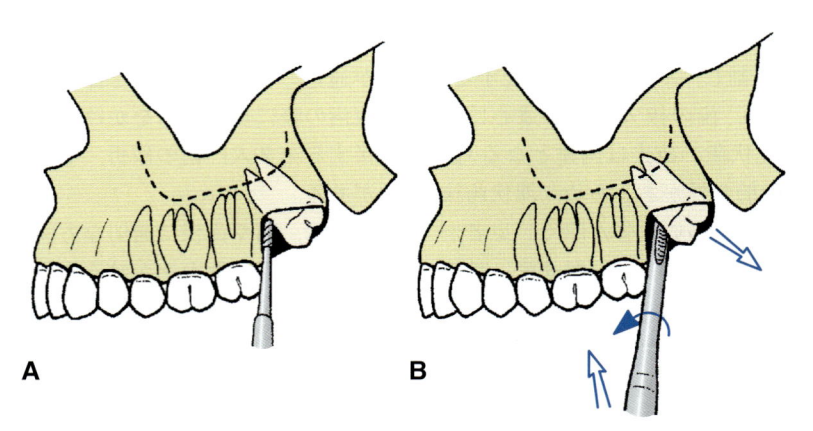

図 8-49　上顎埋伏智歯の抜去．A：軟組織を挙上後，頰側の骨をバーか骨膜剥離子で少量削除する．B：次に，小さな直の挺子を用いて，回転と挺子の原理で歯を抜去する．歯は頰側遠心方向か咬合面方向に抜去する．多くの場合，上顎の埋伏智歯抜去には，バーによる骨削除を必要としない．

せるとき，術者は指を上顎結節において（とくに近心傾斜して埋伏している場合），骨折しても軟組織の付着を維持することで，上顎結節に段差が生じないようにする。

5. 第5段階：閉創の準備

まず，骨ヤスリを用いて，とくに挺子を挿入してできた骨の鋭縁や荒く削れた断端を平滑にする。次に，創部から骨の破片や組織の残骸をきれいに取り除く。とくに挙上した軟組織弁と骨の間に注意を払いながら洗浄する。歯囊の残存は，モスキート鉗子などを用いて完全に取り除く。歯囊を把持したら，ゆっくりと同じ強さで牽引しながら，周囲の硬組織や軟組織から剥離する。最後に洗浄を行い，閉創する前に創を全体的によく確認する。

閉創する前に，必ず止血を確認する。出血は，粘膜弁の血管，骨髄，下顎管からの可能性がある。出血点が特定されば，止血処置をする。縫合した後，微小血管から出血が認められる場合は，湿らせた小さなガーゼで強く圧迫して，止血を図る。智歯の抜歯後出血は，ある程度の頻度で認められる術後合併症であるが，術中止血が適切であれば自然止血することが多い。

この時点で多くの術者は，テトラサイクリンなどの抗菌薬を下顎智歯の抜歯窩に挿入し，ドライソケットの予防を図る。

智歯抜去に用いた切開創は，基本的に一次閉鎖する。粘膜弁のデザインが適切で術中に損傷されていなければ，元の位置に復位する。最初の縫合は，第2大臼歯遠心面の付着歯肉から行う。2番目の縫合は，最初の縫合の後方で行い，最後に第2大臼歯近心の頬舌側の歯間乳頭に針を通して縫合する。歯頸部切開を閉創するには2～3針の縫合を要することが多い。縦切開を加えた場合には，粘膜弁の復位にとくに留意する。上顎智歯の抜去後，粘膜弁が自然に復位するなら，縫合しなくてもかまわない。

周術期管理

埋伏智歯の抜去は，どんな患者でも不安になる外科処置である。術中は，不快な音や感触を伴う。したがって，埋伏智歯の抜去に強い不安を抱く患者には，静脈内鎮静法や全身麻酔下での抜歯を勧める口腔外科医が多い。

どちらを選択するかは，基本的に口腔外科医の判断によるが，その目的は，口腔外科医が処置を円滑に行えるよう患者の意識をコントロールし，抜歯に関連する患者の不愉快な記憶を最小限にすることにある。

不安のコントロールに加えて，埋伏智歯抜去の術後の合併症予防のために，さまざまな薬物療法を行う。下顎の場合は，作用時間の長い局所麻酔薬の使用を検討すべきである。これらの局所麻酔薬を使用すると，無痛時間が4～8時間あるため，患者は，その間に処方された鎮痛薬を服用できる。局所麻酔薬の効果が薄れて知覚が戻ったことに気づいた時点で，鎮痛薬を服用するのが最もよいが，知覚が戻る前に鎮痛薬を服用させる口腔外科医もいる。埋伏智歯抜去を行った患者全員に対して，有効な鎮痛薬を少なくとも3～4日分は処方しなければならない。コデイン，コデイン類似薬，オキシコドンなどと，アスピリンやアセトアミノフェンを併用する処方が一般的である。イブプロフェンのような非ステロイド系抗炎症薬は，不快感をあまり気にしない患者に対しては，効果的である。

埋伏智歯抜去後によくみられる術後の腫脹を最小限にするために，ステロイド薬を非経口的に投与することもある。糖質コルチコイドを点滴で投与すると，術後の浮腫を最小限に抑え，十分な抗炎症作用が得られる。ステロイド薬の点滴静注の投与法にはさまざまなプロトコールがあるが，術前にデキサメサゾン8mgを単回投与する方法が一般的である。デキサメサゾンは長時間作用型のステロイド薬で，智歯抜去後の浮腫の抑制に有効であることが報告されている。術後の浮腫を予防するために，デキサメサゾンを経口薬に切り替えて0.75～1.25mgを1日2回，2～3日継続してもよい。このようなステロイド薬の投与法には，多少の副作用や禁忌症があるが，どのような薬物であれ，投与前にリスクを上回る効果が得られるかどうかを慎重に検討しなければならない。

術後の腫脹を抑えるために，顔に氷を当てて冷やすように勧める口腔外科医もいるが，患部を氷で冷やすことは，術後腫脹の予防や軽減にはあまり効果がないとする報告が多い。しかしながら，氷で患部を冷却すると心地よさが得られることが多く，術後の処置に患者自身が直接携わることになり，多くの患者にとって効果的である。

加えて，抗菌薬を投与することがある。術前に智歯周囲炎や根尖膿瘍が認められた場合には，一般的に抗菌薬を，術後数日間投与する。しかしながら，患者が健康であって全身的な抗菌薬投与が不要であると判断された場合や，炎症があっても局所に限局している場合には，投与しないことも多い。局所的にテトラサイクリンなどの抗菌薬を投与すると，下顎臼歯抜去後のドライソケット発症率が顕著に低下することが証明されている。ドライソケットの予防には，250mgのテトラサイクリンカプセルの1/4を投与すれば十分である。

埋伏智歯抜去後の経過は，普通抜歯と比べて複雑である。術後3～4日間は，手術部位はある程度腫脹し，5～7日目に完全に消退する。腫脹の程度は，組織の損傷程度と個人差によりかなり異なる。

術後はある程度の不快感を伴うが，その程度は，抜歯の外科的侵襲の大きさに左右される。術後の不快感は，経口鎮痛

薬で十分コントロールできる。術後は2～3日間，鎮痛薬を定期的に内服し，その後数日間は頓用（とくに就眠前）するとよい。術後2～3週間は，軽度の疼痛が残存する。

下顎智歯を抜去した場合は，軽度～中等度の開口障害が認められることが多い。開口障害のため，普段どおりに口腔清掃や食事をするのが難しい。患者には，術後に口を開きにくくなると説明する必要がある。開口障害は徐々に改善し，術後7～10日程度で術前のように開口できるようになる。

疼痛，腫脹，開口障害が，術後7日経過しても大きく改善しない場合には，原因を精査しなければならない。

埋伏歯抜去後のすべての合併症は，若い健康な患者では軽症であるが，高齢で体力の低下した患者では重篤になる。35～40歳の健康な成人の患者でさえ，埋伏智歯の抜去後は10代の健康な患者と比較して，明らかにつらい時間を過ごさなければならない。

術後の処置法については，9章において解説する。

文献

1. Venta I, Murtomaa H, Turtola L et al: Assessing the eruption of lower third molars on the basis of radiographic features, Br J Oral Maxillofac Surg 29:259-262, 1991.
2. Venta I, Murtomaa H, Turtola L et al: Clinical follow-up study of third molar eruption from ages 20 to 26 years, Oral Surg Oral Med Oral Pathol 72:150-153, 1991.
3. Bruce RA, Frederickson GC, Small GS: Age of patients and morbidity associated with mandibular third molar surgery, J Am Dent Assoc 101:240, 1980.
4. Marmary J, Brayer L, Tzokert A et al: Alveolar bone repair following extraction of impacted mandibular third molars, Oral Surg Oral Med Oral Pathol 61:324, 1986.
5. Meister F Jr, Nery EB, Angell DM et al: Periodontal assessment following surgical removal of mandibular third molars, Gen Dent 14:120-123, 1986.
6. Osborne WH, Snyder AJ, Tempel TR: Attachment levels and crevicular depths at the distal aspect of mandibular second molars following removal of adjacent third molars, J Periodontol 53:93, 1982.
7. Lysell L, Rohlin M: A study of indications used for removal of the mandibular third molar, Int J Oral Maxillofac Surg 17:161, 1988.
8. Nordenram A, Hultin M, Kjellman O et al: Indications for surgical removal of the mandibular third molar, Swed Dent J 11:23-29, 1987.
9. Leone SA, Edenfield MJ, Coehn ME: Correlation of acute pericoronitis and the position of the mandibular third molar, Oral Surg Oral Med Oral Pathol 62:245, 1986.
10. Stanley HR, Alattar M, Collett WK et al: Pathological sequelae of "neglected" impacted third molars, J Oral Pathol 17:113-117, 1988.
11. Richardson ME: The effect of mandibular first premolar extraction on third molar space, Angle Orthod 59:291-294, 1989.
12. Richardson ME: The role of the third molar in the cause of late lower arch crowding: a review, Am J Orthod Dentofacial Orthop 95:79, 1989.
13. Kugelberg CF: Periodontal healing two and four years after impacted lower third molar surgery, Int J Oral Maxillofac Surg 19:341, 1990.
14. Kugelberg CF, Ahlstrom U, Ericson S et al: The influence of anatomical, pathophysiological and other factors on periodontal healing after impacted lower third molar surgery, J Clin Periodontol 18:37-43, 1991.
15. Kugelberg CF, Ahlstrom U, Ericson S et al: Periodontal healing after impacted lower third molar surgery in adolescents and adults.
16. Bean LR, King DR: Pericoronitis: its nature and etiology, J Am Dent Assoc 83:1074, 1971.
17. Pell GJ, Gregory GT: Report on a ten-year study of a tooth division technique for the removal of impacted teeth, Am J Orthod 28:660, 1942.
18. Perciaccante VJ: Management of impacted teeth, Oral Maxillofac Surg Clin North Am 19:1-140, 2007.
19. Quee TA, Gosselin D, Millar EP et al: Surgical removal of the fully impacted mandibular third molar: the influence of flap design and alveolar bone height on the periodontal status of the second molar, J Periodontol 56:625-630, 1985.
20. von Wowern N, Nielsen HO: The fate of impacted lower third molars after the age of 20, Int J Oral Maxillofac Surg 18:277, 1989.

9章
術後患者の管理

JAMES R. HUPP

本章の内容

術後出血のコントロール
術後疼痛と不快感のコントロール
  1. 食事
  2. 口腔衛生
  3. 浮腫
  4. 感染の予防と徴候
  5. 開口障害
  6. 斑状出血
術後の経過観察
手術記録の記載方法

　手術を受けることに対して過剰な心配をする患者は多いが，その理由は手術が怖いというよりは，術後経過が怖くて心配する，というのが常である．患者の心配を和らげ，術後の合併症を減らすために，いくつかできることがある．本章ではそのコツを解説する．外科処置が終了したら，患者と家族に対して，手術当日とその後数日間に起こりうる一般的な術後の続発症と，その対処方法について，よく説明しておかなければならない．どんなことが起こりうるか，なぜそれが起こるのか，それに対してどのように対処すればよいのかについて説明する．注意事項が書かれたパンフレットを見せながら口頭で説明し，患者が理解しやすいよう専門用語ではなく，平易な言葉を用いる．説明書には，よく起こりうる術後の問題と対処法を記載しておく．また，担当医もしくは当直医の緊急連絡先の電話番号も記しておく．

　静脈内鎮静下で抜歯する患者には，術後の注意事項を鎮静前に説明するべきである．また，帰宅する前に付き添いの人にも，同じ内容を繰り返して説明する．また，抜歯後の説明書のパンフレットを，患者か付き添いの人に渡しておく．

術後出血のコントロール

　抜歯が終了したら，小さなガーゼを直接抜歯窩の上に置いて圧迫して，術後出血を抑える．抜去した歯の隣在歯の咬合面まで覆うような大きなガーゼでは，抜歯窩を圧迫できず，止血効果がない（図9-1）．ガーゼを濡らしておくと，血液がガーゼの中で凝固せず，ガーゼを外すときに抜歯窩の血餅がとれない．患者には，ガーゼを少なくとも30分間咬み続けることと，ガーゼを咀嚼しないように説明する．開閉口しないでガーゼを所定の位置に保持して咬み，術後2～3時間は必要最小限の会話にとどめるように説明する．

　抜歯後24時間は，抜歯創から微量な出血を認めることはごく普通である旨を説明する．出血が少量でも，多量の唾液と混じれば大量出血しているようにみえることも伝える．また抜歯直後の出血がほんの少しであっても，帰宅後にガーゼ圧迫が必要になる場合に備えて，ガーゼの咬み方をよく指導する．もう一度ガーゼを咬んで止血しなければならない場合には，1時間以上咬む必要があることを説明する．それでも止血できなければ，30分間ティーバッグを咬んでもらうとよい．お茶にはタンニン酸が含まれており，局所血管収縮薬として作用するからである．

　出血を助長するようなことをしないように注意する．喫煙者であれば，最初の12時間は我慢し，どうしても吸いたいときは，軽く吸うだけにするよう指導する．これは，たばこの煙やニコチンが創傷治癒を妨げるからである．また，何かを飲むときにはストローで吸わないこと，抜歯後12時間は唾や痰を吐かないことを指示する．唾や痰を吐き出す過程で，口腔内が陰圧になったり，抜歯窩が微妙に刺激されて新たな出血を生じる契機になるからである．口腔内の出血に耐えられない患者には，ガーゼをしっかり咬むこと，唾液を吐き出さずに飲み込むよう指示しなければならない．さらに，血圧が上昇すると出血しやすくなるので，抜歯後12～24時間は激しい運動をしないように説明する．

　夜間は多少出血し，枕に若干の血痕ができる可能性があることを伝えておく必要がある．これを説明しておけば，真夜

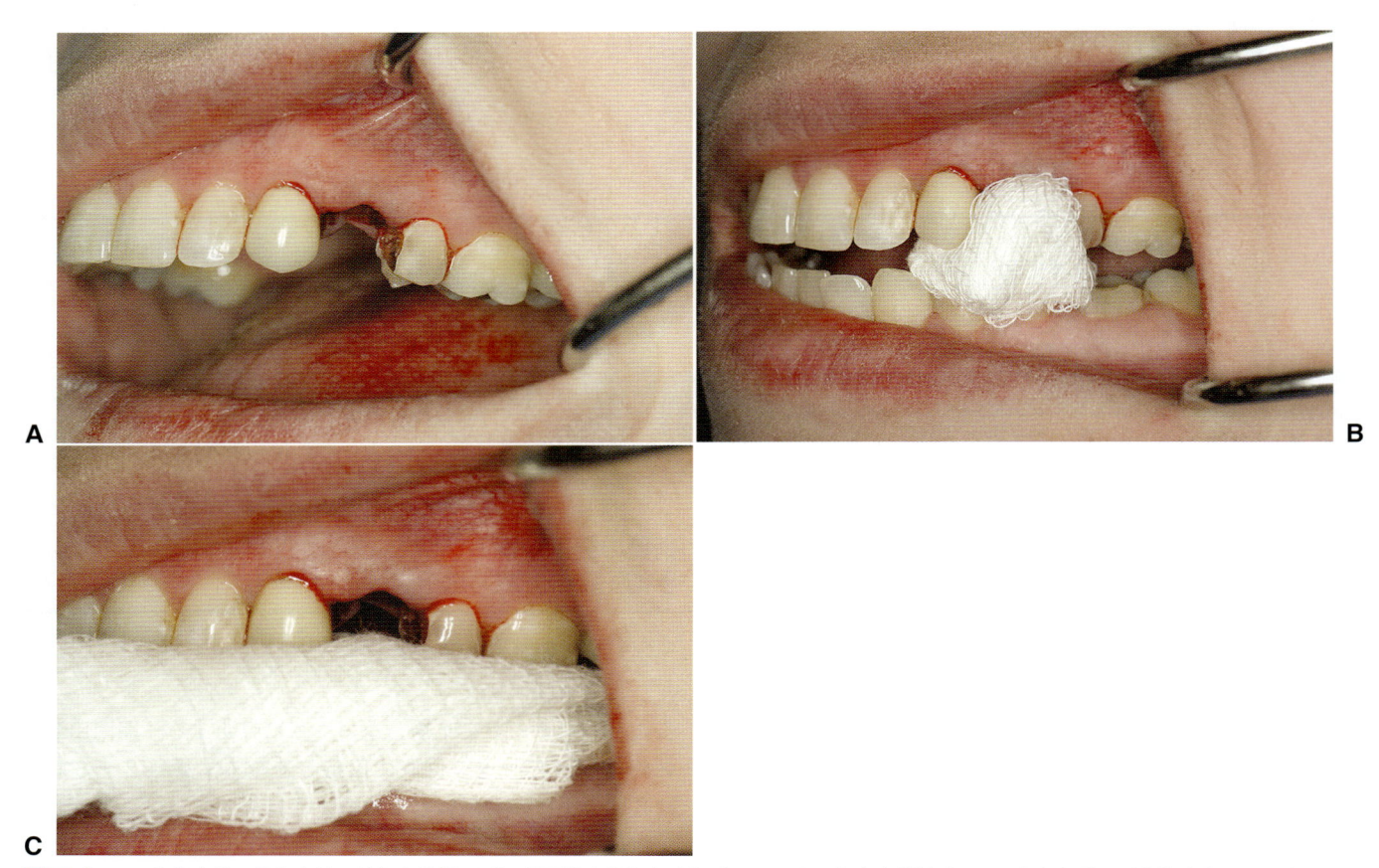

図9-1　A：抜歯直後の抜歯窩は，適切な位置でガーゼ圧迫を行わなければ，いつまでも出血が続く．B：小さなガーゼを抜歯窩だけに当てて圧迫する．これで抜歯窩を圧迫できる．C：ガーゼが大きすぎたり，違う場所で圧迫すると，咬合圧が抜歯窩に直接加わらず，止血効果が低下する．

中にあわてて術者に電話をかけてくるようなことはなくなるだろう．ただ，出血が心配な場合には，電話して，追加指示を受けるよう伝えるべきである．湧出性出血の継続，鮮血の出血，口腔内に大きな血餅を認める場合には，再度受診の必要がある．確実な再止血のためには，出血点をよく観察し，適切な止血処置を行わなければならない（10章参照）．

術後疼痛と不快感のコントロール

患者は，抜歯後は痛いものだと思っており，実際，どのような痛みがどの程度の強さで生じるのかを心配している．このことを十分に念頭において，術後の説明をしなければならない．

手術後に非常に痛むのではないかと心配している患者に対しては，適当にあしらうようなことはあってはならず，痛みが強い場合には市販の鎮痛薬を服用するように説明する．こういうタイプの患者では，術後の疼痛を強く感じる傾向があるので，鎮痛薬を服用すれば術後疼痛は軽減するので心配は要らないことを，伝えておくことが重要である．

抜歯等の術後疼痛は変化しやすく，患者の精神状態の影響を受ける．抜歯前に，患者から術後疼痛に対する不安の程度を聞いておけば，適切な処方ができる．

帰宅前に，鎮痛薬についての指導が必要である．鎮痛薬など不要であると思われても，局所麻酔の効果が消失してきたときの不快感を和らげるために，術後，イブプロフェンやアセトアミノフェンを服用するように説明する．術後は激しく痛くなると思っている患者には，疼痛緩和目的に鎮痛薬を処方しなければならない．その際，鎮痛薬は痛みを和らげるものであって，すべての苦痛を除去するものではないと説明しておくことも重要である．

抜歯後疼痛には，3つの特徴がある．第1に，通常は強い疼痛ではなく，ほとんどは弱い鎮痛薬でコントロールできる．第2に，疼痛のピークは抜歯後約12時間で，その後速やかに減退する．第3に，抜歯による強い疼痛が術後2日以上続くことはまれである．これらの要因を勘案し，鎮痛薬の効果的な服用方法を指導するとよい．

抜歯後，最初に鎮痛薬を服用するタイミングは，局所麻酔薬の効果が消失する前である．これにより，局所麻酔の効果

が消失した後に，激痛に見舞われる確率を減らすことができる．術後，疼痛が突然起こらないようにしておけば，その後の疼痛は，弱い鎮痛薬でコントロールできる．鎮痛薬の服用が遅れると，術後疼痛のコントロールは難しくなる．局所麻酔が切れるまで鎮痛薬を服用せずにいると，その後，鎮痛薬が効き始めるまでに約90分を要する．この間，患者は鎮痛薬が効くのを待てずに追加服用してしまい，嘔気や嘔吐のリスクを増加させることもある．

鎮痛薬の強度も重要である．通常の抜歯では，強力な鎮痛薬は不要なことがほとんどである．その代わりに，力価の弱い鎮痛薬が有用である．次に疼痛の状況に応じて，必要量を1単位か2単位，もしくは3単位分を服用するように指導する．服用量は患者の裁量に任せておくほうが，疼痛コントロールを的確に行えるが，制限量は明確に指示しておかなければならない．

また，麻薬系鎮痛薬を多量に服用すると，眠くなったり，胃部不快感を生じることがあることも伝えておく．消化管症状を減らすために，麻薬系鎮痛薬は何か食べてから服用するほうがよい[†1]．

イブプロフェンは，抜歯後疼痛や不快感のコントロールに有効な薬物で，局所でのプロスタグランジン合成を抑制する．ただし，イブプロフェンには，血小板凝集能を減少させ，出血時間を延長させてしまう欠点がある．しかし，実際の臨床上，術後出血に重篤な影響を及ぼすほどではない．一方，アセトアミノフェンは血小板機能を阻害しないため，血小板数が少なく，出血性素因のある患者には有用である．アセトアミノフェンと麻薬を組み合わせて処方する場合は，1回あたりのアセトアミノフェン量を500〜650mgにするとよい．

疼痛レベルに応じた薬物の処方リストを，表9-1に示した．中枢性の麻薬系鎮痛薬もよく使用される．よく使われるのは，コデイン，およびコデインと同系統のオキシコドンとハイドロコドンである．これらの麻薬は主に腸から吸収されるが，傾眠傾向と消化管の不調を生じやすい．麻薬系鎮痛薬を単独で処方することはほとんどなく，アスピリンやアセトアミノフェンなどの異なる作用機序の鎮痛薬とともに処方される．コデインは，コデイン含有量に応じて番号が付いている．No. 1は7.5mg, No. 2は15mg, No. 3は30mg, No. 4は60mgのコデインを含有している．鎮痛薬を組み合わせて処方する場合は，非麻薬系薬物の効果を最大限発揮させるために，アスピリンやアセトアミノフェン500〜1,000mgを4時間ごとに服用させる必要があることを念頭におく．製剤処方の多くは，麻薬系鎮痛薬にアスピリンやアセトアミノフェンを300mg追加したものが多い．例えば，アセトアミノフェン300mgとコデイン15mg（No. 2）含有製剤を処方する．通常の成人であれば，この製剤2錠（600mgのアセトアミノフェンと30mgのコデイン）を4時間ごとに服用させれば，ほぼ理想的な鎮痛効果が得られる．より強い鎮痛効果が必要な場合は，同じ製剤を3錠服用させると，アセトアミノフェンとコデインの効果が増大する．30〜60mgのコデインに対してアセトアミノフェンが300mgしか含有されない製剤では，アセトアミノフェンの効果が最大限発揮できず，鎮痛作用の効率が悪くなる（表9-2）．

米国では，麻薬系鎮痛薬は薬物取締局（Drug Enforcement Administration）の管理下にある．したがって，麻薬系鎮痛薬の処方を行うには，薬物取締局の許可と麻薬取扱者免許の番号が必要である．麻薬は，薬物依存のリスクに基づいてⅠ〜Ⅳの4段階に分けられており，処方する際にはⅡとⅢの間には相当な違いがあり，医学的，法的に重要ないくつかの規制項目がある．

疼痛のコントロールを行うにあたっては，術者と患者の間に信頼関係が形成されていると効果が得られやすい．術者は，術後の不快感について，ある程度の時間を割いて患者と話し合い，配慮していることを示しておくとよい．処方に際しては，薬物の服用開始時間とその後の服用間隔を明確に指示しなければならない．以上のような手順を踏めば，弱い鎮痛薬を短期間（通常2〜3日以内）服用するだけで，術後疼痛は十分コントロールできる．

表9-1
抜歯後疼痛に対する鎮痛薬

薬物	使用量
疼痛が軽度の場合	
イブプロフェン	400〜800mg, 4時間ごと
アセトアミノフェン	500〜1,000mg, 4時間ごと
疼痛が中等度の場合	
コデイン	15〜60mg
ハイドロコドン	5〜10mg
疼痛が重度の場合	
オキシコドン	2.5〜10mg

訳注

†1：日本では，抜歯後の鎮痛目的に麻薬系鎮痛薬を処方することは，保険適応ではない．なお，日本における麻薬は厚生労働省の管理下にあり，各都道府県において麻薬取扱者免許を申請し，承認番号を得なければならない．

表9-2 一般に使用される鎮痛薬の組み合わせ

商標名	量 (mg)	量 (mg)
コデイン―アセトアミノフェン	コデイン	アセトアミノフェン
Tylenol		
No. 2	15.0	300
No. 3	30.0	300
No. 4	60.0	300
オキシコドン―アスピリン	オキシコドン	アスピリン
Percodan	5.0	325
Percodan-demi（半量）	2.5	325
オキシコドン―アセトアミノフェン	オキシコドン	アセトアミノフェン
Percocet	2.5	325
	5.0	325
	7.5	500
	10.0	650
Tylox	5.0	500
ハイドロコドン―アスピリン	ハイドロコドン	アスピリン
Lortab ASA	5.0	500
ハイドロコドン―アセトアミノフェン	ハイドロコドン	アセトアミノフェン
Vicodin	5.0	500
Vicodin ES	7.5	750
Lorcet HD	5.0	500
Lorcet Plus	7.5	650
Lorcet 10/650	10.0	650
Lortab 2.5/500	2.5	500
Lortab 5/500	5.0	500
Lortab Elixir	2.5mg/5mL	170mg/5mL

1. 食事

抜歯後は，食事による局所疼痛への不安があるため，しばらく食事は止めておいたほうがよいかもしれない．抜歯後12～24時間は，高カロリーの流動食が最もよいとされている．水分は十分に摂取しなければならず，通常，最初の24時間に少なくとも2L必要である．水分はジュースや牛乳，水など，患者が飲めるものなら何でもかまわない．

最初の12時間の食事は，軟らかくて冷たいものがよい．食物が冷たければ，抜歯されて熱感のある局所には心地よく感じられる．アイスクリームやミルクシェイクなどの固形物でなければ，局所の損傷や術後出血を招くことは少ない．

複数歯の抜歯を行った場合，手術後数日間は軟らかい食事のほうがよい．その後は，可及的速やかに普通食に戻すよう指示する．

糖尿病患者では，なるべく早く，いつものカロリー摂取量およびインスリン投与量に戻すことが大切である．したがって，1回の抜歯では口腔の片側のみを抜歯するように計画を立て，普段の食事療法を妨げないことが肝要である．

2. 口腔衛生

術後，歯や口腔を清潔に保つことで，創傷治癒が早くなることを説明する．手術当日は，抜歯部から離れたところは，通常どおりに丁寧に歯ブラシによるブラッシングを行う．新たな出血，縫合不全，疼痛などを起こさないように，抜歯部の隣在歯は直接ブラッシングしないようにする．翌日は，火傷しない程度の温水で静かに含嗽する．抜歯後3～4日目までには，通常のブラッシングが可能となる．疼痛や不快感から完全に開放されたら，直ちに抜歯部の隣在歯にも，デンタルフロスを使用する．

抜歯が複数部位に及び，口腔衛生管理が困難な場合には，過酸化水素の希釈液などを用いて含嗽させるとよい．1日に3～4回の含嗽を術後1週間続ければ，治癒の促進が期待できる．

3. 浮腫

術後は，ある程度の浮腫や腫脹が起こる．普通抜歯1本くらいでは，患者が自覚するほどの腫脹は起きないが，外科的抜歯で多数歯の埋伏歯抜歯を行った場合などは，かなり広範囲にわたる腫脹をきたすことが予測される（図9-2）．術後の腫脹は，通常，手術後24～48時間でそのピークに達する．術後3～4日目から軽減し，通常1週間後にはほぼ回復し

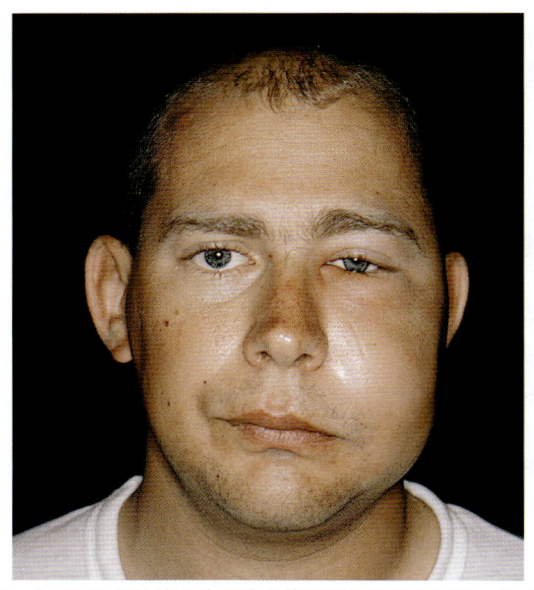

図9-2 上下顎の埋伏第3大臼歯を抜歯後2日目の写真．左側顔面に中等度の腫脹を認めるが，術後1週間以内に解消することがほとんどである．

ている．術後3日目以降に腫脹が増大する場合は，浮腫の持続ではなく，むしろ感染の徴候である可能性が高い．

手術終了後，帰宅準備ができたら，小さな氷囊を患者に渡し，腫脹を抑え，術後疼痛や不快感を最小限となるようにする．しかし，実際に冷罨法で浮腫が抑制されたという報告はない．皮膚表面の凍傷を防ぐために，氷囊は直接皮膚に当てず，乾燥した布で何重かに巻いて使用するべきである．抜歯後12～24時間は，氷囊あるいは冷凍豆が入った小さい袋を20分間局所に当て，次の20分間は外して，という作業を繰り返す．

術後2日目は，顔を冷やしたり温めたりしてはならないが，術後3日目以降の温罨法は，腫脹の軽減促進に役立つ可能性がある．温水瓶や加温パッドなどを用いた温罨法が推奨されている．また，皮膚の低温火傷を起こさないように，熱いものを長時間皮膚に直接押しつけないことを指導する．

最も重要なことは，術前から患者に，ある程度の腫脹を覚悟させておくことである．また，腫脹は多少増悪したり軽快したりするものであって，体位によって朝は増悪し，夕方は軽快することを伝える．中等度の腫脹は，手術侵襲に対する生体の正常な反応であることも，よく説明する．腫脹は数日間で軽快するので，術後の腫脹に対して必要以上に怖がったり，心配しないように説明する．

4. 感染の予防と徴候

抜歯後感染の主な予防法は，手術の基本原則を忠実に守ることである．手術の原則とは，組織の損傷を最小限にすること，感染源を除去すること，創面を清潔にすることである．とくに既往歴のない普通の患者であれば，特別な処置は必要ない．しかし，とくに自己免疫応答が低下している患者には，感染予防には抗菌薬が必要である．抗菌薬の投与は，抜歯開始前でなければならない（13章参照）．健康な患者の普通抜歯であれば，術後の抗菌薬の追加投与は不要である．

普通抜歯の抜歯後感染はまれである．抜歯後感染の典型的な症状として，抜歯後3～4日目の発熱，腫脹の増大，疼痛の増悪などが挙げられる．感染創は発赤，熱感，腫脹を伴い，排膿を認めることが多い．

5. 開口障害

抜歯後，開口不能や開口制限を認めることもある．開口障害は，炎症が咀嚼筋に及んだ結果であるが，咀嚼筋内に局所麻酔薬を注入したり，局所麻酔薬を何回も注射することも原因となりうる．開口障害に関与する可能性が最も高い筋肉は内側翼突筋であり，下歯槽神経領域の伝達麻酔の際に針を刺入することにより生じると思われる．

下顎の埋伏智歯抜歯では，術後にある程度の開口障害が生じるが，これは外科的侵襲に対する炎症反応が咀嚼筋群に波及するからである．通常，開口障害は深刻なものではなく，日常生活に支障をきたすわけではない．しかし，何も知らなければ患者は不安に陥るため，術後にこのような症状が出現する可能性があることを，説明しておかなければならない．

6. 斑状出血

抜歯後，粘膜下や皮下に血液がにじみ出ることにより，口腔内組織や顔面，あるいはその両方に紫斑が出現することがある（図9-3）．粘膜下や皮下組織内の出血を，斑状出血という．抜歯後の斑状出血は高齢者にみられることが多いが，それは皮膚の張力低下，末梢毛細血管の脆弱化，細胞間接着力の低下による．斑状出血は，術後合併症として危険なものではなく，疼痛や感染のリスクを増大させるわけでもない．しかし，何も説明されていなければ，患者は術後2日目の起床時に頰部，顎下部，前頸部に大きな紫斑が広がっているのを見つけた瞬間，不安に陥るだろう．事前に説明しておけば，そのような事態にはならない．一般に，斑状出血は術後2～4日に出現し，通常7～10日で消失する．

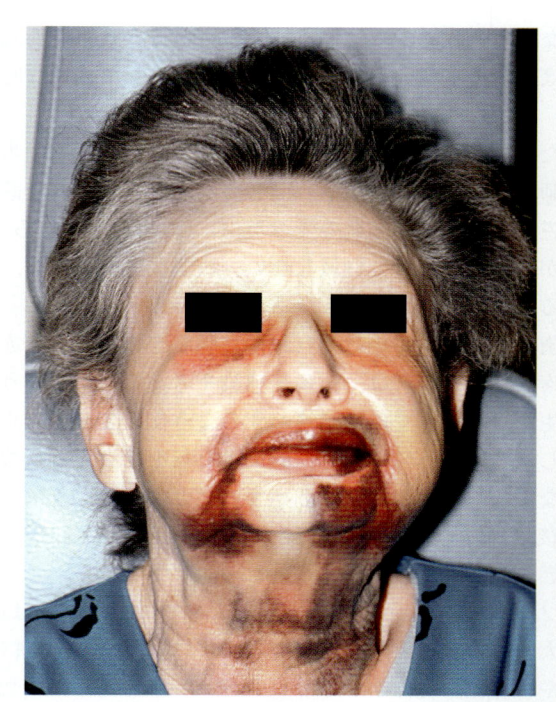

図9-3 下顎を数本抜歯した高齢者の顔貌．右側の顔面と頸部に比較的広範囲に及ぶ斑状出血が認められる．

術後の経過観察

術者が未熟な場合には，患者全員に再受診をお願いする．これにより術者は，術後経過を確認するとともに，抜歯窩の

正常な治癒過程を学ぶことができる。とくに複雑な術式でなければ，術後1週間目の受診は経過観察として適切な時期であり，抜糸はその際に行うとよい。

また，患者には，何か疑問や問題が生じた場合，担当の歯科医師に連絡するよう指示し，必要があれば早めに受診するよう説明しておく。早期の受診理由には，出血が止まらない，疼痛が処方された薬で軽減しない，抜歯後感染を疑う，などがある。

抜歯後3日目あるいはそれ以降に腫脹が増大し，発赤，熱感，疼痛を伴う場合は，抜歯後感染を考える。このような事態が生じたら，すぐに電話連絡するよう伝えておく。患者が受診したら，慎重に診察し，感染の有無を確認する。抜歯後感染ならば，適切な治療を開始する必要がある（13章参照）。

術後疼痛のうち，一度軽減した疼痛が3～4日経ってから再燃し，腫脹やその他の感染症状を伴わない場合には，「ドライソケット」である可能性が高い。ドライソケットは通常，下顎大臼歯の抜歯窩で発生する。これは厄介な術後合併症で，処置や管理は単純だが，疼痛コントロールのために複数回の通院を要する（10章参照）。

手術記録の記載方法

診療録（カルテ）には，それぞれの受診日に何が起きたか，何を行ったか，ということを記載しなければならない。絶対に記載すべき項目は，手術日，患者の臨床的背景，診断，抜歯の理由（例：保存不適切なう蝕，重度の歯周疾患）である。

患者の既往歴，服用中の薬，バイタルサインについても記載する。また，患者の既往歴について検討した内容や，抜歯が可能な全身状態かどうかを確認した内容についても，カル

> **Box 9-1**
> **手術記録の内容**
>
> 1. 日付
> 2. 患者氏名と患者番号
> 3. 診断名
> 4. 既往歴，服薬中の薬物リスト，薬物療法，バイタルサイン
> 5. 口腔診査の結果
> 6. 麻酔（使用量）
> 7. 術式（手術と合併症の詳細も含む）
> 8. 帰宅時に行った抜歯後の注意や指導内容
> 9. 処方薬物とその量（または処方箋のコピーの添付）
> 10. 経過観察の必要性（次回来院予約日）
> 11. 署名

テに記載しなければならない。

口腔内の診査結果についても簡潔に記載する。経過観察などで治療期間が長期になる場合は，定期的に顔面軟組織，口腔，上頸部を診察しなければならない。手術時に検査を行った場合も，カルテに記載しておく。

術中に使用した麻薬の種類や量も記載する。例えば，血管収縮薬含有のリドカインを用いたのであれば，リドカインとアドレナリンのmg数も記載する。

次いで，術式や合併症について記載する。手術に対する患者の精神的な許容度も記載しておくとよい。

術後の患者への説明内容も記載する。

また，処方した薬物は，薬物名，用量，合計数を記載する。処方箋のコピーをカルテに貼ってもよい。最後に，必要であれば，次回の予約についても記載しておく（Box9-1）。

10章

術後合併症の予防と管理

JAMES R. HUPP

本章の内容

合併症の予防
軟組織の損傷
 1. 粘膜弁の裂創
 2. 穿孔創
 3. 擦過創
抜歯中の問題
 1. 歯根破折
 2. 歯根の迷入
 3. 咽頭への落下
隣在歯の損傷
 1. 隣在歯の補綴物の破損や脱離
 2. 隣在歯の脱臼
 3. 誤抜歯
骨組織の損傷
 1. 歯槽突起骨折
 2. 上顎結節の骨折
隣在組織の損傷
 1. 局所の神経損傷
 2. 顎関節の損傷
口腔上顎洞瘻
術後出血
創傷治癒遅延と感染
 1. 感染
 2. 創の哆開
 3. ドライソケット
下顎骨骨折
まとめ

 本章は，口腔外科手術の術中または術後に起こりうる合併症や偶発症について解説する。ここで取り扱う合併症とは，外科的処置により直接発生する諸症状を指している。間接的・内科的要因で起こる合併症については2章を参照してほしい。

合併症の予防

 内科的な合併症と同様に，外科的な手術侵襲による合併症の最善の解決策は，発生を未然に防ぐことである。そのためには，術前の評価を完璧に行い，包括的な治療方針を立て，細心の注意を払って外科的処置を行う必要がある。これが実行されれば，合併症はほとんど起こらない。しかし，どれほど治療方針が完璧であっても，あるいはどれほど上手な術者が手術を行ったとしても，合併症が生じる可能性は常にある。治療方針を慎重に立てた場合，ある程度の合併症は予測かつ対処可能である。例えば，根が長くて細い上顎第1小臼歯の抜歯では，頬側根を抜去するほうが口蓋根を抜去するより，はるかに簡単である。したがって術者は，口蓋根よりも頬側根に力をかけるため，破折するとすれば口蓋根ではなく頬側根であり，その後の頬側根の抜去は，口蓋根の破折根抜去よりも簡単である。

 また，自分の能力の限界を超えた手術を行ってはならない。手術を自分が行うかどうかを決める前に，自分の経験値や技量について慎重に評価しなければならない。例えば，埋伏第3大臼歯の抜歯とその後の処置に関する経験が浅い口腔外科医が埋伏過剰歯の抜去を担当するのは，分不相応である。このようなケースに限って，術中術後の合併症の発症率は，許容範囲をはるかに超えて高いものとなる。術者が，無謀なまでに楽観的になると，判断力が鈍り，患者に最良の治療を提供できなくなるため，努めて慎重にならなければならない。自分の技能レベルを超えた手術を必要とする場合には，専門家に紹介するのも選択肢の1つである。これは，歯科医師の倫理上の責務というだけでなく，医療訴訟を未然に防ぐリスクマネジメントでもある。

 治療計画を立てる際にまず行うべきことは，患者の病歴を完全に再チェックすることである。本章で述べる合併症のなかには，術前の病歴評価が不適切で，手術リスクを増大させ

る要因に気づかなかったゆえに起こるものもある．合併症の基本的な予防法の1つに，病変や抜去予定歯の適切なX線写真を慎重に読影することがある（6章参照）．X線写真には，抜去される歯の根尖，隣接する上顎洞や下顎管などを含む術野全体が写っていなければならない．歯根の形態異常やアンキローシスの有無についても確認する．慎重に読影したら，普通抜歯の合併症を予防あるいは最小限にするために，状況によっては，途中で治療方針を変更し，外科的抜歯（歯肉切開を加え，骨削除や歯の分割を併用した抜歯のこと）もできるように準備しておく．患者の問診と，画像の読影後に，治療計画を立てる．治療計画には，手術計画の詳細や器具の準備だけではなく，患者それぞれの疼痛と不安をコントロールし，いかに術後の回復を図るか（例：日常生活の制限に関する指示など）という術後管理の計画も含まれる．術後の指示や日常生活における注意事項を術前に説明しておくと，術後に起こるほとんどの合併症に対して，患者が心の準備をすることができ，結果的に合併症に対するショックを和らげたり，予防することができる．術後の指示が不明確で，患者が理解したかどうかが不明な場合，患者は指示には従わないと考えてよいだろう．

　最後に，合併症を最小限にするには，手術の基本原則に従わなければならない．まず，術野に対する十分な照明，軟組織の翻転と牽引（口唇，頬部，舌，軟組織弁など），吸引が重要である．抜歯予定歯の抜去方向に「障害物」があってはならないため，骨を削除したり歯を分割して，抜歯することもある．抜歯の力をコントロールすることが，最も重要である．これは力を「強く使う」ことではなく，「精妙に使う」ことを意味する．また，滅菌法や組織の非侵襲的な扱い方，止血方法，手術後の壊死組織除去の方法なども熟知しておかなければならない．これらのことができなければ，術後の合併症発症率は上昇し，しかも重症例となる可能性がある．

軟組織の損傷

　口腔内の軟組織損傷は，術者の注意力散漫，術野への無理なアプローチ，過度な力を無理にかけたことなどから生じる場合がほとんどである．術野の骨や歯の処置に意識を集中させつつ，軟組織にも注意を払い続けなければならない（Box10-1）．

1. 粘膜弁の裂創

　口腔外科の手術中に最もよく起きる軟組織損傷は，抜歯の際に挙上した粘膜弁を引き裂くことである．これはほとんどの場合，歯頸部切開とその後の粘膜弁挙上が小さすぎるため，術野を確保する際に限界を超えて弁を引っ張った結果であっ

Box 10-1
軟組織損傷の予防

1. 軟組織を損傷させないよう注意を払う．
2. 適切な大きさの弁を形成する．
3. 軟組織の翻転は最小限の力で行う．

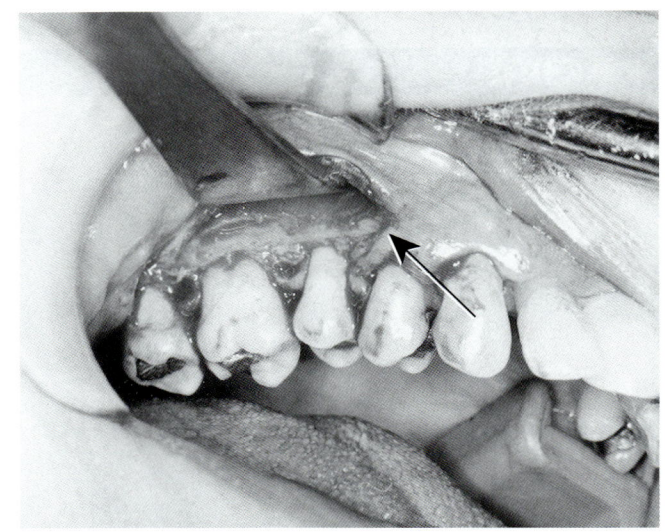

図 10-1　骨膜剥離子（Seldin鉤）は，粘膜骨膜弁の翻転に用いる．骨膜剥離子を骨に垂直に当て，押し当てたまま所定の位置に保持する．決して軟組織を根尖方向に押しつけてはならない（矢印）．

て（図10-1），歯頸部切開のどちらかの断端に生じるのが常である．この合併症の予防策は，①弁に無理な力をかけなくてよいように，適切な大きさの弁を設計すること，②弁を牽引する際には，力のかけ方と強さを調節すること，③必要に応じて縦切開を設けること，の3つである．弁を引き裂いた場合，手術終了後，元の位置に慎重に戻す．また，弁が引き裂かれ始めたことに気づいた場合は，いったん手術を中断し，術野の確保を容易にするために，切開線を延長してから手術を再開する．ほとんどの場合，裂けた部分は縫合すれば治癒するが，創傷治癒に多少の遅延を生じる．引き裂かれた部位がギザギザしている場合には，辺縁をトリミングし，弁を再形成して閉創してもよい．辺縁を切除し過ぎると軟組織が不足し，閉創の際に張力がかかり，創の哆開を引き起こしたり，付着歯肉幅が減少する可能性がある．

2. 穿孔創

　次に起こりやすい軟組織損傷は，不用意に軟組織を穿孔することである．直の挺子や骨膜剥離子のような器具が滑り，隣在軟組織を穿孔したり裂いてしまうことが多い．

10章 • 術後合併症の予防と管理

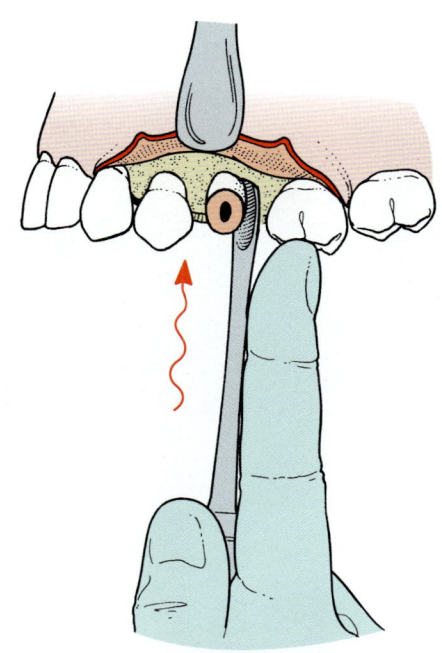

図 10-2　小さな直の挺子を靴ベラのように用いて破折歯根を脱臼させる。直の挺子をこの位置で使用すると，隣在歯の上にレストを置くことになり，器具が歯から滑って隣在組織の損傷を招くことがない。

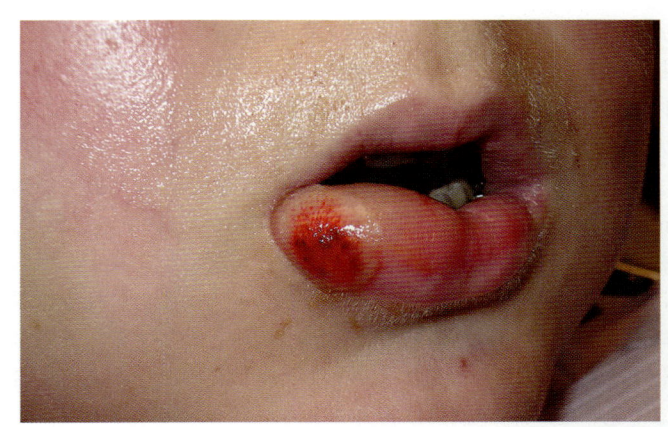

図 10-3　回転するバーの軸が当たったために生じた下唇の擦過創。擦過創は，摩擦と熱による損傷が重なって生じる。創面には，痂皮が形成されるまで抗菌薬軟膏を塗布するが，損傷のない皮膚には塗布しないように注意する。（Courtesy Dr. Myron Tucker）

繰り返すが，このような損傷は，抜歯の力の向きや大きさがコントロールされていない結果であり，器具が滑らないように指でレストを置いたり，反対の手で支持することで，思わぬ方向に力がかからないようにさえすれば，未然に防ぐことができる。器具が歯や骨から滑っても，損傷が生じる前に，指や手で止めればよいのである（図 10-2）。穿孔した場合には，感染予防を図りつつ，二期治癒を目指す。創部からの出血が多量である場合，創部を直接圧迫して止血をする。止血できれば，通常，創部を開放創にするが，これは二次感染をきたした際のドレナージとなる。

3. 擦過創

口唇，口角，弁における擦過創や火傷は，回転しているバーの軸で軟組織を擦ったり，軟組織に接触している筋鉤に接触した結果，生じる（図 10-3）。術者がバーの先端に集中している間，助手はバーの軸と頬粘膜・口唇との位置関係を確認し，バーの軸が軟組織から常に離れているように注意しなければならない。術者もバーの先端だけではなく，バーの軸の位置に留意する必要がある。口腔粘膜に擦過創や火傷を生じた場合，含嗽で清潔を保つ以外に治療法はない。これらは通常，瘢痕を残さずに4～7日（損傷の深さによる）で治癒する。擦過創や火傷が皮膚に及んだ場合，術者はその部位を，抗菌薬入り軟膏で被覆しておくように，患者に指導する。具体的には，擦過創の部位に限局して，軟膏を塗布する。軟膏は皮疹の原因となるため，健康な皮膚には広げないようにする。皮膚の擦過創は，通常5～10日間で治癒する。また，創が治るまでの間，軟膏を塗布して擦過創の湿潤状態を保ち，不快感の予防と，痂皮形成や創傷治癒の遅延を予防する。創部に瘢痕を形成したり，色素退色が生じて消えない可能性はあるが，適切な創傷ケアを行えば，最小限に抑えられる。

抜歯中の問題

1. 歯根破折

抜歯において，最も頻発する問題は，歯根破折である。骨密度の高い骨の中にある歯で，歯根が長く，彎曲し，さらに分岐までしている場合が，最も破折しやすいパターンである。歯根破折を防止するには，前述の手順で抜歯するか，抜去に必要な力を軽減するために，外科的抜歯を行う（Box10-2）。歯根破折をきたした際の外科的抜歯については，7章を参照してほしい。

2. 歯根の迷入

解剖学的に望ましくない場所に最も迷入しやすいのは，上顎臼歯部の歯根である。すなわち，歯根を上顎洞内に押し込

Box 10-2

歯根と破折片迷入の予防

1. 常に歯根破折に備えておく。
2. 破折が生じる可能性が高い場合，外科的抜歯を適用する。
3. 破折歯根を抜去する際には，根尖方向に強い力をかけない。

163

んでしまうのである。上顎大臼歯の破折歯根を，直の挺子で抜去する際，根尖方向への力が大き過ぎると，歯根が上顎洞内に迷入してしまう。迷入した場合，適切な処置を行うにあたり，いくつか評価，判断しなければならないことがある。まず，上顎洞内へ迷入した歯根の大きさである。根尖の数mmだけかもしれないし，歯根全体なのかもしれない。次に，根尖の感染巣の有無について確認する。歯に感染巣がなければ，急性感染症を伴っている場合よりも，はるかに治療は単純である。最後に，術前の上顎洞の状態を評価する。上顎洞に問題のない患者であれば，上顎洞炎やその既往がある場合よりも，迷入物の摘出は容易である。

迷入した根尖が2～3mmと小さく，元々，歯と上顎洞に感染巣を認めなければ，直ちに根尖の除去に取りかかる。まず，X線撮影を行い，破折した歯根の位置と大きさを確認する。次に，抜歯窩根尖部の小さな開口部から洗浄し，抜歯窩から上顎洞内の洗浄液を吸引する。うまくいけば，根尖を洗い流すことができる。吸引した洗浄液をよく確認し，X線検査で根尖が除去されたことを確認する。うまくいかない場合は，根尖を上顎洞内に残留させておく。破折根尖が小さく，感染していなければ，残しておいても継発症を招く危険性は低く，除去を目的とした侵襲的処置をするほうが，合併症のリスクは高くなる。根尖を上顎洞内に残留させる場合，根尖の位置をよく確認しておく。また患者に説明し，定期的に経過観察するために受診するよう指示する。

口腔上顎洞瘻孔に対しては，後述するように，抜歯窩を8の字縫合したり，抗菌薬を投与したり，鼻腔用スプレーで粘膜の肥厚を抑えつつ自然孔を維持させることで，上顎洞炎の発症を未然に防ぐことができる。このような処置により，その後とくに問題を生じることなく，根尖が上顎洞粘膜上に形成された線維性被膜に被覆されてしまう可能性が高い。ただし，歯根が感染していたり，慢性上顎洞炎を認める場合は，口腔顎顔面外科医に，Caldwell-Luc法（開洞）による根尖除去を依頼する必要がある。

迷入した歯根の破片が大きかったり，歯根全体が上顎洞内に迷入した場合は，除去しなければならない（図10-4）。通常は，犬歯窩からCaldwell-Luc法（開洞）で上顎洞内にアプローチし，迷入した歯を抜去する。（17章参照）。

上顎の埋伏第3大臼歯も，上顎洞内に迷入することがあり，やはりCaldwell-Luc法（開洞）で抜去する。しかし，側頭下窩に迷入することのほうが多い。歯の脱臼操作中に，挺子による遠心方向への力がかかり，骨膜を破って側頭下窩に押し込んでしまうのである。その場合，迷入した歯は，翼状突起外側板の外側で外側翼突筋の下方に存在することが多い。十分な照明下で迷入歯に到達できそうであれば，止血鉗子などを用いて，慎重に1回だけ抜去を試みてもよい。しかし，迷

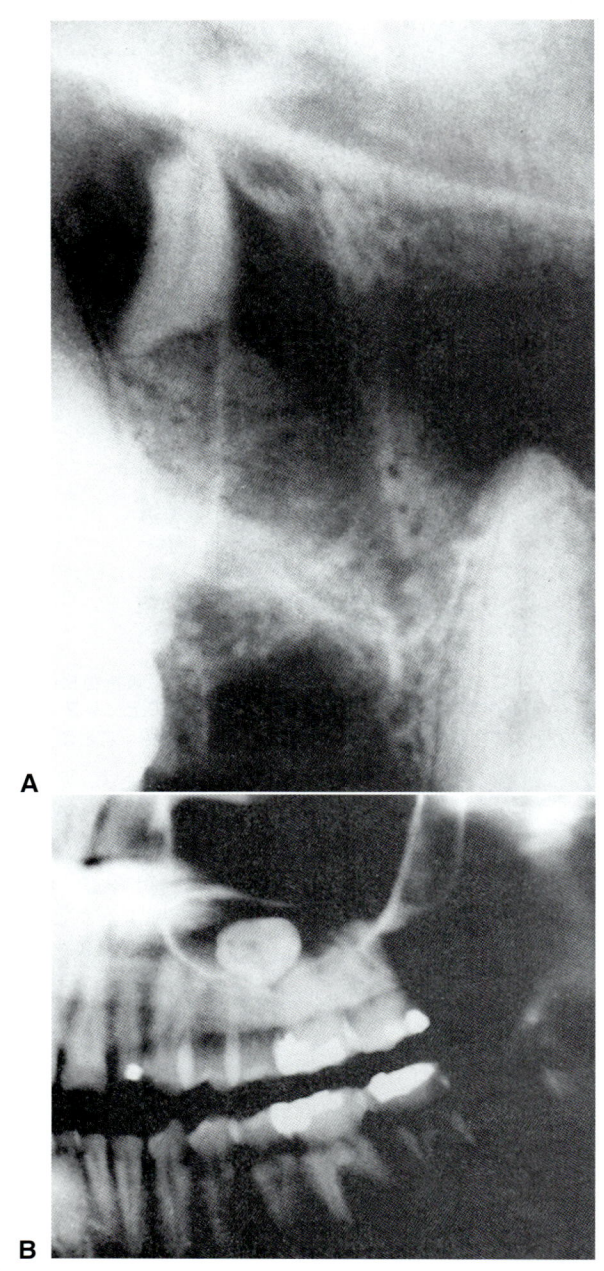

図10-4 A：上顎洞内に迷入した大きな歯根の破折片。破折片はCaldwell-Luc法によって抜去する。B：上顎洞内の歯は，抜歯中に上顎洞内に迷入した上顎第3大臼歯である。この歯は，上顎洞から除去しなければならないが，Caldwell-Luc法で抜去可能と思われる。

入歯を視認できることは少なく，盲目的に探った結果，さらに後方に押し込んでしまう場合がほとんどである。1回抜去を試みてうまくいかなければ，いったん閉創して，手術を中断する。患者には，歯が迷入したため，後日抜去することを説明する。感染予防目的に抗菌薬を投与し，いつもどおりの抜歯後の処置と指示を行う。創傷治癒の早期のうちに迷入歯の周囲に線維化が生じ，迷入場所で固定される。迷入歯の抜

去は，口腔顎顔面外科医が術前に画像評価を行い，迷入位置を確認したうえで行う．

臼歯部の歯根を覆っている舌側皮質骨は，後方になるにつれて，より菲薄になる．例えば，下顎第3大臼歯部の舌側皮質骨には裂開がみられることが多く，実際，術前から根尖部が，顎下隙に位置していることもありうる．臼歯の破折根尖を抜去する際，根尖方向に力をかけると，舌側皮質骨板を破って，顎下隙に迷入させてしまうこともある．根尖方向への力が小さくても，歯根が顎下隙に迷入することもある．顎下隙迷入の防止策は，下顎の歯根を抜去する際には，絶対に根尖方向への力をかけないことである．

Cryer挺子などの三角形の挺子は，通常，破折した下顎大臼歯の歯根を抜去する際に用いられる．抜去中に歯根を見失った場合，1回だけ抜去を試みる．まず，左（利き手の反対側）の人差し指を口底の舌側に入れ，下顎骨の舌側面から圧をかけて，歯根を抜歯窩に戻すようにする．これが奏効すれば，ルートチップで歯根を抜去すればよい．失敗した場合は潔く諦め，口腔顎顔面外科医に紹介するべきである．このような根尖抜去の最終手段は，粘膜弁を形成し，根尖を直視できるところまで顎骨舌側の粘膜骨膜弁を丁寧に剥離，翻転する方法である．上顎洞への歯根迷入時と同様に，破折歯根が小さく感染を伴わない場合，口腔顎顔面外科医は，歯根を残すことを選択する可能性もある．これは，迷入根を抜去するための手術侵襲が大きかったり，舌神経を損傷させるリスクを回避するためである．

3．咽頭への落下

歯を咽頭に落としてしまうことがある．その際には，患者を術者のほうに向かせ，可能なかぎり口を下に向けて，咳をさせ，歯を吐き出させる．吸引装置を用いて歯の咳出を促してもよい．

このような対応をしても，歯を誤飲，誤嚥することがある．患者が咳をせず呼吸苦の訴えもない場合，歯は，すでに食道を通って胃まで到達している．しかし，激しい咳を伴って，呼吸が短くなっている場合は，歯を誤嚥し，声門から気管を通り，気管支まで到達していると考えられる．

いずれにしても，患者を救急処置室へ搬送し，胸部と腹部のX線撮影を行って，歯の正確な位置を確認しなければならない．歯を誤嚥した場合には，気管支鏡による歯の抜去を依頼する．異物誤嚥に対する緊急処置は，第1に，気道の確保と呼吸の維持である．呼吸苦があれば，酸素吸入を行う．歯を嚥下した場合，2～4日間で消化管を通過することがほとんどである．歯は消化管に引っかかるような形態をしていないので，通過障害はほとんど起きない．しかし，患者の腹部X線撮影を行い，歯が気管内ではなく，消化管内にあること

を確認することが，医療安全上重要である．誤飲した歯は，問題なく消化管を通過するのが通常なので，経過観察のための腹部X線撮影を行う必要はない．

隣在歯の損傷

抜歯中は，どうしても歯を脱臼させ抜去することに意識が集中してしまうので，隣在歯損傷の可能性が生じる．隣在歯の損傷は，骨削除や歯の分割時によく起きる．外科的抜歯の際には，バーが隣在歯に近づき過ぎないように注意しなければならない．術者は，術野の隣接組織にも注意を払うことが必要である．

1．隣在歯の補綴物の破損や脱離

よくある隣在歯の損傷は，挺子で脱臼させることに意識を集中するあまり，補綴物を破損，脱落させたり，う蝕歯を破折してしまうことである（図10-5）．隣在歯に大きな補綴物がある場合，抜歯中に破損する可能性があることを，術前に説明しておくべきである．補綴物の破損を避けるために，抜歯器具による不用意な力が補綴物にかからないようにする（Box10-3）．つまり，隣在歯に大きな補綴物があるとき

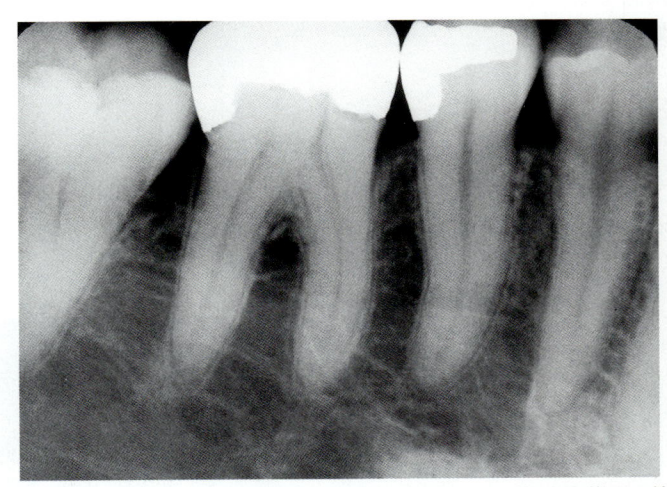

図10-5 下顎第1大臼歯．第1大臼歯の抜歯の際，挺子や鉗子で第2小臼歯のアマルガムを破損しないように注意する．

Box 10-3

隣在歯損傷の予防

1. 補綴物が大きい場合は，破損する可能性があることを認識する．
2. 患者には術前に説明しておく．
3. 挺子は慎重に使用する．
4. 隣在歯に力がかかったときは知らせてくれるよう，助手に頼んでおく．

は，直の挺子を歯根膜腔に完全に挿入して慎重に使用するか，まったく使用しないかのどちらかである。隣在歯の補綴物が脱落あるいは破損した場合，直ちに口腔内から除去し，抜歯窩内に落下させないようにする。抜歯終了後に，脱落したクラウンを再合着するか，暫間用セメントなどで処置する。また，歯冠や補綴物を破損した場合は，補綴物の再作製を要することを，患者に説明しておく。

抜歯の際には，反対側の歯に不用意な力を作用させ，損傷してしまうことがある。これは，頬舌方向に無理に歯を動かしたり，引き抜く力が大き過ぎた場合に生じる。いきなり歯が抜けてしまい，勢い余って鉗子で反対側の歯を叩き，咬頭を破損することもある。このような事故は，下顎の抜歯時に起こりやすいが，原因は上顎に比べて大きな垂直的に引き抜く力を要するためで，とくに No. 23（牛の角）型鉗子の使用時に起こりやすい。このような損傷を防ぐには，いくつかの方法がある。まずは，無理な牽引力をかけないことである。抜歯の際の牽引力を必要最小限にするため，根尖方向や頬舌方向，あるいは回転方向に力をかけて，歯を十分に脱臼させておく。しかし，予期せぬタイミングで歯が抜けてしまうこともあるので，常に，反対側の歯に鉗子が当たらないように，指や吸引管で保護することを意識するべきである。なお，損傷してしまった場合には，永久修復が完了するまで患者が不快感を覚えないように，歯の表面を平滑にしたり，暫間修復処置を行う。

2. 隣在歯の脱臼

抜歯器具の誤った使用によって，隣在歯を脱臼させてしまうことがある。隣在歯の脱臼は，挺子や鉗子を慎重に使用することで予防できる。下顎前歯部の抜歯時によく起きるので，抜去予定歯の周囲が叢生していたり，隣在歯と重なり合っている場合には，薄くて先の細い No. 286 鉗子を用いる（図10-6）。隣在歯の損傷や脱臼の原因となるので，嘴部の幅が広い抜歯鉗子は使用しない。

隣在歯の脱臼が明らかな場合，脱臼歯を抜歯窩内に復位し，暫間固定を行う。その際，咬合状態をよく確認し，整復した歯が挺出したり，外傷性咬合が生じないように注意する。脱臼した歯が歯槽窩内で動揺する場合には，歯を所定の位置に保つために，適度に固定する。隣在歯の歯肉に通した絹糸を，咬合面上で交差するように単純縫合しておけば，十分固定できる。アーチバーと結紮線で強固に固定すると，根の吸収や骨性癒着を起こしやすくなるため，避けたほうがよい（21章参照）。

3. 誤抜歯

「誤抜歯」の頻度は驚くほど多い。歯科医師の医療過誤に対する訴訟において最も多いのが，誤抜歯である。誤抜歯は，術前における治療計画の再チェックを怠ったときに起きる場合がほとんどである。抜去予定歯に大きなう蝕があるような場合は，誤抜歯する可能性は少ない。誤抜歯の原因には，本来の担当医ではなく，別の歯科医師が代診することも挙げられる。抜歯予定歯を間違って表記したり，X線写真を左右逆に貼ってしまうと，実際に抜歯する歯科医師は，紹介元の歯科医師や抜歯を依頼した歯科医師の指示を誤解しやすくなる。つまり誤抜歯は，歯科矯正治療目的の便宜抜歯においても起こる可能性があり，とくに混合歯列期の患者で，矯正歯科医からの抜歯依頼が非日常的な部位の場合に，誤抜歯してしまうことがありうる。慎重に術前計画を立て，抜歯を依頼した歯科医師と良好なコミュニケーションをとり，さらに操

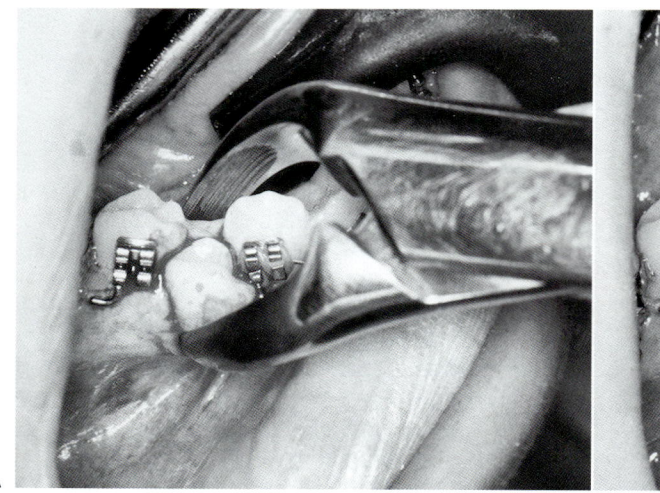

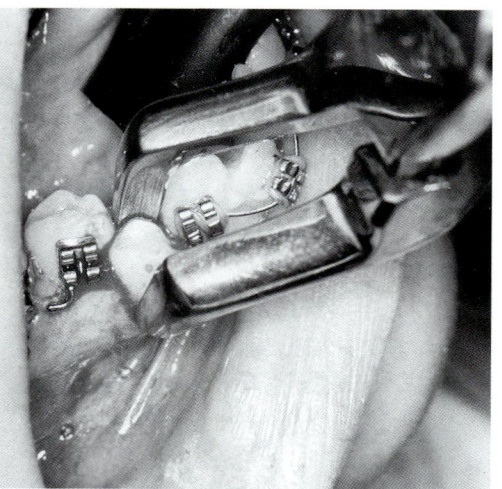

図 10-6　A：No. 151 鉗子。隣在歯を脱臼させずに，抜去予定歯の小臼歯だけを把持するには，幅が広すぎる。B：上顎用の残根用鉗子。抜歯を行ううえで歯冠を把持しやすい。

作前に再確認することが，誤抜歯を防ぐうえで最も有効な方法である（Box10-4）。

　誤抜歯に気づいた場合には，速やかに歯を抜歯窩に戻さなければならない。歯科矯正治療目的の便宜抜歯の場合は，すぐに矯正歯科医に連絡し，抜去してしまった歯が抜去予定歯の代わりになるかどうかを相談する。その結果，やはり本来の抜去予定歯でなければならないという場合には，誤抜歯から再植された歯の予後を見極めるまで約4～5週間，本来の抜歯を待たなければならない。誤抜歯された歯の再植に成功してから，抜歯することが重要である。また，治療計画の変更点が確定するまで，反対側の歯を抜歯してはならない。

　次の来院日まで誤抜歯に気づかなかった場合，問題を解決することは，ほとんど不可能である。抜去歯が乾燥した後では，再植術は不可能だからである。

　誤抜歯をしてしまった場合には，患者，そして患者が未成年であれば両親，さらに矯正歯科医など患者の治療に携わる他の歯科医師に，説明することが重要である。場合によっては，矯正歯科医が治療計画を変更して，誤抜歯による影響を最小限に抑えることができるかもしれない。なお，歯科矯正治療に関係のない誤抜歯の場合，インプラント治療によって対応することもある。

骨組織の損傷

1. 歯槽突起骨折

　抜歯の際には，周囲の歯槽骨がたわむことで，歯が出てくる「通り道」ができる。しかし，周囲歯槽骨が拡大する代わりに骨折し，歯と一緒に除去されることもある。歯槽突起骨折の最大の原因は，鉗子を用いる際の力の入れ過ぎにある。抜歯にあたり，過度に強い力が必要だと判断した場合には，外科的抜歯に切り替えて，適切な骨削除を行い，容易に抜歯できるようにする。複根歯の場合には，歯根分割を追加する。この原則に従わずに，無理な力で抜歯し続けようとすると，抜歯と同時に，歯槽骨骨折を招く。

　抜歯に伴う歯槽骨破折の好発部位は，上顎犬歯の頬側皮質骨，上顎大臼歯（とくに第1大臼歯）の頬側皮質骨，上顎臼部の歯根が介在する上顎洞底部・上顎結節・下顎前歯部の唇側皮質骨である（図10-7）。これらの骨損傷は，すべて鉗子に無理な力をかけることによって生じる。

　歯槽骨破折の予防には，歯槽突起部分の術前診査（触診，X線写真の読影）をよく行うことが重要である（Box10-5）。抜去予定歯の歯根形態をよく観察し，歯根と上顎洞との近接状態を確認する（図10-8）。また，抜歯予定歯の頬側皮質骨の厚さについても確認しておく（図10-9）。歯根開大や上顎洞への近接を認める場合，あるいは頬側皮質骨が厚い場合に

Box 10-4

誤抜歯の予防

1. 手技に集中する。
2. 抜去予定歯を抜歯していることを，患者と助手と一緒に確認する。
3. 抜去予定歯を抜歯していることを，画像とカルテを見て確認し，抜歯操作前にもう一度確認する。

Box 10-5

歯槽突起骨折の予防

1. 周到な術前診査とX線写真の読影を行う。
2. 過度な力をかけない。
3. 抜歯に必要な力を軽減させるために，外科的抜歯を適用する。

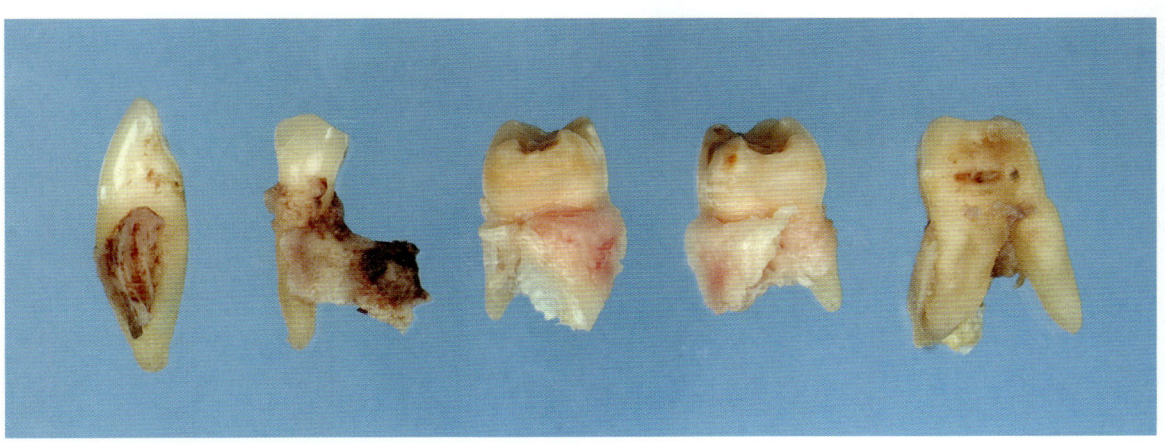

図 10-7　鉗子抜歯した結果，歯だけではなく骨も一緒に抜去された。

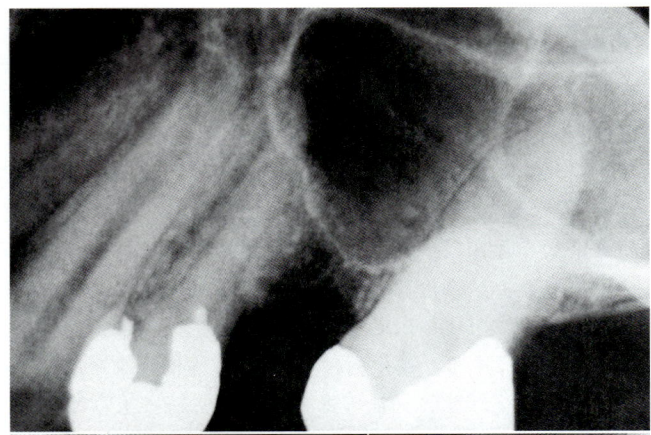

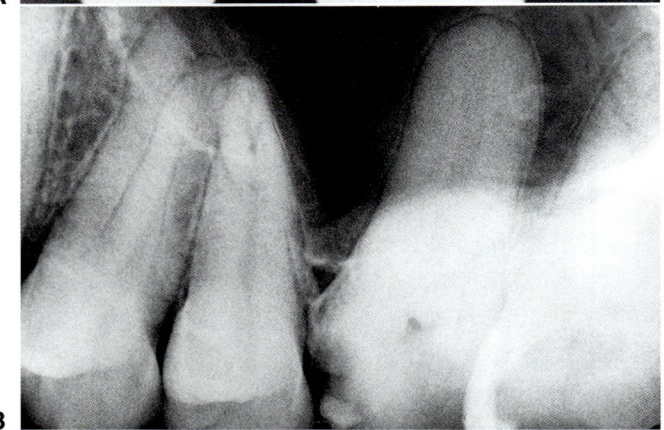

図10-8　A：上顎洞底から根尖が突出している。抜歯が必要な場合，弁を挙上して抜歯しなければならない。B：上顎の大臼歯が上顎洞に近接している場合，上顎洞が口腔内に露出する危険性が増大する。

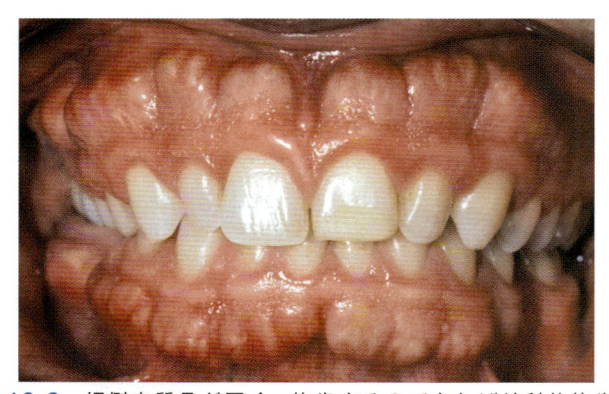

図10-9　頬側皮質骨が厚く，抜歯するのであれば外科的抜歯が望ましい患者（Neville BW, Damm DD, Allen CM et al: Oral and maxillofacial pathology, ed 2, St Louis, 2002, Saunders.）

は，大きく骨折させないための配慮が必要となる。高齢者の骨は弾性に乏しく，骨折しやすいので，年齢も考慮すべき要因である。

術前に，抜歯による骨折の可能性が高いと判断した場合，外科的抜歯を検討する。この方法によって，結果的に骨削除の量が減り，補綴物作製のための理想的な歯槽形態が得られる。

上顎臼歯の歯根が上顎洞と近接している場合には，粘膜骨膜弁を挙上して歯根を露出させ，歯根を分割すれば，上顎洞底部の骨破壊を防止できる。また二次的に閉鎖術を要する口腔上顎洞瘻の形成も予防できる。

まとめると，皮質骨骨折を回避するには，術前によく診査してX線写真を慎重に読影すること，抜歯の際に過度な力を加えないこと，複根歯には外科的抜歯法を選択すること，が重要である。鉗子抜歯中に，早い段階で歯の動揺を得られない場合には，速やかに外科的抜歯に切り替えることが賢明である。

歯槽骨骨折の処置方法は，骨折の様態や重症度に応じて選択する。骨が歯とともに歯槽窩から完全に除去されてしまったときは，骨を復位してはならない。創傷の治癒遅延を防止するには，残存骨上の適切な位置に軟組織を戻すべきである。また，骨折によって生じた骨の鋭縁を，平滑にしなければならない。骨の鋭縁がある場合には，小さな軟組織弁を挙上し，骨ヤスリや破骨鉗子で骨の鋭縁を丸めておく。

抜歯中，指で歯槽突起を支えていれば，頬側皮質骨の骨折が生じた場合に，指先で骨折を触知できる。この場合，骨折片が骨膜を介して軟組織に付着したまま，歯だけを骨から分離して抜去することができれば，通常どおりに治癒する。具体的には，歯を鉗子で固定し，No. 9骨膜剥離子などの小さく鋭利な器具を用いて，歯根から頬側骨を分離する。軟組織弁を骨折片から剥離してしまうと，骨片への血液供給が途絶え，骨壊死をきたす可能性がある。骨折片と軟組織を歯から剥離した後，骨と軟組織弁を元の位置に戻し，縫合固定する。こうすれば，骨が歯とともに抜去された場合よりも，補綴処置を行うにあたり，より望ましい歯槽形態への骨治癒を期待できる。骨折片を歯から分離するのは難しいが，その価値は大きいといえる。

2. 上顎結節の骨折

上顎結節部を大きく骨折させると，きわめて困難な状況に陥る。上顎義歯の安定した維持力を確保するうえで，上顎結節は重要な働きをする。上顎結節部の骨折は，萌出した上顎第3大臼歯の抜歯や，最後臼歯となっている第2大臼歯の抜歯の際に起こりやすい（図10-10）。

上顎結節骨折の対応策は，他部位の骨折と同様である。骨折片が骨膜に付着し，骨折片が確実に生着しそうであれば，骨折片を指で押さえて保持し，骨折片から歯を分離する。上顎結節は前述したように，単純な粘膜縫合で十分固定できる。

しかし，上顎結節骨折片の動揺が著しく，歯から分離でき

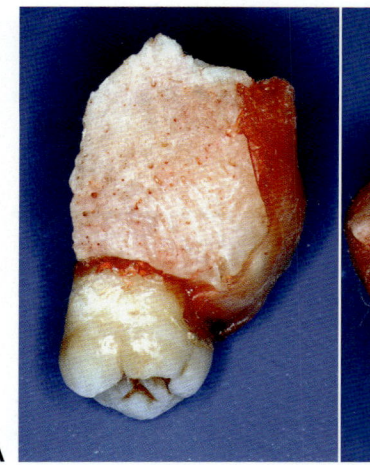

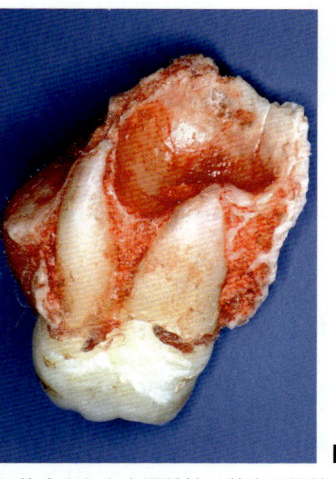

図10-10　上顎第2大臼歯とともに抜去された上顎結節。義歯の維持に重要な部分を除去したうえに，上顎洞を口腔内に露出させている。A：歯とともに抜去された上顎結節の頬側面感。B：上方面観，上顎洞底が見える。（Courtesy Dr. Edward Ellis III）

ない場合には，別の方法を検討する。第1の方法では，抜去歯を隣在歯にシーネなどで固定し，骨折の治癒を6〜8週間待ってから，粘膜弁を挙上して抜歯する。第2の方法では，歯冠と歯根を分割し，上顎結節の骨折部分を治癒させて6〜8週間後に再度アプローチし，通法どおりに歯根を抜去する。しかしながら，当該上顎大臼歯に感染を伴っている場合には，これらの方法の適用を慎重に検討しなければならない。

上顎結節が軟組織から完全に剥離されてしまった場合には，残存骨の鋭縁を平滑にしたうえで，軟組織を復位して縫合すればよい。また，口腔上顎洞瘻の有無を慎重に診査し，必要に応じて追加処置を行う。

上顎結節骨折は，重大な合併症と考えなければならない。これに対する対処の最終目標は，骨折片を所定の位置に戻し，それを維持することであり，そのために必要な最良の環境を整えることである。口腔顎顔面外科医に紹介し，治療を依頼することが，最良の判断かもしれない。

隣在組織の損傷

抜歯中に，隣在組織を損傷させることもある。術前に，隣接する解剖学的構造を考慮し，周囲組織を損傷しないように手術計画を立てるべきである。

1. 局所の神経損傷

第V脳神経の枝は，粘膜や皮膚に広く分布しており，抜歯中に最も損傷しやすい隣在組織である。とくに損傷されやすいのは，オトガイ神経，舌神経，頬神経，鼻口蓋神経である。鼻口蓋神経と頬神経は，埋伏歯抜去のために弁を形成す

る際に，頻繁に切断される。しかし，この2つの知覚神経支配領域は比較的小さく，また損傷領域における神経再生も早いため，後遺症が患者を悩ませることはほとんどない。

下顎小臼歯の歯根や埋伏下顎小臼歯の抜歯，あるいはオトガイ神経やオトガイ孔付近の根尖部手術は，細心の注意を払い，慎重に行わなければならない。オトガイ神経の損傷は，口唇や頬部に知覚異常や知覚麻痺を招く。オトガイ神経の損傷が，弁の翻転などの手術操作によるものであれば，数日〜数週間で回復する。しかしオトガイ神経を切断したり，神経の走行に沿って断裂した場合には，オトガイ神経機能は回復せず，永久に知覚を失う可能性が高い。オトガイ神経やオトガイ孔付近の手術を行う際には，神経損傷による知覚異常や知覚麻痺の発症率が高いことを，よく認識しておくべきである（Box10-6）。必要な外科的手術にあたり，技術的に少しでも不安があれば，口腔顎顔面外科医に患者を紹介するべきである。オトガイ神経付近に三角弁を作製する場合，オトガイ神経の一部を切断しないように，縦切開は十分前方に設定する。したがって，通常，犬歯から第2小臼歯間の歯間乳頭に，縦切開を設定することはない。

舌神経は，通常，臼後隆起部の下顎骨舌側面に接するように走行している。時として舌神経が，臼後隆起内を通ることがある。損傷した舌神経が，再生することはまれである。臼後隆起部における切開線の設定は，舌神経から可及的に離すべきである。つまり，粘膜弁を挙上して下顎の埋伏第3大臼歯あるいは臼後隆起部の骨を露出させる際の切開線は，下顎の頬側寄りに設定する。同様に，臼後隆起部に粘膜弁を挙上する場合，切開線を長くし過ぎたり，臼後隆起部舌側の粘膜を伸展しないように，注意しなければならない。

最後に，下歯槽神経も損傷される可能性がある。最も損傷を受けやすい部位は，下顎第3大臼歯部である。下顎の埋伏智歯抜去の際には，下顎管内の神経を圧迫したり，切離，断裂する可能性がある。下顎智歯抜歯では，下歯槽神経損傷の可能性があることを，術前に患者に説明しておくことが重要である。抜歯中は，神経損傷を避けるために，あらゆる予防策を講じなければならない。

Box 10-6

神経損傷の予防

1. 術野における神経の解剖学的走行を熟知する。
2. 神経の走行領域において，切開を加えたり骨膜を損傷しないように注意する。

> **Box 10-7**
> **顎関節損傷の予防**
>
> 1. 抜歯中に下顎を支える。
> 2. 過開口させない。

> **Box 10-8**
> **口腔上顎洞瘻の予防**
>
> 1. 術前X線検査を行い，解剖学的形態をよく読影する。
> 2. 早い段階で外科的抜歯に切り替え，歯根分割する。
> 3. 根尖方向に過度な力をかけない。

2. 顎関節の損傷

下顎の抜歯中に顎関節を損傷する可能性もある。下顎大臼歯の抜去には，相当な力を要するので，歯にかける力を緩衝するように顎を支えておかなければ，顎関節部に疼痛を生じるかもしれない。歯にかける力を適正範囲に調節し，顎をしっかり支えることで，顎関節部の疼痛を予防できる。反対側にバイトブロックを使用すると左右の力のバランスがとれるため，顎関節部の損傷が起きない（Box10-7）。術者か助手が，下顎下縁をしっかり保持して，下顎を支えるべきである。抜歯直後に顎関節疼痛の訴えがあれば，温湿布と顎の安静，ならびに食事は軟食とすることを指導し，1回600〜800mgのイブプロフェンを4時間ごとに数日間服用するよう指示する。喘息やアレルギーにより，非ステロイド系抗炎症薬を服用できない場合には，1回500〜1,000mgのアセトアミノフェンを服用させる。

口腔上顎洞瘻

上顎大臼歯抜去の際，口腔と上顎洞が交通してしまうことがある。上顎洞の含気腔が大きかったり，歯根と上顎洞の間にわずかな骨しかない，あるいは骨が存在しない，または歯根が開大している場合に，上顎洞底の骨や洞底粘膜が歯とともに一部除去され，上顎洞底と口腔の交通路を形成することがある。この合併症が生じた場合，さまざまな継発症を予防するために，適切な処置を行う必要がある。憂慮すべき2つの継発症は，術後性上顎洞炎，および慢性口腔上顎洞瘻孔の形成である。これらが起きるかどうかは，口腔上顎洞瘻の大きさや，上顎洞露出部の処置と管理にかかっている。いかなる合併症も，予防にまさる対処方法はない。上顎大臼歯抜歯の際には常に，歯と上顎洞の位置関係について，術前のX線写真でよく確認する必要がある。上顎洞底と歯根が近接し，かつ歯根が開大している場合には，弁を挙上し，歯根を分割して抜去するべきである（図10-8参照）。上顎洞底と近接し歯根が開大した歯を抜去する際には，過度な力をかけて強引に抜歯を試みることは，避けなければならない（Box10-8）。

口腔上顎洞瘻孔の診断には，いくつかの方法がある。まず，抜去歯をよく観察し，骨が根尖部に付着していれば，上顎洞と口腔との交通があると判断するべきである。骨がまったく付着していない場合でも，上顎洞と交通していることもある。上顎洞との交通を確認するために，ブローイングテストがよいという意見もある。この方法は，患者の鼻翼を挟んで鼻を塞いだ状態で，患者に鼻から静かに息を吹き出すようにしてもらいながら，術者が抜歯部位を観察する方法である。上顎洞との交通があれば，抜歯窩を経由して空気の流通があるため，抜歯窩の血液中に泡が生じる。しかし欠点として，元来上顎洞との交通はないにもかかわらず，強く吹き出すことによって交通路が形成されてしまう可能性がある。したがってブローイングテストは，その結果によって治療方針が左右される場合に限って行うべきである。

口腔上顎洞の交通が明らか，あるいは強く疑われる場合には，交通路の大きさによって処置内容が異なるため，おおよその大きさを計測する。交通路が小さい場合には，ゾンデなどの先の細い器具を用いて確認すると，かえって交通路を大きくする可能性がある。抜去した歯に骨が付着していない場合は，交通路の大きさは直径約2mmか，それ以下であることが多い。一方，抜歯した際に相当な大きさの骨が付着してきた場合には，交通路の大きさを予測できる。交通路の直径が2mm以下であれば，追加処置は不要である。抜歯窩に血餅が形成されていることを確認し，血餅を脱落させないための予防策について，患者教育を行う。

予防策の目的は，上顎洞の内圧の増減による血餅の脱落を防止することである。具体的には，鼻をかむこと，激しいくしゃみ，ストローでの飲用，喫煙などは禁忌である。喫煙者で一時的な禁煙もできない患者には，上顎洞内の圧変化を避けるために，煙は深く吸わずに小さく吸い込むように指導する。

また，歯科用鋭匙やルートチップを用いて，抜歯窩に沿って上顎洞の中を探ってはならない。上顎洞の骨が除去されていても，上顎洞粘膜は残存し，穿孔していない可能性があるからである。器具を用いて抜歯窩を探ると，不必要に粘膜を損傷する可能性がある。また，上顎洞と口腔との交通路を探ることによって，口腔内細菌などを上顎洞内に侵入させることになり，事態を複雑にする。交通路の触診は禁忌である。

口腔と上顎洞の交通が2〜6mmと中等度の場合には，追加処置が必要である。抜歯窩の血餅維持を確実にするため，

8の字縫合を抜歯窩上に行う（図10-11）。縫合前に，抜歯窩内にゼラチンスポンジ（例：ジェルフォーム）などの血餅形成促進薬を挿入する場合もある。患者には，血餅脱落予防策の具体的な方法を指示する。最後に，上顎洞炎を発症させないように，抗菌薬を処方する。アモキシシリン，セファレキシン，クリンダマイシンなどの抗菌薬を5日間処方する。さらに，うっ血防止用の点鼻薬を処方して，鼻粘膜のうっ血を防ぎ，自然孔の開存を維持する。自然孔が開存し，上顎洞が正常に換気できていれば，上顎洞炎や上顎洞の感染は発症しにくいものである。口腔粘膜のうっ血予防薬の投与が推奨されることもある。

上顎洞の口腔への開口部が，7mm以上と大きい場合，弁を形成して，開口部の閉鎖を検討しなければならない。この場合，特殊な技術や経験を要するため，口腔顎顔面外科医に紹介して，治療を依頼するべきである。

比較的小さな開口部に対しては，一般的に頰粘膜弁を用いる。これは，頰粘膜から弁を挙上して，開口部を閉鎖する方法である。この術式は，可及的速やかに行うべきで，同日中に施行するのが理想である。前述と同様に，口腔上顎洞瘻の予防策と抗菌薬による薬物療法を行う（17章参照）。

上顎洞に既往歴のない患者には，上述の方法が推奨される。上顎洞と口腔を交通させてしまった場合，上顎洞炎や上顎洞の感染の既往について，正確に問診をとることが重要である。慢性の上顎洞疾患の既往がある場合，たとえ上顎洞と口腔との交通路が小さくても，自然治癒することはほとんどなく，慢性の口腔上顎洞瘻を形成してしまう。治癒起点が起こるまでの数週間は，慎重に経過観察を行わなければならない。上顎洞炎の既往がなければ，通常，抜歯後数日で自然治癒する。2週間以上，上顎洞と口腔の交通が残存している場合には，口腔顎顔面外科医に紹介するべきである。口腔上顎洞瘻があると，空気，水，食物，細菌などが口腔から上顎洞内に侵入し，慢性の上顎洞炎を引き起こすため，口腔上顎洞瘻孔の閉鎖は重要である。さらに，患者が上顎総義歯を装着している場合，吸着力が弱くなり，義歯の維持力が低下する。

術後出血

抜歯術は，元来の止血機序に真っ向から対立する外科手技である。その理由は，以下のとおりである。第1に，口腔や顎顔面領域は血管に富んでいる。第2に，抜歯によって軟組織や骨に孔が開き開放創となるため，出血や血液の滲出が続きやすい。第3に，創部を包帯などで直接圧迫したり，密閉して，止血できない。第4に，患者が抜歯窩を自分の舌で触ってしまい，結果的に血餅の脱落を招き，二次的に出血を起こすことがある。また，舌は抜歯窩から血餅を吸い出すような陰圧をかけてしまうため，それによる二次出血も起きることがある。第5に，血餅内部に肉芽組織が形成される前に，唾液中の消化酵素が血餅を溶解させることがある。

他の合併症と同様，出血を予防することが，最良の管理法である（Box10-9）。患者の血液凝固系に関する既往歴を詳細に聴取することは，出血予防の重要項目の1つである。とくに外傷や手術の際に止血困難となった経験については必ず聴取し，必要に応じて予防策を講じる（10章参照）。

具体的には，まず，過去に出血した際に，止血困難となったことがあったかどうかを尋ねる。ただし，患者の「出血が続いて止まらなかった」という認識は，実は正常範囲であることも少なくないため，注意が必要である。例えば，抜歯後最初の12〜24時間以内に少量の出血を認めることは，正常範囲内である。しかし，出血が1日以上持続したり，追加処置や経過観察を必要とした場合，出血性素因を有する可能性が高いと考えられる。

また，家族の出血傾向についても聴取する。家族の誰かに，出血傾向がある者や，止血困難を経験した者がいる場合は，その原因について詳しく聴取する。先天性の出血性疾患のほとんどは，家族性・遺伝性の特徴を有するが，症状は軽度から重度までさまざまであり，重症例では出血のコントロールが困難となる。

次に，現在服用中の薬物についても聴取し，血液凝固を阻害するような薬物を服用していないかどうかを確認する。抗凝固薬などの影響で，抜歯後出血が続く可能性がある。抗腫瘍薬やアスピリンを服用していたり，あるいはアルコール依

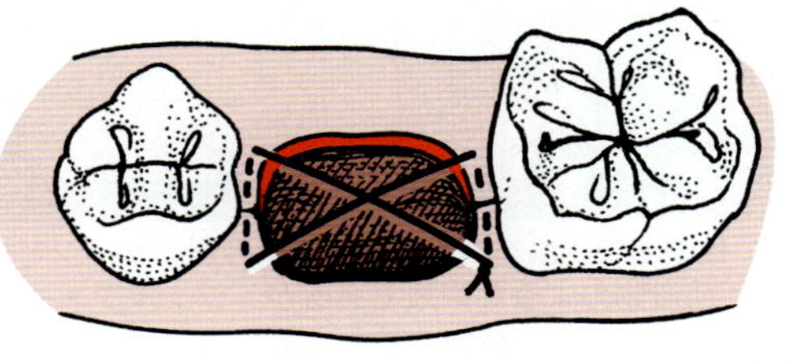

図10-11　8の字縫合を行い，抜歯窩に酸化セルロース片を保持する。

Box 10-9

術後出血の予防

1. 出血傾向について，既往歴をよく聴取する。
2. 手術は非侵襲的に行う。
3. 手術時にはしっかり止血する。
4. 患者教育，とくに術後の説明を十分に行う。

存症や重度の肝疾患に罹患している場合も，高度の出血傾向を認めることがある。

血液凝固障害や，その疑いのある場合は，術前に血液検査を行い，その重症度を調べておかなければならない。患者が遺伝性の血液疾患を有する場合，治療方針については血液内科とよく相談する。

抗凝固療法の評価測定方法は，国際標準比（international normalized ratio: INR）である。これは，患者のプロトロンビン時間とコントロール値を元に算出される。抜歯の適応となる抗凝固状態の限界は，INR 2.0～3.0である。INRが2.5未満であれば，抗凝固薬を減量せずに抜歯することが望ましい。局所の止血処置に工夫を必要とするが，慎重に行えばINR 3.0までは，小手術の実施は可能である。INRが3.0を超えている場合，患者の主治医と相談し，INRを下げるために抗凝固薬の減量が可能かどうか，相談しなければならない。

術中の出血コントロールという観念から，手術はできるかぎり非侵襲的に行い，切開は鋭利に，軟組織は丁寧に取り扱わなくてはならない。軟組織を挫滅すると，長時間の滲出性出血を招く。骨の鋭縁は平滑にするか，除去しなければならない。炎症性肉芽組織は，抜歯窩の根尖部や隣在歯の歯頸部周囲ならびに軟組織弁のすべてから搔爬しなくてはならないが，上顎洞や下歯槽神経などが近接している場合には，この限りではない（図10-12）。創部を慎重に観察して，出血している動脈がないかどうかを確認する。そのような動脈がある場合は，直接圧迫して止血を行い，うまくいかない場合は止血鉗子で把持し，吸収糸で結紮する。また，骨からの出血も確認しなければならない。骨孔から，孤立性の動脈性出血をきたすことがある。この場合，骨孔を止血鉗子の先端で粉砕し，出血している血管を閉塞させる。その後，抜歯窩に直接適合できるように湿ったガーゼを折りたたんで抜歯窩に押し込み，そのガーゼを少なくとも30分間しっかり咬ませる。止血を確認できるまで，患者を帰宅させてはならない。抜歯後30分経過した時点で，抜歯窩を確認する。大きく開口させてガーゼを除去し，抜歯部位から血液の滲出がないかを慎重に確認する。止血は最初が肝心なので，新しい湿ったガーゼを同じように折りたたんで所定の位置に置き，さらに30分間ガーゼを咬んでおくように指示する。

非動脈性の出血が続く場合には，追加処置が必要である。止血目的に，抜歯窩に挿入する薬剤がいくつかある（図10-13）。よく使用されて安価なものは，吸収性ゼラチンスポンジ（例：ジェルフォーム）である。これを抜歯窩内に填入し，抜歯窩を覆うように8の字縫合を行う。凝固の過程において，吸収性ゼラチンスポンジは血餅形成の足場を形成し，縫合によりゼラチンスポンジを所定の位置に保持できる。次いで，ガーゼを抜歯窩の頂部に置き，咬ませておく。

次の止血剤は，酸化セルロース（例：サージセル）である。これは抜歯窩内に加圧充填できるため，吸収性ゼラチンスポンジよりも血液凝固を促進できる。ゼラチンスポンジは，濡れると脆くなるため，出血している抜歯窩内に充填することはできない。一方，酸化セルロースを抜歯窩内に充填すると，ほとんどの患者で抜歯窩の治癒が数日遅延する。

患者の凝固能が疑わしい場合は，ヒト遺伝子組み換えトロンビンから調製された局所トロンビン溶液を準備し，ゼラチンスポンジにしみ込ませて抜歯窩内に填入する。トロンビンがあると，凝固機序のカスケードをスキップしてフィブリノーゲンがフィブリンに変換され，血餅を形成する。局所トロンビン溶液をしみ込ませたスポンジを抜歯窩に填入したら，8の字縫合を行い，所定の位置に保持する。ガーゼは，

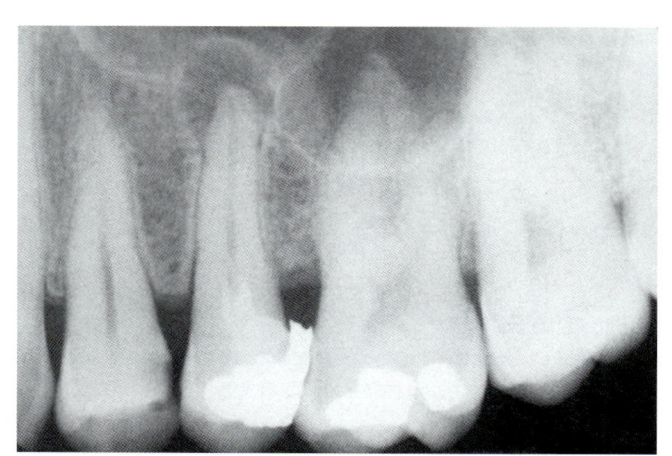

図10-12　第2小臼歯根尖部の肉芽腫。上顎洞穿孔の危険性が高いため，歯根肉芽腫を搔把してはならない。

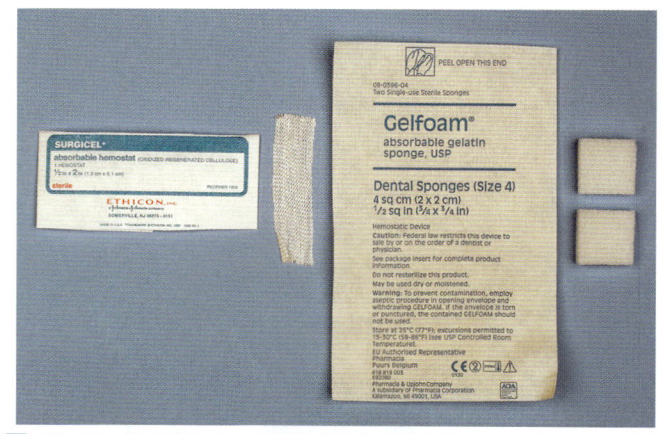

図10-13　抜歯窩の止血を促進する止血剤の例。サージセルは，酸化セルロースで絹織物のような形態であるが，ジェルフォームは格子状をした吸収性ゼラチンで，圧迫すると容易に粉砕できる。両者とも血液凝固を促進する。

10章 ● 術後合併症の予防と管理

通常どおりに抜歯窩上に置いて，圧迫する。

最後の止血剤は，コラーゲンである。コラーゲンは血小板凝集を促進し，血液凝固を加速させる。最近ではいくつかの製剤があるが，マイクロファイバーコラーゲン（例：アビテン）は，フワフワした線維性材料で，他の止血剤と同様に抜歯窩内に充填可能で，縫合やガーゼによる圧迫で抜歯窩内に保持される。さらに，高度に架橋結合したコラーゲンで，栓状（例：コラプラグ）やテープ状（例：コラテープ）の形態をしたものもある。このような止血剤は，あらかじめ抜歯窩専用の形態をしているため（図 10-14），填入は簡単だが，かなり高価である。

一次止血ができても，二次出血により患者から電話連絡が入ることもある。その場合，冷水で優しく含嗽し，適切な大きさの湿ったガーゼで出血部を覆い，30分間静かに座って，しっかり咬むよう指示する。それでも出血が続くようであれば，再度冷水で優しく含嗽し，湿ったティーバッグを咬むよう指示する。茶に含まれているタンニンが，止血を促進するためである。それでもうまく止血できない場合は，来院するように指示する。

二次出血のコントロールは，規定どおりの手順に則って行う。熟練の助手がアシストに着くのが理想である。患者を歯科用チェアに座らせ，口腔内の血液や唾液をすべて吸引する。

多くの二次出血患者の口腔内には，大きな血餅（血液が凝固して新鮮な肝臓に似た形態をしている）があり，それを除去する必要がある。慎重に出血部位を観察して，出血点を確定する。一般的な滲出性の出血と判断される場合は，湿ったガーゼを折りたたんで出血部位に置き，最低5分間，術者の指でしっかりと圧迫して止血を図る。

この手技で，ほとんどの出血をコントロールできる。出血原因のほとんどは，患者が創部を何回も舌で触って刺激したり，ガーゼを咬んで圧迫せずに，出血した血液を口から吐いたりすることによる。

5分間指で圧迫止血しても止血できない場合は，追加処置のために，抜歯窩の局所麻酔を行う。局所の浸潤麻酔よりも，伝達麻酔のほうがよい。アドレナリン含有薬物を浸潤させると，血管を収縮させて一時的に止血するものの，アドレナリンの効果が消失したとき，反動的に再出血が生じるからである。

局所麻酔後，抜歯窩を静かに掻爬し，古い血餅をすべて吸引する。出血部位をできるだけ明示し，軟組織からの出血が特定の動脈性出血なのか，滲出性の出血なのかを確認する。また，骨組織内の小さな栄養動脈から出血しているのか，通常の微小血管からの出血なのかも確認する。そして，前述した最初の止血処置を行う。次いで，止血剤を抜歯窩に填入す

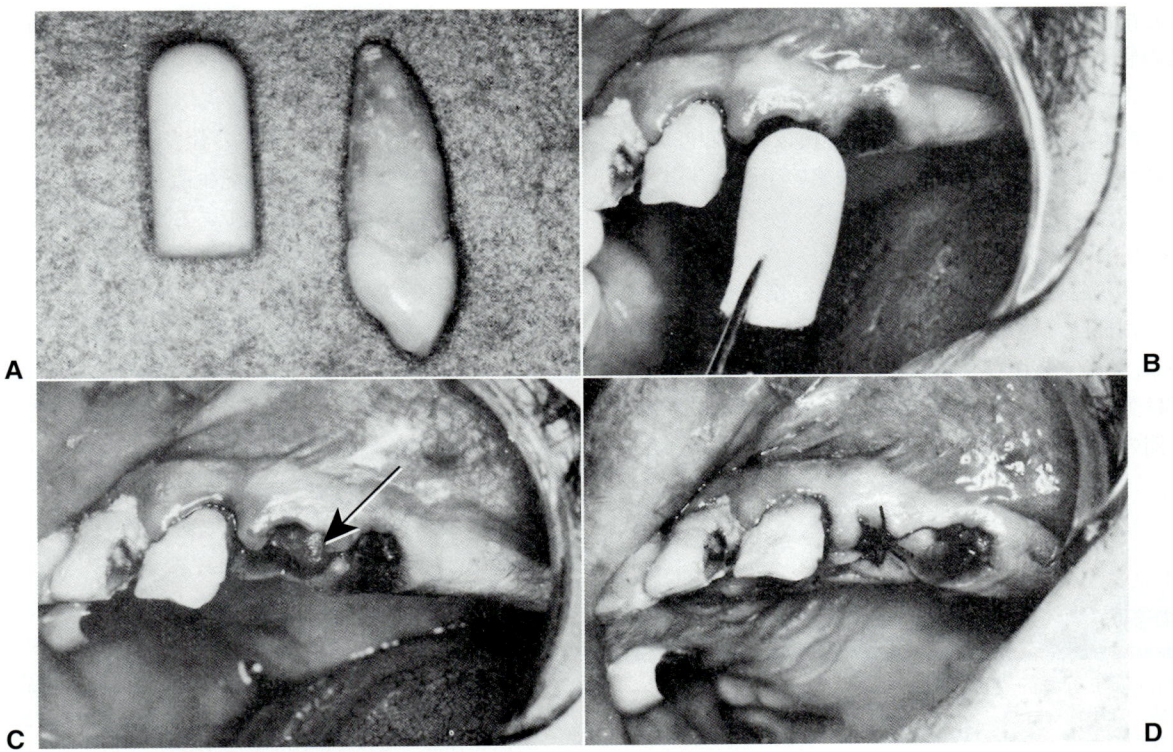

図 10-14　A：栓の形をしたコラーゲン。上顎犬歯の歯根と同程度の大きさである。B, C：コラーゲンの栓をプライヤーで抜歯窩に挿入する（矢印）。D：8の字縫合を抜歯窩の辺縁に行い，抜歯窩内にコラーゲンを保持する。

るかどうかを決定する。局所トロンビン液を含ませた吸収性ゼラチンスポンジを抜歯窩に填入し，8の字縫合を行い，湿った小さなガーゼを抜歯窩上に置いて，しっかり圧迫することが，二次出血に対する標準処置である。この手技は，たいていの抜歯窩二次出血に有効である。再出血した際の，出血部位へのガーゼの当て方について，患者に説明しておく。二次出血をきたした患者は，処置終了後少なくとも30分間は経過観察を行い，止血を確認してから帰宅させるようにする。

　前述してきた方法で止血できない場合，追加の臨床検査を行い，患者の潜在性凝固因子欠損の有無を調べる。定型的な凝固因子のスクリーニング検査を行うには，専門の血液内科医に検査を依頼する。検査結果が異常であれば，血液内科でさらに詳しい検査を行うことになる。出血による合併症は，術中・術後の出血が隣在軟組織に流れ込むことに起因する。とくに，皮下組織隙などに漏出した血液は，術後2〜5日で軟組織の打撲傷のように顕在化する。いわゆる斑状出血である（9章参照）。

創傷治癒遅延と感染

1. 感染

　創傷治癒遅延の最大の原因は感染である。感染は，通常の抜歯ではまれな合併症だが，軟組織弁の挙上や骨削除を行った際に生じうる。慎重な無菌操作，創部の壊死組織の切除，さらによく洗浄することが，弁形成を伴う口腔外科処置における最良の感染予防策である。すなわち，粘膜弁下の骨の削除部分は，生理食塩水で圧を加えて何度も洗浄し，視認できる異物は，鋭匙などですべて除去する。術後感染の可能性が高いと思われる患者には，周術期に抗菌薬の予防投与を行う。

2. 創の哆開

　その他，治癒遅延の原因となるものに，創の哆開がある。すなわち，創面断端が離れることである（Box10-10）。軟組織弁を戻し，骨の支持がない状態で縫合せざるをえない場合，軟組織弁は少しずつ沈下し，切開線に沿って離開することがある。哆開の第2原因は，創面縫合の際の過大な張力である。これは，縫合の際に創縁を互いに引き寄せなければならない場合に生じる。軟組織弁が牽引された状態で縫合されると，創縁に虚血が生じる。結果的に組織壊死を招き，縫合糸が外れてしまい，創の哆開となる。したがって，縫合する際には，創縁に決して牽引力がかからないように対処し，組織が虚血によって白くならないようゆるく結紮しなければならない。

　創の哆開によって，内斜線付近の骨露出を生じることが多い。第1・第2大臼歯抜歯において，舌側弁は内斜線（顎舌骨筋線）を覆うことになるが，治癒の初期段階で骨が薄い粘膜を突き破り，骨の鋭縁が露出してしまうこともある。これに対する主な処置は2つである。すなわち，①突出部はそのままにしておく，あるいは②骨ヤスリを用いて平滑にする，である。何も処置せずに放置した場合，骨露出部分は2〜4週間で脱落する。骨の鋭縁が煩わしいものでなければ，この方法が推奨される。骨ヤスリを使用する際も，弁の挙上は行わず（骨の露出面が増えるため），骨の鋭利な突出部だけを平滑にする。

3. ドライソケット

　ドライソケットや歯槽骨炎は，創傷の治癒遅延をきたすが，感染ではない。また，中等度〜重度の疼痛を引き起こすものの，発熱，腫脹，発赤などの感染所見は認められない。ドライソケットという用語は，疼痛を伴う抜歯窩の骨露出を指している。ドライソケットの疼痛は，通常，抜歯後3〜4日目に出現する。これは，下顎大臼歯抜去後に生じることがほとんどである。抜歯窩を精査すると，血餅の一部あるいはすべてが脱落しており，抜歯窩の骨表面が一部露出している。露出した骨は敏感で，疼痛の発生源となっている。疼くような鈍痛の程度は中等度〜重度であるが，拍動性で，耳まで放散痛を感じることが多い。抜歯窩は悪臭を放ち，患者は，「嫌な味がする」と訴えることが多い。

　歯槽骨炎の原因は明らかになっていないが，抜歯窩内とその周囲の線維素溶解活性が亢進した結果と考えられている。この線維素溶解活性により，血餅が溶解され，骨露出が生じる。線維素溶解活性亢進の原因は，骨髄の不顕性感染や骨髄炎か，別の要因の可能性もある。普通抜歯後のドライソケットの発生は，全体の2%とまれであるが，下顎の埋伏智歯の抜去後では，20%の発症頻度である。

　ドライソケットを予防するには，抜歯をできるだけ非侵襲的に，清潔操作で行い，術野の細菌感染を最小限にする。そのためには，切開線は鋭利に，軟組織の翻転は愛護的に行う。手術後，創部を大量の生理食塩水で圧をかけながら洗浄する。下顎智歯抜歯の際には，抜歯窩内に，テトラサイクリンなどの少量の抗菌薬をそのまま置くか，ゼラチンスポンジと一緒

Box 10-10

創哆開の予防

1. 無菌的処置を行う。
2. 非侵襲的な手術を行う。
3. 健全な骨の上で，切開線は縫合する。
4. 張力がかからない状態で縫合する。

に填入すると，ドライソケットの発症が抑えられるといわれている。また，ドライソケットの発症は，術前術後のクロルヘキシジンなどの抗菌性含嗽液を用いた含嗽によって減少するとされており，下顎の埋伏智歯抜去後のドライソケット発症率は50％以上抑制されることが，臨床試験で示唆されている[†1]。歯槽骨炎の治療においては，患者の疼痛緩和が唯一の目標である。処置しなければ疼痛は持続するが，他の合併症はなく，治療を行っても治癒を促進するわけではない。

治療方法は単純で，創部の洗浄と薬物の填入である。まず，抜歯窩を滅菌生理食塩水で静かに洗浄する。骨露出面が増大したり，疼痛が悪化するので，抜歯窩を掻爬して骨面を露出させてはならない。通常，血餅は溶解せずに全部残っており，骨面も無傷な部分が残されている。抜歯窩内の余分な生理食塩水を吸引し，薬物をしみ込ませたヨードホルムガーゼの小さい細片を，抜歯窩内に挿入する。薬物は，骨組織の疼痛軽減目的にはユージノールやベンゾカインなどの局所麻酔薬を，あるいはバルサムなどの賦活剤を用いる。薬物の調合は薬剤師に依頼してもよいし，歯科材料として購入してもよい。

薬物をしみ込ませたガーゼを抜歯窩内に静かに挿入すると，通常5分以内にほとんどの疼痛が消失する。抜歯窩内の薬物は，疼痛の度合いによって3～6日の間，1日おきに交換する。薬物を交換するごとに，抜歯窩内を生理食塩水で静かに洗浄する。疼痛が落ち着いたら，異物である薬物は創傷治癒を遅延させるため，抜歯窩内に放置してはならない。

下顎骨骨折

抜歯中の下顎骨骨折はまれな合併症だが，そのほとんどは埋伏智歯の外科的抜去と関連している。下顎骨骨折は，抜歯のために過大な力がかかった結果であり，歯科用挺子を使う際に力を入れ過ぎたことによって生じる。しかし下顎の埋伏智歯が深く埋伏している場合，小さな力でも骨折の原因となりうる。また，萎縮の著しい下顎の埋伏歯抜去中に発生する可能性もある。骨折を生じた場合には，顎骨骨折に対する治療を行い，骨折部を整復固定する。通常，専門的治療のために，患者を口腔顎顔面外科医に紹介しなければならない。

まとめ

合併症予防も，口腔外科医にとって重要な目標である。合併症に対する管理に習熟することも，「経験があって賢明な判断ができる術者」となる必須条件である。

特殊な合併症を起こす可能性が高い場合には，患者に対して，予測される管理とその継発症について説明しなければならない。またこの内容を，患者が署名する同意書にも記載しておかなければならない。

訳注
†1：アナフィラキシーショックの報告があるため，わが国においてはクロルヘキシジンの粘膜（口腔，腟，膀胱など）への使用は禁忌となっている。

11章

補綴前外科

MYRON R. TUCKER, BRIAN B. FARRELL, BART C. FARRELL

本章の内容

補綴前外科の目的
患者の評価と治療計画の原則
　1．骨支持組織の評価
　2．支持軟組織の評価
　3．治療計画
歯槽堤の形態修正
　1．多数歯抜歯に関連する歯槽堤形成術
　2．歯槽間中隔切除術
　3．上顎結節の減量術（硬組織）
　4．頬側の外骨症と過度のアンダーカット
　5．口蓋側の外骨症
　6．顎舌骨筋隆線の減量
　7．オトガイ棘の減量
骨隆起の切除
　1．上顎骨隆起
　2．下顎隆起
軟組織の異常
　1．上顎結節の減量（軟組織）
　2．下顎臼後隆起の減量
　3．口蓋側の軟組織の過剰
　4．支持のない過可動性組織
　5．炎症性線維性過形成
　6．口唇小帯切除術
　7．舌小帯の切除
即時義歯
歯槽堤の保存
オーバーデンチャー外科
下顎骨の増生
　1．上縁の増生
　2．生体代替材料による下顎骨の増生
　3．骨再生誘導（GBR）法（骨増生促進）
上顎の増生
　1．オンレー骨移植
　2．サンドイッチ法による骨移植
　3．上顎洞底挙上
歯槽骨延長術
下顎歯槽堤拡張のための軟組織手術
　1．転位弁前庭形成術（Lip Switch）
　2．口腔前庭と口底の拡張術
上顎歯槽堤挙上のための軟組織手術
　1．粘膜下の口腔前庭拡張術
　2．組織移植を併用する上顎の前庭拡張術
異常な上下顎堤間関係の修正
　1．部分的な歯の欠損を伴う患者における歯槽部骨切り術
　2．無歯顎患者における骨格性異常の修正
まとめ

　天然歯の脱落後，直ちに顎骨の変化が始まる。歯根膜や歯から歯槽部に対して加えられるストレス反応がなくなることにより，歯槽骨の吸収が始まる。特異的な骨吸収の様式は，個々の患者間の差異が大きいために予測できない。この吸収は一定期間を経て安定するが，一部の患者においては反応が進行し，やがてすべての歯槽部が失われ，下顎骨体部の吸収につながる（図11-1）。この骨吸収は，義歯の装用により増悪する。減少した表面積と咬合力の配分の悪さから，上顎骨より下顎骨において強い影響が生じる[1]。

補綴前外科の目的

　歯列を保存する技術は著しく発展したが，歯の欠損に対しては，補綴物による修復と咀嚼系のリハビリテーションが必要である。歯槽骨の吸収量や様式の差異は，全身的あるいは局所的な要因により左右される[2]。全身的な因子には，栄養不良，骨系統疾患（骨粗鬆症や内分泌機能不全，あるいはその他の骨代謝に影響を与える全身疾患）などが含まれる。歯槽堤の吸収に関与する局所的因子は，抜歯時に用いられる歯槽堤形成術や，歯槽骨の喪失を伴う局所的な外傷である。義

177

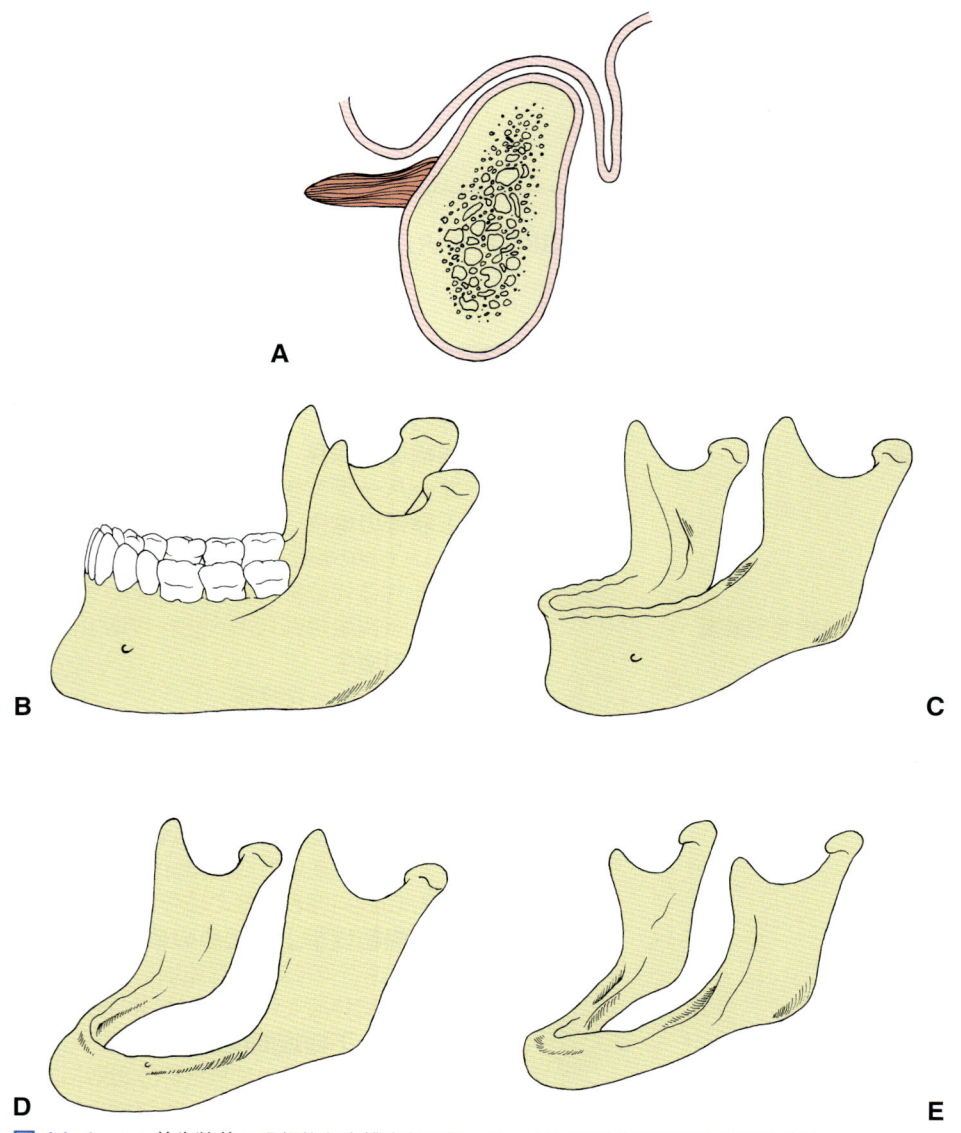

図 11-1　A：義歯装着に理想的な歯槽突起形態。B～E：抜歯後の骨吸収の進行を示す。

歯の不適合は，咬合力負担の不均一を招き，歯槽堤の吸収に影響を与える可能性がある。顔面構造の差異は，2つの経路で吸収様式に影響する。第1に，歯槽堤の骨量は，顔面形態により異なる[3]。第2に，小さい下顎平面角とゴニアルアングルは強い咬合力を生み出せるため，歯槽堤に強い圧力がかかることになる。長期にわたり作用する全身的および局所的因子は，歯槽骨を吸収させ，上下顎の歯槽堤間の距離を増加させる。また，周囲軟組織の影響が増大するため，補綴物の維持や安定が得にくくなる。その結果，補綴物の適合が悪くなり，患者の不快感が増すことになる。著しく骨吸収が進行した症例においては，下顎骨骨折の自然発症の危険性が増加する。

喪失あるいは先天欠損している歯を補綴物で最良の状態に回復するためには，残存する口腔組織に対する外科的処置が，しばしば必要となる。小帯の付着や外骨症などは，歯が残存している場合には問題にならないが，歯の欠損に対して適切な補綴物を作製する際の障害となる。補綴による機能回復が目指すものは，歯や顔の審美的な修復や改善とともに，咀嚼機能を回復することにある。硬組織や軟組織をできるだけ保存することは，補綴前外科処置において必須である。口腔の組織は一度失われてしまうと再建が難しい。

補綴前外科の目的は，補綴物の装着のための適切な支持組織を構築することである。次の11項目が，義歯が最良な支持を得るために必要な条件である[4]。

1. 口腔内外に病的状態がないこと。
2. 上下顎歯列の適切な前後的，垂直的，水平的関係

3. 適切な立体構造をもつ大きい歯槽突起〔理想的な歯槽突起の形態は広いU字型で, 垂直的にできるだけ平行なもの（図11-1）〕
4. 軟組織や硬組織の隆起やアンダーカットがないこと.
5. 適切な口蓋の丸みがあること.
6. 適切な臼後結節の隆起があること.
7. 義歯床下粘膜に適切な角化した付着歯肉があること.
8. 補綴物を伸展できる適切な口腔前庭の深さがあること.
9. 下顎骨骨折が生じる可能性がある部位の補強があること.
10. 神経血管束の保護
11. 必要な場合にインプラントの埋入が可能な骨と付着軟組織があること.

患者の評価と治療計画の原則

　外科的あるいは補綴的治療の施術には, 個々の患者における問題点の総合的な評価と詳細な治療計画が必須である.
　補綴前外科は, 患者の現症や既往歴を十分に聴取したうえで開始すべきである. 患者の主訴, 外科治療や補綴治療に対する期待を明確に認識することが重要である. 患者の審美的・機能的な要求を注意深く検討し, 期待に応えられる治療をできるかどうかを判断しなければならない. より高度な補綴前外科には, 全身麻酔が必要となる. また, 自己組織の採取や複数の外科的処置を要する場合には, 全身状態の評価が重要となり, 重度の骨吸収をきたす可能性がある全身疾患には, とくに注意が必要である. 血清カルシウム, リン, 副甲状腺ホルモン, アルカリホスファターゼなどの臨床検査項目は, 骨吸収に影響する代謝性疾患を検出するうえで有効である. 心理的要因や患者の適応能力は, 部分床義歯や全部床義歯を適切に使用できるかどうかを判断する際に重要である. 以前の補綴物に対する成否の情報は, 補綴治療に適応する能力や, 患者の補綴治療に対する態度を知るうえで, たいへん有益である. 病歴には, 手術に際してのリスクに関する情報を含むべきである. とくに, 骨や軟組織の治癒に関係する全身疾患の情報は重要である.
　口腔内と口腔外の診査項目には, 現在の咬合状態, 骨組織の量と形態, 軟組織の質, 口腔前庭の深さ, 筋肉の付着部位, 上下顎の顎間関係, 軟組織と骨の病的状態の有無などが含まれる.

1. 骨支持組織の評価

　骨支持組織の検査には視診, 触診, X線検査があり, 模型の評価が必要になる症例もある. 残存骨組織の評価は, 骨吸収や筋肉の付着部位の影響で, 視診では不確かになる. このため, 義歯床下粘膜や口腔前庭を含む上下顎骨に対する触診が必須である.
　上顎の義歯床下粘膜の評価には, 歯槽骨の形態の評価が含まれる. 歯槽堤, 頰側の口腔前庭および口蓋部に骨のアンダーカットがないこと, 義歯の装着を妨げるような大きな骨隆起がないことを診査し, 修正を加えなければならない口蓋隆起には注意する. ハミュラーノッチは, 義歯後方部の安定と辺縁封鎖のために必要である.
　視診により下顎歯槽堤の形態, 彎曲, 鋭縁部, 下顎隆起, 頰側の外骨症について評価する. 歯槽骨に中等度から高度の吸収がみられる症例では, 歯槽堤の輪郭は視診のみでは適切に評価できない. とくに, 下顎後方部の外斜線と顎舌骨筋線の間には頻繁に陥凹が触知され, 粘膜や筋の付着により, 骨の状態を明示できなくなる. オトガイ孔とオトガイ神経血管束は下顎前方において触知できる. 知覚障害を認めることもある.
　上下顎の顎堤間関係の評価は重要であり, 骨格性の非対称, 前後的・垂直的関係の検査を行う. 部分的に歯の欠損を伴う症例では, 挺出した歯や列外歯が認められる. 上下顎の前後的位置関係は, 下顎骨の適切な垂直的位置において評価する必要がある. 下顎の過閉口によりクラスIIIと評価される症例でも, 適切な体位では正常と評価されることがある. 適切な体位で撮影された側方と後前方向のセファログラム（頭部X線規格写真）が, 骨格系の前後的関係の確認に役立つ. 顎堤間距離にも注意を払う必要がある. とくに後方部においては, 結節部の骨組織や軟組織による垂直的組織過剰があると, 補綴物の装着が困難になる（図11-2）.
　X線写真は, 初期の診断と治療計画において重要な役割をもつ[5]. パノラマX線写真では, 骨構造と骨病変を全体的に

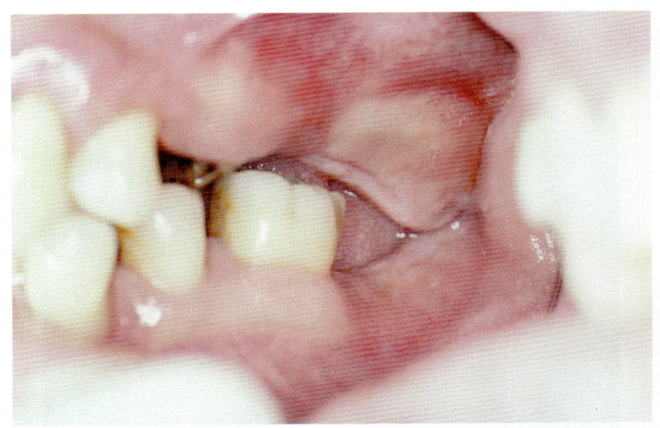

図11-2　垂直的顎堤間関係の診査から, 補綴物の装着に必要なスペースがないことがわかる. この症例では, 部分床義歯を作製するために, 過剰な結節部の骨や線維性組織の切除が必要である.

評価できる．X線写真により，骨の病変，埋伏歯，残根，歯槽骨の形態，上顎洞の含気などが明らかになる（図11-3）．

セファログラムは，下顎歯槽堤の前方部の断面形態や上下顎の顎堤間関係を評価するうえで有用である（図11-4）．上下顎の歯槽堤の垂直的・前後的関係を評価するためには，適切な顎位で撮影されたセファログラムが必要である．撮影時にこの顎位に導くには，適切に調整された義歯や咬合床が必要となる．

CTなどの画像診断によっても，より詳細な情報が得られる．CTは，歯槽堤の形状や，上顎洞を含む上顎の断面解剖の評価に有用である．下顎では，歯槽堤や骨体部の形状，下歯槽神経の走行などを，より詳しく評価できる．

2. 支持軟組織の評価

義歯床下粘膜の質を評価することは，きわめて重要である．義歯が覆う領域の歯槽骨に強固に付着する角化組織は，非角化組織や可動性のある組織と区別する必要がある．触診により，義歯の安定に不向きな可動性線維性組織が明らかになる（図11-5）．

義歯の圧力によって瘢痕化や潰瘍が生じる．また，義歯の辺縁が不適合であることから，組織の過形成が生じることもある．口腔前庭部には，これらの炎症性変化はないほうがよい．義歯の辺縁封鎖を確実にするには，前庭部の組織は鋭縁がなく，しなやかであるべきである．前庭部の深さの診査には，筋の付着部位の触診が必要である．歯科医師は，歯槽堤付近の軟組織を緊張させることで，筋肉や小帯の付着部位が歯槽頂に近いことを確認できる．

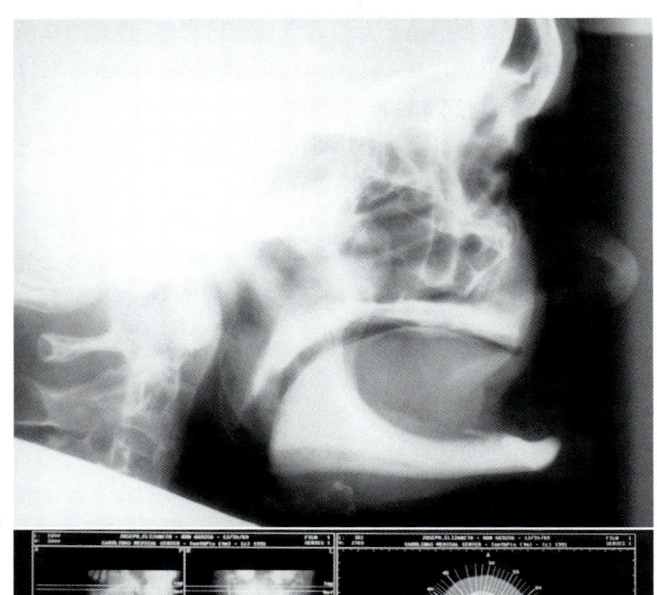

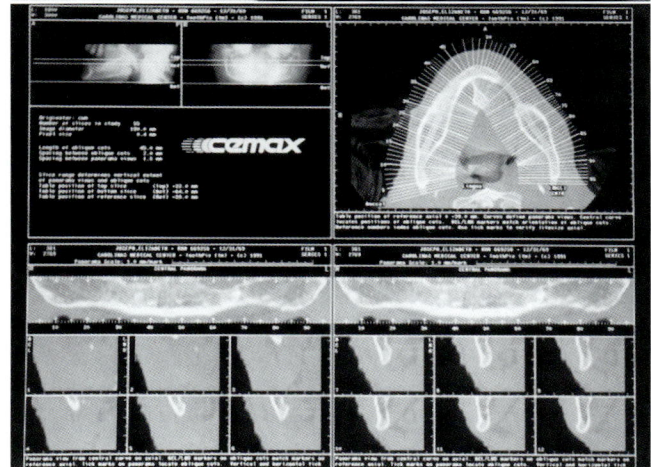

図11-4　A：下顎骨前方部の断面像を示すセファログラム（患者は過度に閉口しているため，クラスⅢの顎堤間関係に見える）．B：下顎骨断面像のCT画像

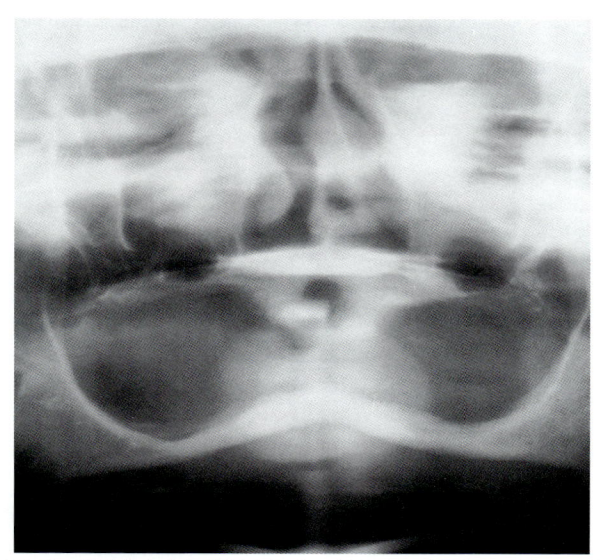

図11-3　萎縮した上下顎骨を示すX線写真．上顎洞の含気も示されている．

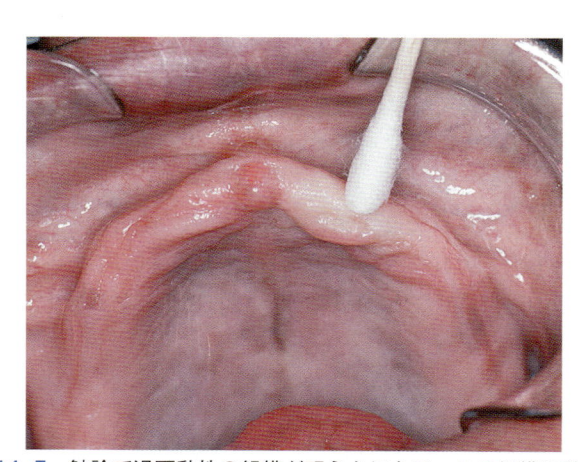

図11-5　触診で過可動性の組織が明らかになる．この組織は義歯の支持には不適当である．

筋肉や軟組織の付着が歯槽頂に近接することは，発音や咀嚼時の義歯の辺縁封鎖を障害する原因となる．下顎舌側では，顎舌骨筋の付着と歯槽頂との位置関係を診査する．また，前方部ではオトガイ舌筋の付着位置を診査する．舌の動きは，顎舌骨筋やオトガイ舌筋の挙上を伴うため，下顎義歯の動揺や変位の原因となる．したがって，舌側の前庭部の深さは舌を動かして評価すべきである．

3. 治療計画

外科的な治療を行う前には，患者個人の口腔内の問題点を明確にした治療計画を作成する必要がある．補綴医には，外科的治療が必要な場合に，口腔外科医に相談する義務がある．補綴物やその周囲の骨と軟組織が長期間にわたり良好な状態に維持されることを，常に念頭におくべきである．重度の骨萎縮を伴う症例では，治療は，骨欠損の回復と，それに伴う軟組織の修復に向けられるべきである．骨萎縮は認められるが，ある程度の骨の支持が残存している場合には，骨欠損への直接的な治療や軟組織手術により，義歯床下粘膜の状態が改善できる．治療計画では，適切な歯槽堤の高さ，幅，輪郭を考慮すべきである．また，その他に考慮すべき要因もある．中等度の骨吸収がある高齢者では，軟組織手術のみで，補綴物の機能を十分に改善できることもある．一方，非常に若い人の場合，同様の骨萎縮であっても，骨増生手術が適応となる．インプラント治療により，骨や軟組織を外科的に改善させる必要性が高まっている．

短期間で作成された治療計画は，長期的な結果に対する熟慮が欠けている場合が少なくない．その結果，不必要に骨や軟組織が失われたり，補綴物が適切に機能しなくなる．例えば，歯槽堤を覆う粘膜が疎で過剰な場合には，歯槽骨の形態を改善するための長期的な治療計画に，骨移植やインプラント治療を加えるべきである．移植処置の治療結果を向上させるためには，過剰な軟組織を調整する必要がある．移植における長期的な利点を考慮せずにこの組織を切除した場合には，骨や軟組織の調整や早期機能改善の機会が失われる．骨増生法を適用する場合，最大挙上量は，移植組織を覆うことができる周囲の軟組織量に大きく依存する．軟組織手術は，硬組織の移植とその治癒が完了してから施行すべきである．これは，とくにインプラント治療で，歯肉や角化した軟組織が必要な場合に該当する．それゆえ，骨の問題が適切に解決されるまで，軟組織の最終的な処置は遅らせることが望ましい．しかしながら，広範囲に及ぶ移植やその他の複雑な骨の異常に対する治療がない場合には，骨と軟組織の処置は，しばしば同時に行われる．

歯槽堤の形態修正

抜歯後にみられる歯槽骨の鋭縁は，最終補綴物の作製前に，形態修正する必要がある．本章では，主に可撤性の補綴物に適した歯槽堤の形成について述べる．骨と軟組織を可及的に保存して，将来のインプラント治療に移行する可能性についても留意する．

1. 多数歯抜歯に関連する歯槽堤形成術

最も単純な歯槽堤形成術は，抜歯後に抜歯窩の外側骨片を圧迫して破折させる方法である．1歯の抜歯では，たいてい指による圧迫で適切な輪郭が形成され，骨に鋭縁が生じることはない．複数の鋭縁が認められる場合には，広範囲な形態修正を要する．保存的歯槽堤形成術は，多数歯抜歯後に行われる（7章参照）．歯槽骨形態修正の基本的手技は，抜歯の際も治癒後も同様である．形態修正を要する骨を，envelope flap（袋状弁）を用いて露出する．歯槽頂に沿って，十分な長さの粘膜骨膜切開を加える．弁の翻転は視野を確保し，歯槽堤への処置を容易にする．十分に歯槽堤が露出されない場合には，小さな縦切開を要する．

粘膜骨膜弁翻転の主な目的は，十分な視野を確保し，形態修正が必要な骨組織への処置を容易にするとともに，軟組織を保護することにある．減張切開は，しばしば治癒過程における不快症状を招くが，envelope flap（袋状弁）の予期せぬ裂傷を避けるために行われる．弁の設計にかかわらず，粘膜骨膜弁は，骨の鋭縁が十分露出されるまで翻転する．弁の過剰な翻転は，骨の失活につながることがある．そのような骨は術後急激に吸収し，歯槽部の軟組織も萎縮する．

歯槽部の鋭縁の程度により，破骨鉗子，骨ヤスリ，ハンドピースのバーを単独あるいは併用して用いる（図11-6）．形態修正時には，大量の生理食塩水の洗浄により，過熱や骨壊死を避ける．形態修正後に弁を手で寄せ，触診で歯槽堤の鋭縁がすべて取り除かれたことを確認する（図11-7）．組織片を十分に洗浄して除去した後，切開部は単純結節縫合や連続縫合により閉創する．縫合糸は組織を近接させ，創の辺縁に張力を与える．吸収性の糸は，唾液中のタンパク分解酵素により，数日から数週間かけて加水分解されるため[6]，抜糸の必要はない．切開線が長い場合，単純結節縫合より連続縫合のほうが患者の不安は少ない．切開線に沿った糸の結び目やゆるんだ糸の端がないことから，口腔衛生管理がしやすいためである．骨の整形時には一時的に軟組織が過剰となるが，これらはやがて縮小し，付着歯肉を残したまま歯槽部に再付着する．

下顎に鋭いナイフエッジの歯槽堤がある場合には，歯槽骨形成術の項で記載したように，鋭い先端部分を切除する．局

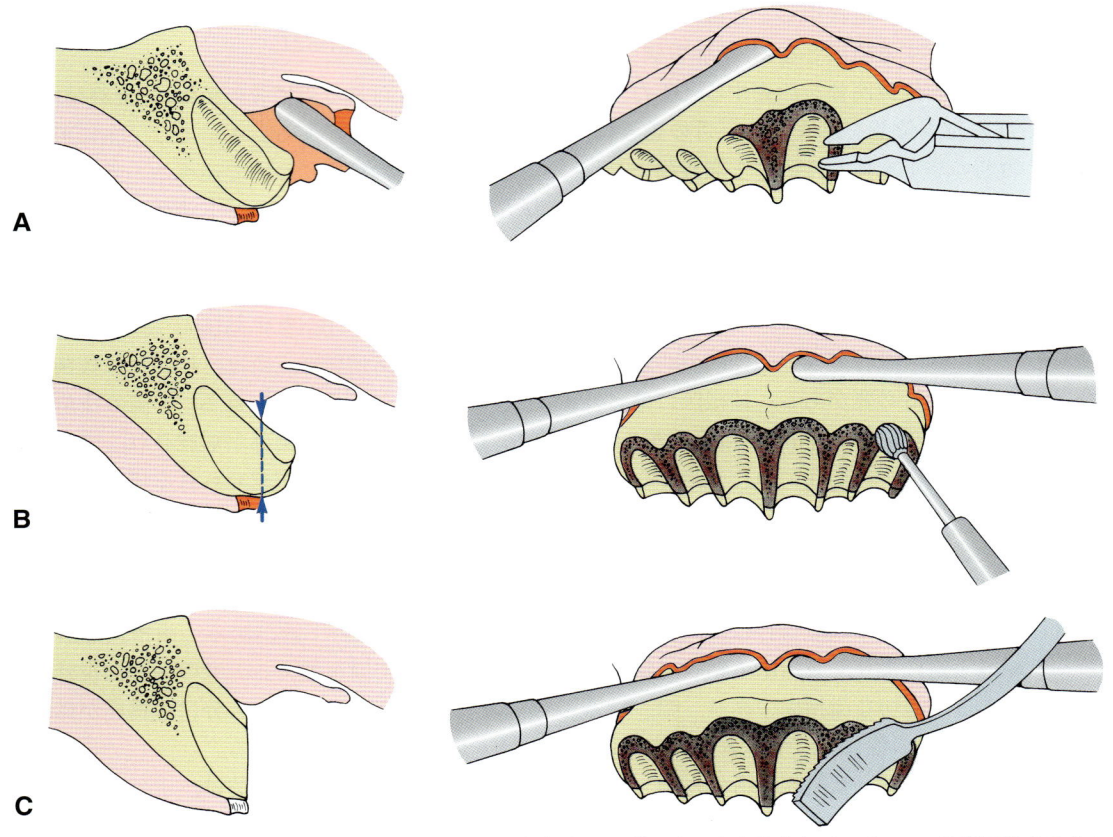

図11-6 歯槽骨形成術。唇側皮質骨の切除により，鋭縁とアンダーカットを除去している。A：粘膜骨膜弁の挙上，歯槽部の鋭縁の露出，破骨鉗子による大きな鋭縁の除去。B：ハンドピースのバーによる鋭縁の削除と唇側皮質骨の整形。C：骨ヤスリを用いて鋭縁を除去し，整形する。

所麻酔後，歯槽頂切開を加え，歯槽堤に沿って形態修正が必要な範囲よりも，約1cm長く切開する（図11-8）。最小限の粘膜骨膜弁を剥離した後，破骨鉗子を用いて，鋭縁部の大部分を切除する。骨削除部は，骨ヤスリを用いて滑沢にする。大量の生理食塩水で洗浄後，単純結節縫合や連続縫合により閉創する。骨切除の前には，移植を用いた適切な歯槽堤形態の再建についても，熟考すべきである。

2. 歯槽間中隔切除術

歯槽堤の鋭縁を歯槽堤形成術により取り除く代わりに，歯槽間中隔切除術（Dean's法）が用いられることがある。これは，過度の鋭縁となる唇側の皮質骨を除去する代わりに，歯槽中隔を切除して，唇側の皮質骨を移動するものである[7]。この方法は，正常な輪郭と適切な高さは保たれているが，唇側前庭部にアンダーカットが生じる場合によく使われる。この方法は，抜歯や術後の早期の治癒期間に適用される。

歯槽頂切開を加え，粘膜骨膜弁を剥離した後，小さな破骨鉗子を用いて槽間中隔を削除する（図11-9）。適切な骨削除が終了したら，唇側の皮質骨を手で骨折させ，内側に押し込み，口蓋側の皮質骨に近接させる。片側の小さな垂直の切り込みを唇側皮質骨板に加えることで，骨折片の移動が容易になる。バーやオステオトームを遠心の抜歯部位に埋入し，粘膜に損傷を与えずに切り込みを加える。唇側から手で圧力をかけ，骨切りが完了していることや，粘膜に損傷がないことを確認する。唇側皮質骨の位置を決定した後，骨の鋭縁部を骨ヤスリで削除し，単純結節縫合や連続縫合により閉創する。骨の位置を維持するために，初期治癒が完了するまで，スプリントや粘膜調整剤で裏装した即時義歯を装着する。

この方法には，さまざまな利点がある。すなわち，歯槽骨の高さを著しく減少させずに唇側の歯槽骨の突出を削除できること，骨膜の骨への付着が維持されるため術後の骨吸収やリモデリングが少ないこと，筋の骨への付着が傷害されずに保たれること，などである。MichaelとBarsoumは[8]，3つの歯槽堤形成術による術後の骨吸収について比較した研究を報告している。抜歯をしない場合，唇側の骨整形術，歯槽間中隔切除術に関して，術後の骨吸収という観点から評価しているのだが，報告によると，術後早期には差は認められないが，長期的に歯槽部の高さが維持されたのは，抜歯をしない

3. 上顎結節の減量術（硬組織）

　上顎結節には，水平的過剰や垂直的過剰がある。この過剰組織は，骨の過剰と骨を覆う軟組織の厚みの増加によって構成される。どの部位の骨や軟組織がその過剰に影響しているかは，過剰な組織に局所麻酔の針を数箇所刺入することで，確認することができる。また，術前のX線検査では，上顎洞底の位置を知ることができる。上顎結節領域の形態修正は，骨の鋭縁を除去して適切な顎間距離を確保するために必要である。この処置により，上顎後方部で適切な補綴物の作製が可能となる。上顎結節の骨を削除するためには，上顎結節後面へ至る歯槽頂切開が必要になる。上顎結節最後面の切開は，No. 12のメス刃を用いると適切に行える。頬側および口蓋側方向への全層粘膜骨膜弁の挙上によって，結節全体が露出できる（図11-10）。骨削除は，上顎洞底への穿孔を避けるべく，注意を払いながら，破骨鉗子や回転切削器具を用いて行う。不注意で上顎洞底に穿孔した場合でも，上顎洞粘膜が損傷されていなければ，特別な治療の必要はない。適切な量の骨を削除した後，骨ヤスリで表面を滑沢にして，生理食塩水で十分洗浄する。その後，粘膜骨膜弁を再付着させる。

　骨を削除することで生じた余剰な軟組織は，楕円形に切除する。とくに上顎洞底を穿孔した場合には，緊張のない軟組織で閉鎖することが重要である。縫合は約7日間保持する。義歯の印象は，術後約4週間後に行う。

　洞粘膜の損傷を伴う大きな上顎洞底穿孔には，術後の抗菌薬やうっ血除去薬の投与が推奨される。アレルギーがない患者には通常，アモキシシリンを選択する。上顎洞のうっ血除去薬としては，抗ヒスタミン薬，プソイドエフェドリンが適当である。抗菌薬やうっ血除去薬の投与は術後7～10日間で，患者には合併症の可能性を説明する。また10～14日間は，鼻をかむ，ストローを使用するといった上顎洞に過度の圧力がかかる行為を避けるよう指導する。

4. 頬側の外骨症と過度のアンダーカット

　過度の骨隆起とその結果生じるアンダーカットは，下顎よりも上顎で頻度が高い。骨削除したい部位には，局所浸潤麻酔を行う。下顎頬側の外骨症には，下顎孔伝達麻酔が必要となることがある。骨隆起を露出させるために，両側端で各々1～1.5cm余分に歯槽頂切開を加えて，粘膜骨膜弁を全層で挙上する。十分な骨の露出が得られない場合には，軟組織損傷の予防と十分な視野の確保を目的として，垂直減張切開を追加する。骨鋭縁の範囲が小さい場合には，骨ヤスリで十分に形態修正が可能である。また，広い領域であれば，破骨鉗子や回転切削器具が必要となる（図11-11）。骨の形態修正

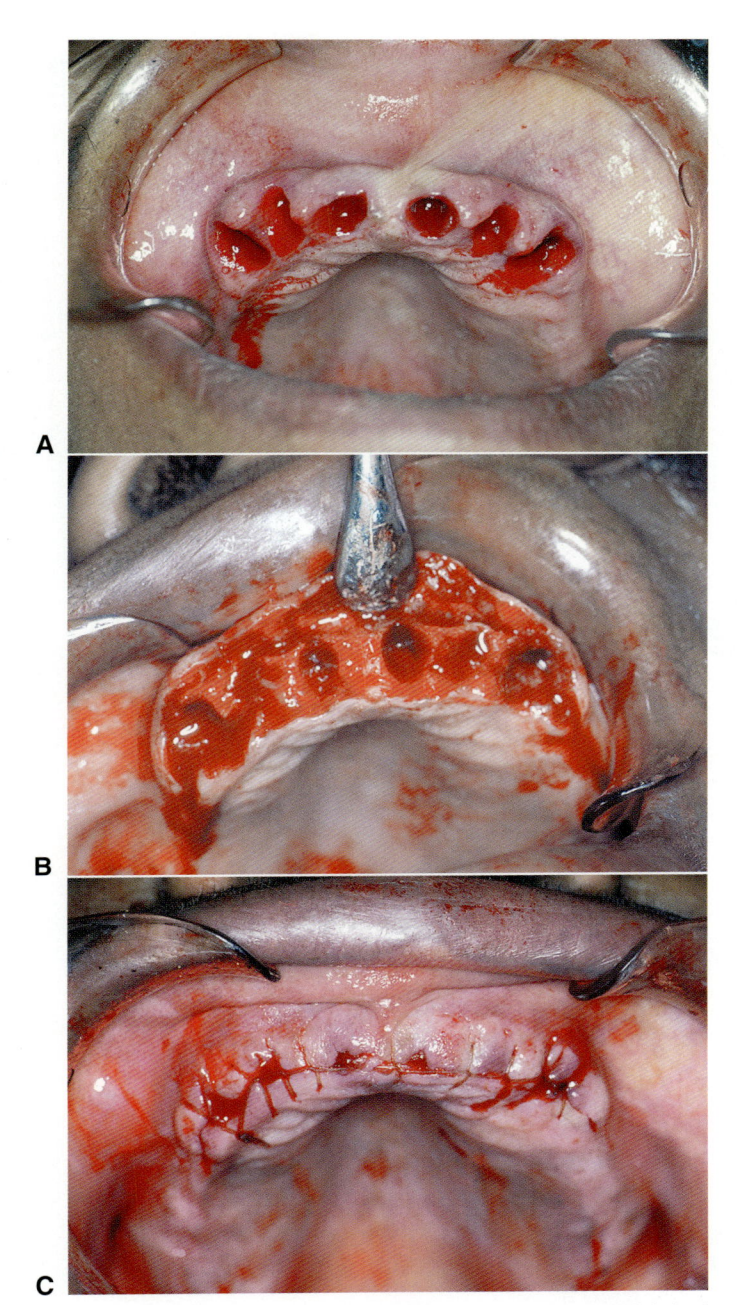

図11-7　A：抜歯後の上顎歯槽堤の外観。B：最小の粘膜骨膜弁を剥離し，形態修正する。C：鋭縁やアンダーカットがない形態修正後の歯槽堤

場合と歯槽間中隔切除術であったという。

　この方法の主な欠点は，歯槽堤の厚みを減少させてしまうことである。術後に歯槽堤の形状が著しく薄くなった場合，将来的なインプラントの埋入に支障をきたす可能性がある。このようなことから，歯槽間中隔切除術は，インプラントの治療計画がない部位においても，アンダーカットを減少させる必要最低限度の骨削除量にとどめておくべきである。抜歯部位に同時骨移植をすることによって，歯槽堤の幅を確保す

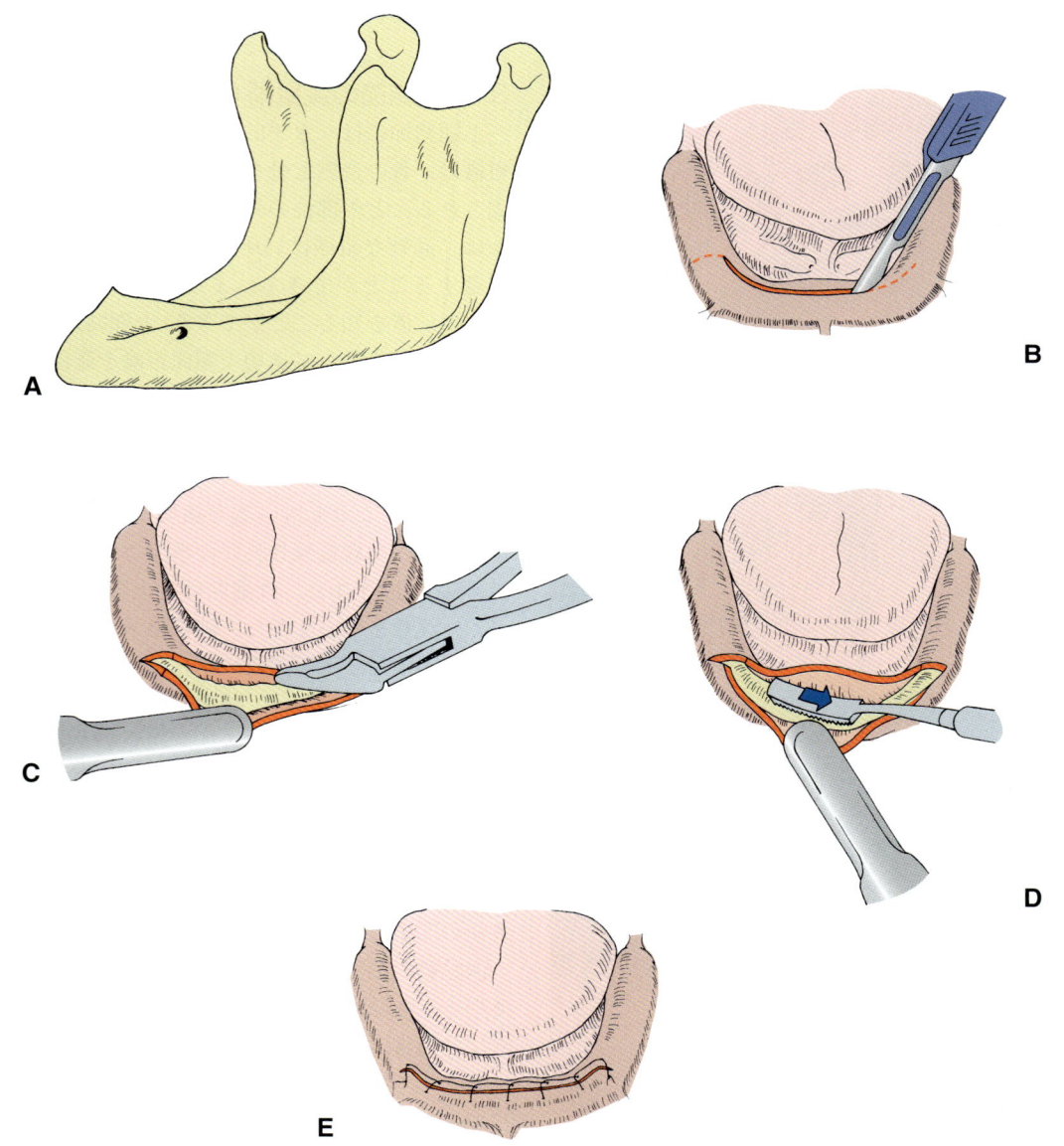

図 11-8 ナイフエッジ状の歯槽堤に対する形態修正。A：骨吸収によりナイフエッジを呈する下顎歯槽堤の側面観。B：歯槽頂切開は，形態修正する範囲よりも両側1cmずつ長くする。断端部で垂直減張切開を要することがある。C：大きく鋭い骨の結節の除去には破骨鉗子を用いる。D：小さな鋭縁の除去には骨ヤスリを用いる（ハンドピースのバーも用いられる）。E：粘膜の閉鎖に用いる連続縫合

が完了した後，軟組織を再付着させる。視診と触診で，鋭縁やアンダーカットがないことを確認する。切開部は，単純結節縫合や連続縫合により閉創する。義歯の印象は，術後約4週間後に行う。

非常に大きな骨隆起は一般的に切除を必要とするが，小さなアンダーカットは自家骨や同種骨の充填によって治療されることがしばしばである。このような状況は，上下顎の前歯部において生じる。頰側の骨隆起を切除すると歯槽堤が細くなり，義歯の支持に適さない顎堤になることがある。また，この領域は骨吸収が速い。

一般的に，アンダーカットとなる領域に自家骨や同種骨を充填する治療は，局所浸潤麻酔で十分対応できる。歯槽堤のアンダーカットは歯槽頂切開でアプローチするが，上下顎の前歯部においては垂直切開を施行する（図11-12）。小さな骨膜剥離子で骨膜下のトンネルを形成し，移植床とする。自家骨や同種骨を欠損部に充填し，吸収性の膜で覆う。義歯製作の印象は，術後約3～4週間後に行う。この方法の改良点については，12章においても解説している。

11章 ● 補綴前外科

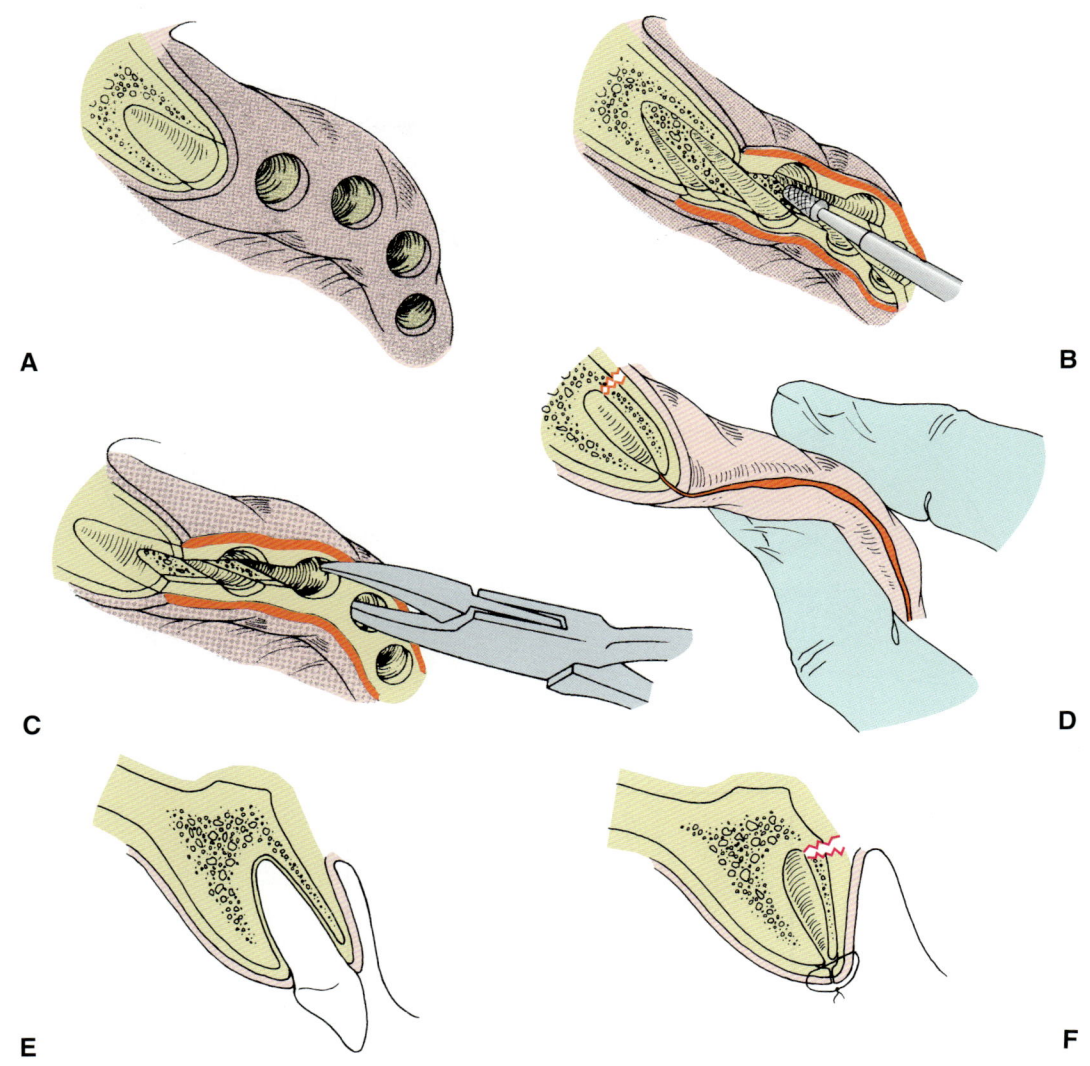

図11-9 歯槽間中隔切除術。A：軽度のアンダーカットをもつ歯槽堤。B：最小の粘膜骨膜弁剝離とフィッシャーバーを用いた歯槽中隔の削除。C：破骨鉗子を用いた歯槽中隔の削除。D：指の力で唇側皮質骨を口蓋側へ骨折させる。E：歯槽突起の断面。F：歯槽間中隔切除術後の歯槽突起の断面。指の力で唇側皮質骨を口蓋側へ骨折させ，唇側のアンダーカットが消失した。歯槽骨の高さは保たれている。

5. 口蓋側の外骨症

　口蓋の外側は，外骨症により鋭縁になることがある。また，外骨症によって生じたアンダーカット，あるいは口蓋の幅が狭くなるといったことは，義歯作製の過程で問題となる。大きい外骨症では，被覆粘膜に潰瘍形成をみることもある。

　大口蓋孔に対する局所麻酔と，切開部に対する浸潤麻酔が必要である。歯槽頂切開は結節の後面から開始し，形態修正が必要な外骨症を少し越える部位まで延長する（図11-13）。粘膜骨膜弁の口蓋方向への挙上は，血管の損傷を避けるよう，大口蓋孔に注意しながら行う。大口蓋動静脈は，大口蓋孔から出た後，前方に向かう。十分に骨露出した後，回転切削器具や骨ヤスリを用いて除去する。生理食塩水で洗浄した後，単純結節縫合や連続縫合により閉創する。一般的に，手術用スプリントや圧迫は不要である。明らかに余剰な軟組織にも，この方法を適用する。

6. 顎舌骨筋隆線の減量

　顎舌骨筋隆線は，適切な下顎義歯の作製を障害する領域の1つである。実際の骨隆線に加えて，被覆粘膜が薄く，容易に損傷される。また，筋の付着は，義歯を外す要因になっている。この骨隆線が極端に尖っていると，義歯による圧迫で，強い痛みが生じる（この症状を改善するための顎舌骨筋移動術に関しては，本章後半参照）。骨吸収が重度の症例では，外斜線と顎舌骨筋隆線が下顎後方部において最も隆起した部

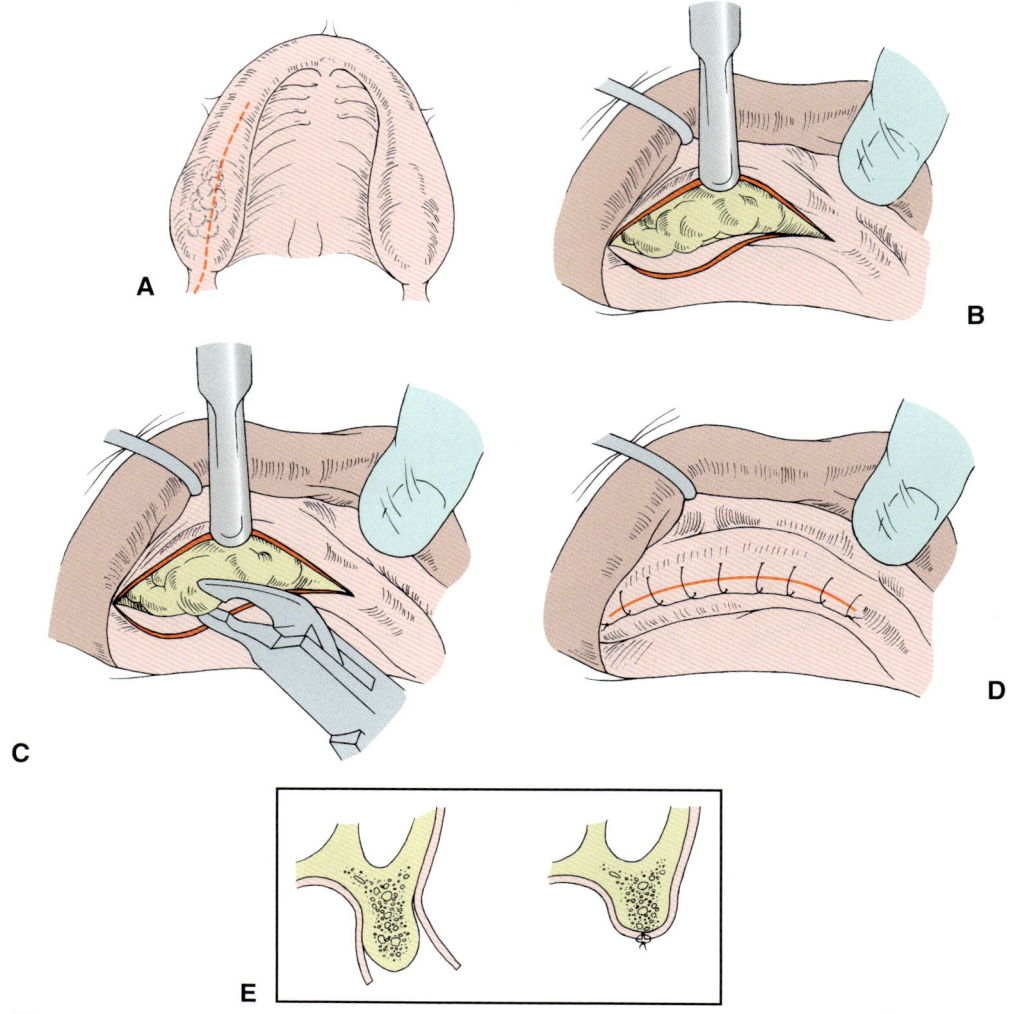

図 11-10　骨結節の削除。A：歯槽頂に沿って上顎結節の後方まで切開する。B：粘膜骨膜弁を挙上し，過剰な骨を十分に露出する。C：破骨鉗子を用いて過剰な骨を削除する。D：粘膜の閉鎖に用いる連続縫合。E：上顎結節部における断面像。垂直的な骨の減少と粘膜骨膜弁の再付着を示している（大量の骨を削除した場合，余剰軟組織の切除が必要となることがある）。

分となり，結果的に下顎歯槽堤の中央部が陥凹した構造になる。このような場合には，下顎の後方を挙上するほうが，顎舌骨筋隆線を削除するよりも効果的である。しかしながら，顎舌骨筋隆線を削除することが有用な症例もある。

　下歯槽神経，頬神経，舌神経のブロックが顎舌骨筋隆線の減量に必要である。下顎の後方で歯槽頂切開を加える。舌側に切開部を過伸展することは，舌神経損傷の危険性があるため，避ける必要がある。全層の粘膜骨膜弁を挙上して，顎舌骨筋隆線と顎舌骨筋の付着部を明示する（図 11-14）。顎舌骨筋の筋線維は，顎舌骨筋隆線から筋の付着部位において，鋭的に切離する。筋が切離されると，その下の脂肪組織が術野に現れる。筋を翻転させた後，軟組織を注意深く保護しながら，回転切削器具や骨ヤスリで顎舌骨筋隆線の鋭縁部を削除する。より低い位置で筋の再付着を促すために，義歯をすぐに装着することが望ましい。しかしながら，この処置の結果は予測できないため，実際には口底を低く押さえ込む工夫をする他はない。

7. オトガイ棘の減量

　下顎の骨吸収に伴い，下顎前方部ではオトガイ舌筋の付着部が次第に明らかになってくる。オトガイ棘が，義歯を支える棚として機能する症例もあるが，通常は，適切な補綴物を作製しようとする場合の障害となる。オトガイ棘減量術に際しては，下顎前方部で下顎骨を挙上する可能性について熟考するべきである。下顎骨の挙上が選択された場合には，この部位への移植骨を支えるためにオトガイ棘を残しておく必要

11 章 ● 補綴前外科

低く押さえ込む工夫は，下顎前方部においても必要である。

骨隆起の切除

1. 上顎骨隆起

上顎骨隆起は口蓋の外骨症であり，原因は不明である。骨隆起は女性の20％に認められ，男性の約2倍に相当する[9]。骨隆起にはさまざまな形態があり，単純でなめらかな隆起から，多房性で有茎性のものまである。骨隆起は，上顎歯列が残っている間はほとんど問題にならないが，しばしば，発音を障害したり，口蓋の外傷で潰瘍形成をきたすことはある。しかしながら，上顎の歯が喪失し，部分床義歯や全部床義歯の作製が必要となった場合には，骨隆起は補綴物の適切な設計や機能に影響する。部分床義歯や全部床義歯を作製する際には，ほとんどの骨隆起が除去の対象となるが，補綴物の作製や機能に影響しない小さな骨隆起は放置する。小さな骨隆起でも，後方の辺縁封鎖が期待される部位，著しいアンダーカットの形成および鋭縁となる場合には，切除が必要になる。

骨隆起の切除には両側の大口蓋孔ブロック，切歯管ブロック，および浸潤麻酔が必要である。骨隆起には線状正中切開が必要で，切開線の両側か片側に垂直減張切開を加える（図11-15）。この領域の粘膜は非常に薄いため，骨から粘膜を剥離する際には注意が必要である。とくに骨隆起が多房性の場合には，この操作が困難になる。全口蓋弁が骨隆起の明示に用いられる場合もある。患者が無歯顎の場合には，歯槽頂切開を行う。また，歯が残存している場合には，口蓋側歯肉溝切開を用いる。骨隆起が大きなアンダーカットを形成し，そこで骨隆起と口蓋の骨が癒合している場合には，この切開では組織の剥離が困難なことが多い。骨隆起が小さな有茎性の基部をもっている場合，オステオトームとマレットを用いて骨隆起切除を行う。大きな骨隆起の場合には，回転切削器具を用いて骨隆起を多くの断片に分割する。鼻腔底に穿孔しないよう，切削の深さには注意する。分割終了後，個々の隆起をマレット，オステオトーム，破骨鉗子を用いて切除し，骨バーで表面を滑沢にする。すべての骨隆起を切除する必要はないが，後方で口蓋封鎖が付与される部位には，アンダーカットのない滑沢で平らな領域を形成するべきである。軟組織は指の圧力で再度適合させ，過剰で切除が必要な粘膜の量を診査するが，露出された骨を緊張のない状態で十分に閉鎖できるだけの軟組織を保存することが重要である。薄い粘膜は上手に縫合できない可能性があるため，単純結節縫合により閉創する。血腫の形成を避けるため，圧迫効果のある創面保護が必要である。圧迫による組織壊死を防止する目的で，中央部に粘膜調整剤で裏装した暫間義歯や，術前に作製したスプリントを用いる。

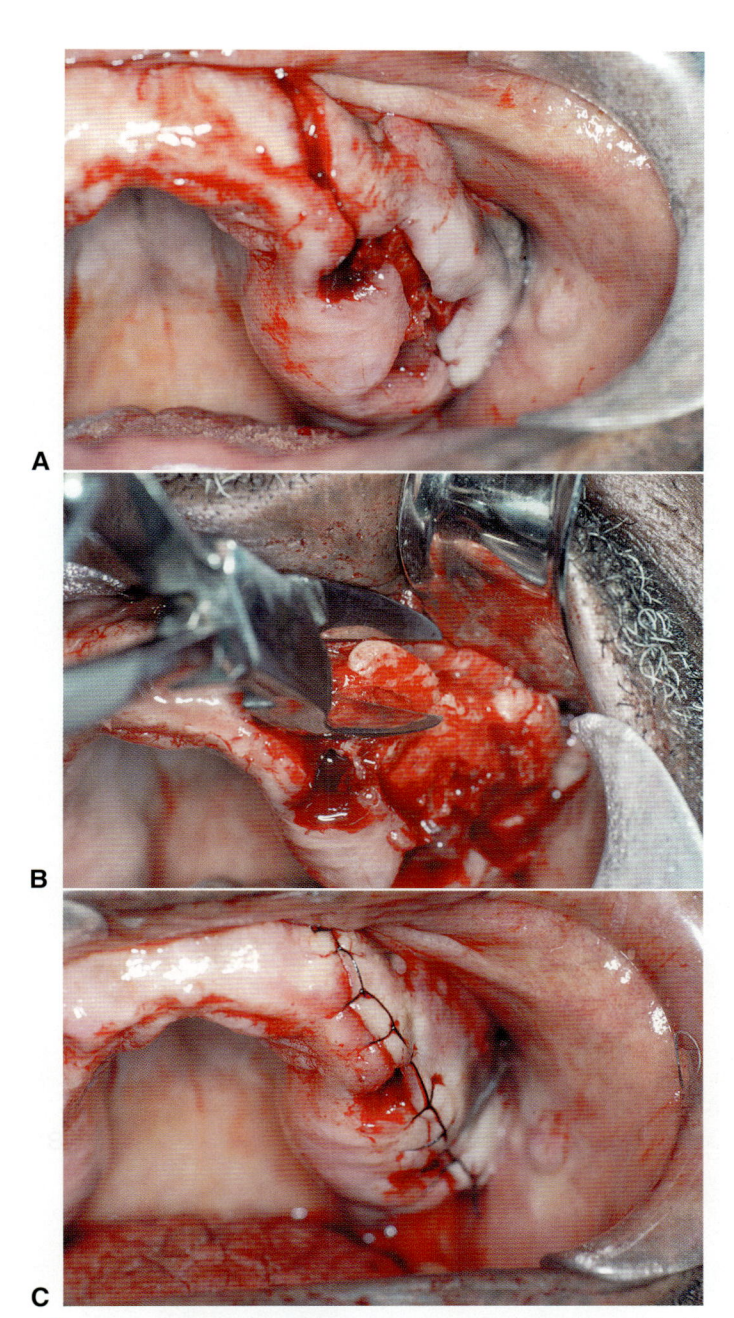

図 11-11 頬側の外骨症の削除。A：大きな頬側の歯槽堤の鋭縁。抜歯後の歯槽頂切開（垂直減張切開が結節部に加えられている）。B：外骨症を露出させ，破骨鉗子を用いて頬側の外骨症を切除している。C：軟組織の閉鎖に用いる連続縫合

がある。局所浸潤麻酔と両側の舌神経ブロックにより，十分な麻酔効果が期待できる。両側小臼歯部から下顎正中に至る歯槽頂切開を行う。全層の粘膜骨膜弁を舌側に剥離挙上し，オトガイ棘を明示する。オトガイ舌筋の付着は鋭的に切離する。

オトガイ棘はバーや破骨鉗子で切除した後，骨ヤスリで滑沢にする。顎舌骨筋隆線の減量術の場合と同様に，口腔底を

187

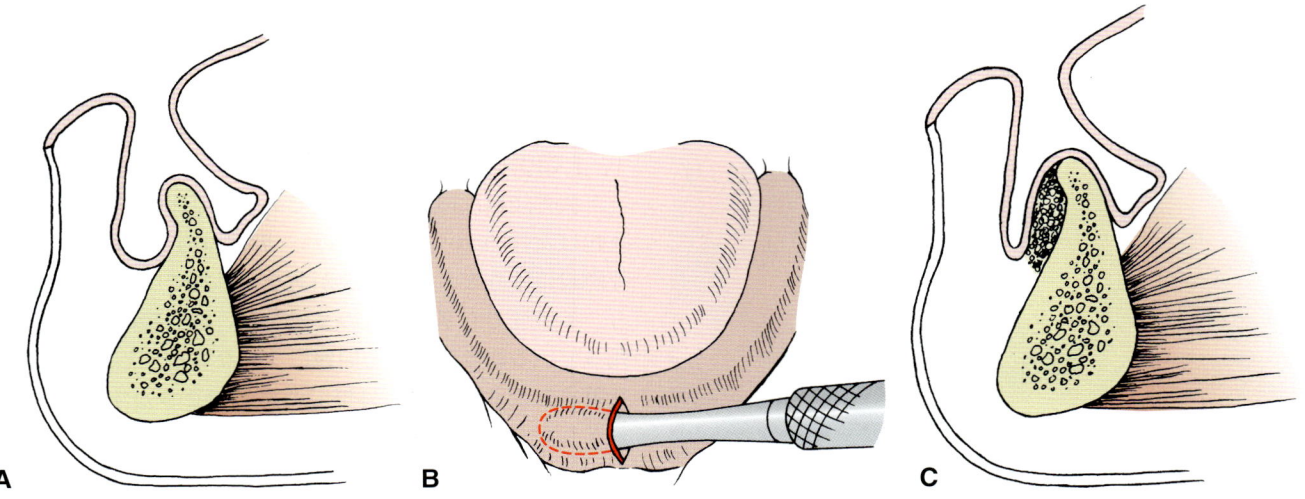

図 11-12　下顎の頬側のアンダーカットの除去．A：唇側皮質骨の削除によりナイフエッジ状の歯槽堤になってしまう下顎前方部の断面．B：垂直切開を行い，骨膜下のトンネルをアンダーカットの部位に形成する．C：移植材料により欠損を補填した後の断面．移植材料は骨膜下のトンネル内に充填されている．

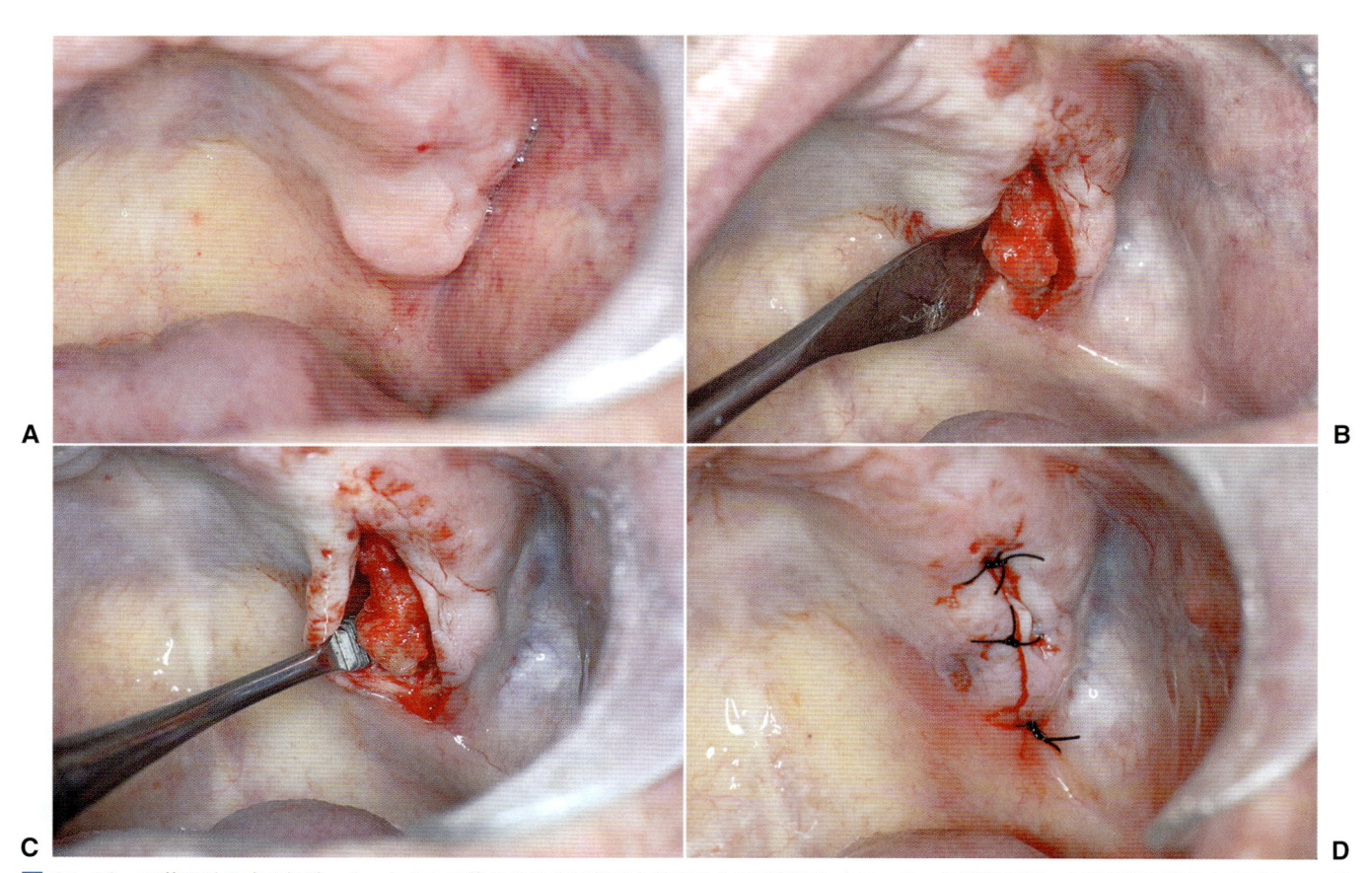

図 11-13　口蓋の外骨症の切除．A：小さな口蓋の外骨症は適切な義歯の作製の障害となる．B：歯槽頂切開により粘膜骨膜弁を形成し，口蓋の外骨症を露出させる．C：骨過剰部を骨ヤスリで削除する．D：軟組織の閉鎖

11章 ● 補綴前外科

A B C

図11-14 顎舌骨筋隆線の減量。A：下顎後方部の断面。歯槽堤の上方が骨吸収により陥凹している。顎舌骨筋隆線と外斜線が下顎後方部において最も高い領域になっている。このような場合には，無機材料で下顎骨を増生するのが効果的である。しかしながら，顎舌骨筋隆線を削除することが有用な症例もある。B：歯槽頂切開によって舌側の下顎の骨面を露出させ，顎舌骨筋隆線部の骨鋭縁を削除する。破骨鉗子あるいはバーを用いて骨の削除を行う。C：骨ヤスリを用いて顎舌骨筋隆線の形態修正を完了する。

A

B

C

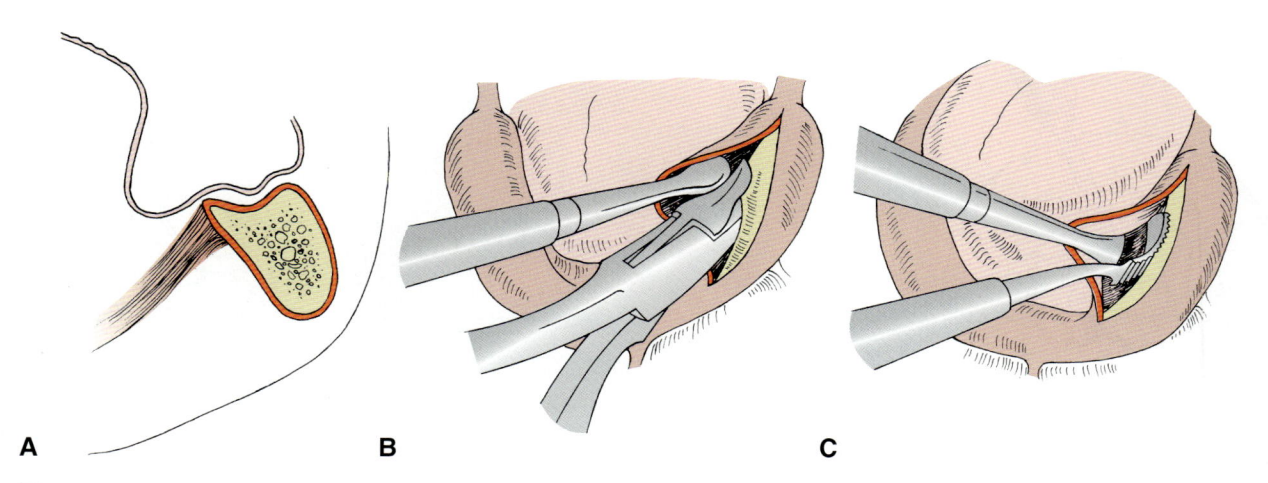

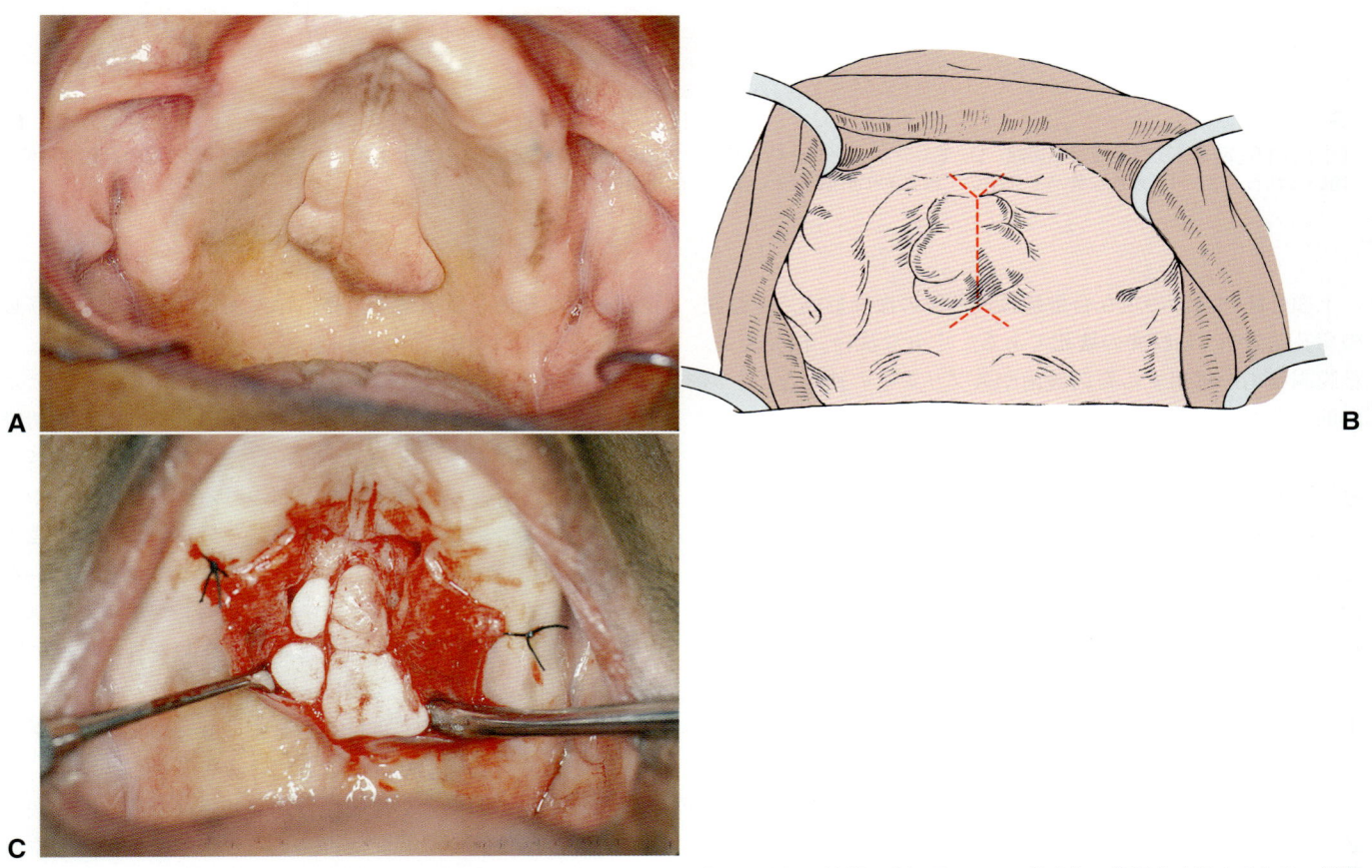

図11-15 口蓋隆起の切除。A：典型的な口蓋隆起。B：垂直減張切開を伴う骨隆起の線状正中切開。C：口蓋隆起の術野を確保するため，粘膜骨膜弁が絹糸によって翻転されている。

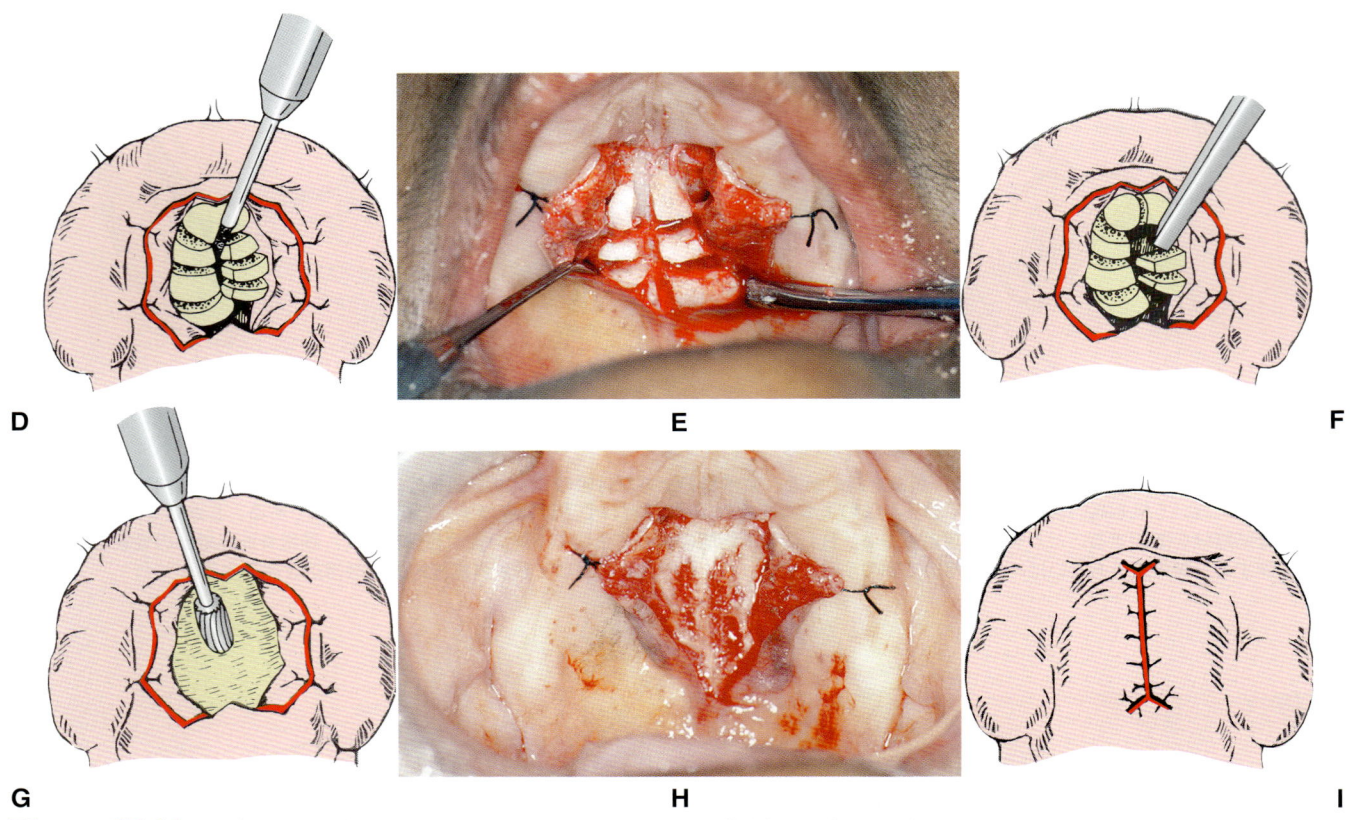

図 11-15（続き） 口蓋隆起の切除。D, E：フィッシャーバーを用いた口蓋隆起の分割。F：小さなオステオトームが口蓋隆起の分割切除に用いられる。G, H：大きな骨バーを用いて最終的に形態を整える。I：軟組織の閉鎖

　上顎骨隆起切除の主な合併症は，術後の血腫形成，鼻腔底の穿孔や骨折，粘膜弁の壊死である。十分な洗浄，口腔衛生，粘膜調整剤を併用する暫間義歯やスプリントの使用など，局所的な注意が良好な治療結果につながる。

2. 下顎隆起

　下顎隆起は通常，下顎小臼歯の舌側に認められる骨の結節である。外骨症の原因は不明である。骨隆起の発育は遅いが，次第に大きさを増す。非常に大きな骨隆起では，正常な発音や食事中の舌機能が障害される。しかしながら，骨隆起は下顎歯列が残存しているうちは，ほとんど切除する必要はない。下顎の歯が抜歯され，部分床義歯や全部床義歯を作製する際に，下顎骨隆起を切除する必要が生じる。

　下顎骨隆起の切除には，両側舌神経と下歯槽神経の麻酔が必要である。骨隆起の両側に，1〜1.5cm 延長した歯槽頂切開を行う。両側の骨隆起を同時に切除する場合には，両側の切開線の間にある正中部に付着する小さな組織を残存させるべきである。この組織を残存させることが，口腔底前方部の血腫形成の防止に役立ち，舌側の口腔前庭を可及的に保持できる。上顎の骨隆起と同様に粘膜は非常に薄いので，形態修正が必要な範囲を露出するためには，注意深く剥離を行う必要がある（図 11-16）。

　骨隆起が有茎性の基部を有している場合には，オステオトームとマレットを用いて，骨隆起を下顎骨の内側から切離する。オステオトームを使用する前に，バーを用いて小さな溝を形成し，分離するラインを方向づける。舌側皮質骨や下顎下縁の皮質骨の骨折を避けるために，最初にバーで形成する溝の方向は，下顎の内面と平行になるようにする。バーを用いて溝をさらに深く形成し，その溝を通して小さな器具を下顎骨に挿入し，てこの原理で舌側の骨隆起を骨折させて除去する。舌側の皮質骨を平滑にするために，骨バーや骨ヤスリを用いる。粘膜を骨に再付着させて，触診にて，アンダーカットがなく，適切な輪郭になっていることを確認する。切開部は，単純結節縫合や連続縫合により閉創する。口腔底にガーゼパックを行い数時間保持することが，術後の浮腫や血腫形成の防止に有用である。創の哆開や粘膜穿孔による骨露出には，生理食塩水による積極的な洗浄で十分対応できる。

11章 ● 補綴前外科

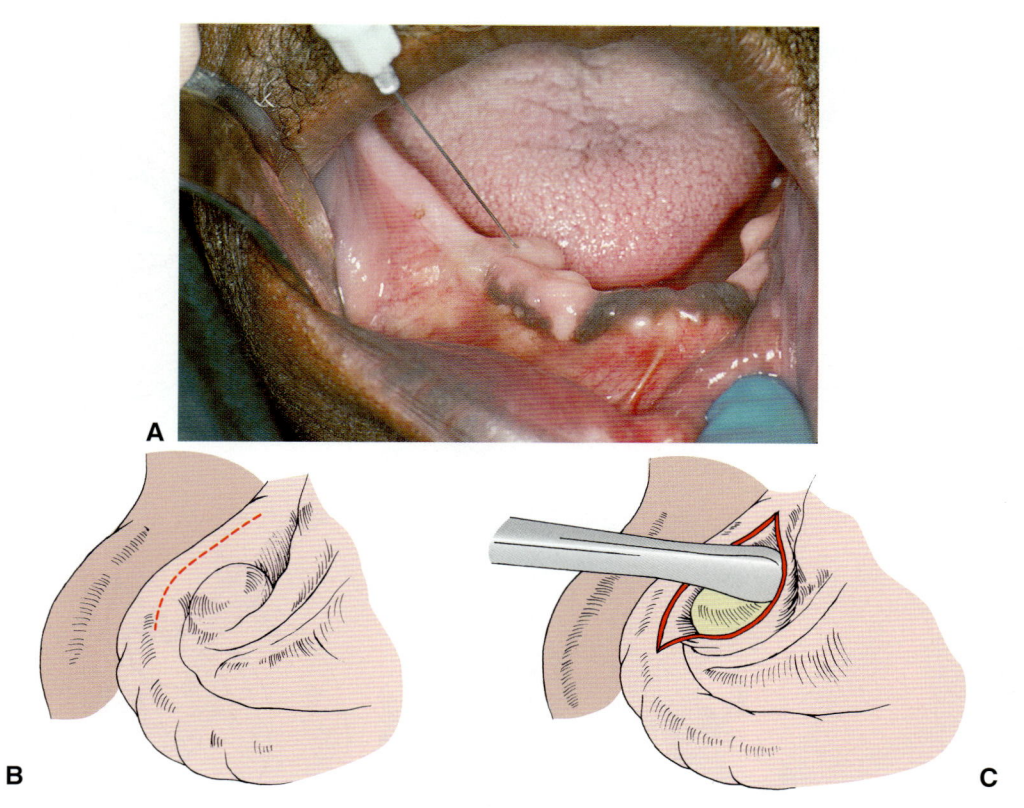

図11-16 下顎隆起の切除。A：神経ブロック後の局所麻酔の注入。局所麻酔の針の斜面を下顎隆起に当てがい，薬物を骨膜下に注入すると，薄い粘膜骨膜弁が風船状に膨らむ（この操作で粘膜骨膜弁の剥離が容易になる）。B：歯槽頂切開の設計。C：下顎骨隆起の露出

軟組織の異常

　床下粘膜の異常とその周囲軟組織の異常には，過度に線維化した組織，過度に可動性のある組織，前庭部の炎症性線維性過形成や口蓋の炎症性乳頭状過形成などの炎症性病変，筋肉や小帯の付着の異常などが含まれる。病的な炎症性病変を除いて，多くの病態は，歯がすべて残存しているときには問題を生じない。しかしながら，歯が喪失すると補綴物を装着する必要性が生じるため，軟組織の修正が必要となる。抜歯直後，筋や小帯の付着異常は問題をきたさないが，やがて骨の吸収が進むにつれて，適切な義歯の作製を障害するようになる。

　軟組織手術の前には，長期的な治療計画が不可欠である。最初はたるんで過剰にみえる軟組織でも，歯槽堤の挙上や骨移植を行う際には有用となる可能性もある。口腔粘膜は一度削除されてしまうと，置換が難しい組織である。ただし，病的で除去が必要な過剰な軟組織は利用できない。

1. 上顎結節の減量（軟組織）

　上顎結節の軟組織を減量する目的は，上顎後方部において適切な補綴物を作製するうえで必要な顎間距離を確保することである。また，硬く一定の厚みをもった歯槽堤粘膜を，義歯装着部位に与えることである。上顎結節の減量では，骨と軟組織の双方の減量を必要とする場合が多い。術前のパノラマX線写真から，減量すべき軟組織の量が推定できる。X線写真が，軟組織の厚みを評価できない画質の場合には，局所麻酔後に鋭いプローブを組織に穿刺することで，術前に軟組織の厚みを測定する。

　上顎結節の減量には，上顎後方部の局所浸潤麻酔で十分である。まず，上顎結節に楕円形の切開線を設定し，この部分を切除する（図11-17）。その後，余剰な軟組織を除去して，内外側の粘膜骨膜弁の辺縁を薄くする。この操作でさらに組織が減量され，緊張のかからない状態での縫合が可能となる。指で周囲軟組織を骨に圧迫しながら，粘膜面から組織を鋭的に切除する（図11-18）。弁が薄くなった後，指で組織を圧迫して，垂直的な減量が達成されたかどうかを確認する。適切に組織が切除されていれば，切開部は単純結節縫合や連続縫合により閉創する。組織を過度に切除した場合には，組織は一次閉鎖しないほうがよい。緊張のかからない状態で組織の辺縁を寄せ，骨の露出面は二期治癒を図る。

191

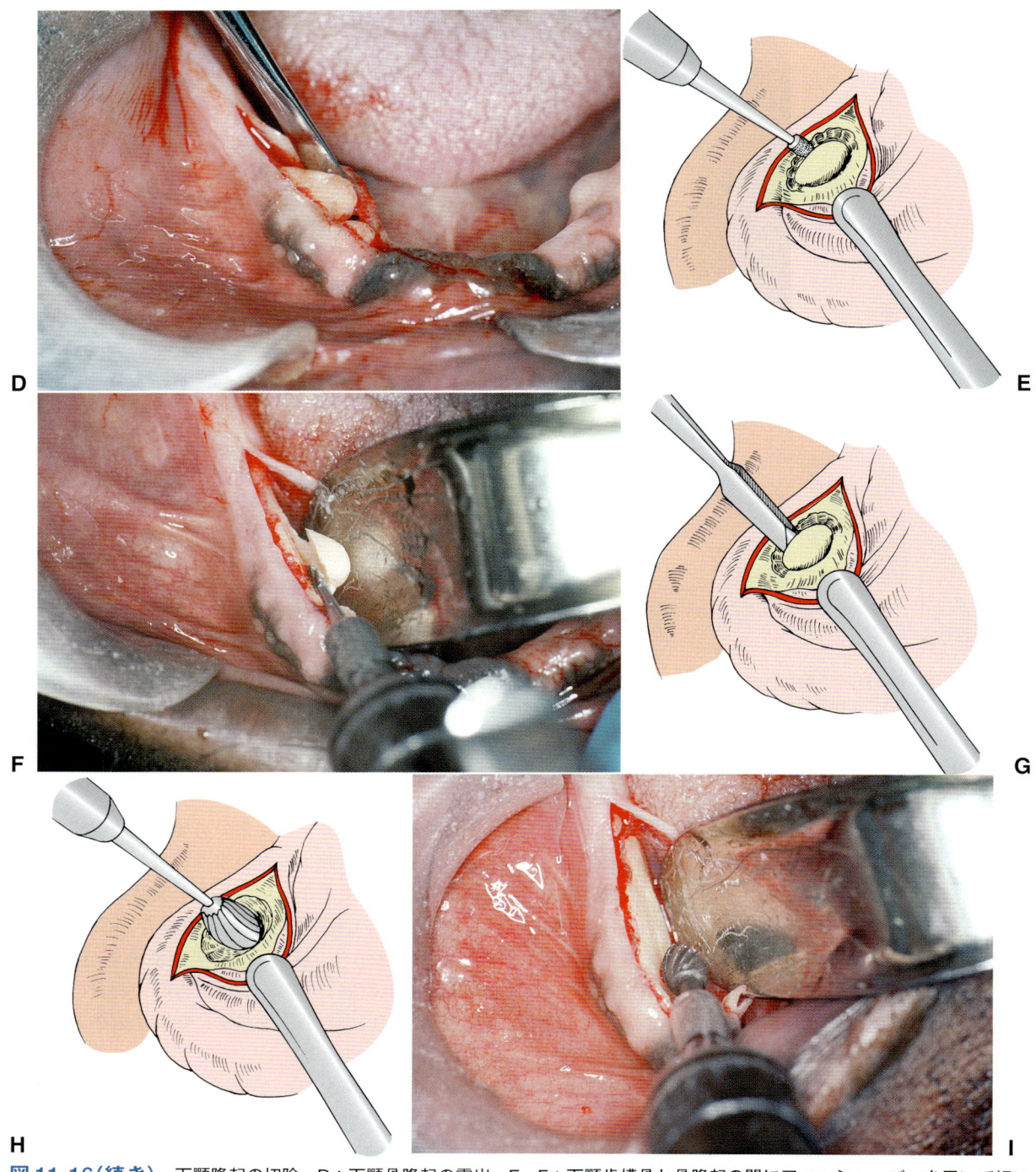

図 11-16（続き） 下顎隆起の切除。D：下顎骨隆起の露出。E，F：下顎歯槽骨と骨隆起の間にフィッシャーバーを用いて細い溝を形成する。G：下顎骨から骨隆起を小さなオステオトームで切除する。H～J：骨バーと骨ヤスリを用いて小さな鋭縁を削除する。

2. 下顎臼後隆起の減量

下顎臼後部の組織の過形成を切除する必要性が生じることは，まれである。患者が不自然な姿勢で顎を前に出していたり，過度に閉口していないことを確認することが重要である。治療記録や，咬合器に装着した模型も確認する必要がある。切除には局所浸潤麻酔で十分である。下顎後方部で最大の厚みをもつ部分を楕円形に切除する。少し周囲の組織を薄くするが，これはほとんど唇側面の組織の減量である。舌側の粘膜下組織の過剰な切除は，舌神経や動脈の損傷につながる可能性がある。切開部は，単純結節縫合や連続縫合により閉創する。この領域の切除方法の別の選択肢として，レーザーの使用がある。レーザーによる臼後部の形態修正により，切開

11章 ● 補綴前外科

口蓋外側の過剰軟組織を切除する1つの方法は，上顎結節の軟組織切除の項で既述した方法と同様である．しかし，粘膜下での組織の切除は，より広範囲に及び，大口蓋動静脈の損傷による出血や組織壊死をきたす可能性もある．

より適切な方法は，軟組織表層の切除法であると考えられる．局所浸潤麻酔は，軟組織の腫瘤の前方部と大口蓋孔周囲で十分である．鋭いメスで，粘膜の表層とその下の線維性組織をある程度切除する．軟組織によるアンダーカットがなくなる程度でよい（図 11-19）．組織を切除した後で，粘膜調整剤を塗布した外科用スプリントを7日間装着して，創の治癒を補助する．

4. 支持のない過可動性組織

歯槽堤における炎症のない過可動性組織の過剰は，一般的に骨の吸収や義歯の不適合の結果として生じる．この組織を切除する前には，移植による骨の挙上を行うかどうかを決定しなければならない．骨の欠損が軟組織過剰の原因であるなら，骨の挙上は治療の選択肢となりうる．過可動性組織を切除しても適切な高さの歯槽骨が残存するのであれば，切除の適応となる．

組織の切除が必要な部位に，局所浸潤麻酔を行う．歯槽堤の過可動性組織の切除には，頰側と舌側に平行な2本の切開線を設定する（図 11-20）．骨膜剥離子で，過剰な軟組織を骨から剥離除去する．閉創では，軟組織が適合するように周囲組織を少量切除する必要がある．骨膜の剥離を防止し，軟組織の過剰切除を予防するために，これらの追加切除は常に最小限にとどめるべきである．切開部は，単純結節縫合や連続縫合により閉創する．義歯の印象は通常，術後約3～4週間で可能となる．この処置の合併症としては，頰側の口腔前庭が，創の閉創のために行うアンダーマインによって消失する可能性が挙げられる．

下顎歯槽頂の過可動性組織は，小さな帯状の組織である．鋭い骨の隆起が軟組織の下になければ，骨膜上でこの組織を切除したほうがよい．局所浸潤麻酔を切除組織の周囲に行う．帯状の線維性結合組織束は，鑷子と組織剪刀を用いて挙上する．歯槽骨への付着部位で，線維性組織を組織剪刀を用いて切除する（図 11-21）．一般的にこの方法では，縫合の必要はない．粘膜調整剤で裏装した義歯をすぐに装着する．

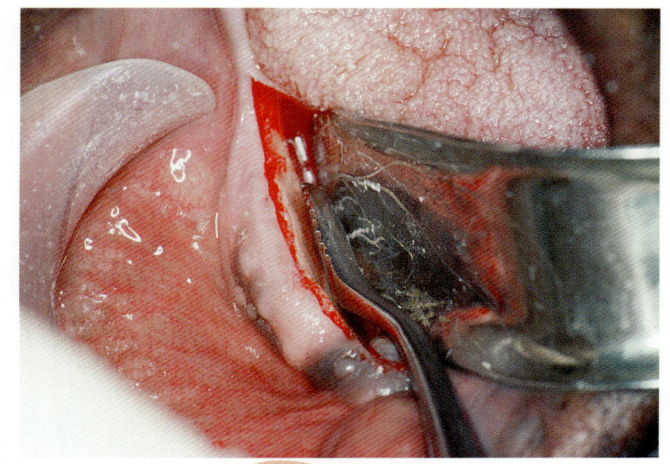

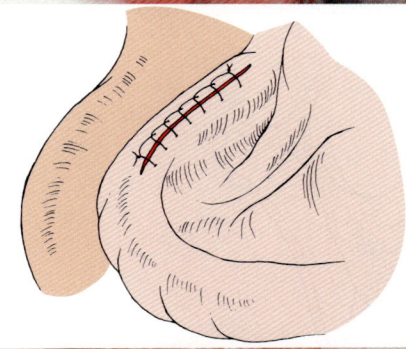

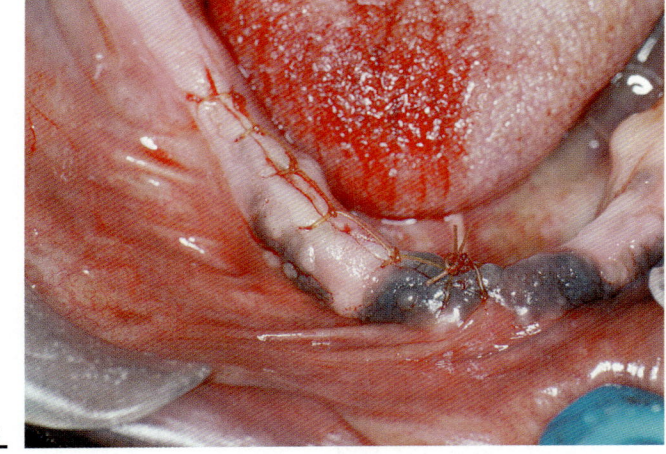

図 11-16（続き） 下顎隆起の切除．J：骨バーと骨ヤスリを用いて小さな鋭縁を削除する．K，L：閉創

を行わずに過剰な組織を減量でき，術後の治癒期間を短縮できる[10]．口腔外科領域で主に用いられるレーザーは，CO_2レーザーである[11]．レーザーの強さと深達度によって，切除される組織の焼灼量が決定される[12]．

3. 口蓋側の軟組織の過剰

口蓋側の軟組織の過剰は，適切な義歯の作製の妨げとなる．骨の異常と同様，軟組織の肥大は口蓋を狭くし，アンダーカットを形成する．これらは，義歯の装着や作製を障害する．

5. 炎症性線維性過形成

炎症性線維性過形成は，義歯性線維腫，epulis fissurata ともよばれる．炎症性線維性過形成は，歯槽堤や前庭部の粘膜と線維性組織の過形成による肥大である．これは主に，不適合義歯により生じる．線維性過形成の初期病変では，線維化が少なく，義歯に粘膜調整剤を裏装する非侵襲的治療により，

193

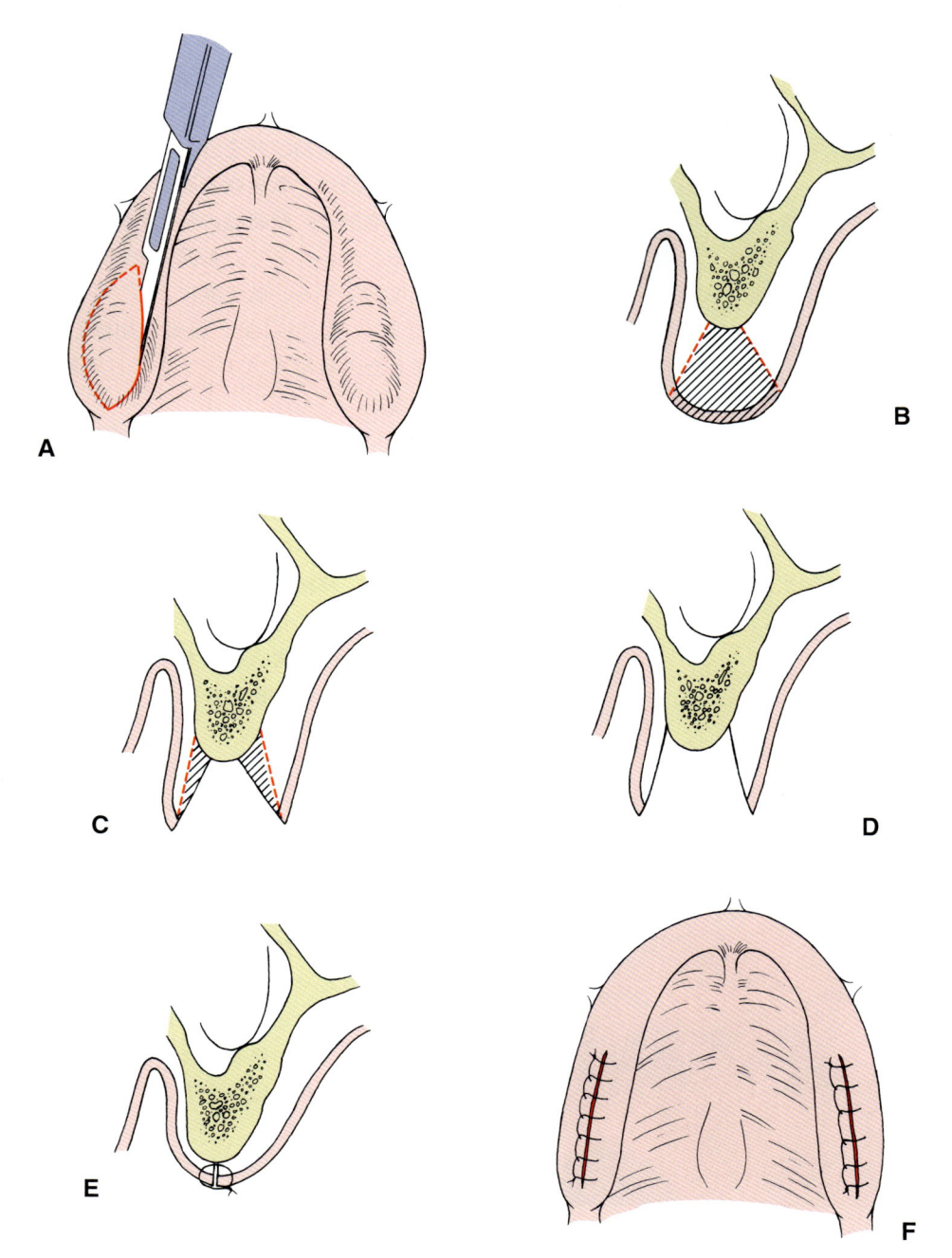

図 11-17 上顎結節の軟組織の減量。A：楕円形の切開線を上顎結節の切除する軟組織に設定する。B：最初の切開で切除される領域。C：頬側および口蓋側の粘膜骨膜弁のアンダーマインにより，適切な軟組織の形態と緊張のかからない状態での縫合ができる。D：最終的に組織が切除された状態。E，F：閉創

病変の縮小や消失が得られる。しばらく時間が経過すると，過形成組織中に著しい線維化が生じる。この段階になると，病変は，非侵襲的治療にもはや反応しなくなる（図 11-22）。したがって，過形成組織の切除が治療法の選択肢となる。

炎症性線維性過形成の治療を成功させるために，3つの方法が用いられる。過形成組織の周囲に局所浸潤麻酔を行う。切除範囲を最小限に抑えることのできる電気メスやレーザーによる切除が適している。腫瘤が広範囲に及ぶ場合，電気メスで切除を行うと，前庭の過度の瘢痕形成が生じることがある。このような場合には，単純な切除と粘膜の再付着が選択される。過剰組織を鑷子で把持し，過剰な線維性組織の基部で，骨膜まで鋭的に切開を加えて切除する（図 11-23）。周

11章 ● 補綴前外科

リントを装着する．最初の5～7日間は，生理食塩水による口腔洗浄時以外は，持続的に使用するのが望ましい．二期治癒が終了する術後4週目には，義歯の印象が可能となる．レーザーによる歯肉腫瘤の切除は，過度の出血や瘢痕形成をきたすことなく，完全切除が可能である．粘膜調整剤を併用する義歯は，初期には痛みを抑え，術後の不快感を減少させる効果をもつが，数日後には疼痛がピークを迎える．

過形成組織は，炎症過程の結果として生じるものである．しかしながら，その他の病的な状況も想定されるため，切除物の病理組織学検査は必須である．

6. 口唇小帯切除術

口唇の小帯は線維性組織の薄い束で，粘膜に被覆されている．口唇や頬から生じ，歯槽部の骨膜に付着している．小帯付着の高さは，前庭の深部から歯槽頂までさまざまであり，上顎前歯部では切歯間乳頭に達する場合もある．歯列が残存している場合には，唇側の正中離開に関連する小帯以外は，問題を起こすことはない．しかしながら，義歯を作製する場合には，小帯周囲の軟組織の動きが不快感や潰瘍形成をきたすため，小帯の付着部位を調整する必要がある．また，小帯の付着部位の異常は，義歯の辺縁封鎖に影響し，義歯の脱落につながる．

次の4つの外科的方法が，小帯の切除に有効である．すなわち，①単純な切除術，②Z形成術，③二次的上皮化を伴う局所的前庭形成術，④レーザーを併用した小帯切除術，である．単純な切除術とZ形成術は，粘膜と線維性組織の束が比較的細い場合に適応となる．二次的上皮化を伴う局所的前庭形成術は，小帯の幅が太く基部をもつ場合に有効である．レーザーを併用した小帯切除術には汎用性があり，局所的な切除にも用いられるし，過剰な組織を切除して二次的上皮化を促す場合にも用いられる．

小帯切除術には，局所浸潤麻酔で十分である．過剰な麻酔薬を小帯部に注入しないよう，注意が必要である．過剰な麻酔薬は，切除時に明らかにすべき解剖学的構造を不明瞭にする危険性がある．すべての症例において，助手に口唇を翻転してもらうと，この処置は容易になる．単純な切除術においては，細い楕円形の切開を骨膜まで，小帯周囲に加える（図11-24）．線維性の小帯は，骨膜や軟組織から鋭的に切除する．切除した辺縁は丁寧にアンダーマインし，再付着させる．最初の1針は前庭最深部で，前鼻棘の下の骨膜と両側の粘膜を含むものとする．この方法は，血腫形成を防止し，前庭最深部に組織を適合させる効果をもつ．残存組織は，単純結節により閉創する．しばしば，歯槽頂に近い部位では創が寄らないことがあるが，これは二次的な上皮化により，問題なく治癒する．

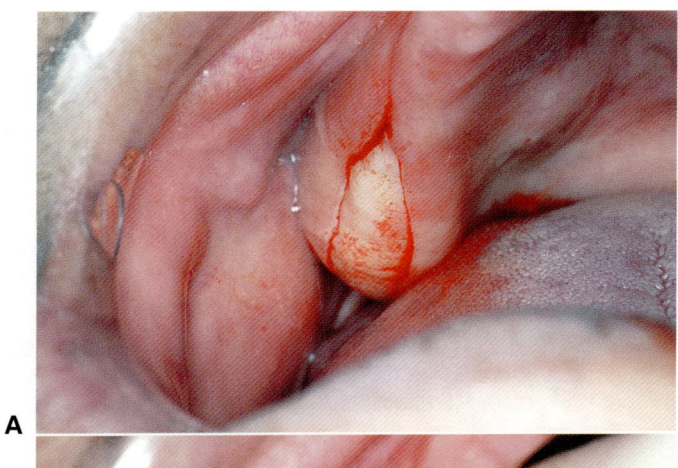

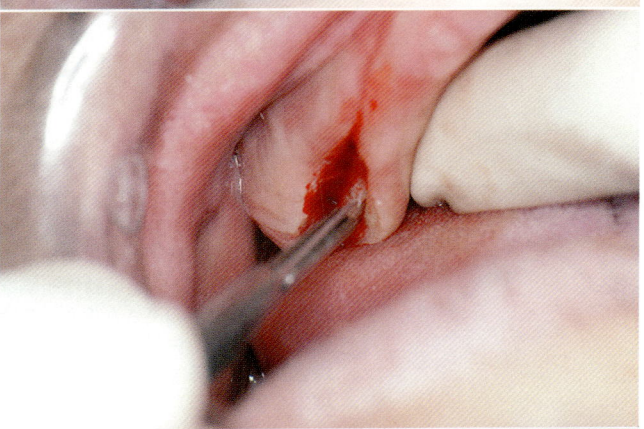

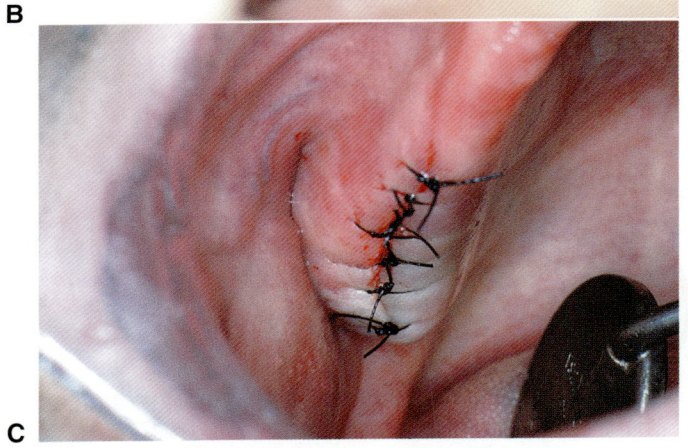

図11-18 上顎結節の軟組織の減量．A：紡錘形の切開線．B：内外側縁の余剰軟組織を切除して粘膜弁を薄くする．指で周囲軟組織を圧迫しながら，鋭的に組織を切除する．C：粘膜弁に緊張のない縫合

辺組織は丁寧にアンダーマインし，単純結節や連続縫合により閉創する．

余剰組織が多い部位では，切除によって前庭が失われることになる．そのような症例では，周囲の粘膜は元に戻して歯肉部の腫瘤のみを切除し，二期治癒を図るほうがよい．

この処置では，歯槽堤の過形成組織は表層から骨膜まで切除される．骨膜上の床を明確に形成し，切除断端を前庭の最上方部で縫合する．粘膜調整剤を併用した義歯や外科用スプ

195

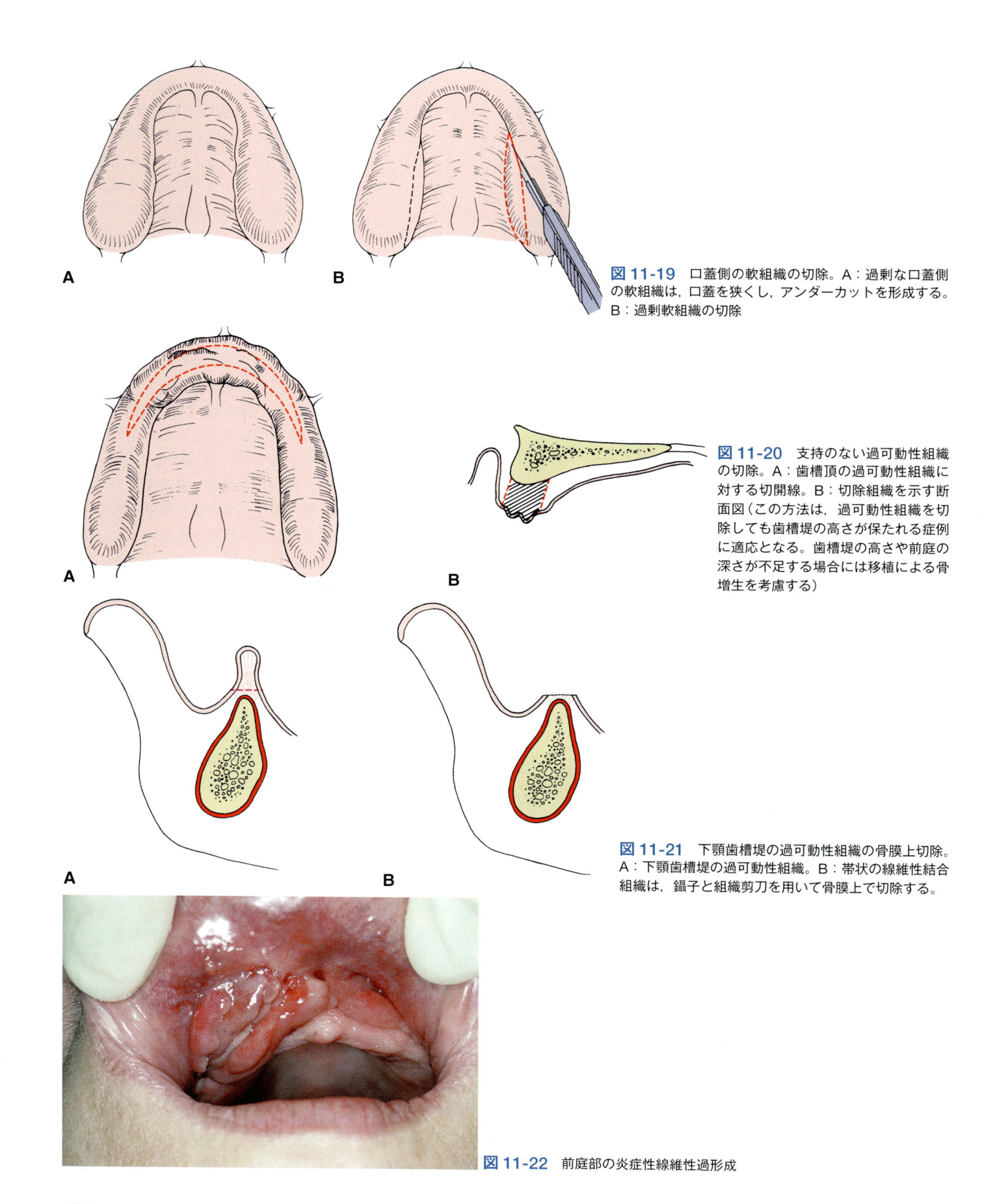

図 11-19 口蓋側の軟組織の切除。A：過剰な口蓋側の軟組織は，口蓋を狭くし，アンダーカットを形成する。B：過剰軟組織の切除

図 11-20 支持のない過可動性組織の切除。A：歯槽頂の過可動性組織に対する切開線。B：切除組織を示す断面図（この方法は，過可動性組織を切除しても歯槽堤の高さが保たれる症例に適応となる。歯槽堤の高さや前庭の深さが不足する場合には移植による骨増生を考慮する）

図 11-21 下顎歯槽堤の過可動性組織の骨膜上切除。A：下顎歯槽堤の過可動性組織。B：帯状の線維性結合組織は，鑷子と組織剪刀を用いて骨膜上で切除する。

図 11-22 前庭部の炎症性線維性過形成

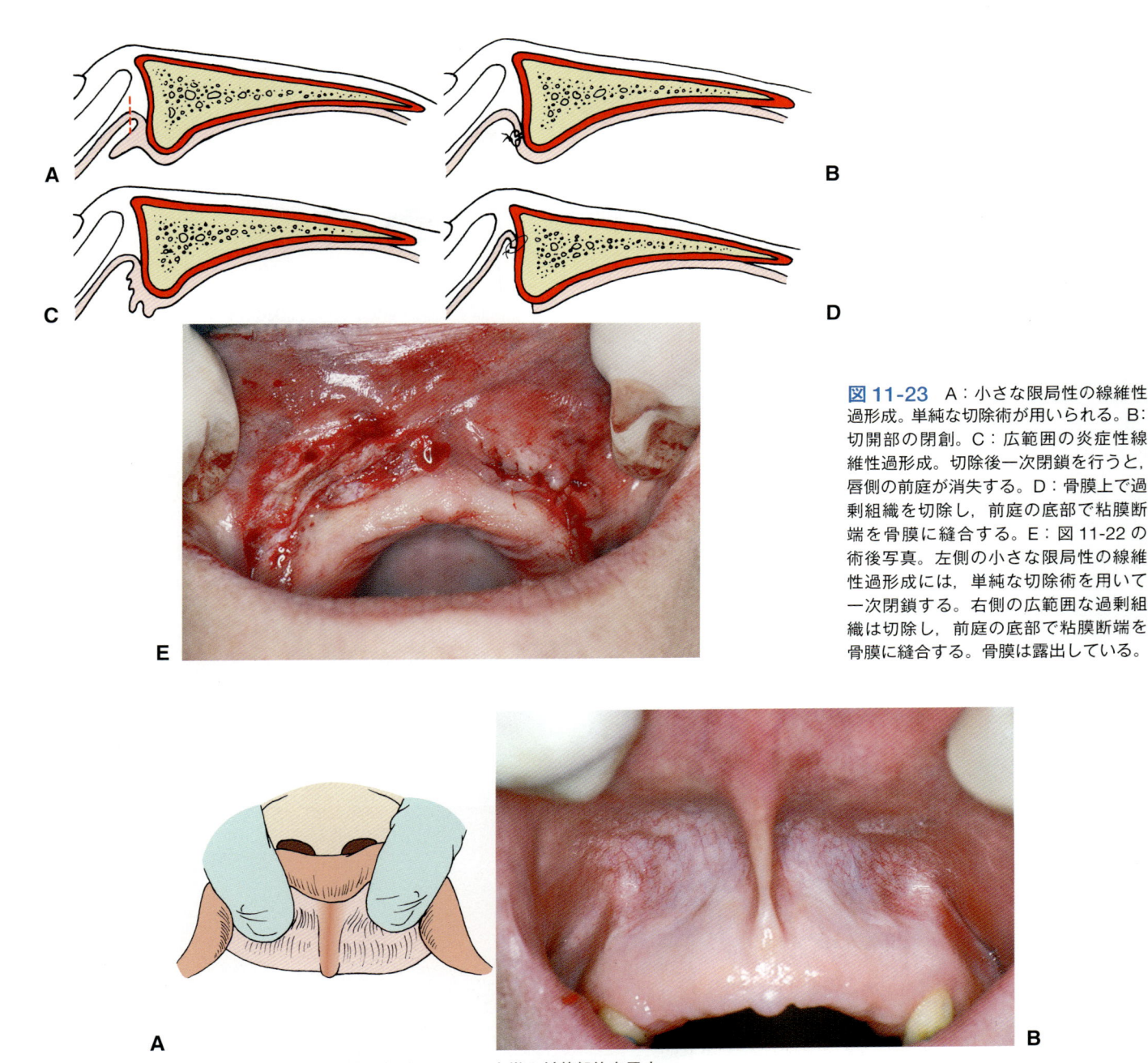

図11-23 A：小さな限局性の線維性過形成。単純な切除術が用いられる。B：切開部の閉創。C：広範囲の炎症性線維性過形成。切除後一次閉鎖を行うと、唇側の前庭が消失する。D：骨膜上で過剰組織を切除し、前庭の底部で粘膜断端を骨膜に縫合する。E：図11-22の術後写真。左側の小さな限局性の線維性過形成には、単純な切除術を用いて一次閉鎖する。右側の広範囲な過剰組織は切除し、前庭の底部で粘膜断端を骨膜に縫合する。骨膜は露出している。

図11-24 単純な上唇小帯の切除。A，B：小帯の付着部位を示す。

　Z形成術では、単純な切除術と同様に線維性結合組織を切除する。線維性結合組織を切除後、2本の斜切開を、最初の切開の両端にZを描くように加える（図11-25）。2つの弁を丁寧にアンダーマインし、最初の垂直切開を閉鎖するように水平的に回転させる。2つの小さな斜切開部も閉創する。この方法では、線状切開でしばしば生じる前庭の消失を避けることができる。

　3つ目の方法は、二次的上皮化を伴う局所的前庭形成術である。この処置は、とくに小帯の基部の幅が太い場合に有効である。基部の幅が太い小帯は、下顎前歯部に多い。主に小帯の辺縁の骨膜上組織に、局所浸潤麻酔を行う。切開は、骨膜上の粘膜下組織に及ぶ。骨膜上の切離は組織剪刀を用いて、粘膜と粘膜下組織をアンダーマインする。あるいは、骨膜にスポンジを置いて指で押しつけながらしごいてもよい。明瞭な骨膜の層が確認されたら、粘膜の辺縁を前庭の最深部において骨膜と縫合する。露出された骨膜は、二次的上皮化により治癒する（図11-26）。初期の治癒期間においては、粘膜調整剤を塗布した外科用スプリントや義歯が有用である。こ

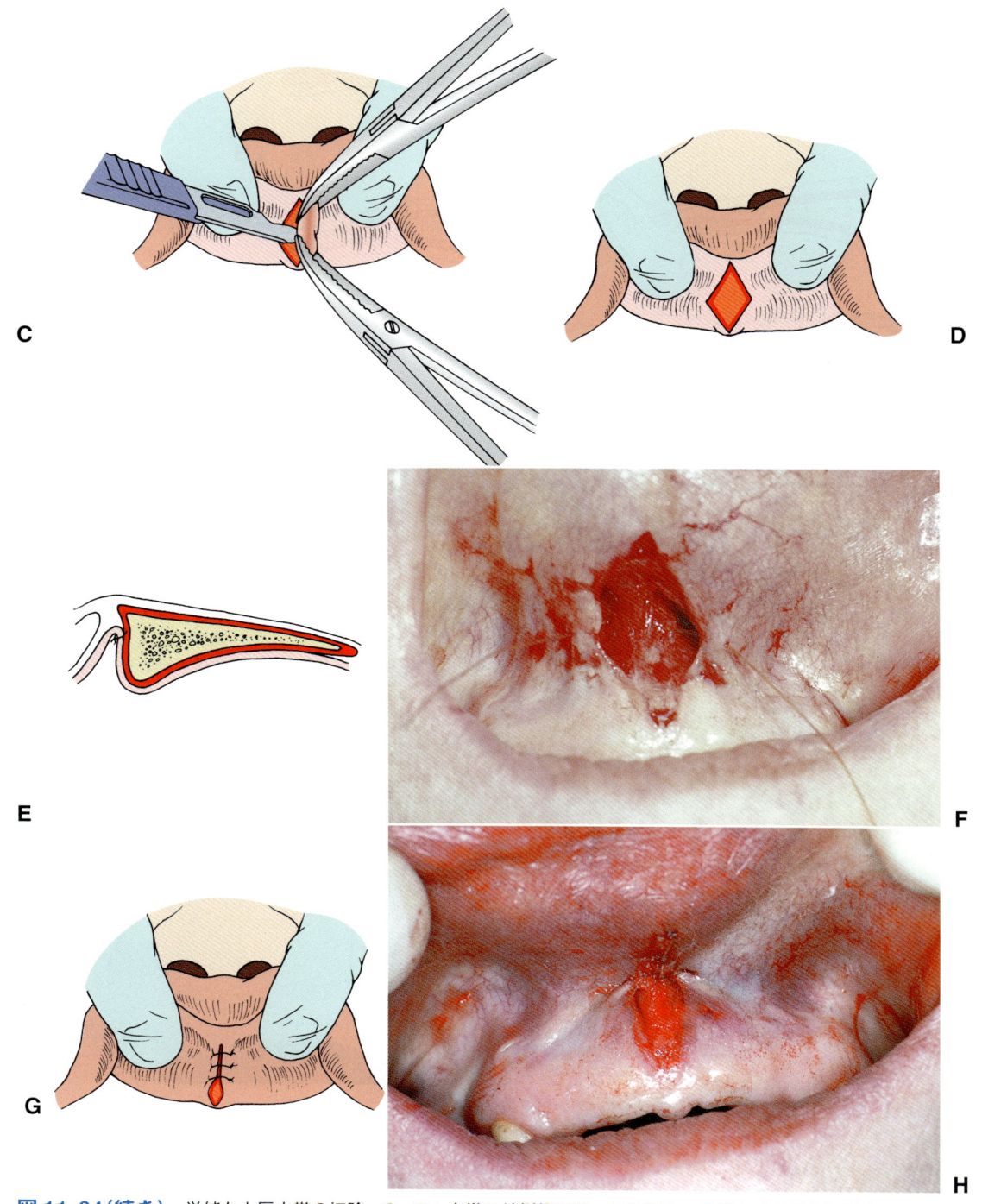

図 11-24（続き）　単純な上唇小帯の切除。C，D：小帯の外側縁に沿って切開し，骨膜上で組織を切除する。E，F：前庭最深部で両側の粘膜断端を骨膜に縫合する。G，H：閉創。組織の切除により歯槽部の付着歯肉の創が寄らないことがある。

の方法は，上顎の頰外側でよく認められる局所的に広い基部をもつ筋付着の処置にも有用である。

　レーザーで小帯の付着を切除することもできる。小帯の付着をレーザーで切除した場合，通常，創の縫合は不要である。これは，創の辺縁から上皮化が起こるからである（図11-27）。レーザーで行った小帯切除は経過も良好で，術後の腫脹や疼痛の訴えはほとんどみられない。

7. 舌小帯の切除

付着異常を伴う舌小帯は，粘膜，厚い線維性結合組織，オ

11章 ● 補綴前外科

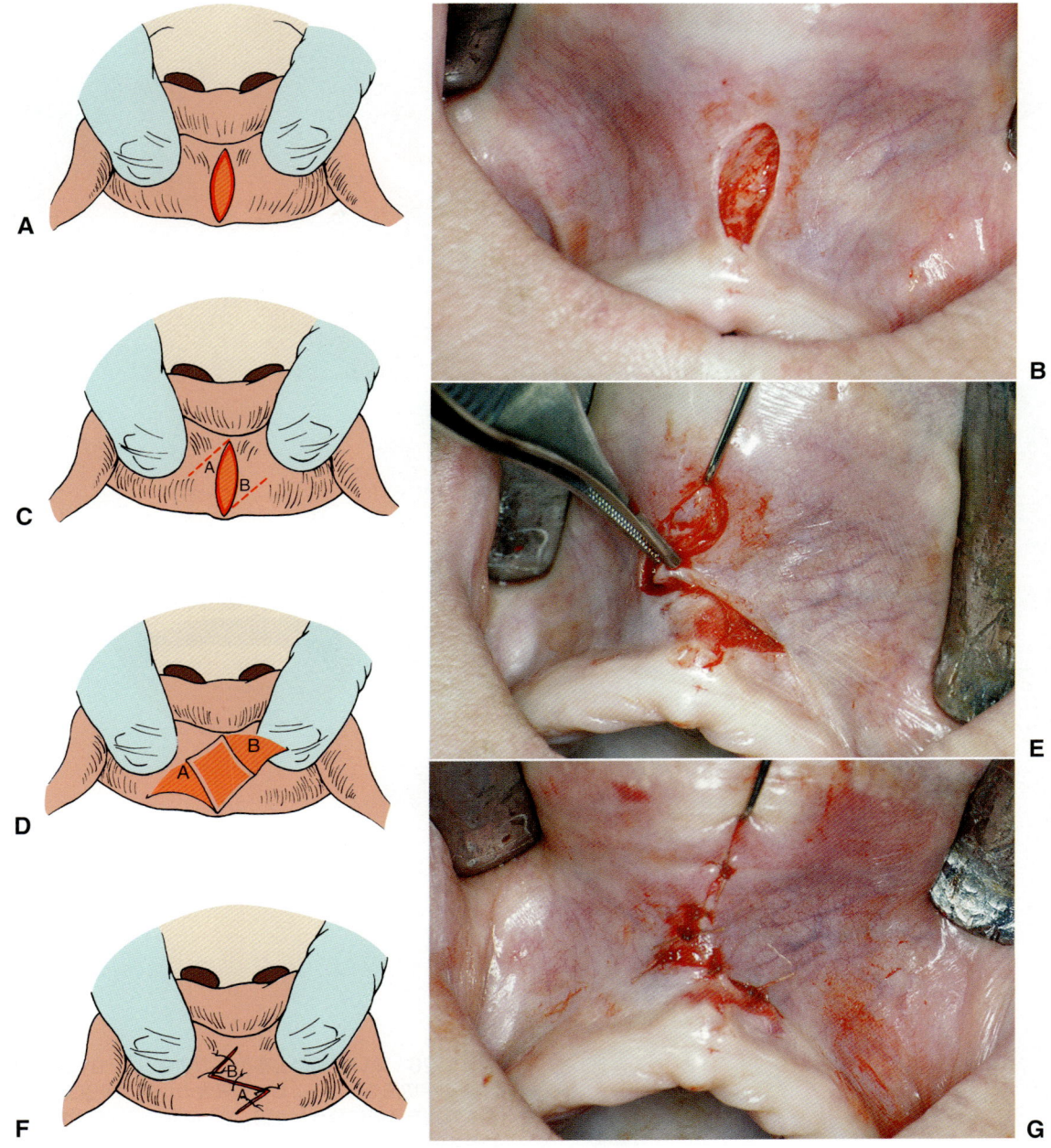

図11-25 唇側の小帯切除に用いるZ形成術。A，B：粘膜と疎な結合組織に小さな紡錘形の切開を加える。C〜E：粘膜弁をアンダーマインし，予定する位置に回転させる。F，G：単純結節縫合による閉創

トガイ舌筋上方の線維により構成されている。この付着は，舌の尖端から下顎歯槽骨の後面に至る。舌小帯の付着異常は，補綴物が不要な場合でも，発音に影響する。また，歯が喪失した後は，義歯の安定性を障害する。舌が動くたびに小帯は緊張し，義歯が脱落する。

舌小帯切除には，両側の舌神経ブロックと局所浸潤麻酔が有効である。舌の尖端は，牽引用の糸で制御する。舌小帯の切除では，線維性の結合組織を舌の基底部において，横に切断する。その後，粘膜を線状に縫合し，舌前方部を完全に遊離する（図11-28）。止血鉗子で舌の基底部を3分間圧迫する。これにより血管を収縮させることができ，出血のない術野が得られる。止血鉗子を除去した後，舌を上方に翻転し，切開を行う。創の辺縁は丁寧にアンダーマインし，舌の正中と平行に閉創する。開口している顎下腺管，舌下面および口底の血管には注意が必要である。これらの組織を損傷すると，出血や唾液の流出障害が生じることになる。

舌小帯の遊離が，顎下腺管の開口部と下顎の舌側面の間を小さく切開することで，可能になる場合もしばしばある。こ

199

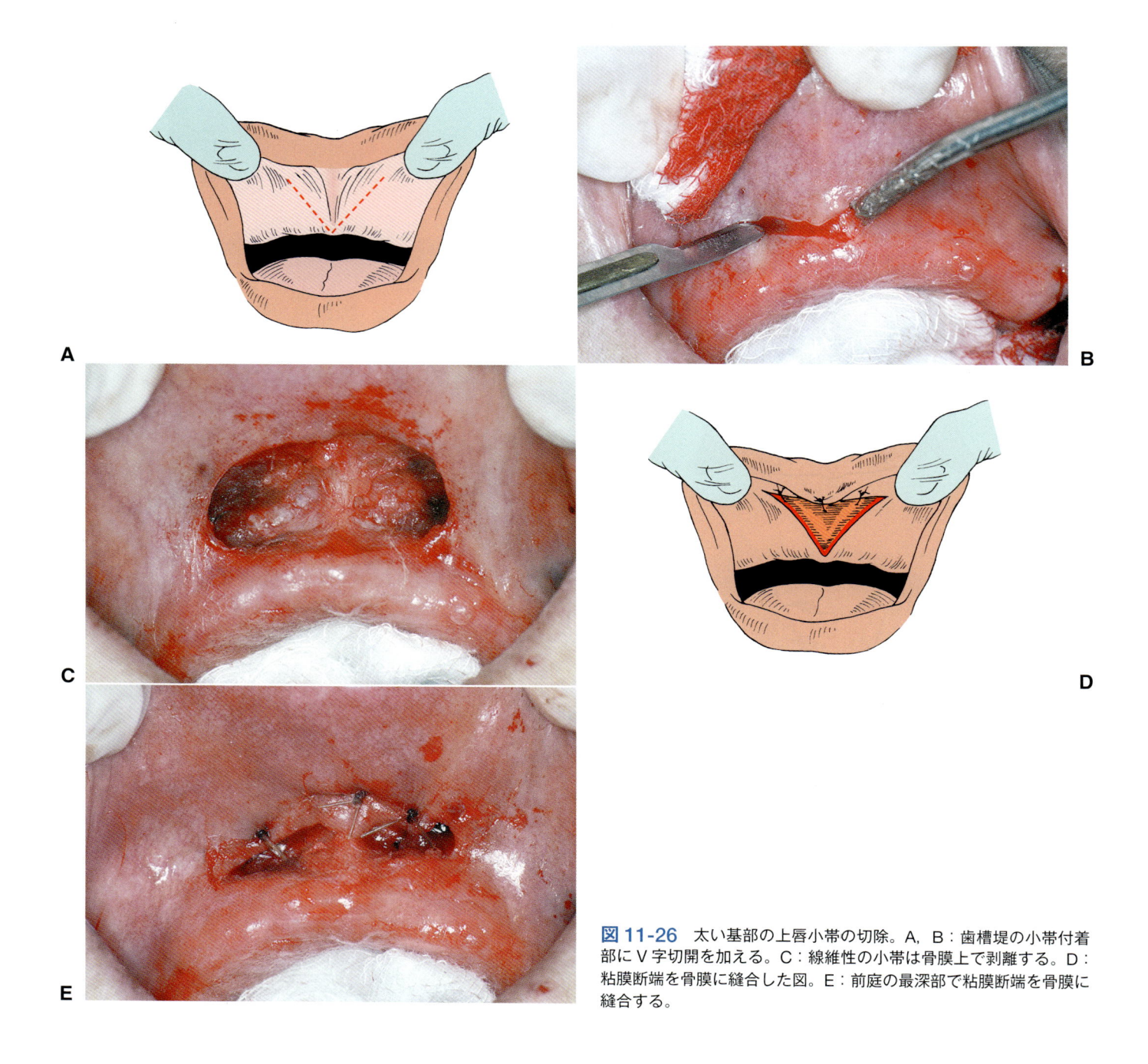

図 11-26 太い基部の上唇小帯の切除。A，B：歯槽堤の小帯付着部に V 字切開を加える。C：線維性の小帯は骨膜上で剥離する。D：粘膜断端を骨膜に縫合した図。E：前庭の最深部で粘膜断端を骨膜に縫合する。

れは，顎下腺管の開口部を上方に遊離するのと同じ処置である。しかしながら，短い組織束がこの領域にあるだけであれば，骨膜上で，歯槽堤の舌側面から線維性の付着を切離するのみで十分である。

即時義歯

抜歯や骨の形態修正の際には，即時義歯を装着するかどうかを判断する必要がある。Hartwell らは，即時義歯装着の利点について述べている[13]。即時義歯の装着は，患者の精神的および審美的な利益につながる。義歯が装着できないと，しばらく無歯顎で生活しなければならなくなるだろう。また，術後の即時義歯の装着は出血や浮腫を減少させ，組織が歯槽骨に適合するのを助けてくれる。加えて，垂直的な顎堤間距離がきわめて容易に回復されることも挙げられるだろう。一方，欠点は，術後に頻回の調整が必要になること，および，初期治癒が完了した後で新しい義歯を作製しなければならないことである。

前歯と臼歯を抜歯し，同時に義歯を装着するためには，綿密な計画が必要になる。即時義歯の装着を目的とした外科治

11章 ● 補綴前外科

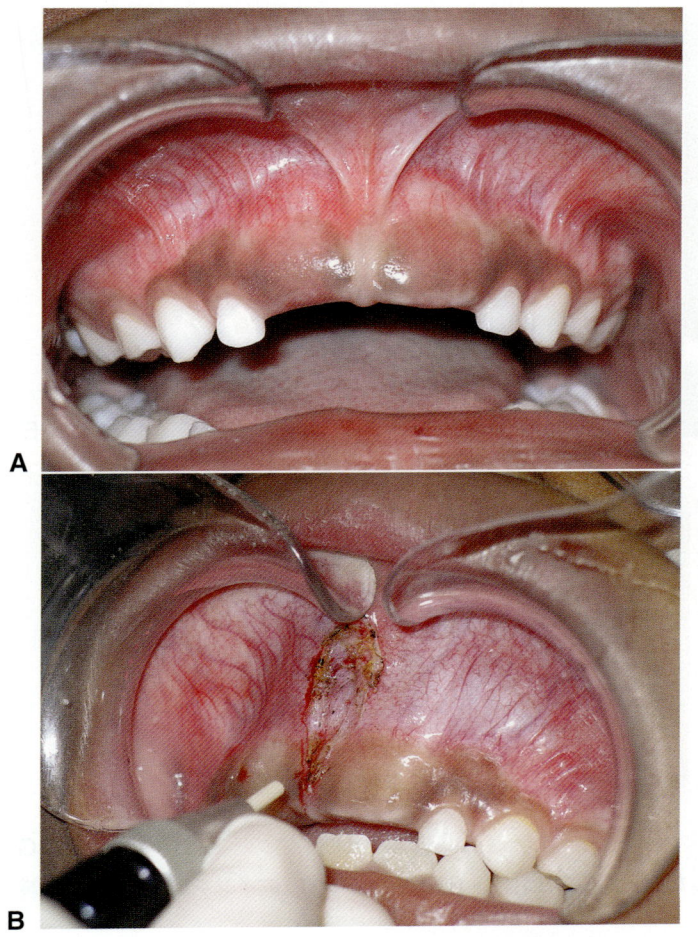

図11-27 レーザーを用いた小帯切除。A：上顎前歯部の太い基部の小帯。B：粘膜と厚い線維性小帯を骨膜上で切除する。創は二次的に上皮化する。

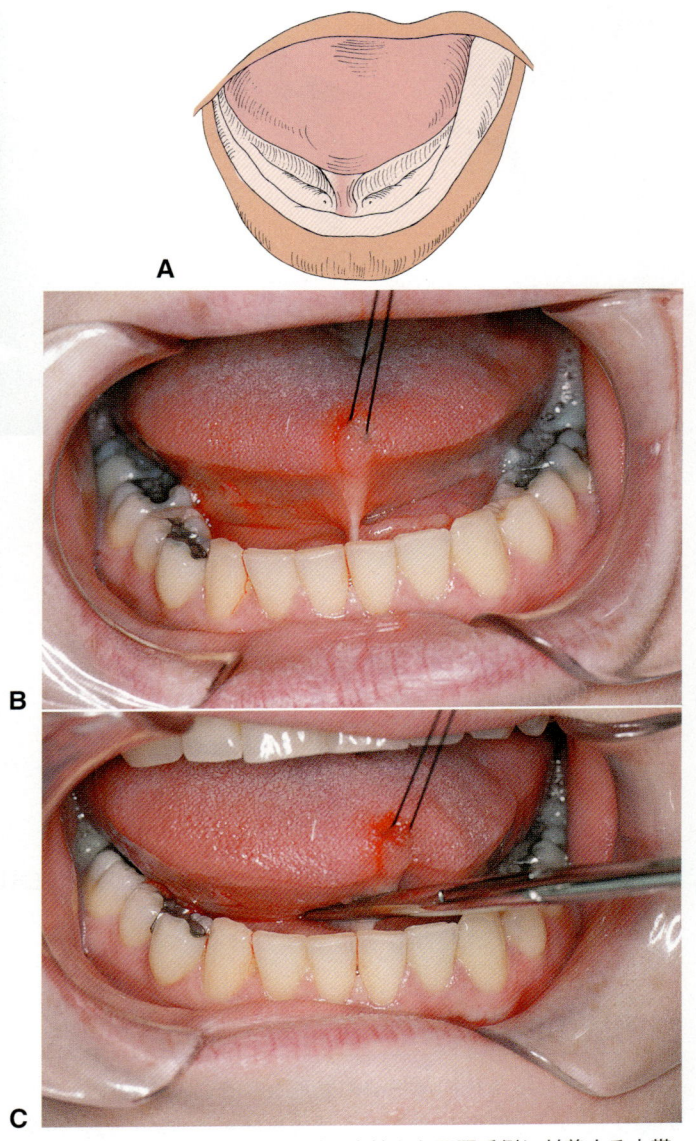

図11-28 舌小帯切除。A：舌の尖端から下顎舌側に付着する小帯。無歯顎患者では，舌を動かすと義歯が脱落する。B：舌の尖端にかけられた牽引用の糸。C：止血鉗子で2〜3分，小帯を圧迫する。この操作により出血が抑えられる。

療は，段階を踏んで行われる。まず，前歯抜歯の前に上下顎の臼歯が抜歯される。この処置で臼歯部の治癒を促進し，歯槽骨や結節に義歯を適合させる。残存している前歯の抜歯を行う前に，半調節性咬合器に模型を装着し，高さと審美性を備えた義歯の作製を行う。前歯の抜歯と骨の形態修正を予想して，歯槽堤の模型を注意深く形態修正する（図11-29）。望ましい歯槽堤形態を予想した術前模型から，透明なアクリックスプリントを作製する。

即時義歯の外科処置では，抜歯に際して極力，歯槽骨を保存する方法を選択する。最小限の単純な形態修正あるいは歯槽間中隔切除術が，歯槽骨の高さと皮質骨を保存するために適用される（図11-30）。大きな鋭縁を削除し形態修正した後，組織を指で圧迫し，透明なアクリックスプリントを装着する。脱色している組織や大きな鋭縁がなくなるまで，透明なアクリックスプリントを適合させる。切開部は単純結節や連続縫合により閉創し，粘膜調整剤を用いて即時義歯を装着

する。新鮮創に裏装剤が入り込まないよう注意が必要である。咬合状態を随時点検し，義歯を調整する。患者に24時間義歯を装着し続けるよう指導し，翌日も診察する。外科処置終了時にブピバカインなどの長時間作用型の局所麻酔薬を注入すると，術後24時間の患者の不快感が減少する。術後1日目の診察では，義歯を優しく外し，床下粘膜に過剰な圧力が加わっていないかどうかを診査した後，義歯を清掃し，再装着する。5〜7日間は，口腔内を生理食塩水で洗浄するとき以外は，義歯を装着するよう患者に指導する。

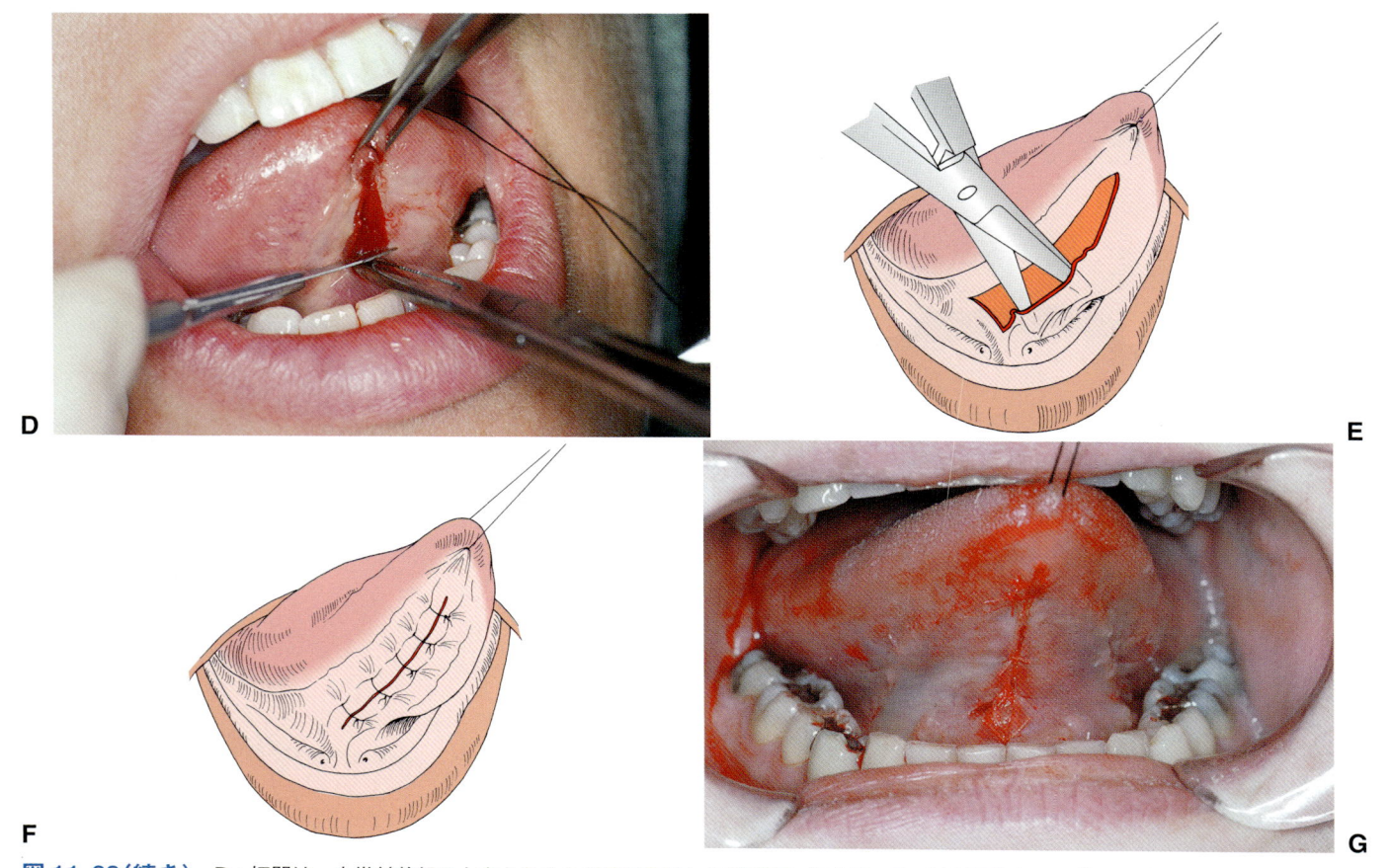

図 11-28（続き）　D：切開は，小帯付着部の上方から止血鉗子で圧迫した舌下面に加える．E：創の辺縁をアンダーマインする．F，G：軟組織の縫合

歯槽堤の保存

　本章では，抜歯後の歯槽部の処理と，その後の骨や軟組織の変化について解説してきた．補綴前外科は実際には，抜歯時に行われることが多く，できるだけ多くの歯槽骨を保存し，組織が再生できるように努めなければならない．歯が保存不可能であると判断された場合には，抜歯が計画され，さまざまな骨材料を用いて，歯槽骨の高さと幅をできるだけ維持する[14]．補助的な方法として用いられている無機材料は，骨のリモデリングを通してゆっくりと吸収されるため，歯槽堤の形態を維持するのに有用である．口腔周囲組織からの自家骨組織の採取には限界があり，同種あるいは異種の骨材料が，骨構造を保つために利用されている[15]．これらの無機材料には，牛に由来するもののほか，ヒトの死体の骨を処理したものもある[16,17]．

　頬側や舌側の皮質骨壁を保存する非侵襲的な抜歯は，歯槽骨を保存するうえでの基本である[18]．抜歯後，抜歯部位を掻爬し，洗浄する．移植材料を抜歯部位に圧縮し，歯槽頂まで充填する（図 11-31）．抜歯部位は通常，一次閉鎖を行わない．多くの症例で移植材料をコラーゲンで覆い，吸収性の糸で縫合して保持する．吸収性の膜は，付着歯肉の下に埋入するため，一部の周囲組織の辺縁を剥離する必要がある．粘膜の再上皮化は，移植部位の上に 2〜3 週間で生じる[†1]．

　移植骨により保存された部位におけるインプラントの埋入は通常，2〜6 か月後に行われる．

オーバーデンチャー外科

　歯槽骨は，主に咀嚼時に歯根膜や歯から骨を通して伝えられるストレスに反応することで，その形態が維持されている．補綴物の下の骨吸収は，どの部位においても歯を維持することで，最小限に抑えられている．オーバーデンチャー法は，骨に力を直接伝え，補綴物による修復で咀嚼機能を改善することにより，歯槽骨を残存させることを目指すものである．

訳注
†1：一般的には，移植材料を粘膜骨膜弁にて一時閉鎖することが望ましい．

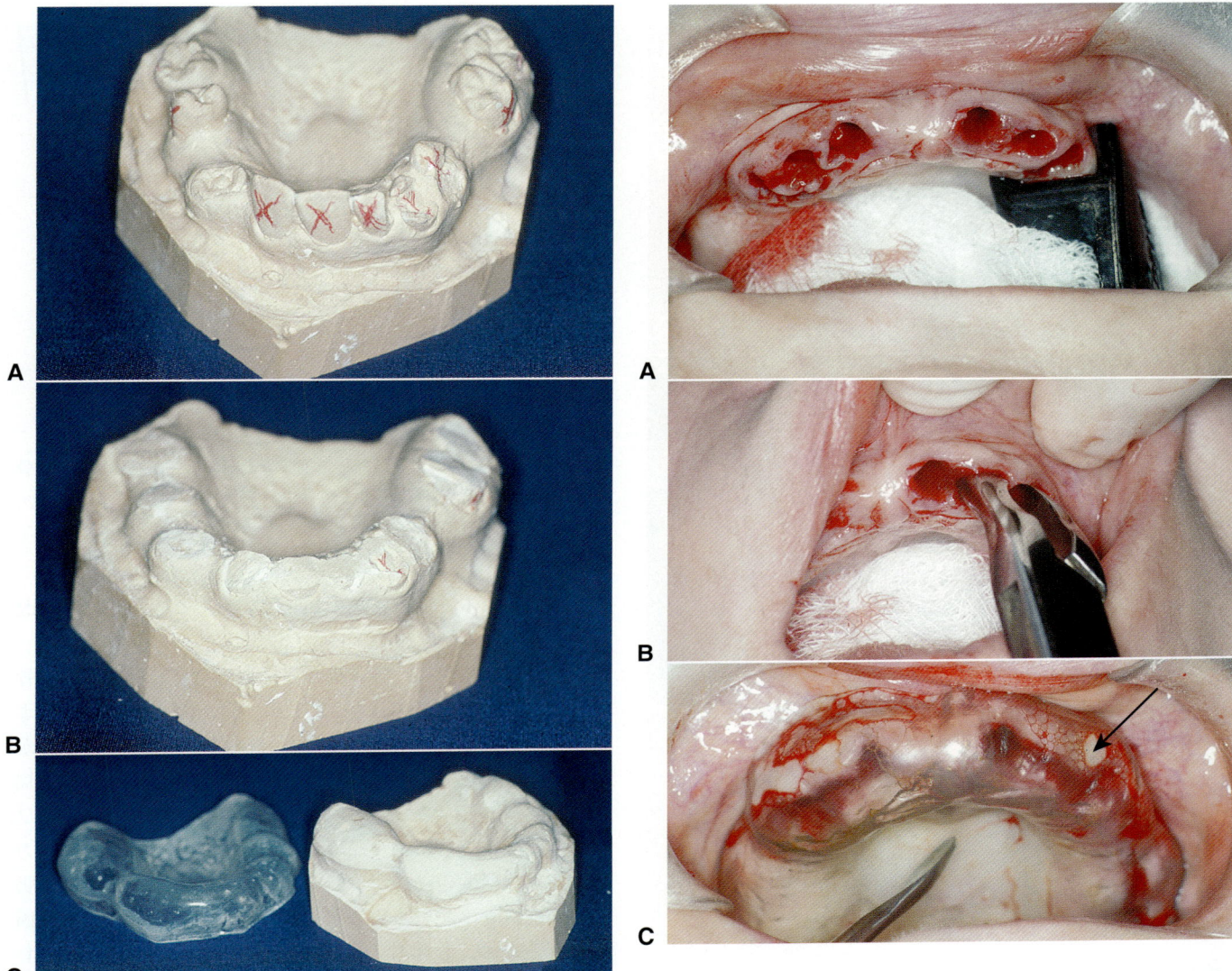

図11-29 即時義歯手術に用いる透明なアクリリックスプリントの作製。A：術前の模型。B：抜歯後の模型で骨鋭縁が示されている。C：整形後の模型とスプリント

図11-30 A：抜歯後の上顎歯槽堤。B：破骨鉗子による歯槽中隔の切除。C：透明なスプリントの装着。スプリントを障害する過剰組織は削除する（矢印）。

歯の存在は機能時には，自己の受容性感覚を改善してくれる。また，特別な保持装置を残存歯に組み込むことで，義歯の保持と安定性が改善できる。オーバーデンチャー法は，数本の歯が残存して十分な骨の支持がある場合には，常に適応となる。また，歯周組織の健康が維持され，歯も適切に保存されている場合にも適応となる。残存する両側の犬歯は，この方法の最も適した部位である。ただし，この方法は歯内療法や補綴治療を行わなければならないため，経済的な配慮も必要となる。

本章では，歯周組織については詳述していない。しかしながら，オーバーデンチャー法の準備では，残存している歯が保存できる可能性を，十分に評価することが大切であり，付着歯肉の評価やポケットの深さなどに関する臨床的検査とX線検査が必須である。

下顎骨の増生

骨移植による増生は，著しい骨欠損を伴う下顎骨を補強する。また，歯槽骨の高さや形態を改善し，義歯装着部位へのインプラント埋入を可能にする。移植材料には，自家骨，同種骨，同種形成材料などがあるが，これまでは，自家骨が下顎骨の増生にとって，最も生物学的に適した材料とされてきた。ただし自家骨の欠点として，採取部位の手術が必要なこと，移植後の骨吸収などが挙げられる。同種骨の使用では採

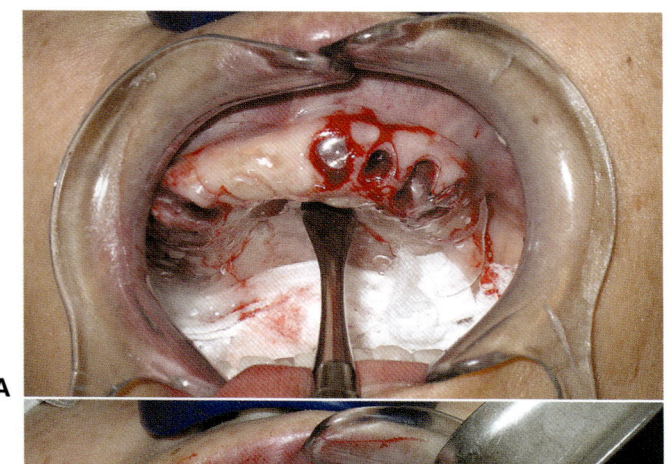

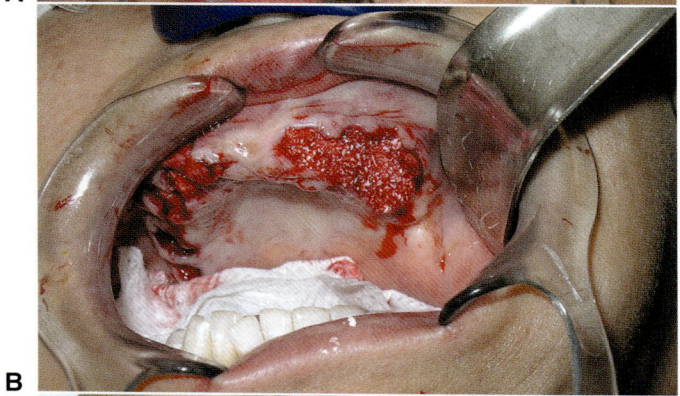

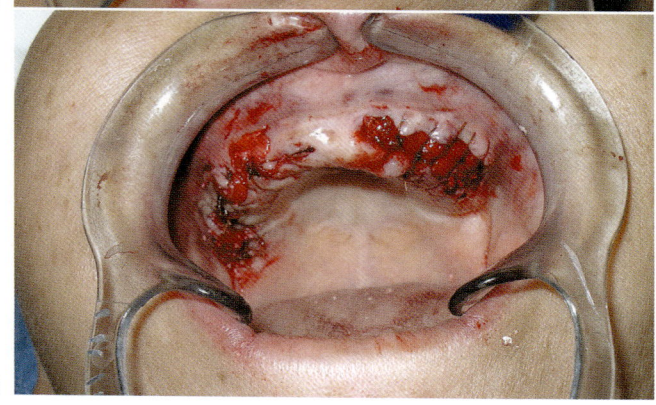

図 11-31　歯槽堤の保存。A：歯槽骨の高さを維持した抜歯。B：無機材料を歯槽頂まで抜歯窩に充填する。C：吸収性の膜で移植材料を覆い，粘膜の再上皮化を促すよう歯槽頂で縫合する。

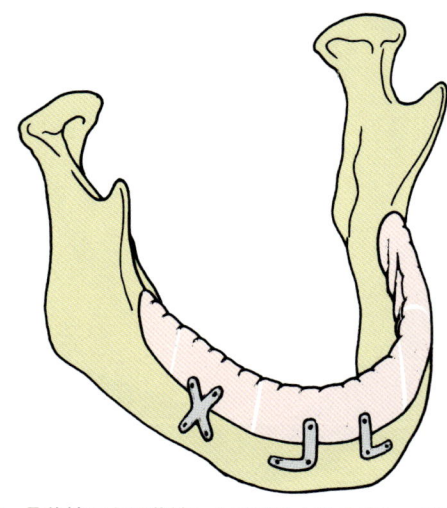

図 11-32　骨移植による萎縮した下顎骨上縁の増生。腸骨稜の皮質骨海綿骨ブロックを下顎骨の形態に整形し，強固にスクリュー固定する。

取部位の手術が不要であり，小範囲の下顎骨欠損の増生に有用である[19]。インプラントが普及したことにより，同種骨移植単独，あるいは他の生体材料との併用で骨増生を行う機会が増えている。

1. 上縁の増生

骨移植を用いた上縁の増生は，重度の下顎骨吸収により，不適切な高さや形態となっている場合や，骨折の可能性がある場合，さらに，骨の高さや幅が足りない部位のインプラント埋入が治療計画に含まれている場合に適応となる。オトガイ孔部で生じる下歯槽神経の知覚障害も，この方法により改善できる。

顎骨上縁の増生に，腸骨稜から採取した自家皮質骨海綿骨ブロックを利用する方法が1951年，ThomaとHollandにより報告された[20]。しかしながら，この方法では70％の骨が吸収されてしまう[21]。この著しい骨吸収は，移植骨が動揺することによると考えられる。当初移植骨は，下顎骨にワイヤーで固定されていたため，治癒後も移植骨に外力と内力が加わり，軽度の動揺が生じていたのである。現在では，腸骨稜の皮質骨は，多くのスクリューにより下顎骨に強固に固定されるため，移植骨の動揺は最小限となっている（図11-32）。骨移植と同時に，インプラントの埋入を行うこともある。

2. 生体代替材料による下顎骨の増生

自家骨は，顎顔面領域の再建に最も一般的に用いられている材料であるが，自家骨採取のための手術を要することが，最大の欠点である。骨移植に関連する問題には，ドナー部位への侵襲，移植骨の吸収，入院の必要性などがある。このため，適切な代替移植材料を探す必要性が生じている。骨の生理学，化学，遺伝子工学の研究が進み，骨の再建手術は進歩している。新しい骨の形成には，骨誘導と骨伝導が必要である。骨形成を通して前駆細胞を動員することが骨誘導であり，骨の沈着する枠組みを与えて骨の成長を促すことが骨伝導である。

死体から採取した同種移植骨は滅菌され，免疫反応が減少している。この骨に骨誘導能はないが，骨増生を助ける枠組みを提供してくれる（骨伝導）[16]。治癒過程においては，骨のリモデリングや吸収が生じ，骨の取り込みが生じる[17]。顎

粒状の同種移植材料は表面積が大きく,移植組織に適合する。これは主に,歯槽堤の欠損部位に用いられる。同種移植の利点は,ドナー部位への手術が不要なこと,利用量の制限がないこと,外来で処置が行えることなどである。ウシから生成された異種移植材料は,抗原性のあるタンパク質を含んでいないため,免疫反応は最小限である。これらの移植材料は,骨伝導よりも骨誘導を促進する。無機質の移植は吸収速度が遅く,取り込まれない残遺物が認められることが,複数の研究で報告されている[22]。

現在では,骨生理を制御しているタンパク質が同定されている。骨形態形成タンパク(bone morphogenetic proteins: BMP)が単離された成長因子であり,顎顔面骨格の再建に適用されている[16]。リコンビナントBMPは単離,生産され,移植治療に応用されている。BMPは通常,骨伝導の働きをする同種材料と併用される。同種材料は移植床を広く確保し,形態を保持し,移植材料をその中に取り込んでくれる。コラーゲン基質を担体とするBMPが,上顎洞挙上術や負荷のかからない骨欠損部の再建に利用されている。リコンビナント材料は,抜歯直後に埋入されたインプラント周囲に充填され,骨結合を助ける。顎顔面領域におけるBMPの適応に関しては,さらなる研究が進行している。ドナー部位の手術を避ける利点,および新たに骨を増生できる能力には,今後も大きな進歩が期待できるだろう。

3. 骨再生誘導(GBR)法(骨増生促進)

骨再生誘導(guided bone regeneration: GBR)法では,移植骨の治癒や骨再生を期待する部位において,非吸収性あるいは吸収性の膜が使用される。GBR法の概念は,骨性治癒を期待する部位に,骨性治癒に不要な上皮細胞や線維芽細胞などの細胞の侵入を防止することである。

1982年にNymanらは,膜を用いて不要な細胞の侵入を防ぐことで,歯周靱帯の再生を促進する方法を報告している[23]。Dahlinらは同様な方法を用いることで,インプラント周囲の骨成長も促進できることを報告している[24]。骨移植部を膜で覆うことで,成長の早い線維芽細胞や上皮細胞の侵入を防ぎ,比較的守られた環境で,骨が成長できるようにする。

移植部を覆う非吸収性あるいは吸収性の膜として,多くの材料が使用されている。ポリテトラフルオロエチレンやゴアテックスが,最も使用頻度の高い非吸収性材料であるが,非吸収性材料は,骨治癒が得られたときに取り除く必要がある。吸収性材料は,膜の除去手術を避けるために開発された。ポリアクチンやコラーゲンなどの合成ポリマーの使用頻度が増加している。吸収性の膜は吸収性の糸と同様に,加水分解を受けて数週間かけて変性する[25]。これらの材料とGBR法については,12章で詳述する。

上顎の増生

重度の上顎歯槽骨の吸収があると,補綴物による歯列の再構築は難しくなる。中等度から重度の上顎吸収が生じた場合,義歯床の面積を広くとることで,骨の増生を行わなくても,補綴物による咬合回復ができる。しかしながら,上下顎堤間距離の著しい増加,口蓋の扁平化,頬骨との干渉,上顎結節後方ノッチの消失などが認められる症例においては,適切な義歯の作製が困難であり,歯槽骨の増生を考慮する必要がある。

1. オンレー骨移植

無歯顎で萎縮した上顎への自家肋骨移植は,Terryらによって初めて報告された[26]。上顎のオンレー骨移植は,主に重度の上顎歯槽骨吸収を認める症例が適応となる。これらの症例では,歯槽骨の消失と口蓋の扁平化が認められる[27]。

上顎のオンレー骨移植には,腸骨稜の皮質骨海綿骨ブロックを使用することが多い。ブロックを上顎骨に小さなスクリューで固定し,動揺を抑えることで,骨吸収を減少させることができる(図11-33)。海綿骨をブロック骨の周囲に充填し,形態を整える。インプラントは,骨移植と同時に埋入されることもあるが,多くの場合,移植骨の治癒を待ってからインプラントの埋入が行われる。

2. サンドイッチ法による骨移植

上顎のサンドイッチ法による骨移植は,挙上された歯槽骨部の血流を確保できることから,術後に広範な骨吸収を生じにくい処置である。上顎のサンドイッチ骨移植は,歯槽骨の高さは不足しているが,口蓋の扁平化が生じていない症例に適応される。とくに,頬骨稜や上顎結節部で,上下顎堤間距離が過剰な症例が適応となる[28]。上下顎の前後的あるいは水平的な異常も,サンドイッチ骨移植により改善できる(図11-34)。

サンドイッチ骨移植は,予後が明確な方法であり,上顎の位置を前後的,水平的,垂直的に移動させることができる。この方法の欠点は,腸骨からの採骨が必要なことと,場合によっては軟組織に対する二次手術が必要となることである。

3. 上顎洞底挙上

上顎洞底が歯槽部にまで下降している場合,インプラントによる上顎の咬合機能回復には問題が生じる。つまり,上顎洞底の歯槽骨への下降により,上顎後方部におけるインプラント埋入が,支持骨不足によって困難になる。上顎洞底挙上

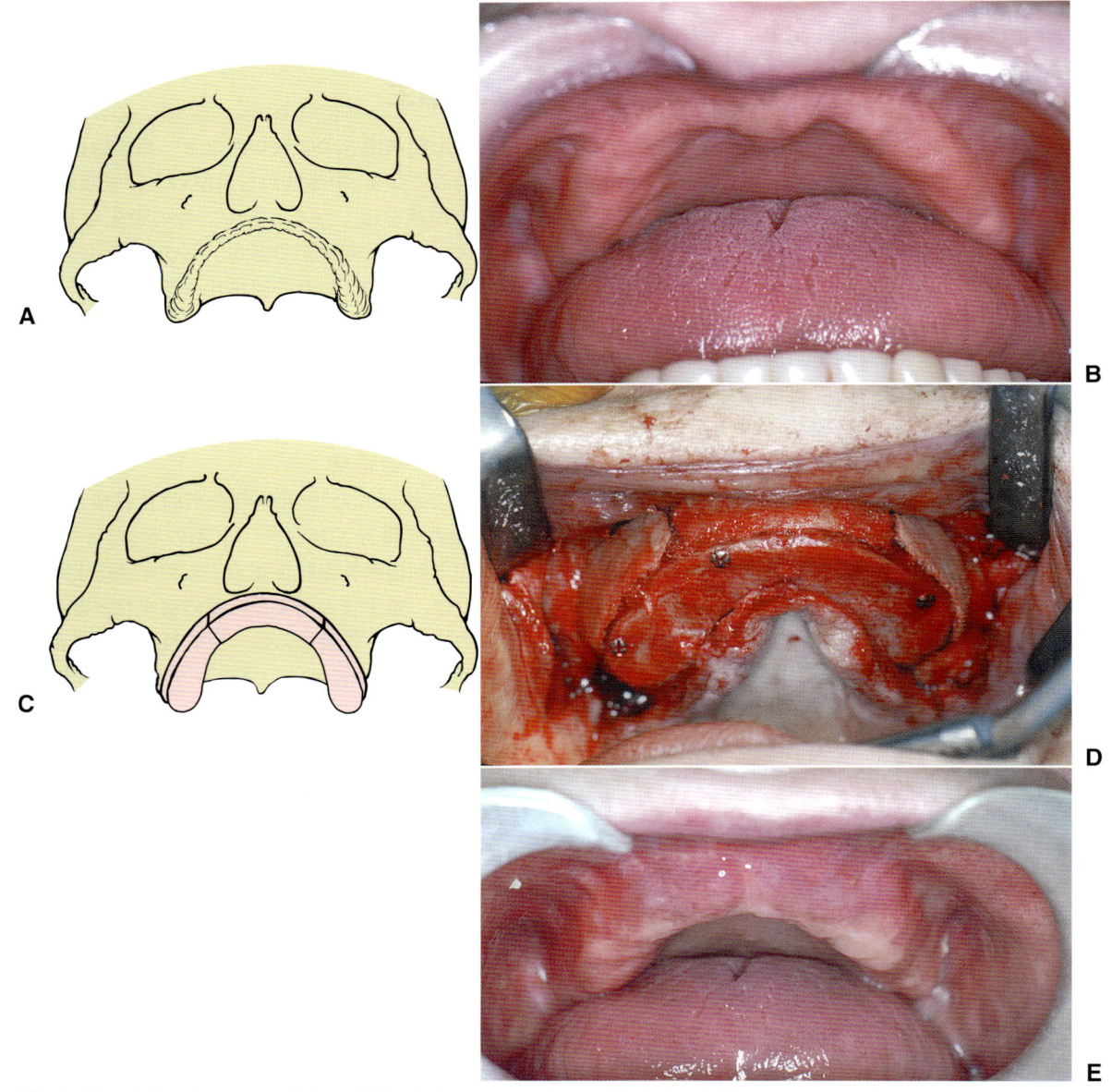

図11-33 上顎のオンレー骨移植。A：萎縮した上顎骨。B：再建に不適切な上顎歯槽堤。C：3つの骨片が上顎に固定されている。D：強固な固定による移植骨の安定化。E：術後の良好な形態と高さをもつ歯槽堤

術は，移植材料を上顎洞内に填入し，支持骨の増加を図る骨増生法である。

この方法では，上顎洞側壁を開いて，上顎洞粘膜を丁寧に骨から剥離する（図11-35）。移植材料としては，同種骨，自家骨，異種骨，BMPが単独，あるいは併用される[16,29]。近年よく用いられているのは，自家骨である。上顎洞底部の粘膜を剥離挙上した後，移植材料を上顎洞底部に填入する。上顎洞粘膜を剥離挙上する際に穿孔を生じることがあるが，挙上された粘膜のたるみと吸収性の膜を使用することによって閉鎖できる[30]。これらの方法により，移植材料を上顎洞と交通させることなく，移植できる。移植骨は3〜6か月で治癒し，インプラントの埋入も可能となる。インプラント埋入に関しては12章で詳述する。この方法は外来患者に適用され，術後の義歯の使用にも影響しない。

歯槽骨延長術

外傷，先天性欠損，顎骨病変の切除などにより生じた骨欠損部では，インプラントによる即時再建は困難である。著しい骨欠損は，付着歯肉や粘膜の欠損も伴う。これまでのとこ

下顎歯槽堤拡張のための軟組織手術

歯槽堤の吸収が起こると，義歯床縁付近の粘膜や筋肉の付着が，義歯の安定と保持に大きな影響を与えるようになる。さらに，可動性のない床下粘膜の量と質は低下する。義歯の安定を改善するための軟組織手術は，骨増生術の後で，あるいは単独で行われる。どのような場合でも，補綴前外科手術の主目的は，義歯床下やインプラント埋入部位において，骨に付着した非可動性組織の範囲を拡大することである。前庭部などにおいては，義歯の脱落に関与する筋の付着を切除することで，義歯床縁の延長を図ることができる。

1. 転位弁前庭形成術（Lip Switch）

舌側に基部をもつ弁を用いた口腔前庭形成術は，Kazanjianらによって最初に報告された[35]。この方法では，歯槽堤を基部とする粘膜弁が，口腔前庭の底部に縫合される（図11-37）。口唇内側の創面は，二期治癒により上皮化する。この方法には改良が加えられ，現在では，舌側に基部をもつ弁と唇側に基部をもつ骨膜弁（転位弁）を置き替える方法が，よく用いられている[36]。

下顎骨に適切な高さがある場合には，この方法により前歯部の口腔前庭が拡張され，義歯の安定を確保できる。この方法の主な適応は，下顎骨前方の高さが少なくとも15mm以上あること，下顎前歯部の粘膜や筋の付着により唇側の口腔前庭が失われていること，舌側の前庭には適切な深さがあること，などである。

この方法は，多くの症例でよい結果が得られている。利点として入院が必要ないこと，ドナー部位の手術がないこと，すぐに義歯が使用できること，などが挙げられる。欠点としては，術後の後戻りの程度が予測できないこと，前庭の瘢痕形成，前庭部で義歯床縁の不適合が生じること，などが挙げられる[37,38]。

2. 口腔前庭と口底の拡張術

下顎の舌側では，口底の顎舌骨筋やオトガイ舌筋が，口唇の筋と軟組織が床下粘膜に付着するときと同様の問題を引き起こす。Traunerは，顎舌骨筋を顎舌骨筋隆線から剥離して下方に移動させることで，口底を深くし，義歯に対する顎舌骨筋の影響を減らす方法を報告している[39]。MacIntoshとObwegeserは，唇側の口腔前庭拡張術とTraunerの方法を併用することで，下顎の頰舌側での効果的な前庭拡張術が行えると述べている[40]。この術式における唇側の前庭拡張術は，Clarkによる唇側に基部をもつ粘膜弁を応用している[41]。また，2つの前庭拡張術の後，露出した骨膜を覆うため皮膚移植が用いられるようになっている（図11-38）。併

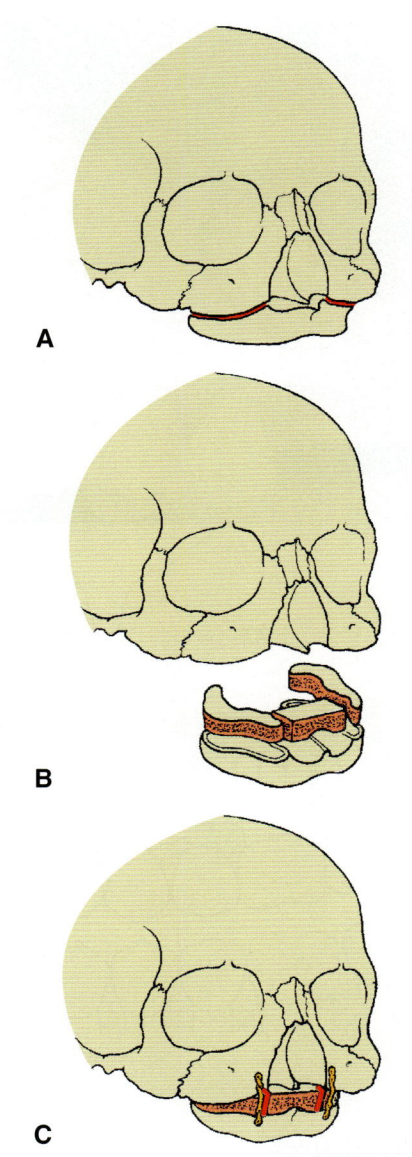

図11-34 上顎骨のサンドイッチ法による骨移植。A：萎縮した上顎歯槽堤。B：上顎を下方に骨折させ，自家腸骨を移植することで上顎骨を増生する。C：上顎は強固にプレート固定する。

ろ，歯槽骨欠損の修復には骨延長術が用いられている[31-33]。骨延長術ではまず，歯槽堤の骨切りを行う（図11-36）。次に，骨片に骨延長器をスクリュー固定する。5～7日間の待機期間の後，1日約1mmのペースで歯槽骨片を挙上する。延長される骨面に加わるゆるやかな張力が，持続的な骨の形成を促す。さらに，周囲の粘膜や付着歯肉も伸展される。そのため，この方法には組織延長の概念が含まれる。延長された骨片と新生骨は，3～4か月で治癒する。その後，骨延長器を除去し，同時にインプラントの埋入を行う。歯槽骨の幅を増すための水平的な骨延長によっても，インプラントの埋入は成功する[34]。

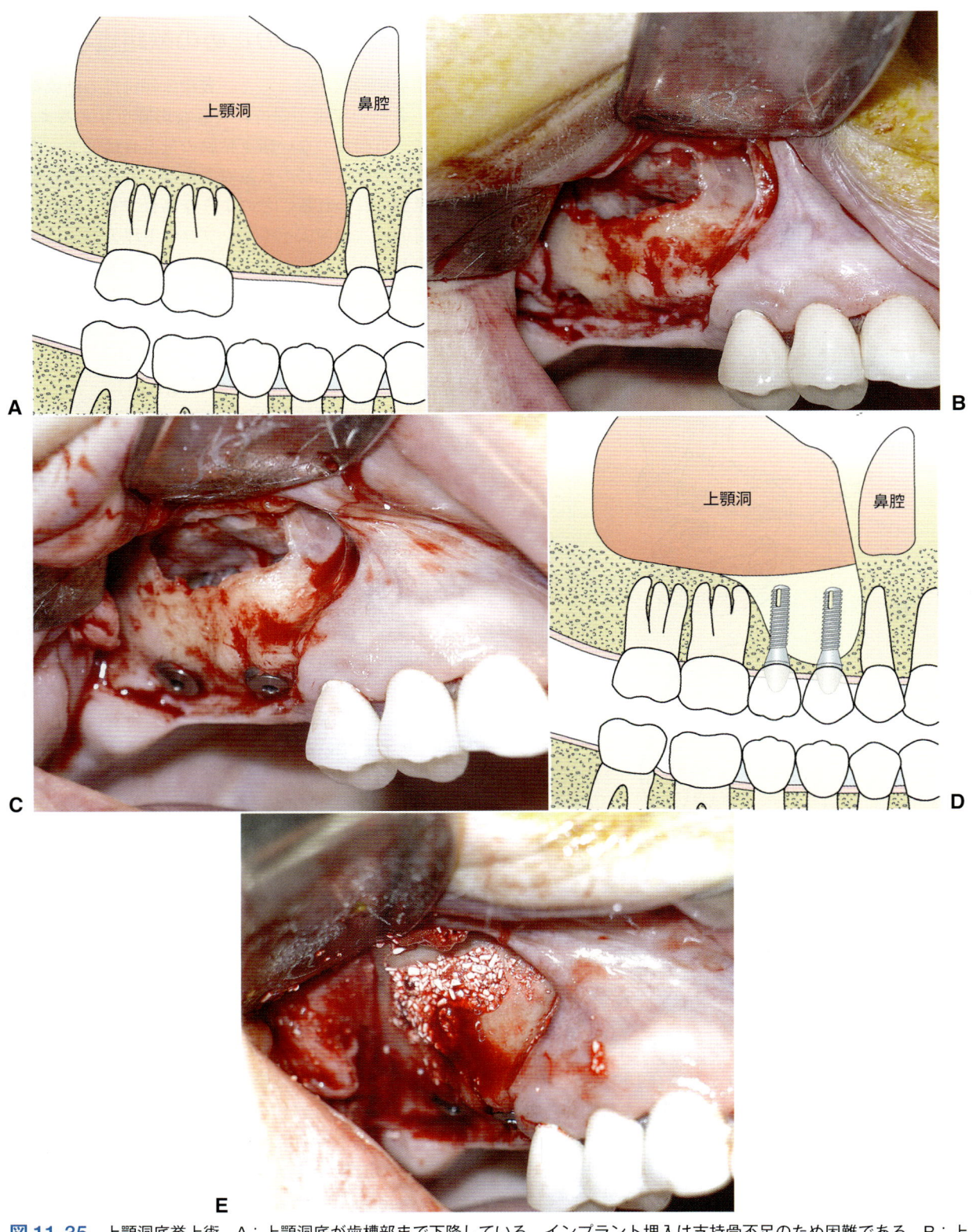

図11-35 上顎洞底挙上術。A：上顎洞底が歯槽部まで下降している。インプラント埋入は支持骨不足のため困難である。B：上顎洞側壁を開洞する。上顎洞粘膜を剥離挙上する。C：インプラントが上顎洞に突出している。D：上顎洞底の骨が薄く（5mm未満），インプラントの初期固定が得られない場合，上顎洞底粘膜を挙上し，粘膜下に骨移植した後，二次的にインプラントを埋入する。E：上顎洞に突出したインプラント周囲に骨移植（自家骨と同種材料の併用）

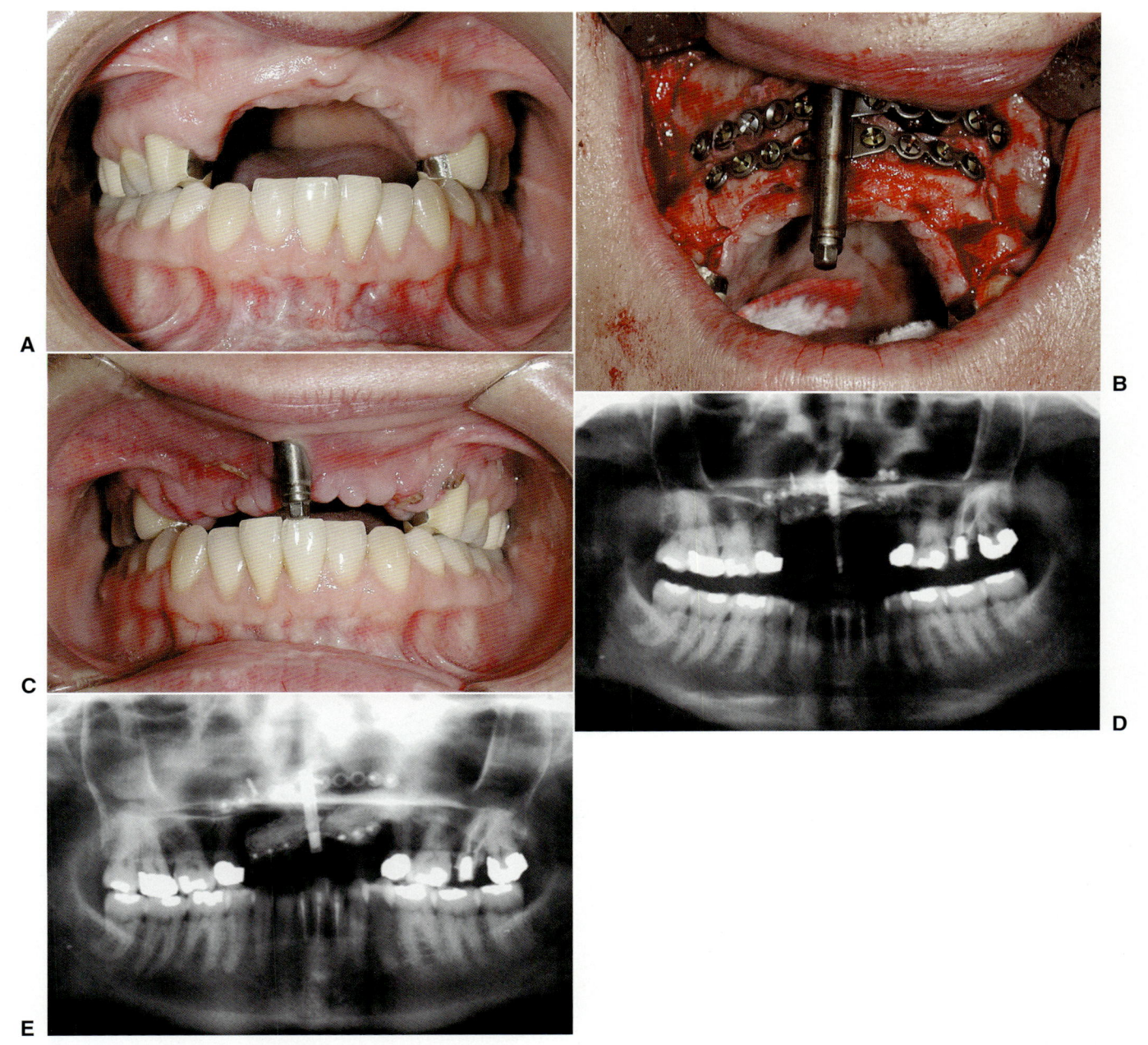

図 11-36 歯槽骨延長術．A：上顎前歯部の著しい歯槽骨欠損．B：骨延長器を歯槽骨に固定．C：2週間の骨延長後の良好な歯槽骨．D：上顎前歯部の著しい歯槽骨欠損を示す術前X線写真．E：高さが改善した歯槽骨を示す術後X線写真

用法は，義歯を脱落させる粘膜と筋の力を弱め，床下粘膜に広く，下顎骨に固着した角化組織を形成してくれる（図11-39）．軟組織移植を併用する口底と頬側の前庭拡張術の適応としては，下顎義歯装着部位の歯槽骨は失われているが，下顎骨の高さが少なくとも15mm以上あることが条件となる．また，歯槽骨が義歯作製に際して適切な形態であることも必要である．一般的に，骨内インプラントのほうがより適切な治療であるため，前庭拡張術に移植を併用した方法は，あまり用いられない．下顎後方部の大きな陥凹などのように骨の鋭縁が認められる場合には，軟組織手術の前に，移植や歯槽骨整形術が行われる．

この方法の利点は，露出された骨膜を早期に覆うことができる点である．これにより患者満足度が上がり，早期の義歯装着が可能になる．さらに，長期的な予後の見通しが立てやすい．欠点は，入院が必要なこと，術後に中等度の腫脹と不快感を伴うドナー部位の手術が必要なこと，などである．口腔に移植された皮膚の機能や審美性に対する患者の訴えは，ほとんどみられない．採取された皮膚が厚すぎる場合には，

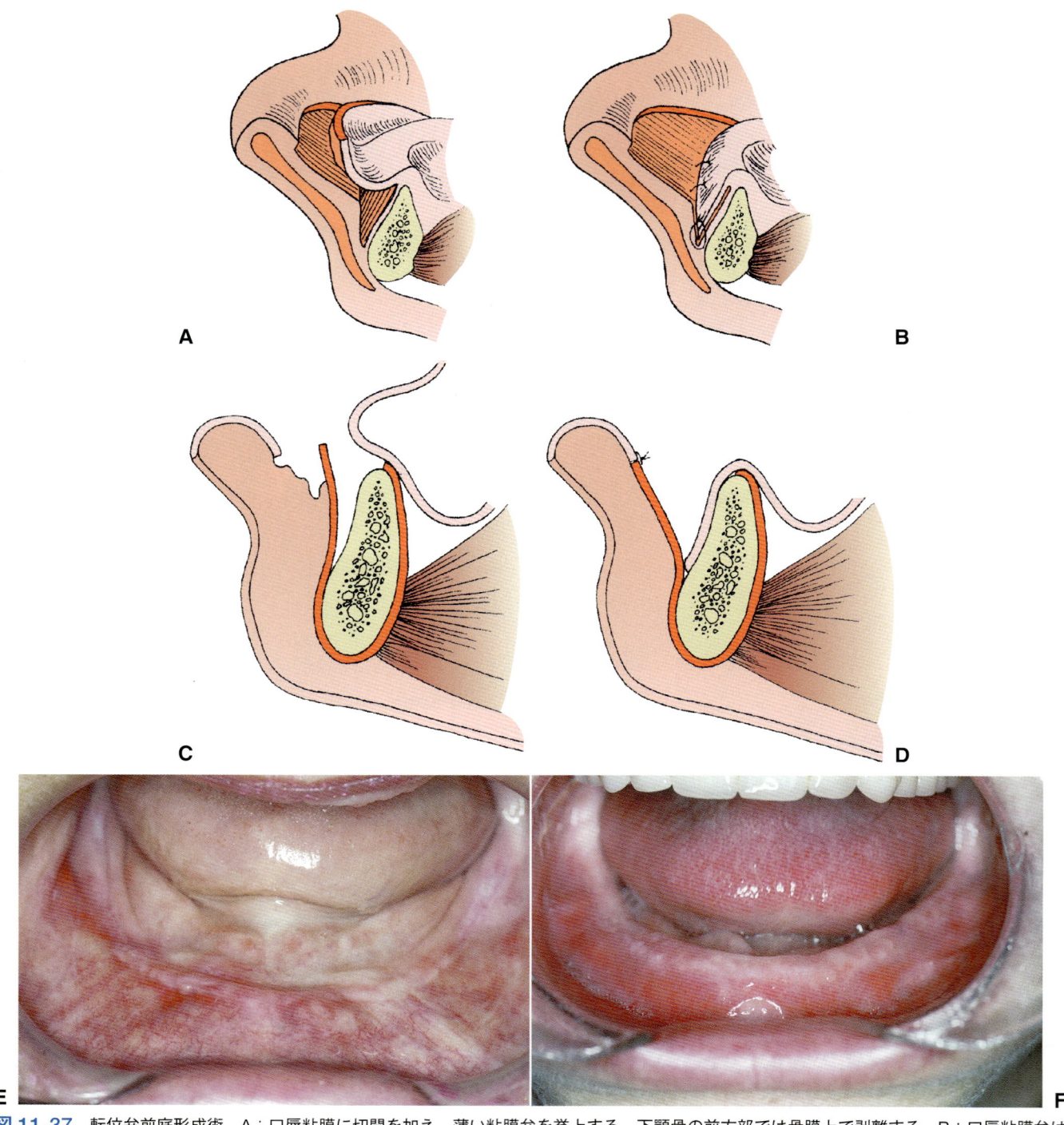

図 11-37　転位弁前庭形成術。A：口唇粘膜に切開を加え，薄い粘膜弁を挙上する。下顎骨の前方部では骨膜上で剥離する。B：口唇粘膜弁は前庭の底部に縫合する。C：歯槽頂で骨膜を切開し，形成した骨膜弁を口唇の粘膜断端に縫合する。D：粘膜弁は露出した骨を覆い，前庭の底部で骨膜に縫合する。E：術前写真。F：6か月後の術後写真

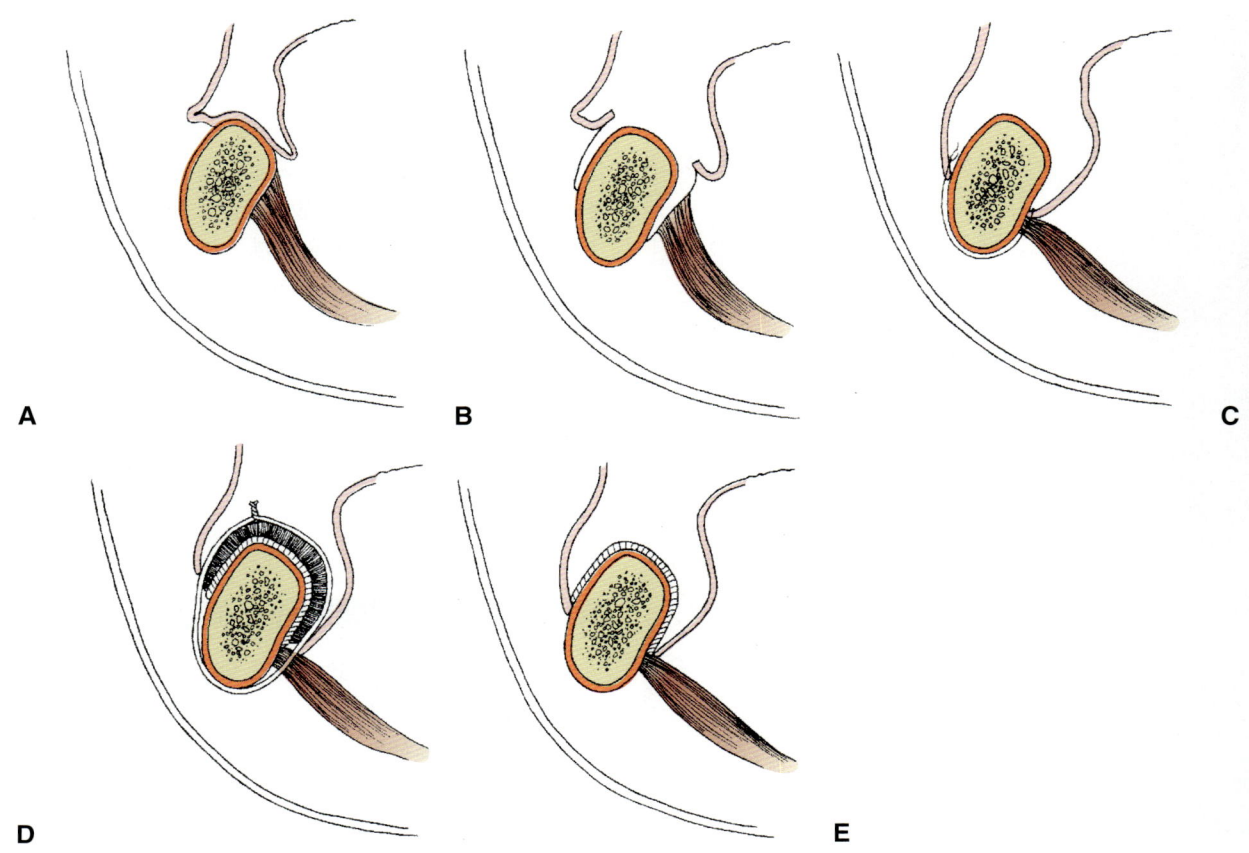

図11-38　下顎頬舌側の前庭拡張術，口底の下方移動，皮膚移植（Obwegeser法）。A：術前の下顎歯槽頂に付着する筋肉と軟組織。B：歯槽頂切開。唇側と舌側の粘膜弁を骨膜上で挙上する。C：下顎骨下縁付近で唇側と舌側の粘膜弁を糸でつなぎ止める。D：骨膜上に植皮し，囲繞結紮によりステントを固定する。E：新たに形成された深い前庭と口底

毛包が十分に切除されず，部分的に移植皮膚で毛の成長がみられることがある。

皮膚以外でも，歯槽骨を効果的に覆うことができる組織がある。口蓋は，硬く，収縮しない弾性組織を提供できる可能性がある[42]。口蓋粘膜は比較的容易に採取できるが，組織量が限られていること，採取した部位の不快感が強いことが欠点である。小さな局所的移植が必要な場合には，口蓋粘膜移植の適応となる。

全層頬粘膜は，口蓋組織と同様の利点を有する。しかしながら，専用のムコトームが必要なこと，全層で採取した頬粘膜部に広範な瘢痕形成が生じること，などが欠点である。この粘膜は角化しておらず，可動性があり，床下粘膜として用いるには不適当である。

上顎歯槽堤挙上のための軟組織手術

上顎歯槽骨が吸収されると，粘膜や筋肉の付着が，義歯の作製・安定・保持の障害となる。広い義歯床下粘膜があれば，広範な骨の喪失後も，適切な義歯の安定と作製が可能になる。しかしながら，過剰軟組織は骨吸収を伴うことが多く，骨の挙上後には，補助的に軟組織の修正が必要になる場合も少なくない。上顎の義歯床下粘膜における付着歯肉と口腔前庭の深さを確保するために，いくつかの方法が知られている。

1. 粘膜下の口腔前庭拡張術

上顎の歯槽頂付近に付着する軟組織の修正には，Obwegeserにより報告された粘膜下の前庭形成術が用いられる[43]。この方法は，とくに上顎の歯槽堤に骨吸収が生じているものの，残存する上顎骨が義歯の保持に十分役立つ場合に有用である。この方法は，粘膜下組織を切除して，唇側の前庭粘膜を残存する上顎骨の骨膜に，直接再付着させるものである。

上唇の外観を損なわずに，口腔前庭の適切な深さを得るためには，粘膜のある程度の長さが必要となる。唇側の前庭粘膜が適切に残存しているかどうかを調べるには，歯科用ミラーを上唇の裏に挿入して，術後に必要な前庭の深さまで上

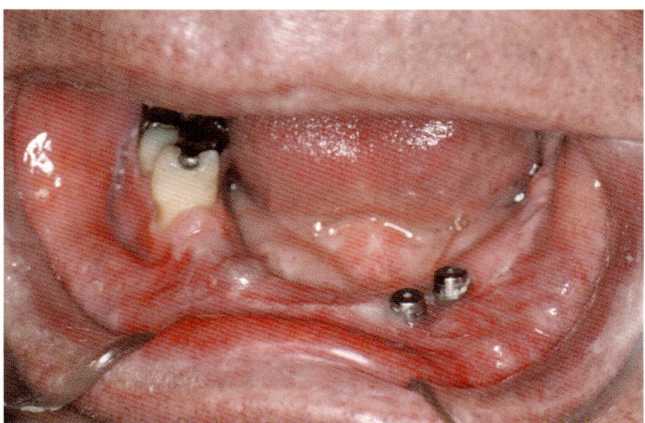

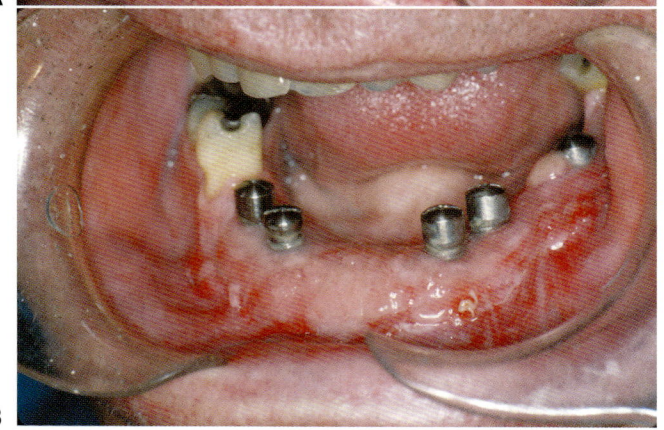

図11-39 前庭拡張術，口底の下方移動，口蓋粘膜移植。A：術前写真は頬舌側の浅い前庭と，インプラント周囲の非角化組織を示している。B：前庭の深さが改善し，健全な付着歯肉が歯槽堤に認められる。

2. 組織移植を併用する上顎の前庭拡張術

唇側の口腔前庭粘膜が不十分な場合，粘膜下口腔前庭拡張術を行うと口唇の拘縮が生じるため，他の前庭拡張術を用いなければならない。このような場合，Clarkの前庭拡張術変法が用いられる。Clarkの前庭拡張術変法は，骨膜上で切離された上唇に基部をもつ粘膜弁を，上顎の前庭の深部に縫合する方法である[44]。粘膜を剥離された歯槽堤の骨膜は，二期治癒により上皮化する。術後に中等度の不快感が生じ，治癒に長期間（6〜8週間）を要する。その後，義歯の作製が行われることになる。上顎前庭の深さが術後に維持されるかどうかは，予測しにくい。上唇に基部をもつ粘膜弁と露出した骨膜に組織移植を併用する方法では，治癒期間が短縮し，術後長期的に上顎の前庭の深さが維持される可能性が高い（図11-41）。

異常な上下顎堤間関係の修正

米国では全人口の約5％に著しい上下顎堤間関係の骨格性異常が認められ，不正咬合の原因となっている。歯の喪失に伴い，顎堤間関係が悪化すると，補綴物の作製は困難になる。クラスIIIの顎間関係が存在する場合，歯が失われると，骨吸収がさらにクラスIIIの顎間関係を悪化させてしまう。部分的な歯の欠損患者においては，対合歯からの咬合力がなくなり，歯が挺出している場合があり，補綴物による修復は複雑になる。

補綴治療には，顎堤間関係を評価することが重要であるが，これはしばしば見逃される点でもある。部分的に歯が欠損している患者では，咬合平面の傾斜や歯の挺出による顎堤間距離の変化を診査しなければならない。無歯顎患者においては，上下顎の顎堤間距離，および前後的・水平的な位置関係を評価して，適切な垂直的咬合位を設定する。この段階では，口唇を支持できる咬合床が必要となる。また，臨床診断の確認には，側方セファログラムを行う。

1. 部分的な歯の欠損を伴う患者における歯槽部骨切り術

挺出した歯や歯槽骨は，顎間距離を減少させるとともに，固定式あるいは可撤式の適切な補綴物の作製を難しくする。上下顎のうち一方が無歯顎になると，適切な形態の歯列弓を再現する機能的かつ審美的な補綴物を作製することが困難になる。このような患者の歯列を修復するためには，複数の方法がある。例えば，歯列の外に位置する歯の抜歯や歯槽部骨切りにより，これらの歯の位置を移動させる方法である。

術前には，顔貌，咬合状態，パノラマX線写真，セファログラム，適切に咬合器に装着された模型の評価，などを行

方に牽引してみる（図11-40）。口唇の翻転や短縮がみられなければ，粘膜下の前庭拡張術に適切な粘膜が存在していると判断できる。

粘膜下の口腔前庭拡張術は一般的に，静脈内鎮静法と局所麻酔を併用し，外来患者に対して行う。上顎前歯部に正中切開を加え，粘膜を粘膜下組織から剥離する。次に，歯槽頂付近で粘膜下組織と筋の付着を骨膜から切離し，骨膜上で軟組織のトンネルを形成する。この2つのトンネル形成で生じた中間層の組織は，上方に再付着させるか，切除する。正中切開を閉創し，使用していた義歯あるいは術前に作製したスプリントを，前庭部が拡張するように適合させ，口蓋にスクリューで固定する。7〜10日間は，歯槽堤粘膜を骨膜に密着させておく。治癒は通常，3週間以内に完了し，粘膜は術前に計画した前庭の深さで，前方および側方の上顎骨に適合するようになる。

これらは，前庭の深さと義歯床下粘膜の付着を得るうえで，信頼できる方法である。適切に裏装された義歯であれば，術直後あるいはスプリントを外した後から使用できる。最終補綴のための義歯の印象は，術後2〜3週間で可能となる。

11章 ● 補綴前外科

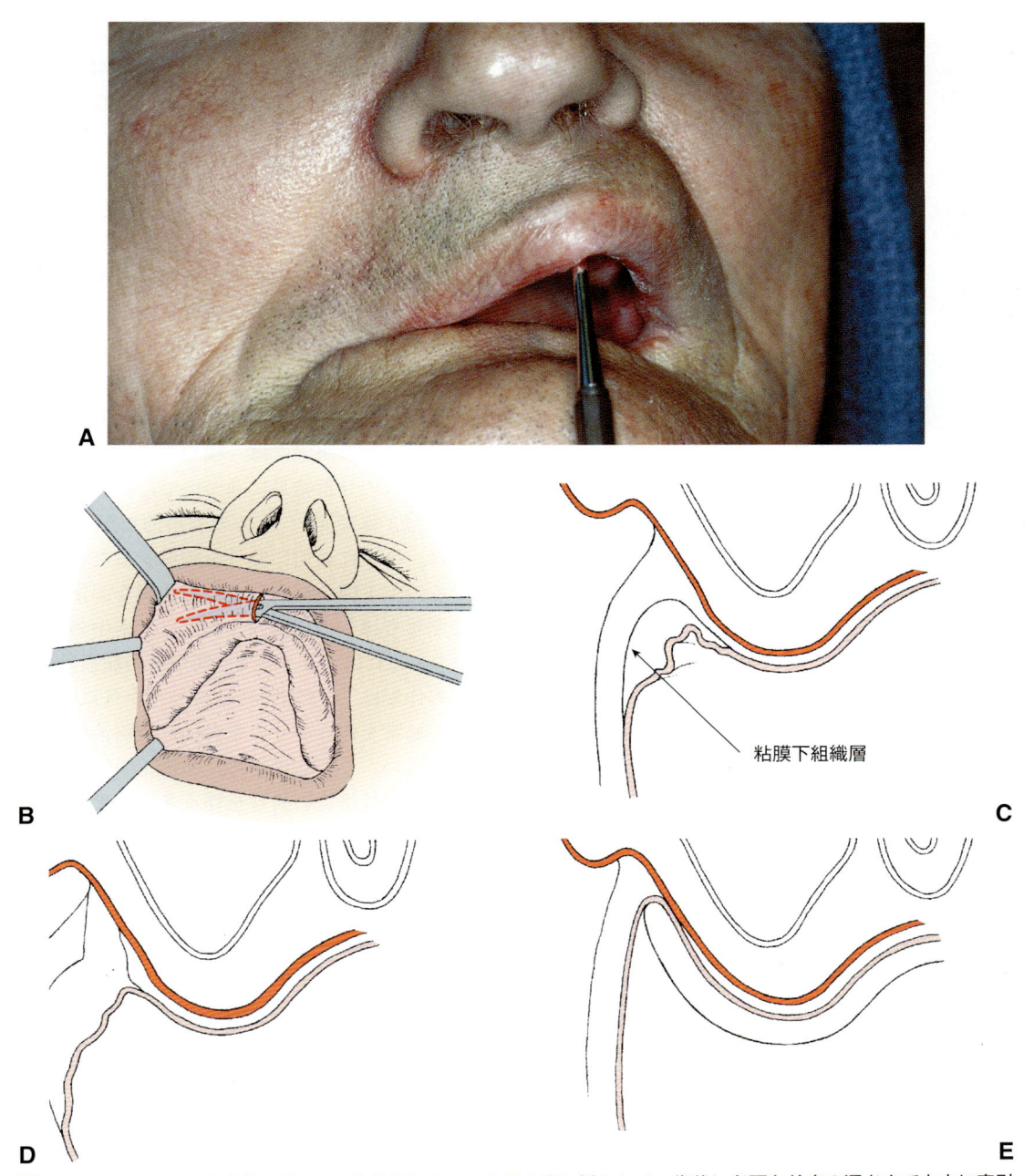

図 11-40 粘膜下の前庭拡張術。A：歯科用ミラーを上唇の裏に挿入して，術後に必要な前庭の深さまで上方に牽引してみる。口唇に短縮がみられなければ，粘膜下の前庭拡張術に適切な粘膜が存在していると判断できる。B：前方の垂直切開を行い，上顎骨の外側面に沿って粘膜と骨膜の間にトンネルを形成する。C：粘膜下組織層の断面。D：粘膜下組織の切除。E：前庭底部でスプリントにより粘膜を圧迫し，治癒を図る。

う。歯槽部骨切り術が適用される場合には，模型上で歯列を切離し，予定する位置に移動させる。最終補綴を担当する歯科医師が，模型上で骨片の位置を決定する。歯を適切に配置するため，術前に矯正治療が必要となる場合もある。モデルサージェリー後，術中に適切な位置へと骨片を誘導するためのスプリントを作製する。スプリントは，術後の治癒期間における骨片の安定を保つためにも必要である。可能であれば，スプリントの支持は，軟組織ではなく，他の歯に求める。スプリントから伝わる圧力が，骨切りされた歯槽部の骨や歯の活性に必要な血流を妨げる可能性があるため，スプリントの口蓋側や舌側の辺縁は，軟組織にかからないようにすべきである。顎堤間の距離を維持するために，対合歯列の顎堤に接触するスプリントが必要となる症例もある。患者の顎堤形態，および術者の好みや経験によって，手術法は決定される。上

213

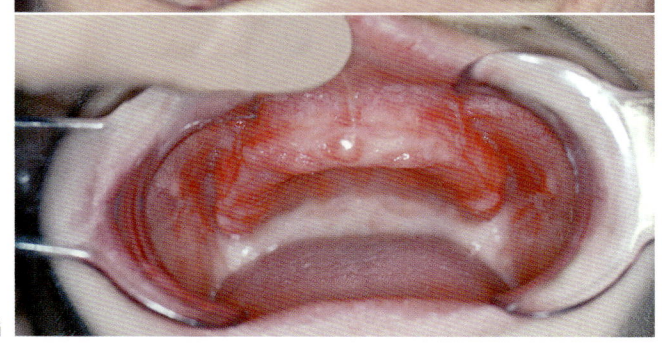

図11-40（続き） 粘膜下の前庭拡張術。F：術前写真。G：術後写真

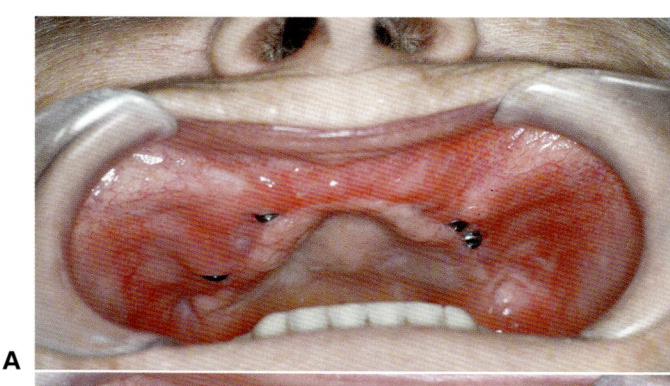

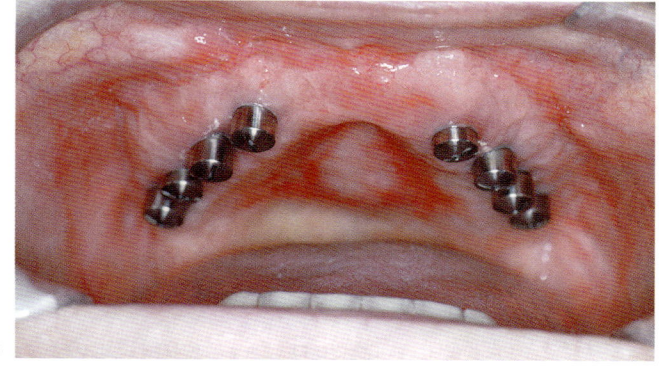

図11-41 A：唇側の前庭がなく，角化歯肉が不足した上顎歯槽堤。B：術後1か月の写真。インプラント治療のために改善された軟組織形態

下顎の変形に対する歯槽部骨切り術に関しては，23章，および他の書籍を参照してほしい（図11-42）[45]。最終的な固定式あるいは可撤式の補綴物の作製は，適切な術後の治癒期間を経て開始する。

2. 無歯顎患者における骨格性異常の修正

適切な臨床的評価，およびX線による評価の後，模型を咬合器に装着し，理想的な上下の顎堤間関係を決定する。補綴物の作製を担当する歯科医師は，術後に予想される上下顎の位置の決定に，責任をもたなければならない。上顎，下顎，あるいは上下顎の移動術を受ける患者では，術後の機能的な結果に加えて，審美的な顔貌変化についても考慮するべきである。顎骨の位置決定には，模型上で行った手術結果や，セファログラムの分析結果に基づいて，経験的な臨床判断が必要となる（23章参照）。術後の骨格的な顎骨の位置が決定された後は，術中に適切に顎骨を誘導するためのスプリントを作製する。上下顎を移動した後の強固な固定に関しても，23章を参照してほしい。強固な固定は，術中の骨片の安定に有用であり，これにより，術後早期からの顎運動が可能となる。

義歯の作製は，上下顎の移動術後3か月以内に開始できる。骨格性の異常を伴う多くの患者は，補綴治療のみでは問題を解決できない。しかしながら，顎矯正手術を補綴治療と併用することで，骨格性の異常を伴う多くの患者に対して，十分に機能的で審美的な結果を提供できる。

まとめ

補綴前外科が成功するかどうかは，丁寧な術前評価と治療計画にかかっている。一般的に，骨の異常を最初に改善すべきである。関連する軟組織の修正は，骨の増生や整形を終えてから行う。形態よりも歯槽骨の幅や高さを著明に増加させることを目的に骨増生手術を行う場合には，軟組織の手術も同時に行うことがある。治療計画の段階において，最終補綴物の設計，長期的な機能，審美性，周囲組織の維持などを考慮すべきである。

文献

1. Tallgren A: The continuing reduction of residual alveolar ridges in complete denture wearers: mixed longitudinal study covering 25 years, J Prosthet Dent 27:120-132, 1972.
2. Bays RA: The pathophysiology and anatomy of edentulous bone loss. In Fonseca R, Davis W, editors: Reconstructive preprosthetic oral and maxillofacial surgery, Philadelphia, 1985, WB Saunders.
3. Mercier P, Lafontant R: Residual alveolar ridge atrophy: classification and influence of facial morphology, J Prosthet Dent 41:90-100, 1979.
4. Starshak TJ: Oral anatomy and physiology. In Starshak TJ,

11章 ● 補綴前外科

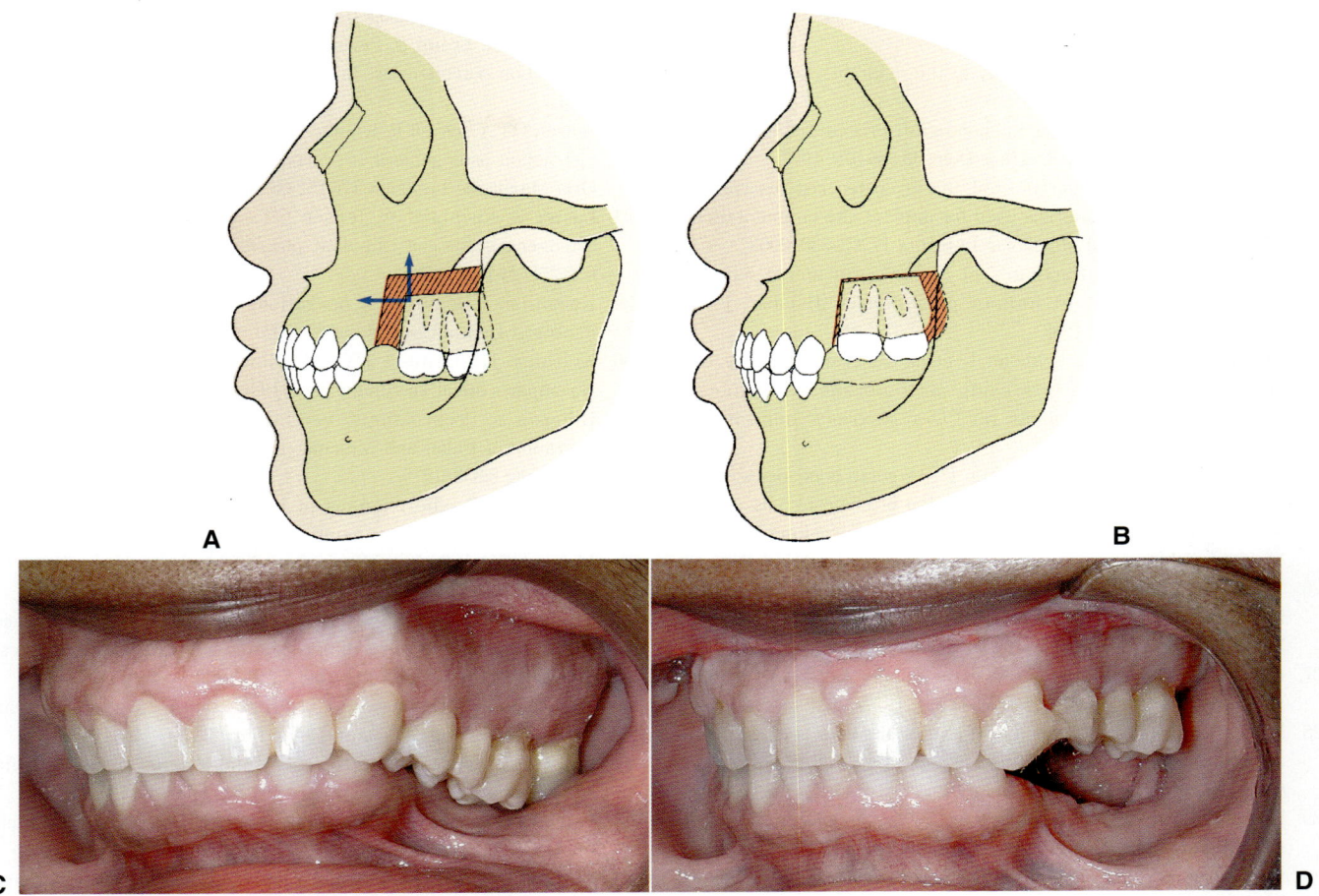

図 11-42 歯槽部骨切り術。A, B：上顎臼歯部を骨切りし，前上方へ骨片を移動する。この処置は上下顎堤間距離を広げ，インプラントの埋入や部分床義歯の作製を可能にする。C：挺出した上顎臼歯部の写真。D：骨切りした骨片を上方に移動させ，上下顎堤間距離を拡大した。

Sanders B, editors: Preprosthetic oral and maxillofacial surgery, St Louis, 1980, Mosby.

5. Crandell CE, Trueblood SN: Roentgenographic findings in edentulous areas, Oral Surg Oral Med Oral Pathol 13:1343, 1960.
6. Jenkins WS, Brandt MT, Dembo JB: Suturing principles in dentoalveolar surgery, Oral and Maxillofacial Surgery Clinics of North America 14:213-229, 2002.
7. Dean OT: Surgery for the denture patient, J Am Dent Assoc 23:2124, 1936.
8. Michael CG, Barsoum WM: Comparing ridge resorption with various surgical techniques in immediate dentures, J Prosthet Dent 35: 142-155, 1976.
9. Kalas S, Halperin V, Jefferis K et al: The occurrence of torus palatinus and torus mandibularis in 2478 dental patients, Oral Surg Oral Med Oral Pathol 6:1134, 1953.
10. Strauss RA: Laser management of discrete lesions. In Catone G, Alling C, editors: Laser applications in oral and maxillofacial surgery, Philadelphia, 1997, WB Saunders.
11. Atkinson T: Fundamentals of the carbon dioxide laser. In Catone G, Alling C, editors: Laser applications in oral and maxillofacial surgery, Philadelphia, 1997, WB Saunders.
12. Pick RM: Use of the laser for treatment of gingival diseases, Oral and Maxillofacial Surgery Clinics of North America 9:1-19, 1997.
13. Hartwell CM Jr: Syllabus of complete dentures, Philadelphia, 1968, Lea & Febiger.
14. Bartee BK: Extraction site reconstruction for alveolar ridge preservation. 1. Rationale and materials selection, J Oral Implantol 27(4): 187-193, 2001.
15. Feuille F, Knapp CI, Brunsvold MA et al: Clinical and histological evaluation of bone replacement grafts in the treatment of localized alveolar ridge defects. I. Mineralized freeze dried bone allograft, Int J Periodontics Restorative Dent 23:29-35, 2003.
16. Hosney M: Recent concepts in bone grafting and banking, J Craniomandibular Pract 5:170-182, 1987.
17. Alexopoulou M, Semergidis T, Serti M: Allogenic bone grafting of small and medium defects of the jaws. Congress of the European Association for Cranio-maxillofacial Surgery, Helsinki, Finland, 1998.
18. Sclar AG: Preserving alveolar ridge anatomy following tooth removal in conjunction with immediate implant placement: the Bio-col technique, Atlas Oral Maxillofac Surg Clin North Am 7(2):39-59, 1999.
19. Terry BC: Subperiosteal onlay grafts. In Stoelinga PJW, editor: Proceedings consensus conference: Eighth International

Conference on Oral Surgery, Chicago, 1984, Quintessence International.
20. Thoma KH, Holland DJ: Atrophy of the mandible, Oral Surg Oral Med Oral Pathol 4:1477, 1951.
21. Curtis T, Ware W: Autogenous bone graft procedures for atrophic edentulous mandibles, J Prosthet Dent 38:366-379, 1977.
22. Taylor JC, Cuff SE, Leger JP et al: In vitro osteoclast resorption of bone substitute biomaterials used for implant site augmentation: a pilot study, Int J Oral Maxillofac Implants 17:321-330, 2002.
23. Nyman S, Lindhe J, Karring T et al: New attachment following surgical treatment of human periodontal disease, J Clin Periodontol 9:290-296, 1982.
24. Dahlin C, Sennerby L, Lekholm U et al: Generation of new bone around titanium implants using a membrane technique: an experimental study in rabbits, Int J Oral Maxillofac Implants 4:19-25, 1989.
25. Camargo PM, Lekovic V, Karring T: Alveolar bone preservation following tooth extraction: a perspective of clinical trials utilizing osseous grafting and guided bone regeneration, Oral and Maxillofacial Surgery Clinics of North America 16(1):9-18, 2004.
26. Terry BC, Albright JE, Baker RD: Alveolar ridge augmentation in the edentulous maxilla with use of autogenous ribs, J Oral Surg 32:429-434, 1974.
27. Baker RD, Connole PW: Preprosthetic augmentation grafting: autogenous bone, J Oral Surg 35:541-551, 1977.
28. Bell WH, Buche WA, Kennedy JW 3rd et al: Surgical correction of the atrophic alveolar ridge: a preliminary report on a new concept of treatment, Oral Surg Oral Med Oral Pathol 43:485-498, 1977.
29. Boyne PJ, Lilly LC, Marx RE et al: De novo bone induction by recombinant human bone morphogenetic protein-2 (rhBMP-2) in maxillary sinus floor augmentation, J Oral Maxillofac Surg 63:1693-1707, 2005.
30. Proussaefs P, Lozada J, Kim J et al: Repair of the perforated sinus membrane with a resorbable collagen membrane: a human study, Int J Oral Maxillofac Implants 10(3):413-420, 2004.
31. Block MS, Chang A, Crawford C: Mandibular alveolar ridge augmentation in the dog using distraction osteogenesis, J Oral Maxillofac Surg 54(3):309-314, 1996.
32. Rachmiel A, Srouji S, Peled M: Alveolar ridge augmentation by distraction osteogenesis, Int J Oral Maxillofac Surg 30(6):510-517, 2001.
33. Jensen OT, Cockrell R, Kuhlke L et al: Anterior maxillary alveolar distraction osteogenesis: a prospective 5-year clinical study, Int J Oral Maxillofac Implants 17(1):52-68, 2002.
34. Laster Z, Rachmiel A, Jensen OT: Alveolar width distraction osteogenesis for early implant placement, J Oral Maxillofac Surg 63(12):1724-1730, 2005.
35. Kazanjian VH: Surgical operations as related to satisfactory dentures, Dental Cosmos 66:387, 1924.
36. Keithley JL, Gamble JW: The lip switch: a modification of Kazanjian's labial vestibuloplasty, J Oral Surg 36:701, 1978.
37. Hillerup S: Preprosthetic vestibular sulcus extension by the operation of Edlan and Mejchar. I. A 2-year follow-up study, Int J Oral Surg 8:333, 1979.
38. Hillerup S: Profile changes of bone and soft tissue following vestibular sulcus extension by the operation of Edlan and Mejchar. II. A 2-year follow-up study, Int J Oral Surg 8:340-346, 1979.
39. Trauner R: Alveoloplasty with ridge extensions on the lingual side of the lower jaw to solve the problem of a lower dental prosthesis, Oral Surg Oral Med Oral Pathol 5:340, 1952.
40. MacIntosh RB, Obwegeser HL: Preprosthetic surgery: a scheme for its effective employment, J Oral Surg 25:397-413, 1967.
41. Clark HB Jr: Deepening of the labial sulcus by mucosa flap advancement: report of a case, J Oral Surg 11:165, 1953.
42. Hall HD, O'Steen AN: Free grafts of palatal mucosa in mandibular vestibuloplasty, J Oral Surg 28:565-574, 1970.
43. Obwegeser H: Die Submukose Vestibulumplastik, Dtsch Zahnarztl Z 14:629, 1959.
44. Obwegeser HL: Surgical preparation of the maxilla for prosthesis, J Oral Surg 22:127, 1964.
45. Bell WH, Proffit WR, White RP Jr: Surgical correction of dentofacial deformities, Philadelphia, 1980, WB Saunders.

12章

最新インプラント歯科学

PETER E. LARSEN, EDWIN A. MCGLUMPHY

本章の内容

オッセオインテグレーションの生物学的考察
1. 軟組織とインプラントの界面
2. 長期的なインプラントの成功に影響を及ぼす生体力学的因子

インプラント患者の術前全身評価

周術期：治療計画
1. インプラント部位の評価
2. 骨高径，骨幅，解剖学的制限
3. インフォームドコンセント
4. サージカルガイドテンプレート

基本手術テクニック
1. インプラント埋入手術前
   1) 愛護的な抜歯
   2) ソケットプリザベーション
   3) 暫間補綴物のデザイン
   4) インプラント埋入のタイミング
2. インプラント埋入
   1) 患者に対する準備
   2) 軟組織の切開
   3) インプラント埋入部位の準備
   4) インプラント埋入
3. 術後管理
4. 粘膜貫通手術（二次手術）

合併症

インプラントコンポーネント
1. インプラント体
2. ヒーリングスクリュー
3. 暫間アバットメント
4. アバットメント
5. インプレッションコーピング
6. インプラントアナログ
7. ワクシングスリーブ
8. 補綴物維持スクリュー

インプラント上部構造（補綴物）の選択
1. 無歯顎患者
   1) インプラントー粘膜支持オーバーデンチャー
   2) 全インプラント支持オーバーデンチャー
   3) 固定式ポーセレンーメタル補綴物，固定式レジンーメタル補綴物
2. 歯の部分欠損患者
   1) 後方遊離端
   2) 1歯インプラント修復
3. インプラントの失敗

高度外科テクニック
1. 骨誘導再生（Guided Bone Regeneration: GBR）
2. ブロック骨移植
3. 歯槽骨延長術
4. 上顎洞底挙上術（サイナスリフト）

特別な状況
1. 抜歯後のインプラント埋入
2. 上顎前歯部審美ゾーン
3. 萎縮した下顎前歯部
4. 萎縮した下顎臼歯部
5. 萎縮した上顎
6. 成長期患者へのインプラント
7. 放射線治療部位へのインプラント
8. 早期荷重
9. 口腔外インプラント

　歯科医師は，あらゆる臨床技術を提供して，患者の部分的な歯の欠損や無歯顎に対応しなければならない．今日では，従来困難とされてきた歯科治療上の問題点が，デンタルインプラントを用いることで解決できるようになっている．無歯顎患者は，固定式修復物の機能を安心して利用することができ（図12-1），通常では可撤式の遠心遊離端部分床義歯が適用されてきた後方臼歯欠損の患者では，固定式修復物の恩恵を得られるようになっている（図12-2）．また，外傷により歯や骨を失った患者でも，インプラント支持の固定式修復物による機能回復が可能になっている（図12-3）．

　1歯欠損の患者では，失った天然歯と遜色のない修復を受けることができる（図12-4）．同様に，十分に歯槽骨が残存

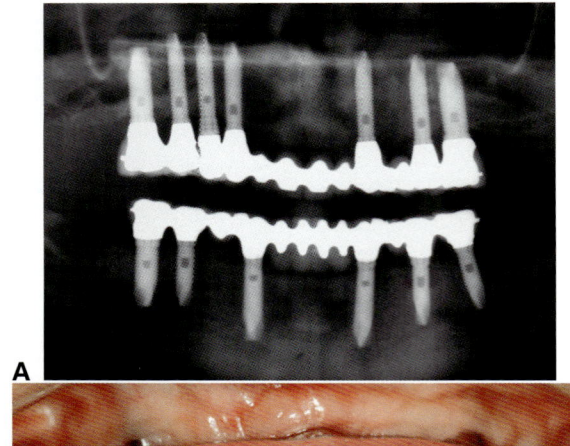

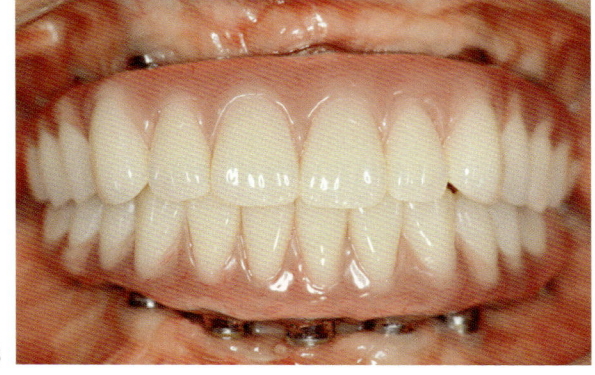

図 12-1　A：X線写真は，上顎7本，下顎6本のインプラントによる固定式補綴物を示している。B：メタル－レジン修復は，中等度の骨吸収を伴う無歯顎患者の治療選択肢である。（Rosenstiel SF, Land MF, Fujimoto J: Contemporary fixed prosthodontics, ed 4, St Louis, 2006, Mosby.）

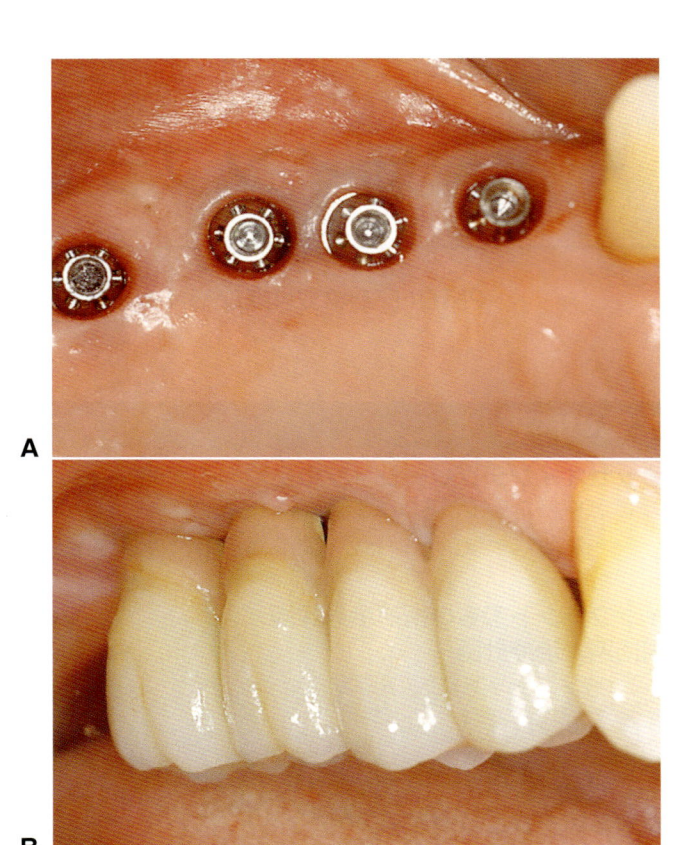

図 12-2　インプラント支持固定式補綴。A：4本のインプラント。B：固定式補綴物（Rosenstiel SF, Land MF, Fujimoto J: Contemporary fixed prosthodontics, ed 4, St Louis, 2006, Mosby.）

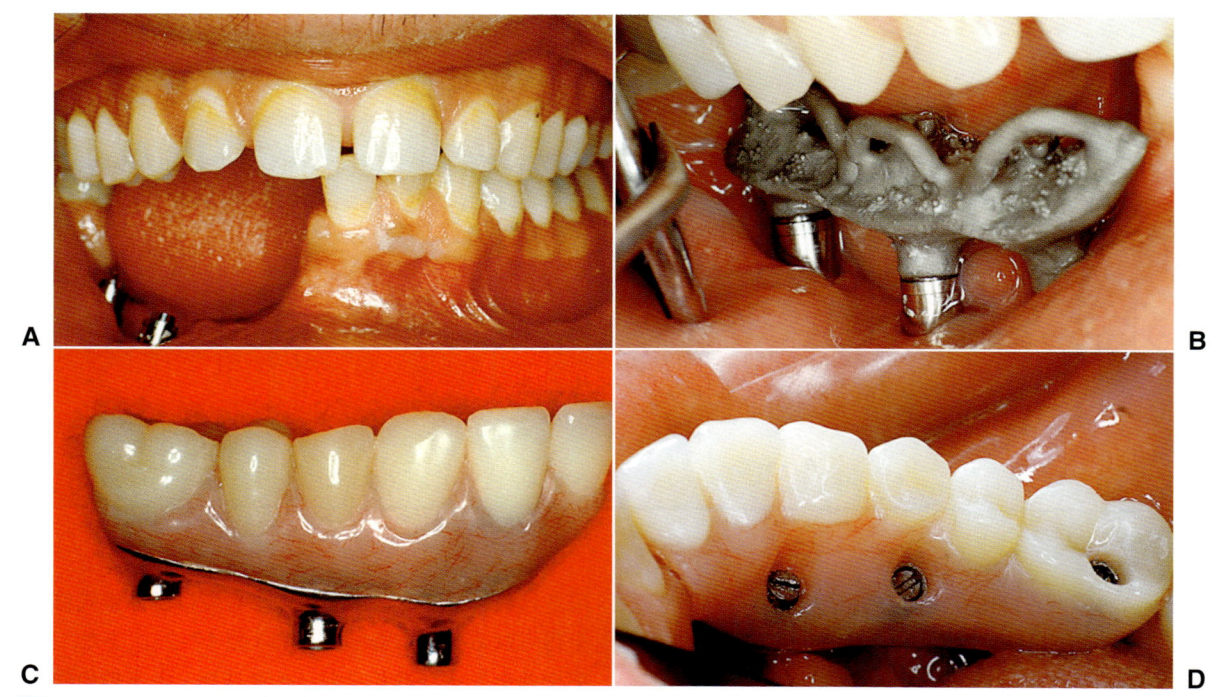

図 12-3　A：ショットガン創による大きな下顎欠損。B：メタル－レジン修復のメタルフレームワークを3本のインプラントに試適したところ。C：義歯用レジンは，ポーセレンよりも軟組織の色や修復物のカントゥアーの再現に効果的である。D：欠損部をメタル－レジン修復物により補綴（Rosenstiel SF, Land MF, Fujimoto J: Contemporary fixed prosthodontics, ed 4, St Louis, 2006, Mosby.）

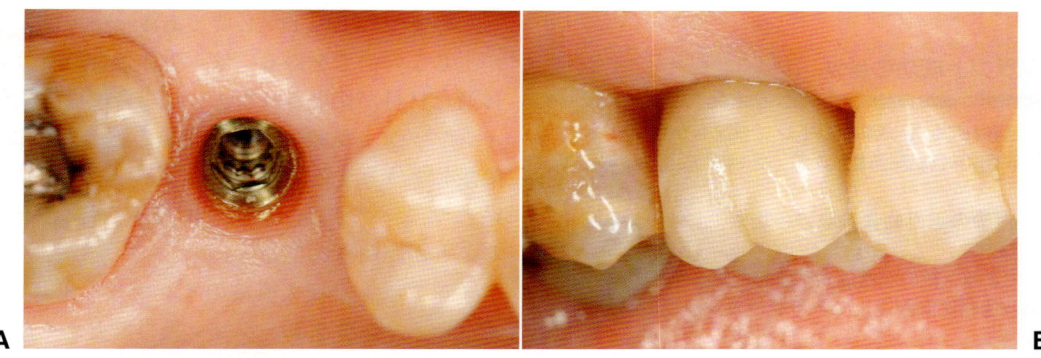

図12-4　A：内部回転防止機構をもつ1歯インプラント。B：1歯欠損へのインプラントクラウン修復（セメント固定）

している無歯顎患者では，完全固定式のインプラント修復を受けることが可能である（図12-5）。これらは，将来歯科界において，インプラント治療が歯の欠損に対する効果的な標準治療となることを示している。

ただし，歯科医師が常に，デンタルインプラントに対して肯定的な考えをもっていたわけではない。インプラント治療は，20世紀半ばから始まった。初期のインプラントは，患者の要求に応える形で1960年台に行われるようになったが，その成功率を明確に示した科学的な研究は，ほとんどなかった。

1982年5月にカナダ・トロントで開催された会議において，オッセオインテグレーションとよばれる骨－インプラント界面の考え方に関するスウェーデンの研究報告が紹介された。この新しい概念は，愛護的にインプラントを埋入し，時間をおいて荷重を付加することを基本としたもので，以前と比べて，インプラントの予知性は著しく向上することとなった。P.I. Brånemark率いるスウェーデンの研究チームは，この概念が下顎において，15年以上にわたり高い成功率を得ていることを報告し，この成果が，現在市場で入手できるさまざまなインプラントシステム発展の基盤となった。現在，米国歯科医師会（American Dental Association）は，その他の数多くのシステムも公認している。

1988年に米国・ワシントンで開催された米国国立衛生研究所（National Institutes of Health）の会議では，デンタルイ

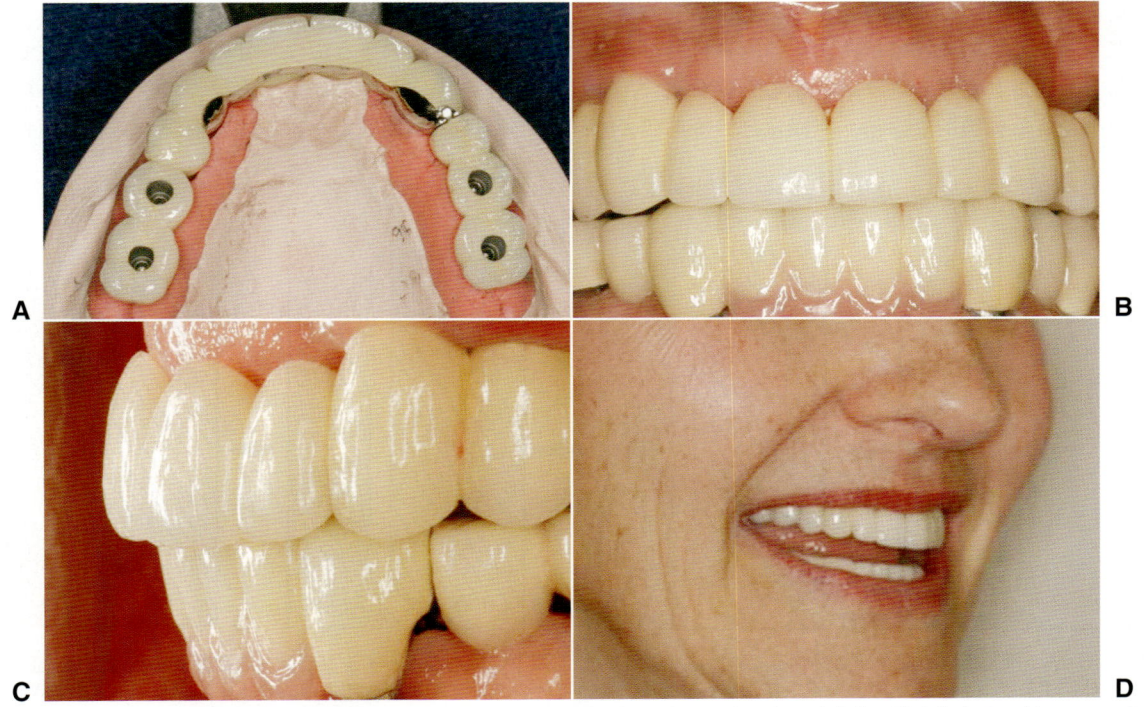

図12-5　A〜D：十分な骨と軟組織のカントゥアーが存在すれば，メタル－セラミック修復の適応となる。（Rosenstiel SF, Land MF, Fujimoto J: Contemporary fixed prosthodontics, ed 4, St Louis, 2006, Mosby.）

> **Box 12-1**
>
> **一般的なインプラント成功の基準**
>
> 1. 臨床的に，連結されていない単独のインプラントが動揺しない。
> 2. インプラント周囲にX線透過像がなく，X線写真上で正常と評価できる。
> 3. インプラント術後の垂直的骨吸収の平均が，1年後から年に0.2mm未満である。
> 4. インプラントによる永続的な疼痛，不快感，感染がない。
> 5. 審美的に患者と歯科医師が満足できるクラウンや補綴物の装用が可能である。

(Smith D, Zarb GA: Criteria for success for osseointegrated endosseous implants, J Prosthet Dent 62:567, 1989.)

ンプラントの長期予後について評価され，さまざまなタイプのインプラントの適応と禁忌が示された。また，厳格な成功基準が提示され，承認が得られた(Box12-1)。これによると，インプラント成功の最低基準は，経過観察5年目の成功率が85%，10年目の成功率が80%となっている。

オッセオインテグレーションの生物学的考察

デンタルインプラントの成功は，骨とインプラントの接触面積を最大にする方法の開発と，密接に関係している。オッセオインテグレーションとは，組織学的に「光学顕微鏡レベルで確認できる，生きた骨と荷重機能下の骨内インプラントとの直接的結合」と定義されている。骨－インプラントのオッセオインテグレーションの成功には，①生体適合材料，②インプラント体と形成されたインプラント床の正確な適合，③組織損傷を最小にする愛護的な手術，④固定と治癒期間の安静，の4つの主因子が必要である。宿主による異物排除反応が生じない治癒を得るには，生体適合材料は必須である。生体適合材料が使用されなかった場合には，生体は異物であるインプラント材料を，肉芽組織と結合組織により取り囲み，隔離しようとする。チタンおよびある種のリン酸カルシウム系セラミックスは，生物学的に不活性（生体適合材料）であることが証明されている。

インプラント埋入直後のインプラント体と骨との間隙は，オッセオインテグレーション獲得を大きく左右するものであるが，正確な円柱状のインプラント床を形成することでコントロール可能である。精密な器具と確実な外科手技により，インプラント体と骨との間隙は最小化できる。

機械的損傷あるいは熱傷を最小限にするには，愛護的な手術が要求される。愛護的にインプラント床を正確に形成するには，鋭利で高品質のバーを，高トルクドリルにより低回転で使用することが，きわめて重要である。骨の温度を56℃以下に保ち，非可逆的損傷を起こさないようにするには，十分な内部注水あるいは外部注水が必要である。骨の温度が47℃で1分以上経過した場合，骨組織が損傷することが報告されている。温度が高くなると，骨内のアルカリホスファターゼは変性し，アルカリカルシウム合成が阻害される。インプラントと骨の間隙が最小であり，手術が愛護的であれば，胚性骨は速やかにインプラントと骨の間に広がり，層板骨へと成熟していく（図12-6）。

治癒期間中のインプラントの固定は，正確なインプラント床の形成，骨質，垂直または頬舌側方向の骨量に影響される。下顎骨前歯部のように皮質骨の割合が高い部位では，インプラントを固定しやすいが，海綿骨の割合が高い部位は，インプラントの初期固定を得るのは困難である。顎骨の上縁と下

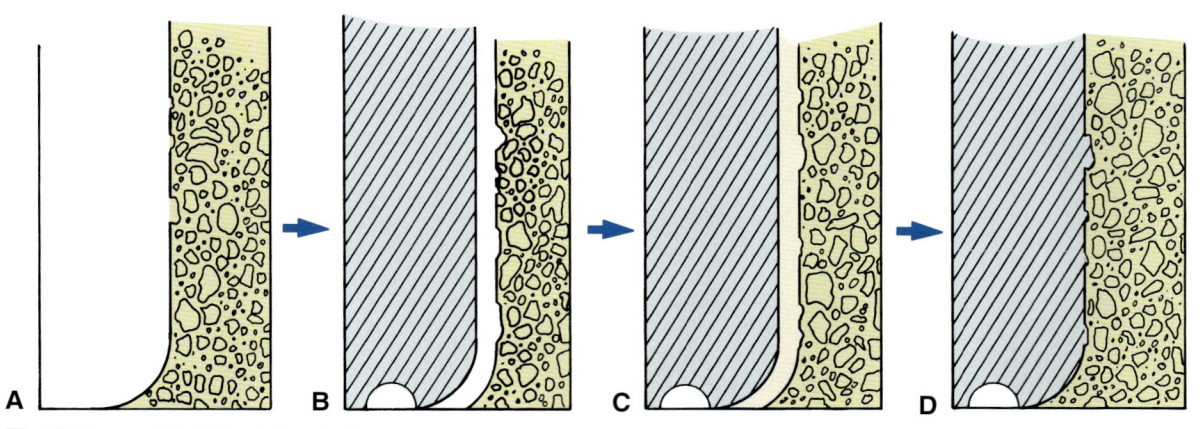

図12-6　A：細胞損傷，細胞死を避けるため，注水により47℃以下に保ちながらインプラント床の形成を行う。B：正確な機械操作によるインプラント埋入。インプラントと骨の間隙は1mm未満にするべきである。C：インプラントと骨の間隙が十分に小さい場合は，胚性骨が直ちに架橋を始める。D：治癒期間中，インプラントの安静が保たれれば，インプラント表面の胚性骨は層板骨へと成熟する。

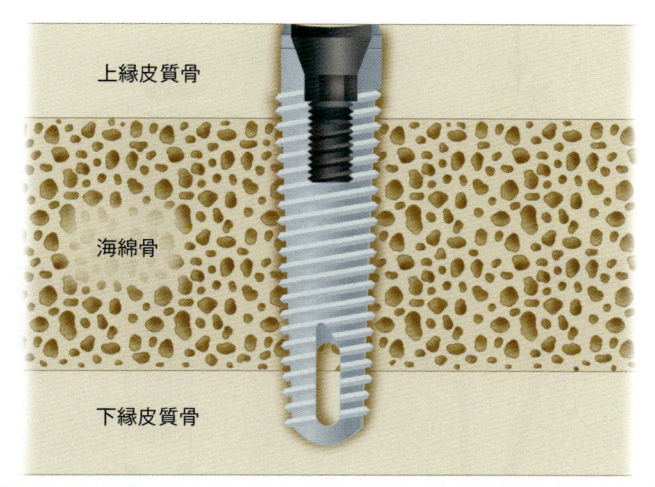

図 12-7 可能であれば，インプラントは 2 枚の皮質骨に嵌入させるべきである．(Rosenstiel SF, Land MF, Fujimoto J: Contemporary fixed prosthodontics, ed 4, St Louis, 2006, Mosby.)

縁の皮質骨にインプラントを嵌入することができれば，インプラントの初期固定に有利に働く（図 12-7）．これは，上下顎前歯部で可能であるが，下顎臼歯部では下顎管があるので不可能である．インプラント埋入部位の解剖学的状況に関係なく，初期固定を確実に行うことは，オッセオインテグレーション獲得に非常に重要である．インプラントが埋入されれば，ヒーリングカバーが装着され，インプラントを覆うように粘膜は縫合される．場合によっては，インプラントを被覆せずに，ヒーリングスクリューが歯肉を貫通するように設定することもある．いずれにせよ，インプラントは咬合力から保護される．

インプラントの初期固定が得られたら，治癒期間中はその状態を維持しなければならない．患者が治癒期間中も，可撤式義歯の装用を希望した場合には，インプラントへの荷重伝達を軽減するために，ソフトライナーを使用することが望ましい．下顎骨は，海綿骨より皮質骨の割合が高く，通常は上顎骨より緻密である．一方，上顎骨は主に海綿骨であり，下顎骨と比較して皮質骨はきわめて薄いため，オッセオインテグレーションには長い治癒期間が必要である．

オッセオインテグレーションの獲得は，インプラントを露出させ，ヒーリングカバーを外し，アバットメントをインプラント体に装着する二次手術時に，初めて確認できる．アバットメントをインプラント体に連結したら，臨床的に動揺がないかを，注意深く観察する必要がある．一般的に，この時点でインプラントが固定されていれば，オッセオインテグレーションの成功が示されている．逆に，この時点での明らかな動揺は，線維性結合組織がインプラントを取り囲んでいることを示しており，インプラントは撤去しなければならない．

この場合，失敗部位の治癒を待ち，後日，別のインプラントを埋入することが可能である．骨－インプラント界面のオッセオインテグレーションが獲得されれば，天然歯と同等な咀嚼が可能となる．

オッセオインテグレーション崩壊の主なメカニズムは，天然歯の場合と類似している．一般的に 2 つの因子，すなわちインプラント周囲軟組織の疾患，および個々のインプラントに対する生体力学的に過度な荷重負担が，オッセオインテグレーション崩壊に関与している．

1. 軟組織とインプラントの界面

成功したデンタルインプラントでは，アバットメント表面と軟組織の間は，連続した周囲粘膜で封鎖されている．この封鎖を維持するためには，患者は高度な口腔衛生管理を継続する必要があり，加えて歯科医師，歯科衛生士そして患者自身も，定期的なリコールを含む包括的なインプラント管理計画の必要性について，正しく認識する必要がある．天然歯の接合上皮は，歯肉溝底を封鎖することで，化学物質やバクテリアの侵入を防御している．インプラントでも上皮細胞は，基底板を介してヘミデスモゾームを形成し，天然歯と非常に類似した結合様式で，チタン表面に付着することが明らかにされている．しかし，結合組織付着レベルでは，結合様式は天然歯と異なる．天然歯では，シャーピー線維が歯槽硬線の束状骨から伸び，歯根表面のセメント質へ侵入している．一方，骨内インプラント表面では，セメント質や線維の侵入は認めないため，接合上皮付着は非常に重要となる．この封鎖が失われた場合には，歯周ポケットは骨構造に直接及ぶこととなり，したがって封鎖が崩壊または消失すると，骨－インプラント界面部にインプラント周囲歯肉疾患が生じやすくなる．

アバットメントと接合上皮の結合は，機械的には脆弱であるため，十分なホームケアにより細菌侵入を阻止することが必要である．インプラントが安定し，高度に研磨されたチタンカラーが粘膜組織を貫通していれば，インプラント周囲歯肉の健康を維持することは，比較的容易である．オッセオインテグレーテッドインプラントでは，歯肉の結合組織付着の欠如は，大きな問題にはならない．なぜなら，インプラントと骨の間の関係は天然歯とは異なるので，細菌や細菌産生物により引き起こされる炎症に対しても，異なる反応機構をもつからである．インプラントのみで修復された無歯顎患者では，細菌の病原性はとくに低いようである．部分欠損患者ではインプラント周囲炎の発生頻度が若干高く，天然歯周囲の炎症が関与している可能性がある．

2. 長期的なインプラントの成功に影響を及ぼす生体力学的因子

インプラント周囲の骨吸収は，早期荷重や過負荷の繰り返しによって生じる。一般的に垂直性あるいは隅角性骨喪失は，咬合性外傷による骨吸収の特徴である。咬合性外傷による圧力が集中した結果，破骨細胞の活動により，骨吸収が生じる。一般的に天然歯では，強い応力の集中がいったん減少あるいは排除されると，骨の再沈着が起こる。しかし，オッセオインテグレーテッドインプラントでは通常，骨吸収後に再修復されることはない。インプラントは，長軸方向の力には抵抗できるので，側方力を最小限にするべきである。臼歯部の側方力は前歯部と比較して，衝撃力が強く破壊的であるため，インプラント修復物から側方力を完全に回避できない場合には，可能なかぎり多くの歯やインプラントに，側方力を分散させることが重要となる。

放射状のインプラント埋入（隣接するインプラントをさまざまな角度で埋入すること）により，骨－インプラント界面に伝達される力のベクトルを分散できる。骨とインプラント界面に作用する力は，骨吸収の閾値を超えることがあるので注意を要する。極端なカンチレバーを招くような不適切なインプラント配置は，修復物へ潜在的な過負荷をかけることになる（図12-8）。

1本のオッセオインテグレーテッドインプラントと1本の天然歯を固定式補綴物で連結することは，極端なカンチレバーと同じ状況を作り出すことになる。ブリッジに荷重が加わった場合，天然歯の生理的動揺と比較し，オッセオインテグレーテッドインプラントはまったく動揺せず，歯はその歯周靱帯の制限内で可動する。このため修復物への荷重が加わると，インプラントのネックには，最大2倍の応力が発生することになる（図12-9）。このタイプの修復物における潜在的な問題点を，Box12-2にまとめた。可能なかぎり，天然歯とは連結しない，独立したインプラント修復を計画する必要がある。

さらに，適合不良なフレームワークにより，病的応力が発生することがある。もし，適合不良なフレームワークとアバットメントの隙間がなくなるほどスクリューを締め付けたら，骨界面に圧縮力が発生する。このような過度の力は，インプラントの失敗を招くことになる（図12-10）。

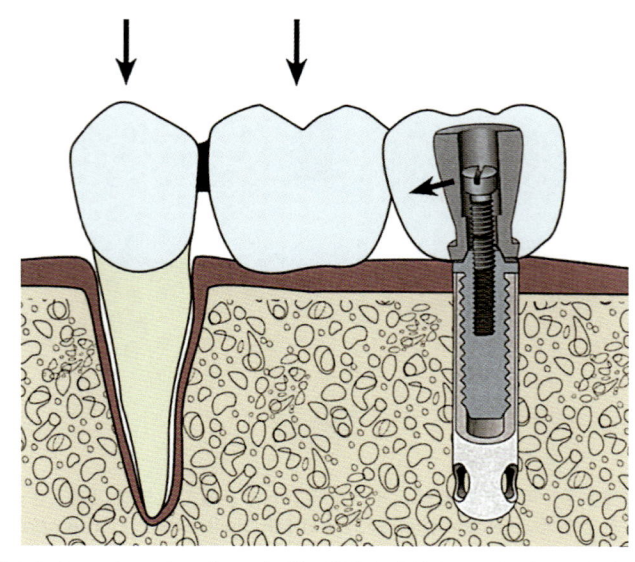

図12-9　1本のインプラントが天然歯と連結された場合，天然歯とポンティック上への咬合力は，インプラント上部に応力の集中を引き起こす。（Rosenstiel SF, Land MF, Fujimoto J: Contemporary fixed prosthodontics, ed 4, St Louis, 2006, Mosby.）

Box 12-2
天然歯－インプラント支持固定式補綴物の問題点

1. オッセオインテグレーションの崩壊
2. 天然歯支台のセメント崩壊
3. スクリューやアバットメントのゆるみ
4. インプラント補綴の失敗

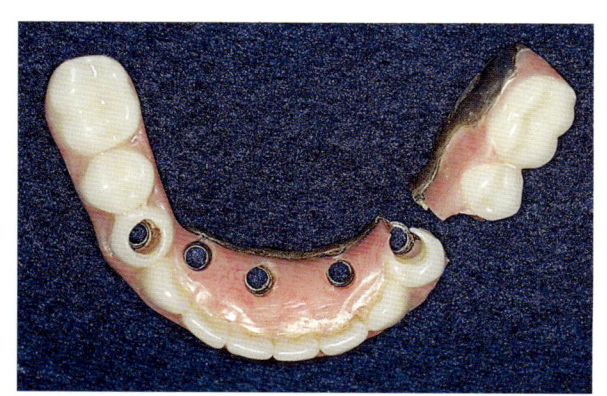

図12-8　メタル－レジン修復物のカンチレバー破断（Rosenstiel SF, Land MF, Fujimoto J: Contemporary fixed prosthodontics, ed 4, St Louis, 2006, Mosby.）

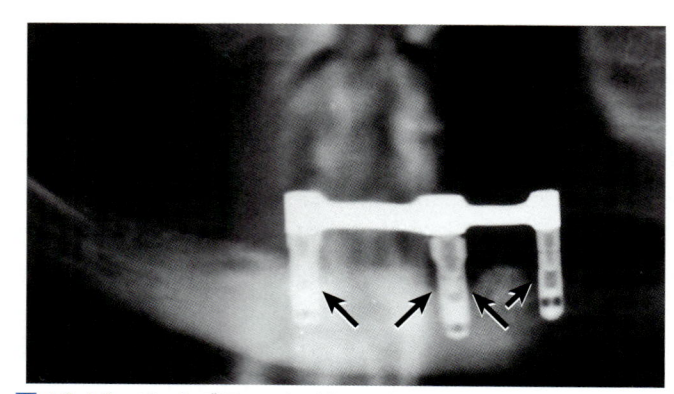

図12-10　パッシブフィットでないフレームワークにより発生した応力は，インプラント界面に骨吸収を引き起こす（矢印は骨吸収を示す）。

インプラント患者の術前全身評価

インプラント手術において，予定する手術が可能かどうか，患者の術前評価を行う必要がある．インプラント埋入手術はある程度のリスクを伴うため，どの患者に対しても，リスクと利益について比較検討しなければならない．

リスクには，インプラント埋入に伴う直接的な手術リスク，および麻酔のリスクがある．インプラント埋入手術は比較的低侵襲な処置であるため，外科手術による直接的なリスクはほとんどない．インプラント埋入手術の絶対的禁忌症には，急性疾患，コントロール不良の代謝異常疾患，妊婦がある．これらの場合，全身状態が不良の間はインプラント手術の制限を受けるが，病状が改善する，代謝異常がコントロールされる，出産後に全身状態が良好になるということであれば，インプラントの適応となる．相対的禁忌症も存在する．インプラント患者の多くは年配者であり，インプラントの長期的成功に影響する可能性がある糖尿病などの慢性疾患を患っていることがある．慢性疾患が，インプラント埋入手術の禁忌症となることはまれであるが，それぞれの患者については1章で詳述したように，病状経過に対する評価が必要となる．

インプラントの長期的成功に影響を与える可能性がある局所状態と全身状態を評価する必要がある．骨代謝異常，不良な口腔衛生，インプラント部位への放射線治療の既往，喫煙者などの患者では，インプラント治療が禁忌となる可能性がある．喫煙は，最終的にはインプラントの失敗と関連する．喫煙は絶対的禁忌ではないが，喫煙者は禁煙カウンセリングを受けるべきであり，リスクが高くなることを伝えられるべきである．

女性高齢者に骨粗鬆症が多くみられるようになっているが，これらの患者でインプラントの失敗が増加したとする論文はない．しばしば骨粗鬆症の治療には，ビスホスホネート系薬物の経口投与が行われている．この薬物は，ある種の悪性腫瘍の補助療法として，静脈投与されていることもある．インプラント治癒において経口的な薬物療法の影響は明らかになっていないが，ビスホスホネート系薬物の静脈投与既往がある場合は，インプラント手術は絶対的禁忌となる．これらの患者は，小手術であっても難治性骨壊死を発生するリスクが高い（16章参照）．大理石骨病，線維性骨異形成症，慢性硬化性骨髄炎，開花性骨異形成症などの骨代謝異常性疾患も，インプラント埋入術の禁忌となることがある．

インプラント埋入患者の多くは，口腔衛生不良によるう蝕や歯周病によって，歯の欠損に陥っている．適切な口腔衛生管理を継続できないことも，インプラント埋入の相対的禁忌である．患者に対して，インプラント治療の前準備として，口腔衛生に関する十分な動機づけと教育を行わなければ

Box 12-3
インプラントの禁忌

- 急性疾患
- 末期疾患
- 妊娠
- コントロール不良の代謝性疾患
- インプラント部位を含む放射線治療*
- ビスホスホネート系薬物の静脈投与の既往
- 非現実的な期待
- 不適切な動機
- 術者に経験がない．
- 補綴学的に修復不可能

*周術期の高気圧酸素療法はインプラントを可能とすることがある．

ならない．上肢麻痺，消耗性関節炎，脳性麻痺，重度の精神遅滞などの患者で，口腔衛生の改善が不可能な場合や，介護者が十分に口腔清掃の介助を行うことができない場合は，インプラント治療は禁忌となる．インプラント埋入術の禁忌をBox12-3に要約した．

周術期：治療計画

インプラント埋入予定部位を臨床的・画像的に評価し，十分な骨が残存しているかを判断すること，インプラント埋入部位に近接する解剖学的構造を評価することは，治療計画立案において必要不可欠である．

1. インプラント部位の評価

埋入予定部位の評価は，詳細な臨床検査から始まる．視診と触診により，インプラント埋入を制限する可動性余剰組織，狭い顎堤，鋭く尖った顎堤やアンダーカットなどを確認する．厚く横たわる軟組織が，緻密で不動の線維性組織の場合には，臨床診査のみでは不十分なことがある（図12-11）．

X線写真による評価も必要であり，最初の検査としてはパノラマX線写真が最適である．拡大率にはバリエーションがあるため（図12-12），どの倍率でも補正できるように，既知サイズの小さなX線不透過性物質を，インプラント埋入予定部位に設置する．ボールベアリングを義歯床にワックスで設置したり，歯槽堤に適合させたポリビニルシロキサンパテ内に設置したりすると，効果的である（図12-13）．既知サイズのメタルボールベアリングは，X線写真上のサイズと比較することが可能で，拡大率を正確に計算することができる．

骨幅はパノラマX線写真では明らかにできないが，上下顎前歯部は，側方頭部規格写真で評価できる．上下顎臼歯

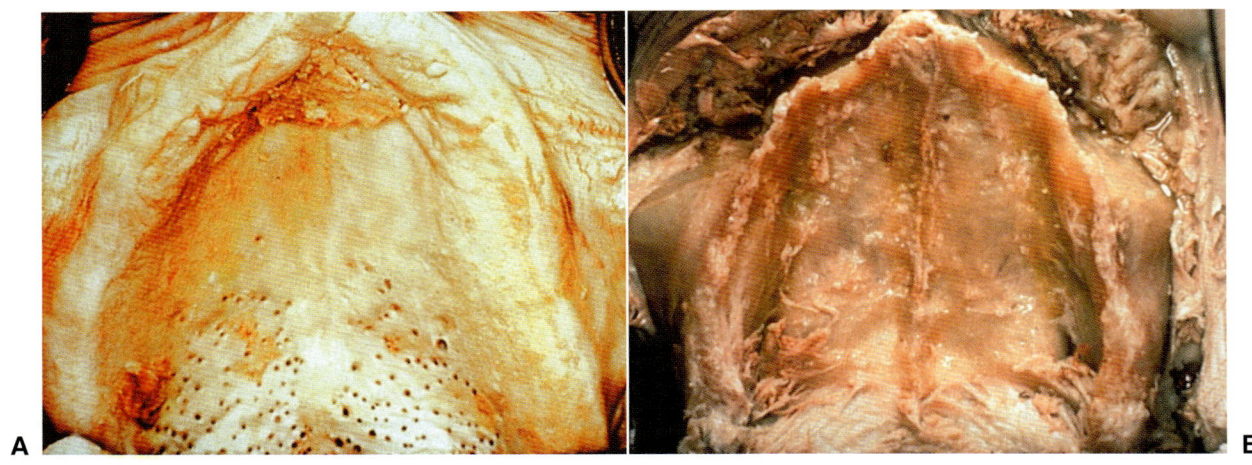

図12-11 A：十分な歯槽堤幅をもつ上顎無歯顎の死体標本。B：軟組織を除去した同じ標本。臨床診査では確認できなかった，非常に薄いナイフエッジ状の歯槽骨が確認できる。

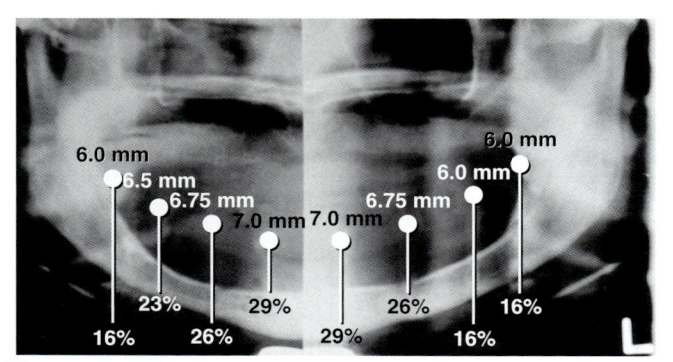

図12-12 基準となるサイズのスチールボールベアリングを，歯槽堤に沿って配置したパノラマX線写真。倍率は，部位によってさまざまである。

部の幅は，主に臨床診査で確認する。CTは，下顎管と上顎洞の位置確認や歯槽堤形態の評価に有用である（図12-14）。以前は限られた施設にしかなかったコーンビームCTは，多くの歯科医院で一般的になりつつあり，将来，標準的検査となると考えられる。しかし現時点では，これらの画像検査は必須ではなく，成功率の上昇や合併症の減少が証明されているわけではないことから，補助的検査と考えられている。

2. 骨高径，骨幅，解剖学的制限

骨量と骨質を考慮することも重要である。一般的に，皮質骨が厚く海綿骨が密である部位（例：下顎前歯部）は，皮質骨が薄く海綿骨が疎である部位（例：上顎臼歯部）と比較して，インプラント成功率は高い。骨質は，タイプⅠ〜Ⅳに分類されている（図12-15）。タイプⅠ〜Ⅲの骨質では，インプラ

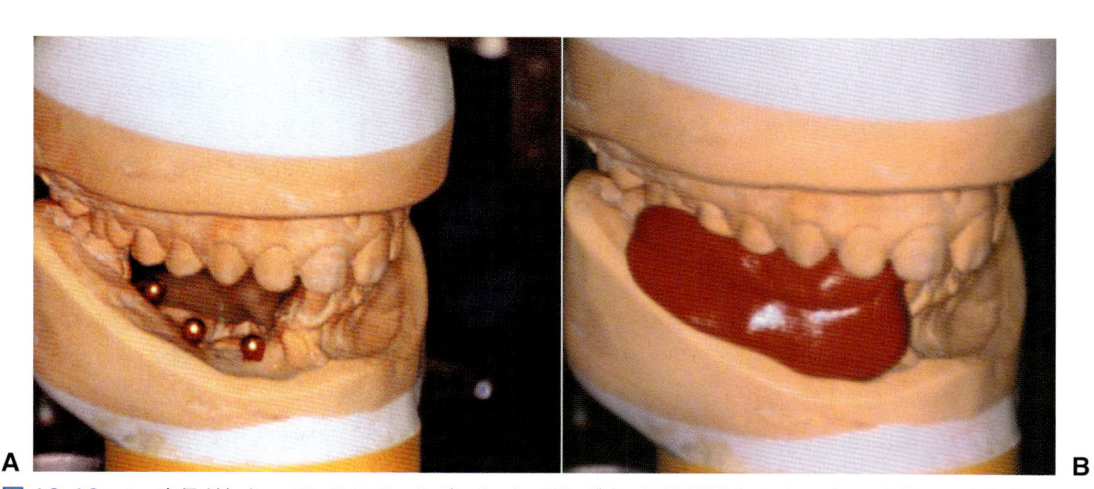

図12-13 A：直径がわかっているスチールボールベアリングを，石膏模型上のインプラント埋入予定部位に設置する。B：ポリビニルシロキサン印象材でベアリングを被覆し取り込む。これを口腔内に適合させ，ボールベアリングが拡大率計算の基準となるようにX線写真を撮影する。

12章 ● 最新インプラント歯科学

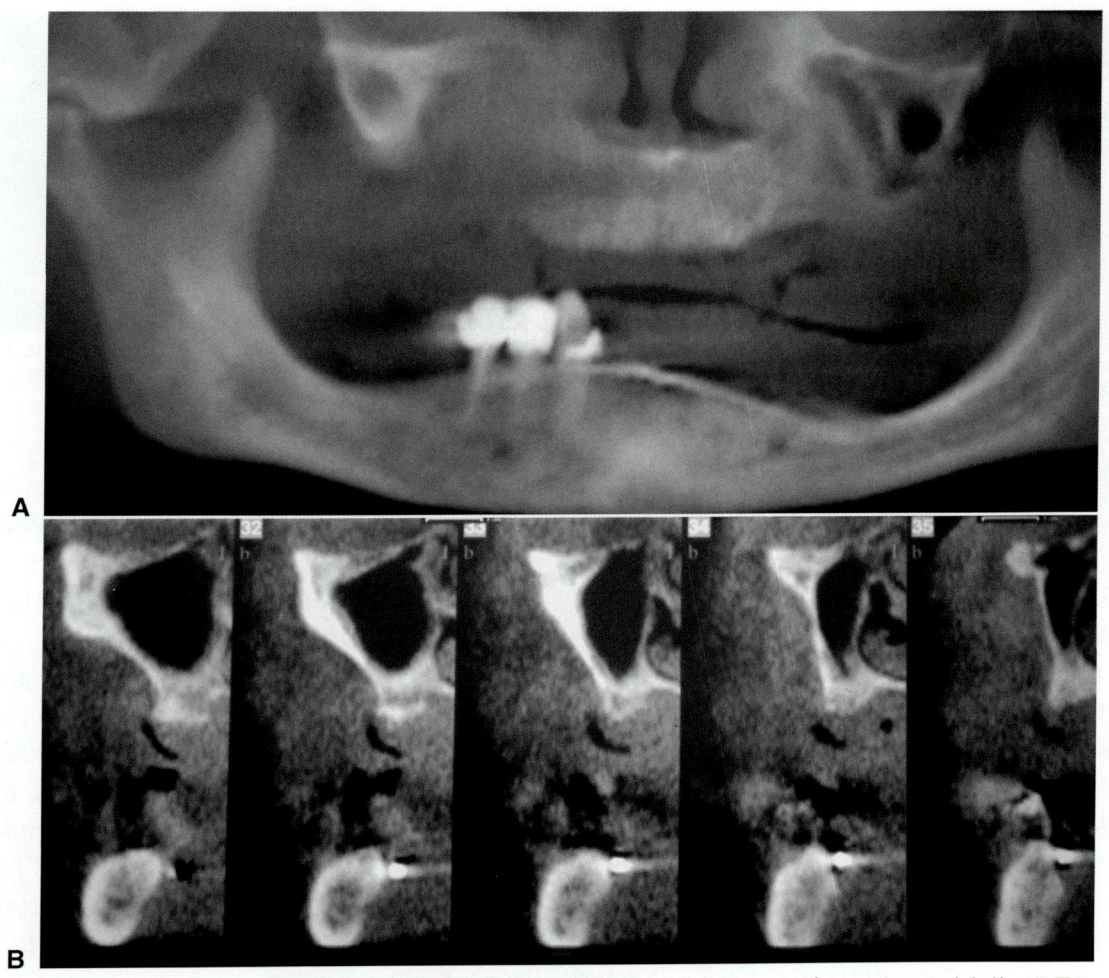

図12-14　A：パノラマX線写真から，上顎洞の発達が確認できる。しかし，インプラント埋入予定部位の骨量評価は困難である。B：CT再構築画像は，上顎のさまざまな部位の骨形態を視覚化できる。

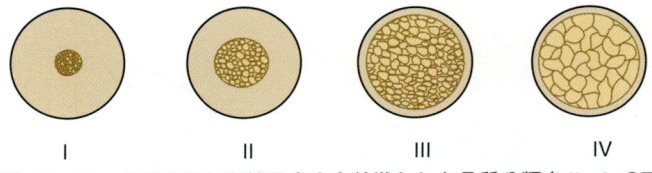

図12-15　皮質骨量と海綿骨密度を基準とした骨質分類（Misch CE: Contemporary implant dentistry, ed 3, St Louis, 2008, Mosby.）

ントの長さに関係なく，その成功率は高いが，タイプⅣの骨では，10mm以下の短いインプラントにおいて成功率が有意に低くなる。

　成功の可能性を最大化するには，インプラントの頬側，舌側にそれぞれ1mmの骨が確保できる十分な骨幅が必要である。また，インプラント間にも十分なスペースが必要である。インプラント間の最低距離は，インプラントシステムによって若干異なるが，一般的には3mmと考えられている。この最小スペースは，インプラント間の骨生育に必要であり，補綴治療後の適切な口腔衛生のためにも必要である。

　顎骨には，それぞれの部位で解剖学的相違による制限があり，注意が必要である。すなわち同じ顎骨内でも，部位によってインプラントの長さ，直径，隣接組織との近接程度，必要な骨結合期間には違いがある。インプラント埋入時には，上顎前歯部，上顎臼歯部，下顎前歯部，下顎臼歯部のそれぞれに配慮が必要となる。インプラント埋入上の一般的なガイドラインは，表12-1を参照してほしい。

　歯の脱落後の骨吸収の結果，歯槽頂が細くなり歯槽堤の角度が変化することで，とくに上下顎前歯部において，しばしば問題が生じる。残存歯槽堤が解剖学的に形態変化すると，インプラント埋入時の角度調整やインプラント唇側面における十分な骨の確保が困難になり，とくに審美ゾーンにおいて問題となる。これらの問題に対する手術中のテクニックについては後述するが，このような潜在的な問題は術前に予測し，

表12-1
インプラント埋入時の解剖学的制限

解剖学的構造	インプラントと解剖学的構造との必要最低距離
頰側皮質骨	1mm
舌側皮質骨	1mm
上顎洞	1mm
鼻腔	1mm
切歯管	上顎正中を避ける。
インプラント間隙	インプラント間で3mm
下歯槽神経	下顎管上縁から2mm
オトガイ神経	オトガイ孔から前方5mm
下顎下縁	1mm
隣接歯	1mm

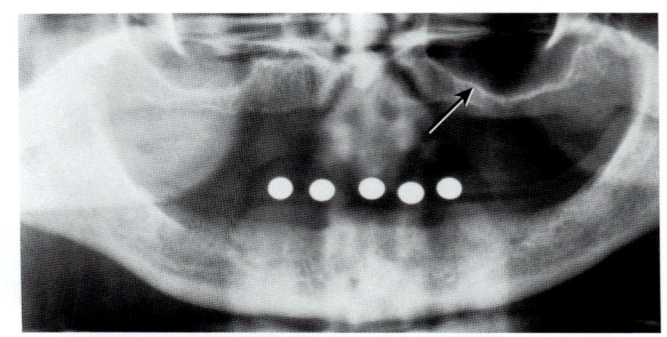

図12-16 X線写真は、上顎洞の発達と歯槽骨吸収により残存歯槽堤がインプラントを支持できないことを示している（矢印）。

適切に対処しなければならない。

上顎前歯部は、鼻腔との近接程度について評価する必要がある。最低1mmの骨を、インプラント尖端と鼻腔底間に残存させる必要がある。また、上顎前歯部の骨吸収の結果、切歯管が残存歯槽堤に近接することがある。これは、とくに上顎無歯顎患者にみられる。この場合、インプラントは切歯管を避けて、左右の片側に埋入する必要がある。

上顎臼歯部のインプラント埋入には、2つの注意事項がある。1つは、上顎臼歯部は下顎骨より骨質が悪いということである。大きな骨髄スペースと、薄く低密度の皮質骨は、オッセオインテグレーション獲得に期間を要するため、治療計画に影響を与える。一般的に、上顎において十分なオッセオインテグレーションを獲得するには、最低6か月を要すると考えられている（表12-2）。

2つ目は、上顎洞が上顎臼歯部の無歯顎歯槽堤に近接していることである。しばしば、骨吸収あるいは上顎洞発達の結果、上顎洞と歯槽堤の間に数mmの骨しか確認できない場合がある（図12-16）。上顎臼歯部のインプラント治療計画では、術者は上顎洞底とインプラントとの間に、1mmの骨を残すよう計画すべきである。これによりインプラントはその尖端で、上顎洞底の皮質骨で固定されることになる。通常、上顎洞と鼻腔の間の領域には、インプラント固定のための十分な骨高径を確認することができる。インプラントの埋入と支持に十分な骨が存在しない場合は、高度外科テクニックの節で後述する上顎洞への骨補填が必要となる。

下顎臼歯部では、下歯槽神経が下顎骨体を走行するため、インプラント埋入は制限を受ける。インプラントの長さは、インプラント尖端と下顎管上縁の間に2mmの余裕をもたせる（図12-17）。これは、下歯槽神経損傷による下唇の知覚麻痺を回避するための絶対的なガイドラインである。しかし、使用可能な最短のインプラントでも高さが不十分であれば、神経移動術、骨移植、あるいはインプラント以外の補綴修復を検討しなければならない。これらについても、高度外科テクニックの節で後述する。

下顎臼歯部では、埋入できるインプラントは一般的に短く、下顎下縁の皮質骨に嵌入できない。一度負荷がかかると、咬

表12-2
慣習的オッセオインテグレーション期間

インプラント埋入部位	オッセオインテグレーションの最低期間
下顎前歯部	3か月
下顎臼歯部	4か月
上顎前歯部	6か月
上顎臼歯部	6か月
骨移植部	6〜9か月

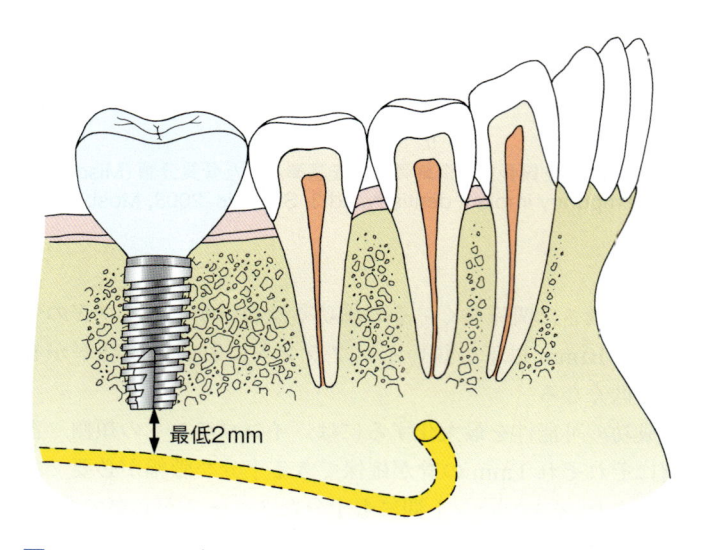

図12-17 インプラントは、下顎管上縁から最低2mm離して埋入しなければならない。

12章 ● 最新インプラント歯科学

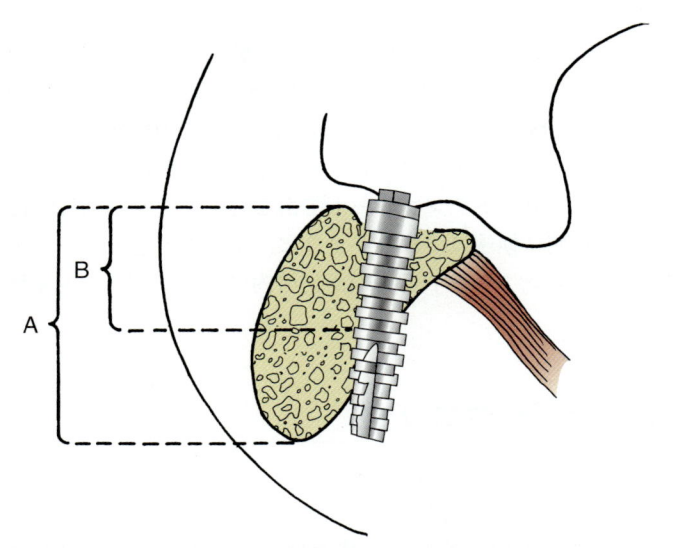

図12-18 顎舌骨筋は，下顎骨内側の付着部に沿って骨を維持している。この直下に，著しい陥凹部が高い頻度で確認される。インプラントの埋入位置と角度を補正しなければ，舌側の穿孔が起こる。A：X線写真上で確認される骨高径．B：予定部位の実際の骨高径

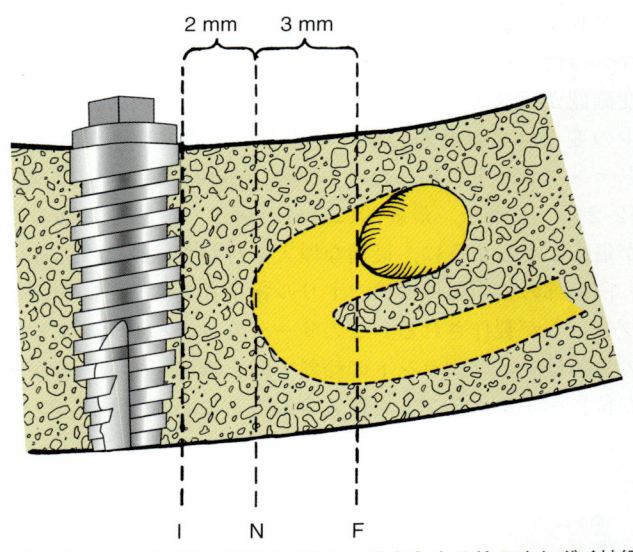

図12-19 オトガイ孔の最前方（F）は，骨から出る前のオトガイ神経の最前方位（N）より，高い頻度で後方に位置している。インプラントの最後方部（I）は，神経から最低2mm離さなければならない。これは，インプラントは，オトガイ孔前縁から5mm前方に埋入されなければならないということを意味している。

合力を支持しなければならないため，オッセオインテグレーション獲得のためには，少しでも待機期間が長いほうが有利である。さらに，8〜10mmの短いインプラントを選択した場合には，咬合力に対応するために，インプラントを多めに埋入することが望ましい。

下顎臼歯部の残存歯槽堤の幅は，注意深く評価する必要がある。顎舌骨筋の付着は，歯槽堤上縁の骨幅を維持するが，その直下の舌側深部に陥凹部を形成する場合がある（図12-18）。この部分は診察時に触診し，手術時に明視下とすべきである。

通常，下顎前方部は，解剖学的制限からすると，治療計画が最も簡単な領域である。十分な広さと高さがあるため，インプラント埋入には適切である。また，骨質も非常に良好であり，この領域の骨結合は最小期間となる。しかし，小臼歯部でオトガイ孔の前方に埋入する際には，十分な注意が必要である。下歯槽神経は，オトガイ孔から後上方へ反転する前に，オトガイ孔の前方を走行する。神経は，オトガイ孔の3mm程度前方を走行するため，この領域における最後方のインプラントは，オトガイ孔より最低でも5mm前方に埋入する必要がある（図12-19）。

3．インフォームドコンセント

治療計画の立案に十分な情報が収集できたら，手術前にインフォームドコンセントを得る。このステップは，外科医と補綴医を含むチームアプローチで行われることが望ましい。外科と補綴の総合計画の他，インプラント以外の可能な治療方法を患者に説明することで，患者は治療方針を選択・決定することができる。

さまざまなインプラント支持修復物の模型を使い，治療計画を説明するとよい。患者には手術の時期と回数，さらに最初の手術から最終修復物装着までの予想期間についても説明する。また，義歯を外す必要があることと，その期間についても示すべきである。さらに，神経損傷，感染，インプラントの失敗など，短期的・長期的リスクについても示す必要がある。最後に患者は，治療にかかる予想金額について承諾し，十分な協議のうえで，同意書にサインする。

4．サージカルガイドテンプレート

インプラント修復において理想的な審美と機能を獲得するには，厳密な治療計画に則った外科治療と補綴治療の連携が重要である。埋入角度のわずかな差異が，最終補綴物の仕上がりに大きな影響を与えることから，サージカルガイドテンプレートは，審美領域のインプラント埋入において，非常に重要である。前方審美ゾーンにおいて，正確なエマージェンスプロファイルを獲得するためには，最適なインプラント埋入が必須であり，サージカルガイドテンプレートは欠かせないものとなる。部分欠損症例でサージカルガイドテンプレートを使用する目的は，①鼓形空隙を描出すること，②歯の外形内にインプラントを位置づけること，③修復物の長軸とインプラントの埋入方向を揃えること，④セメントエナメルジャンクションの高さや軟組織から歯冠の立ち上がりの高さを明確にすること，の4つである。前方審美ゾーンでは，ク

リアレジン製のサージカルガイドテンプレートが効果的で，骨への到達が容易となり，正面・矢状面における視覚的な角度確認が障害されない（図12-20）。残存骨の状態により多少の変更は必要となるが，可能なかぎり，サージカルガイドテンプレートに沿ったインプラント埋入が必要である（図12-21）。しかし，最終的には外科医が，最終補綴物の修正が最小となるように，最適な埋入を行わなければならない。

臼歯部の欠損領域では，ドリル指示孔を備えた同類のテンプレートが製作される。このサージカルガイドテンプレートの目的は，インプラントの傾斜方向を誘導して，術者が正確な位置へインプラントを埋入することにある（図12-22）。

無歯顎のサージカルガイドテンプレートは，吸収した顎骨においてインプラントポジションを柔軟に選択でき，また補綴医が求める角度に誘導できる必要がある。これら2つの要件を満たすのは，唇側は人工歯想定位置での唇側面観がシミュレートできるようにフレンジを備え，舌側は削除されたサージカルガイドテンプレートである（図12-23）。外科医は，舌側や頬側に極端にずれないように，可能なかぎりサージカルガイドテンプレート近くの歯列弓内に，インプラントを埋入する。

基本手術テクニック

1. インプラント埋入手術前

インプラントの成否は，十分な骨質と骨量に左右される。インプラント埋入部顎骨の状態は多くの因子に左右されるが，そのなかには愛護的な抜歯術，ソケットプリザベーション，暫間補綴物の選択，インプラント埋入時期の調整などにより，歯科医師側でコントロール可能なものもある。

1）愛護的な抜歯

無傷の抜歯窩は，完全な骨再生を達成するのに必須である。無傷の抜歯窩（4壁性骨欠損）では，最小限の骨幅，骨形態の喪失で骨は再生される。孤立歯や根が唇側へ突出した歯は，唇側皮質骨を損傷する恐れがある。ペリオトームによる愛護的な抜歯により，外形を保存し，骨を完全な状態で保存することが可能である。

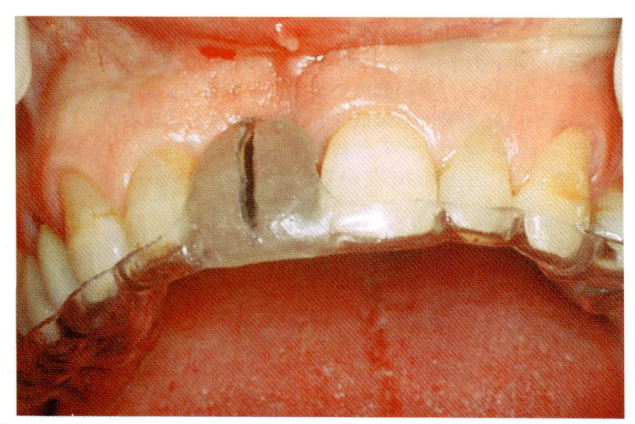

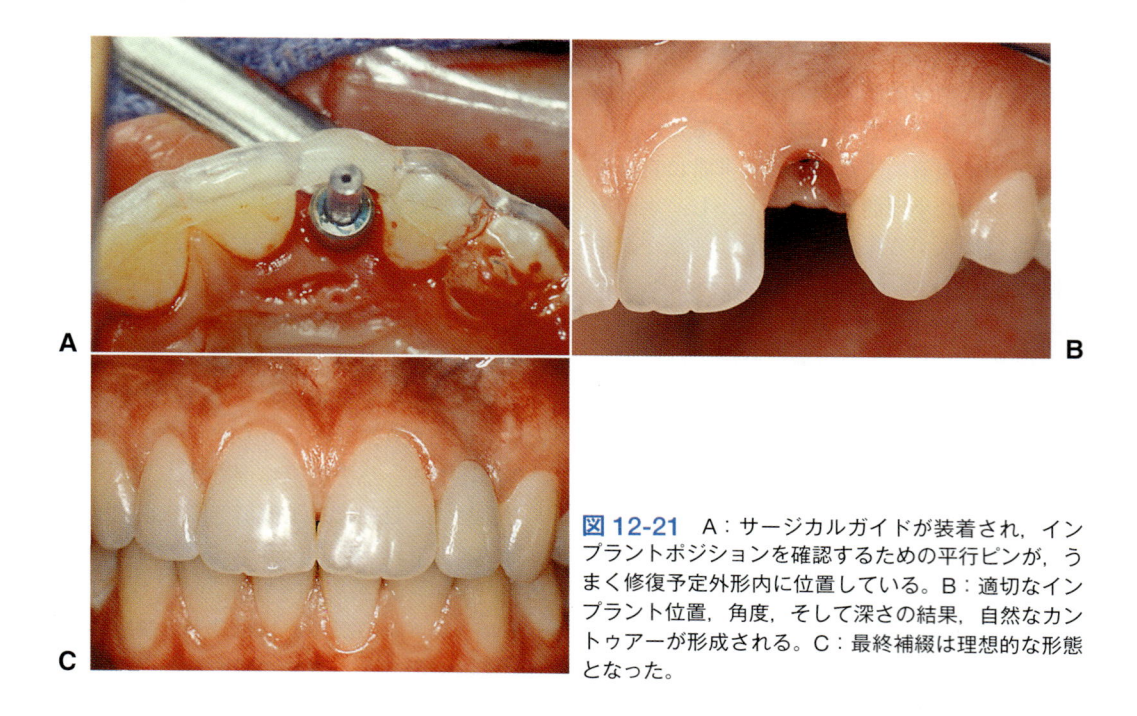

図12-20　前歯部サージカルガイド。唇側の厚みは，ポーセレンによる最終補綴物と同じにしなければならない。テンプレートの唇側面から舌側の厚みは約2mmでよい。歯間空隙，歯冠形態，位置，角度，セメントーエナメルジャンクションがはっきりと確認できる。

図12-21　A：サージカルガイドが装着され，インプラントポジションを確認するための平行ピンが，うまく修復予定外形内に位置している。B：適切なインプラント位置，角度，そして深さの結果，自然なカントゥアーが形成される。C：最終補綴は理想的な形態となった。

12章 ● 最新インプラント歯科学

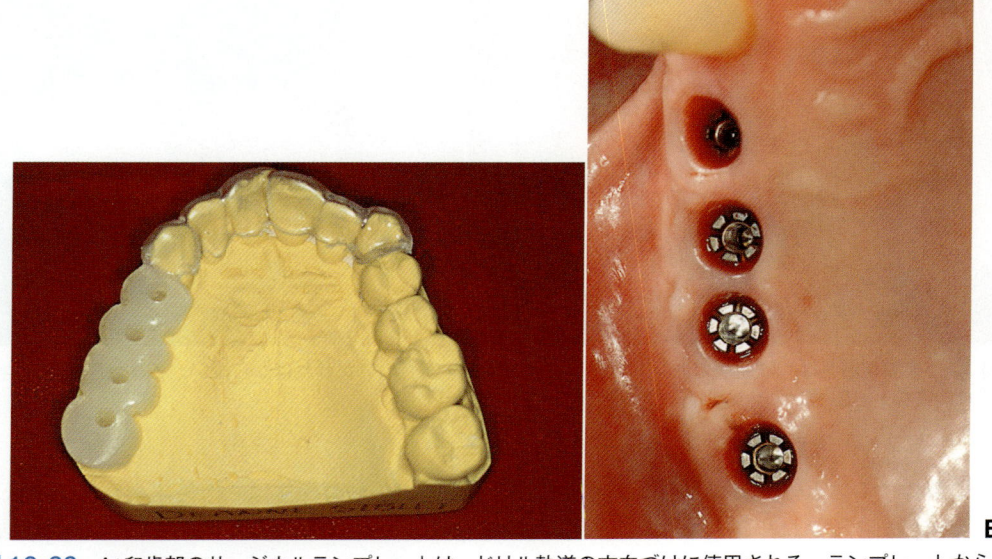

図12-22 A：臼歯部のサージカルテンプレートは，ドリル軌道の方向づけに使用される。テンプレートから，それぞれの歯間空隙の輪郭が明らかとなる。B：インプラント埋入結果

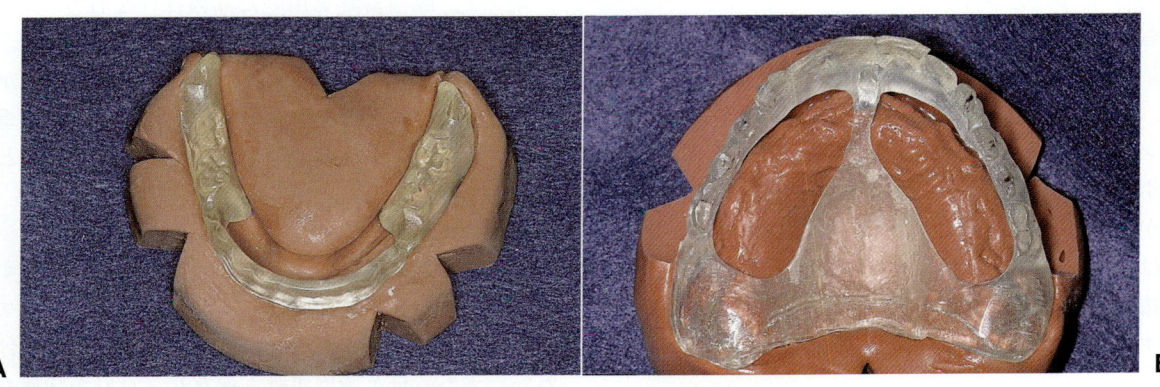

図12-23 A，B：無歯顎のテンプレートは，顎堤のアーチ形態と歯の唇側位置の輪郭を描いたものでなければならない。外科医が到達しやすく，かつ角度を誘導しつつ，吸収した顎骨においてインプラント埋入位置を柔軟に選択できる必要がある。人工歯唇側の理想的位置をシミュレートできるように唇側フレンジを備え，舌側部分を削除したテンプレートは，これら2つの要件を満たしている。

2）ソケットプリザベーション

抜歯後，辺縁歯槽骨の吸収が起こり，残存歯槽堤は薄くなる。この骨喪失は，理想的なインプラント埋入を困難にする。治癒を促進し，抜歯からインプラント埋入までの間隔を短くするために，抜歯窩の治癒について配慮する必要がある。数多くの人工移植材や同種移植材，あるいは異種移植材の使用が可能である。また，インプラントを抜歯窩に埋入する方法もある。これは，インプラントの固定が十分に得られるのであれば，骨形態を保存するうえで有効な方法である。本法の適応については後述するが，抜歯窩の条件がインプラント即時埋入に見合っていたとしても，抜歯窩の治癒を待つほうが望ましい場合もある。抜歯窩が移植材によって再生されても，インプラント埋入には，最低でも2か月は待機したほうがよ

い。この間に軟組織による被覆が起こり，インプラント埋入時の一次閉鎖が容易となるからである。

この待機期間は，抜歯窩のリモデリングには十分であり，複根歯の場合では，抜歯窩は骨で多少満たされるようになる。この状況であれば，インプラントは通常の方法で埋入される。手術部位の骨は軟らかいが，若干の修正によりインプラント床の形成は可能である。この状況であれば，通常は，オッセオインテグレーション期間の延長は必要ない。

3）暫間補綴物のデザイン

暫間補綴物は，軟組織のカントゥアー形成が良好になるように設計されなければならない。この際，粘膜支持型プロビジョナル修復物が，軟組織と骨を，とくに歯間乳頭部を過度

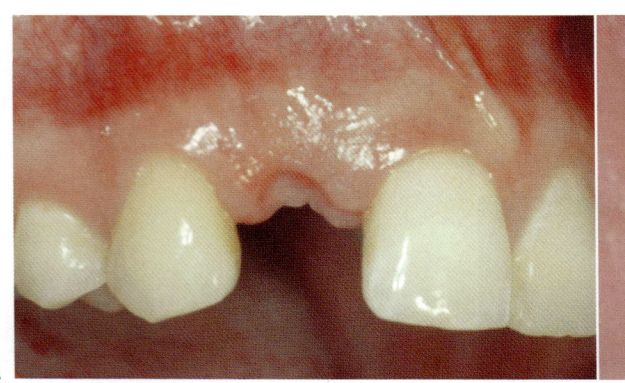

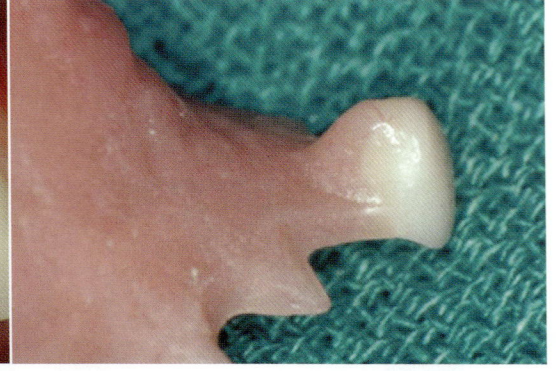

図12-24 A：暫間補綴物は，軟組織のカントゥアー形成を補助するものでなければならない。B：歯間乳頭のために歯間空隙が開放されたオベイト型ポンティックは，リッジラップ型より望ましい。

に圧迫しないように製作することが重要である。鼓形空隙を解放したオベイト型ポンティックは，正常な歯間乳頭形態を形成しやすく，リッジラップ型より望ましい（図12-24）。

4）インプラント埋入のタイミング

抜歯からインプラント埋入までの期間が長過ぎると，骨喪失を招く。抜歯後2か月から6か月の間で骨質は改善されていくが，これ以上の遅延は骨吸収を引き起こすことになる。インプラント埋入は，機能的応力を骨に作り出し，これが骨の外形やボリュームを維持するのに役立つが，天然歯やインプラントが欠如した状態では，骨は吸収していく。極端な骨吸収例では，インプラント埋入前に骨移植を要することがあるため，抜歯患者に対しては，インプラント手術の好機について説明する必要がある。

2. インプラント埋入

1）患者に対する準備

インプラント手術は，外来通院の局所麻酔下で施行可能である。時間がかかる場合には，有意識下鎮静法が有効である。インプラント埋入手術は，抜歯より低侵襲手術であるにもかかわらず，患者は大きな手術だと思っていることがある。そのため，術前の患者教育と有意識下鎮静法は，手術に対する不安を減少させるうえで有効である。

一般的に，術前の抗菌薬予防投与が推奨されている。手術1時間前に，2gのペニシリンVを経口投与するか，手術直前にペニシリンG・100万単位を静脈投与すると効果的である。代わりに，クリンダマイシン600mgの経口または静脈投与でもかまわない。術後の抗菌薬投与は，必ずしも必要とはいえない。

正確なインプラント埋入には，深く十分な局所麻酔が要求される。萎縮した下顎前方部においては，浸潤麻酔とともに伝達麻酔が必要となる場合がある。

適切な無菌操作は，術後感染リスクを低下させる。手術直前に，0.12％グルコン酸クロルヘキシジン（Peridex）15mLで30秒間洗口させることで，口腔細菌数は激減し，その状態を1時間以上維持できる[†1]。術者と助手は，マスク，滅菌グローブ，滅菌器具を用いた無菌操作を行うべきであるが，完全滅菌の手術着は不要である。

適切なインプラント埋入には，技術的な正確性が要求される。そのため，術野を十分に明視下にすることが重要で，適切なライティング，および十分な創の牽引が必要となる。

2）軟組織の切開

インプラント埋入に際して，残存歯槽堤に到達するさまざまな切開法がある。切開は，インプラント埋入をスムーズにするため，軟組織を牽引しやすいように設定しなければならない。また，付着歯肉組織を保存し，良好な状態を維持しつつ，軟組織の審美性が保てるように切開するべきである。具体的には，オープンテクニックまたはクローズドテクニックによって到達する。クローズドテクニックは，ティシューパンチを使用して歯槽頂に到達する方法である。術野を直視することなく骨形態を把握しなければならないため，術者の技量に頼ることになるが，幅広く，均一な歯槽堤の場合には有用である。

オープンテクニックは，予知性の高い方法であるが，侵襲がより大きくなる。付着歯肉の状態が良好で，その下の骨幅も十分であることが期待できるのであれば，単純な歯槽頂切開が選択される（図12-25）。切開の真下にインプラントが存在するため，閉創には十分注意が必要である。このアプロー

訳注
†1：アナフィラキシーショックの報告があるため，わが国においてはクロルヘキシジンの粘膜（口腔，腟，膀胱など）への使用は禁忌となっている。

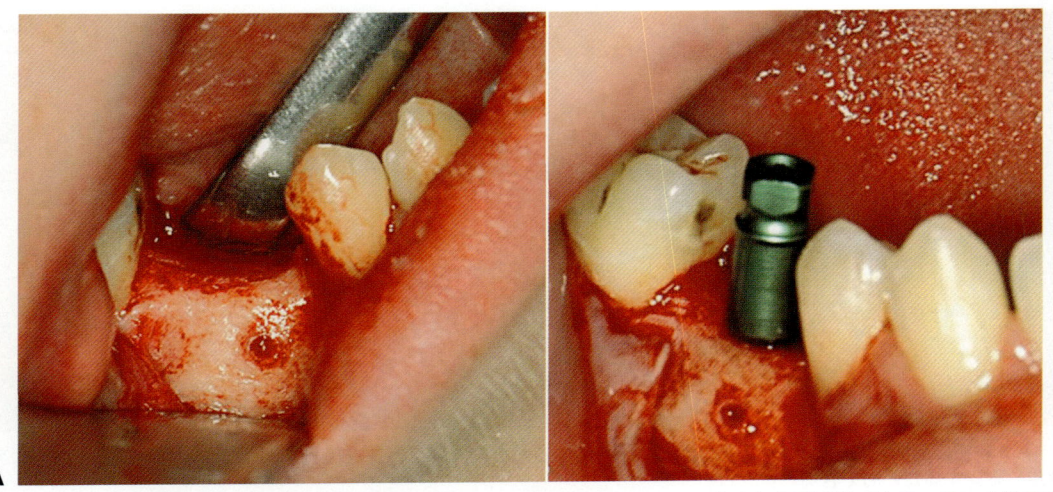

図12-25 A：歯槽頂切開は，良好な骨形態と軟組織が存在する場合には，すぐれた到達法である．B：本法では，インプラントの位置が明視下となる．

チは，下顎と上顎臼歯部で効果的である．とくに審美性の配慮が必要な上顎前歯部では，唇側カントゥアーと軟組織の厚みが保存できることから，やや口蓋側寄りの切開が有効である．さらに審美ゾーンでは，隣接する歯間乳頭を温存する切開が効果的である．

3) インプラント埋入部位の準備

骨を露出後，サージカルガイドテンプレートを設置し，インプラント埋入部位の評価を行う．残存歯槽堤には，不均一な鋭縁部が存在することがあり，インプラント床形成前に破骨鉗子やバーで削除する必要がある．また，線維性組織は，インプラントに結合しないため，除去する必要がある．

すべてのインプラントシステムにおいて，インプラント床は愛護的に形成されなければならない．骨の熱傷を予防するため，高トルク，低速回転（～2,000rpm）のハンドピースと，大量の注水が必須である．注水は，外部から注水する場合と，ドリルを通して内部から注水する場合がある．注水方法とドリル器材の許容スピードには関連があるため，インプラントメーカーが推薦する方法に従う必要がある．

サージカルガイドテンプレートは，インプラント埋入の位置づけとインプラントの埋入角度の指標になる．すべてのインプラントシステムには，インプラント埋入位置の印を付けるため，最初に使用する小径のドリルが準備されている．このイニシャルドリルにより，インプラント埋入の中心位置をマークし，パイロットホールを形成する（図12-26）．インプラント床は，順次太くなる一連のドリルを使用して形成する．

平行ピンを最初の形成窩に設置することで，配列と角度を確認する（図12-27）．

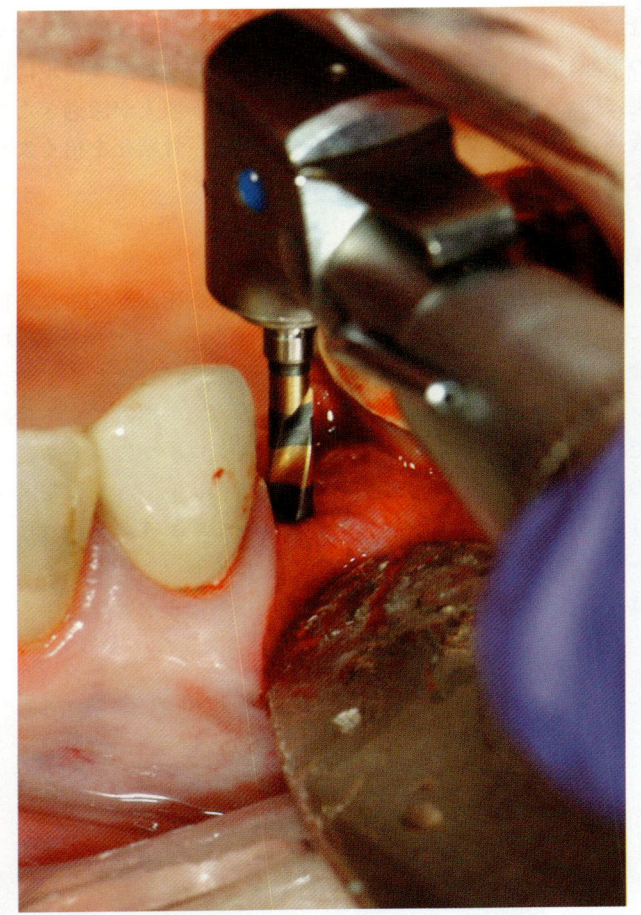

図12-26 最初の埋入位置，角度，深さは，順序どおりに一番目のツイストドリルで形成する．

最初のホールが適切であることが確認できたら，インプラント径と正確に一致するように，徐々に直径を拡大していく．この際，イニシャルドリルによって設定した角度と深さを維持することが重要である．テーパー型インプラントにおいて

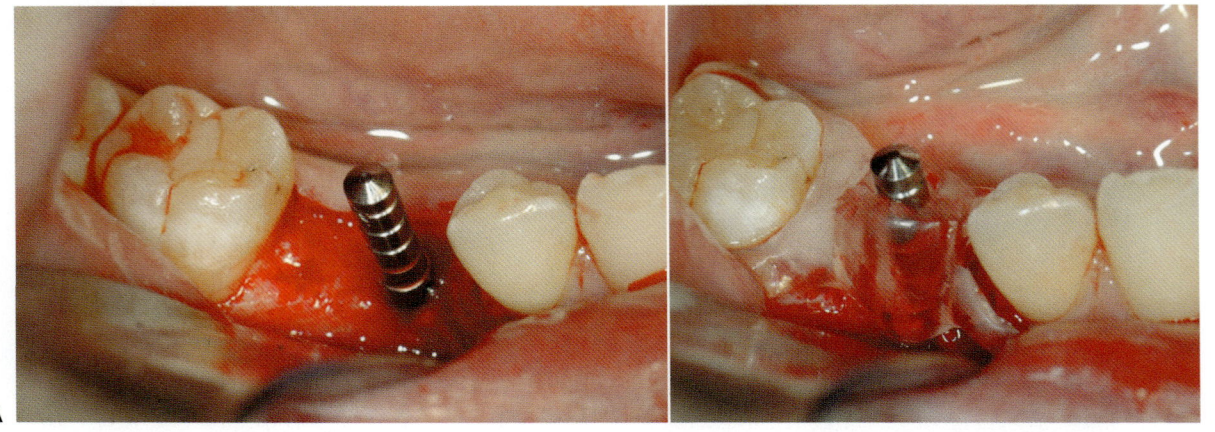

図 12-27　A：最初の形成が終了したら，位置と角度を評価するために，平行ピンを設置する．B：平行ピンの上から，サージカルガイドを設置し確認することもできる．

は，それぞれの深さの別のドリルが必要となる．ドリリングの手順において，インプラントメーカーのプロトコールに忠実に従わなかった場合には，インプラント埋入が深過ぎたり浅過ぎたりすることで，不適切な固定や，骨壊死を招くような過度の埋入力が発生する．

4）インプラント埋入

計画どおりの深さと直径のインプラント床が形成された後に，インプラント体を埋入する．チタンインプラントでは，酸化被膜層が汚染されていないことが，オッセオインテグレーション獲得に不可欠である．異種金属の器具による接触だけでなく，布や軟組織，また手術用グローブでさえも，その接触による汚染は，オッセオインテグレーションに影響を与える．ハイドロキシアパタイトコーティングのインプラントも同様に，汚染には敏感である．ハイドロキシアパタイトは，多孔質で液体や油を容易に吸収し，覆布の線維や手術グローブの粉が付着し，汚染をきたしやすい．

圧迫力で固定するインプラントシステムもあるが，多くはスレッドを形成し，スクリュー固定される．インプラントは，ハンドピースによる低速回転（例：15rpm）か，手指によりスクリュー固定される（図12-28）．

多くの場合，最後の締め付けは，ラチェットを用いて手指により行われる．最近のスレッド型インプラントは，セルフタッピングである．しかしながら，密度の高い骨においては，スレッドを形成するためのタップ切りが必要であり，これにより，インプラント埋入時の過剰トルクと発熱の発生を避けることができる．過剰トルクは，インプラントの回転防止機構を破損させたり，骨を破壊し壊死を招いたり，骨折を引き起こす可能性がある．

インプラントの埋入後に，創は閉じられるが，創哆開を避けるために，張力がかかり過ぎないように閉創することが重要である．

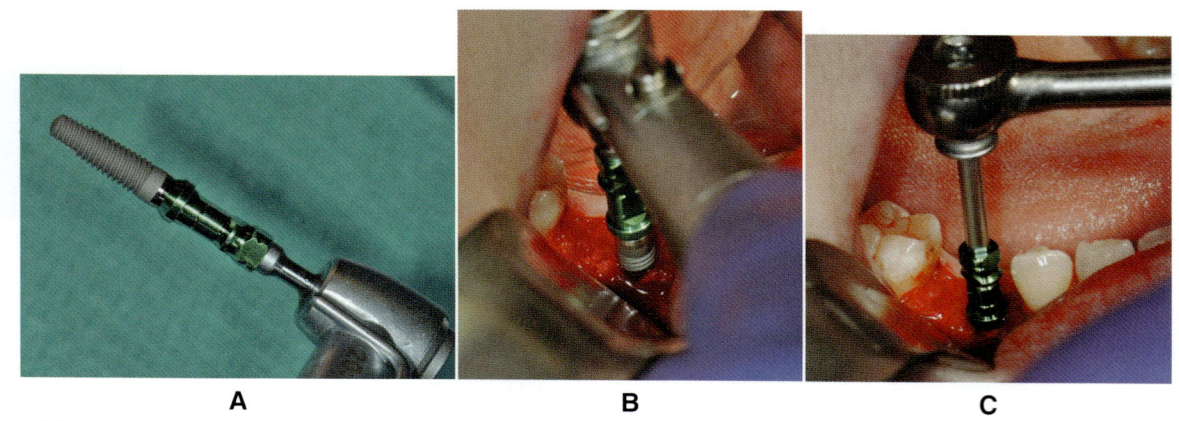

図 12-28　A：多くのインプラントはスレッドが形成されており，顎骨にスクリュー固定される．B：スクリュー固定は，低速回転（15rpm程度）のハンドピース，あるいは手指で行う．C：最終締め付けは，ラチェットにより行う．

インプラント埋入後に，そのままインプラントを露出させる方法もある．この場合は，長いヒーリングポストがインプラントに装着される．インプラント頂から口腔内へ突出するヒーリングポストにより，軟組織の輪郭が形成される．この手法では，インプラントを露出させる二次手術の必要はなく，より成熟した歯肉カントゥアーが形成されることになる．しかし，待機中の外傷や動揺の危険性が高く，インプラント埋入時の初期固定を維持するには，露出したインプラントの口腔衛生管理が重要となる．

3. 術後管理

術後には，上顎洞，下歯槽神経，他のインプラントなどとの位置関係を評価するために，X線撮影が必要である．術後，鎮痛薬の処方も必要である．通常，軽度から中等度の強さの鎮痛薬で十分であるが，まれに，強力な経口鎮痛薬が必要になることもある．また，治癒期間中の細菌数を最小限に保つために，術後2週間は0.12％グルコン酸クロルヘキシジン（Peridex）の含嗽を指導し，軟組織が完全に治癒するまでの間（約2〜3週間）は，毎週診察する必要がある[†2]．インプラント埋入部位に粘膜支持義歯を装着する場合は，術後1週間で，義歯にソフトライナーを裏装することで，使用可能である．暫間部分義歯や，ポンティック付の歯列矯正リテイナーは，軟組織への負荷を避けるように修正することで，術直後より使用ができる．

4. 粘膜貫通手術（二次手術）

オッセオインテグレーション獲得に必要な期間は，部位により異なり，またそれぞれの状況に応じて修正することが必要である．さまざまなプロトコールに準じて，短期間で負荷に成功した報告や，制限された条件下で即時荷重に成功した報告などがみられる（表12-2は，過去の経験に基づいて慣例的に容認されてきたオッセオインテグレーションの参考期間を示す）．短期間にすることは可能だとしても，骨質が悪い場合や，埋入時の骨とインプラントの適合性に疑問がある場合は，十分な期間が必要になる．

1回法のインプラントシステムでは，術後からインプラントを露出させ，適切なオッセオインテグレーション期間の後，修復物を装着する．一方，2回法のインプラントシステムでは，補綴処置前に二次手術が必要である．二次手術の目的は，アバットメントを正確にインプラントに接続すること，付着歯肉を温存すること，カントゥアーを再形成すること，残存粘膜組織を薄く形態修正すること，逆に厚くすること，などである．一般的には，ティシューパンチ，歯槽頂切開，歯肉弁移動術，軟組織移植などが行われ，それぞれ利点と適応がある（Box12-4）．

Box 12-4

各粘膜貫通（二次手術）手術の適応

●ティシューパンチ
必要条件
　十分な付着歯肉
　インプラントの触知が可能
利点
　最小侵襲
　骨膜剥離が不要；少ない骨吸収
　早期に印象採得可能
欠点
　付着歯肉が犠牲となる．
　骨が直視不可
　インプラントと上部構造境界の直視不可

●歯槽頂切開
必要条件
　十分な付着歯肉
利点
　インプラントの触知不要
　到達が容易
　低侵襲
　骨を直視可能
　インプラントと上部構造境界の直視可能
欠点
　骨膜剥離が必要；骨喪失を誘導する可能性

●歯肉弁根尖側移動術
利点
　口腔前提と付着歯肉の改善
欠点
　より長期の治癒期間
　骨膜剥離による骨喪失
　技術的に難しい．

二次手術の最も簡単な方法は，ティシューパンチによるものである（図12-29）．この方法は簡便であり，インプラント周囲組織の損傷や患者の不快感を，最小限に抑えられる．この手法では，インプラントが確実に粘膜直下に存在することが要求され，ティシューパンチの後に，付着歯肉が十分に残存しない場合には禁忌となる．本手法には，骨を明示できない欠点があるため，骨移植を併用した場合，あるいはインプラントと周囲骨との状態が疑わしい場合には，その評価を行えない．また，組織誘導再生法に使用した非吸収性膜を除去することもできない．さらに，アバットメントとインプラント体の境界を明視できないため，術者はアバットメントが

訳注
†2：アナフィラキシーショックの報告があるため，わが国においてはクロルヘキシジンの粘膜（口腔，腟，膀胱など）への使用は禁忌となっている．

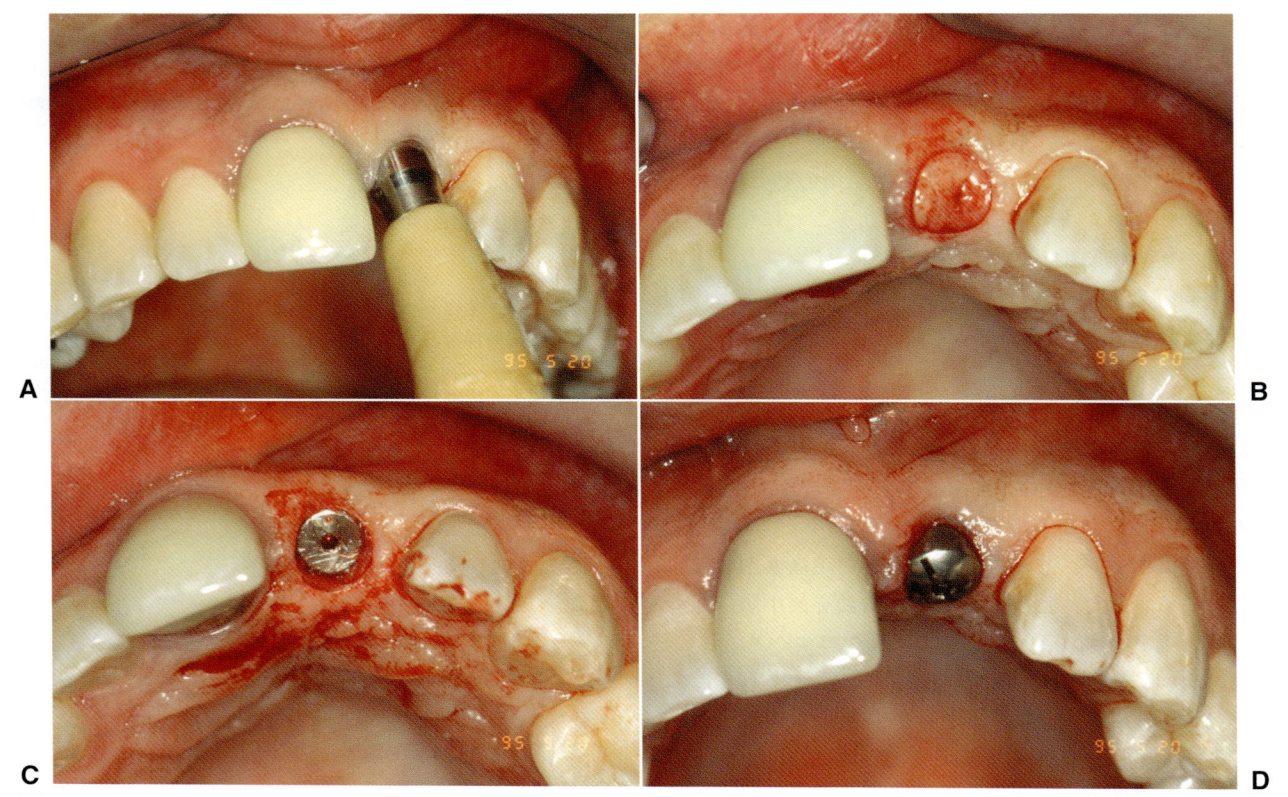

図12-29　A～D：最も簡単な粘膜貫通（二次）手術は，ティシューパンチである。簡単に行うことができ，インプラント周囲組織への侵襲は最小限で，患者の不快症状もわずかなものである。この手技では，インプラントは粘膜直下になければならない。

インプラント体に完全に装着できているかどうかの判断を，触診に頼ることになる。

インプラントが触診できないような場合，あるいは周囲骨の視診が必要な場合には，歯槽頂切開の適応となる。十分な付着歯肉を確保できるのであれば，創を閉じる前に，ティシューパンチや歯肉ハサミで，弁断端をインプラントに適合するように外形修正することが可能である。本法では，一次閉鎖創となるため治癒は早いが，十分な付着歯肉の存在が必須である。

インプラント周囲の付着歯肉がわずかで不十分な場合には，歯肉弁根尖側移動術が選択される。歯槽頂切開を骨膜上で行うことで分層弁を作製し，これを根尖側へ移動し縫合固定する方法で，創は二次治癒の過程をとる。この手技は治癒期間が長期にわたり，強い疼痛を伴う。付着歯肉の厚さを改善することはないが，総面積を増加させることができる。

インプラント周囲に適切なカントゥアーを形成するには，歯肉の厚みが足りない場合がある。とくに上顎前歯部において，骨の外形とインプラント埋入位置は適切であるにもかかわらず，局所的に唇側辺縁部が陥凹していることで，審美性に影響を与えることがある。このような場合，インプラント周囲の軟組織を修復するには，有茎または遊離結合組織移植が有効である（図12-30）。これらの手法により，インプラント上部構造周囲の軟組織の高さを多少改善できるものの，骨形態を代償することはできない。

被覆軟組織が厚い場合には，外形修正が必要であり，CO_2レーザーや電気メスが効果的である。レーザーやバイポーラは，従来のモノポーラに比べて，インプラントや骨に損傷を与える危険性が低い。

インプラントを露出後，アバットメントを装着する。これには2つの方法がある。1つは，補綴医が修復物に使用予定のアバットメントを装着する方法である。これは，審美性の配慮が少なくてよい下顎と上顎臼歯部において効果的である。もう1つの方法は，創傷治癒が完了し，最終補綴物が完成するまで，テンポラリーヒーリングアバットメントを装着する方法である。これには，既製のものとカスタムメイドのものがある。カスタムアバットメントは，良好な審美的結果を得るための軟組織カントゥアー形成に有効である。カスタムアバットメントは，インプラント埋入時にインプラント位置が記録されたインデックスから製作する。

アバットメント装着時には，骨組織や軟組織が介在しないように，インプラント体に完全に密着していることが重要である。システムによっては，インプラント体内に逆回転防止

12章 ● 最新インプラント歯科学

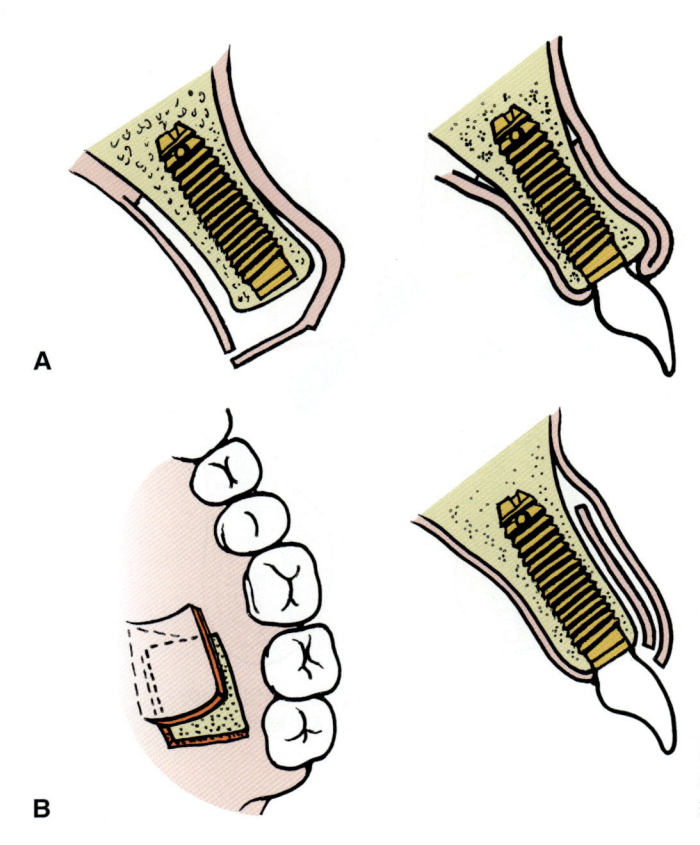

図12-30 A：唇側軟組織カントゥアー修正には，口蓋からの有茎結合組織移植を利用できる。B：遊離結合組織移植も同様に，唇側軟組織カントゥアー修正に利用できる。

用の小平面が形成されており，アバットメントが完全に装着できるように位置合わせをする必要がある。アバットメントとインプラント体の境界部分は，二次手術後直ちにX線写真で確認する。隙間があれば，アバットメントを再装着する必要がある。

合併症

インプラント埋入手術では，不適切な位置や角度での埋入，下顎下縁・上顎洞・下顎管への穿孔，頬側・舌側皮質骨の裂開，下顎骨の骨折，創哆開などの合併症が生じることがある。

手術中に判明した骨の状況により，インプラント埋入の位置や角度が，術前の計画どおりに行かないことがある。このような場合には，骨移植や軟組織移植を行って，目的の位置や角度でインプラントが埋入できるようにするべきである。また，理想の角度に埋入できない場合でも，さまざまな種類のアタッチメントを使用することで，角度は修正できる。

インプラント埋入時のドリリングによる上顎洞への穿孔では，重篤な続発症は生じにくい。予定計画より短いインプラントを埋入することが，インプラントの上顎洞内への突出防止のために必要になる場合がある。通常は，穿孔する前に上顎洞底皮質骨の抵抗を感じとることができ，これが埋入でき

る最大深度の指標となる。もし穿孔したとしても，上顎洞底とインプラントの間に少しでも距離があれば，問題は起こらない。下顎骨下縁の穿孔においても同様で，インプラントの尖端は，下顎下縁の皮質骨内に位置づけるべきである。

下顎管への穿孔は重大な問題である。インプラント埋入手術では，伝達麻酔より浸潤麻酔のほうが望ましい。麻酔効果は十分で，かつ下顎管を穿孔したときの鋭痛を感じるため，穿孔を感知できるからである。下顎管の穿孔では，急激な出血を伴うことがある。このような場合には，予定より短いインプラントを埋入するべきである。また術後のX線写真で，下顎管にインプラントが穿孔していれば，直ちに除去し，短いインプラントを埋入しなければならない。穿孔の徴候や下顎管損傷がX線写真上で明らかでなくても，患者が術後，知覚異常を訴えることがある。これは，オトガイ神経の牽引や，インプラント埋入の直接的傷害，骨外性血腫や軟組織の腫脹によるものである。このような患者は，短い間隔で経過観察を行うべきである。このような知覚異常は通常，時間とともに改善されるが，症状が持続する場合や患者が煩わしさを訴える場合には，外科的手段が必要なこともある。

頬側皮質骨または舌側皮質骨の穿孔は，インプラント埋入部位の歯槽骨が予測より薄い場合に発生する。簡単な解決方法は，インプラント長に対して十分な深さまで，カウンター

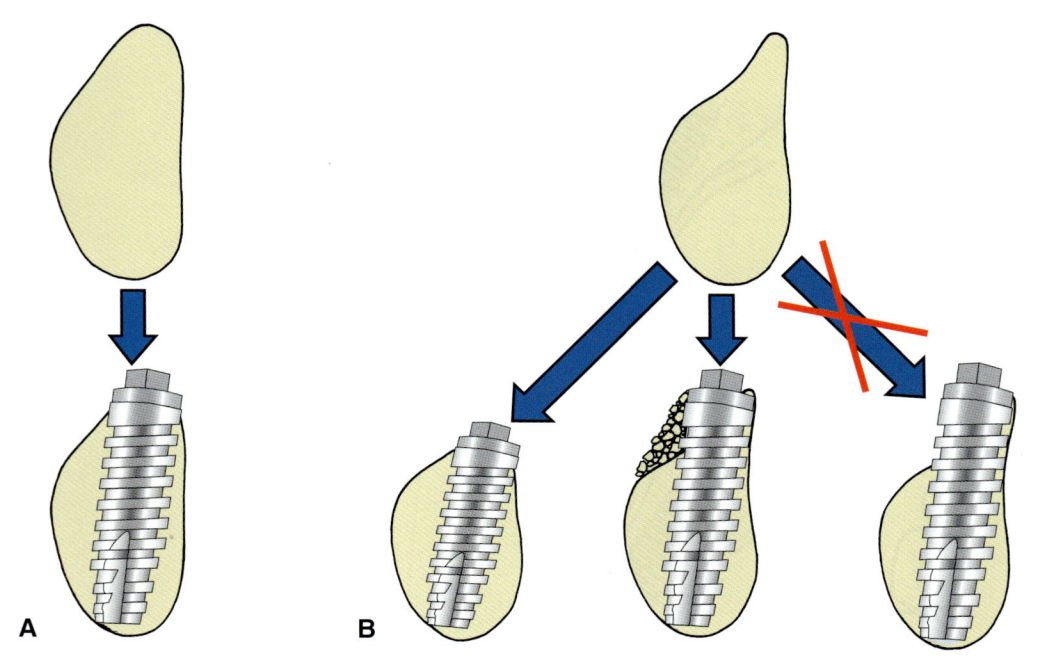

図 12-31　A：理想的状況では，インプラント埋入のための十分な骨が頬舌側に存在する．B：頬側骨が吸収している場合には，インプラント埋入に十分な幅まで鋭利な歯槽骨頂部を削除するか，埋入の結果発生した頬側裂開部に骨移植する対処方法がある．

シンクを形成することである．これにより，舌側，近心側，遠心側の余剰な骨高径部分が除去できる．しかし，二次手術時に，インプラント上に骨増殖がみられ，除去が必要なことがある．鋭利な歯槽骨頂が全体にみられ，何本かのインプラントを埋入する予定があれば，歯槽頂全体を適切な幅が得られるまで，削合することが可能である．また，もし裂開が生じたなら，状況を評価し，対応策を講じなければならない．インプラント頬側における1〜2mm程度の小さな裂開であれば，とくに追加処置の必要はない．欠損が大きく，とくにインプラントが短い場合には，安定性を損なう危険性があるため，欠損部に自家骨や代用骨（図12-31）を移植する．この手法については，高度外科テクニックの節で後述する．

インプラント埋入における例外的な偶発症として，下顎骨骨折がある．これには，下顎骨が極度に萎縮している場合，骨粗鬆症などの代謝性疾患の既往がある場合，術後に受けた外傷による場合などがある．非常に硬く緻密な下顎骨においては，タップを切らないでインプラントを埋入することが，骨折に関係する場合がある．対処法としては，通法どおりの強固な顎内固定や，下顎骨の骨量を増加するような骨移植を行う．

軟組織の創哆開が起こり，インプラントの一部が露出することがある．このような場合，再縫合の必要はない．軟組織が治癒するまで，クロルヘキシジンによる洗口を行う[†3]．インプラントの露出が継続していても，軟組織が健全であれば，骨結合期間中はクロルヘキシジンを付けた軟毛歯ブラシで，インプラント周囲を清潔に保つとよい．1回法インプラントでは，オッセオインテグレーション獲得期間中は故意にインプラントを露出させるが，2回法と同等の成功率である．このことから，通常はインプラントの露出によるインプラント失敗率の増加はない．

インプラントコンポーネント

一般的にオッセオインテグレーションインプラントは，スクリューあるいはセメントで補綴物を固定するように設計されている．最近のインプラントシステムでは，従来の歯科補綴やオリジナルのシステムに加え，多くの利便性が考慮されている（Box12-5）．インプラント修復では，従来の歯科教育では説明されてこなかったいくつかのコンポーネントを使用する．インプラント経験の浅い臨床医が複雑なインプラント学を習得するには，同じシステム内のコンポーネントの多さが大きな障害となることがある．本章では，スクリュー固定補綴においてとくに必要とされる一般的なコンポーネント

訳注
†3：アナフィラキシーショックの報告があるため，わが国においてはクロルヘキシジンの粘膜（口腔，腟，膀胱など）への使用は禁忌となっている．

Box 12-5
骨内インプラントの利点

●手術
実証された成功率
外来診療室内で可能な処置
口腔内の各部位に適用可能
正確なインプラント床が形成可能
インプラントの失敗後も再修復が可能

●補綴
多くの補綴オプション
コンポーネントの汎用性
　角度修正
　審美性
　クラウンカントゥアー
　スクリューあるいはセメント維持の選択肢
補綴物破損時の再修復可能

(Rosenstiel SF, Land MF, Fujimoto J: Contemporary fixed prosthodontics, ed 4, St Louis, 2006, Mosby.)

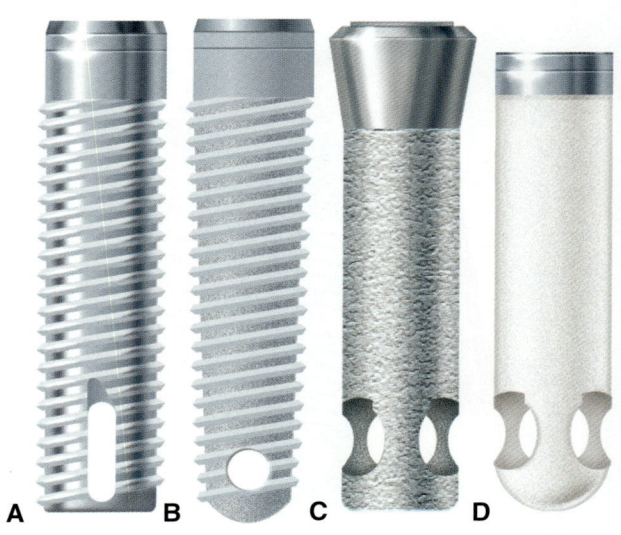

図 12-32　骨統合性インプラントの主要な4つのカテゴリー。A：チタンスクリュー。B：ハイドロキシアパタイトコーテッドスクリュー。C：チタンプラズマ溶射シリンダー。D：ハイドロキシアパタイトコーテッドシリンダー (Rosenstiel SF, Land MF, Fujimoto J: Contemporary fixed prosthodontics, ed 4, St Louis, 2006, Mosby.)

について説明する。コンポーネントはインプラントシステムによってそのデザインや材質が若干異なるので，注意が必要である。

1. インプラント体

　フィクスチャーともよばれるインプラント体は，一次手術において骨内に埋入される部分である。インプラント体は，歯根様の形態をしており，ネジ山をもつものともたないものがある。通常，粗造な表面性状をもつチタンまたはチタン合金でできているが，なかには，ハイドロキシアパタイトでコーティングされたものもある（図12-32）。各々の部位におけるインプラントの最適な形態や表面コーティングについては議論があるものの，成功への重要因子は，正確な埋入，愛護的な手術，治癒期間中の非荷重，パッシブフィットの修復である。最近のデンタルインプラントには，二次手術時のスクリュー固定ができるように，内部にネジ切り部分がある。また，フィクスチャーの内部または外部に，回転防止機構が組み込まれているものもある。インプラント体は，1回法のものと2回法のものに分類される。1回法インプラントは，一次手術時に軟組織を貫通するよう設計されている。2回法インプラントは，一次手術時に軟組織で被覆される。しかし，2回法インプラントシステムにおいても，「1回法プロトコルに準じた2回法インプラント」として，インプラント埋入手術時に，丈の高いヒーリングスクリューやキャップを装着して，軟組織を貫通させることもある。

2. ヒーリングスクリュー

　ヒーリングスクリューは，一次手術後の治癒期間中にフィクスチャー頂部に装着される。2回法インプラントでは軟組織の治癒を促進するために，また，1回法インプラントでは荷重を最小限にするために，通常は丈の低いヒーリングスクリューが使用される（図12-33）。二次手術時に，ヒーリングスクリューは除去され，次のコンポーネントが装着される。システムによっては，ヒーリングスクリューがインプラントの直径より少し大きいものがあり，これを装着することでインプラント縁への骨増殖を防ぎ，アバットメントの装着が容易となる。術者は常に，スクリューとインプラントの間に骨増殖が起きないように，一次手術後にヒーリングスクリューが完全に装着されていることを，確認しなければならない。この間隙に骨増殖が生じた場合，骨除去操作によりインプラント上部を損傷する可能性と，続いて使用するコンポーネントの適合に影響を及ぼす可能性が生じる。

3. 暫間アバットメント

　暫間アバットメントはドーム状の形態をしており，二次手術後，補綴物装着前に設置される。このアバットメントは2～10mmの長さをもち，軟組織を貫通して口腔内に露出するように設計されている。二次手術後に，暫間アバットメントがフィクスチャーに直接ネジ固定されるものと，ヒーリングキャップがアバットメント上に設置されるものがある（図12-34）。アバットメント上に設置されるものは通常，ヒーリングキャップとよばれる。これらは，チタンまたはチタン

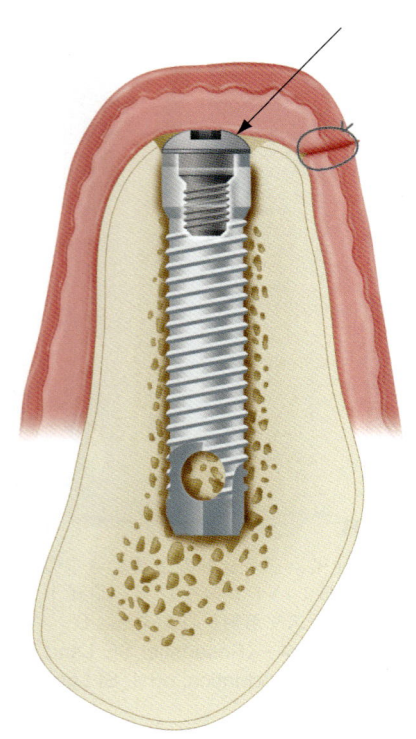

図 12-33 矢印は，治癒期間中に装着されたヒーリングスクリューを示す。軟組織はインプラントを被覆するように縫合されている。治癒期間中，この部位に可撤式修復物を装着することは可能である。(Rosenstiel SF, Land MF, Fujimoto J: Contemporary fixed prosthodontics, ed 4, St Louis, 2006, Mosby.)

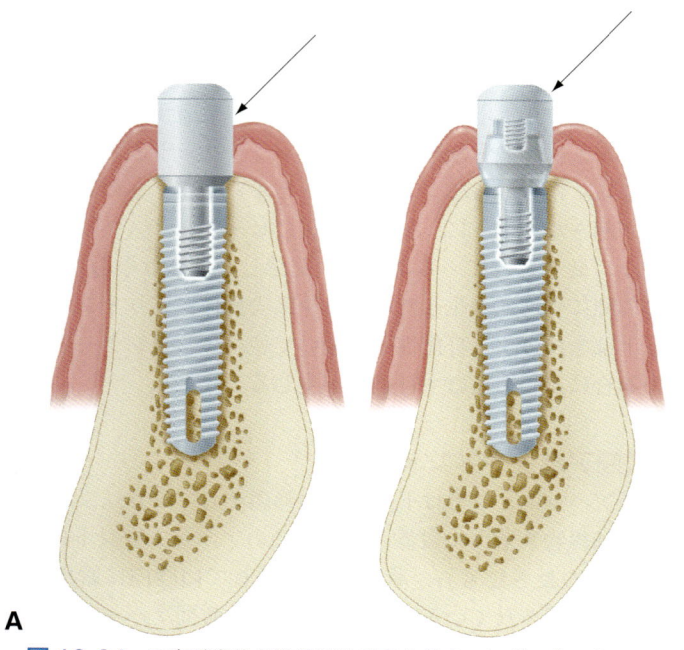

図 12-34 二次手術後の軟組織治癒のためのコンポーネント。A：インプラントに接続された暫間アバットメントスクリュー。B：アバットメントに装着されたヒーリングキャップスクリュー。(Rosenstiel SF, Land MF, Fujimoto J: Contemporary fixed prosthodontics, ed 4, St Louis, 2006, Mosby.)

合金製である。審美性が重要な部位では，最終補綴物装着前までに辺縁歯肉が安定するように，暫間アバットメント周囲組織は完全に治癒していなければならない。このとき，修復物のメタル－ポーセレン境界が歯肉縁下になるように，適切な長さのアバットメントが選択される。審美性が要求されない領域では，二次手術後に印象を行うまでの適切な治癒期間は通常2週間である。一方，審美領域では，3～5週間がアバットメント選択までに必要である。

4. アバットメント

アバットメントは，インプラントに直接ネジ止めされるインプラントシステムのコンポーネントである。補綴物を固定するスクリューを受け入れることで，スクリュー固定式補綴物を支持する。セメント合着による修復物では，アバットメントは，従来のクラウンの支台のような形態をもつ。アバットメントには，多くの形状がある（図12-35）。アバットメントは通常，チタンまたはチタン合金製で，その表面は滑沢に研磨されており，平らな側面をもつ。長さは1～10mmである。非審美領域では，患者が補綴物を十分清掃できるように，1～2mmのチタンアバットメントが粘膜を貫通できるようにする（図12-36）。審美領域では，最適な審美性を得るために歯肉縁下にポーセレンがくるように，アバットメントを選択する（図12-37）。回転防止機構が組み入れられているインプラントシステムでは，アバットメントに2つの接続部分が必要となる。1つは回転防止の機能部分で，もう1つはフィクスチャー内にアバットメントを締め付け安定させる部分である（図12-38）。インプラントの埋入角度を修正するために，角度付きアバットメントが使用される（図12-39）。横断面が大きな歯でも，より解剖学的なカントゥアーで修復できるようなテーパードアバットメントやワイドアバットメントを有するシステムもある。一体型インプラントクラウン（UCLAアバットメント）は，ワックススリーブによりインプラントに直接連結することで，アバットメント部分が省略されている。軟組織の厚さが2mm以下の場合は，この一体型インプラントクラウンが必要とされる。オールセラミッククラウンが合着できるセラミック製アバットメントは，前歯部での使用頻度が高くなってきている。セラミックのコンポーネントは，焼結アルミナ，ジルコニア，あるいはこの2つの組み合わせにより製作される（図12-40）。

アバットメントサイズは，対合歯とフィクスチャー間の垂直的距離，修復予定部位のポケットの深さ，審美性の要求程度などにより選択される。上顎前歯部クラウンでは，適切なエマージェンスプロファイルと外観を作り出すため，歯肉縁下2～3mmのポーセレンマージンが要求されるのに対し，上顎臼歯部のフィクスチャーや下顎では，マージン辺縁は歯

12章 ● 最新インプラント歯科学

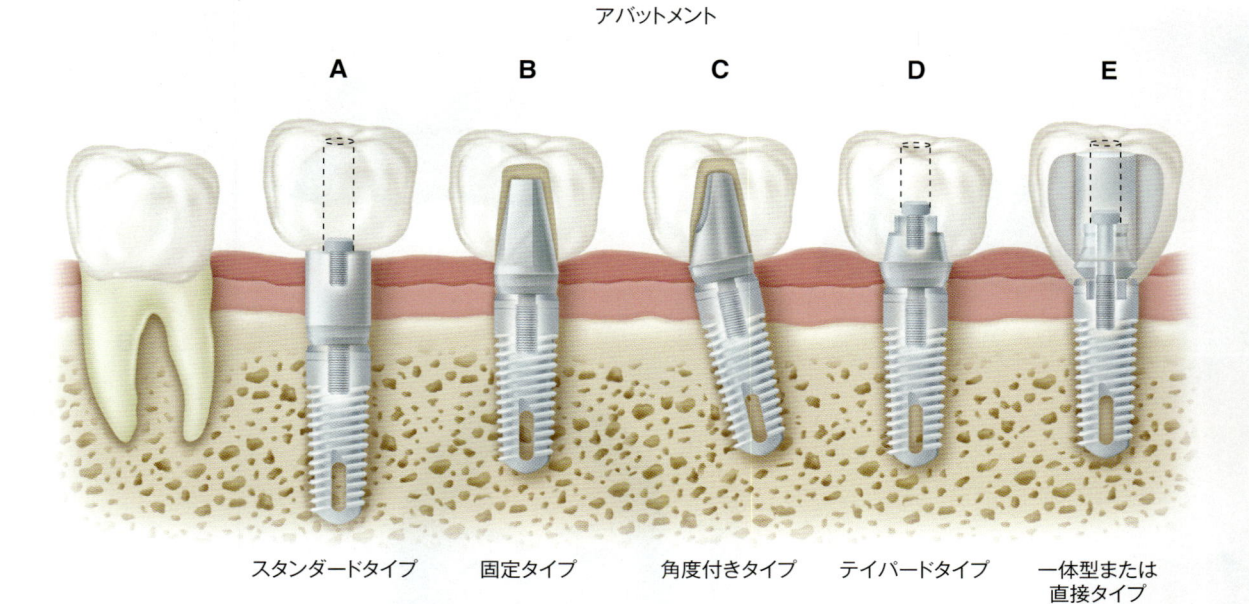

アバットメント

A　B　C　D　E

スタンダードタイプ　固定タイプ　角度付きタイプ　テイパードタイプ　一体型または直接タイプ

図12-35 アバットメントのタイプ。A：スタンダードタイプ。長さは，歯肉縁下または歯肉縁上用で選択できる。B：固定タイプ。従来のポストやコアと類似したものである。インプラントにネジ止めされ，フィニッシュラインが設定されており，修復物はセメント合着される。C：角度付きタイプ。審美的あるいは生体力学的理由でインプラントの角度を修正する必要がある場合に利用する。D：テイパードタイプ。より大きな補綴物とよりゆるやかに適合させるために使用する。E：一体型または直接タイプ。顎間距離が制限されていたり，審美的結果が要求されるような部位に使用される。修復物は，インプラントに直接連結することでアバットメントを介さない。この直接的修復方法は，UCLAアバットメントとよばれてきた。（Rosenstiel SF, Land MF, Fujimoto J: Contemporary fixed prosthodontics, ed 4, St Louis, 2006, Mosby.）

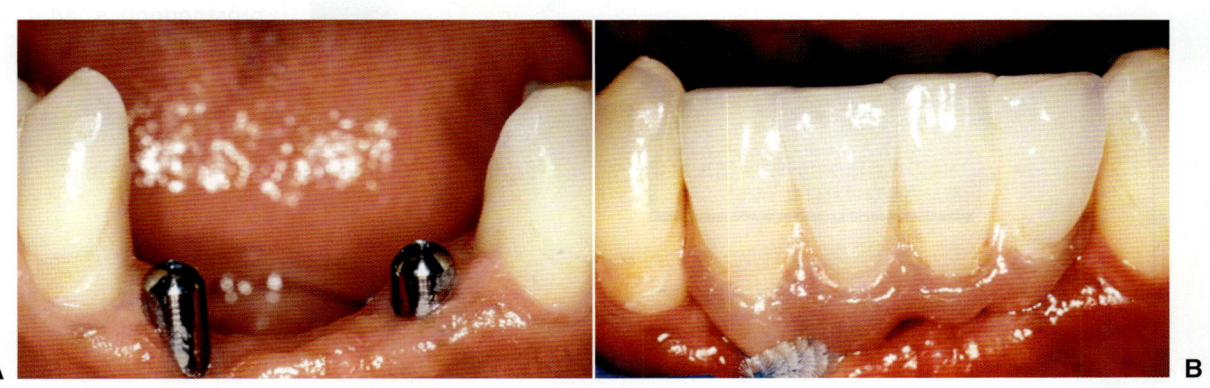

図12-36 A：暫間アバットメントが軟組織を貫通。B：口腔衛生管理を容易にするスタンダードアバットメント支持によるインプラント修復物（Rosenstiel SF, Land MF, Fujimoto J: Contemporary fixed prosthodontics, ed 4, St Louis, 2006, Mosby.）

肉頂あるいはその直下でよい。

5. インプレッションコーピング

　インプレッションコーピングは，インプラントやアバットメントの口腔内での位置関係を，技工用石膏模型へ容易に移すためのものである。インプレッションコーピングは，インプラントやアバットメントにスクリュー固定され，慣例的にフィクスチャータイプとアバットメントタイプに分類される（図12-41）。

　両タイプとも，さらにトランスファータイプ（間接法）とピックアップタイプ（直接法）に分類される。トランスファーインプレッションコーピングを接続し，インプラントコンポーネントの正確な連結をX線写真で確認した後，印象を行う。このステップは，とくに回転防止機構をもつシステムでは重要である。印象材はどれでも使用できるが，ヘビーボディ印象材（ポリビニルシロキサンとポリエーテル）が一般的に推奨されている。印象を口腔内から取り出したときに，インプレッションコーピングはインプラントアバットメントかフィクスチャーに残存することになる。これを口腔内より取り出し，インプラントアナログを連結した後に，印象材の正

239

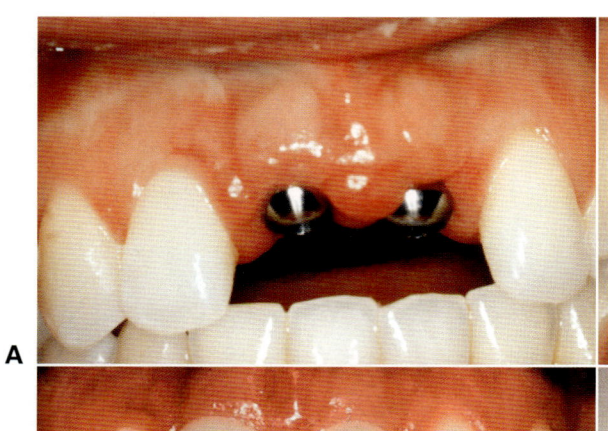

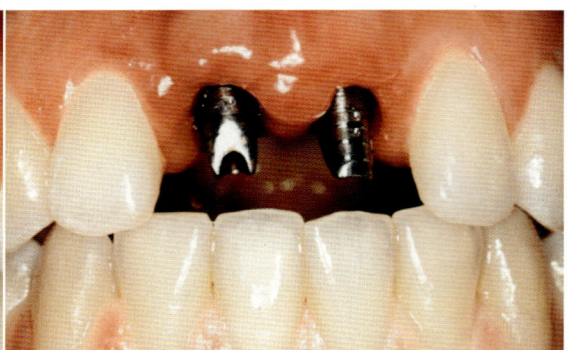

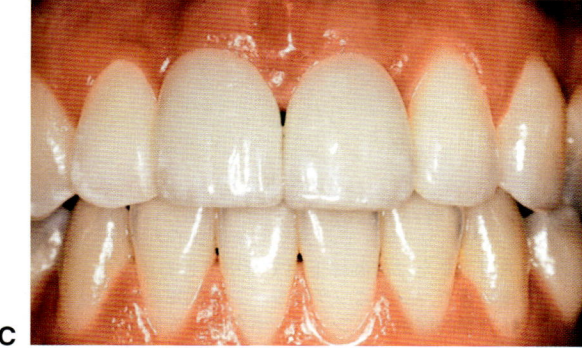

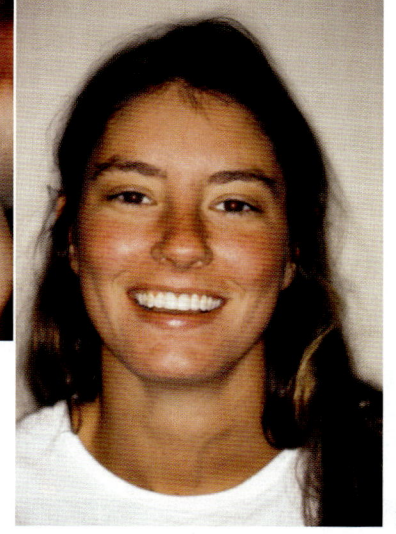

図 12-37　A：上顎中切歯のインプラント修復物のための暫間アバットメントが軟組織を貫通。B：マージンが歯肉縁下1〜2mmとなるアバットメントを装着。C：セメント合着された最終補綴物。D：全体的な審美的結果（Rosenstiel SF, Land MF, Fujimoto J: Contemporary fixed prosthodontics, ed 4, St Louis, 2006, Mosby.）

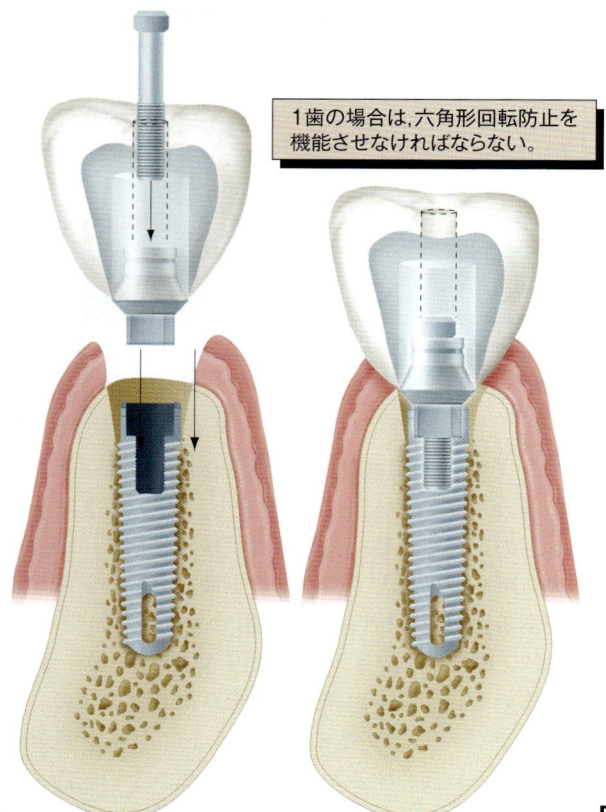

1歯の場合は，六角形回転防止を機能させなければならない。

図 12-38　A，B：回転防止機構をアバットメントにより機能させる場合，アバットメントの基部はインプラント体六角形固定部にフィットさせる。一方，維持スクリューは，アバットメントをインプラント体に堅く締めつける。（Rosenstiel SF, Land MF, Fujimoto J: Contemporary fixed prosthodontics, ed 4, St Louis, 2006, Mosby.）

12章 ● 最新インプラント歯科学

正しくない   正しい

A   B

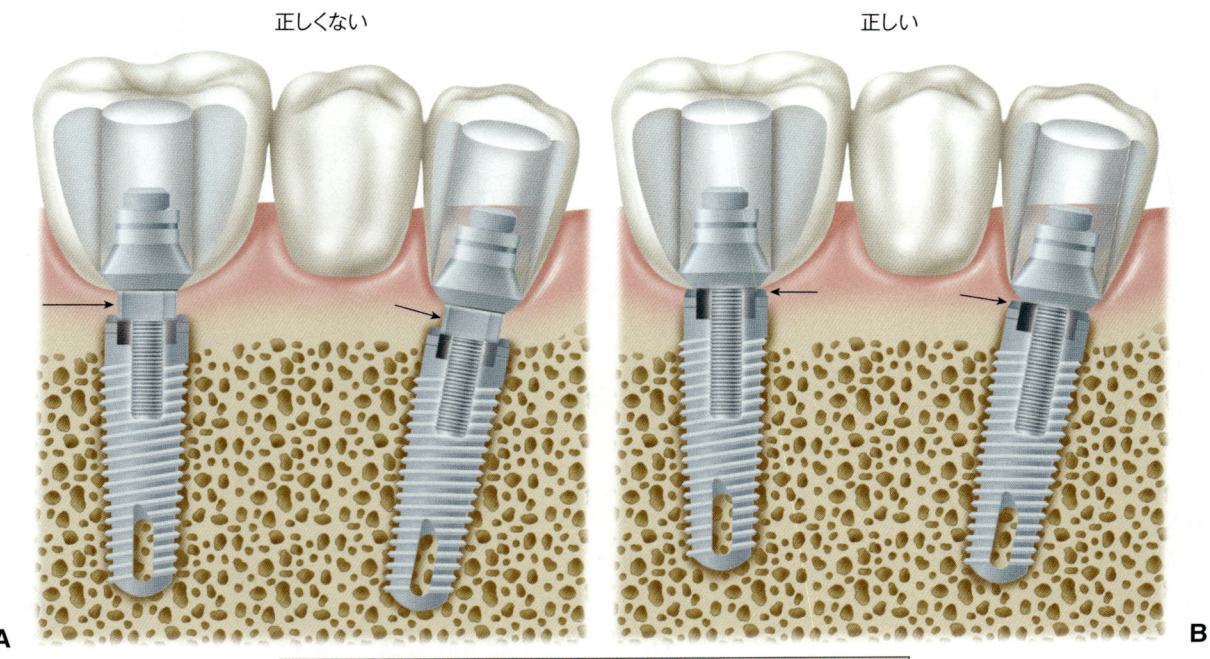

> 多数のユニット修復において，インプラントの平行性が欠如していると，六角形回転防止部は連結し機能することができない。そのため，六角形固定支台のない直接型アバットメントを使用する必要がある。

図 12-39 A：多数のユニット修復において，インプラントの平行性が欠如していると六角形回転防止部（矢印）は連結し機能することができない。B：そのため，六角形固定支台のない直接型アバットメント（矢印）を使用する必要がある。(Rosenstiel SF, Land MF, Fujimoto J: Contemporary fixed prosthodontics, ed 4, St Louis, 2006, Mosby.)

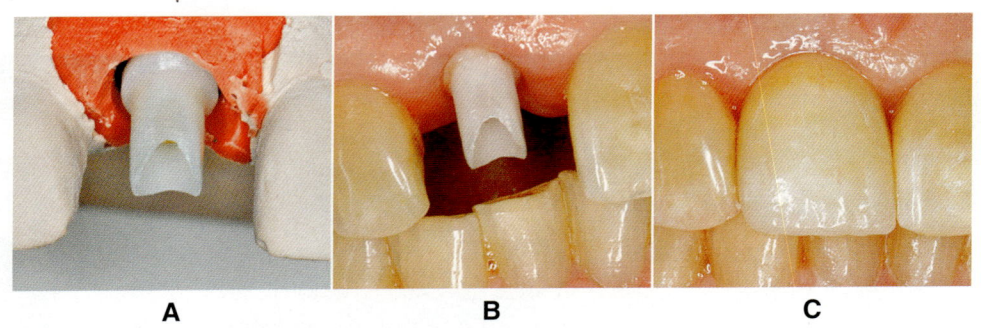

A   B   C

図 12-40 A：ジルコニアアバットメントを石膏模型に設置し，オールセラミック修復の作製を準備。B：ジルコニアアバットメントを口腔内に装着したところ。C：オールセラミック修復物

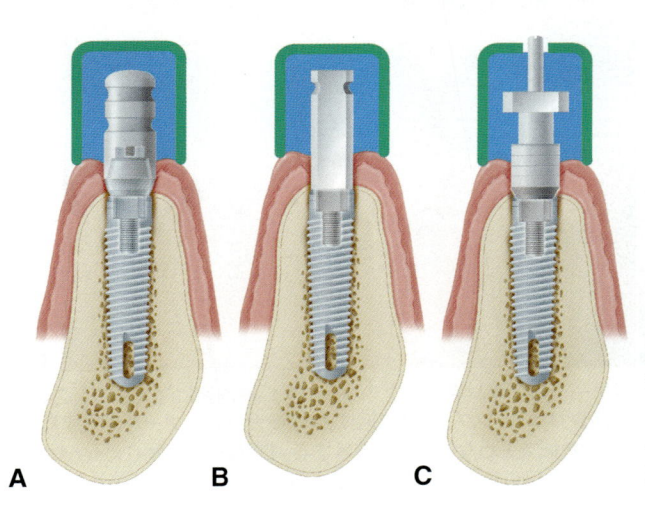

A   B   C

図 12-41 インプレッションコーピングの種類。A：アバットメントの変更が石膏模型上で必要ないときには，ワンピースコーピング（アバットメント上にスクリュー固定するもの）が使用される。B：アバットメントの変更が石膏模型上で必要なときには，ツーピースコーピング（トランスファー型／閉鎖型トレイ使用）がフィクスチャーに直接連結される（角度修正が必要なときは，平坦な面が必要となる）。C：ツーピースコーピング（ピックアップ型／開放型トレイ使用）は，回転防止機構の方向を設定するため，あるいは方向が分散したインプラントの印象を可能とするために使用される。(Rosenstiel SF, Land MF, Fujimoto J: Contemporary fixed prosthodontics, ed 4, St Louis, 2006, Mosby.)

確な位置へ移す。

6. インプラントアナログ

　インプラントアナログは，技工用石膏模型上にフィクスチャーあるいはアバットメントの上部を正確に再現するために作られたものである。アナログは，フィクスチャーアナログとアバットメントアナログに分類される（図 12-42）。どちらのタイプのアナログも，口腔内から取り出した後に，インプレッションコーピングに直接ネジどめ固定し，石膏注入前に印象材に戻す。最終印象に，歯科用石膏を注入する。石膏を流す前に高分子弾性体（Permadyne，3M）を注入することで，インプラントアナログ周囲の歯肉組織を再現できる。これにより，石膏模型からのインプレッションコーピングの除去が容易となり，次に使用するアバットメントを，石膏を壊すことなく装着でき，軟組織のリファレンスポイントも失わずに済む（図 12-43）。

　通常，アバットメントアナログは，アバットメントタイプのインプレッションコーピングと連結し，インプラント体インプレッションコーピングは，インプラント体アナログと連結する。インプラント体アナログを使用する利点は，技工所でアバットメントを交換できることである。さらに，面が付与されたインプレッションコーピングを使用し，インプラン

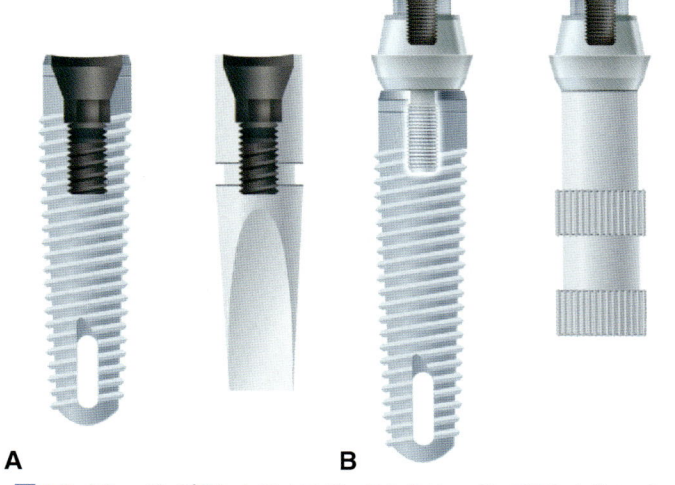

図 12-42　インプラントアナログ。これらは，インプラントやアバットメントを複製再現している。A：インプラント固定部を再現したアナログ。B：アバットメントの固定部を再現したアナログ（Rosenstiel SF, Land MF, Fujimoto J: Contemporary fixed prosthodontics, ed 4, St Louis, 2006, Mosby.）

ト体アナログの溝や六角形を適切に位置づけることができれば，インプラント角度の修正を，技工の段階まで延期することができる。術者が適切なアバットメント選択に自信がある場合には，アバットメントインプレッションコーピングとア

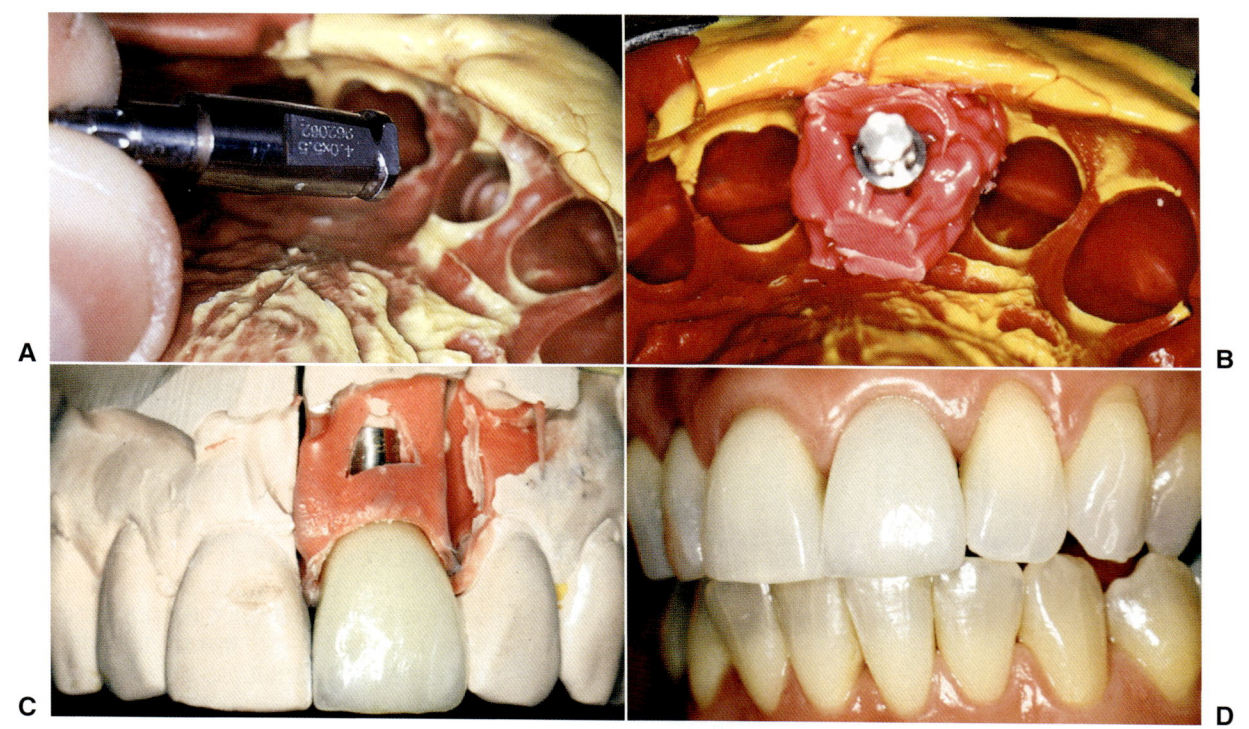

図 12-43　A，B：石膏をつぐ前に，歯肉部を再現するためにポリエーテル印象材をインプラントアナログ周囲に注入する。この際に，歯肉印象材がアナログ保持部分を覆わないように注意する。C：印象材は，インプラント周囲の軟組織カントゥアーを再現する。インプレッションコーピングを除去し，他のコンポーネントを，解剖学的指標を失わないように装着する。D：最終補綴物（Rosenstiel SF, Land MF, Fujimoto J: Contemporary fixed prosthodontics, ed 4, St Louis, 2006, Mosby; courtesy Dr. C. Pechous.）

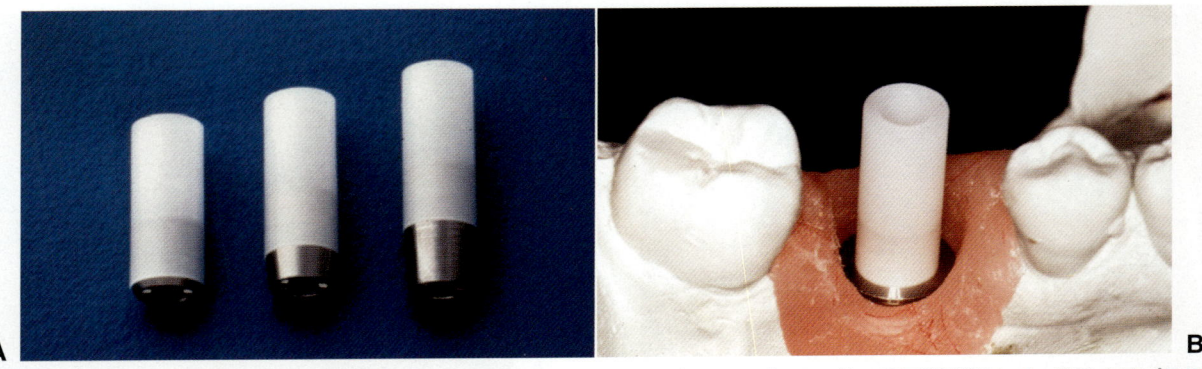

図12-44 A：金合金ベースと延長プラスチックを連結したワクシングスリーブ。B：技工用石膏模型上で，技工士はプラスチック延長部にワックス操作を行う。ワックスとプラスチックは焼失し，新しい合金がオリジナル合金を基盤として鋳造される。
(Rosenstiel SF, Land MF, Fujimoto J: Contemporary fixed prosthodontics, ed 4, St Louis, 2006, Mosby.)

バットメントアナログを使用することで，手技を簡便にすることも可能である。歯肉縁上マージンのアバットメントが選択された場合，軟組織付石膏模型は不要である。

7. ワクシングスリーブ

ワクシングスリーブは，技工模型上で維持スクリューによりアバットメントに連結される部分で，最終的には修復物の一部となる。一体型インプラントクラウンでは，スリーブは，石膏模型のインプラント体アナログに直接連結される。一般的にUCLAアバットメントとよばれるものでは，スリーブは，焼失して修復物のフレームワークの一部として鋳造されるプラスチックパターン製のもの，鋳造時にフレームワークに組み込まれる金属製のもの，さらに両者を組み合わせたものがある。金属製のワクシングスリーブでは，常に2つの機械研磨加工面で接することが可能であるが，プラスチックワクシングスリーブでは，フィクスチャーに戻す前に再度，機械研磨加工が必要である。ワクシングスリーブは，さまざまな高さのものがある。高いものは，咬合面に適合するように短く調整できる。今日，多くのワクシングスリーブは，金合金とプラスチックの組み合わせである（図12-44）。この組み合わせは，ワックスアップ時のプラスチックの利便性と，インプラントレベルでの金属同士の精密性の両者を兼ね備えている。

8. 補綴物維持スクリュー

補綴物維持スクリューは，固定式修復物を貫通し，アバットメントに固定される（図12-45）。スクリューは，スクリュードライバーにより締め付けられ，一体型クラウンをインプラント体へ固定する。スクリューは通常，チタン，チタン合金，金合金であり，歯冠長を貫通できる程度の長いものと，修復物の咬合面内にネジの頭が入る程度の短いものがある。

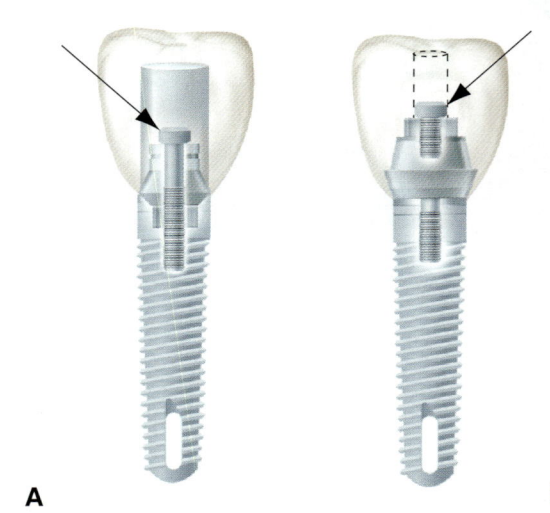

図12-45 補綴物維持スクリューの2つのタイプ。A：一体型クラウンをインプラントに維持するもの。B：クラウンをアバットメントに維持するもの (Rosenstiel SF, Land MF, Fujimoto J: Contemporary fixed prosthodontics, ed 4, St Louis, 2006, Mosby.)

締め付けられたスクリューの上部は，弾性素材（ガッタパーチャー，コットン，シリコン）で被覆し，その上をコンポジットレジンで完全に封鎖する。

インプラント上部構造（補綴物）の選択

1. 無歯顎患者

無歯顎患者には，少なくとも3つのインプラント補綴の選択肢がある。すなわち，①インプラント－粘膜支持オーバーデンチャー，②全インプラント支持オーバーデンチャー，③インプラント支持固定式補綴，である。

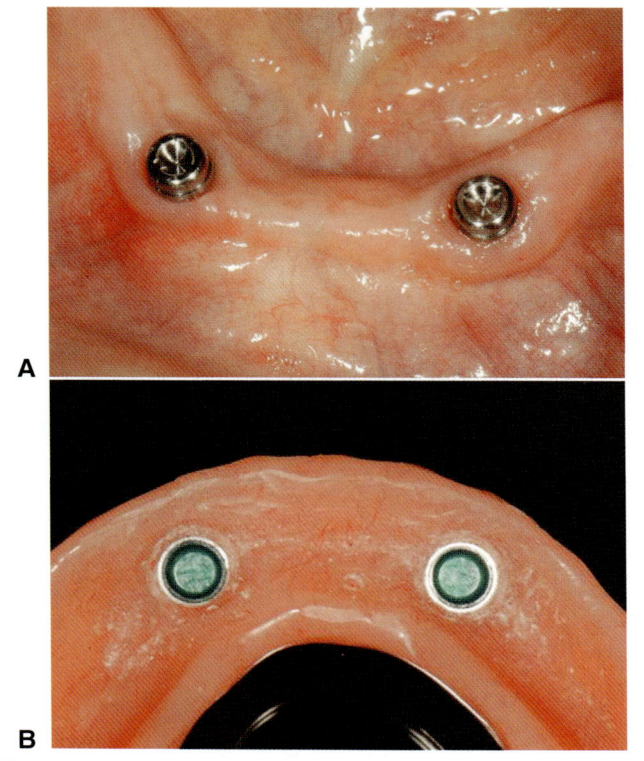

図12-46　A, B：個別のアタッチメントによるインプラント-粘膜支持オーバーデンチャー

図12-47　A：4本の下顎インプラントを連結し，遠心カンチレバーをもつバーデザイン。B：全インプラント支持オーバーデンチャーの3つのHaderクリップ

1）インプラント-粘膜支持オーバーデンチャー

　無歯顎患者にとって，下顎義歯の補綴修復は最も困難である。年々適合不良となる下顎義歯を長期間装用していた患者に，インプラント-粘膜支持オーバーデンチャーは，多大な恩恵をもたらしてくれる。このタイプの補綴物では，オトガイ孔間に通常，2本のインプラントが埋入され，下顎義歯の維持と支持に使用される（図12-46）。

　インプラント-粘膜支持オーバーデンチャーには，正確な補綴技術が要求される。咬合したときに，義歯後方延長部が粘膜と接触すると同時に，維持装置が機能することが重要である。この治療方法がすべての患者に適応となるわけではないが，下顎義歯に対して維持と安定性のみを期待している患者にとっては，経済的負担の少ない治療法である。

2）全インプラント支持オーバーデンチャー

　上下顎義歯に強い維持と安定性を要求する患者には，全インプラント支持オーバーデンチャーが有用である。インプラントで全荷重を支持するため，下顎には最低4本，上顎には最低6本のインプラントが推奨される。これらのインプラントは長いバーによって連結され，多数のクリップにより保持される（図12-47）。

　このタイプの補綴物は，粘膜への圧力を最小限にすることができ，口腔衛生環境も良好となり，すべてのメタルワークが義歯で被覆されることにより，審美性も良好となる。上顎においては，義歯から口蓋部分を取り除き，通気孔を封鎖することで，良好な発音が可能となる。欠点としては，可撤式補綴物であること，清掃とメンテナンスのために取り外す必要があること，永久的な固定修復を得たという心理的恩恵を求める患者にとっては不満足であること，などが挙げられる。また，クリップ装置が経時的に摩耗し，交換が必要となる。

3）固定式ポーセレン-メタル補綴物，固定式レジン-メタル補綴物

　非可撤式修復物を希望する無歯顎患者には，①固定式ポーセレン-メタル補綴物（図12-5，図12-48），②固定式レジン-メタル補綴物（図12-49），の選択肢がある。固定式レジン-メタル補綴物は，レジン床義歯材料と人工歯を組み込んだ鋳造フレームワークをもつ。この2つの修復方法はいずれも，下顎には最低5本，上顎には最低6本，インプラントが必要である。選択基準の1つは，骨欠損の量である。完全固定式修復物は，骨欠損量が最小の場合のみ，審美的に満足できる結果が得られる。これは，天然歯を喪失してから時間が経過していない患者に適している。

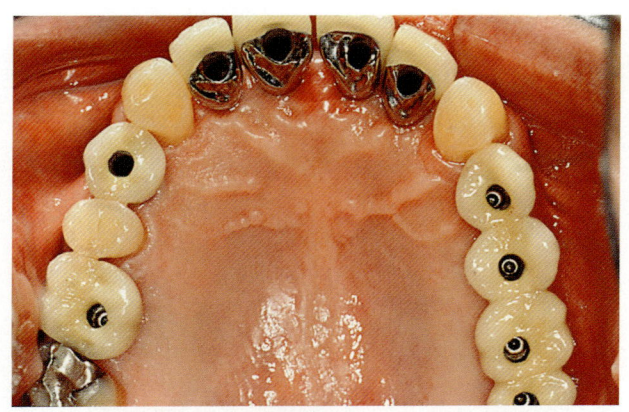

図12-48 インプラント支持ポーセレン－メタル修復物の咬合面観

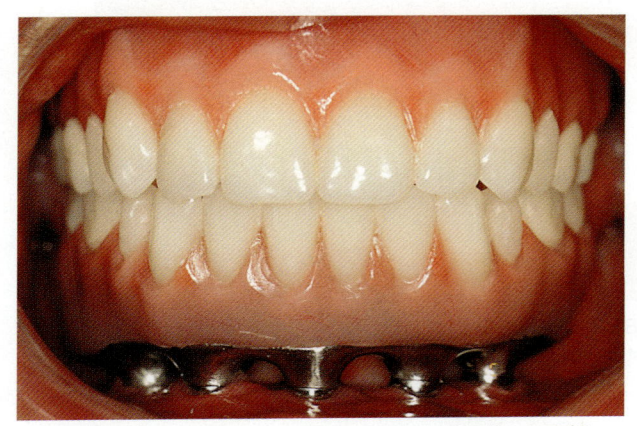

図12-49 下顎のメタル－ハイブリッドレジン補綴物の正面観。この補綴物は、プレシャスメタルの基礎構造に、アクリックレジンと人工歯を加工処理したものである。

中等度の骨欠損の場合は、補綴物によって、骨と軟組織を修復する必要がある。この場合、レジン－メタル補綴物が軟組織部を模倣、修復するのに最も適している。完全固定式修復物（レジンまたはポーセレン補綴物）の利点は、常に患者の口腔内に維持されていることである。患者は、最も天然歯に近い修復物を手に入れることで、最大の精神的恩恵を得られる。またこの修復方法では、動揺が最小限となることから、構成部品の磨滅が少なくなる。

完全固定式修復物の欠点としては、インプラントが正確に埋入されなければならないことが挙げられる。これはとくに、上顎前歯部の審美ゾーンで重要である。無歯顎患者に対する各修復方法の相対的利点については、Box12-6を参照してほしい。

2. 歯の部分欠損患者

インプラント修復は、部分欠損患者に大きな恩恵をもたらしている。部分欠損患者に対するインプラント修復の適応は、①最後方臼歯がない遠心遊離端の場合、②欠損範囲が大きい

Box 12-6
ベネフィットスケール

0	無歯顎
2	義歯
4	インプラント－粘膜支持オーバーデンチャー
6	全インプラント支持オーバーデンチャー
8	固定式インプラント修復
20	天然歯

場合、である。つまり、これらは従来の治療方針では、可撤式部分床義歯となるものである。また、1歯欠損などの短い欠損症例でも、インプラント治療が一般的な選択肢となりつつある。隣接する天然歯を切削する必要がなく、清掃性が向上するためである。インプラントの長さが10mm以下の場合は、3ユニットで固定式部分床義歯を支持するために、3本目のインプラントの追加を検討する必要がある。

1）後方遊離端

最後方支台歯が欠損している場合には、①最後方天然歯の遠心に1本のインプラントを埋入する方法と、②インプラントと天然歯支台を連結した固定式補綴物を製作する方法、が考えられるが、これらはインプラントにかかる応力による失敗につながりやすい（図12-9）。代わりに、2本またはそれ以上のインプラントを最後方天然歯の遠心部に埋入し、インプラント補綴をするべきである（図12-50）。

2）1歯インプラント修復

1歯欠損部へのインプラント修復は、患者と歯科医師にとって魅力的な治療である。この治療方法では、注意深いインプラント埋入と、インプラント補綴コンポーネントすべての正確な取り扱いが要求される。インプラントによる1歯欠損補綴には、次の4つの状況が適応となる。すなわち、①他部位が完全な天然歯列である場合、②従来の固定式補綴物では修復困難な歯列スペースの場合、③カンチレバーや可撤式部分床義歯が適応できない遠心歯牙欠損の場合、④喪失した天然歯にきわめて近似した修復を患者が希望する場合、である。

1歯クラウン修復には、次の5項目が必要とされる。すなわち、①審美性（とくにアバットメントによるメタルカラーの露出が容認されないこと）、②補綴物のゆるみを避けるための回転防止機構をもち、角度修正が適切に行われていること、③単純であること（最小限のコンポーネントを使用していること）、④清掃性（患者が理想的な口腔衛生状態を維持できること）、⑤可変性（臨床医がインプラント補綴物の高さ、

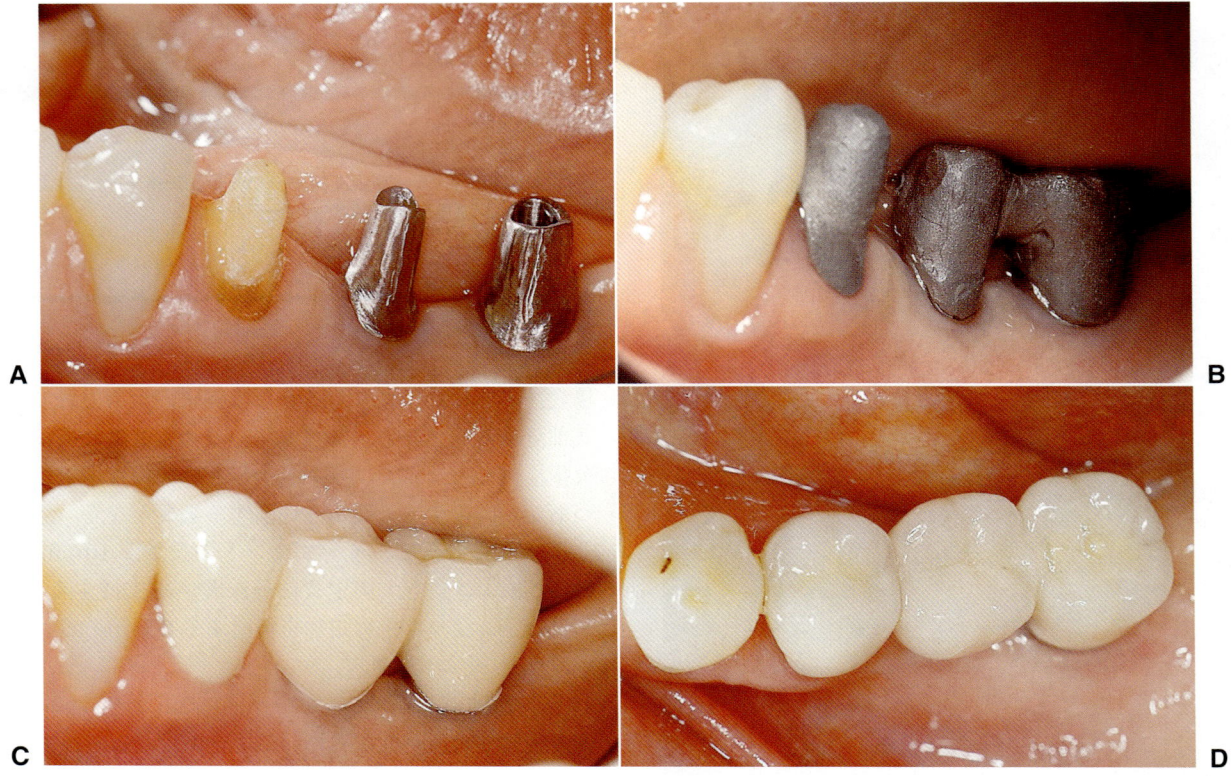

図 12-50　A：下顎小臼歯に埋入されている2本のインプラント。B〜D：最終修復物は，天然歯のクラウンとは連結されていない。(Rosenstiel SF, Land MF, Fujimoto J: Contemporary fixed prosthodontics, ed 4, St Louis, 2006, Mosby; courtesy Dr. R.B. Miller.)

直径，角度を容易に修正できること），である。多くのシステムが，1歯インプラント修復に対応できるように進歩している。小さな歯牙は，セメント合着でのクラウン修復が適しており，臼歯，小臼歯，犬歯，中切歯などの大きな歯牙は，スクリュー維持の修復が容易と思われる（図12-51）。

インプラントの予後は，適切かつ適時のホームケアとメンテナンスに左右される。歯科医師は患者に，メンテナンスに関する詳細な指導を行わなければならない。インプラント治療におけるメンテナンスの目標は，細菌の撲滅である。最初の1年間は，最低でも3か月ごとのリコールを計画する必要がある。スケーリングでは，プラスチック製や木製のスケーラーを使用し除石を行い，インプラントアバットメントは，低粒子ポリッシングペーストや酸化スズとラバーカップで研磨すると効果的である。インプラントの動揺を評価し，プロービング時の出血を記録する必要がある。フレームワークの適合性と咬合状態も，リコール時にチェックすべき項目である。この生体力学的因子は，口腔衛生と同様に，インプラントの長期的成功の重要因子である。

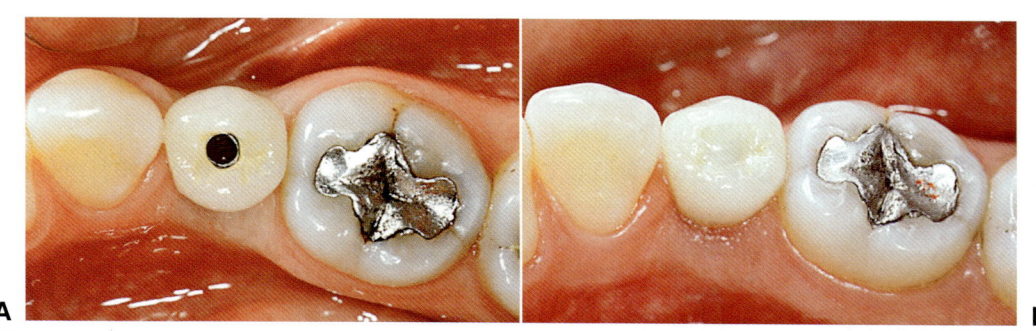

図 12-51　A：下顎小臼歯破折に対して治療された1歯インプラントクラウンの咬合面観。B：スクリューアクセスホールを修復した後のクラウン(Rosenstiel SF, Land MF, Fujimoto J: Contemporary fixed prosthodontics, ed 4, St Louis, 2006, Mosby.)

3. インプラントの失敗

インプラント失敗の徴候が現れるのは，①二次手術時（または二次手術の少し後），②二次手術後18か月間，③二次手術後18か月以降，のいずれかである。

時にインプラントの骨結合に失敗するが，これはしばしば二次手術時，あるいは二次手術の少し後に確認される。この時期の脱落は，さまざまな因子に関係していると考えられるが，埋入時の骨熱傷，初期固定時の正確なインプラント適合の失敗が，インプラント脱落を誘発する場合がある。また，術後感染，骨結合期間中におけるインプラントの動揺を引き起こすような外力，創部治癒不全なども骨結合を妨げる。

補綴物への荷重後，安定期に達するはずの18か月の間に骨吸収が発生し，さらなるインプラントの失敗が発生する。この時期の脱落は，インプラントへの過度の生体力学的な応力や，付着歯肉の欠落や口腔衛生不良によるインプラント周囲軟組織の悪化が関係している。喫煙も，この時期以降の失敗の増加と関係している。晩期失敗（補綴物装着後18か月以上経過したもの）が発生することはまれで，その原因は確認できないことも多い。通常，これらのインプラントは，リコール期間中に病的状態として確認されている。厳密な口腔衛生処置が行われていたにもかかわらず，進行性の骨吸収がみられることもある。補綴処置と外科処置により，これら病的状態のインプラントを回復できる場合もある。

インプラント周囲骨の吸収が確認されたなら，直ちに適切な口腔清掃を集中的に行うべきである。清掃性向上のため，補綴物は除去したほうがよいこともある。骨吸収が重度で，進行性のものであれば，外科処置が必要である。インプラントを外科的に露出させ，インプラント表面に付着するすべての軟組織を除去しなければならない。その後，インプラント表面を過酸化水素で洗浄し，クエン酸処理をする。テトラサイクリンパウダーをインプラント表面と骨欠損部に散布し，欠損部を移植により再生することも可能である。最低4か月の治癒期間の後，粘膜貫通手術を行い，補綴物を戻す。

高度外科テクニック

1. 骨誘導再生
（Guided Bone Regeneration: GBR）

骨誘導再生は，骨欠損部に線維性結合組織や上皮組織が侵入増殖するのを防止し，骨増殖を可能にする処置である。隣接軟組織からの結合組織侵入を防止できれば，骨欠損の大部分は新生骨で再生される。骨誘導再生は，骨欠損を被覆し線維性結合組織の侵入を防止するためのバリアを使用することで，その下の骨が増殖し，骨欠損を満たす手法である（図12-52）。このテクニックは，唇頬側の骨増生が必要な裂開状骨欠損の治療において，とくに効果的である。インプラント埋入時や一次手術前に施行することが可能で，さまざまな材料が結合組織増殖のバリアとして提供されている。メンブレンの理想的特性をBox12-7に提示する。e-PTFE（ゴアテックス）は，最も大規模な臨床試験が行われている材料である。現在では，吸収性メンブレンも入手可能であり，この場合は除去不要である。

2. ブロック骨移植

骨誘導再生は，歯槽堤の側方増生に最もよく行われる。垂直方向への骨増生を行った報告もみられるが，予知性に劣る。

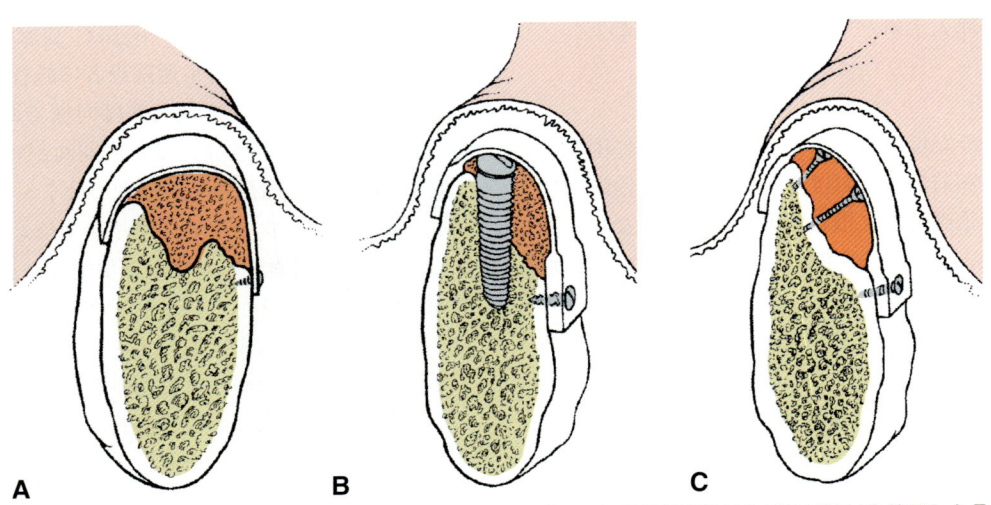

図12-52 骨誘導再生法のさまざまな応用例。A：メンブレンと同種骨移植材などの補填材を使用した骨増生。B：Aにインプラント同時埋入を追加した方法。C：骨が新生しやすいように，メンブレンをスクリューで支持しスペースを確保する方法

Box 12-7
メンブレンの理想的特性

- 効果があること
- 操作が簡単なこと
- 高価でないこと
- 吸収性であること
- 露出に耐えられること

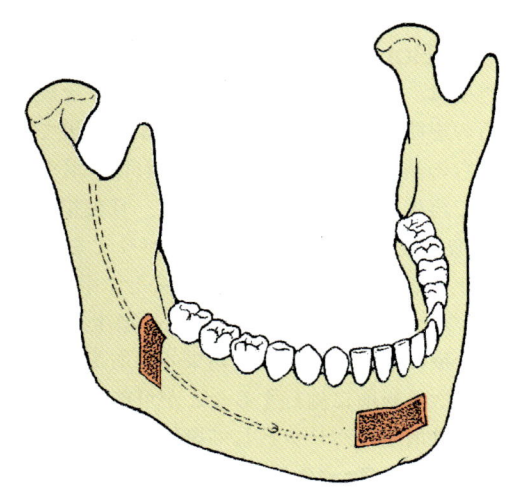

図12-53 移植骨片は，オトガイ部または頰棚部などから採取される。

皮質海綿骨移植は，骨誘導再生とは別の手法である。移植骨は，オトガイ領域，下顎枝，腸骨稜などから採取され，萎縮歯槽堤の側方，垂直方向への骨増生に使用される（図12-53）。移植予定の骨欠損部を明示し，同部の皮質骨を骨髄まで穿孔し，移植床の準備・形成を行う。皮質海綿骨ブロックは採取後，骨欠損部に適合するように削合する。移植骨の固定と創の一次閉鎖は，最重要項目である。術後4～6か月後にインプラント埋入手術が可能となる（図12-54）。

3. 歯槽骨延長術

軟組織量が不十分な場合には，すべての移植法に困難が生じる。とくに，上顎前歯部における外傷後や病変治療後に生じた硬・軟組織が垂直的に欠損した場合に問題となる。固く瘢痕化した軟組織により，一次閉鎖は困難になる。仮骨延長術は，骨切りした移動骨片をゆっくり動かし，骨片間に新生骨を形成させることで，骨増生を図る。この手法は，当初は長管骨の延長に使用されたが，その原則が下顎骨と歯槽骨にも適用されてきた（11章，23章参照）。欠点として，高額な費用と骨延長期間中の審美的障害が挙げられる。しかし，とくに上顎前歯部の硬・軟両組織を垂直的に大きく獲得することができる，予知性の高い手法である（図12-55）。

4. 上顎洞底挙上術（サイナスリフト）

歯を喪失すると歯槽骨の吸収が起き，上顎臼歯部では，歯槽頂の吸収と上顎洞含気部の発達が同時に起こる。適切な長さのインプラント埋入に十分な骨が存在しない場合には，上顎洞底の骨増生を行う。これには，インプラント床から間接的に行う方法と，上顎洞側壁から直接的に行う方法がある。

上顎洞底に数mmだけの骨増生が必要な場合には，インプラント埋入と同時に行う間接的なサイナスリフト（ソケットリフト）が有用である。この手技は，上顎海綿骨が低密度であることを利用して行われる。イニシャルドリルを使用し，インプラント埋入計画に従った角度と部位を位置づけるが，この深さは上顎洞底の手前までとする。そして，オステオトームを使用して，徐々にインプラント床を拡大していく。オステオトームはカップ状の尖端形状を有しており，形成窩の骨を圧迫しつつ側壁を削り取り，同時にこれを上方へ押しやることができる。上顎洞粘膜を挙上し，形成窩側壁からの砕片骨を上顎洞粘膜下の上顎洞内へ填入することで，上顎洞底は上方へ押し上げられる（図12-56）。必要ならば，インプラント床を通して骨補填材を追加することも可能である。

この手技では，上顎洞粘膜の穿孔が発生しうる。この手技は，既存骨で十分な初期固定が可能で，かつ数mmの骨挙上が必要な場合のみに適用される。

数本のインプラント埋入や4～5mm以上の骨増生が必要であれば，直接的なアプローチが適応となる。骨窓を上顎洞側壁に形成，上顎洞粘膜を挙上し，垂直的な骨高径が増生できるように，上顎洞底部に骨補填する（図12-57）。初期固定に十分な既存骨が存在する場合には，インプラント埋入を同時に行える。これには通常4mm以上の残存骨が必要である。残存骨が4mm未満の場合には，最初に骨増生のみ行い，移植材が生着，硬化した後にインプラントを埋入する2回法の適応となる。サイナスリフト法は，自家骨，同種骨移植材，人工骨などを使用し，外来通院患者に施行できる。これらの骨補填材すべてにおいて成功率は同様であるが，自家骨は，同種骨や異種骨より骨硬化までの期間が短い（自家骨が4～6か月に対して，同種骨・異種骨では7～12か月）。

以上のテクニックを用いて，インプラント支持骨は改善できる。しかし，喫煙者における成功率は有意に低いことから，喫煙はサイナスリフトの禁忌症であると提言する研究者もいる。この手法は，術後に他のインプラント手術より高い頻度で感染がみられるため，抗菌薬の予防投与は必須である。また，患者に対して創部への義歯装用を最低1週間は控えるよう指導することも必要である。

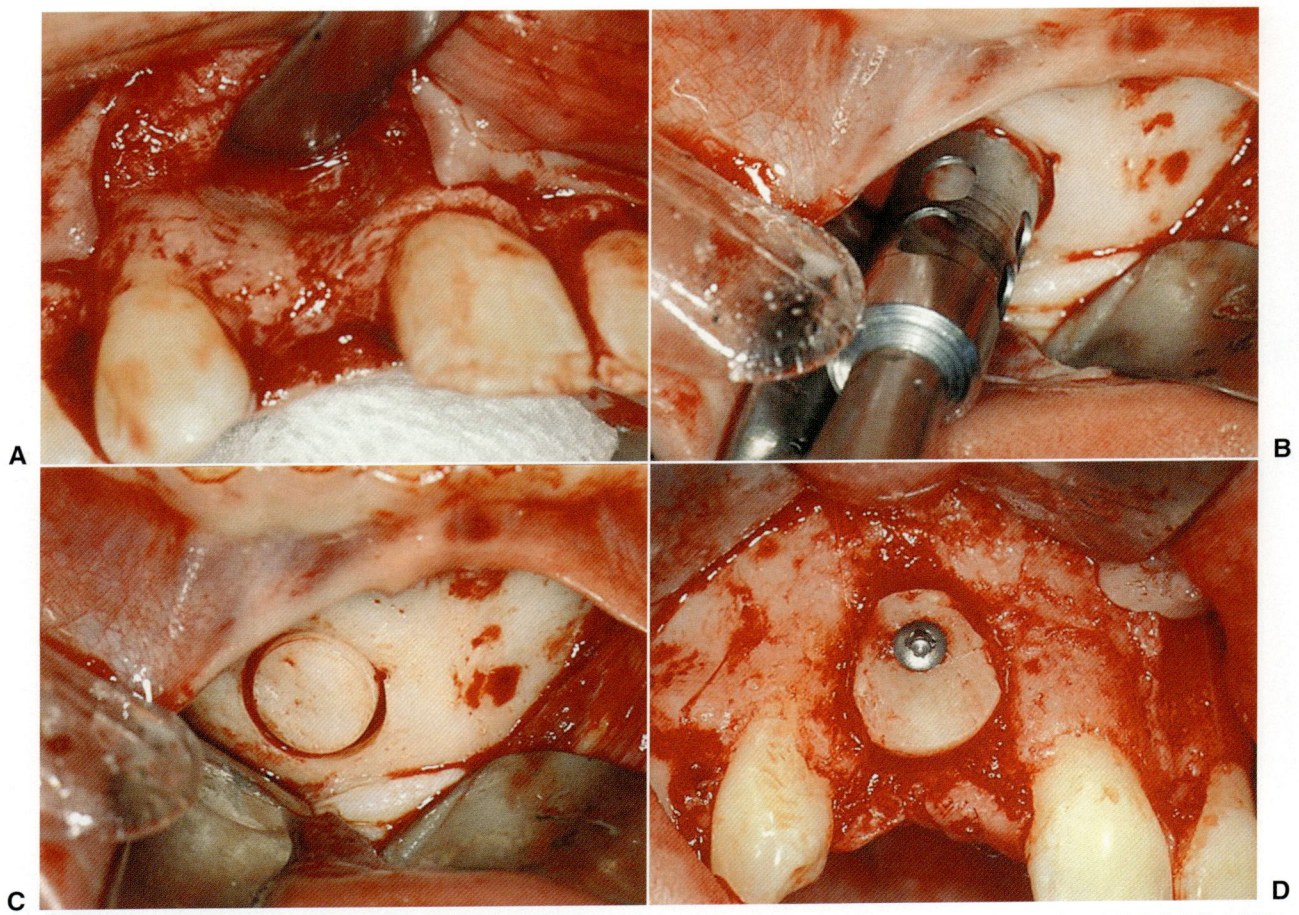

図12-54 A：側切歯の先天性欠如による骨欠損が認められる。B，C：トレフィンバーによりオトガイ部より皮質海綿骨移植片を採取。D：採取骨片は移植され，スクリューで固定

特別な状況

1. 抜歯後のインプラント埋入

抜歯前にインプラント埋入を計画する場合は，適切なインプラント埋入時期について検討する必要がある。インプラント埋入時期には，抜歯即時埋入（抜歯と同時），早期（抜歯後2か月），遅延（抜歯後6か月以後）がある。それぞれの時期に適応，利点，欠点がある。

即時埋入は，抜歯とインプラント埋入手術を同時に行って，治癒期間を最も短縮できる。抜去歯が感染しておらず，歯槽骨を欠損することなく抜歯が可能であれば，即時埋入の適応である。抜歯後に，インプラントを歯根尖から最低4mm根尖側に埋入する（図12-58）。この際，インプラントは抜歯後の歯槽骨吸収を考慮して，骨頂よりやや深く埋入する必要がある。

インプラントと残存抜歯窩のギャップによっては調整の必要がある。ギャップが1mm未満であれば問題はないが，1mm以上のギャップがある場合には，微細な骨補填材が必要となる。

インプラント埋入後は，軟組織の一次閉鎖に全力を注ぐ必要がある。不可能であれば，吸収性コラーゲンペレットでインプラント上部を被覆し，8の字縫合で固定する。また，負荷までの骨結合期間を延長することも考慮しなければならない。

2. 上顎前歯部審美ゾーン

上顎前歯部の審美ゾーンにおいては，骨結合の成功のみでは十分とはいえない。審美補綴のためには，適切な位置，角度，深度でインプラントが埋入されている必要がある。これらの要素は，補綴学的側面から決定され，サージカルステントを介して，外科医に伝達されなければならない。ステントは，理想的な位置（ポーセレンと金属の唇側の厚さ，最終補綴物のセメントエナメルジャンクションの位置）を示している必要がある。適切な位置，角度でのインプラント埋入に十分な骨がない場合には，骨移植を行う。先天性歯牙欠損症例では，骨条件が悪く，審美性にも問題がある場合が多い。歯牙形成不全は，重度の歯槽骨萎縮と関連する。この場合は，骨誘導再生法や皮質海綿骨のブロック骨移植などを考慮する

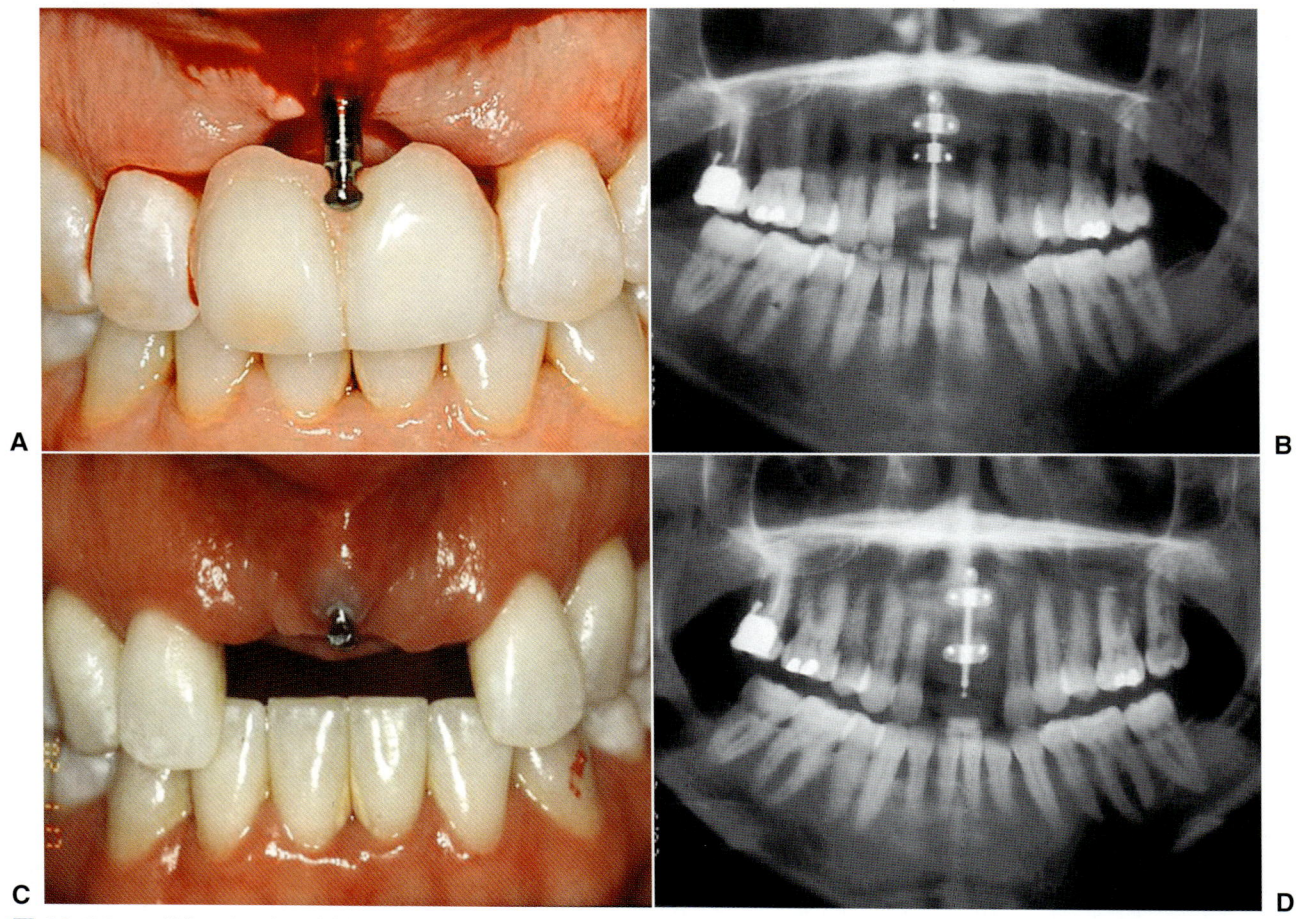

図 12-55　A：外傷による上顎前歯部の大きな欠損に，仮骨延長器を設置。B：仮骨延長器設置後のX線写真。C：骨延長後の口腔内所見。骨高径の増加に注目。D：X線上で，仮骨延長器の伸張と，骨高径の増加が確認される。

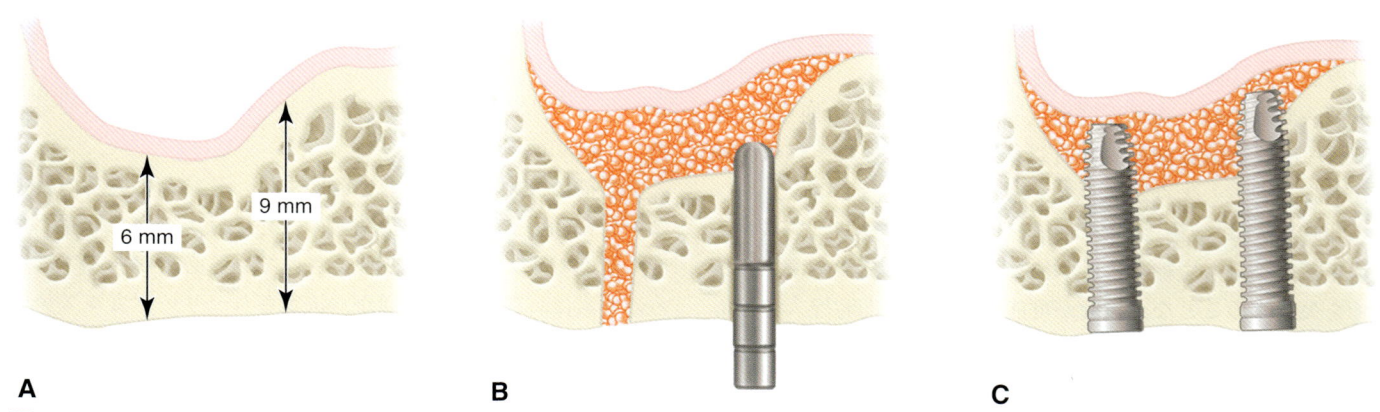

図 12-56　サイナスエレベーション（間接法）の手順。A：初期固定に十分な骨を伴う上顎洞。B：パイロットホール形成後，骨補塡材を補塡しながらオステオトームでインプラント床を拡大。C：インプラント床に填入された骨補塡材による圧迫力で上顎洞粘膜は拡張し，上顎洞底は挙上され，インプラント埋入は可能となる。

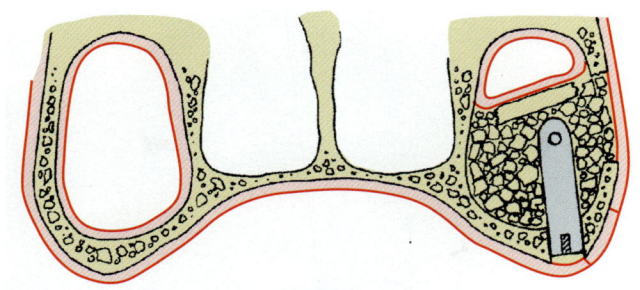

図 12-57 サイナスリフト（直接法）の手順

必要がある（図 12-54 参照）。インプラント埋入深度は，適切なエマージェンスプロファイルを可能とするうえで，非常に重要である。深過ぎるとポケットが深くなり，浅過ぎるとカントゥアーが不足し，歯肉縁のメタルが露出する結果となる。一般的なルールとしては，インプラント頂部が最終的補綴物のセメントエナメルジャンクションより 3 mm 下方に位置するように埋入する。

3. 萎縮した下顎前歯部

萎縮した下顎骨（8 mm 未満の骨高径）では，最短のインプラントよりも埋入可能な骨高径が短いことがある。その場合，意図的にインプラントを，下顎下縁皮質骨を穿孔して埋入することがあるが，歯冠-歯根長比が小さくなることや骨折の危険性が高くなることが懸念される。近年，骨高径と骨密度が増加する現象が報告されているが，これは，萎縮下顎骨へのインプラント補綴をした後の修復物による機能的応力に起因するものと考えられる。

萎縮下顎骨における効果的な治療方法は，5 本のインプラントを埋入し，残存骨より 2〜3 mm 上方へ離れるように，全インプラント支持のハイブリッド補綴物を作製することである。また，トランスマンディブラーインプラントが萎縮下顎骨に有効であることが報告され，骨リモデリングと新生骨の形成が確認されている。どちらのテクニックでも，萎縮下顎骨において 6 mm 以上の骨高径がある場合に適応されるが，6 mm 未満の場合には，自家骨移植による骨高径の増生が必要となる。残存歯槽堤へのオンレーグラフトによる自家骨移植を行った場合は，従来の義歯を装用すると移植骨は吸収されてしまうが，インプラント支持補綴が行われた場合には維持される。

4. 萎縮した下顎臼歯部

下顎臼歯部には，独特の問題が存在する。下歯槽神経の走行によってインプラントの長さが制限され，咬合力の過重負荷とともに，この領域におけるインプラント失敗の原因となっている。より多くのインプラント埋入を計画することで，この問題は解決可能である。下歯槽神経上の骨高径が 8 mm 未満の場合には，インプラントの成功率は著しく低下する。前述したように，骨高径を増生するためには，骨移植が必要である。

しかしながら，挺出した上顎臼歯が存在する場合には，骨

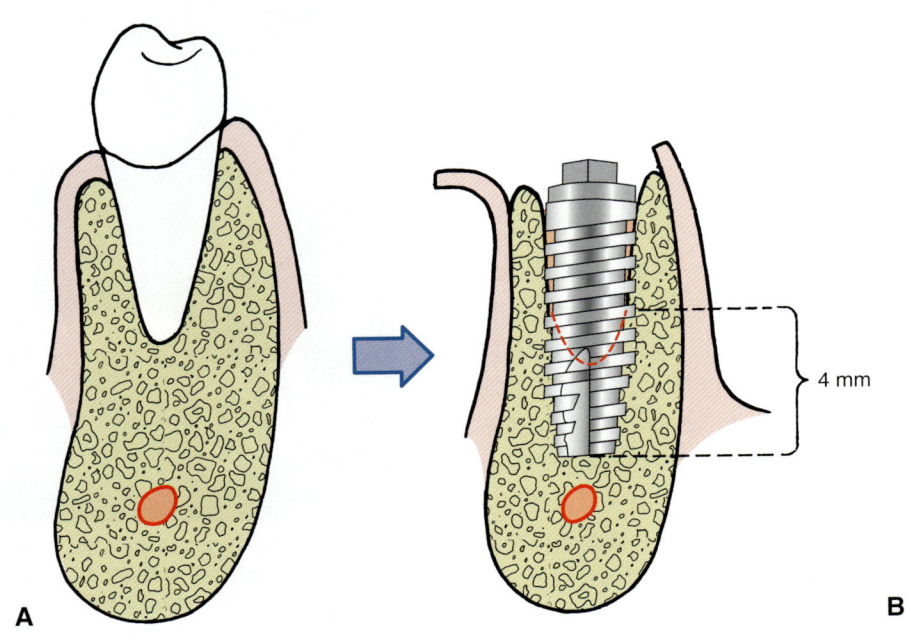

図 12-58 新鮮な抜歯窩へのインプラント埋入には，インプラント根尖側に 4 mm の精密な適合が必要である。インプラントは，歯槽頂よりやや深く埋入し，抜歯窩側壁とインプラントの間隙は 1 mm 以下である必要がある。1 mm 以上の間隙が存在する場合には，学術的に有効とされる微細な骨補填材の填入を検討しなければならない。

移植の結果，補綴処置のための十分な歯槽堤間の空隙が不足することがある．この場合には，下顎骨体の全骨高径を利用できるように，下歯槽神経移動術を行うことがある（図12-59）．この手技には，永久的な知覚麻痺や疼痛性感覚異常の危険性がある．この合併症は重篤であるため，術者には神経手術の経験が要求され，感覚神経機能の術後評価が必要となる．神経移動術の利点は，より長いインプラントの埋入が可能となり，下顎骨上縁，下縁の皮質骨への強固な固定が得られることである．

5. 萎縮した上顎

初期の上顎無歯顎患者へのインプラント補綴は，上顎前歯部に集中していた．しかしながら，結果は満足できるものではなかった．適切な口腔衛生を考えて十分なスペースを与えると，発音と審美性は著しく阻害され，これらの問題を取り除くように補綴物を修正すれば，口腔衛生を維持することはできない．悪条件の上顎骨に埋入したインプラントでは，その補綴物のカンチレバー効果が，インプラントの失敗を増加させてしまった．上顎臼歯部に両側性にインプラント埋入ができるならば，理想的な審美性，発音，清掃性を有する補綴物の製作が可能となるだろう．しかしながら，上顎洞相当部の骨は，インプラントの埋入あるいは支持骨として不十分であることが多い．このような状況に対しては，上顎洞底への骨移植による骨量増生が可能である．

サイナスリフト後の骨硬化期間が待てない，あるいは骨移植を嫌がる患者もいる．比較的新しいテクニックとして，前歯部への短いインプラントと頬骨への長いインプラントを埋入する方法（Zygomaticus system）は，サイナスリフト手術を必要とせず，上顎のオーバーデンチャーの支持として有用である（図12-60）．

6. 成長期患者へのインプラント

先天性歯牙欠損あるいは，外傷・感染・腫瘍による歯の喪失の結果，小児にも歯の欠損は生じうる．従来のように，健全な隣接歯を傷つける治療方法ではなく，喪失した機能を回復できることは，たいへん魅力的な治療方法である．成長期の患者にも，インプラント埋入が可能であることは，治療結果が示唆している．無歯顎患者においては，口腔清掃の協力が十分得られる年齢ならば，インプラント支持補綴の製作は可能である．これは通常，7歳とされている．腫瘍切除や外傷により下顎を部分欠損した患者においても同様で，インプラント支持補綴は7歳から可能である．しかしながら，無歯顎領域に未萌出歯が存在する場合には，歯牙萌出と歯槽骨の成長が完了するまで，インプラントを埋入してはならない（16歳前後）．これ以前に埋入されたインプラントは，隣接

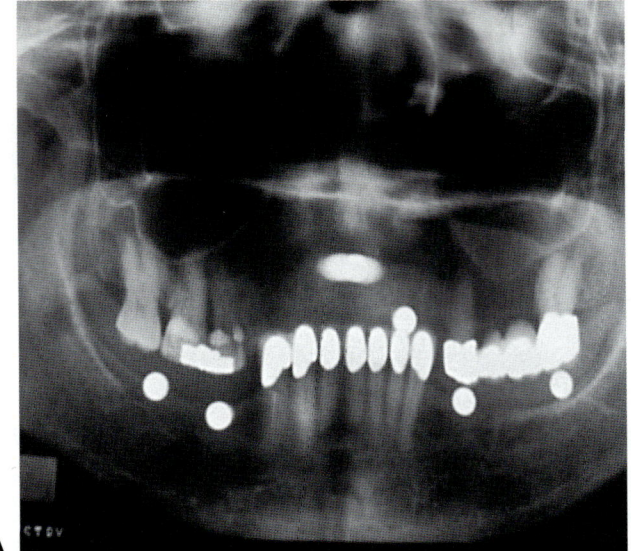

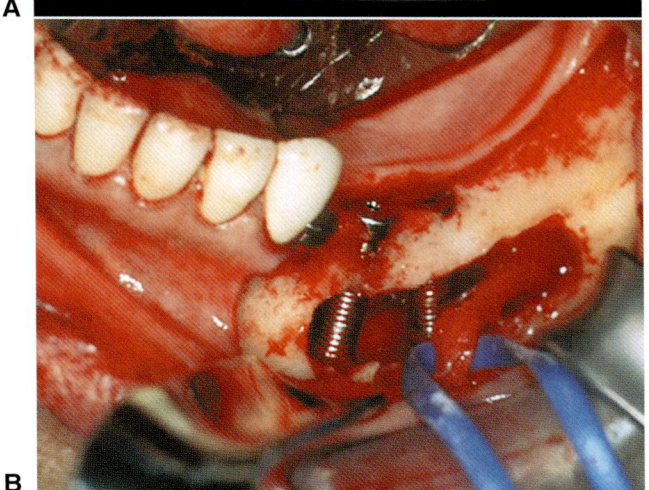

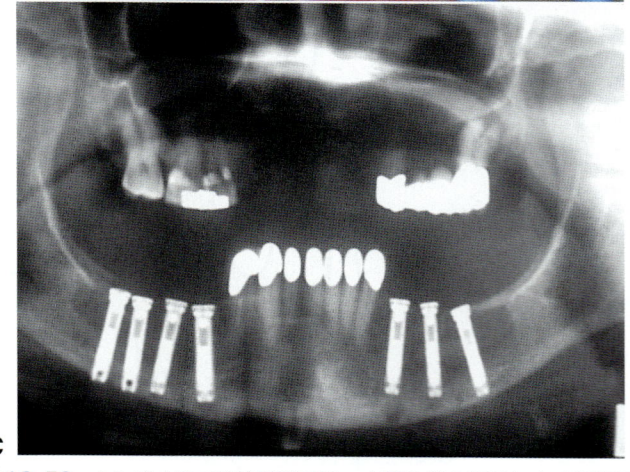

図12-59　A：パノラマX線写真では，上顎臼歯の挺出による顎間距離の不足が確認される．下歯槽神経の上方にはインプラントに十分な骨はなく，また骨補填のためのスペースもない．B：インプラント埋入を可能とするために，下歯槽神経を頬側へ移動．C：術後のパノラマX線写真では，下顎下縁まで延長した十分な長さのインプラントが確認される．

12章 ● 最新インプラント歯科学

7. 放射線治療部位へのインプラント

手術あるいは放射線治療による組織欠損を伴う癌患者では，従来の補綴治療方法による修復が著しく困難な場合がある。インプラント支持補綴物で機能や審美性を改善することは可能であるが，顎骨への放射線治療による創傷治癒不全を懸念して，小外科手術やインプラント埋入は禁忌とされてきた。しかし現在では，これらの患者に対するインプラント埋入は可能と考えられている（16章参照）。放射線治療部位へのインプラント埋入症例においても，軟組織を丁寧に取り扱い，周術期の高気圧酸素療法を行うことで，放射線治療を受けていない患者と同等の結果が得られている。これらの患者の長期予後についてはよくわかっていないが，インプラントの失敗や放射線性骨髄炎などの重篤な後遺症が増加する可能性はありうる。したがってこれらの患者の場合は，経験豊富なインプラント外科医がインプラント埋入を行うべきである。

8. 早期荷重

2回法インプラントシステムが導入されて以来，オッセオインテグレーションに必要な最小期間を明確にする努力が続けられてきた。一般的に容認されているオッセオインテグレーション期間は，過去の少ないデータ，および経験と慣習に基づいている。理想的な最小期間を明確にする研究は今も続いているが，骨質，インプラントの材質，表面性状，インプラント形状などの因子が重要と考えられている。下顎臼歯部などの部位においても，早期荷重（例：6週）により成功したという報告も複数みられる。これについては，さまざまな事項を考慮する必要があり，すべての患者に無条件で適用するべきではない。早期荷重のなかでも極端なものは，即時荷重である。最新のデータでは，限られた条件での即時荷重は，十分に成功をもたらすことが示唆されている。考慮すべき項目は，初期固定，良好な骨，コントロールされた咬合力，患者協力などである。

9. 口腔外インプラント

インプラントの口腔内での成功が認知されるなか，顎顔面補綴専門医や顎顔面外科医は，チタンフィクスチャーの用途を口腔外にも拡大していった。現在では，先天性疾患・外傷・病変により欠損を伴う患者に対する義耳・義眼・義鼻の固定装置としても，使用されている（図12-61）。

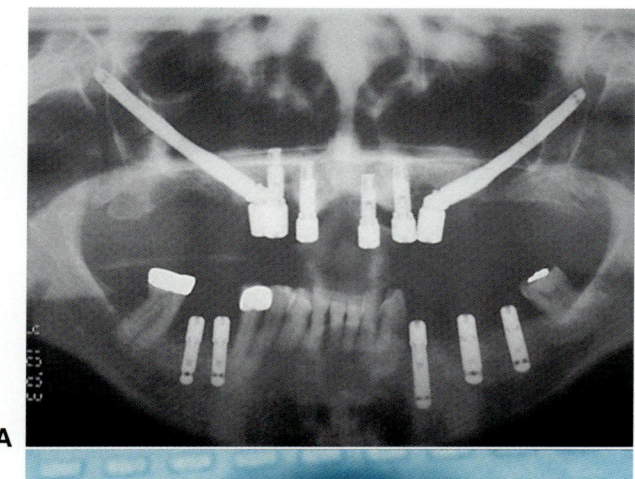

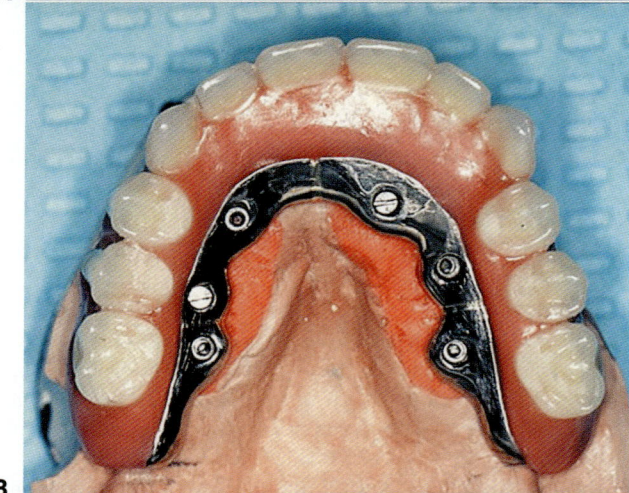

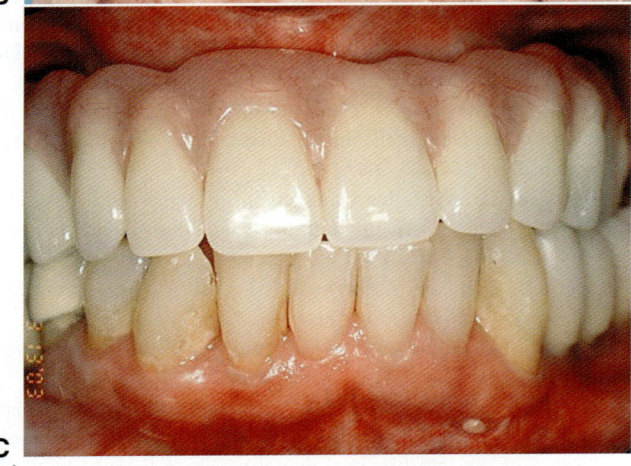

図12-60 A：上顎洞への骨補填の代わりに，上顎前歯部への4本の従来型インプラントの埋入と頬骨インプラントが埋入された。B，C：サイナスリフトすることなく，インプラント支持の上顎義歯が製作された。

歯の萌出や周囲歯槽骨の成長の結果，徐々に陥入していき，骨性癒着歯と同様な様相を呈することになる。

文献

1. Adell R: Long-term treatment results. In Branemark PI, Zarb G, Albrektson I, editors: Tissue-integrated prostheses, Chicago, 1985, Quintessence.

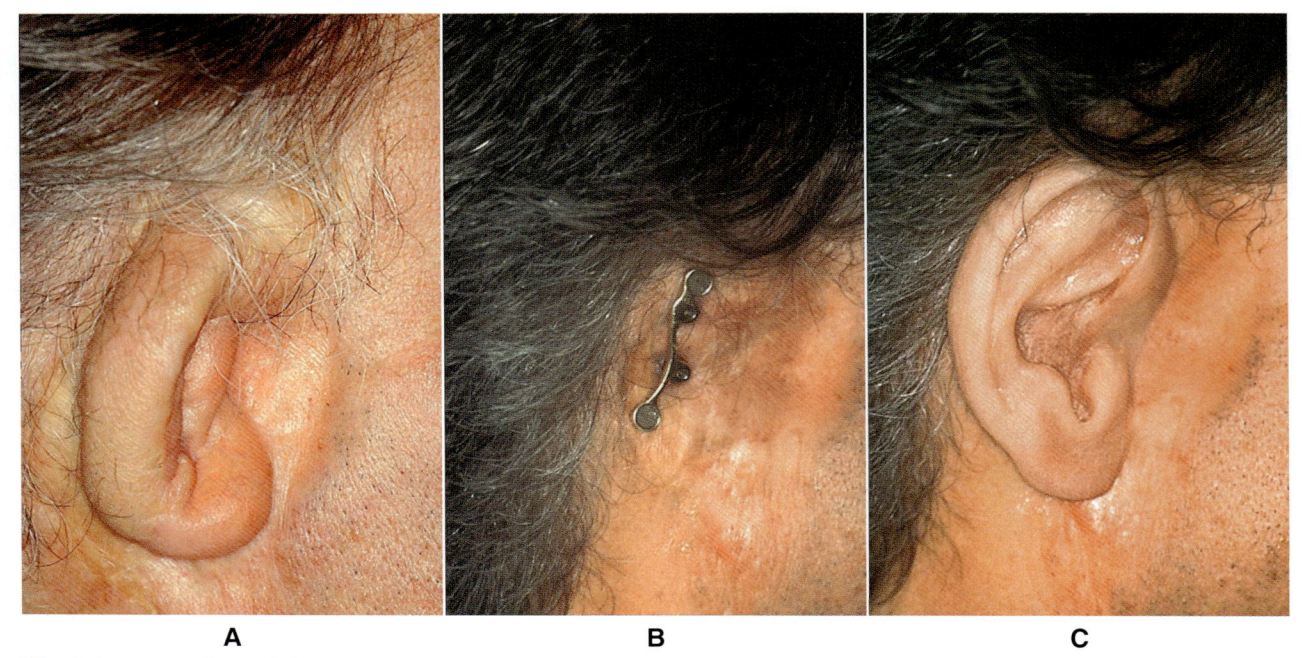

図 12-61　A：不十分な自家再建の先天性外耳欠損。B：側頭骨に埋入された骨内インプラントのフレームワーク。C：インプラント支持の義耳

2. Adell R, Lekholm U, Rockler B et al: A 15-year study of osseointegrated implants in the treatment of the edentulous jaw, Int J Oral Surg 10:387, 1981.
3. Bain CA, May PK: The association between the failure of dental implants and cigarette smoking, Int J Oral Maxillofac Implants 8:609, 1993.
4. Dahlin C, Sennerby L, Lekholm U et al: Generation of new bone around titanium implants using a membrane technique: an experimental study in rabbits, Int J Oral Maxillofac Implants 4:19, 1989.
5. Eriksson AR, Albrektsson T: Temperature threshold levels for heat-induced bone tissue injury: a vital microscopic study in the rabbit, J Prosthet Dent 50:101, 1983.
6. Granström G, Bergström K, Tjellström A et al: A detailed analysis of titanium implants lost in irradiated tissue, Int J Oral Maxillofac Implants 9:653, 1994.
7. Jensen OT, Shulman LB, Block MS et al: Report of the Sinus Consensus Conference of 1996, Int J Oral Maxillofac Implants 13:11-41, 1998.
8. Lazzara RJ: Immediate implant placement into extraction sites: surgical and restorative advantages, Int J Periodontics Restorative Dent 9:333, 1989.
9. McKinney RV, Steflik DE, Roth DL: The biologic response to single crystal sapphire endosteal implant: SEM observations, J Prosthet Dent 51:372, 1984.
10. Perrott, DH, Shama AB, Vargerik K: Endosseous implants for pediatric patients, Oral Maxillofac Clin N Am 6:79, 1994.
11. Peterson LJ, McGlumphy EA, Larsen PE et al: Comparison of mandibular bone response to implant overdentures versus implant-supported hybrid, J Dent Res 75:333, 1996.
12. Peterson LJ, Larsen PE, McGlumphy EA et al: Long-term antibiotic prophylaxis is not necessary for place-ment of dental implants, J Oral Maxillofac Surg 54 (suppl 3):76, 1996.
13. Quirynen M, Alsaadi G, Pauwels M et al: Microbiological and clinical outcomes and patient satisfaction for two treatment options in the edentulous lower jaw after 10 years of function, Clin Oral Implants Res 16:277-287, 2005.
14. Rosen PS, Summers R, Mellado JR et al: PA. The bone-added osteotome sinus floor elevation technique: multicenter retrospective report of consecutively treated patients, Int J Oral Maxillofac Implants 14:853-858, 1999.
15. Sammartino G, Marenzi G, di Lauro AE et al: Aesthetics in oral implantology: biological, clinical, surgical, and prosthetic aspects, Implant Dent 16:54-65, 2007.
16. Sclar AG: Strategies for management of single-tooth extraction sites in aesthetic implant therapy, J Oral Maxillofac Surg 62 (9 suppl 2):90-105, 2004.
17. Smith D, Zarb GA: Criteria for success for osseointegrated endosseous implants, J Prosthet Dent 62:567, 1989.
18. Stanford CM: Application of oral implants to the general dental practice, J Am Dent Assoc 36:1092-100, 2005.
19. Tarnow DP, Magner AW, Fletcher P: The effect of the distance from the contact point to the crest of gone on the presence or absence of the interproximal dental papilla, J Periodontol 63:995-996, 1992.
20. U.S. Department of Health and Human Services: Dental implants, NIH Consensus Development Conference Statement, 7:108.
21. Veksler AE, Kayrouz GA, Newman MG: Chlorhexidine reduces salivary bacteria during scaling and root planing, J Dent Res 69:240, 1990.
22. Woo SB, Hellstein JW, Kalmar JR: Systematic review: bisphosphonates and osteonecrosis of the jaws, Ann Intern Med 2006:144:753-761.

13章

歯性感染症の管理と予防の原則

THOMAS R. FLYNN

本章の内容

歯性感染症の微生物学
歯性感染症の進行過程
歯性感染症の治療の原則
1. 原則1：感染の重症度の判定
   1) 適切な病歴の聴取
   2) 身体的診察
2. 原則2：患者の宿主防御機構の評価
   1) 宿主防御能を低下させる状態
   2) 宿主防御能を低下させる薬物
3. 原則3：一般開業医あるいは口腔外科医のどちらが治療すべきか
4. 原則4：感染症の外科的治療
5. 原則5：医学的な患者サポート
6. 原則6：適切な抗菌薬の選択と使用
   1) 抗菌薬投与の必要性の決定
   2) 通常行われる経験的治療法
   3) 抗菌スペクトルが最も狭い抗菌薬の使用
   4) 毒性と副作用の少ない抗菌薬の使用
   5) 殺菌性抗菌薬の使用（利用できる場合）
   6) 抗菌薬の薬価への配慮
   7) まとめ
7. 原則7：適切な抗菌薬投与
8. 原則8：頻回の患者評価

感染予防の原則
創感染予防の原則
1. 原則1：明らかな感染リスクのある外科処置
2. 原則2：適切な抗菌薬の選択
3. 原則3：抗菌薬の高い血中濃度
4. 原則4：抗菌薬の適切な投与時間
5. 原則5：抗菌薬の短期間使用
6. まとめ

病巣感染予防の原則
1. 感染性心内膜炎の予防
2. その他の心血管系疾患患者における予防
3. 関節全置換患者の感染予防

歯科医療における最も難しい問題の1つは，歯性感染症である。歯性感染症は歯が原因で発症し，特徴的な細菌叢を有する。う蝕，歯周病，歯髄炎は初期の感染症であり，その感染は歯から歯槽部，顔面，口腔，頭頸部の深部へと広がりうる。このような感染には，最小限の治療で足りる軽度で限局的なものから，重篤で生命の危険をもたらす深部組織間隙を巻き込んだ感染までが含まれる。歯性感染症の大部分は，小手術や抗菌薬投与などの支持療法により容易に管理できるが，開業医はこれらの感染症が，時として重篤で短期間に生命に脅威を与える場合があることを，常に心にとめておかなければならない。

本章はいくつかの節に分かれている。最初の節では，歯性感染症にかかわる典型的な微生物について解説する。歯性感染症に対する適切な治療は，原因菌を明確に理解しているかどうかによって決まる。2節では，歯性感染症の経過について解説する。感染が起こると骨を通して，被覆軟組織へと進展する。歯および歯周組織から骨や周囲軟組織への波及経路に関する知識が，適切な治療を計画するために必須である。3節では，歯性感染症管理の原則を扱う。これら一連の原則を，微生物学と典型的感染経路に関連づけて解説する。本章の最後では感染予防について触れ，創感染と病巣感染の予防について述べる。

歯性感染症の微生物学

感染の原因となる細菌の多くは通常，宿主の表面あるいは内部に常在する細菌の一部である。歯性感染症を引き起こす細菌も，歯垢，粘膜表面，歯肉溝内に常在する正常細菌叢の一部である。これらの細菌は主に，好気性グラム陽性球菌，嫌気性グラム陽性球菌，嫌気性グラム陰性桿菌であり，う蝕

歯肉炎，歯周炎など，さまざまな一般的歯科疾患の原因となる。これらが壊死歯髄あるいは深い歯周ポケットなどを通して，深部組織に侵入することで，歯性感染症の原因となる。感染がさらに深部に進行するにつれ，感染細菌叢内の別の微生物にとって有利な環境となり，それまで優勢であった細菌種を数で凌駕するようになる。

歯性感染症についての多くの詳細な細菌学的研究により，歯性感染症に関与する細菌が明らかとなってきた。いくつかの重要な要素がある。第1に，ほとんどすべての歯性感染症は，複数の細菌の混合感染であるということである。このことから，臨床医にとって，さまざまな細菌が感染の原因となりうることを理解しておくことが重要である。ほとんどの歯性感染症においては，細菌検査で平均5菌種が同定でき，8菌種を同定することすら珍しくはなく，たった1つの菌種のみが同定されることはまれである。感染菌種をその遺伝子の特徴から同定する新しい分子生物学的手法により，培養不可能な病原菌を含め，かつては感染に関与していないと考えられていた多くの細菌も，同定されうるようになった。

第2の要素は，歯性感染症の原因菌の酸素耐性である。口腔常在細菌叢は，好気性菌と嫌気性菌から成り立っていることから，歯性感染症の多くに好気性菌と嫌気性菌がみられることは驚くべきことではない。好気性菌のみによる感染は全歯性感染症の6％，嫌気性菌単独の感染は44％であり，好気性菌と嫌気性菌の混合感染が50％を占める（表13-1）。

歯性感染症における好気性菌の主体は（症例の約65％），*S. viridans* グループに属する *S. anginosus*, *S. intermedius*, *S.constellatus* からなる *Streptococcus milleri* グループである。好気的条件でも嫌気的条件でも増殖可能なこれらの通性菌により，深部組織への感染が始まる（表13-2）。これら以外の細菌は，好気性菌の5％以下である。まれにブドウ球菌，D群レンサ球菌，その他のレンサ球菌，*Neiseria* spp., *Corynebacterium* spp., *Haemophilus* spp. が発見される。

歯性感染症で発見される嫌気性菌も菌種に富んでおり，主に2つのグループが主体である（表13-2）。嫌気性グラム陽性球菌が約65％の症例でみられ，嫌気性レンサ球菌と

表13-1
歯性感染症における嫌気性細菌の関与

	%
嫌気性菌のみ	50
嫌気性菌と好気性菌の混合感染	44
好気性菌のみ	6

(Brook I, Frazier EH, Gher ME: Aerobic and anaerobic microbiology of periapical abscess, Oral Microbiol Immunol 6:123-125, 1991.)

表13-2
歯性感染症の主な原因菌

微生物	症例の割合 Sakamoto ら *(1998)	Heimedahl ら **(1985)
Streptococcus milleri グループ	65	31
Peptostreptococcus species	65	31
その他の嫌気性レンサ球菌	9	38
Prevotella species（例：*P. oralis*, *P. buccae*）	74	35
Porphyromonas species（例：*P. gingivalis*）	17	-
Fusobacterium species	52	45

(*Sakamoto H, Kato H, Sato T, Sasaki J: Semiquantitative bacteriology of closed odontogenic abscesses, Bull Tokyo Dent Coll 39:103-107, 1998. **Heimdahl A, Von Konow L, Satoh T et al: Clinical appearance of orofacial infections of odontogenic origin in relation to microbiological findings, J Clin Microbiol 22:299, 1985.)

Peptostreptococcus である。口腔のグラム陰性嫌気性桿菌は約3/4の症例で検出される。*Prevotella* と *Porphyromonas* spp. がそれらの約75％を占め，*Fusobacterium* が50％以上に検出される。

嫌気性菌のうち，いくつかのグラム陽性球菌（例：嫌気性レンサ球菌，*Peptostreptococcus* spp.）とグラム陰性桿菌（例：*Prevotella*, *Fusobacterium* spp.）が，感染に重要な役割を果たす。嫌気性グラム陰性球菌と嫌気性グラム陽性桿菌は，歯性感染症の直接的要因となっておらず，むしろ日和見感染的な細菌と考えられる。

好気性菌と嫌気性菌の混合が，いかにして感染原因となるかが明らかとなっている。深部組織へ初めて侵入すると，通性の *S.milleri* グループの細菌がヒアルロニダーゼを合成し，これにより感染した細菌が結合組織中に広がるようになり，蜂窩織炎型の感染が始まる。レンサ球菌からの代謝副産物が，嫌気性菌の増殖に好都合な環境，つまり必須栄養素の放出，組織におけるpHの低下，局所における酸素消費の増大などを引き起こす。こうして嫌気性菌が増殖できるようになると，局所の酸化－還元能がさらに低下するにつれ嫌気性菌が優位となり，それらが合成するコラゲナーゼにより，組織の融解壊死をきたす。コラーゲン線維が破壊され，また浸潤してきた白血球が壊死，融解するにつれて，微小膿瘍が形成されて次第に融合し，臨床的に認知できる膿瘍となる。膿瘍形成期では嫌気性菌が優位を占め，結果的に細菌培養で同定される唯一の微生物になる。蜂窩織炎として現れる初期の感染は，好気性連レンサ菌の感染として特徴づけられるが，後期の慢性膿瘍は嫌気性菌感染として特徴づけられる。

13章 ● 歯性感染症の管理と予防の原則

表13-3
浮腫，蜂窩織炎，膿瘍の比較

特徴	浮腫（接種）	蜂窩織炎	膿瘍
期間	0〜3日	1〜5日	4〜10日
疼痛，境界	軽度，びまん性	びまん性	限局性
大きさ	多様	大	縮小傾向
色調	正常	発赤	中央部の光沢感
性状	ゼリー様	板状	中央部が軟化
病変の進行状態	進行傾向	進行傾向	軽快傾向
膿汁	なし	なし	あり
細菌	好気性	混合	嫌気性
重症度	低	増大傾向	低下傾向

　好気性から嫌気性への感染細菌叢の変化は，臨床的には感染領域に認められる腫脹の型と関連があるように思われる。歯性感染症は4期からなると考えられ，最初の3日間の症状は，軟らかく軽度の圧痛を伴うびまん性の腫脹で，侵入したレンサ球菌が宿主内でコロニーを形成し始める接種期を示している。3〜5日経過すると，腫脹は発赤して硬く，激しい圧痛を伴うようになり，感染した混合細菌叢が，蜂窩織炎期の激しい炎症反応を惹起するようになる。腫脹出現後5〜7日で嫌気性菌が優位となり，腫脹の中心が液化して膿瘍化する。これが膿瘍形成期である。最後に膿瘍が，皮膚か粘膜に自潰あるいは外科的に切開されると，免疫機構が感染細菌を破壊し，治癒と修復が確実となる回復期が始まる。浮腫，蜂窩織炎，膿瘍の臨床的・細菌学的な特徴を表13-3にまとめ，それぞれを比較した。

歯性感染症の進行過程

　歯性感染症には主に，次の2つの大きな感染源がある。①根尖周囲，すなわち歯髄壊死とそれに続いて起こる細菌の根尖周囲組織への侵入と，②歯周組織，すなわち深い歯周ポケットの形成による軟組織への細菌の侵入，である。これら2つのうちでは，根尖周囲から発生する歯性感染症が最も一般的である。

　深いう蝕により起こる歯髄壊死により，細菌が根尖部組織へ侵入する。いったんこの組織に細菌が侵入し感染が成立すると，感染は通常，あらゆる方向に等しく広がるが，最も抵抗力の弱い部分に沿って進む傾向がある。例えば感染は，皮質骨に突き当たるまで骨髄内を広がる。皮質骨が薄ければ，これを浸食して周囲の軟組織に進展する。通常，根管処置による壊死歯髄に対する治療や，抜歯により，感染は治癒する。抗菌薬投与のみでは，感染の進行を阻止することはできても，抗菌薬の中止により容易に再発し，歯に関連した原因を除去しないかぎり，治癒させることはできない。すなわち，歯髄感染に対する治療の第1選択は抗菌薬ではなく，根管治療または抜歯である。

　感染が歯槽部の皮質骨を浸食した場合，炎症は解剖学的に予想可能な部位へと広がる。歯から発生した感染の進展は，以下の2つの大きな要素により決定される。すなわち，①根尖を覆う骨の厚さと，②骨を破った部位と上下顎骨の筋付着部との相互関係である。

　図13-1は，どのように感染が骨を穿通して被覆軟組織に至るかを示している。図13-1Aにおいては，根尖を覆う骨の厚さが口蓋側より唇側で薄いため，感染は唇側軟組織へ進展する。図13-1Bでは，歯が著しく傾斜しているために唇側の骨が厚く，相対的に口蓋側の骨が薄くなっている。このような状況では感染は口蓋膿瘍として認められる。

　感染が骨を破ると，軟組織感染の正確な部位は，骨を破った部位と筋付着部との関係により決定される。図13-2Aでは，感染が歯の頬側で，かつ頬筋付着部より下方の骨を破ることで，口腔前庭に膿瘍を形成している。図13-2Bでは，感染が口腔前庭と頬隙を分ける頬筋の付着部より上方の骨を破ることで，頬隙に膿瘍が形成されている。

　上顎の歯に由来する感染はほとんどの場合，頬側皮質骨を破る。また，これらの感染は上顎骨の筋付着部より下方で骨を破るので，上顎における歯性膿瘍は多くの場合，口腔前庭部の膿瘍から始まる。時として，著しく唇側傾斜した側切歯，第1大臼歯口蓋根，小臼歯の根尖から，口蓋膿瘍が形成されることがある（図13-3）。上顎大臼歯では，頬筋停止部より上方で骨を破ることが多く，頬隙に感染をきたす。同様に，長い根を有する上顎犬歯では，口角挙筋起始部より上方で骨を破るので，眼窩下部に膿瘍を形成しやすい。

　下顎においては，切歯，犬歯，小臼歯の感染は通常，下唇の筋付着部より上方の唇頬側骨を破るので，口腔前庭部に膿瘍を形成する。下顎大臼歯における感染では，前方の歯より

A　　　　　　　　　　　　　　　　　　　　　　B

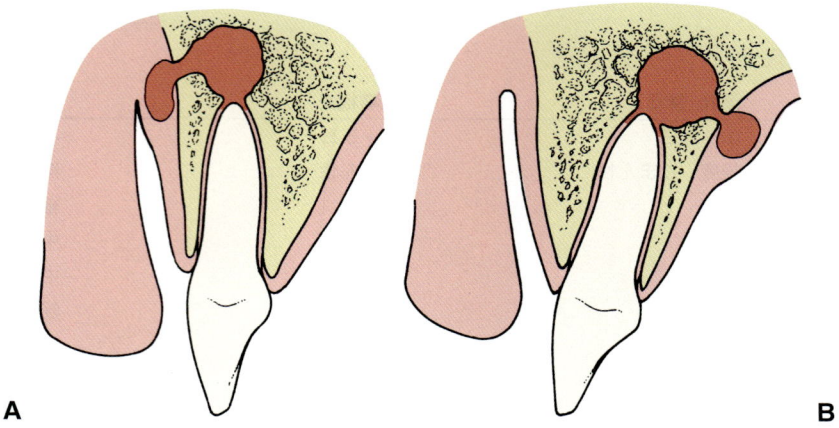

図 13-1　感染が骨を侵食する場合には，骨の最も薄い部位を通って軟組織へ波及する。A：根尖が薄い唇側骨に近接しているため，感染は唇側へ波及する。B：根尖は口蓋側に近接しているので，口蓋側の骨が穿孔される。

A　　　　　　　　　　　　　　　　　　　　　　B

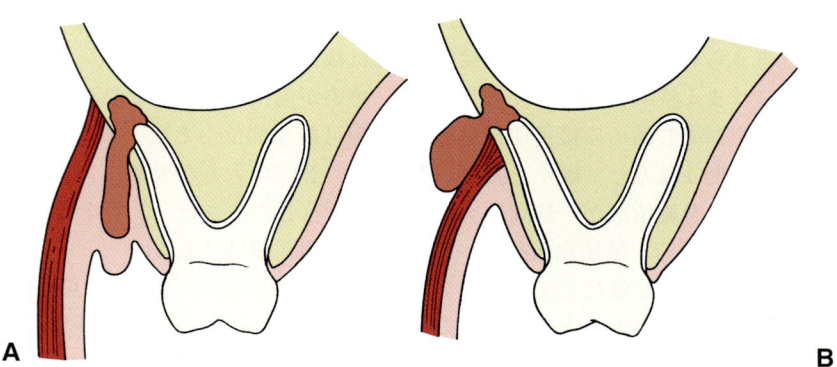

図 13-2　骨の穿孔部位と筋付着部位の関係によって，どの組織間隙が巻き込まれるかが決まる。A：根尖が筋付着部より低い位置にあるので，口腔前庭に膿瘍が形成される。B：根尖が筋付着部より高い位置にあると，隣接する組織間隙が巻き込まれる。

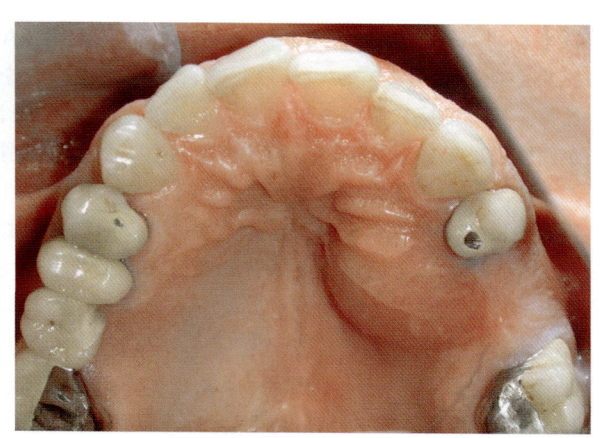

図 13-3　上顎第 1 小臼歯が原因の口蓋膿瘍

舌側皮質骨を破る場合が多く，第 1 大臼歯では，頰側にも舌側にも骨を破る可能性がある。第 2 大臼歯の場合も，どちら側にも骨を破る可能性はあるが，通常は舌側である。第 3 大臼歯の場合ではほとんどの場合，舌側皮質骨を破る。舌側に破れた場合，それが顎舌骨筋より上ならば舌下隙に進展し，顎舌骨筋より下ならば顎下隙に進展することになる。

　最も一般的な歯性感染は，口腔前庭部の膿瘍である（図 13-4）。このような感染では，時として患者が治療を求めないことがあり，自潰により症状の消失あるいは慢性化が生じる。自潰部が閉鎖すると，感染は再発する。時に膿瘍は，口腔内あるいは皮膚へとつながる慢性的な瘻孔を形成する（図 13-5）。瘻孔から排膿し続けているかぎり，患者は痛みを感じることがない。抗菌薬の投与により，通常は一時的に排膿が止まるが，中止すれば再び排膿するようになる。慢性の瘻孔に対する決定的な治療法は，原因に対する治療であり，通常は壊死歯髄に対する処置である。そのような症例においては，根管治療または感染歯の抜歯が必要となる。

歯性感染症の治療の原則

　この節では，歯性感染症に対する管理を扱う。歯と歯肉に

13章 ● 歯性感染症の管理と予防の原則

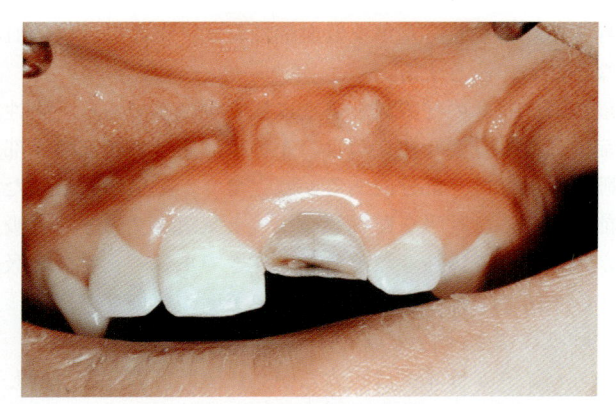

図 13-4　上顎切歯が原因の口腔前庭部膿瘍。膿が表面近くに存在するために被覆粘膜は薄くなっている。(Flynn TR: Anatomy of oral and maxillofacial infections. In Topazian RG, Goldberg MH, Hupp JR, editors: Oral and maxillofacial infections, ed 4, Philadelphia, 2002, WB Saunders.)

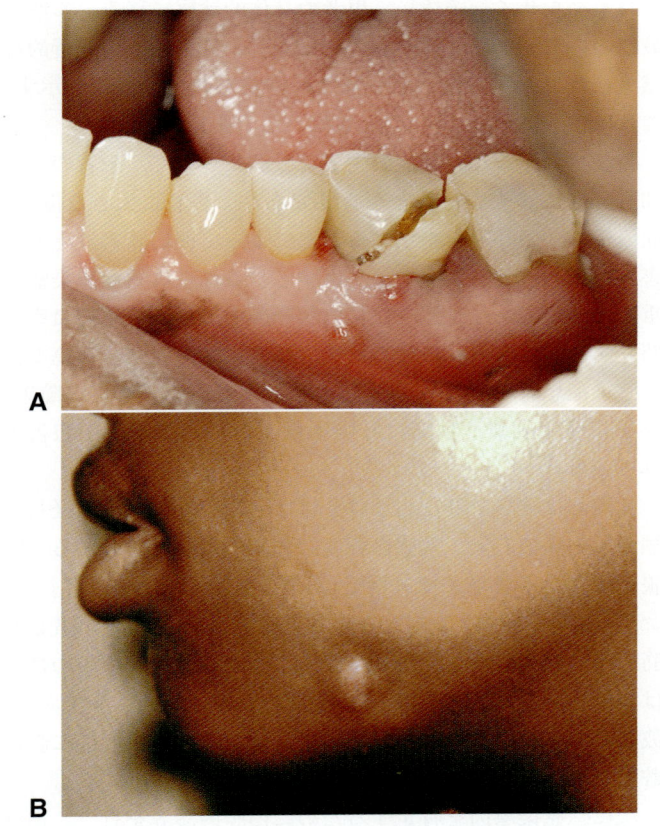

図 13-5　軽度感染が口腔内(A)あるいは口腔外(B)に排膿した結果生じた瘻孔(A courtesy Sasha B. Ross, DMD. B from Flynn TR, Topazian RG: Infections of the oral cavity. In Waite D, editor: Textbook of practical oral and maxillofacial surgery, Philadelphia, 1987, Lea & Febiger.)

関連する感染症で来院した患者の治療に役立つ一連の原則について解説する。臨床医がこれらの原則を理解するためには、前述の2つの節の内容を心にとめておく必要がある。これらの原則に基づいていても、常に期待していた結果を得られるわけではないが、標準的治療を確実に行うべきである。最初の3つの原則は予後に関して最も重要であり、経験豊かな臨床医ならば、初めて患者に会ってから数分以内で行えるものである。

1. 原則1：感染の重症度の判定

ほとんどの歯性感染症は軽症であり、小規模な外科処置で済む。患者が治療を求めて来院した際には、まず重症度の評価を行うが、この評価は感染性病変の病歴の聴取と身体的診察に基づいて行われる。

1）適切な病歴の聴取

患者の感染症に関する病歴の聴取は、一般的なガイドラインに沿って行う。病歴聴取の第1の目的は、患者の主訴を把握することである。感染症に罹患している患者の主訴の典型は、「歯が痛みます」「顎が腫れています」「歯ぐきにできものがあります」などで、この主訴は患者自身の言葉で記録すべきである。

病歴聴取の次のステップは、感染がどのくらいの期間続いているかを把握することである。最初に歯科医師は、感染症が始まった時期を尋ねなければならない。患者がどれくらい前に、感染の始まりを示す痛みや、腫脹、排膿を自覚したかを尋ねる。次に、その感染症の経過について尋ねる。すなわち症状は一定か、増強や減弱があるか、あるいは最初に症状が出てから徐々に悪化しているかなどについて問い、感染症進行のスピードを判断しなければならない。例えば数時間のうちに速やかに進行してきたのか、数日あるいは数週間かけて徐々に重症化したのか、といった具合である。

次のステップは、患者の症状をさらに詳しく聞き出すことである。感染症は実際には重篤な炎症反応であり、炎症の基本的徴候をみつけることは臨床的に容易である。このような徴候や症状はラテン語で、dolor（痛み）, tumor（腫脹）, calor（熱感）, rubor（発赤）, functio laesa（機能障害）とよばれる。

最も多い訴えは、第1の徴候である痛みである。その痛みが実際にどこから始まったか、最初に気づいてからどのように広がってきたかを患者に問う必要がある。第2の徴候は腫脹である。腫脹は患者にとっては明らかであっても、時に臨床医にとってはとらえがたく、不明瞭なこともあり、患者にどこが腫れているのかを具体的に示してもらうことも重要である。第3の徴候は熱感である。触れると温かく感じるかを患者に尋ねなければならない。次に、第4の徴候である病変部の発赤を評価する。病変部の色調、とくに発赤に変化があったか、あるいは現在変化があるかを患者に尋ねる。さらに機能障害について確認し、その際には開口障害、咀嚼障害、嚥

259

下障害，呼吸障害の有無について質問する。

最後に，患者に対して全体としてどのように感じているかを尋ねる。疲労感，熱っぽさ，衰弱感，気分不良などは倦怠感と表現されることが多い。倦怠感は通常，中等度ないし重度の感染症に対する全身反応を示している（図13-6）。

次のステップとして，治療について尋ねる。歯科医師は，これまでに行われた専門的治療や患者自身で行った治療について質問する。患者は，以前処方されて残った抗菌薬，その他のさまざまな家庭用医薬品や漢方薬を服用したり，湿布薬などで自己治療を行っていることが多い。場合によっては，2〜3日前に救命救急室での治療を受けて，そこの医師から患者が歯科医師に紹介されてくることもあれば，患者が病状が重症化するまで，その忠告を無視してきた可能性もある。時には経済的な理由から，処方された抗菌薬を購入しない患者もいる。

通常，患者の完全な病歴の聴取は，インタビュー形式あるいは自己記入式の問診表の該当項目を復唱，確認する方法で行われる。

2）身体的診察

身体的診察での最初のステップは，バイタルサイン（体温，血圧，脈拍数，呼吸数）を調べることである。体温を測定することの必要性は明らかである。感染が全身に及んでいる場合は発熱をみる。重篤な感染症の場合，体温は38℃以上となる。

患者の体温が上昇すると，脈拍数も増加する。感染症の場合では，脈拍数が100回/分にまで増加することはまれである。これを超えている場合は重篤な感染症であり，より積極的な治療が必要である。

感染により変化することが最も少ないバイタルサインは血圧であるが，強い疼痛や不安がある場合には，収縮期血圧が上昇する。しかし，重篤な敗血症性ショックの場合は低血圧となることに注意する。

最後に，患者の呼吸数を慎重に観察すべきである。歯性感染症における重要な注意項目の1つは，感染が頸部の深部筋膜隙に進展して，部分的あるいは完全な上気道閉塞をきたす可能性である。呼吸を監視しつつ，上気道がクリアで呼吸困難がないことを，注意深く確認すべきである。正常の呼吸数は14〜16回/分である。軽度〜中等度の感染症の場合，患者の呼吸数は18回/分以上に増加する。

他のバイタルサインは正常だが，体温だけ軽度に上昇している患者の場合は，通常容易に治療しうる軽度の感染症である。体温上昇，脈拍数と呼吸数の増加などのバイタルサインに異常がみられる場合は，重篤な感染症である可能性が高く，口腔外科医による診断と集中治療が必要である。

バイタルサイン確認後，患者の身体的診察に移る。診察の最初のステップは外観の診査である。中等度以上の局所的な感染症では，疲労感，熱っぽさ，倦怠感のある顔貌を示す。これは"toxic appearance"とよばれる（図13-6）。

腫脹や発赤などの炎症の主要な徴候について，患者の頭頸部を詳細に診査することが必要であり，患者に大きな開口，飲み込み，深呼吸を指示することによって開口障害，嚥下障害，呼吸困難の有無をチェックする。これらは重症感染症の重大な徴候であり，速やかに口腔顎顔面外科か救急救命室に紹介すべきである。最近の研究では，入院を要する重篤な歯性感染症患者の73％に切歯間距離で20mm未満の開口障害，78％に嚥下困難，14％に呼吸困難がみられたことが報告されている。

腫脹部は触診で確認しなければならない。腫脹部に優しく触れ，圧痛の有無，熱感の程度，腫脹の硬さを診査する。腫脹の硬さはさまざまで，例えば「著しく軟」「ほぼ正常」「パン生地様」「硬結」などと表現される。硬結とは，緊張した筋肉と同程度の硬さである。もう1つの特徴的な腫脹の性状は波動である。波動とは，液体を満たした風船の感触であり，波動のある腫脹はほとんどの場合，硬結領域の中心部に膿が貯留していることを示している。

次に，感染原因を特定するために口腔内診査を行う。進行したう蝕，明らかな歯周膿瘍，重篤な歯周疾患，う蝕と歯周疾患の合併，破折歯や顎骨骨折への感染などが原因となりうる。歯科医師は，歯肉の腫脹や波動を触れる領域，限局性の口腔前庭の腫脹，瘻孔からの排膿などについて精査しなければならない。

次の段階はX線検査である。これは通常，根尖周囲のX線写真撮影が適応となる。しかし，開口障害などの理由により，場合によってはパノラマX線写真などの口外法撮影が必要となる。

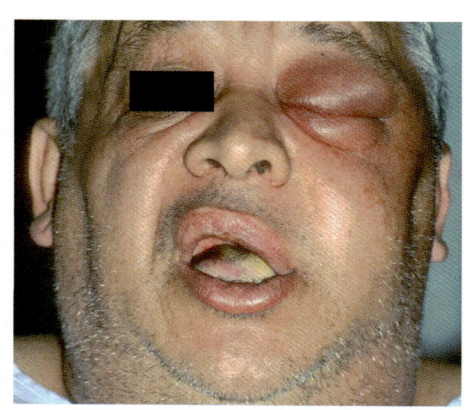

図13-6 体温，脈拍数，呼吸数の上昇を伴う重篤な感染。患者は明らかな有病感や倦怠感を感じており，"toxic appearance"を呈する。(Flynn TR: Atlas Oral Maxillofac Surg Clin North Am 8:79, 2000.)

身体的診察を行った後，感染症の進行度についての評価に進む．非常に軟らかく，軽度の圧痛を伴う浮腫性の腫脹は接種期を示しており，一方硬結のある腫脹は蜂窩織炎期で（図13-7），中心に波動を触れるのは膿瘍形成期（図13-8）である．接種期の軟組織感染では，歯性の感染源の除去のみ，あるいは抗菌薬療法の併用によって治癒が可能である．蜂窩織炎期や膿瘍形成期では，感染原因の除去とともに，切開排膿と抗菌薬投与が必要である．

接種期，蜂窩織炎期，膿瘍形成期は，期間，疼痛，大きさ，辺縁の明瞭さ，触診での性状，膿の存在，感染している細菌などにより鑑別される（表13-3参照）．蜂窩織炎は，通常は急性で，感染の最も重篤な状態であると考えられている．一方，膿瘍は感染に対する宿主の抵抗力が増大しつつある徴候である．蜂窩織炎は通常，膿瘍よりも痛みが強く，これは急性炎症の始まりと組織の膨張によって起こる．

接種期の特徴である浮腫は，通常びまん性で，触診するとゼリー状で，ごく軽度の痛みしかみられない．蜂窩織炎の範囲は通常，膿瘍や浮腫に比べて広範囲かつ不明瞭で，その範囲を決めるのは困難である．これに対し膿瘍は，境界明瞭である．触診所見は感染のステージごとで異なる．浮腫は非常に軟らかいか，パン生地のような性状であり，重篤な蜂窩織炎はほぼ常に触診で硬結を呈し，「板状」と記述されることもある．蜂窩織炎は，触診での硬さが硬いほど重症度は高くなる．膿瘍は，組織内に膿で満たされた腔が存在するため，触診で波動を触知する．このように感染症は，初期には無害のようにみえるものの，硬結を触れ，速やかに拡大する時期ではきわめて危険である．限局性の膿瘍は通常，危険性が少ない．膿瘍は慢性化したものであって，さほど侵襲的ではないからである．

膿の存在は通常，生体が感染を局所に隔離し，局所的宿主防御機構が感染を制御しつつあることを示している．多くの臨床的場面，とくに膿瘍が深部に存在している場合には，重篤な蜂窩織炎と膿瘍との区別はつきにくくなる．また，硬結のある蜂窩織炎の内部に膿瘍形成をみる場合もある（14章参照）．

複数の深部筋膜隙に及ぶ重篤な感染では，1つの解剖学的部位では初期のステージであっても，他の部位ではより重篤で速やかに進行するステージである可能性がある．深部に浸潤しつつある重篤な感染症は，家屋の火災の延焼のように，予想される経路を伝わって，より深部の解剖学的組織間隙へと進展する．このような感染症における治療目標は，これにかかわるすべての解剖学的組織間隙において感染拡大を止めることである．これらの感染症についての詳細は14章で解説する．

以上をまとめると，浮腫は感染の最も初期で，最も治療が容易な接種期を示す．蜂窩織炎は急性で，腫脹がより著しく境界不明瞭で，痛みの強い感染である．蜂窩織炎は触診で硬く，膿は含まれていない．また，重篤な感染症で急速に進行しうる．急性膿瘍は限局した痛み，縮小傾向にある腫脹，明瞭な境界を有するより成熟した感染である．膿瘍は膿を含んだ組織の腔であり，触診により波動を触れる．慢性の膿瘍では，その増大は通常ゆっくりで，特に自潰した場合には，蜂窩織炎に比べて重症度は低い．

2. 原則2：患者の宿主防御機構の評価

病歴の評価は，患者の感染に対する抵抗力を推定するためにも行われる．さまざまな疾患や薬物の使用により，この抵抗力は低下することがある．抵抗力の落ちた患者は感染しやすく，より急速に重症化しやすい．このことから，感染症を

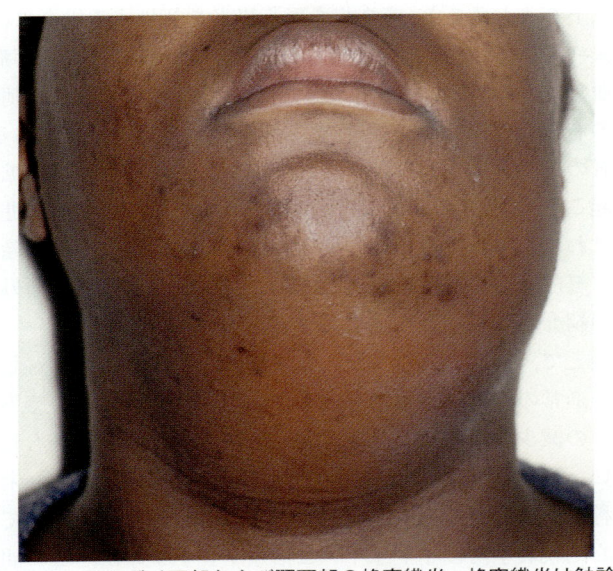

図13-7 オトガイ下部および顎下部の蜂窩織炎．蜂窩織炎は触診にて硬結として触れ，症状が強い．(Flynn TR: Atlas Oral Maxillofac Surg Clin North Am 8:79, 2000.)

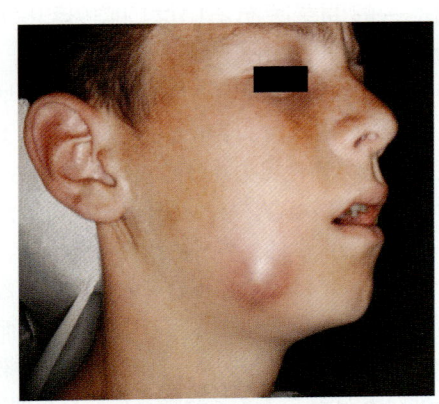

図13-8 辺縁部が硬く，中央部に波動を触知する限局化した膿瘍 (Courtesy Richard G. Topazian, DDS)

より効果的に制御するためには，宿主防御機能が低下している可能性のある患者を見分けることが重要である。

1）宿主防御能を低下させる状態

宿主防御能を低下させうる医学的状態を記述することは重要である。このような状態では，より多くの細菌が組織に侵入し，より活発に活動しやすいうえに，液性あるいは細胞性免疫能が十分機能していない。患者の防御能を低下させる状態をBox13-1に示す。

例えばコントロールされていない糖尿病，尿毒症を発症している末期の腎疾患，栄養失調を伴うアルコール依存症など，制御されていない代謝性疾患では，走化性，貪食能，殺菌能などの白血球機能が低下している。これらの代謝性疾患のなかでは，コントロール不良なⅠ型（インスリン依存性）糖尿病とⅡ型（インスリン非依存性）糖尿病が，免疫能低下をもたらす最も一般的な疾患であり，血糖のコントロール不良が，あらゆる感染症に対する抵抗力の低下と直接的に関連している。

免疫能低下をもたらすもので2番目に多いのは，白血病，リンパ腫，悪性腫瘍など，宿主防御機構を妨害する疾患群である。これらの疾患は，白血球の機能を減弱させたり，抗体の産生を減少させる。

ヒト免疫不全ウイルス（HIV）の感染はTリンパ球を攻撃し，ウイルスや他の細胞内病原体に対する抵抗性に影響を与える。幸いにも歯性感染症は，主に細胞外病原体（細菌）が原因であるため，HIV陽性者であっても，Bリンパ球が重篤に侵される段階に至るまでは，歯性感染症に対してかなりの抵抗力を維持できる。それでも歯性感染症を有するHIV陽性者に対しては，通常は普通の患者よりも集中的な管理が必要である。

2）宿主防御能を低下させる薬物

ある種の薬物を使用している患者もまた，免疫能低下を示す。癌化学療法薬は1,000個/μL未満のレベルまで循環血中の白血球数の低下をもたらすことがある。このような状態では，患者は細菌の侵入に対し自力で効果的な防御ができない。臓器移植や自己免疫疾患に対して免疫抑制療法を受けている患者では，免疫能が低下している。代表的な薬物としては，シクロスポリン，副腎皮質ステロイド薬，アザチオプリンなどがある。これらの薬物はTリンパ球とBリンパ球の機能を減弱させ，免疫グロブリン産生を低下させる。そのため，これらの薬物を使用している患者では，重篤な感染症が発症しやすい。癌化学療法薬のなかには，治療終了後1年以上も免疫抑制作用が持続する薬物もある。

以上をまとめると，感染症を疑う患者を評価する場合には，糖尿病，重篤な腎疾患，栄養失調を呈するアルコール依存症，白血病，リンパ腫，癌化学療法，あらゆる種類の免疫抑制療法の有無などについて，既往歴を注意深く調べる必要がある。患者の既往歴にこれらが含まれていたら，感染の急速な拡大が起こる可能性があるので，より積極的な感染症治療を進めなければならない。早期の積極的な外科処置による原因除去と，経静脈的な抗菌薬療法の開始を目的に，口腔顎顔面外科への紹介を考慮することも必要である。

加えて，このような病歴のいずれかを有する患者に対しては，通常の口腔外科処置を行うにあたっても，術後の感染リスクの減少を目的とした抗菌薬の予防的投与が必要かもしれない。米国心臓病学会（American Heart Association）と米国歯科医師会（American Dental Association）から発行されている心内膜炎予防ガイドラインと治療プログラムが，この問題を管理するうえで有用である。

3. 原則3：一般開業医あるいは口腔外科医のどちらが治療すべきか

歯科医師が遭遇するほとんどの歯性感染症は，早期の回復を期待できるものである。小手術と抗菌薬投与により治療したほとんどの場合，歯性感染症は急速に改善する。しかし，ある種の歯性感染症の場合には，生命の危険をもたらす可能性があり，積極的な医学的，外科的治療を要する。このような特殊な状況においては，重症化の可能性に関する早期認識が重要であり，十分な管理を行うために口腔顎顔面外科への紹介が必要である。口腔外科医は，重篤な歯性感染症の管理に関する十分なトレーニングと経験を積んだ専門家として，これらの感染症に対して最大の効果をもたらす治療を行うと

Box 13-1

宿主防御能の低下が認められる状態

コントロールされていない代謝性疾患
- コントロール不良な糖尿病
- アルコール依存症
- 栄養失調
- 末期の腎疾患

免疫抑制性疾患
- ヒト免疫不全ウイルス／後天性免疫不全症候群
- リンパ腫と白血病
- その他の悪性腫瘍
- 先天性および後天性の免疫疾患

免疫抑制療法
- 癌化学療法
- 副腎皮質ステロイド薬
- 臓器移植

13章 ● 歯性感染症の管理と予防の原則

ともに，合併症を最小限にするよう努めなければならない．入院治療を必要とする患者もいれば，外来で管理が可能な場合もある．

歯性感染症の患者が治療を求めてやって来た場合に備えて，歯科医師は，感染の重症度を判定するための一連の基準をもっていなければならない（Box13-2）．これらの基準のいくつかあるいはすべてにあてはまっていれば，即座に紹介することを考慮しなければならない．

気道確保の観点から，即座に病院の救命救急室へ紹介しなければならない重要な基準がある．第1は，感染症の急速な進行である．これは医療面接の1～2日前に始まった感染が急速に悪化し，腫脹，疼痛，その他の徴候や症状が急速に増悪している場合である．このような歯性感染症は，深部筋膜隙の腫脹の原因となり，気道を圧迫，偏位させる．第2の基準は，呼吸困難である．感染の結果として上気道の軟組織に著しい腫脹があると，気道の維持が困難となる．このような状況下では，患者はしばしば横たわることができず，声が歪んで聞き取りにくく，明らかに呼吸窮迫の状態となっている．このような患者では，正常な気道を維持するために速やかな外科的処置が必要なので，直接救命救急室に紹介すべきである．第3の緊急性の基準は，嚥下困難である．急性に進行する深部筋膜隙の感染では，唾液を飲み込むことが困難となる．これは，口峡咽頭部の狭小化と急性気道閉塞の可能性を示す危険な徴候である．このような患者では，気道確保のための外科的処置や挿管が必要であり，救命救急室に搬送すべきである．気道が確保されれば，感染に対する専門的治療が開始される．

口腔外科医に紹介すべき場合の，他のいくつかの基準を示す．頰隙や顎下隙などの口腔外の筋膜隙が感染に巻き込まれている場合には，入院とともに，口腔外からの切開排膿処置が必要となる場合がある．感染症はしばしば発熱の原因となるが，38℃以上の発熱の場合，重症感染症の可能性が高く，

専門医に紹介すべきである．他の重要な徴候は開口障害，すなわち口を大きく開けられないことである．歯性感染症では，開口障害は咀嚼筋が炎症に巻き込まれた結果として起きる．軽度の開口障害は上下顎中切歯間距離で20～30mm，中等度は10～20mm，重度は10mm未満と定義される．

中等度から重度の開口障害は，感染の広がりが咀嚼筋隙に及んでいることを示しており，さらに悪化すると，咽頭と気管を取り巻く傍咽頭隙，後咽頭隙へも及ぶ．この状況では，上気道の開存を評価するために専門医への紹介が必要である．加えて，全身症状を伴う歯性感染症も，専門医への紹介の適応となる．炎症反応が全身に及んだ歯性感染症患者は，典型的なtoxic appearanceを示し，よどんだ目，開口，脱水，病人様顔貌が特徴である．これがみられた場合は通常，患者にはかなりの痛み，発熱，脱水がある．宿主防御能の低下している患者であれば，入院が必要となるかもしれない．口腔外科医は迅速に患者を入院させ，専門的治療を行う必要がある．

以上をまとめると，これらの3原則によって歯科医師は，患者との初対面から数分間以内に，感染症の重症度，宿主防御能を評価し，患者管理のための最善の環境を決定しなければならない．疑わしい状況下においては，たとえ誤りになろうとも慎重な対応を選択し，患者をより高度な医療施設に紹介することが，常に最善な結果をもたらす．すなわち，時として歯性感染症でも起こりうる患者の死亡という事態を，適切な判断によって避けることができるのである．

4. 原則4：感染症の外科的治療

歯性感染症管理の基本原則は，外科的な排膿と感染源の除去である．感染症に対する外科的治療は，歯髄腔を開放して壊死歯髄を除去する歯内治療のように単純なものから，重症感染における顎下部や頸部の広汎な軟組織切開，さらには縦隔を開放する排膿処置のような複雑なものまで，さまざまである．

感染症に対する外科的治療の第1の目標は，感染源の除去であり，最も一般的な感染源は，壊死歯髄あるいは深い歯周ポケットである．第2の目標は，膿と壊死物質の排出路を確保することである．典型的な歯性感染症で最も多いのは，根尖部のX線透過像と口腔前庭の小さな膿瘍を伴ったう蝕である．このような状況では，歯科医師には以下のような選択肢がある．すなわち，切開排膿を伴うか伴わない根管処置，あるいは抜歯である．抜歯を行わないのならば，根管開放と壊死歯髄組織の除去，すなわち，原因の除去と根管孔からの排膿路確保を行う．歯の保存あるいは修復が不可能な場合は，できるだけ早期に抜歯する．

抜歯は原因除去となるとともに，根尖部に溜まった膿と壊

Box 13-2
口腔外科医への紹介基準

- 呼吸困難
- 嚥下困難
- 脱水
- 中等度から重度の開口障害（上下顎切歯間距離20mm未満）
- 歯槽部を越えた腫脹
- 発熱（38℃以上）
- 重度の倦怠感とtoxic appearance
- 宿主防御能の低下
- 全身麻酔の必要性
- 初期治療が無効

263

死物質の排出路となる。歯内療法や抜歯に加えて，根尖部を越えて拡大した感染に対しては，切開排膿処置が必要となる場合もある。膿瘍や蜂窩織炎の切開により，貯留した膿と細菌を，深部組織から除去できる。膿瘍腔内容物の排出により，細菌と壊死物質による負荷を劇的に軽減し，組織を減圧して，局所の静水圧を減らすことができる。これにより局所の血行が改善し，感染領域の宿主防御能が改善する。蜂窩織炎に対する切開排膿により，深部の解剖学的組織間隙への感染拡大を抑止できる。切開排膿を行ったときには，切開された粘膜の早期閉鎖を防ぐためにドレーンを挿入し，膿瘍腔の再形成を防ぐ。外科的処置の目的が適切な排膿の達成であることを，銘記すべきである。根管処置で適切な膿瘍のドレナージができない場合には，切開排膿を行うことが必要である。

口腔前庭部の膿瘍や蜂窩織炎に対する切開排膿のテクニックで重要なことは，直達することである（図13-9）。口腔内における適切な切開部位は，腫脹と炎症の最も著しい部位の直上である。しかし，小帯部や下顎小臼歯部でのオトガイ神経の走行部を横切る切開は，避けることが重要である。切開排膿を口腔外から行う場合には，切開部の選択が，厳密な一連の基準に合致している必要がある。切開部位を決定したら，除痛法を考慮する。切開部位から離れた領域に注射できる場合には，伝達麻酔が望ましい。また，排膿させる領域およびその周囲に浸潤麻酔を行うことも可能である。いったん感染部位に刺入した注射針は，非感染領域へ再刺入してはならない。

実際の切開前に，細菌培養と感受性試験のための検体採取を考慮すべきである。細菌培養を行うと決定した場合には，外科処置の開始時に行う（Box13-3）。術野に麻酔をした後，表面粘膜をポビドンヨードなどで消毒し，滅菌ガーゼで乾燥させる。通常18Gの太い針と3mLの小シリンジを用いて検体を採取する。針を膿瘍あるいは蜂窩織炎の中に刺入し，1〜2mLの膿または組織液を吸引する。吸引された検体が膿ではなく組織液と血液だけのこともあるが，その場合でも正確な培養を行ううえで十分な細菌を含んでいることが多い。綿棒と細菌運搬用培地の入った滅菌チューブからなる好気的および嫌気的culturettesに直接検体を接種する。すべてのculturettesと標本びんには使用期限があるので，使用前に必ず期限を確認する必要がある。嫌気培養チューブは，開けるときに嫌気条件を保持するための二酸化炭素が抜けてしまわないように，垂直に立てた状態を保持するよう注意しなければならない。前述したように，歯性感染症においては嫌気性菌がほぼ常に存在し，それらが正確に検出できるよう，十分な注意を払わなければならない。外科医は書面にて，グラム染色，好気的および嫌気的培養，抗菌薬感受性試験を依

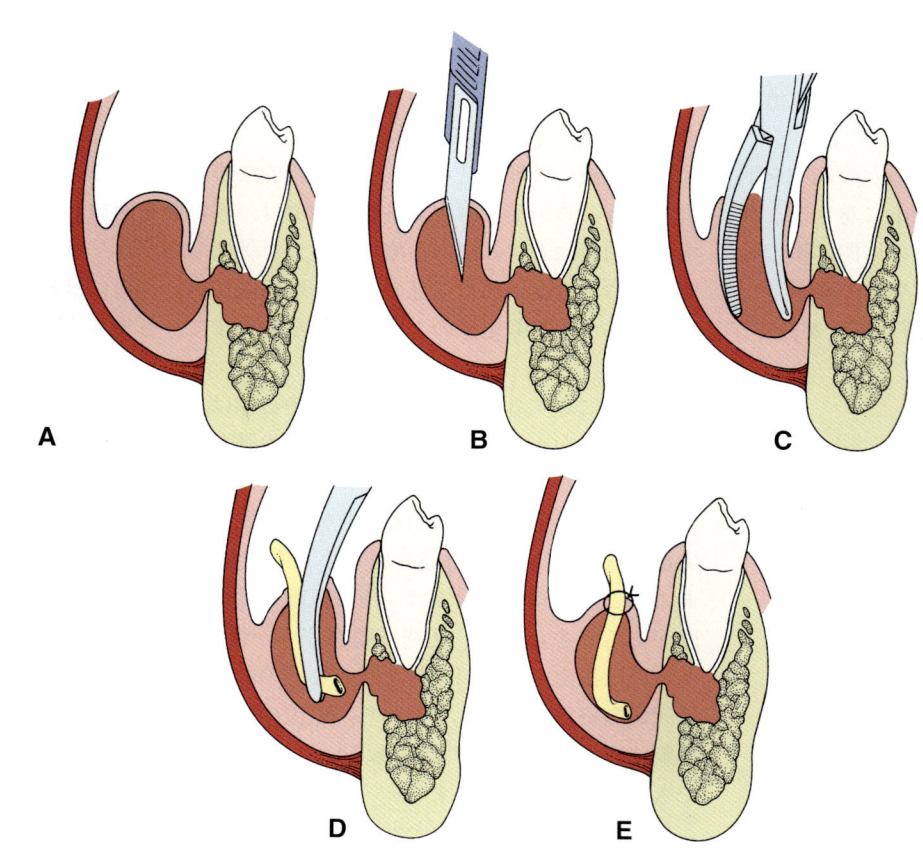

図13-9 A：頬側皮質骨を越えて口腔前庭部の大きな膿瘍形成に至った下顎小臼歯の根尖病巣。B：膿瘍を11番のメスにて切開する。C：切開創から止血鉗子を挿入して，膿瘍の存在するすべての腔を破るように鉗子を開く。D：止血鉗子を用いて，小さなドレーンを膿瘍腔の底部まで挿入する。E：ドレーンを黒絹糸にて1針縫合固定する。

Box 13-3
細菌培養と抗菌薬感受性試験の適応

- 歯槽部を越えて拡大した感染
- 急速に進行している感染
- 多種類に及ぶ過去の抗菌薬療法
- 再発した感染
- 宿主防御能の低下

頼する。

　培養用の検体が得られたら，メスで粘膜と粘膜下組織を切開して，膿瘍腔に到達する（図13-9）。切開の長さは通常，1cm以下と短くする。切開したら，彎曲した止血鉗子を閉じた状態で膿瘍腔に挿入する。鉗子を数方向に向けて開き，最初の切開で開放できなかったあらゆる小膿瘍腔を開放する。この間に流出する膿や組織液は吸引管で吸い取り，口腔内に流出させてはならない。穿刺吸引で適切な検体が採取できなかった場合には，好気性用と嫌気性用のculturetteの綿棒を，表面粘膜に触れないように注意深く創内に挿入することもある。たとえ明らかな膿が創内部に存在しなくても，この方法で適切な検体を採取することが可能である。

　すべての膿瘍腔が解放されて膿が排出されたら，開放状態を維持するために小さなドレーンを挿入する。口腔内の膿瘍に最も一般的に使用されるドレーンは，1/4インチの滅菌ペンローズドレーンである。また，ラバーダムや手術グローブを小さなリボン状にし，滅菌したゴムドレーンが，代用品として使用されることも多い。膿瘍腔にまで達する適切な長さのドレーンを用意して，止血鉗子で挿入する。ドレーンは，切開線の一方の端に非吸収糸で縫合固定する。脆弱な壊死組織に固定すると脱落する可能性があるので，ドレーンは健常組織に固定することが必要である。

　ドレーンは排膿が完全になくなるまで，通常2〜5日間はそのまま放置する。除去する場合は単純に縫合糸を切断し，創からドレーンを引き抜く。

　接種期の感染は軟らかく，パン生地のようで，軽度に圧痛のある腫脹を伴った浮腫を呈するが，通常この時期の切開排膿は不要である。この段階の感染症に対する外科的処置は，壊死歯髄の除去と原因歯の抜歯に限られている。以下に示す適応に従い，抗菌薬による治療をあわせて行うこともある。

　歯性感染症治療の基本は，感染源の外科的除去と，硬結を伴う蜂窩織炎や膿瘍の存在する解剖学的組織間隙からの排膿であることを，銘記すべきである。膿瘍や蜂窩織炎と診断さ

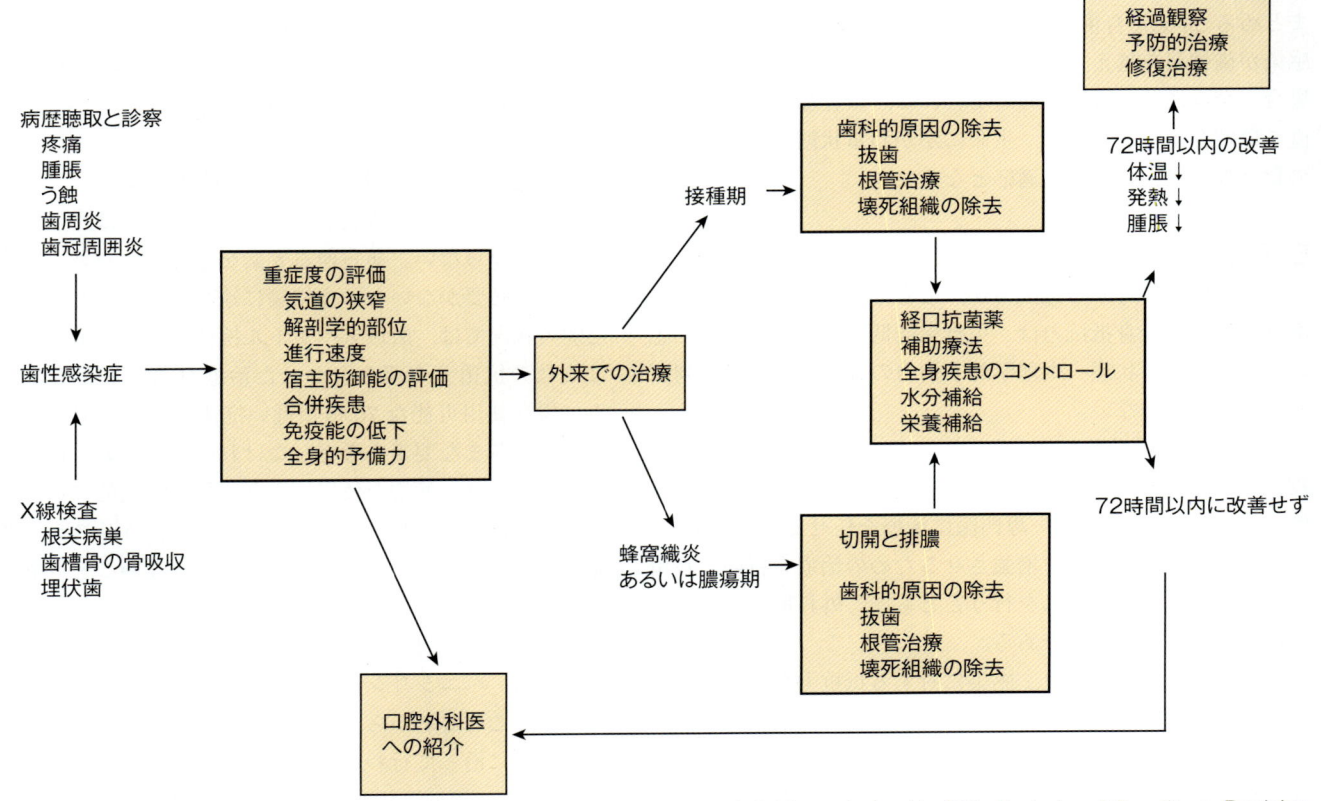

図13-10　歯性感染症に対する管理アルゴリズム（Flynn TR: Deep fascial space infections. In Laskin DM, Abubaker AO, editors. Decision making in oral and maxillofacial surgery, Chicago, 2007, Quintessence.）

れた場合はドレナージを行う必要があり，これを適切に行わなければ，たとえ抗菌薬を投与しても感染症は悪化し，治癒させることはできない．たとえ根管開放や抜歯が行えない場合でも，切開排膿は行うべきである．臨床医のなかには，蜂窩織炎に対する切開排膿により，より深部の組織に細菌を導き，感染を拡大させると信じている者もいるが，実際には蜂窩織炎の切開排膿により，感染の拡大は停止することが示されている．入院治療を行った37人の重症歯性感染症の前向き研究[1]では，蜂窩織炎期にある症例の約25％にドレナージが行われており，多変量解析により，感染のステージは合併症や入院期間に何ら影響しないことが報告されている．

　図13-10に示すアルゴリズムは，本章で記述した原則に則して，合併症のない歯性感染症を管理するための道筋を示している．患者を外来で治療する際には，感染症の状態が接種（浮腫）期にあるのか，進行した蜂窩織炎期または膿瘍形成期なのかを判断しなければならない．接種期では，原因歯を外科的に治療するとともに，抗菌薬の投与を行う．感染が蜂窩織炎か膿瘍に進行していれば，切開排膿と適切な歯の処置を行わなければならない．抜歯窩を通じて膿瘍腔が完全に開放されるのならば，別個に切開排膿処置をする必要がないこともある．抜歯だけでは膿瘍が完全に解放されない場合には，抗菌薬療法を併用すべきである．

　口腔外科医への紹介基準は，Box13-2に示した．以上をまとめると，気道合併症が疑われるか実際に生じている場合，感染が歯槽部を越えて存在する場合，免疫能低下状態にある場合，全身波及の徴候がある場合には，口腔顎顔面外科医に直ちに紹介するとともに，生命にかかわる状態ならば，病院の救命救急室への紹介が適応となる．

5. 原則5：医学的な患者サポート

　患者の感染に対する抵抗力が，最も重要な予後決定因子である．宿主の全身抵抗力は，免疫機能低下の有無，全身疾患のコントロール状態，生理学的予備力の3つの観点から判断しなければならない．

　免疫機能の低下をもたらす疾患はBox13-1に示した．免疫機能低下のある患者の歯性感染症では，しばしば入院と医師への紹介が必要となり，専門医に治療を任せるべきである．治療チームは免疫応答を増強させるための治療を行い，殺菌性抗菌薬による感染制御を行うとともに，外科療法を最大限に活用することが必要である．

　多くの全身疾患もまた，感染に対する抵抗力を弱め，治療に耐える能力を減少させる．例えば糖尿病では，血糖コントロールが感染に対する抵抗性と直接的に相関する．感染に対する宿主反応として血糖値が上昇し，糖尿病患者ではインスリン要求量が増加する．さらに，心血管系の疾患では感染や手術のストレスに対応する能力が低下する．よって高血圧，不整脈，動脈硬化性心疾患の良好なコントロールが，歯性感染症の包括的管理には重要となる．薬物治療もまた，歯性感染症の治療に影響を及ぼす．例えばワルファリンによる抗凝固療法を受けている患者では，手術を安全に行うために薬物療法の中止が必要となることがある．特に免疫系，心血管系，呼吸器系，血液系，代謝系の全身疾患を有している場合には，しばしば専門医チームによる高度な医学的サポートが必要となる．

　全身状態が悪くなくても，歯性感染症によって生理学的予備力が減少または変化する可能性がある．例えば小児では，容易に脱水や高度の発熱に陥りやすい．一方，高齢の患者では体温を上昇させる能力が減弱しているが，それでもなお脱水になりやすい．発熱で体温が1.8℃上昇するごとに，成人で1日の必要水分量は800mL，必要カロリーは3～5％増加する．しかし，39℃までの体温上昇は，感染に対処するうえで有益である．そのため，積極的な水分補給と栄養補給を行いながら発熱を適切にコントロールすることが，歯性感染症の管理上，重要な要素となる．

　痛みや嚥下困難により，患者は適切な水分摂取，栄養摂取ができず，休息もとれないことが多いため，適切な尿量確保のために，十分な量の水かジュースを飲み，高カロリーの栄養補助食を摂取するよう指導する．また疼痛から解放され休息が得られるよう，患者には適切な鎮痛薬の処方を行う．また，自己管理ができるよう患者に適切な指導を行うことも，臨床医の責任である．

6. 原則6：適切な抗菌薬の選択と使用

　歯性感染症に対する適切な抗菌薬の選択には，十分注意しなければならない．あらゆる要素を考慮した結果，抗菌薬を処方する必要がないという結論に達することもありうる．また別の状況では，広域スペクトル抗菌薬による治療，あるいは複数の抗菌薬を組み合わせた治療が適応となることもある．現在使用可能な70種類近い抗菌薬から選択する場合には，さまざまな要素を考慮しなければならない．抗菌薬は両刃の剣であり，適切な使用により感染症が劇的に治癒する一方，誤った使い方をすれば抗菌薬投与に伴うリスクと費用に見合うだけの有益性が，ほとんど得られないこともある．最近の研究では，ペニシリンの経口投与でさえ，患者，患者の家族，さらには患者の同僚やクラスメートの口峡咽頭部の細菌叢中に，ペニシリン耐性菌の増殖を助長することが示されている．このことから，適切な抗菌薬の選択は，以下のガイドラインに沿って行われるべきである．

1）抗菌薬投与の必要性の決定

よくある誤解は，すべての感染症に対して抗菌薬投与が当然必要であるというものである。しかし，抗菌薬投与は必ずしも必要とはいえず，状況によっては抗菌薬は無益かむしろ禁忌となる可能性がある。この決定を下すには，3つの因子を考慮しなければならない。第1の因子は，患者が歯科医師を受診したときの感染症の重症度である。感染が腫脹の原因である場合，急速に進行している場合，びまん性の蜂窩織炎である場合には，外科処置に加えた抗菌薬の使用にはエビデンスがある。第2の要素は，適切な外科処置を行いうるかである。多くの場合，原因歯の抜歯で感染は急速に消退する。広く知られている見解とは逆に，感染のある状態での抜歯によって，感染拡大が助長されることはない。複数の研究により，感染状態での抜歯が治癒を促進し，離職期間，入院，口腔外からの切開排膿処置の必要性などの感染症による不利益を，最小限にすることが示されている。このことから，感染が存在する状態においても，迅速な原因歯抜去が推奨され，また，必ずしも前もっての抗菌薬投与は必要とはいえない。しかし，適切な外科処置が直ちに行えない場合は，抗菌薬投与は感染進行を遅らせるうえで有効である。第3の考慮すべき事項は，患者の宿主防御能の状態である。若くて健康な患者では，宿主防御能が働くため，軽度の感染ならば抗菌薬は不要かもしれない。しかし，重篤な代謝性疾患や癌化学療法を受けている患者など，宿主防御能の減弱がある患者では，軽度感染症であっても積極的な抗菌薬投与が必要であろう。

これら3つの要素のバランスにより，歯科での抗菌薬使用における一定の基準が明らかとなる（Box13-4）。第1の適応基準は，びまん性の腫脹と中等度〜高度の疼痛を伴う急性感染症の場合である。このような感染症は通常，蜂窩織炎の時期であり，適切な抗菌薬の投与，切開排膿，原因歯の処置により，急速に治癒させることができる。第2の適応基準は，医学的な問題を抱えている患者ほぼすべてにみられる感染症である。このような患者では，感染がどの程度の重症度であれ，抗菌薬投与の適応とみなすべきである。抗菌薬投与の第3の適応基準は，感染が深部筋膜隙へ進行した場合である。このような状況では，感染は顎骨歯槽部を越えて広がっており，宿主防御能が感染を阻止するには不十分であることを示している。第4の適応基準は，体温が38℃以上で，開口障害と顔面頬部の腫脹を有する重篤な歯冠周囲炎で，これは下顎の埋伏智歯周囲に最も多く発生する。最後の基準は骨髄炎で，感染からの回復には，外科処置に加えて抗菌薬による治療が必要となる。

同じ3つの基準に基づいて考えると，他の状況においては抗菌薬投与が適応とならない場合，むしろ禁忌となる場合もある（Box13-5）。第1の禁忌は，原因歯の抜去により完全に根尖周囲の膿瘍が排出されるような慢性の小さな限局した膿瘍であり，患者の宿主防御能が正常で，他の医学的問題を有していない場合である。例としては，慢性根尖周囲膿瘍，排膿している歯肉膿瘍，あるいは症状のない重度歯周炎を伴う無症状の歯の抜去を患者が希望している場合，などである。ほとんど同様であるが，第2の禁忌は，きわめて限局的で，ほとんどあるいはまったく顔面に腫脹のない歯槽膿瘍である。このような状況下では，根管治療か腫脹部の切開排膿と抜歯によって，ほとんどの患者で急速に治癒する。第3の禁忌は，限局性歯槽骨炎あるいはドライソケットである。ドライソケットの治療は主に姑息的なものであり，これを感染症としては扱わない。細菌性病原因子がドライソケットにかかわっていたとしても，ドライソケットの臨床的問題は限定的であり，早過ぎるフィブリン溶解（血餅の喪失）に起因するものと考えられる。第4の禁忌として，わずかな歯肉の浮腫と疼痛を有する軽度の歯冠周囲炎に対しては，抗菌薬は不要である。過酸化水素水かクロルヘキシジンによる含嗽と，半埋伏智歯の抜歯により治癒する[†1]。免疫能低下のない場合に

Box 13-4

抗菌薬療法の適応

- 歯槽部を越えた腫脹
- 蜂窩織炎
- 開口障害
- リンパ節腫脹
- 38℃を超える発熱
- 重篤な歯冠周囲炎
- 骨髄炎

Box 13-5

抗菌薬療法が不要な状況

- 患者の要求
- 歯痛
- 根尖部膿瘍
- ドライソケット
- 健康な患者の多数歯抜歯
- 軽度の歯冠周囲炎（歯肉弁のみの炎症）
- 自潰した歯槽膿瘍

訳注

†1：アナフィラキシーショックの報告があるため，わが国においてはクロルヘキシジンの粘膜（口腔，腟，膀胱など）への使用は禁忌となっている。

は，単に患者が要求したからといって，通常の歯痛や抜歯で抗菌薬を処方すべきではない．

以上をまとめると，宿主防御能を上回る細菌の深部組織への侵入が明らかであるときに限って，抗菌薬は使用すべきである．患者自身の宿主防御能が障害されている場合や，直ちに外科的処置を受けられない場合には，抗菌薬の使用を考慮すべきである．深部組織へ細菌が侵入している証拠が得られない場合は，抗菌薬を使用すべきではない．抗菌薬が創傷治癒自体を促進することはなく，非細菌性（例：ウイルス性）疾患の場合には何ら利益をもたらさない．歯髄炎には激しい痛みがあるが，これは歯髄内の局所的炎症反応であり，細菌の深部組織への侵入によるものではないため，このような患者に対しては，抗菌薬を使用すべきではない．

2) 通常行われる経験的治療法

歯性感染症の原因菌を推定することは可能であり，加えて，これらの微生物の抗菌薬に対する感受性はよく知られていることから，通常の歯性感染症においては，細菌培養と感受性テストは不要である．歯性感染症の原因菌は圧倒的に，通性の口腔レンサ球菌，*Peptosterptococcus*を含む嫌気性レンサ球菌，*Prevotella*や*Fusobacterium*である．他の菌種が歯性感染症で検出されることもあるが，それらは原因菌というより日和見感染的なものである．幸いにも，原因菌の抗菌薬感受性はかなり予想可能であり，歯性感染症に有効な経口抗菌薬としてはペニシリン，アモキシシリン，クリンダマイシン，アジスロマイシン，メトロニダゾール，モキシフロキサシンがある（Box13-6）．

メトロニダゾールを除き，これらの抗菌薬は，好気性と通性のレンサ球菌，口腔嫌気性菌に有効である．メトロニダゾールは偏性嫌気性菌にのみ有効であり，この種の抗菌薬が歯性感染症に有効であることが前向き研究によって示されている．

口腔の病原性細菌の特性と抗菌薬感受性についてはよく知られているので，これらの抗菌薬を経験的に使用することも合理的である．選択すべき抗菌薬は通常，ペニシリンである．ペニシリンアレルギーのある患者に対しては，代わりにクリンダマイシンやアジスロマイシンを投与する．メトロニダゾールは嫌気性菌にのみ有効なので，嫌気性菌感染が疑われた場合にのみ，投与することが望ましい．

抗菌薬を処方どおりに服用しない患者も多い．医師は，患者が処方された薬を飲んでいると嘘をつくかもしれないということを知っていなければならないと，ソクラテスは紀元前400年に警告している．

1日に服用する薬の数が増えるほど，患者のコンプライアンスが低下することを，多くの信頼できる研究データが示している．1日1回の処方薬服用では，患者のコンプライアンスは約80％である．しかし，1日2回となるとコンプライアンスは69％へと低下し，1日4回となるとさらに35％にまで低下する．患者のコンプライアンスを上げるためには，1日の服用回数が最も少なくて済む薬を処方すべきである．

例えばアモキシシリンやクリンダマイシンでは，ペニシリンのように1日4回ではなく，通常は1日3回服用とする．アジスロマイシンでは，エリスロマイシンのように1日4回ではなく1日1回とする．モキシフロキサシンは1日1回の服用である．つまり，抗菌作用，副作用，薬物相互作用，薬価など，さまざまな要素が同じであれば，服用回数が少なくて済むものを処方したほうがいいだろう．しかしながら，以下に述べるように，実際の抗菌薬は，副作用，薬物相互作用，薬価の面で著しく異なっている．

通常の歯性感染症では，細菌培養と感受性テストは対費用効果が低い．しかし場合によって歯科医師は，検体を培養と感受性テストに提出することを，真剣に考慮すべきである（Box13-3参照）．その第1の場合は，重篤な感染症が急激に発症し，急速に進行している場合である．この状況下で原因菌の同定が遅れた場合には，悲惨な結果となる可能性がある．第2は術後感染である．手術時には感染徴候がなく，3～4日後に感染が起こった場合，その感染は常在細菌によるものではない可能性が大きい．原因菌の早期同定は適時かつ適切な抗菌薬の投与を可能にし，治癒を促進する．第3のケースは，治癒傾向を示さない感染である．この状況下においては，臨床医は培養と感受性テストの検体を得るために，あらゆる努力をして膿または組織液を採取すべきである．第4のケースは，感染が再発した場合である．最初の感染が治癒して2日～2週間後に次の感染が発症した場合，以前に使用した抗菌薬に対する耐性菌が原因である可能性が高い．第5は，宿主防御能が低下している患者の場合である．免疫能の低下した患者では，珍しい病原体が潜伏している傾向があり，培養と感受性テストで同定できることがある．

近い将来，旧来の培養と感受性テストは，分子生物学的手法にとって代わられるだろう．細菌は死んでもそのDNAや

Box 13-6

歯性感染症に有効な経口抗菌薬

- ペニシリン
- アモキシシリン
- クリンダマイシン
- アジスロマイシン
- メトロニダゾール
- モキシフロキサシン

RNAをPCR法で増幅することによって，遺伝物質から同定することも可能である．未知の検体の核酸の単鎖と，既知の種における核酸の単鎖とをハイブリダイズすることにより，感染細菌を同定することができる．この方法により，かつてその存在が疑われるだけであった多数の培養不可能な細菌が，歯性感染症に関連していることが明らかになりつつある．将来は，これらの方法により抗菌薬耐性遺伝子も直接検出できるようになり，その結果，感染菌の同定や抗菌薬感受性パターンの速やかな診断が可能になるだろう．

3) 抗菌スペクトルが最も狭い抗菌薬の使用

抗菌薬を患者に投与すると，その抗菌薬に感受性の高い細菌が死滅する．抗菌薬の抗菌スペクトルが狭ければ，狭い範囲の細菌のみが死滅する．例えば，ペニシリンはレンサ球菌と口腔内に存在する嫌気性菌を死滅させることができるが，皮膚のブドウ球菌に対しては効果が弱く，腸内細菌にはほとんど効果がない．結果として，ペニシリンは腸内細菌にはほとんどあるいはまったく効果がなく，細菌が耐性を獲得する可能性は少ない．対照的に，アモキシシリン／クラブラン酸カリウム（オーグメンチン）は広域スペクトル抗菌薬であり，レンサ球菌や口腔内の嫌気性菌ばかりではなく，さまざまなブドウ球菌や腸内グラム陰性桿菌の発育をも阻止する．そのためこれを投与した場合，宿主の常在細菌叢の変化や耐性菌の過剰増殖による問題が生じることがある．さらに，広域スペクトル抗菌薬は他の多くの細菌にも耐性獲得の機会を与えることになり，患者からその家族，同僚，さらに地域社会にも伝播する危険性がある．

米国歯科医師会（American Dental Association: ADA）の学術委員会は，これまでの学術文献をもとにガイドラインを発表しており，それによれば，単純な感染症に対しては狭域スペクトルの抗菌薬のみを使用することが推奨されている．狭域スペクトルおよび広域スペクトルの抗菌薬の一覧をBox13-7に示した．ADAのガイドラインでは触れられていないが，複雑な感染症の場合には，広域スペクトル抗菌薬を使用してさしつかえない．ここでいう単純な歯性感染症には，免疫能の十分ある患者における歯槽部あるいは口腔前庭に限局する感染症で，初回治療を行う場合などが含まれる．一方，複雑な感染症には，歯槽部や口腔前庭を越えて拡大した感染症，あるいは以前治療が奏効しなかったり，免疫不全状態の患者における感染症などが含まれる（Box13-8）．

以上をまとめると，原因菌に感受性のある狭域スペクトルの抗菌薬は広域スペクトル抗菌薬と同じくらい効果的であり，さらに宿主の正常細菌叢を混乱させたり，耐性菌の出現を助長することがないという利点を有している．

Box 13-7

狭域および広域スペクトル抗菌薬

単純な歯性感染症に有効な狭域スペクトル抗菌薬
- ペニシリン
- クリンダマイシン
- メトロニダゾール

複雑な歯性感染症に有効な広域スペクトル抗菌薬
- アモキシシリン
- アモキシシリン／クラブラン酸カリウム（とくに上顎洞の感染）
- アジスロマイシン
- テトラサイクリン
- モキシフロキサシン

Box 13-8

単純な歯性感染症と複雑な歯性感染症

単純な歯性感染症
- 歯槽部と口腔前庭に限局した腫脹
- 初回治療
- 免疫能低下のない患者

複雑な歯性感染症
- 口腔前庭を越えた腫脹
- 初回治療の失敗
- 免疫能低下のある患者

4) 毒性と副作用の少ない抗菌薬の使用

多くの抗菌薬には，その使用に制限をもたらすさまざまな毒性と副作用がある．このような毒性と副作用は，軽度のものから実際の臨床には使用できないほど高度なものまで，さまざまである．古くから歯性感染症に対して使用されている抗菌薬は，驚くほど毒性に関する問題が少ない．これに対して新しく開発された抗菌薬には，強い毒性や薬物相互作用を有しているものがある．このことから臨床医は，自分が処方する薬物の毒性，副作用，他の薬物との相互作用について，十分に理解しておくことがますます必要となってきている．

アレルギーはペニシリンの主要な副作用である．全人口の約2〜3％がペニシリンアレルギーを有している．ペニシリンで蕁麻疹，かゆみ，喘鳴などの反応のあった患者に対しては，再度ペニシリンを投与してはならない．歯科医師が通常使用する量では，ペニシリンにはその他の大きな副作用や毒性はない．

同様に，アジスロマイシンやクリンダマイシンも，毒性や副作用が低い．クリンダマイシンでは，偽膜性大腸炎とよばれる重篤な下痢を引き起こすことがある．アンピシリンや経口セファロスポリンのようないくつかの薬物にも，同様の副

作用がある。しかし，クリンダマイシンなどの抗菌薬の場合には，通常この問題は，全身状態が悪く衰弱している患者に限られており，その他の患者に起こることはまれである。抗菌薬により嫌気性腸内細菌叢が乱れると，耐性のある *Clostridium difficile* の過剰増殖を招き，この細菌が産生する毒素により腸管壁が傷害され，大腸炎が発症する。クリンダマイシンやアモキシシリン，セファロスポリン系抗菌薬を服用する患者には，大量の水様性下痢が生じる可能性を説明し，下痢が生じた場合には，処方した歯科医師に連絡するよう指示しておくことが必要である。

ニューマクロライド系抗菌薬の1つであるアジスロマイシンは，その効果，低毒性，薬物相互作用の少なさから，非常によい抗菌薬といえる。エリスロマイシンはもはや口腔内細菌に対して有効とはいえず，クラリスロマイシンと同様に，肝ミクロソーム酵素系を介した薬物相互作用の原因となりうる。

新しく開発されたフルオロキノロン系抗菌薬であるモキシフロキサシンは，この系のこれまでの薬物より口腔病原菌に対してはるかに効果的である。しかし，この薬物には筋力低下，精神混濁，よく使用されている心血管系薬物との重大な薬物相互作用など，強い毒性を有している。また，モキシフロキサシンは小児，妊婦に対しては投与禁忌であり，高価でもある。モキシフロキサシンは，他の薬物が無効な難治性感染症に対して専門医が使用することから，安易な使用を控えておくべき抗菌薬であるといえる。

セファレキシン，セファドロキシルなどの経口セファロスポリン系抗菌薬は，歯性感染症に対してはほとんど効果がなく，毒性がきわめて少ないにもかかわらず，歯性感染症に対しては使用されなくなっている。セファロスポリンには，ペニシリンと同様にアレルギーを起こす可能性がある。ペニシリンアレルギーのある患者は，セファロスポリンに対してもアレルギー反応を起こすことがあるため，処方の際には注意を要する。ペニシリンでアナフィラキシー反応を起こしたことのある患者には，生命にかかわる事故が再発する危険性があるため，セファロスポリンを処方してはならない。

セファロスポリンと同様にテトラサイクリンは，例えば歯周ポケット内に注入するなど，局所的に高濃度で用いる場合を除けば，歯性感染症に有用な抗菌薬とはみなされていない。テトラサイクリンは，ほとんどの患者に軽度の毒性（例：悪心，腹痛，下痢などの一般的な胃腸症状）を有している。またこの薬物の使用中に光線過敏症を示す患者がいるため，強い太陽光線を浴びないように注意しておくことも必要である。さらに，テトラサイクリンが妊娠中や歯の発育期（12歳以下）にある患者に投与されると，歯の変色をきたすことがある。この変色は，カルシウムに対するテトラサイクリンのキレート作用によるもので，発育中の歯にテトラサイクリンが取り込まれた結果である。

メトロニダゾールの毒性は弱く，典型的な胃腸症状程度である。この薬物はジスルフィラム作用もあり，服用中に飲酒をすると，突然の激しい腹痛と嘔吐をきたすことがある。

5）殺菌性抗菌薬の使用（利用できる場合）

抗菌薬には，細菌を死滅させる殺菌的抗菌薬と，増殖を阻害する静菌的抗菌薬の2つがある。殺菌的抗菌薬は，増殖している細菌の細胞壁合成を阻害する。その結果，細胞壁が不完全となり，細胞質と外部環境との間の浸透圧差に耐えられずに，細菌は破裂する。この種の抗菌薬は，実際に細菌を殺すことができるため，宿主の白血球，補体，抗体はあまり大きな役割を果たす必要がない。

静菌的抗菌薬は，細菌の繁殖と成長を阻害する。細菌の繁殖を遅らせることにより，宿主防御反応が感染部位に動員され，細菌を貪食し殺すことが可能となる。静菌的抗菌薬には，ある程度正常な宿主防御能が必要である。宿主防御機構が障害されている患者に対しては，このタイプの抗菌薬使用は控えるべきである。

宿主防御能の低下した患者に対しては，殺菌的抗菌薬を選択するべきである。例えば，癌化学療法を受けている患者に対しては，静菌的抗菌薬であるアジスロマイシンより，殺菌的抗菌薬であるペニシリンのほうが望ましい。

6）抗菌薬の薬価への配慮

抗菌薬の薬価には大きな差がある。新薬は高価になりがちであるが，いろいろな製薬会社により作られている歴史のある医薬品は安価である。ジェネリック薬品も安価であるが，新薬に対してジェネリック医薬品を処方することはできない。他の条件が同じならば，より安価な抗菌薬を処方すべきである。

7）まとめ

歯槽部を越えて拡大した感染症を治療したり，あるいは歯科治療によって引き起こされる菌血症に伴う心内膜炎や，埋め込み式医療器具の感染を予防するためには，抗菌薬を使用すべきである。感染症に罹患した多くの患者では，外科処置が基本的な治療法であり，抗菌薬治療は補助的な役割を担う。抗菌薬は，歯槽部を越えて進行した感染症，宿主防御機構に問題のある患者にはとくに重要となる。単純な歯性感染症の原因菌はよく知られており，通常は患者ごとの違いもないことから，狭域スペクトル抗菌薬を用いた経験的治療が望ましい。歯性感染症に対して選択すべき抗菌薬は，依然としてペニシリンである。複数の前向き研究で，ペニシリンは他の抗

菌薬と同様に有効であることが示されてきた。ペニシリンは，歯性感染症の原因菌であるレンサ球菌と口腔嫌気性菌に有効な狭域スペクトル抗菌薬で，毒性が低く，安価である。

Prevotella 株の約25％はペニシリン耐性であるが，適切な外科処置と組み合わせることにより，ペニシリンでほとんどが治癒する。アモキシシリンやアモキシシリン／クラブラン酸カリウム（オーグメンチン）は広域スペクトル抗菌薬で，複雑な感染症治療のために安易な使用を控えるべき抗菌薬である。米国心臓病学会（American Heart Association: AHA）および米国整形外科学会（American Academy of Orthopaedic Surgeons: AAOS）により合同で出されたADAの公式ガイドラインによれば，アモキシシリンは心内膜炎と人工関節置換術後の晩期感染の予防のために使用できる。代わりとなりうる抗菌薬はアジスロマイシンで，ペニシリンアレルギーのある患者に対して有用である。クリンダマイシンもまた，ペニシリンアレルギーのある患者に対して有用な代用薬であり，耐性嫌気性菌の感染が疑われるような場合には有用である。とくに嫌気性菌感染が強く疑われる場合にはメトロニダゾールが有効であり，通性および好気性菌に対して殺菌的作用を有する他の薬物と併用されることもある。耐性菌の発生を抑える必要性，毒性，薬物相互作用の観点から，モキシフロキサシンの使用は，重篤な感染に対して専門医が使用する場合に限定されるべきである。

7. 原則7：適切な抗菌薬投与

抗菌薬を患者に投与する際には，適切な用量と適切な間隔で投与する必要性がある。通常，それぞれの抗菌薬の適切な投与量，投与方法が製薬会社により推奨されている。感受性のある細菌を殺すのに十分であり，かつ毒性を発揮しないような抗菌薬の血中濃度が適切である。薬物の最高血中濃度は，感染細菌の最小発育阻止濃度（minimal inhibitory concentration: MIC）の少なくとも4～5倍が必要である。

急性症状が落ち着いてくると，抗菌薬を服用しなくなる患者がいることについて注意すべきであり，処方されて4～5日後には，ほとんど服用しなくなる患者もいる。最もコンプライアンスの高い抗菌薬は，1日1回で4～5日服用すればよい薬物である。ある研究によると，歯性感染症に対する適切な外科処置を組み合わせたペニシリンの4日間処方は，抗菌薬のみ7日間処方した場合に匹敵すると報告されている。

臨床的な経過観察で速やかな改善がみられない感染症の場合には，抗菌薬の追加投与が必要なこともある。臨床医は患者に対して，処方した薬はすべて服用する必要があることを説明しておかなければならない。何らかの理由により抗菌薬の服用が早期に中止された場合には，すべての残薬は廃棄する必要がある。少量の未使用抗菌薬を，将来かかるかもしれない咽喉頭炎に備えて薬箱にとっておくような行為は，絶対にやめさせるべきである。抗菌薬の自己判断での使用は有用ではなく，個人の健康にとっても地域社会の健康にとっても有害である。

8. 原則8：頻回の患者評価

患者に外科処置を行い，抗菌薬を処方したならば，その治療への反応と副作用を確認するために，注意深く経過観察する必要がある。通常，患者には，初回処置から2日後に再受診させるが，ほとんどの場合このときには，症状は著明に改善を示している。治療が奏効していれば，腫脹と疼痛は劇的に軽減している。歯科医師は，ドレーンをこの時点で抜去すべきかどうかを決定するために，切開排膿創を注意深く確認しなければならない。体温，開口障害，腫脹，患者の主観的な改善感などの他の要素も評価すべきである。

治療に対する反応がない場合には，治療失敗の原因がどこにあるのかを注意深く調べる必要がある（Box 13-9）。多くの場合にみられる失敗の原因は，外科処置が不適切であったことである。抜歯の適応について原因菌を再評価したり，または初回の処置時には確認できなかった領域への感染拡大があれば，切開してドレナージを行う必要がある。このような患者に対しては，気道確保，さらなる外科処置，抗菌薬の経静脈的投与などを行うために，入院が必要になるかもしれない。

治療失敗の第2の理由は，宿主防御能の低下である。患者の既往歴を再確認し，さらに注意深く詳細な問診を行うべきである。免疫抑制をきたす疾患に加え，脱水，栄養不良，疼痛などの生理的予備力を減少させるような状態がないかを考慮し，必要ならばこれを改善する。

治療失敗の第3の理由は，異物の存在である。歯性感染症では起こりにくいことではあるが，歯科医師は病歴を注意深く聴取し，異物がないことを確認するために，根尖部のX線写真撮影を考慮することも必要である。歯科インプラント

Box 13-9

治療失敗の原因

- 不適切な外科処置
- 宿主防御能の低下
- 異物の存在
- 抗菌薬の問題
  - 患者のコンプライアンス
  - 組織移行性
  - 投与量の不足
  - 原因菌同定の誤り
  - 抗菌薬選択の誤り

が異物として感染源となる症例も増加している。インプラント表面の間隙や凹凸が，細菌が免疫から免れてしまう温床となるため，表面から細菌が完全に除去されるか，インプラントを除去するまで，感染源となり続ける可能性がある。

　最後に，患者へ投与した抗菌薬をめぐる問題がある。まず歯科医師は，患者が指示どおりに抗菌薬を服用したかを確認する。患者は処方箋どおり調剤を受け，その指示どおりに抗菌薬を服用しなければならないが，歯科医師の指示に厳密に従わない患者も多い。経済的理由により調剤を受けない患者もいるため，最も薬価の低い抗菌薬を用いたり，どのような処方であれば支払い可能かを率直に尋ねることも必要である。もう1つの考慮すべき問題は，抗菌薬が感染領域に到達しているかである。抗菌薬は，膿瘍腔内へは到達しにくい。感染領域へ抗菌薬が到達できないのは，不適切な外科処置やドレナージ，局所への血行不良，投与量が少なすぎて細菌に対して効果がない場合などである。抗菌薬をめぐるもう1つの問題は原因菌の診断の誤りである。最初の外科処置で細菌培養を行わなかったり，初期治療として外科処置を行わなかった場合，歯科医師は，細菌培養と感受性テストを行うための検体を採取すべきである。最後に，不正確な細菌学的診断あるいは口腔における耐性菌の増加により，誤った抗菌薬を処方する可能性がある。例えば*Prevotella*の25〜35%がペニシリン耐性ではあるが，ペニシリンを投与し，適切な外科処置がなされていれば，めったに感染が遷延することはない。しかし，適切な外科処置にもかかわらず難治性の軽度の感染が遷延している場合には，クリンダマイシンなどの嫌気性菌に有効な抗菌薬の処方が必要である。

　臨床医はまた，毒性反応や副作用に対して注意を払わなければならない。患者は悪心や腹痛を訴えることはあっても，水様性下痢を薬物に関連づけて認識できないこともある。予想される副作用を早期に発見するためには，具体的な問診が重要である。

　歯科医師は，二次感染あるいは菌交代症の可能性にも配慮する必要がある。最も遭遇しやすい二次感染は，口腔あるいは腟カンジダ症である。これは，抗菌薬で正常な口腔細菌叢が変化したことによる*Candida*の過剰増殖によって生じる。正常な口腔細菌叢の変化により他の二次感染も起こりうるが，通常の歯性感染症の管理上で起こることはまずない。

　最後に，感染症が治癒しても，歯科医師は再発の可能性を注意深く経過観察するべきである。再発は，不完全な治療によって起こりやすい。これにはさまざまな理由を挙げることができるが，例えば，患者が抗菌薬服用を早くやめてしまうような場合も，その1つである。また，ドレーンを早く除去したことにより切開創が閉鎖してしまい，感染症が再燃してしまうこともある。感染症が再発した場合には，外科処置と抗菌薬投与の再開を考慮すべきである。

感染予防の原則

　感染症の治療に抗菌薬を使用することは，広く受け入れられ，また十分に完成された治療技術である。これらの薬物は，患者が感染症を克服するうえで重要な役割を担う。これに対して，感染に対する抗菌薬の予防投与は，広く受け入れられているわけではない。本章では最後に，2つの特徴的な感染を予防するための抗菌薬使用について解説する。初めに術後の創感染を予防するための抗菌薬投与について，次に病巣感染の予防について解説する。

創感染予防の原則

　術後の創感染予防のための抗菌薬使用は，ある状況下においては有効かつ望ましい。一方，歯科や口腔顎面外科における予防的な抗菌薬の使用については，その有効性を示すエビデンスは少ない。しかし，抗菌薬の予防投与が術後の創感染や遠隔臓器への血行性感染の予防に有効であるとするならば，3つの明らかな利点があることになる。第1は，抗菌薬の予防投与により術後感染の頻度が減少し，それによって術後合併症が減少する可能性である。術後感染を起こすと，創の治癒と回復が遅れる。第2は，適切で効果的な抗菌薬の予防投与が，治療費用の軽減につながる可能性である。術後感染の頻度が減れば，歯科医師を再診したり追加の抗菌薬を購入したり，あるいは余分に仕事を休まなければならないという経済的負担を減らすことができる。第3は，予防的抗菌薬投与を適切に行えば，抗菌薬を治療に用いる場合よりも短期間の投与で済むため，社会全体での抗菌薬の総使用量を減らせる可能性がある。一方，抗菌薬が不適切に予防投与された場合には，その薬物の耐性菌による術後感染リスクを増す結果をもたらす。

　抗菌薬の予防投与の欠点としては，以下のことが挙げられる。第1に，宿主の細菌叢を変化させてしまうことである。生体には，宿主と共生関係にあるさまざまな細菌が生息している。抗菌薬が投与されればそれらの細菌のうちのいくつかが除去されてしまい，その結果，抗菌薬に耐性を示し，感染原因となりうる病原性の高い細菌の過剰増殖を許すことになる。第2は複数の研究により，1人の患者に抗菌薬を投与すると，その薬物に対する耐性菌が，患者の家族や地域社会へ拡大することが示されている点である。第3は，抗菌薬が患者に対して何ら利益をもたらさない場合があるということである。つまり，感染リスクがきわめて低い状況では，抗菌薬投与によって感染症の発症率を減少させることができないと

> **Box 13-10**
> **抗菌薬の予防投与の原則**
>
> - 高い感染リスク
> - 正しい狭域スペクトル抗菌薬の選択
> - 高い抗菌薬濃度
> - 外科処置前の標的組織内への抗菌薬移行
> - 有効な抗菌薬の短期間使用

> **Box 13-11**
> **術後感染に関係する因子**
>
> - 侵入した細菌数
> - 手術時間
> - 異物,インプラント,死腔の存在
> - 宿主の抵抗力

いう点である.第4は,抗菌薬の予防投与により,歯科医師の外科的テクニックや無菌操作が甘くなりがちになるということである.「抗菌薬を使っているから大丈夫だろう」という安易な考えで,愛護的な組織の取り扱いと無菌的な外科処置の原則を破るようなことは,あってはならない.第5に,抗菌薬の費用を考慮すべきである.1人の患者としては些細なコストであっても,多数の患者に対する多数の外科処置となると,コストは莫大なものとなる.最後に,薬物毒性については常に心にとめておかなければならない.すべての薬物は,患者を傷つける可能性を有している.歯科医師が使用するほとんどの抗菌薬は毒性が低いものの,毒性を発揮する可能性は常に存在する.予防的抗菌薬投与の原則をBox13-10にまとめた.

1. 原則1:明らかな感染リスクのある外科処置

感染リスクを減少させるために抗菌薬を予防投与するのは,感染の頻度が高く,予防投与で感染を減らすことのできる外科処置を行う場合である.厳密な手術原則に則った清潔な手術では通常,感染の発生は3%程度である.10%以上の感染率は許されず,感染を起こしやすい手術に際しては,抗菌薬の予防投与を考慮しなければならない.歯科医師が日常的に診療室で行う外科処置,すなわち健康な患者に対して行う診療室でのほとんどの処置には,抗菌薬の予防投与は不要である.抜歯術,小帯切除術,生検,小規模な歯槽堤形成術,骨隆起除去術などによる感染頻度はきわめて低いので,抗菌薬予防投与による利益はない.根尖周囲の感染,重篤な歯周病,多数歯抜歯の場合も同様である.

しかし,歯科医師が抗菌薬の予防投与を考慮しなければならないいくつかの外科的因子もある(Box13-11).まず,感染につながりやすい最も明白な因子は,感染が成立しうる十分量の細菌の侵入である.蜂窩織炎や膿瘍がすでに存在している急性感染症でなければ,口腔内での通常の外科手技では,感染の原因となるのに十分な量の細菌接種はめったに起こらない.第2の要因は,手術時間の長さである.病院での手術では,手術時間が4時間以上の場合,有意に術後感染の頻度が増す.抗菌薬使用を促す第3の因子は異物の挿入やその存

在で,最も一般的なものは歯科インプラントである.歯科インプラントのような異物を顎骨内に挿入する場合,抗菌薬投与が感染頻度を低下させる可能性があることを,多くのデータが示している.

最後に,患者に抗菌薬の予防投与をすべきかを決定する際に最も重要な因子は,患者に宿主防御能の低下があるのかということである.感染に対する自己防御能が低下している患者は,より重篤な感染症をきたす頻度が高いので,予防的に抗菌薬を投与すべきである.たとえ小手術であっても,癌化学療法や免疫抑制療法を受けている患者にはすべて,抗菌薬の予防投与をすべきである.臓器移植を受けた患者は免疫抑制療法を生涯続けることになるので,抗菌薬の予防投与を行うべきである.癌化学療法を受けている患者は,細胞毒性のある薬物を1年近く使用するため,化学療法終了から少なくとも1年間は,抗菌薬の予防投与を行うべきである.放射線療法を行った患者に対しても同様である.腎透析患者を含む腎不全末期の患者も免疫抑制状態にあり,口腔外科手術を行う際には抗菌薬の予防投与が必要である.しかし,最も免疫を抑制する状態になる疾患は糖尿病である.糖尿病患者における術後感染の頻度は,血糖値の上昇と直接関連している.糖尿病患者の血糖値レベルに基づく口腔外科的管理については,表13-4にまとめた.糖化ヘモグロビン,すなわちヘモグロビンA_{1c}は,過去1〜2か月間の糖尿病コントロール状態を示すよい指標となる.歯科インプラント埋入などの

表13-4
指先穿刺血糖測定を基準とした糖尿病患者の歯科治療

血糖値 (mg/dL)	歯科処置
85未満	ブドウ糖投与.待機的処置の延期
85〜200	ストレスの軽減.抜歯時の抗菌薬予防投与を考慮
200〜300	ストレスの軽減.抗菌薬予防投与.内科主治医への紹介
300〜400	待機的処置の中止.内科主治医または近くの病院の救命救急室への紹介
400以上	待機的処置の中止.近くの病院の救命救急室への搬送

複雑な口腔外科手術では，歯科医師は糖尿病のコントロール状態がヘモグロビンA_{1c} 8%以下の許容範囲内にあることを確認すべきである。米国糖尿病学会（American Diabetes Association）では推奨する治療目標を，ヘモグロビンA_{1c} 7%以下と定めている。歯科インプラント治療を差し控え，担当内科医と協力しあうことは，長期の良好な糖尿病コントロールのための患者の動機づけとなる。糖尿病患者への抗菌薬予防投与は有益ではあるが，術前の血糖コントロールが最も重要である。

2. 原則2：適切な抗菌薬の選択

口腔内の外科処置後の感染に対して予防的に投与される抗菌薬は，以下の基準により選択すべきである。第1は，感染原因として最も可能性の高い微生物に対して有効なものを選択することである。既述したとおり，通常は通性レンサ球菌が口腔感染症における最初の侵入微生物である。第2は，狭域スペクトルの抗菌薬を選択することである。

狭域スペクトルの抗菌薬を使用することにより，宿主細菌叢の変化という不利益を最小限に食い止めることができる。第3に，毒性の最も少ない抗菌薬を選択すべきである。最後に，殺菌性抗菌薬を使用すべきである。通常，歯科医院で予防投与を行うのは，宿主防御能の低下した患者に対してであり，抗菌薬が効果的に細菌を殺すことが重要である。

これら4つの基準を考慮すると，口腔外科処置前に予防投与する抗菌薬は，ペニシリンまたはアモキシシリンとなる。この2つの抗菌薬は原因菌（例：*Streptococcus*）に対して有効であり，狭域スペクトルで，毒性も低く，殺菌性である。ペニシリンアレルギーのある患者に対する最善の選択は，クリンダマイシンである。クリンダマイシンは，口腔レンサ球菌に十分に有効で狭域スペクトルであるが，静菌的である。予防投与のための経口抗菌薬での第3の選択肢は，アジスロマイシンである。アジスロマイシンは，通常の微生物に対してほぼ有効な抗菌薬で狭域スペクトルであるが，これもまた静菌的である。

3. 原則3：抗菌薬の高い血中濃度

予防的に抗菌薬が用いられる場合，血漿中の抗菌薬濃度は，治療的に用いる場合より高くなければならない。血漿中濃度のピークは，術野全体に十分な抗菌薬が拡散する程度の高濃度にならなければならない。通常推奨される予防投与での用量は，治療用量の少なくとも2倍必要であり，AHAによる感染性心内膜炎に対する推奨予防投与量は合理的である。すなわち，ペニシリンまたはアモキシシリンで2g，クリンダマイシンで600mg，アジスロマイシンで500mgである。

4. 原則4：抗菌薬の適切な投与時間

術後感染予防のために最も効果的な抗菌薬の投与時間は，手術開始前の2時間以内である。術前投与のタイミングは，投与ルートにより異なるが，手術開始時に抗菌薬が組織に吸収されていることが重要である。経口投与の場合には通常1時間前であるが，経静脈的投与の場合は手術開始間際でもかまわない。この原則は，多くの動物実験やヒトの臨床試験によって確立されている。術後の抗菌薬投与は，感染予防としての効果は著しく劣るか，あるいは効果がまったくない。術後2時間以上経過してからの抗菌薬予防投与は，創感染の危険性を増す可能性があることを示すエビデンスがある。

手術時間が延びて抗菌薬の追加投与が必要な場合には，術中の投与間隔は，通常の治療的投与間隔の半分に短縮すべきである。ペニシリンとクリンダマイシンでは，3時間ごとの投与となる。これによって血漿中濃度のピークが適切な高さに保たれ，組織液中の抗菌薬濃度が不適切な濃度に低下する時間帯がなくなることが確認されている。

5. 原則5：抗菌薬の短期間使用

抗菌薬の予防投与を有効なものとするためには，投与は術前に行い，術中の濃度も適切に保たなければならない。手術が終了してしまえば，持続的な抗菌薬の投与はほとんど意味がない。短い手術であるならば，術前1回の抗菌薬投与で十分である。抗菌薬予防投与の必要性を決定するのは手術時間という要素だけであることが，多くの動物実験やヒトの臨床データから示されている。創が閉鎖され，血餅が形成された後で，創や下部組織中に細菌が遊走してくる可能性はかなり低いので，追加の抗菌薬は不要である。

6. まとめ

術後感染を予防するために抗菌薬を投与することは有効と考えられており，これにより患者の疼痛，合併症，費用，抗菌薬の総使用量を抑えられる可能性がある。適切な抗菌薬の予防投与は，宿主の細菌叢を変化させることはほとんどない。健康人へのほとんどの歯科治療に際しては，抗菌薬の予防投与は不要である。長時間手術や，歯科インプラント埋入などの異物を挿入する手術を行う場合には，予防投与を考慮すべきである。コントロール不良な代謝性疾患や宿主防御能障害をきたす疾患を有する患者，あるいは免疫系を抑制する薬物を服用している患者に対しても，抗菌薬の予防投与を行うべきである。選択すべき抗菌薬は，原因微生物に対して有効な狭域スペクトルを有し，毒性がなく，かつ殺菌的に作用するものである。第1選択としては，ペニシリンが最善である。

抗菌薬を投与する場合には，治療的に使用される用量の2倍量を術前に使用する。手術時間が延びた場合には，治療的

に使用される場合の投与間隔の半分の間隔で使用すべきである。術中は高い血漿中濃度を維持しておくべきだが，術後の追加は不要である。

病巣感染予防の原則

　病巣感染とは，細菌の侵入門戸から身体的に離れた部位での感染と定義される。古くから最も広く理解されている例は感染性心内膜炎であり，抜歯の結果，循環血中に侵入した細菌により発症すると考えられている。抗菌薬投与により，遠隔部位で感染が成立する前に細菌を除去すれば，病巣感染のリスクを減らすことができる。

　病巣感染が成立するためには，いくつかの条件が揃うことが必要である（Box13-12）。第1の最も重要な条件は，感染しやすい部位が存在しなければならないことである。例えば感染性心内膜炎では，変形した心臓弁の粗造な内膜に疣贅が形成されるといったことである。

　次に，感染しやすい部位に細菌の定着が起こらなければならない。細菌の定着は菌血症の結果，口腔内細菌が感染しやすい部位に運ばれて生じる。しかし，例えば咀嚼やブラッシッングなどの日常生活のなかで何度も小さな菌血症が生じていることを考えると，おそらくこの定着プロセスには，侵入する菌の量が重要と考えられる。変形した心臓弁を通過する際に生じる血液の乱流により内膜が損傷され，血小板とフィブリンの沈着が起こり，非細菌性血栓性心内膜炎（nonbacterial thrombotic endocarditis: NBTE）が生じる。NBTEのフィブリンと血小板由来基質は，アドヘシンとよばれる細菌のタンパク質により認識される。ある種のブドウ球菌や，とくに *Streptococcus sanguis*, *Streptococcus mitis*, *Streptococcus oralis* などのレンサ球菌はアドヘシンを有しているため，感染性心内膜炎との関連が指摘されている。

　また，病巣感染の成立には，局所的な宿主防御能の減弱が必要となる。細菌がNBTEに取りつくと，フィブリンの薄い被膜や細菌自身が合成する細胞外基質により，白血球の貪食を免れるようになってしまい，バイオフィルムを形成することとなる。成熟した弁膜疣贅中の細菌の90%以上は代謝上不活性な状態なので，抗菌薬に対する感受性が低い。人工関節や歯科インプラントなどの異物表面のバイオフィルム中に生息する細菌は，白血球に容易に貪食されず，心内膜炎の場合と同様に，抗菌薬によって殺すことも容易ではない。

1. 感染性心内膜炎の予防

　歯科治療後の感染性心内膜炎（infectious endocarditis: IE）の予防のために抗菌薬投与を行う根拠は，以下のとおりである。すなわち，菌血症がIEの原因として示されていること，viridansグループのレンサ球菌が正常口腔細菌叢の一部であってIEで一般的に検出されること，歯科治療が *Streptococcus viridans* による菌血症の原因となりうること，歯科治療に継発したIEの多くの症例報告があること，*S. viridans* がIE予防のために推奨されている抗菌薬に感受性があること，動物実験で抗菌薬の予防投与により *S. viridans* による心内膜炎を予防できること，個々の患者での抗菌薬による重篤な副作用のリスクは低いがIEによる合併症の発現頻度や致死率は高いこと，などである。IEを発症すると，患者は入院のうえ，大量の抗菌薬の静脈内投与を長期にわたって受けなければならない。心臓弁を人工弁に外科的に置換しなければならない場合も多い。細菌性心内膜炎の初期の治癒率は100%に近づきつつあるが，再発症例では5年生存率は約60%である。

　ただし近年，ヒトのIEに対する抗菌薬予防投与については，疑問が投げかけられている。抗菌薬投与では，歯科治療後の菌血症を必ずしも防ぐことができない。また，咀嚼や歯磨き，あるいは他の日常行動による菌血症のほうが，歯科治療による菌血症よりはるかに頻度が高いという事実もある。歯科治療に際して抗菌薬を適切に予防投与しても，心内膜炎が発症することが示されている。IEのほんの一部が歯科治療に起因するに過ぎないうえ，歯科治療時の抗菌薬予防投与がたとえ100%有効だったとしても，IEを完全に防ぐことはできないのである。

　AHAでは1960年以来，歯科治療後のIE予防を公式に勧告してきた。最新の公式勧告は2007年の5月に発表された。歯科医師は，AHAとADAから改編・発表された勧告に，精通しておく必要がある。新しいガイドラインでは，歯科治療によって発生するIEは非常に少なく，抗菌薬の予防投与で防ぐことができることが示されている。新たな焦点は，IE発症リスクの高い患者における適切な口腔の健康の確立と維持におかれている。

　新しいガイドラインでは，心内膜炎の既往のある患者，人工弁置換が行われている患者，治療不十分なチアノーゼ性先天性心疾患，弁膜症による心臓移植患者など心内膜炎のハイリスク患者に対してのみ，予防投与が推奨されている。これにより，予防投与の適応となる歯科疾患患者は著しく減少

Box 13-12

病巣感染の要件

- 遠隔の易感染性部位
- 血行性の細菌播種
- 局所防御能の減弱

すると考えられる。心内膜炎のリスクが高い状態の一覧を，Box13-13に示す。

最近では，歯科治療が原因で起こる菌血症の規模とIEの頻度とは，必ずしも相関しないことが示されている。そのため新しいガイドラインでは，抗菌薬を予防投与すべき歯科治療に関する記載は，「歯肉や根尖部を扱うか，口腔粘膜を貫通するすべての歯科治療」と単純化されている（Box13-14）。健全な組織に対する通常の局所麻酔注射，歯科X線写真の撮影，可撤性義歯や矯正装置の装着，矯正装置の調整，矯正用ブラケットの装着，乳歯の自然脱落，外傷による口唇や口腔粘膜の出血などには，予防投与は不要である（Box13-15）。

処置開始30分〜1時間前にアモキシシリン2gを経口投与することで，ほとんどの状況における細菌性心内膜炎の予防を達成できる（表13-5）。アモキシシリンは腸管からの吸収がよく，血漿中の濃度を持続的に高く保てるので，予防投与のために選択すべき抗菌薬である。アモキシシリンは，歯科治療後に起こるIEの原因として最も一般的な*viridans*グループレンサ球菌に対して，有効な殺菌作用を有している。

ペニシリンに対してアレルギーのある患者には，2つの代替薬が推奨されている。第1の代替薬はクリンダマイシンで，

Box 13-13
感染リスクが高く，歯科治療時の心内膜炎予防が推奨される心臓の状態

- 人工心臓弁
- 感染性心内膜炎の既往
- 先天性心疾患（congenital heart disease: CHD）*
  - 姑息的シャント術を含む，治療不完全なチアノーゼ性CHD
  - 外科的治療あるいはカテーテル治療によって最近6か月以内に治療されたCHD**
  - 人工パッチや装置で修復されたが，その部位あるいは隣接部位に欠陥が後遺したCHD
- 心臓弁膜症を有する心臓移植患者

*上記以外のいかなるタイプのCHDでも，抗菌薬の予防投与は推奨されていない。
**人工材料の内膜化は術後6か月を要するので，予防投与が推奨される。

Box 13-14
Box13-13の患者において心内膜炎予防が推奨される歯科処置

歯肉組織，根尖周囲，口腔粘膜を貫通するあらゆる歯科処置

抗菌薬予防投与が不要な処置・事象は以下のとおり。正常組織のみを貫通する通常の局所麻酔注射。歯科X線写真の撮影。可撤性義歯や矯正装置の装着。矯正装置の調整。矯正用ブラケットの装着。乳歯の自然脱落。外傷による口唇や口腔粘膜からの出血

Box 13-15
心内膜炎予防の必要のない歯科処置

- 保存修復治療
- 通常の局所麻酔注射
- 根管治療とラバーダム装着
- 抜糸
- 可撤装置の装着
- 印象採得
- 歯科X線写真の撮影
- フッ化物塗布
- 矯正装置の調整
- 乳歯の自然脱落

外科処置の1時間前に600mgの経口投与を行う。ペニシリンに対するアレルギーが軽度であるかアナフィラキシータイプのものでなければ，セファレキシンなどの第1世代セファロスポリンの処方も可能である。エリスロマイシンはもはや推奨されていないが，アジスロマイシンやクラリスロマイシンなどの新しいマクロライド系抗菌薬は，代替薬として使用可能である。患者が経口摂取できない場合は，非経口投与を行う。

小児患者に対しては，薬物投与量を減らす必要がある。小児への適切な投与量に関する指針も勧告には含まれている（表13-5）。

細菌性心内膜炎のリスクのある患者では，リウマチ熱の再発を予防するためにペニシリンを毎日服用していたり，何か他の理由ですでに抗菌薬を服用している場合がある。このような患者では，レンサ球菌がペニシリンに，ある程度の耐性を有していることがある。このような状況では，心内膜炎の予防のために，クリンダマイシン，アジスロマイシン，クラリスロマイシンの使用が推奨されている。セファロスポリンの使用は，ペニシリンとの交差耐性の可能性があるので避けるべきである。可能であれば，抗菌薬投与終了後から10日以上処置を延期することが望ましく，これにより正常に近い細菌叢を再確立することができる。

抗菌薬の予防投与が必要な歯科治療を継続的に必要とする患者では，10日以上の間隔をあけて予約することが必要である。間隔をあける理由は，抗菌薬を数日間以上連続投与することにより耐性菌の出現が助長され，抗菌薬の予防投与が無効になりやすくなるためである。10日以上抗菌薬を使用しない期間を設けることによって，抗菌薬に感受性のある菌が口腔細菌叢中に再び生息するようになる。一方，数か月間抗菌薬を使い続けると，抗菌薬に対する耐性レベルが元に戻らなくなることが示されている。このことから，できるだけ通院回数は最小限に抑えるべきである。

表13-5
細菌性心内膜炎予防のための抗菌薬投与レジメン

状況	抗菌薬	レジメン（投与量など）	処置の30～60分前
		成人	小児*
経口的	アモキシシリン	2g	50mg/kg
経静脈的	アンピシリン	2g 筋注または静注	50mg/kg 筋注または静注
	セファゾリン／セフトリアキソン**	1g 筋注または静注	50mg/kg 筋注または静注
ペニシリンアレルギー，経口的	セファレキシン**	2g	50mg/kg
	クリンダマイシン	600mg	20mg/kg
	アジスロマイシン／クラリスロマイシン	500mg	15mg/kg
ペニシリンアレルギー，経静脈的	セファゾリン／セフトリアキソン**	1g 筋注または静注	50mg/kg 筋注または静注
	クリンダマイシン	600mg 筋注または静注	20mg/kg 筋注または静注

*小児の総投与量は成人投与量を超えてはならない。
**ペニシリンに対する即時型過敏反応を有する患者にセファロスポリン系抗菌薬を使用してはならない。

しばしば，心内膜炎のリスクのある患者の歯科治療中に予期せぬ出血をきたす場合や，歯科治療開始前に抗菌薬の予防投与が必要なことを患者が歯科医師に申し出ない場合なども起こりうる。このような場合においては，できるだけ速やかに適切な抗菌薬の予防投与を開始すべきで，これは処置後2時間以内に行う必要がある。菌血症発生後4時間以上経過してから予防投与を行っても，その効果は限定的である。

IEのリスクのある患者は，専門家による定期的な管理を通して，良好な口腔衛生状態を維持するための包括的な予防プログラムを受けるべきである。効果的な予防プログラムを確立するためには，専門家による特別な管理が必要で，歯と歯周組織の初期病変の治療もあわせて行う必要がある。外科的処置が必要な場合には，クロルヘキシジンなどの消毒薬で術前に含嗽を行ってもよい[†2]。消毒薬による術前の含嗽は，抗菌薬予防投与の代わりとはならないが，菌血症の程度（血流中に入り込む細菌数）を少なくできることが示されている。

最後に，感染性心内膜炎予防のためにいかなる適切な手段をとったとしても，確実な予防は不可能であることを理解しておくことも重要である。患者には適切な説明を行い，発熱や倦怠感といった感染性心内膜炎を疑う症状が出た場合には，歯科医師か内科主治医を受診するよう伝えておく必要がある。

心臓の人工弁周囲の組織に感染が起こると，人工弁心内膜炎が発症する。この疾患の原因菌は，本来の弁に生じる典型的な心内膜炎の原因菌と同じである。人工弁心内膜炎では，弁のゆるみが致死的となりうることから，通常の心内膜炎に比べてはるかに重篤である。人工弁心内膜炎患者の1年生存率は，約50％である。AHAは，現在の歯科における標準的な心内膜炎予防レジメンが，ほとんどの人工弁置換術後患者に対しても有効であることを認めている。

2. その他の心血管系疾患患者における予防

他の心血管系疾患においても，病巣感染予防のために抗菌薬の予防投与を考慮することが必要である。冠動脈バイパス移植術（coronary artery bypass grafting: CABG）では，冠動脈は血管移植により再建される。CABGは病巣感染をきたしやすい疾患ではないので，歯科治療開始前の抗菌薬予防投与は不要である。

経静脈的ペースメーカーを使用している患者には胸部に，上大静脈を経由して右心房に入る細いワイヤーとともに電池が埋め込まれている。このような患者に対しても，歯科治療に際しては通常，抗菌薬の予防投与は不要である。同様に，ステント使用の有無にかかわらず冠動脈形成術もまた，心内膜炎予防の適応ではない。しかし，患者の主治医に照会，確認はすべきである。

腎透析を受けている患者では，血管確保を容易にするため，前腕部に動静脈シャントが設置されている場合が多い。菌血症になると，このようなシャントに病巣感染が起こりうる。歯科医師は患者の腎臓病主治医か腎透析チームに照会し，最良の管理法を相談すべきである。

水頭症患者では，脳室心房シャントによる減圧治療が行われている可能性がある。このようなシャントは，弁膜の機能障害を誘発する可能性があるため，抗菌薬の予防投与が必要

訳注
[†2]: アナフィラキシーショックの報告があるため，わが国においてはクロルヘキシジンの粘膜（口腔，腟，膀胱など）への使用は禁忌となっている。

となる場合がある。患者の脳神経外科主治医と相談することが望ましい。

重篤なアテローム性動脈硬化性疾患患者や，人工血管で動脈の一部を置換されている患者については，歯科治療による病巣感染のリスクは認められない。このことから AHA は，冠動脈ステントや大静脈フィルターなどの人工弁以外の心臓血管医療器具使用患者に対しては，抗菌薬の予防投与を推奨していない。口腔やその他の部位に生じた膿瘍に対して切開排膿処置を行う場合は，抗菌薬の予防投与が必要である。

3. 関節全置換患者の感染予防

人工関節による関節全置換術を受けた患者では，菌血症による感染のリスクがある。このような晩発性の人工関節の感染は，関節が失われる結果が予想されることから，重篤な合併症といえる。これまでは抜歯による菌血症が，このような状態を引き起こす可能性が指摘されてきたが，最近の文献によれば，歯科治療による菌血症からは，人工関節の感染は起こりそうにないことが示唆されている。抜歯後の菌血症は一過性で，人工関節やその周囲組織が感染するほどの長い時間，細菌に曝されることはないようである。

人工関節への血行性感染は，慢性的な菌血症をもたらすような慢性感染巣に起因するとみられている。これらの感染源は典型的には泌尿生殖器，胃腸，肺，皮膚であるが，歯性感染症もまた，関節の感染を引き起こすのに十分な菌血症の原因となりうる。整形外科において使用されるピン，プレート，スクリューなどを装着している患者への抗菌薬の予防投与は不要である。

2003 年 7 月に，ADA と AAOS は，関節全置換術後患者の管理に関する新たな勧告を合同で発表した。それによると，ほとんどの人工関節を有する患者においては，歯科における外科処置は関節への感染リスクとはならない。一方，ガイドラインでは，潜在的に感染に対するリスクの高い状態についても記載されており（Box13-16），関節の感染を引き起こしやすく，予防投与が必要とされる処置についても述べられている（Box13-17）。この勧告では，易感染性の患者に対して抗菌薬の予防投与が必要な処置を行う場合の抗菌薬処方レジメンが推奨されている（表 13-6）。とはいえ改訂されたガイドラインが，「抗菌薬の予防投与が適切であるかどうかの決定は，臨床医自身が適切に判断しなければならない」と締めくくられていることには，十分に留意すべきである。

歯科医師が人工関節への感染予防のために抗菌薬投与を決定した場合，推奨される抗菌薬は，第 1 世代のセファロスポリンとアモキシシリンである。ペニシリンアレルギーの患者に対しては，クリンダマイシンが推奨される。感染性心内膜炎の場合と同様に，術前の単回投与のみで十分であり，追加投与は不要である。患者が抗菌薬を内服できない場合には，

Box 13-16

人工関節への感染リスクとなる状況

- 2 年以内に設置した人工関節
- 関節リウマチ
- 全身性紅斑性狼瘡
- インスリン依存型糖尿病
- 人工関節感染の既往
- 先天的または後天的な免疫抑制性疾患
- 栄養不良
- 血友病

Box 13-17

人工関節の感染予防が適応となる処置

- 抜歯
- スケーリングとルートプレーニングを含む歯周処置
- デンタルインプラントの埋入と脱臼歯の再植
- 根尖周囲に及ぶ歯内療法
- 矯正用ブラケット以外の矯正用バンドの初回装着
- 歯根膜腔内への局所麻酔
- 出血が予想される歯科的予防処置
- 歯肉下組織への抗菌薬含有線維や細片の挿入

表 13-6

関節全置換術後患者の感染予防のための抗菌薬投与レジメン

レジメン	薬物	用量
標準的な経口抗菌薬による予防	アモキシシリン，セファレキシン，セフラジン	術前 1 時間に 2 g 内服
ペニシリンアレルギーがある場合の経口抗菌薬による予防	クリンダマイシン	術前 1 時間に 600 mg 内服
経静脈的予防	セファゾリン	術前 1 時間に 1 g 静注
	または	
	アンピシリン	術前 1 時間に 2 g 静注
ペニシリンアレルギーがある場合の経静脈的投与による予防	クリンダマイシン	術前 1 時間に 600 mg 静注

13章 ● 歯性感染症の管理と予防の原則

Box 13-18

抗菌薬経静脈的投与の適応

- 全身麻酔中あるいは経口摂取が禁じられている患者
- 薬物の経口投与不能状態
- 感染性心内膜炎の既往を有するようなハイリスク患者

経静脈的投与を考慮する（Box13-18）。

関節全置換術を受けた患者で歯性感染症に対する治療が必要な場合は，人工関節への細菌の定着を防ぐために，強力な治療を行わなければならない。強力な治療とはすなわち，抜歯，切開排膿，経静脈的な殺菌性抗菌薬の大量投与などである。人工関節に感染が生じた場合，どの細菌が原因菌で，どの抗菌薬に感受性があるのかを知るために，細菌培養と感受性テストを行う。抗菌薬予防投与の必要性に関して，歯科医師，患者，主治医との間で意見の相違があった場合には，すべての関連事項や科学的データに照らして，合意に至るまで三者間で十分なコミュニケーションをとることが必要である。最終的には，歯科医師に治療法の決定に際しての責任があり，患者に対して最善とは思われない治療を行うべきではない。

文献

1. Flynn TR, Shanti RM, Levy M et al: Severe odobtogenic infections, part one: Prospective report, J Oral Maxillofac Surg 64:1093-1103, 2006.
2. ADA Council on Scientific Affairs: Combating antibiotic resistance, JADA 135:484-487, 2004.
3. American Dental Association, American Academy of Orthopaedic Surgeons: Antibiotic prophylaxis dental patients with total joint replacements, J Am Dent Assoc 134:895-899, 2003.
4. Brook I, Frazier EH, Gher ME: Aerobic and anaerobic microbiology of periapical abscess, Oral Microbiol Immunol 6:123-125, 1991.
5. Chow AW, Roser SM, Brady FA: Orofacial odontogenic infections, Ann Intern Med 88:392, 1978.
6. Conover MA, Kaban LB, Mulliken JB: Antibiotic prophylaxis for major maxillocraniofacial surgery, J Oral Maxillofac Surg 43:865, 1985.
7. Conover MA, Kaban LB, Mulliken JB: Antibiotic prophylaxis for major maxillofacial surgery: one-day vs five-day therapy, Otolaryngology 95: 554, 1986.
8. Dajani AS, Taubert KA, Wilson W et al: Prevention of bacterial endocarditis: recommendations by the American Heart Association, JAMA 277:1794-1801, 1997.
9. Doern GV, Ferraro MJ, Brueggemann AB, Ruoff KL: Emergence of high rates of antimicrobial resistance among viridans group streptococci in the United States, Antimicrob Agents Chemother 40:891-894, 1996.
10. Fazakerley MW, McGowan P, Hardy P, Martin MV: A comparative study of cephradine, amoxycillin and phenoxymethylpenicillin in the treatment of acute dentoalveolar infection, Br Dent J 174:359-363, 1993 (see comments).
11. Field EA, Martin MV: Prophylactic antibiotics for patients with artificial joints undergoing oral and dental surgery: necessary or not? Br J Oral Maxillofac Surg 29:341-346, 1991.
12. Flynn TR, Halpern LR: Antibiotic selection in head and neck infections, Oral Maxillofac Surg Clin North Am 15:17-38, 2003.
13. Flynn TR, Shanti RM, Hayes C: Severe odontogenic infections, part two: prospective outcomes study, J Oral Maxillofac Surg 64:1104-1113, 2006.
14. Fouad AF, Rivera EM, Walton RE: Penicillin as a supplement in resolving the localized acute apical abscess, Oral Surg Oral Med Oral Pathol Oral Radiol Endod 81:590-595, 1996.
15. Gilmore WC, Jacobus NV, Gorbach SL et al: A prospective double-blind evaluation of penicillin versus clindamycin in the treatment of odontogenic infections, J Oral Maxillofac Surg 46:1065-1070, 1988.
16. Heimdahl A, Nord CE: Treatment of orofacial infections of odontogenic origin, Scand J Infect Dis 46(suppl):101, 1985.
17. Heimdahl A, Von Konow L, Satoh T et al: Clinical appearance of orofacial infections of odontogenic origin in relation to microbiological findings, J Clin Microbiol 22:299, 1985.
18. Jacobson JJ, Schweitzer SO, Kowalski CJ: Chemoprophylaxis of prosthetic joint patients during dental treatment: a decision-utility analysis, Oral Surg Oral Med Oral Pathol 72:167, 1991.
19. Kaye D: Prophylaxis for infective endocarditis: an update, Ann Intern Med 104:419, 1986.
20. Kim Y, Flynn TR, Donoff RB et al: The gene: the polymerase chain reaction and its clinical application, J Oral Maxillofac Surg 60:808-815, 2002.
21. Kuriyama T, Absi EG, Williams DW, Lewis MA: An outcome audit of the treatment of acute dentoalveolar infection: impact of penicillin resistance, Br Dent J 198:759-763, 2005.
22. Kuriyama T, Karasawa T, Nakagawa K et al: Antimicrobial susceptibility of major pathogens of orofacial odontogenic infections to 11 beta-lactam antibiotics, Oral Microbiol Immunol 17(5):285-289, 2002.
23. Kuriyama T, Nakagawa K, Karasawa T et al: Past administration of beta-lactam antibiotics and increase in the emergence of beta-lactamase-producing bacteria in patients with orofacial odontogenic infections, Oral Surg Oral Med Oral Pathol Oral Radiol Endod 89:186-192, 2000.
24. Laskin DM: Anatomic considerations in diagnosis and treatment of odontogenic infections, J Am Dent Assoc 69:308, 1964.
25. Lewis MA, Carmichael F, MacFarlane TW, Milligan SG: A randomised trial of co-amoxiclav (Augmentin) versus penicillin V in the treatment of acute dentoalveolar abscess, Br Dent J 175:169-174, 1993.
26. Lewis MAO, MacFarlane TW, McGowan DA: Quantitative bacteriology of acute dento-alveolar abscesses, J Med Microbiol 2:101, 1986.
27. Lewis MAO, Parkhurst CL, Douglas CW et al: Prevalence of penicillin-resistant bacteria in acute suppurative oral infection, J Antimicrob Chemother 35:785-791, 1995.
28. Martin C, Karabouta I: Infection after orthognathic surgery, with and without preventative antibiotics, Int J Oral Surg 13:490, 1984.
29. Nager C, Murphy AA: Antibiotics and oral contraceptive pills,

Semin Reprod Endocrinol 7:220, 1989.
30. Pallasch TJ: Antibiotic prophylaxis: problems in paradise, Dent Clin North Am 47:665-679, 2003.
31. Paterson SA, Curzon MEJ: The effect of amoxicillin versus penicillin V in the treatment of acutely abscessed primary teeth, Br Dent J 174:443, 1993.
32. Peterson LJ: Antibiotic prophylaxis against wound infections in oral and maxillofacial surgery, J Oral Maxillofac Surg 48:617, 1990.
33. Peterson LJ: Microbiology of head and neck infections, Atlas Oral Maxillofac Surg Clin North Am 3:247, 1991.
34. Peterson LJ: Contemporary management of deep infections of the neck, J Oral Maxillofac Surg 51:226,1993.
35. Polk HC Jr, Simpson CJ, Simmons BP, Alexander JW: Guidelines for prevention of surgical wound infection, Arch Surg 118:1213-1217, 1983.
36. Sakamoto H, Kato H, Sato T, Sasaki J: Semiquantitative bacteriology of closed odontogenic abscesses, Bull Tokyo Dent Coll 39:103-107, 1998.
37. Sclar DA, Tartaglione TA, Fine MJ: Overview of issues related to medical compliance with implications for outpatient management of infectious disease, Infect Agents Dis 3:266, 1994.
38. Takai S, Kuriyama T, Yanagisawa et al: Incidence and bacteriology of bacteremia associated with various oral and maxillofacial surgical procedures, Oral Surg Oral Med Oral Pathol Oral Radiol Endod 99:292-298, 2005.
39. Wilson W, Taubert KA, Gewitz M, et al: Prevention of infective endocarditis: guidelines from the American Heart Association: a guideline from the American Heart Association Rheumatic Fever, Endocarditis, and Kawasaki Disease Committee, Council on Cardiovascular Disease in the Young, and the Council on Clinical Cardiology, Council on Cardiovascular Surgery and Anesthesia, and the Quality of Care and Outcomes Research Interdisciplinary Working Group, Circulation 2007, doi:10.1161/CIRCULATIONAHA. 106.183095. Published online before print April 19, 2007. http://circ.ahajournals.org./cgi/ content/abstract/ CIRCULATIONAHA. 106.183095v1. Accessed May 19, 2007.

14章

複雑な歯性感染症

Thomas R. FLYNN

本章の内容

深部筋膜隙感染
　1. 歯から生じる感染
　2. 上顎歯から生じる感染
　3. 下顎歯から生じる感染
　4. 深部頸筋膜隙の感染

　5. 筋膜隙感染の治療
骨髄炎
放線菌症
カンジダ症

　歯性感染症は通常，重症化することなく，適切な外科処置や抗菌薬の投与により，容易に治癒する。炎症が根尖から口腔前庭まで波及した際は，切開およびドレナージ，さらに原因歯の抜歯，根管治療，歯肉掻爬術などの適切な処置を行う。基本的な歯性感染症の処置の原則については，すでに13章で解説した。歯性感染症が重症化すると，経験のある口腔外科医による処置が必要となる。抗菌薬や口腔ケアが発達した現在においても，重症歯性感染症が致命的となる場合があり，とくに歯槽部から離れた部位にまで感染が及ぶと危険である。本章では，歯が原因で起こる頭頸部の深部筋膜隙への感染について概説するとともに，頻度は多くないが重要な口腔感染症についても検討する。

深部筋膜隙感染

　歯から骨や周囲軟組織への感染の拡大経路については，13章で解説した。一般的に，感染は菲薄化した骨を貫通し，近接した組織へ拡大する。感染が，口腔前庭あるいは深部筋膜隙のどちらへ膿瘍を形成するかは，皮質骨を穿孔した位置と筋肉の付着部との位置関係によって決まる。歯性感染症は多くの場合，顔面の皮質骨を貫いて口腔前庭に膿瘍を形成するが，時に感染が直接，深部筋膜隙へ拡大していくことがある（図14-1）。筋膜隙は，筋膜に囲まれた疎性結合組織であり，ここに微生物が侵入することにより炎症が起き，臨床的に浮腫（接種期），蜂窩織炎，膿瘍がみられる。健常人では，深部筋膜隙は単に潜在的に存在しているだけで，実際には間隙があるわけではない。隙内の疎性結合組織は筋肉，血管，神経，腺などを取り囲み，これらに対するクッションとして働き，またこれらの臓器が互いに動くようにしている。感染が起こると，この緩衝性のある組織は，組織液の滲出により浮腫を起こし，血管から多核白血球，リンパ球，マクロファージなどが遊走するにつれて硬化する。最終的に，白血球や結合組織は融解壊死して膿瘍が形成され，通常，自潰または外科的排膿により症状は消退する。臨床所見を病態生理学的なステージで表すと，浮腫とは細菌が特定の解剖学的組織隙に接種された状態，蜂窩織炎とは高度な炎症反応が典型的な炎症症状を引き起こしている状態，膿瘍とは融解壊死した組織が融合して膿を形成した状態である。

　感染が歯槽骨を通して拡大していく部位と，周囲の筋の付着部との関係に応じて，上下顎の歯から生じた感染は，口腔前庭，頰部，皮下の組織隙へと拡大する。顔面表情筋より深い層（口腔側）で歯槽骨を破った感染は，口腔前庭へ拡大する一方，感染が顔面表情筋より浅い層（皮膚側）で軟組織に拡大すると，頰隙や皮下組織に波及する。上顎の歯から生じる感染は眼窩下，硬口蓋，眼窩，側頭下隙，上顎洞に波及する（Box14-1）。下顎歯からの感染は顎下隙，舌下隙，オトガイ下隙，咀嚼筋隙に広がる傾向がある。時に感染は，これらの隙から傍咽頭隙，後咽頭隙，頸動脈隙，気管前隙などの頸部の深部筋膜隙に拡大することがある。さらにこれらの隙から，より危険な縦隔に炎症が波及することもある。加えて感染は，上顎洞，血管を通して，脳，あるいは海綿静脈洞などの頭蓋内硬膜静脈洞に拡大することもある。

　深部筋膜隙の感染は，気道やその他の重要な臓器を脅かす程度により軽度，中等度，重度に分類される。軽度の感染が，

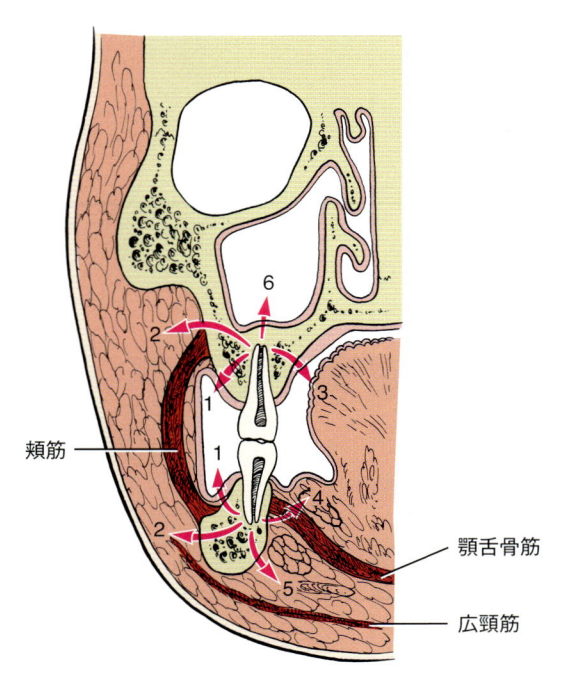

図 14-1　感染が骨を貫くと，その部位の骨の厚さや穿孔部と筋付着部の位置関係により，さまざまな部位へ症状が出現する。この図は①口腔前庭，②頬隙，③口蓋，④舌下隙，⑤顎下隙，⑥上顎洞の6か所を示している。（Cummings CW, Fredrickson JM, Harker LA, et al, editors: Otolaryngology:head and neck surgery, ed 3, vol 3, St Louis, 1998, Mosby.）

Box 14-1

歯性感染に関連する組織隙

すべての歯に関連する深部筋膜隙感染
- 口腔前庭
- 頬隙
- 皮下

上顎歯に関連する深部筋膜隙感染
- 眼窩下隙
- 頬隙
- 側頭下隙
- 上顎洞とその他の副鼻腔
- 海綿静脈洞血栓症

下顎歯に関連する深部筋膜隙感染
- 下顎骨体隙
- 下顎周囲隙
- 顎下隙
- 舌下隙
- オトガイ下隙
- 咀嚼筋隙
- 咬筋下隙
- 翼状下顎隙
- 浅側頭隙
- 深側頭隙

頸部の深部筋膜隙
- 傍（側）咽頭隙
- 後咽頭隙
- 気管前隙
- 危険隙
- 前椎体隙

気道または重要な臓器を脅かすことはない。中等度の感染は，開口障害や舌の挙上を引き起こし，それに伴い気道が狭窄し，気管内挿管を困難にする。重度の感染は直接気道を圧迫，偏位させ，脳，心臓，肺などの重要臓器にダメージを与える。感染が解剖学的にどこに存在するのかを正確に把握することは，重症度の決定に重要である。重症度による深部筋膜隙の分類を Box14-2 に示した。軽度，中等度，重度の感染例は図 14-2 〜図 14-4 に示した。表 14-1 には，感染が起こりうる頭頸部の深部筋膜隙を示した。

1. 歯から生じる感染

13 章や本章でこれまでに述べたように，上下顎の歯は頬部，口腔前庭，皮下組織の感染の原因となる。頬隙は，頭部から足先までつながった皮下組織隙の一部である。したがって，長期経過をたどった頬隙の膿瘍は，下顎骨の下縁付近の皮膚に自潰する傾向がある。表 14-2 に，原因歯，隙内に含まれる臓器，感染が拡大しうる近傍の隙，頭頸部の深部筋膜隙をドレナージする際の切開アプローチについて示した。

2. 上顎歯から生じる感染

上顎側切歯の根尖や小臼歯および大臼歯の口蓋根は，口蓋側の皮質骨に近接しており，これらの歯から生じた感染は骨を破るものの，骨膜を穿孔することはない。口蓋の骨膜下のスペースが口蓋隙である。

眼窩下隙は，口角挙筋と上唇挙筋の間の薄い隙である。眼窩下隙は，主に上顎犬歯や頬隙から感染が拡大しやすい。犬歯歯根が長い場合は，口角挙筋の起始部上方と上唇挙筋の起始部下方の歯槽骨を通って，感染が拡大する。この隙が感染すると，顔面が腫脹して鼻唇溝が消失する（図 14-5）。この隙の感染の自潰は，内眼角または外眼角の近くで起こるが，これは最も抵抗の少ない経路が，眼窩下縁の中央部に付着している上唇挙筋の内側または外側となるからである。

頬隙は外側を顔面皮膚，内側を頬筋により挟まれている。この隙への感染は，上顎歯からの感染が上顎歯槽部の頬筋付着部より上方の骨を破った場合に起こる（図 14-6）。上顎臼歯，とくに大臼歯が頬隙への感染を起こしやすい。

頬隙に感染が起こると，頬骨弓下方から下顎下縁上方に腫脹を生じる。図 14-7 に示すように，感染は頬脂肪体から側

14章 ● 複雑な歯性感染症

Box 14-2
深部筋膜隙感染の相対的重症度

軽度：気道または重要臓器への脅威がほとんどないもの
- 口腔前庭
- 頬隙
- 骨膜下隙
- 下顎骨体隙
- 眼窩下隙

中等度：気道確保に障害
- 下顎周囲隙
- 顎下隙
- 舌下隙
- オトガイ下隙
- 咀嚼筋隙
- 咬筋下隙
- 翼突下顎隙
- 浅側頭隙
- 深側頭隙

重度：気道および重要臓器への直接的脅威
- 深部頸筋膜隙
- 傍咽頭隙
- 後咽頭隙
- 気管前隙
- 危険隙
- 縦隔
- 頭蓋内感染
- 海綿静脈洞血栓症
- 脳膿瘍

頭筋膜浅葉，側頭下隙，眼窩下隙，眼窩周囲隙に拡大する。頬骨弓を覆う筋膜は強固に骨に付着しているため，図14-7では頬骨弓の上下が腫脹し，左側頬骨弓の部分がやや凹んでいるようにみえる。頬隙感染では，頬骨弓と下顎下縁は触知可能である。

側頭下隙は上顎後方に存在する。この隙は内側を蝶形骨翼状突起外側板に，上方を頭蓋底により囲まれている。側頭下隙の外側と上方は，側頭隙に交通している（図14-8）。つまり，側頭下隙は側頭隙の底部ということになる。この隙には，顎動脈の枝や翼突静脈叢がある。重要なことは，翼突静脈叢からの静脈は，頭蓋底の孔を通って頭蓋内硬膜静脈洞に続いている点である。顔面または眼窩の静脈は弁をもたないため，血行性感染が静脈の走行に沿って波及する。側頭下隙は，海綿静脈洞への感染の後方の経路である（図14-9）。側頭下隙への感染はまれだが，原因としては第3大臼歯が最も多い。

上顎臼歯の根尖性歯周炎または辺縁性歯周炎は，上顎洞底を抜けて上方に拡大することがある。上顎洞炎の約20％が歯性である。歯性上顎洞炎は，篩骨洞または眼窩底を通して上方へ拡大し，二次的に眼窩周囲および眼窩内の感染の原因となる。眼窩周囲炎や眼窩内感染が歯性感染から起こることはまれであるが，それらが起こった際の症状は典型的で，眼瞼の発赤・腫脹や眼窩内の血管・神経に関連した症状などが出現する。これらは重篤で，口腔顎顔面外科医または他の専門医による積極的な治療が必要である。図14-10に，上顎洞から篩骨洞を経て眼窩内に感染が波及した歯性感染症の臨

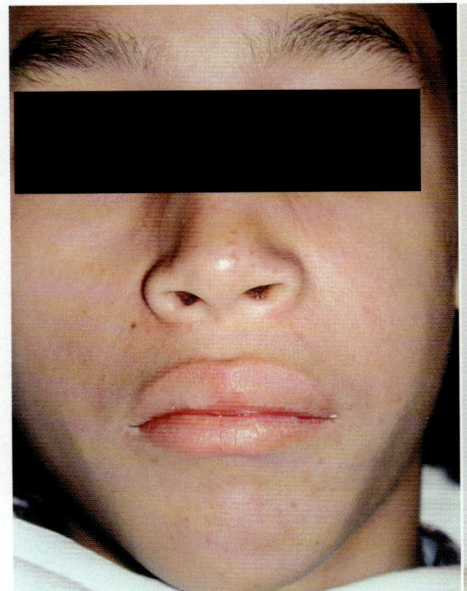

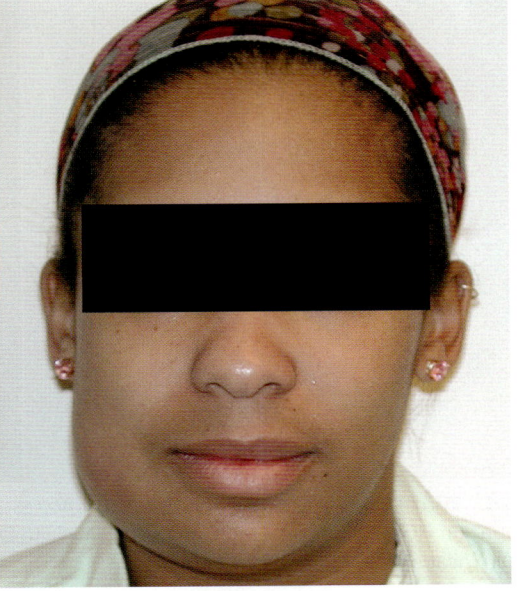

図14-2 気道や重要臓器に対する脅威の少ない軽度の感染症。A：上唇部の口腔前庭膿瘍。B：下顎骨体周囲の蜂窩織炎（A from Flynn TR: Anatomy of oral and maxillofacial infections. In Topazian RG, Goldberg MH, Hupp JR, editors: Oral and maxillofacial infections, ed 4, Philadelphia, 2002, WB Saunders.）

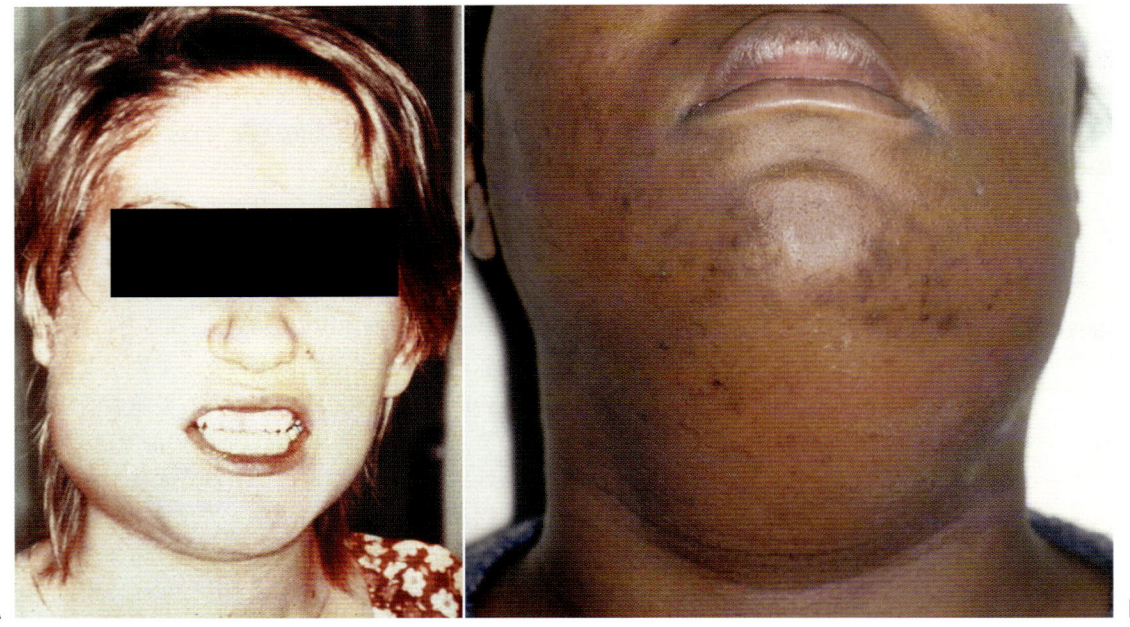

図 14-3 気道確保を困難にする中等度感染症。A：高度の開口障害を生じた咬筋下隙膿瘍。B：顎下隙とオトガイ下隙の蜂窩織炎（A from Goldberg MH:Odontogenic infections and deep fascial space infections of odontogenic origin. In Topazian RG, Goldberg MH, Hupp JR, editors: Oral and maxillofacial infections, ed 4, Philadelphia, 2002, WB Saunders. B from Flynn TR: Surgical management of orafacial infections. Atlas Oral Maxillofac Sur Clin North Am 8:77-100, March 2000.）

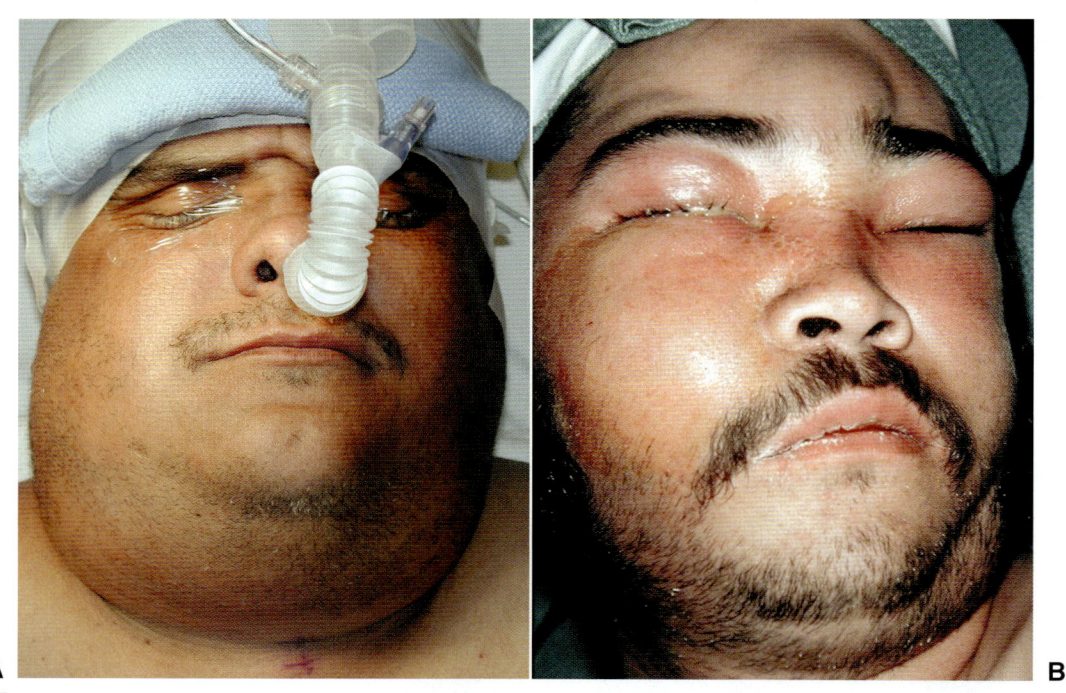

図 14-4 気道閉塞や重要臓器などへ脅威を与える重症感染症。A：傍咽頭隙膿瘍。B：海綿静脈洞血栓症（Flynn TR, Topazian RG: Infections of the Oral cavity. In Waite D, editor: Textbook of practical oral and maxillofacial surgery, Philadelphia, 1987, Lea & Febiger.）

表 14-1 頭頸部の深部筋膜隙の境界

隙	前方	後方	上方	下方	表層または内側	深部または外側
頰隙	口角	咬筋 翼突下顎隙	上顎骨 眼窩下隙	下顎骨	皮下組織 皮膚	頰筋
眼窩下隙	鼻軟骨	頰隙	上唇挙筋	口腔粘膜	上唇挙筋	口角挙筋 上顎骨
顎下隙	顎二腹筋前腹	顎二腹筋後腹 茎突舌筋 茎突咽頭筋	下顎骨下面内側面	顎二腹筋腱	広頸筋 頸筋膜浅葉	顎舌骨筋 舌骨舌筋 上咽頭収縮筋
オトガイ下隙	下顎下縁	舌骨	顎舌骨筋	頸筋膜浅葉	頸筋膜浅葉	顎二腹筋前腹
舌下隙	下顎骨舌側面	顎下隙	口腔粘膜	顎舌骨筋	舌筋	下顎骨舌側面
翼突下顎隙	頰隙	耳下腺	外側翼突筋	下顎下縁	内側翼突筋	下顎枝
咬筋下隙	頰隙	耳下腺	頰骨弓	下顎下縁	下顎枝	咬筋
傍咽頭隙	上・中咽頭収縮筋	頸動脈鞘 斜角筋群	頭蓋底	舌骨	咽頭収縮筋群 後咽頭隙	内側翼突筋
後咽頭隙	上・中咽頭収縮筋	翼状筋膜	頭蓋底	翼状筋膜と翼状筋膜と椎前葉の癒合部 (C6-T4)		頸動脈鞘 傍咽頭隙
前気管隙	胸骨甲状甲状舌骨筋膜	後咽頭隙	甲状軟骨	上縦隔	胸骨甲状甲状舌骨筋膜	気管 甲状腺上の筋膜

(Flynn TR: Anatomy of oral and maxillofacial infections. In Topazian RG, Goldberg MH, Hupp JR, editors: Oral and maxillofacial infections, ed 4, Philadelphia, 2002, WB Saunders.)

床所見とX線所見を示した。

上顎歯性感染が，眼窩下隙内の眼窩下静脈または上顎洞を経由して下眼静脈に拡大すると，感染は上眼窩裂を伝わって，直接海綿静脈洞内へ波及する。これが海綿静脈洞への感染の前方経路であり，血行性感染は細菌が凝固系を刺激するため，敗血症性海綿静脈洞血栓症を引き起こす。海綿静脈洞血栓症が歯性感染で起こることはまれである。

眼窩蜂窩織炎のように，海綿静脈洞血栓症は重篤で，生命を脅かす感染であり，積極的な薬物療法と外科処置が必要であるが，今日でさえ，高い死亡率である。図14-11は眼窩蜂窩織炎が海綿静脈洞血栓症に急速に波及した症例で，幸運にも海綿静脈洞内で最も障害を受けやすい外転神経（第6脳神経）が障害を受けなかった症例である。

3. 下顎歯から生じる感染

下顎の歯から生じる感染の多くは口腔前庭に波及するが，時に深部筋膜隙にも拡大していくことがある。初期では，下顎の感染は下顎骨周囲組織，顎下隙，舌下隙，オトガイ下隙，咀嚼筋隙に拡大する傾向がある。重症の場合には，さらに感染が頸部の深部筋膜隙に拡大し，縦隔に達し，心臓，肺，大血管に波及する。

口蓋隙と同様に，下顎骨体隙は骨膜下の隙のことである。感染が頰側皮質骨のみを貫き，骨膜に穿孔が生じなければ，骨膜は骨表面から剥がれてしまう。臨床的には，骨膜下にある下顎骨の形態に沿って腫脹を呈し，図14-12のように骨自体が大きくなったようにみえる。

下顎臼歯部からの感染が，頰側皮質骨および頰筋付着部下方の骨膜下を穿孔すると，頰隙に波及することになる（図14-6A参照）。

GrodinskyとHolyokeらによる頭頸部領域の深部筋膜隙に関する解剖学的研究により認識されたsubmaxillary spaceという1つの大きな隙は[1-3]，現在では顎下隙，舌下隙，オトガイ下隙という3つの異なる隙として認識されている。これらの隙はまとめて，下顎骨周囲隙とよばれることもある。舌下隙と顎下隙の外側の境界は，下顎の舌側面となる。この2つの隙は，下顎大臼歯部の感染が舌側に穿孔した際に主に感染するが，時に小臼歯からも感染することがある。感染が顎下隙か舌下隙のどちらに波及するかの決定因子は，下顎舌側面の顎舌骨筋線での顎舌骨筋の付着位置である（図14-13）。例えば，感染がこの付着位置より上方で下顎内側に拡大すると，この感染は舌下隙へ波及する。これは小臼歯，第1大臼歯からの感染でよく認められる。一方，感染が付着位置より下方で下顎内側に拡大すると，顎下隙に波及することになる。下顎智歯からの感染が顎下隙に波及しやすい。第2大臼歯は，根の長さにより波及する隙が異なる。

舌下隙は，口底粘膜と顎舌骨筋の間に存在する（図14-

表 14-2

頭頸部の深部筋膜隙

隙	原因	内部臓器	近接する隙	切開排膿のアプローチ
頬隙	上顎小臼歯 上顎大臼歯 下顎小臼歯	耳下腺管 顔面動静脈 顔面横動静脈 頬脂肪体	眼窩下隙 翼突下顎隙 側頭下隙	口腔内（小） 口腔外（大）
眼窩下隙	上顎犬歯	眼角動静脈 眼窩下神経	頬隙	口腔内
顎下隙	下顎大臼歯	顎下腺顔面動静脈 リンパ節	舌下隙 オトガイ下隙 傍咽頭隙 頬隙	口腔外
オトガイ下隙	下顎前歯 下顎結合部骨折	前頸静脈 リンパ節	顎下隙（片側）	口腔外
舌下隙	下顎小臼歯 下顎大臼歯 外傷	舌下腺 Wharton 管 舌神経 舌下動静脈	顎下隙 傍咽頭隙	口腔内 口腔内 - 口腔外
翼突下顎隙	下顎智歯 下顎骨骨折（角部）	下顎神経 下歯槽動静脈	頬隙 傍咽頭隙 咬筋下隙 深側頭隙 耳下腺部 扁桃周囲	口腔内 口腔内 - 口腔外
咬筋下隙	下顎智歯 下顎骨骨折（角部）	咬筋動静脈	頬隙 翼突下顎隙 浅側頭隙 耳下腺部	口腔内 口腔内 - 口腔外
側頭下隙 深側頭隙	上顎大臼歯	翼突静脈叢 顎動静脈 下顎神経 頭蓋底孔	頬隙 浅側頭隙 下錐体静脈洞	口腔内 口腔外 口腔内 - 口腔外
浅側頭隙	上下顎大臼歯	側頭脂肪体 顔面神経側頭枝	頬隙 深側頭隙	口腔内 口腔外 口腔内 - 口腔外
後咽頭隙	下顎智歯 扁桃 近接隙の感染	頸動脈 内頸静脈 迷走神経 頸部交感神経	翼突下顎隙 顎下隙 舌下隙 扁桃周囲隙	口腔内 口腔内 - 口腔外

（Flynn TR: Anatomy of oral and maxillofacial infections. In Topazian RG, Goldberg MH, Hupp JR, editors: Oral and Maxillofacial infections, ed 4, Philadelphia, 2002, WB Saunders.）

14A）．舌下隙の後方は開放されており，顎下隙と交通している．臨床的にはまったくと言っていいほど，口腔外への腫脹は認められない．しかし，多くの場合，両側の口腔底が腫脹し，舌が挙上される（図 14-14B）．

顎下隙は，顎舌骨筋と深頸筋膜浅葉に挟まれた隙である（図 14-15）．顎下隙の後方は，頸部の深部筋膜隙と交通している．顎下隙の感染は，下顎下縁を底辺，他の 2 辺を顎二腹筋の前腹と後腹とし，舌骨を頂点とした逆三角形のような腫脹を生じる（図 14-16）．

オトガイ下隙は，左右の顎二腹筋前腹，顎舌骨筋および筋膜に囲まれた部位に存在する（図 14-17）．オトガイ下隙単独の感染はまれで，下顎切歯の感染により生じる．オトガイ下隙への感染は，顎下隙からの波及により生じることが多く，顎二腹筋の前腹周囲から，容易にオトガイ下隙に波及する．そのような重症感染の場合には，容易にオトガイ下隙から反対側の顎下隙にも波及し，近接した 3 つの隙（舌下隙，顎下隙，

14章 ● 複雑な歯性感染症

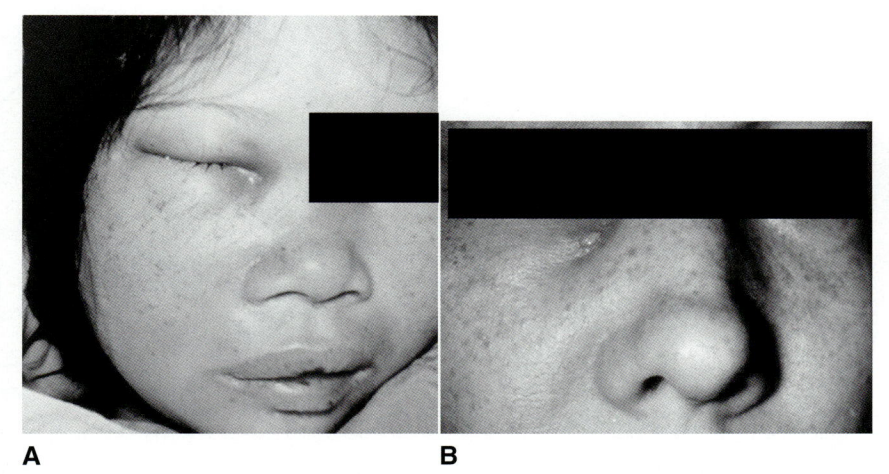

図14-5 A：眼窩下隙膿瘍。上唇挙筋の付着部の内側でまさに自潰しようとしている。B：眼窩下隙膿瘍。上唇挙筋の付着部の内側に瘻孔を認める。(Goldberg MH: Odontogenic infections and deep fascial space infections of odontogenic origin. In Topazian RG, Goldberg MH, editors: Oral and maxillofacial infections, ed 3, Philadelphia, 1993, WB Saunders, p.218, with permission.)

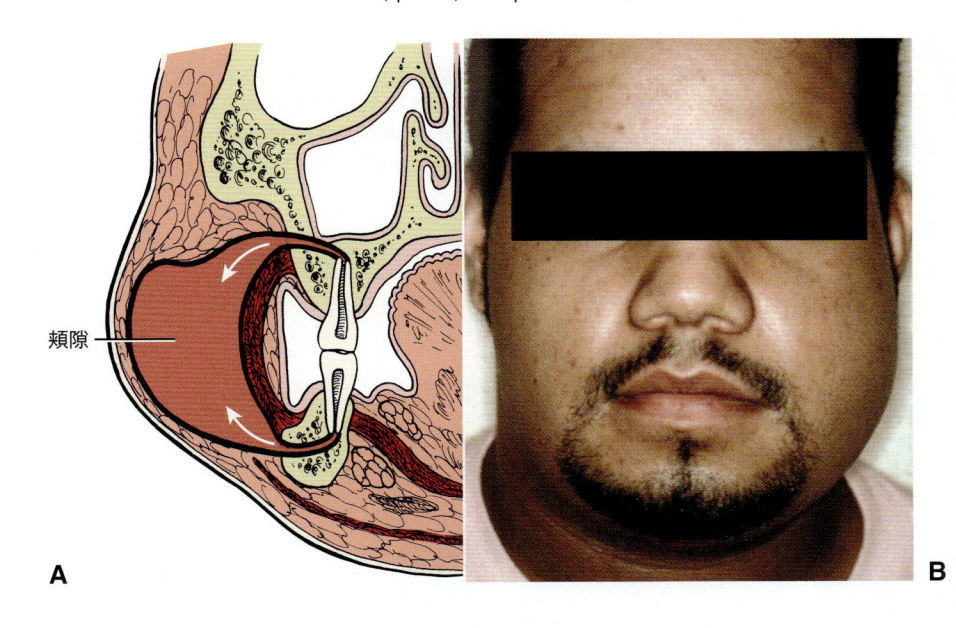

図14-6 A：頰筋と皮膚の間に存在する頰隙。この隙は上下顎の大臼歯から感染が波及しやすい（矢印）。B：典型的な頰隙感染。頰骨弓から下顎下縁まで，また口角から咬筋前縁にかけて腫脹を認める。(Flynn TR: The swollen face. Emerg Med Clin North Am 15:481-519, Aug 2000.)

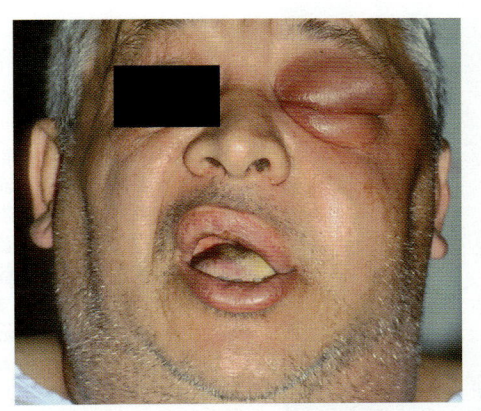

図14-7 頰隙の感染が頰脂肪体を経由し眼窩下隙，眼窩周囲隙，浅側頭隙に波及している。(Flynn TR: The swollen face. Emerg Med Clin North Am 15:481-519, Aug 2000.)

オトガイ下隙）すべてに炎症が波及することになる。

両側の下顎骨周囲隙（顎下隙，舌下隙，オトガイ下隙）が感染した病態は Ludwig 口峡炎（Ludwig's angina）として知られている。これは急速に進行する蜂窩織炎であり，気道を閉塞させうるとともに，後方の頸部の深部筋膜隙へと拡大する。著明な腫脹により舌は挙上，偏位する。また，舌骨から両側顎下部にかけて，張りのある硬い腫脹がみられる。患者には開口障害，流涎，嚥下困難，時に呼吸困難がみられる。患者は嚥下困難，呼吸困難に対して強い不安を抱くことがある。この感染症は驚くほど速く進行し，生死にかかわるほどの上気道の閉塞を起こす危険性がある。Ludwig 口峡炎の原因の多くは，歯性感染症である。1940年代，ペニシリン

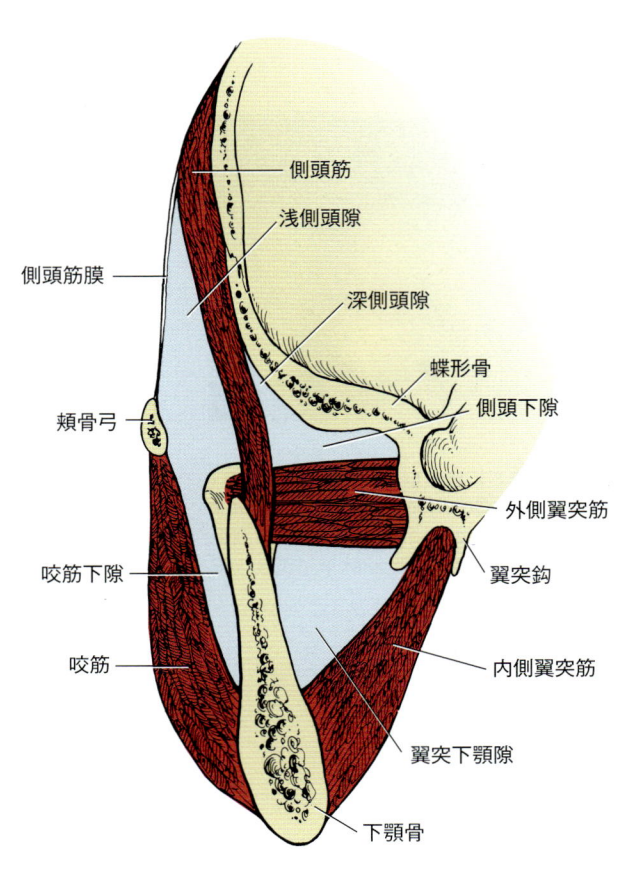

図 14-8 咀嚼筋隙は咬筋，内側翼突筋，側頭筋を覆っている筋膜と頭蓋骨によって囲まれたスペースである。浅側頭隙と深側頭隙は，側頭筋によって区切られる。外側翼突筋は，深側頭隙の下方部分である側頭下隙と翼突下顎隙を区切り，頬骨弓は咬筋下隙と浅側頭隙を分ける。(Cummings CW, Fredrickson JM, Harker LA et al, editors: Otolaryngology:head and neck surgery, vol 3, St Louis, 1998, Mosby. を改変)

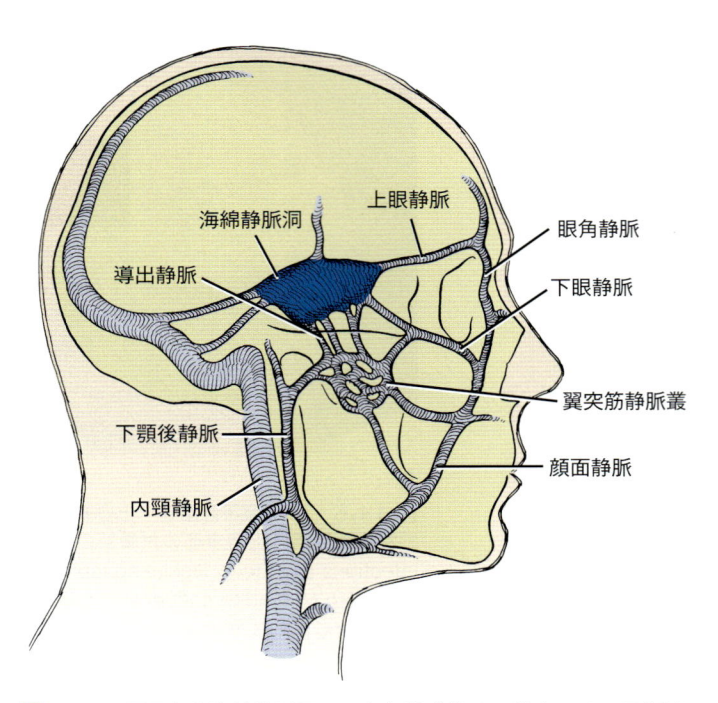

図 14-9 顎骨から海綿静脈洞への血行性感染は，前方では下眼静脈また上眼静脈を通して，後方では翼突静脈叢からの静脈を経由して起こる可能性がある。(Cummings CW, Fredrickson JM, Harker LA et al, editors: Otolaryngology:head and neck surgery, vol 3, St Louis, 1998, Mosby.)

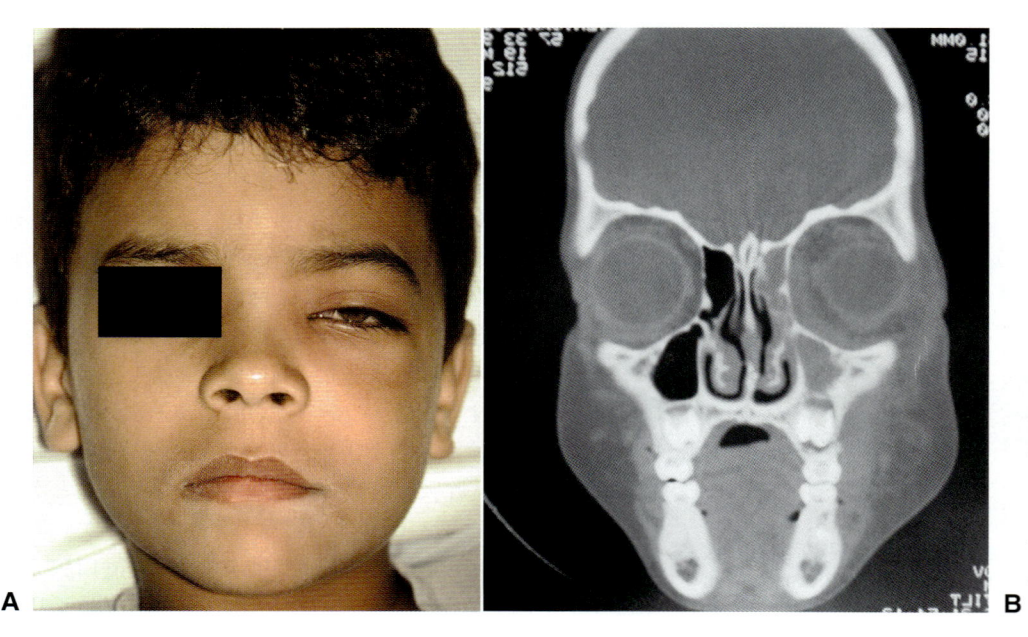

図 14-10 乳臼歯が原因で生じた眼窩への感染。A：眼窩周囲の発赤と瞳孔の外側偏位を認める。B：CT所見。左側上顎洞と篩骨洞のX線不透過像と眼窩内側壁および下壁での骨膜下肥厚を示す。(Flynn TR, Piecuch JF, Topazian RG: Infections of the oral cavity. In Feigin RD, Cherry JD, editors: Textbook of pediatric infectious diseases, ed 4, Philadelphia, 1998,JB Lippincott.)

14 章 ● 複雑な歯性感染症

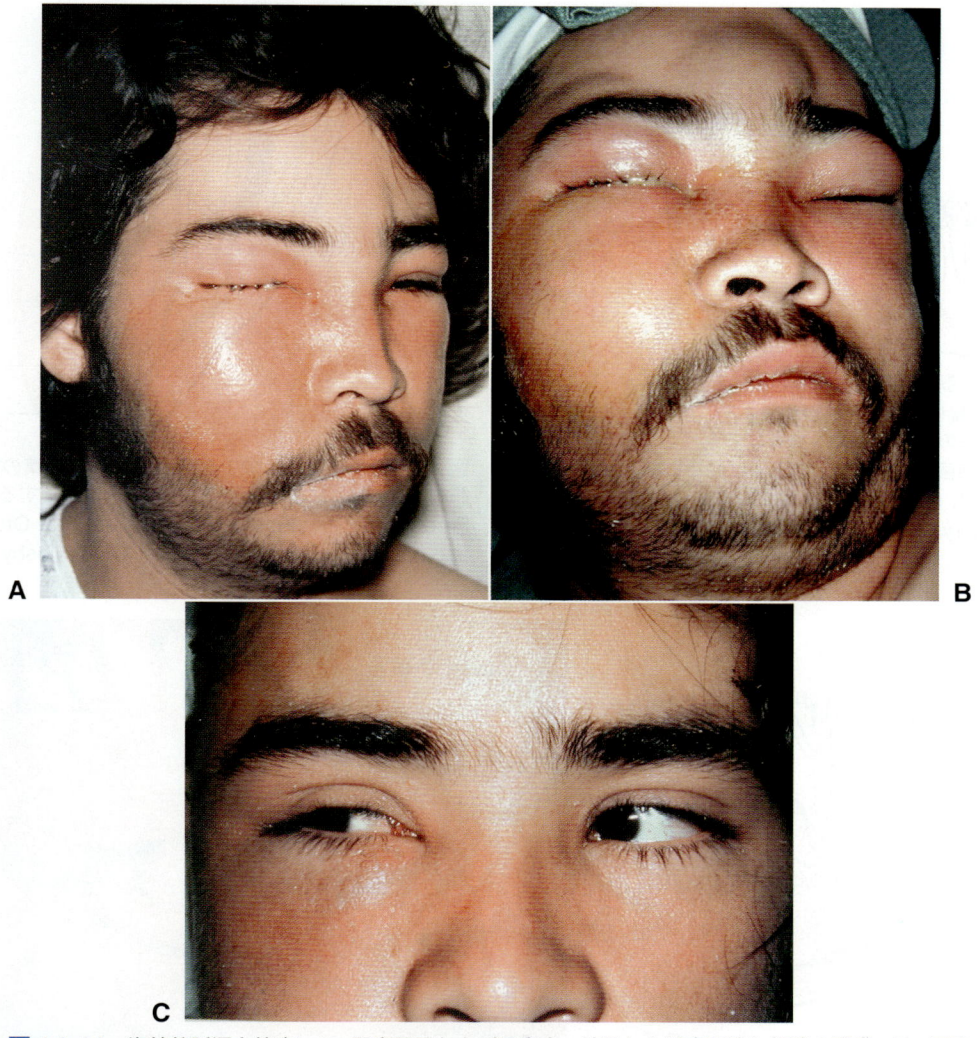

図 14-11 海綿静脈洞血栓症。A：眼窩周囲および眼窩内へ波及した眼窩下隙と頰隙の膿瘍。B：同患者の 4 時間後。感染は拡大し，浅側頭隙，深側頭隙，海綿静脈洞，反対側眼窩に及んでいる。C：同患者の 2 週間後。患者自身の意志で右側眼球を右方向に回転させることができており，右側の外転神経が障害されていないことがわかる。(A & B from Fiynn TR, Topazian RG: Infections of the oral cavity. In Waite D, editor: Textbook of practical oral and maxillofacial surgery, Philadelphia, 1987, Lea & Febiger.)

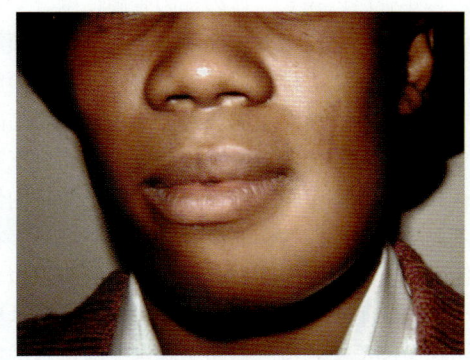

図 14-12 下顎骨体隙の感染。骨膜下の液体貯留により，下顎骨自体が大きくなったようにみえる。(Flynn TR: The swollen face. Emerg Med Clin North Am 15: 481-519, Aug 2000.)

が使用される以前，Williams[4]，Williams と Guralnick[5] が早期の気道確保と積極的な切開排膿のプロトコールを確立し，Ludwig 口峡炎による死亡率は 54％ から 10％ まで減少した。彼らの研究により，気道確保と適切で積極的な外科処置の原則が確立され，重症の歯性感染症においては，抗菌薬療法は補助療法に過ぎないことが示された。

顎下隙と舌下隙は，顎舌骨筋後縁にて交通している。この後縁が頰咽頭間隙（buccopharyngeal gap）にあたり，この部位で茎突舌筋と茎突舌骨筋が，上咽頭収縮筋と中咽頭収縮筋の間を通り，舌と舌骨に向かう。顎下隙や舌下隙の感染は頰咽頭間隙を通り，頸部の深部筋膜隙の 1 つである傍咽頭隙に波及する。加えて，顎下隙の感染は顎二腹筋の後腹を回って，

289

図14-13 顎舌骨筋線には顎舌骨筋が付着する。小臼歯または第1大臼歯からの感染が下顎の舌側皮質骨を穿孔すると、舌下隙に炎症が波及する。一方、第3大臼歯からの感染は顎下隙に波及する。(Cummings CW, Fredrickson JM, Hartker LA et al, editors: Otolaryngology: head and neck surgery, vol 3, St Louis, 1998, Mosby.)

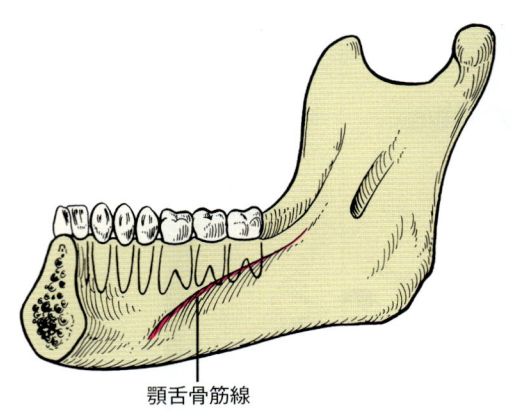

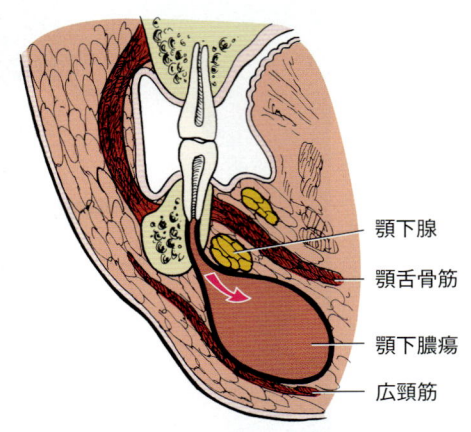

図14-15 顎下隙は顎舌骨筋と深頸筋膜浅葉の間に存在し、顎舌骨筋付着部より下方の下顎骨の内下方に位置する。(Cummings CW, Fredrickson JM, Harker LA et al, editors: Otolaryngology: head and neck surgery, vol 3, St Louis, 1998, Mosby.)

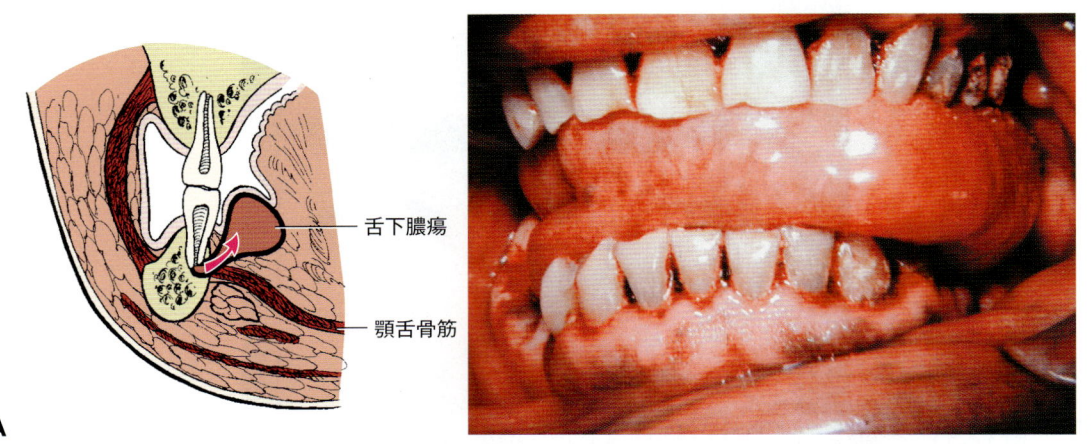

図14-14 A：舌下隙は口底粘膜と顎舌骨筋の間に存在する。この隙へは下顎小臼歯または第1大臼歯からの感染が波及しやすい。B：舌下隙における膿瘍形成により舌が口蓋にまで挙上され、舌下面および口底粘膜のみがみえる。(Flynn TR, Topazian RG: Infections of the oral cavity. In Waite D, editor: Textbook of practical oral and maxillofacial surgery, Philadelphia, 1987, Lea & Febiger.)

傍咽頭隙に直接波及する。これらが、顎下隙と舌下隙の感染が頸部の深部筋膜隙やさらにその深部組織に波及する経路である。

重症歯性感染症の多くは、顎下隙の感染である。しかしながら、入院を必要とした重症歯性感染症に関する最近の報告では、顎下隙に感染がみられた症例が約54％、咀嚼筋隙は78％であった。また、咀嚼筋隙のうち翼突下顎隙は60％であった。下顎第3大臼歯が原因歯である場合が最も多く、しばしば翼突下顎隙への炎症の波及が認められた[6,7]。

咀嚼筋隙は、深頸筋膜浅葉が咀嚼筋を覆うように分かれることにより形成される。深頸筋膜浅葉は下顎骨下縁で、咬筋表面を覆う外側と内側翼突筋内側面を覆う内側とに分かれる。内側では、この筋膜は蝶形骨の翼状突起内側板に付着する。外側では、局所的に耳下腺咬筋筋膜とよばれ、咬筋表面を覆いながら頬骨弓に達し、この部の骨膜に融合する。頬骨弓の上方では、この筋膜は側頭筋膜とよばれ、側頭筋の外側面を覆い、側頭筋とともに頭蓋骨に付着する。この筋膜と頭蓋骨に囲まれたスペースが咀嚼筋隙である。咀嚼筋隙は4つの部分に分けることができる。すなわち、咬筋と下顎枝外側面の間に存在する咬筋下隙、内側翼突筋と下顎枝内側面の間に存在する翼突下顎隙、側頭筋膜と側頭筋の間に存在する浅側頭隙、側頭筋と頭蓋骨の間に存在する深側頭隙の4つである。頬骨弓は咬筋下隙と浅側頭隙を、外側翼突筋は翼突下顎隙と深側頭隙を隔てている。側頭下隙は実際には深側頭隙の下方部分であり、外側翼突筋と蝶形骨の側頭下稜の間に存在している。これら4つの咀嚼筋隙は、臨床的には別々の隙の

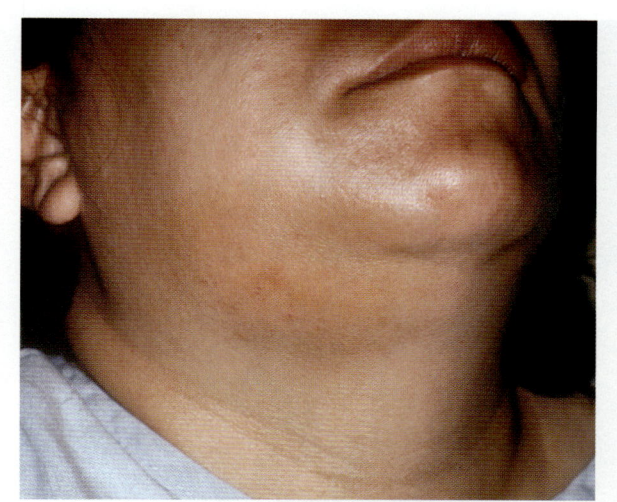

図14-16 典型的な顎下隙感染。顎二腹筋の前後腹、下顎下縁、舌骨によって囲まれた範囲に炎症が存在する。(Flynn TR: The swalloen face. Emerg Med Clin North Am 15:481-519, Aug 2000.)

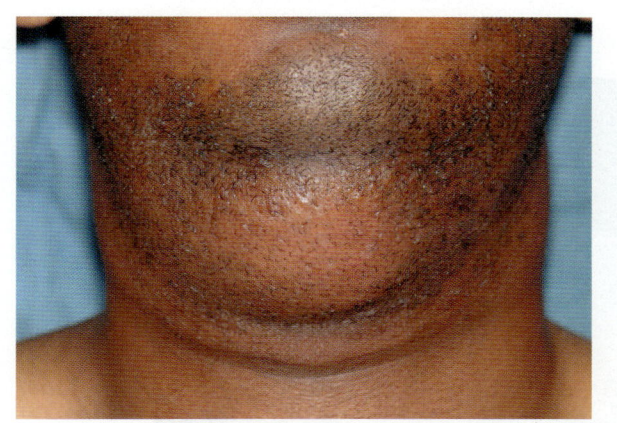

図14-17 オトガイ下隙感染は顎下正中部の孤立した腫脹として現れる。

ようにみえる。なぜなら、多くの場合、これらの咀嚼筋隙のうちの1つのみが感染することが多いためである。しかしながら、とくに重症または長期にわたる咀嚼筋隙の感染の場合には、図14-18に示すように4つの隙すべてに感染が起こることもある。

咬筋下隙の感染は、頬隙または下顎第3大臼歯周囲の軟組織炎症（智歯周囲炎）から波及することが多い。時に、下顎角部骨折の感染から咬筋下隙の感染を起こすことがある。咬筋下隙に感染が生じると、咬筋も炎症を起こし、腫脹する。図14-19に臨床所見およびX線所見を示した。患者は咬筋の炎症により、中等度から高度の開口障害がみられる。

翼突下顎隙は、下顎孔伝達麻酔時に局所麻酔薬が注入される部位である。この隙は、下顎第3大臼歯から炎症が波及しやすい。翼突下顎隙単独の感染では、顔面の腫脹を伴わず、高度の開口障害がみられる。このことから、腫脹を伴わない開口障害は、翼突下顎隙感染の診断の重要な手掛かりとなる。診察の際、十分な照明下で舌圧子を用いて診査すると、患側の扁桃前方部の腫脹や発赤、口蓋垂の健側への偏位が認められる。CT所見では、図14-20に示すように、内側翼突筋と下顎骨の間に、液性成分の貯留や腫脹による気道の偏位がみられる場合がある。時に下顎孔伝達麻酔により、この部位の感染を生じることがある。

浅側頭隙と深側頭隙の感染はまれであり、重症感染症の場合にのみ認められる。これらの隙に感染が生じると、頬骨弓上方と眼窩外側縁後方に明らかな腫脹が認められる。深頸筋膜浅葉は頬骨弓に強固に付着しているため、この部分は腫脹しない。このため、側頭隙のいずれかと咬筋下隙が感染すると、図14-7と図14-18に示すように、正面像で砂時計のようにくびれた形態の顔貌となる。

4. 深部頸筋膜隙の感染

歯性感染が前述の隙を越えて進展することはまれである。しかし、いったんそれが起こった場合には、生命にかかわるような重篤な続発症を起こすことがある。深部頸筋膜隙の感染は、気道の圧迫・偏位や完全閉塞を起こしたり、大血管などを侵し、縦隔や縦隔内の重要臓器へ進展することもある。

翼突下顎隙、顎下隙、舌下隙から感染が後方へ向かうと、まず傍咽頭隙に炎症が波及する。傍咽頭隙は、上方では蝶形骨、下方では舌骨、内側では内側翼突筋、外側では上咽頭収縮筋により囲まれている（図14-21）。また、翼突下顎縫線が前方の限界であり、後内側では後咽頭隙につながっている。傍咽頭隙は、茎状突起とこれに付着する筋肉や筋膜により、主に疎性結合組織を含む前方部分と、頸動脈鞘や第IX脳神経（舌咽神経）、第X脳神経（迷走神経）、第XII脳神経（舌下神経）を含む後方部分の2つに分けられている。

傍咽頭隙感染の臨床所見は、内側翼突筋へ炎症が波及することによる開口障害、とくに下顎角から胸鎖乳突筋の間にみられる頸部の腫脹および咽頭側壁の正中方向への腫脹である。患者には高度の嚥下障害、発熱、気分不良も認めるようになる。図14-22に傍咽頭隙の感染を起こした患者の臨床所見およびX線所見を示した。

傍咽頭隙に感染を起こした患者にはいくつかの重大な問題が起こりうる。原因となった歯性感染症は重症であり、急速に進行しつつあることが予想される。その他の問題としては、傍咽頭隙内、とくにその後方部分に存在している臓器に対する感染の直接的影響があり、内頸静脈血栓症の発症、頸動脈またはその枝への侵襲、脳神経IX、X、XIIに対する障害などが挙げられる。また、感染が傍咽頭隙から後咽頭隙に波及したり、さらにその先へ進展すると、別の重大な合併症が発

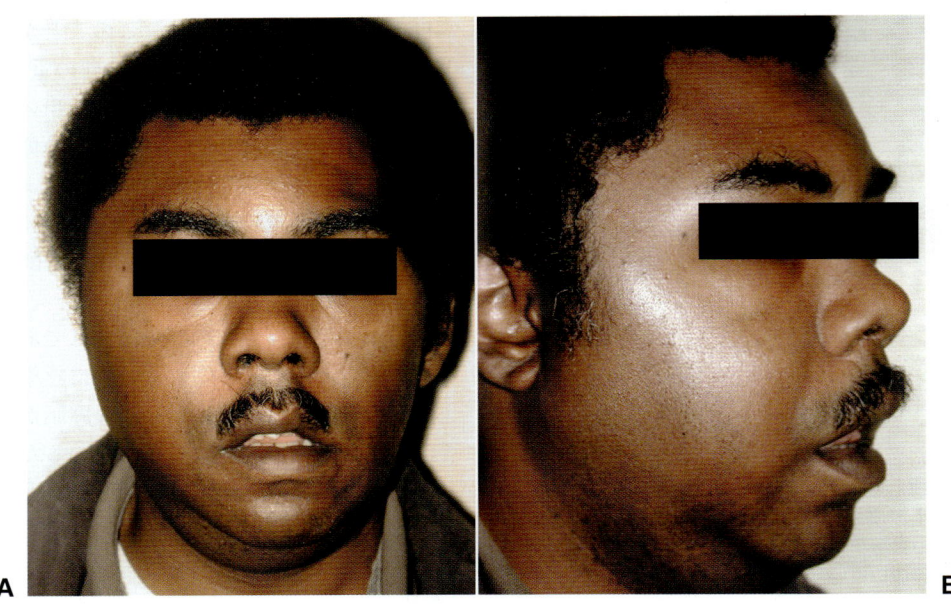

図 14-18 咀嚼筋隙のすべての領域に及んだ感染。A：腫脹で耳がみえなくなっている。B：上方の側頭筋隙と下方の咬筋下隙が腫脹しており，頬骨弓上で凹みがみられる。(A from Flynn TR: Emerg Med Clin North Am 15:499, Aug 2000.)

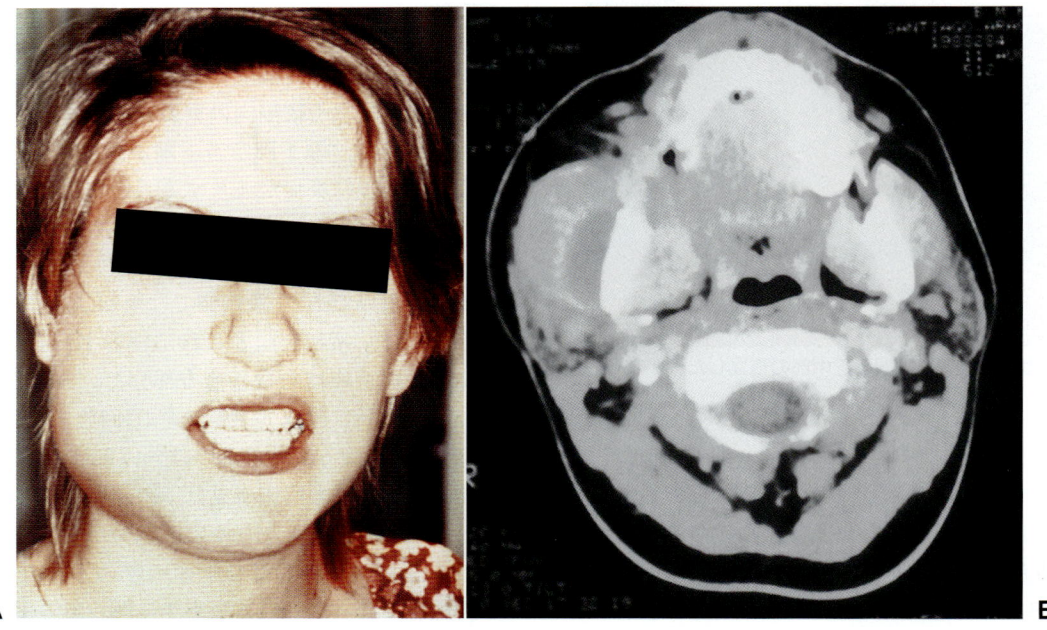

図 14-19 咬筋下隙膿瘍。A：高度な開口障害。B：CT所見。咬筋は腫張し，咬筋と下顎枝との間に液性成分の貯留がみられる。(A from Goldberg MH: Odontogenic infections and deep fascial space infections odontogenic origin. In Topazian RG, Goldberg MH, Hupp JR, editors: Oral and maxillofacial infections, ed 4, Philadelphia, 2002, WB Saunders. B from Flynn TR: Anatomy of oral and maxillofacial infections. In Topazian RG, Goldberg MH, Hupp JR, editors: Oral and maxillofacial infections, ed 4, Philadelphia, 2002, WB Saunders.)

生する。

後咽頭隙は，咽頭後壁の軟組織の後方に位置しており，前方は咽頭収縮筋と後咽頭筋膜に，後方は翼状筋膜によって囲まれる（図14-21）。

後咽頭隙は頭蓋底から始まり，下方では第6頸椎と第4胸椎の間で終わり，この部分では翼状筋膜が後咽頭筋膜に癒合する（図14-23）。後咽頭隙内には，疎性結合組織とリンパ節しか存在しないため，バリアとしての機能はなく，図

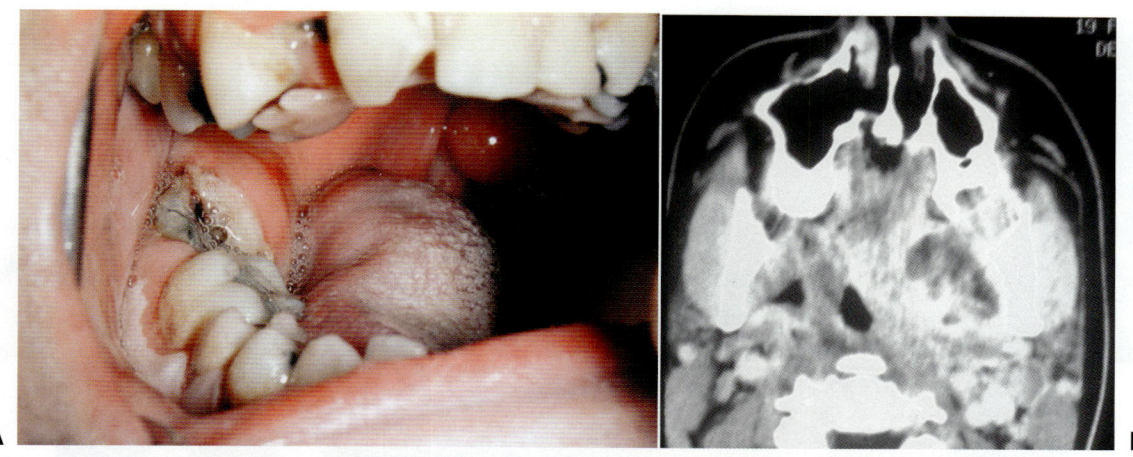

図 14-20　A：翼突下顎隙膿瘍。下顎第 3 大臼歯のう蝕より生じ，口蓋舌弓部の腫脹と口蓋垂の健側への偏位を認める。B：下顎第 3 大臼歯からの感染による翼突下顎隙膿瘍の CT 所見。腫脹した内側翼突筋と下顎枝の間の液性成分の貯留，気道の圧迫および狭窄を認める。(A from Flynn TR, Topazian RG: Infections of the oral cavity. In Waite D, editor: Text book of practical oral and maxillofacial surgery, Philadelphia, 1987, Lea & Febiger. B from Flynn TR: The swollen face. Emerg med Clin North Am 15:481-519, Aug 2000.)

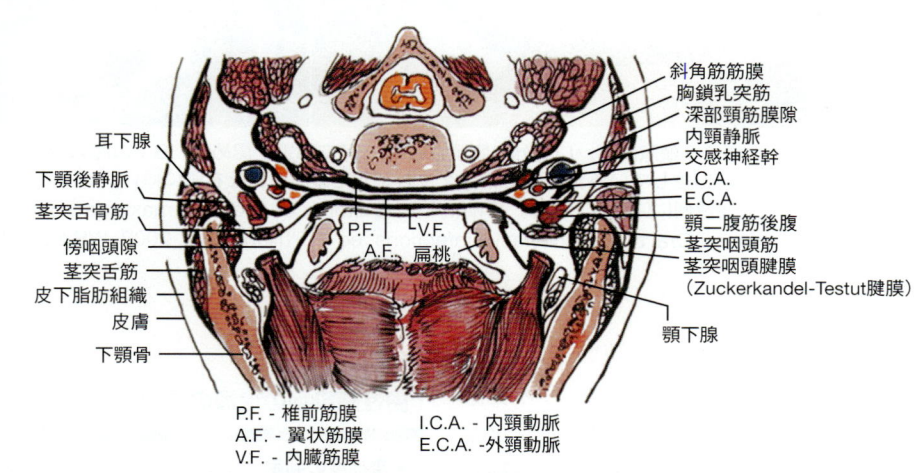

図 14-21　傍咽頭隙は内側翼突筋と上咽頭収縮筋の間に位置する。後咽頭隙は上咽頭収縮筋と翼状筋膜の間に位置する。危険隙は翼状筋膜と頸筋膜椎前葉の間に存在する。(Flynn TR: Anatomy and surgery of deep fascial space infections. In Kelly JJ, editor: Oral and maxillofacial surgery knowledge update 1994, Rosemont, IL, 1994, American Association of Oral and Maxillofacial surgeons.)

14-24 に示すように，一方の傍咽頭隙から気道を囲むように，もう一方の隙に感染が波及しやすい。さらに，後咽頭隙に感染した際の重大な問題は，感染が翼状筋膜を破り，後方の危険隙に波及していくことである（図 14-25）。

危険隙は前方を翼状筋膜，後方を頸筋膜椎前葉により挟まれており，頭蓋骨底から横隔膜にまで及び，後縦隔に続いている（図 14-23 参照）。椎前葉が椎骨体の骨膜と癒着しているため，椎前隙に歯性感染症が波及することはまれである。椎前隙感染の多くは，椎骨体の骨髄炎により起こる。

縦隔は両肺の間に位置し，心臓，横隔神経，迷走神経，気管・気管支，食道，大動脈・上下大静脈などの大血管が存在するスペースである。縦隔炎は重篤で，心臓や肺を直接的に圧迫するほか，心拍数や呼吸を調節している神経機構に影響を与える。また，肺，気管，食道に波及して腹腔にまで進展することがある。開胸ドレナージや CT による厳重な経過観察を行っても，依然縦隔炎の死亡率は高い。

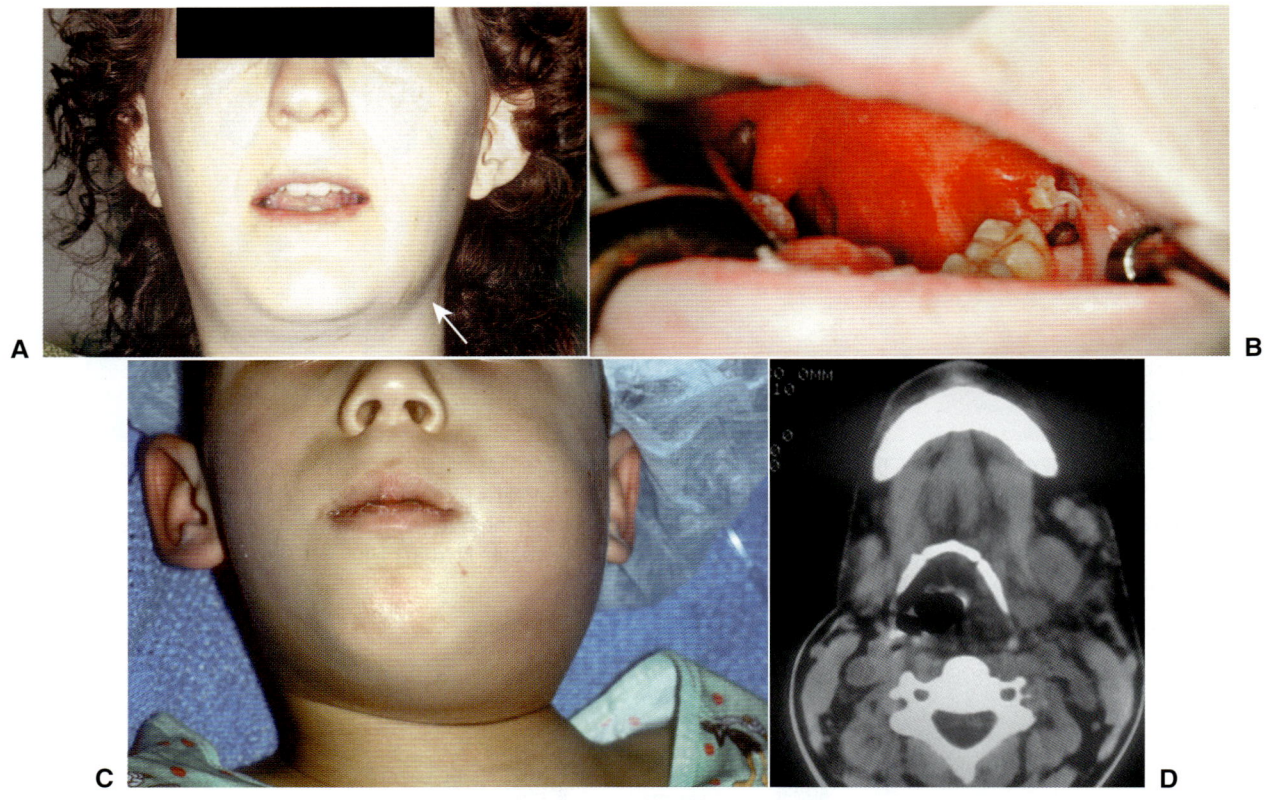

図14-22 傍咽頭隙膿瘍。A：左側傍咽頭隙膿瘍。口腔外に腫脹（矢印）と開口障害を認める。B：口腔内所見。口蓋舌弓の発赤と腫脹を認める。C：左側傍咽頭隙膿瘍。偏位している気管に上気道を合わせるため，頭部を右側に傾けている。D：舌骨レベルでのCT所見。傍咽頭隙の感染により，気管が健側に偏位している。（Flynn TR: Anatomy of Oral and maxillofacial infections. In Topazian RG, Goldberg MH, Hupp JR, editors: Oral and maxillofacial infections, ed 4, Philadelphia, 2002, WB Saunders.）

5. 筋膜隙感染の治療

　中等度または重症の感染症の対処には，一般に5つの目標がある。すなわち，①気道の保護と宿主防御機構の正常化などの医学的サポート，②可能なかぎり早期の感染源の外科的除去，③適切な部位へのドレーンの挿入，留置による外科的ドレナージ，④適切な量での正しい抗菌薬の投与，⑤患者の全身状態の頻回の再評価，である。複雑な歯性感染症においては，より集中的治療が必要であるが，筋膜隙感染への対処法はすべて，より軽度の感染症の場合と同様である。これらの原則については13章で詳述したが，Box14-3にも要約した。忠実にこの原理に従うことが，理想的な結果を保証するわけではないものの，標準的治療を確実に行うべきである。

　常に気道の状態を確認し，必要があれば気管内挿管や気管切開を行うべきである。重症歯性感染症においては，気道の確保は最優先事項である。また，重篤な感染症を有する患者の治療にあたっては，宿主防御機能の評価を行うとともに，鎮痛薬，輸液や栄養補給などにより，その正常化を図ることも必要である。高用量の殺菌性抗菌薬の投与が必要であり，通常，経静脈的に投与される。

Box 14-3
歯性感染症の治療の原則

- 重症度の判定
- 宿主防御能の評価
- 治療環境の決定
- 外科的治療
- 医学的サポート
- 適切な抗菌薬の選択と処方
- 適切な抗菌薬の投与
- 頻回の再評価

　1950年代に行われたいくつかの大規模な研究によると，感染状態の歯を抜歯することは感染症の治癒を促進し，休職期間や入院期間の短縮，口腔外からの切開・排膿処置の必要性を減少させるとともに，死亡率を減少させることが示された。時に抜歯は，入院を必要とするような重症感染を引き起こすとして非難されてきたが，実際には，抜歯を必要とするような感染症は，入院下での治療と積極的な外科的治療が必

14章 ● 複雑な歯性感染症

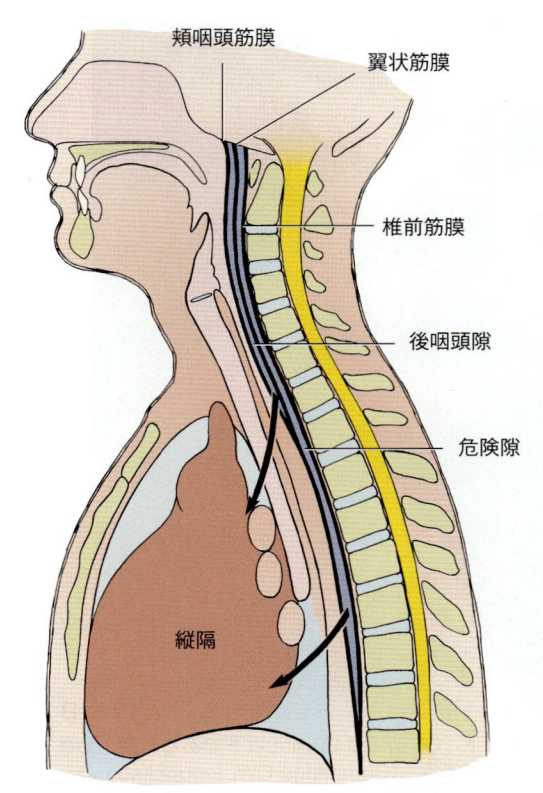

図14-23 後咽頭筋膜と翼状筋膜はC6とT4椎骨との間で袋を形成するように癒合する。感染が翼状筋膜を通り危険隙に侵入すると、縦隔の後上方部へはすぐにも感染が波及しうる。危険隙の下方限界は横隔膜であり、全縦隔が危険に曝されることになる。

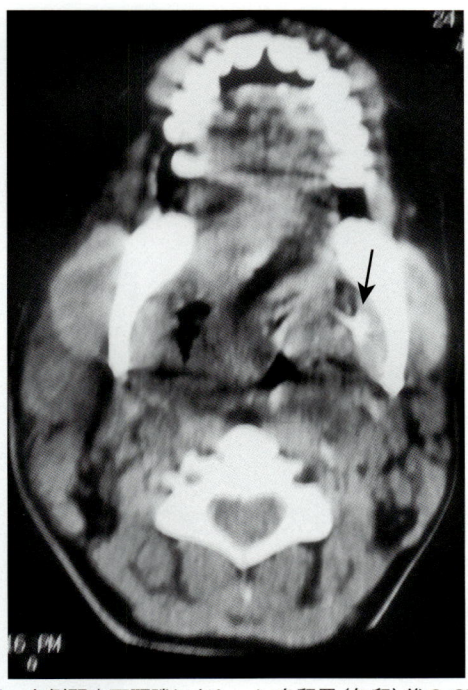

図14-24 左側翼突下顎隙にドレーンを留置（矢印）後のCT所見。感染は左側傍咽頭隙と後咽頭隙に波及し、さらに反対側の傍咽頭隙にまで及んでおり、気道の狭窄と偏位を起こしている。（Flynn TR: Surgical management of orofacial infections. Atlas Oral Maxillofac Furg Clin North Am 8:77-100, March 2000.）

要となるほど重症化しやすいということである。

　筋膜隙感染の外科的治療においては、十分な切開を行い、止血鉗子により、感染している筋膜隙を積極的に開放する必要がある。適切なドレナージおよび感染部位の減圧を行うには、1本以上のドレーンを留置する必要がある。切開排膿を広範囲に行う必要があるため、通常、全身麻酔下に手術室で行われる。さまざまな切開排膿の位置を図14-26に示した。十分な臨床経験と実験的エビデンスに基づくと、触診、穿刺、X線検査、外科的ドレナージで膿瘍形成が認められない場合であっても、蜂窩織炎の際には切開とドレナージを行うことにより、回復が早まることが示されている。外科医は明らかな膿瘍形成を確認するまで待つべきではない。抗菌薬のない時代には、感染の治療法は外科治療のみであり、早期に積極的な外科治療を行うことによって、これらの重症感染症の治療を行ってきた。頭頸部の重症化した歯性感染症に対しては、積極的な外科治療が依然として最も主要な治療であるということを、銘記してほしい。

骨髄炎

　骨髄炎は文字どおり、骨髄の炎症を意味する。臨床的には、骨髄炎は骨の感染をも含んでいる。骨髄炎は通常、海綿骨を含む骨髄腔内で発症し、その後皮質骨に波及し、最終的に骨膜に至る。海綿骨内への細菌の侵入により、骨髄内で軟組織の炎症と浮腫が起こる。歯髄と同様に、変形しない石灰化組織に囲まれた軟組織の浮腫は組織内圧を上昇させ、ついには栄養動脈の血圧を上回るようになる。その結果、血液の供給が障害され、軟組織が壊死に陥る。海綿骨での微小循環不全は、骨髄炎の重要な要因である。循環不全となった範囲は虚血状態となり、骨組織を構成している細胞が壊死するからである。これにより、血行性防御機構が働かなくなり、細菌が増殖し、骨髄炎は治療が開始されるまで拡大する。

　上顎骨にも骨髄炎が発発生することがあるが、下顎骨に比較するとまれである。この大きな理由は、上顎骨にはいくつかの動脈が複雑なネットワークを形成しながら流入し、血液供給が豊富であることが挙げられる。一方、下顎骨では、下歯槽動脈が主な血液供給源であるとともに、皮質骨が緻密であることから骨膜からの血液供給が限られているため、海綿骨の虚血が起こりやすく、感染しやすいことになる。

295

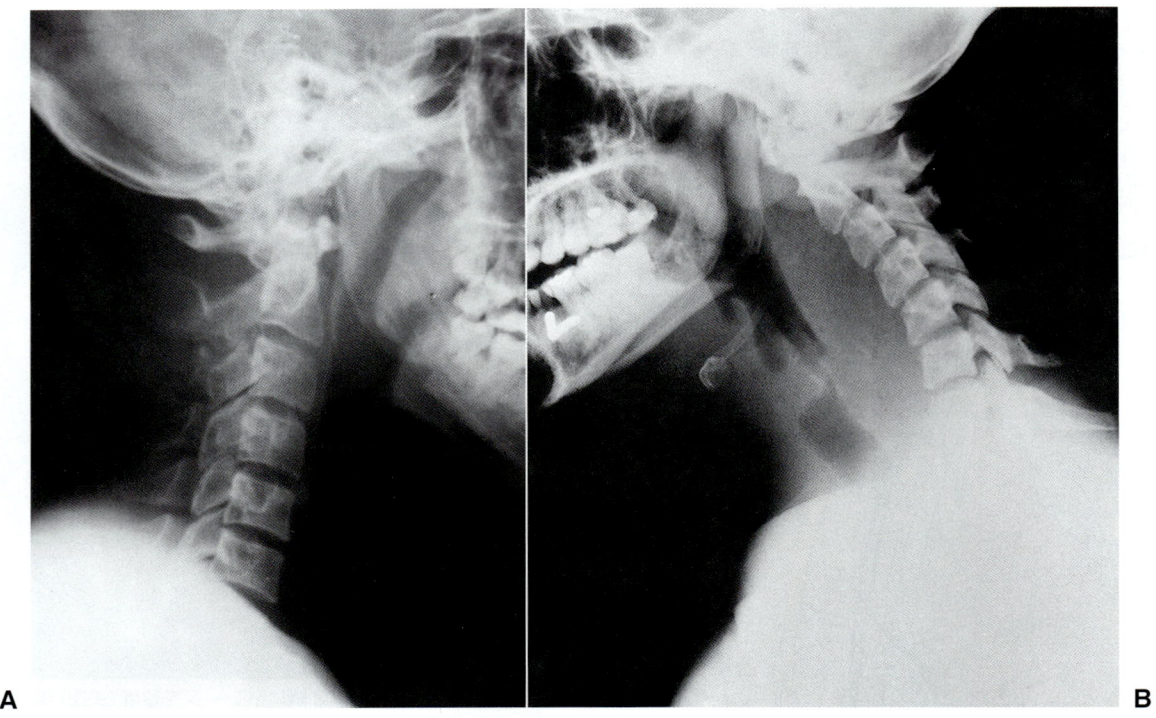

図14-25　A：正常な後咽頭隙の軟組織陰影は幅が狭く，C2部で6mm以下，C6部では20mm以下である。B：後咽頭後隙に感染がみられた場合，軟組織は肥厚し，口峡咽頭部の陰影の幅が減少する。（Cummings CW, Fredrickson JM, Harker LA et al, editors: Otolaryngology: head and neck surgery, vol 3, St Louis, 1998, Mosby.）

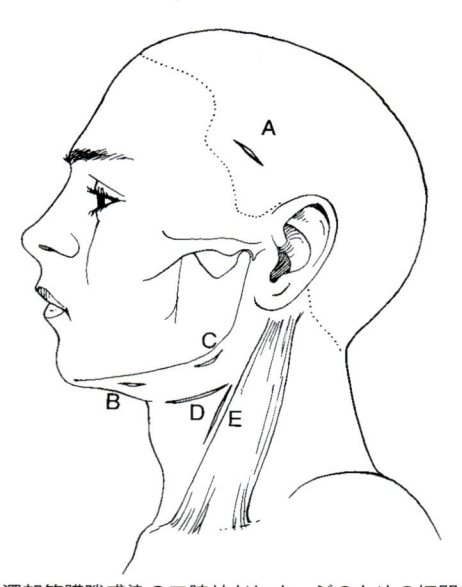

図14-26　深部筋膜隙感染の口腔外ドレナージのための切開部位。A：浅側頭隙および深側頭隙。B：オトガイ下隙または顎下隙。C：顎下隙，咬筋下隙。切開Bとともに使用してオトガイ下隙のドレナージを行い，また切開Aとともに使用し側頭隙のドレナージを行う。D：傍咽頭隙または後咽頭隙上方部。E：後咽頭隙と頸動脈鞘。切開Dとともに使用されることもある。（Flynn TR: Surgical management of orofacial infections. Atlas Oral Maxillofac Surg Clin North Am 8: 77-100, March 2000.）

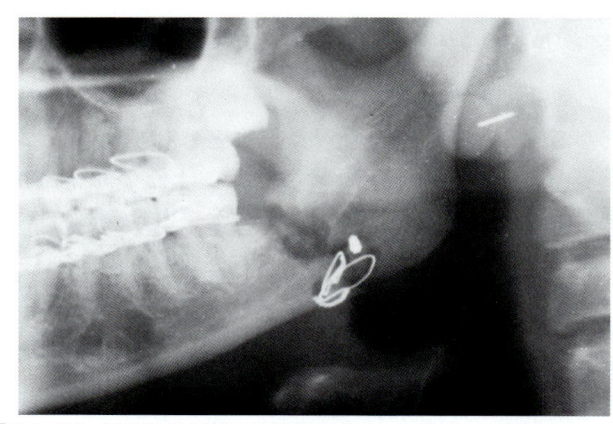

図14-27　下顎骨骨折部に骨髄炎を発症した症例。患者はアルコール依存症で栄養不良状態であった。腐骨はX線透過像により囲まれている。

　歯性感染により細菌が海綿骨に侵入する機会は多くあるが，宿主の防御機能に異常がなければ，下顎骨骨髄炎の起こる頻度は少ない。顎骨骨髄炎の主な原因は，歯性感染症や下顎骨骨折である（図14-27）。しかしこのような場合でさえ，糖尿病，アルコール依存症，薬物中毒，栄養失調，白血病や鎌状赤血球貧血などの骨髄増殖性疾患，癌化学療法後などにみられる宿主防御機能の低下などがなければ，骨髄炎を起こすことはまれである。

　下顎骨骨髄炎の原因菌に関する最近の研究による

と，主な原因菌は，歯性感染症の場合と同様に，レンサ球菌，*Peptostreptococcus* spp. などの嫌気性レンサ球菌，*Fusobacterium* や *Prevotella* などの嫌気性グラム陰性菌であることが示されている。これまでの顎骨骨髄炎に対する細菌学的検査では，排出されてきた膿を培養検体としたり（ブドウ球菌の混入が起こる），嫌気性培養の技術がなかった（嫌気性菌は増殖しない）ため，下顎骨骨髄炎はブドウ球菌が主な原因菌とされ，他部位の骨髄炎とは大きく異なっていた。

急性化膿性骨髄炎では，X線検査ではほとんど変化が認められない。これは，X線での骨変化が少なくとも10～12日目くらいから確認できるようになるためである。慢性骨髄炎は，感染部分で骨破壊像を呈する。X線所見としては，虫食い状または不均一なX線透過像としてみられる。X線不透過性の部分がX線透過像内にみられることもある。このX線不透過性の領域は吸収されていない骨組織を示しており，腐骨である。経過の長い慢性骨髄炎の場合，X線透過像の周囲に不透過像がみられ，骨柩とよばれる。この骨柩は，炎症反応の結果として骨形成が亢進したために生じたものである。

骨髄炎に対しては，内科的および外科的治療を行う。骨髄炎患者には宿主防御機構の低下を認めることがあり，治療の際にはこの可能性を考慮するとともに，必要に応じて医科に紹介する必要がある。

急性顎骨骨髄炎の治療は，主に適切な抗菌薬の投与により行われる。症状の増悪や変化に対して注意深く対処する。病的骨折が生じた場合には，治療は慎重に行わなければならない。抗菌薬としては，歯性感染症の細菌叢に対して効果的で，さらに骨への移行性がよいと考えられているクリンダマイシン，ペニシリン系，ニューキノロン系が選択される。重症の急性骨髄炎を発症している患者には，入院下に抗菌薬の静脈内投与が必要であり，また，末梢より挿入した中心静脈カテーテルを用いたり，経口で吸収がよいニューキノロン系を使用した経口投与での在宅療法を行う。急性および慢性骨髄炎の外科的治療法は，感染範囲内に存在する失活歯，骨折の治療に用いられたワイヤーやプレート，分離した骨片を早期に除去することである。骨の検体は，好気性および嫌気性培養，感受性試験，病理組織学的検査に提出する。加えて，皮質骨除去術（皮質骨の除去または穿孔）と壊死骨の除去（骨組織からの出血がみられるまで）が必要である。顎骨骨折から生じた急性骨髄炎においては，観血的整復術を行い，骨片を強固に固定する。骨折の確実な固定は，骨髄炎の治癒に有効である。

慢性骨髄炎では積極的な抗菌薬治療に加えて，積極的な外科的治療も必要である。骨髄炎の範囲への血液供給が障害されているため，感染を制御することを目的に入院下に多量の抗菌薬を静脈内投与する。適切な抗菌薬を選択するため，手術時に培養用検体を採取する。

急性骨髄炎や慢性骨髄炎の治療においては，抗菌薬の投与は，通常の歯性感染症よりも長期に行うということが，広く認められている。治療に反応する中等度の急性骨髄炎では，症状の消失後も少なくとも6週間，抗菌薬の投与を継続するべきである。制御困難な重症の慢性骨髄炎では，抗菌薬の投与を6か月まで継続する。放線菌による骨髄炎では，症状が消失してから長期間経過後に再発することがあるため，とくに重要である。

下顎骨骨髄炎は，下顎骨の大部分を失う可能性がある重篤な感染症である。そのため，十分なトレーニングを積んだ経験のある臨床医が対処する必要がある。また，宿主防御機能の改善のため，医科への紹介が必要なこともある。

放線菌症

放線菌症は，頭頸部の硬組織または軟組織においては比較的まれな感染症である。放線菌症の原因菌は通常，*Actionomyces israelii* であるが，*A. naeslundii*，*A.viscosus* が原因となることもある。放線菌は口腔常在菌であり，かつては嫌気性真菌として考えられていた。しかし，現在では放線菌は，嫌気性細菌であることが確かめられている。

放線菌症は細菌の毒性が低いため，あまり多くない感染症である。感染が成立するためには，原因菌が創や局所的感染防御機能減弱部位，例えば最近の抜歯窩，深いう蝕，骨折，小規模な口腔外傷などに侵入しなければならない。感染はまず軟組織に生じ，周囲組織や骨に進展していく。

他の感染症とは異なり，放線菌症はたいてい解剖学的構造に沿わずに，限局的に進展し，「偽腫瘍」のようになる。顎放線菌症では，感染が皮膚表層まで波及すると多数の瘻孔を形成する場合がよくみられる。いったん瘻孔が形成されると疼痛はほとんどなくなるが，感染がコントロールされるまで瘻孔からの排膿が続く（図14-28）。

確定診断は細菌検査によって行われる。放線菌は嫌気性菌であり，嫌気的環境下でブレインハートインフュージョン寒天培地（brain heart infusion agar: BHIA）または血液寒天培地を用いて4～6日間培養しなければならない。細菌検査を行った症例の50％でしか，細菌の増殖が認められない。しかしながら，放線菌症の臨床症状は特徴的である。滲出液内に硫黄顆粒のような放線菌の典型的な菌塊（ドルーゼ）を観察できるため，診断は膿汁の病理組織学的検査で行うことができる。初期には抗菌薬によく反応するが，抗菌薬の投与を中止すると感染が再発するという非典型的な症状を呈し，時には複数回，再発を繰り返すこともある。

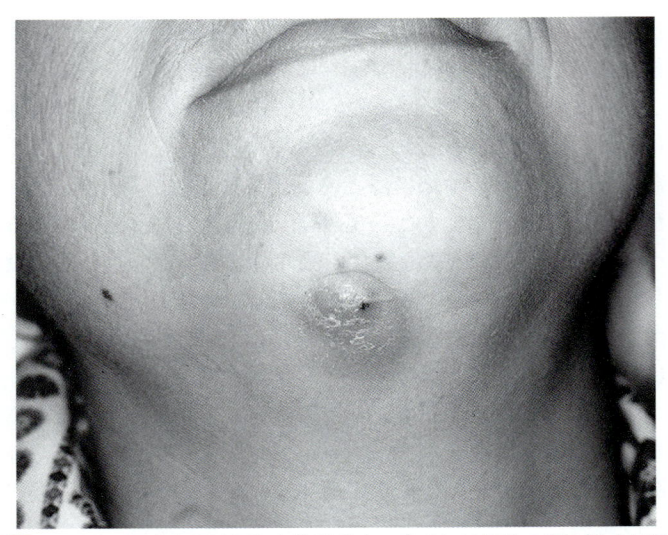

図14-28 再発を繰り返した放線菌症。患者には複数の瘻孔形成を伴う軽度の腫脹がみられた。

放線菌症の治療として，切開排膿と瘻孔の切除を行う。この外科的治療は，十分量の抗菌薬を感染部位に到達させるために重要である。

抗菌薬の第1選択は，患者にアレルギーがなければ，初期にはペニシリンを静脈内投与し，次いで長期間の経口投与を行う。この抗菌薬の長期投与は，感染の再発を予防することが目的である。

他の抗菌薬としては，ドキシサイクリンやクリンダマイシンが使用される。ドキシサイクリンは1日1回経口投与で，長期間使用可能であるという利点がある。

以上をまとめると，放線菌症は疼痛の少ない感染症であり，感染は筋膜隙等の解剖学的構造に沿って波及せず，組織を破壊しながら限局性に進展する。短期間の抗菌薬投与では治癒しにくく，膿汁貯留の際は切開・排膿を行い，瘻孔は切除し，壊死骨や異物は除去することが必要である。初期治療として多量の抗菌薬投与と，再発予防のための長期投与が推奨される。

カンジタ症

Candida albicans は口腔常在菌であり，宿主の感染防御能が正常であれば，感染することはまれである。感染の主な原因としては，まず抗菌薬，とくにペニシリンの長期の投与が挙げられる。もう1つの原因は，後天性免疫不全症候群（acquired immunodeficiency syndrome: AIDS），白血病や他の悪性腫瘍に対する化学療法による免疫機能の低下である。このような場合，カンジタ菌は口腔内で異常増殖し，粘膜表層に感染する。口腔カンジタ症の病態は3つである。第1に偽膜性カンジダ症で，ガーゼで拭くことにより容易に除去でき，その直下に発赤やびらんが認められる明瞭な白斑を有するもの，第2に紅斑性カンジダ症で，単にびらんがみられるだけのものや舌の糸状乳頭が萎縮しているもの，第3に口角炎で，口角に白斑または潰瘍が認められる。図14-29に偽膜性カンジダ症と紅斑性カンジダ症を示した。カンジダ菌は，培養検査またはグラム染色により診断できる。

口角炎のなかには，カンジダ菌が原因であるものがある。患者の多くは無歯顎で，上下顎間の垂直的距離が減少し，口角部が慢性的に湿潤状態となり，カンジタ菌が増殖する。

典型的な抗真菌薬が通常，口腔カンジタ症に有効である。カンジタ症に多く使用されている薬物として，ナイスタチンやクロトリマゾールがある。どちらもトローチ剤で，完全に溶けるまで口腔内に含む方法で使用される。ナイスタチンは低毒性で低コストのため，初期治療には望ましい。

クロトリマゾールは新しい抗真菌薬で，低毒性で味も良好であるが薬価が高い。標準治療では1日4〜5回，2週間トローチを服用する。患者は急速に症状の改善を経験するが，2週間治療を継続しないと再発することを患者に理解させておく必要がある。義歯使用の患者では，義歯がカンジタ菌の温床となっているため，義歯を徹底的に除菌する必要がある。義歯の粘膜面を一層削除するとともに，殺菌薬に一晩浸漬することによる消毒を定期的に行うことが必要である。

フルコナゾール，ケトコナゾール，イトラコナゾールなどの新しい抗真菌薬が，AIDSなどの免疫不全状態の口腔

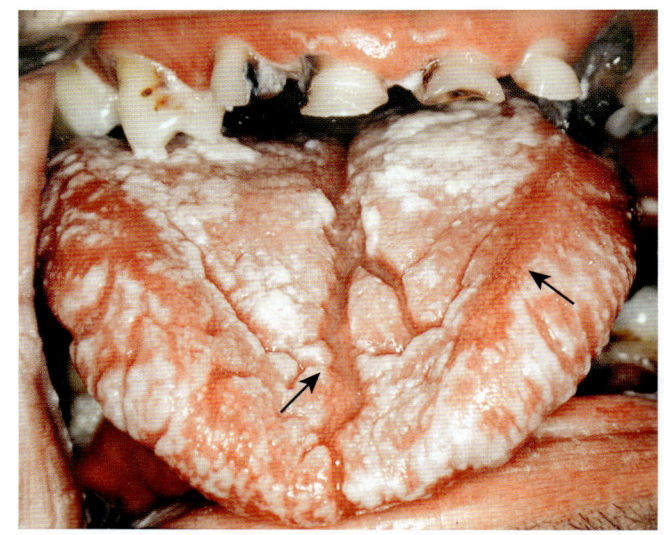

図14-29 舌のカンジダ症。白斑がみられる部分は偽膜性の部分であり，ただれた光沢のある部分は紅斑性の部分である。(Flynn TR, Piecuch JF, Topazin RG: Orofacial infections. In McMillan JA, DeAngelis CD, Feigin RD, Warshaw JB, editors: Oski's pediayrics: principles and practice, ed 4, Philadelphia, 2006, Lippincott Williams & Wilkins.)

咽頭カンジタ症患者に使用されている。これらの抗真菌薬は，*Candida albicans* の耐性株や免疫不全患者でよくみられる *C.glabrata* に対しても有効である。これら新しく効果の高い抗真菌薬は高価で，生命にかかわるほどの薬物相互作用が時折みられることから，免疫不全患者に対して使用すること，また，専門医が使用する場合を見越して安易に使用することは控えるべきである。

カンジタ症は通常，全身疾患を有する患者に発症しやすいということを銘記しておく必要がある。最近の抗菌薬治療，コントロール不良な糖尿病，AIDS，癌化学療法，その他の免疫抑制性疾患の既往をもたない患者では，免疫機能低下を引き起こす全身的疾患に罹患していることを疑うことが必要である。そのため，局所療法でコントロールできない口腔カンジタ症の患者の場合は，全身状態の評価と治療のための医科への紹介が重要である。

文献

1. Grodinsky M: Retropharyngeal and lateral pharyngeal abscesses, Ann Surg 110:177, 1939.
2. Grodinsky M: Ludwig's angina: an anatomical and clinical study with review of the literature, Surgery 5:678, 1939.
3. Grodinsky M, Holyoke EA: The fasciae and fascial spaces of the head, neck, and adjacent regions, Am J Anat 63:367, 1938.
4. Williams AC: Ludwig's angina, Surg Gynecol Obstet 70:140, 1940.
5. Williams AC, Guralnick WC: The diagnosis and treatment of Ludwig's angina: a report of twenty cases, N Engl J Med 1943;228:443.
6. Flynn TR, Shanti RM, Hayes C: Severe odontogenic infections, part two: prospective outcomes study, J Oral Maxillofac Surg 64:1104-1113, 2006.
7. Flynn TR, Shanti RM, Levy M et al: Severe odontogenic infections, part one: prospective report, J Oral Maxillofac Surg 64:1093-1103, 2006.
8. Balcerak RJ, Sisto JM, Bosack RC: Cervicofacial necrotizing fasciitis: report of three cases and literature review, J Oral Maxillofac Surg 46:450, 1988.
9. Bennett JD, Flynn TR: Anesthetic considerations in orofacial infections. In Topazian RG, Goldberg MH, Hupp JR, editors: Oral and maxillofacial infections, ed 4, Philadelphia, 2002, WB Saunders.
10. Carey JW, Dodson TB: Hospital course of HIV-positive patients with odontogenic infections, Oral Surg Oral Med Oral Pathol Oral Radiol Endod 91(1):23-27, 2001.
11. Flynn TR: Anatomy of oral and maxillofacial infections. In Topazian RG, Goldberg MH, Hupp JR, editors: Oral and maxillofacial infections, ed 4, Philadelphia, 2002, WB Saunders.
12. Flynn TR: Deep fascial space infections. In Laskin DM, Abubakar AO, editors: Decision making in oral and maxillofacial surgery, Chicago, 2007, Quintessence.
13. Flynn TR: Odontogenic infections, Oral Maxillofac Surg Clin North Am 3:311-329, 1991.
14. Flynn TR: Principles of management of odontogenic infections. In Miloro M, editor: Peterson's principles of oral and maxillofacial surgery, ed 2, Hamilton, Ontario, 2005, BC Decker.
15. Flynn TR: Surgical management of orofacial infections: Atlas Oral Maxillofac Surg Clin North Am 8:77-100, March 2000.
16. Flynn TR: The swollen face, Emerg Med Clin North Am 15:481-519, Aug 2000.
17. Flynn TR: The timing of incision and drainage. In Piecuch JF, editor: Oral and maxillofacial surgery knowledge update 2002, Rosemont, Ill, 2002, American Association of Oral and Maxillofacial Surgeons.
18. Flynn TR: Use of antibiotics. In Laskin DM, Abubaker AO, editors: Decision making in oral and maxillofacial surgery, Chicago, 2007, Quintessence.
19. Flynn TR, Halpern LR: Antibiotic selection in head and neck infections, Oral and Maxillofacial Surgery Clinics of North America, 15:17-38, Feb 2003.
20. Freeman RK, Vallieres E, Verrier ED et al: Descending necrotizing mediastinitis: an analysis of the effects of serial surgical debridement on patient mortality, J Thorac Cardiovasc Surg 119(2):260-267, 2000.
21. Gidley PW, Ghorayeb BY, Stiernberg CM: Contemporary management of deep neck space infections, Otolaryngol Head Neck Surg 116:16-22, 1997.
22. Hall HD, Gunter JW, Jamison HC et al: Effect of time of extraction on resolution of odontogenic cellulitis, J Am Dent Assoc 77:626, 1968.
23. Haug RH, Picard U, Indresano AT: Diagnosis and treatment of the retropharyngeal abscess in adults, Br J Oral Maxillofac Surg 28:34-38, 1990.
24. Heimdahl A, VonKonow L, Satoh T et al: Clinical appearance of orofacial infections of odontogenic origin in relation to microbiological findings, J Clin Microbiol 22:299, 1985.
25. Hought RT, Fitzgerald BE, Latta JE et al: Ludwig's angina: report of two cases and review of the literature from 1945 to January 1979, J Oral Surg 38:849, 1980.
26. Kim Y, Flynn TR, Donoff RB et al: The gene: the polymerase chain reaction and its clinical application, J Oral Maxillofac Surg 60:808-815, 2002.
27. Krogh HW: Extraction of teeth in the presence of acute infections, J Oral Surg 9:136, 1951.
28. Langford FPJ, Moon RE, Stolp BW et al: Treatment of cervical necrotizing fasciitis with hyperbaric oxygen therapy, Otolaryngol Head Neck Surg 112:274-278, 1995.
29. LeBlanc DJ, Flynn TR, Simos C et al: Antibiotics and the treatment of infectious diseases. In Lamont RJ, Burne RA, Lantz MS et al: editors: Oral microbiology and immunology, Washington, DC, 2006, ASM Press.
30. Marra S, Hotaling AJ: Deep neck infections, Am J Otol 17:287-298, 1996.
31. Martis CS, Karakasis DT: Extractions in the presence of acute infections, J Dent Res 54:59, 1975.
32. Marx RE: Chronic osteomyelitis of the jaws, Oral and Maxillofacial Surgery Clinics of North America, 3:367, 1991.
33. Miller EJ Jr, Dodson TB: The risk of serious odontogenic infections in HIV-positive patients: a pilot study, Oral Surg Oral Med Oral Pathol Oral Radiol Endod 86:406-409, 1998.
34. Miller WD, Furst IM, Sandor GKB et al: A prospective blinded comparison of clinical examination and computed tomography in deep neck infections, Laryngoscope 109:1873-1879, 1999.
35. O'Ryan F, Diloreto D, Barber HD et al: Orbital infections: clinical

and radiographic diagnosis and surgical treatment, J Oral Maxillofac Surg 46:991, 1988.
36. Peterson LJ: Principles of surgical and antimicrobial infection management. In Topazian RG, Goldberg MH, Hupp JR, editors: Oral and maxillofacial infections, ed 4, Philadelphia, 2002, WB Saunders.
37. Scully C, McCarthy G: Management of oral health in persons with HIV infection, Oral Surg Oral Med Oral Pathol Oral Radiol Endod 73:215, 1992.
38. Telford G: Postoperative fever. In Condon RE, Nyhus LM, editors: Manual of surgical therapeutics, ed 6, Boston, 1985, Little, Brown.
39. Umeda M, Minamikawa T, Komatsubara H et al: Necrotizing fasciitis caused by dental infection: a retrospective analysis of 9 cases and a review of the literature, Oral Surg Oral Med Oral Pathol Oral Radiol Endod 95:283-290, 2003

15章

外科的歯内療法の原則

STUART E. LIEBLICH

本章の内容

膿瘍のドレナージ
歯根尖切除術
 1. 適応
  1) 解剖学的問題
  2) 歯冠修復学的な検討事項
  3) 歯根の水平的破折
  4) 除去不能な根管内異物
  5) 手技的な失敗
  6) 根管治療後も縮小しない大きな病変
 2. 禁忌症（または注意喚起）
  1) 根管治療失敗の原因が不明である場合
  2) 標準的な根管治療が可能な場合
  3) 根管治療と歯根尖切除術を同時に行う場合
  4) 解剖学的な検討事項
  5) 不適切な歯冠／歯根比
  6) 医学的（全身的）合併症
 3. 外科的手技
  1) 抗菌薬
  2) 粘膜骨膜弁の設計
  3) 半月状切開
  4) 歯肉縁下切開
  5) 全層粘膜骨膜切開
  6) 麻酔
  7) 切開と粘膜弁の剥離展開
  8) 根尖部の明示
  9) 掻爬
  10) 歯根尖切除
  11) 歯根端での逆根管充填用窩洞の形成
  12) 逆根管充填材（逆根充材）
  13) 洗浄
  14) X線写真による確認
  15) 粘膜骨膜弁の復位と縫合
  16) 術後の指示
  17) 抜糸と手術の評価
修正手術
 1. 適応
  1) 手技的な失敗
  2) 吸収性穿孔
 2. 禁忌症
  1) 解剖学的な検討事項
  2) 穿孔部位
  3) 到達性
 3. 検討事項
  1) 外科的アプローチ
  2) 修復材料
  3) 予後
 4. 外科的手技
破折歯
治癒
再診
生検の必要性
補助的器材
 1. 照明・拡大装置
  1) 手術用顕微鏡
  2) 光学ファイバー
 2. 組織再生誘導法（GTR）
 3. 骨増生
専門医紹介のタイミング
 1. トレーニングと経験
 2. 根管治療失敗の原因同定
 3. 外科的な難点

外科的歯内療法とは，外科的な手法を用いて歯根周囲の病変を治療することである。これには，膿瘍切開，根尖周囲の手術，修正手術，再植術，歯根切除などが含まれる（Box15-1, 2）。

従来の歯内療法は，一般的に成功率の高い治療法であるが，約10～15％の症例では症状の遷延あるいは再発がみられる。

Box 15-1

歯根尖切除術の成否に関連する要因

- ●成功要因

  術前の要因
  - 緊密な根管充填
  - 健全な歯周状態
    - ◆ 骨の裂開なし
    - ◆ 適切な歯冠歯根比
  - 根尖1/3以内に限局した孤立性のX線透過像
  - 処置歯
    - ◆ 上顎前歯部
    - ◆ 上顎大臼歯部近心頬側根

  術後の要因
  - X線写真にて骨の再生を確認できる。
  - 疼痛と他の症状の消退
  - 上顎洞との交通がない。
  - 歯の動揺の軽減

- ●失敗の要因

  術前の要因
  - 臨床的あるいはX線写真において明らかな歯根破折
  - 根管充填されていない，あるいは不適切な根管充填
  - クラウンやポストの辺縁不適合
  - 不良な歯周状態
  - X線写真において明らかなポストによる穿孔
  - 処置歯
    - ◆ 下顎前歯

  術後の要因
  - 術後の骨性治癒が認められない。
  - 疼痛の持続
  - 瘻孔の残存あるいは再発

(Thomas P, Lieblich SE: Office-based surgery. In Ward-Booth P, Schendel S, Hausamen J-E, editors: Maxillofacial surgery, ed 2, London, 2007, Churchill Livingston.)

Box 15-2

外科的歯内療法の範疇

- ◆ 膿瘍切開
- ◆ 歯根尖切除術
- ◆ ヘミセクション／歯根切除術
- ◆ 意図的再植術：意図的に抜歯し，根管充填後にその歯を抜歯窩内へ再植する。
- ◆ 修正手術

瘻孔や咬合痛，あるいはX線検査で偶然発見される根尖部透過像の増大は，歯内療法の問題を示唆している。歯内療法の失敗が明らかとなるまでには，通常，数年を要するため，すでに最終補綴物が装着されていることがほとんどである。したがって，ブリッジの支台歯として，その歯の存在価値が高まっている場合が少なくない。

根管治療において，外科的な処置は重要な位置を占めているものの，適応症や禁忌症，手技や術式の成否（長期的予後），術後の創傷治癒，術式の改良を目指した材料や器材に関する研究は，これまでほとんど行われていなかった。そのため，外科処置（例：根管治療失敗後の一般的な外科処置や囊胞摘出，1回の治療で根管治療を行うことなど）を目的として口腔外科医を紹介することは，これまで適切ではないと考えられてきた。外科的処置のタイミング，歯冠部分からの再根管治療の適否などの治療方針は，さまざまな臨床的問題や解剖学的条件を考慮して決定される。また，デンタルインプラント治療の長期的成功率が高いことを鑑みて，当該歯を抜歯してデンタルインプラントを埋入するという選択肢もある。しかし最近では，歯内療法とインプラント治療の成功率は，同等であると考えられている。歯に対する追加処置は，再根管治療でも歯根尖切除術でも，歯の構造を一部失うことになるので，長期的成功率が低下する可能性も考えられる。手術を正しく適用すれば，歯とその補綴物を保存することは可能である。図15-1に，外科的歯内療法の適否に関する臨床的判断の指標となるアルゴリズムを記している。

本章では，外科的歯内療法の適応と禁忌，診断と治療計画，手技の基本について解説する。ここで提示した手術のほとんどは，専門医が執刀するべきであるが，症例によっては，専門的なトレーニングを受けた一般の歯科医師が行ってもよい。外科的アプローチの際には，術野が上顎洞や下歯槽神経などの解剖学的構造物に近接することがあるので，解剖学的な知識は必須である。歯科医師も専門医を紹介する際には，患者に手術の概要や方法について説明できるよう，十分な知識をもちあわせていなければならない。加えて，手術の成果を最終的に判断し，最終補綴物の装着時期を決定する責任は，ほとんどの場合，紹介元である一般歯科医が担うのである。

本章では，膿瘍切開，歯根尖切除術，修正手術について解説する。

膿瘍のドレナージ

ドレナージとは，液化した壊死病巣（例：膿瘍）から，膿汁，血性滲出液，その他の滲出液を排出させることである。膿瘍のドレナージにより，疼痛の緩和，局所循環の改善，刺激源の除去などが得られる。膿瘍は骨内に限局することもあるが，骨と骨膜を破り，軟組織にまで拡大することもある。このような場合，口腔内外から切開を加えてドレナージするが，その詳細は13章と14章を参照してほしい。ドレナージでは感染源を除去できないので，歯に対する原因治療が必須であ

15章 ● 外科的歯内療法の原則

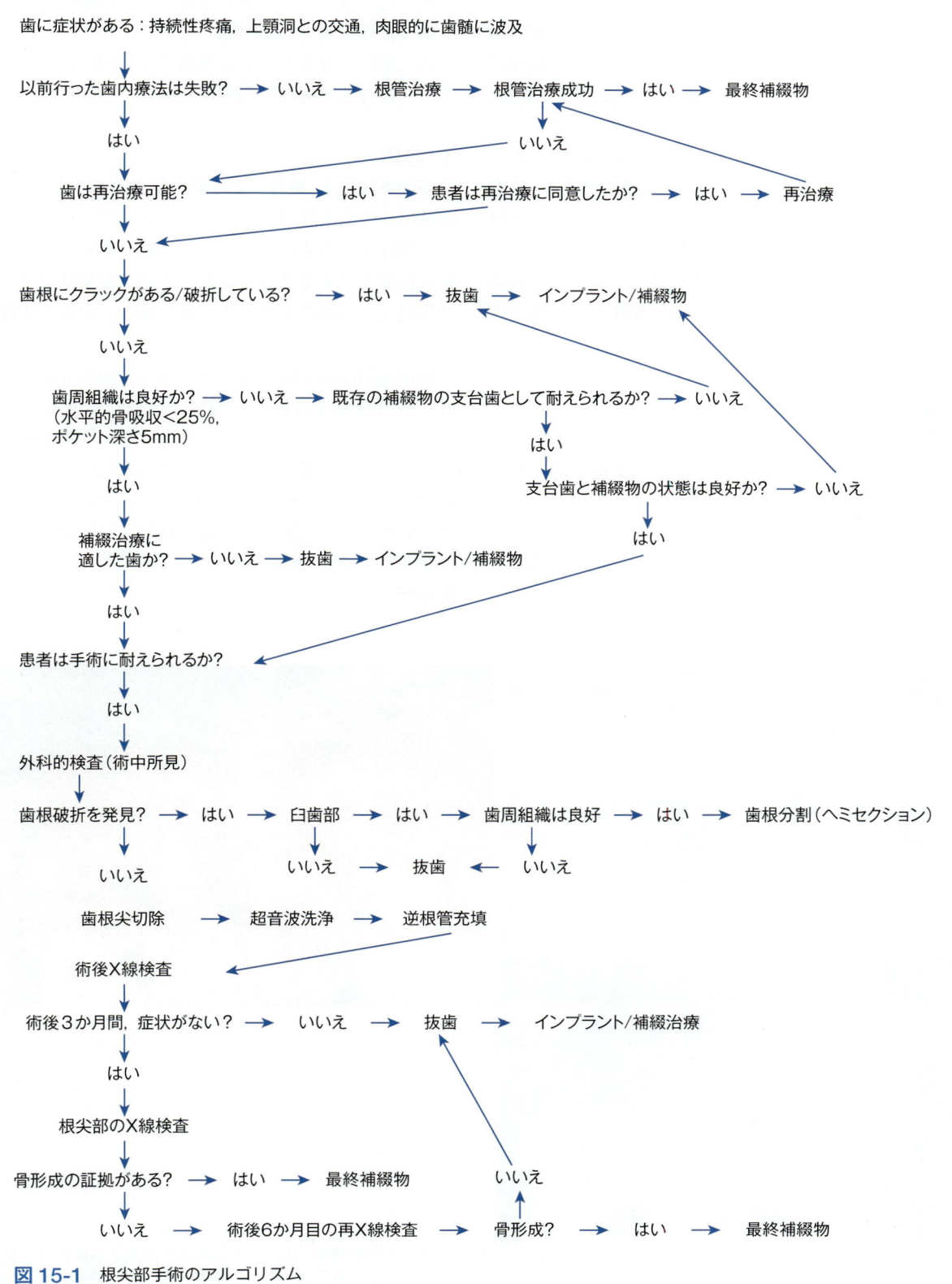

根尖部手術のアルゴリズム

歯に症状がある：持続性疼痛，上顎洞との交通，肉眼的に歯髄に波及

以前行った歯内療法は失敗？ → いいえ → 根管治療 → 根管治療成功 → はい → 最終補綴物

↓はい　　　　　　　　　　　　　　　　　いいえ

歯は再治療可能？ → はい → 患者は再治療に同意したか？ → はい → 再治療

↓いいえ

歯根にクラックがある/破折している？ → はい → 抜歯 → インプラント/補綴物

↓いいえ

歯周組織は良好か？ → いいえ → 既存の補綴物の支台歯として耐えられるか？ → いいえ
（水平的骨吸収＜25％，
ポケット深さ5mm）
　　　　　　　　　　　　　　　　　　　↓はい
　　　　　　　　　　　　　　　　　　　支台歯と補綴物の状態は良好か？ → いいえ
↓はい　　　　　　　　　　　　　　　　↓はい

補綴治療に
適した歯か？ → いいえ → 抜歯 → インプラント/補綴物

↓はい

患者は手術に耐えられるか？

↓はい

外科的検査（術中所見）

↓

歯根破折を発見？ → はい → 臼歯部 → はい → 歯周組織は良好 → はい → 歯根分割（ヘミセクション）

↓いいえ　　　　　　　　　　↓いいえ → 抜歯 ← いいえ

歯根尖切除 → 超音波洗浄 → 逆根管充填

↓

術後X線検査

↓

術後3か月間，症状がない？ → いいえ → 抜歯 → インプラント/補綴治療

↓はい

根尖部のX線検査

↓

骨形成の証拠がある？ → はい → 最終補綴物
　　　　　　　　　　　　　いいえ
↓いいえ → 術後6か月目の再X線検査 → 骨形成？ → はい → 最終補綴物

図 15-1　根尖部手術のアルゴリズム

る。

　歯性感染に起因する膿瘍には，以下のいずれかのドレナージ法を用いる。第1は，原因歯の歯冠部から髄室と根管を開放して，ドレナージする方法である。第2は，骨内の膿瘍に対して定型的な切開を加えて，ドレナージする方法である。膿瘍の切開排膿術は，炎症の波及が急速で膿瘍腔が大きい場合，あるいは根管の開放によって明らかな排膿が得られない場合に適用される。切開排膿術によって，細菌培養や（抗菌薬の）感受性試験に必要な膿汁が得られる。一般的な感染根管では，患者が有病者である場合，経験的に効果のあるはずの抗菌薬に反応しなかった場合，院内感染した場合，耐性菌による感染が疑われる場合などを除けば，細菌培養や感受性試験は不要である。

歯根尖切除術

　根尖部（あるいは歯根周囲）の手術は，以下の手順で行われる。

1. 歯根あるいは根尖部を明示する。
2. 破折や他の病状確認のために，歯根面を明示する。
3. 根尖部組織を掻爬する。
4. 歯根尖を切除する。
5. 超音波チップを用いて逆根管充填窩洞を形成する。
6. 逆根管充填（逆根充）
7. 創傷治癒を図り歯肉退縮を最小限に抑えるために，歯肉弁を適切に閉創する。

1. 適応

　歯内療法後も，関連する症状や徴候が消退しない場合には，歯根尖切除術を検討する。最も高頻度にみられるのは，根尖部の慢性瘻孔からの排膿である。時に疼痛や口腔前庭部の炎症の併発を認めることもある。また，定期健診でのX線検査で偶然発見される大きな透過性病変も，歯根尖切除術の適応である。

　歯根尖切除術の成否は，手術適応の判断と術式に左右される。根管治療を失敗した場合，再根管治療は不可能なことが多く，歯冠側からのアプローチではよい治療結果が得られない。根管治療失敗の原因が不明の場合には，外科的な診査を必要とする（図15-2）。想定外の病変（腫瘍など）が根尖部に存在している場合などは，外科的切除と確定診断のための生検が必要となる（図15-3）。歯根尖切除術の適応症を，Box15-3に示す。

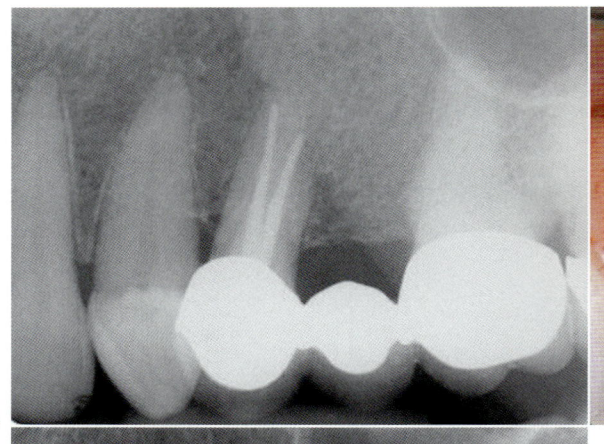

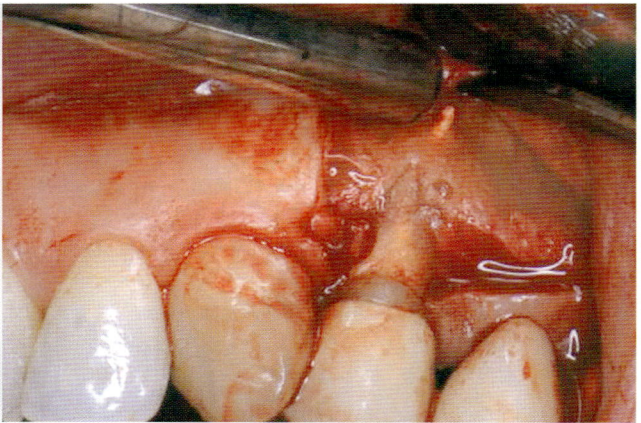

図15-2　外科的診査。A：成功したようにみえる歯内療法後も，患者は歯根中央部の持続性疼痛を訴えていた。B：外科的な診査により，頰側根の穿孔と同部からのガッタパーチャの溢出がみられた。C：穿孔部から溢出したガッタパーチャを除去し，MTAセメントで封鎖した後の根尖部のデンタルX線写真

15章 ● 外科的歯内療法の原則

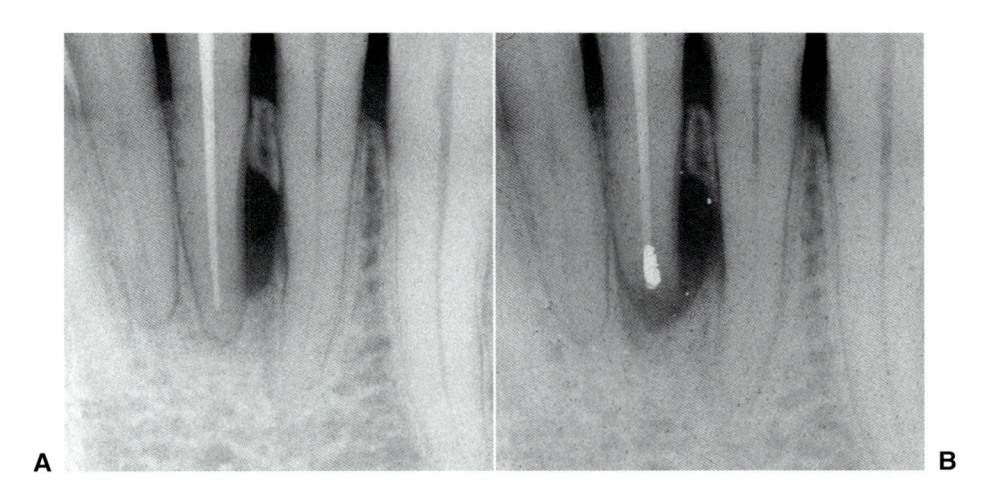

図15-3 病変の外科的除去。A：この患者は，標準的な歯内療法後に根尖のX線透過像の拡大傾向を認めたため，外科的処置を目的に紹介された。X線透過像病変の非定形的な起源に注目し，根尖手術と同時に生検を施行すべきである。B：アマルガムの逆根管充填を併用した根尖部手術と同時に生検を行ったところ，最終病理学的診断は，囊胞性エナメル上皮腫であった。

Box 15-3
歯根尖切除術の適応症

- 根管治療による壊死組織除去，および根尖封鎖の完遂を妨げる解剖学的構造の存在
- 治療レベルの妥協を招く修復物
- 根尖部の壊死を伴う水平的歯根破折
- 根管治療あるいは再根管治療を妨げる撤去不能な材料の存在
- 根管治療の失敗
- 根管治療単独では治癒を望めない大きな根尖病巣

歯根尖切除術の術前には，この手術には検査を目的とした側面があることを，患者に伝えておかなければならない。というのも最終的な術式の決定は，根尖部を露出させて病状を確認した後，行われるからである。例えば，歯根破折を認めた場合には，歯根尖切除術か抜歯かの判断を術中に行う。抜歯の適応と判断された場合には，抜歯後の審美的問題に備えて，仮歯の作製が必要となる。したがって一度閉創し，抜歯を含めた治療計画を立て直すことになる。

1）解剖学的問題

根管内の石灰化やその他の障害物，歯根の強い彎曲，狭窄石灰変性根管などは，根管治療の大きな障害となりうる。つまり，ファイルによる根管形成や根管充填ができない可能性がある（図15-4）。根尖を密封できなければ，根尖漏洩が持続し，根管治療は失敗してしまう。

治療成果には疑問が残るにもかかわらず，一般的に根尖周囲手術の前に，定型的な根管治療や再根管治療を施行する傾

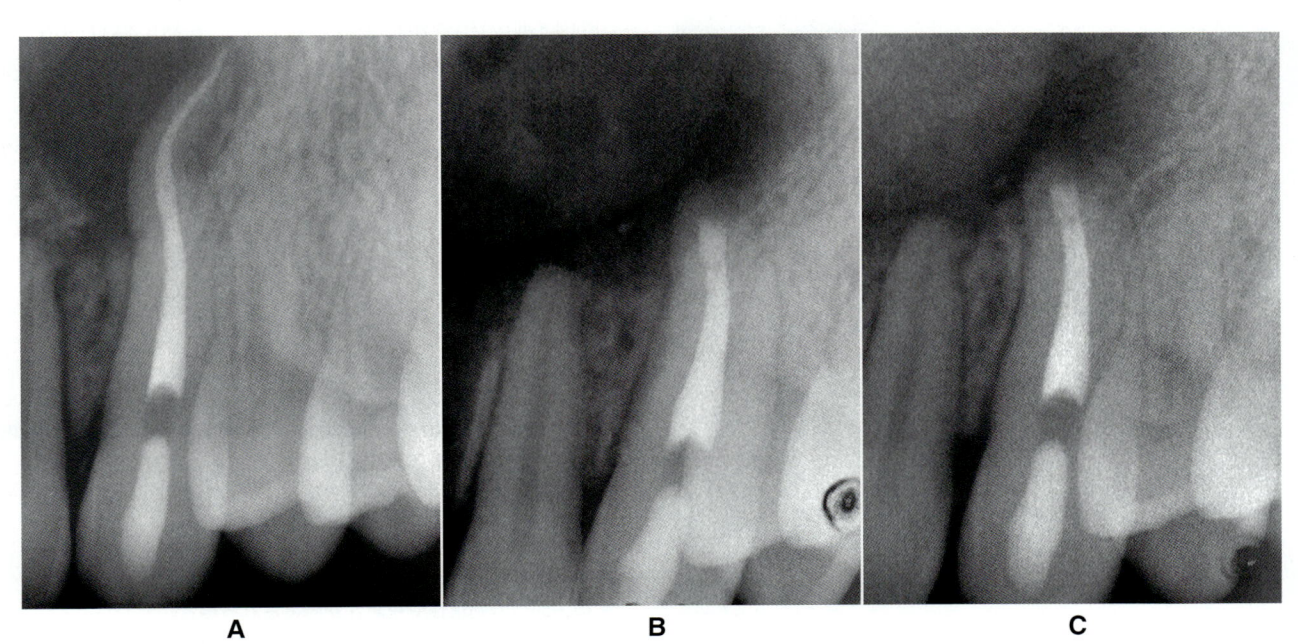

図15-4 A：解剖学的な問題として，歯根が著しく彎曲しており，外科的処置の適応となる。B：歯根尖切除と，MTAセメントによる逆根充。C：術後4か月目。骨の再生が認められる。

向がみられる。しかし，（再）根管治療が不可能な場合には，根管形成されていない部分を切除し，逆根管充填を行う必要が生じる。

2）歯冠修復学的な検討事項

下顎前歯部などでは，補綴物を貫通して再根管治療することもあるが，これは相当危険な手技である。補綴物の保持力の減弱化や，歯根の穿孔を招くこともありうる。したがって，再根管治療よりも歯根尖切除術と逆根充を行うほうが，効率よく臨床症状を解消できる。

外科的治療の適用要件は，一般的には，根管ポストとコアを用いた補綴治療後に，根管治療の失敗が顕在化した場合である（図 15-5）。根管ポストの多くは除去困難で，再根管治療のために除去を試みた結果，歯根破折をきたす可能性がある。

3）歯根の水平的破折

外傷により歯根破折をきたした場合には，根尖部分が歯髄壊死を起こす。この場合，歯冠側からのアプローチでは，根尖側の根管治療ができないので，歯冠側の根管治療後に，根尖側を外科的に切除する（図 15-6）。

4）除去不能な根管内異物

破折した器具（図 15-7），根管充填剤やポスト，その他の外来性異物などで根管が閉塞している場合がある。根尖部の病巣が明らかであれば，これらは歯根の一部とともに外科的に除去される（図 15-8）。破折したファイルは，症状がなければそのまま放置し，経過観察とする。

5）手技的な失敗

器具の破折，根管内の棚形成，過剰な根管充填（過根充），穿孔は，根管治療の失敗原因となりうる（図 15-9，図 15-10）。過根充においては，必ずしも根尖から溢出した部分を除去する必要はないが，症状を伴う場合には外科的に除去すべきである。というのも，過根充では根尖部の閉鎖は緊密で，溢出した部分を外科的に除去（外科的修正）すれば，予後良好なことが多いからである。

6）根管治療後も縮小しない大きな病変

根管形成や根尖封鎖を適切に行ったにもかかわらず，根尖部の病巣が増大する場合がある。このような病変には一般的に，減圧と限局した搔爬術を適用する。この際，下歯槽神経など隣接臓器の損傷を避けるよう，搔爬の範囲には注意する（図 15-11）。根尖からの持続的な滲出液の漏出が病巣拡大の原因であり，最終的に歯根尖切除と逆根充を行うことで，治癒を期待できる。

2. 禁忌症（または注意喚起）

他に有効な治療法があれば，歯根尖切除術は推奨されない（Box15-4）。

1）根管治療失敗の原因が不明である場合

原因不明の根管治療失敗に対して，安易に外科的治療を適用することは，避けるべきである。まず，根管治療の失敗原因を同定することが重要で，次に適切な善後策を考える。結果的には，再根管治療が奏効することが多い。根尖部の大きな病巣でも，適切な根管治療で治癒する場合が多い。根尖部の病変が囊胞性の場合においても，通常，根管治療で治癒に

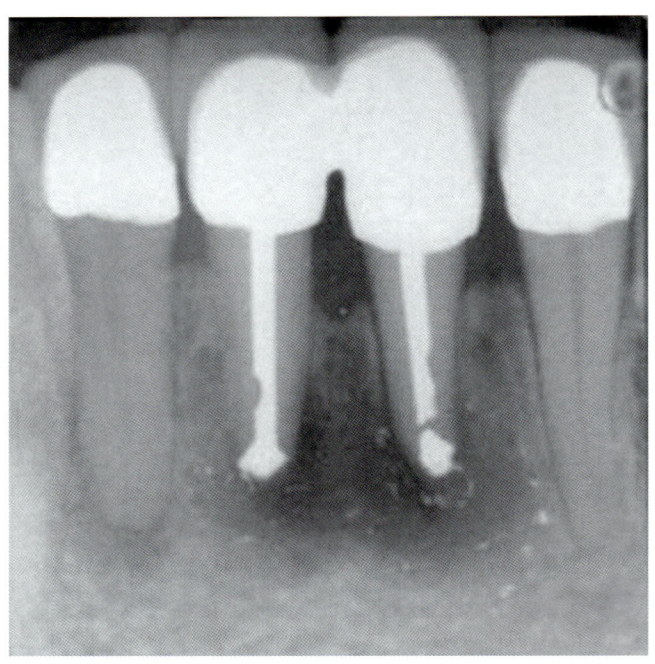

図 15-5　除去不能な根管ポストと根尖病巣。歯冠方向からの刺激を封鎖するために，歯根尖切除術と，アマルガムによる逆根充を行った。

Box 15-4

歯根尖切除術の禁忌症（または注意喚起）

- 根管治療失敗の原因が同定されていない。
- 標準的な根管治療を適用できる。
- 根管治療と歯根尖切除術を同時に行う。
- 再根管治療が行える。
- 隣接する神経や血管の損傷する危険性がある。
- 根尖部への到達性や視認性が障害される場合
- 歯冠／歯根比が短い。
- 全身状態の問題（例：出血性疾患など）

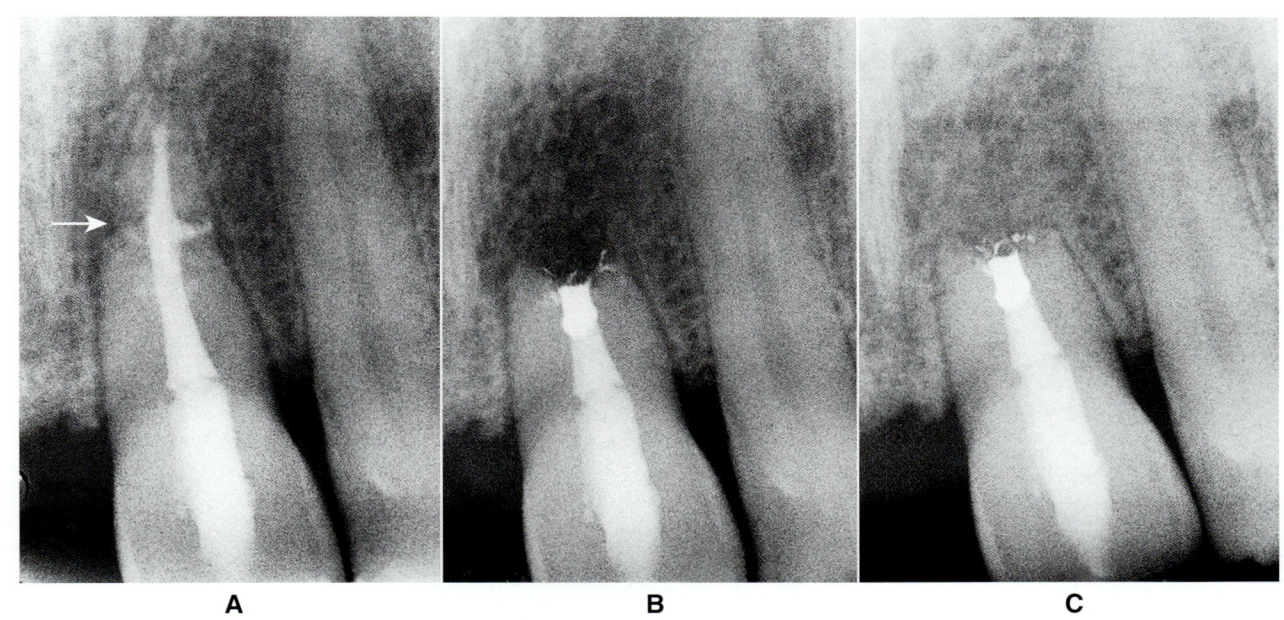

図15-6 A：歯根の水平的破折。破折片および残存歯とも，治療に失敗している。B：根尖部の破折片は除去され，アマルガムの逆根充を施行。C：1年後のX線写真で完治を確認した。

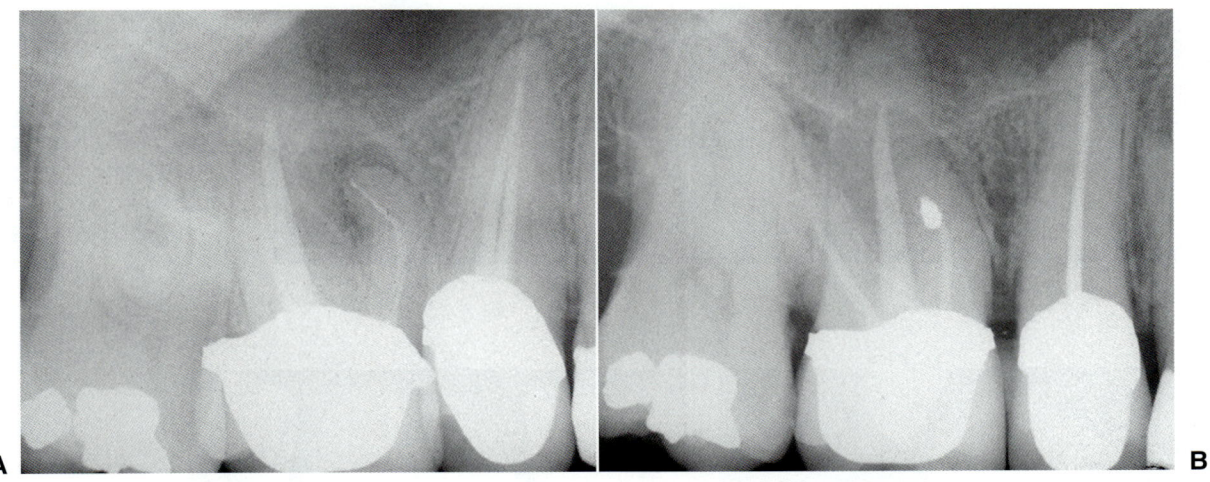

図15-7 A：近心頰側根内の除去不能な器具の破折片。歯に症状が現れたら，外科的な処置が必要となる。B：破折片と一緒に歯根尖を除去し，アマルガムによる逆根充を施行した。

導くことができる。

2) 標準的な根管治療が可能な場合

ほとんどの場合，標準的な歯内療法の適用が望ましい（図15-12）。とくに根尖病巣がある場合には，手術によって1回の通院治療で完結させるという誤った通念が，長年続いている。しかし，根管治療によって，根尖部根管内のデブリードマンと根尖の閉鎖が同時に行える場合には，外科的治療の適応とはならない。

3) 根管治療と歯根尖切除術を同時に行う場合

頻度は少ないが，根管治療と根尖周囲の手術を同時に行うことがある。通常，両者を同時に行うことには，いかなる利点もない。しかし，適切な根管の拡大形成と抗菌薬投与が施行されたにもかかわらず，疼痛が残存し，根管や瘻孔からの排膿が消退しない症例には，根尖病巣の掻爬と同時に根管充填を行い，根尖部を密封することで，良好な結果が得られる。この際，病巣内に入っていた根尖部に対して，歯根尖切除術を併用する場合がほとんどである。

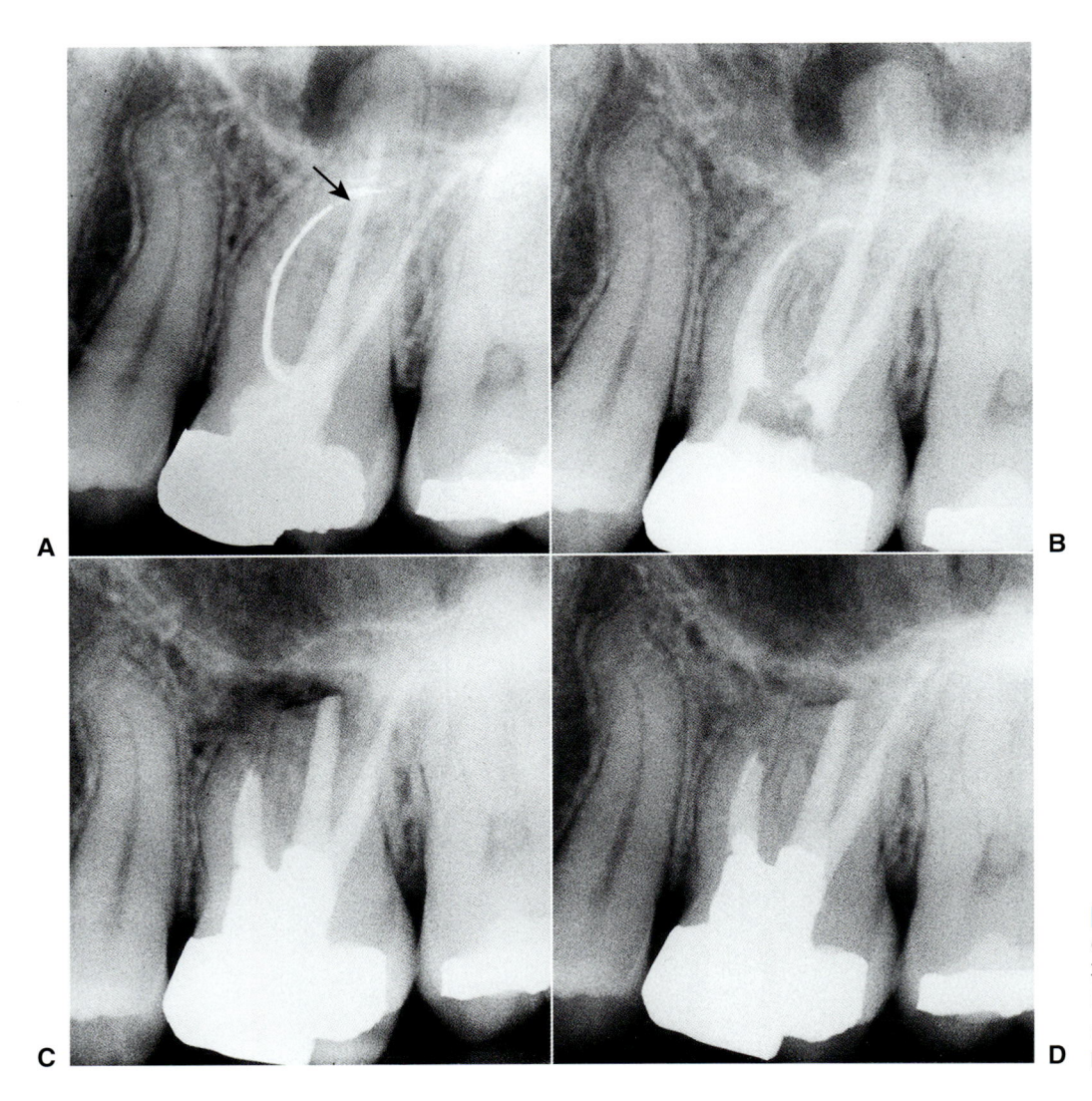

図 15-8　A：近心根と口蓋根内の除去不能な物質と根尖病巣。B：再根管治療は失敗。C：近心根と口蓋根のガッタパーチャが充填されているレベルで歯根尖切除。D：2年後、完治している。

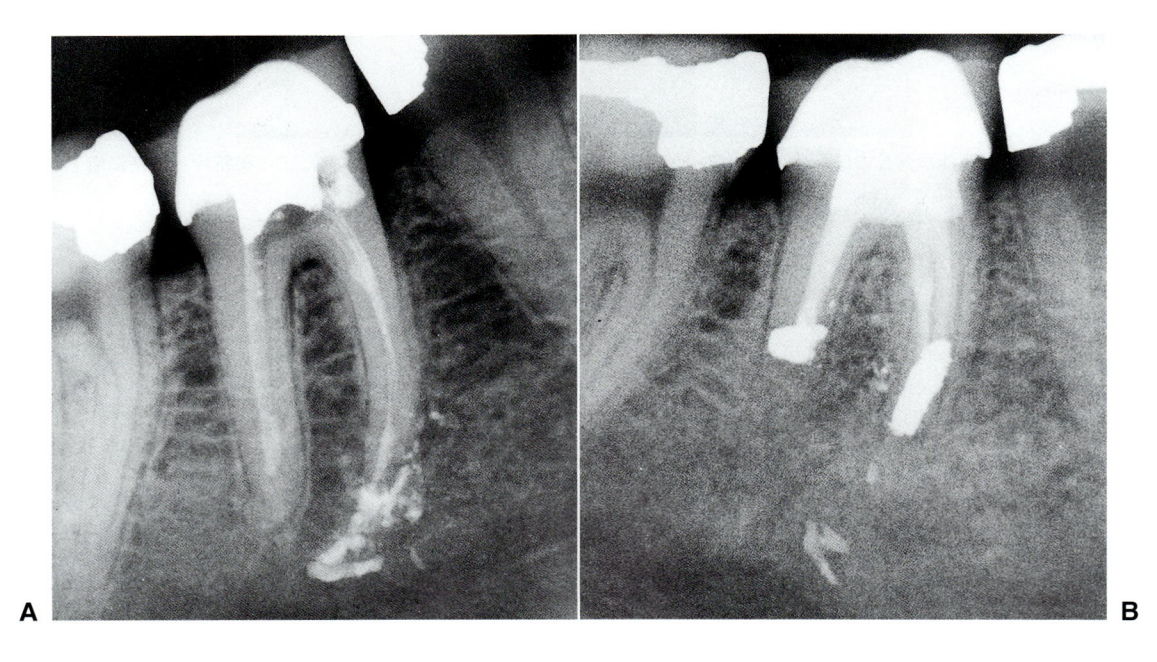

図 15-9　A：垂直加圧根充による過根充の結果、下歯槽神経が損傷され、疼痛と知覚異常が発現。B：再根管治療後、歯根尖切除術と根尖周囲の掻爬術を行い、アマルガムで逆根充を行った。

15章 ● 外科的歯内療法の原則

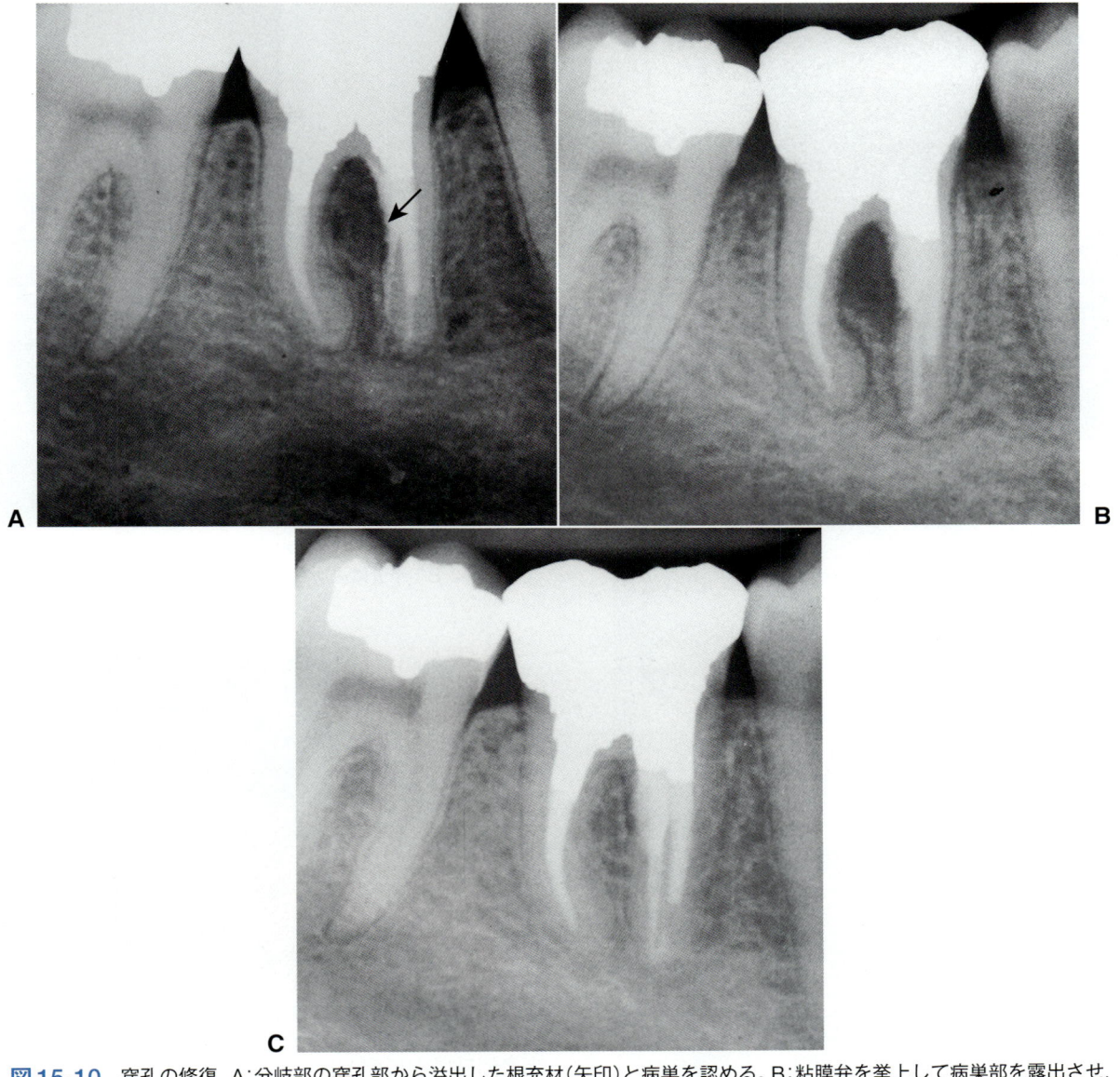

図 15-10 穿孔の修復。A：分岐部の穿孔部から溢出した根充材（矢印）と病巣を認める。B：粘膜弁を挙上して病巣部を露出させ，欠損部をMTAで修復した。C：2年後，良好な治癒を確認した。（Courtesy Dr. L. Baldassari-Cruz, University of Iowa.）

4）解剖学的な検討事項

口腔内のほとんどの構造物は，外科的アプローチの障害にはならないものの，配慮は必要である。上顎洞やオトガイ孔付近の手術には，熟練の技が必要不可欠である。上顎洞への穿孔は，上顎臼歯部の歯根尖切除術でよく起こる継発症として知られている（図15-13）。上顎洞への穿孔は，ありえないことでもなければ，危険なことでもない。とはいえ開口部からの異物の迷入には，十分な注意が必要であって，患者には，手術創が治癒するまでの2週間は，強く鼻をかんで圧をかけないよう指導する必要がある。正しい粘膜骨膜弁の設計は，口腔上顎洞瘻孔の発生を防止するうえで非常に重要である。歯肉弁の切開線が，上顎洞開口部から十分離れた部位に設定されていれば，自然治癒が期待できる。

オトガイ孔付近の手術では，神経を過伸展させたり直接損傷しないように注意する。私見としては，オトガイ神経の走行を推定するよりは，露出させてしまったほうが安全だと考える。慎重に粘膜骨膜弁を挙上すれば，オトガイ孔は同定できる。オトガイ孔を明示した後，上方あるいは前方に十分な距離を確保しつつ手術操作を行うことが重要である。なお，オトガイ神経は，オトガイ孔前方で2〜4mm程度のループを形成していることに，留意しなければならない。

下顎大臼歯部の歯根尖切除術の際には，骨を慎重に削除して歯根中央部を明示し，そこから下方に向かって骨削除を進める（図15-14A〜C）。根尖付近に到達したら，軟組織病

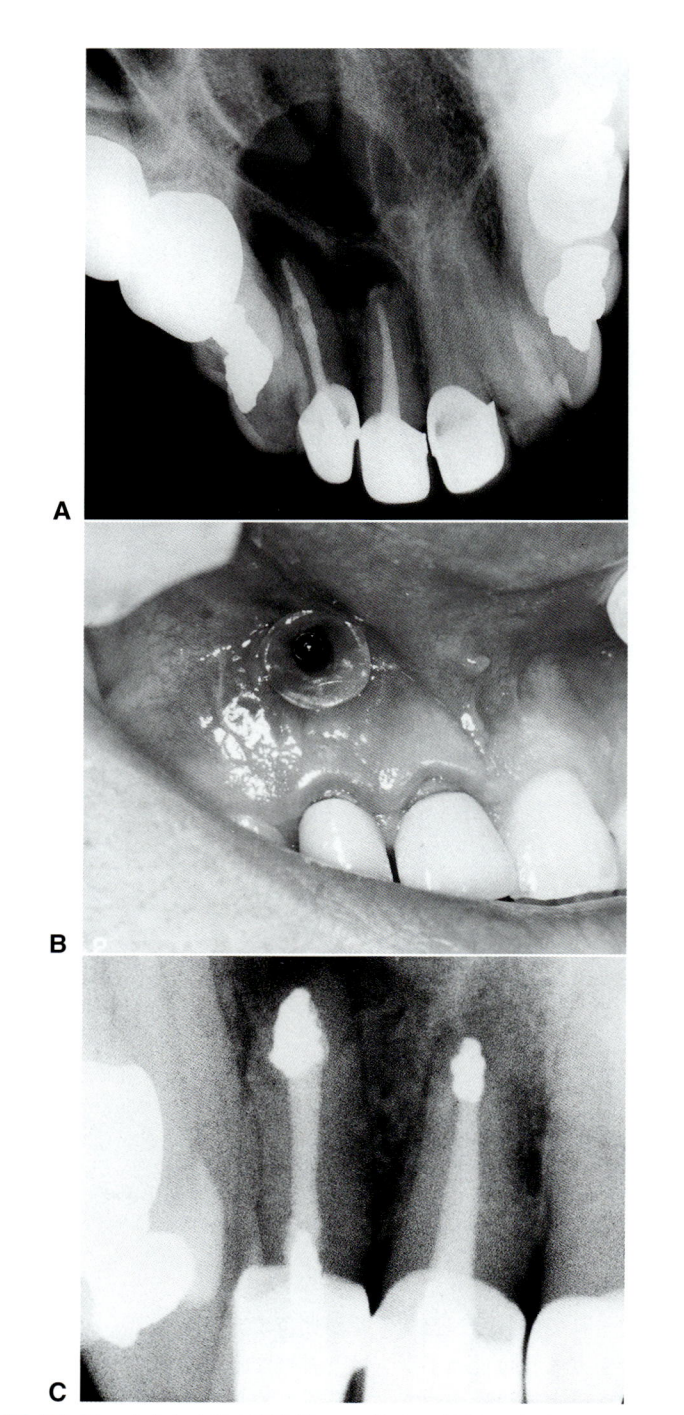

図 15-11 大きな病巣の開窓術。A：治療に失敗し，根尖周囲に進展した病変。根充されているどちらかの歯に，歯冠方向からの漏洩の可能性がある。B：骨欠損部に至る骨窓を形成し，ドレナージのためのポリエチレンチューブを病巣に挿入。C：ある程度症状が落ち着いたところで，歯根尖切除術とアマルガムによる逆根充を施行する。

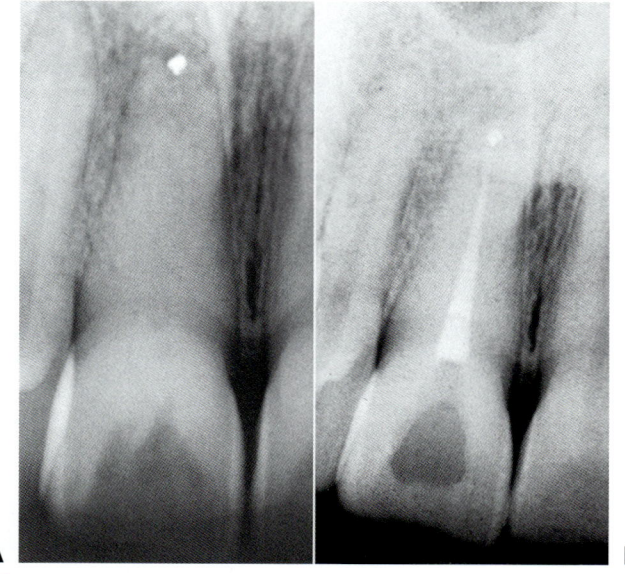

図 15-12 A：不適切な歯根尖切除と逆根充で，根尖部分が密封されていない。B：十分に成功を期待できる根管充填が完遂している。

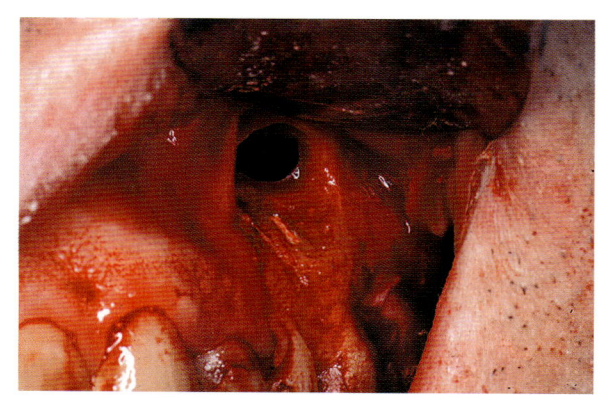

図 15-13 上顎大臼歯の根尖部手術中の上顎洞穿孔。歯肉溝切開による歯肉弁で閉鎖すれば，穿孔部と縫合部の間に距離があり，口腔上顎洞瘻孔にはなりにくい。

変を慎重に掻爬する。その際，下歯槽神経を損傷しないように注意する（図 15-14D～G）。前述のように，リスクを冒してまで，根尖周囲の肉芽組織や嚢胞を完全に除去する必要はない。なぜなら，逆根充を行って根管を封鎖することで，根尖病巣は治癒するからである。

5) 不適切な歯冠／歯根比

歯根の短い歯は，周囲骨による支持が弱いため，根尖周囲手術には不向きである。短い歯根を根尖切除すると，ますます支持力が弱くなるからである。しかし，短い歯根でも，歯頸部周囲の歯根膜組織が健全であれば，比較的長い歯冠を支えることは可能である（図 15-6 参照）。

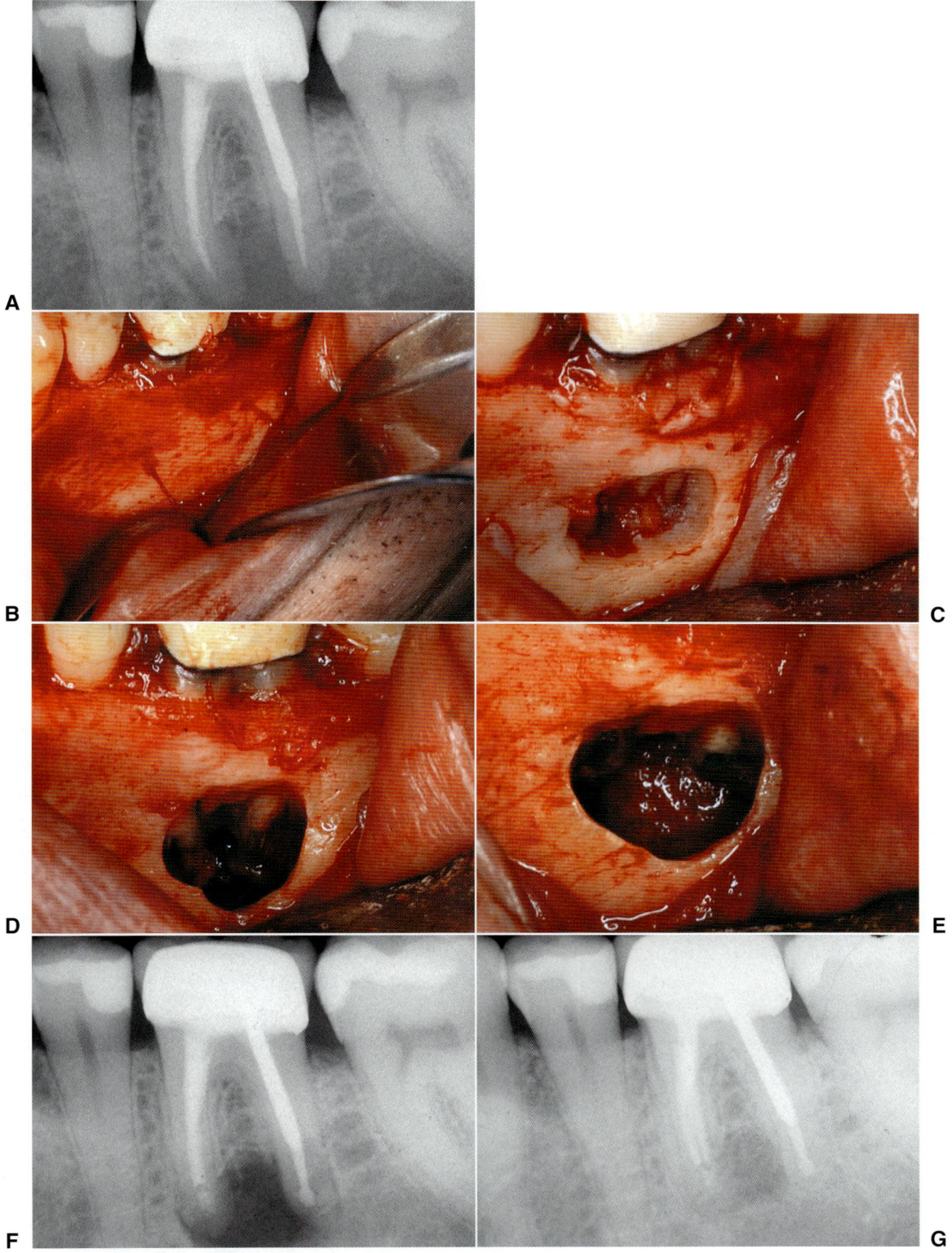

図 15-14　A：根尖部手術の適応となる根尖周囲病変の術前X線写真。B：全層粘膜骨膜弁を挙上し，下顎骨側面を露出。明らかな骨の穿孔は認められない。C：厚い頰側皮質骨を慎重に除去し，根尖部を明示。D：歯根尖切除の前に，歯根尖側の1/3程度まで露出させる。E：近遠心根の歯根尖切除術を行い，超音波チップで逆根充窩洞を形成し，MTAセメントで封鎖。F：術直後のX線写真。MTAセメントによる根尖封鎖の状況がわかる。G：術後5か月で，骨形成を認める。

311

6) 医学的（全身的）合併症

患者の全身状態と体調には，常に最大限の配慮を要する。外科的歯内療法の禁忌症も，他の口腔外科手術の禁忌症と同じである。

3. 外科的手技

1) 抗菌薬

歯根尖切除術はほぼ例外なく，急性と慢性の感染巣が混在した部位に対して行われる。手術前から存在していた炎症が，隣接組織隙に波及する可能性があるため，術前に抗菌薬を予防投与する必要がある。術後には腫脹が予想されることから，血腫への感染の危険性がある。さらに，上顎大臼歯部の手術では，上顎洞などの隣接組織を不用意に穿孔することもある。他の章でも述べているように，抗菌薬の予防投与は，感染防御効果が得られるよう術前投与とすべきである。手術開始1時間前に，ペニシリンVカリウム（2.0 g）かクリンダマイシン（600 mg）のいずれかを投与する。術後の抗菌薬投与については明確な基準がなく，また患者にとって，必ずしも有益であるとは限らない。また，周術期におけるステロイド薬の使用は，浮腫を抑制し，回復を促進する可能性がある。

2) 粘膜骨膜弁の設計

病巣への外科的な到達法は，術野の視認性と隣在組織損傷との兼ね合いで決まる。粘膜骨膜弁を適切に設計し，慎重に剝離挙上すると，結果的に手術がしやすく，合併症もなく創傷治癒が得られる。粘膜弁設計の基本的な原則を踏襲すべきである（7章参照）。いくつかの方法があるが，よく使われる切開線は，①彎曲した歯肉縁下切開（半月状切開），②歯肉縁下切開，③全層粘膜骨膜切開（歯肉弁），である。歯肉縁下切開や全層粘膜骨膜切開による弁の形状は，三角形（三角弁）または四角形（四角弁）である。

3) 半月状切開

半月状切開は，臨床家の間でよく使われる切開線だが，この切開線には一定の限界と潜在的な合併症の可能性があるため，本来であれば使用しないほうがよい。半月状切開は，歯槽粘膜上の半月状に少しカーブした水平切開である（図15-15）。この切開方法は，粘膜の剝離挙上が容易で，根尖周囲への到達も容易という利点はあるが，歯根面の評価には限界がある。仮に歯根破折が認められても，この切開線で歯根を摘出することは，現実的ではない。また，切開線を歯肉頰移行部粘膜か歯槽部粘膜に設定するため，付着角化歯肉に切開線を置いた粘膜弁よりも創傷治癒が遅く，創哆開の可能性が高い。さらにこの粘膜弁は，炎症を起こした術野を被覆していたことになる。炎症を起こした粘膜は，破綻する危険性が

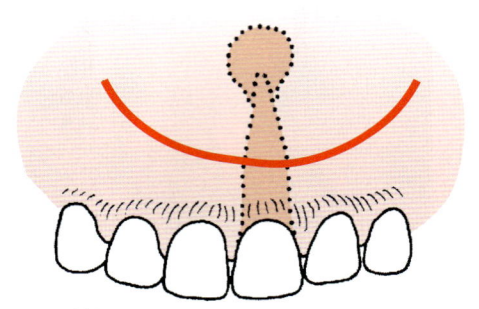

図 15-15　半月状切開

高い。その他の欠点として，出血過多，創傷治癒遅延，瘢痕形成なども生じうる。したがって，外科的歯内療法では，この切開線はあまり適用されない。

4) 歯肉縁下切開

歯肉縁下切開では，水平部分は付着歯肉に置き，縦切開を1〜2か所入れる（図15-16）。一般的に切開線の水平部分は，歯肉縁と平行に波打っており，縦切開とは鈍角をなす。この切開線は，上顎前歯部や，クラウンで補綴処置されている小臼歯部に適応されることが多い。また，水平切開線と歯頸部の間には，少なくとも4 mmの付着歯肉が残るように設定し，歯周組織の状態を良好に保つ。

この切開の最大の利点は，審美性である。クラウンの辺縁部の歯肉を損傷しなければ，歯肉退縮による骨吸収やクラウンのマージン露出は生じにくくなる。半月状切開と比較して歯肉縁下切開は，骨欠損の上を切開する危険性が少なく，病巣への到達も容易で視野もよい。欠点としては，全層粘膜骨膜切開と比較して，術野に血液が流れ込みやすいことと，時に瘢痕形成することが挙げられる。加えてこの切開線では，歯の破折などの理由から抜歯または歯根切除が必要になった場合，病巣への到達に限界がある。

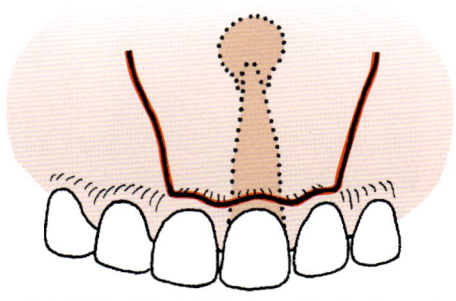

図 15-16　歯肉縁下切開は，付着歯肉上で波状を描いて水平に設定し，1〜2か所，縦切開を加える。この切開線は通常，上顎前歯部に適用される。

5) 全層粘膜骨膜切開

全層粘膜骨膜切開の切開線は，歯肉溝内に設定し，歯槽堤に延長する（図15-17）。この手技には，歯間乳頭，遊離歯肉縁，付着歯肉，歯槽粘膜などの挙上が含まれる。縦切開を1～2か所加えて，三角弁や四角弁とする。

全層粘膜骨膜弁は，上述の2つの方法よりも好ましい。この切開の利点には，最も術野に到達しやすいこと，視認性がよいこと，病変や骨欠損上の組織を切開しないこと，出血が少ないこと，歯根が完全に見えること，ルートプレーニングや骨の整形を行えること，創傷治癒の際に瘢痕形成のリスクが減ること，などが挙げられる。欠点としては，粘膜骨膜弁の復位・縫合が難しいことで，適切に処理しないと歯肉退縮を招き，クラウンの辺縁や歯頸部の歯根露出に至るリスクがある。

粘膜骨膜弁は，基底部のほうが辺縁部よりも広い，いわゆる台形型にすべきであると誤解されている（図15-17A）。歯肉弁を台形にすると，非角化粘膜部分が長くなり，創傷治癒に時間がかかり，不快症状も強くなる。縦切開は，根尖方向に向かって末広がりとなり，歯根を覆う骨隆起を横断し，筋小帯まで切離するため，創傷治癒はさらに遅れる。実際に，縦切開に近い歯間乳頭は，血流が悪くなり，歯肉退縮を起こす可能性がある。

一方，縦切開を，歯肉縁に対して直角に近い角度で設定すると，非角化組織の切開線が短くても，同程度に弁を展開できる（図15-17B）。縦切開は，歯の長軸と平行に行うべきであり，歯間組織の最も厚くて血流のよい部位に設定すべきである。歯肉への血流は，弁の長軸方向に流れるので，縦切開をほぼ垂直に設定することは理に適っている。

6) 麻酔

下顎の手術においては，伝達麻酔を行った後，アドレナリン含有局所麻酔薬を使用した局所の浸潤麻酔で止血効果を期待する。炎症性肉芽組織の掻爬には過敏に反応する患者が多く，とくに舌側面で顕著である。あらかじめ専用の麻酔器を用いて，歯周靭帯麻酔か骨内麻酔を施行することで，このような反応はある程度抑えられる。局所麻酔薬を浸した綿球を局所に置いておくのも，このような不快症状の軽減に効果的である。

また，下歯槽神経の伝達麻酔には，ブピバカイン（例：マーカイン）などの長時間作用型局所麻酔薬が推奨される。1/20万アドレナリン含有0.5％ブピバカインを使用すると，長時間の麻酔効果が得られ，麻酔が切れにくい。一方，ブピバカインなどの長時間作用型局所麻酔薬は，タンパク修飾が多く，組織内であまり拡散しないため，浸潤範囲には限界がある。

外科手術を受けることに不安を感じ，鎮静下での処置を希望する患者もいる。また，手術部位に急性炎症がある場合には，局所麻酔の効果が得られないこともあり，鎮静下あるいは全身麻酔下での手術を検討するのも一考である。

7) 切開と粘膜弁の剥離展開

切開は，骨膜下の骨面まで十分にメスを入れる。全層粘膜骨膜弁の切開と剥離展開は，出血を最小限に抑え，軟組織の断裂防止に有用である。剥離展開は，鋭利な骨膜剥離子を用いて縦切開部分から開始し，続いて水平部分を剥離挙上する。骨膜下での剥離挙上中は，骨膜剥離子をしっかりと骨面に当てて操作する（図15-18）。剥離は根尖付近まで行い，十分な術野を確保する。粘膜骨膜弁に十分な幅をもたせて垂直方向に剥離することは，弁の断裂や創傷治癒の遅延防止につながる。

8) 根尖部の明示

根尖部の皮質骨が吸収され，軟組織病変が露出していることも少なくない。露出部が小さければ，ラウンドバーを用いて骨を削除し，歯根の半分と病巣がよく見えるようにする（図15-19）。骨の開窓を最小限にするために，歯根や骨の解剖学的形態を考慮しながら，X線所見を参考にして根尖の位置を推定する。X線上で歯周プローブを用いて根尖部の病巣ま

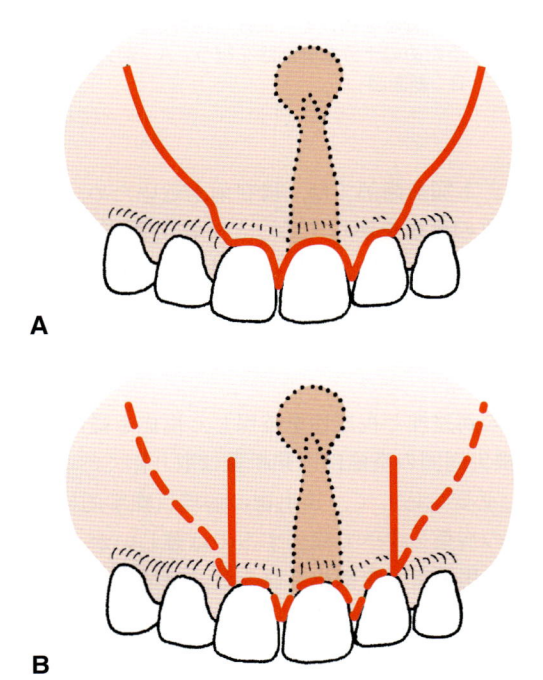

図15-17 A：全層粘膜骨膜切開（歯肉溝切開）。水平切開は歯肉溝に設定し，縦切開を1か所（三角弁），または2か所（四角弁）加える。この四角弁とは，古典的な台形の歯肉弁のことである。B：これに比べて，縦切開を隣在歯の長軸方向に設定すると，非角化組織部分の切開が減るため，術後疼痛が減弱し，創傷治癒が促進できる。

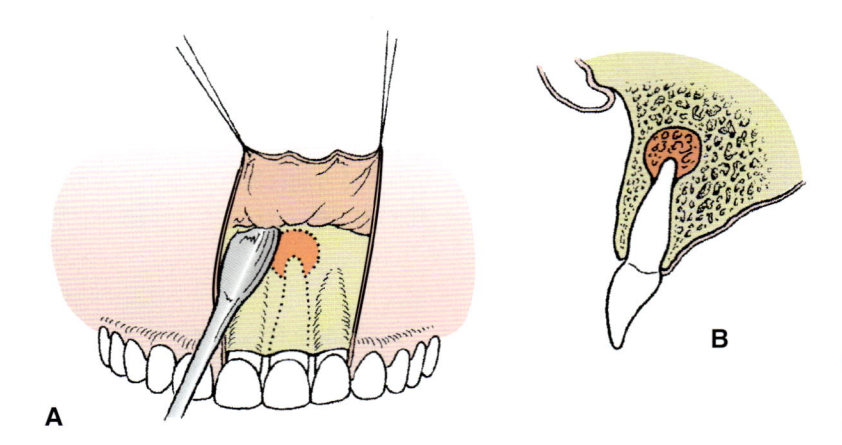

図 15-18　鋭い骨膜剥離子をしっかりと骨面に当てながら，全層粘膜骨膜弁を挙上する．十分に組織を挙上し，根尖部の術野を確保する．A：前方から見たところ．B：断面図

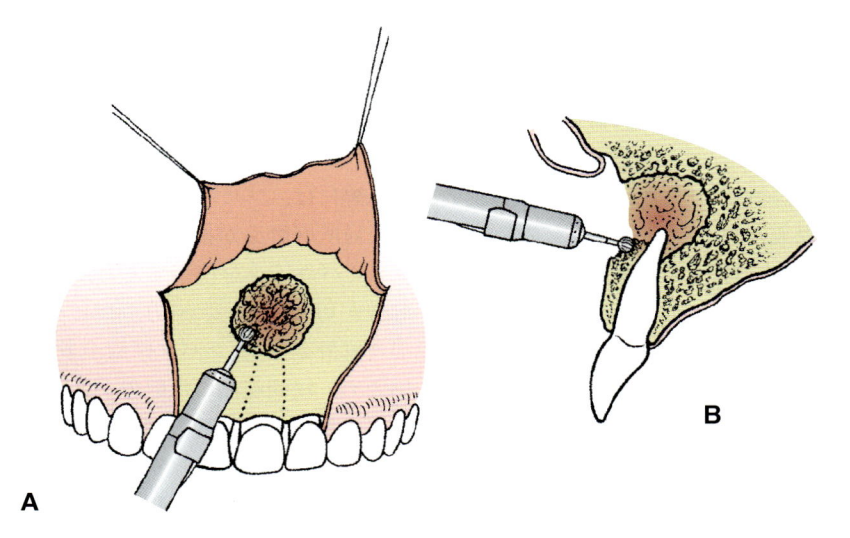

図 15-19　根尖部の明示．大きなラウンドバーを用いて，骨窓を開ける．良好な術野と根尖病巣への到達を得るための十分な骨削除を行う．A：前方から見たところ．B：断面図

での距離を測り，それを術野に反映して，根尖部の位置を推定してもよい．

　気腫の発症防止には，空気，水，切削片などを組織内に押し込む可能性があるハンドピースを使用しないことである．骨や根尖を削除する際には，通気孔のついた高速ハンドピースまたは外科用ハンドピースの使用が望ましい．密閉型空気圧縮式ハンドピースも，空気を術野から逃がす．また，窒素ガスを使用するハンドピースでも，気腫を予防できる．どのハンドピースを使用する場合にも，シリンジを使用するか，ハンドピースから滅菌生理食塩水を注水できるようにして，何度も洗浄しなければならない．十分に骨を削除し，根尖周囲と少なくとも歯根の半分を露出させる．骨の開窓に際しては，術野への到達性と視認性を高めることが重要である．術後，炎症が軽快すれば，骨も自然に再生するため，骨削除を躊躇してはならない．

　根尖を切除する前に，手術操作の目印となる歯根を必ず露出させる．これは，骨密度の高い下顎においては，とくに重要である．下顎前歯部では，隣在歯が近いため，注意しながら治療対象の歯根を明示する．とくに上顎側切歯のように，歯根が彎曲している場合には注意が必要であり，外科的な偶発事故を避けなければならない．

9）掻爬

　根尖への到達性と視認性を確保し，出血を最小限に抑えるために，根尖周囲の炎症性肉芽組織は取り除くべきである（図15-20）．必要に応じて，摘出物の病理組織学的検査を行う．

　根尖部の病巣をすべて除去するのは難しいが，適切な大きさの鋭匙を用いて，全摘出を試みる．全摘出後の骨欠損部は出血が少なく，根尖がよく見える．根管治療の際に根尖から押し出された残屑を認めることもしばしばであるが，これらを除去することで，急性・慢性の感染源がなくなる．ただし，組織を除去し過ぎて，隣接歯への血流を妨げないようにすべきである．また，歯根の舌側の一部に鋭匙が届かず，炎症性組織が残る場合もある．しかし，炎症性組織を残すほうが，

15章 ● 外科的歯内療法の原則

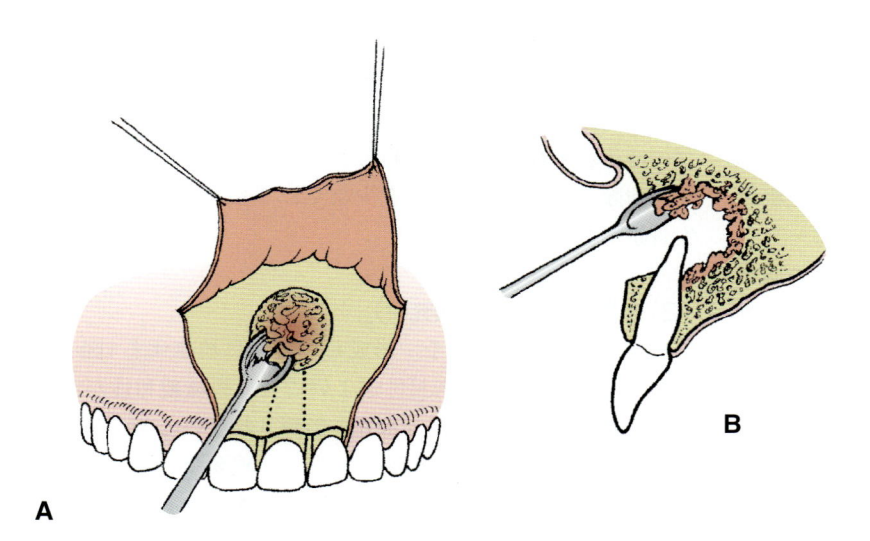

図 15-20 病変の掻爬。病変を可及的に大きな鋭匙で除去する。通常は，組織のごく一部が残存しても問題にはならない。A：前方から見たところ。B：断面図

下歯槽神経を損傷するリスクを冒すよりも好ましいだろう。

軟組織や硬組織からの出血が多く，視野を障害するようであれば，止血剤やその他の止血方法を講じる。通常，止血剤は使用後に取り除く。術野からの出血は，アドレナリン含有局所麻酔薬を浸したガーゼを直接出血部に置いて圧迫し，吸引を最小限にとどめておくと，ほとんどの場合で止血できる。

10) 歯根尖切除

根尖のやや歯冠側には，副根管（根管側枝）がある。そこには根管治療が及ばず，壊死組織も残遺しているため，持続性の炎症巣を残していることになる。したがって，根尖のみではなく，病巣内に露出した部分を含めて，歯根尖切除術を行う。

歯根尖切除の前に，先細のフィッシャーバーを用いて根尖周囲の骨に溝を掘り，根尖を明確にする。歯根尖切除は，同じフィッシャーバーを用いて行うが，頬舌方向にさまざまな角度で面取りすることもある（図 15-21）。超音波機器を用いて，根尖部に逆根管充填のための窩洞を形成する際には，とくに上顎前歯部のベベルは最小限にする。ベベルの長さが短いほど象牙細管の露出が少なくなり，根尖部への組織液の滲出を減らすことができる。

切除する根尖の量は，歯根尖切除術を行うに至った理由によって決まる。十分量の根尖を切除して，大きく面取りをすることもあるが，一般的には 2～3mm の切除で済む。根尖に到達しにくい場合や，根尖部で器材がつっかえるような場合には，長めに切除する。すでに歯根が短く，将来的に歯の動揺をきたしたり，増悪が予想される場合には，短めに切除する。

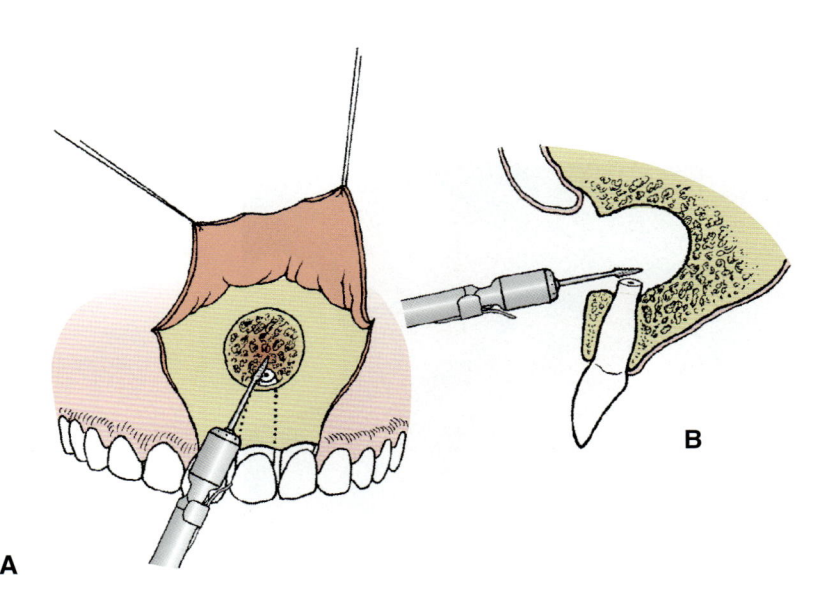

図 15-21 歯根尖切除。テーパードバーを用いて，歯根の約 1/3 を切除。切除量とベベルの角度は，個々の状況に応じて多様である。A：前方から見たところ。B：断面図

315

11）歯根端での逆根管充填用窩洞の形成

技術的な制約がないかぎり，逆根充は必ず行うべきである。歯根端を密封することによって，滲出液の漏出を防ぐことができる。根管を確実に封鎖するには，逆根充の深さは，ベベルよりも少なくとも1mmは深くなければならない。逆根充用窩洞形成のために，特別に作製された小型ハンドピースを使用した時期もあった（図15-22）。しかし，これらの回転切削器械は，歯根部の手術には不向きであり，想定外の位置に窩洞形成してしまうこともあった。現在では，超音波チップがよく用いられる（図15-23）。

超音波機器は制御が容易で，使いやすいという利点があり，さらに状況によっては歯根尖の切除を少なくできる（図15-24）。また，とくにダイヤモンドコーティングされたチップを用いた場合では，逆根充用窩洞の形成は清潔に，かつよい形態で整えられる。超音波器機を使用して形成すると，有意に手術の成功率が高くなることを示唆する報告もある。上顎第1大臼歯近心頬側根の2根管は，標準的歯内治療の失敗を招く要因であるが，超音波チップを用いれば，その2根管の間の峡部の形成も可能である。超音波器機による窩洞形成の際には，過熱防止のための生理食塩水の注水が必須である。加熱し過ぎると，チップ先が破折してしまう。各々の歯の根尖部に到達するために，チップには種々の形態がある。チップにはそれぞれ，独特の傾斜と使いやすさがあって，根尖部の骨削除量と根尖のベベルを少なくしても，深くて緊密な根尖封鎖が可能である。

12）逆根管充填材（逆根充材）

次に，逆根管充填材を，形成した窩洞に填塞する（図15-25）。逆根充材には，密封性がよいこと，組織親和性があること，操作性がよいこと，水分に影響されないこと，X線不透過性であること，などが必要である。重要なのは，逆根充材自体が化学的に安定していて，非吸収性であるということである。

逆根充材としては，アマルガム（できれば亜鉛を含有しないものが望ましい）[†1]，IRM（intermediate restorative

---
訳注
†1：わが国では水銀の排水規制の関係で，一般には使用されない。

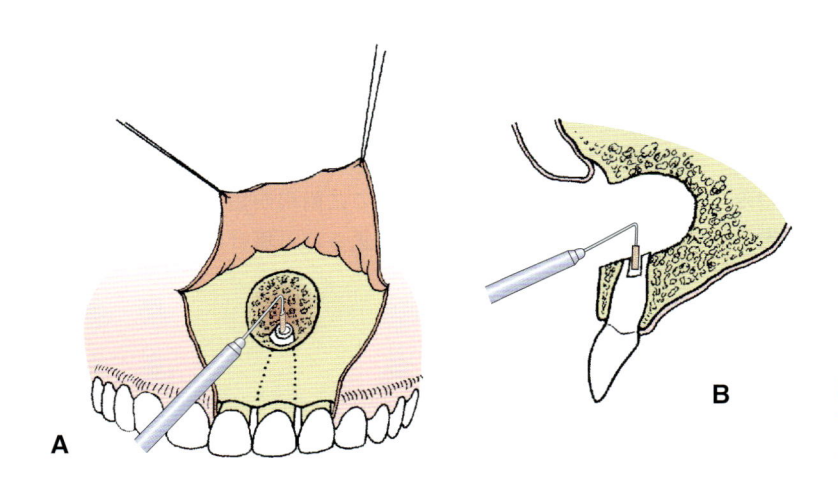

図15-22 逆根充用の形成と逆根充材（MTAセメント）の充填。A：ピエゾー®3mm長のチップをセットして逆根充窩洞を形成。B：逆根充材のMTA専用の充填器

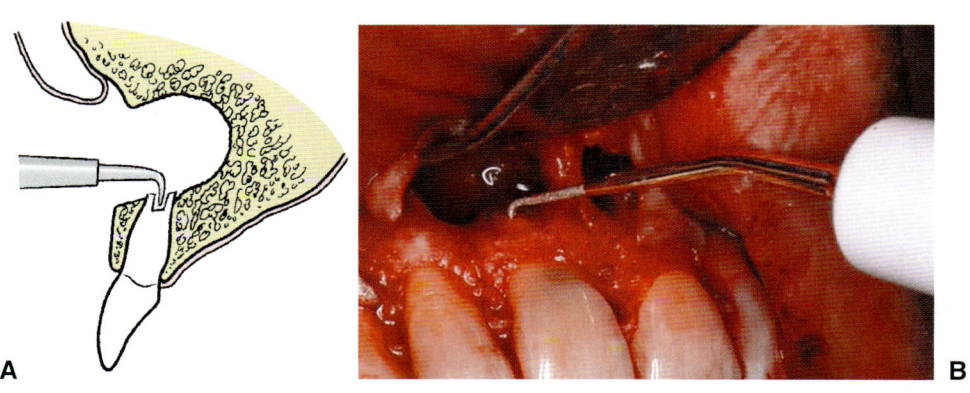

図15-23 A：超音波チップも，有用な逆根充窩洞形成器材である。B：これらのチップは操作性がよく，歯根尖の切除量とベベルの形成が少なくて済み，象牙細管の露出を最小限にできる。

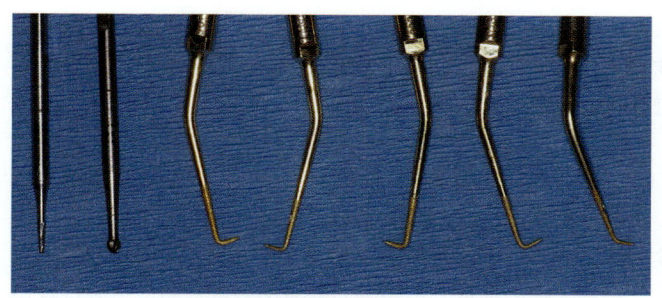

図 15-24 逆根充窩洞形成用超音波チップは，口腔内のさまざまな歯根形態に合わせて選択できる。従来の切削用バーに比べて，その直径の細さが際立つ。

material：インターミディエイトセメント，歯科用酸化亜鉛ユージノールセメント），super-EBA（ethoxy benzoic acid：エトキシ安息香酸）セメントなどがよく使われてきた。ガッタパーチャ，コンポジットレジン，グラスアイオノマーセメント，IRM，Cavit（水硬性仮封材）などの合着用セメントが推奨されてきたが，これらの材料については，予後に関する文献が少ない。MTA（mineral trioxide aggregate）は生体学的にすぐれており，操作性がよいことから汎用されている。MTAは，根尖部における骨伝導能を有することが示唆されている。また，ポートランドセメントと同様に親水性（吸水性）で，操作時間は約10分である。最終硬化時間は2〜3時間であるが，少なくとも根尖部の骨形成が完了するまでは負荷がかからないため，とくに問題になることはない[†2]。したがって，MTAセメントの填塞後は洗浄してはならず，必ず充填前に洗浄を行い，充填し過ぎた部分は湿らせた綿球で拭き取る。

すべての目的を満たすような逆根管充填材はない。臨床データならびに生理生体学的に最善の組み合わせは，アマルガム，MTA，コンポジットレジンと強化型酸化亜鉛セメント（例：IRMとSuper-EBA）である。個々の病状に応じて，このなかから選択する。術野が出血している場合，窩洞の深さが3mm以下の場合，アプローチが難しい場合などには，アマルガムを用いてはならない。アマルガムが血中の水銀濃度を上昇させることはないが，骨内にアマルガムを入れることを拒否する患者は多い。コンポジットレジンを使用する場合には，術野を完全に乾燥させなければならず，かなり難しい操作となる。レジンは浅い凹型の窩洞に使われ，とくに臼歯において良好な結果が得られている。MTAには非常にすぐれた特性があり，術野に出血があっても使用可能である。最表層に血液が混入しても，とくに問題は生じない。

それぞれの逆根充材には，混和時や充填時の操作性に特徴があるため，実際の患者に使う前に十分に練習して，それぞれの特徴を把握しておく。MTA専用の充填器（キャリア）は，単回使用のプラスチック製のスリーブがついた金属製の器具であり，逆根充材を余計な湿気から守りながら術野まで運べるような構造になっている。MTAを留置して加圧したら，逆根管充填は完了である。

訳注
[†2]：ポートランドセメントは，歯科用覆髄材料MTAセメントの主成分である。わが国で発売されている「プロルートMTA」は，このポートランドセメントに造影剤の酸化ビスマスが添加されたものである。

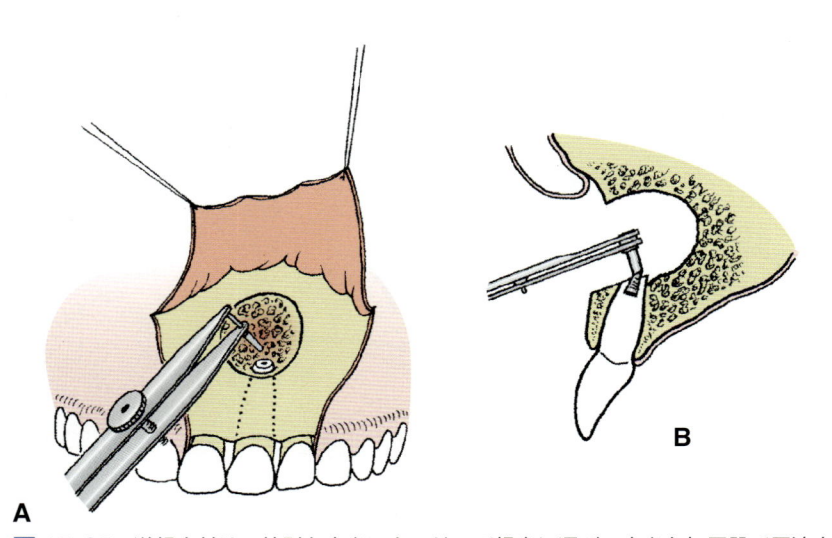

図 15-25 逆根充材は，特別な小さいキャリアで根尖に運び，小さな加圧器で圧迫充填する。他のセメント様材料は，セメントスパチュラやバーニッシャーで充填する。A：前方からみたところ。B：断面図

13) 洗浄

術野を大量の滅菌生理食塩水で何度も洗浄し、軟組織や硬組織の残屑、出血、血餅、過剰な逆根充材などをよく洗い流す。MTAを使用するのであれば、逆根充前に洗浄を行い、充填後のMTAを洗い流さないようにする。

14) X線写真による確認

縫合する前にX線撮影を行い、手術の目的が十分に達成されていることを確認する。修正が必要であれば、縫合前に行う。

15) 粘膜骨膜弁の復位と縫合

歯肉弁を剥離挙上して露出させた歯頸部付近については、閉創直前に丁寧にスケーリングし、壊死組織や元々あった歯石、肉芽組織を除去する。この操作を行うことによって、歯肉の再付着が促され、歯肉退縮が大幅に抑制される。剥離展開した粘膜骨膜弁を元の位置に戻し、手指や湿らせたガーゼを用いて中等度の力で圧迫し、粘膜骨膜弁下層の出血を押し出す。その結果、弁と骨が密着し、縫合が正確になる。縫合には吸収性モノフィラメント糸を使用することが多く、抜糸の必要はないが、抜糸してもかまわない。操作性がよく、細菌が付着しにくいという利点がある。上顎前歯部の審美ゾーンでは、歯肉退縮を防ぐために sling suture を行うのが理想的である（図 15-26）。縫合後は、湿らせたガーゼを用いてもう一度圧迫し、粘膜弁の下層にたまっている血液を押し出す。こうしておくと、術後の腫脹が抑えられ、創傷治癒が促進される。

16) 術後の指示

術後の指示は、口頭と文書の両方で行い、簡単なわかりやすい言葉を用いる。一般的な術後継発症への不安を最小限にし、創傷治癒の促進と不快感の軽減を図るために患者自身ができる方法を書いておく。予想される症状（例：腫脹、不快感、出血斑の可能性、微小出血など）、ならびに術後継発症の防止方法や対処法について、術後指示書に記載しておく。術野を直接触らずに圧迫するように指示し、就寝時まで術野を冷やしておく（冷罨法）方法が効果的であることを伝える。術野以外の口腔清掃は行ってよいが、術後24時間経過してから、慎重に歯ブラシとフロスを行う。食事と水分は適宜摂取しなければならないが、硬固物の摂取は控えて術野を損傷しないよう指導する。

クロルヘキシジン洗口液による1日2回の含嗽で、創部の細菌数が減少し、術後感染のリスクを最小限に抑えることができる[†3]。

訳注
†3：アナフィラキシーショックの報告があるため、わが国においてはクロルヘキシジンの粘膜（口腔、腟、膀胱など）への使用は禁忌となっている。

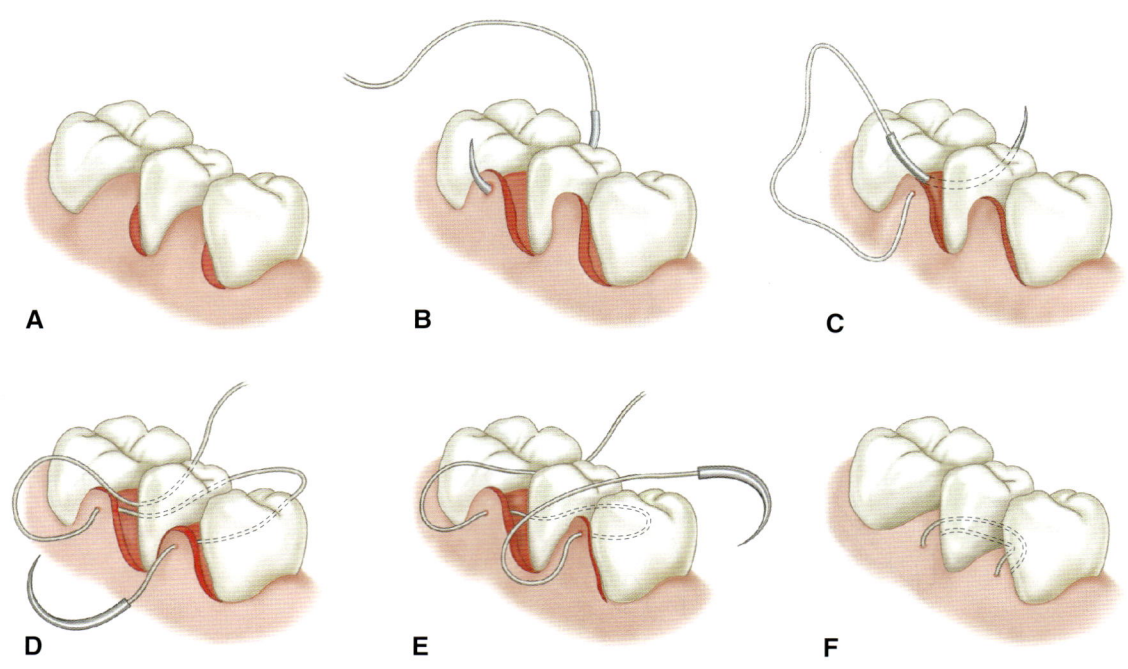

図 15-26 歯肉弁を適切に復位して縫合するための sling suture のシェーマ。この方法により、歯冠周囲の歯肉退縮を防止できる。（Cohen ES: Sutures and suturing. In Atlas of cosmetic reconstructive periodontal surgery, ed 2, Philadelphia, 1994, Lea and Febiger. を改変）

術後疼痛に苦しむことはほとんどないが，鎮痛薬は投与すべきである．ただし，強い鎮痛薬は不要である．推奨される鎮痛薬はとくにないが，中等度のもので十分であり，術前投与が最も効果的である．少なくとも，局所麻酔薬の効果が消失する前に服用させる．

著しい腫脹や疼痛が発現したら連絡するよう，患者に伝えておく．術後合併症は，手術に伴う組織損傷に対する生体反応で，根尖周囲の手術で術後感染を起こすことはまれである．しかし，何か問題が生じた場合は，対処する必要がある．例えば，縫合がゆるんで創部が裂けている場合，異物（例：綿球）が粘膜骨膜弁の下に残存している場合，軟組織損傷に対する過剰反応が認められる場合などが考えられる．

17）抜糸と手術の評価

一般的に，抜糸は術後5～7日で行うが，創傷治癒の促進には，短期間での抜糸が望ましい．術後3日目には腫脹や不快感は軽減し，切開線は閉鎖され，剥離した組織は付着しているはずである．しかし，創部がゆるみ，組織の再付着が得られていないこともありうる．このような事態が，上顎前歯部の審美ゾーンに生じた場合には，歯肉辺縁部を再付着させ，再縫合を行う必要がある．

修正手術

修正手術は，生体反応によって生じた歯根吸収や，医原性の過失（例：手技的な問題）などによって生じた歯根欠損を処置する方法である．このような欠損は，歯頸部から根尖部まで，歯根のどこにでも生じうる．欠損の多くはアプローチ可能であるが，アプローチが困難な場合や，不可能な場合もありうる．歯質の損傷や欠損は通常，歯根に生じるが，歯質損傷に対する反応が炎症巣を形成したり，あるいは将来的に発症することもあり，このような場合，修正手術が必要となる．一般的に，修正手術の術式は，歯質欠損部の露出，欠損部の窩洞形成と封鎖からなり，その目的は，刺激源の除去，および歯根表面の再形成である（Box 15-5）．

1．適応
1）手技的な失敗

手技上の問題や手違いによるものとして，術者のミスによる歯根面の損傷がある．歯根を露出させるための骨削除中に起こりやすいが，根管治療中や逆根充用窩洞の形成時にも起こりうる（図15-27）．その結果，歯根に穿孔が生じ，穿孔部の修復処置と根管治療の完結が不可欠となる．これは通常，手術と同時に行われる．穿孔部位が，手術の成否を左右するが，アプローチできないこともある．例えば，欠損部が歯根

> **Box 15-5**
> **修正手術**
>
> **適応**
> ◆ 手技上のミス（穿孔）
> ◆ 吸収性の欠損
>
> **禁忌**
> ◆ 解剖学的障害
> ◆ 到達不可能な欠損
> ◆ 修復処置により歯周組織欠損をきたすと予想される場合

分岐部にある場合，隣在歯に近接している場合，舌側にある場合などには，物理的に到達できず，適切な治療ができない．修復処置を行う穿孔部分を切除する，抜歯するなどの治療方針を決める前に，偏心投影X線撮影を行って，穿孔部位をよく観察する必要がある．

2）吸収性穿孔

吸収性穿孔は，内部性，外部性，あるいは両方が同時に生じる可能性がある（図15-28）．いずれにしても，歯髄と歯根膜が交通することになる．欠損が拡大すると歯頸部にまで達し，口腔内に露出するようになる．

吸収の原因は複数であるが，ほとんどは炎症性刺激による．刺激源としては，外傷，根管内の漂白治療，矯正治療による歯の移動，修正手術などのほか，歯髄炎や歯根膜炎を引き起こすさまざまな要因がある．しばしば特発性の場合もある．歯根尖切除術の失敗症例に対する修正手術と同様に，治療の可視性や術野への到達性について検討する．

2．禁忌症
1）解剖学的な検討事項

術野にアプローチする際に，解剖学的な障害について考慮する．もっともほとんど障害はなく，あってもそのほとんどは対処可能，あるいは手術時に避けられる．解剖学的な障害には，神経，血管，あるいは外斜線などの骨性構造物などがある．

2）穿孔部位

前述したように，外科的に到達できる欠損には修正手術を適用しなければならない．これが意味するのは，外科医は欠損部位を特定して，理想的には術野を視認しなければならないということである．

3）到達性

欠損部の形成には，一般的にハンドピースか超音波器具が

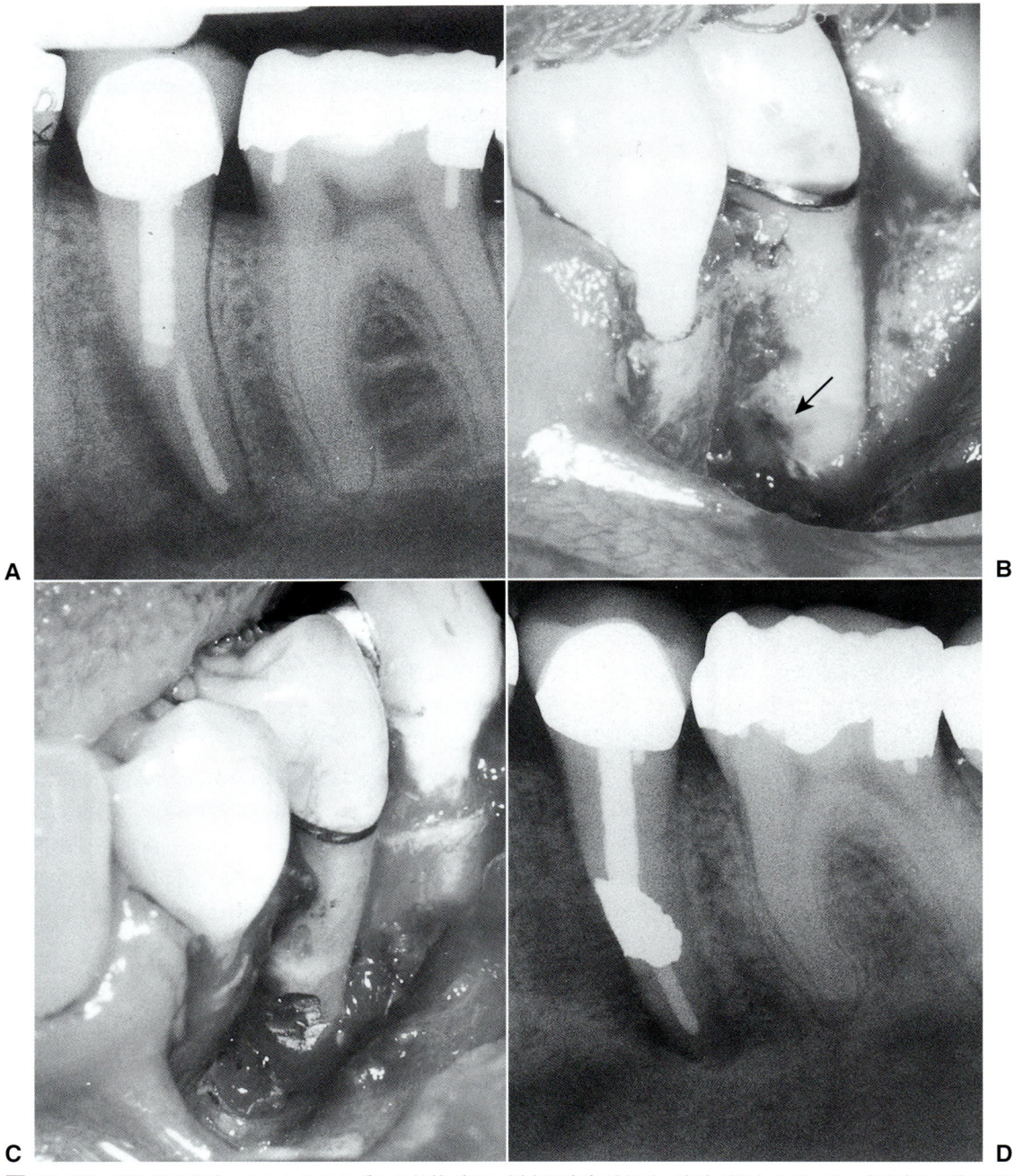

図 15-27 穿孔後の修復。A：中心からずれた根管ポスト側方に病変があり，穿孔が疑われる。B：歯肉弁を剥離展開したところ。穿孔（矢印）を認める。C：ポストを歯根内まで削除し，窩洞形成した。D：アマルガムで充填

必要である。つまり，何ものにも障害されることなく，明視下に穿孔部に直達できなければならない。

3. 検討事項
1）外科的アプローチ

欠損に対する修復手術には，特有の問題がある。歯質欠損が，頬側面から隣接面や舌側面に及ぶ場合には，視野が悪いだけではなく，欠損へのアプローチが困難で，止血や修復材の充填にも支障をきたす。一般的に実際の欠損は，X線写真で見るよりも大きくて複雑である。

通常，欠損部の形成においては，窩洞面に健全な歯質が出るよう拡大形成し，辺縁がナイフエッジ様にならないようにする。場合によっては，修復を内側（根管内）から行うこともある。根管内から欠損部に向けて修復材料を押し出して，欠損部を充填する。溢出部分は，バーや鋭利な器材を用いて取り除き，歯根の輪郭を整える。これは，修復材料を用いて

15章 ● 外科的歯内療法の原則

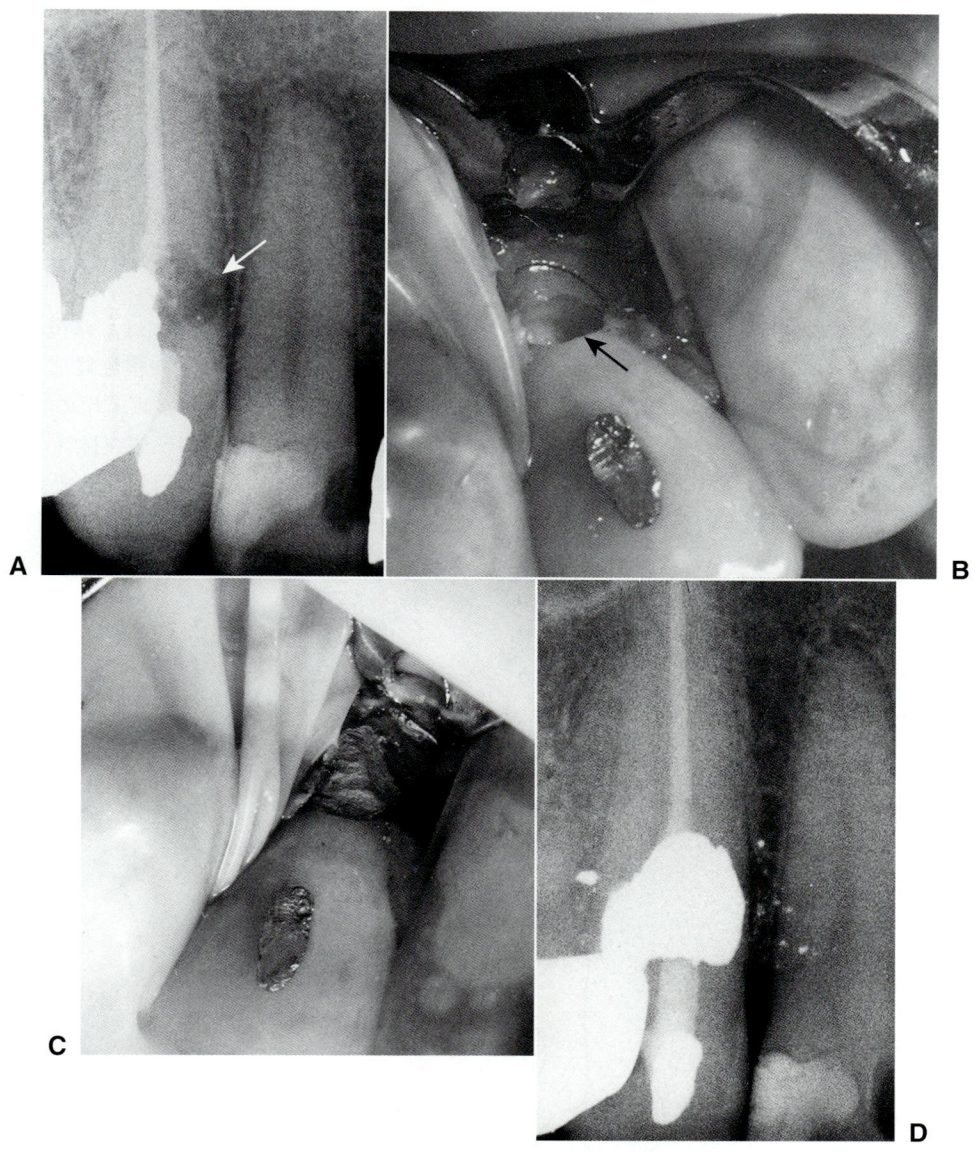

図15-28　歯根外部吸収の修復。A：近心投影したX線写真で，欠損（矢印）が舌側にあることがわかる。B：歯肉弁を展開後，歯槽頂の骨を削除し，ラバーダムを装着し，欠損部の窩洞形成を行った（矢印）。窩洞の辺縁は，歯質内に囲まれていなければならない。C：アマルガム充填し，歯肉弁を根尖部方向に移動させて閉創した。D：長期間にわたるX線的・臨床的評価が必要である。外部吸収は再発しやすいからである。

欠損部を閉鎖することで，安定化を図ることを目的としている。例えば，ポストやその他の材料が歯根を穿孔していたら，バーで歯根の形態内に収まるように切削し，窩洞形成を行う。次に適当な修復材料を用いて，欠損部の修復を行う。

2）修復材料

外側から修復する場合には，アマルガム（できれば亜鉛を含有しないものが望ましい）を使用することが多く[†4]，術野の乾燥が得られるのであれば，グラスアイオノマーセメントやコンポジットレジンを用いてもよい。他に，MTAや Super-EBA なども適しており，長期結果についての報告はないが，有望な材料である。とくにMTAは，生物学的な特性が非常にすぐれている。しかし，欠損部が口腔内に露出するような場合には，Super-EBAやMTAは経時的に溶出するため，使用できない。アマルガム，コンポジットレジン，グラスアイオノマーセメントなどが，好ましい修復材料である。長期経過を追った報告はないが，あるグラスアイオノマー

訳注

†4：わが国では水銀の排水規制の関係で，一般には使用されない。

セメントには，組織が生物学的に付着する可能性があることが示唆されている。

3）予後

とくに，歯頸部側 1/3 や根分岐部における修復処置の予後は最悪である。最終的には，歯肉内縁上皮と交通することが多く，結果的に歯周組織が崩壊し，付着上皮が失われてポケットが深くなる。このことは，欠損部の修復処置と同時に，歯周病治療（例：歯冠長を長くすること）を行う必要性を意味している。

歯根中央または根尖 1/3 に生じた欠損は，適切に修復すれば，良好な長期的予後が得られる。

4. 外科的手技

歯根尖切除術に引き続いて，修復手術を行う。歯肉弁のデザインには通常，少なくとも 1 か所の縦切開が必要で，三角弁とする。歯肉溝切開によって歯肉弁を剥離挙上し，骨を削除し，歯質欠損部を露出させる（図 15-29）。骨削除は，欠損部を直視できるように行う。可能であれば，歯頸部辺縁の骨は残し，歯肉弁を復位した場合の支持骨を確保する。これにより歯肉の再付着を期待できるが，歯頸部に骨欠損がある場合にはほとんど期待できない。

唇頬側あるいは舌側欠損の修復は，class I の窩洞形成と類似している（図 15-30）。隣接面の窩洞は，class II 窩洞に類似している。唇頬側あるいは舌側面と隣接面を開放し，可能であれば舌側壁を残す。

唇頬側あるいは舌側の窩洞は，修復材料を直接充填する。class II の窩洞（例：隣接面や根分岐部）にはマトリックスが必要である。例えば，アマルガム用のマトリックスは指か楔で押さえて保持し，窩洞内に修復材料を充填する。充填した修復材料は，窩洞の辺縁と同じ高さまで削除する。前述したように，歯肉弁を戻して縫合し，指で押さえて止血を図る。抜糸は 3〜6 日の間に行う。術後の指示は，歯根尖切除術と同様である。

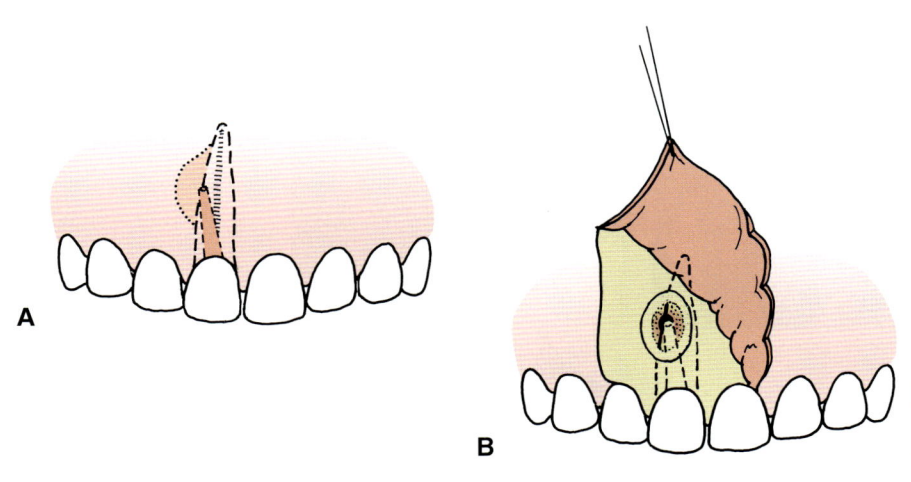

図 15-29 A：方向を誤ったポスト。遠心方向に穿孔している。B：全層粘膜骨膜三角弁を挙上し，穿孔部を露出させるために骨削除を行う。

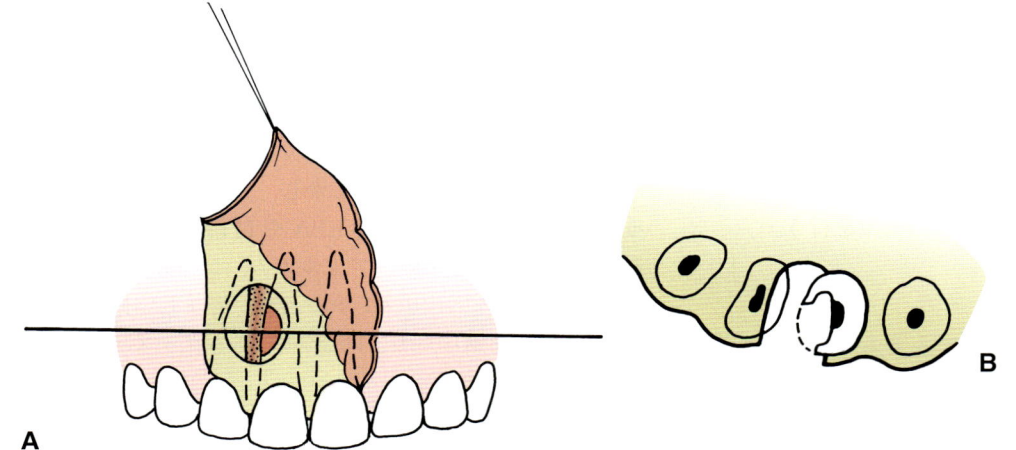

図 15-30 A：ポストが歯根内に収まるように削除し，窩洞形成を行う。B：欠損部を通る断面図から，舌側壁を残して窩洞形成したことがわかる。

破折歯

術前に，X線検査と臨床診査を慎重に行い，垂直的な歯の破折の有無を診査する。下顎大臼歯と上顎小臼歯では，検出の難しい垂直的破折が存在する可能性が高い。最終的な診断には，外科的検査が必要なこともある（図 15-31）。Tamseらは，上顎小臼歯における手術時の所見とX線所見との対比を行っている[1]。孤立した根尖病巣周囲が，明瞭な皮質骨で囲まれた所見を示す歯のなかで，垂直的骨折を認めたのは，15 本中 1 本のみであった。一方，歯根周囲に輪状の透過像が認められた歯では，ほとんどの症例で，歯根の垂直的破折を認めた（図 15-32）。このタイプのX線透過像は「Jタイプ」として知られている。拡大した歯根膜腔が根尖病巣と交通した結果，X線写真ではアルファベットの「J」に見えるからである。

患者への説明の際には，この手術には検査的な意味もある

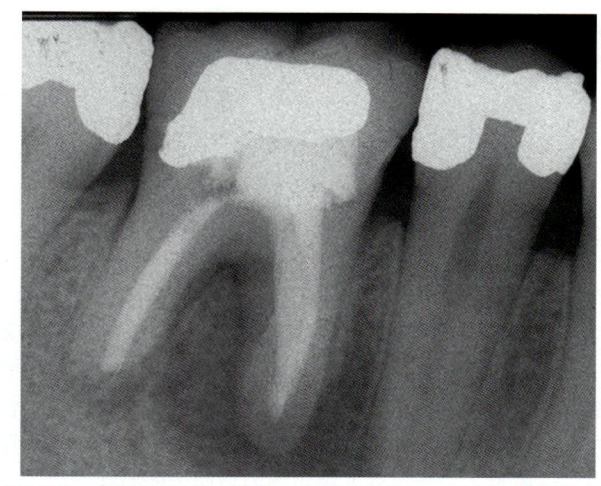

図 15-32　歯根全体を含む円形のX線透過像は，垂直的歯根破折の特徴的所見である。

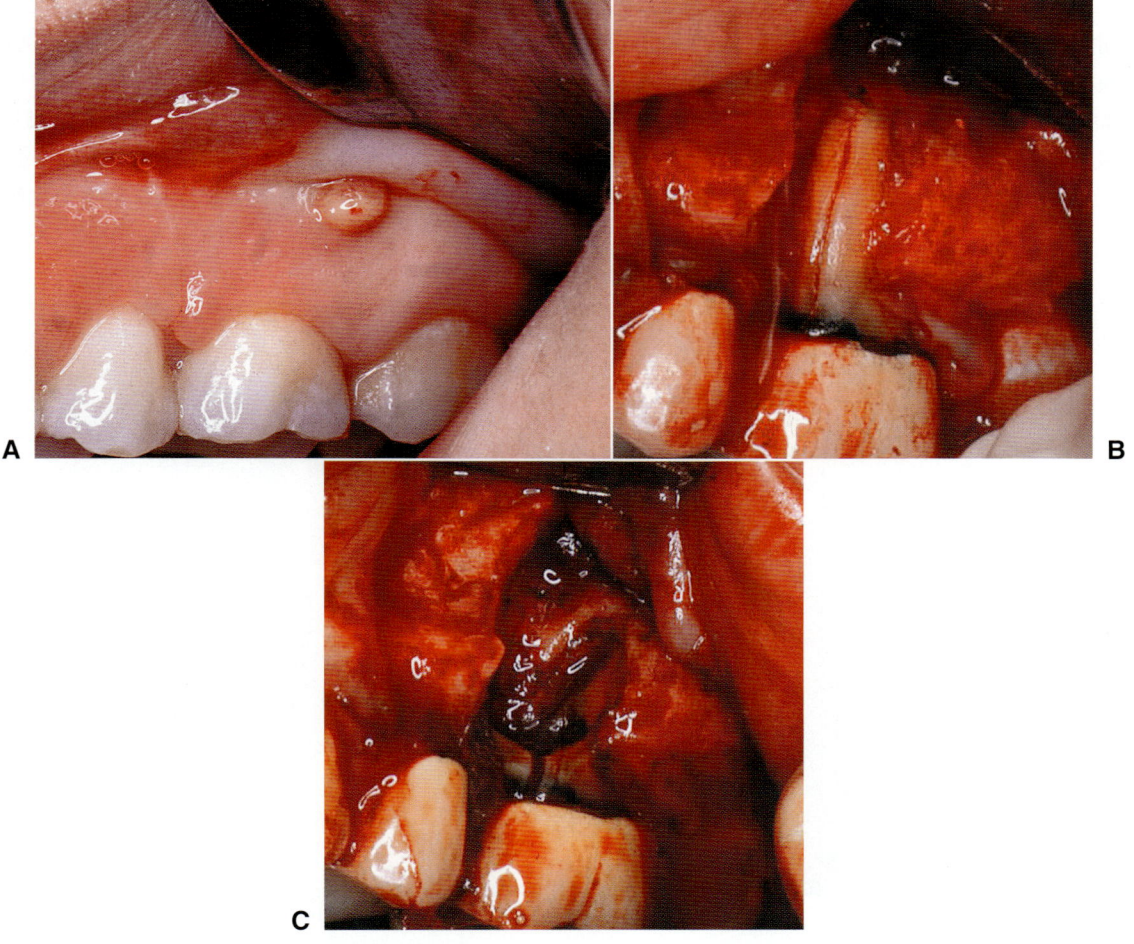

図 15-31　A：上顎大臼歯の近心頬側根の中央部に認められた瘻孔。B：全層粘膜骨膜弁を挙上したところ，予想外の垂直的歯根破折が明らかとなった。C：歯肉溝切開していたので近心頬側根を抜去できた。この点が半月状切開と違う点である。

ことを説明することが重要である．前述のように，画像上で歯根破折の有無を検証し，手術計画の根拠とするからである．歯根破折が確定した場合，術中に，歯根切除を行うのか抜歯するのかを決定しなければならない．手術前に，抜歯後の処置について，一時的な部分床義歯の使用も含めて，同意書を取得しておく必要がある．

治癒

外科的歯内療法の創傷治癒は非常に早い．というのも，術野にある組織は基本的に健康で，血流がよく，一次治癒を期待できるからである．軟組織には，歯根膜，歯肉，歯槽粘膜，歯根膜が含まれ，硬組織には象牙質，セメント質，骨が含まれる．治癒期間や治癒過程には個人差があるが，同じような過程で治癒する．軟組織と硬組織の短期治癒の詳細については，3章を参照してほしい．

再診

術後，長期間にわたって治癒過程を評価することは，重要である．X線検査でしか，手術の失敗は評価できない．一般的な経過観察期間は，術後1年間である．術後1年を経過しても，X線上の根尖部病巣の大きさが縮小せず，逆に増大しているような場合は，手術の失敗と持続性炎症の残存が示唆される．病変の大きさが小さくなっていれば（硬組織の再生が示唆される），完全に病変が治癒すると考えられるため，6～12か月後に再評価する．もちろん，疼痛や腫脹などの不快な症状が持続する場合，手術の失敗を示唆する．術後の瘢痕治癒は，主として上顎前歯部に認められる（図15-33）．これは一般的な治癒形態ではなく，X線上，不整だが明瞭な外周線が認められ，根尖から分断されているなどの特徴的な所見を認めるものの，治療は成功したと判断する．

根尖部を覆う構造物が，正常に再生されることは少ない．結合組織による治癒あるいは骨性治癒が起こった時点で，わずかに「広がった」歯根膜腔を思わせる所見が，しばしば認められる．この所見は比較的明瞭で，辺縁には皮質骨が認められ，炎症の存在と治療の失敗を示唆するようなものではない．

生検の必要性

摘出した根尖病巣すべてに対して，病理組織学的検査を行う臨床的意義については，これまでも議論されているものの[2]，米国歯内療法学会（American Association of Endodontists）などでは，根尖部手術時に摘出した軟組織病変に対しては，病理学的検査を行うことを原則としている．

一方，Waltonは，X線透過性病変があっても外科的治療を行わず，病理組織学的検査を行っていない症例も相当数存

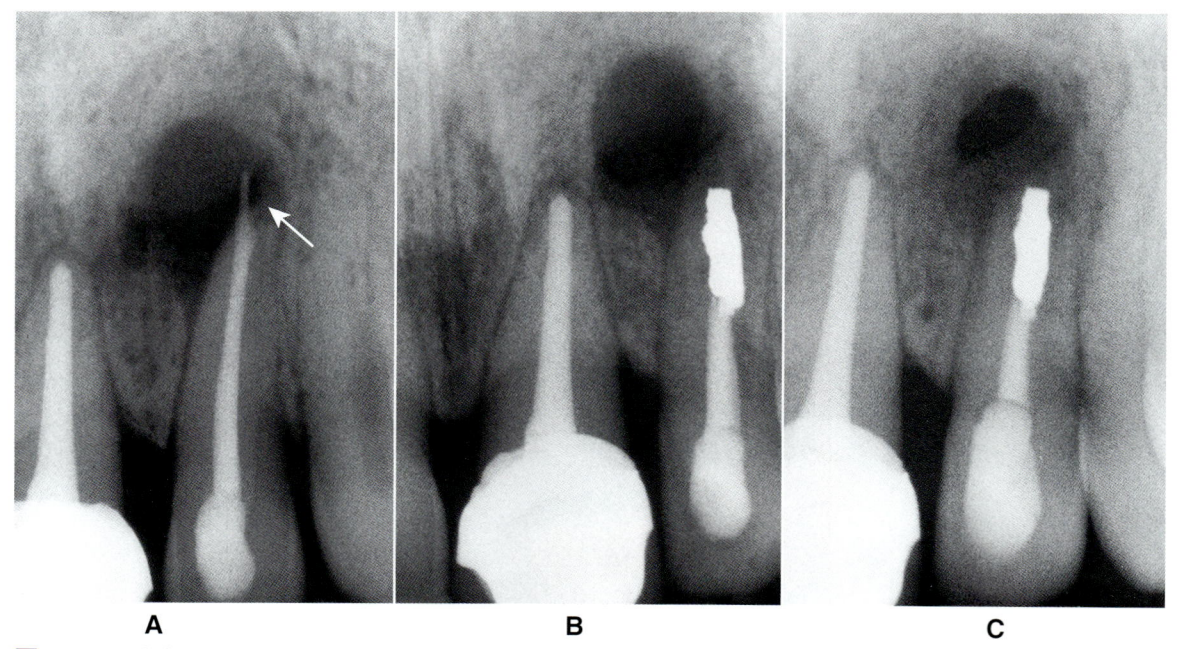

図15-33 瘢痕形成による創傷治癒．A：穿孔部からの根管充填材の溢出による，根管治療の失敗．根尖部（矢印）の余分な根充材は除去されず，根尖も封鎖されていない．B：根尖の切除，掻爬，逆根充を行った．C：2年後，X線透過像が認められるが，境界は明瞭で根尖からは分離しており，瘢痕形成と考えられる．

Box 15-6
根尖病巣の生検を行う理論的根拠

以下に述べる判断基準をすべて満たせば，摘出した根尖病巣の病理組織学的検査を施行しなくてもかまわない。
- 根管治療を始める前に，壊死組織を疑う所見があった。
- X線透過像は，典型的なものであった。
- 術後，X線検査による経過観察ができる。

在すると指摘している[2]。また，根尖の肉芽腫と歯根嚢胞を区別しても，臨床的な予後には直接的な関係がなく，病理組織学的検査を行う臨床的意義は低いという意見もある。

しかしながら，根尖部の病巣が想定外の病巣（例：悪性腫瘍）であって，病理組織学的検査の時期を逸した場合には，口腔外科医は医療過誤の訴訟に巻き込まれる可能性がある。口腔外科医の多くは，最終的な病理組織学的確定診断に驚いた経験が，1症例や2症例は必ずあるはずである。しかし，このような症例の臨床所見や経過などを慎重に見直せば，ほとんどの場合，典型的な根尖部の炎症との違いは識別できるものである。

単に医療者側の防衛策としてではなく，論理的に治療を進めるためにも，ガイドラインを作成することが必要である。病理組織学的検査を必要としない要件を，Box 15-6 に示した。病理組織学的検査を行わない場合には，その理由を診療録に記載することが推奨されている。最近の米国口腔外科学会（American Association of Oral and Maxillofacial Surgeons）の総会では，シンポジウムに参加していた者のうち，外科的歯内療法の際，必ず病理組織学的検査を行っているのはわずか8％に過ぎなかった。

補助的器材

新しい器材や材料の発展が，外科的手法を向上させている。具体的には，照明・拡大装置，組織再生誘導法（guided tissue regeneration: GTR）などの技術が挙げられる。

1. 照明・拡大装置
1）手術用顕微鏡

近年，歯内療法における診断や治療と同様に，外科的処置にも顕微鏡が導入されるようになってきた（図15-34）。顕微鏡の利点は，根管を拡大して観察できることと，照明が直達することである。顕微鏡を使用することで，術野を録画したり，画像をテレビモニターに映し出すことができる。結果的に，術野がよく見えるので，以前は発見できなかった構造物を同定できたり，外科的手術が楽になる。歯内療法への顕

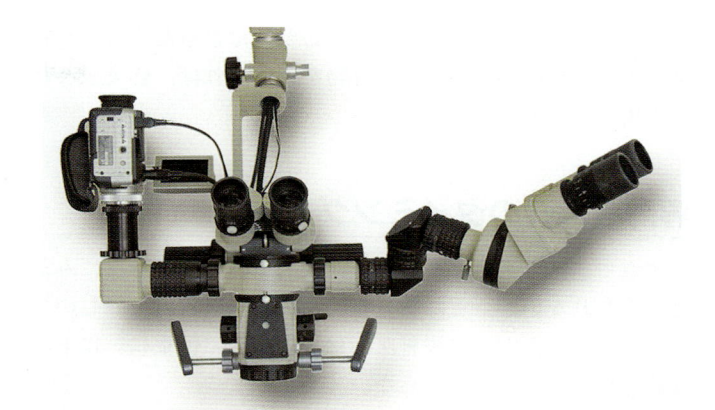

図 15-34 外科用顕微鏡は，外科的歯内療法にも導入されている。術野が拡大され照明が直達するため，診断と治療のための視認性が向上する。助手用の接眼鏡を追加するのも有用である。(Johnson WT: Color atlas of endodontics, Philadelphia, 2002, WB Saunders.)

微鏡の導入に熱心な歯科医師は少なくないが，その利点を検証した長期的な臨床研究はない。しかし，顕微鏡を使用することによって，外科的な技術や短期間の治療成績が向上したという報告も複数みられる。

2）光学ファイバー

内視鏡システムも，外科的処置に応用できる。内視鏡は，照明と光学システムを内包した，非常に細く，しなやかな線維束のような装置である。光学システムはモニターに接続し，術野を細部まで映し出すことができる。この方法でも，術野や術式を録画することができる。

2. 組織再生誘導法（GTR）

歯周外科手術に適用されていたGTRは，外科的歯内療法にも応用されている。GTRに使用されるメンブレンは，欠損が歯頸部にまで及ぶ場合や，周囲を骨で囲まれた大きな欠損などに適用される。ある状況下においては，吸収性メンブレンがとくに望ましいことがある。外科的歯内療法におけるメンブレンの長期的な効果については，エビデンスは不十分であり，メンブレンの使用により再生骨の骨密度上昇を示唆する報告もみられず，長期的・実質的な利点は立証されていない。炎症巣を完璧に除去することにより，セメントエナメル境まで粘膜上皮が再生できるため，メンブレンを使用しなくても，創部は治癒するという考え方もある。

3. 骨増生

歯根尖切除術の際に生じた骨欠損の骨性治癒を促進するために，さまざまな物質が留置される。しかし元来，骨欠損部や欠損部外周のほとんどが骨や骨膜で囲まれていることから，骨再生の予知性は高い。したがって，骨増生のための材

料にはほとんど利点がなく，その必要性はまったくない。感染のあった場所にこのような異物を留置すれば，感染源として作用することもある。

専門医紹介のタイミング

本章で述べた術式の多くは，比較的単純で簡単そうにみえるかもしれないが，実際の外科的歯内療法は複雑で難しいことが多い。したがって歯科医師は，手術前に慎重に，以下の問題を検討しなければならない。

1. トレーニングと経験

一般歯科医のほとんどは，外科手術に必要な高度なトレーニングを受けたこともなく，臨床的経験があるわけでもない。外科手術には特別な修練を要するが，専用の医療設備も必要である。長期間にわたる予後評価ができ，治療の失敗や，他の原因による問題を解決する能力も重要である。一般歯科医は，症例の難易度に応じて自分の実力を勘案し，経験のある専門医と診療連携すべきである。これら手術手技は，歯を保存するための最終手段で，トレーニングを受けていなければ適切な手術は行えず，結果的に当該歯を失うことになったり，周囲構造物の損傷を招くことになる。

2. 根管治療失敗の原因同定

外科的治療を検討する際に，2つの重要なステップがある。すなわち，①歯内療法失敗の原因を同定すること，②治療計画を立案すること，である。しばしば，手術は最良の選択ではないとしても，必要があれば，適切に行われなければならない。専門医は，根管治療失敗の原因を同定したうえで，治療計画を立案できる。根管治療失敗の原因がわからない場合は，専門医に紹介すべきである。

3. 外科的な難点

根尖病巣への外科的アプローチには限界があり，時には危険を伴うこともある。例えば，下顎大臼歯部や上顎臼歯の口蓋根に近い神経血管束は，知覚異常や出血過多の原因となりうる。手術を困難にする解剖学的構造物には，下顎骨と口蓋の厚い皮質骨，小帯や筋の付着部，皮質骨の裂開部，上顎洞などが挙げられる。これらに対処するには，正しい器具の使用と熟練の外科手技を要する。

要約すると，本章で述べた術式の多くは，歯学部卒前教育では対応できない高いレベルのトレーニングや経験が要求される。適切な卒後教育やトレーニングを受けていなければ，患者を専門医に紹介するべきである。

文献

1. Tamse A, Fuss Z, Lustig J et al: Radiographic features of vertically fractured, endodontically treated maxillary premolars, Oral Surg Oral Med Oral Pathol Oral Radiol Endod 88:348-352, 1999.
2. Walton RE: Routine histopathologic examination of endodontic periradicular surgical specimens: is it warranted? Oral Surg Oral Med Oral Pathol Oral Radiol Endod 86(5):505, 1998.
3. Andreassen J, Rud J: Correlation between histology and radiography in the assessment of healing after endodontic surgery in 70 cases, Int J Oral Surg 1:161, 1972.
4. Danin J, Linder LE, Lundqvist G et al: Outcomes of periradicular surgery in cases with apical pathosis and untreated canals, Oral Surg Oral Med Oral Pathol Oral Radiol Endod 87:227, 1999.
5. El Deeb ME, Tabibi A, Jensen MR Jr: An evaluation of the use of amalgam, Cavit and calcium hydroxide in the repair of furcation perforations, J Endod 8:459, 1982.
6. El-Swiah JM, Walker RT: Reasons for apicectomies: a retrospective study, Endod Dent Traumatol 12:185, 1996.
7. Forbes G: Apical microsurgery for failed endodontics, Atlas Oral Maxillofac Surg Clin North Am 8:1, 2000.
8. Garrett KK, Kerr MM, Hartwell G: The effect of a bioresorbable matrix barrier in endodontic surgery on the rate of periapical healing: an in vivo study, J Endod 28:503-506, 2002.
9. Gray G, Hatton JF, Holtzmann DJ et al: Quality of root-end preparations using ultrasonic and rotary instrumentation in cadavers, J Endod 26:281, 2000.
10. Gutmann JL, Dumsha TC, Lovdahl PE: Problem solving in endodontics: prevention, identification, and management, ed 4, St Louis, 2006, Mosby.
11. Gutmann JL, Harrison JW: Posterior endodontic surgery: anatomical consideration and clinical techniques, Int Endod J 18:8, 1985.
12. Gutmann JL, Harrison JW: Surgical endodontics, Boston, 1994, Blackwell Scientific.
13. Harrison JW, Jurosky KA: Wound healing in the periodontium following endodontic surgery. 1. The incisional wound, J Endod 17:425, 1991.
14. Harrison JW, Jurosky KA: Wound healing in the periodontium following endodontic surgery. 2. The dissectional wound, J Endod 17:544, 1991.
15. Harrison JW, Jurosky KA: Wound healing in the periodontium following endodontic surgery. 3. The osseous excisional wound, J Endod 18:76, 1992.
16. Iqblal M, Kim S: For teeth requiring endodontic treatment, what are the differences in outcomes of restored endodontically treated teeth compared to implant supported restorations? Int J Oral Maxillofac Implants 22(suppl):96-116, 2007.
17. Lieblich SE: Periapical surgery: clinical decision making, Oral and Maxillofacial Clinics of North America 14:179-186, 2002.
18. Lieblich SE, McGivenin WE: Ultrasonic retrograde preparation, Oral and Maxillofacial Clinics of North America 14:167-172, 2002.
19. Lubow RM, Wayman BE, Cooley RL: Endodontic flap design: analysis and recommendation for current usage, Oral Surg Oral Med Oral Pathol 58:207, 1984.
20. McDonald N, Torabinejad M: Surgical endodontics. In Walton R, Torabinejad M, editors: Principles and practice of endodontics, ed 3, Philadelphia, 2002, WB Saunders.

21. Morgan LA, Marshall JG: A scanning electron microscopic study of in vivo ultrasonic root-end preparations, J Endod 25:567, 1999.
22. Pantschev A, Carlsson AP, Andersson L: Retrograde root filling with EBA cement or amalgam: a comparative clinical study, Oral Surg Oral Med Oral Pathol 78:101, 1994.
23. Sauveur G, Roth F, Sobel M et al: The control of haemorrhage at the operative site during periradicular surgery, Int Endod J 32:225, 1999.
24. Shabahang S: State of the art and science of endodontics, J Am Dent Assoc 136:41, 2005.
25. Skoner JR, Wallace JA, Fochtman F et al: Blood mercury levels with amalgam retroseals: a longitudinal study, J Endod 22:140, 1996.
26. Stromberg T, Hasselgren G, Bergstedt H: Endodontic treatment of traumatic root perforations in man: a clinical and roentgenological follow-up study, Sven Tandlak Tidskr 65:457, 1972.
27. Tamse A, Fuss Z, Lustig J et al: Radiographic features of vertically fractured, endodontically treated maxillary premolars, Oral Surg Oral Med Oral Pathol Oral Radiol Endod 88:348-352, 1999.
28. Torabinejad M, Chivian N: Clinical applications of mineral trioxide aggregate, J Endod 25:197, 1999.
29. Von Arx T: Failed root canals: the case for apicoectomy (periradicular surgery), J Oral Maxillofac Surg 63:832, 2005.
30. Von Arx T, Walker WA III: Microsurgical instruments for root-end cavity preparation following apicoectomy: a literature review, Endod Dent Traumatol 16:47, 2000.
31. Walton RE: Routine histopathologic examination of endodontic periradicular surgical specimens: is it warranted? Oral Surg Oral Med Oral Pathol Oral Radiol Endod 86(5):505, 1998.
32. Witherspoon D, Gutmann J: Haemostasis in periradicular surgery, Int Endod J 29:135, 1996.
33. Zuolo ML, Ferreira MOF, Gutmann JL: Prognosis in periradicular surgery: a clinical prospective study, Int Endod J 33:91, 2000.

16章

放射線療法・化学療法中の患者の管理

EDWARD ELLIS III

本章の内容

頭頸部の放射線治療患者の歯科治療
1. 口腔粘膜への影響
2. 下顎の運動性への影響
3. 唾液腺への影響
   1) 口腔乾燥症の治療
4. 骨への影響
5. その他の放射線の影響
6. 放射線治療前の歯の評価
   1) 残存歯の状態
   2) 患者の歯に関する認識
   3) 放射線治療の緊急性
   4) 照射範囲
   5) 照射線量
7. 放射線治療のための歯の処置と放射線治療後のメンテナンス
8. 放射線治療前の抜歯
9. 抜歯から放射線治療開始までの期間
10. 放射線治療前の埋伏智歯の抜歯
11. 放射線治療後のう蝕治療
12. 放射線治療後の抜歯
13. 放射線治療後の無歯顎患者への義歯装着
14. 放射線治療後の患者へのインプラントの応用
15. 放射線性骨壊死患者の管理

悪性腫瘍に対する全身的化学療法中の患者の歯科治療
1. 口腔粘膜への影響
2. 造血系への影響
3. 口腔細菌叢への影響
4. 一般的な歯科治療
5. 口腔カンジダ症の治療

ビスホスホネート関連顎骨壊死症患者の歯科治療
1. ビスホスホネート系薬物
2. BRONJ のメカニズム
3. BRONJ の臨床症状
4. ビスホスホネート系薬物投与開始予定の患者の歯科治療
5. ビスホスホネート系薬物投与中の患者の歯科治療
6. アレンドロネート内服の影響
7. BRONJ 患者の歯科治療

頭頸部の放射線治療患者の歯科治療

　放射線療法（放射線治療）は，頭頸部領域の悪性腫瘍に対する治療法の1つである．頭頸部癌は，年間約3万例発症しており，放射線治療を行う場合が多い．放射線治療では，放射線が腫瘍細胞を破壊しながら，正常細胞には影響が少ないことが理想的である．しかしながら，実際にはこれは不可能で，正常組織もある程度の障害を受けてしまう．腫瘍に対して十分な線量の放射線を照射すれば，どのような腫瘍も破壊することが可能であるが，照射線量は周囲組織の耐容線量により制限される．

　放射線治療は，細胞増殖や細胞機能の維持に必要な細胞の核内物質に障害を与えることにより，腫瘍細胞（および正常細胞）を破壊する．細胞の分裂能が高い組織ほど感受性が高く，障害を受けやすい．こうして正常組織より細胞分裂が活発な腫瘍細胞が選択的に破壊されることになるが，実際には細胞分裂がさかんな正常組織もある程度の障害を受ける．このことから，造血細胞，上皮細胞，血管内皮細胞などが放射線治療開始後早期より影響を受けることになる．

　放射線治療の初期より，口腔粘膜に放射線照射の影響が出現する．これは毛細血管の破壊に伴うもので，口腔内および口腔周囲において著明である．唾液腺と骨は比較的放射線耐性であるが，放射線治療により血管が高度に障害されると，長期にわたる重篤な障害が起こる．

1. 口腔粘膜への影響

　放射線療法の口腔粘膜に対する初期（1～2週間）の影響は紅斑としてみられ，潰瘍形成を伴うような重度の粘膜炎に

進行する場合がある．重篤な疼痛や嚥下障害が生じ，適切な栄養摂取が困難になることもある．これらの粘膜症状は，放射線治療終了後，徐々に軽快する．上皮細胞から構成されている味蕾にも同様の反応が認められるため，治療初期より味覚障害が生じるが，放射線治療後には唾液の質と量にもよるものの，徐々に回復する．

粘膜炎の回復を正確に予想することはできない．アムホテリシン，ドブラマイシン，ネオマイシンなどの抗菌薬を含むトローチが有効である[1]．重症の場合は，リドカインビスカスも有効である．

放射線療法の口腔粘膜に対する晩期障害は，軽度の刺激にも傷つきやすく，治癒が遷延することである．上皮は薄く，角化傾向が弱い．粘膜下は血管が少なくなり，青白い色調を呈するようになる．粘膜下は線維化し，口腔粘膜の柔軟性と弾力性が低下する．小さな創でも潰瘍になり，治癒に何週間，何か月もかかる．これらの潰瘍は，悪性腫瘍の再発と鑑別困難な場合がある．

2. 下顎の運動性への影響

放射線療法により，翼突筋，咬筋，関節周囲の結合組織に炎症が生じる．炎症を起こした筋肉は線維化と収縮を起こし，関節表面は変性し[2]，これにより開口障害が出現する．治療後1年目で開口量の減少が起こり，徐々に進行するが，痛みは伴わない．切歯間距離が20mmまで減少すると，食事摂取が困難となる．また，開口量の減少に伴い，歯科治療や全身麻酔時の挿管が困難となる．

3. 唾液腺への影響

唾液腺上皮の分裂は遅く，唾液腺は放射線耐性の組織であると考えられている．しかし，放射線により血管構造が破壊されると，唾液腺は障害を受け，萎縮や線維化，変性を起こす．この障害は，臨床症状としては口腔乾燥（唾液産生の減少）として認められ，患者は口腔乾燥感を自覚する．口腔乾燥症の重症度は，どの唾液腺が照射野内に含まれていたかによる．口腔乾燥は，患者の最も強い訴えである．

唾液のもつ生理的機能が失われることにより，味覚障害，咀嚼障害，嚥下障害，睡眠障害，慢性食道炎などの食道の機能障害，栄養障害，薬物不耐症，舌炎，カンジタ症，口角炎，口臭，細菌性唾液腺炎，歯の咬耗症・摩耗症・浸食症，唾液による緩衝作用の減少，粘膜損傷，補綴物の装着困難，ランパントカリエスなどの有害事象が生じる．

口腔乾燥の影響は大きく，唾液は口腔組織の保護剤として機能していることから，減少すると重大な合併症を招く．唾液に含まれるペルオキシダーゼ，リゾチーム，ラクトフェリンのようなタンパク質は抗菌作用をもち，う蝕の原因菌の増殖を抑制する．歯や粘膜表面には，唾液のムチンが薄い膜となり，保護していると考えられている．唾液タンパク質の1つであるヒスタチンは抗真菌作用があり，口腔内の真菌の増殖を抑制する．これらの唾液タンパク質は，口腔粘膜組織とともに自然免疫機構の一部として，生体を感染から防御している．唾液腺に存在するB細胞から産生される分泌型IgAやIgMによっても口腔は保護されており，これらの抗体のなかには，う蝕の原因菌に対して特異性をもっているものが含まれている．唾液量が有意に減少すると，口腔内にさまざまな重篤な合併症が発生するリスクが生じる．

口腔乾燥症は嚥下障害を引き起こし，摂食障害を招くことから，患者はう蝕原性のある食事を好むようになり，ランパントカリエスが発症し，重度の顎骨感染症の原因となる（図16-1）．また，歯頸部全周にわたるう蝕が認められたり（図16-2），歯周炎も急速に進行しやすくなる．味覚異常，構音障害，嚥下障害もまた，口腔乾燥により生じる．唾液分泌の低下はまた，カンジタ症などの口腔感染症を増加させる．

1) 口腔乾燥症の治療

放射線治療後，患者は慢性的な口腔乾燥感を訴える．現在，これらの副作用の予防法はなく，また多くの場合，症状は改善せず，唾液に代わるものが必要になる．最も単純な唾液の代替物は水で，食事時に少しずつ水を飲むことで咀嚼，嚥下，味覚を補助できる．また，処方箋なしにいくつかの唾液代用液を用いることができる．これらの唾液代用液には，唾液と同様のイオンや潤滑作用をもつグリセリンなどの成分が含まれている．患者には，粘膜を刺激するようなアルコールや強い香味料を含む製品を使用しないよう指導し，う蝕の発生を助長しないように砂糖を含む製品を避けるよう指導する．米国で利用されている唾液代用剤の多くには，カルボキシメチルセルロースが含まれているが，他の国では，動物由来のムチンをベースにした製品も使用されている．これらの製品を使用することで，口腔乾燥症の症状が緩和されることが示されている[3,4]．

残念ながら，市販の人工唾液には，唾液中に含まれているような保護作用のあるタンパク質が含まれていないため，口腔乾燥によるさまざまな問題を解決することはできない．多くの患者は人工唾液として水を利用し，四六時中少量を口に含んでいる．

残存している唾液分泌機能を刺激する方法も有効である．無糖ガムを噛むことにより，唾液腺の機能が残存しているかぎり，唾液の産生を促進することができる[5]．また，米国食品医薬品局（Food and Drug Administration: FDA）は，唾液の分泌を促進する2つの薬物の使用を承認している．すなわち，①ピロカルピン塩酸塩と②セビメリン塩酸塩の2種類

16章 ● 放射線療法・化学療法中の患者の管理

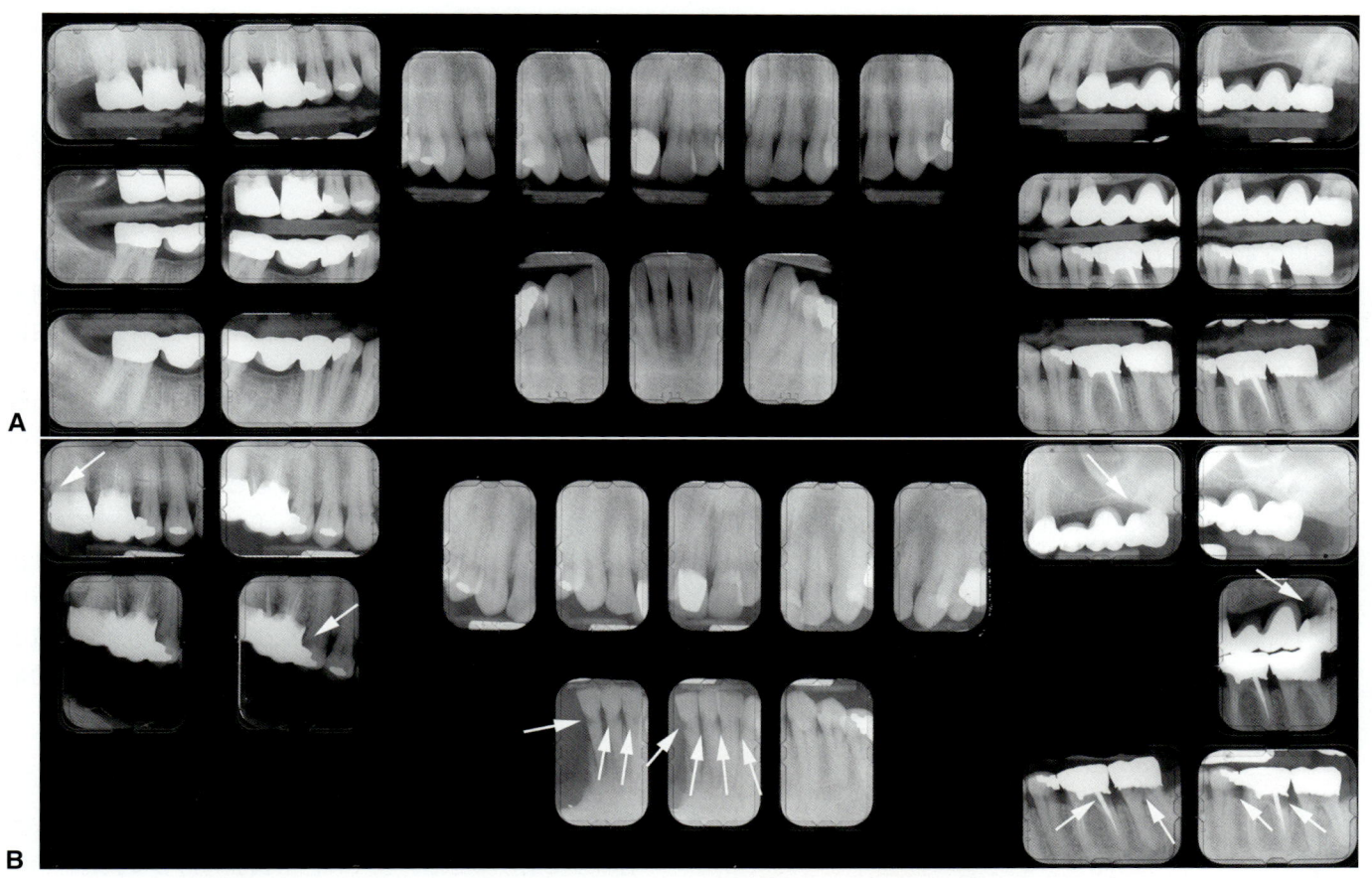

図 16-1　放射線治療患者に急速に発生したう蝕を示す X 線写真。A：放射線治療前のデンタル X 線所見。B：放射線治療後 16 か月のデンタル X 線所見。多発性の高度う蝕が認められる（矢印）。

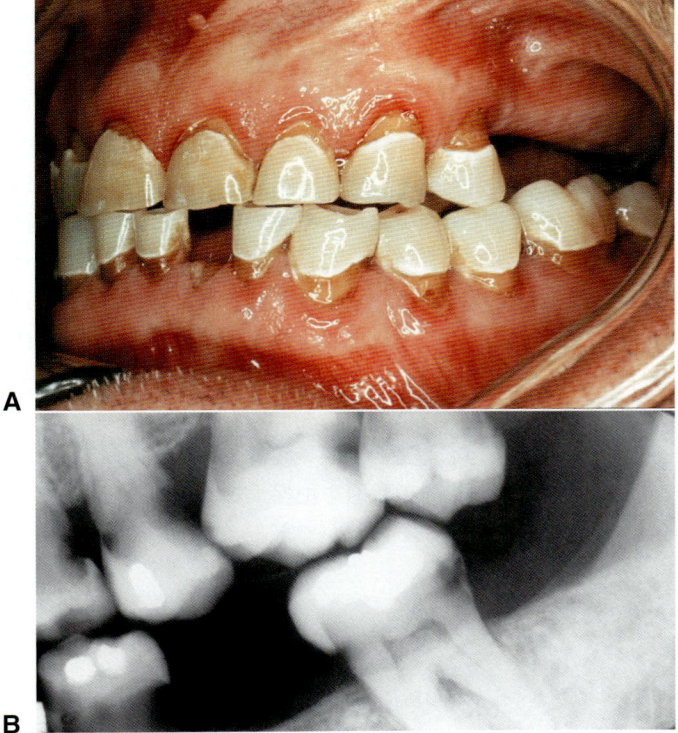

図 16-2　A：放射線治療に伴う歯頸部う蝕の典型的な臨床所見。B：放射線治療に伴う歯頸部う蝕の典型的な X 線所見。歯頸部周囲に多発性のう蝕が認められる。

であり，これらの薬物により口腔乾燥症状を緩和することができる[6]。この2つの薬物はともに，副交感神経作働薬であり，ムスカリン作働性に作用し，外分泌腺からの分泌を促進する。放射線治療患者においても，唾液の産生を促進することが可能である。ピロカルピンは1回5mgを1日4回，セビメリンは1回30mgを1日3回，それぞれ経口投与により，副作用なく口腔乾燥症状を改善できる[7-12]。これは，放射線治療後の口腔乾燥症患者に対しても有効である。

4. 骨への影響

放射線性骨壊死は，頭頸部癌患者の放射線治療における最も重篤な合併症の1つである（図16-3）。放射線性骨壊死とは，癌に対して根治的線量を照射した際に起きる，骨組織の生活力の喪失である。照射野内の骨には動脈内膜炎が生じ，骨内の微小な血管構造が消失し，事実上，骨は失活する。生きている骨の代謝回転も，十分な自己修復が行えなくなるレベルまで低下し，正常な骨のリモデリングが起こらず，歯槽骨頂部の鋭縁は長時間経過しても平坦化しない（図16-4）。下顎骨は上顎骨と比較して，緻密で血流が少ないことから，難治性潰瘍や放射線骨壊死が発症しやすい。

5. その他の放射線の影響

放射線療法中の患者の口腔内では，口腔細菌叢が変化しており，嫌気性菌や真菌が繁殖しやすい状態である。粘膜の口腔細菌叢は，粘膜炎の重症化や治癒過程に重要な役割を果たしているとされる[13,14]。放射線治療中の患者の口腔内には共通して，*Candida albicans* が繁殖している。細菌叢の変化が放射線照射そのものの影響によるものか，あるいは口腔乾燥症の影響によるものかは，わかっていない。カンジダ菌の数を制御するには，ナイスタチンなどの抗真菌薬の局所投与が必要である。含嗽剤としては，0.1%クロルヘキシジン（Peridex）があり，この薬剤は in vitro で抗菌作用や抗真菌作用をもつとされている[†1]。この薬物を実際に放射線治療中に使用すると，放射線性粘膜炎の発生率や症状が著しく減少するとの報告が1つあるものの[15]，他の報告ではその効果は明確に証明されているわけではない[13,16]。

6. 放射線治療前の歯の評価

放射線療法の重篤な副作用は放射線性骨壊死であるが，この合併症を有する患者の多くは，有歯顎に対して放射線治療が行われている。このことから臨床では，治療前に歯をどのように処置すればよいかが議論となる。抜歯するべきだろうか？ 明確な答えはないが，いくつかの因子を考慮しなければならない[17-20]。

1) 残存歯の状態

問題のある歯，あるいは予後が不良と考えられる歯は，放射線治療前に抜歯すべきである。歯周組織の状態の悪い患者ほど，う蝕や慢性歯周炎になりやすい。これは，通常の歯科治療の原則には従っていないが，問題が起こることが疑われる歯は抜歯したほうがよい。予後不良と考えられる歯をあらかじめ抜歯しておくことにより，数か月または数年間，放射線性骨壊死の発症を防ぐことが可能である。

2) 患者の歯に関する認識

現在の歯や歯周組織の状態を把握することで，過去に受けた口腔ケアについて知ることができる。口腔衛生状態や口腔

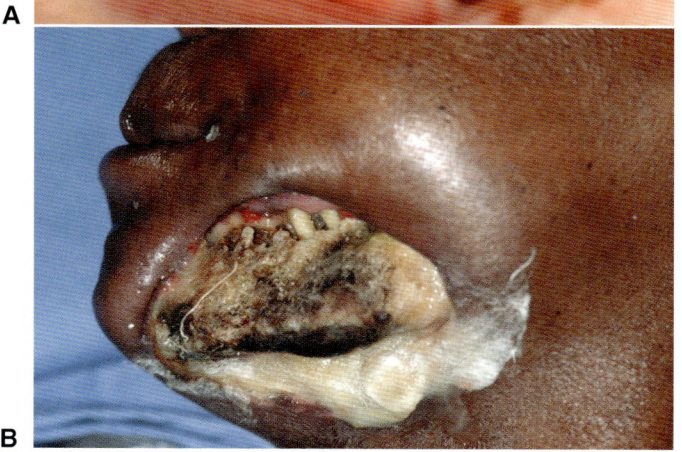

図16-3 下顎骨の放射線性骨壊死の2症例。A：抜歯後3週目に認められた骨露出。B：顔面皮膚の裂開を伴う重症の放射線性骨壊死。壊死骨が露出している。

訳注

†1：アナフィラキシーショックの報告があるため，わが国においてはクロルヘキシジンの粘膜（口腔，腟，膀胱など）への使用は禁忌となっている。

16章 ● 放射線療法・化学療法中の患者の管理

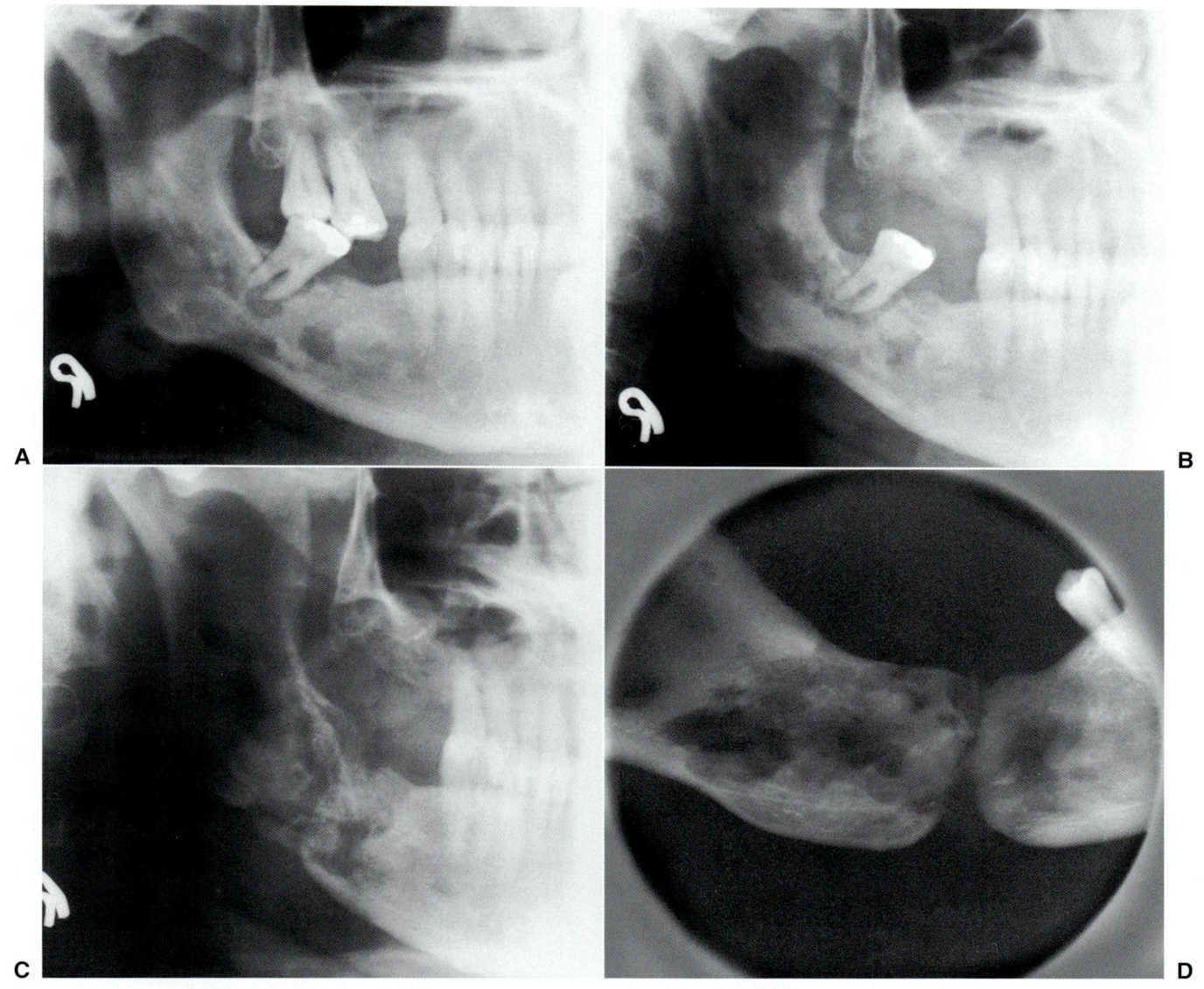

図 16-4 放射線性骨壊死の進行過程。A：右側下顎骨および大臼歯の根尖周囲にX線透過像を認める。B：6か月後の所見。この間，抗菌薬の投与と洗浄を継続したが，X線透過像は下顎枝へ拡大している。この時点で大臼歯の抜歯を行った。C：抜歯後5か月の所見。抜歯窩は治癒せず，骨の破壊が進行し病的骨折を生じた。D：腐骨除去後のX線所見（Courtesy Dr. Richard Scott, Ann Arbor, Mich.）

の健康状態のよい患者の場合には，できるだけ多くの歯を残すようにすべきである。逆に，何年も口腔ケアを怠ってきた患者の場合には，口腔衛生状態の改善は見込めず，重度の口腔乾燥症や口腔内の疼痛によって，口腔衛生状態の改善はさらに困難になると予測される。放射線治療前に行うべき準備は，歯科矯正治療前の患者に行うべき準備と同様である。歯科矯正治療においては，矯正装置装着前に適切な口腔ケアを行わなければ，矯正治療を行うことは不可能である。

3）放射線治療の緊急性

放射線治療医がすぐに放射線治療を開始すべきと判断した場合には，抜歯を行ったり，抜歯窩が初期治癒するための時間がないこともありうる。このような場合には，歯を保存せざるをえないが，放射線治療中は可能なかぎり，口腔衛生状態を良好に維持するよう患者に働きかけるべきである。

4）照射範囲

放射線照射野に多くの唾液腺や骨が含まれているほど，より重度の口腔乾燥症や顎骨の血行障害が生じる。歯科医師は，照射範囲について放射線治療医と相談し，口腔乾燥症や骨組織の障害の重症度を予測しなければならない。口腔乾燥症自体は，骨の状態が良好で歯が残存していれば大きな問題とは

333

ならないが，放射線照射された骨と口腔乾燥症の相互関係により問題が生じる。大唾液腺や下顎骨の一部が照射範囲に含まれるのであれば，治療前の抜歯を検討するべきである。歯科医師が，抜歯窩の治癒に時間が必要と判断する場合には，放射線治療医が，放射線治療の開始を1～2週間延期することに同意することも多い。

5）照射線量

照射線量が多いほど，正常組織の損傷は高度となる。放射線治療医と歯科医師が相談して，症例ごとに照射線量を決定すべきである。最大の照射線量を用いないことも多く，この場合には組織の損傷を軽減することができるので，放射線治療前の抜歯の適否の判断において，より保存的に歯を扱うことが可能となる。

放射線治療が行われる口腔の悪性腫瘍の約90％は扁平上皮癌である。残念ながら，扁平上皮癌に対して十分な効果を得るためには，多くの照射線量（60Gy以上）を必要とする。一方，リンパ腫のような他の悪性腫瘍に対しては少ない線量で有効なため，口腔への影響は少ない。全照射線量が50Gyまでなら，晩期の副作用である口腔乾燥症や放射線性骨壊死は大幅に減少する。

7. 放射線治療のための歯の処置と放射線治療後のメンテナンス

保存する歯は注意深く診査し，可能なかぎりよい状態を保つようにする。放射線治療前に予防処置やフッ化物塗布を行うべきで，口腔ケアの方法を指導することも必要である。粘膜への機械的刺激を予防するため，咬頭の鋭縁を調整する。印象採得を行い，作製した専用のトレイを用いて，フッ化物塗布を放射線治療中および治療後に行う。喫煙やアルコール摂取は口腔粘膜を刺激するため，放射線治療開始前までに止めるよう患者に指導する。

放射線治療中は，生理食塩水で少なくとも1日10回は洗口すべきである。また，クロルヘキシジンで1日2回含嗽すると，口腔内の細菌や真菌を減少させることができる[†2]。1週間ごとに患者を診察し，口腔内の衛生状態を評価する。*C. albicans* の過剰増殖を認める場合でも，ナイスタチンやクロトリマゾールの局所投与により，比較的短期間のうちに制御可能である。放射線治療中は，開口量の評価も注意深く行うべきである。放射線照射による咀嚼筋の線維化により開口障害が起こるので，患者に理学療法を指導し，放射線治療前と同程度の開口量を維持できるようにする。毎週体重を測定し，良好な栄養状態を維持できているかも確認する必要がある。粘膜炎と口腔乾燥症を合併した場合には，経口摂取不良となり，この栄養障害はさらに，口腔組織の治癒の遷延を招き，全身的衰弱を引き起こす。重症例では，良好な栄養状態を維持するため，経管栄養を導入する場合もある。

放射線治療後の診察は，3～4か月ごとに行う。予防処置を行い，フッ化物塗布を行う。専用のトレイを使用して，患者自身がフッ化物塗布を自宅できるよう指導を行う。1％フッ化物洗口液を1日5分間使用することで，う蝕発生率が減少する[21]。市販のフッ化物洗口液も入手可能で，専用トレイを使用しなくても十分な効果が期待でき，患者にも広く受け入れられている。

開口障害を発症する可能性があるため，すべての患者において経過観察が必要である。開口障害は，治療するよりも予防するほうが容易である。開口量の減少がみられた場合には，直ちに開口練習を行うべきで，必要に応じて，開口訓練器（セラバイトなど）を使用する。

8. 放射線治療前の抜歯

放射線治療前に抜歯が必要と診断した場合には，「抜歯方法」が問題となる。一般的に低侵襲な抜歯が適している。しかし，骨組織に関しては別で，歯とともに歯槽突起の一部を除去して軟組織による一次閉鎖を行う。放射線治療開始と同時に，正常な骨のリモデリングが阻害されるため，骨の鋭縁がある場合には，骨の露出を伴う潰瘍が形成される。そのため，抜歯の際には，粘膜骨膜弁の翻転と十分な骨削除を行うべきである。

軟組織を早く治癒させるには，粘膜骨膜弁を愛護的に扱う必要がある。放射線照射により骨のリモデリング能力が大きく損なわれることから，骨鋭縁の削除は多量の注水下にバーや骨ヤスリを用いて行う。このような場合には，抗菌薬の予防投与の適応となる。これは時間との競争で，治癒が遅れると，放射線治療の開始が遅れることとなる。一方，創の治癒前に放射線治療が開始されると，治癒に数か月～数年かかることとなる。

9. 抜歯から放射線治療開始までの期間

抜歯から放射線治療開始まで，どのくらい期間が必要であるかという問題に対する明確な答えはない。悪性腫瘍の治療においては，早期の放射線治療が有益なことは明らかであり，軟組織が十分に治癒した後，速やかに放射線治療を開始する。これまでの報告では，臨床的に再上皮化が起こる抜歯後7～14日目に放射線治療を開始することが推奨されてい

訳注
†2：アナフィラキシーショックの報告があるため，わが国においてはクロルヘキシジンの粘膜（口腔，腟，膀胱など）への使用は禁忌となっている。

る[17,22,23]。しかし，可能であれば放射線治療の開始は，抜歯3週間後に遅らせるべきであり，これにより軟組織の十分な治癒が得られる。創部の哆開があるような場合には，可能ならば，さらに放射線治療の開始を遅らせるべきである。また，軟組織が治癒するまで，毎日創の洗浄を行うとともに，抗菌薬の投与が必要である。

10. 放射線治療前の埋伏智歯の抜歯

下顎の半埋伏智歯は，智歯周囲炎予防のために抜歯するのが賢明であるが，一般に骨性完全埋伏智歯は，抜歯して治癒を待つよりも，そのまま放置するほうがよい。

11. 放射線治療後のう蝕治療

放射線治療後に進行したう蝕は，拡大しないように早急に治療すべきである。修復材料は，コンポジットレジンやアマルガムを使用し，全部鋳造冠は推奨されない。これは，全部鋳造冠下の二次う蝕を発見しにくいためであり，放射線治療後のう蝕患者には，フッ化物塗布などのう蝕予防処置を十分に行う。

歯髄壊死に対しては，抗菌薬の全身投与下に根管治療を行い，咬合させないように調整する。放射線照射を受けた歯では，歯髄腔の狭窄がみられることがあり，しばしば根管治療が困難なことがある。このような場合には，歯肉上で歯冠を切断して保存する。

12. 放射線治療後の抜歯

放射線治療後に抜歯が可能か，可能ならどのように行うかという問題は最も難しい問題である。複数の見解があり，文献的にも矛盾がみられる。結果が不明確であるため，放射線治療後の抜歯は，歯科医師が行う最も望ましくない抜歯であるといえる。

放射線治療後に抜歯が可能かという質問に対する答えは，明らかに"yes"である。しかしこれよりももっと重要なことは，どのように抜歯を行うか，ということである。歯科医師は，軟組織による一次閉鎖を行わない通常の抜歯も，歯槽骨形成術を併用した一次閉鎖を行う抜歯も，行うことができる。これらの方法はいずれの場合も，放射線性骨壊死の発症に関してはほぼ同様の結果となる。抗菌薬の全身投与が推奨される。

有効であることが示され，一般に普及しつつある別の方法として，抜歯前後の高圧酸素療法（hyperbaric oxygen: HBO）がある。HBOは，圧力をかけて患者に酸素を投与する方法で，局所組織の酸素化を行い，低酸素組織への血管増生を促進させる[24,25]。通常のプロトコールでは，抜歯前に20～30回，抜歯後すぐに10回以上の治療を行う。HBOが可能な施設は限られており，専門医に患者を紹介することになる。HBOは1日1回行う。そのため，抜歯前に20～30回治療を行うと約4～6週間かかり，抜歯後には2週間かかることになる。Marxらは，HBOを行った症例と抜歯前にHBOをせずに抗菌薬の投与のみ行った症例とを比較し，HBOにより放射線性骨壊死の発生率が有意に減少することを示している（発生率はそれぞれ5.4%および30%）[26]。

放射線治療後の抜歯には多くの議論があること，HBOを行える施設が少ないこと，重症の合併症が発生する頻度が比較的高いことから，放射線治療を受けた患者の抜歯に関しては，口腔顎顔面外科専門医が行うことが推奨されている。

13. 放射線治療後の無歯顎患者への義歯装着

放射線治療前から無歯顎であった患者の場合には，適合のよい義歯であれば使用できる。しかしながら，放射線治療直前や治療後に無歯顎となった患者の場合は，粘膜潰瘍やそれに継発する放射線性骨壊死などの問題が生じることがある。抜歯後の小さな歯槽骨鋭縁でさえ，正常なリモデリングが起きず残存するため，義歯装着による粘膜潰瘍の原因となる。

放射線治療を受けた患者に対しては，軟性裏装材を使用することが理想的な解決方法であるように思われるが，シリコン製軟性裏装材はいくつかの理由のため，取り立てて有効ではないことが明らかとなっている。現在のところ，通常の義歯を使用することが一番よいようである。

元々無歯顎であった患者では，放射線治療による急性症状が軽減すれば，義歯の作製を行うことが可能である。放射線治療前後に抜歯を行った患者に対しては，義歯装着後，粘膜損傷や骨露出を生じないように，疼痛部位に応じて義歯を頻回に調整することが重要である。

義歯を作製する際には，咬合力が歯槽堤全体に分散するように，また側方力がかからないように，義歯の粘膜面や咬合平面を設計しなければならない。

14. 放射線治療後の患者へのインプラントの応用

放射線治療を受けた患者に対する補綴治療は，最も大きな課題の1つである。悪性腫瘍に対する外科的治療を受けた患者の多くは，例えば義歯床縁を保持する口腔前庭がないなど，義歯を維持するための正常な解剖学的構造が欠損している。

舌の部分切除が行われていたり，硬組織や軟組織の欠損があったり，組織再建が行われていたとしても，骨が十分に義歯を支持する形態をしていなかったり，厚く柔軟性のない遊離皮弁が骨を覆っていて，付着歯肉がないことも多い。このことから，従来の義歯作製は困難であり，このような症例においては，機能的観点からインプラントを利用した義歯が推奨される。

これまで，放射線治療の既往のある患者への歯科インプラント治療は，相対的禁忌とされていた[27]。骨や軟組織への放射線照射の影響が，金属製のインプラントを用いる際の課題である。4050cGy照射後のウサギ脛骨に，プラズマ処理されたシリンダー型チタンインプラントを埋入したところ，初期治癒期間における骨とインプラントの接触面積が19％減少した，との報告がある[28]。多くの臨床研究においても，照射骨に埋入された歯科インプラントの成功率は，HBO治療の有無にかかわらず，非照射症例と比較して，若干あるいは有意に低いと報告されている[29-37]。

しかしながら，機能的・審美的修復を行うことにより，放射線治療患者にもたらされる利益は大きい。悪性腫瘍の治療を受けた患者は，解剖学的形態の部分的欠損による変形や，口腔乾燥症，嚥下障害や味覚障害などの放射線治療による不快な副作用という大きな障害を強いられており，歯で固形物を噛みたいと願っている。したがって，歯科インプラント治療は大きな助けとなる。ただし，放射線照射を受けた硬組織や軟組織における予測できない反応や治療による外科的損傷には，十分注意しなければならない。

照射骨にインプラントを埋入する際には，照射方法，照射線量，部位，治療からの経過時間，治療中の骨の保護状態，患者の生理的な反応（これは年齢，性別，遺伝，喫煙，全身疾患によって影響される）の評価が必要である。もう1つの重要な点は，インプラントの埋入を照射後の下顎骨に行うのか，照射を受けた移植骨に行うのか，放射線治療後に移植された骨に行うのか，という点である。下顎骨が血管柄付き遊離骨移植により再建され，放射線照射を受けていない場合には，歯科インプラントを埋入しても，異常な組織反応が起こることはない。

インプラントを放射線照射を受けた骨に埋入する場合には，十分な注意が必要である。インプラント埋入予定部位への照射線量は，放射線治療医と相談して決定することが推奨される。照射骨へのインプラント埋入に対しては多くの見解があり，一般的には次の点に配慮すべきである。

1. 照射線量が多いほど，インプラントの失敗率は高い[30,36]。
2. 放射線治療と埋入までの期間が長くなると，失敗率は高くなる[36]。
3. 失敗は通常，上部構造装着前の初期に起こる。つまりオッセオインテグレーションの失敗が多い[36]。
4. 放射線治療と化学療法の併用は，オッセオインテグレーションに悪影響を及ぼす[36]。
5. 照射骨でのインプラントの成功率は，下顎より上顎のほうが高い傾向がある[35,36,38,39]。
6. インプラント体が短いほど，予後が悪い[36]。
7. HBOはインプラントの失敗率を低下させる[36]。

インプラントの成功は，照射線量と直接的な関係があると報告されている[30,36]。照射線量が45Gy以下であれば，十分注意すればインプラントの埋入は可能である。照射線量がこれ以上である場合は，術前（20～30回）および術後（10回）にHBOを考慮するべきであり，実際，HBOの有効性が示されている[36,40]。

照射骨においては骨の代謝が低下しているため，オッセオインテグレーションに時間がかかるので，埋入後少なくとも6か月間は荷重をかけるべきではない。照射後の組織は，細菌に対して抵抗力がないため，口腔衛生に十分注意すべきである。上部構造は，可能なかぎり清掃性のよい形状にすることが必要で，しばしばオーバーデンチャーが用いられる。義歯辺縁が口腔粘膜組織に接触しないようにすると，潰瘍形成を防止することに有効である。どのような形態の上部構造を作製しても，慎重な経過観察と口腔衛生状態の管理が必要である。

照射骨にインプラントを埋入すると，放射線性骨壊死を生じる恐れがあるが，これまで報告はなされていない（図16-5）[41,42]。長期的な予後に関する研究や経験は，なお不足しているというのが現状である。

15. 放射線性骨壊死患者の管理

粘膜損傷とそれに継発する放射線性骨壊死は，ほとんどの場合で下顎骨に生じ，高度の疼痛を伴うこともある（図16-4参照）。照射線量が65Gyを超えると発症しやすくなり，通常，48Gy以下では発症しない[43-45]。このような症状が発症した場合は，義歯の使用を中止し，洗浄により壊死物質を取り除くことにより，口腔衛生状態を良好に維持するよう努める。放射線性骨壊死は感染症ではなく，低酸素による治癒不全であるので，抗菌薬の全身投与が必要となることはほとんどない[24]。実際，組織の循環不全のため，抗菌薬は病変部に到達せず，意図されたような効果は期待できない。しかし，急性の二次感染が生じた場合は，抗菌薬投与は感染の拡大予防に有効である。分離した腐骨は除去するが，露出した骨を軟組織で閉鎖する必要はない。露出が1cm以下であれば，ほとんどの場合で治癒するが，治癒には数週間～数か月かかることもある。

治癒不全が長期にわたる場合や，広範囲の放射線性骨壊死がある場合には，外科的治療が必要となることもある。この場合には，露出骨とその周囲骨を切除するとともに，軟組織による一次閉鎖が行われる（図16-6）。この治療法は多くの症例で有効であり，近年はHBOを併用することにより，治癒率が大きく向上している[24]。

放射線治療患者の区域切除症例に対しては，骨移植を用い

16章 ● 放射線療法・化学療法中の患者の管理

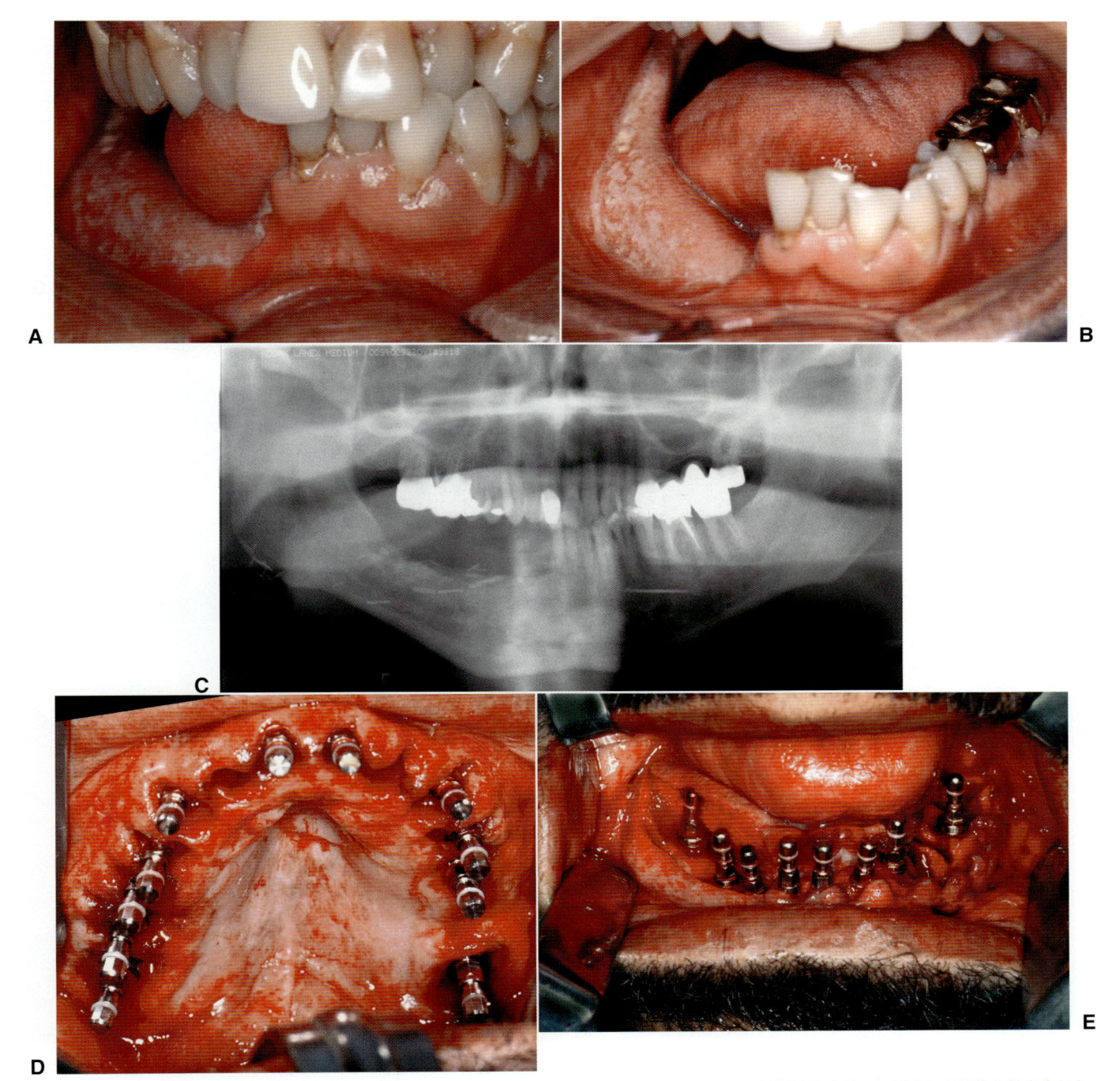

図 16-5 扁平上皮癌に対する放射線治療後，インプラントによる咬合再建を行った症例。A〜C：放射線治療後1年以内に多発性う蝕を生じた。D，E：高圧酸素療法後，抜歯を行いインプラントを埋入した。6か月間の治癒期間の後，固定性補綴物（上部構造）が装着された。

た再建が行われ，効果を上げている。とくに血管柄付き骨移植術が有用で，移植骨は吻合血管からの血流が確保できるため，局所の組織の状態に関係なく生着，治癒する。

悪性腫瘍に対する全身的化学療法中の患者の歯科治療

　殺腫瘍性化学療法薬は，さまざまな悪性腫瘍の治療に効果的である。放射線療法と同様に，抗癌薬の抗腫瘍効果は，腫瘍細胞のような急速に増殖している細胞を非特異的に破壊したり，増殖を抑制することである。残念ながら，消化管（口

337

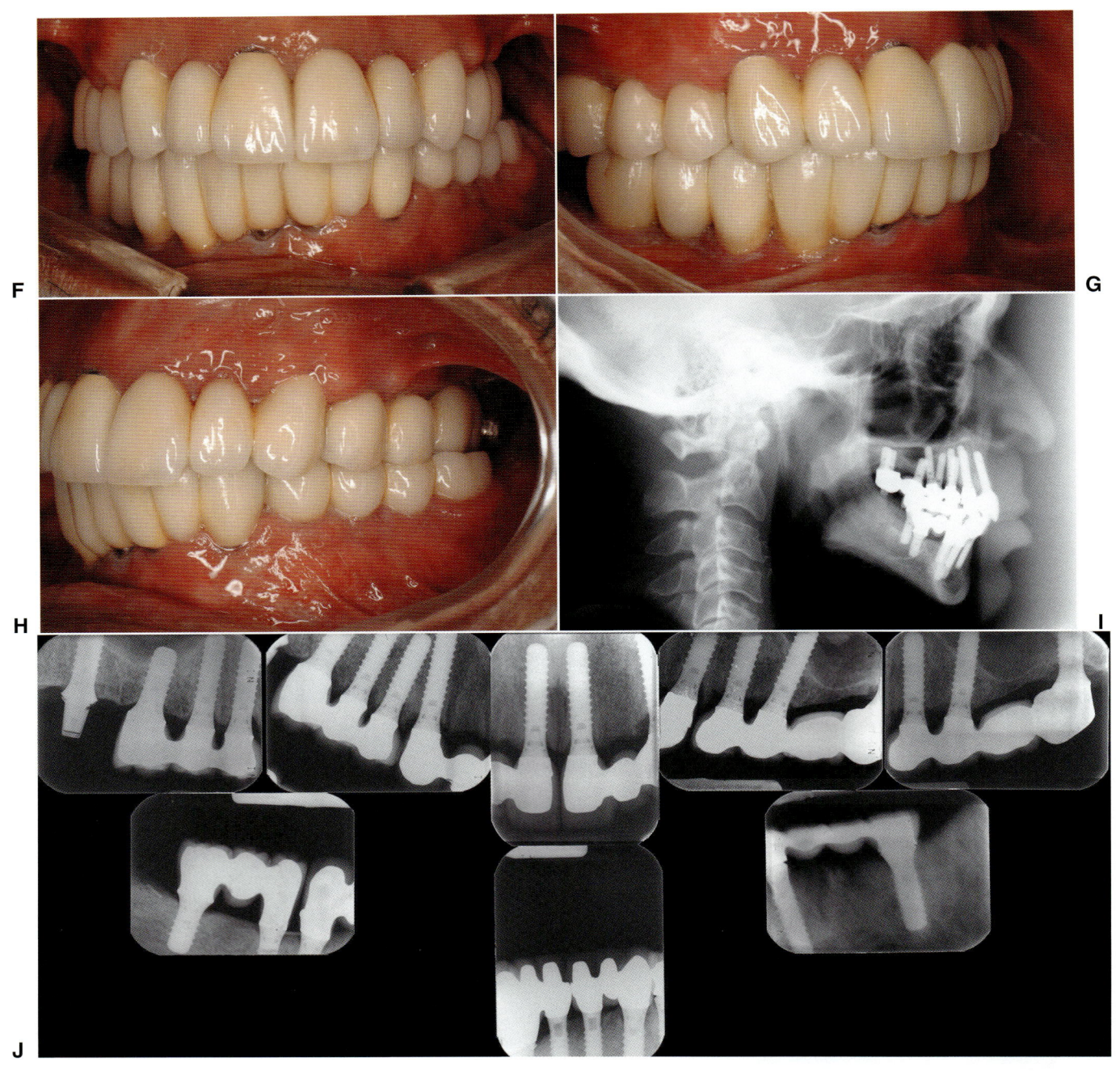

図16-5（続き） 扁平上皮癌に対する放射線治療後，インプラントによる咬合再建を行った症例。F〜H：上部構造装着後。I：上部構造装着後1年の側方セファロ写真。J：インプラント周囲の骨レベルは維持されている。

腔を含む）の上皮細胞や骨髄細胞など，高い分裂能を有する正常細胞には悪影響を及ぼす。口腔内に生じる代表的副作用は味覚障害，口腔乾燥症，粘膜炎である[46]。

1. 口腔粘膜への影響

多くの抗癌薬は，口腔上皮細胞の正常なターンオーバーを低下させ，結果として口腔粘膜は萎縮し薄くなり，臨床的に口腔粘膜の疼痛，発赤，潰瘍を生じる。症状はほとんど可動粘膜にみられ，歯肉に症状が出現するのはまれである。これらの症状は，抗癌薬投与開始から1週間以内にみられ，通常，投薬を休止すると2〜3週間で治癒する。

2. 造血系への影響

白血球減少症，好中球減少症，血小板減少症，貧血などの

16章 ● 放射線療法・化学療法中の患者の管理

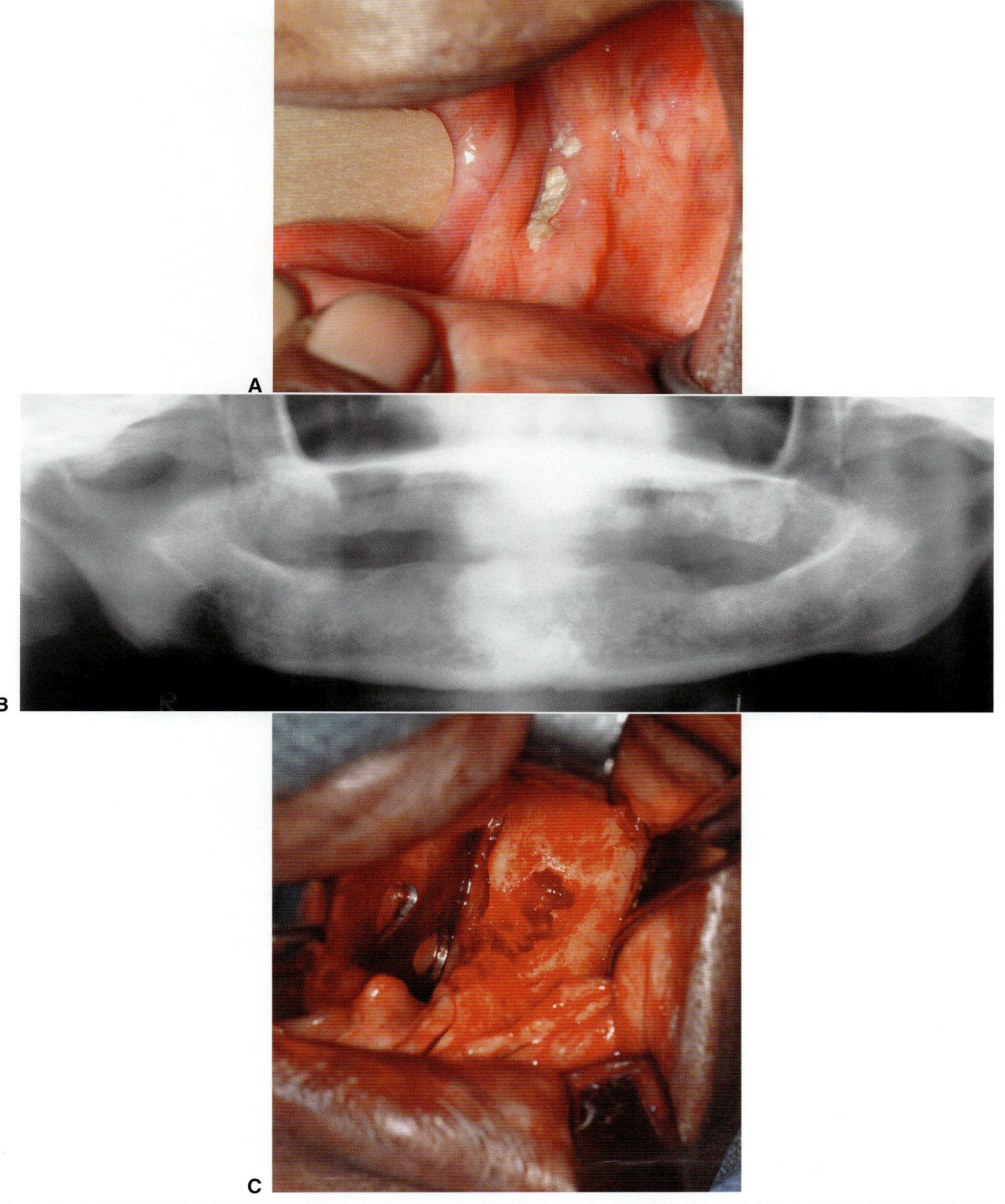

図 16-6　左側下顎骨の放射線性骨壊死。扁平上皮癌に対して放射線治療を行った。腫瘍切除時に抜歯を行い，手術前後に高圧酸素療法により放射線性骨壊死の治療を行った。A：左側下顎歯槽骨頂に沿って腐骨が露出している。B：パノラマX線写真において，歯槽骨頂部にびまん性の不規則な像を認める。C：同部の粘膜を剥離すると，クレーター状の骨欠損とその周囲に腐骨が認められた。

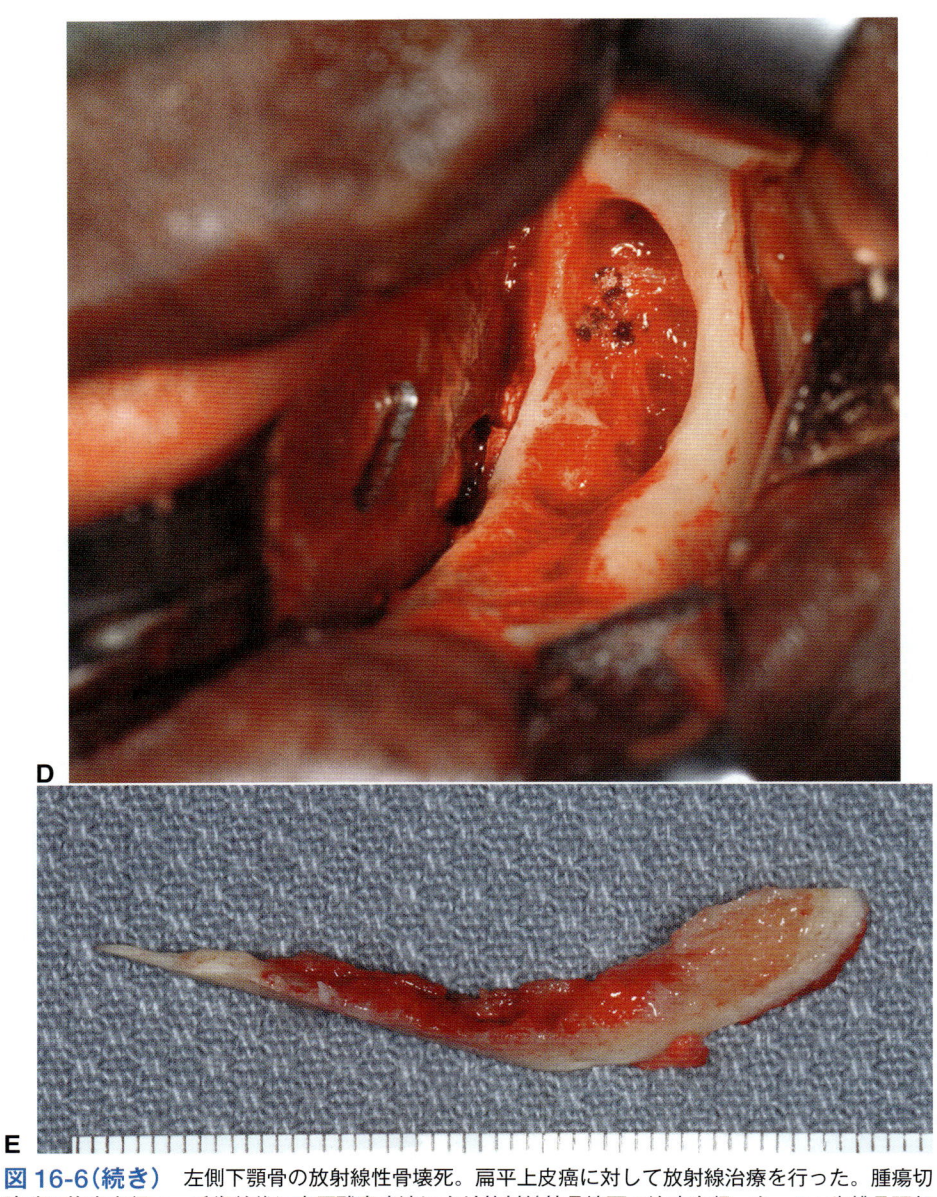

図 16-6（続き） 左側下顎骨の放射線性骨壊死。扁平上皮癌に対して放射線治療を行った。腫瘍切除時に抜歯を行い，手術前後に高圧酸素療法により放射線性骨壊死の治療を行った。D：歯槽骨頂部の骨を切除し，残存骨をバーで出血するまでトリミングした。クレーター状の骨欠損の中心部も同様に一層削除した。E：切除した歯槽骨頂部の骨

骨髄抑制は，癌化学療法の副作用として共通して認められる。抗癌薬投与から 2 週間以内に，白血球数は急激に減少する。骨髄抑制の口腔内における影響は辺縁性歯周炎で，中等度の歯肉炎や歯肉からの出血を生じる。好中球減少が重症化あるいは長期化すると，重篤な炎症が発生することもある。原因菌は口腔常在細菌叢，とくに真菌の過剰増殖によるものであるが，他の細菌が原因となることもある。血小板減少症が著しくなると，口腔清掃後などに自然出血が起きる。通常，抗癌薬治療終了後 3 週間で骨髄抑制は回復する。

治療法の決定には腫瘍の種類が重要で，腫瘍の種類に応じて抗癌薬を選択する。多くの造血系腫瘍（白血病など）に対する抗癌薬は，骨髄細胞の数や機能に著しく影響を及ぼす。これに対して，非造血系の固形癌に対して用いられる抗癌薬は，造血系腫瘍に対して用いられるものほど重度の骨髄抑制を起こすことはない。

3. 口腔細菌叢への影響

抗癌薬は，その副作用として免疫抑制作用を有していることから，口腔細菌叢の著しい変化を引き起こす。例えば，常在菌の過剰増殖，グラム陰性桿菌による菌交代症，日和見感

16章 ● 放射線療法・化学療法中の患者の管理

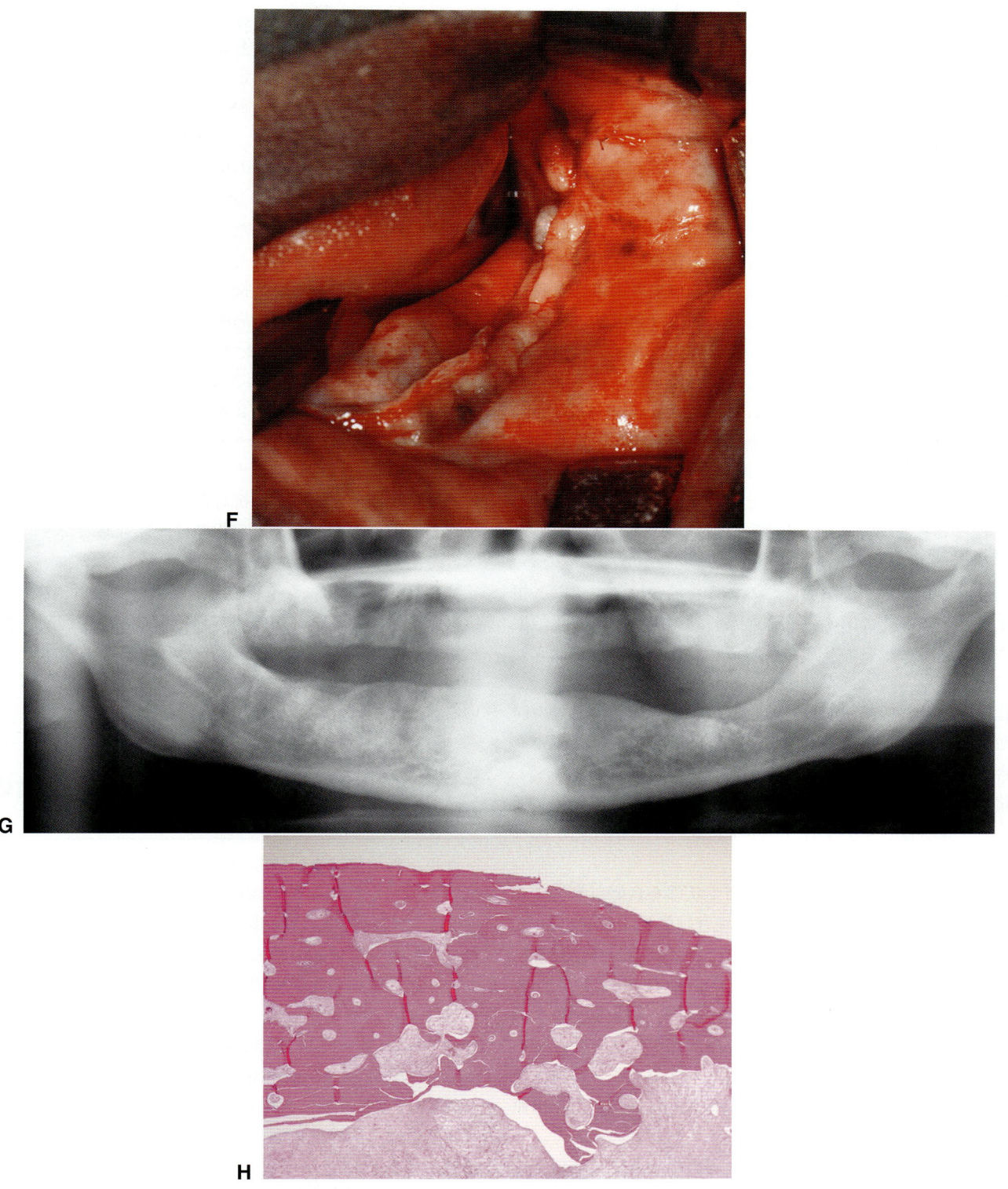

図16-6（続き） 左側下顎骨の放射線性骨壊死。扁平上皮癌に対して放射線治療を行った。腫瘍切除時に抜歯を行い，手術前後に高圧酸素療法により放射線性骨壊死の治療を行った。F：軟組織による創の閉鎖。G：8か月後のパノラマX線所見。軽度のリモデリングと骨の治癒を認める。H：切除物の病理組織像。放射線性骨壊死と骨髄の線維化を認める。

染症などがよくみられる．全身感染症は，抗癌薬治療を受け骨髄抑制を発症した患者の死因の約70％を占める[47,48]．原因菌は口腔細菌で[47]，化学療法中のほとんどの患者に抗菌薬の全身投与が行われている．しかしそれにもかかわらず，菌の過剰増殖を認めることがあり，そのほとんどはカンジタ菌である[49-51]．

4. 一般的な歯科治療

一般に，化学療法後もしくはこれから化学療法を受ける予定の患者に対する歯科治療は，放射線治療患者の場合と同様である[52,53]．しかしながら，抗癌薬の使用は間欠的であるため，脈管に対する影響は少なく，休薬中の全身状態は通常と変わりないため，歯科治療はむしろ容易である．抗癌薬の影響は一時的で，時間の経過とともに全身状態は改善するため，通常の歯科治療のほとんどが可能である．

歯科医師は，骨髄抑制の程度と期間を第1に考慮すべきで，歯科治療前に抗癌薬の投与日程と血液データを十分に把握しなければならない．造血系腫瘍（白血病など）の治療中の患者は，腫瘍と抗癌薬の両方の影響で血球成分が減少するため，感染や出血のリスクが高い．このような場合は，主治医と相談することが必要である．非造血系腫瘍の場合では，化学療法中には感染と出血のリスクはあるが，治療後には血球成分は回復する．

化学療法前の抜歯時期は，残存歯の状態，患者の過去の口腔衛生状態，化学療法の緊急性，悪性腫瘍の予後に基づいて総合的に決定する．

化学療法前には，予防処置やフッ化物塗布，必要に応じてスケーリングなどを必ず行うべきで，保存不可能な歯があれば抜歯する必要がある．

化学療法が開始されたら，口腔衛生状態を良好に維持するべきであるが，粘膜炎や潰瘍がある場合は難しくなる．また，患者の白血球数や血小板数がわからなければ，歯科治療を行うべきではなく，一般的に白血球数が $2,000/mm^3$ 以上，多核白血球20％以上，血小板数5万 $/mm^3$ 以上なら，基本的治療は可能である．患者が3週間以内に化学療法を受けている場合には，抗菌薬の予防投与を行うべきである．白血球数や血小板数が基準値より減少した場合は，感染や重度の出血の可能性があるため，最小限の口腔ケアにとどめておく．デンタルフロスの使用は避け，軟らかめの歯ブラシを使用するように指導し，義歯は粘膜潰瘍の発生防止のため，装着しないようにする．

5. 口腔カンジタ症の治療

カンジタ症の初期治療は，抗真菌薬の局所投与であり[49]，これにより全身的な副作用を抑えることができる．難治性感染の場合は，抗真菌薬の全身投与を追加することで，高い効果が期待できる．全身投与と局所投与を併用することで，総投与量の減量や投与期間の短縮が図れ，副作用も減少させることができる．

局所投与の抗真菌薬には，含嗽剤，口腔錠剤，軟膏がある．一般的に含嗽剤は，薬物との接触時間が短いため，効果が低い．錠剤は，口腔カンジタ症の治療で最も使用されており，口腔内でゆっくり溶解するため，薬物が長時間作用する．軟膏は，口角のカンジタ症に適応しやすく，また義歯の粘膜面に塗布することで，薬物の接触が長時間維持可能である．

口腔咽頭カンジタ症への局所投与薬としては，クロトリマゾールとナイスタチンの2つが一般的である．クロトリマゾールとナイスタチンにはさまざまな剤型があり，1日に4回投与し，臨床症状消失後2週間継続投与する．クロトリマゾールトローチは，1日4〜5回口腔内で溶解させる．

難治性の場合は，ケトコナゾールまたはフルコナゾールの全身投与が適応となるが，抗真菌薬を全身投与する場合はさまざまな副作用があり，重症化の可能性もあることに留意すべきである．

他にはクロルヘキシジン含嗽剤があり，in vitro で抗菌・抗真菌効果があることが確認されている．免疫抑制状態にある患者のカンジダ症に対する in vivo での効果の報告はないが，為害性がなく有効性がみられることからよく利用されている[†3]．

ビスホスホネート関連顎骨壊死症患者の歯科治療

近年，癌治療による口腔内の合併症として，放射線性骨壊死に類似した壊死顎骨の露出を伴う病変が認められている．しかしこの病変は，放射線治療の既往のない患者にもみられ，放射線性骨壊死の治療を行っても，治療効果が認められない．悪性腫瘍の化学療法に関連して，ビスホスホネート系薬物による治療を受けている患者に共通して発症するため，ビスホスホネート関連顎骨壊死症 (bisphosphonate related osteonecrosis of the jaw: BRONJ) とよばれる．

BRONJ は慢性的に壊死骨が露出した状態で，疼痛を伴い，一次または二次的に感染を起こす．骨露出は自然に，または歯科的侵襲に続発して生じ[56]，患者は口臭，摂食障害，会話障害などを訴える．

訳注

†3：アナフィラキシーショックの報告があるため，わが国においてはクロルヘキシジンの粘膜（口腔，腟，膀胱など）への使用は禁忌となっている．

臨床的には，口腔粘膜の潰瘍形成とそれに続く骨露出として認められ，激しい疼痛を伴う。この病変は難治性で，デブリードマン，抗菌薬投与，HBO（高圧酸素療法）などの標準治療に反応しない。

1. ビスホスホネート系薬物

ビスホスホネート系薬物は，骨粗鬆症や悪性腫瘍の骨転移の治療に用いられ，破骨細胞の形成や活性を抑制し，寿命を短縮することで，骨吸収や骨改造を抑制する。骨粗鬆症による骨吸収を防ぎ，病的骨折を防止するために，多くの閉経後の女性に投与されている[57]。骨粗鬆症に加えて，Paget's病や悪性腫瘍の合併症である高カルシウム血症に対する治療にも使用され，骨転移により生じる骨吸収を抑制するうえでも有効である[58,59]。ビスホスホネート系薬物の作用は，骨基質に結合し，経時的に濃縮，蓄積されることにより発揮される。ビスホスホネート系薬物は，破骨細胞活性の抑制因子であり[6]，治療期間や薬物の種類に応じて数年間体内に残存する[8]。ビスホスホネート系薬物の投与により，生理的な骨形成やリモデリングが高度に障害される[60,61]。さらに，血管新生抑制作用や直接的な抗腫瘍効果があるため，癌治療における重要な薬物となっている[62,63]。

静脈内投与薬（パミドロネード，ゾレドロネートなど）と経口内服薬（アレンドロネート，エチドロネート，リセドロネートなど）があり，病態と有効性に応じて選択する。例えば，経口内服薬は主に骨粗鬆症患者に，静脈内投与薬は骨原発腫瘍や癌の骨転移症例に用いられる。

2. BRONJのメカニズム

BRONJの正確な発症メカニズムは不明である。ビスホスホネートは骨と結合し，骨基質に沈着する。骨のリモデリング過程において，ビスホスホネートは破骨細胞に貪食され，細胞質内に取りこまれると，破骨細胞の機能が抑制され，アポトーシスによる細胞死を起こす[64]。また，ビスホスホネートは骨芽細胞によって制御される破骨細胞性骨吸収を抑制し，血管新生も抑制する[58,65,66]。結果として，骨代謝回転は抑制され，徐々に生理的なリモデリングは行われなくなる[61,67]。骨は脆くなり，日常活動で生じる微小な生理的骨折を修復できなくなる[68,69]。顎骨に感染が起きた際や抜歯後は，骨の修復やリモデリングの必要性が増加する。骨代謝，外傷，骨修復の要求度の増加，感染，虚血などが複雑に絡み合って，BRONJが発症することとなる。

BRONJは，ビスホスホネート系薬物を経口投与されている患者より，経静脈投与されている患者において発症しやすい。したがって，骨粗鬆症の予防や治療を目的として経口投与されている患者では発症は少ない。しかし2006年以降には報告されるようになっており，現在，約200症例が報告されている。糖尿病，ステロイド療法，癌化学療法，喫煙などの因子が，BRONJの発症に関連しているとみられている。

3. BRONJの臨床症状

BRONJは顎骨にのみ生じ[70]，最も多い臨床症状は，抜歯後にみられる骨露出を伴う潰瘍である（図16-7）[55,56,71-74]。不適合補綴物から生じる潰瘍も発症に関連している。しかし，創傷や感染に関連せず，自然に骨露出を起こす症例も多い[74]。放射線性骨壊死と同様に，早期には明らかなX線所見はみられない。無症状だが，骨露出を生じて壊死骨に二次感染が起きると，高度の疼痛を認めることがある。骨壊死は進行性で，骨露出や粘膜欠損が次第に拡大していくこともある（図16-8）。

ビスホスホネート系薬物の経静脈投与を受けた癌患者では，治療開始から骨壊死が起きるまでの期間は，平均約25か月である[75]。加えて，高齢者（65歳以上）はリスクが高く，患者の多くは歯周病に罹患している[74]。その他BRONJに関連する局所的要因として，歯性感染，膿瘍，根管治療，骨隆起などが挙げられる。

自然発症症例における初期症状は，壊死骨周囲の粘膜が傷つくことによる突然の口腔内の不快感や，露出骨表面のざらつきである。

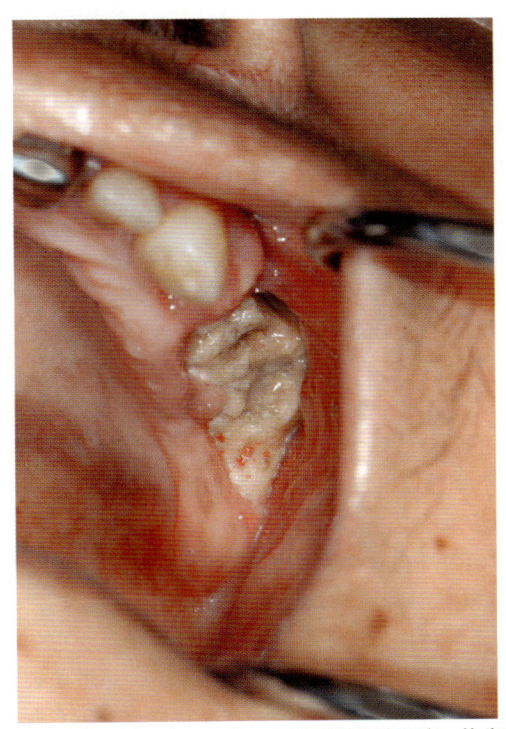

図16-7 上顎骨のビスホスホネート関連顎骨壊死症。抜歯後2週間で骨露出を生じた。骨鋭縁を削除したが，数か月経過しても治癒は認められない。

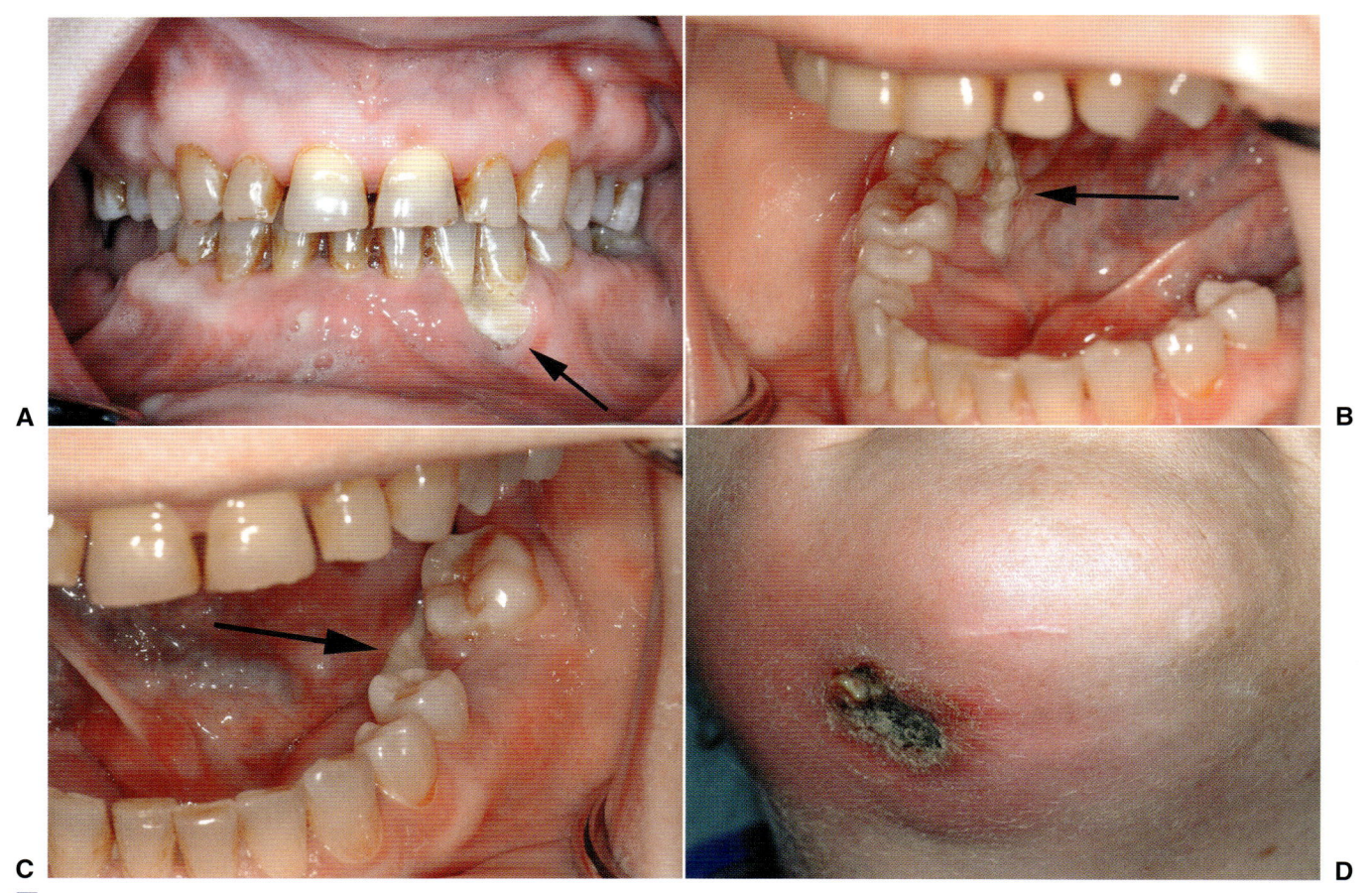

図 16-8　下顎に発生した進行性のビスホスホネート関連顎骨壊死症。初期には，前歯部（A）と両側顎舌骨筋線（B, C）に沿って骨露出を認めた。小規模なデブリードマンを行うが，右側下顎骨に感染が生じ，顎下部の皮膚側に膿瘍を形成し，自壊した（D）。

しばしば排膿や周囲軟組織の腫脹を伴い，開口障害やリンパ節炎が生じる。ビスホスホネート系薬物を使用していない患者における義歯不適合，抜歯後や粘膜が薄く損傷しやすい部位（顎舌骨筋線上や骨隆起部など）に生じる一過性の粘膜潰瘍などと鑑別する必要があり，刺激を除去して自然に治癒するのであれば，BRONJではない。

4. ビスホスホネート系薬物投与開始予定の患者の歯科治療

BRONJは近年報告され始めた口腔合併症であり，効果的な治療方法は確立していない。薬物との関連についての報告はあるものの，有効な治療方法についてのコンセンサスは確立しておらず，患者および臨床医双方にとってジレンマとなっている。治療方法が確立していないことから，栄養障害などにより，患者の全身状態が悪化する。患者が必要な抗癌治療を受けるためには，このような状態を予防することが重要である。

放射線治療予定患者と同様に，歯科医師は，すべてのビスホスホネート系薬物の経静脈投与予定患者を診察するべきであり，BRONJ発症のリスクを最小限に抑えることが重要である。投与開始後6か月間，またはそれ以上でBRONJが発症したという報告が最も多いことから，投与初期には，BRONJを引き起こす危険のないうちに口腔ケアを行うことが可能である。自然発症した症例が数％あるが，多くは抜歯，インプラント埋入，歯根端切除術など，歯槽骨に関連した外科処置により発症している。このことから，保存不可能な歯は，投与前または投与開始初期のできるだけ早い時期に抜歯するべきである。また，可能であれば，抜歯などの侵襲的な処置後では，投与開始時期を骨が治癒するまで約4〜6週間，延期すべきである[74]。

予防処置，う蝕処置，保存修復治療は健全歯の維持にとって重要であり，この程度の治療であれば，継続すべきである。全部床義歯または部分床義歯の使用患者は，粘膜損傷がないか，とくに舌側辺縁をよく観察すべきである。患者教育も重要で，口腔衛生や定期検査の重要性を伝え，とくにBRONJの特徴である痛み，腫れ，骨露出があれば報告するように患

者を指導する。

5. ビスホスホネート系薬物投与中の患者の歯科治療

　ビスホスホネート系薬物投与中の患者に対する歯科治療は，予防処置が主となる。歯科医師は主治医に問い合わせ，ビスホスホネート系薬物による治療を行っている理由，薬物の種類，治療期間について把握するべきである。化学療法や放射線療法など，癌治療の口腔合併症予防の口腔ケアガイドラインに準じて診療を行うことが推奨される。感染の原因を除去することが主な目的で，う蝕の除去や修復治療などの保存処置は行うべきであるが，歯冠補綴や固定性ブリッジは適応外の場合もある。義歯使用患者では，義歯の適合・安定性・咬合状態をよく診査し，必要に応じて調整する。抜歯は可能なかぎり避けるべきである。治療の目標は，将来侵襲的な歯科処置を必要としないように，口腔状態を良好に保つことである。適切な予防処置を行うとともに，患者に口腔衛生指導を行う。さらに，患者にBRONJに関する情報を与え，早期に発症に気づくようにする。歯科治療終了後は，定期的に診察し，口腔衛生状態の維持と重要さを認知してもらう。

6. アレンドロネート内服の影響

　アレンドロネートを服用しBRONJに罹患した患者に，他の全身的または局所的な要因があるかどうかは不明である[55,56,71,74]。膨大な数の患者が，骨粗鬆症の治療としてアレンドロネート（Fosamax）を内服しており（約2,200万人）[78]，このような患者が抜歯や欠損部へのインプラント埋入などの侵襲的治療を受けても問題ないかどうかが問題となる。また，アレンドロネートなどのビスホスホネート系薬物を内服している患者が，抜歯やインプラント埋入，歯周外科治療によりBRONJを発症するリスクについては不明である。内服の影響が残る期間はさまざまで，長期に服用すると骨リモデリングが高度に抑制され，服用している期間は骨吸収と骨形成のマーカーが抑制されることが証明されている[60,67]。現時点では，骨粗鬆症治療薬であるアレンドロネート内服患者のBRONJの発症率は低いとされているが[79]，内服期間が長くなるほど発症のリスクは高くなる。

7. BRONJ患者の歯科治療

　BRONJを発症した患者に対する治療目標は，骨露出が長期にわたって持続することから，不快症状なく生活できるようにすることであり，疼痛管理と骨露出の拡大防止である。露出骨に鋭縁があり軟組織に刺激となる場合には，ダイヤモンドバーにて削除する。とくに下顎大臼歯部舌側面に骨露出がある場合は重要である。表層のデブリードマンは，最終手段とする。粘膜骨膜弁を形成して骨露出部を被覆しようとすると，さらなる骨露出と症状の悪化を招き，最終的に病的骨折を起こす可能性もある。

　これまで局所麻酔下での小規模なデブリードマン，広範囲の腐骨除去術，下顎の辺縁切除術および区域切除術，あるいは上顎骨部分切除術および全摘出術，HBO治療など，いくつかの治療法の報告があるが，残念ながらどれも確実性はない。切除断端において骨への血行が確認できた場合でも，正常な治癒は起こらない[56,77]。これは，骨全体にビスホスホネート系薬物の影響が及んでおり，「正常な」骨までデブリードマンを行うことが不可能であるためである。多くの場合，治療にもかかわらず予後は不良で，粘膜壊死や骨露出が拡大する[56,74,77]。経過観察を頻回に行い，感染を起こしていないかどうか，確認すべきである。骨露出部に疼痛，発赤，排膿，瘻孔を認めた際は抗菌薬の投与を行う。クロルヘキシジンによる含嗽を1日3～4回行うと局所の細菌を減少させることができる[†4]。癌治療医と相談することもできるが，ビスホスホネート系薬物は半減期が非常に長いため，休薬しても治癒はしないうえ，転移性癌を有する患者にとっては，ビスホスホネート系薬物投与の必要性が高い。癌に関連しない治療の場合などであれば，たとえビスホスホネートが長期間顎骨に残存するとしても，休薬も意味があるかもしれない。

　保存修復治療は可能で，必要であれば局所麻酔下に行うこともできる。スケーリングや予防処置は可能なかぎり非侵襲的に，軟組織に配慮しながら行う。歯が保存不可能な場合は，動揺がなければ抜歯せず，根管治療や歯冠切断を行う。可能なかぎり抜歯は回避し，どうしても必要な場合には，愛護的に行う。抜歯後数週間は厳重に経過観察し，抜歯窩が完全に閉鎖，治癒するまで毎月診察を行う。抗菌薬を使用するのであれば，ペニシリン，アモキシシリン，クリンダマイシンが局所の感染予防に効果的である。

　義歯使用患者においては，義歯の適合性を確認する。軟性裏装材で粘膜面を裏装し，咬合圧が集中しないように調整し，粘膜損傷を予防する。

　歯性感染に対しては，抗菌薬の全身投与による積極的治療を行う。歯科においてはペニシリンが第1選択であるが，アモキシシリンやクリンダマイシンは骨への移行性がよく，抗菌スペクトルも広い。

---

†4：アナフィラキシーショックの報告があるため，わが国においてはクロルヘキシジンの粘膜（口腔，腟，膀胱など）への使用は禁忌となっている。

文献

1. Okuno SH, Foote RL, Loprinzi CL et al: A randomized trial of a nonabsorbable antibiotic lozenge given to alleviate radiation-induced mucositis, Cancer 79:2193-2199, 1997.
2. Sciubba JJ, Goldenberg D: Oral complications of radiotherapy, Oncology 7:175-183, 2006.
3. Sweeney MP, Bagg J, Baxter WP et al: Clinical trial of a mucin-containing oral spray for treatment of xerostomia in hospice patients, Palliat Med 11:225-232, 1997.
4. Davies AN: A comparison of artificial saliva and chewing gum in the management of xerostomia in patients with advanced cancer, Palliat Med 14:197-203, 2000.
5. Risheim H, Amegerg P: Salivary stimulation by chewing gum and lozenges in rheumatic patients with xerostomia, Scand J Dent Res 101:40-43, 1993.
6. Grisius M: Salivary gland dysfunction: a review of systemic therapies, Oral Surg Oral Med Oral Pathol 92:156, 2001.
7. Greenspan D, Daniels TE: Effectiveness of pilocarpine in postradiation xerostomia, Cancer 59:1123-1125, 1987.
8. Johnson JT, Ferretti GA, Nethery WJ et al: Oral pilocarpine for postradiation xerostomia in patients with head and neck cancer, N Engl J Med 329:390-395, 1993.
9. LeVeque FG, Montgomery M, Potter D et al: A multicenter, randomized, double-blind, placebo-controlled, dose-titration study of oral pilocarpine for treatment of radiation-induced xerostomia in head and neck cancer patients, J Clin Oncol 11:1124-1131, 1993.
10. Khan Z, Jacobsen CS: Oral pilocarpine HCl for post-irradiation xerostomia in head and neck cancer patients. In Proceedings of the First International Congress on Maxillofacial Prosthetics, New York, 1995, Memorial Sloan-Kettering Cancer Center.
11. Atkinson JC, Baum BJ: Salivary enhancers, J Dent Educ 65:1096-1101, 2001.
12. Leek H, Albertsson M: Pilocarpine treatment of xerostomia in head and neck patients, Micron 33:153-155, 2002.
13. Spijkervet FK: Irradiation mucositis, Copenhagen, 1991, Munksgaard.
14. Spijkervet FK, Van Saene HK, Van Saene JJ et al: Effect of selective elimination of the oral flora on mucositis in irradiated head and neck cancer patients, J Surg Oncol 46:167, 1991.
15. Matheis MJ, Esposito SJ, Sherman T: Evaluation of oral mucositis in patients receiving radiation therapy for head and neck cancer: a pilot study of 0.12% chlorhexidine gluconate oral rinse. In Proceedings of the First International Congress on Maxillofacial Prosthetics, New York, 1995, Memorial Sloan-Kettering Cancer Center.
16. Ferretti GA, Raybould TP, Brown AT et al: Chlorhexidine prophylaxis for chemotherapy- and radiation-induced stomatitis: a randomized double-blind trial, Oral Surg Oral Med Oral Pathol 70:331, 1990.
17. Beumer J, Brady F: Dental management of the irradiated patient, Int J Oral Surg 7:208, 1978.
18. Beumer J, Curtis T, Harrison RE: Radiation therapy of the oral cavity. I. Sequelae and management, Head Neck Surg 1:301, 1979.
19. Beumer J, Curtis T, Harrison RE: Radiation therapy of the oral cavity. II. Sequelae and management, Head Neck Surg 1:392, 1979.
20. Beumer J, Curtis TA, Morrish RB: Radiation complications in edentulous patients, J Prosthet Dent 36:193, 1976.
21. Dreizen S, Brown LR, Daly TE et al: Prevention of xerostomia-related dental caries in irradiated cancer patients, J Dent Res 56:99, 1977.
22. Bedwinek JM, Shukovsky LJ, Fletcher GH et al: Osteonecrosis in patients treated with definitive radiotherapy for squamous cell carcinomas of the oral cavity and naso- and oropharynx, Radiology 119:665, 1976.
23. Starcke EN, Shannon IL: How critical is the interval between extractions and irradiation in patients with head and neck malignancy? Oral Surg Oral Med Oral Pathol 43:333, 1977.
24. Marx RE: A new concept in the treatment of osteoradionecrosis, J Oral Maxillofac Surg 41:351, 1983.
25. Marx RE: Osteoradionecrosis: a new concept in its pathophysiology, J Oral Maxillofac Surg 41:283, 1983.
26. Marx RE, Johnson RP, Kline SN: Prevention of osteoradionecrosis: a randomized prospective clinical trial of hyperbaric oxygen versus penicillin, J Am Dent Assoc 111:49, 1985.
27. Hobo S, Ichida E, Garcia LT: Osseointegration and occlusal rehabilitation, Tokyo, 1989, Quintessence.
28. Hum S, Larsen P: The effect of radiation at the titanium-bone interface. In Laney W, Tolman D, editors: Tissue integration in oral, orthopedic and maxillofacial reconstruction, Chicago, 1990, Quintessence.
29. Granström G, Tjellstrom A, Branemark PI, et al: Bone-anchored reconstruction of the irradiated head and neck cancer patient, Otolaryngol Head Neck Surg 108:334, 1993.
30. Visch LL, Levendag PC, Denissen HW: Five-year results of 227 HA-coated implants in irradiated tissues. In Proceedings of the First International Congress on Maxillofacial Prosthetics, New York, 1995, Memorial Sloan-Kettering Cancer Center.
31. Esser E, Wagner W: Dental implants following radical oral cancer surgery and adjuvant radiotherapy, Int J Oral Maxillofac Implants 12:552-557, 1997.
32. Franzen L, Rosenquist JB, Rosenquist KI et al: Oral implant rehabilitation of patients with oral malignancies treated with radiotherapy and surgery without adjunctive hyperbaric oxygen, Int J Oral Maxillofac Implants 10:183-187, 1995.
33. Watzinger F, Ewers R, Henninger A et al: Endosteal implants in the irradiated lower jaw, J Craniomaxillofac Surg 24:237-244, 1996.
34. Keller E, Tolman DE, Zuck SL et al: Mandibular endosseous implants and autogenous bone grafting in irradiated tissue: a ten-year retrospective study, Int J Oral Maxillofac Implants 12:800-813, 1997.
35. Nimi A, Ueda M, Keller EE et al: Experience with osseointegrated implants placed in irradiated tissues in Japan and the United States, Int J Oral Maxillofac Implants 13:407-411, 1998.
36. Granstrom G: Osseointegration in irradiated cancer patients: an analysis with respect to implant failures, J Oral Maxillofac Surg 63:579-585, 2005.
37. Moy PK, Medina D, Shetty V et al: Dental implant failure rates and associated risk factors, Int J Oral Maxillofac Implants 20:569-577, 2005.
38. Nimi A, Fujimoto T, Nosaka Y et al: A Japanese multicenter study of osseointegrated implants placed in irradiated tissues: a preliminary report, Int J Oral Maxillofac Implants 12:259, 1997.
39. Weischer T, Mohr C: Ten-year experience in oral implant rehabilitation of cancer patients: treatment concept and proposed criteria for success, Int J Oral Maxillofac Implants 14:521, 1999.
40. Granström G, Jacobsson M, Tjellström A: Titanium implants in the irradiated tissue: benefits from hyperbaric oxygen, Int J Oral

41. Albrektsson T: A multicenter report on osseointegrated oral implants, J Prosthet Dent 60:75, 1988.
42. Taylor TD, Worthington P: Osseointegrated implant rehabilitation of the previously irradiated mandible: results of a limited trial at 3 to 7 years, J Prosthet Dent 69:60, 1993.
43. Murray CG, Herson J, Daly TE, Zimmerman S: Radiation necrosis of the mandible: a 10-year study. I. Factors influencing the onset of necrosis, Int J Radiat Oncol Biol Phys 6:543, 1980.
44. Murray CG, Herson J, Daly TE, Zimmerman S: Radiation necrosis of the mandible: a 10-year study. II. Dental factors: onset, duration, and management of necrosis, Int J Radiat Oncol Biol Phys 6:549, 1980.
45. Beumer J 3rd, Harrison R, Sanders B et al: Postradiation dental extractions: a review of the literature and a report of 72 episodes, Head Neck Surg 6:581, 1983.
46. Wilson J, Rees JS: The dental treatment needs and oral side effects of patients undergoing outpatient cancer chemotherapy, Eur J Prosthodont Restor Dent 13:129-134, 2005.
47. Greenberg MS, Cohen SG, McKitrick JC, et al: The oral flora as a source of septicemia in patients with acute leukemia, Oral Surg Oral Med Oral Pathol 53:32, 1982.
48. McElroy TH: Infection in the patient receiving chemotherapy: oral considerations, J Am Dent Assoc 109:454, 1984.
49. Epstein JB: Antifungal therapy in oropharyngeal mycotic infections, Oral Surg Oral Med Oral Pathol 69:32, 1990.
50. Heimdahl A, Nord CE: Oral yeast infections in immunocompromised and seriously diseased patients, Acta Odontol Scand 48:77, 1990.
51. Odds FC, Kibbler CC, Walker E et al: Carriage of Candida species and C. albicans biotypes in patients undergoing chemotherapy or bone marrow transplantation for haematological disease, J Clin Pathol 42:1259, 1989.
52. DePaola LG, Peterson DE, Overholser CD Jr et al: Dental care for patients receiving chemotherapy, J Am Dent Assoc 112:198, 1986.
53. Wright WE, Haller JM, Harlow SA, et al: An oral disease prevention program for patients receiving radiation and chemotherapy, J Am Dent Assoc 110:43, 1985.
54. Thurmond JM, Brown AT, Sims RE et al: Oral Candida albicans in bone marrow transplant patients given chlorhexidine rinses: occurrence and susceptibilities to the agent, Oral Surg Oral Med Oral Pathol 72:291, 1991.
55. Migliorati CA, Casiglia J, Epstein J et al: Managing the care of patients with bisphosphonate-associated osteonecrosis: an American Academy of Oral Medicine position paper, J Am Dent Assoc 136:1658, 2005.
56. Ruggiero SL, Mehrotra B, Rosenberg TJ et al: Osteonecrosis of the jaws associated with the use of bisphosphonates: a review of 63 cases, J Oral Maxillofac Surg 62:527-534, 2004.
57. Watts NB: Treatment of osteoporosis with bisphosphonates, Endocrinol Metab Clin North Am 27:419-439, 1998.
58. Rogers MJ, Watts DJ, Russell RG: Overview of bisphosphonates, Cancer 80(suppl 8):1652-1660, 1997.
59. Licata AA: Discovery, clinical development, and therapeutic uses of bisphosphonates, Ann Pharmacother 39:668-677, 2005.
60. Ensrud KE, Barrett-Connor EL, Schwartz A et al: Randomized trial of effect of alendronate continuation versus discontinuation in women with low BMD: results from the Fracture Intervention Trial long-term extension, J Bone Miner Res 19:1259-1269, 2004.
61. Odvina CV, Zerwekh JE, Rao DS et al: Severely suppressed bone turnover: a potential complication of alendronate therapy, J Clin Endocrinol Metab 90:1294-1301, 2005.
62. Wood J, Bonjean K, Ruetz S et al: Novel antiangiogenic effects of the bisphosphonate compound zoledronic acid, J Phamacol Exp Ther 302(3):1055-1061, 2002.
63. Fournier P, Boissier S, Filleur S et al: Bisphosphonates inhibit angiogenesis in vitro and testosterone-stimulated vascular regrowth in the ventral prostate in castrated rats, Cancer Res 62:6538-6544, 2002.
64. Russell RG, Rogers MJ, Frith JC et al: The pharmacology of bisphosphonates and new insights into their mechanisms of action, J Bone Miner Res 14(suppl 2):53-65, 1999.
65. Fleisch H: Development of bisphosphonates, Breast Cancer Res 4(1):30-34, 2002.
66. Sietsema WK, Ebetino FH, Salvagno AM et al: Antiresorptive dose-dependent relationship across three generations of bisphosphonates, Drugs Exp Clin Res 15:389-396, 1989.
67. Ott SM: Long-term safety of bisphosphonates, J Clin Endocrinol Metab 90:1897-1899, 2005.
68. Whyte MP, Wenkert D, Clements KL et al: Bisphosphonate-induced osteopetrosis, N Engl J Med 349:457-463, 2003.
69. Marini JC: Do bisphosphonates make children's bones better or brittle? N Engl J Med 349:423-426, 2003.
70. Ruggiero SL, Fantasia J, Carlson E: Bisphosphonate-related osteonecrosis of the jaw: background and guidelines for diagnosis, staging and management, Oral Surg Oral Med Oral Pathol Oral Radiol Endod 102:433-441, 2006.
71. Marx RE: Pamidronate (Aredia) and zoledronate (Zometa) induced avascular necrosis of the jaws: a growing epidemic, J Oral Maxillofac Surg 61:1115-1157, 2003.
72. Melo MD, Obeid G: Osteonecrosis of the jaws in patients with a history of receiving bisphosphonate therapy: strategies for prevention and early recognition, J Am Dent Assoc 136:1675-1681, 2005.
73. Migliorati CA, Schubert MM, Peterson DE et al: Bisphosphonate-associated osteonecrosis of mandibular and maxillary bone: an emerging oral complication of supportive cancer therapy, Cancer 104:83-93, 2005.
74. Marx RE, Sawatari Y, Fortin M et al: Bisphosphonate-induced exposed bone (osteonecrosis/osteopetrosis) of the jaws: risk factors, recognition, prevention and treatment, J Oral Maxillofac Surg 63:1567-1575, 2005.
75. Bagan JV, Murillo J, Jimenez Y et al: Avascular jaw osteonecrosis in association with cancer chemotherapy: series of 10 cases, J Oral Pathol Med 34:120-123, 2005.
76. Markiewicz MR, Margarone JE, Campbell JH et al: Bisphosphonate-associated osteonecrosis of the jaws: a review of current knowledge, J Am Dent Assoc 136:1669-1674, 2005.
77. Bagan JV, Jimenez Y, Murillo J et al: Jaw osteonecrosis associated with bisphosphonates: multiple exposed areas and its relationship to teeth extractions: study of 20 cases, Oral Oncol 42:327-329, 2006.
78. Sachs HC: One year post exclusivity adverse event review: alendronate. Center for Drug Evaluation and Research, Food and Drug Administration: http://www.fda.gov/ohrms/dockets/ac/04/slides/2004-4067s1_07_Sachs% 202% 20Final.pdf. Accessed August 25, 2006.

79. Jeffcoat MK: Safety of oral bisphosphonates: controlled studies on alveolar bone, Int J Oral Maxillofac Implants 21:349-353, 2006.

17章

上顎洞の歯原性疾患

MYRON R. TUCKER, STERLING R. SCHOW

本章の内容

発生学と解剖学
上顎洞の臨床検査
上顎洞のX線検査
非歯性上顎洞炎
歯性上顎洞炎

上顎洞炎の治療
上顎洞内の偽囊胞
上顎洞に関連する口腔外科術後合併症
　1. 口腔上顎洞瘻の即時治療
　2. 口腔上顎洞瘻の遅延治療

発生学と解剖学

　上顎洞は，両側の上顎骨内に存在する空気を含むスペースである。上顎洞は副鼻腔（上顎洞，篩骨洞，前頭洞，蝶形骨洞）のうち，最も早く形成が開始され，胎生3か月目に篩骨漏斗部における粘膜の陥入と嚢状化で始まる。初期の上顎洞の発達，すなわち一次含気化は，粘膜の陥入が軟骨性鼻胞内に拡大するのに伴って進行する[1]。二次含気化は，胎生5か月に，初期の粘膜陥入が成長中の上顎骨内へ拡大することにより始まる。

　生後，上顎洞は歯槽突起内に拡大し，さらに上顎歯列の成長とともに，頭蓋底から前方および下方へと拡大する。歯列の成長に伴い，歯が萌出した後の上顎骨の歯槽突起部にも拡大する[2]。12〜13歳頃には，上顎洞底は鼻腔底と同程度の高さまで拡大し，成人では，歯の根尖が洞内にまで突出していることが，解剖体やCT所見により観察できる[3]。通常，上顎洞の拡大は永久歯の萌出後に止まるが，上顎臼歯部の抜歯後に歯槽突起を占拠するように，上顎洞が拡大することがある。多くの場合，上顎洞は無歯顎の顎堤に垂直的に拡大する。上顎臼歯部が無歯顎の患者では，歯が残存している患者に比べ，上顎洞が有意に大きい[4]。

　上顎洞は副鼻腔のなかで最も大きく，antrumあるいはantrum of Highmore（ハイモア洞）として知られている。"antrum"はギリシャ語で洞窟を意味している。1600年代に英国の医師，Nathaniel Highmoreは，上顎の歯に関連した上顎洞の感染を記載し，これにより彼の名前が上顎洞に関連して用いられるようになった。

　上顎洞は，底面を鼻腔側壁とする四角錐と表現され，その頂点は上顎骨頬骨突起内にある。上顎洞の上壁は眼窩底，後壁は上顎骨の後面および上顎結節である。洞の前方および外側は，第1小臼歯または犬歯の範囲にまで達し，上顎洞底は，歯槽突起基部である（図17-1，図17-2）。成人の上顎洞の平均サイズは前後径34mm，高さ33mm，幅23mmであり，その容量は約15〜20mLである。

　上顎洞は呼吸上皮，すなわち粘液分泌性の多列線毛円柱上皮によって覆われている。上顎洞の開口部は上顎洞下方にはなく，内側壁の上方2/3の部位にあり，ここを通して分泌物が鼻腔へ排出されるため，線毛と粘液が必要となる（図17-1，図17-2）。上顎洞は，下鼻甲介と中鼻甲介の間の中鼻道に存在する半月裂孔の後下方部へ開口している。線毛は波打ちながら，上皮から分泌された粘液や洞内に侵入した異物を自然孔のほうに移動させ，鼻腔に排出している。線毛は1分間に1,000回の割合で波打ち，1分間に分泌液を6mm移動させることができる[5]。これにより，絶えず薄い粘液の層を洞の壁に沿って動かし，自然孔から鼻腔へ排出する。

上顎洞の臨床検査

　上顎洞炎を疑う患者に対する臨床的評価はまず，顔面や口腔前庭の腫脹や発赤を注意深く観察することから始める。鼻漏は臨床的評価の際，すぐに気づくことができる。上顎洞の疾患を疑った際は，頬部から上顎洞の外側壁を打診したり，犬歯窩と頬骨突起の間の上顎骨外側面を口腔内から触診する。異常があれば，打診および触診時に圧痛を認める。上顎

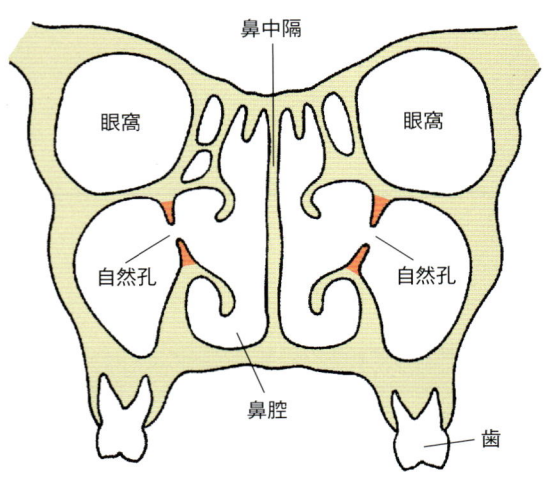

図17-1 中顔面部の前額断の模式図。上顎洞から鼻腔の中鼻道に自然孔が開在している。自然孔は上顎洞の上から1/3の部位に位置する。

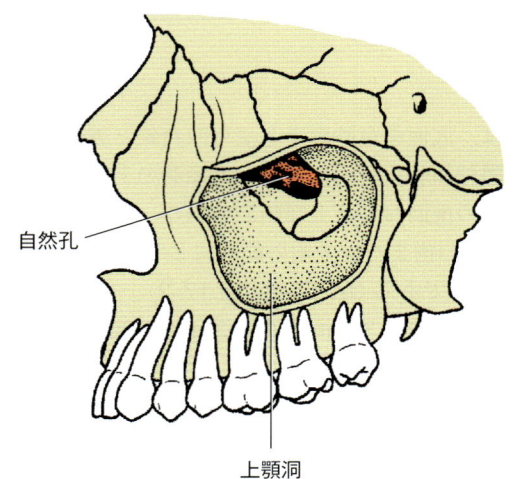

図17-2 左側上顎洞の頬骨を除去した外側面の模式図。上顎洞内側壁（すなわち，鼻腔外側壁）は洞の深部に位置し，その部位に自然孔が存在する。上顎洞はピラミッド状を呈し，頂点は頬骨の基部に存在する。

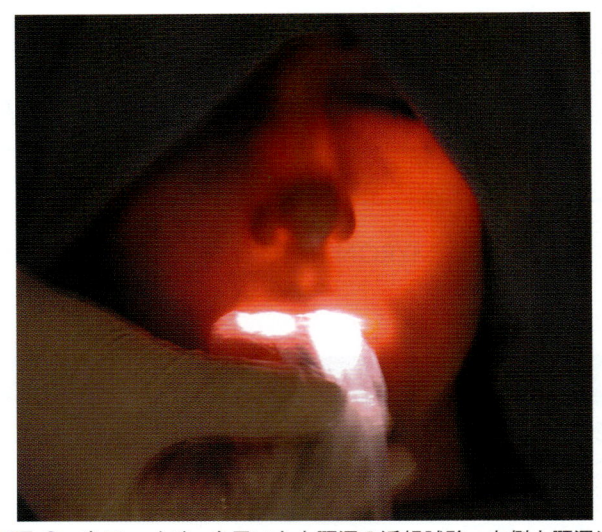

図17-3 光ファイバーを用いた上顎洞の透視試験。左側上顎洞は正常であり，口蓋からの光の透過がみられる。右側上顎洞は，感染により滲出液または膿で満たされているため，光の透過性が低下している。

洞の外側壁に欠損を触知することもある。上顎洞炎の患者はしばしば歯の痛みを訴えることがあり，複数の上顎臼歯に打診痛を認める場合は，急性上顎洞炎が疑われる。

さらに，上顎洞の透視検査を行う。上顎洞の透視検査は，暗室で光ファイバーからの強い光を上顎洞相当部の口蓋または顔面に当て，上顎洞の光の透過を観察する方法である（図17-3）。疾患が片側性の場合は，反対側と比較することにより，評価できる。すなわち，光の透過性が低下している場合は，洞内に液体，壊死組織，膿汁の蓄積，上顎粘膜の肥厚があることが推測される。このような単純な検査が，上顎の歯痛を引き起こすような上顎洞の疾患と，大臼歯や小臼歯に関連した歯性の膿瘍や疼痛との鑑別診断に有効である。

上顎洞のX線検査

上顎洞のX線検査は，歯科医院や放射線科においてさまざまな撮影法で行うことが可能である。根尖投影法，咬合法，パノラマX線写真などの基本的X線検査が有用である。根尖投影法は，上顎洞底部の狭い範囲のみ観察が可能であり，時に上顎臼歯の根尖が上顎洞内に突出している症例もある（図17-4）。パノラマX線写真は，上顎洞のスクリーニングとして利用され（図17-5），一般の歯科医院では両側の上顎洞を比較するうえで最も有用である。パノラマX線写真は断層域が限られているため，この範囲以外の構造を明瞭に抽出することはできない。

根尖投影法，咬合法，パノラマX線写真は，上顎洞内の異物，例えば外傷や抜歯時に迷入した歯，歯根，骨片の位置を特定し，それらを摘出するために有用である（図17-6）。これらのX線検査は，上顎洞に近接した歯の抜歯を計画するうえでも有用である。

放射線学的情報がさらに必要な場合には，Waters法や側面撮影法がよく利用される[6]。Waters法は，中心ビームに対して37°頭部を傾けて撮影する（図17-7）。この撮影法では，上顎洞は側頭骨錐体部上方に位置させることができるため，P-A法より洞内の像が明瞭となる。側面撮影法は，セファロ撮影装置で患者の頭部をカセットのほうに少し傾けて撮影する方法である（図17-8）。頭部を傾けることで，上顎洞の重層像を避けることが可能となる。

コンピュータ断層撮影（CT）は，上顎洞やその他の顔面骨構造を抽出にするうえで有用な方法である[7]。低価格で明瞭

17章 ● 上顎洞の歯原性疾患

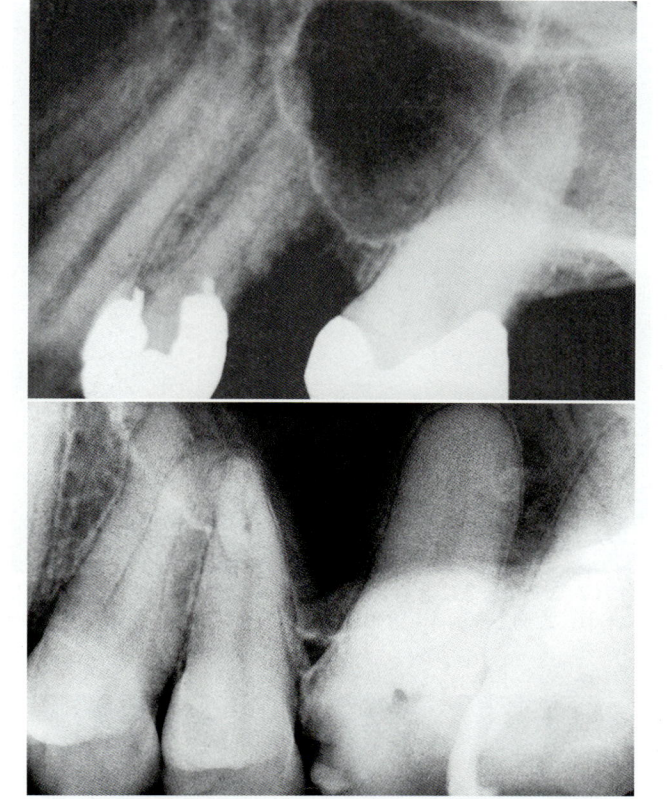

図17-4 上顎洞下方の含気腔を示す根尖投影X線写真。歯根周囲に上顎洞の含気腔があるため、大臼歯の根尖が上顎洞内に突出しているようにみえる。

な画像が簡単に得られることから、CTは上顎洞の異常をはじめとしたさまざまな顔面骨の疾患を評価するうえで繁用されている（図17-9）。

上顎洞のX線写真の読影は難しくない。正常の上顎洞は、骨や歯に囲まれた大きな空洞としてみられる。洞内はX線透過性で、辺縁部は周囲の皮質骨により明瞭に描出される。読影の際には、反対側の上顎洞との比較が有用である。上顎洞の一部または全体のX線不透過像は、粘膜の肥厚、上顎洞炎による滲出液の貯留、外傷による血液の貯留、腫瘍の存在の可能性を示している。急性上顎洞炎の際には、X線所見の変化がみられる。感染による粘膜肥厚のため、自然孔が閉鎖し、粘液が貯留する。この粘液に感染が生じ、膿汁となる。そのような場合の特徴的なX線所見としては、上顎洞内の液面形成（図17-7）、上顎洞壁の全体または一部の粘膜肥厚（図17-10）、上顎洞全体のX線透過性の低下が認められる。慢性上顎洞炎を示すX線所見として、粘膜肥厚、上顎洞内のX線不透過性の亢進、鼻腔または上顎洞ポリープがある。上顎洞内の液面形成は、急性上顎洞炎に特徴的な所見であるが、慢性上顎洞炎が急性化した際にも、このような所見がみられることがある。

上顎洞の外形を形成している皮質骨の断裂は、外傷、腫瘍、炎症による膿瘍や瘻孔の形成（図17-11）、上顎洞壁を損傷させるような外科的処置の既往などを示している。上顎洞の骨壁の膨隆もみられることがある（図17-12）。嚢胞や肉芽腫のような歯性疾患が、上顎洞内に広がるX線透過像としてみられることがある。これらの病変は、歯根尖との位置関係、歯の診査結果との臨床的関連性、上顎洞と病変とを分ける骨壁の存在などにより、正常な上顎洞と区別できる。

非歯性上顎洞炎

従来、上顎洞内には細菌は定着せず、本質的に無菌であるとされていた[8]。しかしながら、最近の報告では、健常な副鼻腔から細菌が分離・培養されている[9]。正常な上顎洞にも細菌は存在するものの、それは少量で、線毛上皮の運動と粘

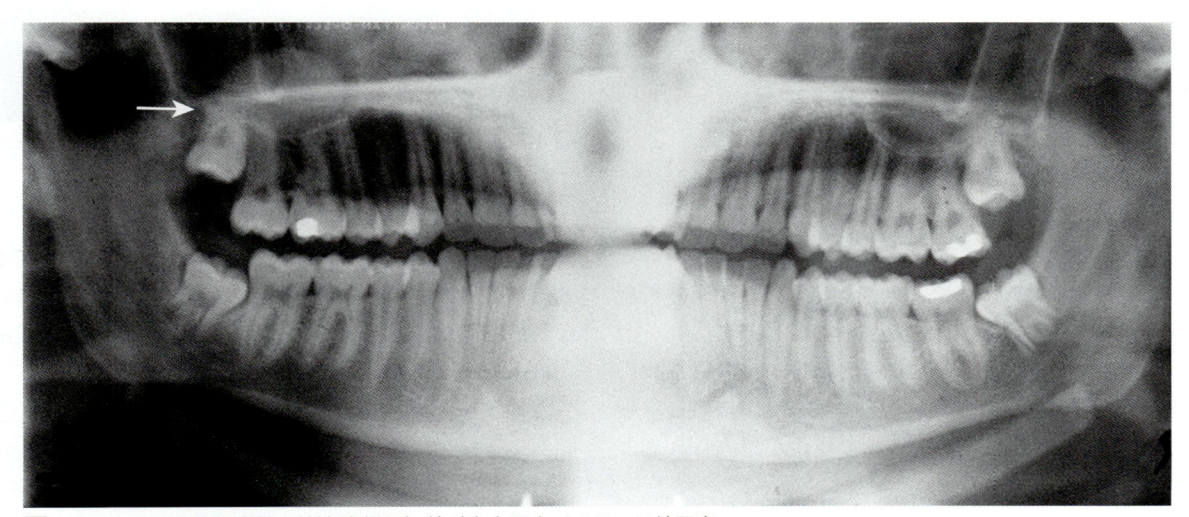

図17-5 右側上顎洞底部の粘液貯留現象（矢印）を示すパノラマX線写真

351

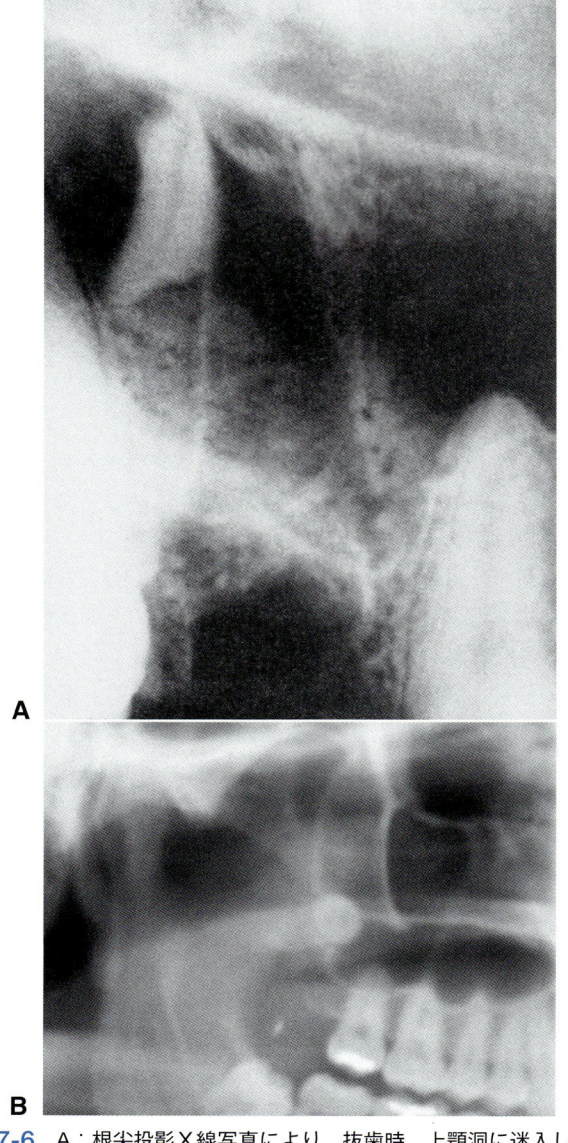

図 17-6 A：根尖投影X線写真により，抜歯時，上顎洞に迷入した上顎第1大臼歯の口蓋根（根尖側1/3）が認められる。B：パノラマX線写真の右側上顎洞部の拡大像で，上方に迷入した第3大臼歯が上顎洞後壁に接して存在している。

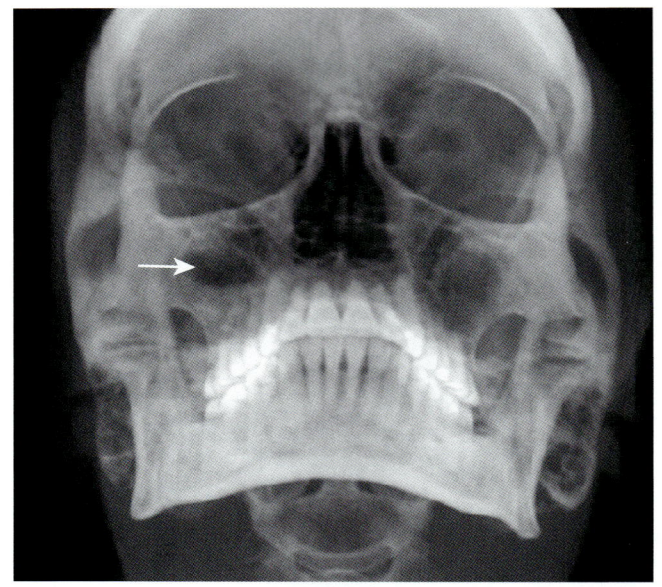

図 17-7 Waters法によるX線写真。右側上顎洞に液面形成（矢印）がみられ，左側上顎洞は，滲出液や粘膜肥厚により不透過性の亢進がみられる。

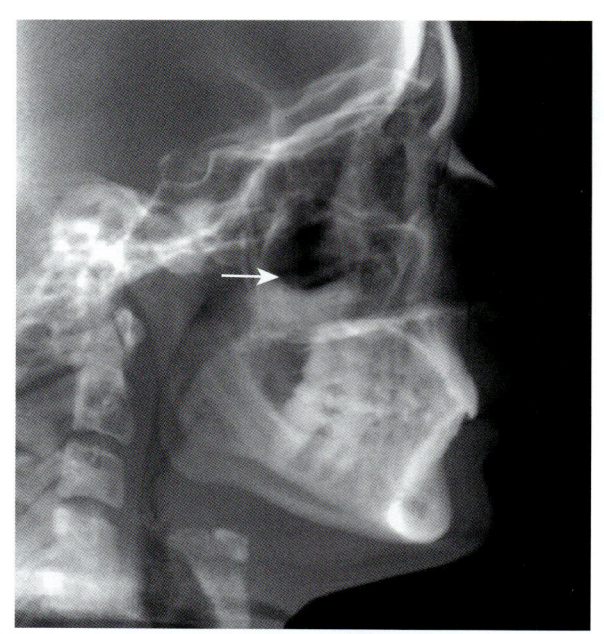

図 17-8 側面撮影法のX線写真。上顎洞内に液面形成（矢印）がみえる。

液層が絶え間なく動くことで，細菌の定着（コロニー形成）は防止されている。

上顎洞粘膜は，感染，アレルギー，腫瘍性病変などの影響を受けやすく，感染やアレルギー反応のような上顎洞の炎症性疾患は，上顎洞粘膜の過形成や肥厚を起こし，自然孔を閉塞させる。自然孔が閉鎖すると，上顎洞粘膜から分泌された粘液が長期間上顎洞内に停滞する。そこに細菌が増殖し感染が起こると，症状が出現し，X線写真で変化が認められるようになる。

原因が感染であるかアレルギーであるかにかかわらず，副鼻腔に発生した炎症は副鼻腔炎とよばれる。副鼻腔のほとんどあるいはすべてに同時に炎症が起きると，全副鼻腔炎とよばれ，通常は感染が原因である。個々の副鼻腔の炎症は，例えば上顎洞炎や前頭洞炎などとよばれる。

急性上顎洞炎は幅広い年齢層で発症する。通常，患側の上顎洞に近接した領域の圧迫感，疼痛，膨満感が急激に出現する。症状は急速に増悪し，顔面の腫脹，発赤，倦怠感，発熱，鼻腔や鼻咽頭への悪臭のある膿性粘液の排出などの症状がみ

17章 ● 上顎洞の歯原性疾患

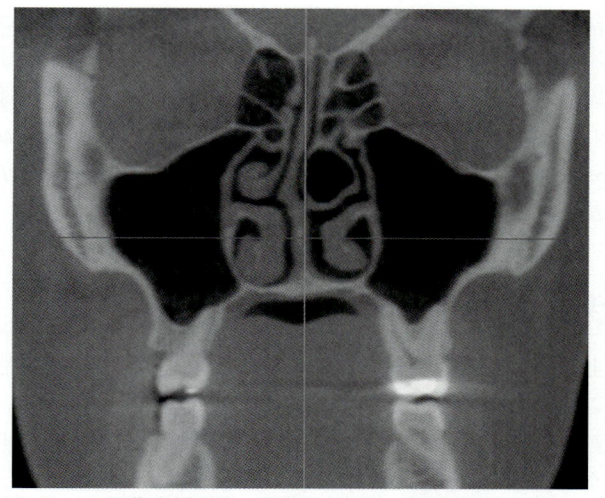

図 17-9　CT画像（前額断）。正常な上顎洞。上顎洞は薄い骨壁により囲まれ，粘膜の肥厚，腫瘤，滲出液のいずれも認められない。

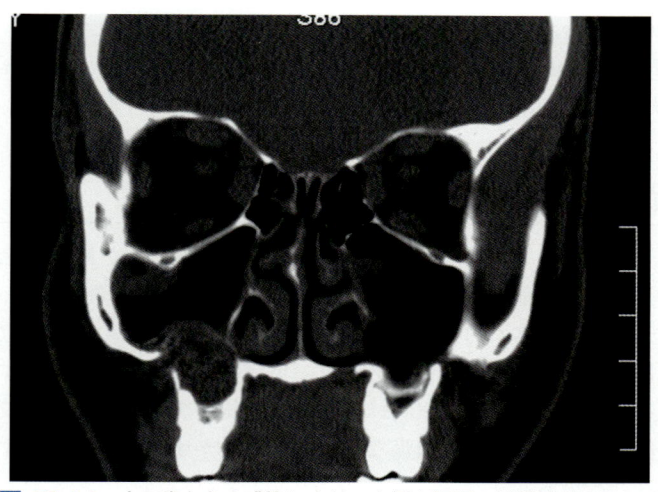

図 17-11　大臼歯からの感染により，右側上顎洞の外側壁が穿孔している。膿瘍は上顎洞底部に拡大し，上顎洞の外側壁を破壊している。

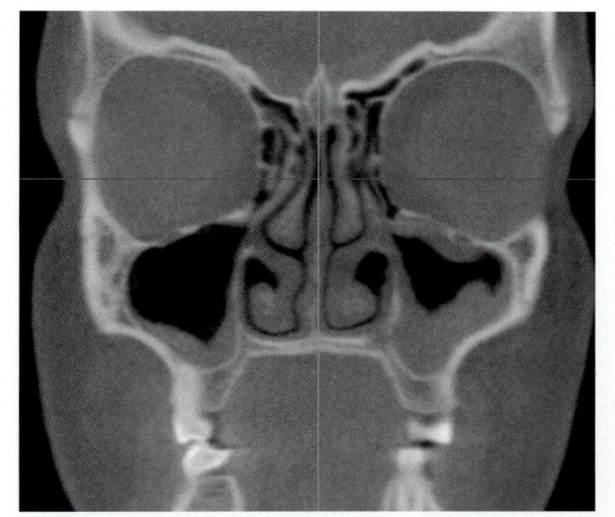

図 17-10　CT所見（前額断）。右側上顎洞では上顎洞下方に一部粘膜の肥厚を認める。左側では上顎洞粘膜全体にわたって肥厚がみられる。

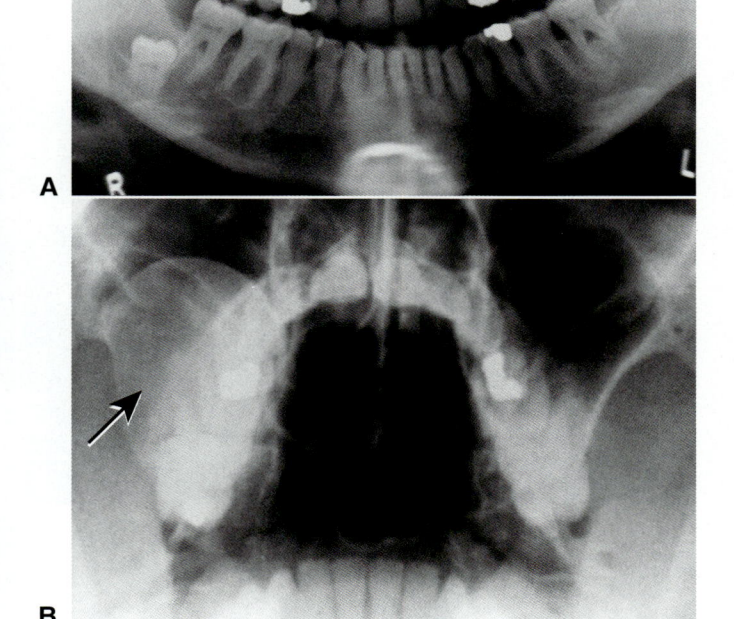

図 17-12　A：パノラマX線写真で，埋伏した右側上顎第3大臼歯を伴う大きな角化嚢胞性歯原性腫瘍（矢印）が認められる。腫瘍は右側上顎洞内に拡大し，上顎洞内は病変によりほぼ完全に占められている。もう1つ別の角化嚢胞性歯原性腫瘍が，埋伏している右側下顎第3大臼歯部にも存在している。B：Waters X線写真でも，角化嚢胞性歯原性腫瘍が認められる。病変により右側上顎洞の外側壁が膨隆しているのがわかる（矢印）。

られる。

　慢性上顎洞炎は軽度の細菌または真菌の感染，再発性の閉塞性鼻疾患，アレルギーにより起こる。慢性上顎洞炎は初期には治療に反応するものの，再発したり，症状が残存することが特徴的である。

　好気性菌や嫌気性菌，またはそれらの混合感染により，上顎洞炎は発症する。非歯原性の上顎洞炎に関連した細菌は，通常，鼻腔内に存在している細菌である。上顎洞内に粘液が貯留すると，これらの細菌の定着が起こる。原因菌は初期においては，好気性菌および少量の嫌気性菌である。主な好気性菌としては，*Streptococcus pneumoniae*，*Haemophilus influenzae*，*Branhamella catarrhalis* がある。嫌気性菌では，*Streptococcus*

353

viridans, *Staphylococcus aureus*, *Enterobacteriaceae*, *Porphyromonas*, *Prevotella*, *Peptostreptococcus*, *Veillonella*, *Propionibacterium*, *Eubacterium*, *Fusobacterium* である。

歯性上顎洞炎

歯根と上顎洞底が近接しているため，時に歯が原因で上顎洞炎が発症することがある（図17-13）。歯性上顎洞炎は，上顎洞炎全体の約10〜12％を占める[10]。未治療のまま放置したり，治療が不適切であると，炎症は他の副鼻腔に波及する。まれに，感染が眼窩蜂窩織炎，海綿静脈洞血栓症，髄膜炎，骨髄炎，頭蓋内膿瘍などの生命を脅かす感染症に進展することがある。

歯性上顎洞炎の原因として，急性または慢性の根尖性歯周炎および辺縁性歯周炎が挙げられる。また上顎洞炎は，歯の外傷，上顎臼歯の抜歯，歯槽骨形成術，結節減量術，上顎洞底挙上術，インプラント埋入術などの外科処置，あるいはその他の口腔と上顎洞が交通しうる処置により引き起こされることがある。

歯性上顎洞炎の原因菌は，通常の歯性感染症の場合と同様，嫌気性菌である。まれに，*H. influenzae* や *S. aureus* が原因となることもある。主な原因菌は，好気性および嫌気性のレンサ球菌や，嫌気性の *Bacteroides*，*Enterobacteriaceae*，*Peptococcus*，*Peptostreptococcus*，*Porphyromonas*，*Prevotella*，*Eubacterium* である。

上顎洞炎の治療

上顎洞炎の初期治療には，乾燥した分泌物を鼻道や自然孔から除去しやすくするために，吸気を加湿する方法がある。また，プソイドエフェドリン（Sudafed）のような充血除去薬の全身投与や，2％エフェドリンまたは0.25％塩酸フェニレフリンのような血管収縮薬を点鼻することにより，鼻腔や上顎洞の粘膜のうっ血を軽減し，自然孔からの正常な排出を促進させる。上顎洞炎は，中等度から高度の痛みを伴うため，非ステロイド系抗炎症薬（NSAIDs）の処方が必要なこともある[11]。

上顎洞炎の多くは，うっ血や自然孔からの粘液の排出に異

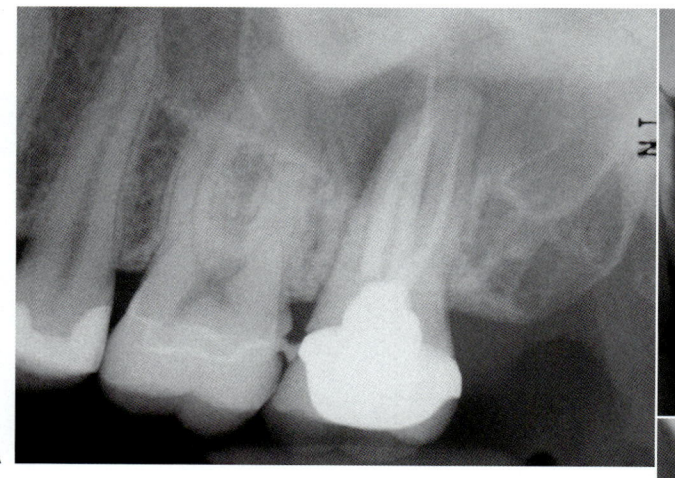

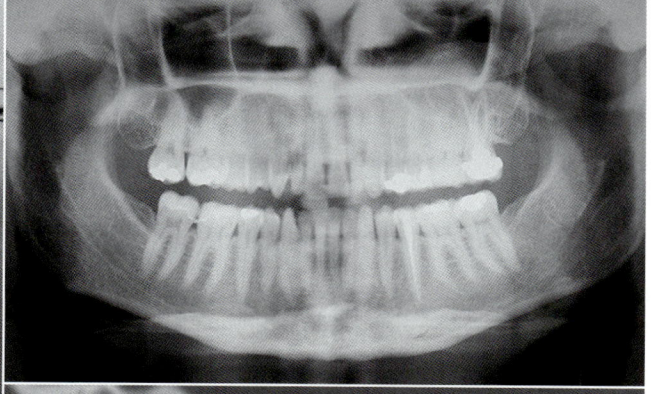

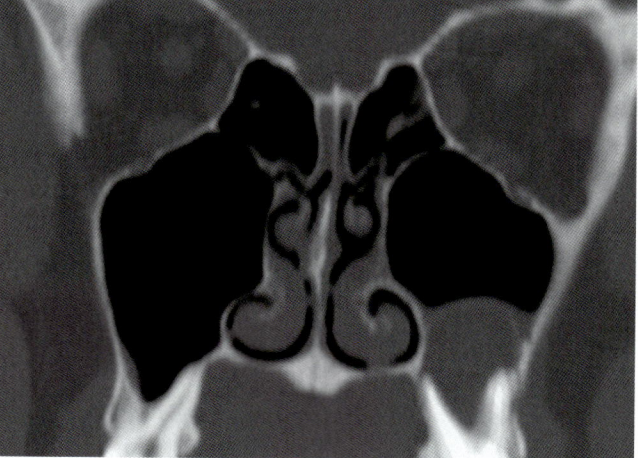

図17-13　A：根尖投影X線写真は，根管治療された大臼歯を示している。この歯の根尖部には上顎洞に影響を及ぼすような膿瘍が存在しているが，この写真では明らかではない。パノラマX線写真やCTではもっと明瞭である。B：パノラマX線写真において，左側上顎洞下部にX線不透過像が認められる。C：CTでは，第2大臼歯の歯根に関連した内溶液を含む腫瘤を認める。

常をきたすアレルギーが原因である．アレルギー性上顎洞炎は，前述の治療法によく反応する．しかしながら，感染から発症した上顎洞炎では，抗菌薬の投与が必要となる．上顎洞炎から分離される菌について知っておくことが，抗菌薬の選択に重要である．非歯原性の上顎洞炎では，*H. influenzae*, *S. aureus*, *Streptococcus pneumonia*，嫌気性レンサ球菌が原因である．非歯原性上顎洞炎の治療には，アモキシシリン，トリメトプリムスルファメトキサゾール，アモキシシリン／クラブラン酸カリウム，アジスロマイシン，セフロキシムなどの抗菌薬が選択される．

歯性上顎洞炎の原因菌は，歯性感染症の場合と同様，好気性および嫌気性のレンサ球菌や，*Bacteroides*，*Enterobacteriaceae* などの嫌気性菌である．そのため，歯性感染症に有効なペニシリン，クリンダマイシン，メトロニダゾールなどの抗菌薬が，歯性上顎洞炎にも効果的である．

上顎洞炎の原因となりうる細菌は多種に及ぶため，可能であれば，膿汁検体を採取し，細菌培養や抗菌薬感受性試験を行うことが重要である．耐性菌が確認された場合や初期治療に対する反応が悪い場合には，感受性試験の結果をもとに，他の抗菌薬に変更する必要がある．

72時間以内に初期治療に反応しない場合は，治療方法と抗菌薬を再評価する．とくに原因が明らかでない場合やそれを除去できない場合は，慎重に再評価しなければならない．細菌培養および感受性試験の結果をもとに評価し，必要に応じて治療法を変更する．急性上顎洞炎から分離される細菌の25％が β-ラクタマーゼ産生菌であり，また歯性感染の場合はその多くが嫌気性菌である[11]．原因菌が β-ラクタマーゼ産生菌である場合は，トリメトプリム−スルファメトキサゾールなどの複合抗菌薬が効果的である．セファクロル，またはアモキシシリン／クラブラン酸カリウム（オーグメンチン）も効果的である．

急性上顎洞炎は，痛みが強く，早期の積極的な内科的・外科的治療を必要とする重症感染症である．上顎洞炎が疑われる場合には，口腔顎顔面外科，耳鼻咽喉科などの専門医に紹介すべきである．また紹介する際には，専門医にX線画像，治療内容，膿汁の細菌培養および感受性試験の結果などの診断に関する情報を伝えることが必要である．

慢性上顎洞炎の診断と治療は難しく，アレルギーテスト，鼻中隔手術，上顎洞掻爬術などが行われる．上顎洞の外科的治療の目標は，上顎洞内から不良な組織を除去し，自然孔からの正常な排出機能を回復させることである．これまではCaldwell-Luc法による手術療法が行われてきた（図17-14）[12]．この方法は，口腔前庭に切開を加え，上顎洞前壁の犬歯窩から上顎洞を開放し，異常な組織や異物を除去する．その後，狭窄した自然孔を開放するか，滲出液が鼻腔に排出でき

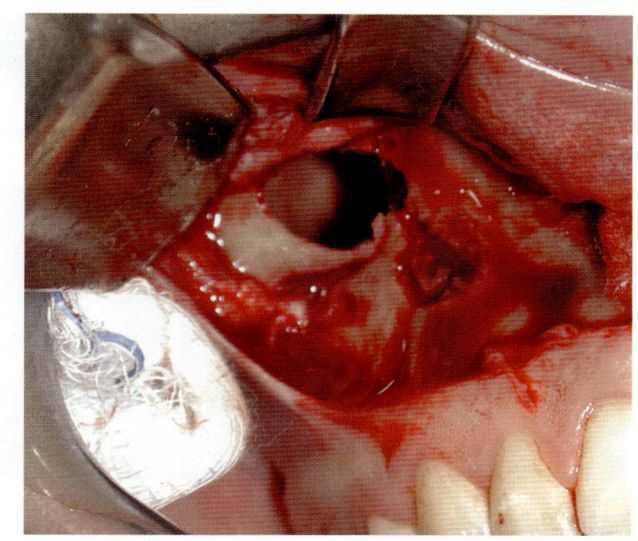

図17-14 Caldwell-Luc法．口腔前庭から切開を行い，上顎洞前壁より開洞して上顎洞内を開放している．

るように上顎洞底付近に対孔を設置する．最近では新しい方法として，低侵襲の内視鏡的治療法が行われるようになっている（図17-15）[12,13]．

補綴前処置として行われる上顎洞底挙上術は，インプラント埋入を可能にするために上顎骨臼歯部の歯槽骨を高くする手術であるが，時に上顎洞炎を継発することがある．多くの場合，上顎洞粘膜を注意深く挙上してスペースを確保し，自家骨，他家骨，人工材料，あるいはこれらの混合物を移植する．手術を慎重に行えば，合併症を起こすことは比較的少ないが，次の2つの原因により発生頻度が高くなる．すなわち，①手術中に上顎洞粘膜が大きく裂けた場合，②上顎洞に過度の移植を行った場合，である．

上顎洞粘膜が大きく損傷することにより，移植材料が上顎洞内に露出し，鼻腔内に存在している細菌によって汚染される．また，上顎洞粘膜の損傷により上顎洞内の移植材料やインプラントが上顎洞内で異物となり，上顎洞粘膜における異物除去反応や感染の原因となる．さらに正常な上皮の線毛運動が障害され，粘液の生理的排出が阻害される．やがて上顎洞粘膜の一部や移植材料が自然孔を塞ぎ，正常な上顎洞からの粘液の排出がさらに妨げられることになる．

このような場合は，感染に対する治療や感染した移植材料の除去が必要となる．遊離した異物の除去や過剰移植物の減量も必要である．通常，Caldwell-Luc法により上顎洞前壁からアプローチするが，時に経鼻的に内視鏡を用いて行うこともある．抗菌薬投与のみによる治療は，急性症状に対しては一時的に効果があるものの，確実な治療法としては，やはり上顎洞内の掻爬が必要である．

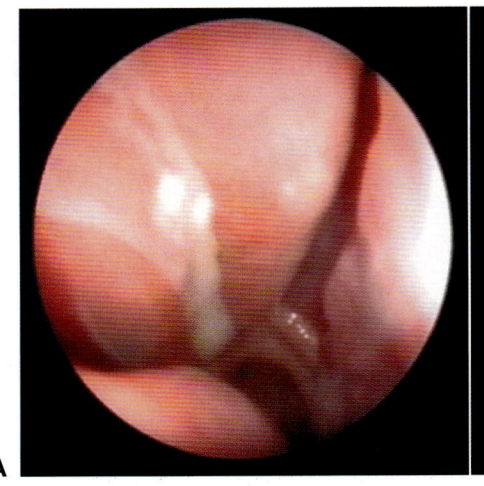

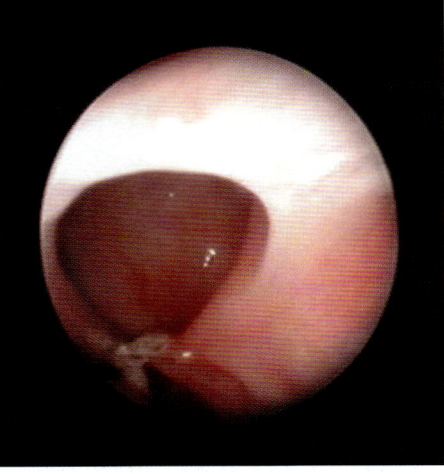

図17-15 A：内視鏡により観察された自然孔とその周囲の炎症性粘膜。B：健全な粘膜で覆われた自然孔。(Costa F, Emanuelli E, Robiony M et al: Endscopic surgery for maxillary sinusitis, JOral Maxillofac Surg 65:225-226, 2007, with permission.)

上顎洞内の偽囊胞

　偽囊胞，粘液囊胞，貯留囊胞は，上顎洞粘膜の上皮下または上皮層内に生じる液体の貯留である。粘液囊胞という用語は，局所的な液体の貯留を表すために用いられているが，これは正確ではない[14]。これらの囊胞はすべて，上顎洞内で類円形のX線不透過像としてみられるが，発生原因は組織学的に異なる。

　上顎洞内の偽囊胞は，パノラマX線写真において2〜10％の割合で発見される。この偽囊胞は，上顎洞粘膜下に血清（上顎洞粘液ではない）が貯留することにより発生する。貯留の原因は明らかではないが，上顎洞粘膜の炎症に関連していると考えられる。この病変の臨床的意義は少なく，治療の必要もなく，しばしば自然に消失する。

　上顎洞粘液囊胞は，上皮に裏層された囊胞性病変である。粘液囊胞の最も多い原因の1つは，上顎洞の手術により，上顎洞粘膜の一部が分離することである。この部位では粘液が徐々に貯留し，隔壁ができ，分離した囊胞が形成される。これらの病変は，術後性上顎囊胞とよばれている。本囊胞は拡大，膨張し，上顎洞壁を膨隆させたり，破壊する。このため，摘出または生検を行い，上顎洞の悪性病変との鑑別が必要である。

　上顎洞内の貯留囊胞は，粘液分泌腺の排出管の閉塞により生じる。貯留したムチンが上皮に囲まれることにより，囊胞性病変となる。この病変は小さく，通常，X線検査では発見できない。

上顎洞に関連する口腔外科術後合併症

　上顎洞に関連する口腔外科手術後の合併症としては，上顎洞内への歯・歯根・器具の破折片の迷入や，上顎臼歯部の手術の際に生じる口腔と上顎洞との交通がある。迷入した歯・歯根・器具の破折片を除去する方法にはいくつかあるが，多くの場合は，迷入させた部位の骨を少し開削して，歯や異物を直視し，小さな鉗子や吸引を用いて除去する。上顎洞を積極的に洗浄，吸引することにより，異物を開洞部に移動させると，容易に除去できる場合も多い。しかしながら，時にはCaldwell-Luc法により，開洞して異物を取り除く必要がある。

　歯根が開大し，上顎洞底に近接している上顎大臼歯を抜歯する際は，上顎洞への穿孔を起こしやすい。このような場合には，上顎洞の拡大が歯槽突起にまで及んでおり，その結果，歯槽骨の強度が弱くなるとともに，上顎洞と根尖が近接するようになっている。上顎洞穿孔のその他の原因としては，異常に長い歯根，根尖病巣による上顎洞底の破壊，器具の不適切な使用，抜歯時の歯や歯根への不適切な力のかけ方，上顎洞内に及ぶ大きな囊胞病変の摘出などがある。

　多くの場合には，穿孔部は小さく，正常な創傷治癒により，容易に閉鎖する。穿孔部が大きかったり，上顎洞との明らかな交通を認める場合には，自然な閉鎖は不可能である。

　口腔上顎洞瘻の治療は，穿孔した際に即時に行うことができるが，長期に瘻孔が存在する場合や初期の閉鎖がうまくいかなかった場合には，後に改めて行うこともある。

1. 口腔上顎洞瘻の即時治療

　上顎洞穿孔に対する最善の治療は，注意深い観察と綿密な治療計画により，穿孔を予防することである。手術前によい画質のX線写真を撮影し，抜歯の際に上顎洞に交通したり，上顎洞底の骨折を起こす可能性，上顎洞の大きさや歯根の開大について評価する。必要があれば，分割抜歯へ術式を変更

することになる（7章を参照）。

　上顎洞穿孔が生じた際には，初期治療としては最も侵襲の少ない方法を選択するべきである．穿孔部が小さい場合や上顎洞に病変が存在しない場合は，抜歯窩を血餅で満たし，それが脱落しないようにする．軟組織弁の挙上は必要ない．軟組織が復位する程度に縫合し，1〜2時間術野をガーゼパックにて覆う．また術後10〜14日間は，くしゃみをするときには口を開けてすること，ストローで飲み物を飲まないこと，喫煙しないこと，鼻をかまないことなど，鼻腔と口腔の間に圧力の変化を生じさせないよう患者に指導しておく．感染予防，粘膜の収縮，鼻腔と上顎洞における分泌抑制のために，抗菌薬（通常はペニシリン），抗ヒスタミン薬，充血除去薬を7〜10日間投与する．術後48〜72時間ごとに患者を診察し，口への空気の漏れ，鼻への液体の漏れなどの口腔上顎洞瘻の症状が出現したり，上顎洞炎の徴候が出た場合には再受診するよう指導しておく．

　上顎洞に病変がなければ，多くの場合は，この方法により問題なく治癒する．大きな穿孔を生じた際には，何らかの粘膜弁にて抜歯窩を覆う必要がある．最もよく利用されているのは頬粘膜弁で，骨膜を減張して，抜歯窩を覆うように弁を伸展，移動させる（図17-16）．この方法の最も重要な点は，基部の幅の広い弁を挙上し，瘻孔部の骨欠損のみを覆うのでなく，辺縁の骨を覆うようにすることである．またその弁には，張力がかからないように配慮する必要がある．このためには，骨膜に切開を加え，十分伸展できるようにする．閉鎖術後は，前述した注意事項を患者に指導する．

2. 口腔上顎洞瘻の遅延治療

　口腔上顎洞瘻の治療を成功させるには，徹底的な内科的，外科的治療が必要である．瘻孔閉鎖術を行う前には，急性および慢性の上顎洞炎の治療が必須である．抗菌薬や充血除去薬を併用しながら，瘻孔と上顎洞の洗浄を頻回に行う．また，上顎洞に食渣や口腔内細菌が侵入しないように，瘻孔を覆う装置を作製，使用することも有効である．上顎洞に疾患が残存する場合は，Caldwell-Luc法により上顎洞前壁からアプローチして病変を除去する必要がある．

　近接した歯が関連していないか，慎重に評価しなければならない．瘻孔が隣接歯に近接している場合には，閉鎖が困難なことがあり，抜歯が必要となる場合もある．

　口腔上顎洞瘻の閉鎖方法には，頬粘膜弁法（図17-17），口蓋弁法（図17-18），人工膜を利用した歯肉弁法（図17-19）がある．頬粘膜弁法は，口腔上顎洞瘻の即時閉鎖で利用する方法と同様である[15]．慢性の瘻孔の場合には，瘻管は上皮で覆われているため，これを切除するか，瘻孔の骨壁から剥離し縫合する．可能であれば，これを上顎洞内に翻転させ，縫合する（図17-17）．この操作は，頬粘膜弁を挙上する前に行うべきであり，こうすることにより，骨欠損の大きさを正確に把握し，弁の辺縁が骨上にくるように適切に粘膜弁を設計することができる．粘膜弁を挙上し，骨欠損を覆うように骨膜に減張切開を加え，弁を伸展させて慎重に縫合する．同様のテクニックで大きな頬粘膜弁を挙上し，頬脂肪体で骨欠損部を覆い，さらに粘膜骨膜弁で部分的閉鎖を行う方法もある[16]．用いる方法がどのようなものであれ，大切なことは，瘻孔部の骨欠損は，軟組織に覆われた状態でみるものよりも大きいということを銘記しておくことである[17]．閉鎖術は，症例に応じて計画しなければならない．

　口蓋弁を回転させて，口腔上顎洞瘻を閉鎖することもよく行われる[18]．この全層口蓋弁を用いる利点としては，口蓋動脈からの血行が良好で十分な組織量が得られる点，さらに口蓋粘膜が角化上皮であることから，頬粘膜よりも歯槽堤の組織に類似しているという点である．一方，欠点は採取部に大きな骨露出部を生じることである．弁は，回転させたときに，辺縁が完全に欠損部の骨縁を覆うような大きさでなければならない．瘻孔を切除し，弁を挙上，回転させ縫合する．口蓋部の組織欠損は，肉芽組織の形成と二次的な上皮化により治癒する（図17-18）．症例によっては，組織欠損部を，軟性裏装材などを用いたシーネで被覆するが，血行を阻害することによる弁の壊死を防ぐために，弁に圧がかからないようにすることが重要である．

　もう1つの瘻孔閉鎖の方法として，瘻孔を切徐し，頬側と口蓋側の弁を挙上した後，人工材料にて欠損部を被覆し，その上で弁をできるだけ密接に適合させる方法がある．金やチタンの薄い金属膜が利用されるが，骨表面形態に密接に適合させることが重要である[19]．上顎洞粘膜や症例によっては歯槽骨が，金属の表面を覆うように治癒する．膜を除去しない症例もあるが，多くは金属の一部が露出し，次第に脱落することが多い．吸収性のコラーゲン膜のような材料を利用して，まったく同様に閉鎖を行う方法もある[20,21]．

　まれではあるが，病変の外科的切除により生じた大きな欠損に対しては大きな弁が必要であり，舌弁や側頭筋弁が用いられることもある．

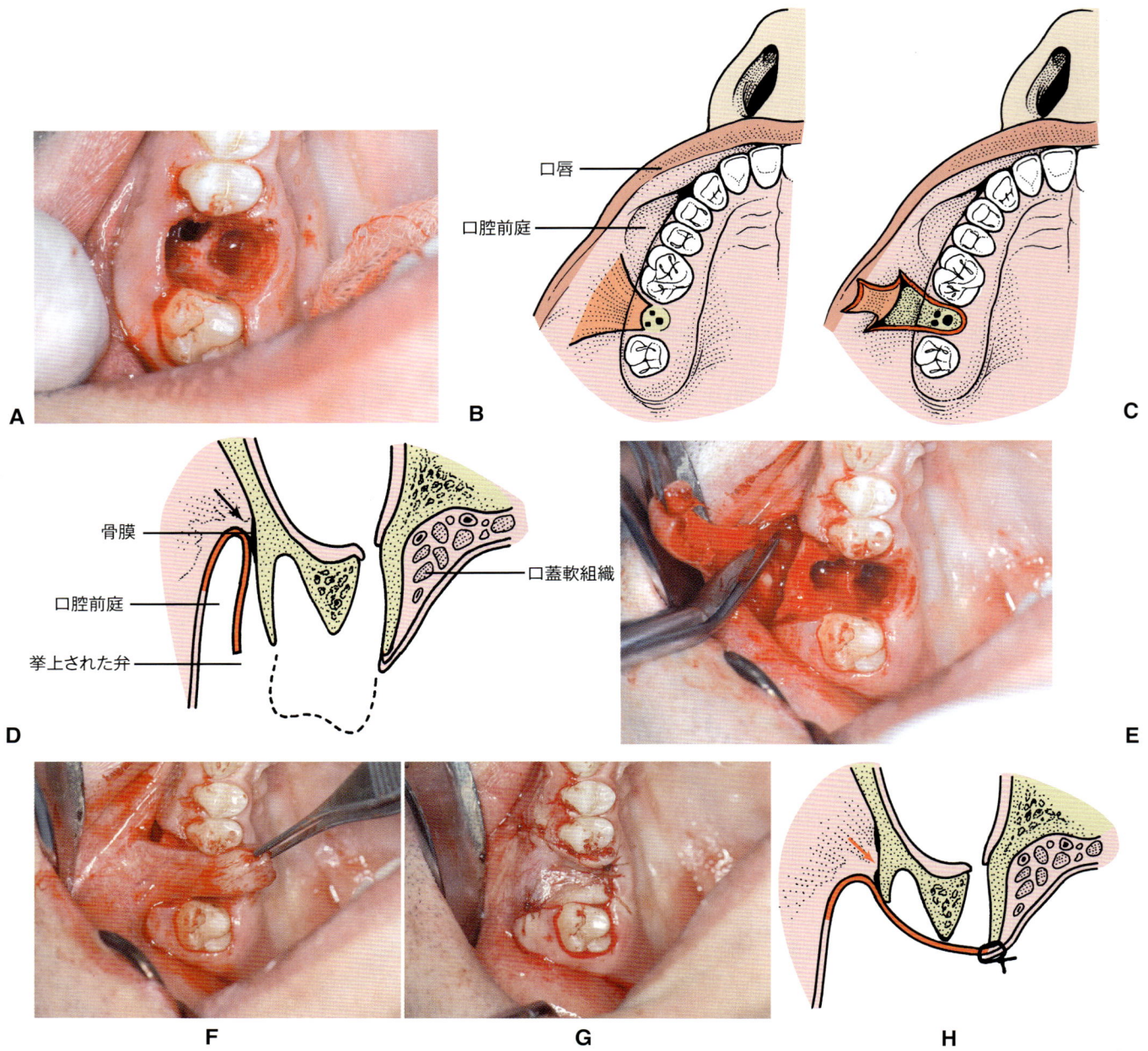

図 17-16 口腔上顎洞瘻の閉鎖。A：右側上顎大臼歯部での口腔上顎洞瘻の口腔内写真。B：弁のデザインの模式図。C：口腔前庭の底部まで挙上された頰粘膜弁の模式図。D：弁挙上の断面図。前庭部の剝離した高さで骨膜に減張切開を加え，抜歯窩を無理なく覆えるように弁に可動性をもたせる。E：口腔内写真。弁を挙上し，ハサミにて骨膜を切開している。F：弁に緊張がなく，抜歯窩を覆えるように調整する。G：弁の縫合。弁の辺縁が抜歯窩や瘻孔を十分越えるまで，よく伸展されている。H：閉鎖完了時の横断面。場合によっては，骨を少量削除することにより，閉鎖が容易になることがある。

17章 ● 上顎洞の歯原性疾患

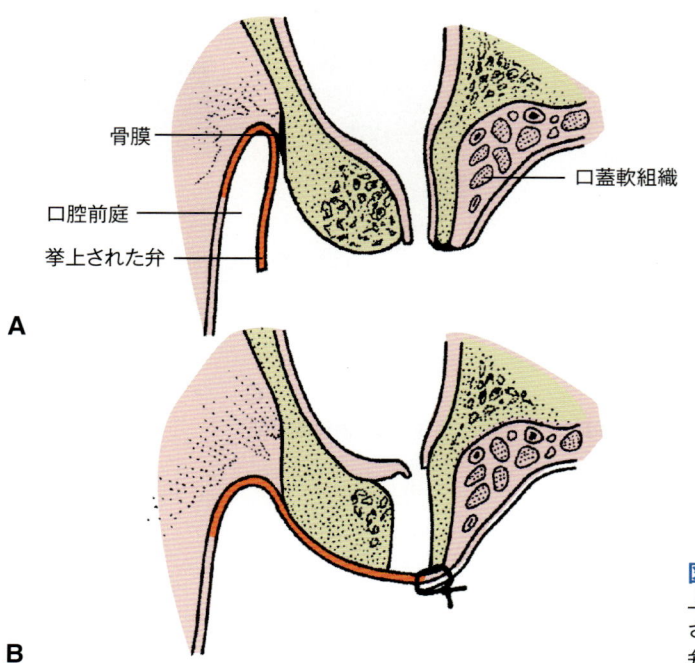

図 17-17　口腔上顎洞瘻の頬粘膜弁による閉鎖。A：大臼歯部での口腔上顎洞瘻の断面図。頬粘膜弁が挙上されている。B：瘻孔部の上皮は切除されている。骨膜が口腔前庭の高さで減張切開され，緊張なく骨面上に弁の辺縁がくるように骨欠損部を被覆して閉鎖する。

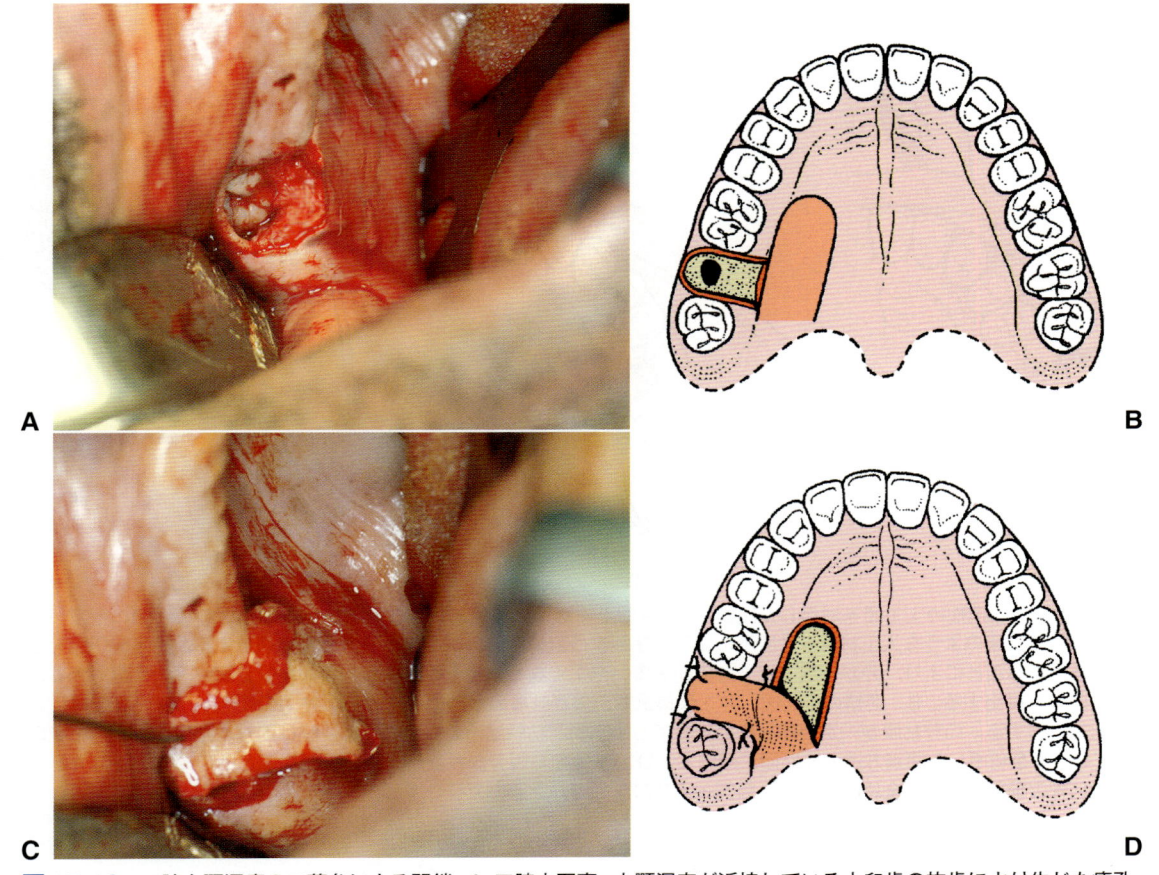

図 17-18　口腔上顎洞瘻の口蓋弁による閉鎖。A：口腔内写真。上顎洞底が近接している大臼歯の抜歯により生じた瘻孔。B：上顎洞穿孔部の軟組織を切除し，骨欠損部周囲の歯槽骨を露出する。全層の口蓋弁を設計，切開し，前方から後方へと挙上していく。弁は粘膜骨膜全層の弁で，後方の基部を幅広く，口蓋動脈を含むように挙上する。弁の幅は，瘻孔の欠損部を十分覆えるサイズとする。長さは弁が回転でき，弁に過度な緊張が加わることなく，欠損部を覆えるようにする。C：緊張なく，骨欠損を覆うように回転された口蓋弁。D：弁を回転し閉鎖した状態

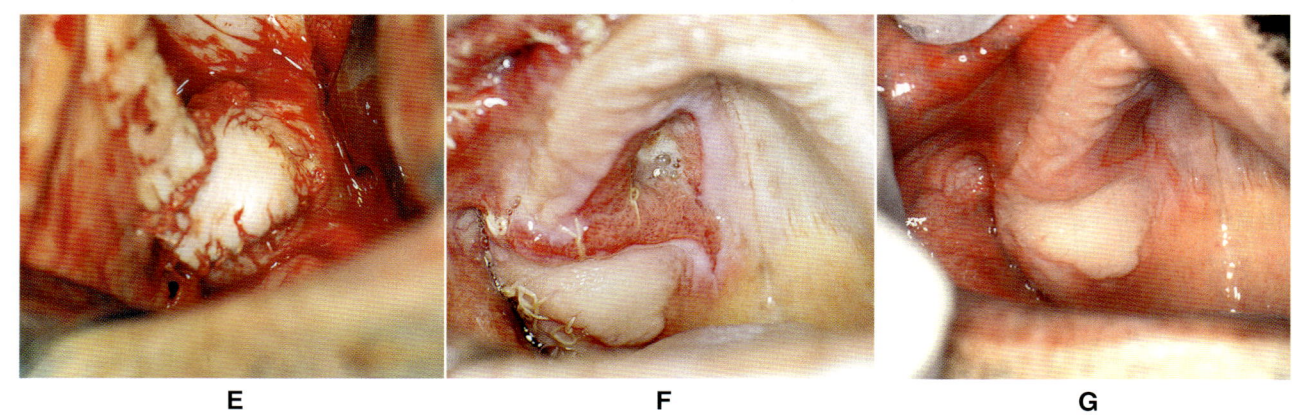

図 17-18（続き） 口腔上顎洞瘻の口蓋弁による閉鎖。E：閉鎖後の口腔内写真。F：術後 1 週間。G：術後 3 週間

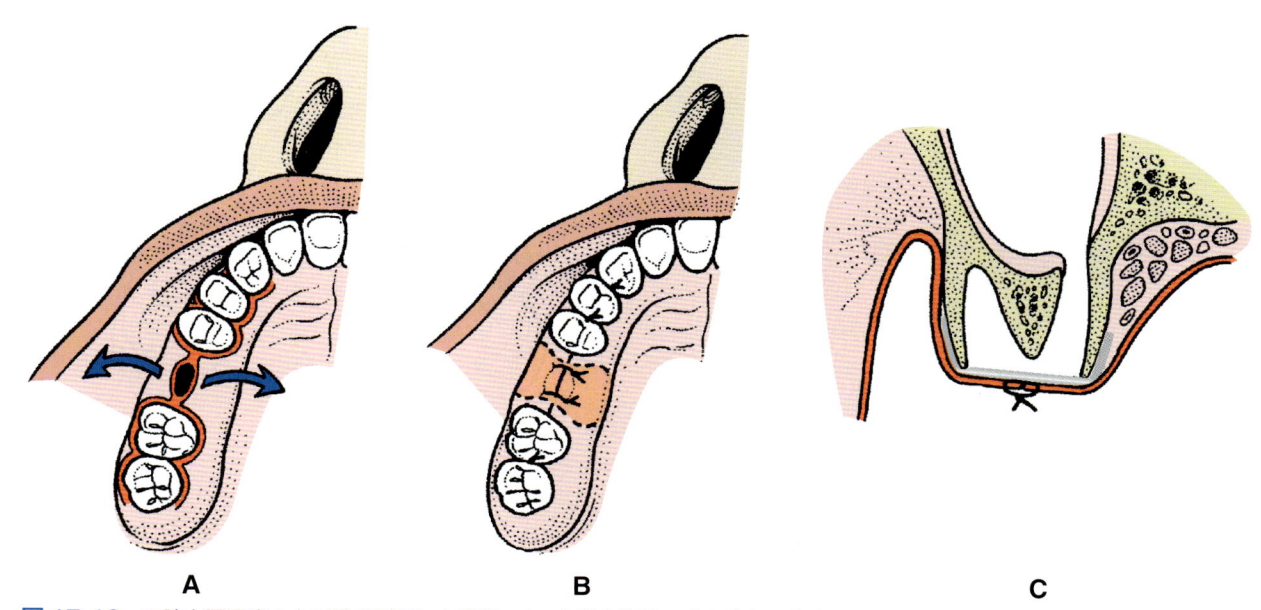

図 17-19 口腔上顎洞瘻の人工膜を利用した閉鎖。A：右側上顎第 1 大臼歯部に存在する口腔上顎洞瘻の模式図。金箔，チタン箔や吸収性コラーゲン膜のような人工材料を骨膜下に留置し閉鎖する。頬側と口蓋側の粘膜骨膜弁を挙上する。歯肉縁切開を近遠心に 1〜2 歯分延長することにより，弁が伸展でき，欠損部を覆いやすくなる。瘻管を切除し，膜を粘膜骨膜弁下に留置できるように骨欠損部全周の骨を露出する。B：閉鎖の模式図。弁を欠損上で密接させるのが理想的である。弁間の間隙が小さい場合は，二次治癒により膜上で治癒する。口腔粘膜が一次治癒しない場合でも，上顎洞粘膜は治癒し閉鎖する。膜は脱落また吸収され，粘膜の治癒が進行する。C：膜を利用した閉鎖方法の断面図。頬側および口蓋側の粘膜骨膜弁を挙上し，骨欠損部とその周囲の歯槽骨を広い範囲で露出する。骨欠損部辺縁を完全に膜で覆い，頬側および口蓋側の弁を膜上で縫合する。

文献

1. Moss-Salentijn L: Anatomy and embryology. In Blitzer A, Lawson W, Friedman WH, editors: Surgery of the paranasal sinuses, Philadelphia, 1991, WB Saunders.
2. Anon JB, Rontal M, Zinreich SJ: Maxillary sinus anatomy. In Anon JG, Rontal MK, Zinreich SJ, editors: Anatomy of the paranasal sinuses, New York, 1996, Thieme.
3. Eberhardt JA, Torabinejad M, Christiansen EL: A computed tomographic study of the distances between the maxillary sinus floor and the apices of the maxillary posterior teeth, Oral Surg Oral Med Oral Pathol Oral Radiol Endod 73:345, 1992.
4. Harorh A, Bacutoglu O: The comparison of vertical height and width of maxillary sinus by means of Waters' view radiograms taken from dentate and edentulous cases, Ann Dent 54:47, 1995.
5. McCafferey TF, Kern EB: Clinical evaluation of nasal obstruction, Arch Otolaryngol Head Neck Surg 105:542, 1979.
6. Som PM, Brandwein M: Anatomy, physiology, and plain film normal anatomy. In Som P, Curtin HD, editors: Head and neck imaging, ed 3, St Louis, 1996, Mosby.
7. Zinreich SJ, Benson JL, Oliverio PJ: Sinonasal cavities: CT normal anatomy, imaging of the osteomeatal complex and functional endoscopic surgery. In Som P, Curtin HD, editors: Head and neck imaging, ed 3, St Louis, 1996, Mosby.
8. Gwaltney JM Jr: Acute community-acquired sinusitis, Clin Infect Dis 23:1209-1225, 1996.
9. Weymouth LA: Microbiology of the maxillary sinus, Oral and Maxillofacial Clinics of North America 11:21-33, 1999.
10. Brook I: Sinusitis of odontogenic origin, Otolaryngol Head Neck Surg 135:349-355, 1006.
11. Okeson J, Falace D: Nonodontogenic toothache, Dent Clin North Am 41:367, 1997.
12. Nariki-Makela M, Qvarnberg Y: Endoscopic sinus surgery or Caldwell-Luc operation in the treatment of chronic and recurrent maxillary sinusitis, Acta Otolaryngol 529:177, 1997.
13. Costa F, Emanuelli E, Robiony M et al: Endoscopic surgical treatment of chronic maxillary sinusitis of dental origin, J Oral Maxillofac Surg 65:223-228, 2007.
14. Gardner DG, Gullane PJ: Mucoceles of the maxillary sinus, Oral Surg Oral Med Oral Pathol Oral Radiol Endod 62:538-543, 1986.
15. Killey H, Kay LW: An analysis of 250 cases of oroantral fistula treated by the buccal flap operation, J Oral Surg 24:726, 1967.
16. Hanazawa Y, Itoh K, Mabashi T et al: Closure of oroantral communications using a pedicled buccal fat pad graft, J Oral Maxillofac Surg 53:771, 1995.
17. Juselius H, Katollio K: Closure of antroalveolar fistulae, J Laryngol Otol 85:387, 1991.
18. Awang MN: Closure of oroantral fistula, Int J Oral Maxillofac Surg 17:110, 1988.
19. Mainous EG, Hammer DD: Surgical closure of oroantral fistula using the gold foil technique, J Oral Surg 32:528, 1974.
20. Mitchell R, Lamb J: Immediate closure of oroantral communications with a collagen implant: a preliminary report, Br Dent J 154:171, 1983.
21. Van Minnen B, Stegenga B, vanLeeuwen MBM et al: Nonsurgical closure of oroantral communications with a biodegradable polyurethane foam: a pilot study in rabbits, J Oral Maxillofac Surg 65:218, 2007.

18章
唾液腺疾患の診断と治療

MICHAEL MILORO

本章の内容

発生学，解剖学，生理学
診断法
　1．病歴と臨床検査
　2．唾液腺の画像検査
　　1）単純X線写真撮影
　　2）唾液腺造影
　　3）コンピュータ断層撮影（CT），磁気共鳴画像法（MRI），超音波検査（US）
　　4）唾液腺シンチグラフィ
　3．唾液腺内視鏡検査
　4．唾液の生化学検査
　5．穿刺吸引細胞診
　6．唾液腺の生検
閉塞性唾液腺疾患：唾石症
粘液貯留現象および粘液溢出現象
　1．粘液瘤
　2．ラヌーラ（ガマ腫）
唾液腺の感染症
壊死性唾液腺化生
Sjögren症候群
外傷による唾液腺の損傷
唾液腺腫瘍
　1．良性唾液腺腫瘍
　2．悪性唾液腺腫瘍

臨床ではしばしば，唾液腺疾患の評価と治療の必要性に直面する。患者を適切に管理するには，発生学，解剖学，病態生理学の深い知識が必要である。本章では，唾石症，閉塞性唾液腺疾患（粘液囊胞とラヌーラ），急性および慢性の唾液腺感染症，外傷性唾液腺損傷，Sjögren症候群，壊死性唾液腺化生，良性および悪性の唾液腺腫瘍などの多様な唾液腺疾患について，その原因，診断法，X線画像評価，治療を解説する。

発生学，解剖学，生理学

唾液腺は，大唾液腺と小唾液腺の2つのグループに分けられる。すべての唾液腺は，胎児期に口腔の上皮が肥厚し，間葉組織の中へ侵入することにより発生する。このような上皮嵌入や唾液腺原基は，胎生8週で明らかとなり（図18-1），初期の導管構造を形成しながら分枝を繰り返し，最終的に分泌した唾液を排出するための唾液腺単位を構成する（図18-2）。この単位は筋上皮細胞，介在部導管，線条部導管，排出導管から構成される。小唾液腺は胎生40日前後で発生し始め，大唾液腺は，それより少し早く，胎生35日頃から発生

し始める。胎生7～8か月頃になると，腺房とよばれる分泌細胞が導管系の周囲に発生し始める。腺房細胞は，水様の薄い漿液を産生する漿液細胞と，粘性のある濃い粘液を産生する粘液細胞に分類される。新生児では，小唾液腺がよく発達，機能している。小唾液腺の腺房は，主に粘液性分泌物を産生するが，漿液細胞も存在するため，このような小唾液腺は混合腺として分類される。硬口蓋の前方1/3，付着歯肉，舌背の前方1/3の部分を例外として，粘膜で覆われる口腔の全領域に800～1,000の小唾液腺が存在する。小唾液腺には口唇腺，頬腺，口蓋腺，扁桃腺（Weber腺），臼後腺（Carmalt腺），舌腺があり，舌腺はさらに3つのグループ，すなわち①舌尖下面のBlandin-Nuhn腺，②味蕾部のEbner腺，③posterior lubricating glands（舌後方に位置する後舌腺の一部）に分けられる（表18-1）。

大唾液腺は左右一対で存在し，耳下腺，顎下腺，舌下腺がある。耳下腺は主に漿液性腺房からなり，粘液細胞はほとんど存在しない。漿液細胞は好酸性の分泌顆粒を有する立方形の細胞で，低粘度（1.5Pa・s）の薄い水様分泌物を産生する。逆に，舌下腺はほとんどが粘液細胞からなる。粘液細胞は，核が管腔の反対側に偏在する透明で低円柱状の細胞で，濃く，

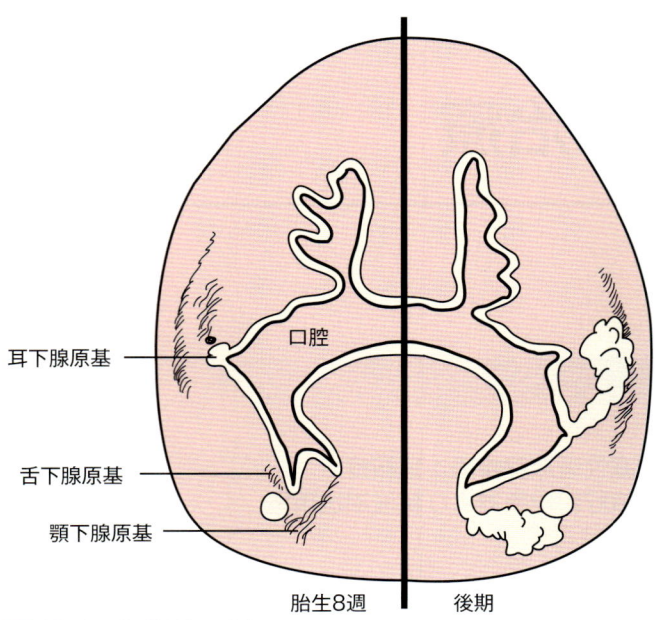

図 18-1　大唾液腺の発生

図 18-2　唾液腺の基本単位

表 18-1
唾液腺の発生学と解剖学

	小唾液腺	大唾液腺
子宮内発生：	40日目	35日目
数：	800～1000	6
型：	口唇腺	耳下腺
	頬腺	顎下腺
	口蓋腺	舌下腺
	扁桃腺	
	◆ Weber 腺	
	臼後腺	
	◆ Carmalt 腺	
	舌腺	
	◆ 舌尖下部（Blandin-Nuhn 腺）	
	◆ 味蕾（Ebner 腺）	
	◆ posterior lubricating gland（舌後方に位置する後舌線の一部）	

高粘度（13.4 Pa·s）の分泌物を産生する。顎下腺は，漿液性腺房と粘液性腺房とがほぼ等しく存在する混合腺で，中等度の粘性（3.4 Pa·s）の分泌物を産生する。

耳下腺は最大の唾液腺で，咬筋と下顎枝の後方部の表層に存在する。耳下腺の辺縁部は，胸鎖乳突筋前縁に沿って乳様突起に至り，下顎枝後縁の周囲から翼突下顎隙に至る（図18-3）。第 VII 脳神経（顔面神経）の主要な枝は，茎乳突孔から出て前方に向かい顔面表情筋に分布するまでの間に，耳下腺を浅葉と深葉に区分する。さまざまな領域からの小導管は耳下腺の前上方で癒合して，主導管の Stensen 管（耳下腺管，Stenon 管）となる。Stensen 管は直径 1～3mm で長さ 6cm である[†1]。

正常な解剖学的変異として，時に副導管が存在し，Stensen 管からの唾液分泌を補助している。また，Stensen 管に沿って副耳下腺が存在することがある。Stensen 管は腺から前方へ向かい，咬筋の表面を走行し，咬筋前縁部で急激に内側へ向かい，頬筋を貫通する。そして通常は，上顎第1あるいは第2大臼歯相当部の頬粘膜を貫通して，口腔内に開口する。耳下腺は耳神経節から耳介側頭神経を介して，第 IX 脳神経（舌咽神経）の支配を受けている（図 18-7 参照）。

顎下腺は，顎二腹筋の前腹と後腹，および下顎下縁によって構成される顎下三角内に存在する（図 18-4）。腺の後上方部は顎舌骨筋の後縁で上方に回り込み，Wharton 管とよばれる顎下腺の主導管を出す。この導管は，顎舌骨筋の上面を前方に向かって舌神経に近接して走行し，口底の後方部で舌神経が外側から内側に向けて，Wharton 管の下をくぐるように走行している。Wharton 管の長さは 5cm で，内径は 2～4mm である。Wharton 管は，舌小帯の口底付着部の切歯に近接した部位（舌下小丘）に開口する。ここは導管の狭窄部であり，細菌を含んだ唾液の逆流を制限する機能がある。これによって，とくに導管開口部周囲での細菌の定着を抑制している。

舌下腺は顎舌骨筋の上面に存在し，薄い一層の口腔粘膜によって口腔と隔てられている（図 18-5）。舌下腺の導管はBartholin 管とよばれ，多くの場合は合流して，8～20本の小舌下腺管（Rivinus 管）となる。小舌下腺管は短く，径も細い。それぞれの導管は，舌下ヒダとよばれる口底前方にある稜状の粘膜に直接開口するか，Wharton 管に合流して間接的に口腔内に注ぐ。顎下腺と舌下腺は顎下神経節を経て，鼓索神経を介して顔面神経により支配されている（図 18-8 参照）。

唾液の機能は，会話と咀嚼を潤滑にすること，消化酵素や

訳注
[†1]：Stensen 管の長さは，日本人では約 5cm といわれている。

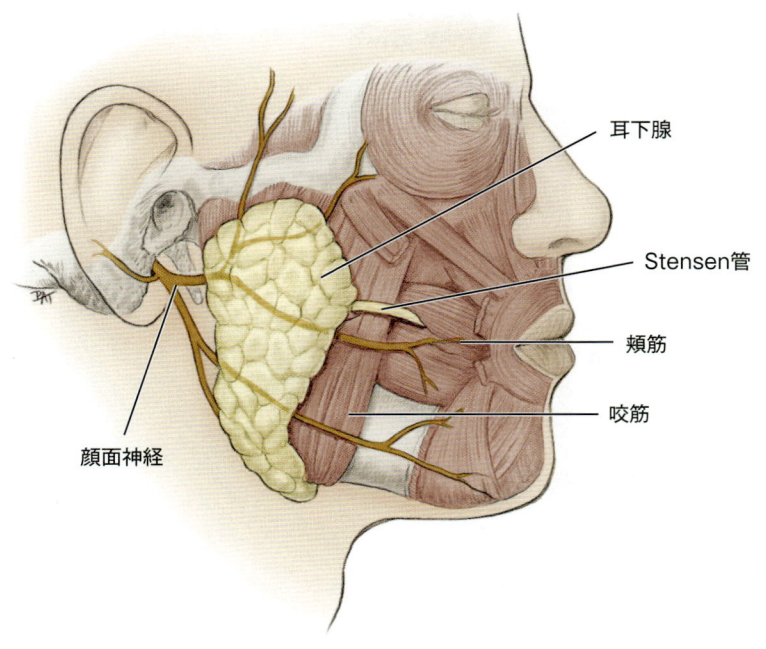

図 18-3 耳下腺の解剖。Stensen管は咬筋表面を走行し，急激に内側へ向かい頬筋を貫通して口腔内に開口する。(Fehrenbach MF, Herring SW: Illustrated anatomy of the head and neck, ed 3, St Louis, 2007, WB Saunders.)

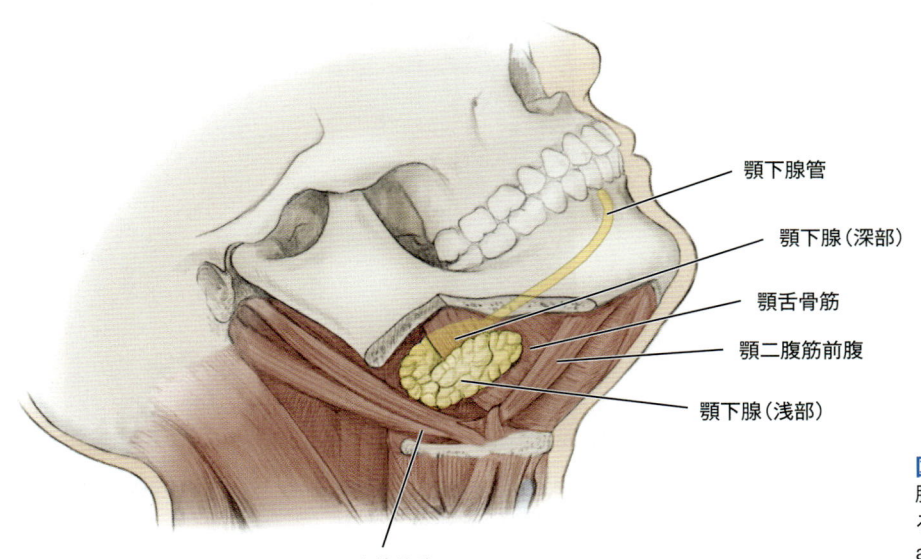

図 18-4 顎下腺の解剖。顎二腹筋の前腹と後腹，および下顎下縁により顎下三角が構成される。(Fehrenbach MF, Herring SW: Illustrated anatomy of the head and neck, ed 3, St Louis, 2007, WB Saunders.)

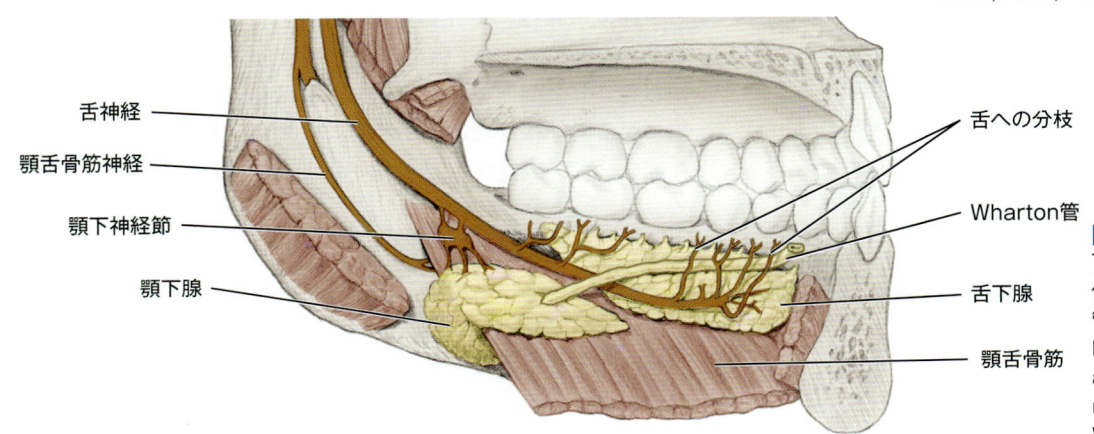

図 18-5 舌下腺の解剖。顎下腺と舌下腺の導管系の相互関係，および舌神経とWharton管の関係を示す。(Fehrenbach MF, Herring SW: Illustrated anatomy of the head and neck, ed 3, St Louis, 2007, WB Saunders.)

抗菌作用を有する物質を供給することである（表18-2）。唾液腺は1日に1,000〜1,500 mLの唾液を産生し，単位時間あたりの流量は食事中が最も多い。1日の唾液総分泌量に対するそれぞれの唾液腺の分泌量の割合は，顎下腺70%，耳下腺25%，舌下腺3〜4%で，小唾液腺はごくわずかにすぎない（Box18-1）。唾液の電解質組成も唾液腺によって異なり，一般に耳下腺は顎下腺より高濃度であるが，例外的にカルシウム濃度だけは，顎下腺が耳下腺の約2倍である。分泌される唾液の粘稠度は，唾液腺における粘液細胞と漿液細胞の割合に依存するので，ほとんどが粘液細胞からなる舌下腺が最も高く，次いで顎下腺（粘液細胞と漿液細胞の混合），さらに主に漿液細胞からなる耳下腺の順となる（図18-6）。興味深いことに，1日の唾液分泌量は20歳以降になると，徐々に減少する。

　唾液の産生は，交感神経と副交感神経により制御されている。交感神経は，上頸神経節から顔面の動脈周囲の神経叢を介して唾液腺に達する。耳下腺への副交感神経（節前線維）は舌咽神経の鼓室枝を通り，小錐体神経を経て耳神経節に至

表18-2
正常な成人の唾液組成

	耳下腺	顎下腺
アミノ酸	1.5 mg/dL	<1.0 mg/dL
アンモニア	0.3 mg/dL	0.2 mg/dL
重炭酸塩	20.0 mEq/L	18.0 mEq/L
カルシウム	2.0 mEq/L	3.6 mEq/L
塩化物	23.0 mEq/L	20.0 mEq/L
コレステロール	<1.0 mg/dL	<1.0 mg/dL
脂肪酸	1.0 mg/dL	<1.0 mg/dL
ブドウ糖	<1.0 mg/dL	<1.0 mg/dL
マグネシウム	0.2 mEq/L	0.3 mEq/L
リン酸塩	6.0 mEq/L	4.5 mEq/L
カリウム	20.0 mEq/L	17.0 mEq/L
タンパク質	250.0 mg/dL	<150.0 mg/dL
ナトリウム	23.0 mEq/L	21.0 mEq/L
尿素	15.0 mg/dL	7.0 mg/dL
尿酸	3.0 mg/dL	2.0 mg/dL

Box 18-1
各唾液腺の1日の唾液産生量

顎下腺	70%
耳下腺	25%
舌下腺	3〜4%
小唾液腺	少量

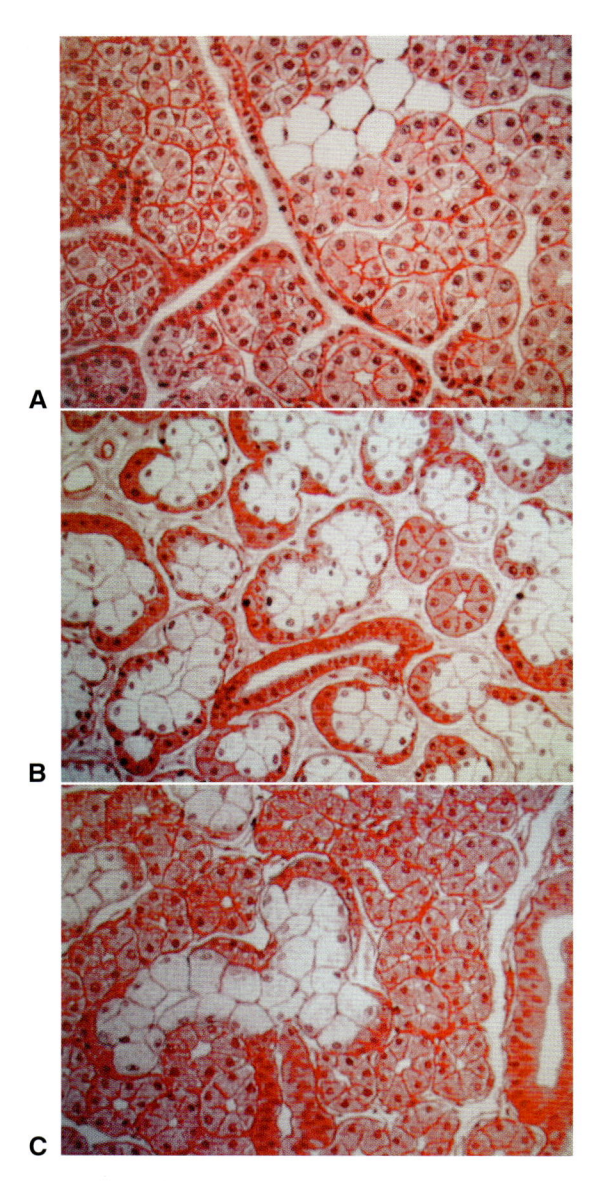

図18-6 A：耳下腺の組織像（漿液細胞）。B：舌下腺（粘液細胞）。C：顎下腺（粘液細胞と漿液細胞の混合）

る。節後線維は，耳介側頭神経を通って耳下腺に達する（図18-7）。顎下腺と舌下腺の副交感神経（節前線維）は上唾液核から起こり，顔面神経の枝である鼓索神経を通って顎下神経節に至る。節後線維は顎下腺へは直接に，舌下腺へは再び舌神経を経て，到達する（図18-8）。

診断法

1. 病歴と臨床検査

　唾液腺疾患を診断するうえで最も重要なことは，他のほとんどの疾患の場合と同様に，患者の病歴と臨床検査である。多くの場合，患者は単に現在の訴えに関連した出来事だけを

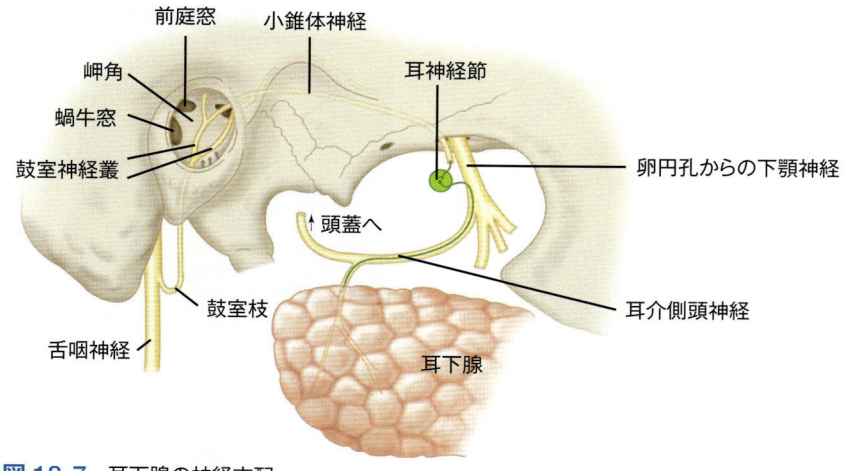

図18-7 耳下腺の神経支配

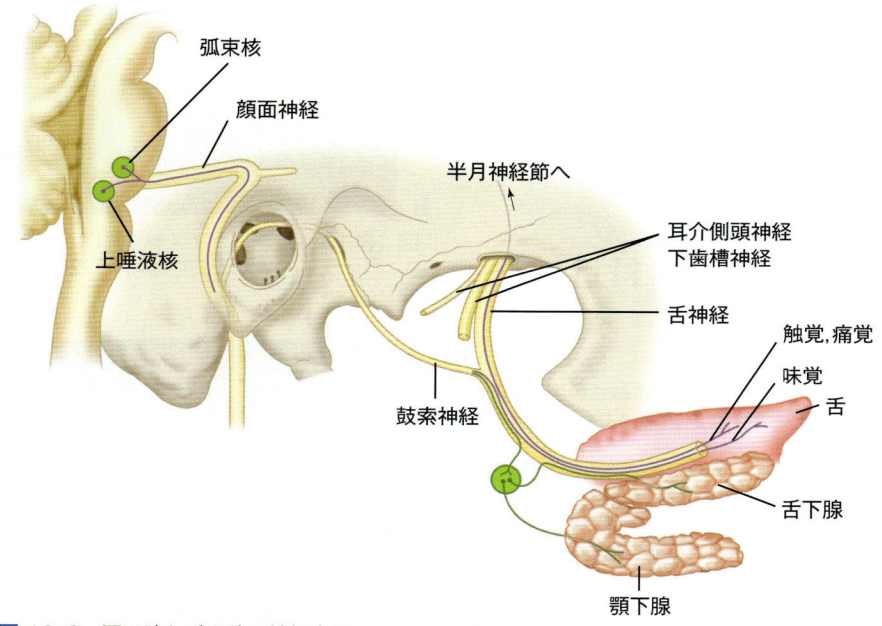

図18-8 顎下腺と舌下腺の神経支配

医師に伝えて，診断を求めがちである．臨床では徹底的な評価が必要であるものの，特別な追加検査を必要とせずに診断を下しうる場合も多い．少なくとも臨床では，病態を反応性，閉塞性，炎症性，感染性，代謝性，腫瘍性，発育性，外傷性のいずれかに分類して，追加検査が必要かどうかを判断し，確定診断を下すことになる．

2．唾液腺の画像検査
1）単純Ｘ線写真撮影

唾液腺疾患の評価で単純X線写真撮影を行う第1の目的は，唾石を発見することである．しかしながら，X線不透過性を示す，すなわちX線画像によってみつけることができるのは，全唾石の80～85％である．X線不透過性を示す唾石の頻度は，唾液腺によって異なる（Box18-2）．下顎の咬合法X線写真撮影は，口底前方部に存在する顎下腺唾石と舌下腺唾石の発見に最も有用である（図18-9）．デンタルX線写真撮影によっても，フィルムの位置を工夫することにより，

Box 18-2
X線不透過性唾石の頻度

顎下腺	80%
耳下腺	40%

367

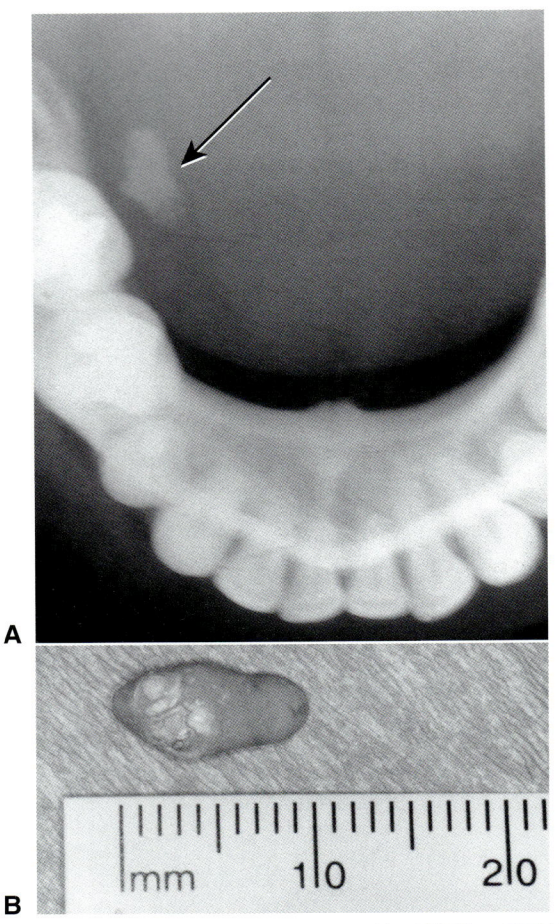

図 18-9　A：咬合法X線写真にて1個のX線不透過性の唾石（矢印）を認める。B：口内法で摘出された顎下腺唾石（長径1.0cm）を示す。

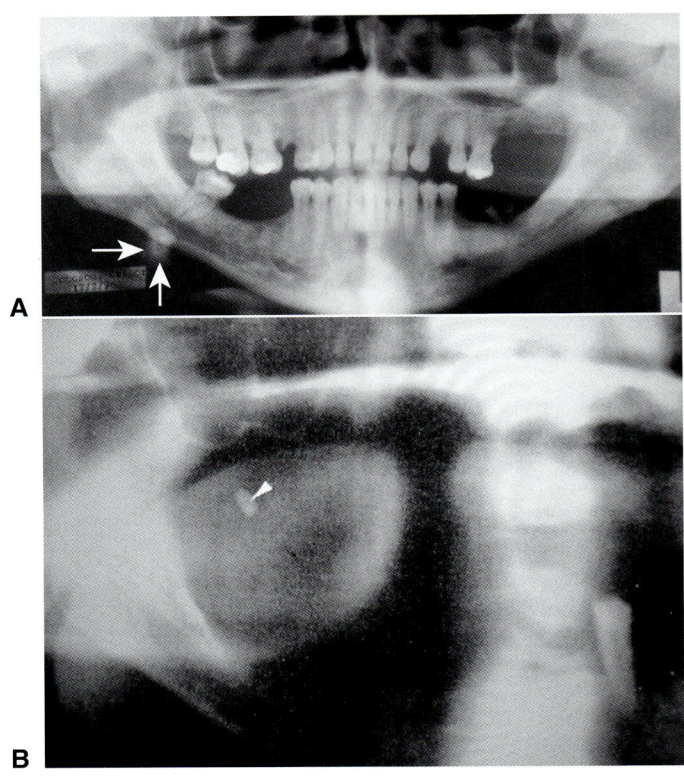

図 18-10　A：パノラマX線写真にて右側顎下腺唾石を認める（矢印）。B：パノラマX線写真にて右側耳下腺唾石を認める（矢頭）。

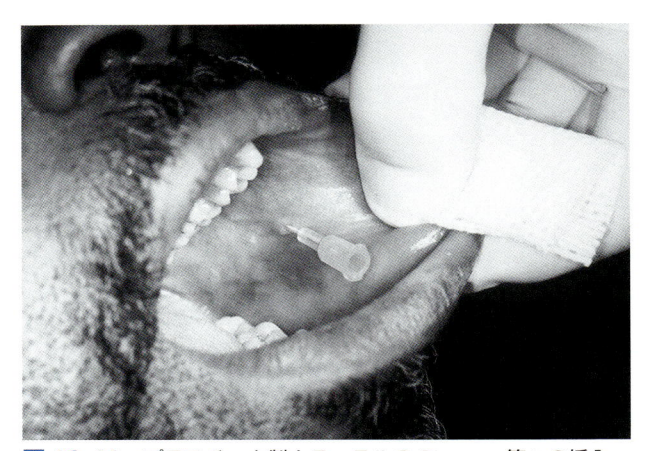

図 18-11　プラスチック製カテーテルのStensen管への挿入

小唾液腺を含む唾液腺の腺体内あるいは導管内の唾石を写し出すことができる。患者が意図的に頬を膨らませて下顎枝外側を覆う軟組織を引きのばすpuffed cheek view法により，X線不透過性の耳下腺唾石を写し出せることがある。多くの場合，X線写真により描出された唾石は，実際の大きさと形にほぼ一致する。パノラマX線写真は，耳下腺唾石と後方に存在する顎下腺唾石を描出できる（図18-10）。

2）唾液腺造影

　唾液腺の放射線診断学におけるゴールドスタンダードは，唾液腺造影であろう。唾液腺造影は，X線不透過性の唾石発見の補助として用いられる。加えて唾石の15〜20％がX線透過性であることから，唾液腺造影は閉塞性，炎症性，外傷性，腫瘍性病変による導管や腺の破壊の範囲の評価にも有用である。このような診断的意義に加え，唾液腺造影は造影剤の注入により導管系が拡張し，小さな粘液栓あるいは壊死組織片を洗い流すので，治療法としても利用可能である。

　唾液腺造影は，導管（Wharton管またはStensen管）にプラスチック製あるいは金属製のカテーテルを挿入し（図18-11），造影剤を導管系と腺実質に注入しながら，一連のX線画像を撮影するテクニックである。患者が痛みを感じ始めるまでに，約0.5〜1mLの造影剤を注入することができる。唾液腺造影では，水溶性と油性の2種類の造影剤が使用できる。どちらのタイプの造影剤でも，比較的高濃度（25〜40％）のヨードを含有している。多くの臨床医は水溶性造影剤を好む傾向があるが，これは，唾液と混合しやすく細い導

管系にまで注入しやすいこと，検査が終了すれば導管から流れ出すか吸収され腎経由で排出されること，などが理由である．油性造影剤は粘性が高く，微細な導管系を描出するには，水溶性造影剤より強い注入圧を必要とする．結果として，一般的に油性造影剤は，注入時に患者が不快感を訴えることが多く，また導管系から除去されにくいことから，医原性の導管閉鎖の原因ともなりうる．残存した油性造影剤は腺から吸収されず，重篤な異物反応や唾液腺の壊死をきたすこともある．加えて，慢性炎症による導管の破壊があれば，造影剤の溢出による軟組織への障害は，水溶性造影剤と比べて重篤となる可能性がある．

唾液腺造影は，造影剤注入からの撮影時間によって分けられる3つの相から構成される．

1. 導管相（図18-12）：ほぼ造影剤注入直後であり，主導管が描出される．
2. 腺房相（図18-13）：造影剤により完全に導管系がX線不透過性となってから，唾液腺の実質が造影剤で満たされるまで．
3. 排出相（図18-14）：唾液腺造影後，唾液腺や導管における造影剤の残存状態をみることにより，唾液腺の分泌・排出機能を評価できる．

5分を超えて造影剤が腺や導管に残存している場合は，異常とみなす．正常な唾液腺造影像では，太い一次導管が，徐々にかつ滑らかに小導管へ分枝する様子が描出される．また，均等に分布した造影剤により，唾液腺と小葉の輪郭が描出される．唾石により導管の閉塞が起こると，腺からの唾液の持続的分泌によって閉塞部位より上流の導管系に拡張が起こり，最終的には腺実質の圧迫性萎縮に至る（図18-15）．

唾液腺管炎は，反復する炎症ないし感染により導管上皮の萎縮をきたした唾液腺導管の拡張であり，修復機転としての

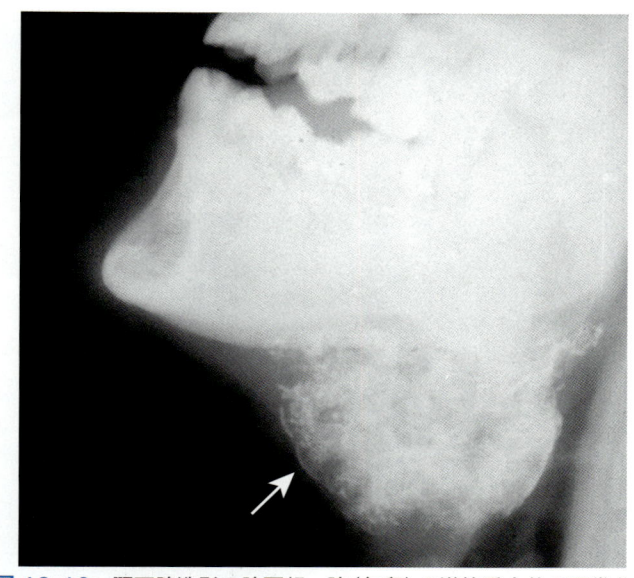

図18-13　顎下腺造影の腺房相．腺（矢印）の導管系全体の正常な分枝を認める．

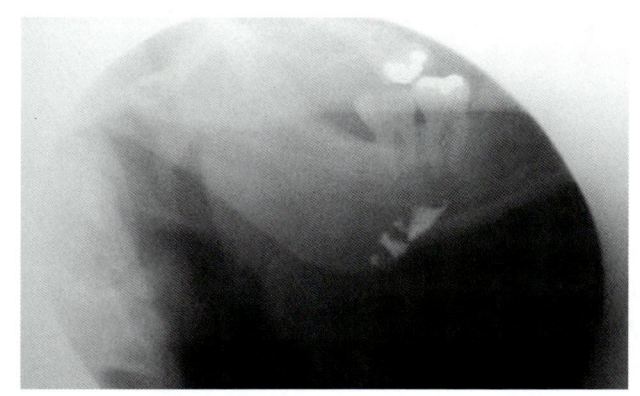

図18-14　顎下腺造影の排出相．5分後に導管系に異常な造影剤の貯留を認める．

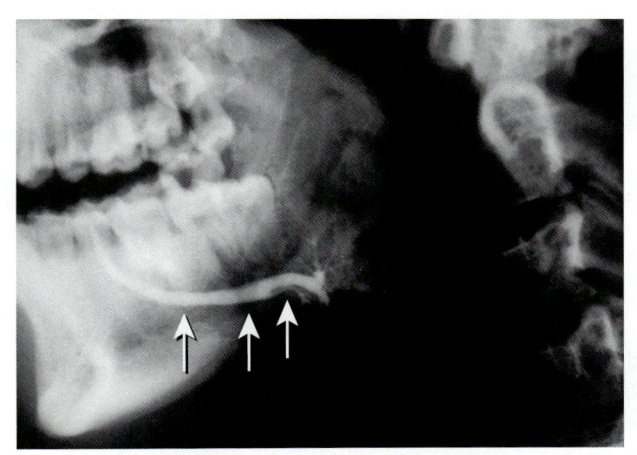

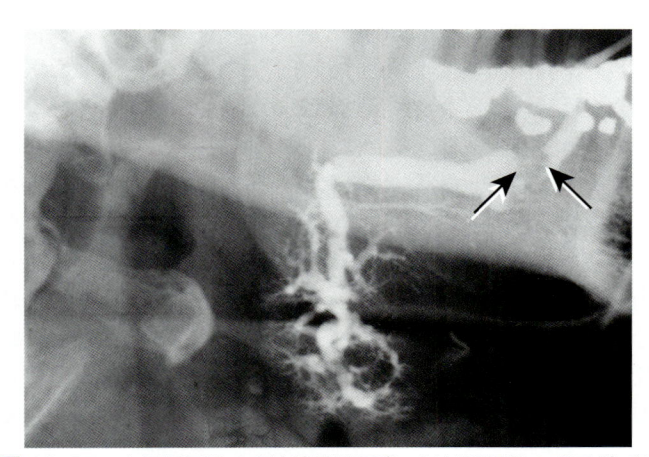

図18-12　顎下腺造影の導管相．造影剤は主導管内のみに存在する（矢印）．

図18-15　右側顎下腺の唾液腺造影写真．X線透過性の唾石（矢印）による閉塞で，導管の拡張と正常な腺実質の描出欠損を認める．

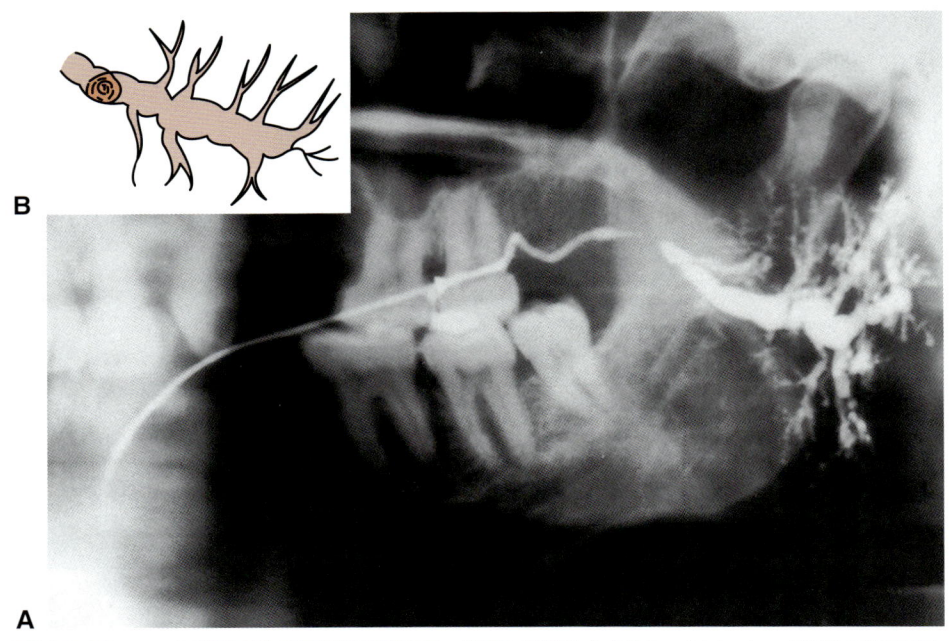

図 18-16　A：右側耳下腺の唾液腺造影写真．導管に特徴的な「連なったソーセージ」様の像を認める．これは閉塞性疾患により導管に損傷を生じ，修復機転による線維化で不規則な導管の狭窄が起こったためである．B：近位導管系の拡張を伴う閉塞の図解

線維化による導管の不規則な狭窄（すなわち「連なったソーセージ」パターン，図 18-16）を伴う．唾液腺炎は主に腺実質を侵す炎症性疾患である．唾液腺炎の患者は，腺房の萎縮と感染により腺房の囊状拡大をきたし，これにより「樹木の剪定」のように小導管系の正常な分枝が減少する（図 18-17）．唾液腺の中央に存在する病巣や腺の一部を占拠していたり，腺表面に存在している腫瘍では，正常な導管構造を圧排するため，唾液腺造影では，腫瘍に接する導管は曲線状にまとわりつくように引き延ばされて，特徴的な ball-in-hand 像を示す（図 18-18）．

唾液腺造影は，本検査法に熟練した口腔顎顔面外科医や，IVR（interventional radiology：画像診断装置を用いて画像ガイド下に経皮的に低侵襲的手技を行う技術）に熟練した医師により行われる．手技に精通していない者や読影能力のない者が，唾液腺造影を行ってはならない．次の3つの場合は唾液腺造影は禁忌となる．すなわち，①急性の唾液腺感染がある場合（導管上皮の障害により造影剤が軟組織に溢出し，強い疼痛を起こすとともに，異物反応を招く可能性がある），②ヨード過敏症のある患者（とくに造影剤を用いた過去の放射線検査において，重篤なアレルギー反応の既往がある患者），③甲状腺検査が予定されている場合（唾液腺や導管に残存するヨードが甲状腺検査を妨害する可能性がある），である．

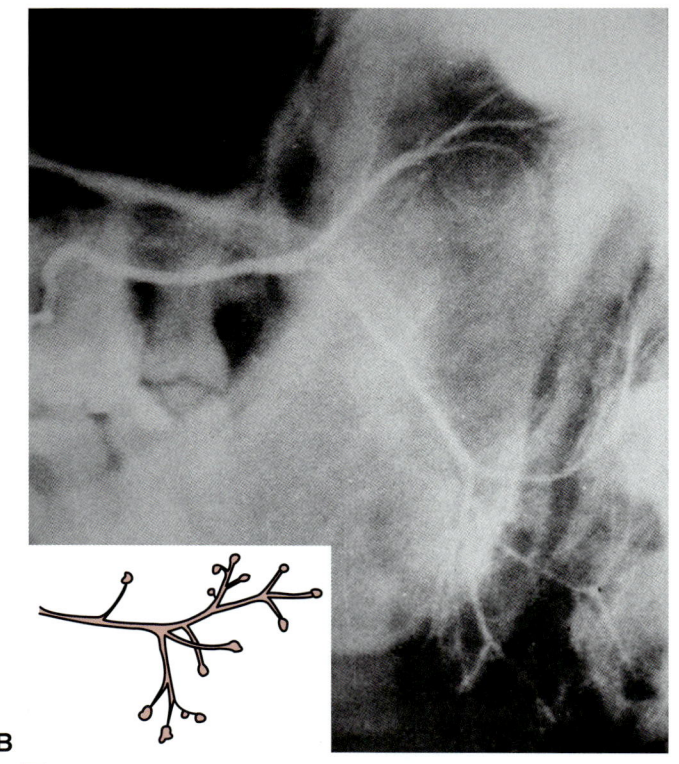

図 18-17　A：慢性炎症による腺房の破壊を伴う耳下腺炎．B：腺房の破壊による「樹木の剪定」像の図解

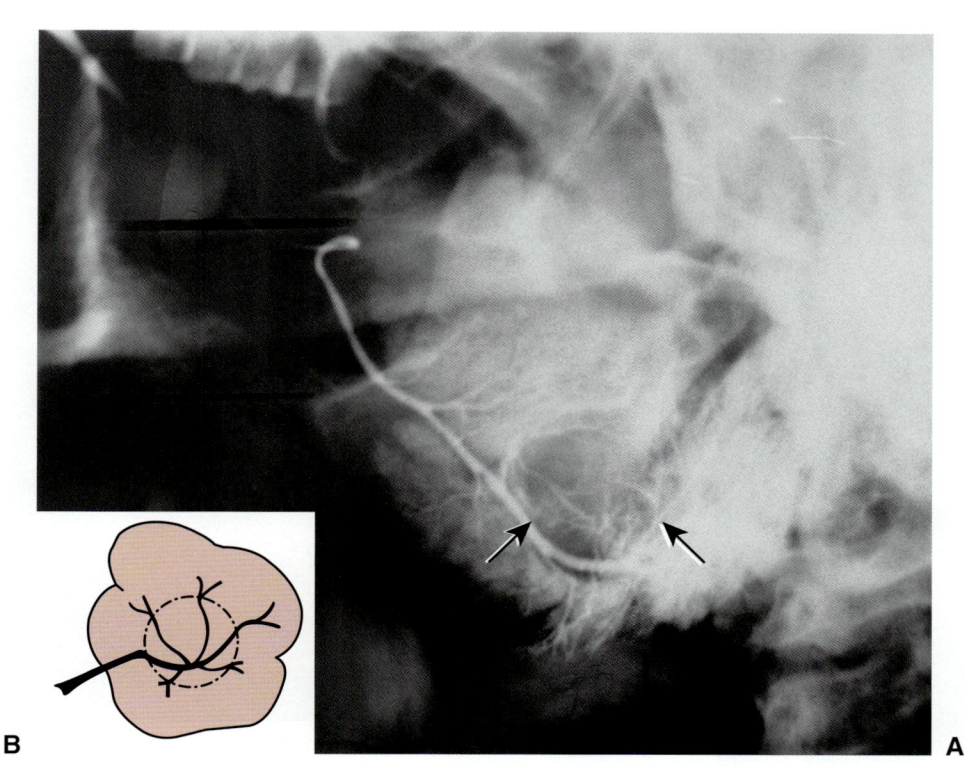

図 18-18　A：ball-in-hand像（矢印）を呈する右側耳下腺の造影写真。造影の欠損領域は、腺体内の腫瘍が周囲の正常導管を圧排するために生じる。B：腫瘍の腺房圧排による ball-in-hand 像の図解

3）コンピュータ断層撮影（CT），磁気共鳴画像法（MRI），超音波検査（US）

　一般的にコンピュータ断層撮影（computed tomography：CT）は，唾液腺における腫瘍の評価に用いられてきた。CTは患者を放射線被曝させることになるが，唾液腺造影法に比べると侵襲は少なく，造影剤を必要としない。さらにCTでは導管の後方，移行部，あるいは腺実質内の唾石を描出できる（図18-19）。現在では，三次元CTにより，さらに良好な唾石と導管系の非侵襲的描出が可能となっている（図18-20）。

　磁気共鳴画像法（magnetic resonance imaging：MRI）は，患者への放射線被曝がないこと，造影剤を使用する必要がないことから，唾液腺病変，とくに腫瘍性病変における軟組織の描出においてCTスキャンよりすぐれている。

　超音波検査（ultrasonography：US）は比較的簡便で非侵襲的な検査法であるが，解像力に乏しい。超音波画像診断の主な役割は，表在性の腫瘍が充実性か囊胞性（液体貯留）かを評価することである。

4）唾液腺シンチグラフィ

　唾液腺に対する放射性同位元素のスキャニングによる核医学画像検査，すなわち唾液腺シンチグラフィは，腺実質の腫瘍の存在の確認と唾液腺機能の評価のために用いられる。この検査では，放射性同位元素（通常は ^{99m}Tc）が用いられる。

静脈内に投与された ^{99m}Tc は，唾液腺を含む全身のさまざまな臓器に取り込まれる。患者の放射線被曝という問題を除いて，この検査法の限界は，画像の解像度が低いという点である。唾液腺シンチグラフィでは，急性炎症で放射性同位元素の取り込みが増加し，慢性炎症および腫瘍（良性あるいは悪性）で取り込みが減少する。

3. 唾液腺内視鏡検査

　近年，できるかぎり低侵襲な診断法と治療法が，大唾液腺にも応用されつつある。唾液腺内視鏡検査は，しなやかな管の先端に取り付けた小さなビデオカメラとライトを，導管の開口部から挿入して行う特殊な手技である。内視鏡は，診断にも治療にも用いられる。唾液腺内視鏡検査によって，粘液栓や唾石に加えて，導管の狭窄や捻転を診断することができる。また，導管の小さな狭窄部を拡大したり，小さな粘液栓を導管から洗い流すことも可能である。小さなバルーンカテーテル（冠動脈形成術に使用されるものと類似している）のような特殊な器具を使用することにより，狭窄した導管を拡張させたり，小さな金属製バスケットを用いることにより，導管内唾石の摘出を行うことが可能である（図18-21）。

4. 唾液の生化学検査

　それぞれの唾液腺から分泌される唾液の電解質組成（表18-2参照）を調べることにより，さまざまな唾液腺疾患が

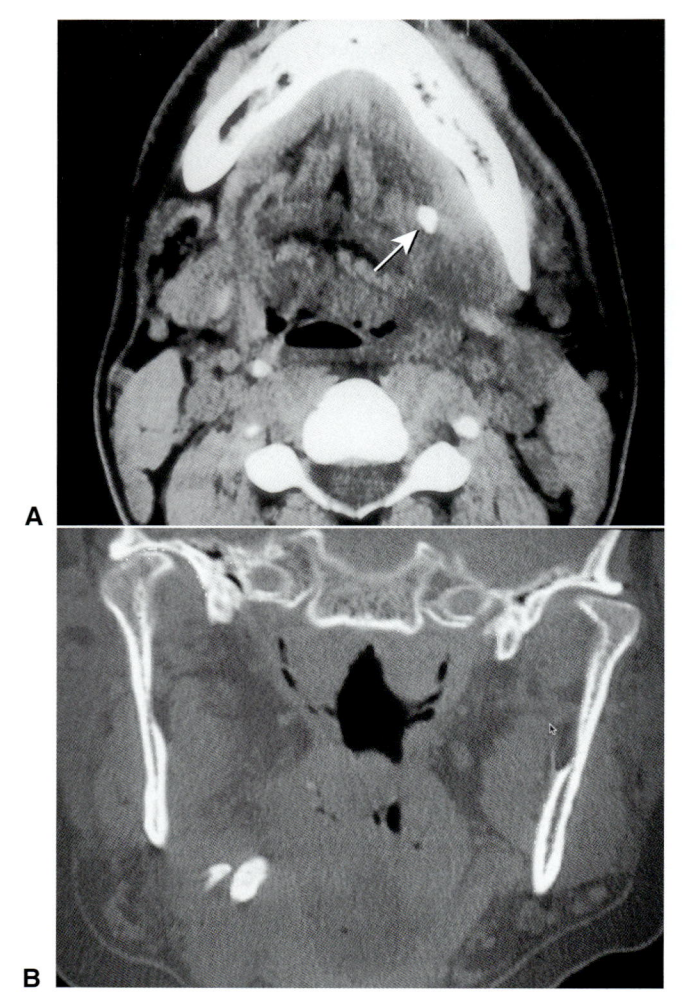

図 18-19　A：下顎と口底のCT（軸位断）により，後方に存在する顎下腺唾石（矢印）を認める。B：CT（冠状断）により，複数の顎下腺導管内唾石を認める。

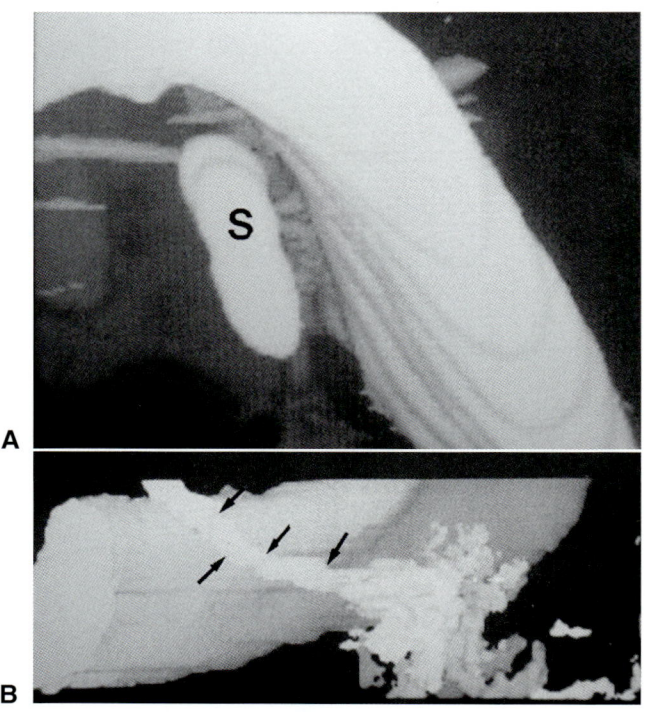

図 18-20　A：三次元CT撮影により顎下腺唾石（S）を認める。B：顎下腺管の破壊像（矢印）

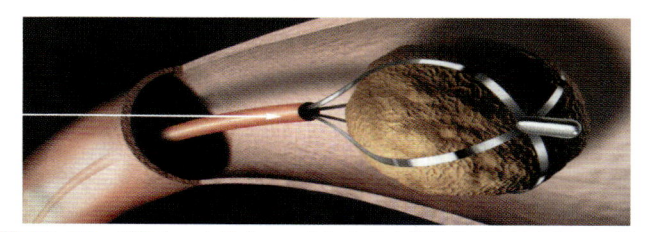

図 18-21　バスケットテクニックによる内視鏡的唾石摘出術の図解

診断できる。通常は主に，唾液の流出速度に応じて変化するナトリウムとカリウムの濃度が測定される。ある種の唾液腺疾患では，これらの電解質の相対的濃度の変化がみられる。例えば，ナトリウム濃度の上昇とカリウム濃度の低下は，炎症性疾患を示している。

5. 穿刺吸引細胞診

　唾液腺腫瘍の診断にあたって穿刺吸引細胞診を行うことに関しては，これまでに多くの議論がなされてきた。本検査法は，表在性病変が良性か悪性かの鑑別においては，高い正診率を示している。穿刺吸引細胞診は，20G以下の細い針のついたシリンジを用いて行う。局所麻酔後に針を腫瘍中に進め，プランジャーを引いてシリンジ内を陰圧にし，陰圧を保ったまま病変中を前後に動かす（図18-22）。その後，陰圧を解除して針を引き抜き，細胞成分と液性成分をスライドガラス上に押し出して，病理組織学的観察のための固定を行う。これによって病変が良性か悪性かがすぐに判明するが，とくに本検査法と診断に精通した口腔外科医と口腔病理医であれば，この検査で組織診断まで行える可能性もある。

6. 唾液腺の生検

　唾液腺の生検は，それが切開生検であれ切除生検であれ，大唾液腺の腫瘍の診断に用いることが可能である。しかしながら通常は，Sjögren症候群（Sjögren's syndrome: SS）の補助診断のために行われることが多い。下唇の口唇腺生検は，大唾液腺におけるSSの特徴的な組織学的変化を反映する。口唇腺生検は局所麻酔下で行い，組織学的検査のために約10個の小唾液腺を採取する（図18-23）。口唇腺を組織学的に検査し，フォーカススコアを与える。この場合の1つの「フォーカス」とは，組織を高倍率で観察し，唾液腺組織

18章 ● 唾液腺疾患の診断と治療

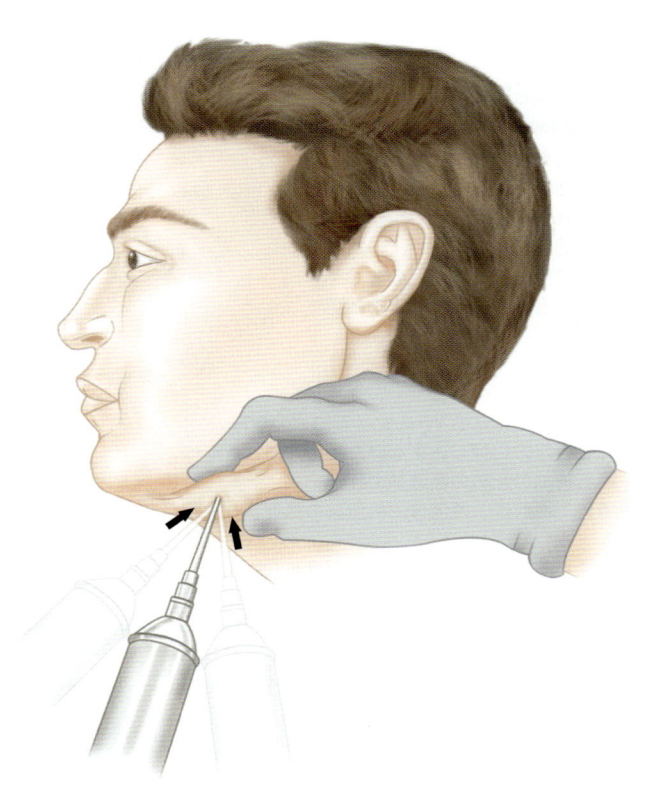

図18-22　顎下腺内腫瘤に対する穿刺吸引細胞診のテクニック。病巣内で多方向に刺入を繰り返す。

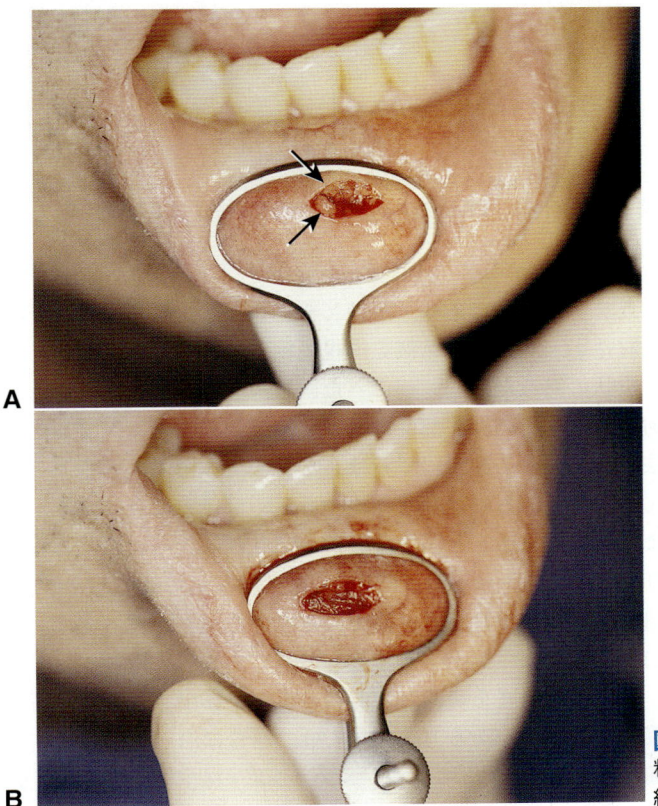

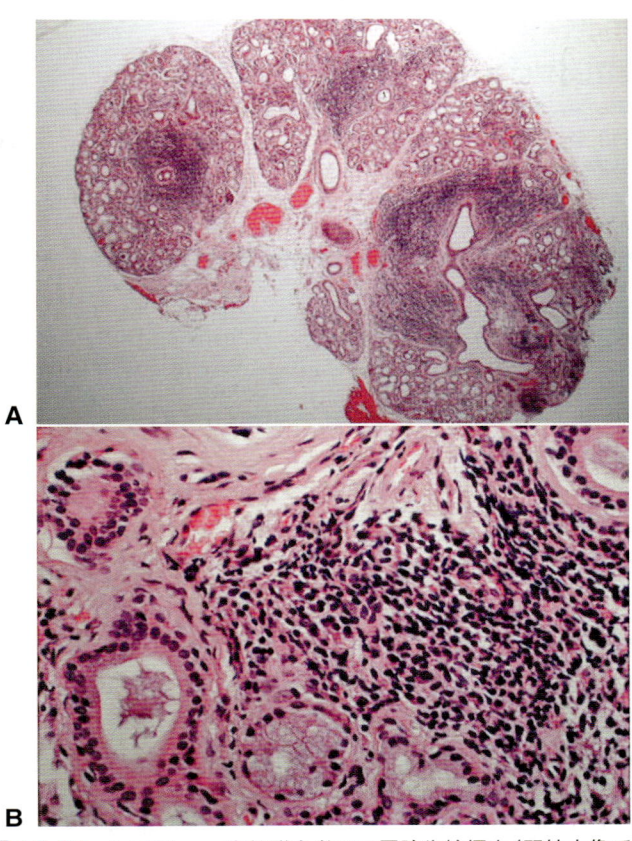

図18-24　A：Sjögren症候群患者の口唇腺生検標本（弱拡大像で3フォーカスのリンパ球の集簇を認める）。B：口唇腺生検標本の強拡大像で，1つのフォーカス（50個以上のリンパ球の集簇）と隣接する正常腺房組織が認められる。

$4mm^2$内に50個以上のリンパ球，組織球，形質細胞の集簇をみる部位のことである（図18-24）。小唾液腺組織中に1個以上のフォーカスが存在することが，SSの診断基準となる。

閉塞性唾液腺疾患：唾石症

結石は胆嚢，尿路，唾液腺など全身に発生しうる。唾石症の発症は30～50歳をピークとし，男性の頻度が女性の2倍である。患者の約25％では，複数の唾石が認められる。唾石の形成は，カルシウム代謝異常と塩類の沈殿による核の形成に始まり，その後の有機物と無機物の層状沈着と石灰化という一連の経過を経て，進行する。

唾石形成の頻度は，唾液腺によって異なる（Box18-3）。

図18-23　A：口唇腺の生検。Chalazionクランプで下唇を翻転し，固定する。粘膜切開を行い，小唾液腺（矢印）を明示する。B：小唾液腺を摘出して病理組織学的評価を行う。

373

Box 18-3	
唾石の発生率	
顎下腺	85%
耳下腺	10%
舌下腺	5%
小唾液腺	まれ

Box 18-4

一般歯科医にとっての唾石症

唾石症の典型的徴候と症状
- 食事時における疼痛と腫脹の増悪
- Wharton 管からの唾液流出の確認
- 顎下腺の圧痛の確認
- 唾石確認のための口底の触診
- 下顎咬合法 X 線写真による確認

治療
前方にある結石の場合
- 涙管ブジーによる Wharton 管拡大の試み
- 唾石を後方に押し込まないための注意
- 唾石排出のための唾液腺の圧迫
- 有効であれば，唾液分泌刺激薬の処方

後方にある唾石，あるいは唾石が見えない場合
- 口腔顎顔面外科医への紹介

顎下腺が症例の 85%を占め，すべての唾液腺中で最も頻度が高い。顎下腺において唾石が高頻度に形成されることには，さまざまな要因が関与している。唾液中には，水，電解質，尿素，アンモニア，ブドウ糖，脂質，タンパク質などが含まれており，一般に耳下腺唾液は，他の唾液腺からの唾液に比べて高濃度である。しかしカルシウム濃度だけは例外で，顎下腺唾液では耳下腺唾液の約 2 倍の濃度である（表 18-2 参照）。さらに，pH がアルカリ性に傾いていることも，顎下腺に唾石が形成されやすい原因となっている。このような唾液の組成・性状に加え，顎下腺と導管の解剖学的要因も重要である。Wharton 管は，唾液腺の導管のなかで最も長く，唾液は口腔内に流れ出るまでに長距離を移動することになる。さらに，Wharton 管はその走行中に 2 か所で鋭く屈曲しており，その第 1 の屈曲部位は顎舌骨筋後縁部，第 2 は口底前方の開口部付近である。最後に，顎下腺管の開口部は Stensen 管のそれより小さいことである。このような特徴により，唾液の流出速度が低下し，耳下腺や舌下腺では起こらないような唾液の停滞あるいは導管の閉塞が起こりやすくなる。とくに小さな開口部が高い位置に存在するため，唾液は重力に逆らって流出しなければならず，沈殿した物質，粘液，細胞片が，曲がりくねった長い顎下腺導管内に容易にとどまってしまう。この沈殿物が粘液栓の核となり，X 線透過性あるいは不透過性の唾石を形成し，やがて腺体から口腔内開口部までの唾液の流れを遮断するようになる。

顎下腺唾石症の臨床症状は，唾液産生が最大となる食事時に，導管の急激な閉塞が起こった場合に出現する。このときの腫脹は急激に生じ，一般的に疼痛が著しい（Box18-4，図 18-25）。腫脹は徐々に消退するが，唾液分泌が刺激されるたびに，腫脹は繰り返し再発することとなる。この状態は導管が完全に閉塞されたり，感染が起こるまで続く。感染の有無にかかわらず，閉塞により唾液腺の分泌細胞の萎縮が起きる。顎下腺の感染が起こると，口底の腫脹，発赤，所属リンパ節の腫脹がみられる。顎下腺の触診とともに，導管および開口部の診査を行うと，唾液流出の完全消失か膿汁の流出が認められる。

小児の唾石症はまれである。統計的には男児は女児より高頻度で，左側の顎下腺が侵されやすい。診断は臨床所見から

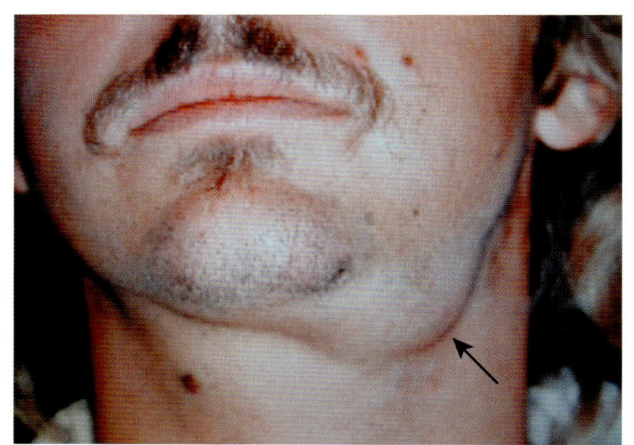

図 18-25 顎下腺唾石による閉塞に起因する左側顎下腺の腫脹（矢印）

行うことが可能であり，単純 X 線写真撮影，超音波検査，唾液腺造影，あるいは唾液腺内視鏡検査によって確認する。

症状のあった期間，起こった回数，唾石の大きさ，そして何よりも唾石の存在部位に応じて，顎下腺唾石に対する処置法を決定する。顎下腺唾石は，左右の下顎第 1 大臼歯間を結んだ線より前方に存在するか，あるいは後方に存在するかによって，前方唾石と後方唾石に分類される。一般にこの線より前方にできた唾石は，下顎咬合法 X 線写真で確認しやすく，口腔内から摘出しうる。前方に存在する小さな唾石では，開口部を拡大して摘出することも可能である（図 18-26）。

時には，口底を切開して導管と唾石を露出させて，唾石を摘出する必要がある（図 18-27A）。導管に沿って縦の切開を加え，唾石を摘出してから，導管と口底の粘膜を縫合する（図 18-27B）。唾液は新たな導管開口部から流出する。唾液腺導

18章 ● 唾液腺疾患の診断と治療

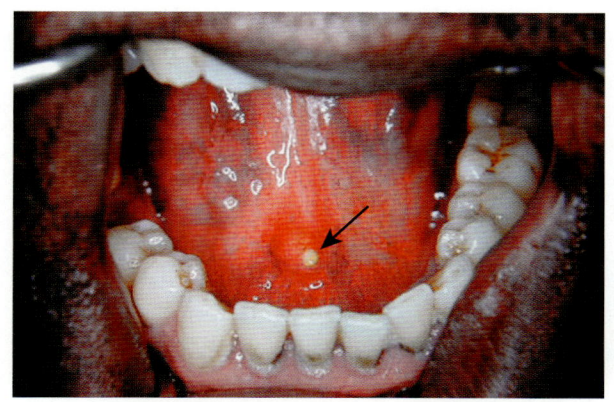

図 18-26 口腔内から摘出可能な Wharton 管開口部の唾石（矢印）

する。通常の咬合法X線写真では存在が確認できないこともあり，局在を明らかにするために，パノラマX線写真やCTが必要な場合もある。口腔内から触知できないか，繰り返し唾石を形成したり，繰り返し症状が出現する後方唾石の多くは，口腔外からのアプローチにより，顎下腺と唾石を摘出すべきである（図 18-28）。小さな唾石に対しては，体外からの衝撃波による砕石術の臨床試験がよい成績を収めている。この治療法は，電磁波を用いて経皮的に唾石を破砕して細片とし，自然の唾液流出によって導管系から洗い流す方法である。この治療法にはほとんど合併症の報告はないが，唾石の大きさ（通常は 3mm 未満），数（通常 3 個未満），部位（腺体内唾石には適応しにくい）に制限がある。

耳下腺における唾石の発生は，著しく少ない。耳下腺は，視診と下顎枝外側を覆う腺体の口腔外からの触診により診査する。Stensen管とその開口部は，口腔内から診査できる。腺体を触診しながら同時に導管系を観察すると，唾液や膿などが開口部から流出するのがわかる。口腔内から触知できるStensen管の遠位 1/3 に存在する唾石は，開口部を拡大することで摘出することが可能であるが，これより少しでも近位である場合には，唾石に到達するには外科的処置が必要とな

管形成術として知られるこの処置法により，唾石形成に関与する因子の多くを取り除くことができる。すなわち導管の全長を短く，開口部を大きく，さらには重力の唾液停滞への影響を少なくできる。行われた処置によらず，柑橘類やキャンディの摂取，あるいはグリセリン綿棒などにより唾液の分泌を刺激し，十分な唾液量を維持するよう患者に指導する。症例の 50％近くは後方唾石で，移行部あるいは腺体内に存在

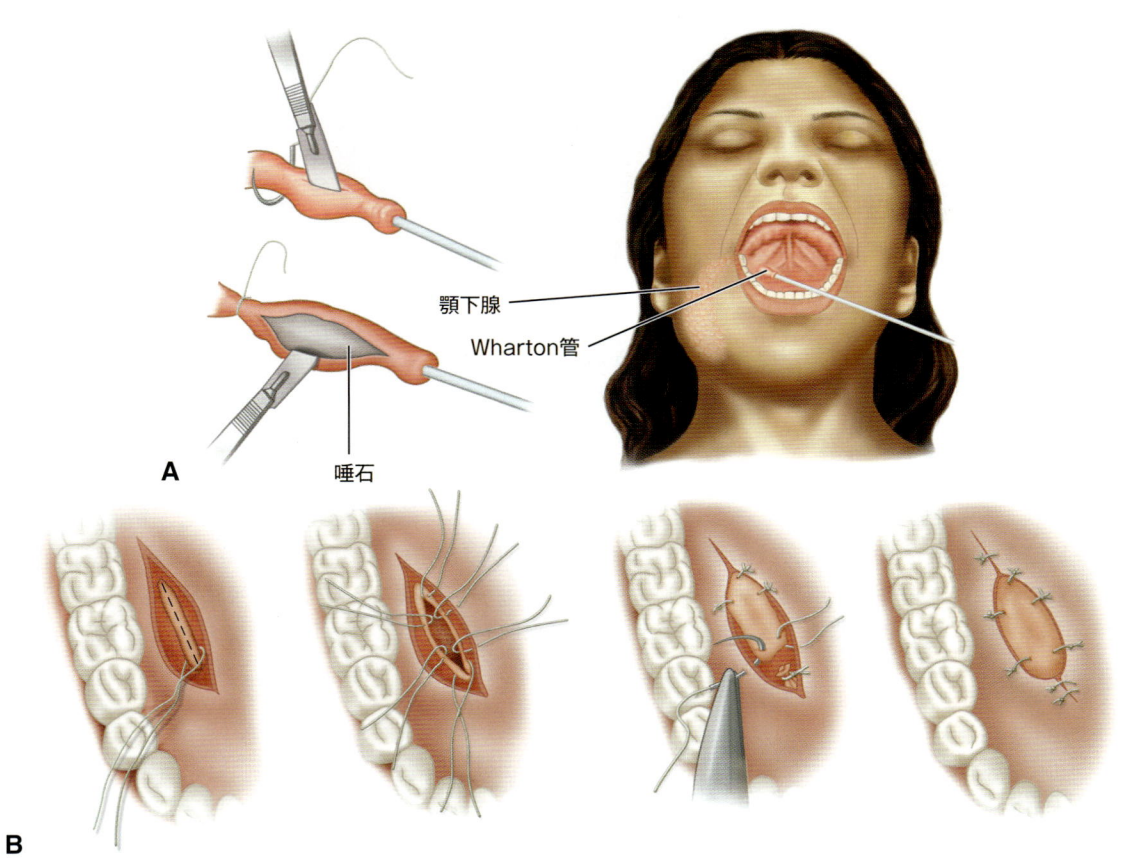

図 18-27 A：外科的な顎下腺導管の開放（唾液腺導管切開術）と唾石の除去（唾石摘出術）。B：口腔粘膜との縫合による導管の修正（導管形成術）

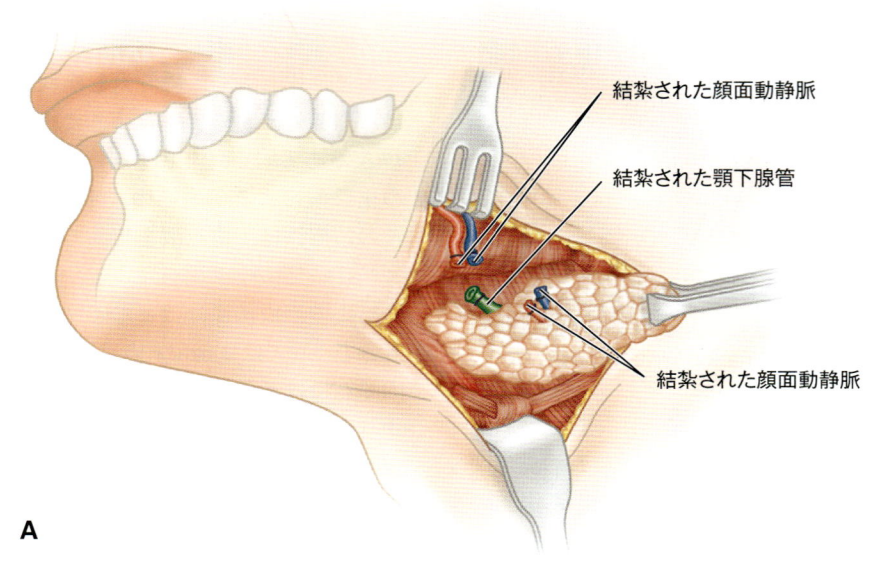

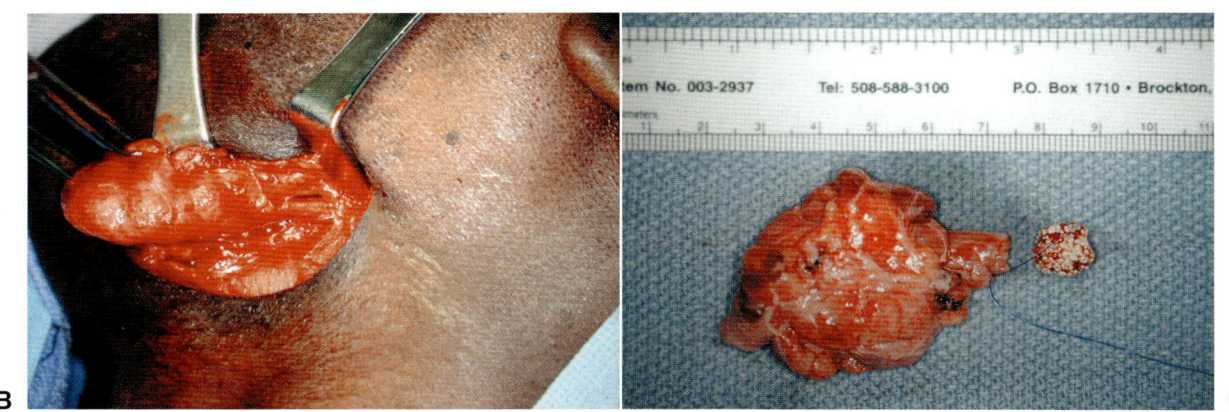

図18-28　A：口外法による顎下腺摘出術の図解。B：顎下腺の摘出（唾液腺摘出術）。C：顎下腺と唾石の摘出物

る。まれに，耳下腺腺体と導管の移行部や腺体内に唾石がみられることがあり，この場合は，口腔外からのアプローチにより唾石を摘出するか，耳下腺浅葉切除術が必要になることがある。

　唾石の形成によって舌下腺の閉塞が起こることは，まれである。しかしもし起こった場合には，通常は同側のWharton管の閉塞が原因である。舌下腺と小唾液腺の唾石形成はまれであるが，治療法は，唾石とそれに関連する唾液腺の単純な摘出術である。舌下腺は，口底前方1/3の部位の視診と双指診によって診査する。

粘液貯留現象および粘液溢出現象[†2]

1. 粘液瘤

　唾液腺の導管，ことに小唾液腺の導管は，時に咬傷などにより損傷し，粘膜直下で切断されることがある。すると，産生された唾液は粘膜直下の軟組織中に漏れ出すことになり，時間の経過とともに濃厚で粘稠な分泌物が組織中に貯留して，偽嚢胞（上皮の裏層を欠く）が形成される。このような病変は下唇粘膜に最も多く発生し，粘液瘤として知られている（図18-29）。粘液瘤の2番目の好発部位は頬粘膜である。粘液瘤が形成されると，被覆粘膜は隆起して薄く引き延ばされ，透明ないし青灰色の粘液を含んだ水疱様を呈する。患者はしばしば，液体の貯留した病変が破れては膨らむという経

訳注

[†2]：唾液腺導管が何らかの原因によって傷害を受け，唾液の流出が障害されることによって生じる嚢胞を粘液嚢胞とよび，そのうち小唾液腺に由来するものを粘液瘤，顎下腺や舌下腺に関連して口底に生じるものをラヌーラまたはガマ腫とよぶ。

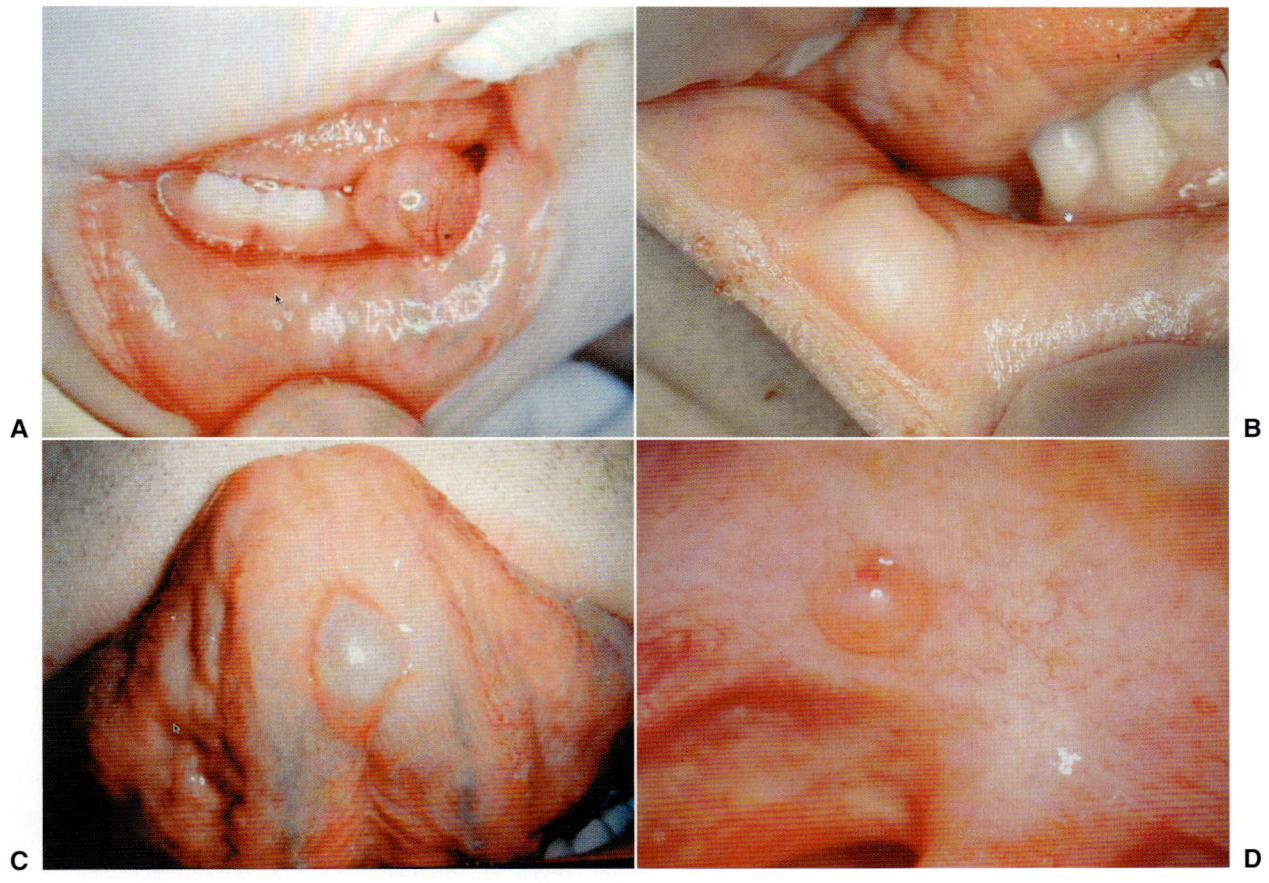

図 18-29　下唇（A），頬粘膜（B），舌下面（C），軟口蓋（D）の粘液瘤

験をしている。一部の症例では，外科処置なしに自然消退することがある。病変が遷延するか再発を繰り返す場合には，粘液瘤とその発生にかかわっている小唾液腺の摘出を行う（図18-30）。通常は，オトガイ神経の伝達麻酔下で粘膜を切開する。注意深く粘液瘤の周囲を切開して完全摘出を行うが，多くの場合，摘出前に薄い壁が破れて減圧され，小さくなってしまう。近傍に存在する小唾液腺も一緒に摘出し，病理検査に提出する。粘液瘤摘出術後の再発率は 15〜30％と高いが，その原因はおそらく不完全な摘出，あるいは繰り返し起こる小唾液腺の損傷と考えられる。

2. ラヌーラ（ガマ腫）

最も一般的な舌下腺の病変はラヌーラ（ガマ腫）で，これは舌下腺に発生した粘液嚢胞とみなされる。ラヌーラは，舌下腺導管系における粘液の貯留あるいは導管の損傷による粘液の溢出である。ラヌーラには，単純型とプランジング（plunging）型がある。単純型ラヌーラは，顎舌骨筋より上方の舌下隙中の舌下腺により占められている領域に限局しているものである（図18-31）。病変が顎舌骨筋のレベルを越えて顎下腺へ入り込んだものを，プランジング型ラヌーラとよぶ（図18-32）。口底は口唇に比べ被覆粘膜が厚く，外傷による破裂の頻度が低いので，ラヌーラは粘液瘤より大きくなる傾向がある。結果として，プランジング型ラヌーラは顎舌骨筋を越えて頸部にまで進展し，救急処置が必要となるような気道狭窄をきたす可能性がある。ラヌーラとの鑑別を要する口底の腫脹をきたす疾患としては，リンパ上皮性嚢胞，類表皮嚢胞あるいは類皮嚢胞，唾液腺腫瘍（例：粘表皮癌），間葉系腫瘍（例：脂肪腫，神経線維腫，血管腫）などがある。プランジング型ラヌーラとの鑑別を要する頸部正中部の腫脹としては，甲状腺腫大（甲状腺腫あるいはその他の腫瘍），甲状舌管嚢胞，類皮嚢胞があり，側頸部の腫脹では，リンパ節腫脹，類表皮嚢胞，脂肪腫，伝染性単核症，転移性癌，リンパ腫，唾液腺腫瘍（例：顎下腺あるいは耳下腺下極の腫瘍），顎下腺炎，リンパ上皮性嚢胞，サルコイドーシス，結核，ネコ引っ掻き病，嚢胞性リンパ管腫，頸動脈小体腫瘍などとの鑑別を要する。ラヌーラに対する通常の治療法は開窓術で，ラヌーラの上壁に沿って口底粘膜を切除する（図18-33）。その後，ラヌーラの壁と口腔粘膜とを縫合して二次治癒を図

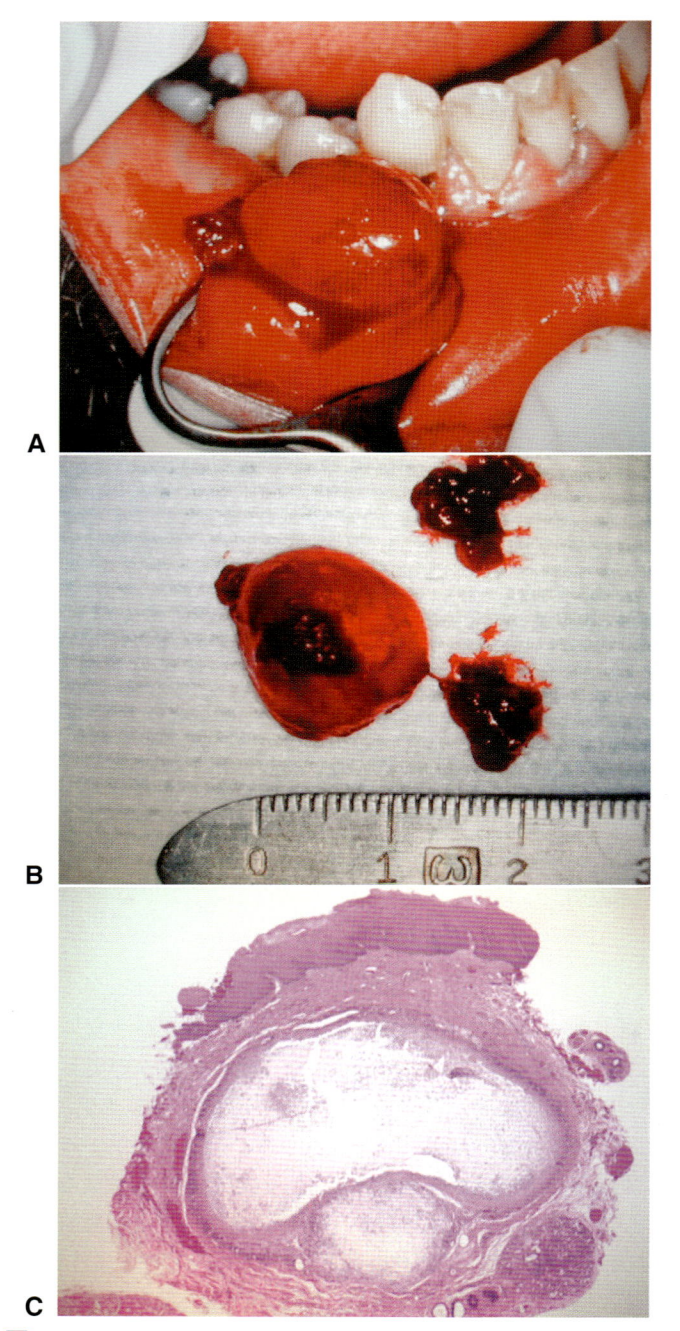

図 18-30　A：右側下唇粘液瘤の摘出術。B：破れずに摘出された粘液瘤の全体像。C：粘液瘤とそれに関連する小唾液腺の組織標本

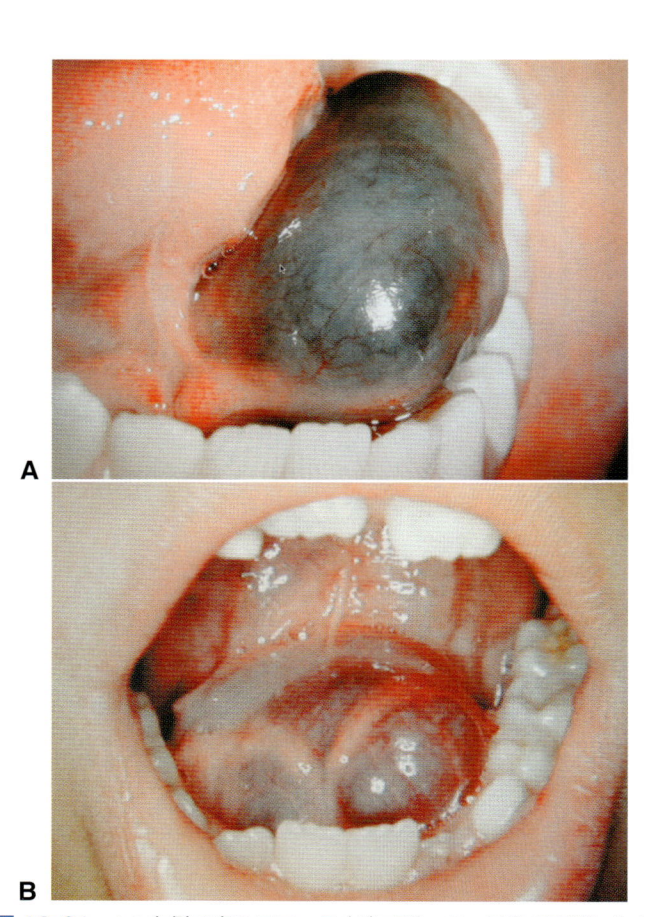

図 18-31　A：左側口底のラヌーラ（ガマ腫）。B：口底の両側にわたるラヌーラ（ガマ腫）

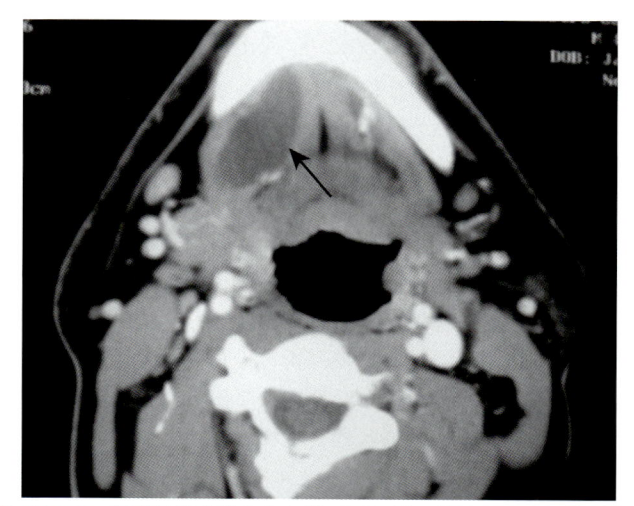

図 18-32　顎舌骨筋を越えた右側プランジング型ラヌーラ（矢印）のCT画像

る。再発あるいは遷延する場合には，口腔内からのラヌーラと舌下腺の摘出術が行われる（図 18-34）。

唾液腺の感染症

　大唾液腺の感染症には急性のものと慢性のものが存在するが，とくに顎下腺においては，常にというわけではないものの，多くは閉塞性疾患と関連して生じている（閉塞により感染を起こしやすい）。急性化膿性耳下腺炎の原因には通常，唾液の組成の変化が関与しており，これは高齢，衰弱，栄養失調，脱水，慢性疾患の場合に起こりやすい。このような場合には通常，両側の唾液腺が侵されている。発症の平均年齢

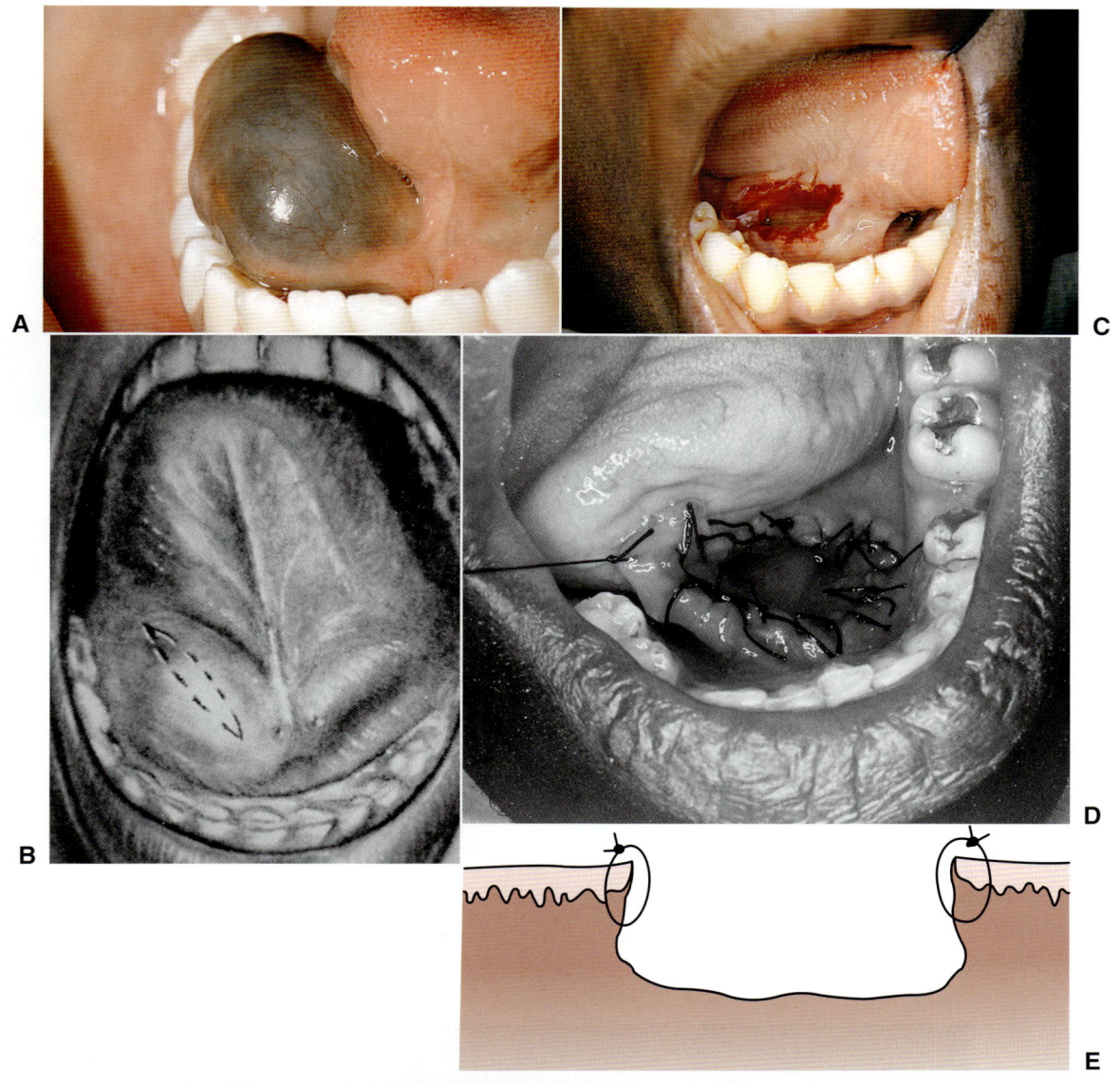

図 18-33 A：導管の破綻によって舌下腺唾液が軟組織内に貯留して生じた右側口底のラヌーラ。B：開窓術のための切開線の図解。C：口腔粘膜とラヌーラ上壁の切除による開窓。D：周辺部組織への縫合により左側ラヌーラの開窓術が完了した状態。E：開窓術後の図解

は60歳で，わずかに男性に多い。唾液腺の感染は好気性菌，嫌気性菌，ウイルス，真菌，マイコバクテリアなど，さまざまな微生物が原因となりうるが，多くの場合，細菌の混合感染が唾液腺炎の原因である。唾液腺の感染の原因となる最も一般的な細菌は，通常は唾液腺開口部周囲に生息する黄色ブドウ球菌である。唾液の流量が減少したり流出速度が遅くなると（すなわち閉塞あるいは脱水が生じると），逆行性に黄色ブドウ球菌が導管系に侵入して，唾液腺の感染を引き起こす。

急性細菌性唾液腺炎の臨床的特徴は，発赤と疼痛を伴う耳前部（耳下腺の場合）または顎下部（顎下腺の場合）の急激な腫脹である（図18-35）。感染した唾液腺の触診では，唾液の流出を認めないか，濃厚な膿の排出が導管開口部に認められる（図18-36）。

細菌性唾液腺炎に対する治療は対症療法および支持療法で，経静脈的な水分補給および抗菌薬と鎮痛薬の投与である。初期の抗菌薬は，経験的に最も原因と考えられる細菌である黄色ブドウ球菌に有効なものを選択し，セファロスポリン（第1世代）またはブドウ球菌に有効な半合成ペニシリン（オキサシリンあるいはジクロキサシリン）を投与する。それぞれの患者に最適な抗菌薬を選択するには，膿汁からの細菌培養と抗菌薬感受性テストを施行すべきである。

ラヌーラ

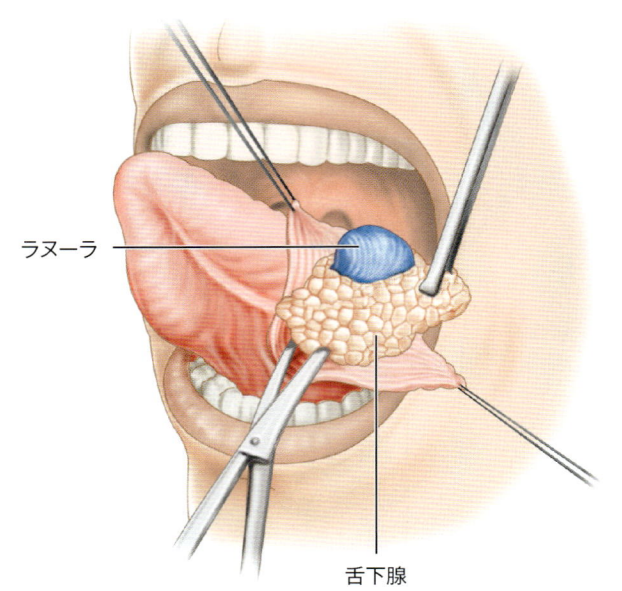

舌下腺

図 18-34　口内法による舌下腺とラヌーラの摘出

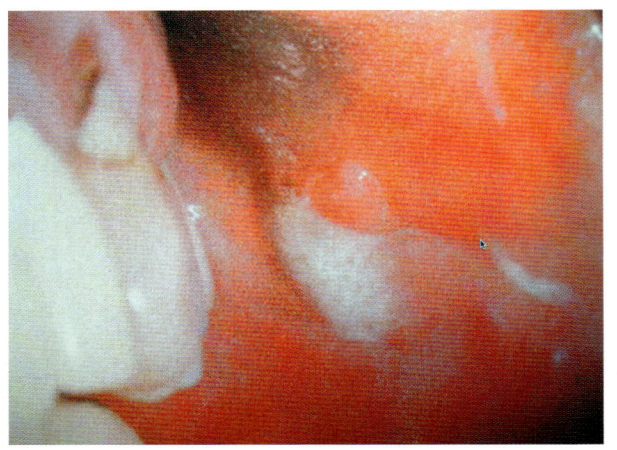

図 18-36　左側耳下腺炎に伴う耳下腺管からの排膿

　この疾患の患者の多くに対しては，入院下で大量の抗菌薬を経静脈的に投与すべきである．多くの場合，唾液腺の感染に対する管理には，外科的な切開排膿処置が必要となる．感染を放置すると急激に進行し，気道閉塞や敗血症を引き起こし，死に至ることもありうる．再発を繰り返した唾液腺の感染では，繰り返し障害を受けることで不可逆的な唾液腺の機能障害をきたし，唾液腺摘出術の適応となることもある．
　ウイルス性耳下腺炎，すなわち流行性耳下腺炎は，急性，非化膿性，伝染性の疾患である．（麻疹，流行性耳下腺炎，風疹に対する）ワクチンの定期接種が行われる以前には[†3]，ウイルス性耳下腺炎の流行が冬と春にみられていた．唾液腺の感染がウイルス性なのか細菌性なのかを区別することは重要で，ウイルス性では閉塞性疾患は誘因とはならず，抗菌薬を使用しない別の治療法が必要となる．
　流行性耳下腺炎では，ウイルスに曝露されてから2～3週間（潜伏期）後に，有痛性で発赤を伴わない片側または両

訳注

†3：わが国ではMMR接種の行われた1988～1993年までの期間を除き，ムンプスワクチンの単独接種が任意接種として行われている．

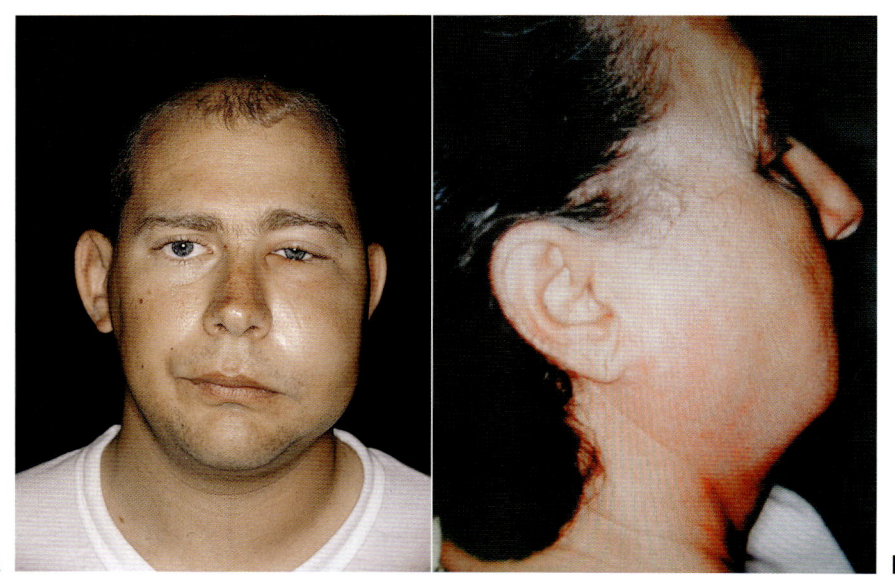

図 18-35　A：左側耳下腺の感染．B：発赤を伴う右側の急性細菌性耳下腺炎．著しい疼痛があり，他の重篤な疾患を示唆していることもある．治療には入院下での抗菌薬の経静脈的投与が必要で，外科的ドレナージが必要となることもある．

18章 ● 唾液腺疾患の診断と治療

側の耳下腺部腫脹が出現する．この疾患は6〜8歳の小児に好発し，臨床症状として耳前部の疼痛と腫脹，発熱，悪寒，頭痛がみられる．

ウイルス性耳下腺炎は通常，発症後5〜12日で軽快する．ウイルス性耳下腺炎の発熱，頭痛，倦怠感に対する対症療法として，解熱薬や鎮痛薬の投与，適切な水分補給を行う．この疾患の合併症として，若年男性が罹患した場合にはその約20％に髄膜炎，膵炎，腎炎，睾丸炎，精巣萎縮，不妊が起こることがある．

壊死性唾液腺化生

壊死性唾液腺化生は通常，口蓋の小唾液腺に起こる反応性，非腫瘍性の炎症性疾患であるが，どの小唾液腺にも発生する可能性がある．本疾患の発生原因は不明であるが，唾液腺小葉の梗塞の結果と考えられている．外傷，局所麻酔，喫煙，糖尿病，血管性病変，義歯による圧迫による局所の血流減少などが原因となる可能性がある．患者の年齢は23〜66歳の間である．

病変は通常，硬軟口蓋移行部の正中から外れた部位に，大きな（径1〜4cm），無痛性あるいは有痛性の深い潰瘍として認められる（図18-37A）．通常片側性に発生するが，両側性にみられることもある．患者のなかには，潰瘍形成前にインフルエンザ様の前駆症状があったと訴える者もいる．

本疾患は臨床的，組織学的に扁平上皮癌あるいは粘表皮癌と類似しているため（図18-37B），注意を要する．適切な診断と治療を行うためには，この疾患に精通した口腔顎顔面外科医と病理医による評価が重要であり，診断を誤ると，過剰な外科的切除を行いかねないので注意すべきである．壊死性唾液腺化生と悪性腫瘍との鑑別の助けとなる組織学的な特徴は，すべての唾液腺小葉が保存されていること，異形成のない扁平上皮島ないし胞巣，上皮胞巣内に残存する導管腔の存在である．壊死性唾液腺化生の潰瘍は発症後6〜10週で自然治癒し，外科的処置は不要である．

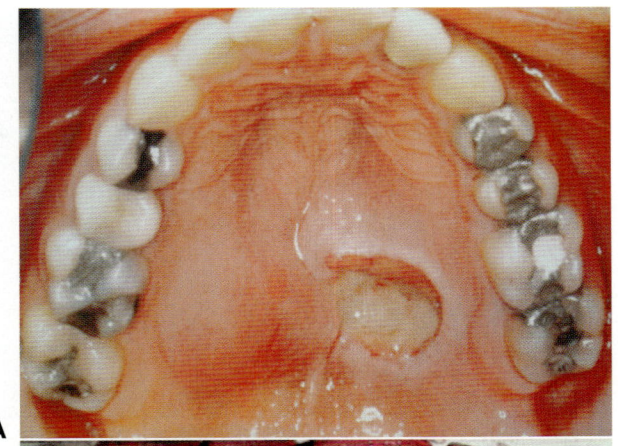

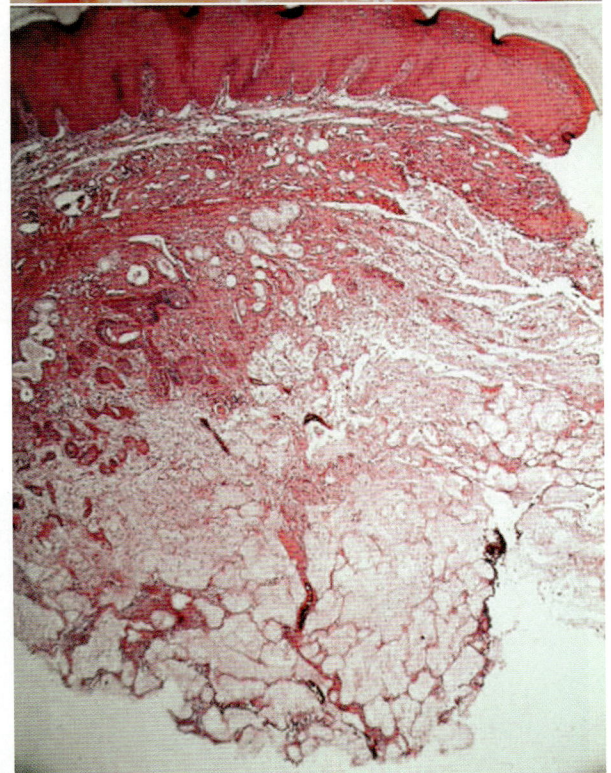

図18-37 A：潰瘍形成を伴う口蓋後方の壊死性唾液腺化生．B：壊死性唾液腺化生の病理組織学的検査では，扁平上皮癌の結合組織内への浸潤との類似がみられる．

Sjögren症候群

Sjögren症候群（Sjögren's syndrome: SS）は，さまざまな症状を示す全身疾患である．SSには次の2つのタイプがある．第1は，原発性SSあるいはSicca症候群（乾燥症候群）とよばれ，口腔乾燥症（ドライマウス）と乾燥性角結膜炎（ドライアイ，図18-38）を特徴とするものである．第2は二次性SSとよばれ，原発性SSと結合組織病との合併で，その多くは関節リウマチである．SSの原因は不明であるが，自己免疫的機序によるものと考えられている．SSは9：1で女性に多く，そのうち80％以上が平均年齢50歳の女性である．

一般に，関節症状が初発症状として出現し，眼症状が続き，そして進行過程の後期に唾液腺の症状が出現する．唾液腺と涙腺の症状が出現するのは，正常の腺管構造がリンパ球に置き換わった結果である．口腔乾燥症は，大唾液腺と小唾液腺の機能が低下したためであり，耳下腺が最も侵されやすい．SSは，患者の訴えとさまざまな免疫学的検査データから診断される．SSの口腔症状の診断は，唾液流出量の検査と腺房の破壊をみる唾液腺造影によって行われる．また前述のよ

唾液を使用する．加えて，ピロカルピン（サラジェン）やバイオティーン製品は，機能が残存している唾液腺組織からの唾液流出を刺激するうえで有効である．

外傷による唾液腺の損傷

唾液腺やその導管を巻き込む外傷，とくに裂創が，骨折を含むさまざまな顔面損傷に付随して起こることがある．大唾液腺やその導管近くに発生した損傷は，注意深く評価する必要がある．

顔面裂創は唾液腺と導管系ばかりでなく，顔面神経や顔面動静脈の枝も巻き込んで，損傷していることがある．適切な診断と迅速な治療を行うためには，これらの構造に細心の注意を払う必要がある．通常，外眼角とオトガイ孔を結ぶ線より前方の顔面神経損傷は，外科的に修復できない（図18-40）．導管吻合による Stensen 管の修復は，前方と後方の導管断端を固定して，プラスチック製あるいは金属製のカテーテルをステントとして挿入し，ステント上で導管を縫合して行う（図18-41）．カテーテルは，導管吻合部の上皮化が起こるまで10〜14日間留置する．加えて，拡大鏡を用いて神経断端同士を接合させ，神経上膜縫合による神経吻合が必要になることもある．ガラスや泥などの迷入した異物を除去するために軟組織のデブリードマンを行ってから，裂創を通法どおり，層ごとに縫合する．大唾液腺を巻き込んだ外傷で

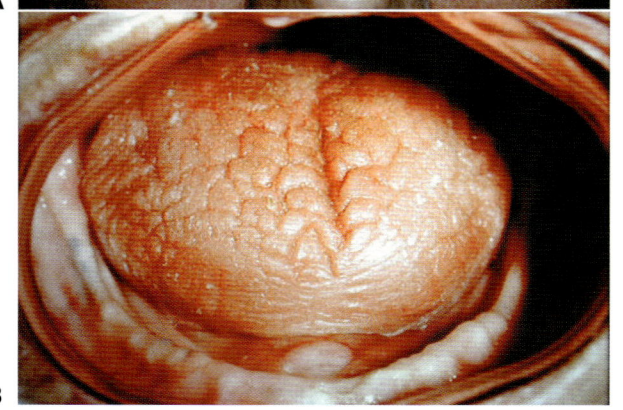

図 18-38 Sjögren 症候群による症状．A：ドライアイ（乾燥性角結膜炎）．B：ドライマウス（口腔乾燥症）

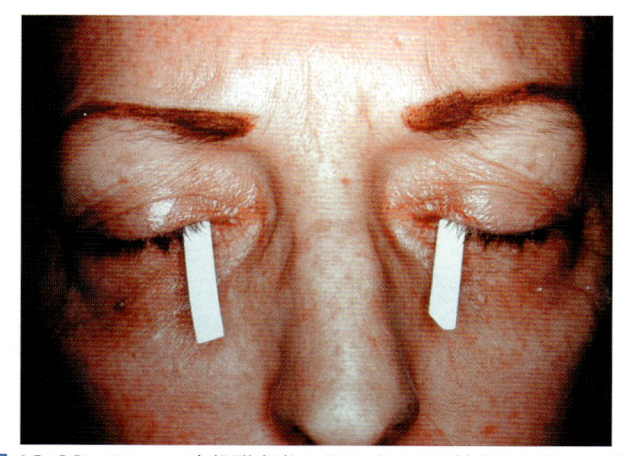

図 18-39 Sjögren 症候群患者のドライアイに対するシルマーテスト．結膜円蓋に濾紙をはさみ，一定時間内で湿潤した長さを測定する．

うに，口唇腺の生検は，SS の診断において正確度が高いと考えられている．小唾液腺にみられる病理組織学的変化は，大唾液腺（耳下腺）のそれと同様である．患者の訴えと涙液の分泌を検査するシルマーテスト（図18-39）により，乾燥性角結膜炎を診断することができる．SS の治療は，対症療法として，ドライアイには人工涙液，ドライマウスには人工

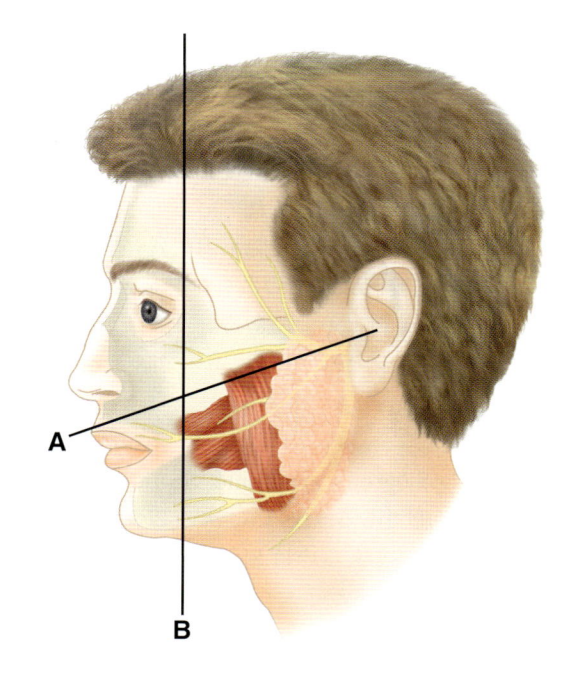

図 18-40 A：耳珠と上唇正中部を結ぶ直線に沿った Stensen 管の走行の図解．B：この線より前方の顔面神経終末枝の損傷は修復の必要がなく，通常は機能回復する．

18章 ● 唾液腺疾患の診断と治療

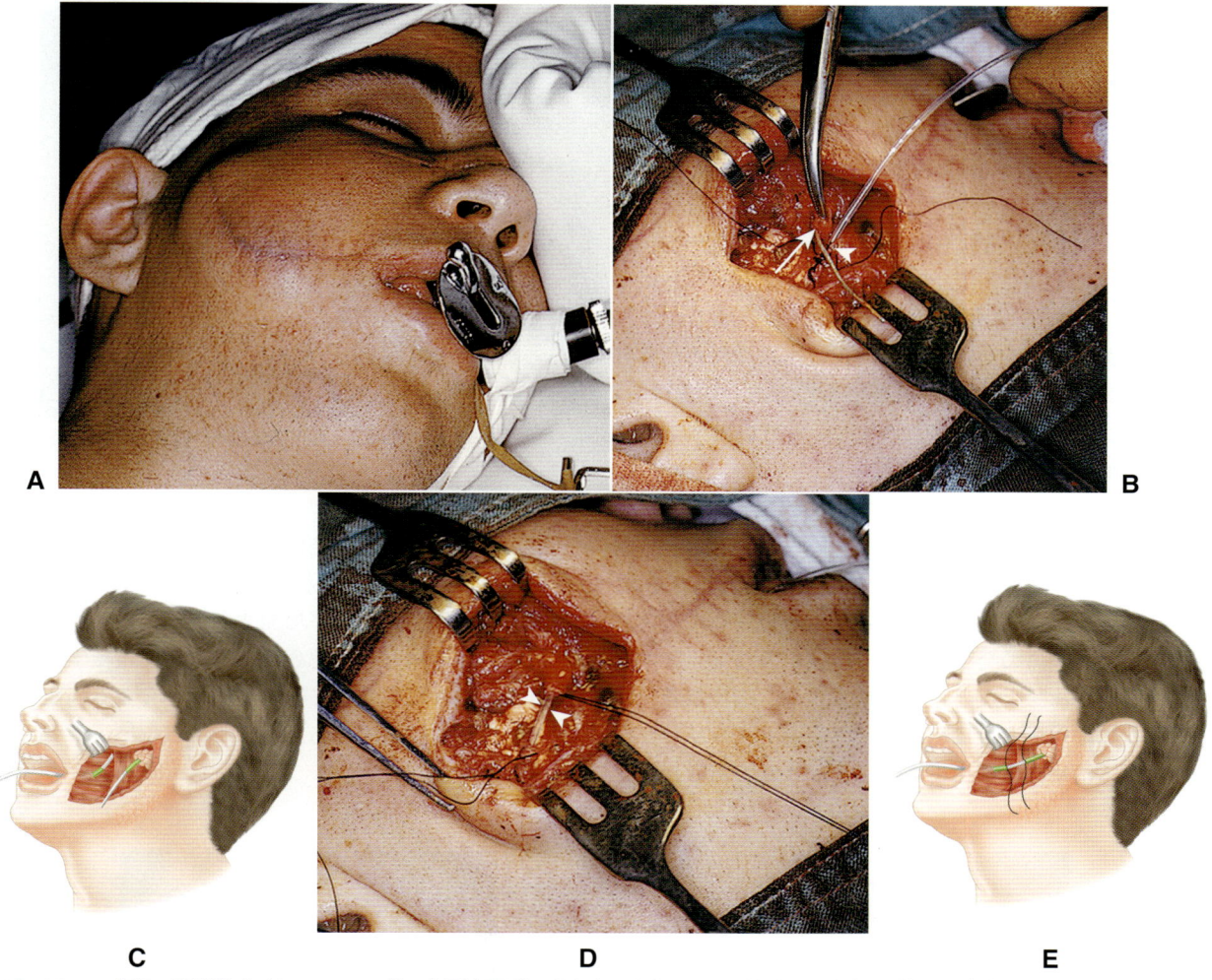

図18-41　A：頬部の裂創治療時にStensen管の断裂を認識できなかったために，唾液貯留囊胞（限局性の唾液貯留）を形成した患者。B：金属製プローブ（矢印）を用いて断裂した導管の遠心断端を明示し，近心断端にプラスチックカテーテル（矢頭）を挿入し，Stensen管の外科的修復を行っている。C：修復のためのカテーテル設置の図解。D：口腔内からStensen管へ挿入されたプラスチック製ステント（矢頭）上での導管の縫合修復。E：修復完了時の図解

は，感染，顔面神経麻痺，外唾液瘻，唾液貯留囊胞の形成，瘢痕による導管閉塞とそれに伴う唾液腺の萎縮と機能低下などが起こりうる。このような損傷を受けた唾液腺は，後に外科的に摘出することが必要になる場合もある。

唾液腺腫瘍

　ここでは，唾液腺腫瘍に関する一般的な要点について，簡潔に解説する。詳細については他書を参照してほしい。唾液腺腫瘍は小唾液腺（15〜20％）に比べて，大唾液腺（80〜85％）に多く発生する（表18-3）。また，大唾液腺腫瘍の75〜80％が良性であるが，小唾液腺での良性腫瘍の割合は50〜55％である。唾液腺腫瘍の圧倒的多数が耳下腺に発生し，その多くが良性（ほとんどが多形腺腫）である。

表18-3

唾液腺腫瘍の分布

腫瘍の部位	頻度
大唾液腺	80〜85％
耳下腺	85〜90％
顎下腺	5〜10％
舌下腺	まれ
小唾液腺	15〜20％
口蓋腺	55％
口唇腺	15％
その他	まれ

1. 良性唾液腺腫瘍

多形腺腫は，最も一般的な唾液腺腫瘍である。平均発生年齢は45歳で，男女比は3：2である。大唾液腺では80％以上が耳下腺に発生し，小唾液腺では口蓋腺からの発生が最も多い（図18-42）。多形腺腫は通常，緩徐に増殖する無痛性の腫瘍である。病理組織学的には，2つのタイプの細胞が認められる。すなわち，①導管上皮細胞，②筋上皮細胞であり，後者はさまざまな細胞に分化しうる（多形腺腫の多形という表現はこのためである）。結合組織性被膜は存在するが，不完全な場合もある。治療法は，周囲の正常組織を含めた外科的完全切除である。耳下腺では，腫瘍を含む葉ごと切除する。再発は比較的まれであるが，時に5％という低い確率で悪性化（多形腺腫由来癌腫）することが知られている。

Warthin腫瘍（乳頭状嚢腺リンパ腫ともいう）は，ほとんどが耳下腺に発生し，とくに耳下腺下極部に好発する（図18-43）。50歳代に発生頻度のピークがあり，男女比は7：1である。この病変は，緩徐に増殖する軟らかい無痛性の腫瘍である。Warthin腫瘍の発生起源は，発達中のリンパ節内に迷入，残存した唾液腺上皮と考えられている。病理組織学的には，乳頭状に増殖する上皮組織と胚中心を有するリンパ性組織からなる。治療法は摘出術で，再発はまれである。

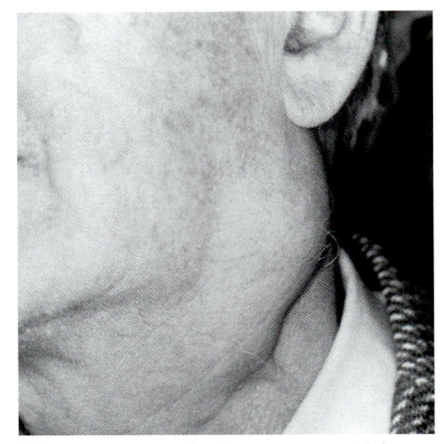

図18-43　耳下腺下極のWarthin腫瘍

単形腺腫はまれな単発性病変で，1つの型の細胞からなり，主に上唇の口唇腺（細管状腺腫，図18-44）と顎下腺（基底細胞腺腫）に発生する。平均発生年齢は61歳で，通常は無症状の可動性腫瘍として認められる。病理組織学的には，被膜を有し，唾液腺導管上皮細胞1種類からなる病変である。治療法は外科的摘出術である。

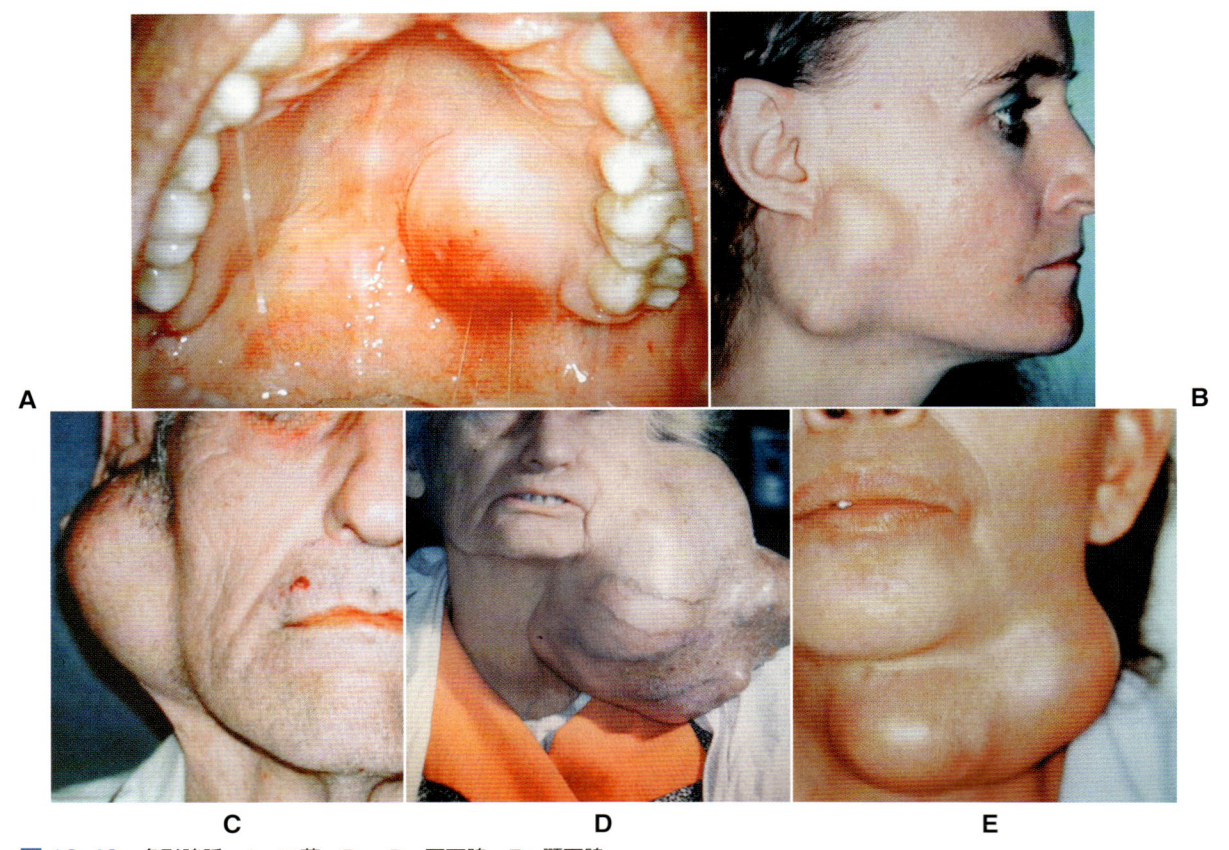

図18-42　多形腺腫。A：口蓋。B〜D：耳下腺。E：顎下腺

18章 ● 唾液腺疾患の診断と治療

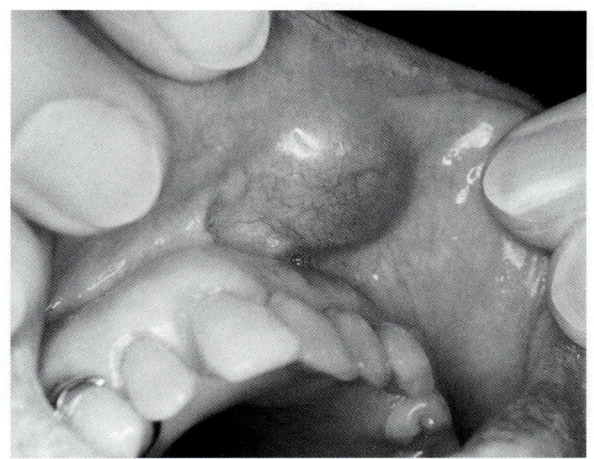

図18-44　左側上唇粘膜／口腔前庭の単形腺腫。

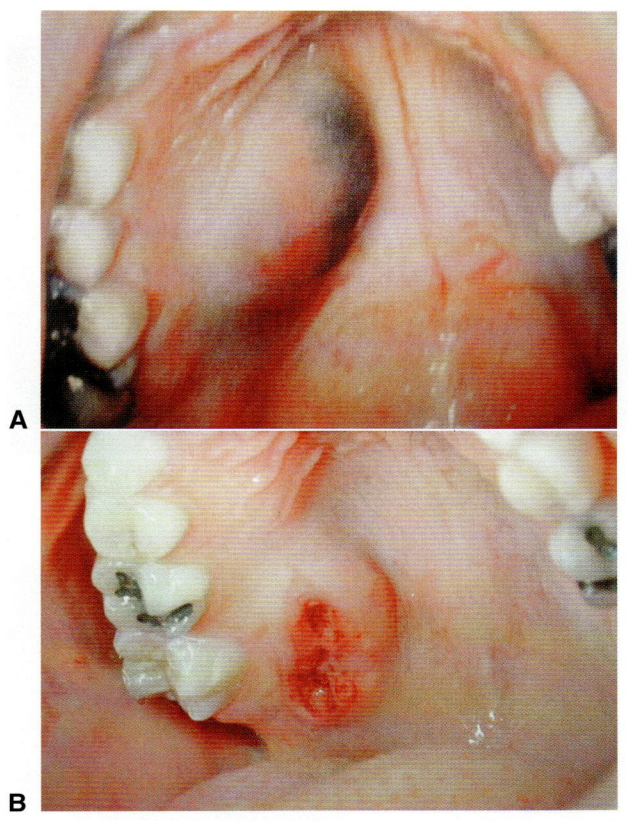

図18-45　A：口蓋の粘表皮癌（粘液の含有による青みがかった色調が特徴的）。B：潰瘍形成を伴う口蓋の粘表皮癌

2. 悪性唾液腺腫瘍

　粘表皮癌が最も一般的な悪性唾液腺腫瘍である。大唾液腺腫瘍（ほとんどが耳下腺）の10％，小唾液腺腫瘍（ほとんどが口蓋腺）の20％（図18-45）を本腫瘍が占める。あらゆる年齢に発生しうるが，平均発生年齢は45歳である。男女比は3：2である。臨床的には粘膜下腫瘍として認められ，痛みや潰瘍を伴うこともある。病巣内に粘液を含み，青みがかってみえることもある。顎骨中心性の粘表皮癌は，下顎骨の後方部に多房性のX線透過像としてみられることもある（図18-46）。病理組織学的には，①粘液産生細胞，②類表皮細胞，③中間型細胞の3つのタイプの細胞からなる。これらの細胞の占有比率により粘表皮癌は，高，中，低の3段階の悪性度に分類される。高悪性度では，類表皮細胞が主体で多形性を示し，粘液産生細胞と嚢胞状構造を欠き，全体的に高い侵襲性を示す。低悪性のものに対する治療法は，周囲の正常組織を含めた外科的切除，高悪性度のものでは，さらに多くの正常部組織を含めた広範な外科的切除と，可能ならば局所的な放射線治療を行う。5年生存率は，低悪性のものでは95％，高悪性のものでは40％未満である。

　多形低悪性度腺癌は口腔内に発生する唾液腺癌で，2番目に多い[†4]。この病変は1983年に初めて報告されたが，報告以前には，その多くはおそらく腺様嚢胞癌と誤診されていた。好発部位は硬軟口蓋移行部である（図18-47）。男女比は3：1で，平均年齢は56歳である。腫瘍は緩徐に増殖する無症状の腫瘤で，潰瘍形成を認めることもある。病理組織学的には，さまざまな形の腫瘍細胞からなる多彩な組織像を示す（多形とよばれるのはこのためである）。「インディアン・ファイル」パターンとよばれる配列をなして，導管上皮細胞が浸潤性に増殖する。この腫瘍は神経周囲に浸潤増殖する傾向がある。治療法は広範囲な切除術であるが，再発率が14％と比較的高い。

　腺様嚢胞癌は口腔内に発生する唾液腺癌で，3番目に多く[†5]，平均年齢は53歳で，男女比は3：2である。約50％が耳下腺に発生し，残りの50％が口蓋の小唾液腺に発生する（図18-48）。この腫瘍は緩徐に増殖し，潰瘍形成を伴わない腫瘤で，慢性的な鈍痛がみられる。時に耳下腺では顔面神経に浸潤して，その麻痺をきたす。病理組織学的には，篩状（スイスチーズ）構造を呈する類基底細胞の浸潤性増殖を示す。治療法は広範囲な切除術と，症例によっては放射線の術後照射である。積極的な治療を行っても予後は不良である。

訳注
†4：米国では2番目に多いとされているが，日本ではこれにあてはまらない。
†5：米国では3番目に多いとされているが，日本ではこれにあてはまらない。

文献

1. Abaza N, Miloro M: The role of labial salivary gland biopsy in the diagnosis of Sjögren's syndrome: report of three cases, J Oral Maxillofac Surg 51:574, 1993.

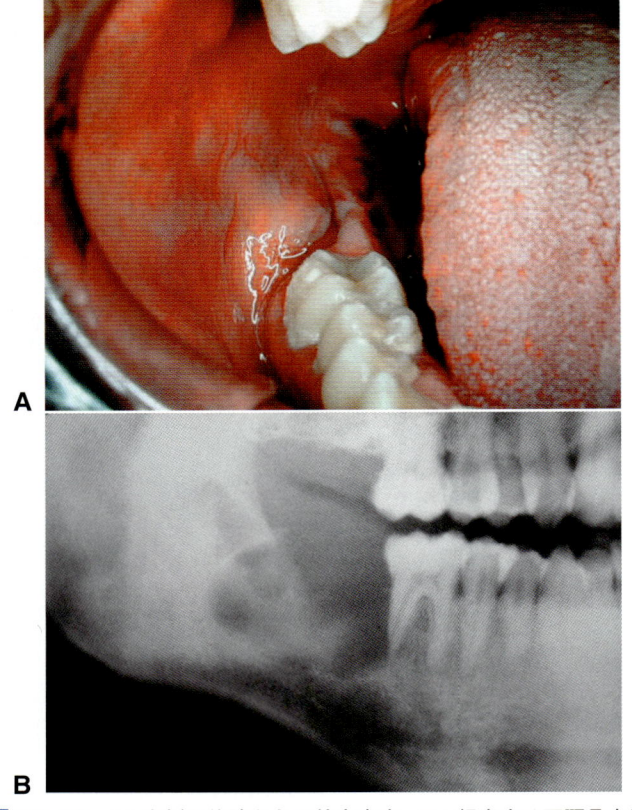

図 18-46　A：右側臼後腺からの粘表皮癌。B：相当する下顎骨内に透過像を示すパノラマX線写真

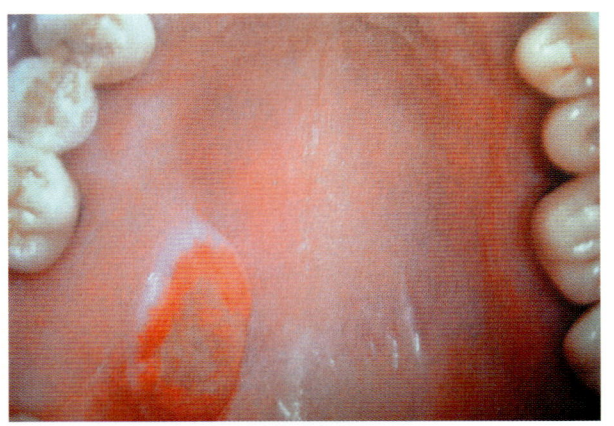

図 18-47　口蓋の多形低悪性度腺癌

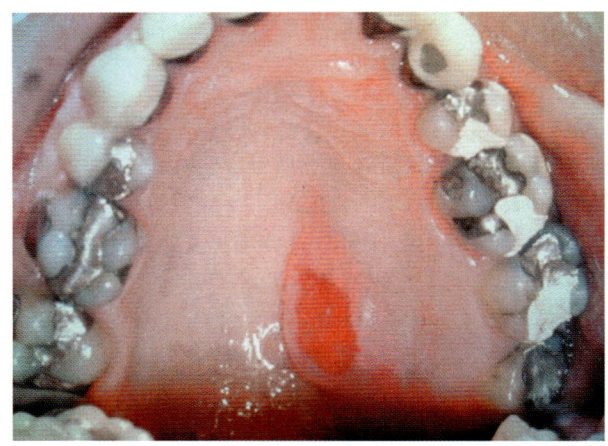

図 18-48　口蓋の腺様囊胞癌

2. Abaza NA, Miloro M: The role of fine-needle aspiration in oral and maxillofacial diagnosis, Oral and Maxillofacial Surgery Clinics of North America 6:401, 1994.
3. Baurmash HD: Marsupialization for treatment of oral ranula: a second look at the procedure, J Oral Maxillofac Surg 50:1274, 1992.
4. Berry RL: Sialadenitis and sialolithiasis: diagnosis and management, Oral and Maxillofacial Surgery Clinics of North America 7:479, 1995.
5. Carlson ER: Salivary gland tumors: classification, histogenesis, and general considerations, Oral and Maxillofacial Surgery Clinics of North America 7:519, 1995.
6. Curtin HD: Assessment of salivary gland pathology, Otolaryngol Clin North Am 21:547, 1988.
7. Dardick I, editor: Color atlas/text of salivary gland pathology, New York, 1996, Igaku-Shoin Medical.
8. Delbalso A: Salivary imaging, Oral and Maxillofacial Surgery Clinics of North America 7:387, 1995.
9. Goldberg MH, Bevilacqua RG: Infections of the salivary glands, Oral and Maxillofacial Surgery Clinics of North America 7:423, 1995.
10. Lustmann J, Regev E, Melamed Y: Sialolithiasis: a survey on 245 patients and a review of the literature, Int J Oral Maxillofac Surg 19:135, 1990.
11. Mandel ID: Sialochemistry in diseases and clinical situations affecting salivary glands, Crit Rev Clin Lab Sci 12:321, 1980.
12. Miloro M, Ghali GE, Larsen P, et al, editors: Peterson's principles of oral and maxillofacial surgery, ed 2, Hamilton, Ontario, Canada, 2004, BC Decker.
13. Nahlieli O, Eliav E, Hasson O et al: Pediatric sialolithiasis, Oral Surg Oral Med Oral Pathol Oral Radiol Endod 90:709, 2000.
14. Nahlieli O, Shacham R, Yoffe B et al: Diagnosis and treatment of strictures and kinks in salivary gland ducts, J Oral Maxillofac Surg 59:484, 2001.
15. Neville B et al, editors: Oral and maxillofacial pathology, Philadelphia, 1995, WB Saunders.
16. Regezzi JA, Sciubba JJ: Salivary gland diseases. In Regezzi JA, Sciubba JJ, editors: Oral pathology: clinical-pathologic correlations, ed 4, Philadelphia, 2003, WB Saunders.
17. Topazian RG, Goldberg MH, Hupp JR: Oral and maxillofacial infections, ed 4, Philadelphia, 2002, WB Saunders.
18. Van der Akker HP: Diagnostic imaging in salivary gland disease, Oral Surg Oral Med Oral Pathol 66:625, 1988.
19. Van Sickels JE, Alexander JM: Parotid duct injuries, Oral Surg 52:364, 1981.
20. Yoshimura Y, Obara S, Kondoh T et al: A comparison of three methods used for treatment of ranula, J Oral Maxillofac Surg 53:280, 1995.
21. Youngs RP, Walsh-Waring GP: Trauma to the parotid region, J Laryngol Otol 101:475, 1987

19章

鑑別診断と生検の原則

EDWARD ELLIS III, ROGER E. ALEXANDER

本章の内容

検査法と診断法
1. 既往歴
2. 特異的病変の経過
3. 臨床診査
4. 臨床的スクリーニングのための光学的補助装置
5. X線検査
6. 検体検査
7. 臨床的鑑別診断
8. 生検前の経過観察
9. 経過観察および紹介の基本的方針
10. 生検を行うか，紹介するか
11. インフォームドコンセントとリスクの共有
12. 生検後の経過観察

生検の一般的原則
1. 口腔における細胞診の手技
   1) 口腔ブラシによる細胞診の手技
2. 切開生検
3. 切除生検
4. 吸引生検
5. 軟組織生検の手技と原則
6. 麻酔
7. 生検術野の固定
8. 止血
9. 切開
10. 創の閉鎖
11. 組織の取り扱い；検体への配慮
    1) 縫合糸による検体の標識；組織辺縁の識別
12. 検体の提出
    1) 病理診断申込書（データ入力用紙）

骨内（硬組織）生検の手技と原則
1. 粘膜骨膜弁
2. 生検前の予防的吸引
3. 骨窓
4. 検体の管理
5. 生検後の経過観察

検査法と診断法

　口腔と口腔周囲の病変に対しては，適切な治療によりその病変を除去できるように，正確な診断が求められる。腫瘍性病変が発見された場合は，診断と治療方針決定のために，いくつかの重要なステップを踏まなければならない（図19-1）。これらの段階では，既往歴および現病歴の聴取，臨床診査，X線検査，さらに必要に応じて，検体検査を行う。また，これらの段階では，厳重な経過観察，他の医療機関への紹介，組織学的検査（生検）による適切な治療法の決定が行われる。

　歯科医師が病変を発見，確認した場合には，患者を驚かすことなく，思いやりをもって，速やかな対応が重要であることを患者に説明する。病変，腫瘍，増殖，生検などの言葉は，多くの患者に恐怖を与える。このような場合でも，慎重な言葉遣いで病変に関する説明を行い，頭頸部領域で発見される病変の大部分は良性で，これからの処置が単に予防的なものであるということを伝えることにより，過度の不安や精神的負担を与えずに済ますことができる。

1. 既往歴

　患者の全身状態を把握することは，診断を行ううえで重要である。近年，患者の全身状態と口腔の状態には，密接な関係があることが知られるようになり，口腔病変は全身状態に関連するか，または全身的な疾患の一因となるという認識が得られつつある。このことから，十分な臨床的評価（必要であれば専門医への紹介を含む）とともに，詳細な既往歴の聴取が，以下の2つの理由から必要となる。

1. 第1に，既存の全身疾患が患者の歯科治療に影響を及ぼすか，または逆に全身疾患が歯科治療の影響を受ける可能性があるということである。1章で述べたよう

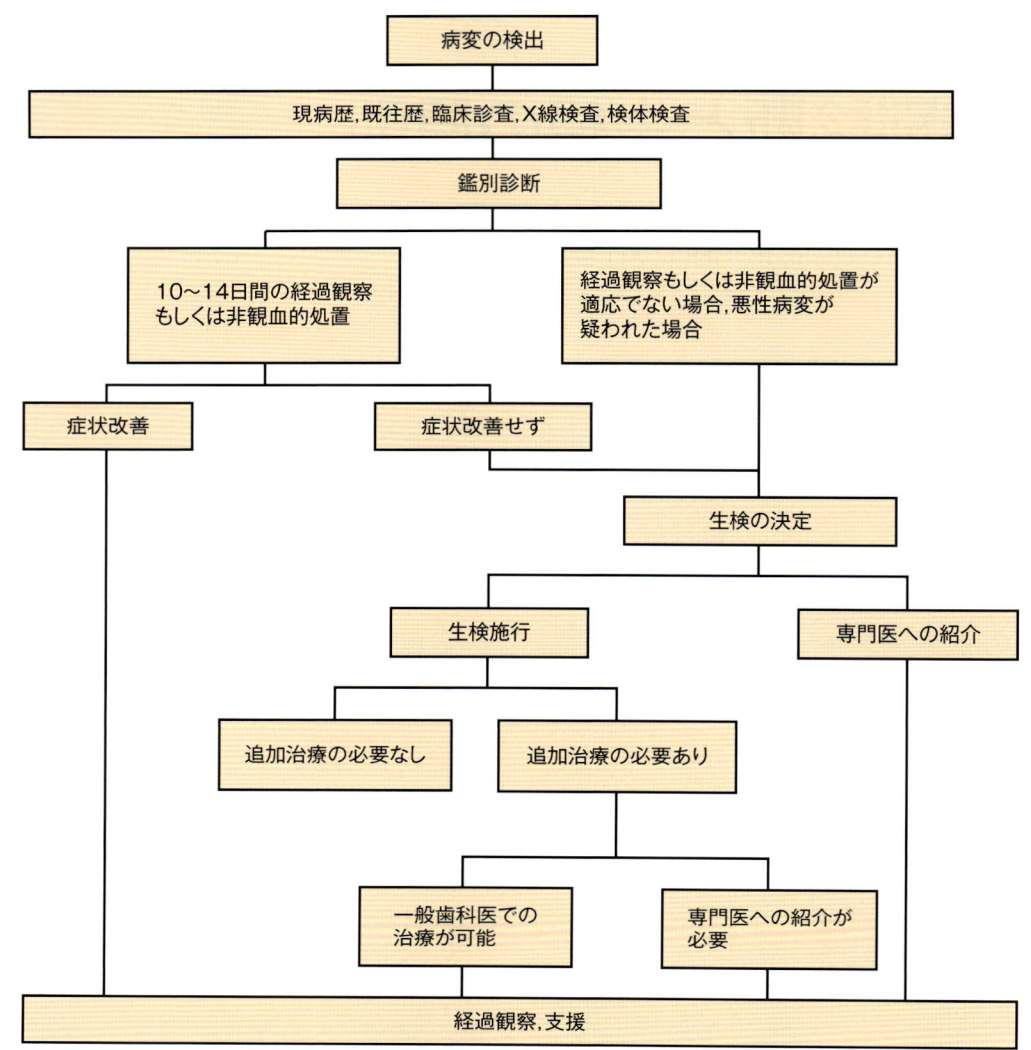

```
                    ┌──────────────┐
                    │  病変の検出   │
                    └──────┬───────┘
          ┌────────────────┴───────────────────┐
          │ 現病歴,既往歴,臨床診査,X線検査,検体検査 │
          └────────────────┬───────────────────┘
                    ┌──────┴───────┐
                    │   鑑別診断    │
                    └──────┬───────┘
            ┌──────────────┴──────────────┐
   ┌────────┴────────┐          ┌─────────┴─────────┐
   │10～14日間の経過観察│          │経過観察もしくは非観血的処置が│
   │もしくは非観血的処置│          │適応でない場合,悪性病変が    │
   └────────┬────────┘          │疑われた場合               │
            │                    └─────────┬─────────┘
      ┌─────┴─────┐                        │
   症状改善    症状改善せず              生検の決定
```

図 19-1　口腔病変の治療方針決定のためのフローチャート

に，ある種の既往歴を有する患者（例：高血圧，心疾患，抗凝固薬など歯科治療に影響を与えるような薬物の服用，人工関節や心臓ペースメーカーなどの使用）が，侵襲的な歯科手術を必要とする場合には，適切な管理が必要である。また，糖尿病や免疫機能不全を有する患者など，全身状態が不良あるいは疾病のコントロールが不十分な患者では，手術により疾患の増悪を惹起する可能性もある。

2. 患者の既往歴を十分に知ることが必要な第2の理由として，全身疾患の部分症状が口腔に発現している可能性があることが挙げられる。例えば，ある種の疾患（例：無顆粒球症，白血病，クローン病など）は口腔病変を呈することが多い。長期喫煙者における口腔粘膜の潰瘍は，口腔癌または咽頭癌の可能性があることに注意すべきである。多くの全身疾患において，その一部の症状が口腔病変として現れる場合があることが知られており，歯科医師はこのことを常に認識しておく必要がある。

2. 特異的病変の経過

医学では昔から，「長い時間患者の話に耳を傾ければ，たいていは診断がつく」といわれている。現代医学では医師は次々とやってくる患者に追われて，問診という方法を忘れてしまっていることが少なくない。医学で一般的に受け入れられている原理として，多くの全身疾患（全体の85～90％）は，詳細な既往歴を集めることで診断しうるということがある。一般的な疾患の経過を熟知していれば，多くの口腔病変でも同じことがいえる。病変を有している患者に対しては，以下の項目について質問する必要がある。

1. 病変ができてからどのくらい時間が経っているか？

病悩期間は，病変の性質を知るうえで貴重な手がかりとなる．例えば，数年間の経過を有する病変は，先天性のものであったり良性である可能性が高いが，急速に増大してきた病変は，悪性のものである可能性が，より強く疑われる．病悩期間を確定することで貴重な情報を得られるが，患者が実際に気づくかなり以前から病変が存在していた可能性もあるため，期間の判定は慎重に行うべきである．

2. 病変の大きさが変化しているか？　病変のX線写真上もしくは臨床的な大きさの変化は，病変を診断する際の重要な情報の1つである．急速に増大する病変は悪性の可能性が高いが，ゆっくりと進行する病変は良性病変の可能性を示唆する．増殖速度に関する所見と病悩期間に関する所見を組み合わせることで，病変の性質をより正確に評価することができる．

3. 病変の特徴または状態が変化したか？（例：腫脹が潰瘍化したのか，あるいは小水疱から潰瘍化したのか？）病変の性状の変化は診断に役立つことが多いことに留意すべきである．例えば，小水疱から潰瘍形成をきたしたのならば，局所的あるいは全身的な水疱性疾患またはウイルス性疾患の可能性がある．

4. 病変に伴う症状は何か？（例：疼痛，機能障害，麻痺，知覚障害，味覚異常，嗅覚異常，嚥下障害，頸部リンパ節の圧痛など）　痛みは急性なのか慢性なのか，あるいは持続的なのか間欠的なのか？　痛みは増大しているのか軽減しているのか？　炎症を伴う病変は，ほとんどの場合に疼痛を伴う．癌には疼痛があると多くの人が考えているが，実際は二次感染がない場合には，痛みを伴わないことが多い．感覚の麻痺やチクチクするような痛みなどの知覚の変化は，他に特定できる原因が確認できない場合には，悪性または炎症性病変に伴って起こっている場合が多い．嚥下障害は，口腔底または咽頭周囲組織の変化を示している．腫脹は，炎症，感染症，囊胞または腫瘍など多くの口腔病変により生じたり，それらに併発することが多い．診察で腫脹を実際に確認できるようになる前から，患者は腫脹感を感じていることがある．有痛性のリンパ節は通常，炎症または感染症が原因であるが，悪性腫瘍の症状である場合もある．

5. 解剖学的位置に特徴はあるか？　ある種の病変は，解剖学的部位や組織に好発する傾向がある．角化組織や非角化組織，唾液腺と関連のある領域，あるいは特定の神経や血管の支配領域に限局するかなどに注意することが，診断の手がかりとなる場合がある．

6. 全身症状（例：発熱，嘔吐，倦怠感など）を伴っているか？　身体のどこか他の部位に類似または同時に発生した変化に患者が気づいているか？　過去に口腔または口腔周囲組織に類似した病変ができたことがあるか？　関連した全身性疾患や症状のなかから可能性のあるものを探すべきである．例えば，多くの全身性のウイルス性疾患（例：麻疹，ムンプス，単核球症，ヘルペス，後天性免疫不全症候群）では，全身症状とともに口腔症状を発現しうる．自己免疫疾患は，口腔病変を発現することもある．口腔粘膜の潰瘍を伴う疾患の多くは，身体の他の部位に病変があることもある（例：天疱瘡，扁平苔癬，多形性紅斑，性行為感染症など）．さらに，薬物中毒や家庭内暴力による外傷もある．

7. 病変の発症に関連するような病歴があるか？（例：外傷，最近の何らかの疾患に対する治療，毒物やアレルゲンへの曝露，外国旅行など）　病変に気づいた際に歯科医師がとるべき最初のステップは，患者の病歴，歯の治療歴，家族歴，社会歴を可能なかぎり聴取することである．しばしば，口腔や口腔周囲の病変は，異常な習癖，硬いまたは熱い食物，局所的に使用してはならない薬物の塗布，最近の外傷，歯科疾患（例：う蝕，歯周病，破折歯）に起因することも多い．

3. 臨床診査

病変が発見された場合には，臨床診査，X線検査，局所リンパ節の触診を慎重に行うことが必要である．検査が終了した時点で，客観的および主観的所見を患者の診療録に詳細に記録しなければならない．病変の部位，方向，形状，大きさを診療録に図を用いて記載することが有用である．標準的な模式図を利用することで，記録は簡略化できる（図19-2）．さらに，高品質なデジタル写真も有用である．詳細な記述や図解によって，歯科医師自身または紹介を受けた専門医が，経時的な病変の変化，それが増大しているかどうか，あるいは異なる解剖学的領域に新たに出現したかどうかを判定することが可能である．

身体的診察では，視診，触診，打診，聴診の結果を記載する．頭頸部領域では，診察法として視診と触診がよく使用され，触診は必ず視診の後に行う．その理由は，病変のなかには脆いものがあり，診査に伴う操作で出血したり，破裂して内容物が流出したり，表面の組織が失われるなどして，その後の診査に支障をきたす可能性があるためである．打診は歯の検査において行われる．聴診はまれにしか使用されないが，血管病変を疑う際には重要となる．病変の視診中に考慮すべき重要な点は，以下のとおりである．

1. 病変の解剖学的位置．病変は，上皮，皮下および粘膜

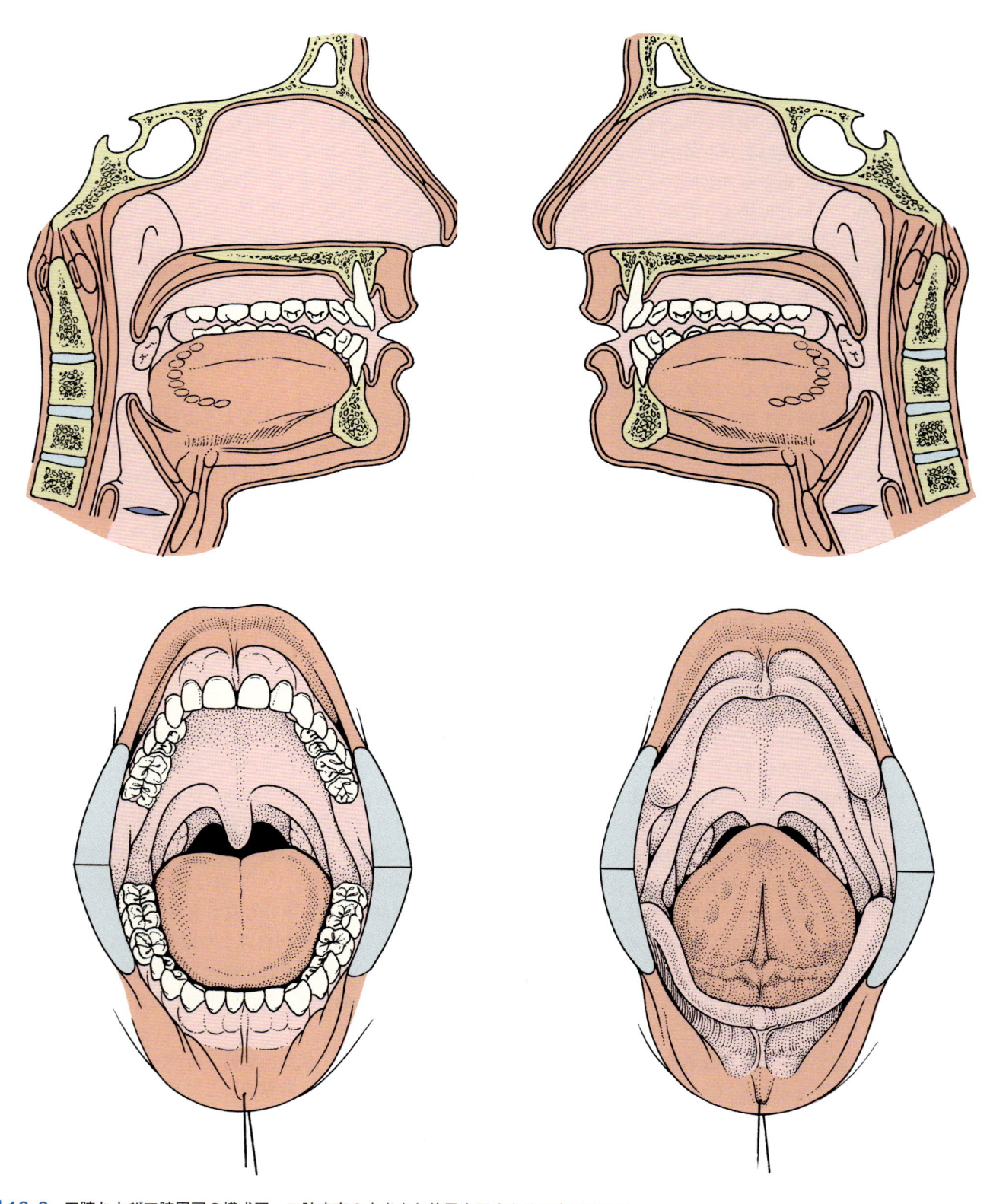

図 19-2 口腔および口腔周囲の模式図。口腔病変の大きさと位置を示すために有用である。

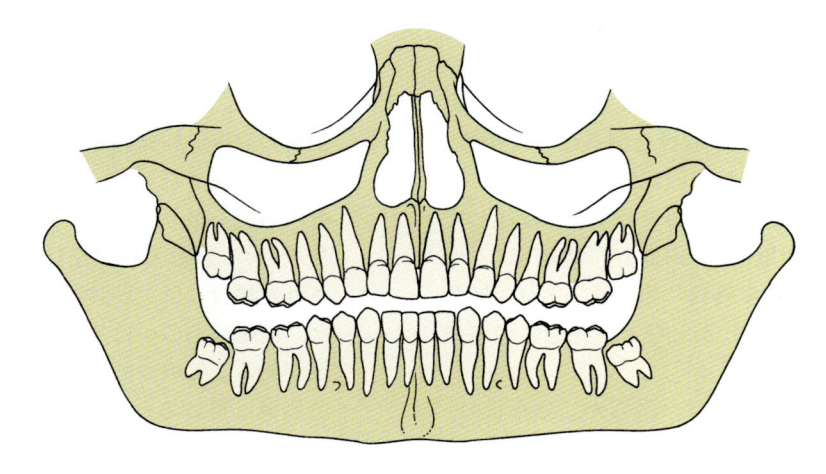

図 19-2（続き） 口腔および口腔周囲の模式図。口腔病変の大きさと位置を示すために有用である。

下の結合組織，筋肉，腱，神経，骨，血管，リンパ管，唾液腺など，口腔内のどの組織からも生じうる。病変の解剖学的位置から，どの組織が病変の発生に関与しているかを確認する。例えば，腫瘍が舌背にある場合には，結合組織，リンパ管，血管，腺，神経，筋組織に由来する可能性を論理的に検討する。同様に，下唇内面の腫瘍の場合には，結合組織や他の組織に由来する可能性とともに，鑑別診断として小唾液腺由来の可能性も考慮する。帯状疱疹のように，神経の走行に一致するような線状の病変など，ある病変では独特な解剖学的特徴を示すこともある。病変の原因として機械的刺激が関与している可能性も，必ず考慮しなければならない（例：適合不良の補綴物，咬頬癖などの異常習癖，歯や修復物の鋭縁，家庭内暴力による外傷など）。最後に，歯髄，根尖部周囲組織，辺縁歯周組織の炎症が，口腔病変の原因となることも多い。

2. 病変の全体的な物理的特徴。専門用語以外を用いると，誤解を招いたり，誤った記載となる場合があるため，カルテなどに臨床所見を記載する際には，適切な医学用語を必ず使用すべきである。「潰瘍」または「小結節」などの用語は，検査者それぞれにより解釈が異なる。高品質のデジタル写真は印刷もでき，生検標本に添付したり，病理医に電子メールで提出することも可能である。写真は，病変の臨床的特徴を示すうえで有用である。Box19-1に，口腔病理学的に病変を記載するうえで役立つ一般的な用語を示した。このような専門用語を，病変の特徴を記載するために使用すべきである。「膨張」または「痛いところ」などの専門用語でない用語は，多くの場合，役には立たず，誤解の恐れを生じる。

Box 19-1

病理学用語

水疱：皮膚や粘膜の隆起した限局性の液体を含む病変
痂皮：皮膚や粘膜の表面にある乾燥または凝固した血清
異形成：細胞の大きさや形状，または組織構築の異常な発育
びらん：浅い表在性潰瘍
過角化：上皮の角化層の過剰発育
過形成：正常細胞数の増加
肥大：細胞数ではなく，個々の細胞の大きさの増大に起因する増大
角化症：上皮の有棘細胞層の過剰増殖と肥厚
白板症：強固に付着し，肥厚した白斑を特徴とする緩徐に進行する粘膜の変化
色素斑：隣接組織とは異なる色調を示す限局性の非隆起性領域
悪性：未分化；侵襲性増殖と転移をきたす性質を有する癌
小結節：隆起した，限局性，充実性の触知可能な皮膚や粘膜の大きな腫瘤
丘疹：隆起した，限局性，充実性の触知可能な皮膚や粘膜の小さな腫瘤
斑：平坦で軽度に隆起した表在性病変
小膿疱：混濁し，限局性に隆起して膿を含んだ皮膚や粘膜の小水疱
鱗屑：薄く圧平された角化上皮の表在性薄片
口内炎：口腔粘膜の一般的炎症
潰瘍：上皮の壊死から生じるクレーター状の限局性表在性病変
小水疱：漿液性の液体を含む皮膚や粘膜の小さな限局性隆起

3. 単一病変か多発性病変か？ 多発性病変の存在は重要な特徴である。多発性潰瘍が口腔内にみられる場合，鑑別診断としてさまざまな可能性が考えられる。口腔内の多発性または両側性腫瘍はまれであるが，水疱性，細菌性，ウイルス性病変ではそのようなパターンは一般的である。同様に，感染は隣接組織に広がるように進行する。

4. 病変の大きさ，形状，および増殖の有無。病変の大きさと形状の記録は，前述したように作成する。金属やプラスチックなどの滅菌できる定規などが役立つ。定規は，臨床的に明確な病変の直径を測るために用い，次にその測定値を図示した病変の記録に書き込む。増殖の記載については，病変が平坦かわずかに隆起しているか，あるいは内向増殖性（内向きに増殖する）か外向増殖性（上皮表面から外側に増殖する）か，無茎性（広基性）か有茎性（茎状）か，などに注意すべきである。

5. 病変の外観。病変の上皮表面は，滑らか，分葉状（いぼ状），不規則などと記録する。潰瘍がある場合，潰瘍底と潰瘍辺縁の特性を記録すべきである。潰瘍辺縁は，平坦，ロール状，隆起性，外反性などと記載する。潰瘍底は，滑らか，顆粒状，フィブリン膜，壊死組織，出血性痂皮で覆われている，などと記載され，一部の悪性腫瘍では，特徴的なキノコ状の外観を有している場合がある。

6. 病変の色調。病変表面の色調は，多くの病変のさまざまな特徴と原発部位を反映している。圧迫により退色する深青色の腫脹は，血管性病変を示唆する所見であるが，圧迫で退色しない明るい青みがかった病変では，粘液貯留囊胞が疑われる。粘膜における色素性病変は，修復物による「外傷性刺青」やメラニン性腫瘍の可能性がある。角化した白色病変は，局所的な慢性の機械的刺激に対する反応か，あるいは潜在的な前癌性変化を示している可能性がある。紅斑病変（または赤色病変と白色病変の混在）は，白色病変より予後不良な異形成変化を示していることがある。機械的外傷や潰瘍のある領域に炎症が加わると，次の診察時までの間に，様相がさまざまに変化することもある。

7. 病変境界部の明瞭さと可動性。腫瘤に対しては，それが周囲の深部組織に固着しているか，または自由に動くかどうかを判定すべきである。表層近くの病変の境界を判定することは，腫瘤が隣接している骨に固着しているのか，骨から生じて周囲軟組織内に拡大しているのか，あるいは軟組織に浸潤しているだけなのかを確定するうえで重要である。

8. 触診での病変の硬さ。病変の硬さとしては，軟らかまたは圧縮性（例：脂肪腫，膿瘍），硬または硬結性（例：線維腫，悪性腫瘍），あるいは骨様硬（例：骨隆起，外骨症）などと記載する。波動とは，液体を含む軟らかい壁に囲まれた病変を双指診した際に感じる波様の動きを記載するために使用する用語である。この徴候は，2本以上の指を用いてリズミカルに触診することで触知することができる。1本の指で加えた圧力を，液体が貯留している空洞を通して，もう一方の指で感じる。

9. 拍動の有無。腫瘤の触診において，血管の関連を示す周期的拍動を認めることがある。この感覚は微妙で，骨内病変を扱う際にはとくに重要となる。時に振戦（スリル）とよばれる振動を伴うこともある。振戦が触知された場合には，聴診器を用いてその領域を聴診すると，断続性あるいは連続性の血管雑音を聴取できることがある。振戦や断続性雑音のある病変に対する侵襲的処置は避けるべきであり，生検を試みる場合にも，生命を危険に曝す出血が起こることがあるため，治療は専門医へ紹介すべきである。

10. 所属リンパ節の診査。口腔病変の評価には，所属リンパ節に対する慎重な診査が必要不可欠である。これは生検の前に行われるべきである。その理由は，生検などの外科処置後に所属リンパ節炎が発生し，のちの診断に対しての障害になりうるためである。すなわち，リンパ節の腫大が外科処置の続発症なのか，局所感染や炎症によるものなのか，あるいは腫瘍のリンパ節転移なのかの鑑別が，困難になる可能性があるためである。図19-3に，頭頸部領域の重要な一次リンパ節を示した。

リンパ節に対する標準的診査は，簡単な視診と触診だけで行う。左右両側の比較が有用であることが多く，中央の3本の指（第2〜4指）を用いて軽く触診する。触診中の指は縦横方向および回転運動により，ゆっくりと優しく動かす。成人においては，正常なリンパ節は炎症や腫瘍による腫大がなければ触知することはないが，約12歳までの小児では直径1cmまでの頸部リンパ節を触知することは多く，一般的に異常所見とはみなされない。リンパ節所見を記録する際には，①部位，②大きさ（直径をcm単位で記録することが望ましい），③疼痛や圧痛の有無，④可動性（癒着性あるいは可動性），⑤質感（軟，硬または硬化性），以上の5つの特徴を必ず記載する。複数のリンパ節がわずかに腫大しているか，あるいは単に触れるだけの場合は「散弾様リンパ節」と記載する。

リンパ節の診査は系統的に行い，①後頭部，②耳介前部と耳介後部，③顎下およびオトガイ下，④前深頸リンパ節，⑤浅頸リンパ節（胸鎖乳突筋に沿っている），⑥後深頸リンパ節，⑦鎖骨上リンパ節のリンパ節群について診査を行う。頬部リンパ節は，通常では触知できることも触知できないこともある。

19章 ● 鑑別診断と生検の原則

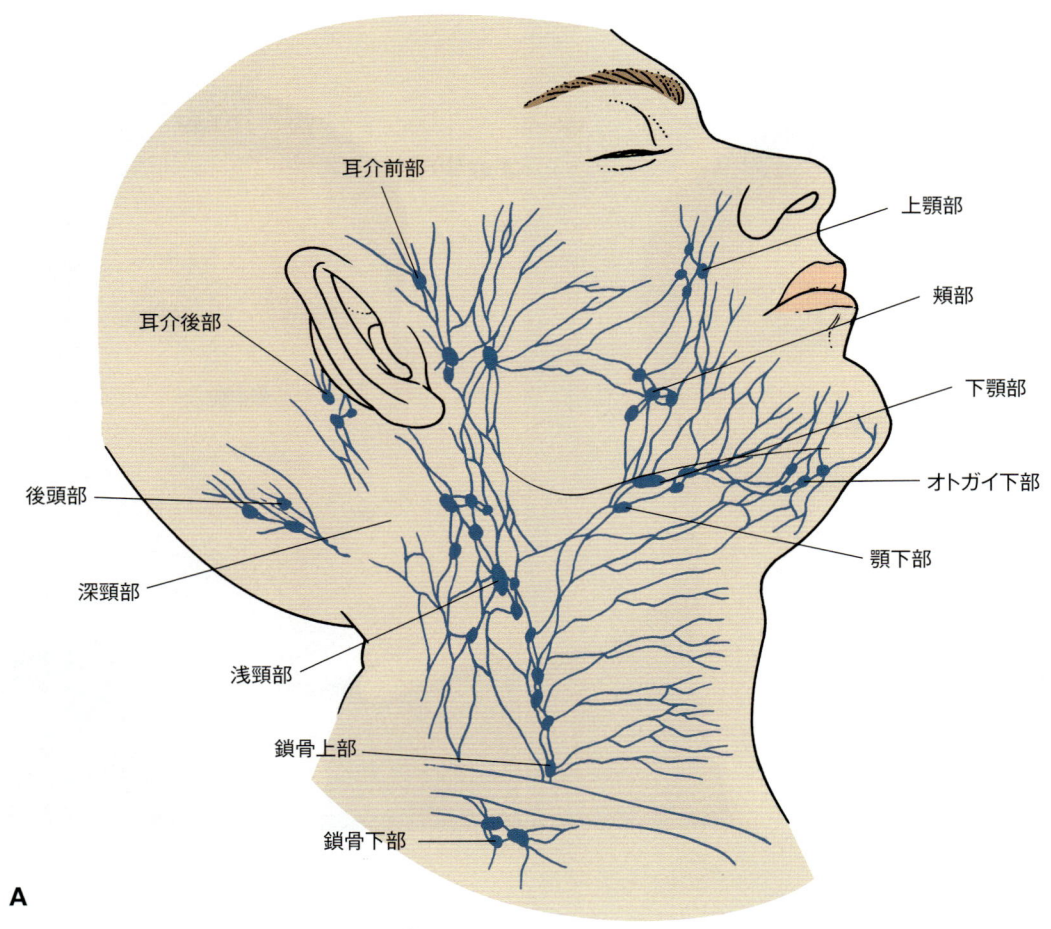

図19-3　A：頭頸部リンパ節の解剖学的位置

4. 臨床的スクリーニングのための光学的補助装置

組織検査の補助装置として，歯科用では少なくとも2種類，低強度の青色光／白色光システムが市販されている。これらのシステムは，照射された490〜510nmの波長の光の吸収および反射が，正常細胞と異常細胞とで異なることから，異形成病変や異常細胞を発見できるとされている。しかしながら，盲検化比較試験成績は発表されておらず，感度および特異度に関するデータの多くは，腟粘膜病変を診断する際に用いられる同様の方法での成功例から，外挿されたものに過ぎない。口腔においては，この診断法の正確な役割，適応，および診断上の限界は，十分に明らかであるとはいえないのが現状である。今後の研究により特異度と感度が向上した場合には，生検後や治療後の口腔粘膜病変のスクリーニングや経過観察において，有用な補助的方法となる可能性がある。その1つ，ViziLiteは，化学発光する使い捨ての棒状の光源を利用する方法であり，まず1％酢酸で洗口して，口腔粘膜を覆っている糖タンパク質を取り除いた後，組織に光を照射する。無症状の高リスク領域の検出にこの方法が有用であるとする研究がある一方[1-4]，別の研究では，1％酢酸を使用し裸眼で見た場合と光を用いた場合とで，有効性は同程度であることが示されている[5]。

もう1つはVELscope（visually enhanced lesion scope）で，携帯用の手頃な大きさの蛍光システムであり，ViziLiteと同様の原理で機能する。青色光を照射すると，正常組織は淡緑色に光る一方，異常組織は暗褐色または黒色として見えるので，その異常領域を精査できる。この方法を用いる際には，特殊なゴーグルを着用する。44名の患者を対象としたメーカーの支援を受けた研究では，異常組織の98％を正確に診断したことが生検で確認されている。多施設共同研究では，白色病変と赤色／白色混合病変は化学発光によく反応するが，赤色病変では診断能が低いことが報告されている[6]。購入の初期費用が高額なため，この装置が実用的な診断補助装置となる可能性は低いかもしれない。

5. X線検査

X線検査は，既往歴の聴取と臨床診査が終了した後の診断

393

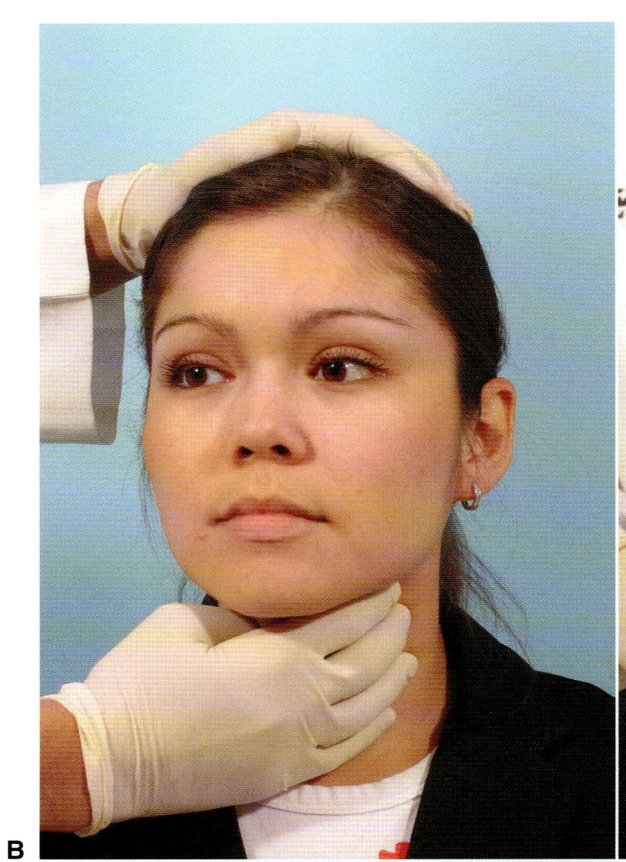

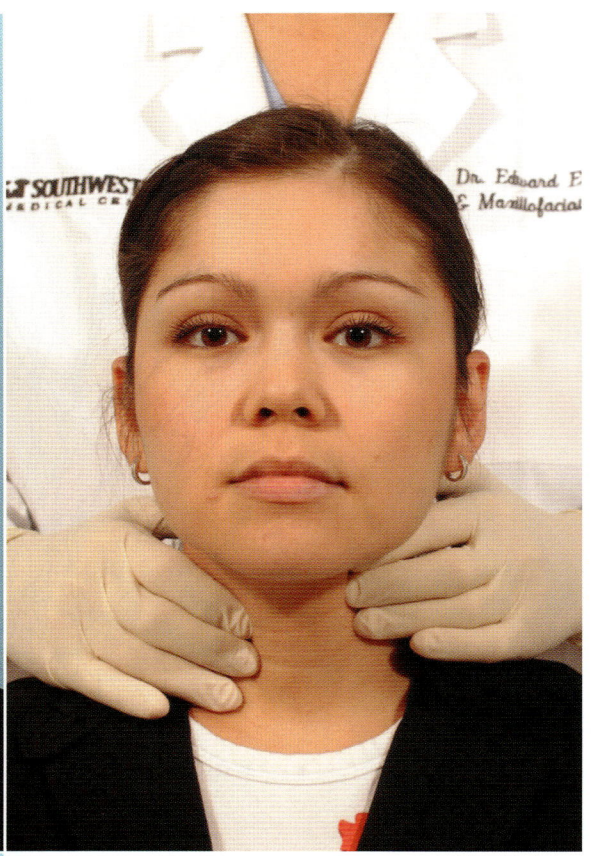

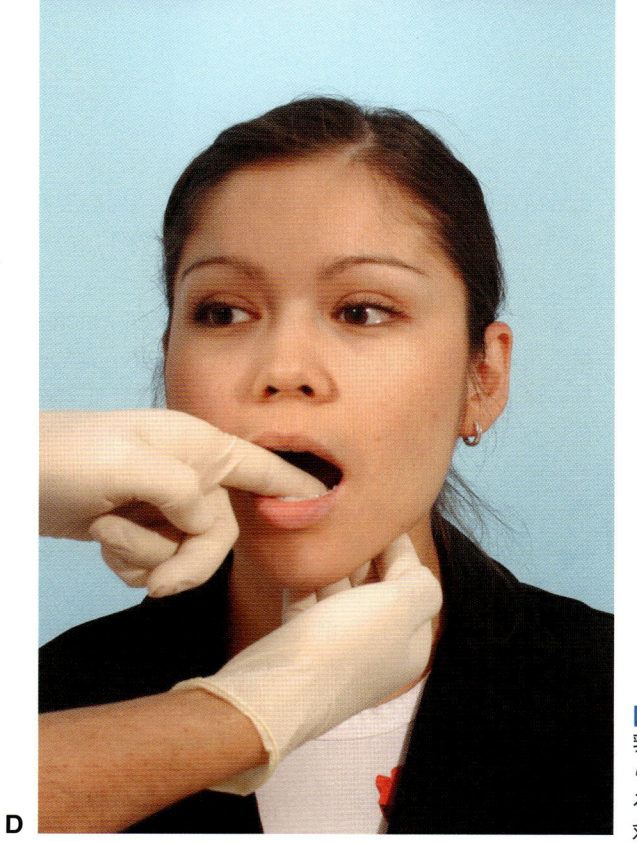

図19-3（続き） B：前方からの頸部リンパ節の診査。胸鎖乳突筋の全長に沿って指を円運動で優しく動かす。C：後方からの頸部リンパ節の診査。頭を左右に動かしたり，前方に傾けると，リンパ節が触知しやすい。D：口腔底と顎下リンパ節に対する双指診

補助法であり，とくに骨内部または骨に隣接して生じた病変に有用である．軟組織病変が骨に隣接している場合には，X線写真により，病変が骨反応を起こしているか，骨吸収しているか，または骨内から生じているかが判断できる．病変の解剖学的位置に応じて，さまざまなX線写真撮影法が用いられる．下顎または上顎における大部分の病変は，通常の単純撮影画像(例：根尖投影法，咬合法，パノラマ撮影法)で適切に見ることができるが，骨内病変の正確な特徴や位置を十分に描出するためには，CT(コンピュータ断層撮影法)やMRI(磁気共鳴画像法)など，特殊な技法を必要とする場合もある．

X線画像は，病変の診断にしばしば手がかりを与える．例えば，囊胞は通常，境界明瞭なX線透過像として認められるが(図19-4A, B)，不規則な境界を有するX線透過像は悪性または進行性病変を示している(図19-4C, D)．X線写真を見る際，骨内に正常構造から逸脱した領域を認めた場合，その変化が病的なものか，または単に非定型的な正常解剖学的構造なのかを判定しなければならない．これがとくにあてはまるのは，上顎と下顎のある種の画像の場合であり，副鼻腔などの隣接した複雑な解剖学的構造が重なり合って描出されているような場合である．

特別な状況では，造影剤やマーカーをX線写真と組み合わせて使用する．例えば，唾液腺造影法は，造影剤を腺管内に注入して，腺構造の間接的画像を作成し，腺内部の病巣を描出するものである．囊胞では，囊胞腔内に造影剤を注入することで，真の解剖学的境界を判定しやすくなる．針や金属球などの放射線不透過性のマーカーを，異物や病変の位置を明確にするために使用することもある．

6. 検体検査

検体検査を追加して行うことが，病変の診断に役立つことがある．副甲状腺機能亢進症，多発性骨髄腫，白血病，ある種のリンパ腫などの全身疾患においては，口腔病変が発現することがある．多発性の骨融解病変や歯槽硬線の消失がみられる場合には，副甲状腺機能亢進症が疑われる．この診断は，血清中のカルシウム，リン，アルカリホスファターゼの検査で確定可能である．どのような検査が必要かなどについては，口腔病理学の教科書や他の文献を参照してもらいたい．

症例の大多数においては，検査費用に比べて診断への寄与が少ないため，スクリーニング検査は不必要と考えられている．しかし，生検で確定診断が得られているような場合には，検体検査はその後の治療に関連する有意義な情報を与えてくれる．

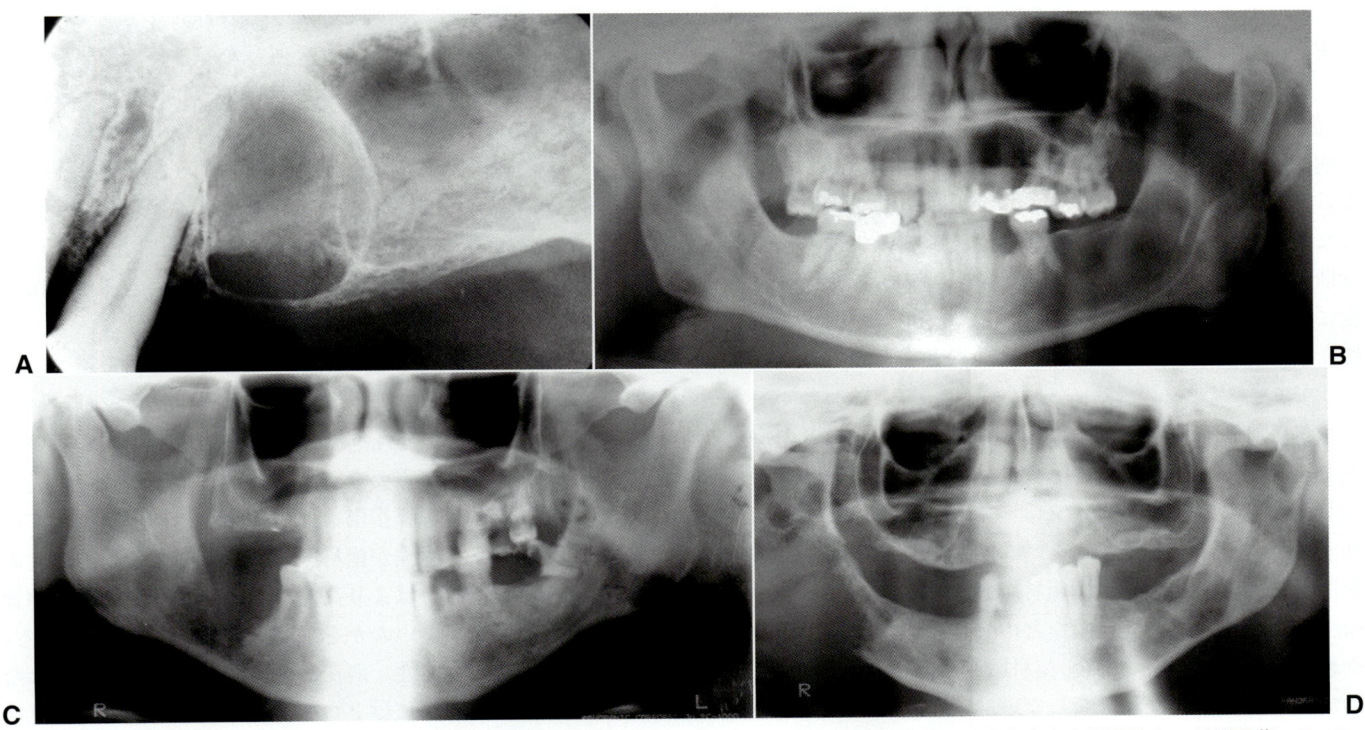

図19-4 A, B：囊胞のX線像．A：X線透過性病変周囲の硬化性骨炎に注目．B：左側下顎骨の境界明瞭な大きな単房性のX線透過像．C, D：悪性腫瘍による骨破壊のX線像．C：扁平上皮癌が右側下顎骨に浸潤している．凹凸不整な様相に注目．D：骨内の悪性腫瘍が右側下顎枝の正常構造を完全に破壊し，病的骨折をきたしている．

7. 臨床的鑑別診断

既往歴と現病歴の聴取，臨床診査，X線検査，検体検査の終了後，鑑別診断のリストを想起しなければならない。総合的評価の結果，最も可能性が高い臨床診断を病理医へ伝える。これらの診断は，最終的な病理組織学診断と一致することも，一致しないこともあるが，いずれの場合においても重要であることに変わりはない。その理由は，病理医が類似した臨床的，病理学的特徴を示す可能性のある他の疾患を除外できるからである。

8. 生検前の経過観察

局所の機械的刺激などによっては説明できない，または紛らわしい口腔組織の変化に対しては，局所的治療を行って7～14日間経過観察すべきである。病変が増大または拡大した場合，表面性状が変化した場合，局所的治療に予想どおりの反応を示さない場合などには通常，生検が行われる。白板症（これは病理学用語ではなく，臨床的の用語として用いられる）の15～20％，紅板症の100％が病理組織学的な異形成を示したり，明らかな悪性腫瘍である[7]。口腔内の高リスク領域は，口底，舌縁部，舌下面，頬粘膜，下唇粘膜である。白板症病変内の発赤や粘膜が粗造となっている領域は，とくに問題である。そのような疑わしい病変は，生検の適応となる。検査期間中の診療録には，病変が改善したかどうかとともに，その後の治療計画（経過観察の継続，局所治療の継続，生検，紹介など）を詳細に記載すべきである。

9. 経過観察および紹介の基本的方針

病的状態である可能性のある患者を適切に診断しなかったり，必要な医療機関に紹介しないことは，訴訟の原因の1つになりうる。多数の論文や教科書が，病変の生検方法や鑑別診断をいかに行うかについて述べているが，「疑わしい」病変に関する適切な経過観察のプロトコールや，開業医間の適切な紹介に関するガイドラインは，ほとんどみられないのが現状である[8]。

歯科医師は，歯科衛生士などのスタッフに，患者の病変の検査を任せるべきではない。大部分の歯科衛生士は，口腔内の軟組織変化をよく観察するように十分訓練されているが，病変の発見（口腔癌スクリーニングを含む）の最終責任は歯科医師にあり，この義務は歯科医師が負うべきである。歯科衛生士が発見した口腔粘膜などの異常について，追加の検査や経過観察を行わない場合，歯科医師はそう決定した理由を，診療録に記載しなければならない。

歯科医師が，セカンドオピニオンまたは専門的治療のために患者を紹介することを決めた場合には，患者が診療所を出る前にその紹介の予約を手配することが望ましい。紹介しただけで患者自身が予約を取らなければならない場合，多くの患者が不安感や拒否感を覚え，受診を先送りすることがある。予約を手配した後，症例の詳細，注意事項，治療内容の概要をまとめたものを手紙，ファックス，電子メールなどで紹介先の専門医へ送付するとともに，この連絡内容を診療録に入れておく。専門医の所見，意見，治療内容，生検所見のコピーも診療録のなかに記録しておく。これらの公式な交換資料は，診療所間の誤解を防止するとともに，後に訴訟となった場合に，防御的意義をもつことになる。病理診断医からの報告に関しては，速やかに患者にその結果を通知すべきであり，結果が予期しなかったものであったり，陽性であった場合，あるいは追加治療を必要とする場合には，歯科医師が患者本人に説明すべきである。

10. 生検を行うか，紹介するか

外科的関心，熟練度，技術は臨床医によってさまざまであり，自分の患者に対して生検を積極的に実施する歯科医師もいれば，すぐに専門医に紹介する歯科医師もいる。これは歯科医師個人の選択であるが，いくつかの点を考慮して行うべきである。

1. 患者の健康状態。患者層は次第に高齢化しており，歯科診療所での治療を希望する高齢者が増加している。これらの患者の多くは，全身疾患を有していたり，複数の薬物を処方されていたり，外科的リスクや潜在的リスクを増加させるような何らかの身体的障害を有している。これらの全身状態については，1章で述べたが，こうした全身状態が，生検を含む外科処置を複雑にする側面がある。しかし，このような状態が存在するからといって，生検や紹介を大きく遅らせてはならない。できるかぎり処置を安全に実施できるように，特別な医学的処置の必要な患者に対処できる専門医に紹介しなければならない。

2. 手術の困難さ。患者を治療する際に，2章で述べた外科的治療の基本的原則のいずれかが問題となる場合，患者の紹介を考慮すべきである。病変が増大している場合や，病変が重要な解剖学的構造を侵している場合には，出血や神経損傷などの重大な合併症をきたす可能性が増す。生検が歯科医師の手術能力の範囲内であるのか，あるいはより高度な訓練を受けた専門医が管理するほうがよいのかを，的確に判断する必要がある。

3. 悪性病変の可能性。病変が悪性であることが疑われた場合，歯科医師には2つの選択肢がある。1つは包括的な検査および診断を行った後に生検を実施することであり，もう1つは生検を行わずに，病変が悪性であった場合にも確実な治療のできる専門医に紹介する

ことである．後者の選択は，紹介が速やかで適時に行われた場合には，患者にとってはよりよいサービスとなるだろう．このような場合には，外科的処置が加わることで臨床的特徴が損なわれてしまうことのないうちに，紹介を受けた専門医が病変を評価できる．また生検が原因で，病変とは無関係なリンパ節の反応が生じてしまう場合もある．生検を行う前に専門医が患者を評価できることから，より正確な診断が可能となるとともに，適切な治療計画の立案が可能となる．

11．インフォームドコンセントとリスクの共有

「すべての病変は取り除くべきである」あるいは「生検を行うべきである」と主張する臨床医もいるが，ある状況下においては，低リスク患者（例：非喫煙者）で，低リスク領域に生じた無害にみえる病変では，定期的に観察することが選択される場合もある．しかし，病理組織学的検査で異形成を示す病変は，必ずそのすべてを取り除くべきである．経過観察は，リスクを計算したうえで行う必要があるということを銘記すべきである．生命を脅かすような病変の多くは，最初は無害な病変のようにみえることもあるし，また多くのさまざまな病変が，類似した臨床的外観を呈している．歯科医師は十分に慎重になるべきで，病変を取り除くべきではないと決める前に，リスク，妥当性，代替治療などに関して，患者に十分説明する必要がある．患者は，その決定に対する責任を歯科医師と共有していることを理解しなければならず，またその決定に至った話し合いの内容について，診療録に記載しておくべきである．歯科医師が病変の切除を提案し，患者がこれを拒否した場合にも同様に，その話し合いの内容について完全に文書化すべきであり，その決定が悪い結果をもたらす可能性について患者が理解していることも，明記する必要がある．

12．生検後の経過観察

診断のための生検の結果，異形成や悪性腫瘍であるとの病理組織学的報告が得られた場合には，通常，病変とその隣接組織の適切な外科的切除が必要となる．この際には，悪性腫瘍に対する治療経験が豊富な口腔顎顔面外科医または他の頭頸部領域専門医への紹介が必要である．一方，陰性の報告は文字どおりの意味にとるべきではなく，病歴や臨床所見を念頭において解釈すべきである．疑いがあるときには，再生検を行うこともある．最低限でも，適切な間隔で厳密な経過観察を継続的に行うべきである．一般的には最初の1年間には，1か月以内，次いで3，6，12か月後に再検査することが必要である．その後，臨床所見およびX線所見に変化がなければ，経過観察の間隔を，必要に応じて6か月，次いで12か月に延ばす．経過観察期間中に，臨床的変化や新たな症状が出現した場合には，直ちに歯科医師に連絡して相談するよう患者に指導する．

生検の一般的原則

生検という用語は，顕微鏡的診断のために生体から組織を採取することを指す．生検は，すべての診断手技のなかで最も正確かつ精密な手技であり，低侵襲の手技では確定診断が得られない場合に実施すべきである．生検の主な目的は，多くのさまざまな病変が類似した臨床的特徴やX線所見を示すため，それらに対して適切な治療を行えるように，正確に診断を下すことである．実際には，口腔病変や歯原性病変の大多数が良性であるため，生検は癌の診断よりも悪性腫瘍を除外するために行う場合が多い．それにもかかわらず，生検という用語は，歯科医師が悪性腫瘍を疑っているという印象を多くの患者に与えるため，説明の際には患者に警戒心や不安を与えないよう，慎重な言葉遣いを心がける必要がある．

生検の適応をBox19-2に示す．悪性腫瘍を疑うべき典型的な病変の特徴は，Box19-3に挙げた．図19-5には疑うべき病変の例を示した．口腔領域で行われる生検は，①細胞診，②切開生検，③切除生検，④吸引細胞診，の4種類である．

1．口腔における細胞診の手技

非侵襲的細胞診によるスクリーニング検査とその方法には

Box 19-2

生検の適応

- ◆ 臨床的に診断できない持続的病変
  - 局所治療にもかかわらず，10〜14日以上持続する原因不明の病変
  - 増大傾向を示す骨内病変
  - 臨床的に正常な粘膜下に存在する視認あるいは触知可能な腫瘤
- ◆ 悪性または前悪性の特徴をもつと思われる病変（Box19-3も参照）
  - 明確な理由がなく急速に増大する病変
  - 原因または診断が明確でない赤色病変，白色病変または色素性粘膜病変
  - 隣接する解剖学的構造に強固に癒着または固着した病変
  - 癌発生の高リスク領域（例：口腔底，舌）にある不明な病変
- ◆ 臨床診断の確認
- ◆ 10〜14日間にわたる通常の治療（例：局所的刺激の除去）に反応しない病変
  - 長期に持続する炎症症状
- ◆ 患者が極度に懸念する病変（癌恐怖症）

（Alexander RE, Wright JM, Thiebaud S: Evaluating, documenting and following up oral pathological conditions: a suggested protocol, J Am Dent Assoc 132:329-335, 2001.を改変）

Box 19-3
悪性を疑う病変の特徴

出血：愛護的操作でも容易に出血する病変
期間：2週間以上持続している病変
紅板症：全体的に赤い，または赤色／白色の斑点のある外観を有する病変
癒着：隣接組織に固着したように感じる病変
成長速度：急速に成長する病変
硬結：病変および周辺組織に触れると硬い病変
潰瘍形成：病変が潰瘍化したか，または潰瘍として生じた病変

多くの落とし穴があり，外科的生検の代替法と考えるべきではない。これらの検査は一般的に，スクリーニングまたは経過観察時の臨床検査の補助として，あるいは臨床診断の補助として使用されている。口腔の細胞診検査では，検体の採取法または検査法により，主に以下の方法が応用されている。

第1は，粘膜細胞の剥離細胞検査である。これは子宮頸癌発見の診断手技として最初に紹介，使用されたもので，最も一般的なものである。口腔に適応可能とする見解もあるが，角化口腔粘膜組織では信頼性がなく，偽陰性診断という重大な事態が発生しやすいことが，多くの研究で示されている。とくにこれは，検査をする細胞学者が，独特な特徴を有する口腔組織検査に精通していない場合に起こりやすい。さらに，不適切に実施された剥離細胞検査後の患者の不快感は，外科的生検より大きいこともある。

第2は，口腔ブラシ細胞診（口腔ブラシ「生検」と不正確によばれることが多い）である。これは最近開発されたもので，一般歯科用に大量に市販されている。手用の回転ワイヤーブラシを使用して上皮細胞を採取し（図19-6A，B），次いでガラススライド上に固定して（図19-6C），検査を申し込む。剥離口腔細胞診と比べてこの手技のほうがすぐれていることが，研究により示されている[9,10]。診断精度を疑問視している専門医もいるが，約1,000名の患者を対象とした35か所の多施設臨床試験により，この手技が正確であることが示されている[10]。本検査により，組織学的に確認された口腔癌と前癌病変の100％が検出され，統計学的に有意な96％以上の感度を示した（$p < 0.05$, n=131）。さらにこの手技により，経験のある検査者が臨床的に良性とみなし，普通は追加検査を受けない病変の4.5％に，癌または前癌病変が発見されている。

口腔ブラシ細胞診の費用は安価で，米国では多くの保険プランが適用できる。しかし，診断のために改めて組織生検が必要な場合，最初の「生検」は不必要であり重複であるとして，保険会社に拒否されることもあるため，検査を行う前に保険適用について確認しておく必要がある。この補助診断ツールの正確さ，利点，限界については，現在検討されている最中である。

口腔ブラシ細胞診は，慢性の粘膜変化（例：白板症，扁平苔癬，放射線障害）を有する患者の経過観察のための貴重な非侵襲的ツールとして用いることができ，また口腔癌の既往歴を有する患者における粘膜変化を継続的に追跡するためにも有用である。ブラシ細胞診検査は，標準の組織生検より頻繁に実施できるとともに，臨床的特徴を単に「観察する」だけでなく，コンピュータ支援分析のための細胞検体も容易に得ることができる。

1）口腔ブラシによる細胞診の手技

この手技においては，一般的に局所麻酔の必要はなく，検体採取後の後遺症はほとんどない。疑われる病変の表面に回転ブラシを接触させ，圧力をかけて5〜10回回転させる（図19-6B）。この手法が適切に実施されると，口腔粘膜上皮細胞はブラシで採取されるものの，悪性腫瘍の病期とグレード分類に必要な組織の構造に関する情報は得られない。採取された細胞をスライドガラス上に塗沫し，固定液に浸漬する（図19-6C）。乾燥後，標本を検査室に送り，最初はコンピュータで，次いでコンピュータ支援分析の訓練を受けた口腔病理医が診断する。標本に上皮全層の細胞が含まれていない場合，標本は不適切であり，再度細胞診が必要となることもある。標本が適切であれば，コンピュータスキャニングプログラムが異形細胞および悪性腫瘍細胞の有無をスクリーニングする。非定型または異常と判定された細胞の画像が高解像度モニターに表示され，病理診断医が精査する。次に各標本は，①陰性（上皮の異常が検出されない），②陽性（明らかな異形成または悪性細胞が存在），③疑陽性（異常な上皮変化は存在するが，異形成や悪性ではない），以上3つのカテゴリーに分類される。

陰性の場合，生検で陰性の結果が得られた場合と同様，経過観察を行う。陽性の場合，病期とグレードを決定する外科的生検を行うため，患者を紹介する必要がある。疑陽性の場合，良性の炎症性病変（例：扁平苔癬）の可能性があり，より確実な診断のための生検や治療のための紹介，または経過観察のいずれを選択するかを，患者と相談して決定する。

2．切開生検

切開生検は，病変の小さな一部分を切除する生検手法である。病変が大きく，異なる特徴を示す部位が存在している場合，病変の2か所以上から検体を採取することが必要である。病変が大きく（直径が1cm以上），すべてを切除するにはリスクを伴うか，または危険な部位にある場合，あるいは複雑な切除や他の治療を計画する前に病理組織学的確定診断が必

19章 ● 鑑別診断と生検の原則

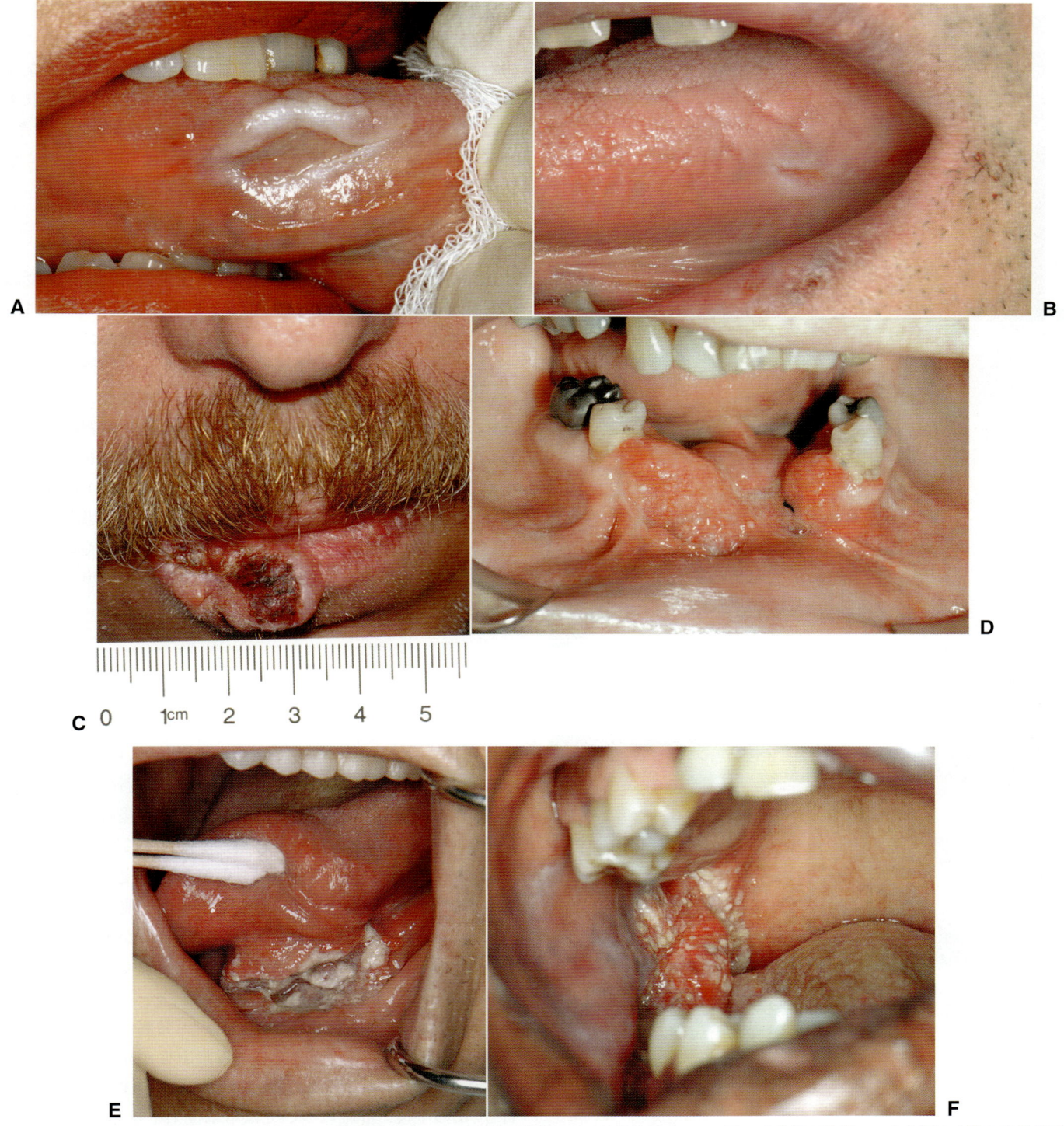

図 19-5 生検を考慮すべき病変の例。A：舌縁部の潰瘍。この症例は咬傷による外傷性潰瘍。B：別の舌縁部の潰瘍。この症例は咬頭の鋭縁が原因であった。C：喫煙歴のある患者の下唇にみられた大きな潰瘍。この病変は扁平上皮癌であった。D：歯槽堤の扁平上皮癌の典型像。E：口腔底の扁平上皮癌の典型像。F：臼後部の扁平上皮癌の典型像

の境界領域を含めることにより，多くの重要な細胞学的変化を把握できる．病変最深部の細胞の特徴がわかるように，適切な深さをもつ組織を採取することにも注意しなければならない．一般的に，広く浅い検体より，狭く深い検体を採取するほうがよい．病変の発生との関連を検査する場合を除き，神経や血管など周辺の重要な解剖学的構造を損傷しないように注意すべきである．

3. 切除生検

切除生検とは，病変全体を切除する生検のことで，病変周囲2～3mmの正常組織が含まれるように切除する（図19-9）．切除する正常組織の幅は，仮定した臨床診断によってさまざまである．一部の色素性病変や，異形細胞または悪性細胞が存在しているとすでに診断されている病変など，悪性と疑われる場合には，さらに2～3mmの周囲正常組織を含めた切除が必要となる．切除生検が，病変に対する最終的な治療となることも多い．切除生検は，小さな病変（直径1cm以下）に適用される．これは，小さな病変では，患者の容貌や口腔機能を過度に損なうことなくすべて取り除くことができ，さらに，病変全体を除去することで患者の健康に対する脅威を取り除くことができるためである．

4. 吸引生検

吸引生検は，針付き注射器を用いて病変を穿刺し，その内容物を吸引して行う．臨床では，主に2種類の吸引生検が行われている．第1は，病変に液体が貯留しているかを検査するために行われるものであり，第2は病理診断の目的で，細胞を実際に吸引するために行うものである．後者の変法は細針穿刺吸引細胞診とよばれ，技術的な訓練を受けた病理医が実施することが多い．これは，軟組織腫瘍が皮膚または粘膜の直下にある場合，および患者が瘢痕形成を避けたがっているか，または隣接する解剖学的構造にリスクが生じるような場合に行われる．細針穿刺吸引細胞診は，とくに外科的生検で採取することが困難な頸部腫瘍の診断ツールでもある．顎骨内の放射線透過性病変に対しても，原発部が血管病変である可能性を除外するため，あるいは囊胞性か充実性かを明確にするため，骨欠損部に切り込む前に通常の注射針で吸引を行う．この手技の詳細については本章後半を参照してほしい．吸引生検は，粘液囊胞を除き，液体が貯留するあらゆる病変に対して行われ，吸引シリンジに16～18Gの針を接続して行う．内容液が貯留している空洞に入るように，繰り返し針先の位置を変えなければならないこともある．

5. 軟組織生検の手技と原則

口腔軟組織の生検は，すべての一般歯科医が身につけなけ

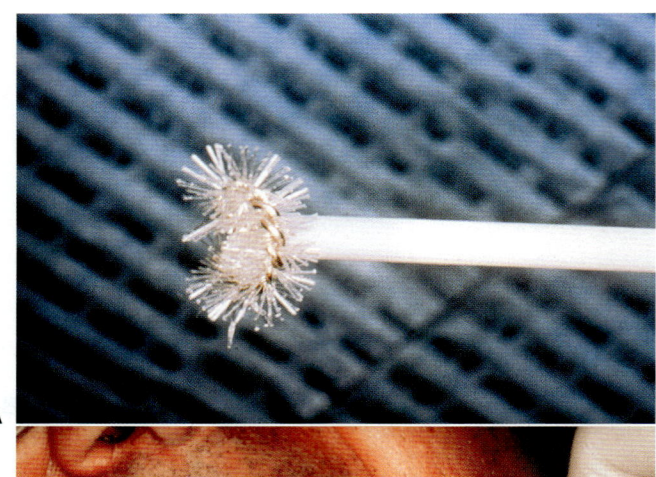

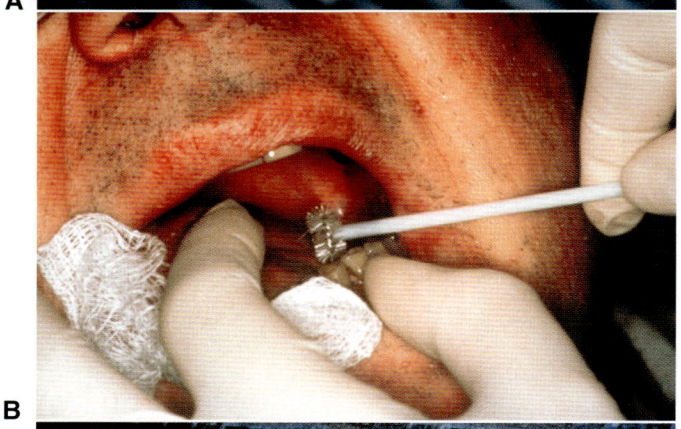

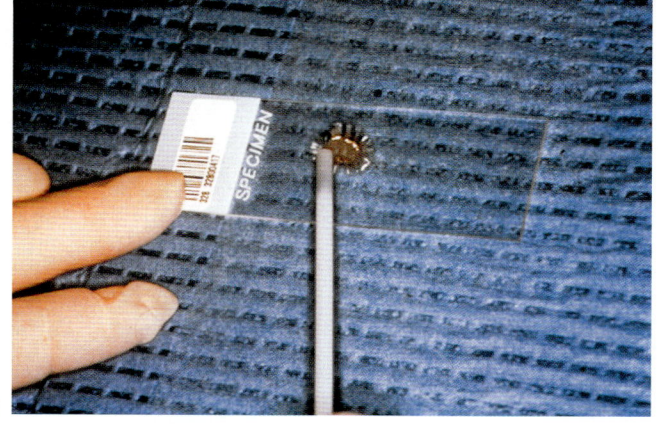

図19-6　口腔ブラシ細胞診の手技．A：検体を得るために使用されるブラシ．B：検査する領域の組織にブラシを接触させて中等度の圧力を加えながら，5～10回転させる．C：細胞をスライドガラスに塗布し，固定する．

要な場合（例：悪性腫瘍が疑われている病変）に，切開による組織採取が行われる．

生検は一般的に，検体中に正常と考えられる組織と異常にみえる組織の両者が含まれるように，くさび形に組織を切除する（図19-7，図19-8）．大きな病変の中心領域は壊死していることが多いため，診断困難になることも少なくない．一方，周辺部では活発に増殖しており，正常にみえる組織と

19章 ● 鑑別診断と生検の原則

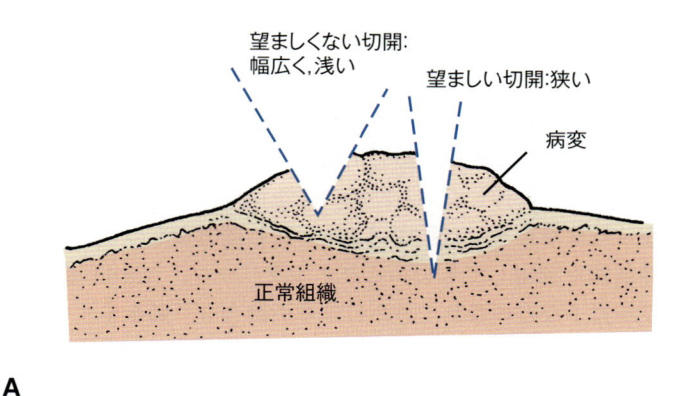

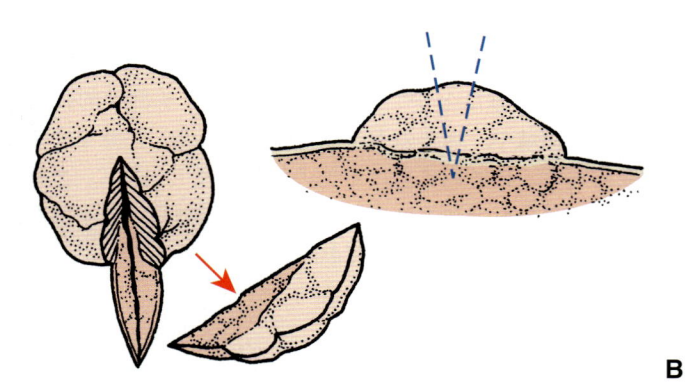

図 19-7　A：切開生検を実施する場合には，広く浅い標本よりも深い標本を得るほうが望ましい．悪性細胞が病変の底部だけに存在する場合，広く浅い生検では診断に必要な細胞が得られない．B：軟組織病変辺縁部の切開生検．検体が病変の中心部だけから採取された場合と比べ，病変と正常組織の移行部のほうが病理医にとって診断に有用な情報量が多い．とくに潰瘍の生検を実施する場合に重要である．

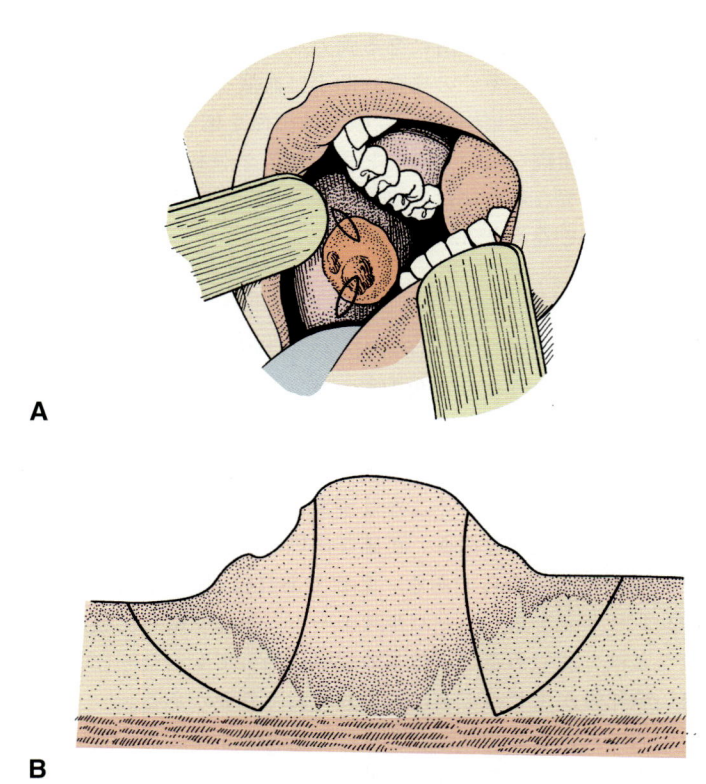

図 19-8　病変の特徴が部位によって異なる場合，2か所以上の切開生検を行うのが望ましい．A：ある領域の病変は，別の領域の病変と組織学的にしばしば異なることがある．B：頰粘膜または口唇粘膜の生検を行う際には，通常切開を筋組織の深さまで行う．

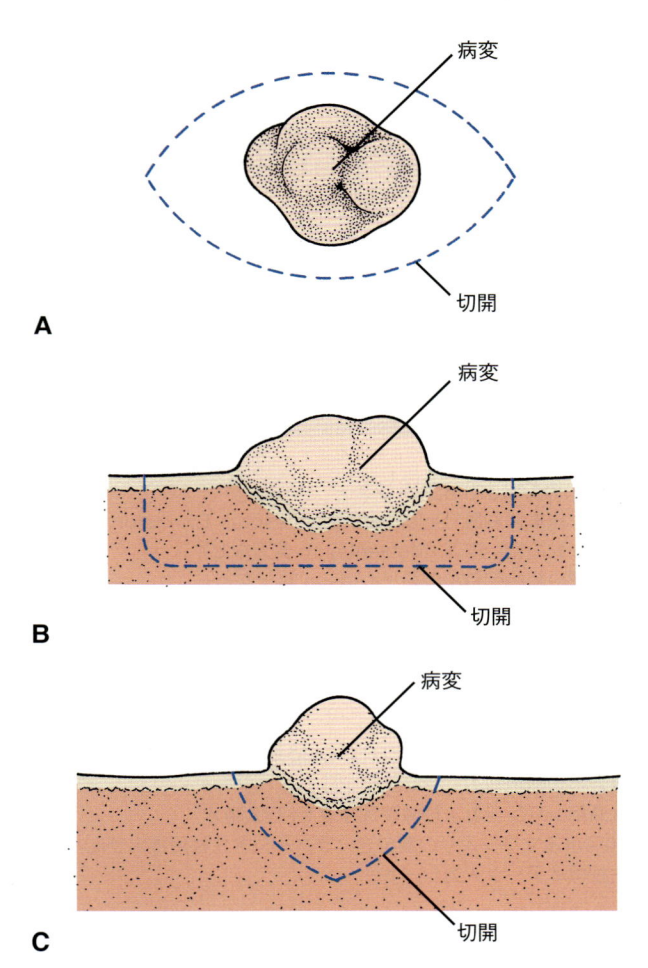

図 19-9　軟組織病変の切除生検．A：表面図．少なくとも病変から3mm離して楕円形の切開を病変周囲に行う．B：側面図．病変を完全に取り除くために切開は十分深く行う．C：端面図．創の深部で合うように切開を行う．この方法で行った切除は創の閉鎖が容易である．

401

ればならない能力である。適切に行えば大部分の生検は簡単な操作であり、歯科診療所において最少の器具類を用いて局所麻酔下で行うことができる(Box19-4)。解剖学的にリスクのある領域や、病変の大きさと種類により、注意を要することもある。口腔内における他の外科手技と同様に、2章で述べた外科の原則が生検にも該当する。これらの基本的な外科の原則を、以下に要約しておく。

6. 麻酔

　局所麻酔は、できるかぎり麻酔液が採取する検体に取り込まれないよう行うことが望ましい。これは、浸潤麻酔液が標本に取り込まれた場合、細胞構造を変形させる原因となり、病理診断が困難になるためである。血管収縮薬を含んだ局所麻酔薬の浸潤による病変の組織学的構造の変形を防止するため、病変周囲から少なくとも1cmは離して注射すべきである。血管収縮薬は創からの出血を減らし、術野の視界を良好にしてくれる。

7. 生検術野の固定

　口腔と口腔周辺軟組織の生検は、その表面や構造が動きやすい部位(例：口唇、頬、軟口蓋、舌)に対して行うことが少なくない。生検の術野がしっかり固定されていると、正確な切開が容易となる。術野を固定するにはいくつかの方法があり、例えば口唇の生検では、助手が指で生検部位の両側を把持し、さらに口唇を牽引して固定する(図 19-10A～E)。これによって、血管を圧迫し出血を減らすこともできる。術者は、術野を保持している助手の指を傷つけないように注意しなければならない(図 19-10B)。同じ機能をもつさまざまな開創器を利用してもよい。タオルクリップ、Adson 鑷子、霰粒腫鉗子などの器具、さらには牽引縫合も、動きやすい軟組織の固定と牽引のために使用できる(図 19-10F、G、図 19-11)。牽引縫合を行うときには、組織を引き裂いたり損傷することのないように、生検部位から離れた部位に深く糸をかける。

8. 止血

　処置中、生検の術野から血液を取り除くために吸引器を使用することは、できるかぎり最小限にとどめるべきであり、とくに最近の歯科診療所にある強力な吸引器を使用する場合は要注意である。多くの場合、助手は血液を吸い取るためにガーゼスポンジを用いている。吸引は出血を増すだけでなく、誤って生検組織を吸い込んでしまうリスクがある。どうしても吸引が必要な場合には、フィルターとして吸引チップの先端にガーゼを巻くとよい。

9. 切開

　組織切開のためには、通常 No.15 の鋭利なメスを用いる。切開の底部で合うような角度で、フットボール状に切開を2本入れることで、最適な標本が得られるとともに、創も閉鎖しやすくなる(図 19-10, 図 19-12)。生検の切開用にレーザーメスや電気メスを用いることは望ましくない。これらの装置により組織の破壊を招き、正確な病理組織診断が困難になる可能性が生じるからである。必要であれば(例：止血目的)、CO_2 レーザーをスーパーパルスモードで焦点を絞って使用することは可能であるが、標本の辺縁に沿ってレーザーによる狭い壊死帯が生じることに留意しておく必要がある。

　切開の大きさと切り込む角度は、病変が正常組織に侵入している深さによって決まる。触診により、病変の粘膜下での深さと広がりに関する情報が得られる。切除生検を実施する際には、周囲だけではなく病変の深部でも、正常組織を含んで切除されていることを確認しなければならない。前述したように、ほとんどの場合、薄く深い標本のほうが、広く浅い標本より望ましい(図 19-7)。切開はできるだけ神経や血管の走行、筋緊張線(すなわち、スマイルラインと顔面の皺線)と平行に行い、二次的損傷を最小にするとともに、審美性に配慮すべきである。前述のように、切除生検の検体周囲には、理想的には2～3mm幅の正常組織を含むべきである。病変

Box 19-4

粘膜組織生検用の器具

- 局所麻酔用器具
- No.15 の刃およびメスホルダー
- 適切な組織開創器 (Seldin 20, Minnesota, Chalazion など)
- 小さな先の細い剪刀 (Metzenbaum 剪刀など)
- 先の細い組織把持用の鑷子 (Adson 鑷子など)
- 小さな彎曲した止血鉗子 (モスキート鉗子など)
- 吸引チップおよび吸引管
- 滅菌ガーゼスポンジ
- 持針器、針付きの縫合糸
- 3-0 または 4-0 黒色絹糸
- 4-0 吸収性縫合糸 (ポリグリコール酸またはポリグラクチン 910)
- 縫合糸切断用剪刀
- 洗浄用シリンジおよび滅菌洗浄液 (生理食塩水)
- 10％ホルマリン入りの蓋付き、ラベル付き生検用標本びん
- 生検標本データ入力シート

骨内生検用の追加器具

- 軟組織用鋭匙 (角度付き)
- 骨膜剥離子
- 破骨鉗子
- 外科用ハンドピース (空気がバー周囲に放出しないもの), No.8 ラウンドバー
- 18G ルアーロック針付きディスポーザブル注射器 (5～10mL)

19章 ● 鑑別診断と生検の原則

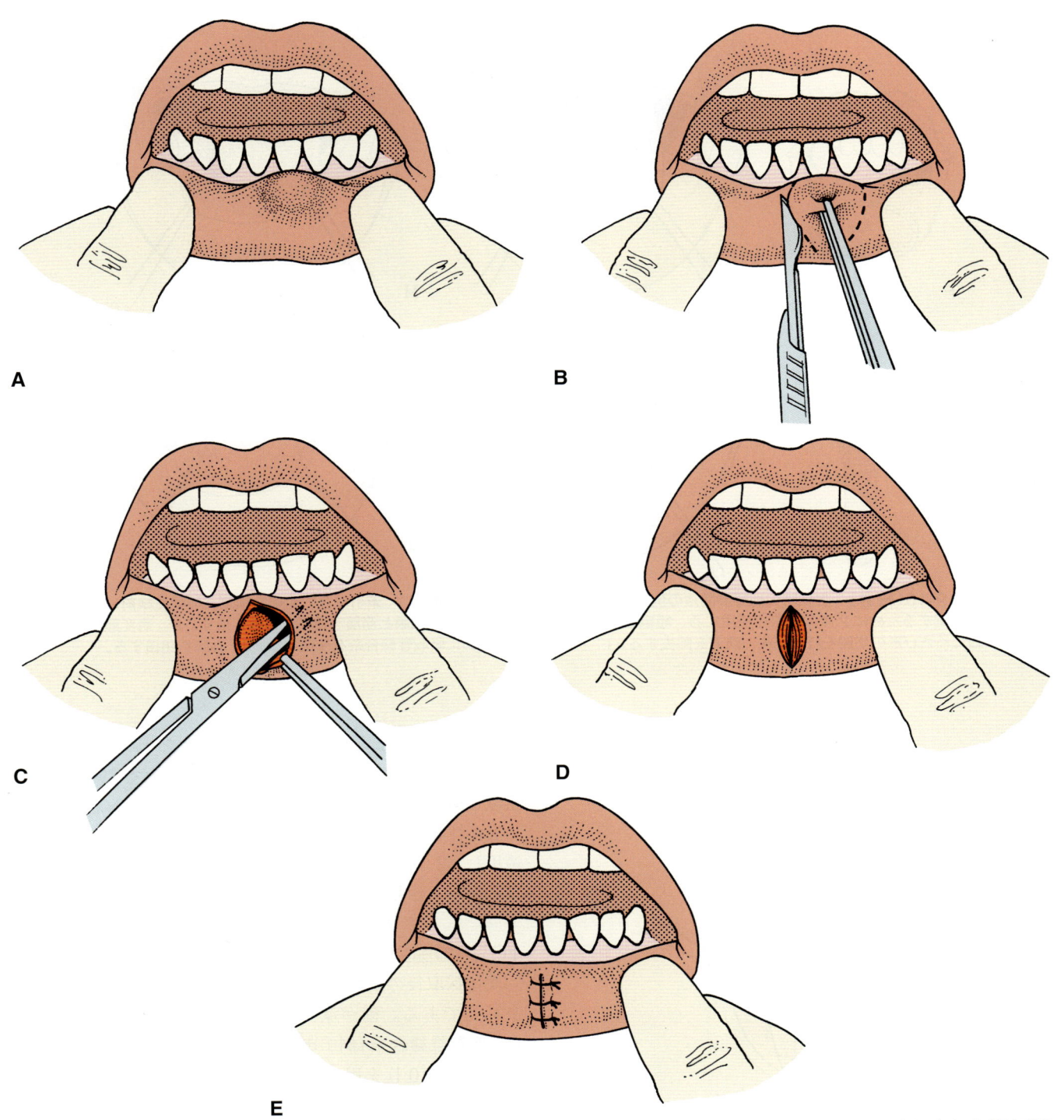

A B C D

E

図 19-10　生検時の術野展開法の例。A：粘液囊胞の切除生検時には，助手が指で病変部を固定する。B：病変部周囲にくさび形の切開を行う。C：関連する小唾液腺を粘膜下で切除する。D，E：粘膜をアンダーマインして閉鎖する。

403

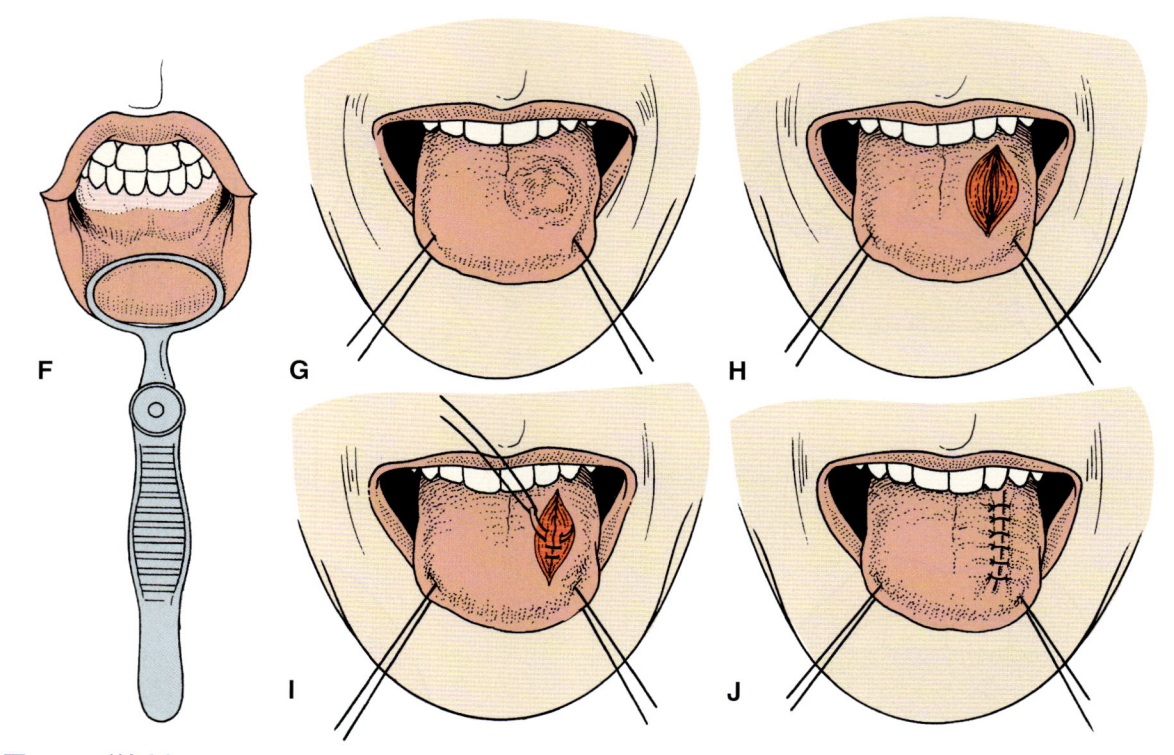

図 19-10（続き） 生検時の術野展開法の例．F：霰粒腫鉗子で組織を固定．G：牽引縫合で組織を固定．切除生検前に舌を固定するために 2 本の絹糸を使用する．組織を傷つけないように絹糸は舌粘膜と筋層を貫いて確実に通す．H：病変部周囲にくさび形の切開を行った後，病変を除去する．I：筋を縫合するために吸収性縫合糸を使用する．J：粘膜を閉鎖する．

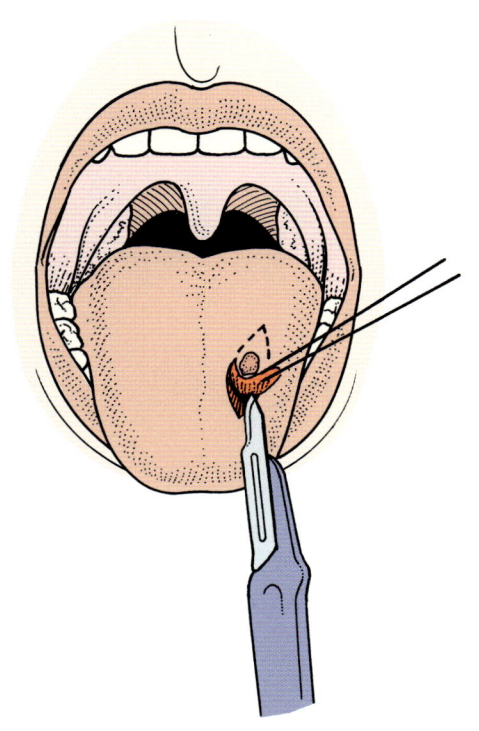

図 19-11 検体に縫合糸をかけて牽引する．病変部周囲を切開すると，創床から検体が挙上される．切除後は，縫合糸を結び，検体の断端を明示するために付けたままにしておく．

が悪性，色素性または血管性病変にみえたり，その境界が不明瞭な場合には，さらに 2〜3mm の正常と考えられる周囲組織を切除すべきである．

表面性状の異なる部分を有する大きな病変には切開生検を適用し，2 か所以上の異なる部位から検体を採取しなければならないこともある（図 19-8 参照）．

10．創の閉鎖

検体採取後の創は一次閉鎖が望ましく，また通常はそれが可能である．創が深く，異なる層に入り込んでいる場合，吸収性縫合糸（例：ポリグリコール酸，クロミックグット，図 19-10 I）を用いて各層ごとに閉鎖を行う．検体を切除し，深部組織を閉鎖した後，小さな剪刀（例：Iris 剪刀，Metzenbaum 剪刀）の先端を広げる動作を行うことで，粘膜（または皮膚）を徐々に剥離し，粘膜下層から粘膜を剥離する（図 19-12）．粘膜下層は概して結合組織が疎なため，鋭利な切り込みや切れ目を入れずに，被覆粘膜を容易に剥離できる．これによって，深層の組織とは無関係の独立した層として，粘膜を閉鎖できる．この剥離の程度は，創の大きさと解剖学的位置により決まる．口唇，頰，口底，軟口蓋では通常，少なくとも組織欠損の幅と同じ幅にわたって剥離する．これ

19章 ● 鑑別診断と生検の原則

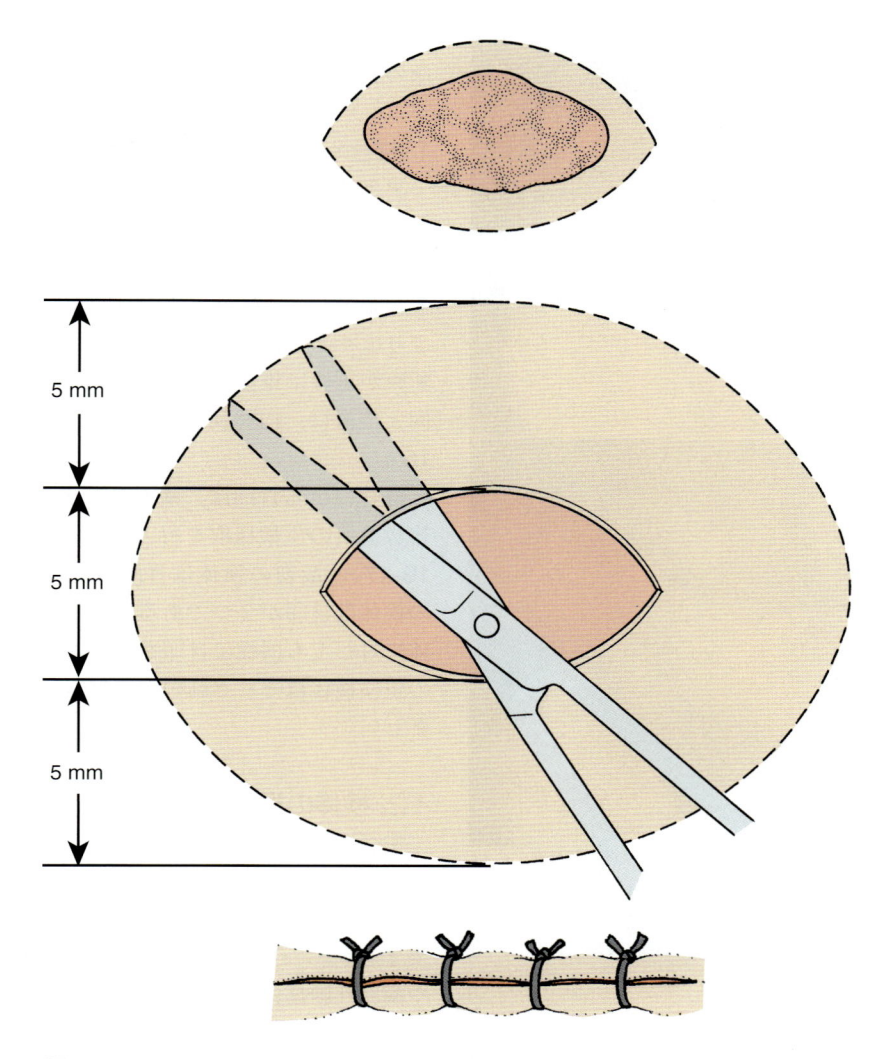

図19-12 くさび形の切開創を閉鎖する際の原則。剪刀を用いて，全方向の粘膜をくさび形の組織欠損と同じ幅で鈍的に剥離する。これにより張力をかけずに創縁同士を接合させることができる。

によって，張力のかからない創縁の密着が可能となる。縫合糸は通常，黒色の絹糸，あるいはポリグリコール酸（デキソン）やポリグラクチン910（バイクリル）などの非反応性あるいは緩徐な吸収性の素材を使用する。付着粘膜表面（例：歯肉，硬口蓋）の創は一般的に閉鎖せず，二次治癒させる。歯周包帯や軟性裏装剤（ティッシュコンディショナー）で裏装したスプリント（副子）などを創の保護のために使用し，患者の不快感を軽減し，治癒を促進させる。必要な場合は，これらのスプリントを周囲の歯にワイヤーや縫合糸で結紮，固定することにより，保持を図る。スプリントは通常，7～10日間装着したままとする。舌背や舌縁部の創に対しては，舌筋の運動に抗して創の閉鎖を維持するため，密な間隔で深く縫合する必要がある（図19-10 I 参照）。吸収性縫合糸を使用することは可能であるが，腸線縫合糸は結び目がゆるみやすく

（結果として縫合糸が外れてしまう），急速な酵素分解が起こるため，推奨できない。口唇と舌の生検の例を図19-13および図19-14に示した。

11. 組織の取り扱い；検体への配慮

すべての組織検体は，病変の細胞および組織の構造を保存するために，最適な条件で固定しなければならない。損傷，凍結，乾燥，電気メスでの熱などにより損なわれた検体は，病理組織学的診断ができない可能性があり，生検を再度行うことにつながる。操作中の器具による検体の損傷を避けるために，生検を行う際には，細心の注意を払わなければならない。生検により採取された検体は，ガーゼと一緒に誤って捨てられてしまう危険性があるため，ガーゼでは包まないようにする。検体の乾燥を避けるには，検体を紙やドレープの上

405

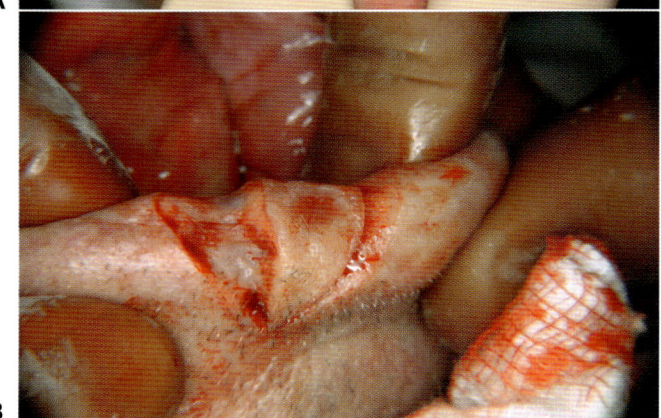

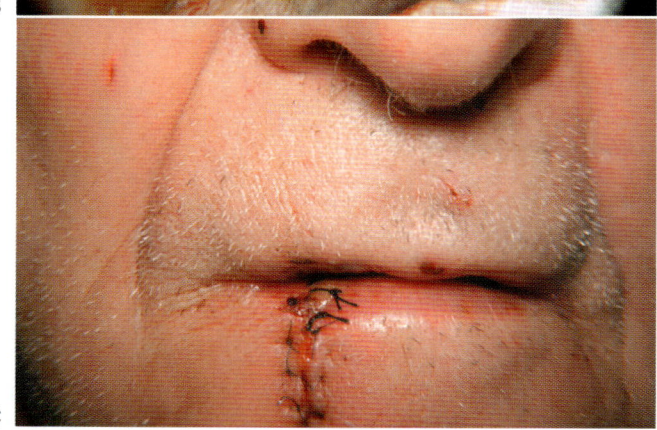

図19-13　下唇の潰瘍（A）の切除生検を示す写真。B：正常組織を2〜3mm付けてV字型の切開を行った。C：組織の層ごとに閉鎖した後の状態

に載せてはならない。検体は直ちに，少なくとも検体自体の20倍量の10％ホルマリン溶液か4％ホルムアルデヒド溶液の入った，蓋付きのガラス製またはプラスチック製の容器に入れる（図19-15）。容器が移動中に横に傾いたとしても，検体全体が必ず固定液中に浸っていなければならない。術者は創の閉鎖を行う前に，検体がホルマリンの液面からはみ出して容器の壁に付着していないことも，確認しなければならない。検体を外部の病理診断医に送る際には，バイオハザードラベルを貼る必要があるが，病院内で輸送される場合には，その表示は義務づけられてはいない。

1）縫合糸による検体の標識；組織辺縁の識別

　異形成病変または悪性病変であることが疑われる場合には，外科医が検体の辺縁の一部にゆるく縫合糸を結んで「目印」を付けると，病理診断医が位置関係を知るのに有用である。必要な場合には，この目印を参考にして，どの辺縁部をより広くあるいはより深く切除する必要があるかを，病理診断医が正確に報告することができる。標識のための縫合の方向と位置は，口腔病理診断申込書に図示，記載する（図19-16）。

　縫合による目印は，病変のスケッチが添付されていれば，複数箇所の生検採取を行った場合の確認にも利用できる（図19-17）。最初の検体は目印の縫合が1つであるが，2つ目の検体は目印が2つである，などである。その他すべての検体に対しても同様に目印を付けることは可能であるが，複数の生検検体はそれぞれの別の容器に入れて提出することが望ましい。

12. 検体の提出

　すべての歯科診療所は，検体の提出が可能な近傍の病理検査サービスを，事前に手配しておくべきである。一般的には，可能なら常に口腔病理医に提出できるシステムがあることが望ましい。一般（医学）病理医は優秀であっても歯原性囊胞や歯原性腫瘍に精通していないため，誤った診断と治療に至ることも少なくない。歯科診療所の近傍に利用できるサービスがない場合は，主要都市にある多くの歯学部の口腔病理学教室が，郵送によるサービスを提供しており，検体提出用の郵送キットを歯科診療所に提供している。郵送用コンテナには，詳細な情報を記入するための用紙（データ入力用紙），バイオハザードラベル，病理検査サービスの住所ラベルを貼った適量のホルマリンの入った蓋付き容器（通常ガラス製またはプラスチック製）が入っている。輸送中に外側の郵送用容器が破損したり，コンテナと検体とが別々になってしまうという事態に備えて，容器のラベルに患者名と歯科医師名を記入することも必要である（図19-18）。

1）病理診断申込書（データ入力用紙）

　病理検査機関には，検体提出に必要な専用書類がある（図19-16）。前述したように，検体容器自体にはラベルが付けられていて，容器とデータ入力用紙あるいは輸送用コンテナが別々になってしまった場合にも，患者データや提出した歯科医師の名前と住所で確認できるようになっている。大部分のデータ入力用紙には，一般的に以下の事項が含まれており，

19章 ● 鑑別診断と生検の原則

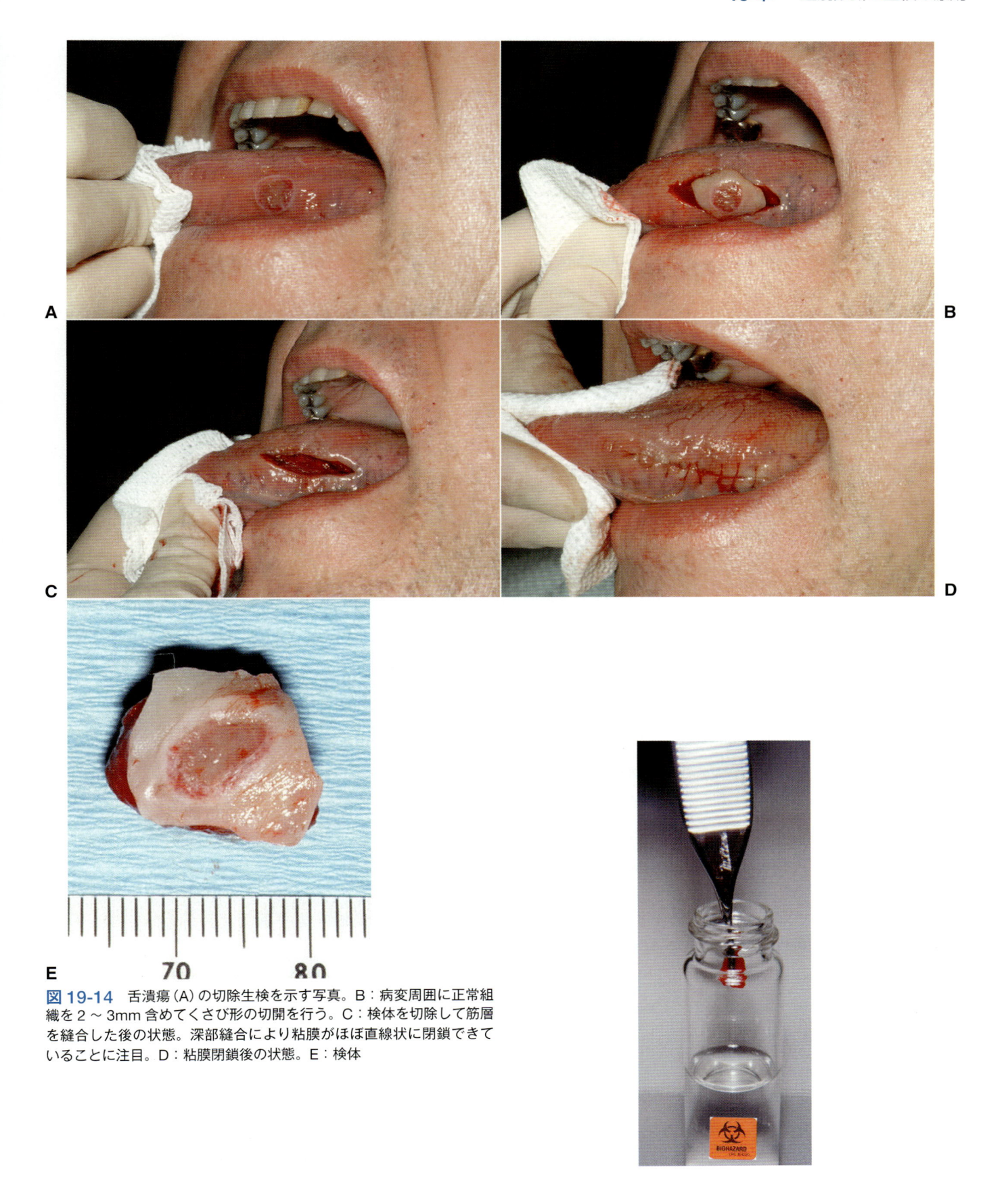

図19-14 舌潰瘍（A）の切除生検を示す写真。B：病変周囲に正常組織を2〜3mm含めてくさび形の切開を行う。C：検体を切除して筋層を縫合した後の状態。深部縫合により粘膜がほぼ直線状に閉鎖できていることに注目。D：粘膜閉鎖後の状態。E：検体

図19-15 検体はホルマリン入りの生検用標本びんに入れる。

407

LOCAL ORAL PATHOLOGY LABORATORY

1234 Main Street

Anytown, State Zip

Date: *01/02/200X* **Case Number:** _____

Patient Name: *Perry Osteum* **Gender:** *Male* **Age:** *32 yrs*

Race: *Cauc*

Address: *5678 N. 2nd Street, #401* **City/State/Zip:** *Anytown, State Zip*

Home Phone: *(777)888-9999* **Work Phone:** *(777) 888-0000*

Occupation: *Construction*

Submitting Doctor's Name: *Matt Tikulus*

Mailing Address: *8910 Anystreet, Anytown, State, Zip*

Office Phone: *(777) 888-6666* **E-mail Address:** *mtikdds@server.net*

History: *asymptomatic white plaque of unknown duration but first noticed by patient about 2 months ago, left lateral border of tongue. Not recorded at last dental visit 2 years ago. We observed area X 2 weeks, without change in size, appearance. Patient denies tobacco usage, alcohol abuse, parafunctional habits. No HIV test on record. Lesion has not been painful. No local trauma source noted (sharp edged restoration, etc.). PMH is unremarkable, no known allergies, no meds. Denies lesions elsewhere on body.*

A **Type of Biopsy:** Excisional _____ Incisional ☑ Other ☐☐☐

Clinical Description/Location: *3X5 cm white, rough surfaced plaque, left lateral border of the tongue, extending onto the dorsum of the tongue midlesion (see drawing). Texture is leather-like, nonulcerated. Uniform thickness throughout lesion. No ipsi- or contralateral lymphadenopathy noted. Excised with 1 cm clinical margin. Anteriorborder tagged with single suture. Superior border tagged with 2 sutures.*

Provisional Clinical Diagnosis/es: *Epithelial Dysplasia, CA in-situ, SCCa? (Your best guess of what the lesion might be)*

X-rays taken?: Y____ N __✓__ X-rays Enclosed? Y____ N __✓__

Photographs Taken?: Y____ N __✓__

Photographs Enclosed?: Y____ N __✓__

Additional Comments or Instructions:

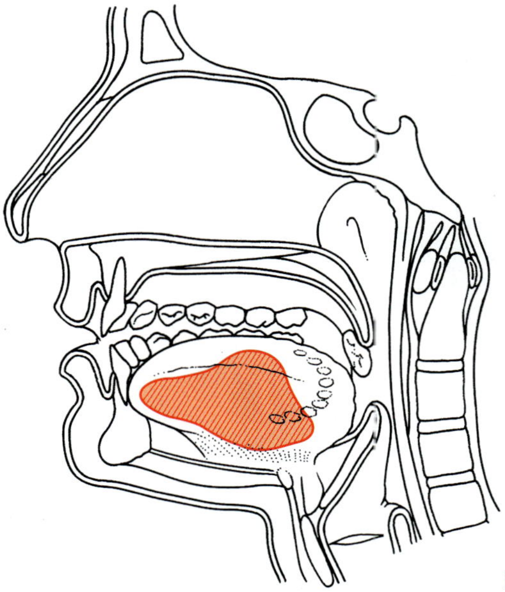

図 19-16　A：生検データシート。このようなシートは検査機関によって異なるが，代表的なシートを示す。このデータシートで提供された情報は図 19-17 で示した病変について記載したものである。B：データシートとともに送付された病変の図

19章 ● 鑑別診断と生検の原則

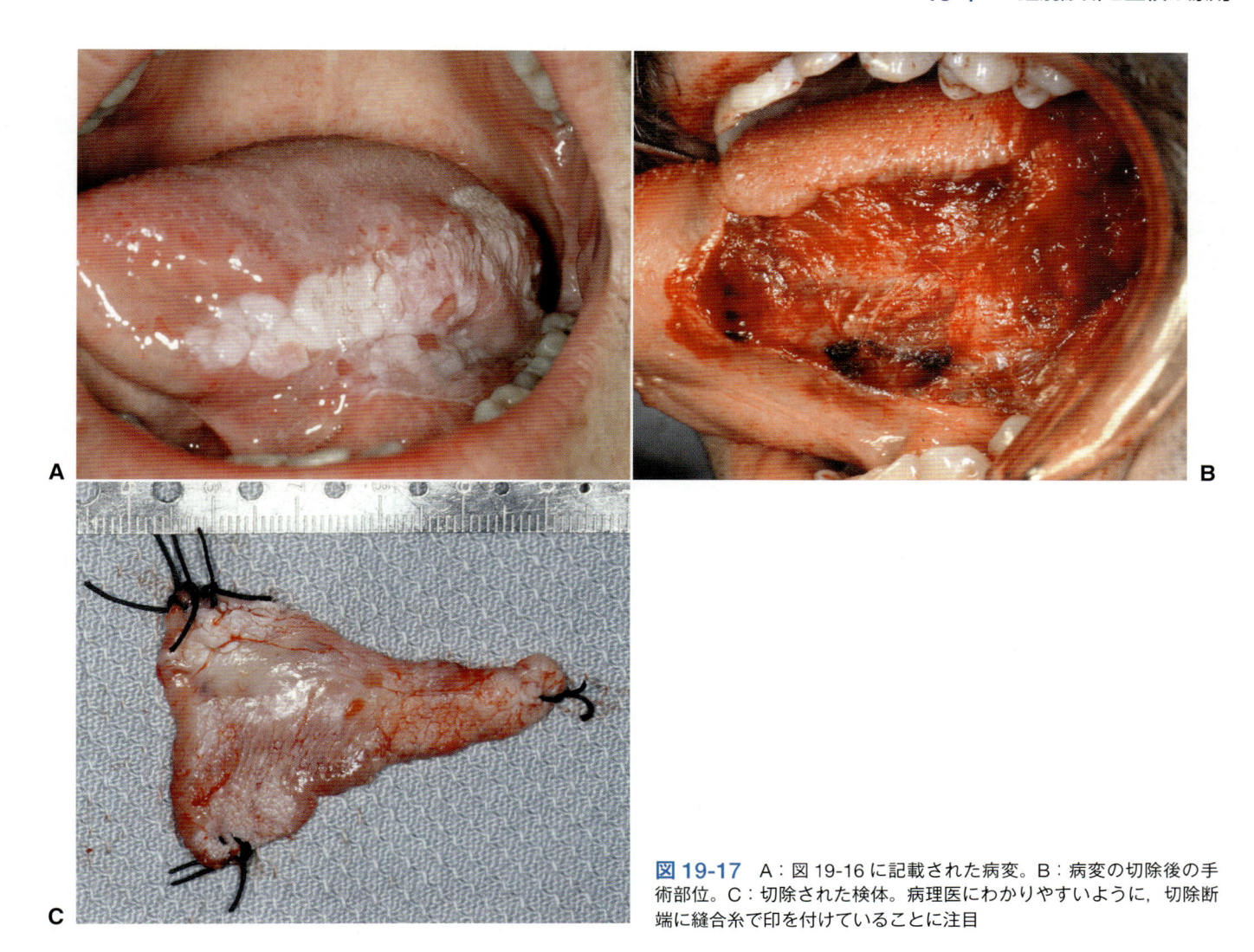

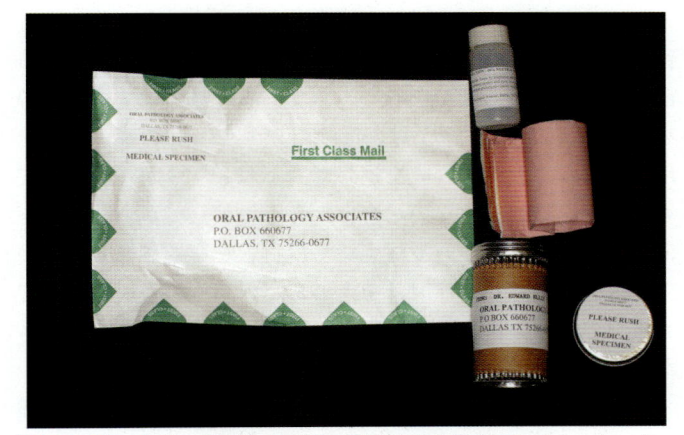

図19-17　A：図19-16に記載された病変。B：病変の切除後の手術部位。C：切除された検体。病理医にわかりやすいように，切除断端に縫合糸で印を付けていることに注目

図19-18　多くの病理検査機関で利用可能な代表的生検キット。キットには，ホルマリン入りの標本びん，患者と標本に関する情報が記載されるデータシート，検査室に標本を送付するための封筒が含まれている。

支援情報とデータを集めるためにシステム化されている。すなわち，患者に関する情報，歯科医師の氏名と連絡先，関連する病歴，家族歴，社会歴，現病歴，病変あるいは検体に関する臨床情報，予想される臨床診断である。骨病変の場合には，X線写真を添付すると病理診断医にとって有用である。軟組織病変では，病変の良質なカラー印刷デジタル写真を添付するが，これは異形成病変や悪性腫瘍が疑われる場合にはとくに有用である。歯科医師は，病理診断医に役立つようなできるだけ多くの情報を提供しなければならない。不十分な情報，不完全なデータ，重要な所見が欠落した情報などは，時間の浪費と誤診につながる。

大部分の病理検査機関では，検体受領後7〜14日以内に，提出元の歯科医師に顕微鏡検査報告書を送付する。可能であれば歯科医師は，約1週間後の抜糸のための来院時に，生検結果について患者に説明できるよう計画すべきである。その時に結果が受理できない場合には，歯科医師が患者の自宅に

電話するか（報告が悪性ではなかった場合，患者記録にその電話連絡の内容を記載する），あるいは術後2週間目の予約を入れる。診断が悪性だった場合には，診断結果に関して患者と話し合い，紹介のための予約を手配する。前述のように，悪い診断（例：癌）を伝えなければならない患者には，診断結果から起こりうる不安や落胆を和らげるように，十分な配慮が必要である。同時に，早期治療と厳重な経過観察の重要性を，患者に理解してもらう必要がある。治療開始の遅れ（先送り）は，多くの病変の予後を悪化させることにもつながるため，その疾患に対処できる専門医に，患者を速やかに紹介することが重要である。

陰性（良性）との病理診断報告は，最終診断ととらえるべきではないし，また歯科医師は陰性報告を受け取ることで，安全だという誤った錯覚に陥るべきでもない。ある経験豊富な臨床医は，「書類仕事ではなく，患者の治療をしなさい」と述べている。臨床所見において，病変が良性でないことを示している場合には，2回目の生検を考慮すべきである。病変とは無関係の部位の組織が採取されていた，あるいは病変の特徴をよく示している部位の組織が採取されていなかったことなどが原因で，病理学的変化が検体に含まれていない可能性も考慮すべきである。誤った病理学的診断が下されることもあり，これはとくに，口腔病変や歯原性病変の診断に慣れていない一般病理医が歯原性組織の検査をする場合に起こりやすい。このような場合には，病変の切除や審美性を損なうような手術を計画する前に，口腔病理医にセカンドオピニオンを求めることが適切である。生検を行う一般歯科医は，病理診断の意味を正確に理解し，その診断に対する適切な治療および経過観察を行うために，病理検査報告書で使用される医学用語に精通していなければならない。報告書の内容に関して疑問がある場合は，病理医に明確な説明を求めるべきである。

骨内（硬組織）生検の手技と原則

顎骨上ならびに顎骨内の病変に関しては，確定診断が得られるまで，歯科医師が精査の義務を負う。このような病変は歯が原因であることが多く，歯科治療によって治癒させうる。病変が歯と関連しない場合，または歯科治療に反応しない場合には，確定診断のために病変を切除すべきである。

歯科医師が遭遇する最も一般的な骨内病変は，歯根肉芽腫と歯原性囊胞である。これらは一般的に，特徴的なX線所見を呈し無症状であるため，高い確度で推定診断が可能である。治療は一般的に，切除生検（摘出）としての病変の外科的除去である。病変が大きく，骨周囲の軟組織に伸展していたり，病歴やX線所見から悪性病変の疑いがある場合には，確定診断のために切開生検を行う。

骨内生検を行う前に，その部分の骨を慎重に触診し，反対側と比較すべきである。正常な形状を保ち，固く滑らかと感じる骨は，病変が皮質骨を膨隆させたり，吸収していないことを示唆している。しかし，顎を指で圧迫した際にスポンジのように感じる場合には，通常は皮質骨の吸収または菲薄化が生じており，侵襲性の腫瘍性病変が示唆される。硬組織内の生検手順と原則は，軟組織生検の場合と何ら異なるところはないが，追加的に考慮すべき点もある。

1. 粘膜骨膜弁

病変が顎骨の近傍または骨内部に存在するため，大部分の生検には，粘膜骨膜弁を介したアプローチが必要となる。弁にはいくつかのバリエーションがあり，多くの場合，病変の大きさや位置により選択する。7章で述べた弁の設計に関する基本原則は，抜歯でも骨内生検でも同じである。病変の位置により弁の切開線の位置は異なり，十分な到達を得るためには，弁辺縁の延長が必要である。主要な神経や血管は可能なかぎり避けなければならず，弁の縫合部はすべて健全な骨面上に設定する必要があることから，切開は骨欠損の辺縁から4〜5mm離して行う（図19-19）。皮質骨を吸収している骨病変では，病変による骨欠損部から十分に離れた健常骨面から，弁形成を行うべきである。これにより，骨膜下で弁を挙上するための適切な組織面を露出することができ，病変を覆っている組織を十分に剥離することが可能となる。顎骨上や顎骨内の病変を生検するための粘膜骨膜弁はすべて，粘膜，粘膜下層，骨膜からなる全層弁とする。

2. 生検前の予防的吸引

すべての骨内病変に対して，それらが血液などの液体を貯留しているかどうかを確認するために，骨欠損部を開放する前に，あらかじめ吸引を行うべきである。吸引は，局所麻酔を行った後，16〜18G針を付けた5〜10mLのシリンジを用いて行う。粘膜と骨膜を通して針をねじりながら刺入しても皮質骨を貫通できない場合は，弁を作製してから，注水下に大きなラウンドバーで注意深く皮質骨を穿通させる。次いで，この孔を通して注射針を進める。内容液の吸引を試みても吸引できない場合は，針先を再度適切な位置に刺入し直さなければならないこともある。

内容液または空気のいずれも吸引できないときは，骨内腫瘍が充実性の腫瘍であることを示している場合が多い。淡黄色の液体が吸引された場合は，囊胞と判断して摘出できる（図19-20）。膿が吸引された場合は，炎症または感染性病変が存在する可能性があり，他方で液体が何もなく空気だけが吸引される場合は，単純性骨囊胞が示唆される。血液が吸引さ

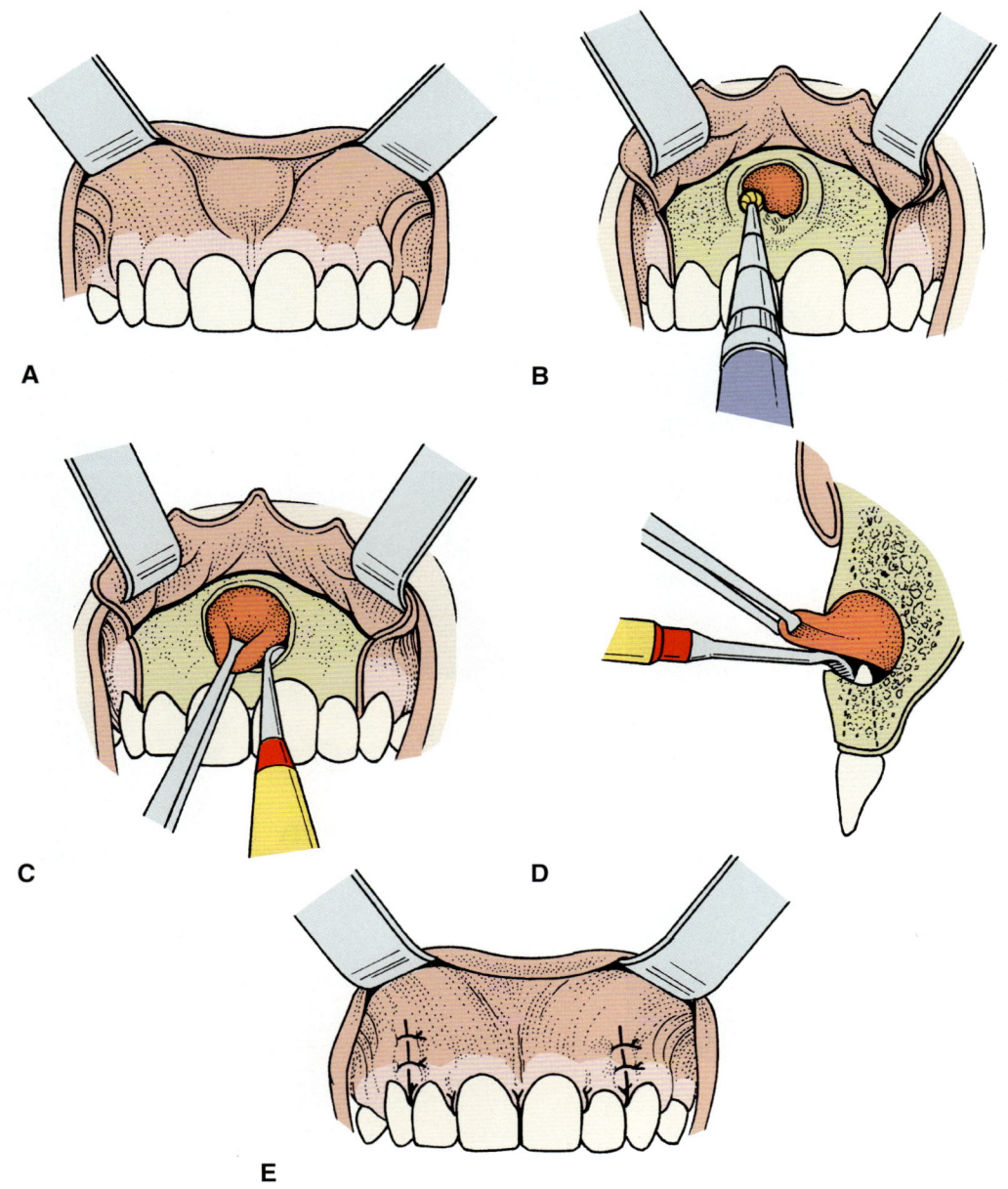

図19-19 囊胞の摘出術を示す図。A：歯根囊胞の領域にある軽度の膨隆。B：粘膜骨膜弁を歯肉縁から作製し，囊胞を覆っている菲薄化した皮質骨をバーを用いて取り除く。囊胞を破綻させないように注意する。C，D：骨から囊胞を剝離するためにスプーン状の鋭匙を使用する。鋭匙の凹面と骨とが接触するように保つことに注目。E：閉創

れた場合，いくつかの鑑別診断を検討しなければならず，そのなかで最も重要なものは，顎骨内部に拍動性の血管性病変（例：血管腫，動静脈奇形）が存在する場合である。このような病変への外科的侵襲は，生命を脅かすような突然の大出血を生じることがあるため，一般歯科医は行うべきではない。他の血管性骨内病変には，脈瘤性骨囊胞や中心性巨細胞病変などがあり，吸引により受動的（非拍動性）に血液が吸引される。吸引されたものは，生化学検査，細菌培養，細胞診な

どに提出することもできる。何も吸引されない場合には，手術を計画する前に病理学的確定診断を得るために，骨内部の軟組織の切開生検を計画すべきである。

3. 骨窓

顎骨病変では一般的に，骨内に進入するために，皮質骨に窓をあける必要がある。皮質骨が無傷の場合，注水下に外科用ラウンドバーを用いて，病変部位の上に骨窓を形成する

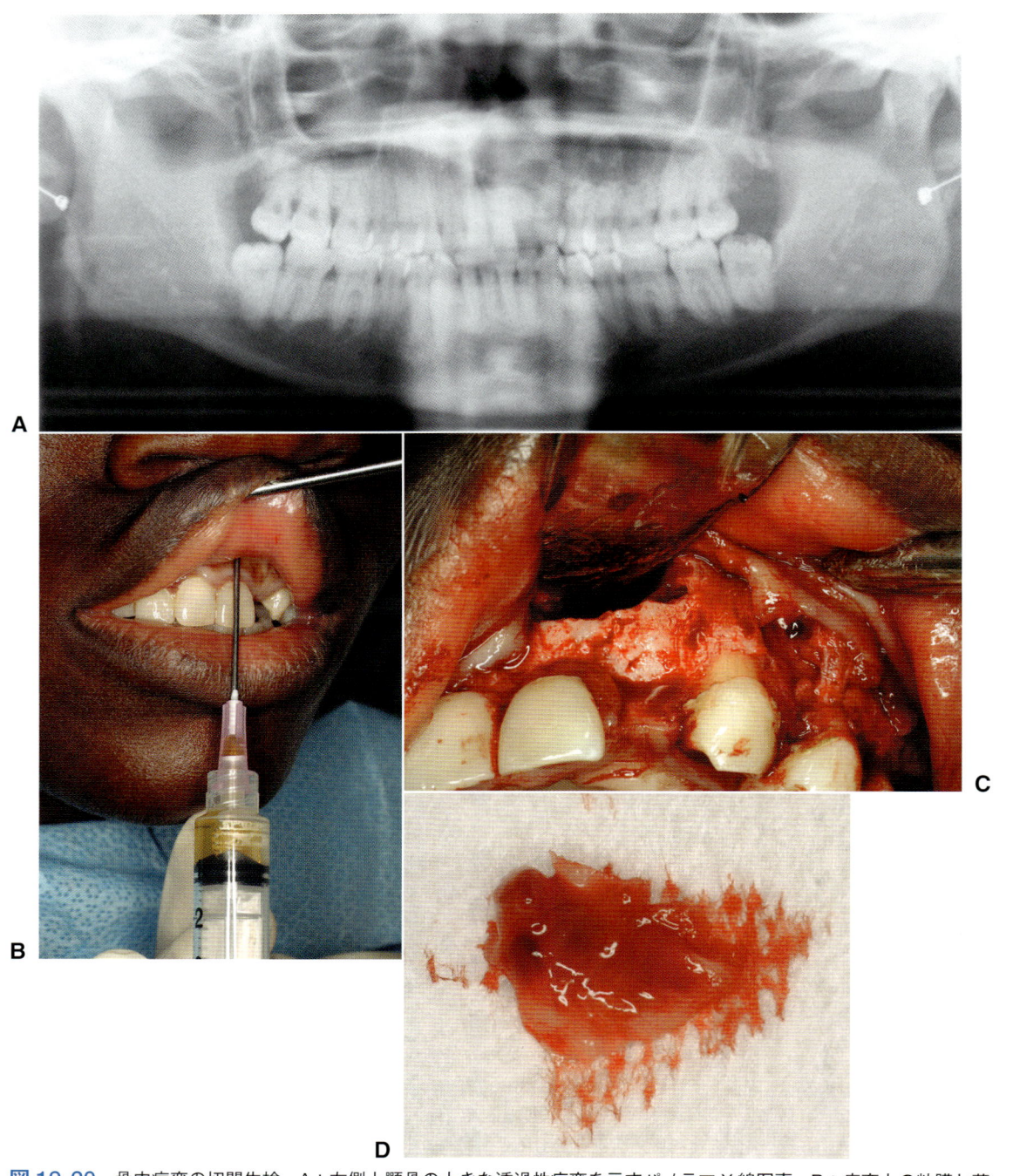

図 19-20　骨内病変の切開生検．A：左側上顎骨の大きな透過性病変を示すパノラマX線写真．B：病変上の粘膜と薄い骨に針を貫通させ，病変内を吸引した際にみられた淡黄色の液体．C：粘膜骨膜を挙上し，病変部の骨を除去して，病理診断のための検体（D）を切除した後の状態

（図 19-19B）．皮質骨の吸収が拡大し，粘膜骨膜弁を作製している際に骨欠損が認められた場合には，病的骨欠損部を破骨鉗子または外科用ラウンドバーで拡大して，骨窓を形成する．骨窓の大きさは，病変の大きさ，歯根・神経・血管などの重要な解剖学的構造との距離によって決まる．骨窓を形成したら，進入に必要な大きさまで，破骨鉗子で徐々に拡大する．骨窓を形成するために除去した骨は，病変が充実性の腫瘍であれば，検体と一緒に病理検査に提出する．

4. 検体の管理

検体の採取方法は，切開生検か切除生検かによって，また組織の性状によって決まる．結合組織性被膜を有する大部分

の小さな病変（例：囊胞）は，そのすべてを摘出することが可能である．歯科用鋭匙を常に骨面に接触させながら使用することにより，周囲骨や歯から検体を徐々に剥離することができる（図19-19C，D）．病変を完全に摘出した時点で，直ちにホルマリン固定液に入れる．病変が骨から容易に剥離できない場合は，その部位が標本のどの部分に相当するのかを病理診断申込書に記載する．生じた骨空洞を洗浄，吸引し，さらに軟組織の断片が残存していないかを観察する．残存が疑われる場合には，空洞から残りの病的組織がなくなるまで搔爬する．最後の洗浄後，粘膜骨膜弁を元の位置に戻して縫合する．

　病変が周辺骨から容易に分離できる小さな充実性の軟組織である場合には，囊胞性病変の場合と同様に搔爬，摘出し，病理検体として提出する．摘出，搔爬中に抵抗が感じられた場合には，病変のほぼ全体を取り除いた後に，1mmほどの周囲骨組織を削除すべきである．さらに，骨欠損腔に突出した歯根表面は徹底的に搔爬する．切開生検を適応した場合には，組織片を採取した後の残存病変は，病理診断が得られるまでそのままにしておく．

　可能なときにはいつでも，検体とともにX線写真を添付するか，あるいは病理診断施設にデジタル情報として転送すべきである．前述したように，病理診断申込書への記載などを通して，病理診断医にはできるだけ多くの臨床情報を提供すべきである．また重要なことは，標本に硬（骨）組織が含まれているかを記載することである．骨組織の脱灰が必要とされる場合には，病理診断結果の報告には2週間以上かかるかもしれない．

5. 生検後の経過観察

　病変が良性と考えられる場合は，通常の経過観察を実施し，定期的にX線検査で骨の治癒状態を観察する．切開生検を行った場合は，病理診断が下された時点で再評価を行い，根治的治療あるいは追加治療のための紹介に関する計画を立てる．

文献

1. Kerr AR, Sirois DA: Clinical evaluation of a new adjunctive technique for oral mucosal examinations, OS OM OP 97:451, 2004 (abstract).
2. Ram S, Siar CH: Chemiluminescence as a diagnostic aid in the detection of oral cancer and potentially malignant epithelial lesions, Int J Oral Maxillofac Surg 34:521-527, 2005.
3. Epstein JB Gorsky M, Lonky S et al: The efficacy of oral lumenoscopy (Vizlite) in visualizing oral mucosal lesions, Spec Care Dentist 26:171-174, 2006.
4. Poh CF, Zhang L, Anderson DW et al: Fluorescence visualization detection of field alterations in tumor margins of oral cancer patients, Clin Cancer Res 12:6716-6722, 2007.
5. Oh ES, Laskin DM: Efficacy of the ViziLite system in the identification of oral lesions, J Oral Maxillofac Surg 65:424-426, 2007.
6. Kerr AR, Sirols DA, Epstein JB: Clinical evaluation of chemiluminescent lighting: an adjunct for oral mucosal examination, J Clin Dent 17:59-63, 2006.
7. Wright JM: A review and update of oral precancerous lesions, Tex Dent J 115:15-19, 1998.
8. Slater LJ: Oral brush biopsy: false positives redux, Oral Surg Oral Med Oral Pathol Oral Radiol Endod 97:419, 2004.
9. Nichols ML, Quinn FB Jr, Schnadig VJ et al: Interobserver variability in the interpretation of brush cytologic studies from head and neck lesions, Arch Otolaryngol Head Neck Surg 117:1350, 1991.
10. Sciubba JJ: Improving detection of precancerous and cancerous oral lesions, J Am Dent Assoc 130:1445, 1999.

20章

口腔病変の外科治療

EDWARD ELLIS III

本章の内容

基本的な外科治療の目標
 1. 病的状態の根絶
 2. 患者の機能的リハビリテーション
顎骨の囊胞と囊胞様病変に対する外科処置
 1. 摘出術
  1) 適応
  2) 長所
  3) 短所
  4) 手術手技
 2. 開窓術
  1) 適応
  2) 長所
  3) 短所
  4) 手術手技
 3. 開窓術後の全摘出
  1) 適応
  2) 長所
  3) 短所
  4) 手術手技
 4. 搔爬術を併用した摘出術
  1) 適応
  2) 長所
  3) 短所
  4) 手術手技
顎骨腫瘍に対する外科的治療の原則
 1. 病変の悪性度
 2. 病変の解剖学的位置
  1) 上顎か下顎か
  2) 隣接する重要組織への近接度
  3) 腫瘍の大きさ
  4) 骨内外の位置
 3. 病変の持続期間
 4. 再建への取り組み
 5. 摘出術，搔爬術，またはその両者により治療する顎骨腫瘍
  1) 手術手技
 6. 辺縁切除または部分切除により治療する顎骨腫瘍
  1) 手術手技
口腔の悪性腫瘍
 1. 悪性腫瘍の治療法
  1) 放射線療法
  2) 化学療法
  3) 外科療法
口腔軟組織の良性病変に対する外科的治療
口腔腫瘍切除後の顎骨再建

　口腔病変の治療のための外科手技は，他臓器の外科処置と同様にさまざまである。臨床医は各々，過去の訓練，好み，経験，個人的技能，直感，独創性に基づいた手技を用いて，患者を外科的に治療する。本章の目的は，個々の口腔病変に対する外科手技に関して，その詳細を記述することではなく，十分な治療を行うための多様な手技に適用すべき基本原則を示すことである。後述するように，多くの異なる病変を，ほぼ同様の方法で治療することが可能である。

基本的な外科治療の目標

1. 病的状態の根絶

　外科的切除術の目標は，病変を取り除き，増殖して病変の再発を起こす可能性のある細胞を残さないことである。この目標を達成するための方法はきわめて多様であり，病変の性質によって決定される。口腔癌の切除では，病変を完全に除去するためには，隣接臓器を犠牲にしなければならない侵襲的な治療が必要となる。しかし，単純な囊胞に対してこのような治療を行うことは，避けなければならない。したがって，

切除を行う前に，生検で病変を組織学的に確認することが必須である。隣接した正常組織にできるだけ損傷を与えず，病変を根絶する適切な外科手技を選択することが必要である。

2. 患者の機能的リハビリテーション

前述のように，病変を除去する手術の主な目標は，病変の完全除去である。疾患の根治は治療の最も重要な目標であるものの，それだけでは患者への包括的治療はできない。外科的切除の第2の目標は，患者の機能的リハビリテーションを考慮することである。病変の根治という最初の目標が達成された後，最も配慮すべきことは，切除により生じた欠損への対処である。これらの欠損は，義歯性線維腫の除去によって生じる口腔前庭の浅化から，良性歯原性腫瘍の除去による歯槽部の欠損，さらには癌の切除により生じる下顎半側の欠損まで，さまざまである。病変切除の前に，将来の再建術を考慮することにより，最善の結果が得られる。移植方法，固定方法，軟組織の不足，歯科的リハビリテーション，患者側の準備状況などに関して，術前に徹底的な評価を行い，適切な解決策を講じておく必要がある。

顎骨の囊胞と囊胞様病変に対する外科処置

口腔病変の外科的治療は，病変を以下のカテゴリーに分類して検討すべきである。すなわち，①顎囊胞と囊胞様病変，②顎骨の良性腫瘍，③悪性腫瘍，④口腔軟組織の良性病変，である。

囊胞とは一般的に，液体または軟かい物質が貯留している上皮で覆われた囊（袋）と定義される。顎囊胞の原因は，歯の形成過程中に骨内で増殖する多数の上皮と関連しており，また胎生期の突起表面が癒合する線に沿って発生する。顎囊胞は2種類に分類される。すなわち，①歯原性上皮から生じるもの（歯原性囊胞），②胚発生中の癒合過程で迷入した口腔上皮から生じるもの（顔裂性囊胞）である[†1]。休止している上皮細胞が，結合組織中で増殖を開始する原因となる刺激因子は，なお明らかではない。歯髄感染による肉芽腫から囊胞が発生するには，炎症が主要な役割を果たしているとみられている。

囊胞壁の残存片が囊胞を再発させることもあることから，手術の時点で囊胞上皮を完全に摘出する必要がある。一部の囊胞（例：角化囊胞）は，周囲骨を吸収し再発する傾向がある[†2]。囊胞は顎骨を大きく吸収し，埋伏歯を著しく圧排することが知られている（下顎頭または下顎角および筋突起まで，図20-1）。囊胞の増大は徐々に進み，通常の歯科治療のためのX線検査で発見されることが多い。囊胞は通常，二次感染がなければ無症状である。被覆粘膜は色も性状も正常であ

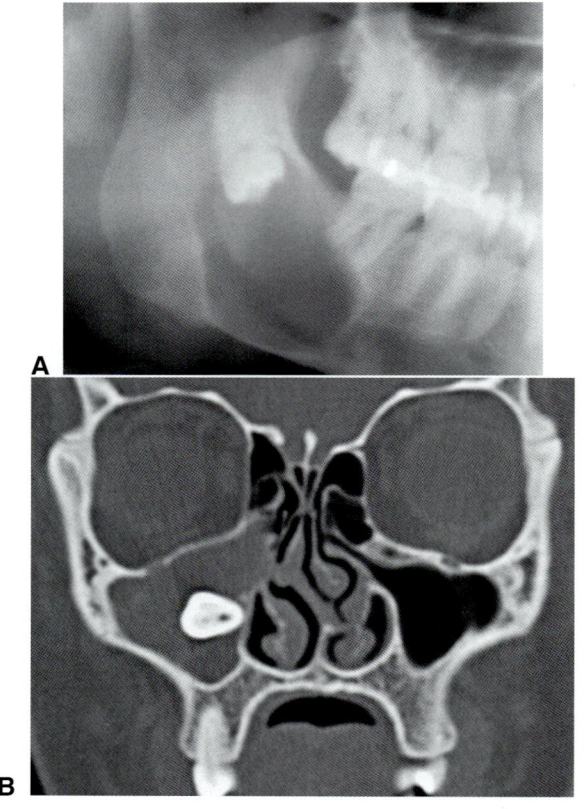

図20-1 歯を偏位させた含歯性囊胞の2例。A：下顎第3大臼歯が囊胞により下顎枝方向へ偏位している。B：上顎大臼歯が上顎洞全体を満たす囊胞により上顎洞内へ偏位している。

り，神経浸潤による知覚鈍麻はみられない。

囊胞が皮質骨を膨隆または菲薄化させていない場合，顎骨は正常な輪郭と硬さである。強い圧迫による触診で病変のある顎骨の表面が陥凹し，弾性で元の形に戻ることもある。囊胞が皮質骨全層を吸収している場合には，触診で波動を触知する。

囊胞のX線像は特徴的で，中央部でX線透過性を示し，辺縁では骨反応（硬化性骨炎）により明瞭な境界を示す（図20-2）。大部分の囊胞は単房性である。しかし，一部の角化囊胞や囊胞性のエナメル上皮腫では多房性を示すことも多い（図20-3）。囊胞は通常，歯根の吸収を起こさない。このことから，歯根吸収がみられる場合は腫瘍を疑うべきである。囊胞上皮はまれにエナメル芽細胞様の変化，あるいは悪性化をきたす。そのため，摘出したすべての囊胞組織を病理検査に提出しなければならない。

訳注

[†1]：現在，顔裂性囊胞の考え方は否定されている。

[†2]：2005年のWHO分類によると，歯原性角化囊胞は角化囊胞性歯原性腫瘍として歯原性良性腫瘍に分類されている。

20章 ● 口腔病変の外科治療

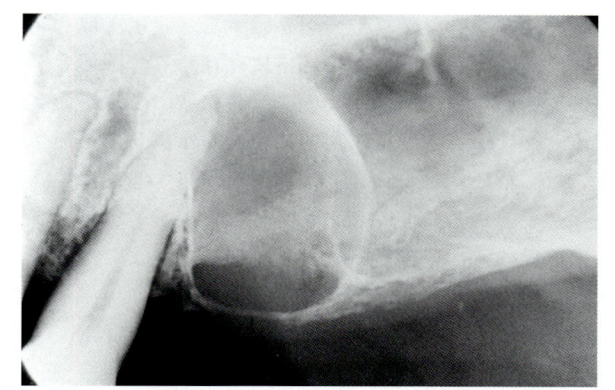

図20-2 嚢胞の典型的X線像。X線透過像が，反応性の骨硬化像（硬化性骨炎）で取り囲まれている。

嚢胞は広く歯原性嚢胞と顔裂性嚢胞に分類されるが[†3]，この種類により嚢胞摘出術の手技が左右されることはない。ここでは，特別な考慮を必要とする嚢胞を除き，嚢胞の種類にかかわらずその外科的処置について解説する。嚢胞の外科的治療の原則は，良性歯原性腫瘍や他の口腔病変を治療する場合と同様，重要である。

顎嚢胞は，以下の4つの基本術式の1つを選択して治療を行う。すなわち，①摘出術，②開窓術，③この2つの組み合わせ，④掻爬を伴う摘出術，である。

1. 摘出術

摘出術とは，嚢胞全体を除去することである。定義としては，嚢胞壁を破綻させることなく病変のすべてを摘出することとなる。嚢胞内面の上皮成分と嚢胞周囲の骨との間は線維性結合組織であるため，嚢胞には摘出術が適している。この結合組織層を骨から嚢胞壁を剥離するための面として，骨から骨膜を剥離するように摘出する。

嚢胞の摘出は，嚢胞壁を破らないように，一塊として取り除くように注意しながら行い，一塊として摘出することで，再発の可能性を低下させることができる。しかし実際には，破綻させずに一塊として摘出できるとは限らず，術中に嚢胞内容物が破れ出ることもある。

1）適応

顎嚢胞の外科的治療においては摘出術が第1選択である。隣接臓器を過度に損傷させることなく，安全に除去できるすべての嚢胞に対して行われる。

2）長所

摘出術の主な長所は，嚢胞全体の病理検査を行える点である。また，初回治療としての切除生検（摘出術）が，病変の適切な治療そのものとなることである。患者は継続的に開窓腔を洗浄してケアする必要はなく，粘膜骨膜弁が治癒してしまえば，嚢胞に煩わされることはなくなる。

訳注
[†3]：現在，顔裂性嚢胞の考え方は否定されている。

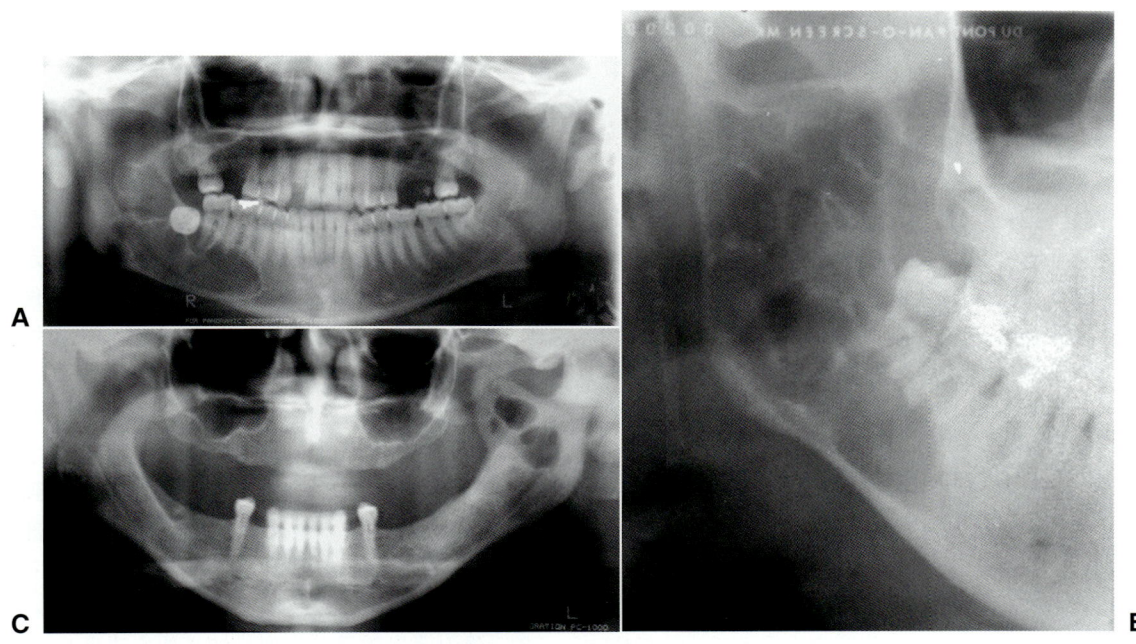

図20-3 多房性を呈する嚢胞。A：埋伏歯と関連する右側下顎嚢胞。B：埋伏歯と関連のない右側下顎嚢胞。C：歯と関連のない左側下顎枝部の嚢胞

417

3）短所

摘出術には短所もある．例えば，隣接正常組織に侵襲が加わる，顎骨骨折が生じる，歯が失活する，保存したい埋伏歯でも抜歯となる，といった可能性がある．こうした危険がある場合は，開窓術の適応となる．したがって，囊胞ごとに対処する必要があり，摘出術，および（摘出術を併用，あるいは併用しない）開窓術の長所と短所を，比較検討しなければならない（開窓術後の全摘出の項目を参照）．

4）手術手技

囊胞の摘出術の術式は19章を参照してほしい．囊胞が大きくなければ，あるいは患者の健康状態に問題がなければ，抗菌薬の投与は不要であることには注意すべきである（1章参照）．

歯根囊胞は顎囊胞のなかで最も一般的であり，歯髄の炎症または壊死から生じる．根尖周囲のX線透過像から囊胞か肉芽腫かを判定することはできないため，抜歯時に除去することが推奨される．しかし歯が保存可能なら，根管処置を行い，定期的なX線検査による経過観察で，骨の再生状態を評価する．骨再生がなく，むしろ透過像が拡大傾向を示す場合には，病変はおそらく囊胞であり，歯根尖切除術で除去すべきである．根尖周囲にX線透過性病変を有する歯を抜去する際，囊胞が小さい場合には，摘出は抜歯窩から鋭匙を用いて，簡単に行うことができる（図20-4）．下歯槽神経血管束や上顎洞などの重要な解剖学的構造に近接した歯では，注意を要する．その理由は，根尖病巣周囲の骨がきわめて薄いか，または存在しない可能性があるためである．大きな囊胞では，粘膜骨膜弁を翻転して骨の唇側から囊胞に到達し，歯槽頂部の骨に侵襲を加えないようにして，治癒後の適切な骨の高さを維持する（図20-5）．

骨窓を形成して囊胞へ到達し，囊胞の摘出を開始する．薄い刃の付いた鋭匙は，骨から囊胞壁の結合組織層を剥離するうえで適切な器具である．囊胞の大きさと骨窓のサイズに合ったできるだけ大きな鋭匙を使用すべきである．凹面を必ず骨に向け，凸面の端で囊胞の剥離を行う．囊胞壁が保たれていれば骨との境界がわかりやすいので，囊胞壁を破って内容物が漏れ出さないように注意を払うことが大切である．囊胞内圧が維持されていれば，骨から囊胞を分離することは容易である．

大きな囊胞，または神経や血管に隣接した囊胞では，神経と血管は通常，緩徐に拡大した囊胞によって腔の一方に圧排されているため，これらを避けるかできるだけ損傷しないように注意する．囊胞を除去できたら，摘出窩内に組織片の残留がないかを確認する．ガーゼで摘出窩をぬぐって乾燥させ，摘出窩全体が観察できるようにする．鋭匙で残存組織を除去し，骨の鋭縁を骨ヤスリで滑らかにする．歯根を取り巻いていたり，骨内の到達しにくい部位に存在する囊胞では，一塊として囊胞壁を摘出できないので，囊胞壁の細片を徹底的に掻爬する必要がある．摘出術中に歯根が露出して失活させた場合には，壊死歯髄からの術後感染を防止するために，歯内治療が必要となる．

摘出後は，適切に創を一次閉鎖することにより，口腔内と骨欠損部の交通を遮断する．骨欠損部には凝血塊が形成されて，器質化が進行する．術後の骨再生については6〜12か月後にX線検査によって確認する．囊胞で膨隆した顎骨は，リモデリングにより徐々に元の形に戻っていく．

一次閉鎖創が哆開した場合には，二次的に治癒させるために滅菌生理食塩水で創を洗浄し，抗菌薬軟膏を含浸させたガーゼを空洞内にゆるく詰める．この操作を2〜3日ごとに繰り返し，必要がなくなるまで，徐々に詰めるガーゼの量を減らしていく．3〜4日で骨壁に肉芽組織が出現し，空洞は徐々に浅くなり，ガーゼを詰める必要がなくなる．その後，口腔上皮は開口部を被覆し，骨性治癒が進行する．

2．開窓術

開窓術，減圧術，Partsch法とは，手術により囊胞壁に窓を形成して囊胞内容物を吸引し，囊胞腔と口腔，上顎洞，鼻腔などとの交通を維持する方法である（図20-6）．除去するのは開窓のために取り除く囊胞壁の一部で，残りの囊胞はそのまま残す．この開窓により囊胞内圧が低下し，囊胞の縮小と骨増生の促進を図る．開窓術は，囊胞の独立した治療法としても，また後に摘出術を行うための前処置としても，行うことがある．

1）適応

囊胞を開窓術で処置すべきかどうかを決定する際には，以下の要件を考慮する．

1. 組織障害の程度．重要な周囲組織に囊胞が近接している場合には，摘出術を行うと，周囲組織が無用な犠牲となる場合もある．例えば，囊胞の摘出後に口腔鼻腔瘻や口腔上顎洞瘻を生じる危険性がある場合，神経や血管（例：下歯槽神経）に障害を及ぼす危険性がある場合，また健全歯が失活してしまう危険性がある場合などには，開窓術を考慮すべきである．

2. 外科的な到達．囊胞のすべての部分への到達が困難な場合，囊胞壁の全摘出が困難となって一部が取り残され，結果として再発につながる場合がある．このような症例では，開窓術を考慮すべきである．

3. 歯の萌出誘導．歯列弓に必要な未萌出歯が囊胞内に存在している場合（含歯性囊胞）には，開窓術により，

20章 ● 口腔病変の外科治療

A

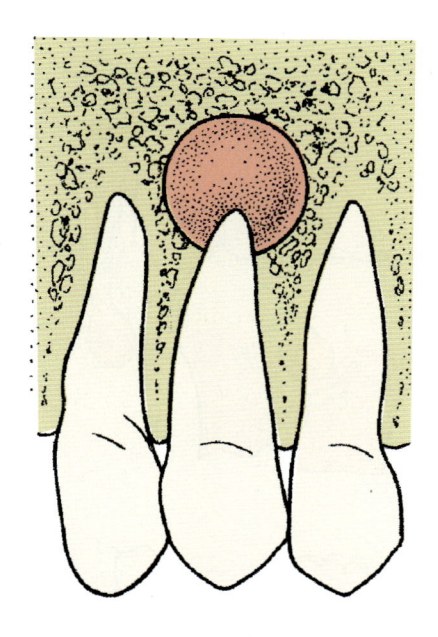

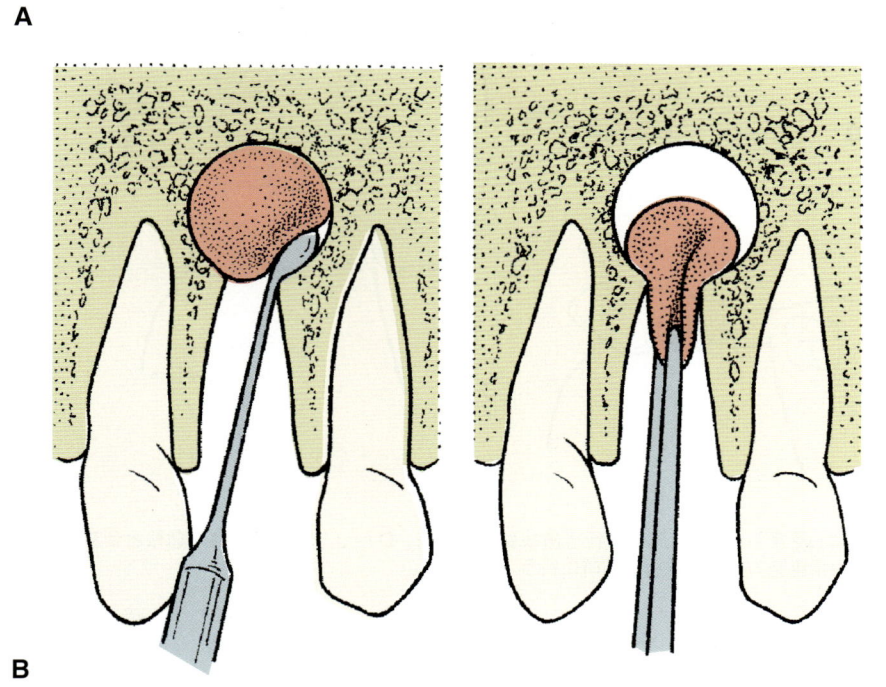

B　　　　　　　　　　　　　　　　　　　C

図 20-4　抜歯と同時に行う歯根嚢胞摘出術。A〜C：抜歯窩から鋭匙で嚢胞を除去。根尖が上顎洞や下顎管などの構造物と接近していることがあるため，歯根嚢胞摘出術は慎重に行う必要がある。

その歯を口腔内へ萌出誘導できる可能性がある（図20-7）。

4. 手術の規模。健康状態の悪い患者や全身的に衰弱している患者では，開窓術は単純で患者へのストレスや負担が少ないため，摘出術に代わる妥当な治療法となりうる。

5. 嚢胞の大きさ。きわめて大きな嚢胞では，摘出中に骨折の可能性がある。開窓術を行えば，ある程度の骨再生が起こるまで，摘出術を延期できる。

2) 長所

開窓術の長所は，単純な操作で行えることである。摘出術では損傷する可能性の高い重要な神経や血管などの周囲組織を，開窓術では保存できることもある。

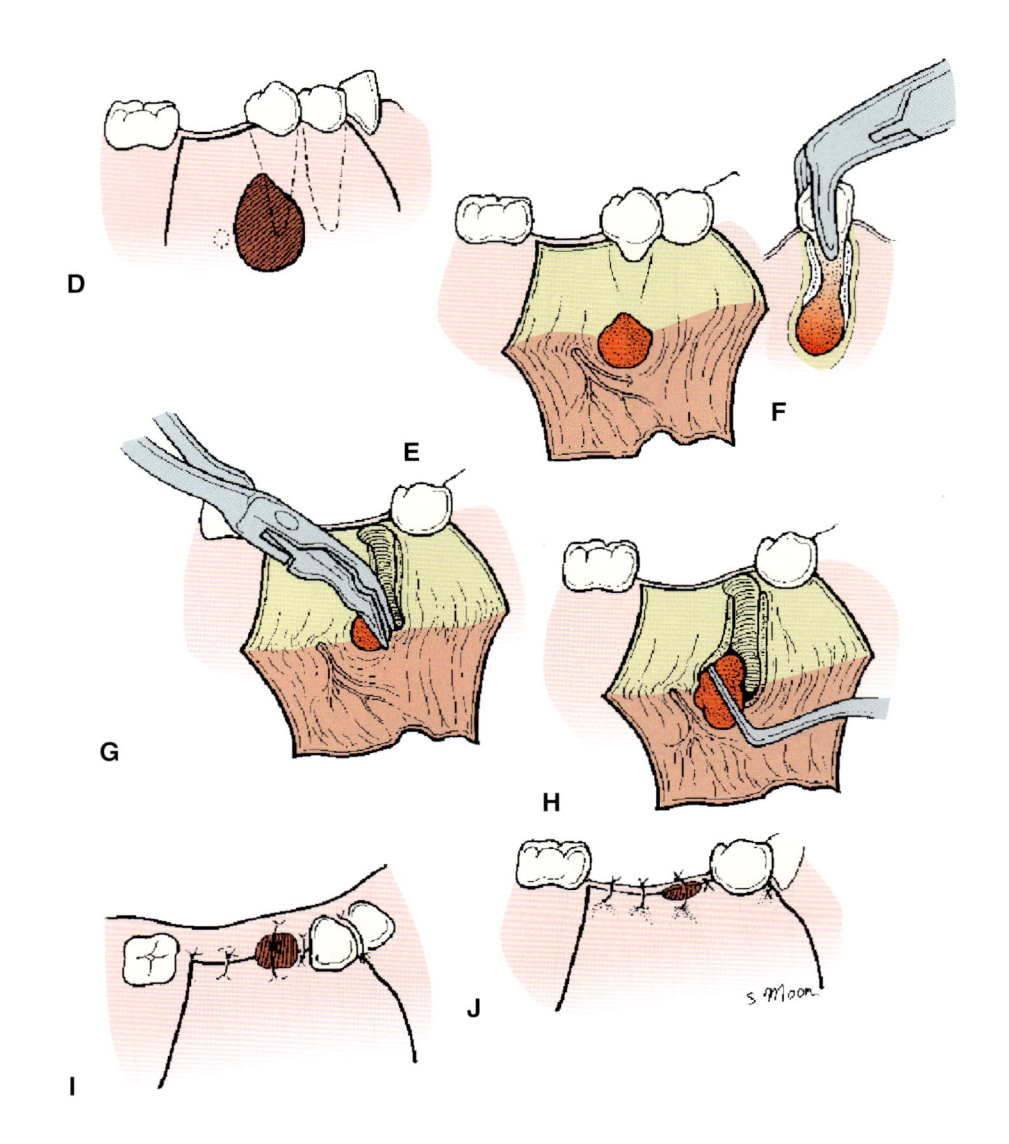

図 20-4（続き） 抜歯と同時に行う歯根囊胞摘出術。D〜J：粘膜骨膜弁の翻転と骨窓の作製により，歯根囊胞の摘出を抜歯と同時に行う。

3）短所

　開窓術の主な短所は，十分な病理組織学検査が行われないまま，病変組織が元の場所にそのまま残存することである。開窓部から採取された組織は病理検査に提出されるが，進行性の病変が残存してしまう可能性が存在する。加えて，患者はいくつかの理由で不利益を被る可能性がある。例えば，囊胞を開窓した結果生じる副腔には，食物残渣が入り込みやすく，感染を予防するには清潔を保たなければならない。たいていの場合，患者は毎日数回，副腔を注射器で洗浄しなければならず，副腔の大きさと骨再生の速度によっては，これを数か月間継続することが必要になる。

4）手術手技

　抗菌薬の全身的予防投与は通常，開窓術には適応されないが，患者の健康状態が懸念される場合には，抗菌薬を使用すべきである（1章参照）。局所麻酔後，18章で述べたように囊胞を穿刺吸引する。吸引により囊胞であることが推定できれば，開窓術の手技を進める（図20-8）。最初の切開は通常，円形または楕円形であり，囊胞壁に大きな窓（1cm 以上）を形成する。囊胞によって骨が膨隆，非薄化している場合には，最初の切開は骨を越えて囊胞腔に達するまで行う。開窓部から採取した組織は，病理検査に提出する。被覆する骨が厚い場合は，バーと破骨鉗子を用いて，骨窓を注意深く形成する。

20章 ● 口腔病変の外科治療

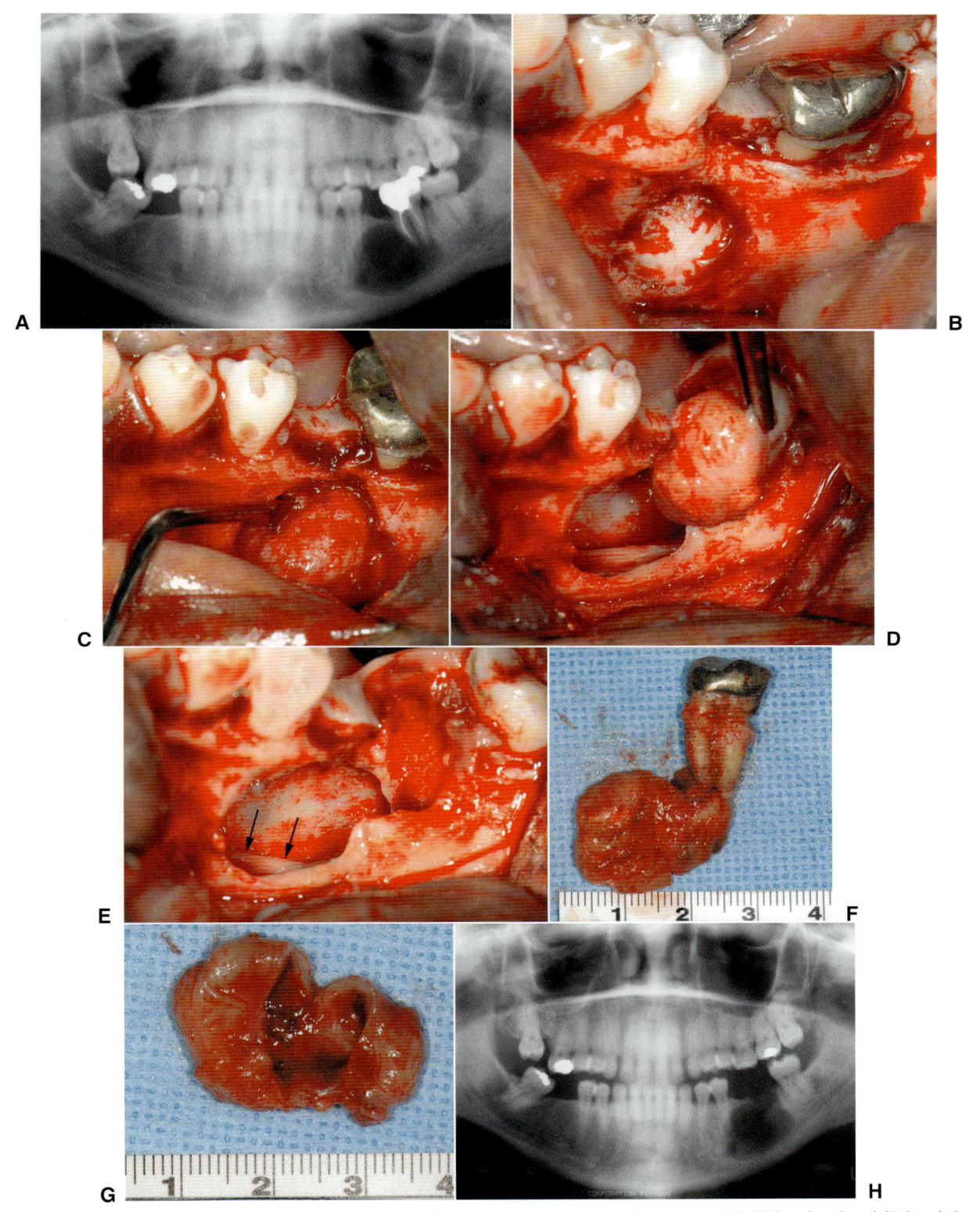

図 20-5 抜歯時に行った歯根嚢胞摘出術の臨床病態写真。A：治療前のパノラマX線写真。下顎左側第2大臼歯の歯根尖に大きな透過性病変を認める。B：頰側の粘膜骨膜弁を挙上した後の病態写真。病変により骨吸収をきたしていることに注目。C：鋭匙を用いて骨壁から病変を挙上。D：摘出中の囊胞。骨空洞の下面に沿って走行する下歯槽神経血管束に注目（E）。F：摘出物。G：摘出物を切開したところ。囊胞状を呈している。H：骨の欠損状態を示す術後のパノラマX線写真。定期的なX線検査を行い，骨の再生状態と病変の再発がないことを確認する。

421

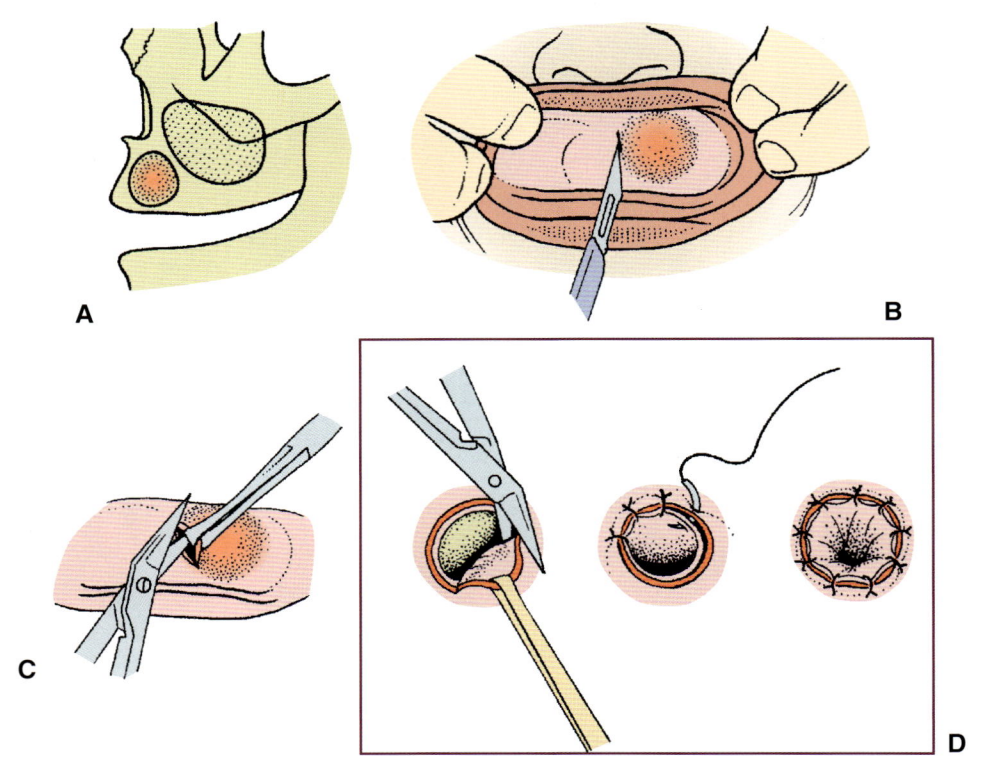

図 20-6　開窓術の手技。A：上顎骨内の囊胞。B：口腔粘膜と囊胞壁を貫通する囊胞への切開。C：剪刀を用いた開窓部粘膜と囊胞壁の完全除去。D：開窓部辺縁での口腔粘膜と囊胞壁との縫合

次に，骨直下の囊胞壁の一部を除去するために囊胞を切開し，その組織を病理検査に提出する。囊胞内容物を排出し，可能ならば残存囊胞腔内を観察する。囊胞腔を洗浄して残存した内容物を除去する。囊胞壁に潰瘍や肥厚が認められる場合は，異形成または腫瘍性変化の可能性があるため，注意を要する。このような場合には，囊胞の全摘出か疑わしい領域の生検を行うべきである。囊胞が十分厚く，到達可能であれば，開窓部辺縁の囊胞壁を，周囲の口腔粘膜と縫合する。また，抗菌薬軟膏などを含浸させたガーゼを副腔に填入する。このガーゼは，口腔粘膜が増殖して開窓部を塞いでしまうのを防止するため，10～14日間は填入したままにしておく。2週間で囊胞は開窓部辺縁の口腔粘膜と連続する。副腔の洗浄に関しては，患者への細かい指導が必要である。

上顎囊胞に対する開窓術に関しては，どこに開窓するかによって臨床的に2つの選択肢がある。すなわち，①すでに述べた口腔粘膜側への開窓，または②上顎洞あるいは鼻腔への開窓，である。上顎骨を大きく吸収して副鼻腔や鼻腔にまで侵入している囊胞に対しては，前述のように歯槽部の頰側からアプローチし，隣接する上顎洞または鼻腔へ開窓することができる（この時点で囊胞を全摘出すると，囊胞腔は上顎洞や鼻腔から移動してきた気道粘膜上皮で覆われることになる）。次いで，口腔の切開創を閉鎖し，治癒させる。この結果，囊胞腔は上顎洞または鼻腔と連続する。

開窓術が，単独で囊胞の最終的な治療法となることはまれである。大部分の症例では，開窓後に摘出術を行う。しかし含歯性囊胞の場合には，歯が萌出すれば，取り除くべき囊胞壁がなくなってしまうこともある。また，全身的問題のために侵襲的な手術が禁忌である場合には，開窓術後の摘出術を行わないこともある。副腔は，時間とともに消失することもあれば残存することもあるが，清潔な状態を保てれば，問題となることはない。

3. 開窓術後の全摘出

開窓術後に，摘出術が行われることも多い。開窓術後，初期治癒は急速に進行するが，副腔はある時点で縮小しなくなることもある。開窓術の目的は，この時点で達成されたといえ，隣接組織を損傷することなく，二次的に摘出術を行うことができる。開窓術と摘出術を組み合わせることによって，合併症の発生率を減らし，欠損部の完全な治癒を促進させることができる。

1）適応

開窓術と摘出術の組み合わせによる囊胞の外科的治療の適応は，開窓術の手術手技で述べた適応と同じである。摘出術

20章 ● 口腔病変の外科治療

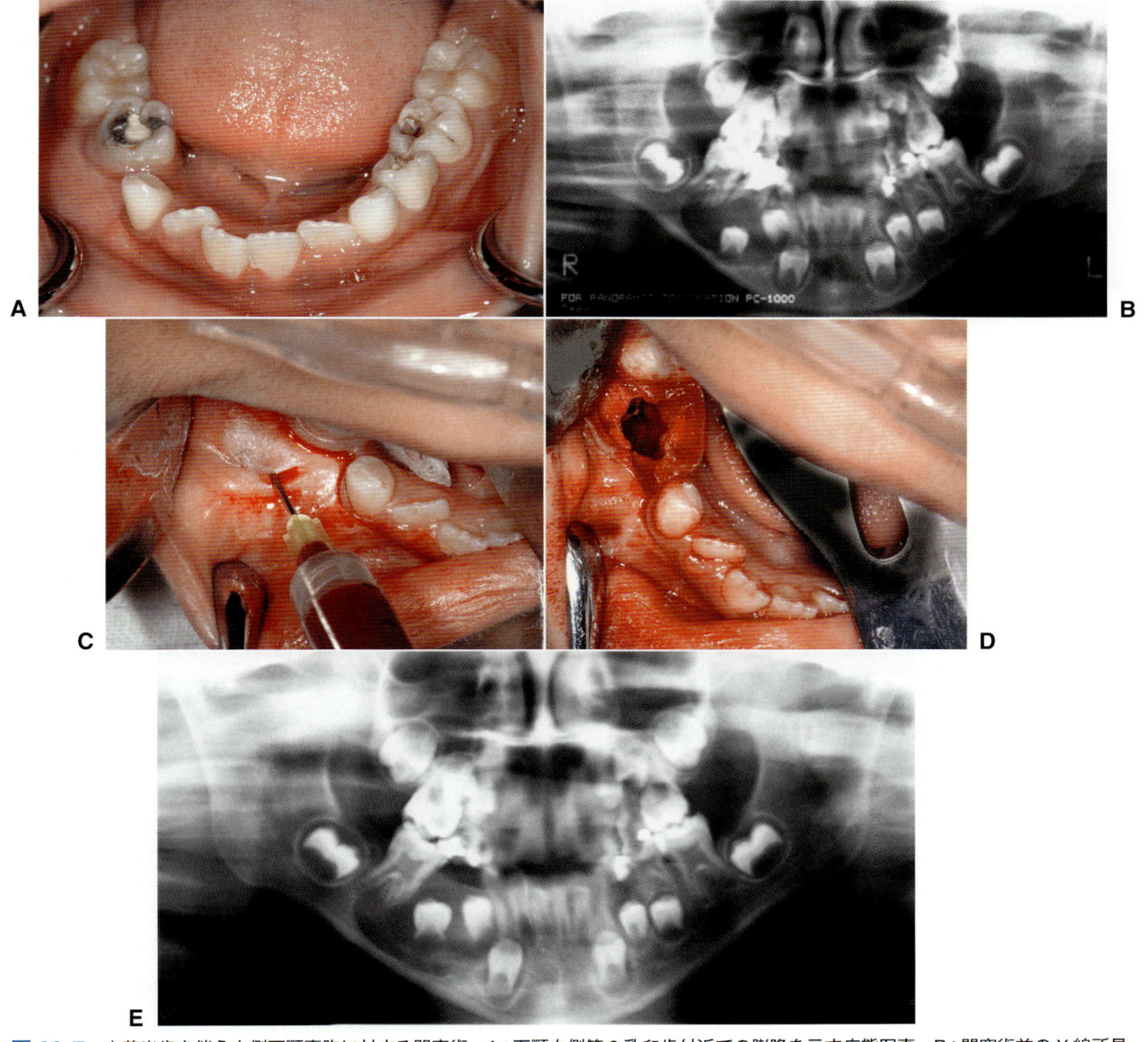

図 20-7 未萌出歯を伴う右側下顎嚢胞に対する開窓術。A：下顎右側第 2 乳臼歯付近での膨隆を示す病態写真。B：開窓術前の X 線所見。大きな X 線透過像と，下顎右側第 2 小臼歯の下顎下縁側への偏位に注目（反対側と比較）。嚢胞摘出術では，小臼歯の傷害あるいは抜歯を余儀なくされる可能性があるため，嚢胞の開窓術を行うことに決定する。C：病変が内容液で充満しているか（嚢胞性）を判定するために吸引を行った。D：下顎右側第 2 乳臼歯を抜歯し，抜歯窩を通じて嚢胞を開窓して減圧した。E：術後 5 か月のパノラマ X 線写真。骨性治癒と小臼歯の萌出が確認できる。

を行った場合に予想される障害，摘出のための到達が可能か，開窓術による埋伏歯萌出誘導の可能性，患者の全身状態および病変の大きさなどを考慮して，その適応を判断する。しかし，開窓術後に嚢胞が完全に消失しない場合には，摘出術を考慮する。開窓術後に嚢胞摘出術を考慮すべきもう 1 つの適応は，患者が開窓腔の清潔を維持するのが困難な場合である。また，病変全体の病理組織診を行うことが望ましい場合もある。

2）長所

開窓術と摘出術を組み合わせる場合の長所は，開窓術と摘出術のそれぞれの項目で解説したことと同様である。開窓術を行う時点での長所は，重要な隣接組織を温存できる簡単な手術ということである。また，摘出術の時点での長所は，全病変を病理組織診断に提出することが可能となる点である。加えて嚢胞壁が厚くなり，二次的な摘出手技が容易になるという利点もある。

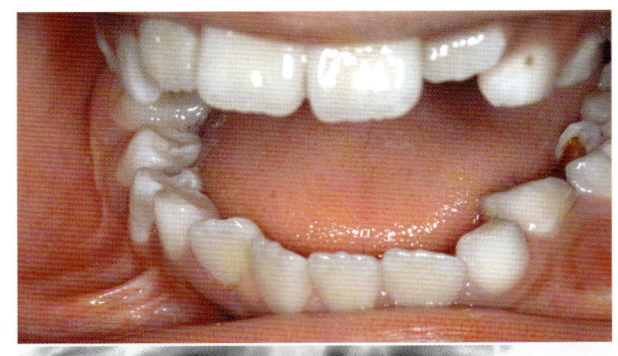

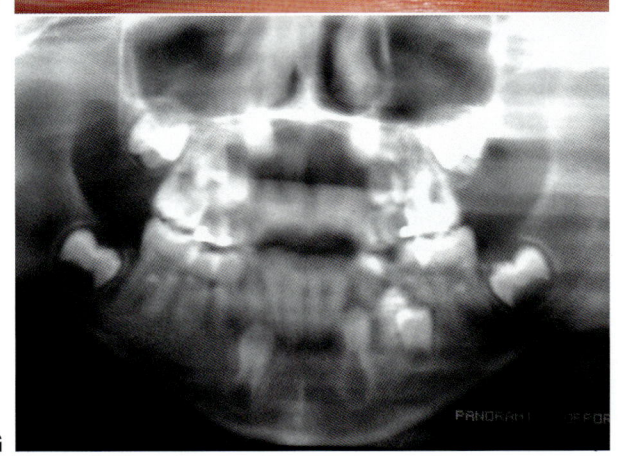

図20-7（続き） 未萌出歯を伴う右側下顎囊胞に対する開窓術。F：術後1年の病態写真。両側の小臼歯が萌出している。G：術後1年後のパノラマX線写真。完全な骨性治癒と小臼歯の萌出を示す。

3）短所

この術式の短所は，開窓術の場合と同じである。開窓術の段階では，囊胞全体を病理検査に提出することはできず，二次的に行われる摘出術で，隠れていた病変が明らかになることもありうる。

4）手術手技

まず囊胞の開窓術を行い，骨性治癒を促進させる。囊胞腔の大きさが縮小し，完全な摘出が可能となった時点で，摘出術を行う。摘出術を行うための適切な時期とは，骨が重要な隣接組織を覆い，術中にこれらの損傷を回避できるようになった時点，あるいは適切な骨再生により，術中の骨折を防止するために十分な骨の厚みが確保された時点である。

しかし，囊胞摘出術を二次的に行う際の切開線は，開窓術を先行させない摘出術の場合とは異なる。開窓術後には，囊胞は口腔粘膜と同じ上皮により被覆されている。すなわち，最初に作られた開窓部には，囊胞腔と口腔粘膜との間に上皮の連続性が生じている。この部分の上皮は，囊胞腔を覆う上皮とともに完全に除去しなければならない。開窓部を完全に取り囲む楕円形の切開を，健全な骨上に行う。ここを囊胞壁剥離の起点とすることで，比較的容易に囊胞壁を摘出できる。

囊胞の摘出後，可能ならば軟組織弁を挙上して，開窓部の骨欠損部を完全に閉鎖することが望ましい。創の完全閉鎖が得られない場合には，囊胞腔に抗菌薬軟膏を含浸させたガーゼを填入することが望ましい。腔の洗浄とともにこのガーゼを繰り返し交換し，開口部が肉芽組織で満たされ，さらに上皮組織で覆われるまで継続する。

4. 掻爬術を併用した摘出術

掻爬術を併用した摘出術とは，摘出後に鋭匙またはバーを用いて摘出窩の骨壁全体を1〜2mm除去することを意味している。これは，囊胞壁または囊胞摘出後の骨腔辺縁に残存している可能性のある上皮細胞を除去するために行う。これらの細胞が残存していると，増殖し，囊胞再発の原因となる可能性があるからである。

1）適応

以下のような場合に，摘出術とともに掻爬術を行うべきである。第1に，歯原性角化囊胞を除去する場合である[†4]。歯原性角化囊胞は侵襲性を有し，再発率がかなり高いため，掻爬術を併用した摘出術を積極的に行うべきである[1]。報告されている再発率は20〜60％である[2]。局所的侵襲性を示す理由は，歯原性角化囊胞上皮の細胞増殖活性と細胞密度の高さである[3-5]。囊胞本体周辺の娘囊胞（衛星囊胞）の除去が不完全で，これが残存することが，高再発率を示す主な原因である。囊胞壁は通常，きわめて薄く断片化しやすいので，完全摘出が困難である。したがって，臨床的に歯原性角化囊胞が疑われる場合の最小限の治療法とは，注意深く囊胞を摘出した後，骨を積極的に掻爬することである。

病変が再発した場合，以下の点に基づいて治療を行う必要がある。到達可能な部位であれば，別の摘出方法を試みる。到達困難な部位であれば，1cmの安全域をとった顎骨切除を考慮すべきである。どんな治療法であっても，歯原性角化囊胞は治療後数年で再発する可能性があるため，厳密な経過観察を行わなければならない。

掻爬術を併用した摘出術が適応される二番目の例は，完全除去したと判断したにもかかわらず再発をきたした囊胞である。この場合に掻爬術を行う理由は，前述したとおりである。

2）長所

摘出術で上皮の残存がある場合，掻爬術によりそれを除去

訳注

[†4]：2005年のWHO分類によると，歯原性角化囊胞は角化囊胞性歯原性腫瘍として歯原性良性腫瘍に分類されている。

20章 ● 口腔病変の外科治療

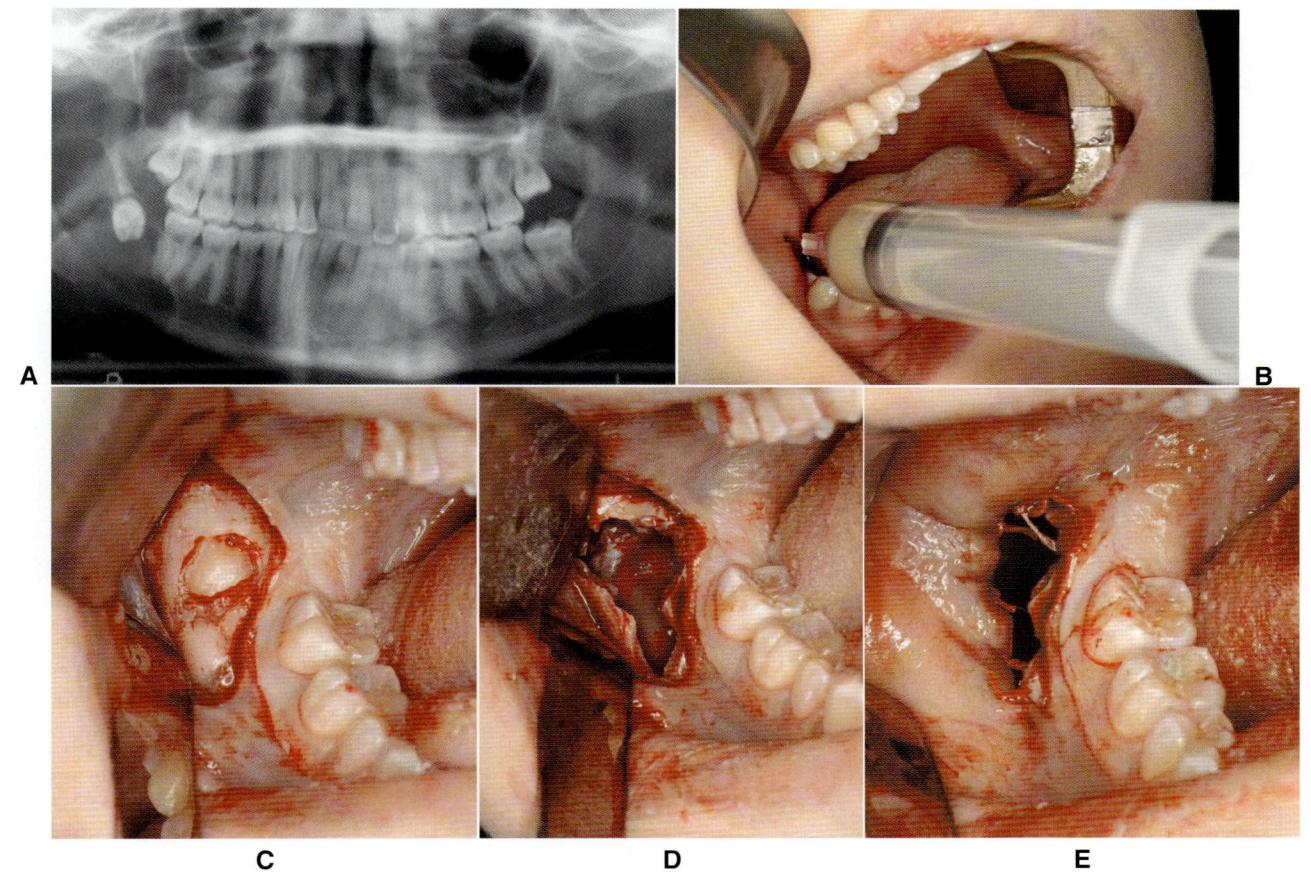

図20-8 埋伏した第3大臼歯を伴う右側下顎の歯原性角化嚢胞（角化嚢胞性歯原性腫瘍）に対する開窓術．A：下顎右側智歯を含む大きな多房性のX線透過性病変を示すパノラマX線写真．B：クリーム状の液体（角化物）を病変から吸引．C：第2大臼歯後方の骨を露出，除去して埋伏第3大臼歯の歯冠を確認．埋伏歯を抜去し，病変を大きく開窓するために追加の骨除去を行った（D）．嚢胞壁の一部を切除して病理検査に提出した．開窓部から病変の内面を注意深く観察し，腫瘍を示唆するような充実性の部分がないことを確認．E：開口部辺縁の骨にドリルで孔を開け，縫合糸を孔に通して嚢胞壁と口腔粘膜を縫合する．これにより口腔から嚢胞への安定した開窓部が完成した．

できれば，再発の可能性が低下する．

3) 短所

掻爬術は，隣接する周囲の骨や他の組織を破壊する．歯根尖付近では，歯髄への神経と血管の供給が絶たれる可能性もある．また，近接する神経血管束も，同様に損傷を受ける可能性がある．掻爬術を行う際には，このような危険を避けるよう最大限の注意を払わなければならない．

4) 手術手技

嚢胞を摘出除去した後，隣接する神経や血管との関係を考慮しながら，摘出窩を精査する．滅菌水で洗浄しながら，鋭利な鋭匙または骨バーを用いて，嚢胞の空洞周辺の骨全体を1～2mm除去する．重要な解剖学的構造物の近くを処置する際には，細心の注意を払う．摘出窩を洗浄した後，閉創する．

顎骨腫瘍に対する外科的治療の原則

多くの顎骨腫瘍は類似した特徴を示すため，治療も類似している．顎骨腫瘍の外科的切除には，主に次の3つの方法がある．すなわち，①掻爬術を併用，あるいは併用しない摘出術，②辺縁切除術または区域切除術，③複合切除術（Box20-1），である．多くの良性腫瘍は非侵襲性なので，摘出術，掻爬術，またはその両者を用いて保存的に治療する（表20-1）．

良性の口腔腫瘍のなかには，より侵襲性を有するものもあり，再発の危険性を回避するためには，安全域を設けた切除が必要となる．これらの病変を除去するためには，辺縁切除術あるいは区域切除術を行う（図20-9）．口腔の悪性腫瘍に対しては，浸潤のない健全な組織を含むよう十分な安全域を設定した，徹底的な治療が必要である．手術は，隣接軟組織を含んだ切除とリンパ節の郭清を行う．手術単独の場合もあるが，放射線療法，化学療法，化学放射線療法などを加える場合もある．

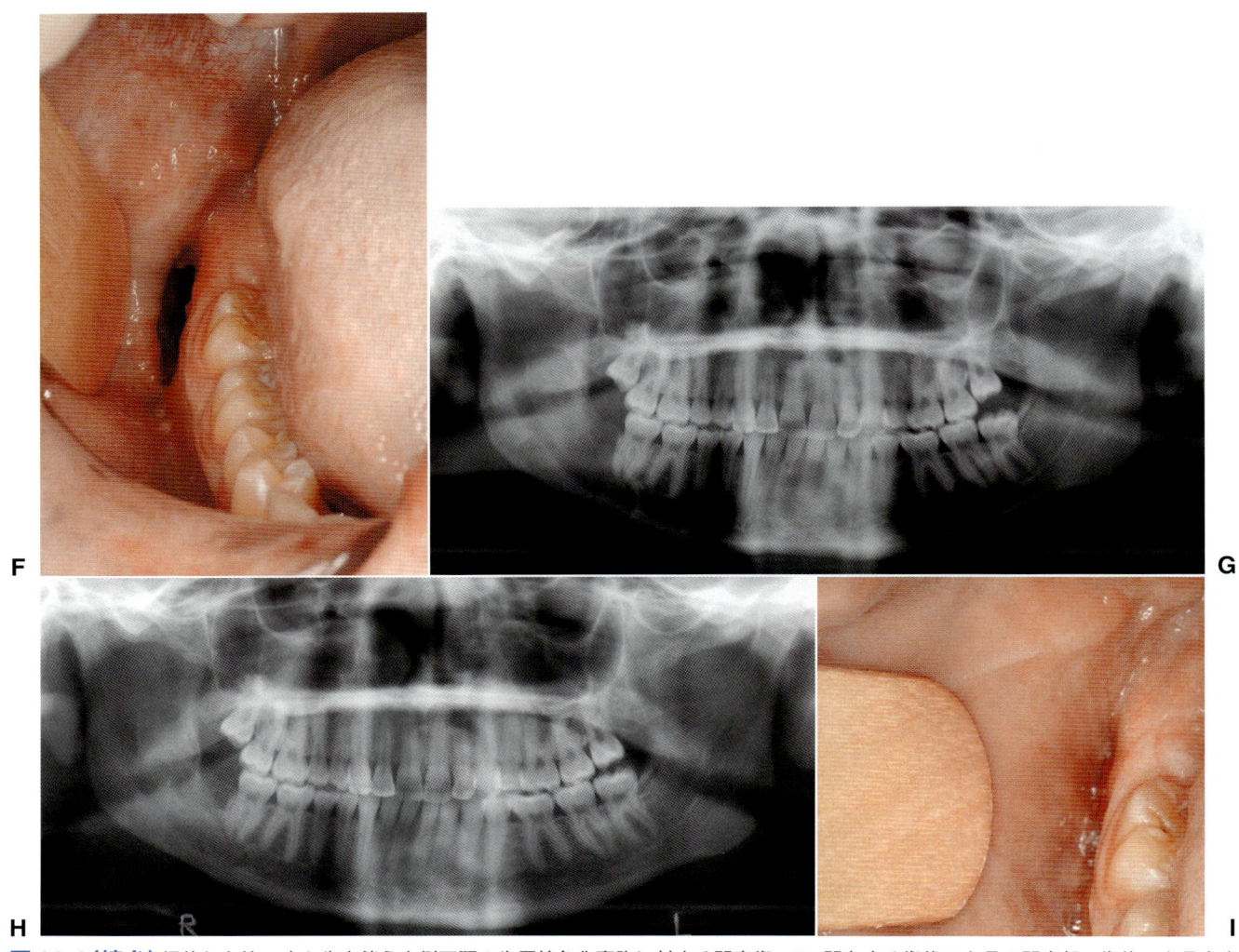

図 20-8（続き）埋伏した第 3 大臼歯を伴う右側下顎の歯原性角化囊胞に対する開窓術。F：開存する術後 1 か月の開窓部。術後 5 か月（G）と 10 か月（H）のパノラマ X 線写真では骨性治癒を示す。I：10 か月で囊胞の開窓腔は完全に閉鎖した（p.416 訳注†2 参照）。

Box 20-1
顎骨腫瘍切除に用いられる外科手術

A. 開窓術もしくは搔爬術：器具で腫瘍に直接触れながら局所的に除去する。良性腫瘍に適応する。
B. 切除術：腫瘍組織を周囲の健常組織とともに除去することで，直接的に腫瘍に触れることはない。
  1. 辺縁切除術：顎骨の連続性を失うことなく腫瘍を切除する。
  2. 区域切除術：顎骨を全層にわたり腫瘍とともに切除する（下顎骨の場合，小範囲の骨連続性の欠損から半側切除術までを含み，いずれも連続性は断たれる）。
  3. 全摘出術：腫瘍を顎骨とともに切除する（上顎骨全摘出術，下顎骨全摘出術）。
  4. 複合手術：腫瘍を顎骨，周囲軟組織，所属リンパ節とともに切除する（悪性腫瘍で最も一般的に行う切除手技）。

囊胞以外で歯科医師が遭遇することが多い顎骨病変は，炎症か良性腫瘍である。囊胞の確定診断には，単純な切除生検が役立つ。しかし，時には侵襲性の病変に遭遇することもあり，その場合には，最も適切な治療法を決定するために，いくつかの点を考慮しなければならない。最も重要な点は，病変の悪性度である。その他，術前に評価しておかなければならない点としては，病変の解剖学的位置，骨内に限局しているか，病変の持続期間，切除後の再建法などが挙げられる。

1. 病変の悪性度

口腔病変に対する外科的治療は，摘出術あるいは搔爬術から複合切除術までさまざまである。病理組織診断が確認されると，病変に対する治療方針が決定される。病変の性状はさまざまであるが，予後は他のいかなる要素よりも，病変の生物学的特徴を表している病理組織学的診断と関連が深い。

表 20-1

顎骨腫瘍の種類と一次治療法

摘出および/または掻爬術	辺縁または区域切除術	複合切除術*
歯原性腫瘍		
歯牙腫	エナメル上皮腫	悪性エナメル上皮腫
エナメル上皮線維腫	石灰化上皮性歯原性腫瘍	エナメル上皮線維肉腫
エナメル上皮線維歯牙腫		エナメル上皮歯牙肉腫
腺腫様歯原性腫瘍	粘液腫	原発性顎骨中心性癌
石灰化嚢胞性歯原性腫瘍	エナメル上皮歯牙腫	
セメント芽細胞腫	扁平歯原性腫瘍	
中心性セメント質形成線維腫†		
線維骨性病変		
中心性骨形成線維腫	軟骨芽細胞腫	線維肉腫
線維性異形成症		骨肉腫
ケルビズム		軟骨肉腫
中心性巨細胞肉芽腫		ユーイング肉腫
脈瘤性骨嚢胞		
骨腫		
類骨骨腫		
骨芽細胞腫		
その他の病変		
血管腫	血管腫	リンパ腫
好酸球肉芽腫		顎骨中心性悪性唾液腺腫瘍
神経鞘腫		神経線維肉腫
神経線維腫		顎骨に浸潤した癌腫
色素性神経外胚葉性腫瘍		

注意：これらは一般的なものであり，治療は患者ごと，病変ごとに決定される。
*これらの病変は悪性であり，さまざまな治療が行われる。完全に顎骨内に存在する病変では，隣接軟組織とリンパ節を切除せずに区域切除術を行うこともある。放射線療法と化学療法は，すべての治療において重要な役割を果たす。
†（訳注）：2005年のWHO分類によると，セメント質形成線維腫は骨関連病変のなかに骨形成線維腫として分類されている。

2. 病変の解剖学的位置

口腔または口腔周囲の病変の場合，解剖学的位置によっては，きわめて複雑な手術となることがあり，予後が大きく左右される。翼上顎裂など，到達困難な領域に生じた非侵襲性の良性病変に対しては，外科的治療は明らかに困難である。逆に，下顎前方部など，到達が容易で切除可能な領域に生じた侵襲性病変の場合には，予後は比較的良好な場合が多い。

1）上顎か下顎か

侵襲性のある歯原性腫瘍や癌などで検討すべきは，病変が下顎骨内なのか上顎骨内なのかという点である。上顎洞や鼻咽腔に近接して生じた上顎骨の腫瘍は進展しやすく，無症候性に増大し，症状が後になって現れることが多い。このため，上顎骨内の腫瘍は下顎骨内の腫瘍より予後不良である。

2）隣接する重要組織への近接度

良性病変が神経，血管，歯と近接している場合には，これらの組織の温存に努める。しばしば病変に隣接する歯根の先端が，手術中に完全に露出する場合がある。歯髄への血液供給が絶たれるので，治癒の遷延や骨移植の失敗を招くような歯性感染症の発生を防ぐため，歯内治療を行う必要がある。

3）腫瘍の大きさ

例えば下顎骨体部など，どの部分のどの範囲に病変が存在するかによって，手術術式の選択は影響を受ける。可能であれば，下顎下縁を損傷することなく下顎骨の連続性を保つことが重要であり，病変部の辺縁切除術によって，下顎下縁は温存可能である。腫瘍が下顎骨の高さ全体にわたって拡大している場合には，区域切除術が必要となる。

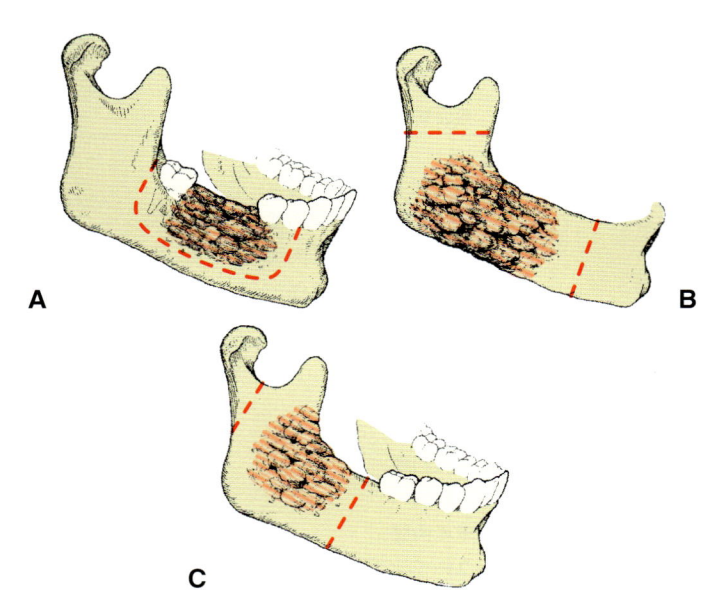

図20-9 下顎骨切除術の種類。A：辺縁または部分切除術。下顎の連続性は保持される。B，C：下顎骨区域切除術。下顎骨の連続性が失われる。再建を容易にするため下顎頭が保存されている。

4）骨内外の位置

皮質骨に穿孔がなく，顎骨内部に限局した侵襲性の病変は，周囲軟組織まで浸潤した病変に比べて予後は良好である。病変の周囲軟組織への侵入は，浸潤性の強い腫瘍であることを示しており，軟組織にも腫瘍細胞が存在しているため，完全な切除が困難であって，周囲の正常組織も同時に切除しなければならない。このような場合には，穿孔領域の軟組織を局所的に切除すべきである。明確な穿孔は伴わないものの，皮質骨が卵の殻のように薄くなっている場合には，骨膜を含んで切除すべきである。

3. 病変の持続期間

口腔腫瘍のなかには，成長が緩徐であり，変化を示さないものもある。例えば歯牙腫は十代で発見されても，その大きさは何年も変化しない。緩徐に成長する病変は良性の経過をたどることが多く，治療法はそれぞれの症例に応じて決定すべきである。

4. 再建への取り組み

前述したように，病変を取り除くための外科的治療の目標は，疾患の根絶だけではなく，患者の機能的な健康状態を増進することでもある。そのため，切除手術を行う前に，あらかじめ再建方法を計画しておくことが重要である。しばしば再建手術には，病変切除の場合と同様の技術が要求されるが，将来的にはさらなる向上が望まれる。

5. 摘出術，掻爬術，またはその両者により治療する顎骨腫瘍

再発率の低い大部分の顎骨腫瘍に対しては，摘出術あるいは掻爬術を行う。例えば，歯牙腫，エナメル上皮線維腫，エナメル上皮線維歯牙腫，石灰化嚢胞性歯原性腫瘍，腺腫様歯原性腫瘍，セメント芽細胞腫，中心性骨形成線維腫などの歯原性腫瘍の大部分である。表20-1にこの方法で治療する他の病変を示した[†5]。

1）手術手技

顎骨腫瘍の摘出術または掻爬術の手技は，嚢胞治療の際に述べたものと相違はない。しかし歯牙腫などでは，バーを用いて石灰化腫瘤を分割するなどの手技が必要となる。このような場合には，8章で述べた埋伏歯の抜歯についての原則を適用する。

6. 辺縁切除または部分切除により治療する顎骨腫瘍

病理組織診断または臨床的特徴により，病変が侵襲性であることが判明した場合，あるいは摘出術，掻爬術またはその両者を併用した治療法での完全除去が困難と想定される場合には，適切な骨の安全域を確保して病変を切除する。この方法で治療する歯原性病変としては，エナメル上皮腫，歯原性粘液腫（粘液線維腫），歯原性石灰化上皮腫（Pindborg腫瘍），扁平歯原性腫瘍，エナメル上皮歯牙腫などが挙げられる。表20-1に，この方法で治療する他の病変を示した。

1）手術手技

原則として，切除術では病変のX線学的境界から1cmの幅の骨を，安全域として確保すべきである。これで下顎下縁を温存できる場合には，辺縁切除術が望ましい手術法となる（図20-10）。病変が下顎下縁に近接している場合は，下顎骨の連続性を犠牲にして，下顎骨区域切除術を行わなければならない（図20-11）。この場合には，再建手術の難易度は著しく上がり，機能温存と下顎骨の対称性を考慮して，下顎骨の断片同士を適切な位置関係で固定する必要がある。

辺縁切除術の外科的手技は，比較的簡単である。全層の粘膜骨膜弁を作製し，骨から剥離する。次に外科用ドリルまたはバーを用いて計画した位置で骨を切断し，その骨片を取り除く。辺縁切除術を行う場合には必ず，腫瘍が皮質骨を穿孔しているか，隣接軟組織に浸潤しているかを判断しなければならず，そのような場合には，腫瘍を完全に除去するために，

訳注

†5：歯原性腫瘍の分類に関しては，2005年のWHO分類を参照。

20章 ● 口腔病変の外科治療

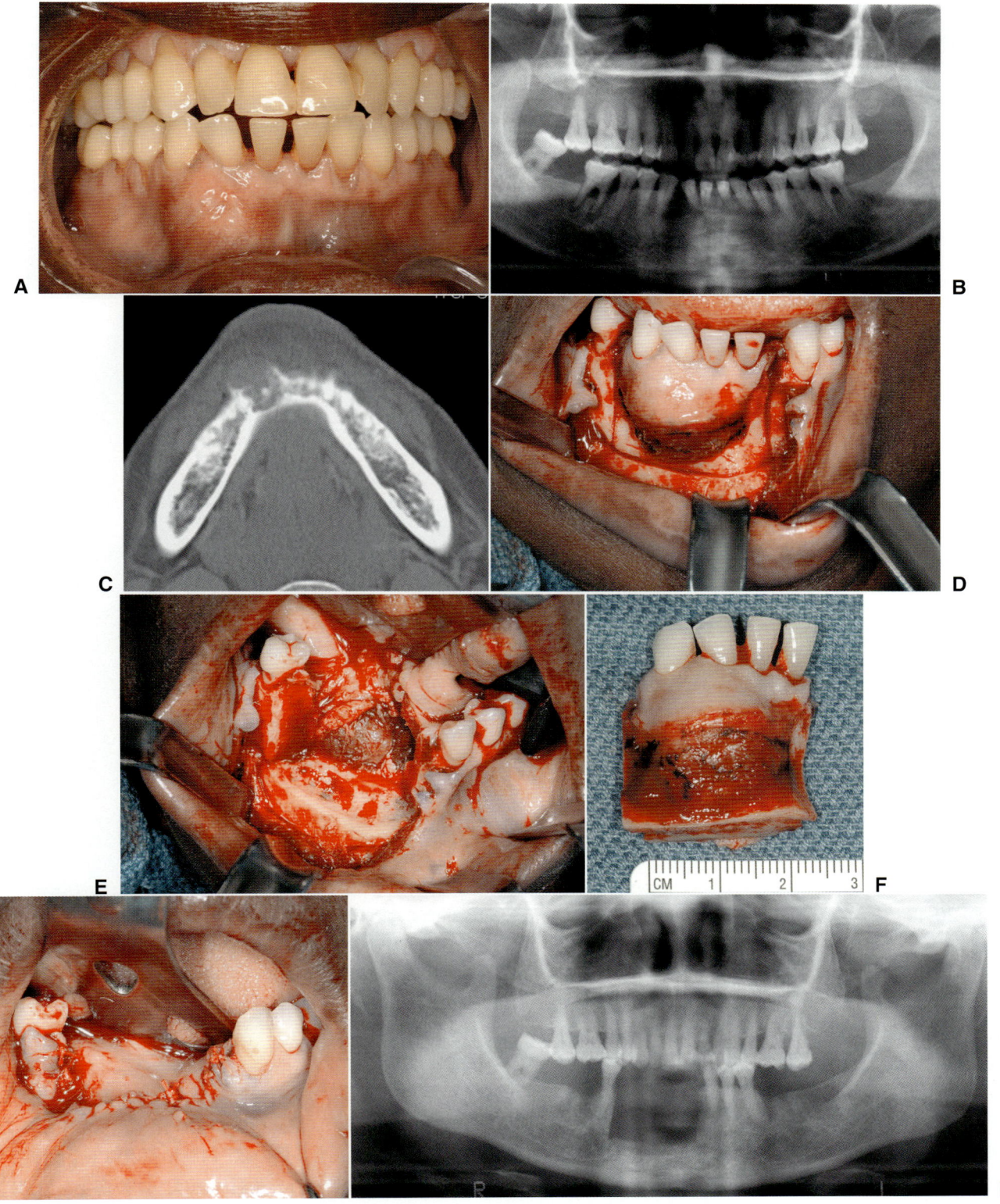

図 20-10 エナメル上皮腫に対する辺縁切除術（部分切除術）。A：下顎前歯部の膨隆を示す術前写真。B：パノラマX線写真では，境界不明瞭なX線透過性病変による歯根離開を認める。C：CTでは，骨外にも増殖していると思われる外向性病変が認められる。D：口腔内から下顎骨を露出して病変周囲で骨の切断を行った。下顎下縁は保存されている。E：病変除去後の口腔内組織欠損。保存した下顎下縁の骨の高さは，下顎の連続性を維持するために十分である。歯槽部の骨再建は二期的に行うこととした。F：切除物。G：軟組織閉鎖後の欠損の状態。H：術後のパノラマX線写真。

429

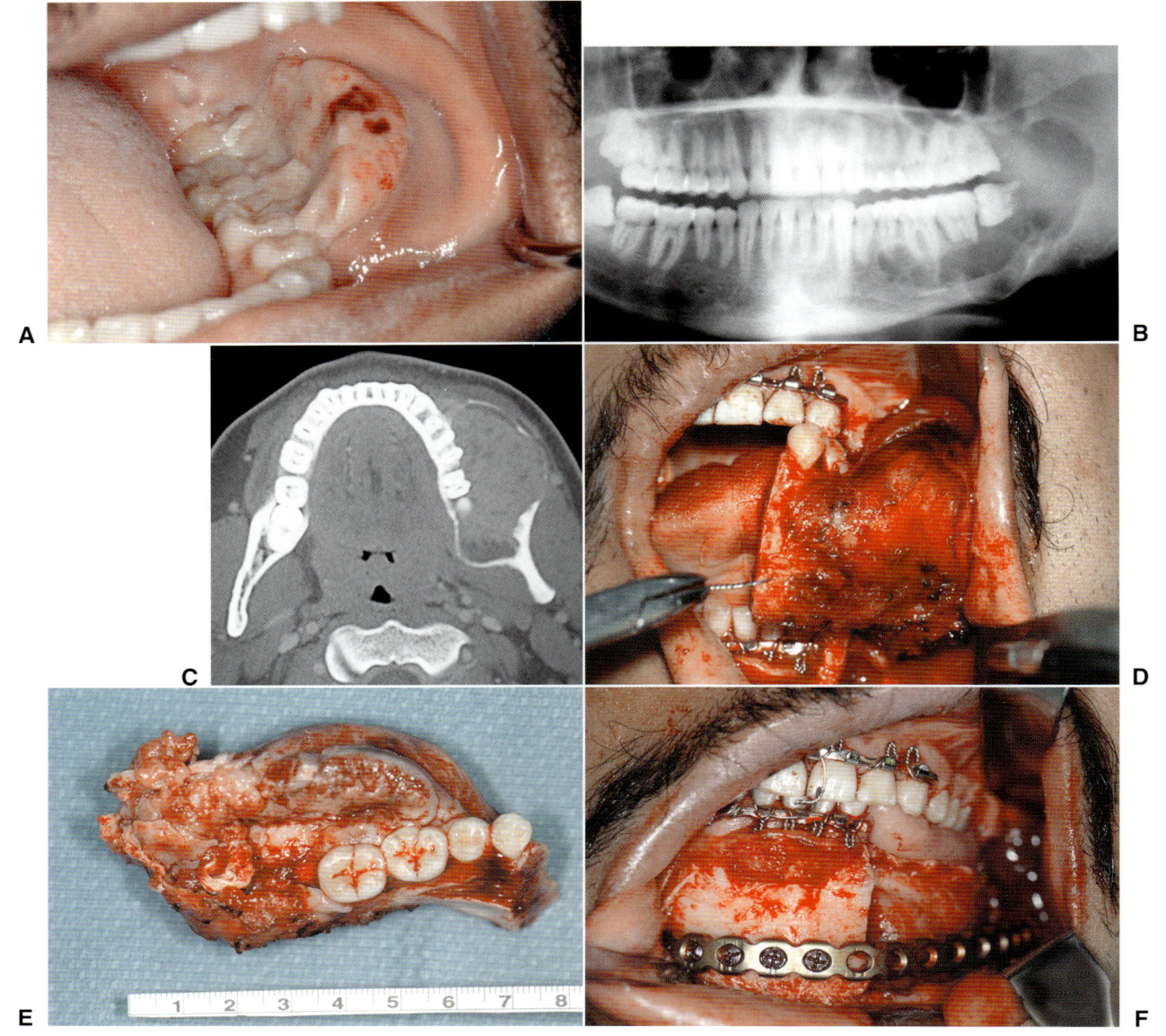

図 20-11　エナメル上皮腫に対する下顎骨区域切除術。A：下顎左側臼歯部の病態写真。B：初診時パノラマX線写真。埋伏歯を伴う多房性X線透過像を示す。生検によりエナメル上皮腫との診断が得られた。C：病変の広がりを示すCT画像。D：口内法による腫瘍切除の病態写真。E：切除物。F：再建用プレートを用いた下顎骨再建。

軟組織を含めて切除する必要がある。この場合には，移植骨を被覆するために十分な軟組織が残っておらず，即時再建はさらに困難なものとなる。

術者が軟組織断端の安全性に懸念を感じる場合には，術中病理診断が可能な環境ならば，切除断端の組織を採取して，迅速病理組織検査を依頼することも可能である。液体二酸化炭素または液体窒素で組織を凍結し，約20分で迅速検査用の組織切片を作製することができる。切除断端の適切さを確認するための凍結切片による検査は，正診率が高い。しかし，初めからこの方法で病理組織診断を下そうとする場合には，その精度は低下する。

口腔の悪性腫瘍

口腔の悪性腫瘍は，唾液腺，筋肉，血管などさまざまな組織から生じるほか，遠隔臓器からの転移として生じることもある。しかし，最も多いのは，口腔粘膜の扁平上皮癌であり，徹底した口腔診査を行う歯科医師は，この病変を最初に発見する立場にある。口腔悪性腫瘍の重症度は，簡単な切除生検で済んでしまうものから，頸部郭清術（頸部のリンパ節とリンパ経路に接する臓器の除去）を伴う複雑な顎切除が必要となるものまで，さまざまである。臨床病態が多様であるため，治療計画を立てる前に，臨床病期分類を行う。

20章 ● 口腔病変の外科治療

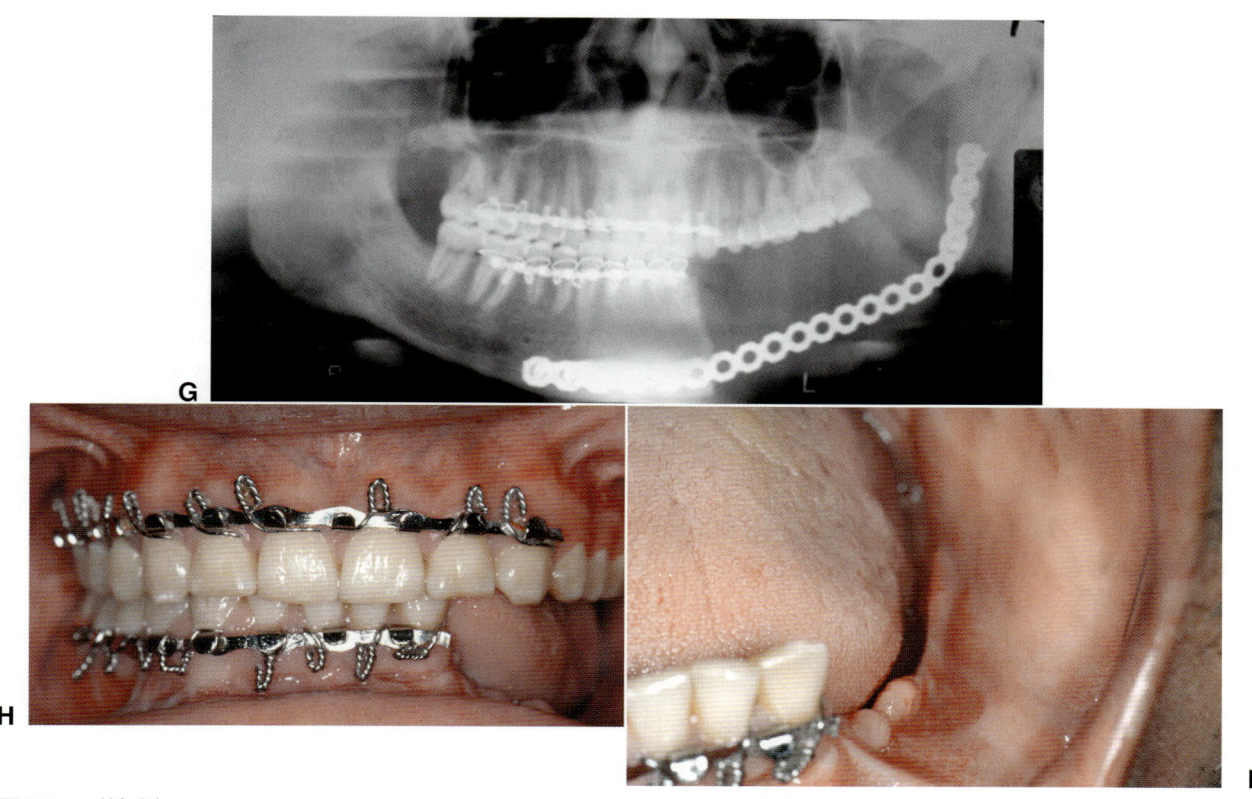

図20-11（続き） エナメル上皮腫に対する下顎骨区域切除術。G：術後のパノラマX線写真。H：術後6週間の咬合状態と口腔内所見（I）。後に骨再建を行った。

1. 悪性腫瘍の治療法

　臨床病期分類は，治療前に疾患の進行度を評価することであり，①最善の治療法の選択，②異なる治療施設間での最終結果の比較，という2つの目的をもつ．臨床病期分類は，扁平上皮癌や口腔のリンパ腫を含むさまざまな口腔悪性腫瘍に対して行われるが，その詳細は悪性腫瘍の種類ごとに異なっており，X線写真，血液検査，さらには転移を評価するための全身の他部位の検査など，広範な検査を行う．腫瘍の病期分類が決定すると，治療計画が立てられる．いくつかのタイプの悪性腫瘍には，明確な治療プロトコールがある．これらは，外科医や腫瘍学者が治療レジメンの有効性を慎重に検討した結果，策定されたものである．

1. 悪性腫瘍の治療法

　口腔の悪性腫瘍に対しては，外科療法，放射線療法，化学療法，またはこれらの組み合わせで治療を行う．個々の症例に対する治療は，病理組織学的診断，腫瘍の位置，転移の存在と程度，腫瘍の放射線感受性と抗癌薬感受性，患者の年齢と全身状態，治療する医師の経験，患者の希望などによって決定される．患者を傷つけずに病変を完全に切除できるならば，一般的にはそれが最も望ましい治療法である．所属リンパ節への転移が疑われる場合には，隣接領域に広がる腫瘍細胞の小胞巣を除去するため，手術前後に放射線治療が併用されることもある．広範囲に及ぶ全身性転移が検出された場合や，リンパ腫のように抗癌薬に感受性がある場合には，化学療法が単独，または手術や放射線療法との併用で行われる．

　現在では，何人かの専門医が各症例を評価し，治療法を検討して同一施設内で悪性腫瘍を治療することが多い．この「腫瘍カンファレンス」には，少なくとも外科医，化学療法専門医，放射線療法専門医が含まれる．多くの頭頸部腫瘍部会には，一般歯科医，顎顔面補綴医，栄養士，言語療法士，社会福祉士，精神科医なども参画する．

1）放射線療法

　悪性腫瘍に対する放射線療法は，増殖活性の高い腫瘍細胞は正常組織より電離放射線の感受性が高い，という事実に基づいて行われる．細胞増殖が速く，未分化の腫瘍細胞が多いほど，放射線療法が有効である可能性が高い．放射線は，細胞核に障害を与えて細胞分裂を妨げる．正常な宿主細胞も放射線によって障害を受けるため，治療期間中はできるだけ，放射線から防護する必要がある．

　放射線療法には，放射線源を腫瘍中に刺入する方法など，いくつかの方法がある．最も一般的には，大型のX線発生

装置を使用して,外部から放射線を照射する方法が用いられる。1人の人間が通常耐えられる放射線量を超えてはならず,また隣接する腫瘍浸潤のない領域は,防護シールドを用いて保護する。照射線量の分割とマルチプルポートによって,腫瘍に隣接する正常組織を保護する。

放射線の分割照射とは,1人の人間が1回の照射で耐えられる最大線量の放射線を分割し,数週間かけて照射する方法であり,正常組織が放射線照射による障害から回復する時間を与えることができる。これに対し,腫瘍細胞は照射間で回復しにくいという特徴がある。もう1つの方法は,マルチプルポートである。1つのビーム(ポート)によって全線量を照射するのではなく,多数のビームを使用する。異なった角度から照射されたビームのすべてを腫瘍に集中するように当てるので,腫瘍は全照射線量を被曝することになるが,X線ビームの経路にある正常組織は,1割分程度の線量を被曝するだけにとどめることができる。

2) 化学療法

急速に増殖する腫瘍細胞を阻害する化学物質が,多くの種類の悪性腫瘍の治療に使用されている。放射線と同様に化学物質は選択的ではなく,正常細胞もある程度の影響を受ける。これらの薬物の大部分は,静脈内投与で使用する。しかし最近では,腫瘍の栄養動脈への注射も使用されるようになっている。薬物は全身を循環するので,身体の多くの部位に有害な影響を与える。最も注意すべきなのは造血系であり,その急速な細胞回転のため,影響は顕著である。このことから,化学療法を受けている患者は,腫瘍細胞を殺す有効性と,貧血,好中球減少症,血小板減少症などとの微妙なバランスの上にいることになる(16章参照)。したがって,これらの患者では合併症として,感染と出血がよくみられることになる。

1種類の薬物の大量投与による毒性を軽減するために,多剤併用療法が頻繁に用いられる。多くの患者は,同時に3～5種類の薬物投与を受ける。それぞれの薬物が腫瘍細胞の細胞回転の異なる時期に作用するため,宿主への毒性を低減しつつ,有効性を高めることができる。

3) 外科療法

口腔悪性腫瘍に対する手術方法は,病変の種類と範囲によってさまざまである。到達しやすい場所(例:下唇)にあり,リンパ節腫脹を伴わない小さな悪性腫瘍は切除可能である(図20-12)。触知できるようなリンパ節腫脹を伴う大きな病変,または扁桃領域における同様の病変では,その局所

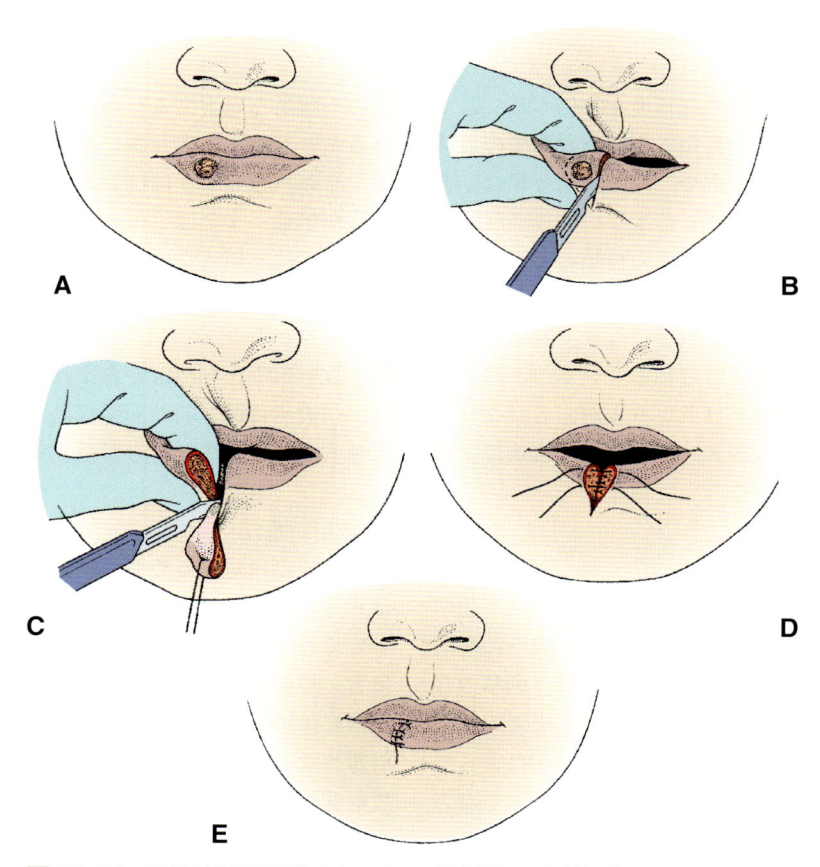

図20-12 口唇癌の局所切除。A～E:口唇全層のV字状切除

20章 ● 口腔病変の外科治療

浸潤病変とともに適切に切除するには，大規模な手術が必要となる．

リンパ節転移が疑われるか，リンパ節転移が証明された口腔悪性腫瘍では，原発巣，周囲組織，頸部リンパ節のすべてを切除する複雑な手術を行うことになる．この手術により，顎骨と軟組織には広範囲な欠損が生じるため，機能的リハビリテーションや審美性の回復には長時間を要する．

口腔軟組織の良性病変に対する外科的治療

口腔粘膜の表在性の軟組織病変は通常，良性であり，大部分の場合，生検の手技を用いた単純な外科的切除術の適応となる（19章参照）．これらの病変には，線維腫，膿原性肉芽腫，乳頭腫，周辺性巨細胞肉芽腫，尋常性疣贅，粘液嚢胞，義歯性線維腫などがある．これら病変のすべては，口腔粘膜と粘膜下組織成分の過剰増殖である．切除の原則はすでに述べたとおりで，表面は楕円形，深部へ向かっては楔状の切開を行って切除する．歯と関連した病変（エプーリス）では，歯のスケーリングとルートプレーニングを行い，病変の発生に関与していると考えられる歯垢，歯石，異物を徹底的に除去することが必要である．

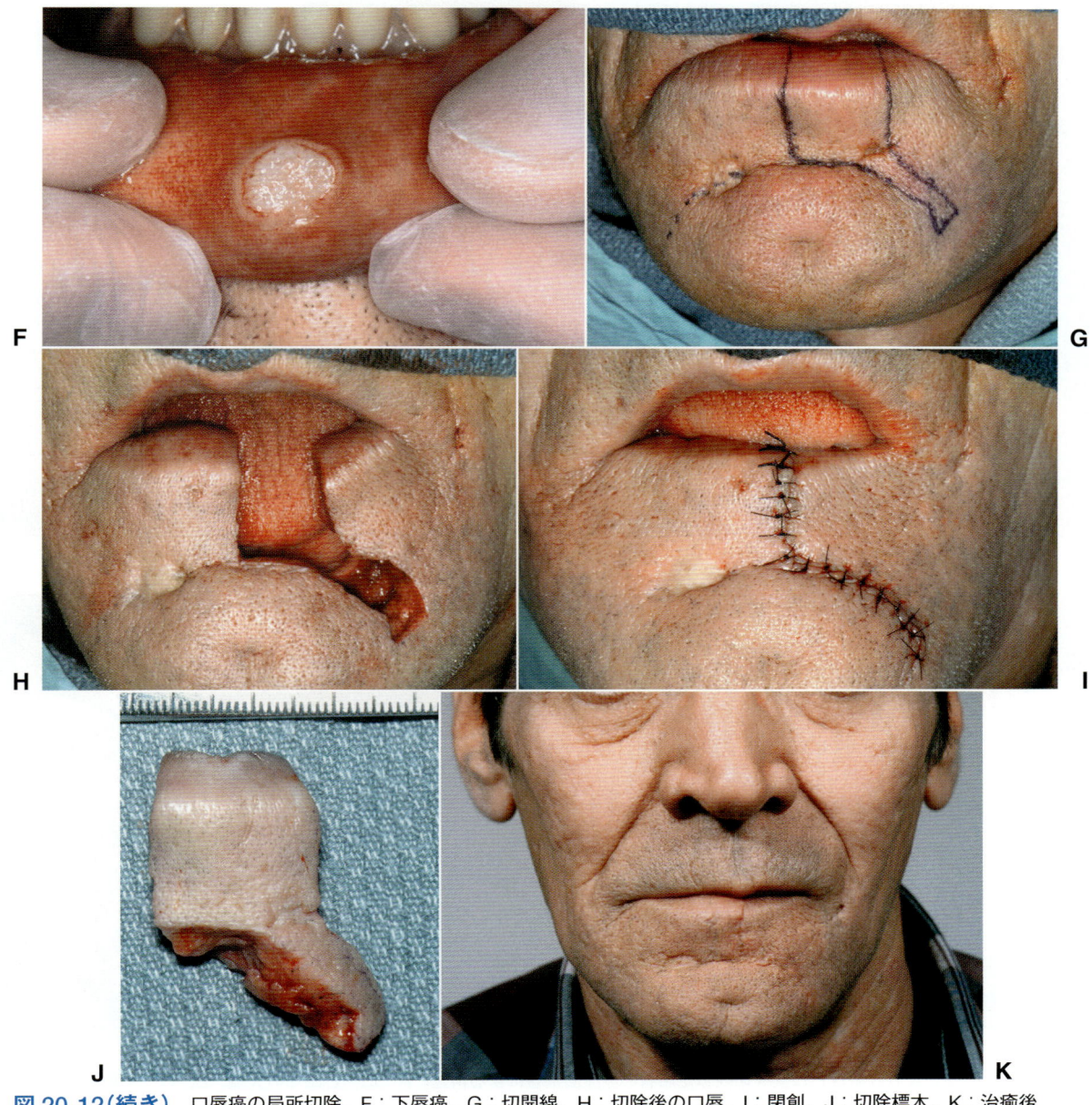

図 20-12（続き）　口唇癌の局所切除．F：下唇癌．G：切開線．H：切除後の口唇．I：閉創．J：切除標本．K：治癒後

口腔腫瘍切除後の顎骨再建

　口腔腫瘍の切除により，骨欠損を生じることがある。これらの骨欠損は，歯槽骨の欠損から顎骨の主要な部分の欠損までさまざまであり，患者に機能的または審美的不安を与える。このような疾患を治療する前には，患者がその結果に満足するような再建計画を必ず立てるべきである。

　一般歯科医は，外科的に切除されて欠損した歯に対し補綴処置を行うことで，患者の機能的，審美的リハビリテーションに重要な役割を果たしうる。しかし，場合によっては，歯科のリハビリテーションを進める前に，顎骨の再建を行う必要がある。病変の外科的切除にはしばしば歯槽骨の除去が必要となり，歯科治療上問題となることも多い。その部位を含むブリッジや有床義歯には，基礎となる顎骨が存在しない。このような場合には歯科治療の前に歯槽堤形成を行うが，この骨造成には骨移植，人工骨移植，またはそれらを組み合わせた治療を行う。その後，最適な歯科治療を行うことが可能となる。

　上顎骨の一部を失った場合，上顎洞または鼻腔が口腔と交通し，会話や食事が著しく困難となる。上顎骨の欠損に対し

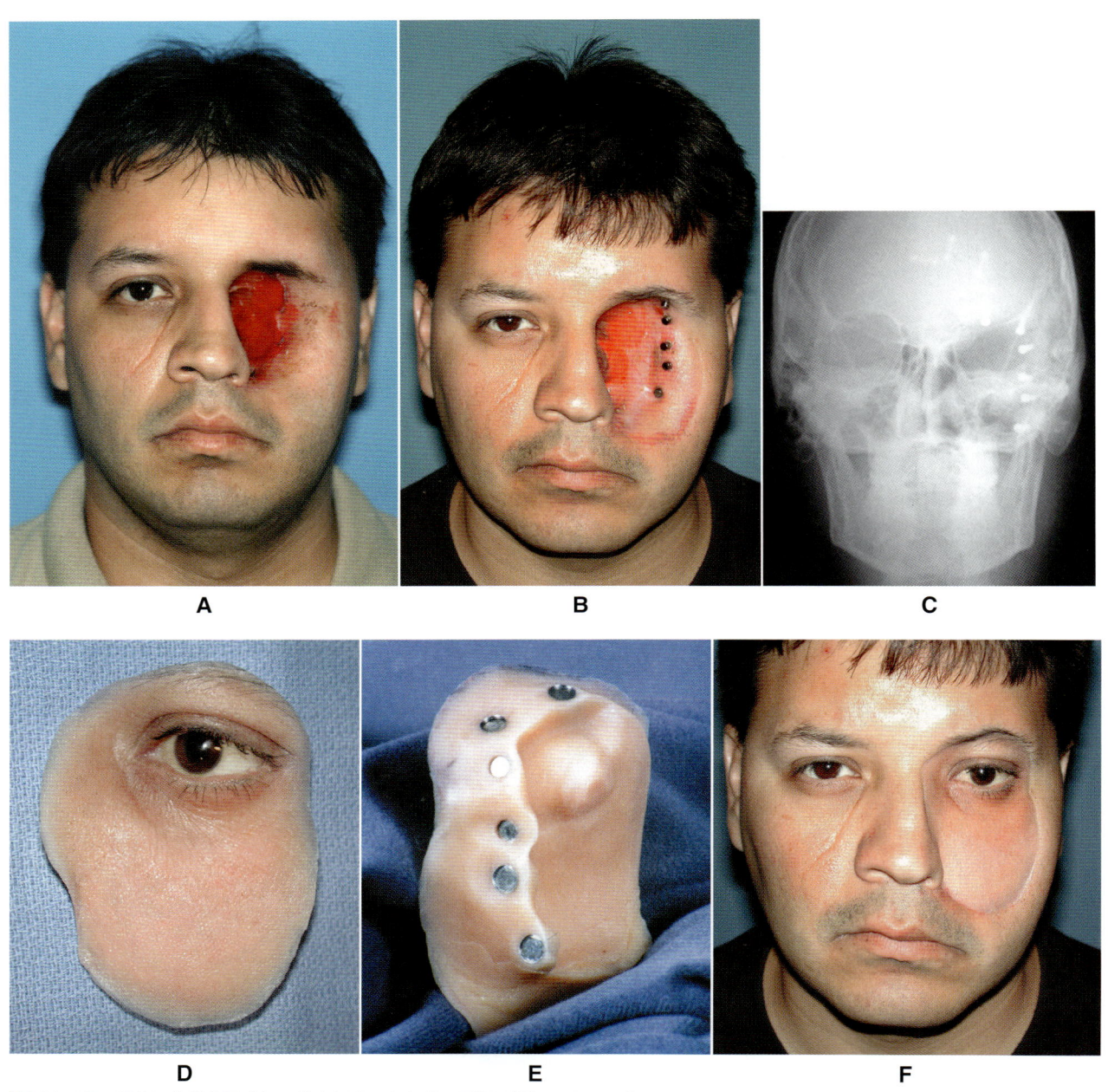

図 20-13　腫瘍により左眼球と口蓋を切除した患者の顎顔面補綴による再建。A：口蓋と眼球の欠損。B，C：栓塞子のある顎補綴物。D：義眼。E：顎義歯。F：義眼と顎義歯を装着した患者

ては，2つの方法で対応する．第1は手術による閉鎖であり，小さな欠損は頬粘膜と口蓋の軟組織で閉鎖することが可能である．機能的な歯槽突起を再生させるために，骨移植を行うこともある．きわめて大きな欠損または手術リスクの高い患者における欠損に対しては，部分床義歯または全部床義歯によって，上顎洞や鼻腔と口腔を遮断することが必要となる(図20-13)．

下顎骨の欠損の再建は，直ちに(すなわち，病変の切除と同時に)行うことも，後日改めて行うことも可能である．一般的に，顎骨の良性病変の場合には即時再建を行い，悪性腫瘍の場合には二次的に再建する．その第1の理由は，悪性腫瘍ではしばしば術後に補助的に放射線治療が行われ，移植骨の生着が妨げられる可能性があるからである．第2の理由は，悪性腫瘍の切除後には軟組織欠損が同時に生じることがあり，骨再建を行う前に軟組織再建が必要となるためである．とはいえ最も重要な理由は，再建手術を行った後に，悪性腫瘍の再発によって，再手術が必要となる可能性があるためである．

外科医のなかには，良性腫瘍の切除による欠損の再建を遅らせる者もいる．彼らは，同時に口腔内外の欠損が生じた場合は，即時下顎骨再建は禁忌であると主張している．その場合には，再建の代わりに切除時に保隙装置を入れ，数週間から数か月後に2回目の再建手術を行う．

再建を遅らせた場合は，二次的な再建まで顎間固定，外部ピン固定，スプリント(副子)，顎内固定，またはこれらの組み合わせにより，残存する下顎骨の骨片を正常な解剖学的位置関係に保持しておく必要がある．これにより，瘢痕性や筋性の変形および顎骨の偏位を防止し，二次再建が行いやすくなる．

即時再建は有効な選択肢であって，1回の手術で済むことや，顔面の審美性に対して最小の障害で済み，早期の機能回復が図れるという長所を有することが，臨床研究で明らかになっている[6]．起こりうる不利益は，感染による移植組織の喪失である．移植を経口腔的に行ったり，切除術中に口腔外の創が口腔内環境で汚染された場合には，感染リスクが高くなる．一部の腫瘍では再発率が高いため，再建を試みる前に，慎重な治療計画の立案ときめ細かな手術操作が必要である．これらの対策により，再発による再建失敗のリスクを最小限にすることができる．即時再建では，以下の3つの選択肢がある．

1. 腫瘍の切除と移植手術を，すべて口腔内から行う．
2. 口腔内外の両方からの経路で腫瘍を切除し，口腔内を完全に遮断してから，口腔外の切開部を通して移植を行う．
3. 腫瘍が歯槽頂部の骨を破壊していない場合や，腫瘍が口腔軟組織中に進展していない場合には，腫瘍に含まれている歯を抜歯する．6～8週間の待機期間により歯肉組織の治癒が得られる．次に腫瘍を除去してから，口腔軟組織に穿孔しないように注意しつつ，口腔外切開により欠損部への移植を行う．この手技は，口腔からの汚染を避けることのできる唯一の即時再建法である．

文献

1. Eversole LR, Sabes WR, Rovin S: Aggressive growth and neoplastic potential of odontogenic cysts with special reference to central epidermoid and mucoepidermoid carcinomas, Cancer 35:270, 1975.
2. Shafer WG, Hine MK, Levy BM: A textbook of oral pathology, ed 4, Philadelphia, 1983, WB Saunders.
3. Main DMG: Epithelial jaw cysts: a clinicopathological reappraisal, Br J Oral Surg 8:114, 1970.
4. Toller PA: Autoradiography of explants from odontogenic cysts, Br Dent J 131:57, 1971.
5. Wysocki GP, Sapp JP: Scanning and transmission electron microscopy of odontogenic keratocysts, Oral Surg Oral Med Oral Pathol 40:494, 1975.
6. Adekeye EO: Reconstruction of mandibular defect by autogenous bone grafts: a review of 37 cases, J Oral Surg 36:125, 1978.
7. Kluft O, Van Dop F: Mandibular ameloblastoma (resection with primary reconstruction): a case report with concise review of the literature, Arch Chir Neerl 28:289, 1976.

21章
軟組織および歯槽部の損傷

EDWARD ELLIS III

本章の内容

軟組織損傷
1. 擦過創
2. 挫傷
3. 裂創
　1) 創の洗浄
　2) 創のデブリードマン
　3) 創の止血
　4) 創の閉鎖

歯槽部の損傷
1. 歯槽部の損傷の治療
2. 病歴
3. 臨床診査
4. X線検査
5. 歯と支持組織の外傷の分類

6. 歯槽部の損傷に対する治療
　1) 歯冠の亀裂
　2) 歯冠破折
　3) 歯冠−歯根破折
　4) 水平的歯根破折
　5) 過敏状態
　6) 動揺
　7) 陥入
　8) 挺出
　9) 側方偏位
　10) 脱臼
　11) 歯槽骨骨折
　12) 歯髄の治療

軟組織損傷

歯科医師が臨床で出会う軟組織損傷の種類は，さまざまである．しかし，他の医療分野の状況を考慮した場合，顔面周辺の重症軟組織損傷の治療に歯科医師が関与することは，少ないと思われる．しばしばみられる軟組織損傷は，歯や歯槽部の損傷に関連したものであったり，歯科医師が治療中に不注意に起こしてしまうものである．

以下に示す創傷は，歯科医師が実際に診療中に遭遇する可能性のあるものである．これらは単独というよりも，複数が組み合わさって生じることが少なくないので，実際の処置は複雑になることを想定しなければならない．

1. 擦過創

擦過創は，ある物体と軟組織表面との摩擦に起因する創傷である．この創傷は通常，表在性で上皮が剥ぎ取られるものであるが，時に深層の組織を巻き込むことがある．擦過創は多数の神経線維末端を巻き込むため，有痛性である．出血は毛細血管からのものであるため軽微で，軽い圧迫で止血する．

一般の人が最もよく遭遇する擦過創は，小児が乱暴な遊びで肘や膝に受ける擦り傷である．損傷がとくに深くない場合は，瘢痕化せずに再上皮化が起こる．擦過創が真皮深層にまで及んでいる場合には，深部組織の治癒は瘢痕組織の形成を伴うことから，永久的な変形を残すことが予想される．

歯槽部を損傷した患者の鼻の尖端，唇，頬，オトガイに擦過創をみることがある(図 21-1)．擦過領域をよく洗浄して，異物を除去する必要がある．異物除去には，外科用の手洗い消毒薬や大量の生理食塩水での洗浄が役立つ．異物粒子はすべて除去しなければならない．これらの粒子を組織内に残すと，治療困難な「入れ墨」を永久的に残す結果となる．泥や他の物質で汚染された深い擦過創では，局所麻酔下に外科用洗浄ブラシ(または歯ブラシ)を用いて，完全に汚れや異物を除去する必要がある．

創の汚染がなくなったら，抗菌薬軟膏を局所に塗布する．擦過創が深い場合には包帯を軽く当てるが，表在性の傷の場合には不要である．抗菌薬の全身投与は通常，不要である．

437

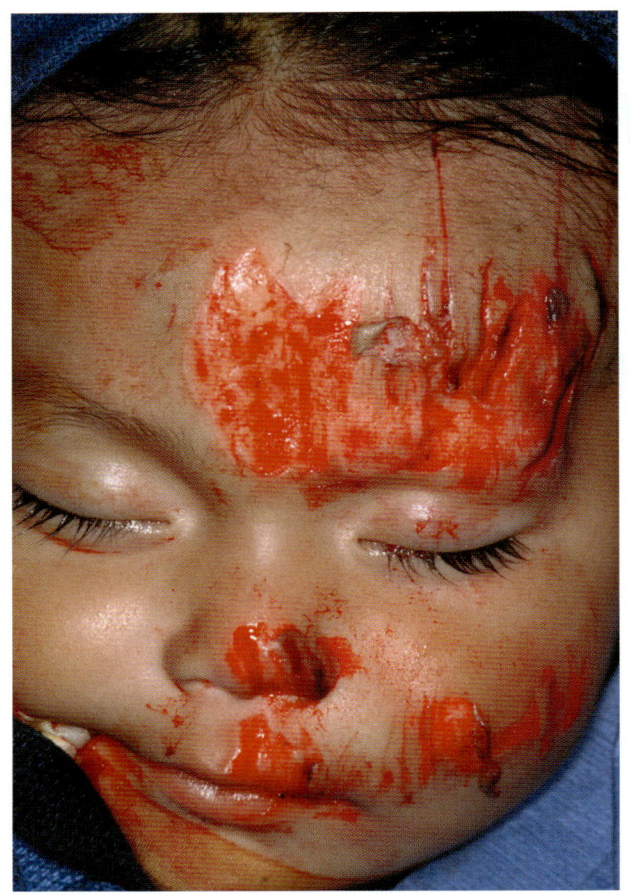

図 21-1　鼻尖部，頰部および前額部の擦過創。一部は表在性であるが，一部は上皮が剥離して深部に及んでいる。

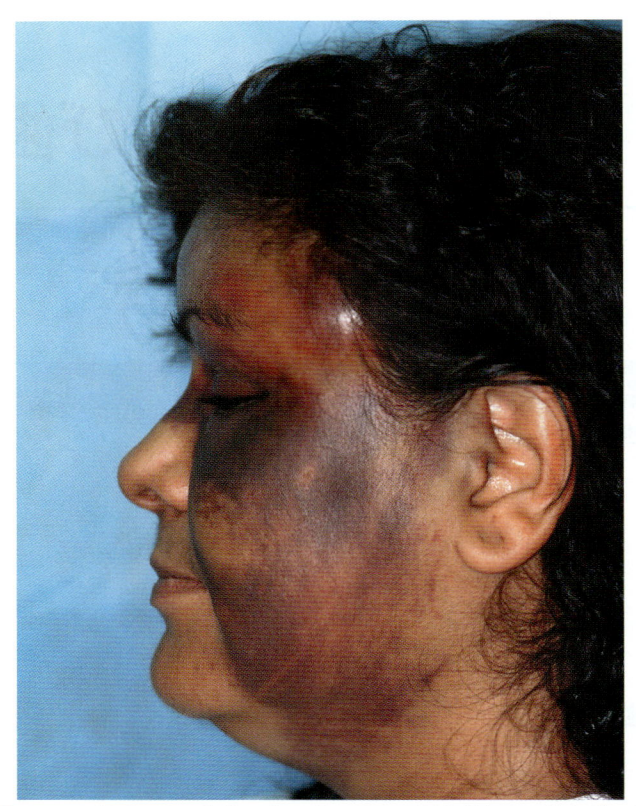

図 21-2　鈍器による損傷に起因する顔面骨折を伴わない軟組織の挫傷

1週間後には，痂皮，すなわち軟組織の損傷後に生じる乾燥した血液と血漿の固まりの下で，上皮化が起こる。やがてこの痂皮は脱落する。

創部洗浄後に，皮膚表面に深い擦過創があることが発見された場合には，過剰な瘢痕形成を防ぐために，皮膚移植が必要となる場合もあるので，口腔顎顔面外科医へ紹介する。

回転するバーの軸が口腔粘膜に触れたり，ガーゼや他の線維性材料を口腔から除去したりする際に，歯科医師が医原性の擦過創を作ることもある。幸いなことに，口腔粘膜上皮は速やかに再生するため，通常の口腔衛生処置以外の治療は不要である。

2. 挫傷

挫傷は一般に打撲傷ともよばれ，ある程度の組織破壊が組織内部で生じた結果，軟組織表面の創を伴わない皮下出血または粘膜下出血を起こした状態である（図 21-2）。

挫傷は通常，鈍器での外傷に起因するが，時に歯槽部の損傷や顔面骨骨折と同時にみられることもある。この場合には，深部組織（例：口腔底，口腔前庭）の外傷は骨折に起因する。診断的観点からは，挫傷がある場合には骨折を伴っているかを精査することが重要である。

挫傷は一般的には，外科治療を必要としない。軟組織内部の静水圧が血管（通常，毛細血管）の内圧と等しくなれば，止血する。挫傷が早期に発見された場合には，氷囊や圧迫包帯を当てると，血管収縮をきたして血腫の形成量が減少する。挫傷の拡大が止まらない場合には，創傷内の動脈から出血している可能性が高いので，外科的に出血点を探し出して，血管を結紮する必要がある。

軟組織表面に損傷がないので，出血はやがて吸収され，正常な解剖学的形態に戻る。しかし数日後に，斑状出血（皮膚や粘膜への血液溢出に起因する紫色の変色，「あざ」）が出現し，消失までにさまざまな色調（例：青，緑，黄）を呈する。これらの領域は鎖骨の下まで及ぶこともあるが，無害である。

軟組織表面に創がない場合，感染の可能性は低いので，抗菌薬の全身投与は不要である。しかし，挫傷が歯槽部の損傷から生じた場合には，口腔と粘膜下血腫とが交通している可能性がある。この場合，凝血塊は理想的な細菌の温床になるため，抗菌薬の全身投与が必要となる。

3. 裂創

裂創は，上皮および上皮下組織が引き裂かれた状態のことである。裂創は，おそらく軟組織損傷のなかで最も多い型であり，通常，ナイフやガラス片などの鋭利なものに起因する。原因が鋭利なものではない場合，組織が文字どおり裂かれるため，できた裂創は鋸歯状となる（図21-3）。擦過創と同様に，裂創の深さはさまざまである。裂創のなかには外表面だけのものもあるが，時に深部組織に及び，神経，血管，筋肉など，重要な解剖学的構造を損傷することもある。

外傷に起因する口唇，口底，舌，口唇粘膜，口腔前庭，歯肉などの裂創に，歯科医師はしばしば遭遇する。大きな傷口のない裂創を見逃さぬように，口腔粘膜を精査する必要がある。例えば口腔前庭の裂創は，傷が大きく開くように口唇を引っ張らなければ，見過ごされてしまう。口唇裂創は通常，歯槽部の損傷でみられるが，外傷の場合には軟組織が外力を吸収するため，歯は無傷であることも多い。

歯槽部の損傷に伴う軟組織創傷に対する処置は，常に硬組織損傷の処置を行った後に行う。軟組織を最初に縫合すると，脱落歯を再植したり歯槽骨骨折を治療するために必要な口腔内処置中に，縫合部に強い張力がかかり，組織から引き剥がされてしまう可能性があるためである。さらに，縫合糸が外れてしまうと，2回目の縫合では閉創が困難になる。

局所麻酔下に行われる裂創に対する外科処置には，以下の主な4つの段階がある。すなわち，①洗浄，②挫滅組織や壊死組織の除去，③止血，④閉鎖，である。これらの段階は，口腔と口腔周囲領域を含め，身体のどの部位の裂創に対しても適用される。

1）創の洗浄

異物の残存を防ぐためには，創傷の機械的洗浄が必要である。洗浄には外科用消毒薬を用い，ブラシが必要なこともある。通常は麻酔が必要である。次に，多量の生理食塩水で洗浄を行い，すべての水溶性物質を取り除くとともに，細粒状の異物を洗い流す。異物除去のためには，一定の洗浄流よりもパルス洗浄のほうが効果的であることが示されている。

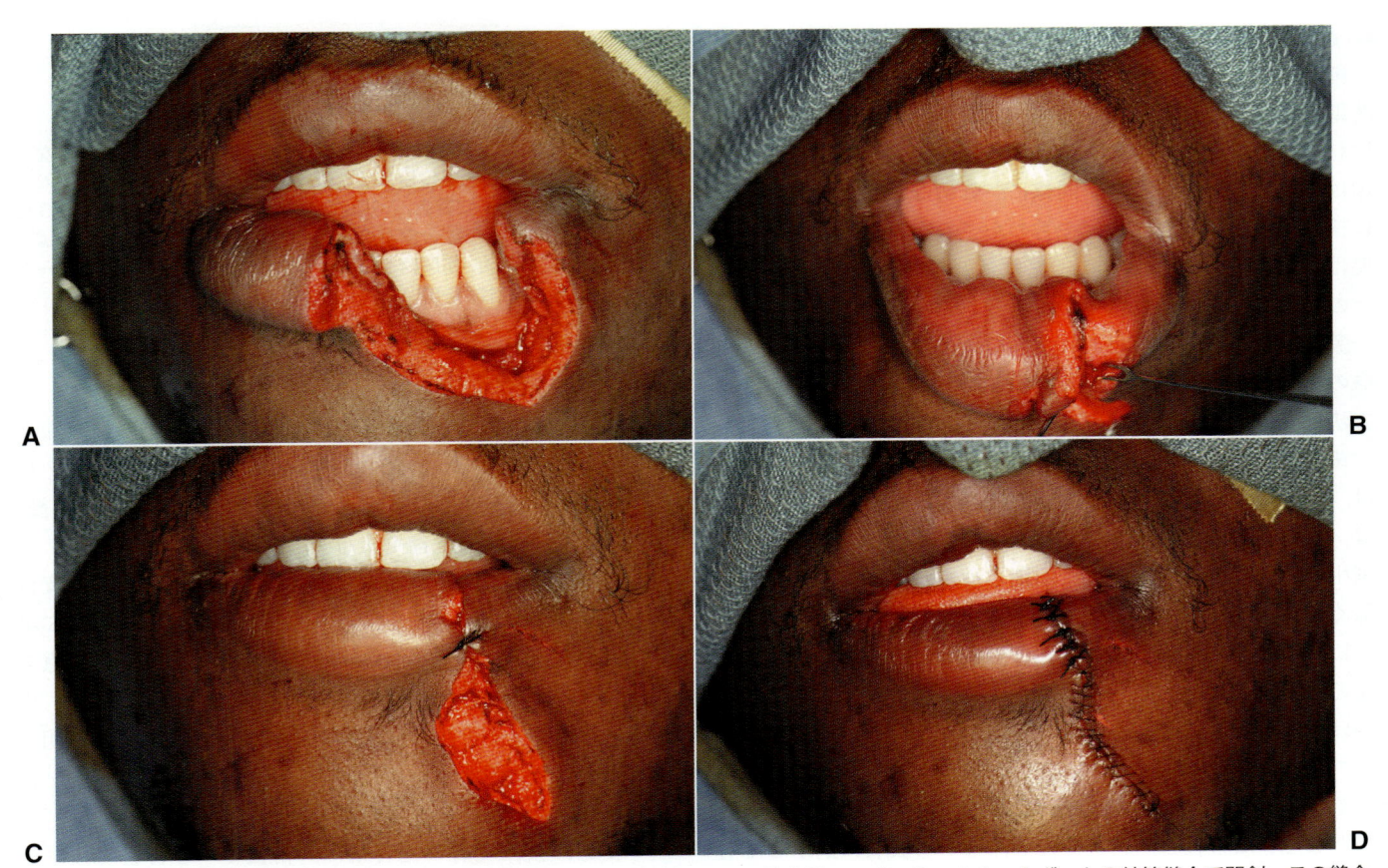

図21-3　上唇の全層に及ぶ裂創の治療。A：組織を洗浄し，止血が完了。B：筋肉は3-0クロミックカットグットの結節縫合で閉創。この縫合により，組織を元の位置に戻し，緊張のかからない皮膚縫合が可能となる。C：4-0絹糸を皮膚と赤唇の接合部にかける。この縫合は赤唇縁を一直線に合わせるために重要である。慎重に行わないと直線状にならず，治癒後顕著な段差を残すことになる。D：皮膚と粘膜の縫合を行う。赤唇部の縫合には絹糸を使用したが，皮膚の縫合にはナイロン糸を使用した。

2）創のデブリードマン

デブリードマンとは，創傷から挫滅組織や失活した組織を除去し，線状の閉鎖ができるように表面組織の辺縁をトリミングすることである。豊富な血管のある顎顔面領域では，デブリードマンの量は最小限にとどめるべきで，明らかに失活している組織だけを切除する。歯科医師が遭遇する裂創の大部分は，小唾液腺組織を除き，デブリードマンを必要としない（後述）。

3）創の止血

閉創の前に，止血を完了しなければならない。持続的な出血は，組織内に血腫を形成して修復過程を阻害し，縫合閉鎖した組織を哆開させることになる。出血している血管を確認したら，止血鉗子で挟み，縫合糸で結紮するか，電気凝固器で焼灼する。歯科医師が遭遇する最大の血管はおそらく口唇動脈であり，これは口唇粘膜の直下を水平に走行している。口唇動脈はしばしば，垂直的な口唇裂創に巻き込まれることがある。この動脈は直径およそ1mmで，通常は鉗子で挟んで結紮するか，焼灼して止血する。

4）創の閉鎖

創の洗浄，デブリードマン，止血を終えたら，縫合による閉創を行う。しかし，口腔のすべての裂創を縫合，閉鎖しなければならないわけではない。例えば，口蓋粘膜の小さな裂創は閉鎖する必要がない。同様に，転倒などにより上下の歯に挟まれて生じる口唇内面や舌の小さな裂創も，閉鎖する必要はない。これらの小さな創傷は良好に二次治癒するので，そのままにするのが最善である。

裂創の閉鎖が適切と思われる場合，注意すべきことは，組織のすべての層が適切な位置関係になることである。閉創の方法は，裂創の位置と深さによって決まる。

歯肉や歯槽粘膜（または口腔底）に裂創が認められた場合は，単純に一層で閉鎖する。筋層に達する舌や口唇の裂創では，吸収性縫合糸で筋層を閉鎖した後に，粘膜を縫合する。創中に突出した小唾液腺は，閉創しやすいように慎重に取り除く。

口唇の全層に及ぶ裂創では，三層縫合による閉創が必要となる（図21-4）。裂創が赤唇縁に及ぶ場合，最初に縫合糸をかける位置は，赤唇と皮膚の境界部である。この皮膚と赤唇との移行部が完全に一致することが重要であり，これに失敗すると，離れた場所から見てわかるくらいの顕著な変形の原因となる。この縫合を行った後，深部から表層に向かって層ごとに閉創する。最初に口腔粘膜側を，絹糸または吸収性縫合糸で閉鎖する。次いで口輪筋を，吸収性縫合糸で結節縫合する。最後に口唇の皮膚表面を，5-0または6-0ナイロン縫

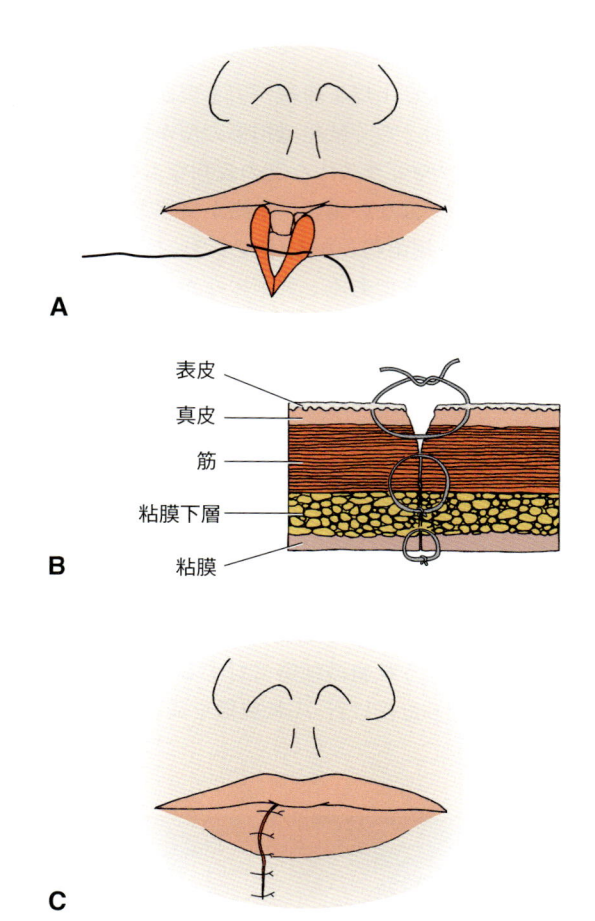

図21-4 口唇裂創・切創の閉創。A：皮膚と赤唇の接合部に鍵となる縫合を行う。皮膚と赤唇の接合部を直線状に一致させないと，変形が顕著となる。B，C：口唇を，①口腔粘膜，②筋肉，③皮膚表面の3層で縫合，閉創する。口腔と皮膚の表面の縫合糸の選択は外科医によってさまざまであるが，筋層はクロミックカットグットまたはプレーンカットグット（吸収性）を用いる。

合糸で縫合する。縫合の終了時には，創傷は以前のような良好な形態となる。組織の配列が不良と思われる場合には，縫合を外して再縫合することを考慮すべきである。縫合終了後，皮膚表面には抗菌薬軟膏を塗布する。

縫合閉鎖の後，順調な治癒に導くためにはどのような支持療法を開始すべきかを考慮する。裂創が口唇の全層に及ぶ場合には，全身的な抗菌薬の投与（例：ペニシリン）を考慮すべきである。表在性の裂創では，抗菌薬は適応外である。患者の破傷風ワクチン接種状況を確認する必要があり，不明な場合には医師に照会すべきである。術後の食事と創傷ケアについても指導する。

一般的に顔面皮膚の縫合糸は，術後4〜6日目で抜糸すべきである。抜糸の際は，糸を切断してから創が開かない方向に引き抜く。抜糸時に接着性ストリップスを貼って，創傷治癒を補助することもある。

歯槽部の損傷

　歯槽部および口腔周囲軟組織の損傷もしばしば生じ，その原因はさまざまである．最も一般的な原因は，転倒，自動車事故，スポーツ外傷，喧嘩，児童虐待，遊び場での事故などである．転倒は多くの損傷の原因となるが，小児では歩行開始時期に始まって学童期前がピークとなる[1]．小児が転倒して口から出血しているときに，取り乱した親から歯科医師に電話がかかることもある．その際に効果的な対処ができるように，歯槽部の損傷に精通していなければならない．

　歯への直接的外力や被覆軟組織を介した間接的外力は，歯槽部の損傷をもたらす．周囲軟組織の損傷は，ほぼ常に歯槽部の損傷を伴う．例えば歯肉が破れ，上下顎の歯で下唇を咬み込んで，口唇全層に及ぶ裂創となったり，口底に裂創を負う場合もある．歯槽部および軟組織の損傷に対する処置法に関する知識は，これらの損傷を歯科医師が効果的に治療するうえで必須である．

1. 歯槽部の損傷の治療

　歯および歯槽部の外傷は頻度が高く，迅速な対応が良好な結果を生むため，緊急治療とみなすべきである．正確な診断があってこそ適切な治療が行えるので，診断手順を速やかに開始する必要がある．

2. 病歴

　あらゆる診断の最初のステップは，正確な病歴を確実に入手することである．「誰が」「いつ」「どこで」「どのように」という情報を含めて，損傷の包括的な経過を患者から聴取する．患者，親，あるいは信頼できる関係者に以下の質問をする．

1. 患者は誰か？　この質問に対する回答には，患者の名前，年齢，住所，電話番号などの情報が含まれていなければならない．これらの情報を迅速に取得し，時間を無駄にしないことが肝要である．
2. 損傷はいつ発生したか？　これは最も重要な質問の1つであり，研究により，脱落歯は整復が早いほど，予後が良好であることが示されている[2]．同様に，歯の偏位，歯冠破折（露髄を伴うあるいは伴わない），歯槽骨骨折の治療の成否は，治療の遅れに影響を受ける[1,3]．
3. 損傷はどこで発生したか？　この質問は，細菌や化学物質による汚染の可能性と程度を確認するうえで重要である．例えば，小児が遊び場で転倒して創傷に泥が付いた場合には，破傷風の予防接種歴を注意して確認すべきである．しかし，口腔内にある清潔なものから生じた損傷ならば，外部からの著しい細菌汚染は起こりえない．
4. 損傷はどのようにして発生したか？　損傷の性質は，結果として生じる組織傷害がどのようなものかを理解するうえで，有用な手がかりとなる．例えば，シートベルトをしていない自動車の同乗者がダッシュボードに投げ出され，数本の歯を損傷したような場合には，頸部にも不顕性傷害を受けている可能性がある．損傷が発生したときの状況は貴重な情報であり，別の損傷を負っている可能性を調べるうえでも有用である．問診から得られた情報が，損傷の原因と関連することもある．何が起こったのかを患者が思い出せない場合，てんかん発作などの既存の疾患が，事故につながった可能性もありうる．また，他人の過失で負った損傷は，訴訟へと発展する可能性がある．このような場合には所見を注意深く記載し，患者とのあらゆる話し合いにおいて慎重な言葉遣いをするべきである．損傷を負った小児を診察する際には，親が説明する損傷を児童虐待の結果ではないかと疑うことも，必要である．不幸なことに，近年，児童虐待が多くなっている．その疑いを十分にもって診察することが，医療提供者が虐待を発見できる唯一の方法といえるかもしれない．
5. 損傷後にどのような治療を受けたか（治療を受けた場合）？　この質問から，創部の元の状態に関する重要な情報を引き出すことができる．患者または親が不完全脱臼歯を再植したか？　歯科医師を受診するまで脱落歯はどのように保存されていたか？
6. 誰かが事故現場で歯や歯の破折片に気づいたか？　正確な診断と治療を行う前に，受傷前にあった歯が残っているかどうかを評価する．診察中に歯または歯冠の欠落を発見し，それが事故現場で発見されていない場合は，現場で失われたことを示している．このような場合には，口腔周囲の軟組織・胸部・腹部のX線検査を行い，組織内または他の体腔内に欠落した歯の破片がないかを確認する（図21-5）．
7. 患者の全身的健康状態はどうか？　簡潔な病歴聴取が必須である．脱落歯の再植を急ぐあまり，これを省略してはならない．病歴の聴取は治療を行いながらでも，治療直後でも可能である．薬物アレルギー，心雑音，出血性素因，その他の全身疾患，現在の服薬履歴などは，治療に影響を与えるため，治療前に必ず聴取すべきである．
8. 悪心，嘔吐，意識消失，記憶喪失，頭痛，視覚障害，事故後の混乱（精神錯乱）はないか？　これらがある場合には，頭蓋内損傷の可能性があり，治療終了後直ちに医科への紹介を行うべきである．これらの症状の

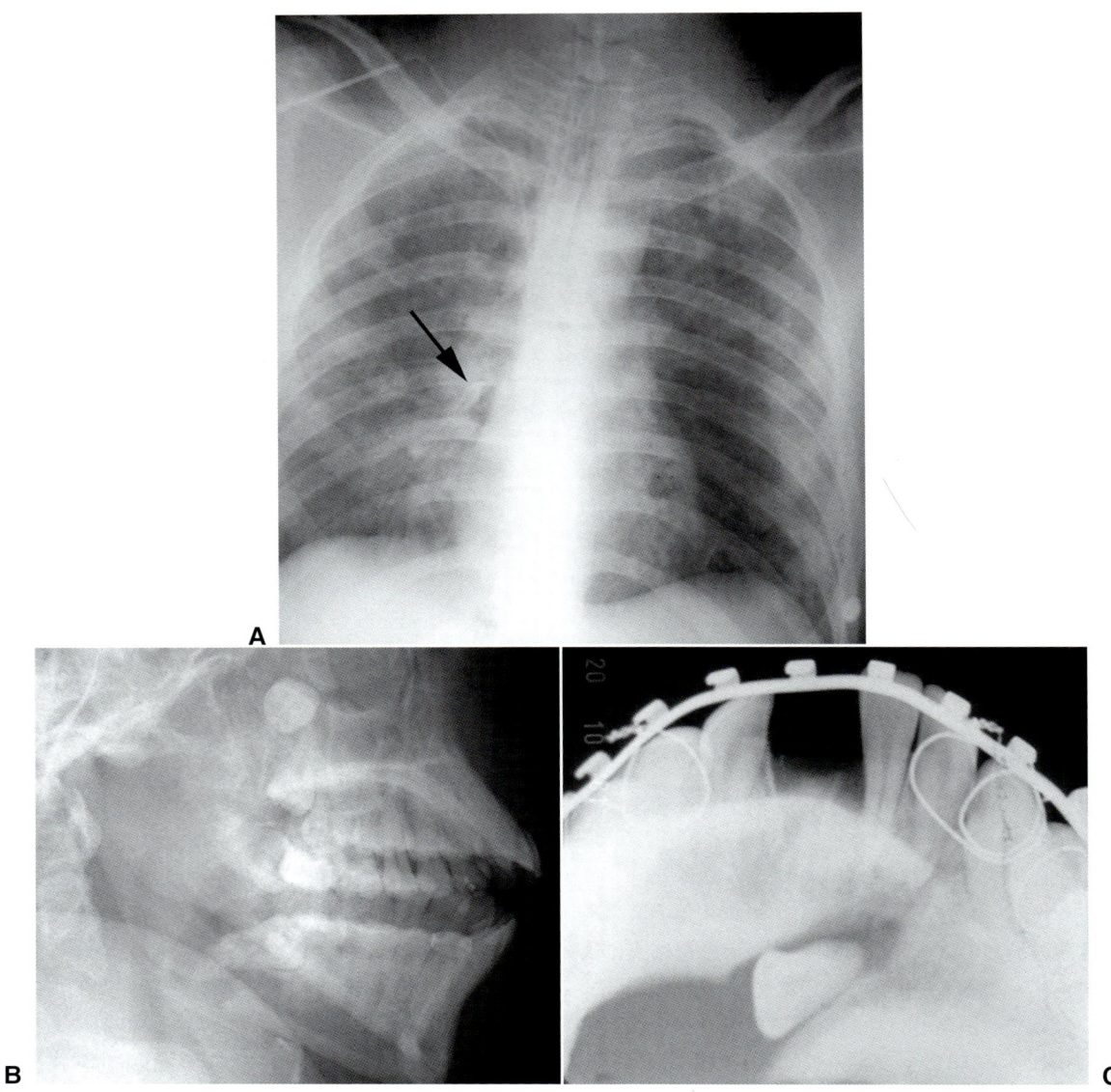

図 21-5 異常な位置に偏位した歯。A：胸部 X 線写真。外傷により脱臼した上顎犬歯が右主気管支内に認められる。B：上顎骨骨折により上顎洞に迷入した大臼歯。C：骨折線に入り込み，整復の障害となっている切歯

いずれかが持続している場合，または患者の体調がよくないように感じられる場合には，即座に紹介する必要がある。脱落歯を保存するために患者の生命を脅かしてはならない。

9. 咬合異常はあるか？　咬合異常がある場合，歯の偏位または歯槽骨や顎骨の骨折の可能性がある。

3. 臨床診査

臨床診査はおそらく，診断過程で最も重要な部分である。歯槽部に損傷のある患者の診査では，その部位だけに注目すべきではない。他の損傷を併発している可能性にも留意する。さらに病歴によって歯科医師は，損傷の徴候のある他の領域を診査できる可能性がある。心拍数，血圧，呼吸数などのバイタルサインを測定する。これらの検査は通常，病歴を聴取している間に行う。病歴聴取や診査を行っている間の患者の反応や，質問に対する応答をよく観察することにより，患者の精神状態に関しても評価できる。診査中には，以下の領域に常に注意を払う。

1. 口腔外軟組織の創傷。皮膚の裂創，擦過創，挫傷は，歯槽部の損傷と共通であり，見逃してはならない。裂創がある場合は，その深さも判定する。裂創が口唇や頬部の全層に及んでいるか？　裂創を横切って耳下腺管や顔面神経などの重要な構造物が存在しないか？　口腔顎顔面外科医はこのような裂創の治療に精通して

いなければならない。
2. 口腔内軟組織の創傷。口腔内軟組織の損傷は一般的に，歯槽部の損傷に伴って発生する。精査を行う前に凝血塊を除去し，滅菌生理食塩水で洗浄し，口腔を清浄にすることが必要である。通常，出血はガーゼスポンジで圧迫すれば，止血する。軟組織損傷には注意すべきで，歯冠や歯などの異物が口唇，口底，頬部またはその他の組織内に迷入してないかを確認すべきである。広範囲な軟組織の喪失にも注意すべきで，その結果，組織への血液供給が絶たれていることもある。
3. 顎骨または歯槽突起の骨折。顎骨骨折は，大部分が触診で容易に発見できる。しかし疼痛が激しいことから，診査は困難になる傾向がある。口腔底や口腔前庭の出血は，顎骨骨折を示すことがある。骨折した歯槽突起は，視診や触診で容易に検出できる。
4. 歯冠破折や露髄の有無。正確な診査のため，歯に付着している血液を除去する。どのような破折も記録する。破折が象牙質までなのか，歯髄に及んでいるのかが重要な記録事項である。
5. 歯の偏位。歯はどんな方向にも偏位しうる。通常，頬舌方向に偏位するが，挺出または陥入することもある。偏位のうち最も重症なものは，歯の完全な歯槽突起からの脱落である。咬合の観察は，微妙な歯の偏位を判定するうえで有用である。
6. 歯の動揺。すべての歯に対して，水平的および垂直的な動揺を確認する。偏位しているようにはみえないが顕著な動揺を示す歯は，歯根破折の可能性が高い。検査している歯とともに隣在歯も動揺する場合は，歯槽骨骨折（ある区域の歯槽骨と歯が顎骨から分離した状態）を疑う。
7. 歯の打診。歯が偏位しているようにはみえないのに疼痛がある場合には，打診により，歯周靱帯が損傷を受けているかを判定する。
8. 歯髄検査。急性の損傷で用いることはまれだが，歯髄生活反応検査によって，損傷の治癒後に行うべき歯の治療が決まる。偽陰性の結果が生じることもあるので，数週間後，歯内療法開始前に再検査を行う。

4. X線検査

歯槽部の損傷を評価するために，さまざまなX線検査法が用いられる。その大部分は，歯科診療所にある装置を用いて容易に実施できる。通常，咬合法と根尖投影法のX線写真の組み合わせが頻用されている。X線検査によって次の情報が得られる[4]。

1. 歯根破折の有無
2. 挺出または陥入の程度
3. 既存の根尖性歯周疾患
4. 歯根形成の程度
5. 歯髄腔と根管の大きさ
6. 顎骨骨折の有無
7. 軟組織中に迷入した歯の破片や異物

歯根破折を明らかにするためには，X線写真1枚では不十分である[1]。歯根破折を明示するためには，X線の中心ビームが破折線と平行でなければならず，さもなければ破折線を明確に見ることができない（図21-6）。垂直的あるいは水平的に異なった角度からの複数の画像が必要となることもある。

偏位した歯は，歯根膜腔の拡大や歯槽硬線の偏位を示す。挺出歯は，根尖周囲に円錐形のX線透過像を示すことがある（図21-7）。陥入歯は，歯槽硬線と歯根表面が連続的に接しているので，X線写真所見ではごくわずかな変化しか示さないが，歯根膜腔の消失がみられることは多い。

口唇や頬部の軟組織内の異物に対するX線検査は，検査すべき領域の内側かつ歯槽部の外側にX線フィルムを設置して行う（図21-8A）。X線照射時間を，通常の約1/3に短縮して撮影する。口腔底の異物は咬合法X線写真で確認することができ，この場合もX線照射時間を短縮して撮影する（図21-8B）。

5. 歯と支持組織の外傷の分類

歯槽部における損傷の記述に関しては，多くのシステムが使用されているが，そのすべてに長所と短所がある。比較的単純であるが有用な分類が，Sandersらによって提示されている（Box21-1）[4]。これは，損傷を受けた歯の構造，偏位の種類，歯冠破折や歯根破折の方向など，受けた損傷のすべてを記録する方法である。

6. 歯槽部の損傷に対する治療

完全な病歴聴取，現症の確認，X線検査を行った後，損傷に対する治療計画が自分の診療範囲内にあるかを判断する。状況によっては，軽傷であっても，歯科医師だけでは治療できないこともある。歯科医師がたびたび遭遇する問題は，非協力的な患者であり，通常は小児である。外傷を負ったことと，歯科医師に対する恐怖心が組み合わさって，全身麻酔なしでは単純な外科処置さえ不可能なこともある。もう1つは，複数の医学的問題を抱えている患者である。外科的手技の難しさ，麻酔の必要性，合併している医学的問題，またはその他の理由のため，患者を効果的に治療できないと考えた場合には，直ちに口腔顎顔面外科医へ治療の支援を相談すべきである。

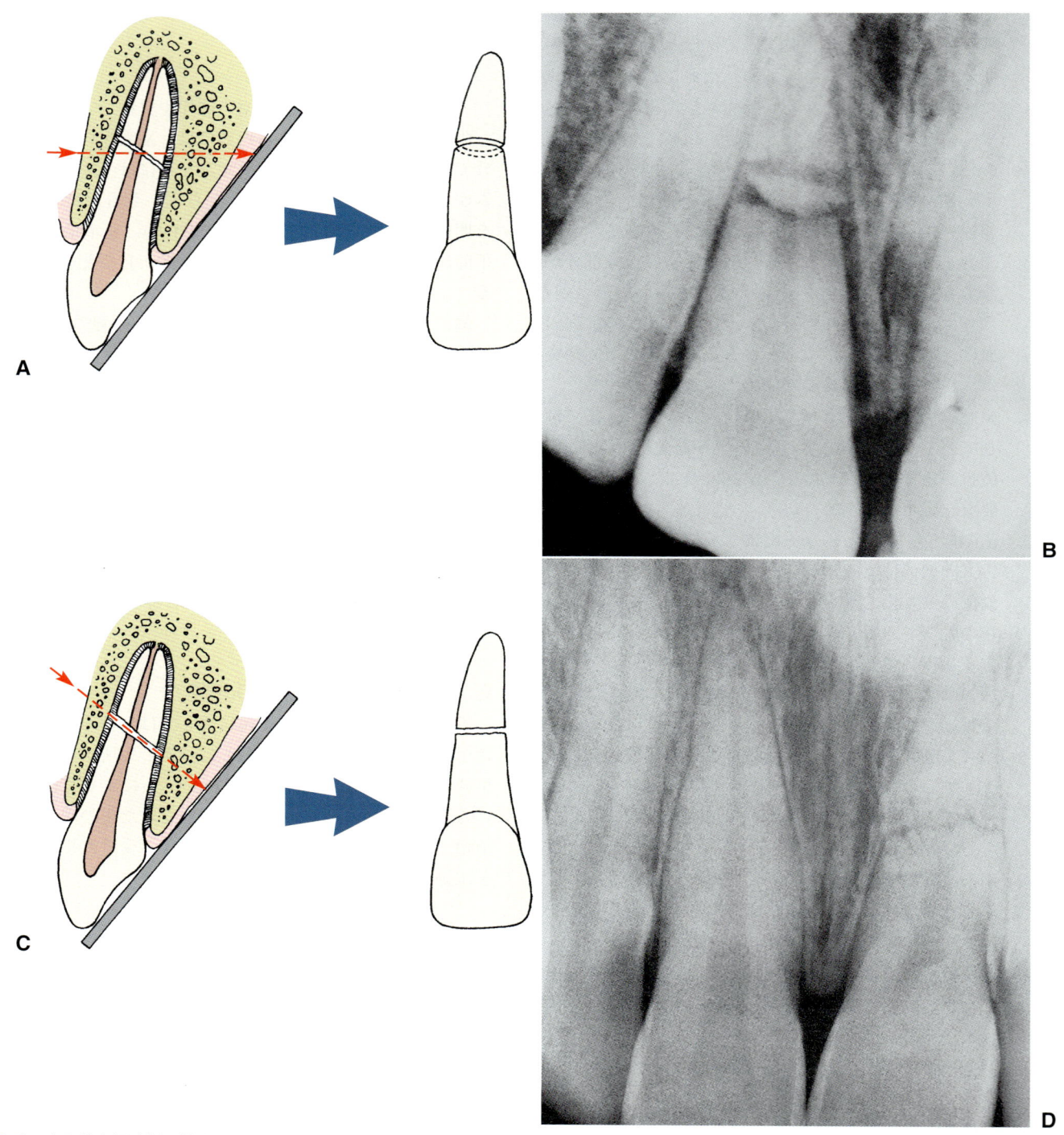

図 21-6 水平的歯根破折の検出に及ぼすX線の垂直的入射角の影響。X線が破折線と平行でない場合 (A) には，重複破折 (B) または破折がないかのようにX線写真上で観察されることがある。X線が破折線と平行な場合 (C) では，破折がX線写真上で観察される (D)。

　歯槽部の損傷における治療の目標は，咀嚼器官としての正常な形態と機能を再構築することである。歯の損傷において，歯髄が含まれている場合と含まれていない場合では，治療法が異なってくる。歯科医師は，保存修復学と歯内治療学の教

21章 ● 軟組織および歯槽部の損傷

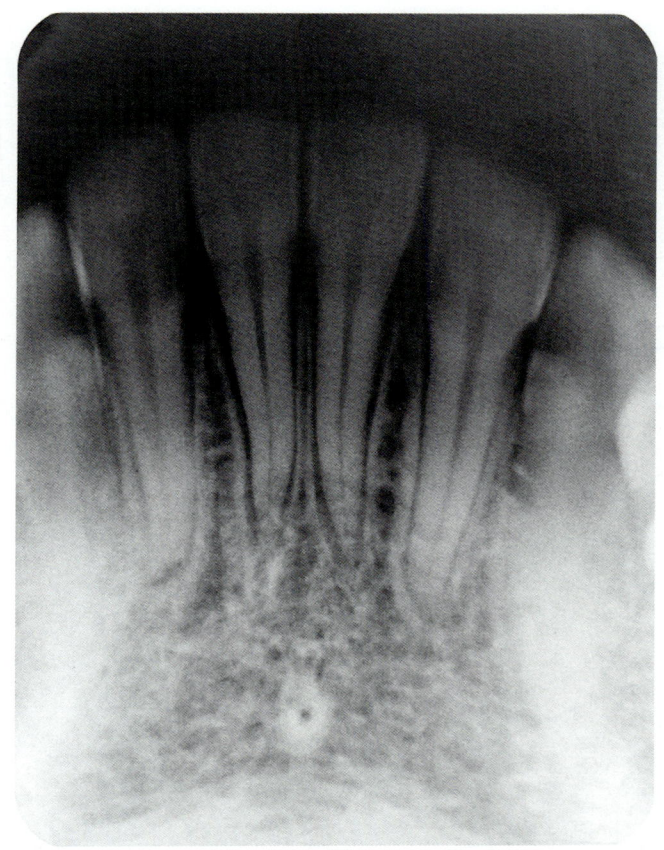

図 21-7 歯冠側に偏位した数本の歯にみられる歯根膜腔の拡大を示すX線写真

Box 21-1
歯槽部の損傷の分類

歯冠の亀裂（図 21-9）
歯の構造の欠損を伴わないエナメル質の亀裂または不完全破折

水平的あるいは垂直的歯冠破折（図 21-10）
エナメル質に限局するもの
エナメル質および象牙質に及ぶもの
エナメル質および象牙質に及び，露髄を伴うもの
水平的あるいは垂直的破折
斜めの破折

歯冠－歯根破折（図 21-11）
歯髄が含まれないもの
歯髄が含まれるもの

水平的な歯根破折（図 21-12）
根尖側 1/3 におけるもの
中央 1/3 におけるもの
歯頸側 1/3 におけるもの
水平的あるいは垂直的な破折

過敏状態
歯の支持組織への損傷により，接触や打診に対して敏感となるが，歯の移動や偏位はみられない。

動揺（亜脱臼または弛緩）
歯の支持構造への損傷により，歯の動揺はみられるが，歯の偏位には至らない。

歯の偏位（図 21-13）
陥入（歯槽窩深部への歯の偏位。通常，歯槽窩の圧迫骨折を伴う）
挺出（歯槽窩から外方への歯の部分的偏位。通常，歯槽骨の骨折を伴わない）
唇側偏位（歯槽骨壁の骨折を伴うことが多い）
舌側偏位（歯槽骨壁の骨折を伴うことが多い）
側方偏位（近心または遠心方向への歯の偏位，通常は歯の欠損部の空隙への偏位。歯槽骨壁の骨折を伴うことが多い）

脱落
歯槽窩からの歯の完全脱臼（歯槽骨壁の骨折を伴うこともある）

歯槽突起骨折
有歯部あるいは無歯部の歯槽骨の骨折

(Sanders B, Brady FA, Johnson R: Injuries. In Sanders B, editor: Pediatric oral and maxillofacial surgery, St Louis, 1979, Mosby. を改変)

育を受けているので，歯の破折を治療するための知識，器具，医薬品を有しているはずである。したがって本章では，これらの損傷の治療レジメンについては概説するにとどめ，歯の偏位，歯の脱落，歯槽部の骨折など，歯科医師があまり訓練を受けていない高度な損傷について，詳細に解説したい。

損傷を受けた乳歯は，一般的に永久歯と同様に治療する。しかし多くの場合，小児の協力が得られないために治療を妥協せざるえなくなり，しばしば損傷した歯を抜去することになる。このような場合，近い将来に保隙を行うことを考慮しなければならない。

1）歯冠の亀裂

亀裂はエナメル質に限局しており，エナメル象牙境に達していないため，通常治療は不要である。しかし，歯にかかる力が歯髄や歯周組織への傷害となりうるため，定期的な経過観察が重要である（図 21-9）。複数の亀裂に対しては，着色を防ぐためにレジンで封鎖してもよい。

2）歯冠破折

歯冠破折は，その深さによって治療法を決定する[5]。エナメル質のみに限局しているか，またはわずかに象牙質に及ぶ破折では，鋭縁を滑らかにする以外の応急処置は不要である。歯の削合によって歯冠が著しく変形してしまう場合には，コンポジットレジン修復の適応となる。歯髄の炎症性充血が減少するため，治療が早いほど予後も良好である。歯髄と歯周

445

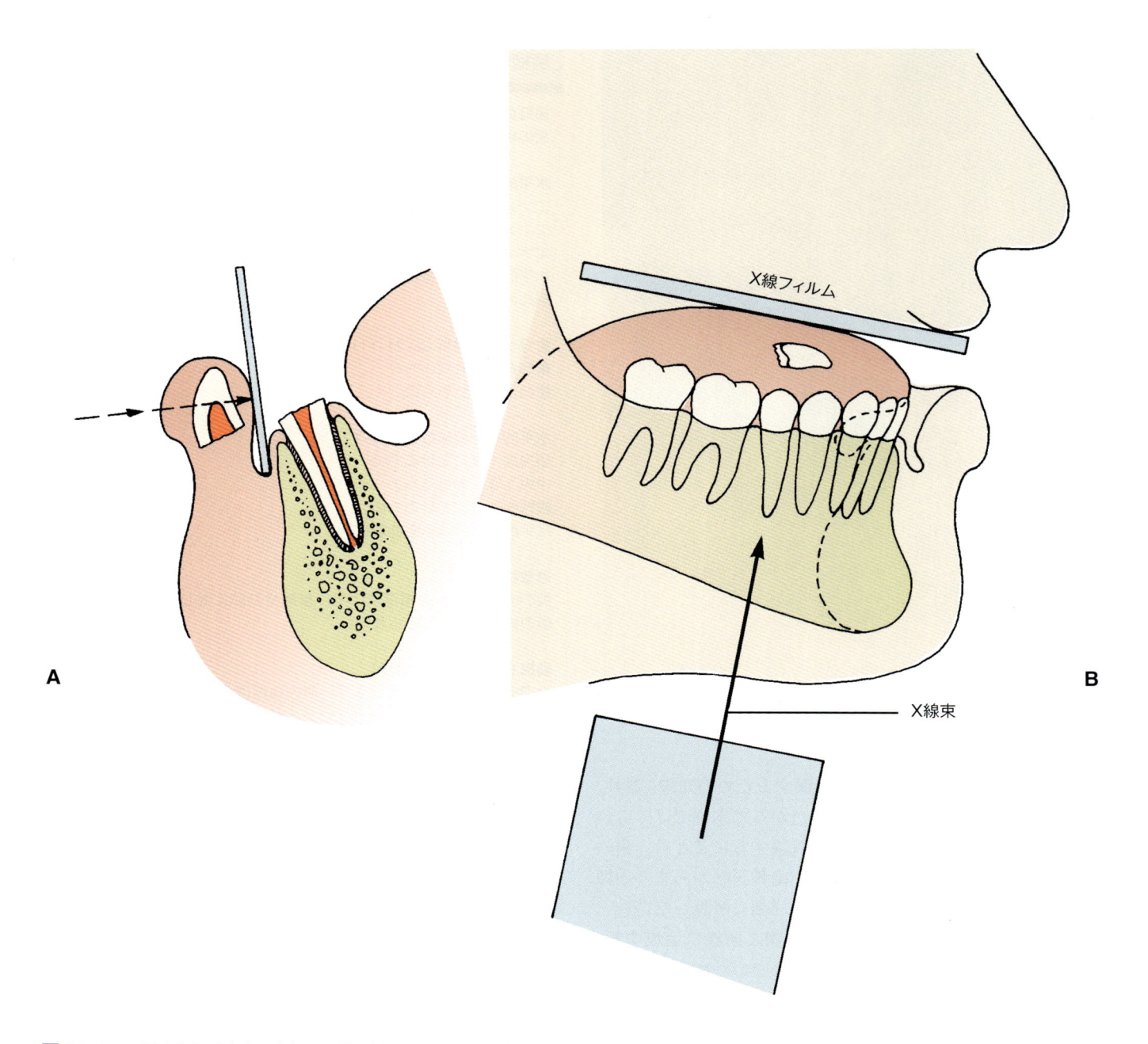

図 21-8　口唇（A）と舌（B）の内部の異物を検知する X 線写真撮影手技。軟組織 X 線写真の撮影では、照射線量を通常の 1/2〜1/3 に絞る。

組織の健康状態をモニターするために，定期的な経過観察が必要である（図 21-10）。

多量の象牙質が露出した場合は，歯髄を保護しなければならない。象牙細管を密封し，歯髄による二次象牙質の形成を促進するための対策をとる。露出した象牙質に塗布する水酸化カルシウムは，従来からよく用いられている材料であり，のちに破折部分は通常，コンポジットレジンなどの適切な修復材料を用いて修復される。現在推奨されているのは，象牙質結合性材料またはグラスアイオノマーセメントにより露出象牙質を被覆した後，コンポジットレジン修復を行うことである[6]。グラスアイオノマーセメントは化学的に象牙質と結合して，修復を容易にする。定期的な経過観察を行い，そのときの歯髄生活反応により，最終的な治療計画を決定する。歯髄と歯周組織の生活反応が満足すべきものであれば，審美的理由以外の治療は必要ない。

露髄している場合，治療の目的は，歯髄を保存して健全な状態を維持することである。通常これは，以下の 5 つの条件が満たされる場合に，覆髄法により達成できる。すなわち，

21章 ● 軟組織および歯槽部の損傷

受けて炎症のある歯髄組織を無菌的に除去することであり，その後に水酸化カルシウムを塗布する。歯髄切断法は通常，根尖未閉鎖の歯の大きな露髄に対して行う。このような場合，歯髄切断法は，根尖閉鎖までの根部歯髄の活性維持のための一時的な対策であり，根尖閉鎖後に歯内療法を行う必要がある。

歯髄処置後，定期的な経過観察が必須である。最終的な修復は，歯髄の生活状態によって判断する。歯髄が失活した場合には，歯内療法が必要となる。

歯の修復に用いるもう1つの技術は，酸エッチング法，または新しく開発されたエナメル質／象牙質接着剤を用いて，破折片を元の歯に接着する方法である[7]。この技術は，とくに大きな破折に有効である。

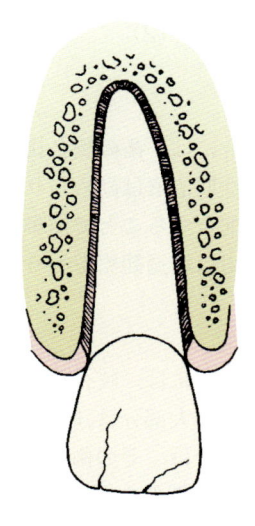

図 21-9 歯冠の亀裂。これらの損傷は通常，エナメル質のみにとどまる。

①露髄が小さいこと，②受傷直後であること，③歯根破折がないこと，④歯が偏位していないこと，⑤歯髄内の慢性炎症を示すような大きく深い充填物がないこと，である。覆髄法で対処できる最も多い損傷は，歯冠破折により髄角の1か所が露出した場合である。

根尖が未完成であるほど，覆髄法による歯髄の温存が期待できる。他の歯髄処置の場合と同様に，ラバーダムを用いることが推奨される。露髄面に水酸化カルシウムを塗布後，露出象牙質をグラスアイオノマーセメントで被覆し，防湿下に酸エッチングを行い，コンポジットレジン修復を行う（図21-14 参照）。

歯髄切断法は，臨床的に健康な歯髄のレベルまで，損傷を

3）歯冠－歯根破折

歯冠－歯根破折に対する治療は，破折の位置と局所の解剖学的な要素によって決まる。歯冠側の破折片がまだその場所にある場合，破折の深さを評価するため，それを除去しなければならない。破折が根尖側深くではない場合（したがって歯が修復できる場合），また露髄がない場合は，歯冠破折の項で既述した方法で歯の治療を行う。

破折の深さによっては，根尖側の破折に到達して修復しやすくするために，歯周組織処置を行う必要がある。一方，修復操作のための到達を目的に，矯正的に歯を挺出させる方法もある。歯髄が巻き込まれていて歯が修復可能な場合は，歯内療法を行う。しかし，歯が修復できない場合は抜歯の適応となる。歯槽骨骨折を合併している場合には，骨折が治癒するまで数週間抜歯を延期することで，抜歯に伴う過度の歯槽

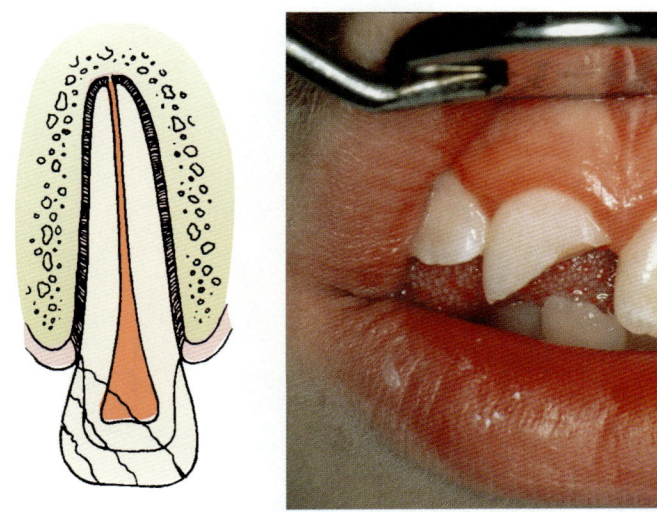

図 21-10 A：エナメル質，象牙質，歯髄に及ぶ歯冠破折。B：エナメル質と象牙質に及ぶ歯冠破折の病態写真

447

骨吸収を防ぐことができる（図 21-11）。

4）水平的歯根破折

　水平的または斜めの歯根破折が生じた場合，予後を決定するうえで，また治療法を考えるうえで重要なことは，歯肉溝と破折縁との位置関係である。破折が歯肉溝の上または近くの場合，抜歯をするか，または歯冠破片を除去し，歯根に対して歯内療法を行う。次にポストやコアで修復する。歯根の中央から根尖側 1/3 までの破折は，歯髄の生存に関しては予後良好で，歯根片は互いに治癒する。このような破折では（可動性がある場合には）整復し，強固な固定を 2〜3 か月間行う（この手技については後述する）。通常はこの期間中に，石灰化組織による架橋が破折部に生じ，歯は生活歯として維持される（図 21-6，図 21-12）。

5）過敏状態

　過敏状態にある場合には，歯の咬合接触を避けるなどの症状軽減処置以外の急性期治療は勧められない。これは，対合歯との咬合接触部を削合することで簡単に行える。歯周組織と歯髄の状態については経過観察を行う。

6）動揺

　歯の動揺が軽度の場合には，咬合接触の軽減が有効な治療である。動揺のある歯の大部分は，時間とともに安定化する。歯が極端に動揺する場合は，その歯を隣接歯に固定することが推奨される（後述）。定期的な観察が必要である。

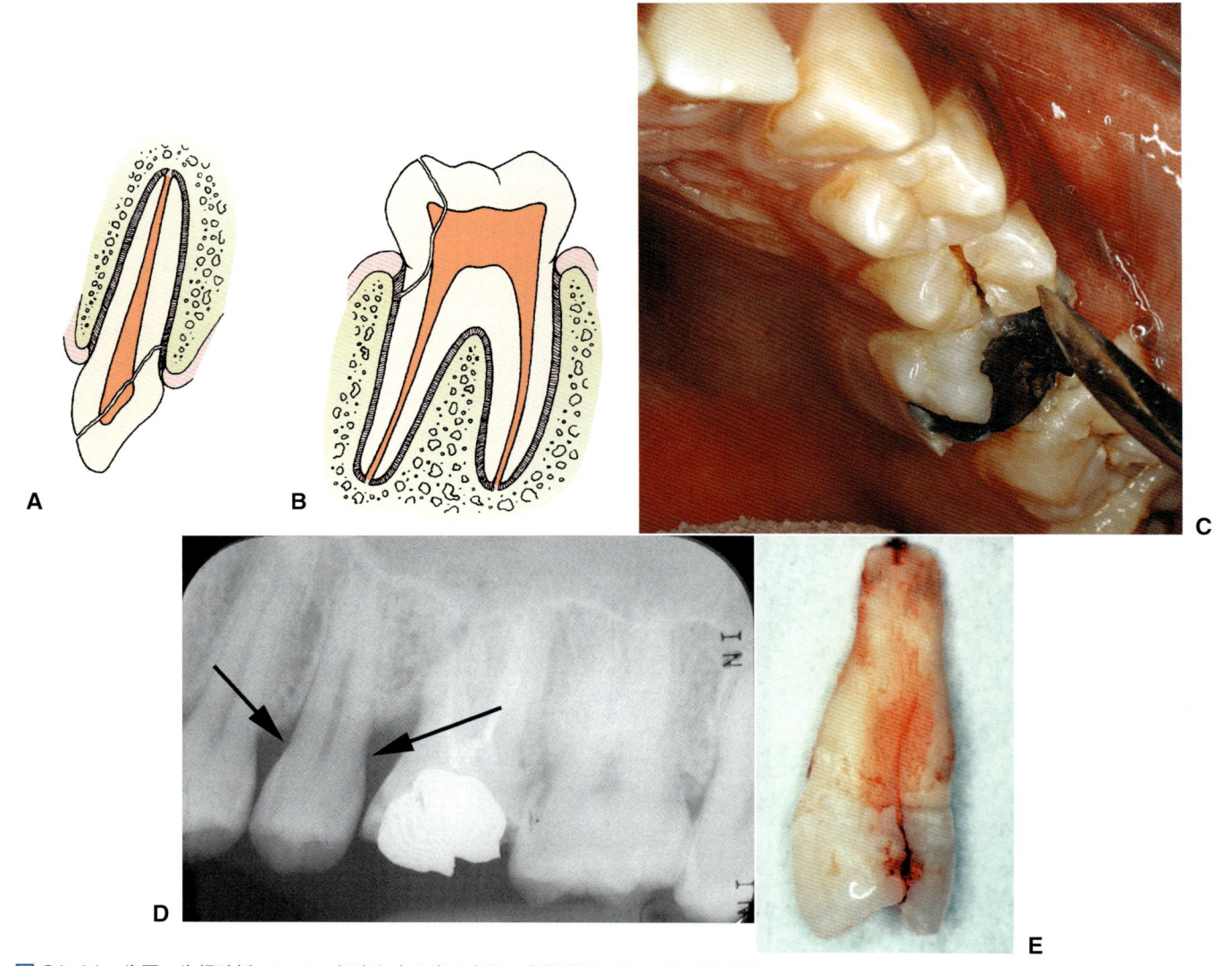

図 21-11　歯冠−歯根破折。A，B：切歯と大臼歯の歯冠−歯根破折の図。破折が歯槽頂骨縁下に及んでいる。C：小臼歯の歯冠−歯根破折の病態写真。小臼歯では，とくに咬合面を横切る修復物（MOD インレー）がある場合には，このような破折をすることが多い。D：破折が近遠心方向に存在するため，通常の X 線写真では明確な破折を示さない。E：根尖部に及ぶ破折を有する歯

21章 ● 軟組織および歯槽部の損傷

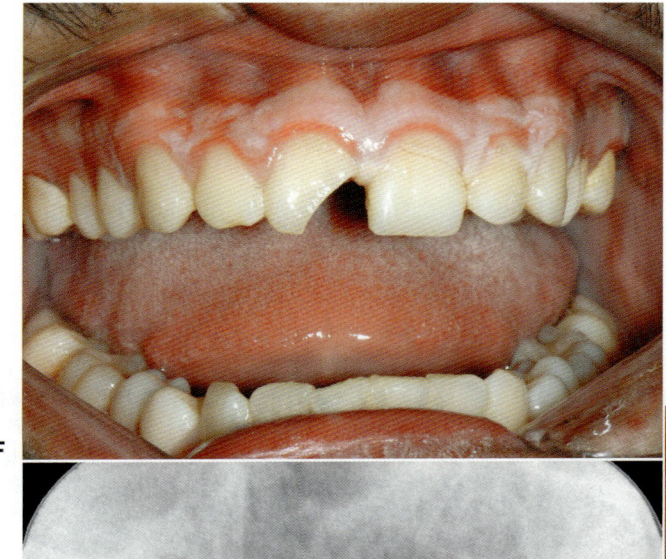

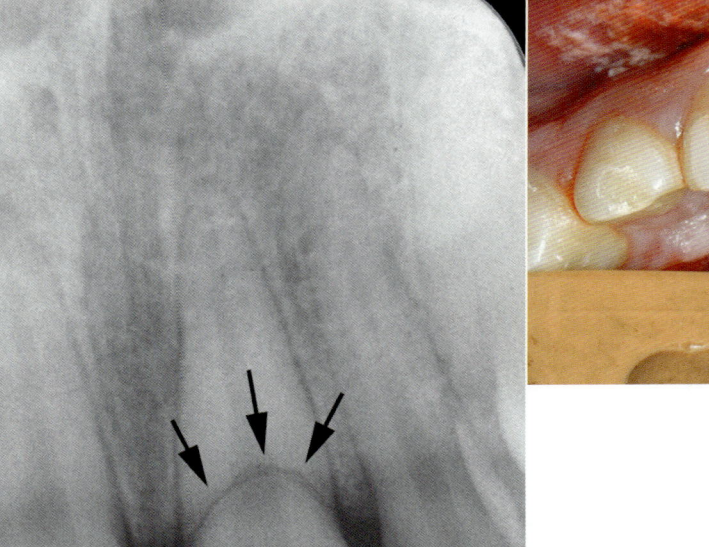

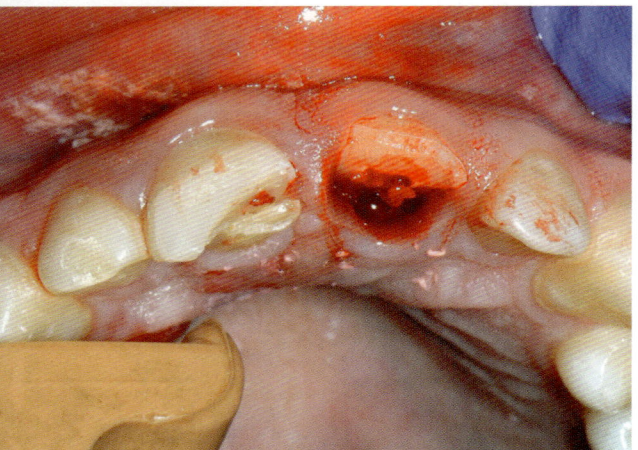

図 21-11（続き） 歯冠−歯根破折。F：歯冠−歯根破折のある 2 本の切歯の病態写真。上顎右側中切歯は歯冠破折だけのようにみえるが，X 線写真（G）では歯根に及ぶ破折線が認められる。同様に，上顎左側中切歯では破折の深さは不明であるが，X 線写真（G）では，破折の尖端がエナメルセメント境に及んでいることがわかる。歯冠部を除去すると露髄し，破折部はエナメルセメント境界直上まで及んでいた（H）。これらの歯は抜歯し，デンタルインプラントにより治療を行った。

7）陥入

外傷による陥入は，歯槽窩が圧迫骨折を受けて歯が新たな位置に偏位したことを示す。歯を打診すると，骨性癒着した歯と類似した金属音を発するので，萌出中あるいは未萌出の歯と区別できる。陥入が高度の場合には，視診では歯が欠損しているようにみえることもある。外傷による歯の陥入の頻度は，側方への偏位ほど多くはないが，上顎の歯にみられることが多い。歯の偏位のうち，この偏位の予後が最も不良である（図 21-13）。

陥入歯の治療には議論がある。臨床医のなかには外科的な歯の整復，固定を好む者もいる。しかしこの治療は，歯周組織と歯髄に深刻な状態をもたらしてきた。一方，そのまま放置した場合でも，多くの陥入歯が再萌出すると考える者もいれば，歯の再萌出を補助するために矯正力を用いる者もいる

449

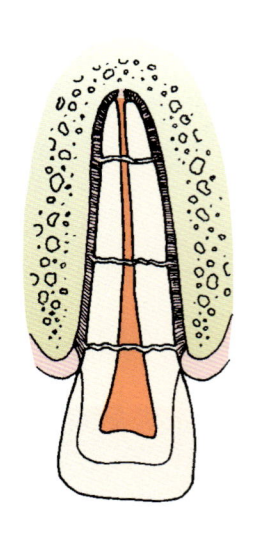

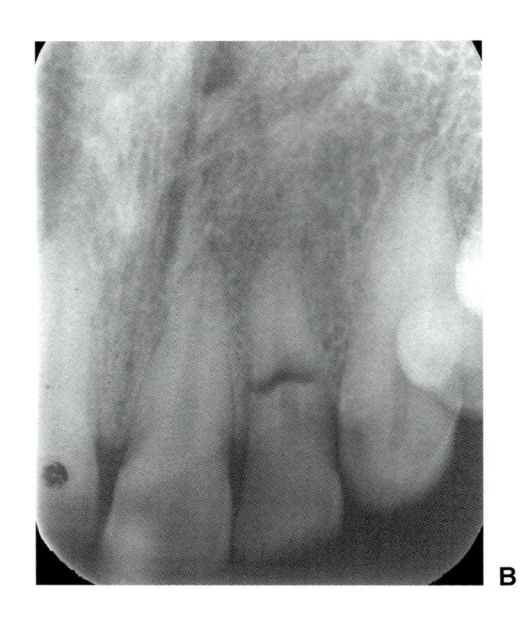

図 21-12 A：歯根の根尖側，中央，歯冠側レベル（それぞれ上，中央，下）の水平的歯根破折を示す図。B：歯冠側と中央1/3の移行部における水平的歯根破折のX線写真。この歯は動揺が著しく，抜歯してデンタルインプラントの即時埋入を行った。図21-6Bは，根尖側と中央1/3の移行部における水平的歯根破折のX線写真を示している。この歯はわずかに動揺するが，安定化して治癒した。

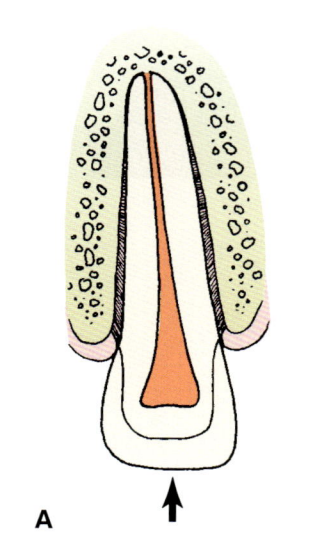

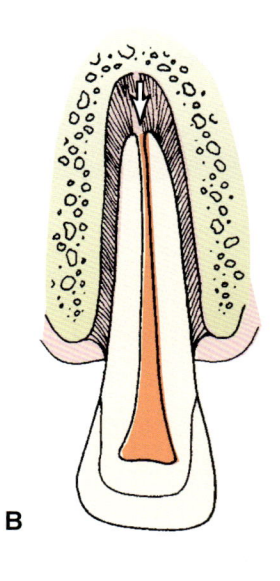

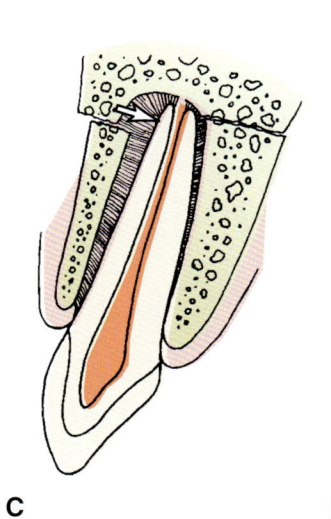

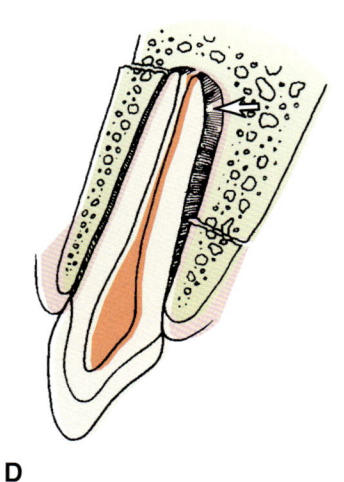

図 21-13 歯の偏位。A：陥入歯。根尖部の歯根膜腔がみられない。B：歯槽窩から歯冠側に偏位した歯（挺出）。C，D：切歯歯冠の唇側および舌側への偏位。しばしば歯槽骨壁の骨折を伴う。

（図21-15）。

矯正的な萌出補助を行う場合，3～4週間かけてゆっくり挺出させる必要がある。歯が歯列弓内の適切な部位に移動したら，2～3か月間固定を行う。最近のエビデンスによれば，矯正力を早期に適用することにより，陥入位置での骨性癒着を防止できることが示されている[8]。歯内療法を行うかどうかの決定は，経過観察の所見に基づき，それぞれの症例に応じて決定する。

しかしながら，歯根が完成した歯に陥入が生じた場合には，歯髄の変性が起こるので，後述の歯内療法を行うべきである。

乳歯が後継歯の歯小嚢に触れるような位置にまで陥入している場合には，できるかぎり非侵襲的に乳歯を取り除く。乳歯が後継歯に直接接していない場合は，一般的には再萌出するので，一定期間の経過観察を行う。乳歯の位置に関して判断に迷う場合には，健全な後継歯を確保する観点から，乳歯の抜去は妥当な治療法である。

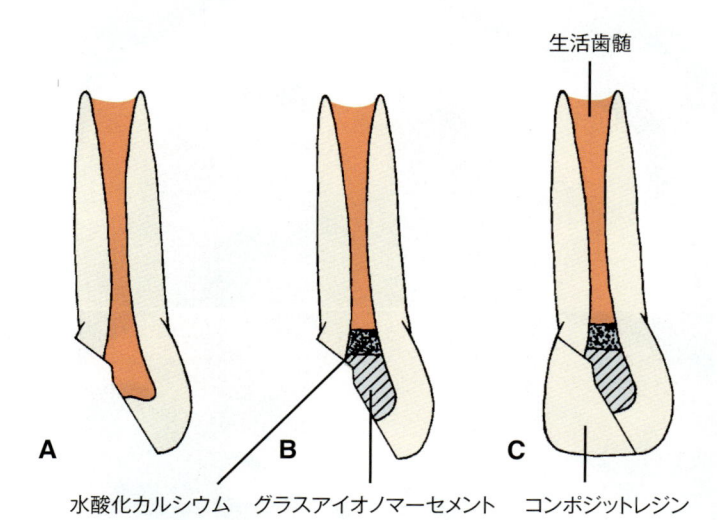

図21-14 歯髄切断法。A：歯髄に及ぶ歯冠破折のある根未完成歯。B：冠部歯髄を無菌的に除去し，露出した歯髄組織の上に水酸化カルシウム溶液を塗布する。グラスアイオノマーセメントで歯冠部の歯髄腔を充填し，さらにその上に暫間的または永久的な（コンポジットレジンによる）充填を行う（C）。

8）挺出

挺出歯は通常，損傷を受けてから時間が経過していない場合には，徒手的に元の位置に戻すことができる。歯槽窩内に歯を戻した後は，歯内療法，および通常1〜3週間の固定が必要である（後述，図21-13B，図21-16）。

9）側方偏位

歯がごくわずかに側方偏位した場合には，歯槽骨骨折を併発していても，肉眼では観察できないことがある。この場合，歯の徒手整復と数週間の固定を行う。明らかな歯の偏位が生じている場合には，歯槽骨骨折も認められる（図21-13C, D）。この種の損傷には，しばしば歯肉裂創を伴う。歯と歯槽骨の徒手整復を行って歯を固定し，軟組織を縫合する（図21-17）。

術後の経過観察により，歯髄と歯周組織の損傷状態を判定する。

10）脱臼

歯槽からの完全脱臼は，歯髄と歯周組織が大きく傷害されるため，歯はきわめて深刻な状態である[†1]。治療が成功するかどうかを決定する最も重要な因子は，歯が歯槽から脱落してからの経過時間，歯と歯周組織の状態，再植までに歯がどのように保存されていたか，である。できるだけ早い時期に歯の再植を行うほど，予後も良好である。

脱落歯に関して患者，親，教師，または他の責任のある関係者から電話を受けた場合，歯を患者の唾液，水道水，生理食塩水で直ちに洗浄し，歯を元の位置に戻すように，電話の相手に指示すべきである。患者は歯根に触れないようにして歯冠を持ち，歯槽内に保持しながら直ちに歯科医師を受診させる。患者が歯を歯槽に戻せない場合には，歯科医師の治療を受けるまで，適切な溶液に入れて保存する。水，口腔前庭，生理食塩水，牛乳，特殊な容器に入った培養液など，多数の保存液が推奨されている。水は低張であり細胞融解を起こすので望ましくない。唾液は，歯を保湿することは可能であるが，不適切な浸透圧やpH，細菌の存在があり，理想的とはいえない。最も理想的な保存液はハンクス溶液であり，これは市販されており，購入可能である（Save-A-Tooth, Biologic Rescue Products）[†2]。多くの学校，スポーツ会場および救急車には，このようなキットが用意されている。この保存液が利用できない場合には，牛乳が最善の代用液と考えられる。これは，事故現場やその近くで入手しやすく，生きた細胞に適合するpHと浸透圧を有し，比較的細菌も少ないためである。牛乳は，歯根膜細胞の生存維持に有効であることが示されている[9]。

患者が歯科診療所を訪れた際に，歯が救済可能かどうかを判断しなければならない。歯がすでに再植され良好な位置にあると思われる場合には，X線写真を撮影し，7〜10日間固定する。歯が脱落したまま診療所に持ち込まれた場合には，脱臼して20分未満であれば，直ちに生理食塩水で洗浄して再植する。歯槽内の凝血塊をすべて除去する必要はないが，注意深く吸引し，滅菌生理食塩水で軽く洗浄しその大部分を除去する。生きている歯周組織を破壊するため，歯根表面や歯槽を再植前に擦ったり，「消毒」したり，手で触れてはならない。

歯が歯槽から抜けて20分以上経過している場合には，ハンクス溶液に30分間，次いでドキシサイクリン（1mg/20mL生理食塩水）に5分間浸漬してから再植する。再植後は歯を固定する。ハンクス溶液に歯を浸漬するのは，歯根膜細胞の生存率を高め，骨性癒着の発生率を低下させるためである。この溶液は，歯根の汚染を洗い流し，細菌を希釈するうえで

訳注

†1：外力により，歯根膜線維が断裂し，歯槽から歯が脱落したり，位置の異常をきたすことを脱臼という。脱臼には，歯槽内において動揺のみがみられる不完全脱臼と，歯根膜が完全に断裂して歯が歯槽から挺出，陥入，偏位，脱落する完全脱臼がある。

†2：わが国においても，いくつかの歯の保存用キットが市販されている。

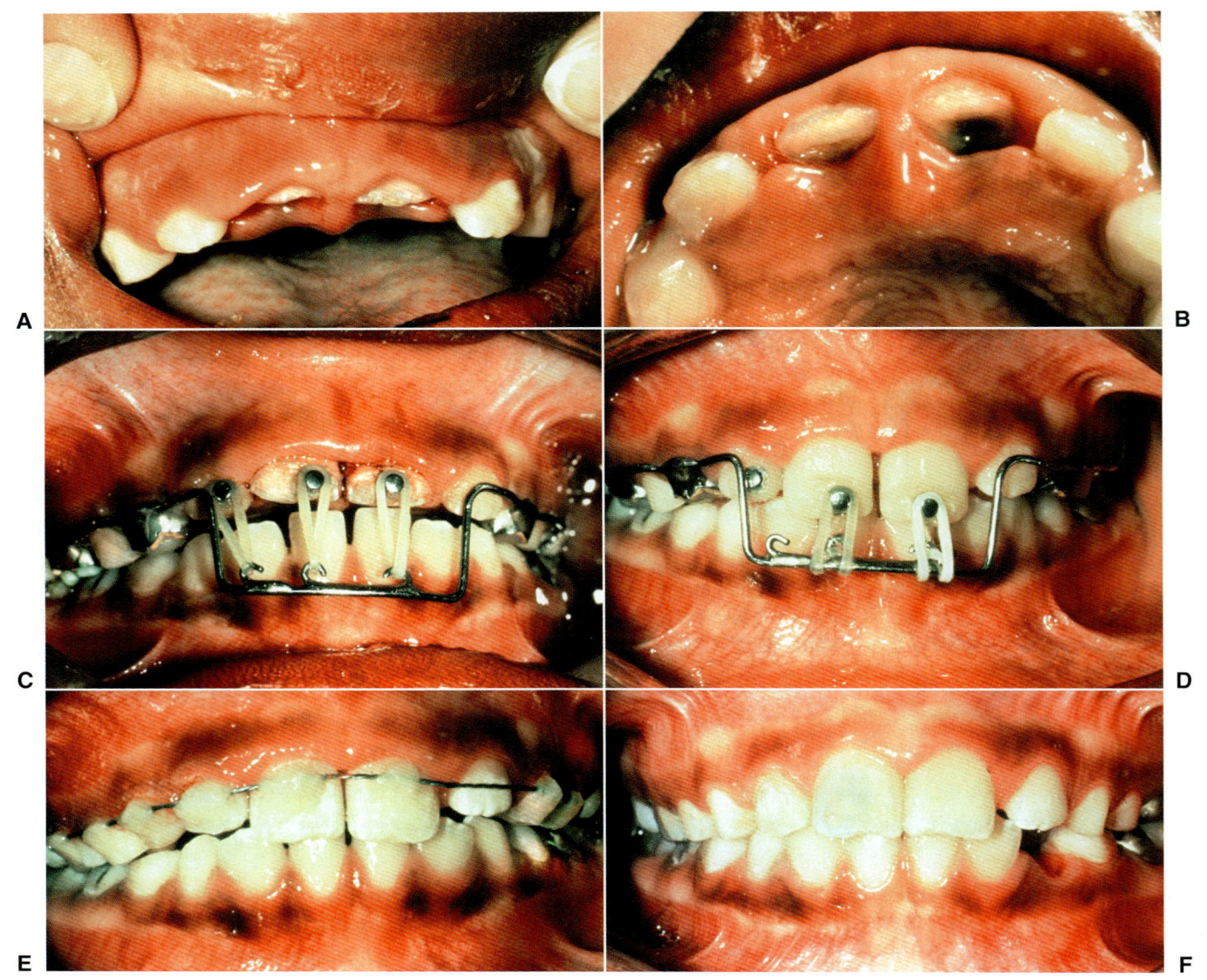

図 21-15 陥入した根未完成の上顎切歯に対する治療。陥入した上顎切歯の頬側面観（A）および口蓋側面観（B）。C 受傷から数週間後に歯を挺出させるための歯科矯正的牽引を行った。D：牽引開始 6 週間後の所見。E：歯科矯正的な再萌出誘導後の酸エッチング法による 11 週間の固定。F：1 年後の所見。この患者は，矯正的挺出の期間中に水酸化カルシウム歯髄切断法と apexification 法を行い，その後に根管充填を行った。(Spalding PM, Fields HW Jr, Torney D et al: The changing role of endodontics and orthodontics in the management of traumatically intruded permanent incisors, Pediatr Dent 7:104, 1985.)

も役立つ。ドキシサイクリンは，血行再開の大きな障害となる歯髄腔内の細菌を抑制するうえで役立つ。歯を牛乳または生理食塩水で保存していた場合も，再植前には同様に処置すべきである。

脱落歯の固定には，ワイヤー，アーチバー，スプリント（副子）など，さまざまな材料が用いられるが，固定にあたっては，いくつかの要素を考慮しなければならない。装置はできるだけ衛生的で，できれば歯肉や歯根から離れた位置に設置する。治癒期間中の炎症を最小限に保たないと，炎症性の歯根吸収が起こる。これは，歯牙結紮や常温硬化型アクリルスプリントを用いた際の欠点の1つである。ワイヤーやスプリントで覆われた歯を洗浄することは，患者にとって困難な作業である。さらに，ワイヤーが根尖側に滑り落ち，歯頸部でセメント質を傷つける恐れもある。歯の固定は，骨性癒着および歯根の表面吸収を惹起することから，あまり強固に行うべきではない。歯の生理的動揺は，歯根と歯槽骨との骨性癒着を防止し，望ましい線維性結合を促進するものと考えられている。また固定装置は，通常の治療器具を用いて簡単に使用できるものにすべきである。

脱臼歯の固定に有用な技術として，酸エッチング・コンポ

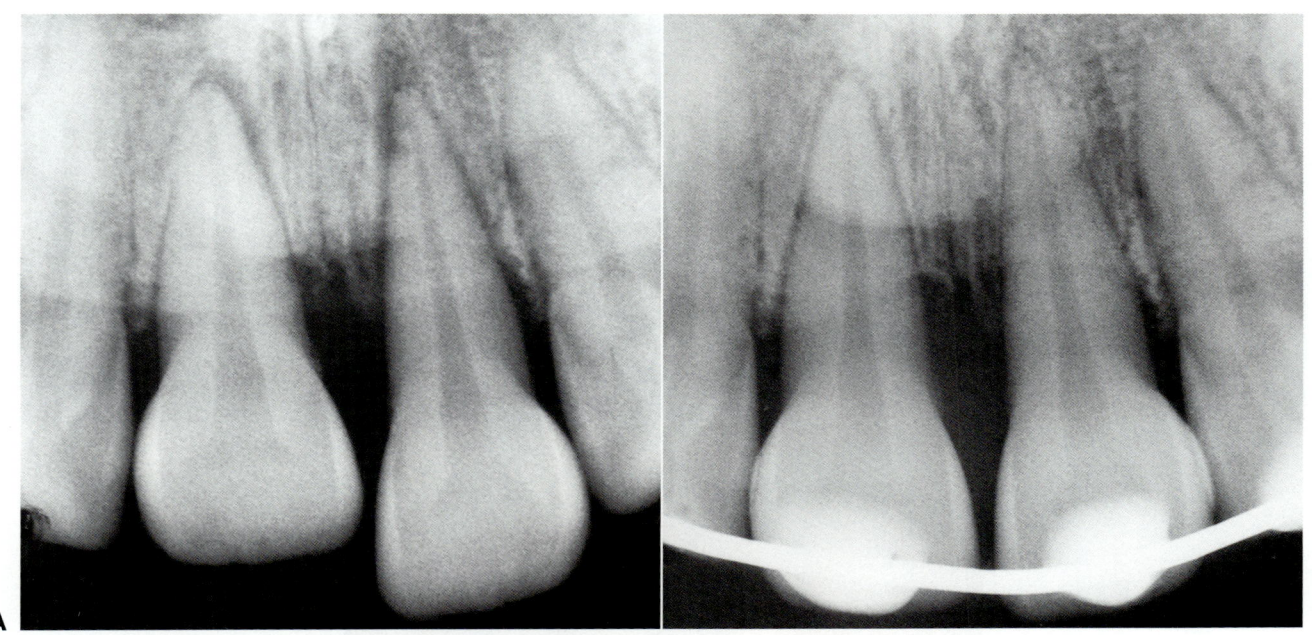

図 21-16　A：整復前の挺出歯の X 線写真。B：整復後，酸エッチング・コンポジットレジン法を用いて固定した挺出歯の X 線写真

ジットレジンシステムの使用がある（図 21-17, 図 21-18）。適度の剛性と柔軟性を有した矯正用の編みワイヤーを，脱臼歯の両側の 1 ～ 2 本の唇頰側歯面に適合させる。脱臼歯を固定するための歯数が少ないほど，再植歯に生理的動揺が加わりやすい。歯列矯正用編みワイヤーが入手できない場合は，例えばペーパークリップなどのワイヤーでも十分である。脱臼歯および隣接歯の歯面をエッチングし，ワイヤーをコンポジットレジンで歯に接着する。この手技では，ワイヤーが歯肉から離れているため，歯の清掃が容易にできる。ワイヤーは簡単に除去できるうえ，ほとんどの歯科医師がこれに使用できる材料や器具類を保有しているはずである。

固定期間（表 21-1）は，歯が再付着するために必要な最短期間であることが望ましく，通常 7 ～ 10 日間である。研究によると，固定が長く強固であるほど，歯根吸収が大きい傾向があることが示されている[1,10]。

固定装置の除去時には歯はまだ動揺していることから，最大の注意を払って固定装置を除去し，この部分での咀嚼を避けるよう患者に指導することが重要である。しかし，根尖孔が広く開いている場合には，歯髄は生き残り，血行が再開することもある。この可能性を高めるために，根未完成歯では通常，根完成歯の場合より長い 3 ～ 4 週間の固定期間を設ける。

最近 5 ～ 10 年間に，破傷風の追加免疫を行った記憶のない患者は，医師に照会すべきである。7 ～ 10 日間の抗菌薬（例：ペニシリン）の投与を行う。

再植後にはいくつかの結果が考えられることを，患者に説明すべきである。予想される最善の結果は，比較的正常な機能を営むことができる歯が残ることであるが，この場合もほとんどの症例で，歯内療法を必要とする（後述）。一方，さまざまな程度の歯根吸収や骨性癒着が生じることもある。このような徴候がみられた場合，その歯の予後は低下する。急性感染はまれであるが，感染が生じれば再植歯は生着しない。再植を行った患者に対しては，術後の一定期間は，定期的かつ頻回に注意深く観察を続けなければならない。Andreasen と Hjorting-Hansen は，脱落歯を再植する前に考慮すべき点として，次の 5 つを挙げている[3]。

1. 脱臼歯が進行した歯周病を有していないこと。
2. 歯槽窩が脱落歯を生着させるために健全であること。
3. 著しい歯の叢生など，歯科矯正学的な禁忌がないこと。
4. 歯槽外にあった時間を考慮すること。2 時間を超えると通常，予後は不良である。30 分以内に再植した場合には，すぐれた結果が期待できる。

表 21-1 歯槽部の損傷の固定期間

歯槽部の損傷	固定期間
動揺歯	7 ～ 10 日間
歯の偏位	2 ～ 3 週間
歯根破折	2 ～ 4 か月
再植歯（根完成歯）	7 ～ 10 日間
再植歯（根未完成歯）	3 ～ 4 週間

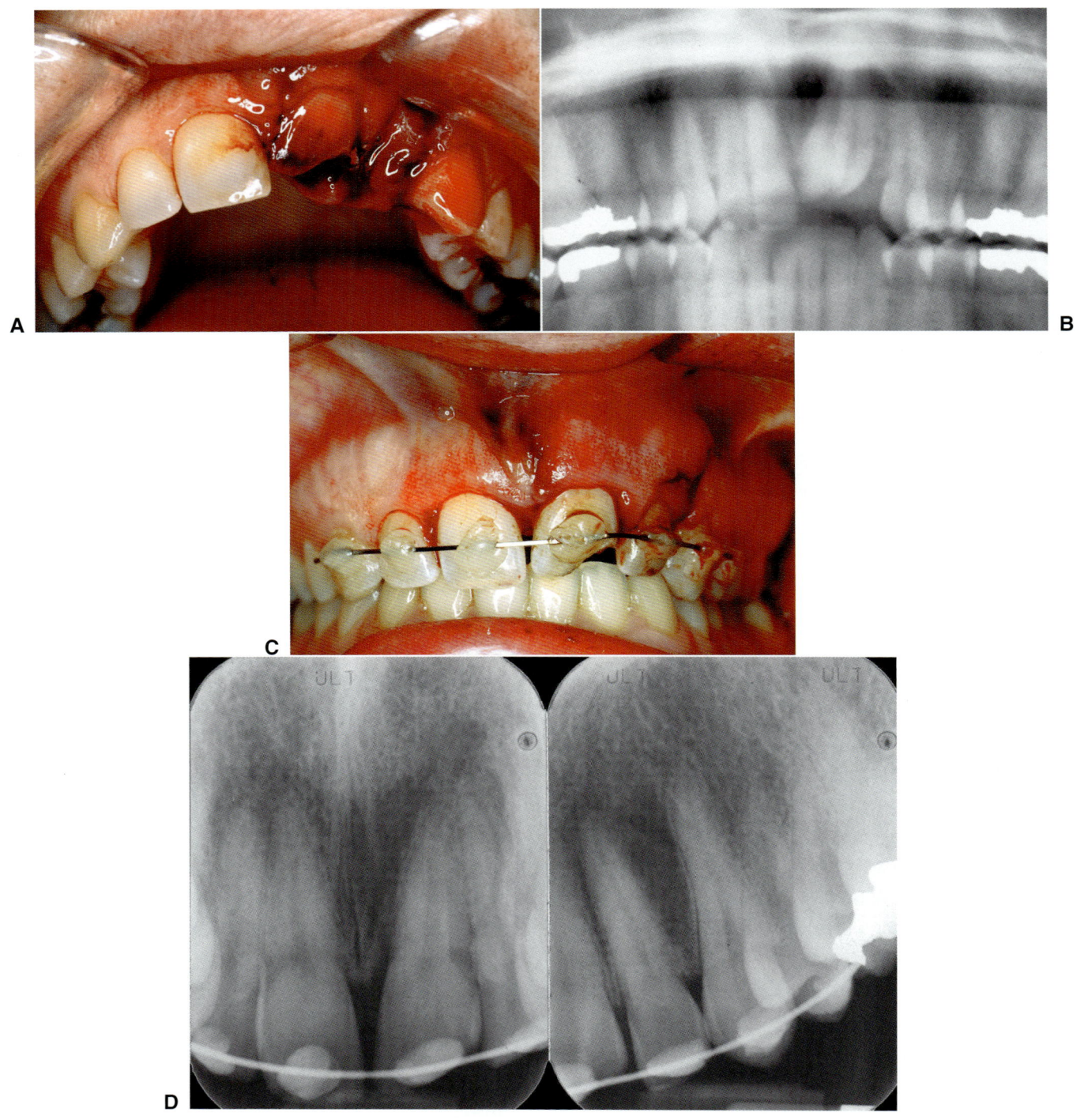

図 21-17　舌側に偏位した歯根の完成している中切歯および側切歯に対する治療。A：初診時の所見。B：歯の位置と歯根破折のないことを示すX線写真。C：徒手整復後にアーチワイヤーとコンポジットレジンで固定。D：歯を歯槽窩に戻した状態を示す整復直後のX線写真

5. 歯根の完成状態を評価すること。根未完成歯では，受傷後2時間以内に再植が行われれば，歯髄生存の可能性がある。

上記の要素から判断して再植に不適切な歯である場合には，予後が悪化するということを患者に説明すべきである。

既存の歯周病を有する歯，大きな修復物を有する歯，歯槽部の崩壊，長時間歯槽外にあった歯など，再植に不利な要素がある場合には，代替治療を考えておく。今日では，かつては利用できなかったデンタルインプラントによる治療が可能である。回復の見込みのない症例では，歯槽骨が治癒した時点

21章 • 軟組織および歯槽部の損傷

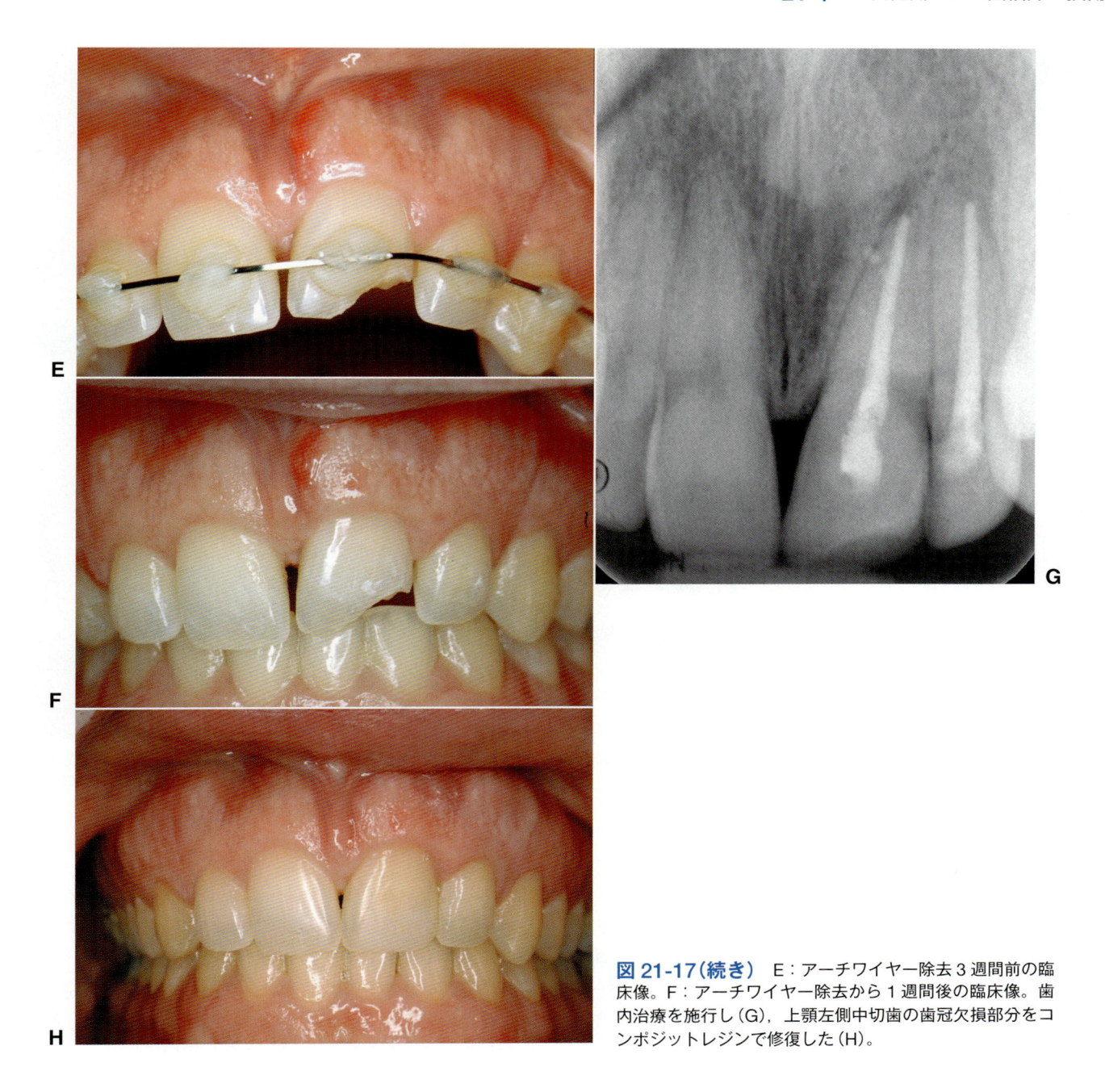

図 21-17（続き） E：アーチワイヤー除去3週間前の臨床像。F：アーチワイヤー除去から1週間後の臨床像。歯内治療を施行し（G），上顎左側中切歯の歯冠欠損部分をコンポジットレジンで修復した（H）。

で，デンタルインプラントを埋入する選択肢もある。

11）歯槽骨骨折

　歯槽突起における小さな骨折は，前述したように，しばしば歯の損傷を伴うことがある。しかし，歯槽突起の損傷は独立して生じることも多く，処置に難渋することがある。多くの場合，骨折片には少なくとも1本，多くは数本の歯が含まれている。
　歯冠破折，歯根破折，軟組織損傷などを併発することもある。これらの損傷は，骨片を整復するための観血的治療が必要なことから，口腔顎顔面外科医に紹介することが最善である。
　この種の外傷治療では，まず適切な位置に骨片を復位し，次いで骨性治癒が起こるまで固定する。この操作は，適切な麻酔を行った後に徒手的に容易に行うことができる（図21-19）。しかし，歯と歯槽骨骨片の断端を正しく整復するのはしばしば困難で，その場合には観血的処置が必要となる。
　歯槽骨骨折で歯根尖が露出してしまった場合は，炎症性の歯根吸収や感染を予防するために，1～2週間以内に歯内療法を行う。歯と歯槽骨骨片をおよそ4週間固定して，骨性治

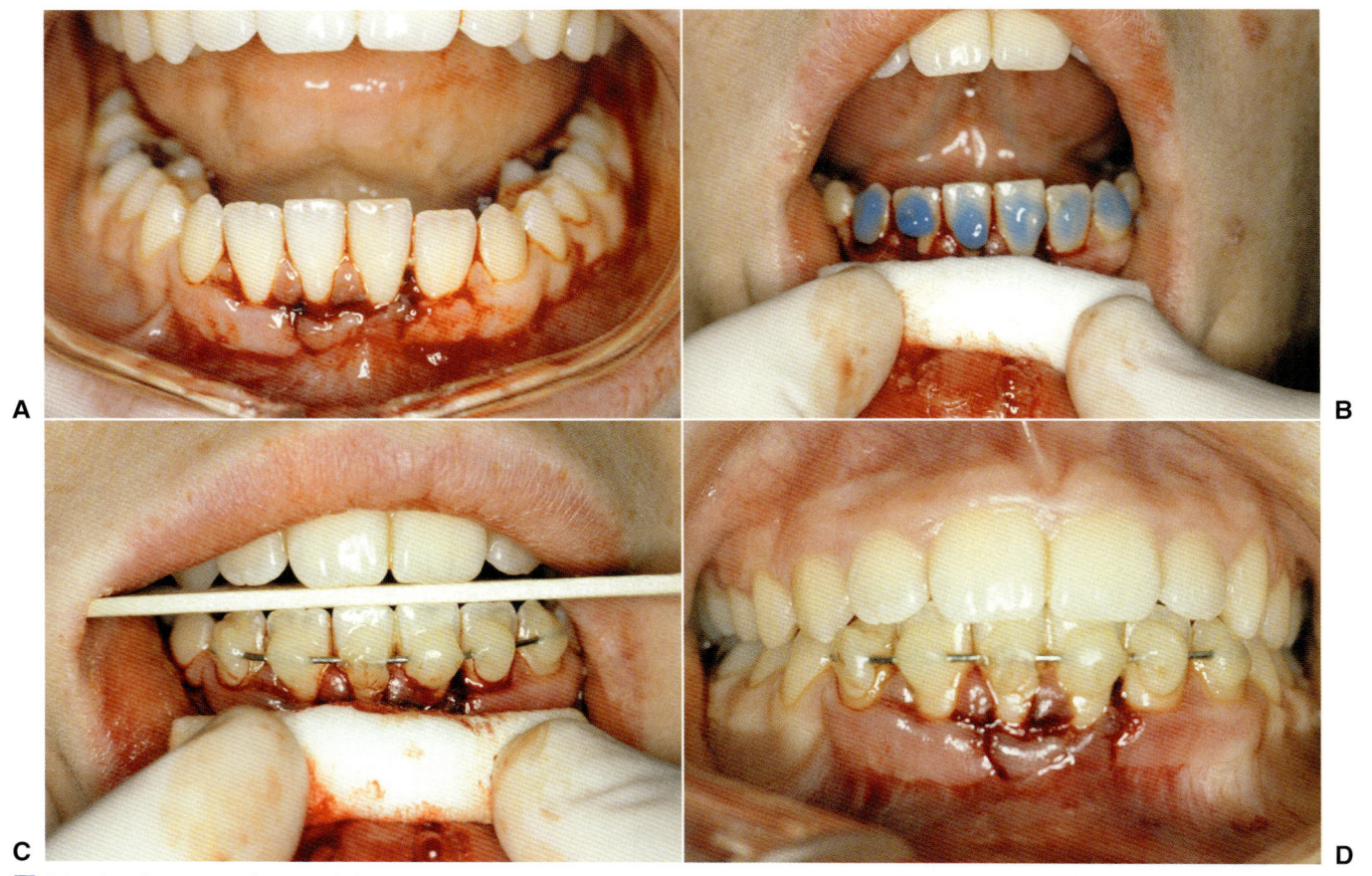

図 21-18 酸エッチング・コンポジットレジンによる偏位歯の固定方法。A：舌側に偏位した下顎切歯。B：徒手による整復後，偏位した切歯と両隣在歯の乾燥させた唇側歯面にエッチング剤を塗布する。C：レジンとワイヤーを用いて固定を行う。D：固定中と固定後における咬合状態の確認

癒を得る．骨片を固定するためには，複数の方法がある．最も簡単なものは，骨片の近心および遠心の歯と骨折片中の歯をアーチバーで結紮する方法である．歯槽骨の骨折線に隣接した歯は，口腔衛生状態を良好に保つために，アーチバーやワイヤーで結紮しないことも多い．結紮しなければ，ワイヤーからかかる力による歯の脱臼を予防するうえでも有利である．前述したように，歯を酸エッチング・コンポジットレジンでアーチワイヤーに固定する方法も適用できる．常温硬化型アクリルスプリントは，口腔内で直接，あるいは骨片の整復直後に印象採得して作製した模型から作ることができる．このスプリントを隣在歯と骨折片上の歯にワイヤーで結紮する．

12）歯髄の治療

歯髄は，直接の露髄や露髄に近い状態による炎症反応，外力による震盪，歯髄の栄養動脈の破綻など，いかなる歯の損傷によっても傷害を受ける．あらゆる歯の損傷において歯髄変性の可能性があり，早期の検出が不可欠である．歯髄の変性がある場合，炎症反応により歯根の吸収と骨性癒着が起こる（図 21-20）．したがって，これまで述べてきたすべての損傷において，歯髄の状態を確認しなければならない．受傷直後に歯髄の状態を確認することは困難なので，根完成歯がいずれかの方向に 1mm 以上偏位している場合には，歯髄変性が起きることを想定しなければならない．

根管治療は，歯の整復時または再植時に行ってはならない．これは，この治療に利用できる時間がなく，また歯に外部からの損傷を与える機会を増すことにつながるからである．根尖孔の閉鎖した歯に対しては，すべて約 2 週間後に歯内療法を行うべきである．この治療は，歯髄から壊死組織を除去することで，炎症性の歯根吸収を最小限にするためである．標準的な根管形成を行うが，根管にガッタパーチャを充填せずに，apexification 法に準じた方法で根管を治療する．すなわち，水酸化カルシウムと硫酸バリウムの 1：1 の混合物を根管内に 6〜12 か月間注入する．水酸化カルシウムは填入後根管内で徐々に消失するため，硫酸バリウムによって水酸化カルシウムの量を，X線写真で評価できる．水酸化カルシウ

21章 ● 軟組織および歯槽部の損傷

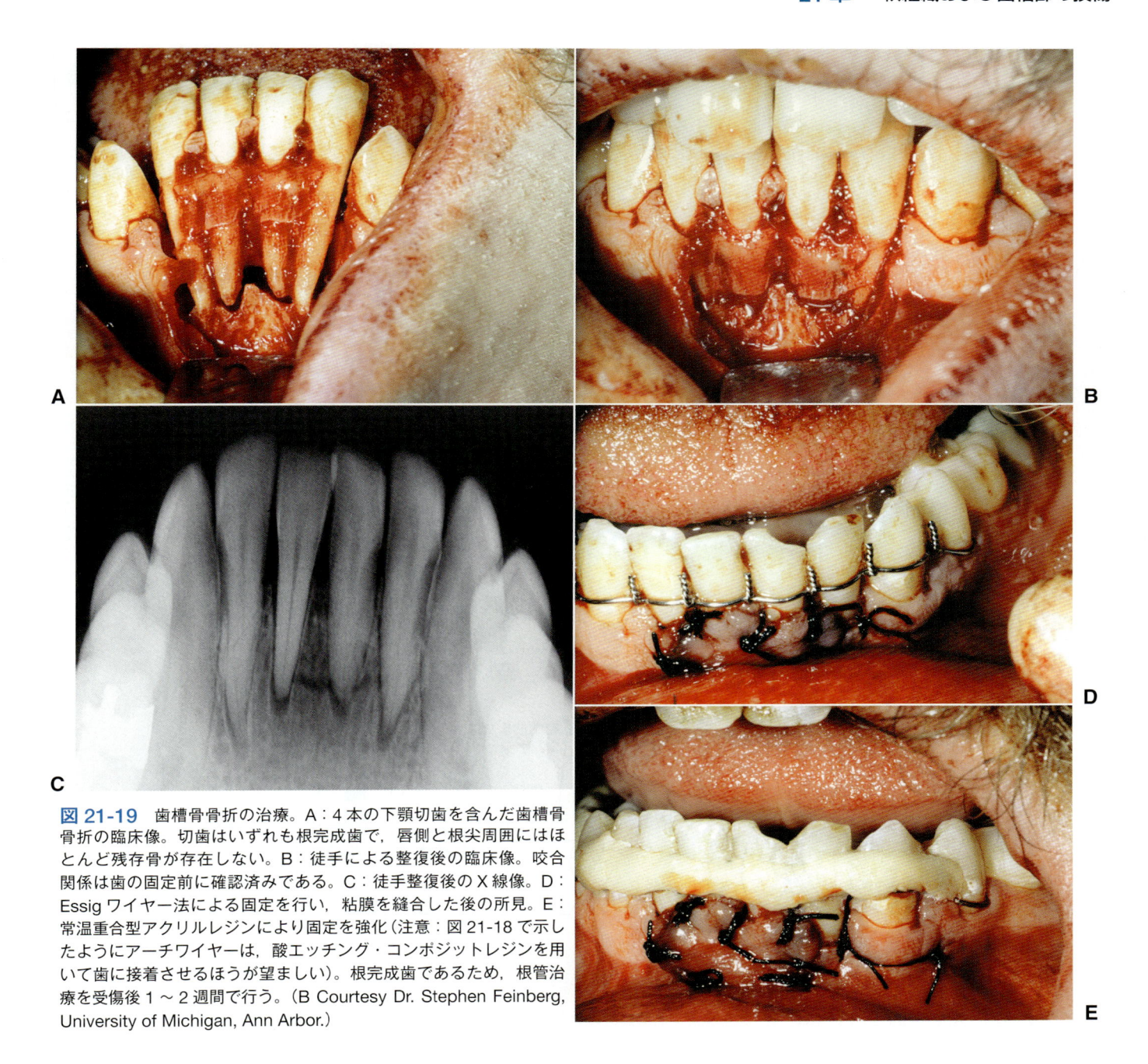

図 21-19 歯槽骨骨折の治療。A：4本の下顎切歯を含んだ歯槽骨骨折の臨床像。切歯はいずれも根完成歯で，唇側と根尖周囲にはほとんど残存骨が存在しない。B：徒手による整復後の臨床像。咬合関係は歯の固定前に確認済みである。C：徒手整復後のX線像。D：Essigワイヤー法による固定を行い，粘膜を縫合した後の所見。E：常温重合型アクリルレジンにより固定を強化（注意：図21-18で示したようにアーチワイヤーは，酸エッチング・コンポジットレジンを用いて歯に接着させるほうが望ましい）。根完成歯であるため，根管治療を受傷後1～2週間で行う。（B Courtesy Dr. Stephen Feinberg, University of Michigan, Ann Arbor.）

ムが根管にないことが判明した場合，3か月ごとに注入する。経時的に撮影したX線写真で歯根吸収の停止が明らかになったら，通常の根管充填を行う。炎症性の歯根吸収を最小限にできると考えられることから，根管形成の直後には永久的な根管充填を行わず，この方法を実行すべきである。

根尖孔が広く開いている歯では，歯内療法を数週間延期し，歯髄反応検査を含めた注意深い経過観察を行いつつ，その必要性を決定する。根尖が開いている場合は，根管への血行の再開が起こりやすい。根管治療が必要と思われる場合，永久的な根管充填を行う前に，水酸化カルシウムを用いたapexification法を用いる（図21-21）。

文献

1. Andreasen JO: The effect of splinting upon periodontal healing after replantation of permanent incisors in monkeys, Acta Odontol Scand 33:313, 1975.
2. Andreasen JO, Andreasen FM: Textbook and color atlas of traumatic injuries to the teeth, ed 3, Copenhagen, 1994, Munksgaard.
3. Andreasen JO, Hjorting-Hansen E: Replantation of teeth. I. Radiographic and clinical study of 110 human teeth replanted after accidental loss, Acta Odontol Scand 24:263, 1966.

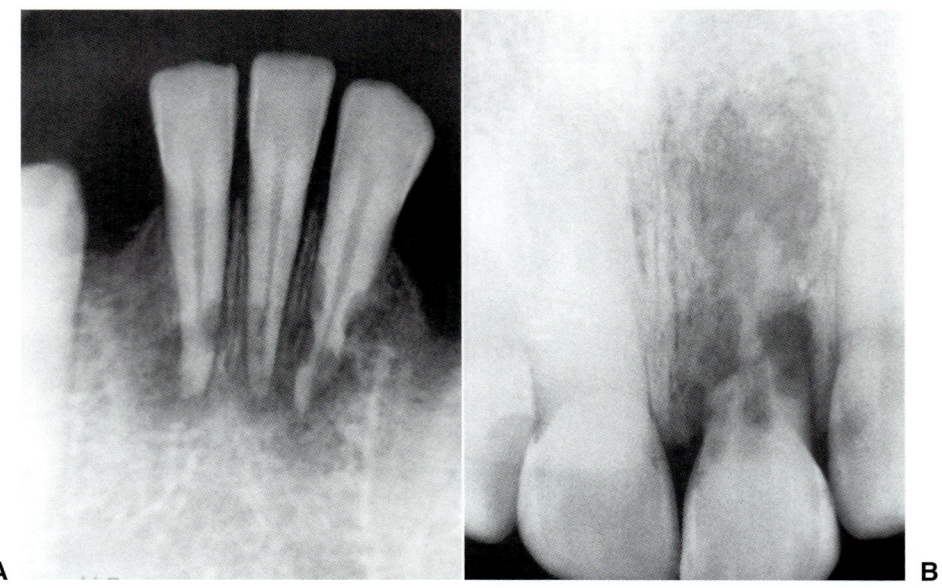

図 21-20　A, B：根管治療を行わなかったために，受傷から数か月後にみられた炎症性歯根吸収の2例。

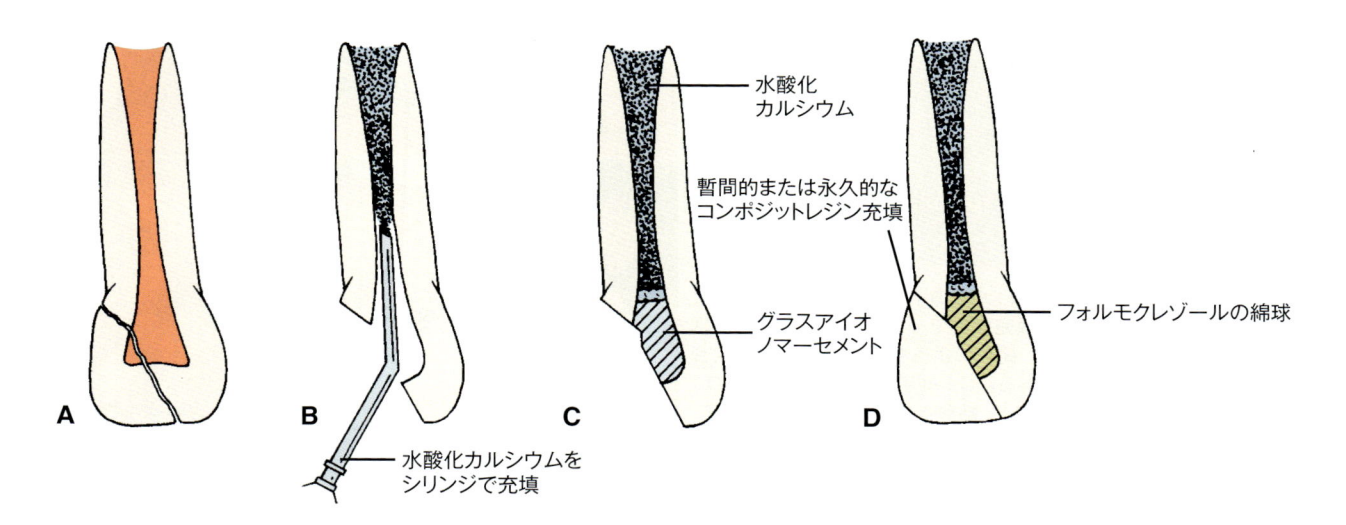

図 21-21　Apexification 法の手順。A：根未完成歯の歯髄に達する歯冠破折。B：歯髄の完全除去と水酸化カルシウムの充填。水酸化カルシウムはシリンジかレンツロで注入する。C：綿球（フォルモクレゾールを含有させることもある）を置いてから歯冠部歯髄腔をグラスアイオノマーセメントで充填する。D：暫間的または永久的な充填材で充填する。水酸化カルシウムは根尖が閉鎖するまで3か月ごとに交換が必要となる。

4. Sanders B, Brady FA, Johnson R: Injuries. In Sanders B, editor: Pediatric oral and maxillofacial surgery, St Louis, 1979, Mosby.
5. Donley KJ: Management of sports-related crown fractures, Dent Clin North Am 44:85, 2000.
6. Rauschenberger CR, Hovland EJ: Clinical management of crown fractures, Dent Clin North Am 39:25, 1995.
7. Pagliarini A, Rubini R, Rea M et al: Crown fractures: effectiveness of current enamel-dentin adhesives in reattachment of fractured fragments, Quintessence Int 31:133, 2000.
8. Turley PK, Joiner MW, Hellstrom S: The effect of orthodontic extrusion on traumatically intruded teeth, Am J Orthod 85:47, 1984.
9. Trope M: Clinical management of the avulsed tooth, Dent Clin North Am 39:93, 1995.
10. Andreasen JO: Etiology and pathogenesis of traumatic dental injuries, Scand J Dent Res 78:339, 1970.

22章

顔面骨骨折の治療

MARK W. OCHS, MYRON R. TUCKER

本章の内容

顔面外傷患者の評価
1. 即時評価
2. 病歴と全身状態の把握
3. X線検査による評価

顔面骨骨折の原因と分類
1. 顔面骨骨折の原因
2. 下顎骨骨折
3. 中顔面の骨折

顔面骨骨折の治療
1. 下顎骨骨折
2. 中顔面骨折
3. 裂創

　顔面領域における外傷はしばしば，軟組織，歯，下顎骨，上顎骨，頰骨，鼻・眼窩・篩骨（nasoorbital-ethmoid: NOE）複合体，眼窩上構造に及び，顔面の主要な骨構造への損傷を生じる。加えて，これらの損傷は，しばしば身体の他の領域の損傷と合併することもある[1]。顔面外傷を有する患者の治療とリハビリテーションには，顔面外傷の種類，評価，外科治療に関する完全な理解が必要である。本章では，顔面外傷患者に対する治療の基本原則を概説する。

顔面外傷患者の評価

1. 即時評価

　病歴聴取と顔面領域の身体的評価を行う前に，まず生命を脅かす可能性のある重大な損傷に対処しなければならない。外傷患者を評価する際の第1段階は，患者の心肺機能が安定しているかを評価することであり，患者の気道の開存と適切な肺における換気状態を確認する。呼吸数，脈拍数，血圧などのバイタルサインを測定し，記録する。この最初の評価（一次診査）中に，大量出血などの生命を脅かす可能性のある他の問題にも対処する。圧迫包帯，パッキング，出血している血管のクランピングなどの緊急処置は，可及的速やかに行う。次に，患者の神経学的状態および頸椎の評価を行う。顔面骨の骨折を起こしうるような激しい外力は，しばしば頸椎に伝わる。頸部損傷がないことがわかるまで，頸部は一時的に固定する。注意深い頸部の触診を行い，圧痛のある領域を評価するとともに，脊椎の連続X線写真をできるかぎり速やかに撮影することが重要である。

　頭頸部損傷の治療は一般的には，徹底的な評価を行って患者の状態が安定するまで，延期すべきである。しかし，一部の初期治療は，患者の状態の安定化に必要である。患者の気道管理は生命にかかわる。顔面骨骨折により患者の気道維持能力が著しく損なわれることがしばしばあり，とくに患者の意識がない場合や完全な仰臥位の場合などには注意を要する。重篤な下顎骨骨折，とくに両側の骨折や粉砕骨折では，下顎骨と舌が後方に偏位し，上気道の閉塞をきたす（図22-1）。

　下顎を手で整復して前方位で固定することだけでも，気道閉塞を緩和することができる。鼻咽頭エアウェイまたは中咽頭エアウェイの使用も，患者の気道を一時的に確保するうえで有効である。気管内挿管が必要な場合もある。補綴物，脱臼歯，脱落した骨片なども気道閉塞の一因となるので，直ちに除去する必要がある。出血部位はすばやく検査し，パッキング，圧迫包帯，クランピングなどで処置する。余分な唾液や血液を咽頭からすべて吸引し，誤嚥や喉頭けいれんを避けることも必要である。

　顔面領域の損傷では，顔面骨だけでなく，舌や上頸部領域の軟組織が巻き込まれたり，喉頭骨折などの損傷を伴うこともある[2]。これらの状況では，適切な気道確保のために緊急気管切開術が必要となる場合がある。上気道完全閉塞の外傷患者の場合，輪状甲状間膜切開が，気管に到達する最も迅速な方法である（図22-2）。

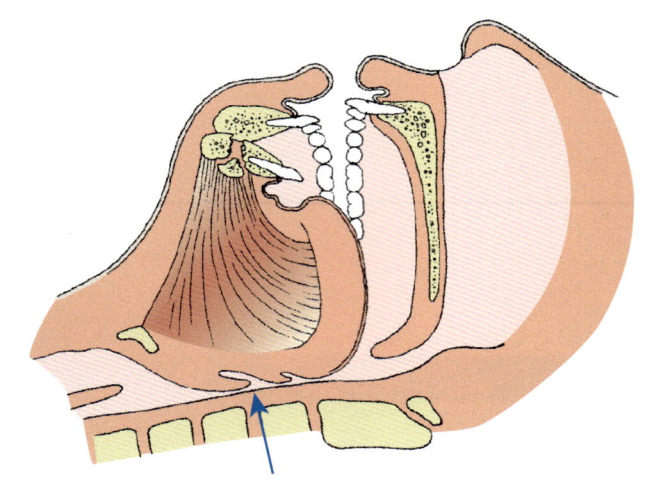

図22-1　両側の下顎骨骨折により生じた舌の後方偏位と上気道の閉塞

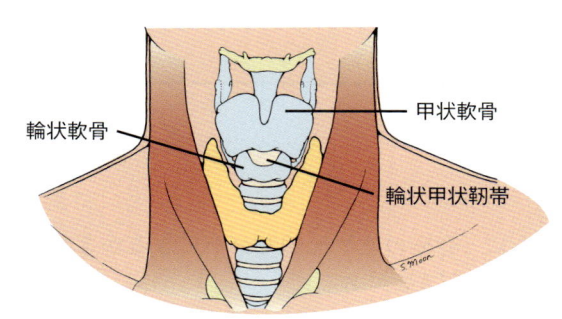

図22-2　緊急気道確保のための気管切開と輪状甲状間膜切開の部位

輪状軟骨
甲状軟骨
輪状甲状靱帯

2. 病歴と全身状態の把握

　患者の状態を安定化させた後，できるだけ詳細に病歴を把握する。病歴は患者から得るべきであるが，意識消失または神経学的障害がある場合には，目撃者や付き添いの家族から情報を得る。以下の5つの質問を行う。①事故はどのように起きたか？　②事故はいつ起きたか？　③接触した物体の種類，接触した方向などを含め，損傷の特徴は何か？　④意識消失があったか？　⑤疼痛，感覚の変化，視覚の変化，不正咬合を含め，現在患者が直面している症状は何か？

　これらの質問に加えて，アレルギー，薬物の服用，破傷風の予防接種，医学的状態，過去の手術歴など，完全な評価を行う必要がある。

　心肺機能と神経学的機能，および胸部，腹部，骨盤領域など他部位に外傷はないかなど，全身的な評価を行った後で初めて，顎顔面の局所的診査を行うべきである。複数の重篤な損傷を負っている患者では，数名の専門医が評価と治療を行う必要があるため，主要な病院の救命救急センターでは，「外傷チーム」が設置されているのが一般的である。これらのチームには通常，一般外科医のほか，胸部心臓外科，血管外科，整形外科，神経外科，麻酔科の専門医が含まれ，これらの専門医は，救命救急センターの患者の応急処置のために待機している。外傷チームに含まれる他の専門医には他に，口腔顎顔面外科医，眼科医，耳鼻咽喉科医，形成外科医，泌尿器科医などがいる。患者の損傷を適切に評価し，治療するためには，しばしばこれらの専門医が一体となった取り組みが必要となる。

　顔面領域の評価は系統だった方法で行う。裂創，擦過傷，挫傷，浮腫や血腫の領域，輪郭の変形など，外傷の状態を慎重に診査する。斑状出血領域の有無も慎重に評価する。

　眼窩周囲の斑状出血，とくに結膜下出血は，眼窩縁や頬骨複合骨折の徴候であることが多い（図22-3）。耳介後部の打撲，またはBattle徴候は，頭蓋底骨折を示唆する。口腔底の斑状出血は通常，下顎骨前方部の骨折を示す。

　顔面における神経学的検査は，すべての脳神経について注意深く行う。視覚，眼球運動，光に対する瞳孔反射を注意深く評価する。視力や瞳孔の変化は，頭蓋内（第Ⅱまたは第Ⅲ脳神経障害）または直接的な眼窩の外傷を示すこともある。昏睡状態の患者の左右不均一な瞳孔（瞳孔不同）は，頭蓋内の出血（硬膜下，硬膜外，実質内出血）や損傷を示唆する。非対象性または不規則な（丸くない）瞳孔は，眼球穿孔に起因する可能性が最も高い。眼球運動の異常は，中枢神経の障害（第Ⅲ，Ⅳ，Ⅵ脳神経），または眼窩複合体の骨折から生じる眼筋運動の機械的制限を示す（図22-4）。顔面表情筋（第Ⅶ脳神経）と咀嚼筋（第Ⅴ脳神経）の運動機能，および顔面領域（第Ⅴ脳神経）の感覚を評価する。裂創は注意深く洗浄し，顔面神経やStensen管などの主要な神経や導管の切断がないかを評価する。

　下顎骨は，下縁と外側縁および顎関節の全領域を口腔外から触診し，とくに圧痛のある領域には注意を払う。咬合を診査し，咬合平面の段差を示す変形，および歯肉の裂創を評価

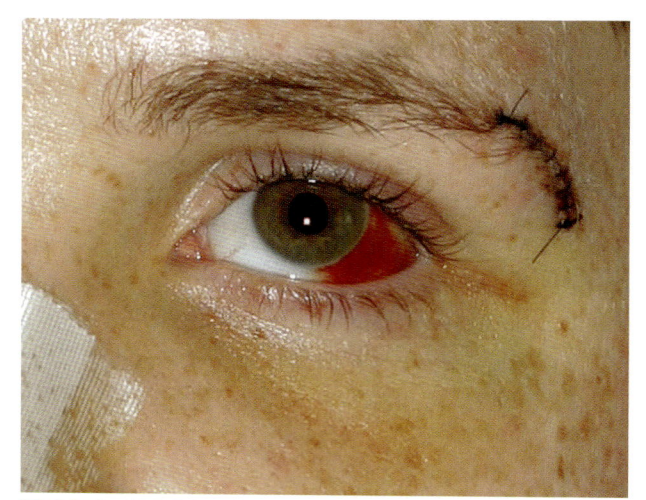

図22-3　頬骨骨折に伴う眼窩周囲の斑状出血と結膜下出血

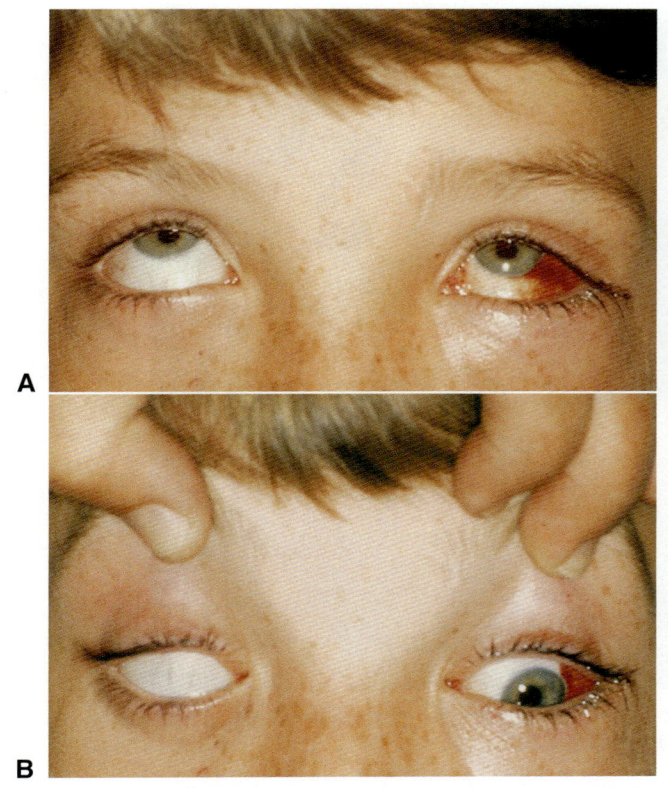

図 22-4　A：上方視した左側眼窩底骨折の 14 歳の患児。B：眼窩底骨折部に下直筋が陥入した結果，下方視で右眼球は十分に下転するが，左眼球は下転不能である。

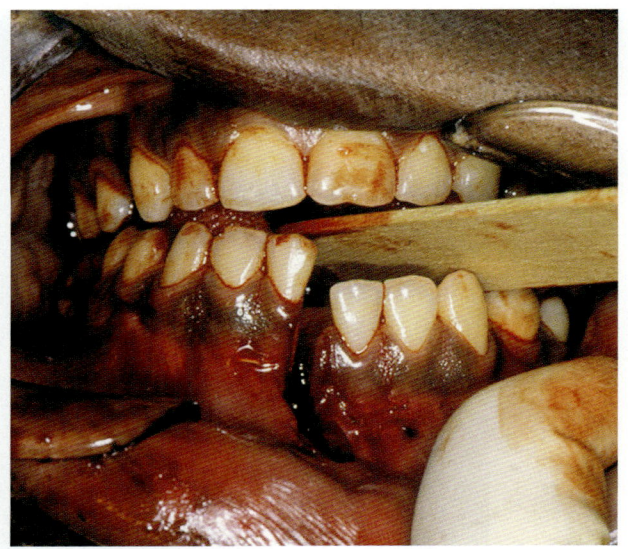

図 22-5　咬合平面の段差と下顎左右中切歯間の歯肉裂創。この領域での下顎骨骨折が疑われる。

する（図 22-5）。骨折を疑う領域に対しては，双手診により下顎骨の骨折部位の前後に強い圧力をかけて，可動性を調べる。この操作の後に，咬合を再診査する。骨折の可能性のある領域の歯の可動性にも注意する。

中顔面領域は，上顎骨単独，さらには頬骨や鼻骨と組み合わせた状態での可動性の評価から開始する。上顎骨の可動性を評価するには，患者の額を片手で抑えて頭部を安定させてから，もう一方の手の親指と人差し指で上顎骨をつかみ，強い圧力を加える（図 22-6）。

上顔面と中顔面領域では，額，眼窩縁，あるいは鼻や頬骨領域に段差や変形がないかを触診する。これらの領域を手指で強く圧迫することで，骨の輪郭を注意深く評価するが，浮腫が著しい場合には困難なこともある。頬骨あるいは頬骨弓の骨折の診査には，大臼歯部の口腔前庭に人差し指を入れて，上外側に圧を加える。骨の軋轢音（骨折端同士が互いに擦れ合うような振動感覚），または極端な圧痛がある場合は，さらなる精査が必要となる。鼻と副鼻腔の評価では，左右の内眼角間距離の測定も行う。しばしば鼻・眼窩・篩骨（NOE）領域の損傷が，鼻骨の開大と内眼角靱帯偏位の原因となり，結果として外傷性眼角隔離症を生じる（内眼角間距離の拡大，

図 22-7）。通常，内眼角間距離は鼻翼基部の幅と等しい。鼻の対称性も評価する。鼻周囲の骨の解剖は，触診で評価する。鼻の内面，とくに鼻中隔領域での大出血や血腫を診査するためには，鼻鏡を用いる。

口腔内では，口腔前庭や口蓋に沿った粘膜裂創または斑状出血領域の評価，咬合状態および動揺歯や脱臼歯のある領域の診査を行う。これらの領域は，下顎骨と中顔面部の徒手整復の前，途中，後で評価する。片側の早期接触や開咬がみられる場合には，何らかの顎骨骨折をきたしている疑いが強い。

3. X 線検査による評価

顔面領域の慎重な臨床的評価の後，X 線写真を撮影して，顔面損傷に関してさらに情報を得る[3]。重症の顔面外傷の場合，頸部の触診前に，一連の完全な頸椎検査（頸椎側面単純 X 線写真，歯突起および斜位の X 線写真）で頸椎損傷がないことを確認する。顔面の X 線検査の種類は，臨床所見および疑われる損傷によって決定すべきである。無計画または過剰な X 線検査は行ってはならない。顔面外傷患者における X 線写真撮影の目的は，疑われる臨床診断を確認し，臨床所見からは得られない情報を取得し，さらには傷害の程度をより正確に判定することである。骨折に対する X 線検査は，さまざまな角度，撮影法で行うべきである。

下顎骨の X 線写真による評価は，一般的に以下の 4 つの X 線画像のうちの 2 つ以上を必要とする。すなわち，①パノラマ X 線像，②開口状態での Towne 像，③後前方向撮影像，④側方斜位撮影像，である（図 22-8）。これらの X 線写真でも適切な情報を得られない場合には，咬合法または根尖投影

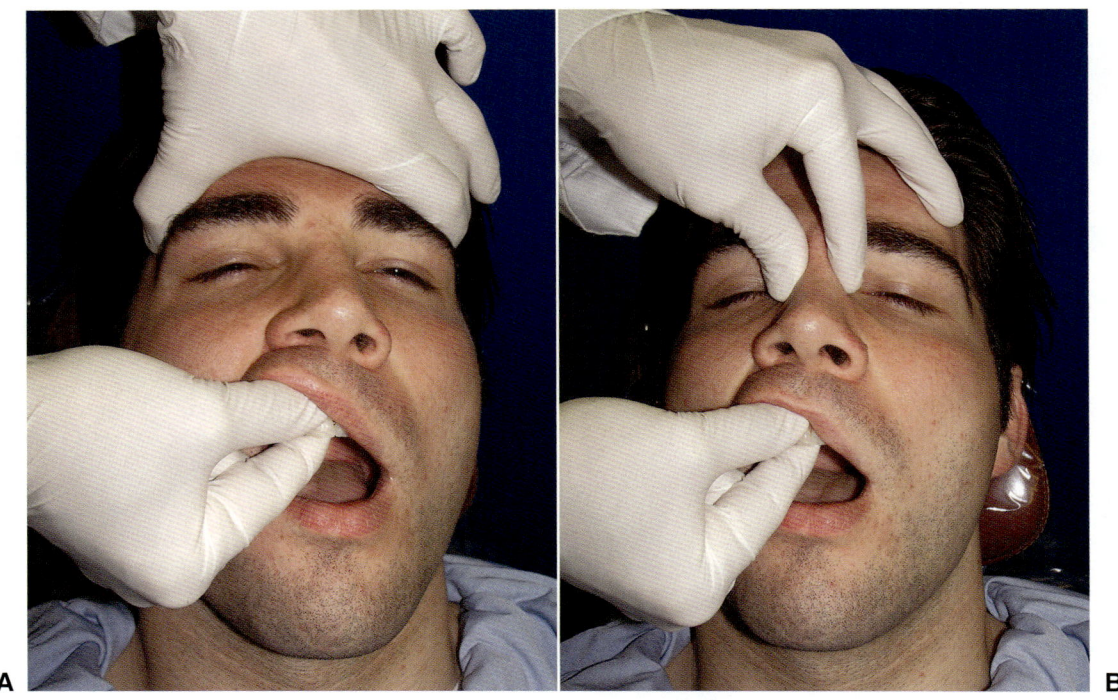

図 22-6　上顎骨の可動性の診査。A：患者の頭部を安定させるために前額を保持する。可動性をみるために上顎骨に圧力をかける。B：頭部を抑えているほうの手で，鼻骨領域の可動性も評価する。

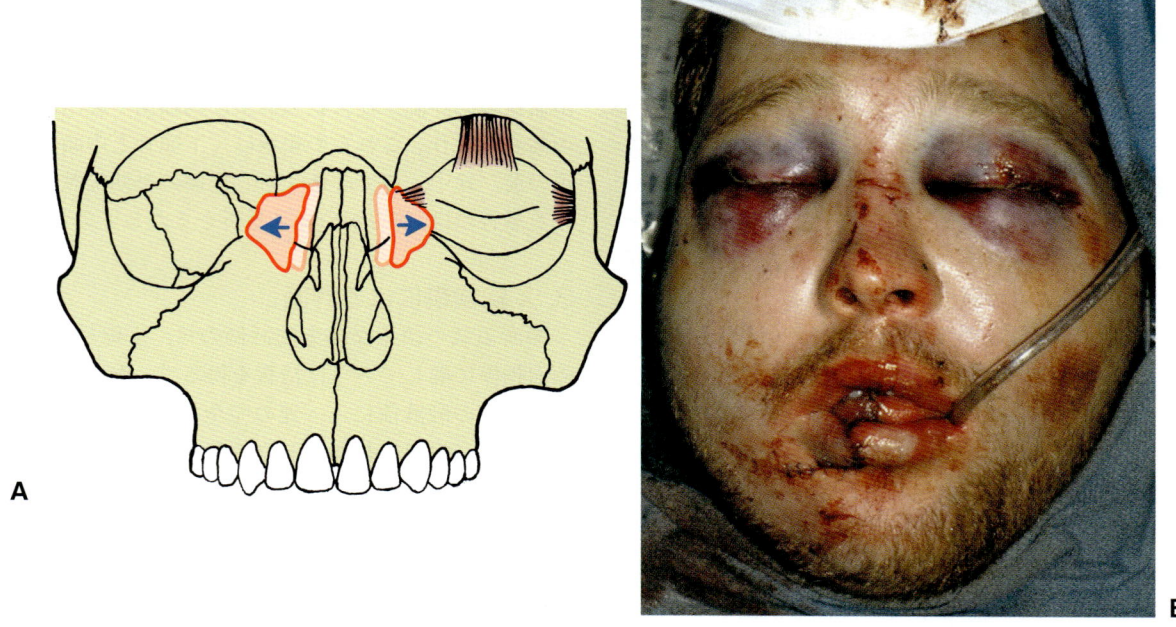

図 22-7　鼻・眼窩・篩骨（NOE）複合体の損傷。内眼角靱帯の偏位と内眼角間距離の増大（外傷性眼角隔離症）が生じる。A：鼻骨骨折と内眼角靱帯の偏位。B：臨床病態写真

法などによる補足的な X 線画像が有用なことがある[3]。造影法を用いない軸位のコンピュータ断層撮影（CT）は，単純 X 線写真では得られない情報が得られるとともに，頸椎損傷を予防したり，あるいは他の損傷により標準的な顔面の X 線写真撮影ができない場合に有用である。顔面外傷患者の多くは，神経学的損傷がないことを確認するために CT スキャンを受けることが多く，その画像を顔面外傷の評価の補助として使用することができる。

中顔面骨折の評価は，Waters 像，頭蓋側面撮影像，後前方向撮影像，オトガイ頭頂撮影像などの X 線像で行うこと

22 章 ● 顔面骨骨折の治療

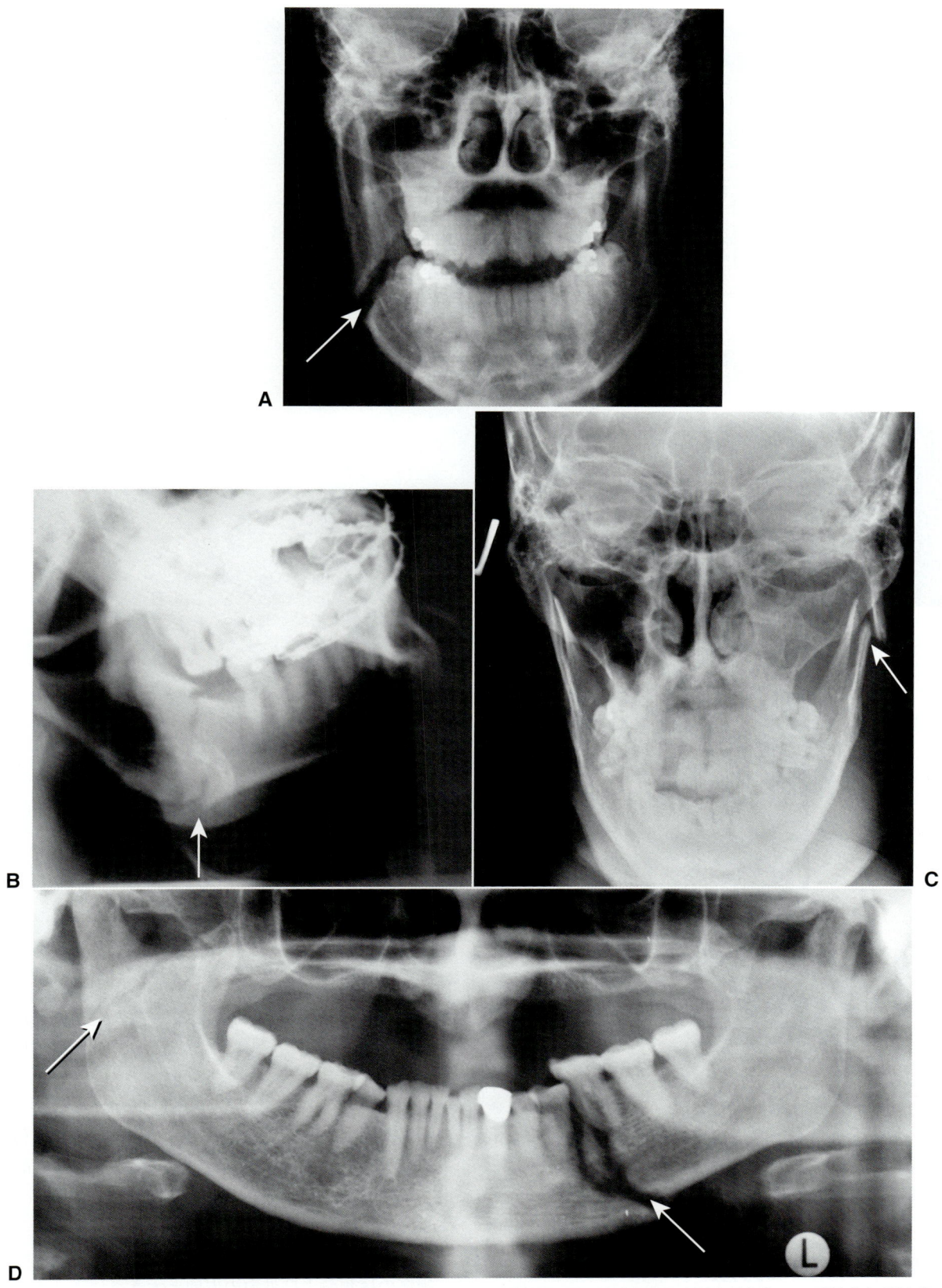

図 22-8　A：下顎角部の骨折（矢印）を示す後前方向撮影像。B：下顎角部の骨折（矢印）を示す側方斜位像。C：関節突起骨折（矢印）の偏位を示す Towne 像。D：左側下顎体の偏位骨折と関節突起基部骨折（矢印）を示すパノラマ X 線像

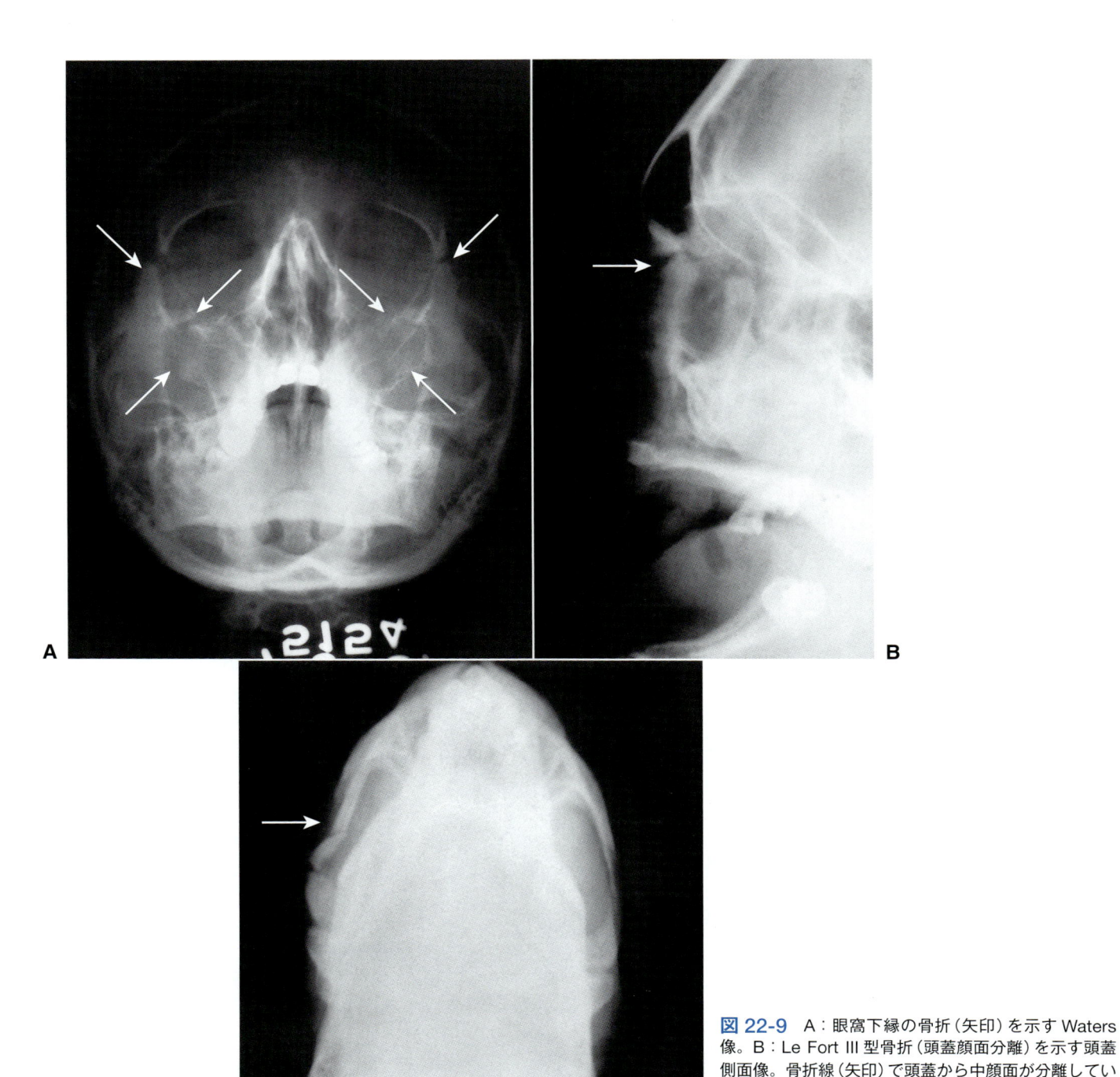

図 22-9　A：眼窩下縁の骨折（矢印）を示す Waters 像。B：Le Fort III 型骨折（頭蓋顔面分離）を示す頭蓋側面像。骨折線（矢印）で頭蓋から中顔面が分離している。C：頬骨弓骨折（矢印）を示すオトガイ頭頂像

が多かった（図22-9）。しかし，中顔面の単純X線写真の読影は困難なため，CTスキャン（軸位や冠状断，あるいは三次元再構築）が一般的に用いられている（図22-10）[4]。

顔面骨骨折の原因と分類

1. 顔面骨骨折の原因

顔面骨骨折の主な原因には，自動車事故と喧嘩がある。他の損傷原因としては，転倒，スポーツ関連事故，労災事故がある[5,6]。自動車事故で生じる顔面骨骨折は，事故当時シートベルトを装着していなかった人に著しく多い。

2. 下顎骨骨折

損傷の種類および外力の方向と大きさによって，下顎骨折の起こる部位はさまざまである。下顎骨骨折は，骨折の解剖学的位置によって分類され，関節突起，下顎枝，下顎角，

22章 ● 顔面骨骨折の治療

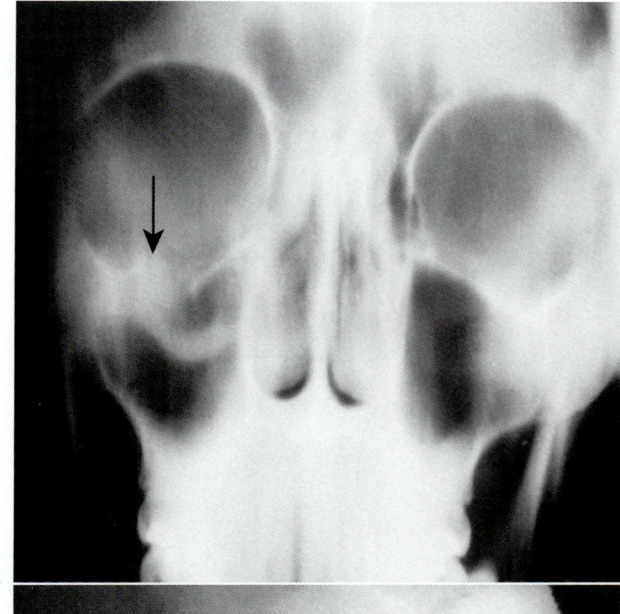

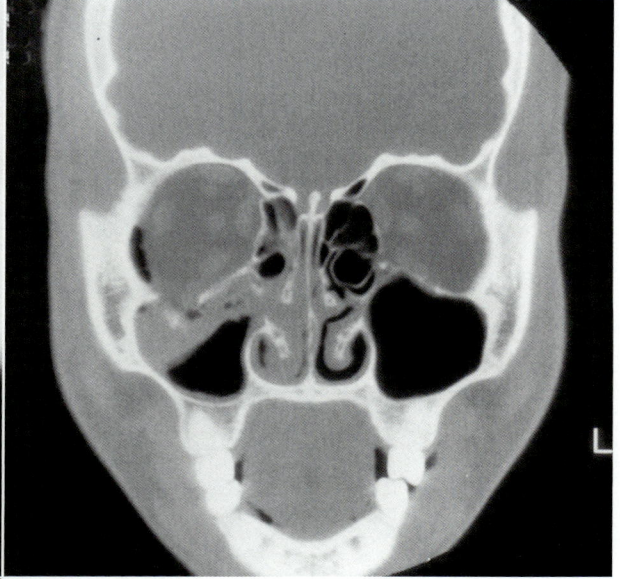

図 22-10 A：眼窩底の骨折（矢印）を示す断層撮影像。B：右側眼窩底と内側壁の骨折を示すCT画像。C：ショットガンの銃創による下顎骨と中顔面の骨折の三次元再構築画像

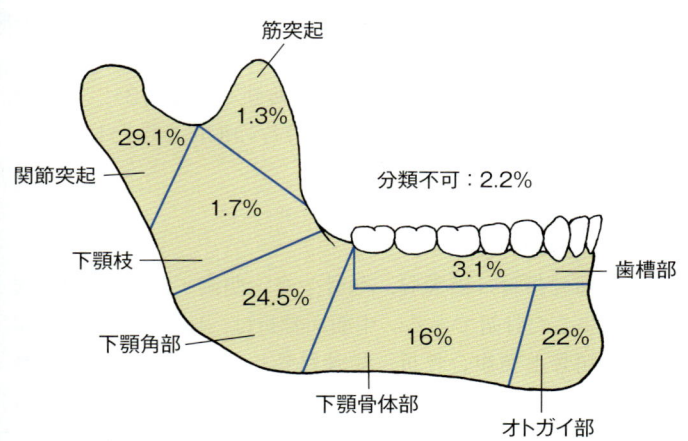

図 22-11 下顎骨骨折の解剖学的分布（Olson RA, Fonseca RJ, Zeitler DL et al: Fractures of the mandible: a review of 580 cases, J Oral Maxillofac Surg 40:23, 1982.）

下顎骨体，オトガイ部，歯槽部に生じ，まれに筋突起にも生じる。図22-11にさまざまな種類の下顎骨骨折の部位とその頻度を示した[7]。

下顎骨骨折の分類には，若木骨折，単純骨折，粉砕骨折，複雑骨折と分類する場合もある（図22-12）。これらの分類は，骨折部位における骨片の状態と外部環境との交通の有無から分類されている。若木骨折は，柔軟な骨に不完全な骨折が生じたもので，一般的に触診においてほとんど可動性を示さない。単純骨折は，骨折部位に最小限の骨片が形成される骨の完全な離断である。粉砕骨折では，骨折した骨が複数の破片になっている。銃創，物体の貫通および他の強い衝撃による顎骨損傷は，粉砕骨折となる。複雑骨折は，骨折した骨の断端が外部環境と交通しているものである。顎顔面骨折では，口腔または外部環境との交通は，粘膜裂創，歯肉溝や歯周靱帯への穿孔，上顎洞粘膜との交通，皮膚の裂創から生じる。定義に従えば，歯を有する骨片を伴う顎骨骨折は複雑骨折である。

下顎骨骨折は，骨折の角度および骨折部の近位と遠位を筋肉が牽引する力によって，「好都合な骨折」または「不都合な骨折」とよばれる。好都合な骨折とは，骨折線と筋肉の牽引

465

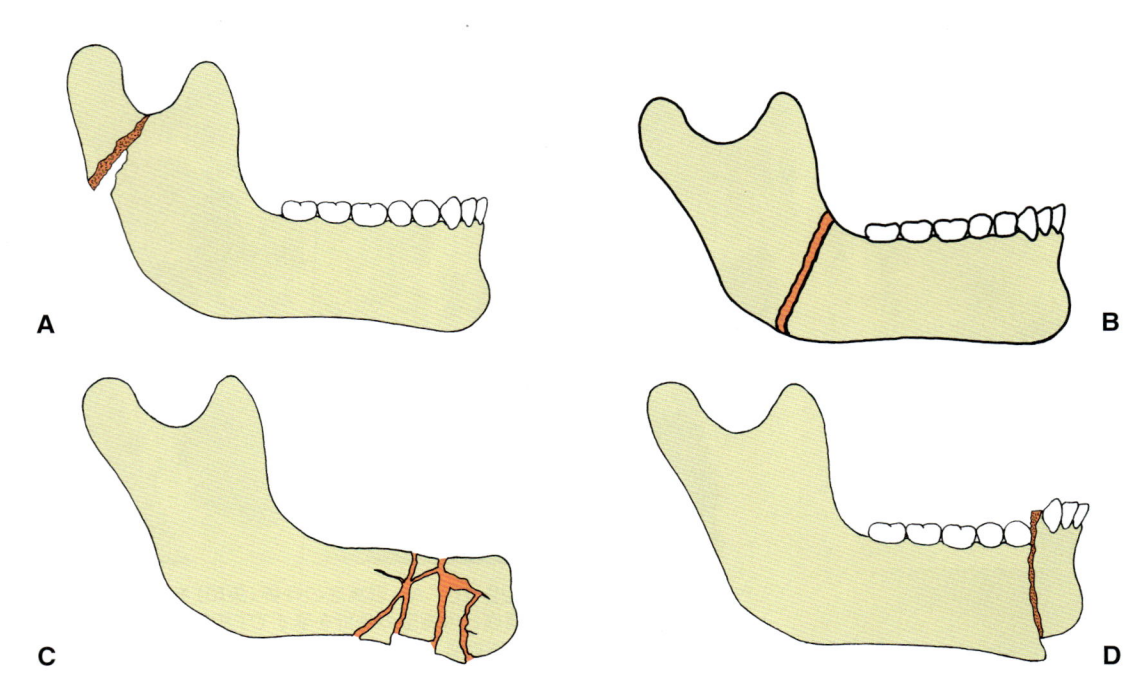

図 22-12　骨折部位での損傷の程度によって分類した下顎骨骨折の種類。A：関節突起頸部の単純骨折。B：下顎角部の単純骨折。C：粉砕骨折。D：複雑骨折。歯の近くの粘膜を貫いて骨が露出している。

力が骨折の偏位に抵抗するものであり（図 22-13），不都合な骨折とは，筋肉の牽引力により骨片の偏位をきたしたものである。

3. 中顔面の骨折

中顔面骨折は，上顎骨，頬骨，鼻・眼窩・篩骨（NOE）複合体に生じた骨折である。中顔面骨折は，Le Fort I～III 型骨折，頬骨上顎複合骨折，頬骨弓骨折，NOE 骨折に分類される。これらの骨折は単独で起こることも，複合して起こることもある[8]。

Le Fort I 型骨折は，上顎骨に水平的な力が加わることで生じ，上顎洞を通り鼻腔底に沿って上顎骨が骨折する。骨折により上顎骨が，翼突板および鼻や頬骨の構造から分離する（図 22-14A）。この種の外傷は，上顎骨を一塊として周囲の解剖学的構造から分離したり，口蓋を分断したり，あるいは上顎骨をバラバラに損傷する。上方に外力がかかるとしばしば Le Fort II 型骨折となり，上顎骨とそれに付着する鼻骨が，眼窩や頬骨の構造から分離する（図 22-14B）。Le Fort III 型骨折は，NOE 複合体，頬骨，上顎骨を頭蓋底から分離させるような水平の外力が上方に加わった場合に生じ，いわゆる頭蓋顔面分離となる（図 22-14C）。中顔面骨折は，こうした損傷が組み合わさるなどして生じている。

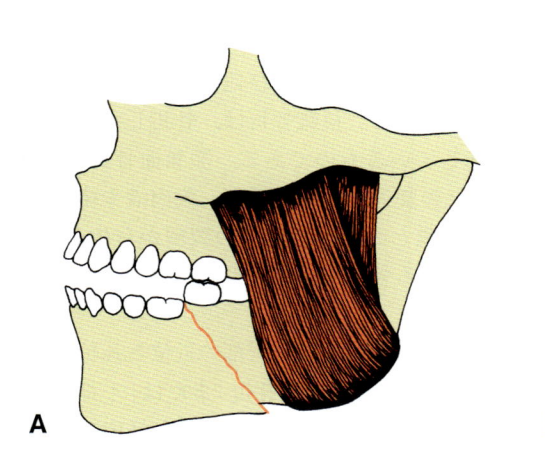

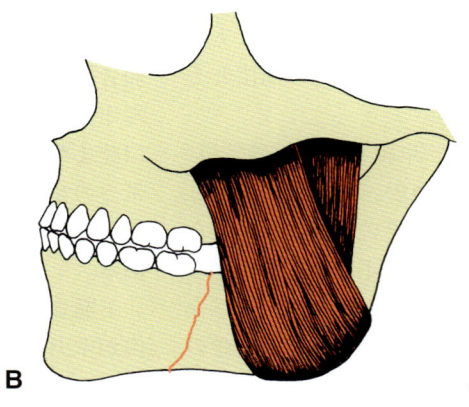

図 22-13　下顎骨の「好都合な骨折」と「不都合な骨折」。A：咬筋の牽引により骨折部で偏位を示す不都合な骨折。B：骨折の方向と角度が筋肉の牽引による偏位に抵抗している好都合な骨折

22章 ● 顔面骨骨折の治療

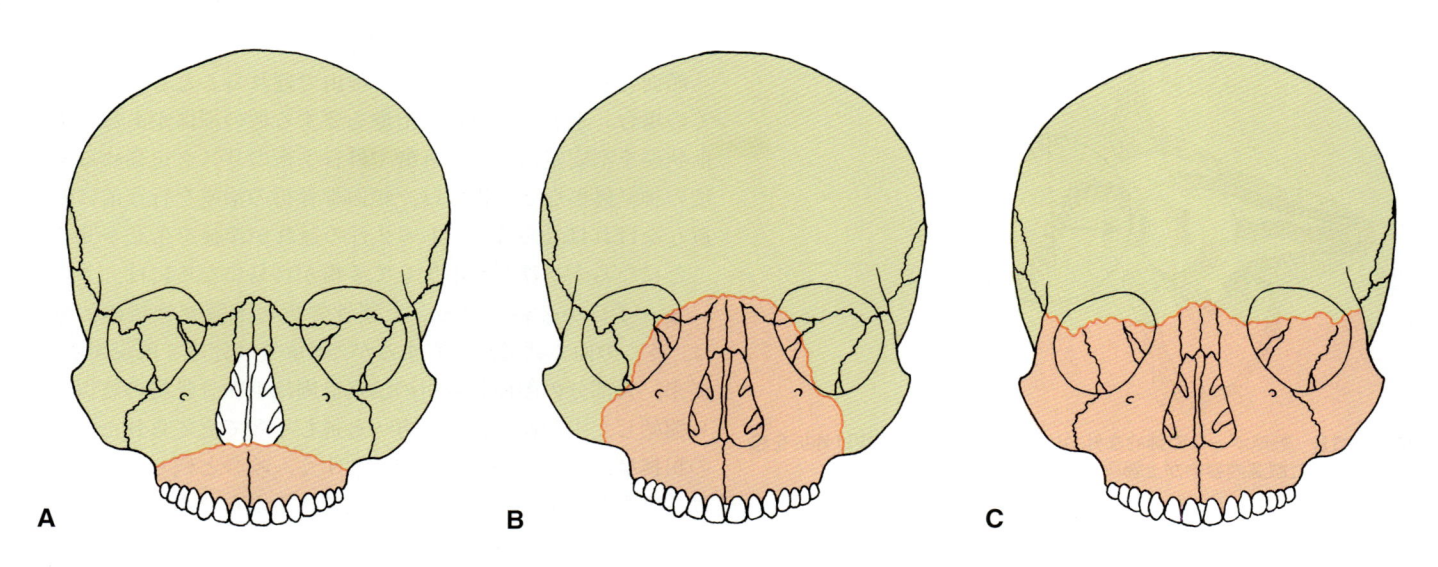

図 22-14　中顔面骨折．A：骨折線が梨状口から翼突上顎縫合領域まで至り，上顎骨下部が水平に分離している Le Fort I 型骨折．B：頭蓋底，頬骨眼窩縁領域，翼突上顎縫合領域から上顎骨・鼻骨複合体が分離した Le Fort II 型骨折．C：Le Fort III 型骨折（頭蓋顔面分離）．鼻・眼窩・篩骨（NOE）複合体と頬骨前頭縫合領域のレベルで中顔面が完全に分離する．骨折は両側の眼窩にも及ぶ．

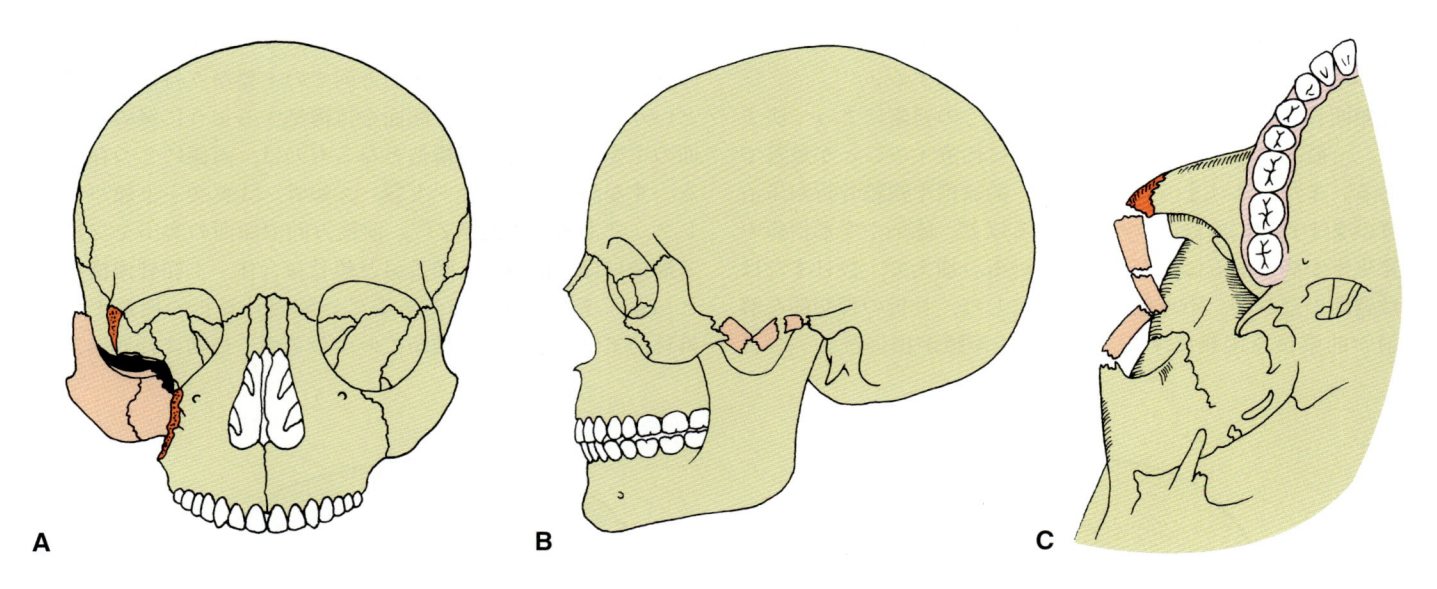

図 22-15　A：頬骨複合体骨折．B：頬骨弓単独骨折の側面像．C：頬骨弓骨折を示すオトガイ頭頂像．(A と C は Kruger E, Schilli W: Oral and maxillofacial traumatology, vol 1, Chicago, 1982, Quintessence. を改変)

手術室で治療される中顔面骨折で最も多いものは，頬骨複合体骨折である（図 22-15A）．この種の骨折は，手拳または野球ボールなどの物体が，頬部の外側面に当たった場合に生じる．同様の外傷により，鼻骨，眼窩縁あるいは眼窩底領域の骨折が生じることもある．眼に対する鈍的外傷により，眼球が圧迫され，眼窩底の吹き抜け骨折をきたす（図 22-16）．頬骨弓骨折も，単独または他の骨折と合併して起こる（図 22-15B，C）．

顔面骨骨折の治療

顔面骨が損傷を受けたときには常に，患者の社会復帰を考慮しつつ，治療を進めなければならない．顔面骨折に対する治療の目標は，迅速な骨性治癒，正常な眼，咀嚼および鼻の機能の回復，言語の回復，顔面と歯の審美性の回復などである．治療期間および治癒期間は，患者の栄養状態への悪影響を最小にするとともに，不快感や不便さを最小限にする治療を行うことが重要である．

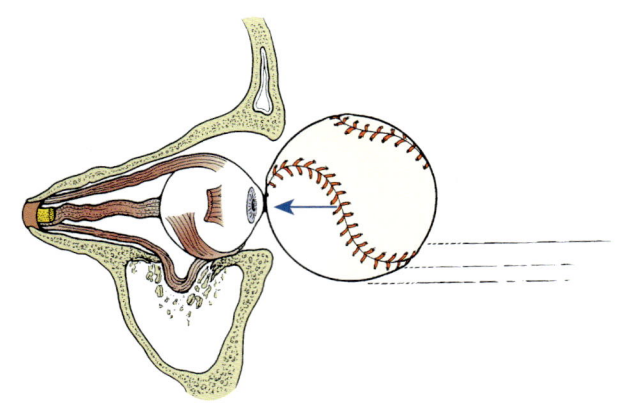

図22-16 野球ボールの鈍的な外力により眼窩底の吹き抜け骨折を起こし，骨片と眼窩内容物が上顎洞内に脱出している。

これらの目標を達成するため，以下の外科的原則に沿って，顔面骨骨折の治療を進めるべきである。すなわち，骨折の整復（適切な解剖学的位置への骨片の修復），および骨片の固定である。加えて，術前の咬合関係を回復するとともに，骨折領域のあらゆる感染を除去あるいは予防する。

顔面骨骨折治療のタイミングは，多くの要素によって決まる。一般的には常に，可及的速やかに治療することが最善である。また，これまでの報告から，開放創や複雑骨折が未治療のまま長期に放置されればされるほど，感染や変形治癒の発生率が高くなることが示されている。加えて，数日または数週間の遅れが，不可能ではないにしろ，骨折の理想的な解剖学的整復を困難にする。さらに，浮腫が損傷後2～3日間に進行性に増悪し，しばしば骨折の治療は困難になる。

顔面骨骨折の治療は，複数の理由で遅れることもある。多くの場合，患者には迅速な治療を要する他の損傷がある。術前状態を不安定にして，麻酔や外科手術のリスクを高める重度の神経外傷などの損傷は，顔面骨骨折の治療を行う前に処置しなければならない。1～2日の遅れが浮腫を生じさせることになるが，浮腫が消失して手術が容易になるには，さらに3～4日が必要となる。上顎骨骨折と下顎骨骨折の治療は，多くの面で共通点を有するが，本章では分けて解説する。従来，大部分の顔面骨骨折の治療計画は下顎骨骨折の整復から開始し，中顔面を経て上方へと進む手順で立てられた。その根拠は，下顎骨が最も固定しやすく，咬合と残りの顔面骨は，整復した下顎骨に応じて整復できるからであった。しかし，強固な固定技術（プレートやスクリュー）の進歩と改良とともに，顔面骨骨折に対する治療は，骨折を最も固定しやすい領域から開始し，最も不安定な骨折領域へと進めるようになっている。

顔面骨骨折を治療する場合，外科医は，顔面内のいずれかの骨構造が，垂直的・前後的方向での主要な支持構造になるという考えに基づいて，顔面を再構築するように努める。顔面の主要な垂直的支持構造となるものは，両側に3つ存在する。すなわち，①鼻骨－上顎，②頬骨，③翼突－上顎バットレス，である（図22-17）[9]。前後方向で顔面の突出を支持する構造には，前頭骨，頬骨弓と頬骨複合体，上顎骨歯槽突起と口蓋，下顎骨基底部がある[10]。顔面骨骨折の種類または外科的アプローチ法の種類にかかわらず，最初に行うべきこ

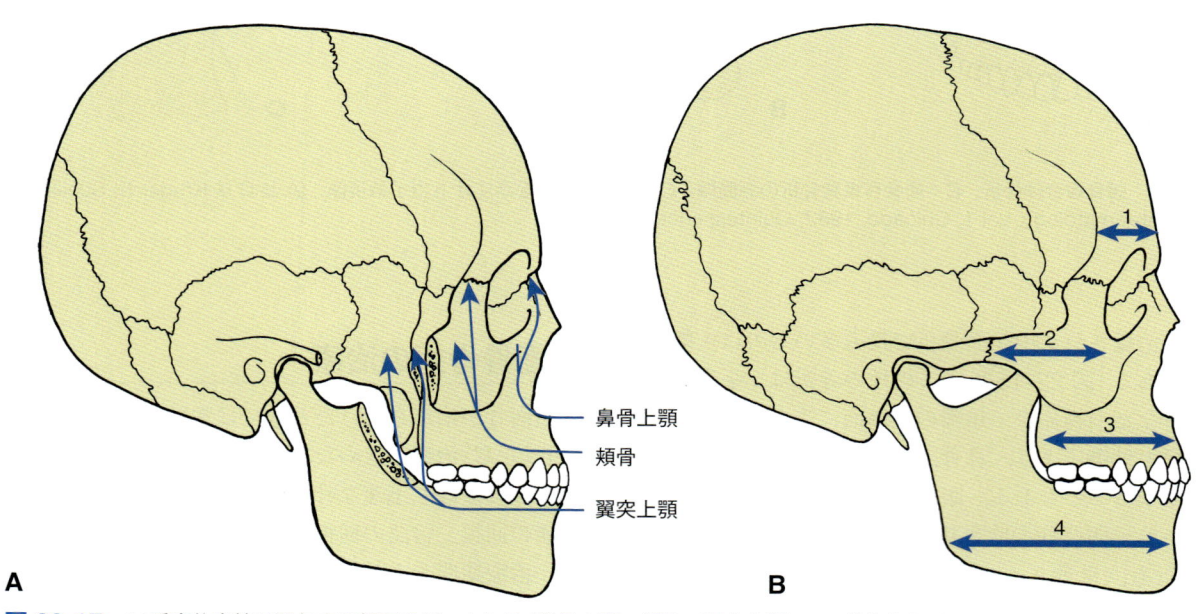

図22-17 A：垂直的支持に関与する顔面のバットレス（鼻骨上顎，頬骨，翼突上顎）。B：前後的なバットレス（前頭①，頬骨②，上顎③，下顎④）。

22章 ● 顔面骨骨折の治療

とは，適切な咬合になるように歯を配置すること，次いで適切に骨片を整復することである．骨の整復は，軟組織の修復より先に行う．

1. 下顎骨骨折

外科的修復において最も重要なことは，骨折を適切に整復するとともに，個々の骨片を適切な位置関係に配置することである．歯を支持している骨片の整復では，損傷前の咬合関係を回復させることが最も重要である．適切な咬合関係を構築せずに，単に骨折部位で骨断端を整列させて相互に嵌合させても，満足のいく術後の機能的咬合は得られない．

上下顎の歯をワイヤーで結紮することで適切な咬合関係を構築することを，上下顎固定(maxillomandibular fixation: MMF)または顎間固定(intermaxillary fixation: IMF)という．IMFにはいくつかの手技が提唱されている（図22-18）．最も一般的な方法は，あらかじめ屈曲しておいたアーチバーを

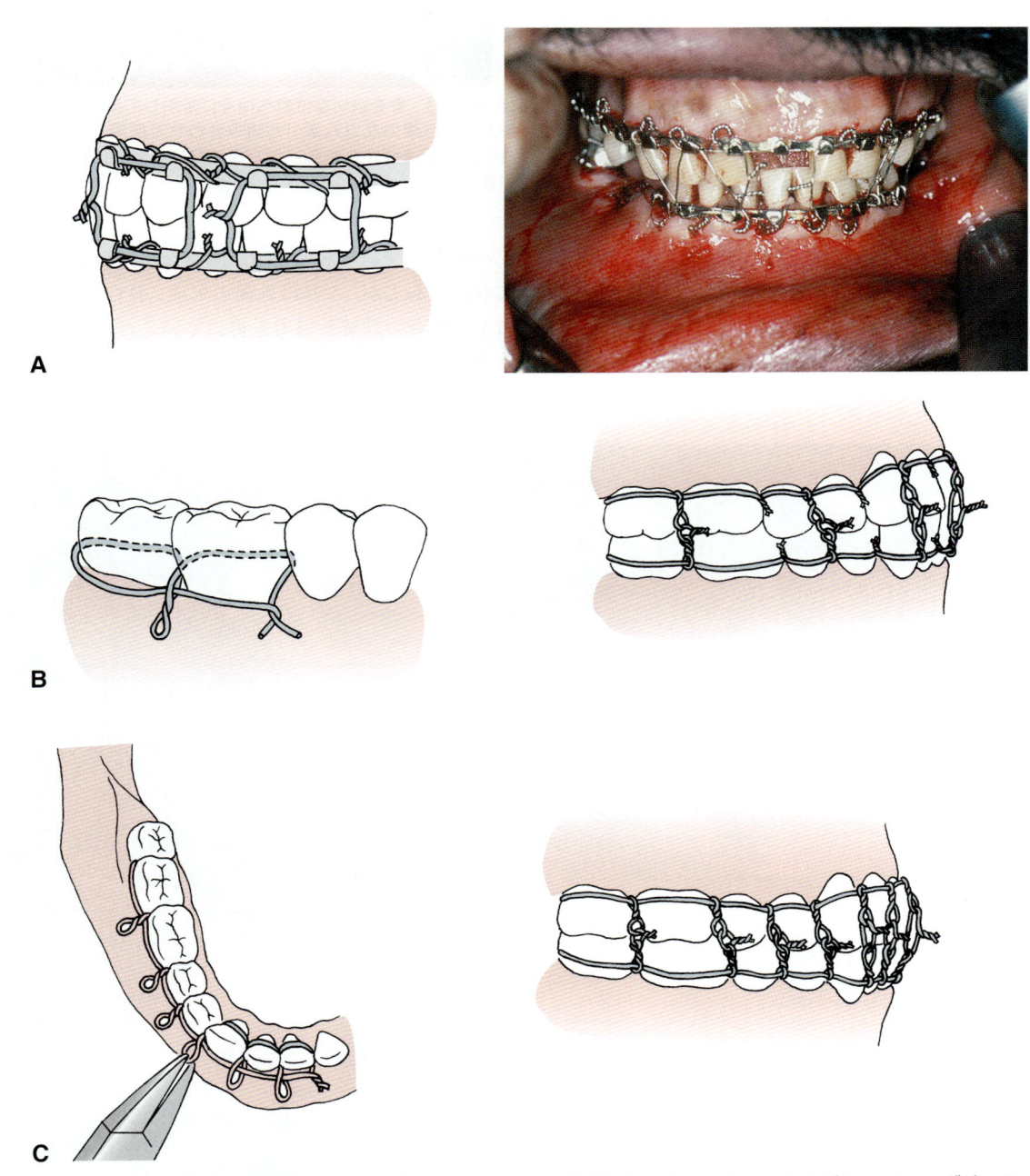

図22-18 ワイヤーを用いた顎間固定法．A：アーチバー顎間固定．B：アイビーループワイヤリング法．C：連続ループワイヤリング法（Kruger E, Schilli W: Oral and maxillofacial traumatology, vol 1, Chicago, 1982, Quintessence. を改変）

469

歯に結紮するか，または酸エッチング・コンポジットレジンでこれを歯に装着し，上顎のアーチバーと下顎のアーチバーをワイヤーで結紮する方法で，適切な咬合関係を回復させることができる。アイビー法や連続ループワイヤリングなどの他のワイヤリング法も，同じ目的で使用される。骨折を数日間治療できない場合や偏位が大きい場合には，早期に適切な位置に整復してIMFを行うのが困難なことがある。このような場合には，強いゴムの牽引力で数時間または数日かけて，徐々に骨片同士を適切な位置に牽引することもできる（図22-19）。IMFだけを用いる骨折治療は，骨折部を直接開創，露出して整復を行わないため，非観血的整復術とよばれる。

　無歯顎患者の骨折の場合には，囲繞結紮により下顎の義歯を下顎骨に固定するとともに，上顎の義歯を，ワイヤリングテクニックあるいは骨スクリューで上顎に固定する。上顎と下顎の義歯をワイヤーで結紮し，IMFを行う。しかし，多くの場合，完全無歯顎の骨折患者では，観血的整復後に顎内固定を行うことが多い（図22-20）。適切な治癒期間の後（最短で4～6週間），新義歯を作製する。

　歯のある患者に対して行う固定法には，舌側床副子あるいは咬合床副子がある（図22-21）。この方法はとくに，アー

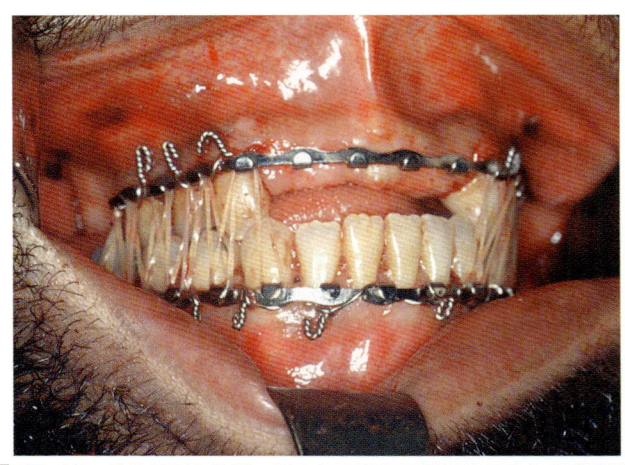

図22-19　骨を適切な位置へ徐々に牽引して損傷前の咬合を再構築するために，強力なゴム牽引と組み合わせて使用したアーチバー。非観血的整復が達成されたら，ゴムを顎間ワイヤーに変更して6週間固定する。

チバーや骨プレートの使用が困難な小児の下顎骨骨折の治療に有用であるが，これは乳歯の形態，発育中の永久歯の存在，および患者の理解と協力を得にくいことが理由である。臨床診査およびX線検査の終了後，すべての骨折および軟組織

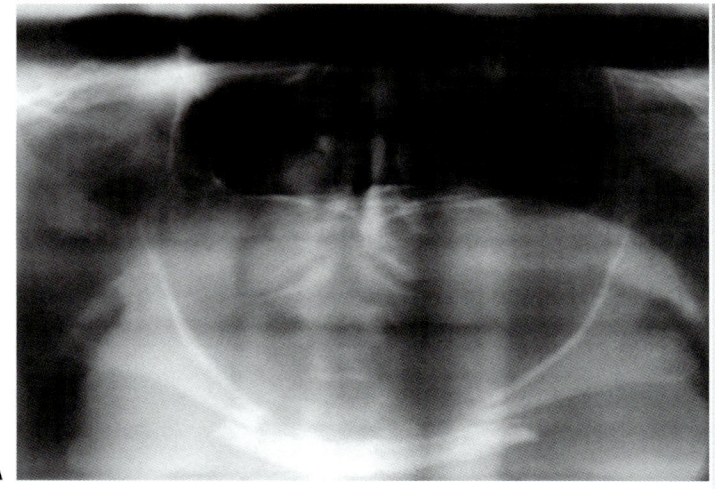

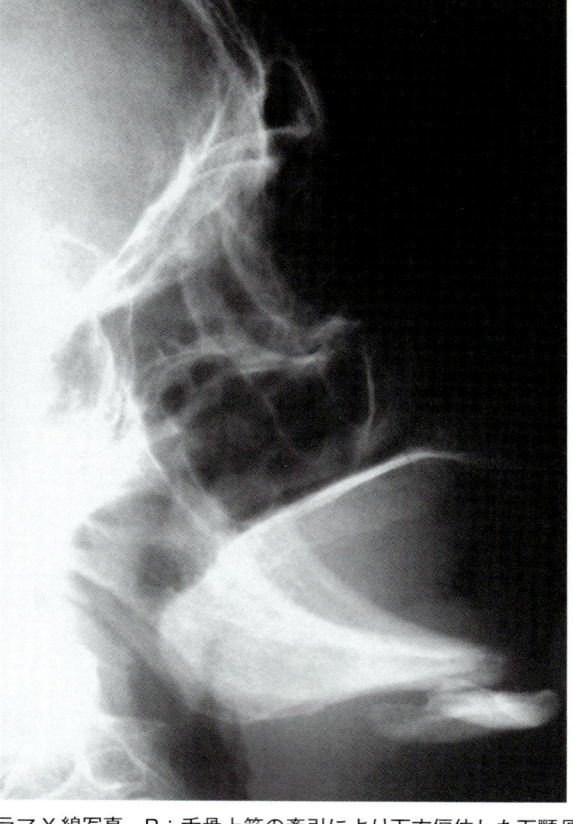

図22-20　A：無歯顎の萎縮した下顎骨における両側骨体部骨折を示すパノラマX線写真。B：舌骨上筋の牽引により下方偏位した下顎骨骨片を示す側方セファログラム

22章 ● 顔面骨骨折の治療

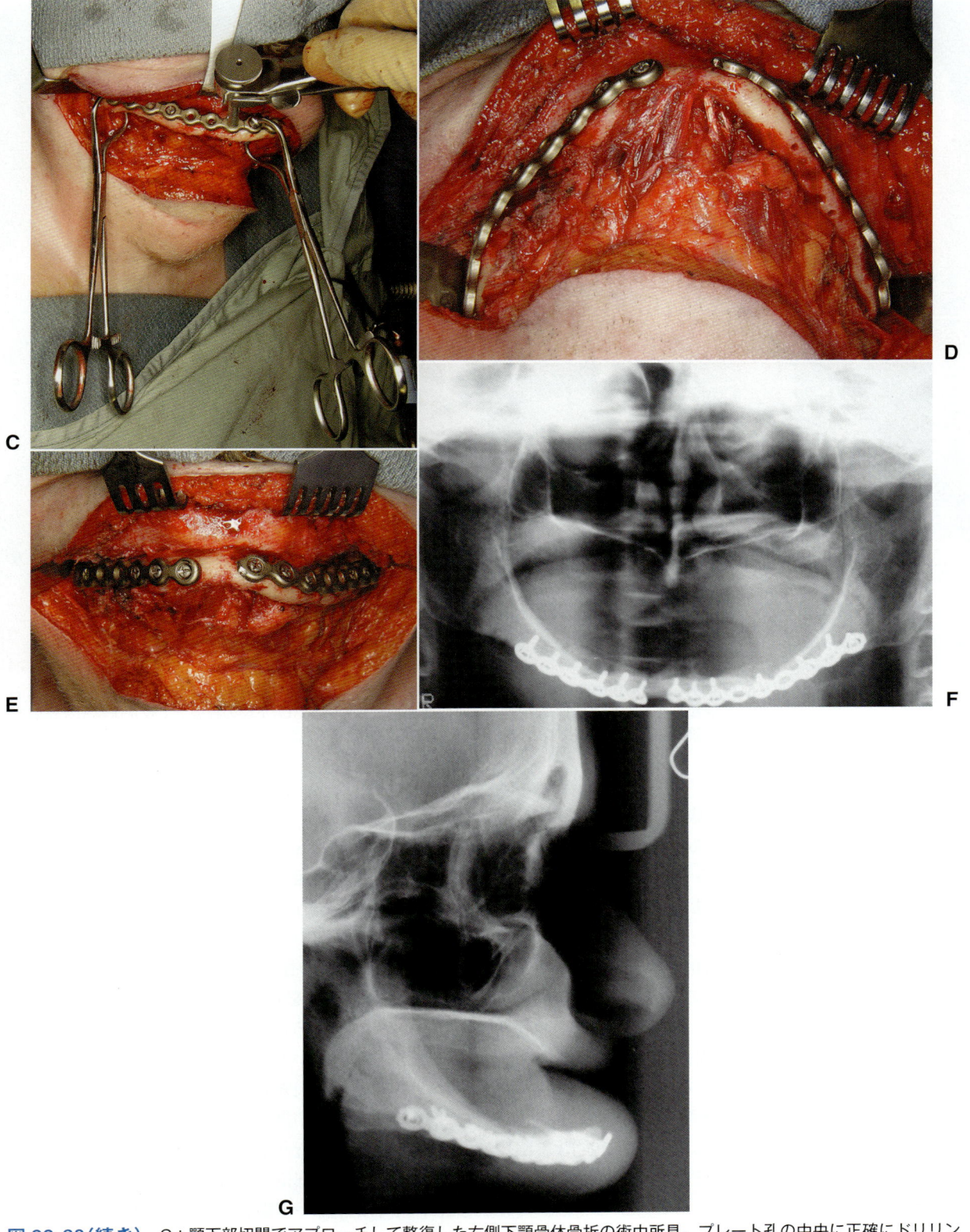

図 22-20(続き) C：顎下部切開でアプローチして整復した右側下顎骨体骨折の術中所見。プレート孔の中央に正確にドリリングするためのドリルガイドを使用する間は，骨鉗子を用いて骨折プレートを保持する。D：両側の下顎骨体部骨折を別々の強固なプレートにて固定を行った際の術中所見(オトガイ下から)。E：前方からの所見。F：術後のパノラマX線写真。G：整復後の側方セファログラム

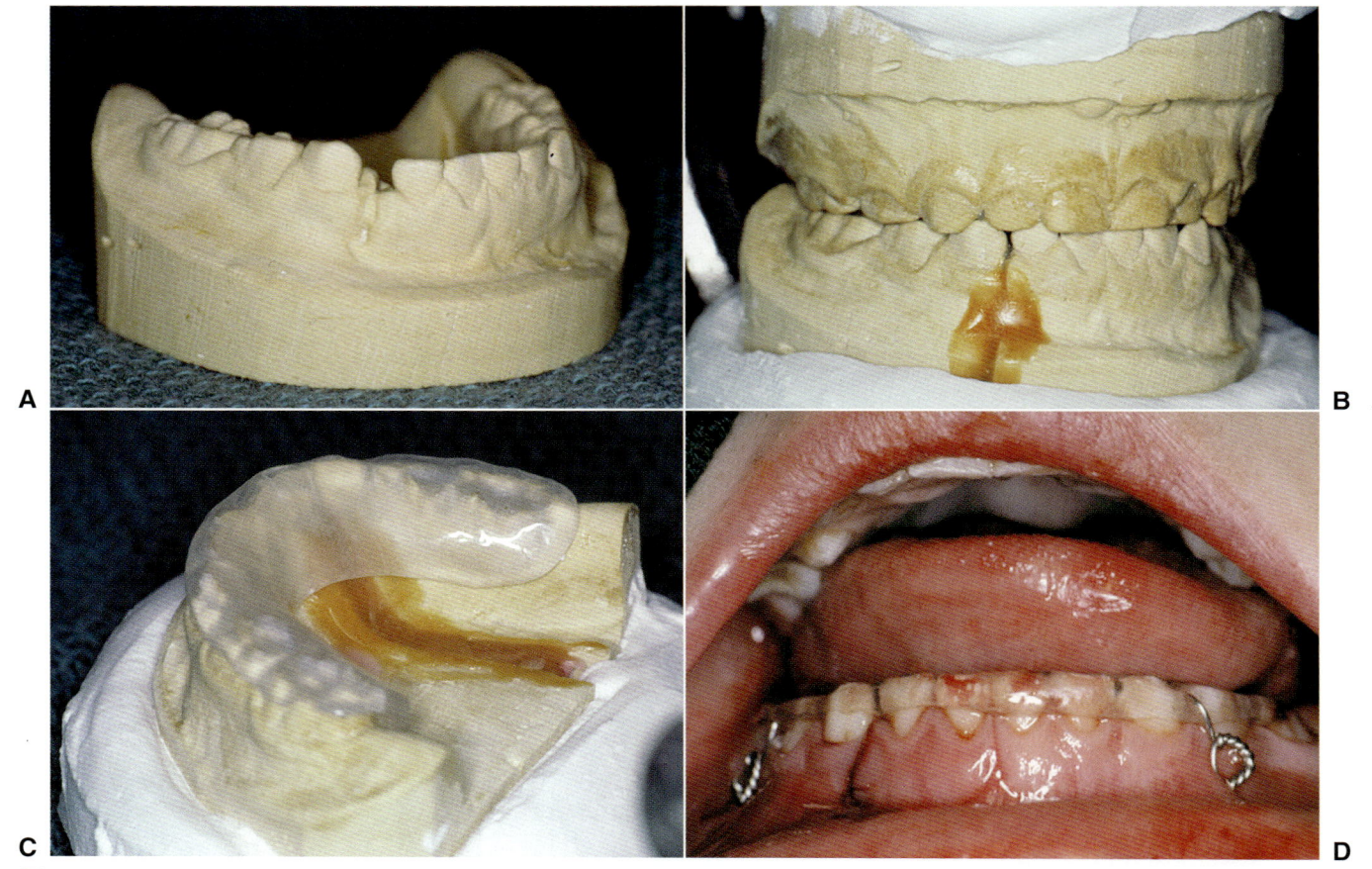

図 22-21 5歳児の右側オトガイ部および両側関節包内関節突起骨折．A：右側オトガイ部の骨折による偏位の程度を示す下顎模型．B：下顎の模型を骨折部位で切断し上顎の模型と咬合させることで，適切な歯列および咬合を再現している．C：下顎の模型上で咬合床副子を作製する．D：骨折した下顎骨を整復，固定するために下顎骨に囲繞結紮した咬合床副子．関節突起骨折の非観血的治療（2週間）のために懸垂固定を行った．

損傷を確認する．次いで，患者や家族と話し合いながら，手術の方法と手順に関して計画を立てる．非観血的整復か観血的整復か，IMFの期間，予想される合併症などについて話し合う．また，手術の同意を得ることも必要である．

下顎骨骨折の非観血的整復を行い，歯と歯槽部を上顎に対して適切な関係に整復した後，観血的整復術（外科的切開により骨折部を直接露出させ，整復すること）が必要かを決定する．適切な整復ができた場合には，約6週間の初期の骨性治癒期間の間，IMFにより適切な固定を行う．観血的整復術の適応としては，例えば下顎角部の骨折で咬筋と内側翼突筋の牽引力により近位骨片が偏位をきたすような「不都合な骨折」や，偏位が持続する骨折の場合がある（図22-13参照）．強固な固定法を用いると，IMFを行わずに，または少なくともIMFの期間を短縮して治癒させることができる．これが，観血的整復術を行ううえでの唯一の重要な決定要素である．多くの場合，患者は観血的整復術と顎内固定を行うことを選ぶが，それはIMFを行わなくても，早期に正常な機能を回復できるからである．

場合によっては，骨折部を理想的な解剖学的位置に整復する必要がないこともある．これはとくに，関節突起骨折にあてはまる．関節突起骨片の偏位が中程度以下である場合には一般的に，適切な術後機能と咬合を得ることが可能である（骨折部位の治癒期間中に適切な咬合関係が構築された場合に限る）．このような場合，成人では最大2～3週間，小児では10～14日間IMFを行い，その後，積極的な機能的リハビリテーションを行う．長期のIMFは骨性強直または線維化につながり，開口が大きく制限されることにつながる．関節突起骨片の偏位が大きい場合は，観血的整復術と強固な固定により良好な結果が得られることもある[11]．

観血的整復術を行う場合，直接，骨折部へ外科的に到達する．下顎骨の骨折部位によって，複数の到達法がある．一般的に，オトガイ部や下顎骨前方部へは口腔内の切開により簡単にアプローチできるが（図22-22），下顎角や下顎枝および関節突起骨折では，口腔外からアプローチするほうが術野を視認しやすく，治療を行いやすい（図22-23）．骨体後方部および下顎角部の骨折では，口腔内切開と皮膚を貫通させ

22章 ● 顔面骨骨折の治療

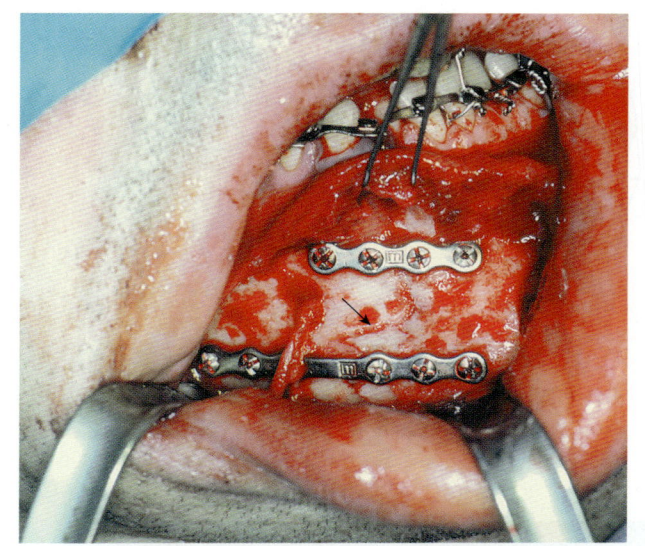

図22-22　右側下顎骨体前方部の骨折を口腔内から露出して整復固定（矢印は骨折線を示す）。オトガイ神経を保存した。

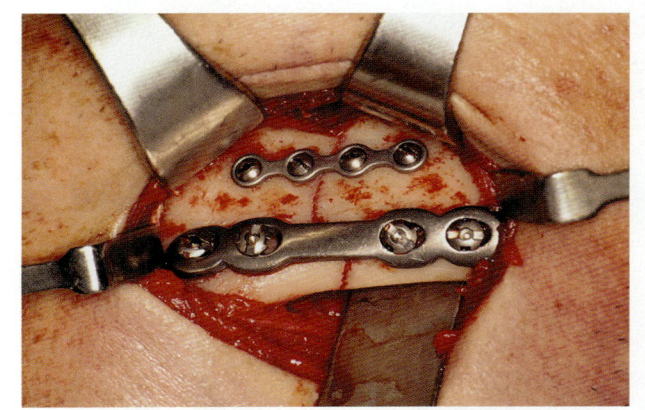

図22-23　口腔外から露出した右側下顎骨体後方の骨折部と固定用プレート

て用いる小さなトロッカーとカニューレを組み合わせることで，骨折部の整復と固定は容易になる（図22-24）。いずれの場合にも，外科的アプローチは神経，導管，血管などの重要な構造物を避けるとともに，瘢痕を可及的に小さくするよう配慮すべきである。

　観血的整復後の骨固定に用いられる従来からの方法で，現在でも容認されているものは，直接的な骨内ワイヤリングと，3～8週間のIMF期間を組み合わせた治療法である。この固定法はさまざまなワイヤリング法で行い，治癒期間中，正確な位置に骨片を十分に維持できることが多い（図22-25）。ワイヤー骨接合術を，骨折部位の固定と安定化に使用する場合には，骨折部位で適切な治癒が起こるまで，IMFでの連続的な固定（一般的に4～6週間）が必要となる。

　現在では，強固な顎内固定法が骨折治療に広く使用されている[12]。これらの方法では，骨折を固定するために骨プレート，骨スクリューを用い，治癒期間中骨片を強固に固定する（図22-26，図22-27）。強固な固定をする場合にも，骨片の整復と固定前には，適切な咬合関係を構築する必要がある。下顎骨骨折治療における強固な固定の長所は，患者に不快感や不便な思いをもたらさない点にある。というのもこれには，IMFを行わずに済ませたりその装着期間を大幅に短縮できる，術後の栄養と口腔衛生状態の改善が容易である，てんかん発作のある患者の安全性が向上する，複合損傷のある患者の術後管理がうまく行える，などの利点があるからである。

2. 中顔面骨折

　中顔面骨折の治療は，Le Fort I～III型骨折などの咬合関係に影響する骨折と，頬骨骨折，頬骨弓骨折，鼻・眼窩・篩骨（NOE）複合体骨折などの必ずしも咬合に影響しない骨折に分類される。

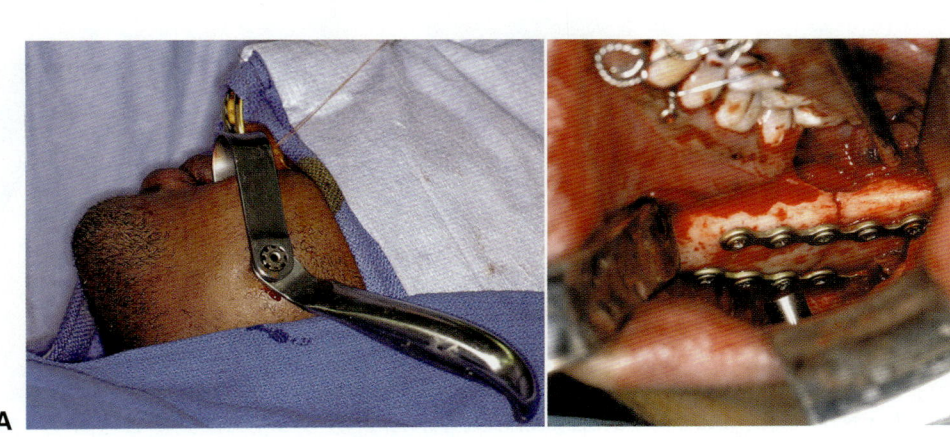

図22-24　下顎角部への到達のための口腔内切開と経皮的カニューレとの組み合わせ。A：定位置に設置されたカニューレとハンドルを示す左側頬部の所見。B：骨の外側表面に垂直に，スクリューで経皮的に固定した左側下顎角骨折プレート。骨折線上に存在した埋伏第3臼歯を抜去していることに注目

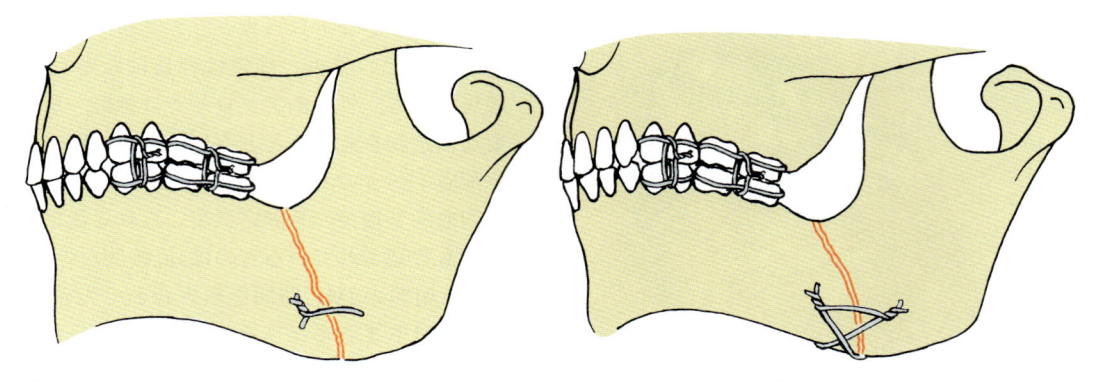

図 22-25　下顎骨骨折の整復固定のための骨折部位における外科的ワイヤリング（骨折部位におけるワイヤー骨接合で，治癒期間中は顎間固定を維持しなければならない）

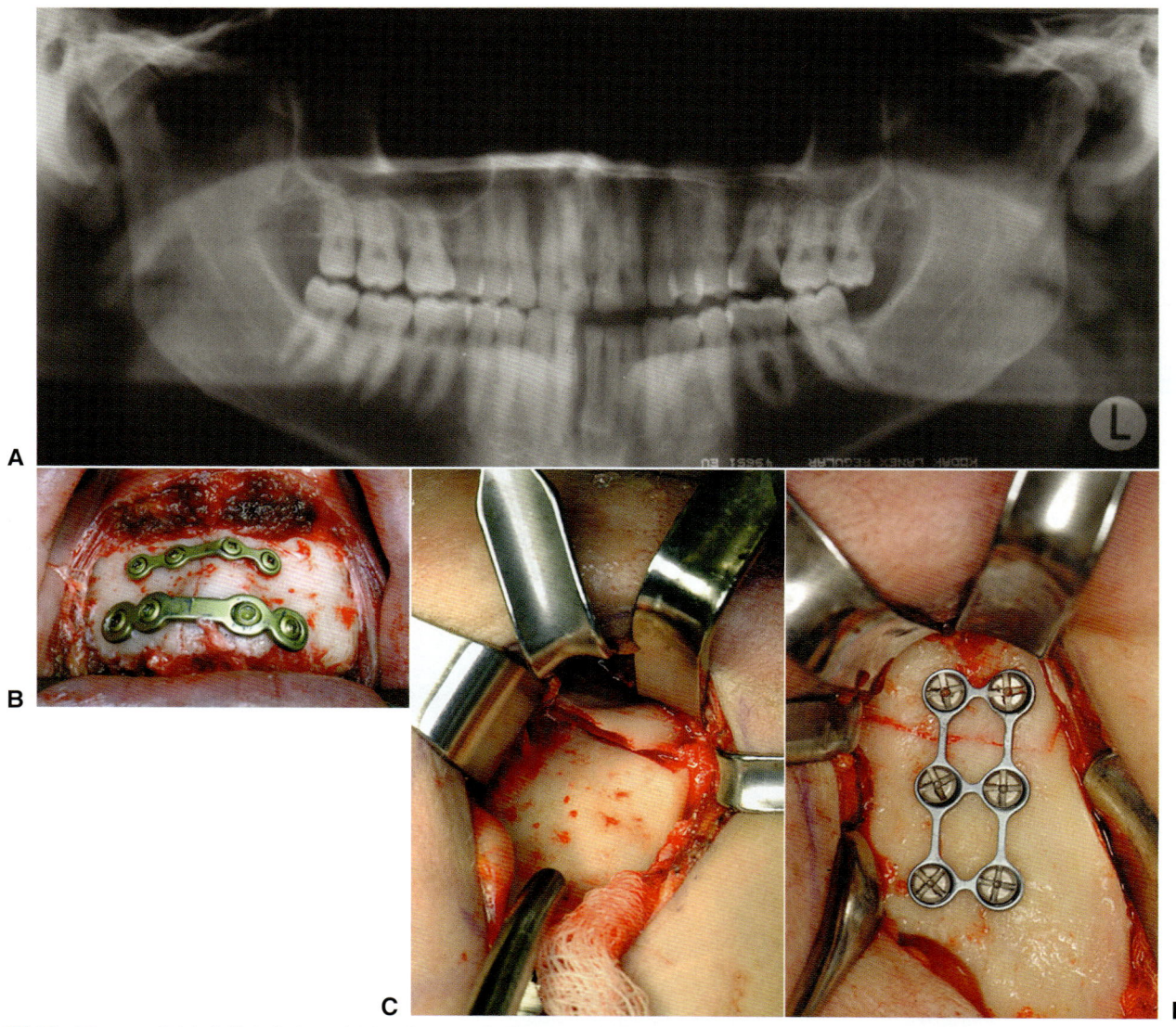

図 22-26　A：垂直に偏位したオトガイ部骨折および偏位した左側関節突起骨折の術前のパノラマX線写真。B：オトガイ部の骨折を固定するモノコルティカルプレート（上方）とバイコルティカルプレート（下方）。C：左側関節突起骨折は口腔外からアプローチし，偏位した骨片を同定した。D：関節突起骨折は整復後にモノコルティカルプレートで固定した。

22章 ● 顔面骨骨折の治療

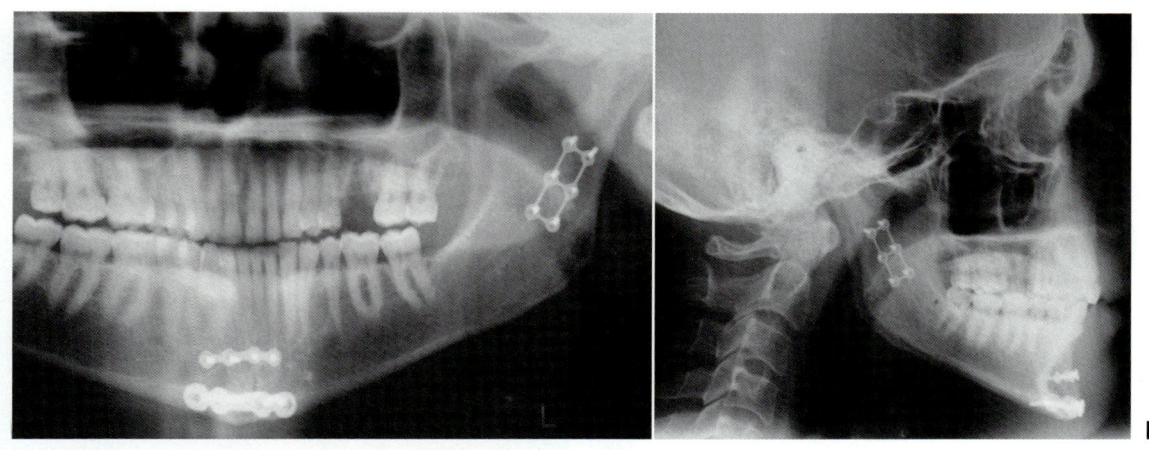

図 22-26（続き）　E：術後のパノラマX線写真。骨片を固定し，う蝕で保存不可能な上顎左側第1大臼歯を抜去している。F：術後の側方セファログラム。垂直的位置関係と咬合が回復されている。

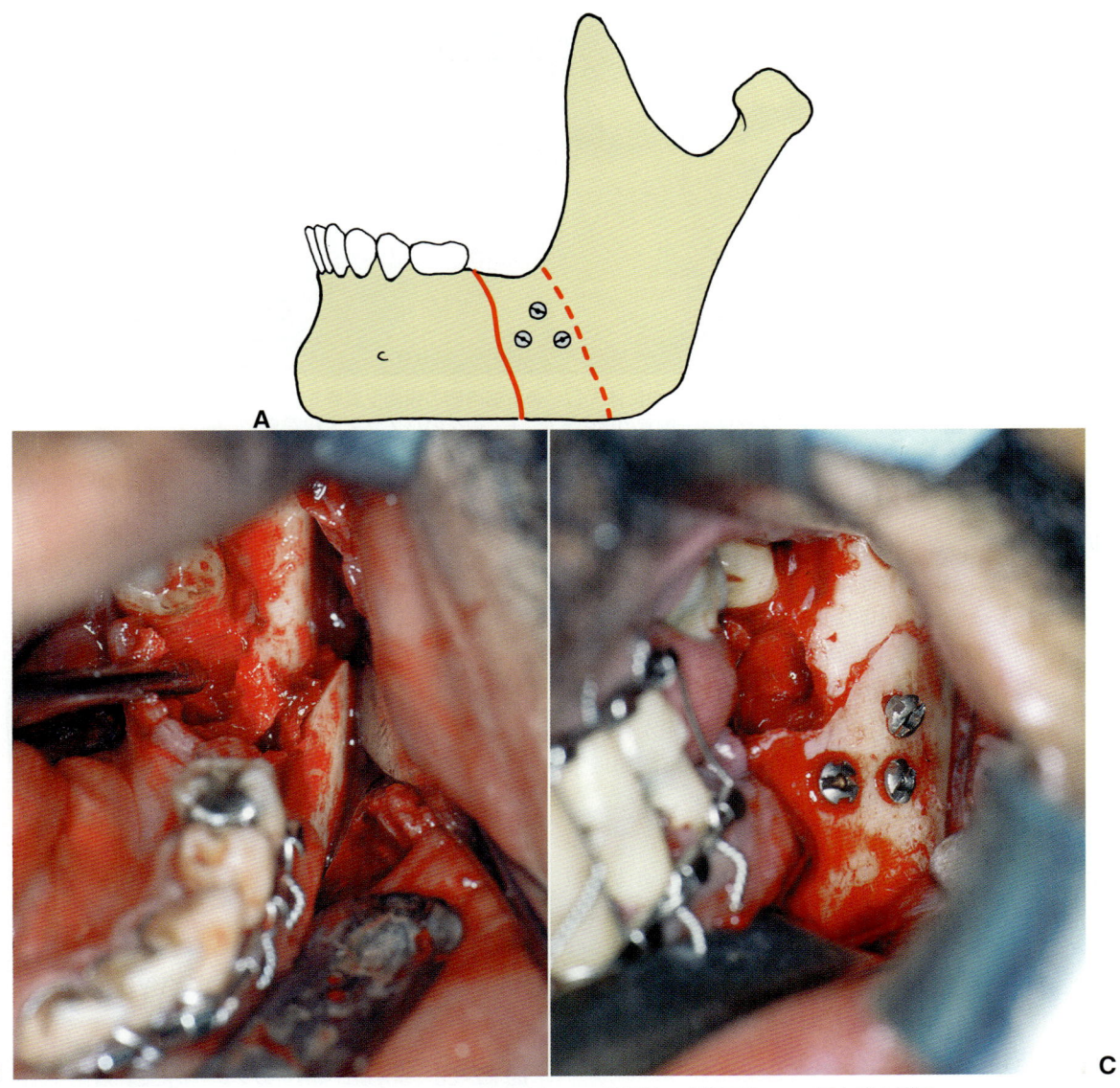

図 22-27　A：3本のラグスクリューで固定した下顎の斜骨折。B：斜骨折の病態写真。C：固定後の所見

475

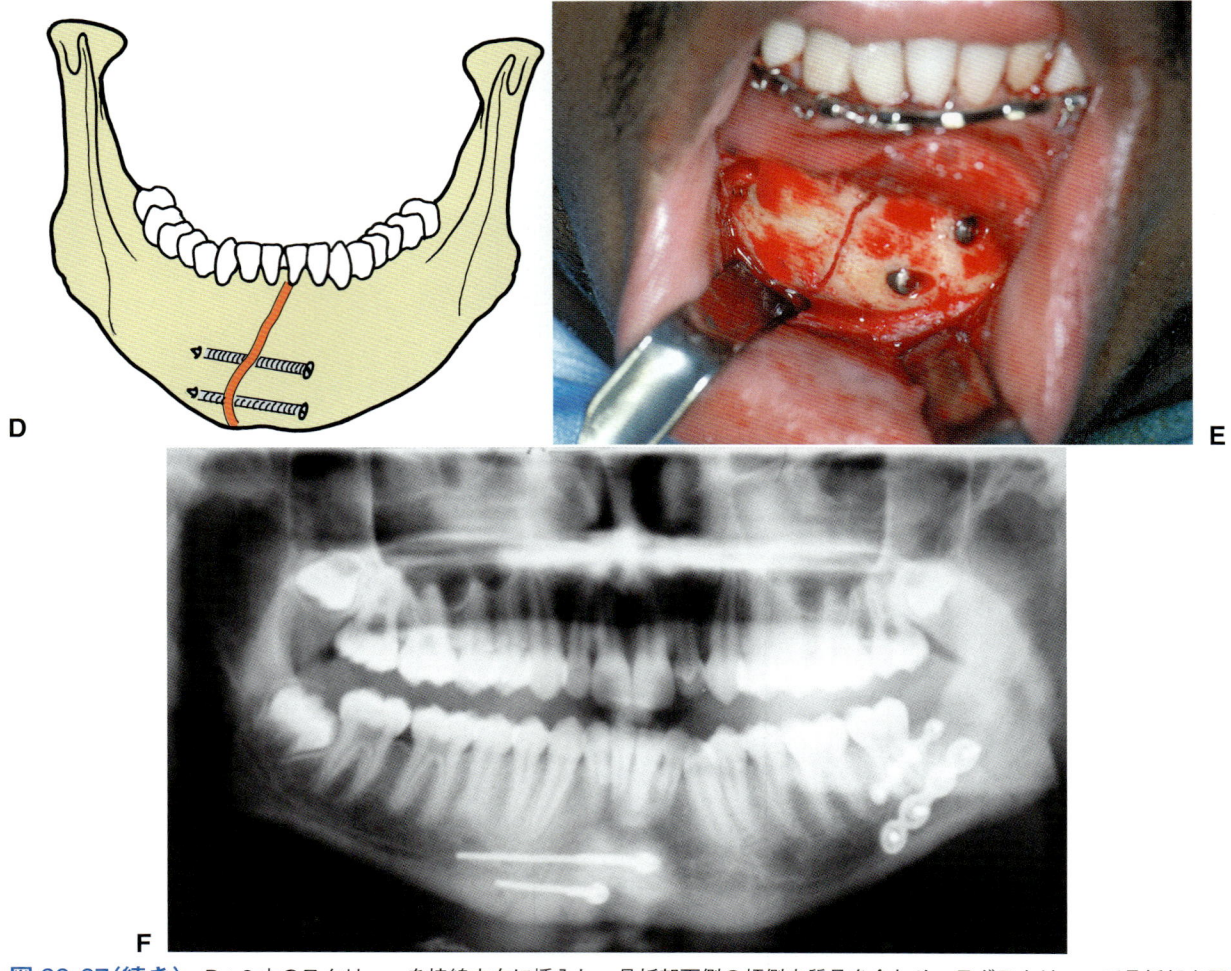

図 22-27(続き) D：2本のスクリューを接線方向に挿入し，骨折部両側の頰側皮質骨を合わせ，ラグスクリューで骨折部を圧迫することで下顎骨前方部を固定．E：スクリュー固定の術中写真．F：術後のパノラマX線写真

　頰骨骨折，頰骨弓骨折，NOE骨折における治療の目的は主として，正常な眼，鼻，咀嚼機能と顔貌の回復である．頰骨の単独骨折（最も一般的な中顔面損傷）では，観血的整復は一般的に口腔内，眉毛外側，眼窩下アプローチを組み合わせて行う．この場合，頰骨を適切な位置に挙上して保持する器具が用いられる．簡単な徒手整復では適切な固定が得られない場合は，頰骨上顎領域，頰骨前頭領域，眼窩下縁領域における骨プレートによる固定が必要となる（図22-28）．

　頰骨弓骨折では，口腔外または口腔内アプローチにより頰骨弓を挙上して，適切な輪郭に戻す．これにより，適切な顔面輪郭の修復に加えて，下顎骨筋突起との衝突による開口障害を回復させることができる．頰骨弓の挙上と整復は，受傷後数日以内に行うべきである．治療が大きく遅れると，安定した形態で頰骨弓を維持することが困難になるとともに，骨片が損傷した位置に戻りやすくなる．

　NOE骨折の治療目標は，正常な術後の審美性を確保する

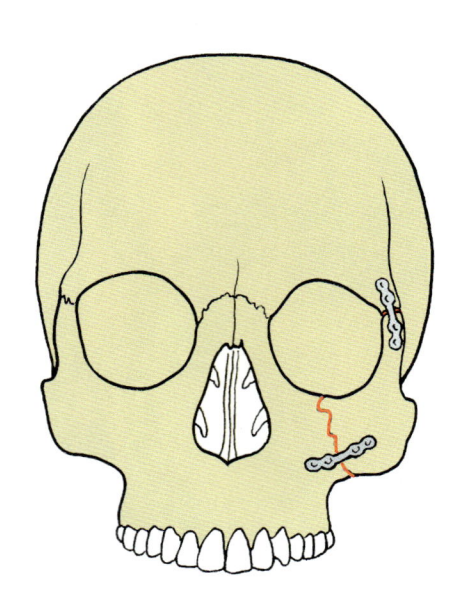

図 22-28 頰骨複合体骨折のプレート固定．頰骨バットレスと頰骨前頭縫合部でプレートを用いて固定を行っている．

22章 ● 顔面骨骨折の治療

ため，鼻骨と内眼角靱帯を適切な位置に整復しながら，正常な鼻涙管と眼の機能を回復させることである。このような状況では通常，NOE 領域の観血的整復が必要となる。さまざまな外科的アプローチを行うことにより，眼窩上縁と鼻，内眼角，眼窩下縁領域を広く露出することができる。現在用いられている最も一般的なアプローチは冠状皮弁であり，毛髪の生え際に隠れやすい単一の切開で，上顔面と鼻篩骨複合体を露出させることができる（図22-29）[13]。この種の損傷では，骨片を固定維持するうえで，小さな骨プレートと直接的な経鼻ワイヤリングが最も有効と考えられる。

下顎骨骨折と同様，咬合が関与する中顔面骨折では，下顎骨と適切な咬合関係になるように上顎骨を設定して，咬合を

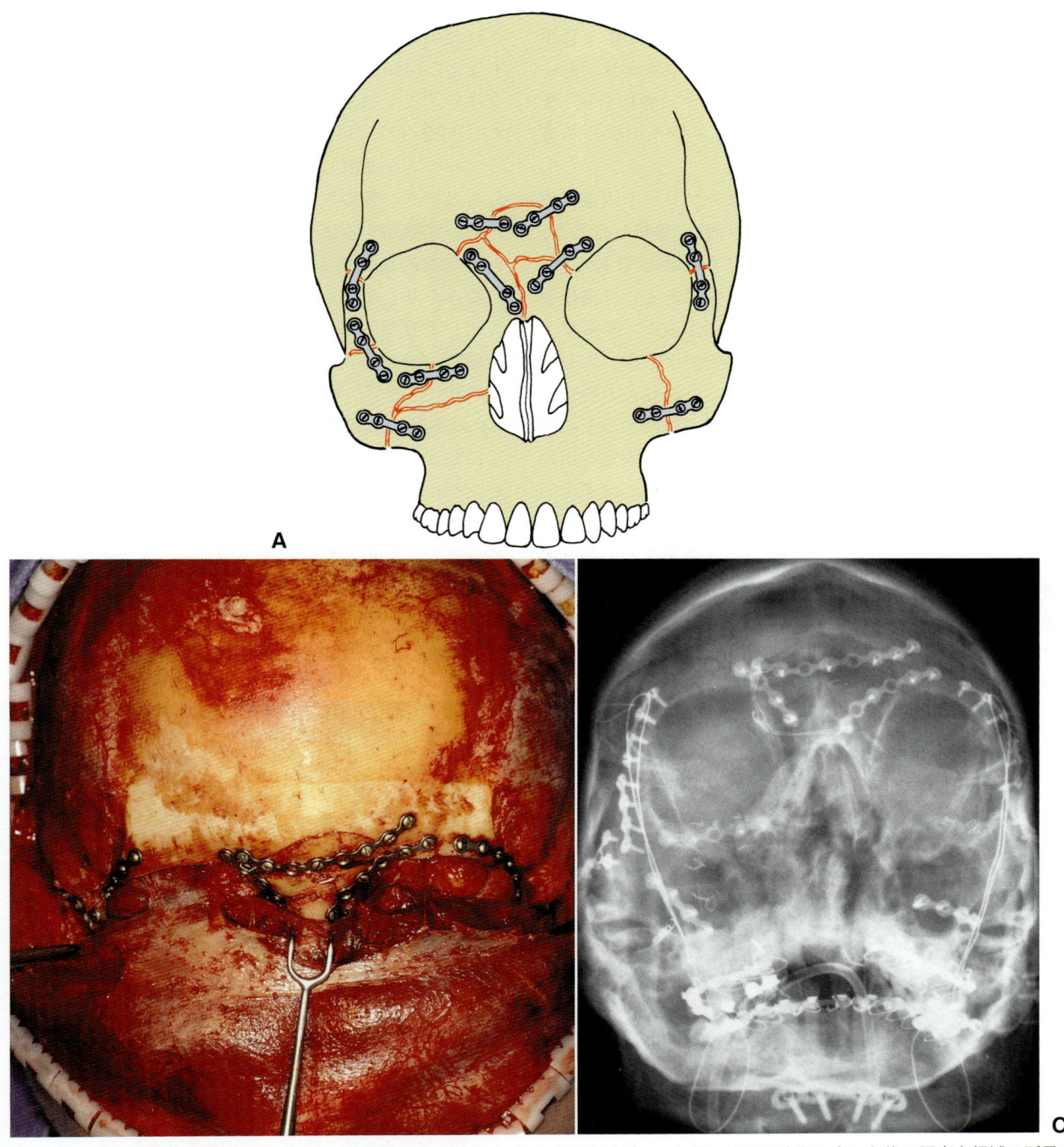

図 22-29　重度の中顔面骨折に対するプレート固定。A：模式図。B：小さな骨プレートを用いて骨片を固定した後の眼窩上領域の所見。C：術後の Waters X 線写真。

477

再構築することが重要である．このステップは，下顎骨骨折に対するさまざまな種類のIMFと同じ方法で行う．しかし下顎骨骨折の場合と同様，咬合関係の再構築が，すべての領域における骨折の適切な整復につながるわけではない．解剖学的構造の整復の必要性に加え，骨折部位の追加的固定法が必要となることも多い．

IMFによる適切な骨の整復を行っても骨折部が不安定な場合には，直接的ワイヤリング，懸垂固定，骨プレート固定を使用して骨折を固定する．このような場合の例は，下顎骨が正常な場合のLe Fort I〜III型骨折である．患者にIMFを行えば，下顎骨のいかなる動きによっても中顔面骨が動いてしまうため，直接ワイヤリング法（ワイヤー骨接合術）または骨プレート固定（強固な固定）により，個々の骨片を直接固定する．

懸垂固定は，直接ワイヤリングまたは骨プレート固定に追加して用いることがある．懸垂固定の目的は，骨折した骨を，上方にある安定な骨に懸垂させて固定することである[14]．懸垂固定には，梨状口縁，眼窩下縁，頬骨弓あるいは前頭骨にワイヤーを取り付ける方法がある（図22-30）．懸垂ワイヤーは，上顎骨のアーチワイヤーに直接接続するか，もしくは咬合床副子や下顎のワイヤーに接続する．これらの懸垂ワイヤーは，開口運動時の下顎骨の下方牽引に起因する上顎骨の移動を防止する．直接ワイヤリングおよび懸垂固定を用いるにあたっては，多くの場合に重大な制約がある．ワイヤーの剛性には限界があるため，適切な解剖学的輪郭を再建して維持することが困難であり，眼窩縁や頬骨隆起などの凹凸のある領域ではとくに困難である．ワイヤーは全治癒期間を通して筋力への適切な抵抗を示さず，最終的に骨折によるある程度の偏位が残る．骨プレートシステムを用いた強固な固定を行えば，大部分の場合，懸垂固定の必要はない．

ミニプレートおよびマイクロプレートシステムの開発と改良が，中顔面骨折の治療を大きく発展させた．これらのチタン合金プレートは厚さが0.6〜1.5mmで，スクリューのねじ山の直径が0.7〜2.0mmである（図22-31）．下顎骨骨折に対する強固な固定に関して述べた長所は，中顔面骨折の治療においてもあてはまる．これらの長所に加え，小さな骨プレートは手術時に適切な骨輪郭が得られる点が，大きな利点である．直接ワイヤリングまたは懸垂固定では，骨の曲線形態を再構築することはほぼ不可能であり，とくに激しく粉砕された小骨片ではまったく不可能である．激しく粉砕された不安定な中顔面骨折は，バットレスを再構築して適切な輪郭を作り，またできるだけ多くの骨片を固定する必要があるため（図22-32），現在ではすべての骨片を広範囲に露出して，骨プレートを使用して，整復固定するのが一般的である．これらのチタン製のプレートとスクリューは生体適合性にすぐれていて触知するようになったり，感染をきたしたり，あるいは二次的な再建手術（例：骨移植，インプラント）の障害になったりしないかぎり，除去する必要はない．

ポリグリコール酸やポリ乳酸などのさまざまな重合体が，吸収性プレートスクリューシステムとして開発されている（図22-33）[15,16]．吸収性プレートシステムは，骨の成長やCTの再撮影を考慮する必要のある小児や頭蓋外傷には，とくに望ましい．しかし，現在のデザイン，機械的制約，タッピングの必要性，価格などにより，これらのシステムはなお一般的ではない．骨プレートとスクリューを使用することで，粉砕または欠損した骨片を再建するための骨の即時移植も容易になり，粉砕骨片の安定性を増すことが可能となっている．

図22-30 懸垂固定法．1：前頭骨懸垂，2：梨状口縁懸垂，3：眼窩下縁懸垂，4：頬骨囲繞懸垂

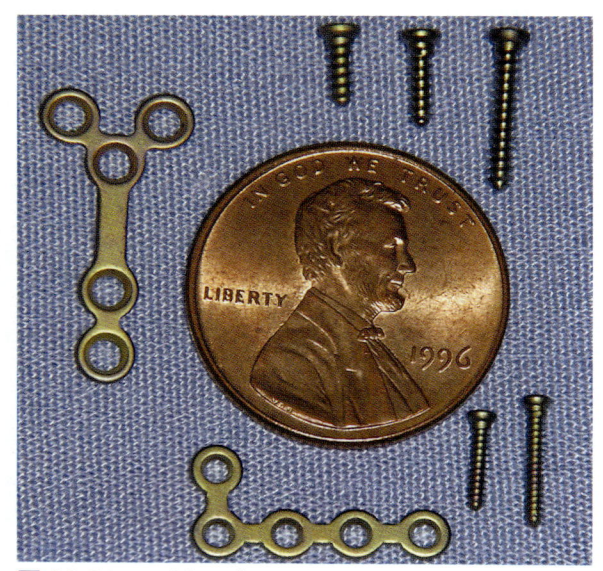

図22-31 マイクロプレートとマイクロスクリュー

22 章 ● 顔面骨骨折の治療

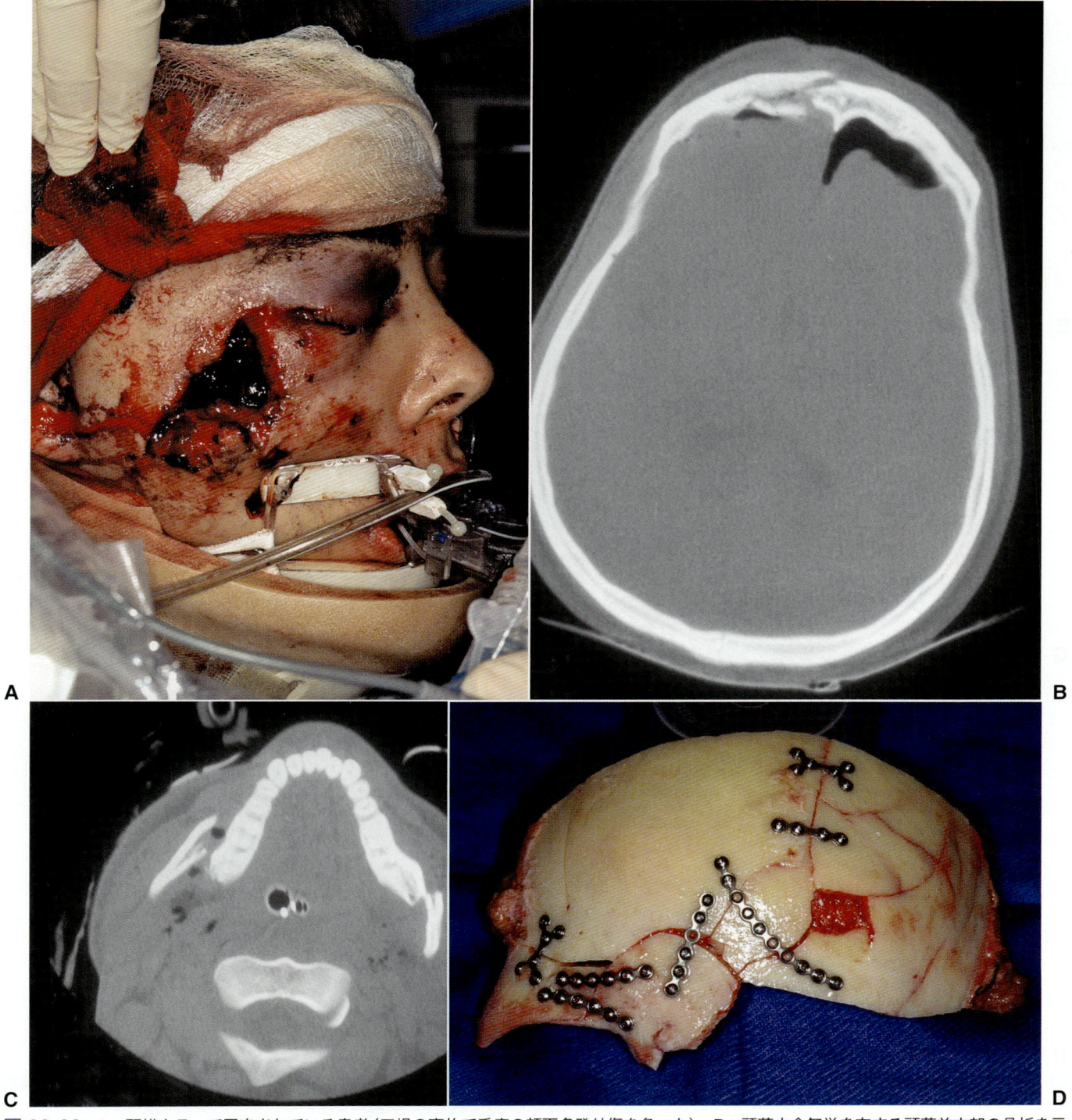

図 22-32　A：頸椎カラーで固定されている患者（工場の事故で重度の顔面多発外傷を負った）。B：頭蓋内含気巣を有する頭蓋前方部の骨折を示すCT像（軸位）。C：両側の偏位を伴う下顎骨骨折を示すCT像（軸位）。D：脳神経外科医が硬膜の断裂を修復している間にプレート固定された頭蓋冠

3. 裂創

　顔面裂創の治療に関する一般的ガイドラインについては，21章を参照してほしい。顔面骨骨折はしばしば，重度の顔面裂創を伴う。裂創に対する治療の原則は，創の大きさにかかわらず同じである。

　裂創の洗浄，および重要な構造物の損傷領域の診査が重要である。Stensen管，顔面神経，または主要血管などに損傷が生じうる。これらを損傷した場合，導管の再吻合，切断神

479

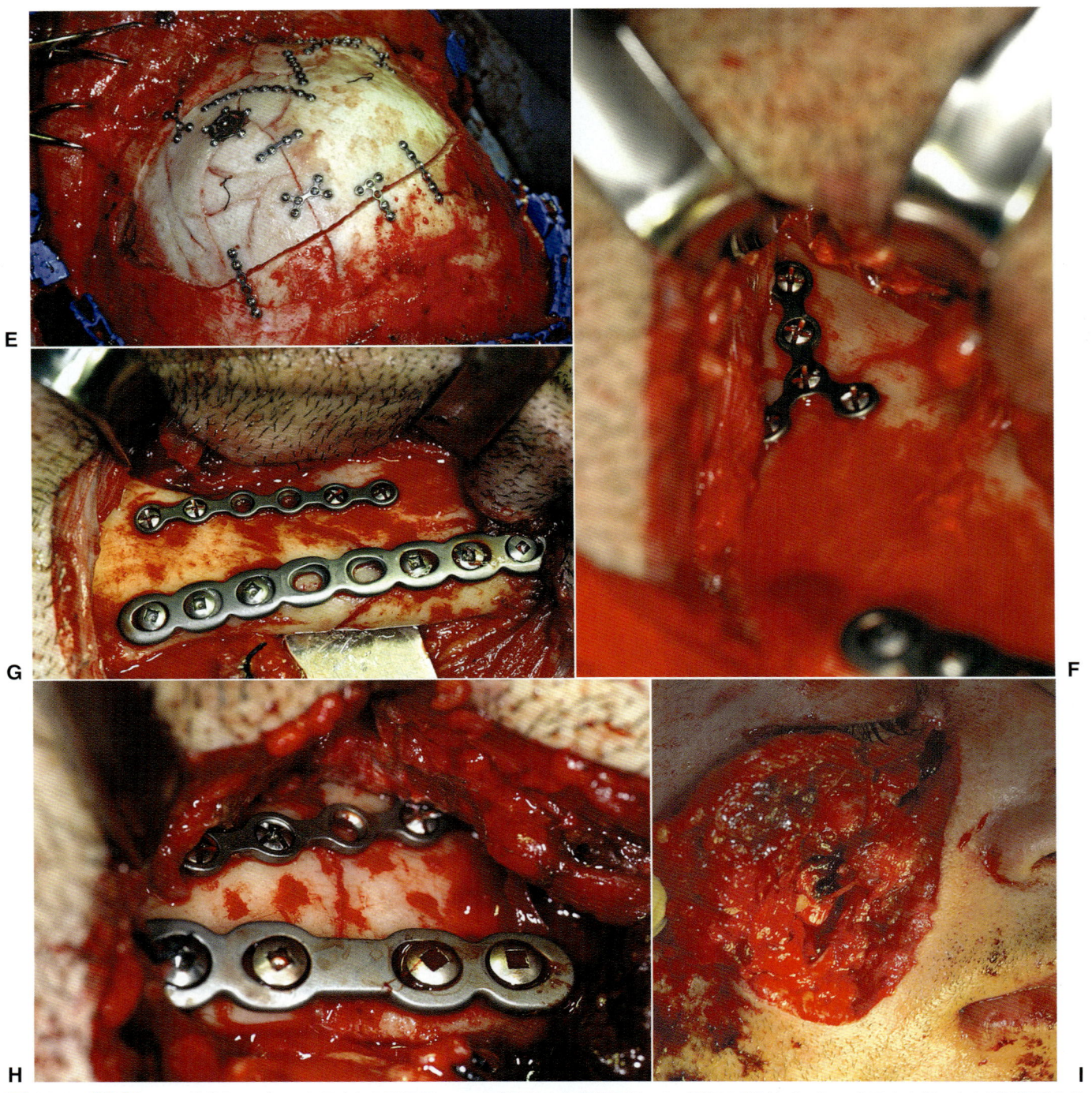

図22-32(続き) E：整復し，プレート固定した頭蓋冠。F：右側関節突起頸部骨折。G：頸部の裂創からプレート固定を行った右側下顎骨体部骨折。H：左側下顎角部骨折。I：右側頬部の創を通して中顔面骨折に対してマイクロプレート固定を行った。

経の特定と修復，止血に努めなければならない（図22-34）。局所麻酔または全身麻酔導入前に，これらの損傷の診査を行うことが重要である。その理由は，構造と機能（顔面運動や唾液流出）が麻酔後には評価できない可能性があるためである。

裂創は内側から外側に向かって，すなわち口腔粘膜から筋，皮下組織，皮膚へと閉鎖する。組織の層と層を一致させるように適切に閉創し，また血腫形成を防止するために創内に死腔を作らないようにする。赤唇縁，鼻翼など容易に同定可能なランドマーク，または容易に同定できて適切に修復可能な裂創部位などを最初に縫合し（図22-35），その後，創縁が合わせにくい領域を閉鎖する。外科医のなかには，創傷ケ

22章 ● 顔面骨骨折の治療

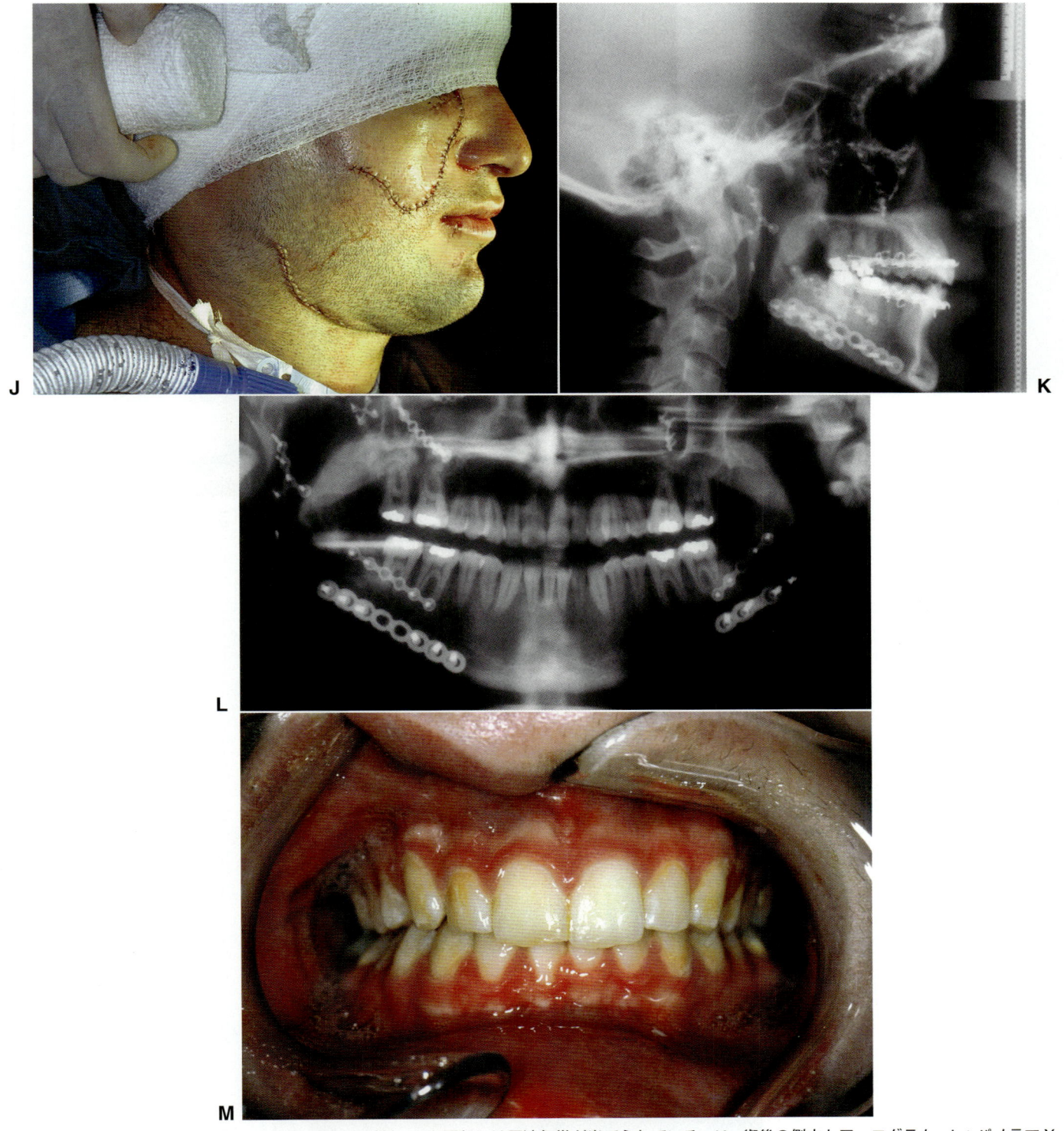

図22-32(続き) J：治療後の右頬部と頸部の裂創。また頭部には圧迫包帯が当てられている。K：術後の側方セファログラム。L：パノラマX線写真。M：術後6週の咬合状態

アに抗菌薬軟膏の使用を提唱する人もいる。しかし，Steri-Stripなどを使用しても同様の効果がある。顔面創傷の縫合は一般的に5～7日で抜糸するが，創傷の位置と創部の張力によって決定しなければならない。

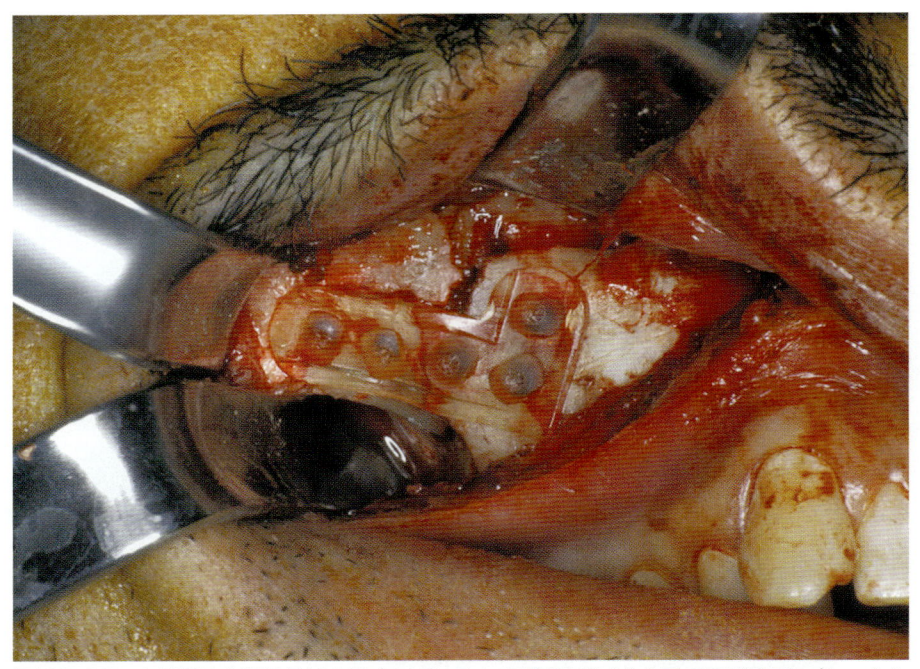

図 22-33 右側頰骨上顎骨骨折を固定している L 字型吸収性（非金属でほぼ透明）プレートおよびスクリュー

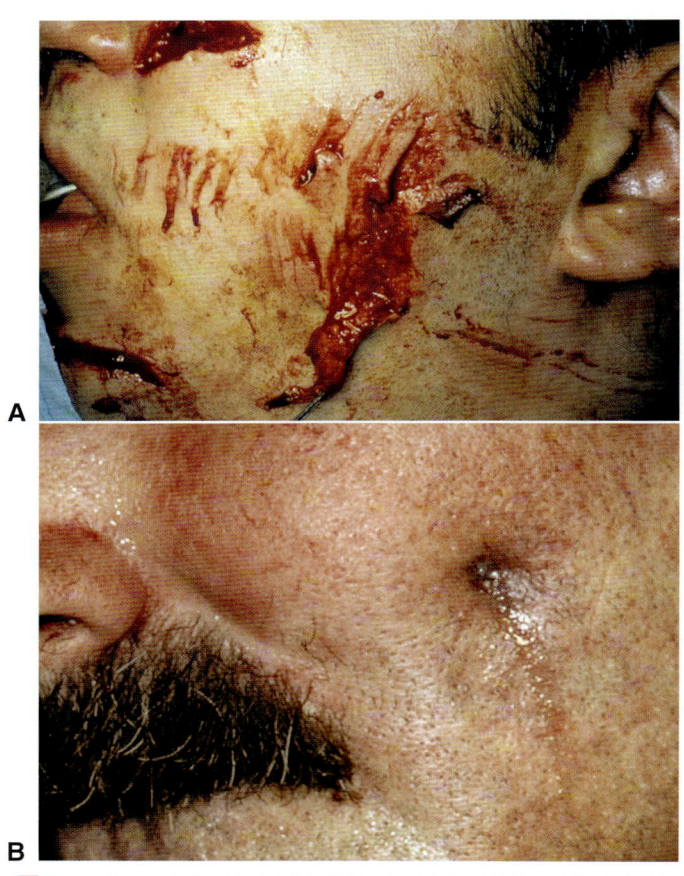

図 22-34 A：顔面神経と耳下腺管が走行している領域に深く貫通した裂創。これらの構造物の位置を同定し，修復するための診査が必要となる。B：耳下腺管の損傷が検出できなかったために，術後持続的な唾液瘻が形成された。

22章 ● 顔面骨骨折の治療

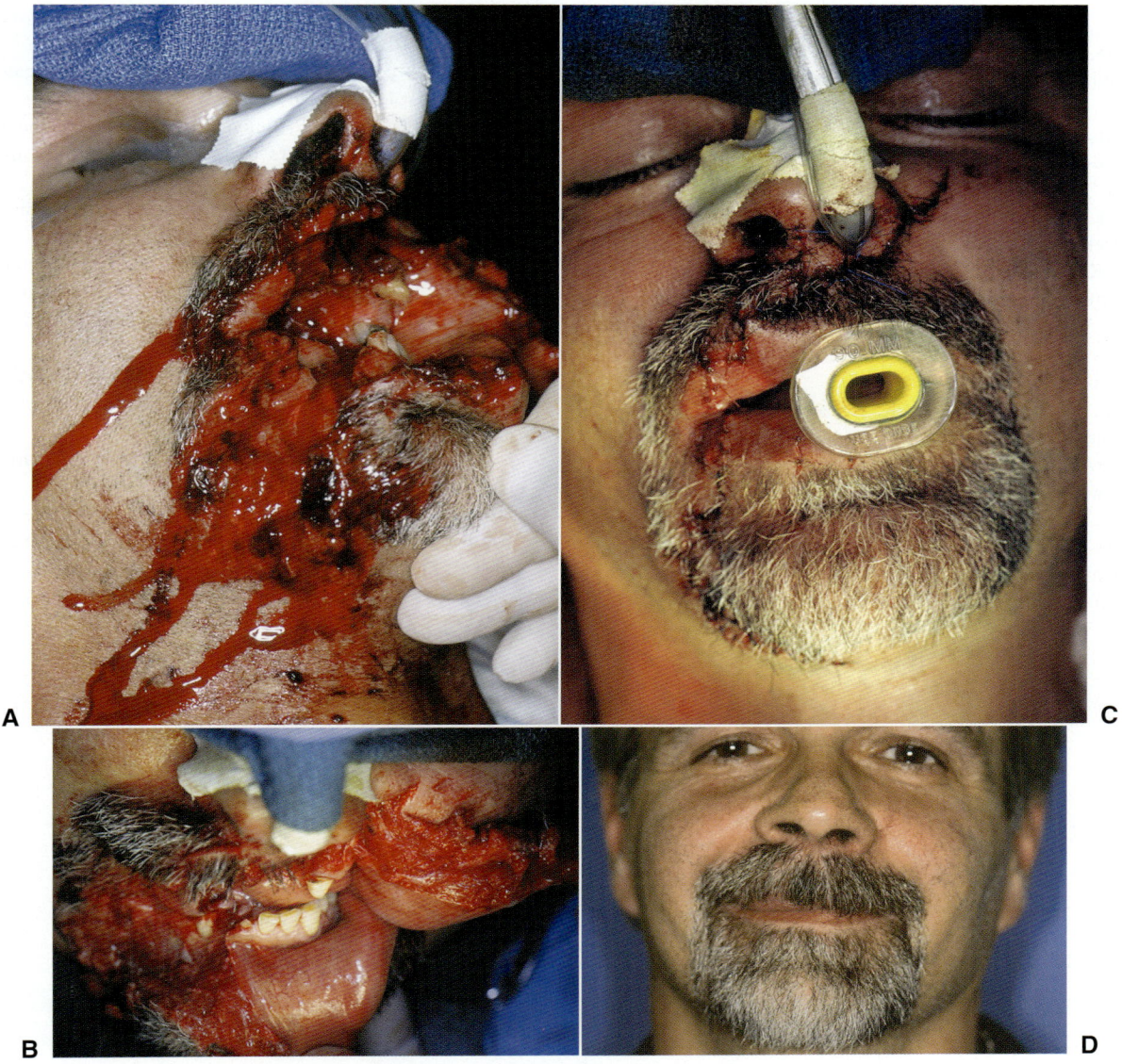

図 22-35　A：チェーンソーによる口唇，顎骨，オトガイ部の損傷で，歯と骨を喪失している。B：止血が終了し，創のデブリードマンを行った後の状態。C：裂創を修復し，経鼻挿管と経口エアウェイ装着を行った患者。D：術後3か月の顔貌所見

文献

1. Batters Alvi A, Doherty T, Lewen G: Facial fractures and concomitant injuries in trauma patients, Laryngoscope 113:102, 2003.
2. Verschueren DS, Bell RB, Gagheri SC et al: Management of laryngo-tracheal injuries associated with craniomaxillofacial trauma, J Oral Maxillofac Surg 64:203, 2006.
3. Gerlock AJ, Sinn DP, McBride KL: Clinical and radiographic interpretation of facial fractures, Boston, 1981, Little, Brown.
4. Saigal K, Winokur RS, Finden S et al: Use of three-dimensional computerized tomography reconstruction in complex facial trauma, Facial Plast Surg 21:214, 2005.
5. Afzelius L, Rosen C: Facial fractures: a review of 368 cases, Int J Oral Surg 9:25, 1980.
6. Ellis E, El-Attar A, Moos K: An analysis of 2067 cases of zygomatical orbital fractures, J Oral Maxillofac Surg 43:417, 1985.
7. Olson RA, Fonseca RJ, Zeitler DL et al: Fractures of the mandible: a review of 580 cases, J Oral Maxillofac Surg 40:23, 1982.
8. Bagheri SC, Holmgren E, Kademani D et al: Comparison of the severity of bilateral LeFort injuries in isolated midface trauma, J Oral Maxillofac Surg 63:1123, 2005.
9. Manson PM, Hoopes JE, Su CT: Structural pillars of the facial skeleton: an approach to the management of Le Fort fractures, Plast Reconstr Surg 60:54, 1980.
10. Markowitz BL, Manson PM: Panfacial fracture: organization of treatment, Clin Plast Surg 16:105, 1989.
11. Villarreal PM, Monie R, Junquera LM et al: Mandibular condyle fractures: determinants of treatment and outcome, J Oral Maxillofac Surg 62:155, 2004.
12. Ochs MW, Tucker MR: Current concepts in management of facial trauma, J Oral Maxillofac Surg 51:42, 1993.
13. Van Sickels JE, White RP Jr: Rigid fixation for maxillofacial surgery. In Tucker MR, White RP Jr, Terry BC et al, editors: Rigid fixation for maxillofacial surgery, Philadelphia, 1991, JB Lippincott.
14. Bowerman JE: Fractures of the middle third of the facial skeleton. In Rowe NL, Williams JI, editors: Maxillofacial injuries, vol 1, New York, 1984, Churchill Livingstone.
15. Eppley BL, Prevel CD: Nonmetallic fixation in traumatic midfacial fractures, J Craniofac Surg 8:103, 1997.
16. Bell RB, Kindsfater CS: The use of biodegradable plates and screws to stabilize facial fractures, J Oral Maxillofac Surg 63:1576, 2005.

23章

顎変形症の治療

MYRON R. TUCKER, BRIAN B. FARRELL, BART C. FARRELL

本章の内容

顎変形症の罹患率
顎変形症の原因
　1. 顔面成長の一般的原則
　2. 遺伝的・環境的要因の影響
顎変形症の評価
顎矯正手術の術前治療
　1. 歯周病治療
　2. 歯冠修復治療
　3. 術前矯正治療
　　1）治療開始時期
　　2）術前矯正治療の目的
　4. 最終の治療計画
顎矯正手術

1. 下顎前突症
2. 下顎後退症
3. 上顎前突症
4. 上顎および中顔面の後退症
5. 上下顎変形症および顔面非対称症
6. 閉塞性睡眠時無呼吸に対する顎矯正手術

顎骨延長術
顎矯正手術患者の周術期管理
顎矯正手術の後治療
　1. 矯正治療の完了
　2. 歯冠修復と補綴学的治療
　3. 歯と歯周組織の管理
まとめ

顎変形症の罹患率

　これまでの疫学調査によると，米国人口の数パーセントが重篤な歯列不正を有している[1-3]。しかし，骨格性顎変形症の正確な罹患率についてはごく少数のデータしかなく，この疫学調査の情報は，重篤な歯列不正の罹患率を評価した研究データから推定したものである。米国における健康栄養調査（The National Health and Nutrition Examination Survey: NHANES Ⅲ）は，1989〜1994年の間に8〜50歳の米国人1万4,000人を対象に，調査を行っている。この研究ではオーバージェット（overjet），オーバーバイト（overbite），臼歯部交差咬合について調査された。各々のカテゴリーで極端な値を示す患者は，潜在的に顔面変形症を有している（表23-1）。ただし，多くの患者に，骨格の発育異常（本章で後述する）に伴うdental compensation（歯列による顎骨不調和の補正）が認められるため，骨格異常の重症度は，過小評価されていると考えられる。このデータは，歯列不正に対する処置の一部として，外科的処置を必要とするような骨格異常の罹患率を，他の判定基準と組み合わせたものである[2]。

　米国民の2％が，下顎後退症および上顎前突症であると考えられる[3]。その他の骨格異常と罹患率は，下顎前突症と上顎後退症が0.3％，開咬が0.3％，非対称が0.1％である。したがって，米国民の約2.7％が，外科的処置を必要とする不正咬合を伴う顎変形症に罹患している。歴史的にみると，顎変形症に伴う不正咬合の治療は，たとえ顔面骨格の異常を認める症例であっても，顎変形症そのものにはほとんど注意が払われていなかった。しかし，この60年間で顎矯正手術の技術は，中顔面，下顎骨，歯槽部を理想的な位置に移動することができるまでに進歩した。顎変形症の外科手術と矯正治療の組み合わせは，不正咬合と顔貌異常の治療に不可欠である。

顎変形症の原因

　不正咬合，およびそれに関連する顔面を構成する骨格異常は，遺伝的要因，出生前の問題，成長期に起こる全身疾患，外傷，環境による影響など，多様な要因によって引き起こされる。ここでは，顔面成長に関する詳述は避けるが，顔面成

表 23-1
国における重篤な不正咬合の比率

	年齢別			人種・種族別		
不正咬合の種類	8〜11歳	12〜17歳	18〜50歳	白人	黒人	ヒスパニック
II級咬合：オーバージェット						
>10mm	0.2	0.2	0.4	0.3	0.4	0.4
7〜10mm	3.4	3.5	3.9	3.8	4.3	2.2
III級咬合：反対咬合						
>-4mm	0	0	0.1	0.1	0.1	0.3
>-3〜-4mm	0	0.6	0.2	0.2	0.4	0.4
開咬						
>-4mm	0.3	0.2	0.1	0.1	0.7	0
>-3〜-4mm	0.6	0.5	0.5	0.4	1.3	0

(Proffit WR, White RP Jr: Dentofacial problems: prevalence and treatment need. In Proffit WR, White RP Jr, Sarver DM, editors: Contemporary treatment of dentofacial deformity, St Louis, 2003, Mosby.)

長に関する知識は，顎変形症発現の基本原則を理解するために必要不可欠である。顔面成長の原則については，成書（例：Enlow DH, Hans M: Essentials of facial growth, Philadelphia, 1996, WB Saunders.）を参照してほしい[4]。

1. 顔面成長の一般的原則

頭蓋顔面の形態および機能の発育は，多くの因子の影響を受ける。頭蓋顔面領域は個体固有の成長能を有しており，これには，蝶後頭軟骨結合と蝶篩骨軟骨結合と鼻中隔が含まれる。加えて，大部分の顔面骨の成長は，軟組織およびその裏打ちとなる骨に対する機能的要求に反応して起こる。鼻，口腔，咽頭喉頭部，顔面の筋肉，咀嚼筋を含む軟組織が顔面骨の成長に影響を及ぼす[5]。

顔面の正常な発育方向は，前下方である。上顎骨と下顎骨がリモデリング，あるいは異なった部位での骨添加および骨吸収によって成長することで，顔面の三次元的な変化をもたらす。EnlowとHansは，この現象を領域再配置と呼び，上顎-下顎複合体がピラミッド型に前下方に拡大成長すると述べている（図23-1）[4]。顎顔面の発育方向や成長量は，個々で異なる[6]。発育パターンの変化と成長の割合のアンバランスが，不正咬合に伴う顔面の形態学的骨格異常を引き起こしている。

2. 遺伝的・環境的要因の影響

顎変形症の一因として，遺伝的要因がある。下顎前突症や下顎後退症の家族的傾向などの遺伝様式は，顎変形症の患者

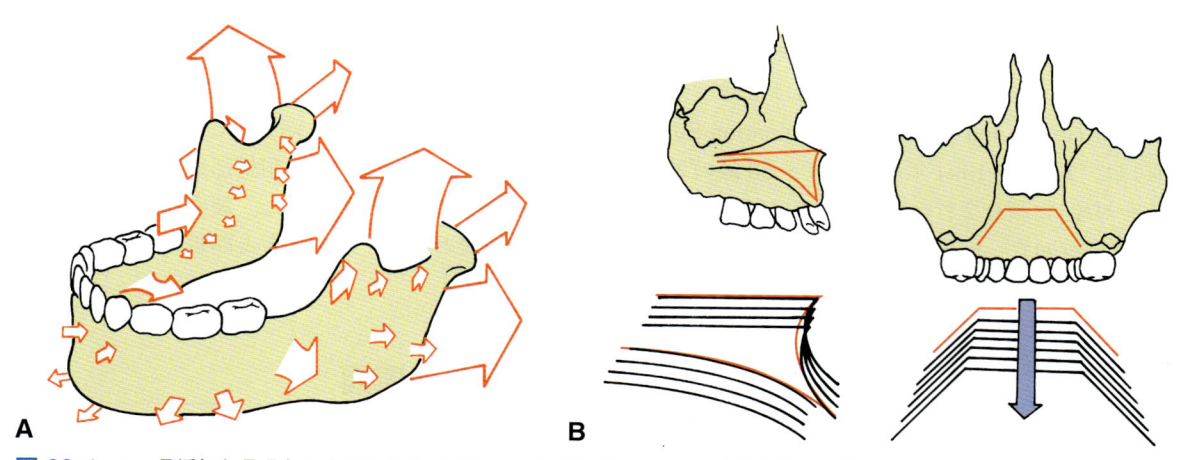

図23-1　A：骨添加と骨吸収による下顎骨の成長。骨添加の開始領域は，歯槽突起の上面と下顎枝の後縁と上方の表層である。B：鼻上顎複合体の前下方への「V字型拡大」による成長。口蓋上面の骨吸収は，口蓋と歯槽突起の下面での添加と同時に起こる。さらに，上顎の後方領域の成長は，上顎の前下方への成長につながる。（Enlow DH: Handbook of facial growth, Philadelphia, 1975, WB Saunders.）

にしばしばみられる。しかしながら，顔面の発育には多くの因子が関与しているため，遺伝的な顎変形症であると断定することはできない。

顔面の発育異常とそれに伴う不正咬合は，先天異常や症候群に伴うことがある。顔面非対称や顎顔面の骨形成不全（Treacher Collins 症候群）を伴う症候群は，神経堤細胞の胚性異常に関連する。顎の発育に影響を与える先天異常として，口唇口蓋裂と頭蓋骨癒合症（頭蓋顔面縫合の早期癒合）がある。顔面の発育異常には，胎児アルコール症候群など，胎児期に母親から受けた全身的な影響が原因となるものがあり，中顔面の形成不全を引き起こすことがある。

環境的要因も，顎変形症の一因となる。出生前の胎内で，頭蓋形成期に重篤な下顎骨形成不全を招くことがある。軟組織および筋機能は，しばしば歯の位置や顎の発育に影響を与えるので，出生後の異常機能は，顔面の変形を招くことがある。また，舌の位置や大きさは，顎骨の位置や発育に影響を与える（図23-2）。呼吸障害，口呼吸，舌や口唇の位置異常や形態異常は，顔面の発育を妨げることがある[7]。顔面骨の外傷も，顔面骨や咬合に重篤な障害を与える。外傷時の直接傷害に加え，将来的に顔面骨の発育に影響を与えることがある。小児の顎関節に対する外傷では，瘢痕，発育異常，関節の線維性強直症などによって，重度の顎運動制限が引き起こされる場合がある。その結果，下顎の発育異常や下顎の左右非対称が生じる（図23-3）。

顎変形症の評価

顎変形症に対しては，歯科矯正治療や外科手術に加え，多くの場合，歯周病学的，歯内療法学的，保存修復学的，歯科補綴学的な検討を要する。

顎変形症の治療においては，歯列矯正と外科手術に加え，歯科的疾患の複雑な問題に対処するため，集学的治療を要する。集学的アプローチにより，術前の評価から術後のケアまでを行うが，最も重要なことは，問題点の評価と治療目標の設定である[8]。

患者との最初の面談で，患者自身の問題認識と，どのような治療が可能であるかという点を，よく話し合うべきである。さらに，患者の現在の健康状態と，治療による医学的あるいは精神的な影響についても，よく話し合うべきである。

矯正科医と口腔外科医との連携は，顔面の正貌，側貌，および咬合状態の検査から始まる。

正貌の評価は，対称性と相対的なバランスについて評価する。評価項目には，額，眼，眼窩下縁，頬骨，鼻翼幅を含む鼻の形態，副鼻腔の位置，口唇の形態，前歯と口唇の位置関係，顔面の高径と幅径の相対的な比率などが含まれる。図23-4は，標準的な顔貌の比率を示す。側貌では，すべての構成要素の前後方向と高径の比率を評価する。咽喉部の軟組織も評価する。患者の治療前の顔貌写真は，評価基準の1つとなる。ビデオとデジタル化された画像は，過去10年にわたって評価の一助とされてきた。十分な検査には，側方・前後・垂直方向における歯列弓の形態，対称性，歯列，不正咬合の評価が必要である。さらに，咀嚼筋および顎関節の機能も評価する。また，プロービングを含む歯周病学的スクリーニングでは，患者の口腔衛生状態と歯周組織の状態を評価する。スタディモデルのための印象採得や咬合採得も行う。

頭部X線規格写真（セファログラム）とパノラマX線写真は，初診時の評価として重要なものの1つである。セファログラムは，骨格異常の診断の資料となり，複数の基準点を計測することによって，骨格の状態を評価できる（図23-5，表23-2）[9,10]。セファログラムは1つの評価ツールであるが，顔面構造と咬合の臨床的評価のための診断用ツールとしても

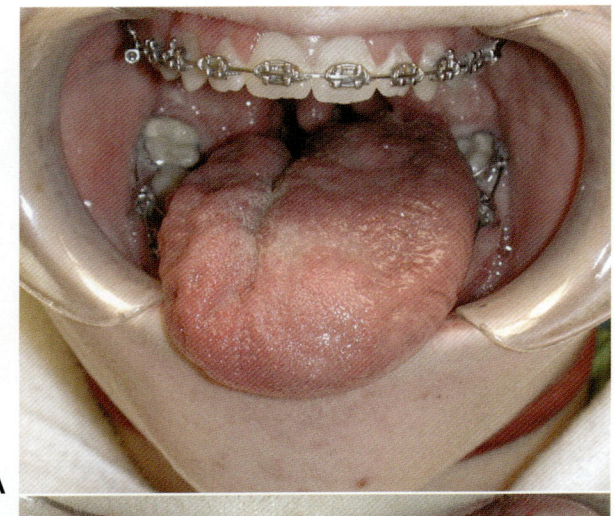

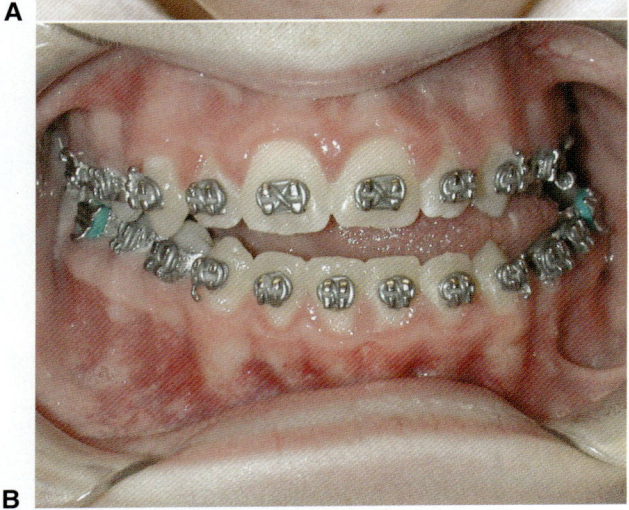

図23-2 Ａ：片側性肥大による舌の非対称。Ｂ：結果として生じた片側性開咬

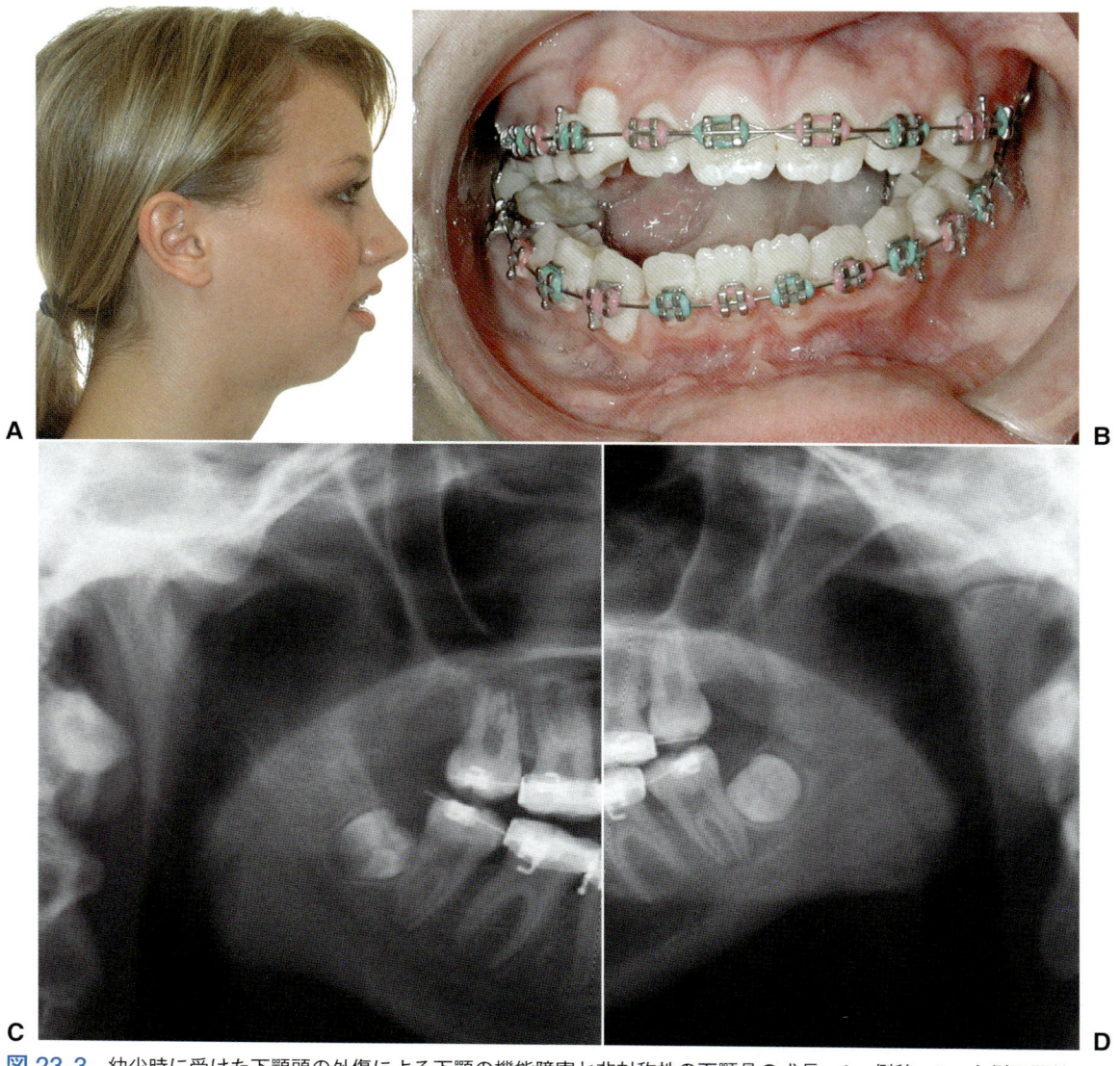

図 23-3　幼少時に受けた下顎頭の外傷による下顎の機能障害と非対称性の下顎骨の成長。A：側貌。B：左側下顎枝の発育不全による右側前方部の開咬。C：健側（右側）下顎頭と下顎枝のＸ線写真。D：左側関節突起の発育不全

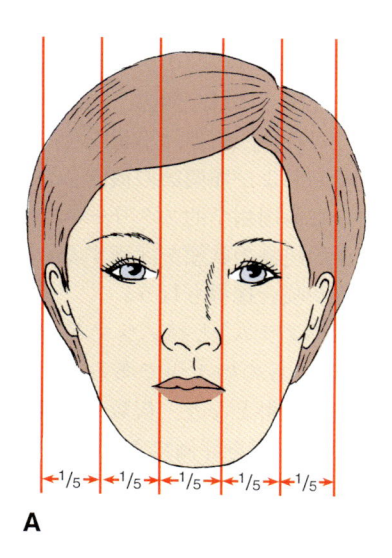

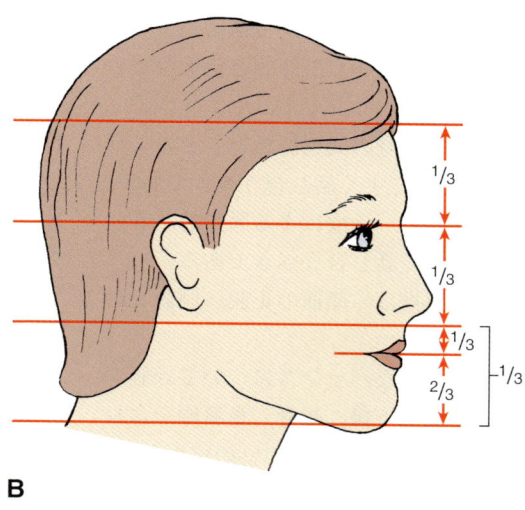

図 23-4　正常な顔面比率。A：正貌の顔面比率。眼窩間，鼻翼基部幅，その他顔貌の構成と口唇の割合の平均を示す。B：側貌における上，中，下顔面の標準的な比率，および下顔面における下唇とオトガイ部の比率

23章 ● 顎変形症の治療

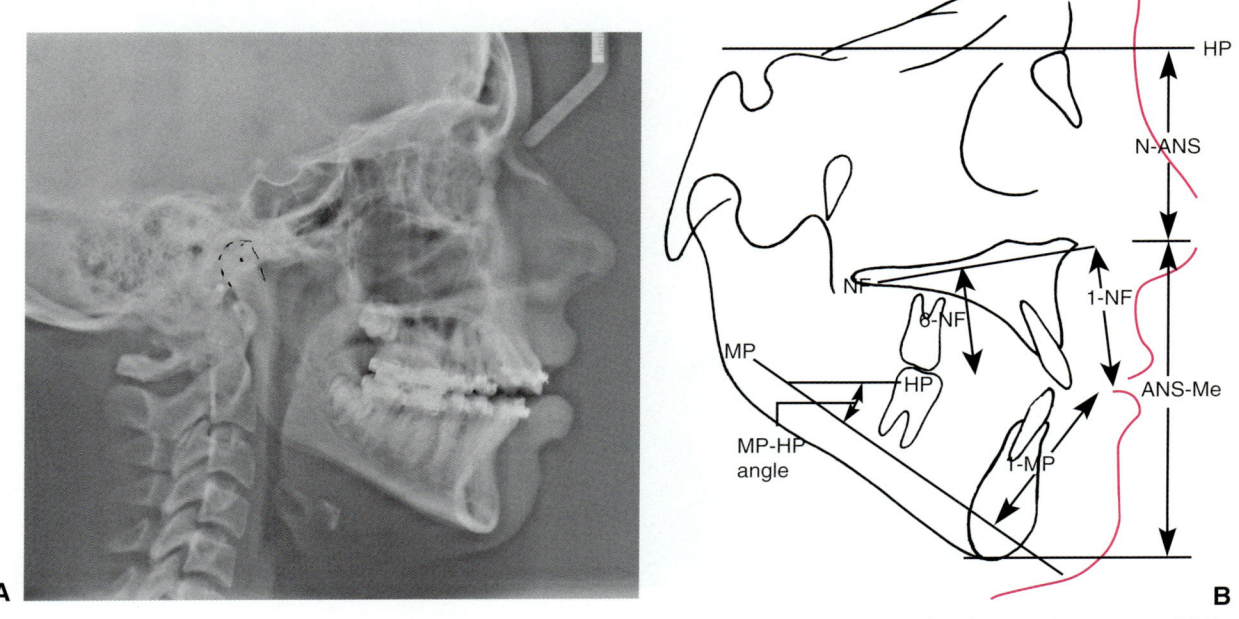

図 23-5　A：側方セファログラム（頭部X線規格写真）。B：側方セファログラムのトレース。顎矯正手術に要するセファロ分析において顔面，骨格，歯の異常を評価するために必要な基準点がプロットされている（表 23-2 参照）。(B from Burstone CJ, James RB, Legan H et al: Cephalometrics for orthognathic surgery, J Oral Surg 36:269, 1978.)

利用される。その他のX線画像も，患者の外科的治療の立案に役立ち，これには後頭前頭法，顎関節規格写真，CTなどがある。難症例では，CTスキャンデータから構築した三次元立体模型が役立つ（図 23-6）。コンピュータとデジタル画像技術の進歩により，顔貌写真をデジタル画像の頭部X線規格写真上に重ね合わせ，骨格とそれを被覆する軟組織との関係を，容易に評価できるようになっている。十分な臨床的評価と分析を行った後，一般歯科医，歯科矯正科医，口腔外科医，歯周病専門医，保存修復学専門医などが問題点について意見を交わしたうえで，治療計画を立案する。

顎矯正手術の術前治療

1. 歯周病治療

患者に治療を始めるにあたっては，歯周管理の重要性を十分理解してもらう必要がある。適確なブラッシングができない患者に対して，矯正装置装着前のスケーリングなどの口腔衛生処置を行っても，矯正装置装着後の治療には支障をきたしうる。

歯周組織に問題のある症例では，矯正治療開始前に口腔衛生指導および，スケーリング，ルートプレーニングを含む歯周病治療やフラップ手術を行う。患者のコンプライアンスが確立し，十分な歯周管理ができるようになるまで，本格的な治療は始めないほうがよい。

表 23-2　セファログラム解析値

	標準男性	標準女性
水平性分析（骨格性）		
N-A-Pg（angle）	3.9°	2.6°
N-A（ll HP）	0°	2.0°
N-B（ll HP）	-5.3°	-6.9°
N-Pg（ll HP）	-4.3°	-6.5°
垂直性分析（骨格性・歯槽性）		
N-ANS（HP）	54.7mm	50.0mm
ANS-Gn（HP）	68.6mm	61.3mm
PNS-N（HP）	53.9mm	50.6mm
MP-HP（angle）	23°	24.2°
1-NF（NF）	30.5mm	27.5mm
1-MP（MP）	45mm	40.8mm
6-NF（NF）	26.2mm	23.0mm
6-MP（MP）	36.8mm	32.1mm
上顎骨・下顎骨		
PNS-ANS（ll HP）	57.7mm	52.6mm
Ar-GO（linear）	52.0mm	46.8mm
Go-Pg（linear）	83.7mm	74.3mm
Ar-Go-Gn（angle）	119.1°	122°
歯系		
OP upper-HP（angle）	6.2°	7.1°
OP lower-HP（angle）	－	－
A-B（ll OP）	-1.1mm	-0.4mm
1-NF（angle）	111.0°	112.5°
1-MP（angle）	95.9°	95.9°

（Burstone CJ, James RB, Legan H et al: Cephalometrics for orthognathic surgery, J Oral Surg 36:269, 1978. を改変）

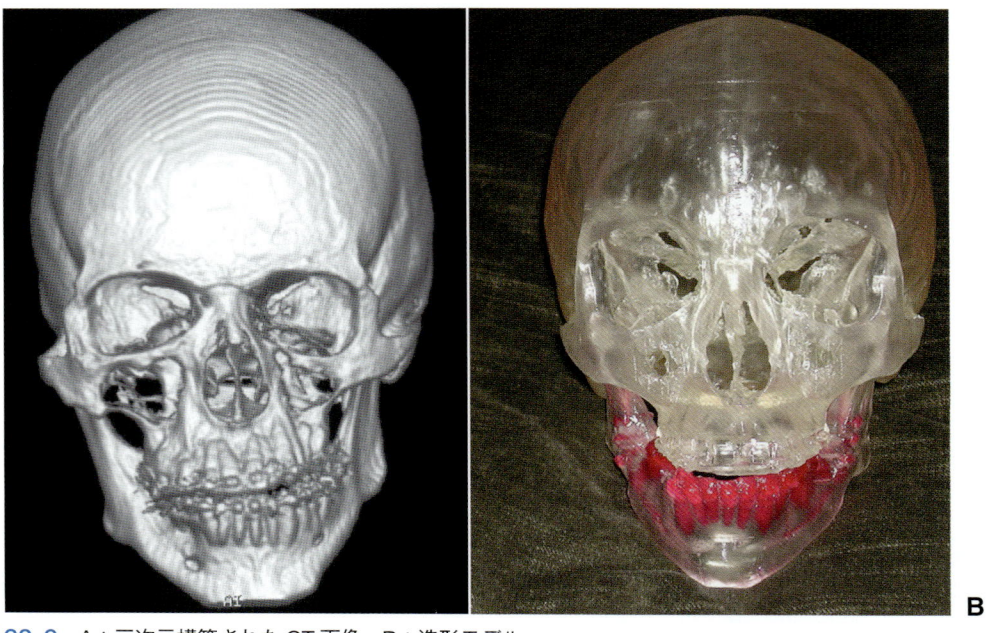

図23-6　A：三次元構築されたCT画像。B：造形モデル

　歯周病検査の結果，矯正治療や外科的侵襲に耐えうる角化（付着）歯肉を付与するための歯肉歯槽粘膜手術が，治療の初期段階で行われることがある。付着歯肉がほとんどなかったり，矯正治療による歯の唇側移動や骨切り手術の組織侵襲によって付着歯肉が失われそうな場合には，歯肉粘膜移植が必要となる（図23-7）。

2. 歯冠修復治療
　術前の歯冠修復を行う時期には，う蝕や歯冠欠損などを評価する。歯内療法的，あるいは歯冠修復的評価を受けて，保存不適当と判断された場合は抜歯する。すべてのう蝕は，術前に治療する。矯正治療や外科処置を行う18〜24か月の間，口腔内に存在する歯冠修復物は，恒久的な修復物（例：アマルガム，コンポジットレジンなど）でなければならない。適切な骨格関係が得られてから最終的な矯正治療が完了するまでは，歯冠修復治療を延期することが賢明である。
　無歯顎患者や部分床義歯患者では，咬合圧負担域の顎堤形状と義歯床の外形に注意しなければならない。上顎結節と下顎臼歯部および下顎枝部の間に，部分床義歯や総義歯の製作に十分なスペースが存在するかを評価する。矯正治療でアンダーカットが強くなる場合，この情報を歯科矯正科医に伝える。

3. 術前矯正治療
　すべての不正咬合が顎矯正手術を必要とするわけではない。骨格的な異常が最小限で，矯正治療のみで歯列や顔貌の

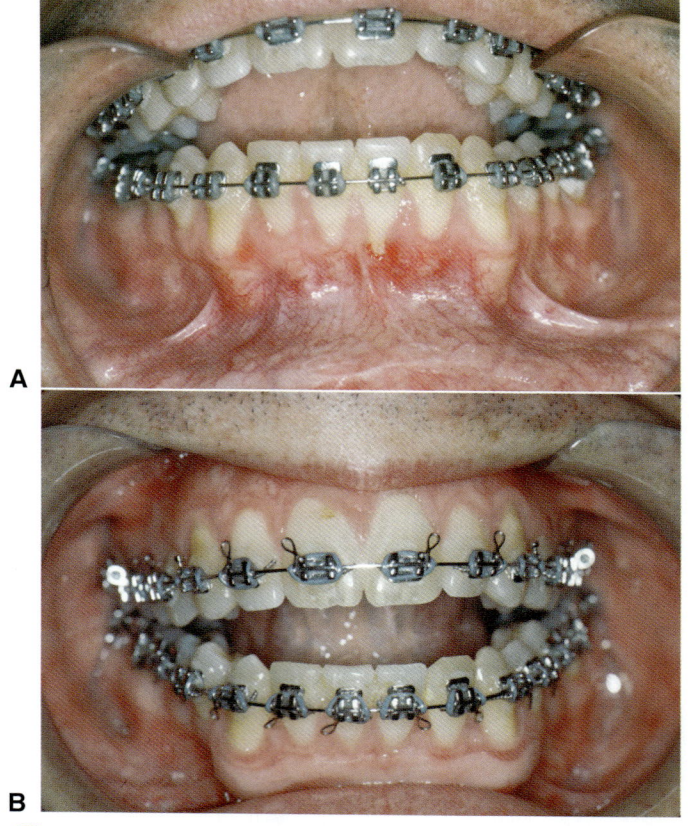

図23-7　A：術前の下顎前歯部唇側歯肉の口腔内写真。角化した付着歯肉が不足している。B：角化歯肉移植後，有意に改善している。

審美性を十分改善できる場合，あるいは治療後の咬合安定性に問題がない場合に，矯正単独の治療が選択される。しかしながら，矯正治療単独では，安定した咬合関係が得られないケースもある。矯正治療のみの治療にこだわると，結果として咬合や整容的改善が不十分となったり，矯正治療後に長期にわたるリテーナーが必要となる場合がある。治療前に十分な検討を行い，必要に応じて外科的治療と矯正治療を組み合わせるべきである。

1) 治療開始時期

成人の顎変形症は，すぐに治療を開始できるが，成長期の場合には，どの時期に治療を開始するべきなのか，検討を要する。顎顔面が大きく成長する可能性がある場合，矯正装置による治療やヘッドギアなどを用いて，成長方向を調整したほうがよいことがある。しかし，顎顔面の成長パターンが好ましくなく，重篤な骨格異常で成長方向のコントロールが困難な場合，外科手術が適用される。一般的なガイドラインとして，顎矯正手術は，成長が完全に止まった過成長の患者に適用される。一方，劣成長の患者には，早期に外科手術を行うことを検討する。

2) 術前矯正治療の目的

前歯の異常な傾斜は，顎変形症の代償性変化 (compensation) として起こる。例えば，上顎劣成長や下顎前突症の患者では，骨格の不調和の代償として，上顎前歯の唇側傾斜と下顎前歯の舌側傾斜がみられる (図 23-8)。術前矯正では，骨格に対して正常な歯軸傾斜を整え，対咬関係を無視した歯列を整える。したがって術前矯正によって，患者の異常所見は強調される。しかしこれは，顎矯正手術によって骨格の位置関係が適切な状態になったときに，正常な咬合関係を得るには必要なことであり，最終的には骨格や歯列の理想的な位置関係が得られる。上顎前突症や下顎後退症では，逆の代償が生じる (図 23-9)。術前矯正による代償性変化の解消 (decompensation) は，骨格に対する歯軸補正を目的として行われ，骨格の問題は顎矯正手術によって改善する。

矯正治療のステップは，上下の歯列弓を各々整列させ，前歯部と臼歯部のアーチを適合させ，最後に前歯部を近遠心的，垂直的に適切な位置に配列する。術前矯正治療における矯正装置の装着期間は，叢生や前歯の位置異常の程度によってさまざまである。

術前矯正治療の最終段階で，模型による咬合状態の評価を行う。軽度の咬頭干渉がある場合には，アーチワイヤーで容易に修正できる。その結果，術後の咬合を良好な状態に導くことができる。最終的な調整後，矯正力を発揮しないアーチワイヤーをブラケットに装着する。ワイヤーは，術後の顎間固定や手術操作に伴う応力に耐えうる強度を有している。

4. 最終の治療計画

術前の歯周病治療，歯冠修復，術前矯正治療が終了した後，顎変形症患者は最終の手術計画立案のため，口腔外科を再診する。初診時に行った検査を再び行う。顔貌の構成や不正咬合について再検査する。術前のデジタル顔貌写真およびデジタル X 線写真を撮影する。術前の模型を中心咬合位で咬合採得し，フェイス・ボウ・トランスファーを行い，咬合器に付着する。副模型を作製し，正確な術後の咬合状態を設定するために，手術による移動量をモデルサージェリーによって決定する (図 23-10)。

最近では，顎変形症患者の治療計画の立案に，コンピュータ技術が用いられる。この技術は，顔貌のデジタル画像を，頭部 X 線規格写真から得られる骨のランドマークに重ね合わせるもので，骨格の変化によって生じるであろう顔貌変化を，デジタル画像で表すことができる (図 23-11)。このような技術の長所は，患者ごとの評価を簡便に予測できることで，その結果に基づいて，手術計画を立案できる。短所としては，すべての患者において外科治療による変化を正確に予測できるとは限らないことがある[11]。骨格の変化による筋の緊張，皮膚の厚さ，さまざまな軟組織の変化などを，コンピュータで正確に予測することはできないからである。しかしながら，この技術は将来的には，顎変形症患者の治療計画立案や術前の患者教育に，広く用いられるようになるだろう。現在の技術では，側貌と正貌が独立して評価されるが，近い将来，三次元的な予測が可能になると思われる。

モデルサージェリー，ペーパーサージェリー，コンピュータ分析を施行後，歯科矯正科医と一般歯科医に，術後の咬合状態の分析予測をコンサルトし，最終的に咬合状態をよりよくするために必要な矯正治療や歯冠修復治療について，検討しておかなければならない。

顎矯正手術

歯および顔面の異常には，それぞれ下顎単独，上顎および中顔面単独の手術で対応するが，歯および顔面の異常が，上下顎骨ともに認められる場合には，上下顎複合手術が必要となることがある。この項では，上下顎単独手術，および上下顎複合手術の外科手技について解説する。

1. 下顎前突症

下顎の過成長は臼歯部の class III を呈し，前歯部ではマイナスのオーバージェットを示す。下顎前突症患者は，下唇が突出した特徴のある III 級顔貌をしている。とくに，下唇と

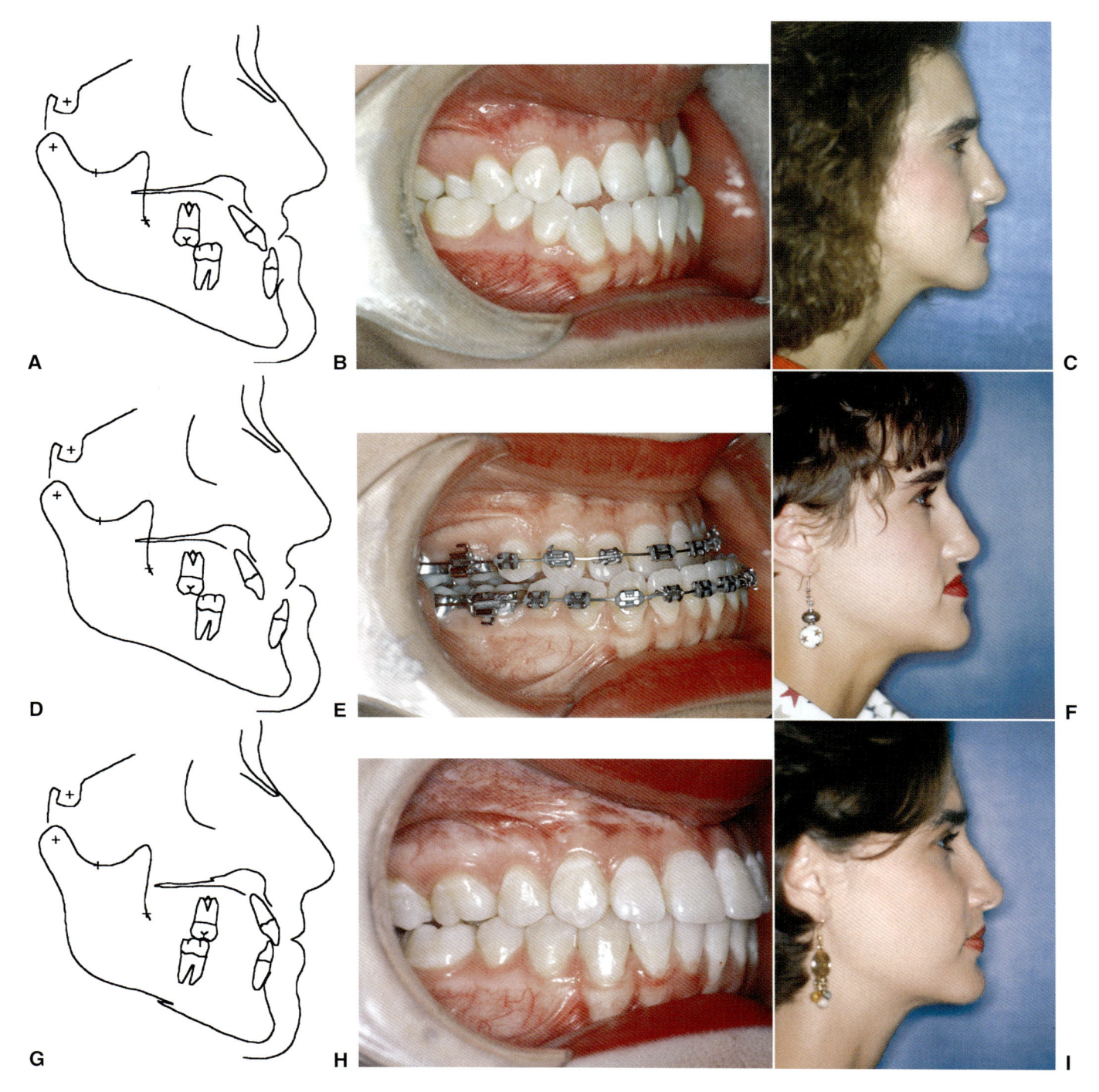

図 23-8　A：下顎前突と上顎劣成長によるⅢ級の骨格性不正咬合。B：不正咬合の代償性変化による下顎前歯の舌側傾斜と上顎前歯の唇側傾斜。C：側貌写真。D：術前矯正治療後。E：下顎前歯の唇側傾斜と上顎前歯の舌側傾斜による代償性変化の解消。一時的に明らかに不正咬合が強調される。F：この段階での側貌。G：顎矯正手術で下顎の後方移動と上顎の前方移動を行った。H：理想的な咬合状態。I：治療終了後の側貌

23章 ● 顎変形症の治療

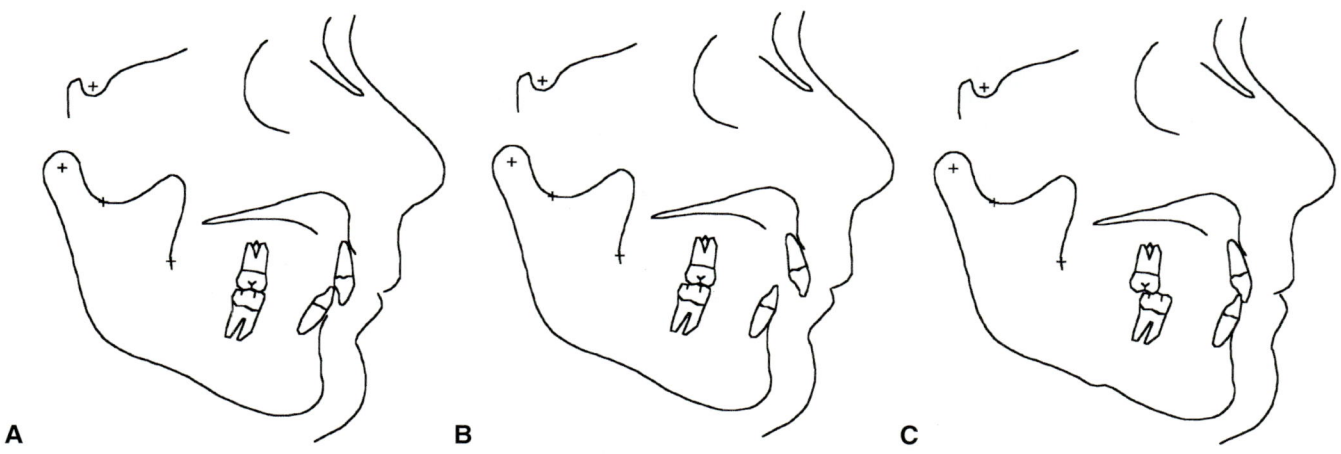

図 23-9　A：Ⅱ級不正咬合に対する代償性変化による下顎の唇側傾斜と上顎の舌側傾斜。B：矯正治療後の代償性変化の解消。C：下顎前方移動の手術後

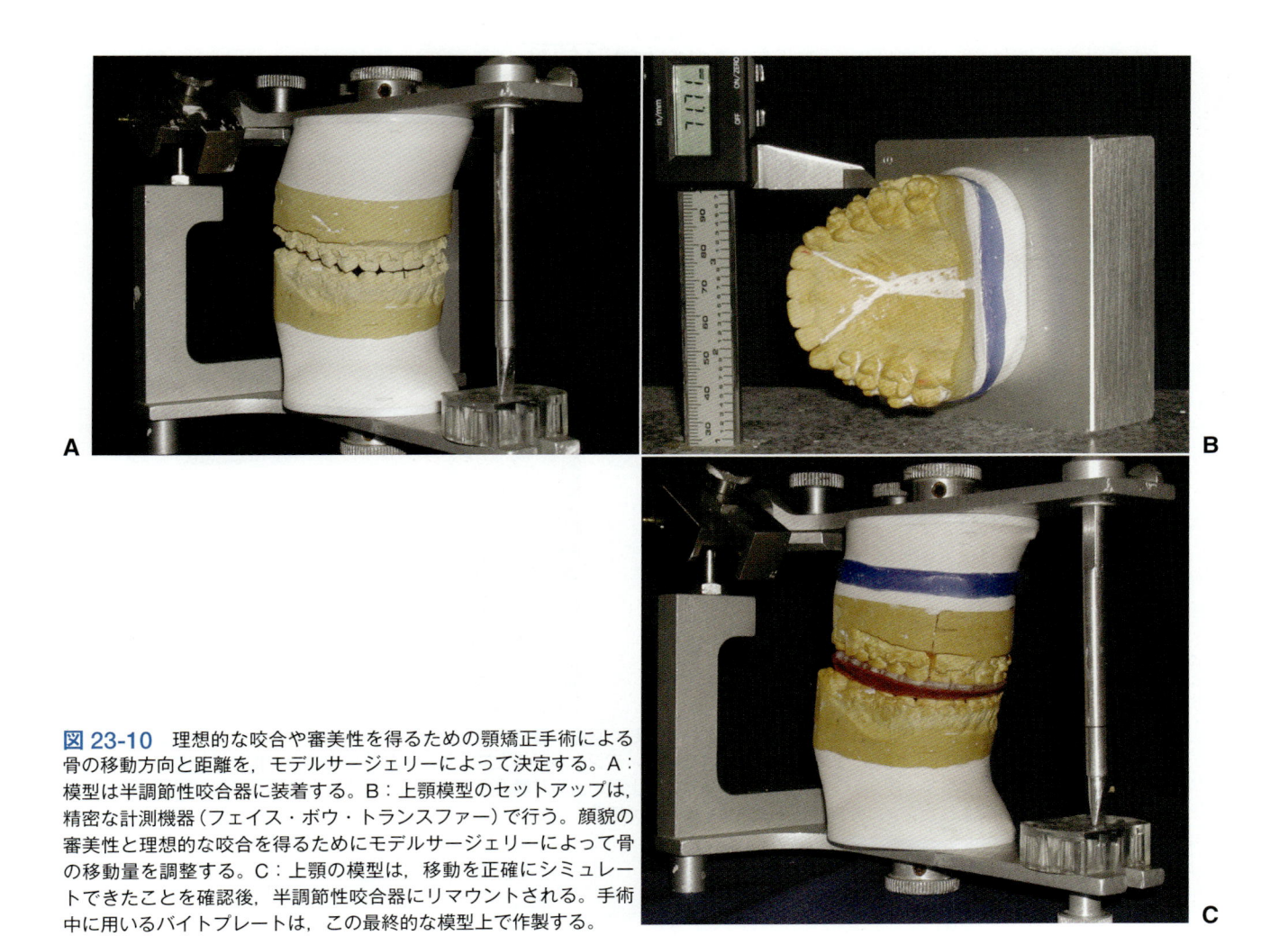

図 23-10　理想的な咬合や審美性を得るための顎矯正手術による骨の移動方向と距離を，モデルサージェリーによって決定する。A：模型は半調節性咬合器に装着する。B：上顎模型のセットアップは，精密な計測機器（フェイス・ボウ・トランスファー）で行う。顔貌の審美性と理想的な咬合を得るためにモデルサージェリーによって骨の移動量を調整する。C：上顎の模型は，移動を正確にシミュレートできたことを確認後，半調節性咬合器にリマウントされる。手術中に用いるバイトプレートは，この最終的な模型上で作製する。

493

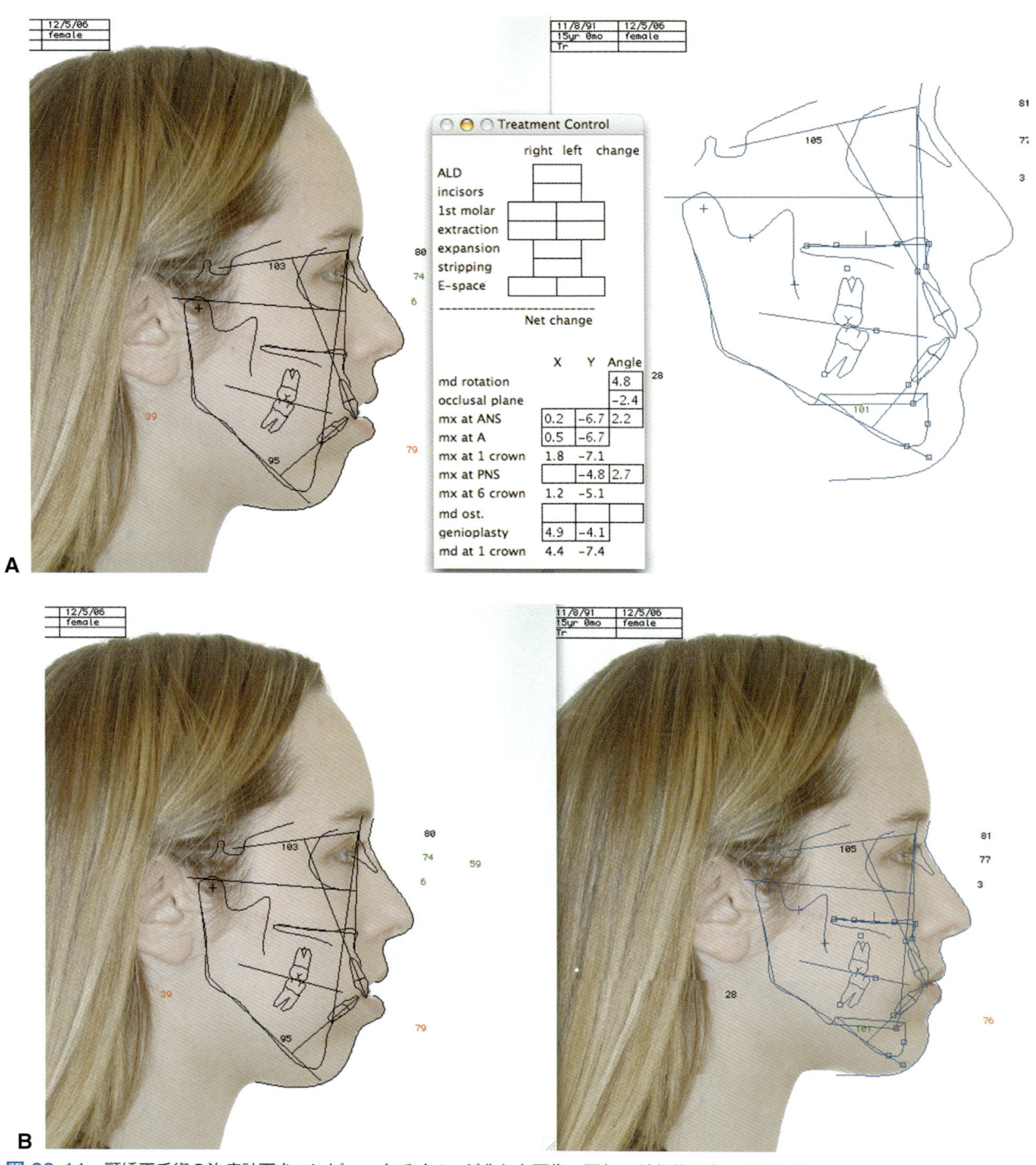

図 23-11 顎矯正手術の治療計画をコンピュータでイメージ化した画像。頭部 X 線規格写真の計測点を，デジタル画像に重ね合わせる。A：セファロ分析の一部を，術後の予想移動部に再現できる。デジタル画像上で，予想される軟組織の変化を操作する。予測した顔貌変化をデジタル画像で示す。B：この症例の術前データと，上顎の上方移動とオトガイ部の前方移動を伴う手術を行った場合に予測される側貌デジタル画像とセファロ分析のデータを重ね合わせた画像

オトガイ部は，前後的および垂直的に突出している。大きなマイナスのオーバージェットの重症例では，口唇閉鎖不全となる場合がある。

　下顎前突症の治療法としては，歯列矯正と外科手術との組み合わせが最も有効である。下顎前突症の外科手技は，1800年代後半にはすでに報告されていたにもかかわらず，現在用いられているテクニックが広まったのは，20世紀半ばである。下顎前突症に対する初期の手術では，下顎骨体部を切除し，前歯部骨体を後方に移動させていた（図23-12）。マイナスのオーバージェットに対して前歯歯槽部単独で対応する場合には，下顎前方歯槽部骨切り術が用いられる[12]。このテクニックでは，小臼歯あるいは大臼歯を抜歯し，抜歯部分の骨を削除し，そのスペースを利用して，前方歯槽部を後方移動する（図23-13）。これらの術式はあまり使われないが，時に抜歯スペースを利用して咬合改善できる歯列に適用される。

　1950年代初期，CaldwellとLettermanが，下顎前突症の改善を目的に，下顎枝垂直骨切り術を広めた[13]。このテクニックでは，顎下部切開で下顎枝外側を露出させ，下顎枝を垂直に骨切りし，良好な咬合状態を得られる顎位に下顎骨を

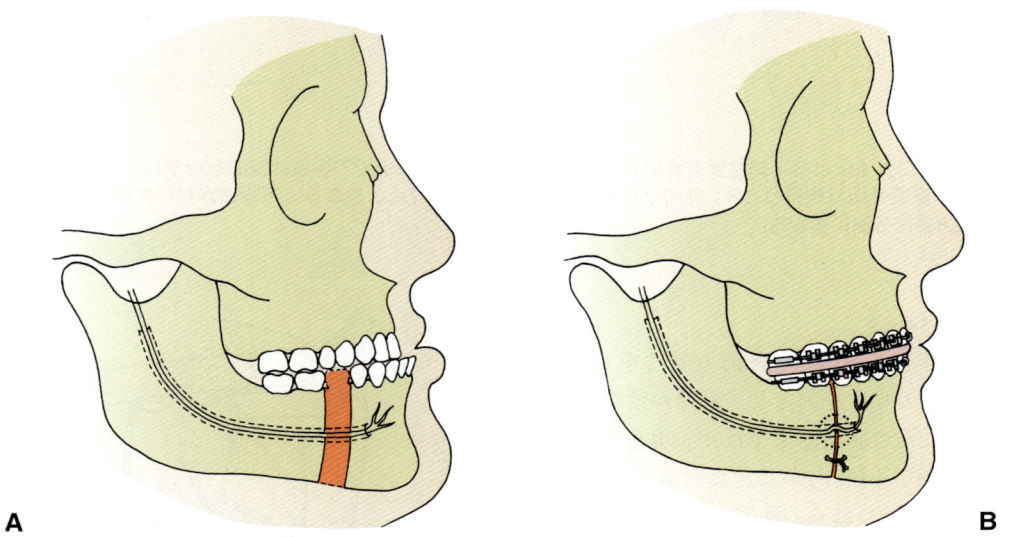

図 23-12　下顎骨体の一部を切除して，前方の骨体部を後方に移動させる骨切り術。術前（A）および術後（B）のシェーマを示す。

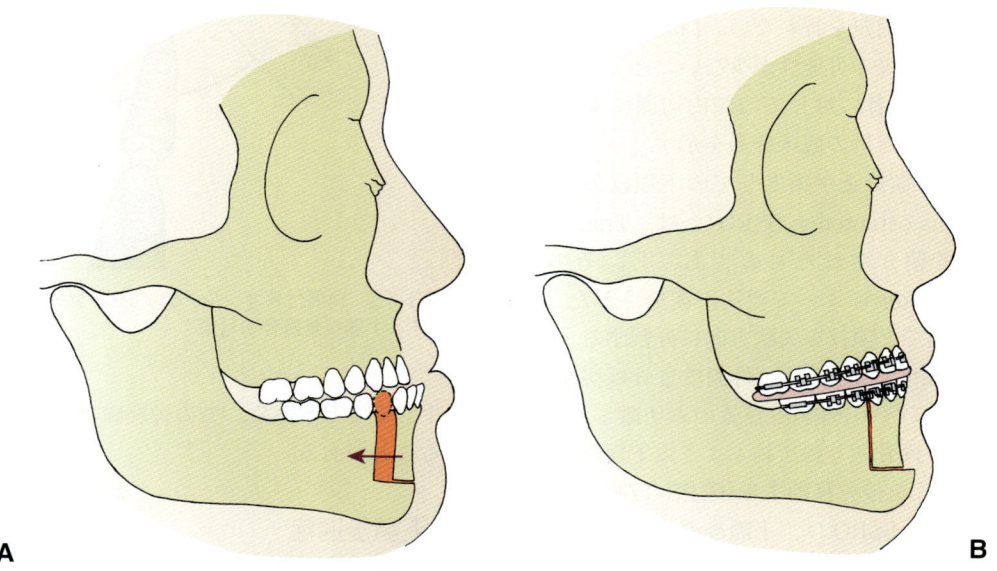

図 23-13　下顎前方歯槽部骨切り術。A：小臼歯の抜歯と抜歯部下顎骨の除去。B：前方歯槽部を骨切り後に後方移動させることで，抜歯スペースが閉鎖されて反対咬合が改善される。

A　　　　　　　　　　　　　　**B**

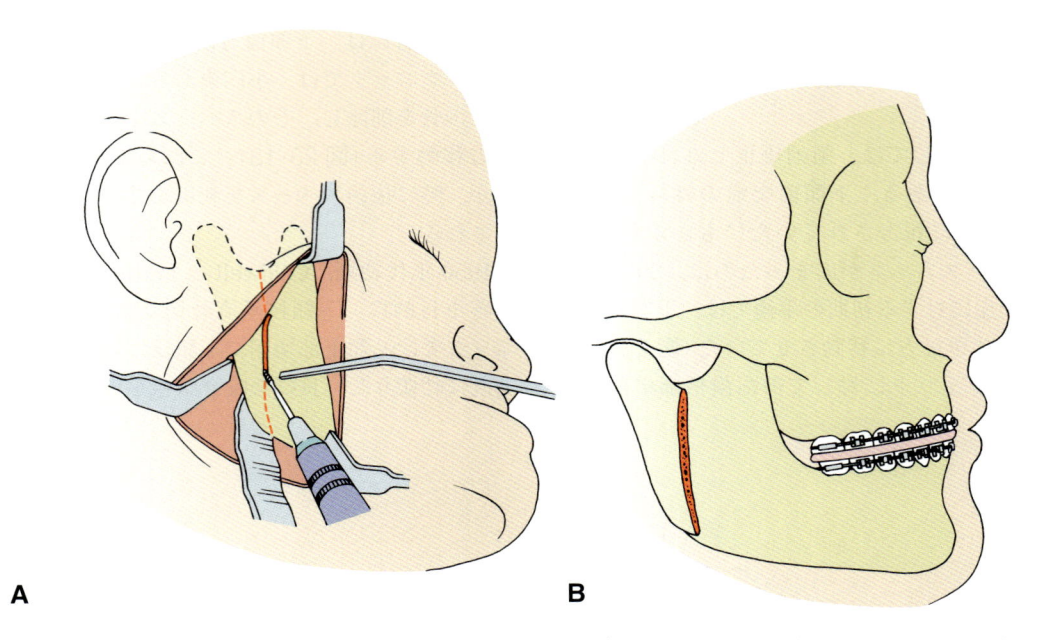

図 23-14　口外法による下顎枝垂直骨切り術。A：顎下部アプローチで下顎枝外側面を明示し，下顎切痕から下顎角にかけ垂直骨切りを行う。B：骨切りした近位骨片は，遠位骨片と重なる。下顎頭が付いている近位骨片は，下顎枝前方部の外側に重なる。

後方移動させる（図 23-14）。

　後方骨片（下顎頭が存在する骨片）と前方骨片を重ねて，結紮ワイヤーでそれぞれの骨片を固定し，骨片が治癒するまで，下顎骨が動かないように顎間固定を行う。現在では，口腔外アプローチは使わず，口腔内から角度付きのオシレーティング・ソーを用いて行われる（図 23-15）[14]。骨切り線は，口腔外アプローチと同様である。下顎骨の安静は顎間固定によるが，骨片同士のワイヤー固定は，行う場合と行わない場合がある。また，骨片固定に金属プレートやスクリューを用いる場合には，顎間固定を行わない。口腔内切開の利点は，顔面神経下顎縁枝損傷の可能性が少ないことである。図 23-16 に，下顎前突症患者に対して口腔内切開による下顎枝垂直骨切り術を施行した例の臨床経過を示す。

　下顎前突症に対する顎矯正手術としての下顎枝矢状分割術（sagittal split ramus osteotomy: SSRO）は，Trauner と Obwegeser によって紹介されたものであり[15]，その後，Dalpont，Hunsick，Epker によって変法が開発された[16-18]。SSRO は，口腔内切開で下顎枝を矢状方向に分割する。骨切りは，まず下顎枝内側で水平方向に（外側皮質骨は切離しない），外側で垂直方向に行う（外側皮質骨のみ切離する）。次に，外斜線の内側で，両骨切り線を結ぶように下顎枝を矢状断面で分割し，遠位骨片を後方移動する（図 23-17）。この際，広い範囲で骨が重なる。SSRO は，下顎後退症や下顎前突症に対する最も使用頻度の高い手術法である。欠点として，術直後に，下歯槽神経損傷による下唇やオトガイ部の知覚異常

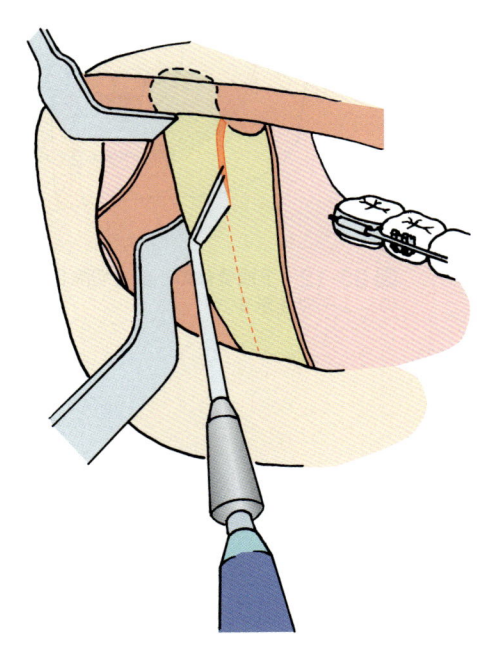

図 23-15　角度付きオシレーティング・ソーを用いた，口腔内アプローチによる下顎枝垂直骨切り術

を生じることがある。この神経障害は，長期にわたって残存することがある。

2. 下顎後退症

　下顎後退症の典型的な臨床像は，側貌におけるオトガイ部の後退である。また，下唇が翻転してオトガイ唇溝が深くな

23章 ● 顎変形症の治療

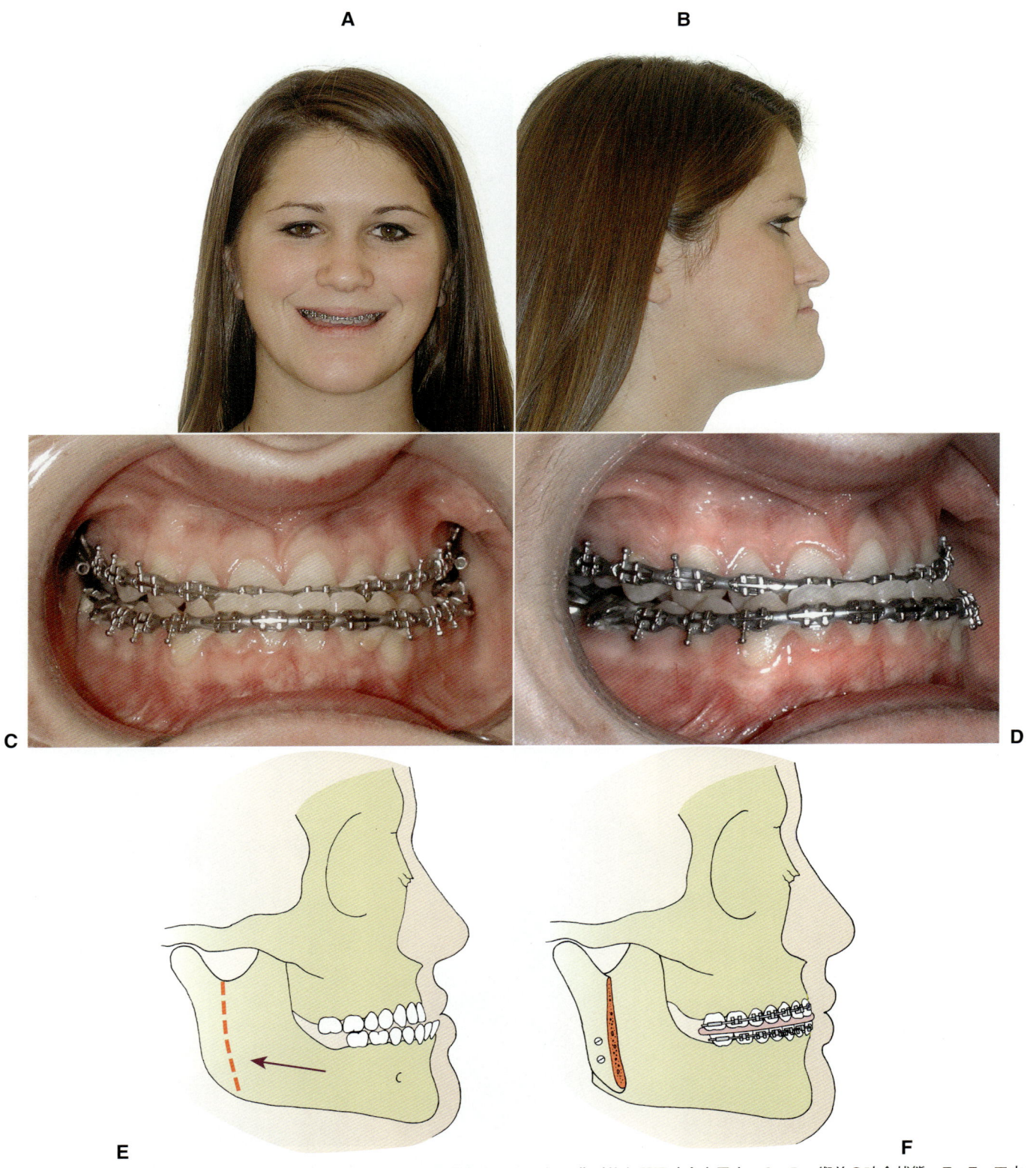

図 23-16　下顎前突症例。A, B：術前の顔貌所見で，下顎前突症によるⅢ級の典型的な不正咬合を示す。C, D：術前の咬合状態。E, F：口内法による下顎枝垂直骨切り術と，下顎の後方移動後にネジ止め固定したところ。

497

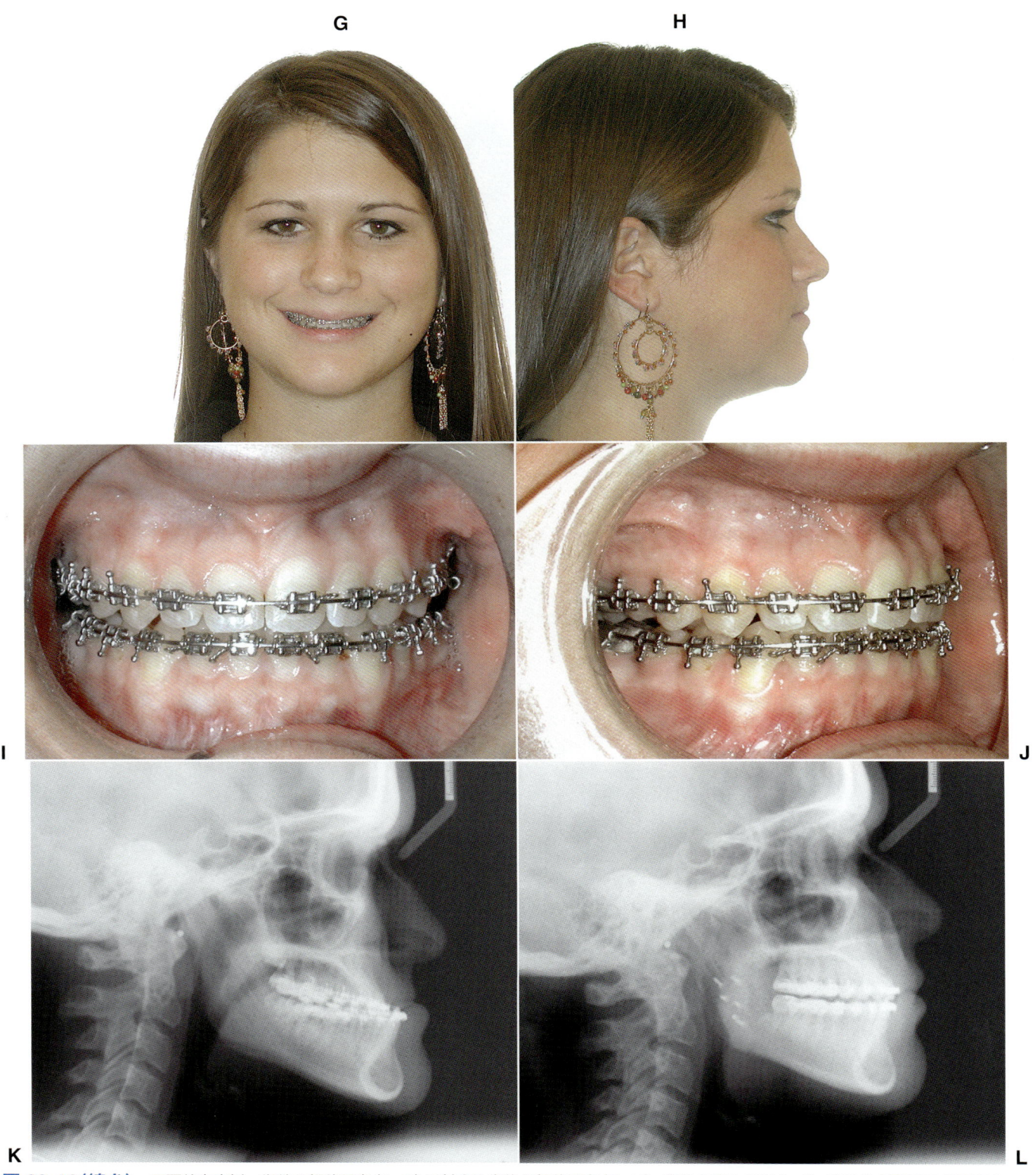

図 23-16（続き） 下顎前突症例。術前の顔貌写真（A, B）に対する術後の顔貌写真（G, H），術後の咬合状態（I, J），術前後の頭部 X 線写真（K, L）を示す。

23章 ● 顎変形症の治療

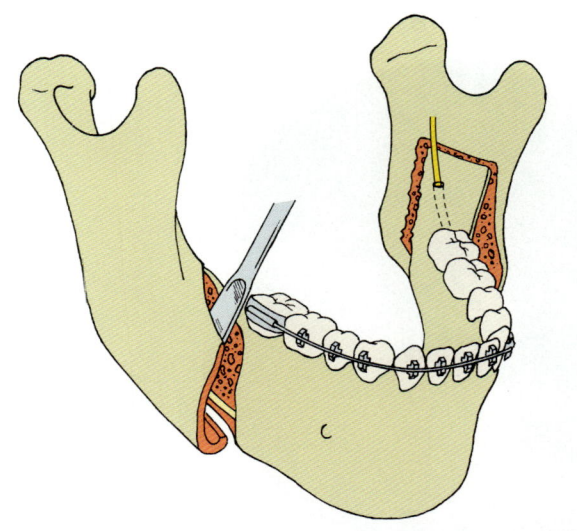

図 23-17 下顎枝矢状分割術。下顎枝内側を水平に骨切りし，下顎骨外側皮質骨を垂直に骨切りする。下顎枝前方から骨切りをして矢状方向に分割することで，外側皮質骨が下顎骨から分離される。次に遠位骨片を前方あるいは後方に移動させて，下顎後退症や下顎前突症を改善する。

り，上唇の変形をきたし，咽喉部が狭くなる。口腔内所見としては，大臼歯部や犬歯部でアングルⅡ級を呈し，過大なオーバージェットを認める。下顎後退症の顎矯正手術は，1909年に報告されている。しかしながら，1950年以前では，下顎骨の前方移動手術の結果は期待するほどではなかった。1957年，Robinsonは下顎後退症に対して，口腔外からのアプローチで下顎骨垂直骨切り術を行い，下顎前方移動による欠損部に腸骨稜を移植した[19]。このような口腔外からのアプローチは，解剖学的に異常な骨形態の改善を目的とした手術には有用なことがある（図 23-29 参照）。しかしながら，口腔外切開には，顔面皮膚に瘢痕を残存させ，顔面神経下顎縁枝を損傷する可能性がある。

現在では，前述の下顎枝矢状分割術（SSRO）が，下顎の前方移動手術としても最も頻繁に用いられている（図 23-18）。下顎枝矢状分割術後の骨の重なりは，術後の骨性治癒や骨片の安定を得るうえで重要である。骨切り後は，金属プレートやスクリューで骨を固定するが，顎間固定は必ずしも必要ではない。

オトガイ部の前後的位置に，問題のないアングルⅡ級不正咬合を呈する場合，下顎前方移動に，下顎歯槽部骨切り術が選択されることがある（図 23-19）。骨移植を伴う骨切り術で，顔貌の長径を増加させることができる。

下顎の前方移動によって適切な咬合関係を確立した時点で，オトガイ部の突出感が十分得られない場合には，オトガイ形成術を行うことがある。このテクニックは，口腔内切開により行われる。オトガイ部の骨切りを行い，前方に移動し

て固定する（図 23-20）。オトガイ部の前後方向への移動に加えて，垂直的増減，非対称性の修正が，オトガイ形成術の適応である。シリコンなどの物質をオトガイ部に挿入することで，オトガイ部の突出感を改善することもある（図 23-20B）。

3. 上顎前突症

上顎の過成長は，上下，左右，前後的に起きる。上顎に対する顎矯正手術（LeFortⅠ型骨切り術）は，1970年代初期から普及するようになった。それ以前では，上顎に対する顎矯正手術は限られており，多くは，部分的な上顎骨骨切りに頼っていた。初期の上顎骨に対する顎矯正手術は，2回に分けて行われていた。1回目の手術は，唇側および頬側に骨切り線を入れる。その後，3～4週後に口蓋側に骨切り線を入れる。2回法で行われていたのは，十分な血流を維持するには必要な措置と考えられていたからである。しかし，臨床経験が増え，上顎骨骨切りの術式は1回法へと発展した[20-22]。

1970代初期，Bellらは上顎骨切り術において，上顎全体の血流維持が可能であることを証明した[23]。この研究では，軟組織の血管茎が口蓋や上顎歯肉で維持されていれば，骨を通して，あるいは軟組織の側副血行路，歯肉・口蓋・副鼻腔の血管吻合叢などによって，上顎全体に十分な血流が供給されることを示した。その結果，上顎骨全体の移動が可能となった。上顎骨全体の骨切り（Le FortⅠ型骨切り術）は，現在，上顎骨の前後的，左右的，垂直的異常の修正に最もよく用いられる術式である[24]。

上顎の垂直的過成長の特徴的な所見には，長い顔面高，狭い鼻（とくに鼻根部），前歯および同部歯肉の過剰露出，無力性口唇などがある（図 23-21）。このような患者には，しばしば不正咬合を伴う。上顎骨幅径が小さく，臼歯部の交叉咬合を認める場合には，口蓋や歯列弓の狭窄を伴うことが多い。

上顎の垂直的過成長には，しばしば前歯部の開咬（open-bite）がみられる。これは上顎骨の過剰な下方成長によって生じる。臼歯部の早期接触によって，下顎骨の下方への（時計回り）ローテーションを引き起こす。この問題の解決には，上顎，とくに臼歯部の上方移動が必要である。そして，すべての上下顎の歯が接触するように，下顎を前上方に移動させる。場合によっては，矯正治療で上顎の咬合平面が整っていれば，上顎骨を一塊として移動することで，開咬が修正される（図 23-22A～D）。一方，咬合平面に傾斜がある場合には，理想的な咬合平面を設定しなければならない。この場合には，上顎骨を部分的に移動しなければならない（図 23-22E～H）。

上顎の前後的過成長では，側貌で上顎が突出しており，前

499

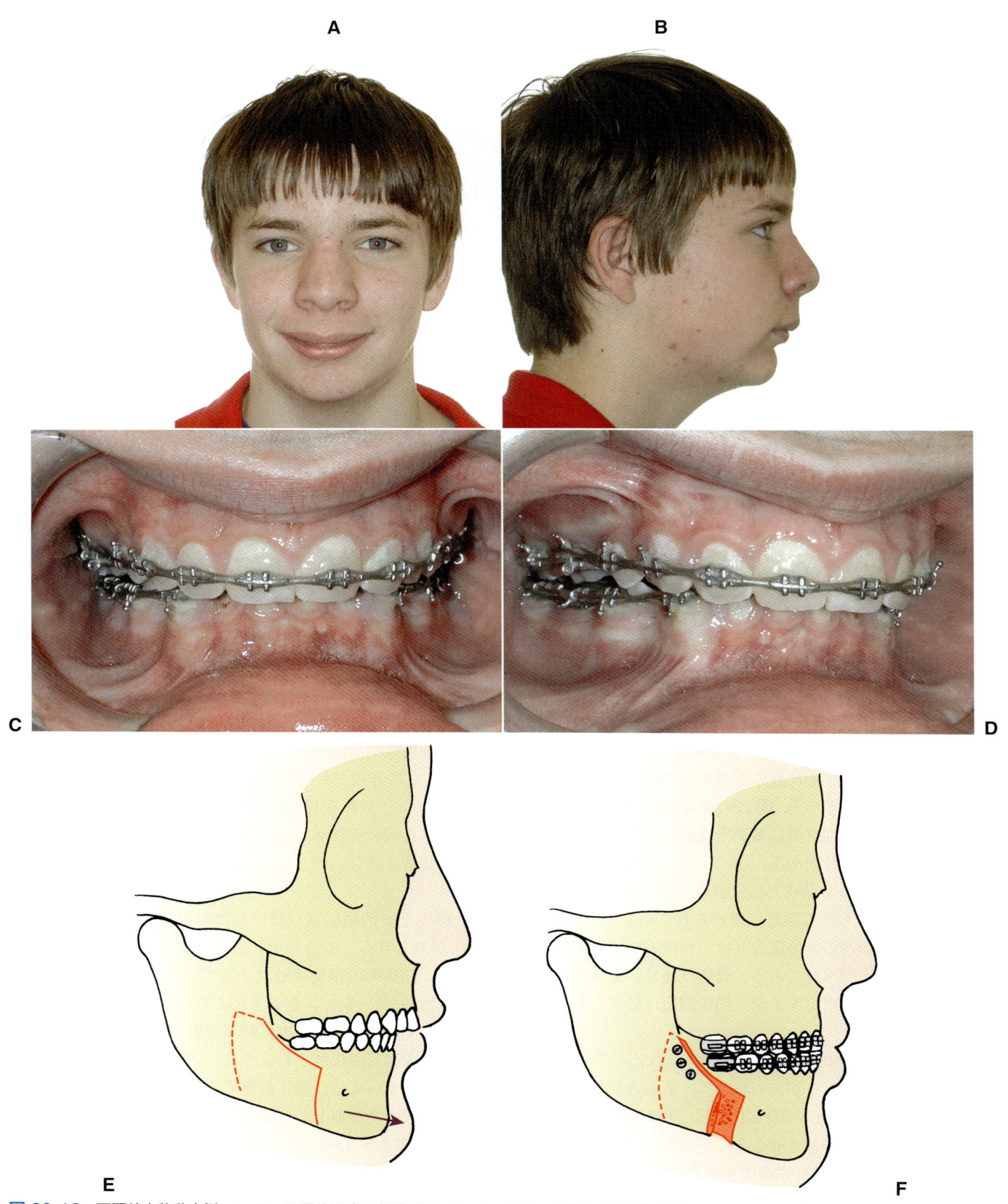

図 23-18　下顎前方移動症例。A，B：下顎後退症の顔貌所見。C，D：術前のⅡ級咬合関係と過蓋咬合。E，F：両側下顎枝矢状分割術を行い下顎を前方移動させた模式図。

500

23章 ● 顎変形症の治療

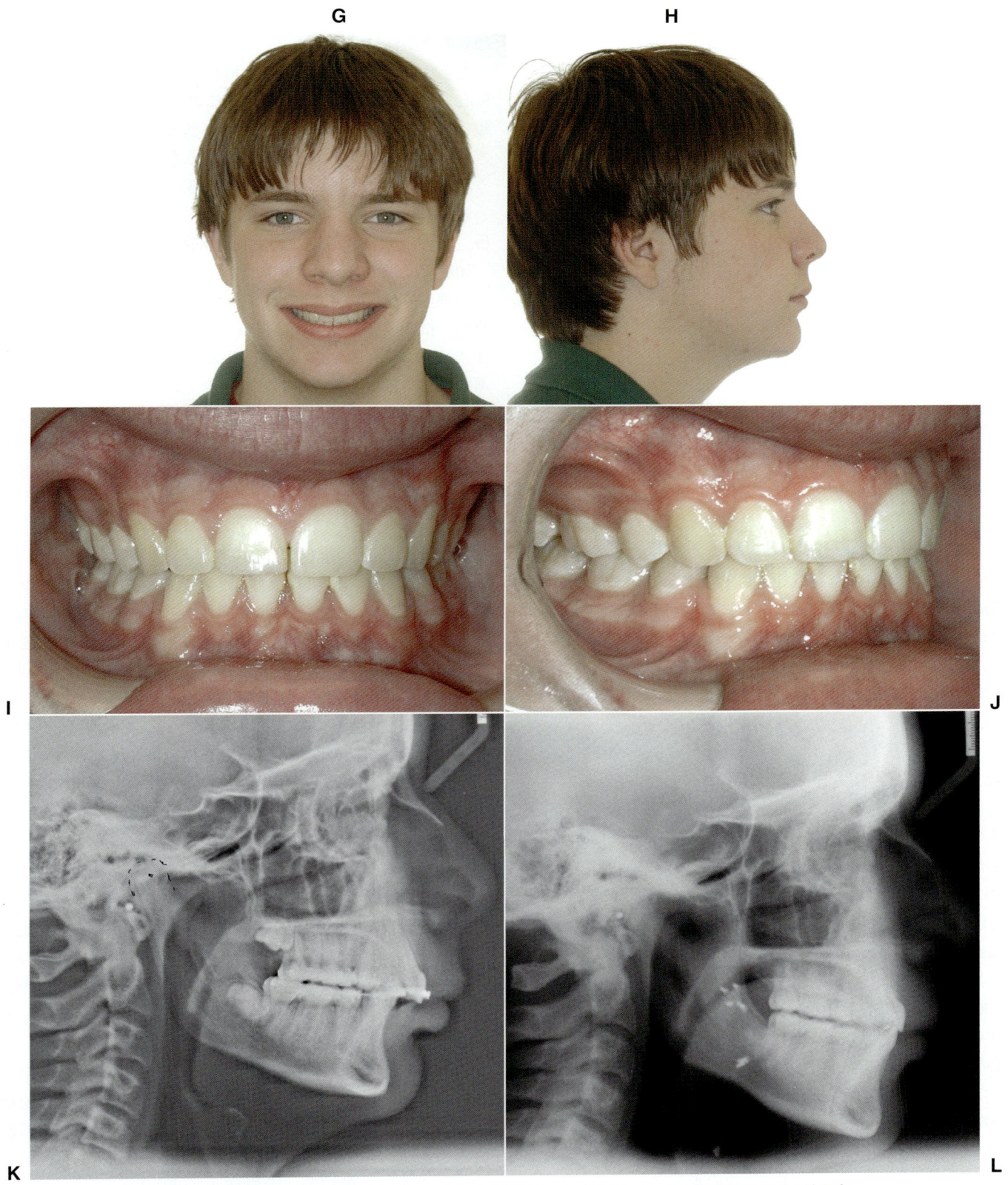

図 23-18（続き） 下顎前方移動症例。術後の顔貌写真（G, H）と咬合状態（I, J）を示す。K, L：術前後の頭部 X 線写真

501

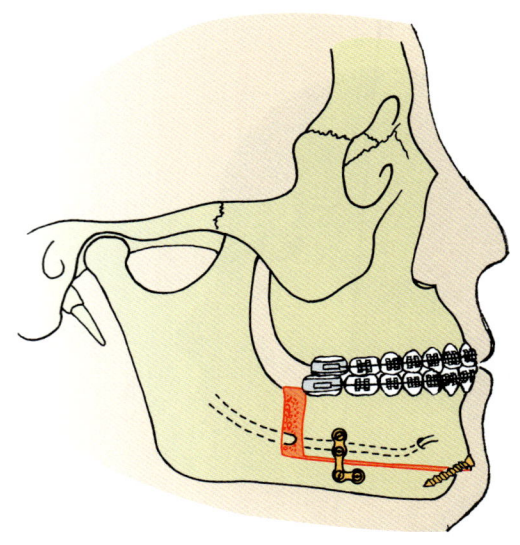

図 23-19　下顎歯槽骨骨切り術。下顎骨の歯槽突起を前方へ移動し，オトガイ部を突出させずにⅡ級不正咬合を改善する。

歯部の突出や class Ⅱ の咬合状態を示す。この問題は，上顎骨全体の手術で修正できる[25]。場合によっては，上顎骨全体を一塊として後方移動させることもできる。また，上顎歯槽部を前後方向や上下方向，さらに歯列弓を拡大する方向に移動させるために，上顎歯槽部の部分的な骨切りも可能である。図 23-23 は，上顎骨の前方過成長と垂直的過成長に対して，上顎骨を 3 ピースに分割して処置した症例の臨床経過を示す。

4. 上顎および中顔面の後退症

上顎骨の後退症では，上唇が後退し，鼻部周囲や眼窩下周囲の発育不全を示し，笑ったときに前歯が十分に見えず，相対的にオトガイ部が突出した下顔面を呈する。上顎発育不全は前後方向，上下方向，左右方向で生じる。臨床症状は，発育不全の部位と程度に左右される。顔貌の特徴に加えて，class Ⅲ の不正咬合と反対咬合がみられる。

上顎劣成長に対する主な顎矯正手術は，Le Fort Ⅰ 型骨切り術である。この手術は，上顎骨を前方に移動させ，class Ⅲ の歯列不正と，顔貌の異常を改善する（図 23-24）。上顎骨の前方移動量によっては，術後の上顎骨の安定性を確保するために骨移植を行うことがある。垂直的に上顎骨が劣成長の場合，Le Fort Ⅰ 型骨切り術を行い，上顎骨を下方へ移動させ，生じた空隙に骨移植を行い，下顔面高を延長する（図 23-25）。このテクニックは，顔貌の形態と，笑ったときの前歯の露出度を正常化する。また，class Ⅲ 不正咬合の患者においては，実際の問題は上顎骨劣成長にあるにもかかわらず，歯科医師によって，下顎骨に異常があると診断されることがある。とくに男性患者において，間違った顎矯正手術が，顔貌の審美性に問題を残す場合がある。眼窩下部や頬骨部の重度の中顔面劣成長には，Le Fort Ⅲ 型骨切り術または Le Fort Ⅲ 型骨切り術変法を行う。これらの術式は，上顎骨と頬骨，場合によっては鼻骨も一緒に前方移動させることができ，Apert 症候群や Crouzon 症のような頭蓋顔面の奇形を伴う患者に対して用いられる（図 23-26）。

5. 上下顎変形症および顔面非対称症

顔貌の変形の多くは，上顎骨と下顎骨の異常な組み合わせに関連している[26]。このような症例において，最良の咬合状態，機能改善，審美性を得るために，上下顎骨の複合手術が求められる（図 23-27，図 23-28）。場合によっては，標準的な外科術式の組み合わせではなく，腸骨稜から採取した移植骨を用いた複雑な骨切り術の組み合わせを行う場合もある（図 23-29）。上下顎骨の形態修正や延長などを含む，上下顎の顎矯正手術，オトガイ形成術などが必要となることもある（図 23-30）。

6. 閉塞性睡眠時無呼吸に対する顎矯正手術

閉塞性睡眠時無呼吸症候群は，睡眠中に 10 秒以上の無呼吸状態が頻回に認められる症候群である。これは，睡眠の中断や睡眠不足を招く重篤な徴候であり，日中の傾眠傾向を生じるほか，睡眠時の低酸素状態，呼吸や心臓の異常をきたし，場合によっては死に至ることもある[27]。

主な原因は，睡眠時の気道の狭小化である。これは，口蓋，舌，咽頭の筋組織の緊張が減少した結果として起きる。この状態は，下顎の劣成長や，それに伴って舌や下咽頭の筋組織が咽頭側に落ち込むことと関連している（図 23-31A）。この徴候は，仰臥位で顕著になる。また，肥満，アルコール，睡眠時の鎮静薬使用などの問題が症状を悪化させうる。

睡眠時無呼吸症候群の患者の精密検査には，通常，包括的な身体的診察，咽頭部内視鏡検査，歯や顔面の検査，睡眠時のポリソムノグラフィなどを行う。閉塞性睡眠時無呼吸の非外科的処置としては，減量，睡眠時の体位変更，口腔内装置による下顎位の調整，持続的気道陽圧換気法（continuous positive airway pressure: CPAP）などがある[28,29]。

外科処置としては，口蓋垂軟口蓋形成術，口蓋垂口蓋咽頭形成術などを行い，軟口蓋，口蓋垂，扁桃，咽頭壁などを切除して気道を拡大する。上顎および下顎を前方移動させる顎矯正手術は，多くの患者において気道抵抗を効果的に改善する[30]。これは，軟口蓋，舌根部，下咽頭レベルで，気道が拡大するためである。術前後の X 線写真によって気道の変化を比較できる（図 23-31）。手術の結果，全方向（側方方向も含む）に気道が拡大していることがわかる[31]。

23章 ● 顎変形症の治療

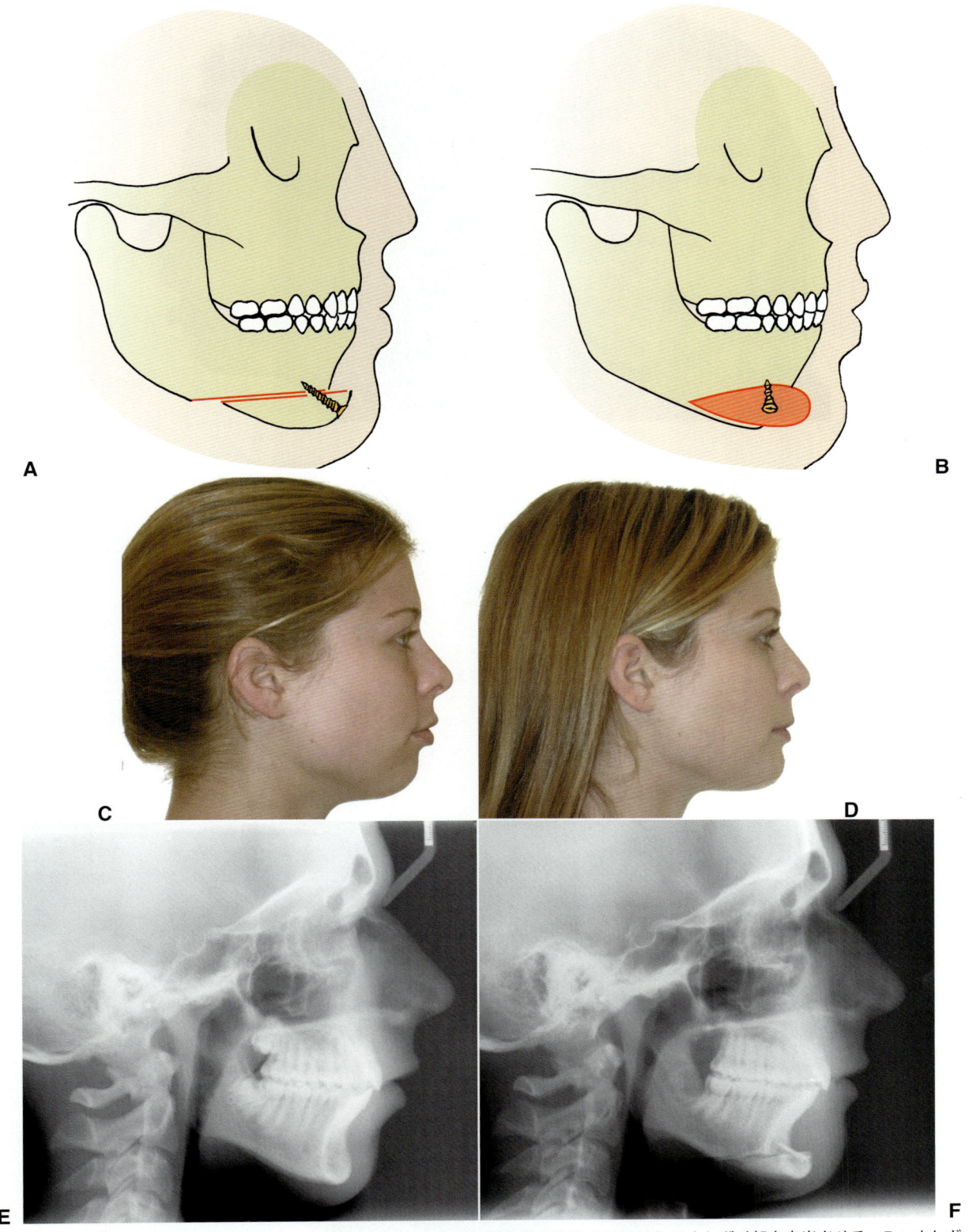

図 23-20 下顎下縁の形態修正術（オトガイ形成術）。A：下顎下縁を前方移動させることでオトガイ部を突出させる。B：オトガイ部に人工物を挿入し，骨切り術を行わない方法。C：オトガイ部劣成長の顔貌写真。D：オトガイ形成術施行後の顔貌写真。E：術前の頭部X線写真。F：術後の頭部X線写真

503

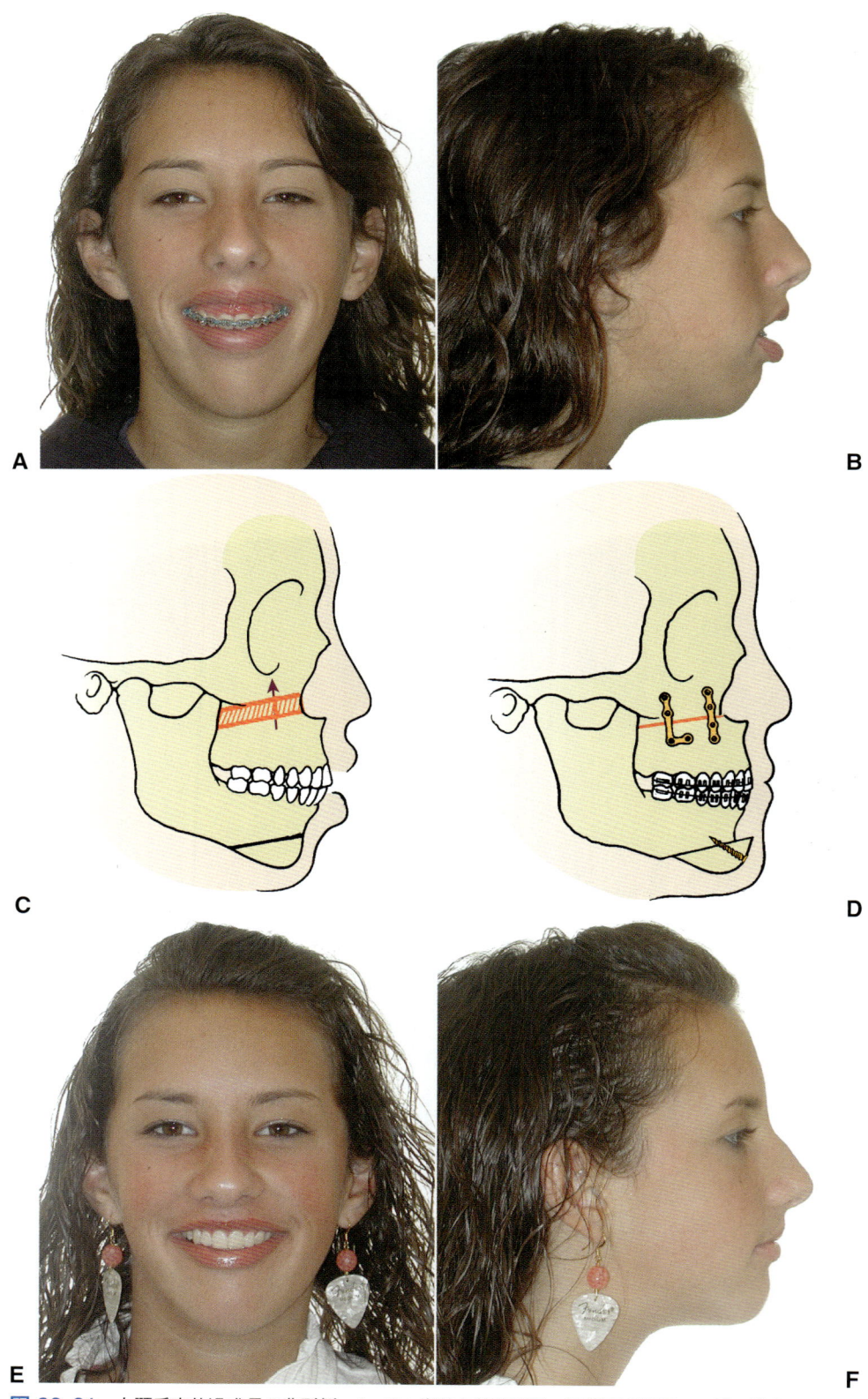

図 23-21　上顎垂直的過成長の典型例。A, B：術前の顔貌所見。下顔面の過長，口唇の機能不全，上顎歯肉の露出（ガミースマイル）。C, D：Le Fort I 型骨切り術による上顎の上方移動とオトガイ部の前方移動。E, F：術後顔貌写真

23章 ● 顎変形症の治療

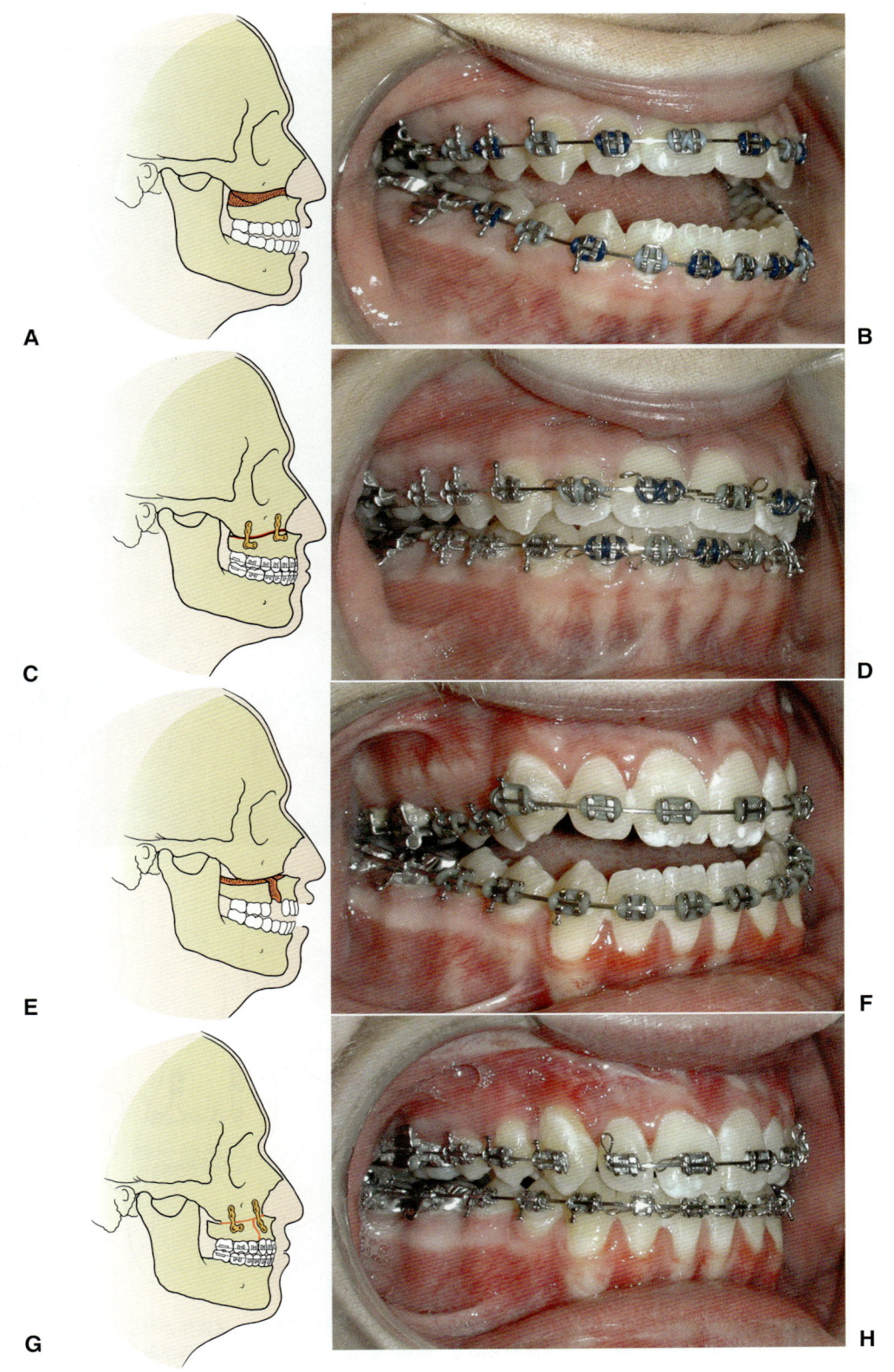

図 23-22 A：前歯部開咬で上顎の過成長がみられ，咬合平面が水平である．B：術前の咬合状態．C：Le Fort I 型骨切り術で上顎の上方移動．D：術後の咬合状態．E：開咬で咬合平面に段差が存在する．F：術前の咬合状態．G：Le Fort I 型骨切り術と前歯部歯槽骨切り術で咬合平面を整え，開咬も改善する．H：術後の咬合状態

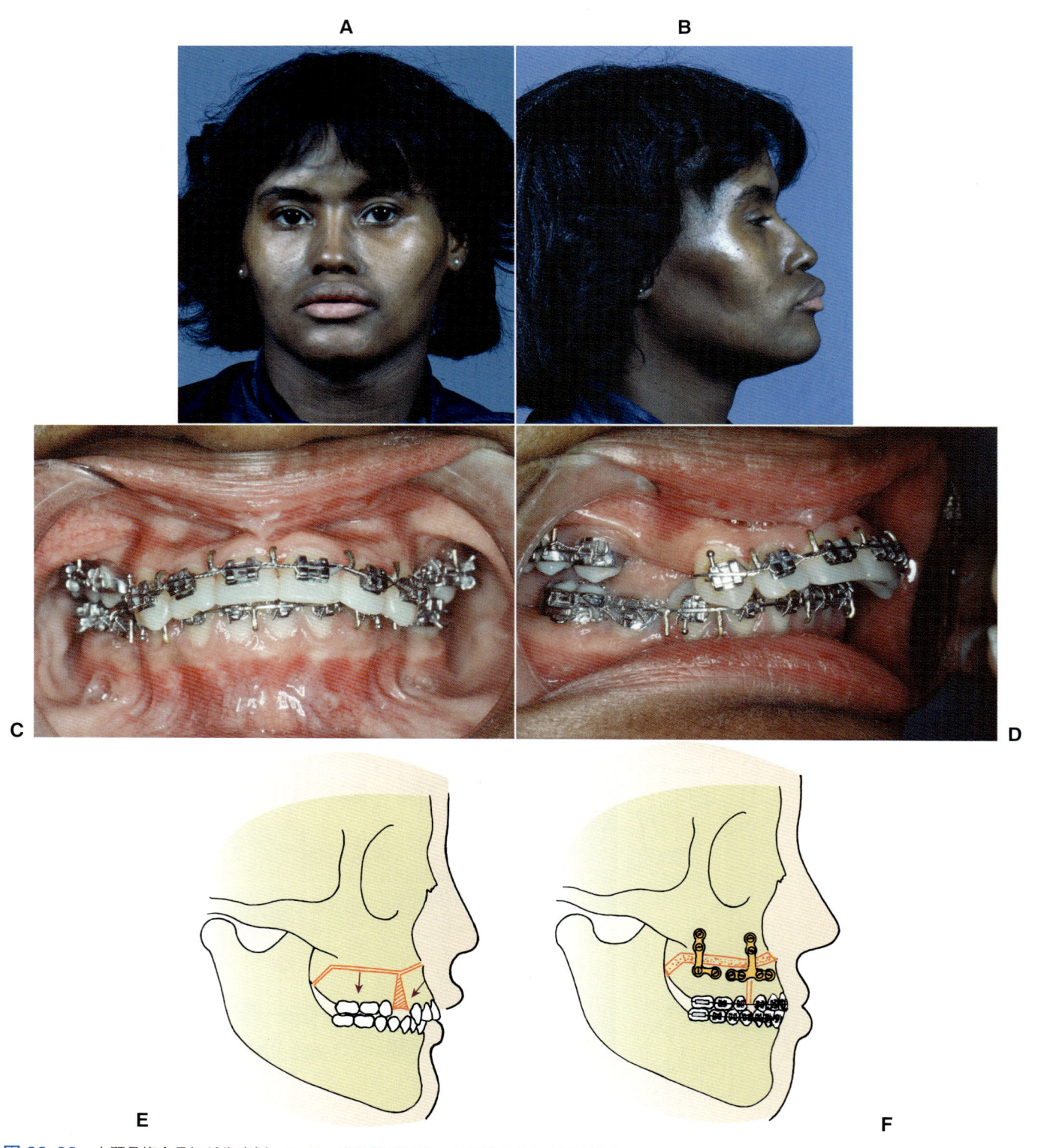

図 23-23　上顎骨複合骨切り術症例。A，B：術前顔貌写真。上顎前方部と上唇が突出しており，鼻唇角が減少し，上顎の垂直的劣成長による下顔面の短縮が生じている。C，D：術前の咬合状態。上顎前歯の突出と，両側小臼歯の抜歯後のスペースがみられる。E，F：上顎骨複合骨切り術で小臼歯の抜歯スペースを閉鎖し，上顎前歯部を後方に移動させ，下方移動した上顎骨の間隙に骨移植した。

23章 ● 顎変形症の治療

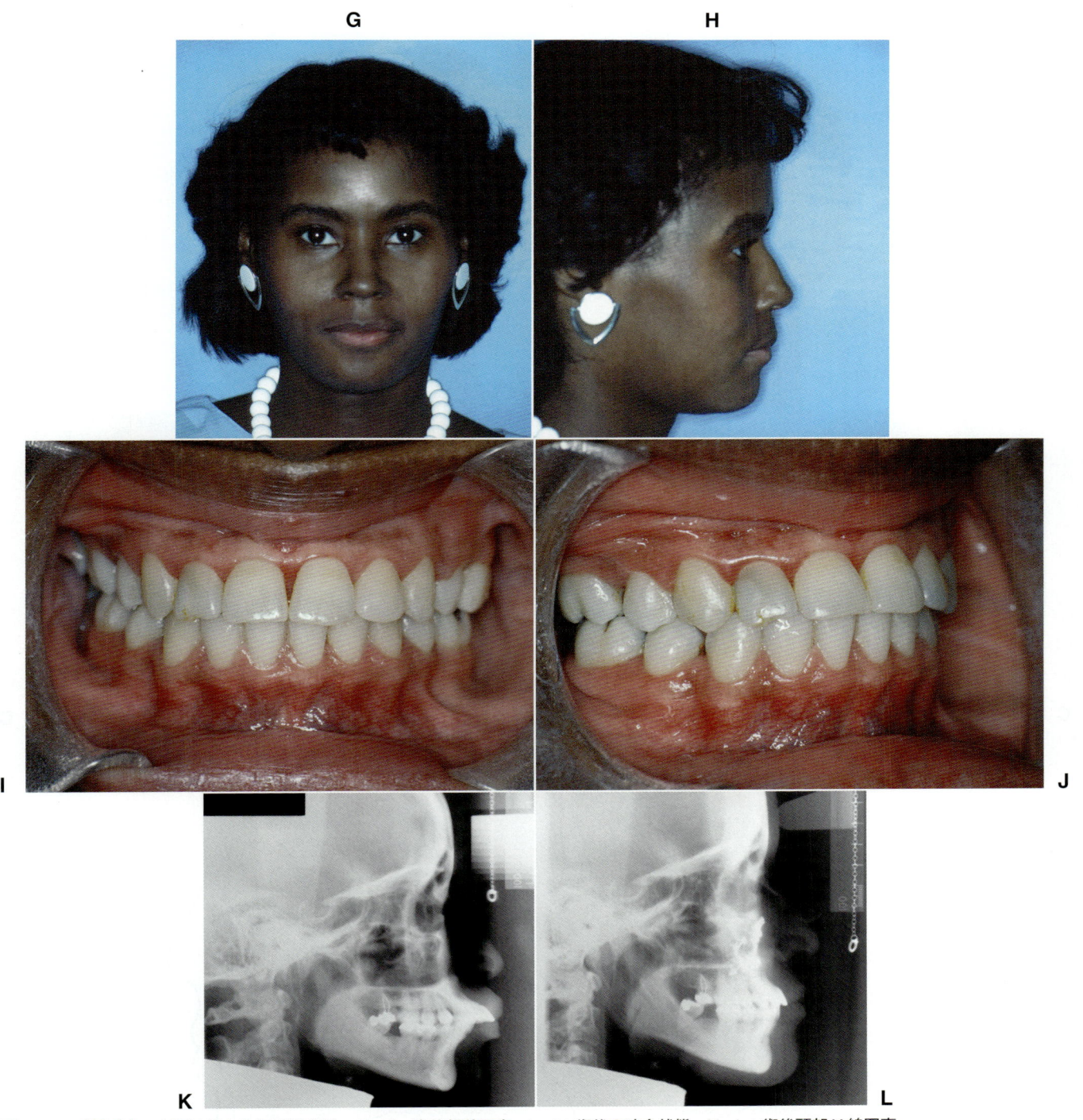

図 23-23（続き） 上顎骨複合骨切り術症例。G, H：術後顔貌写真。I, J：術後の咬合状態。K, L：術後頭部X線写真

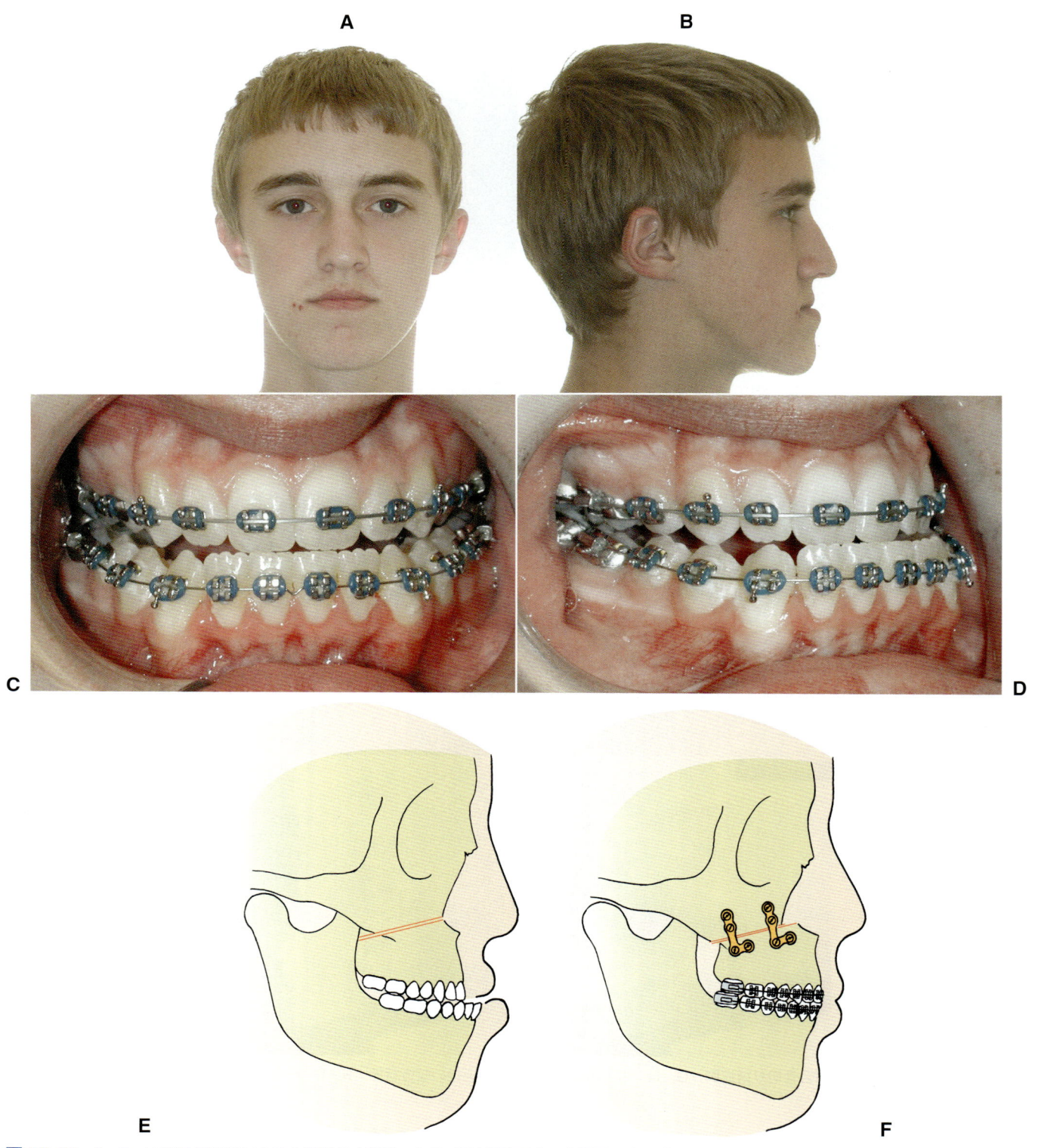

図 23-24　Le Fort I 型骨切り術による上顎骨前方移動。A, B：術前顔貌写真。中顔面の陥凹感と鼻部の劣成長を伴う上顎劣成長を認める。C, D：術前の III 級の咬合状態。E, F：Le Fort I 型骨切り術による上顎前方移動

23章 ● 顎変形症の治療

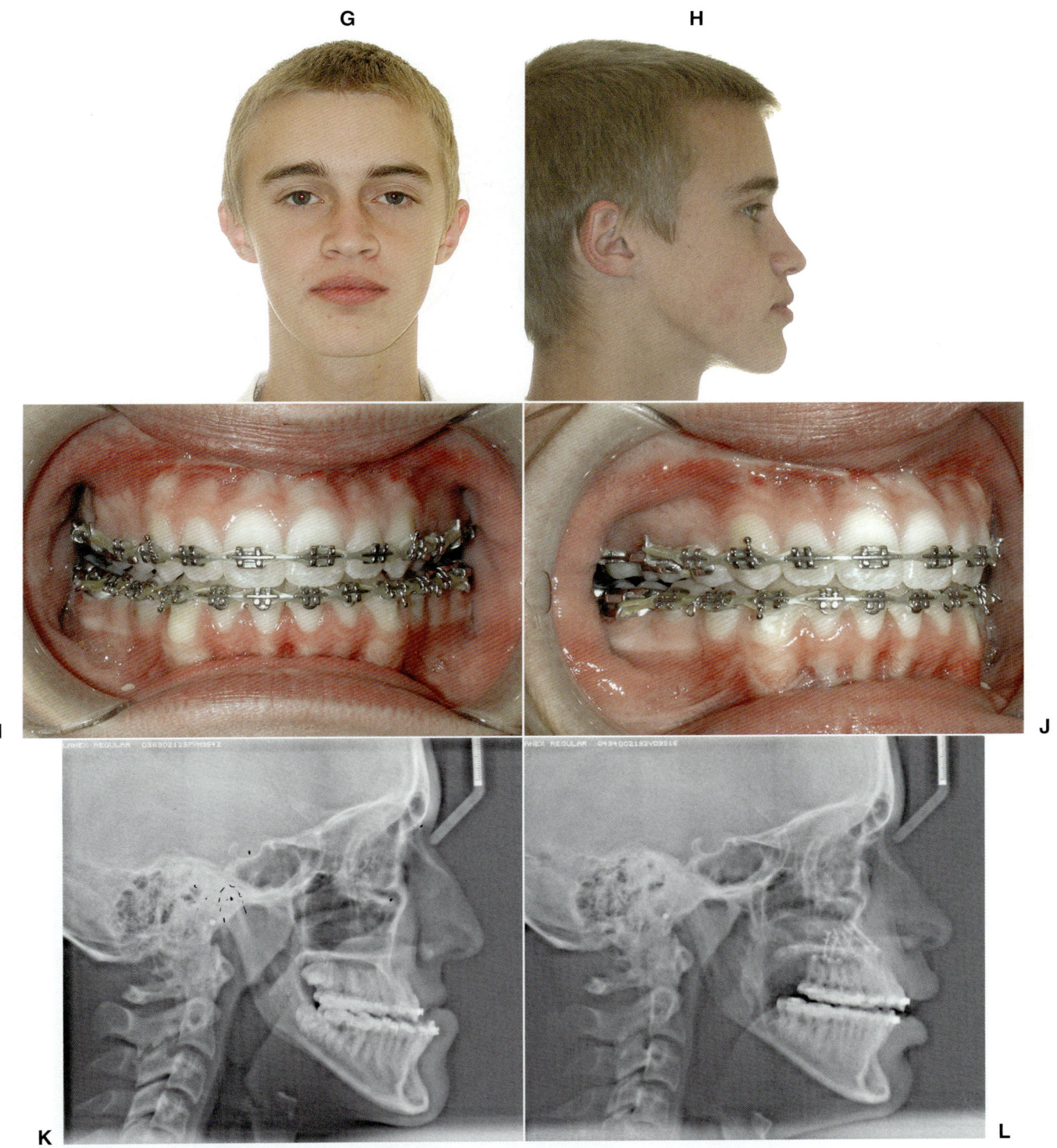

図 23-24（続き） Le Fort I型骨切り術による上顎骨前方移動。G, H：術後顔貌写真。同時に鼻部形成術を行った。I, J：術後の咬合状態。K, L：術前後の頭部X線写真

509

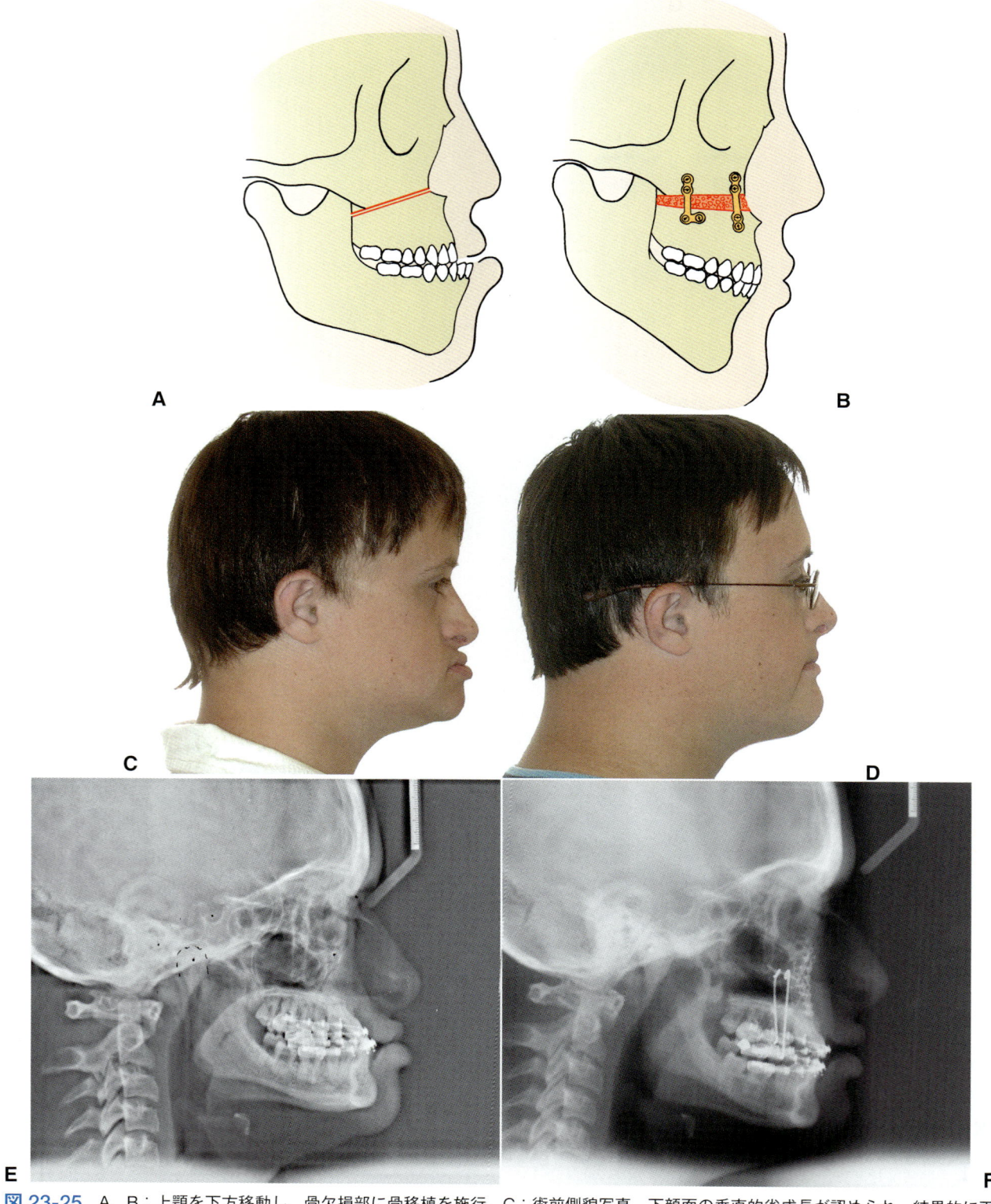

図 23-25　A，B：上顎を下方移動し，骨欠損部に骨移植を施行。C：術前側貌写真。下顔面の垂直的劣成長が認められ，結果的に下顎前突を呈している。D：上顎骨下方移動後の術後側貌写真。正常の顔面高径と前後の位置関係に注目。E：術前の頭部X線写真。F：術後の頭部X線写真

23章 ● 顎変形症の治療

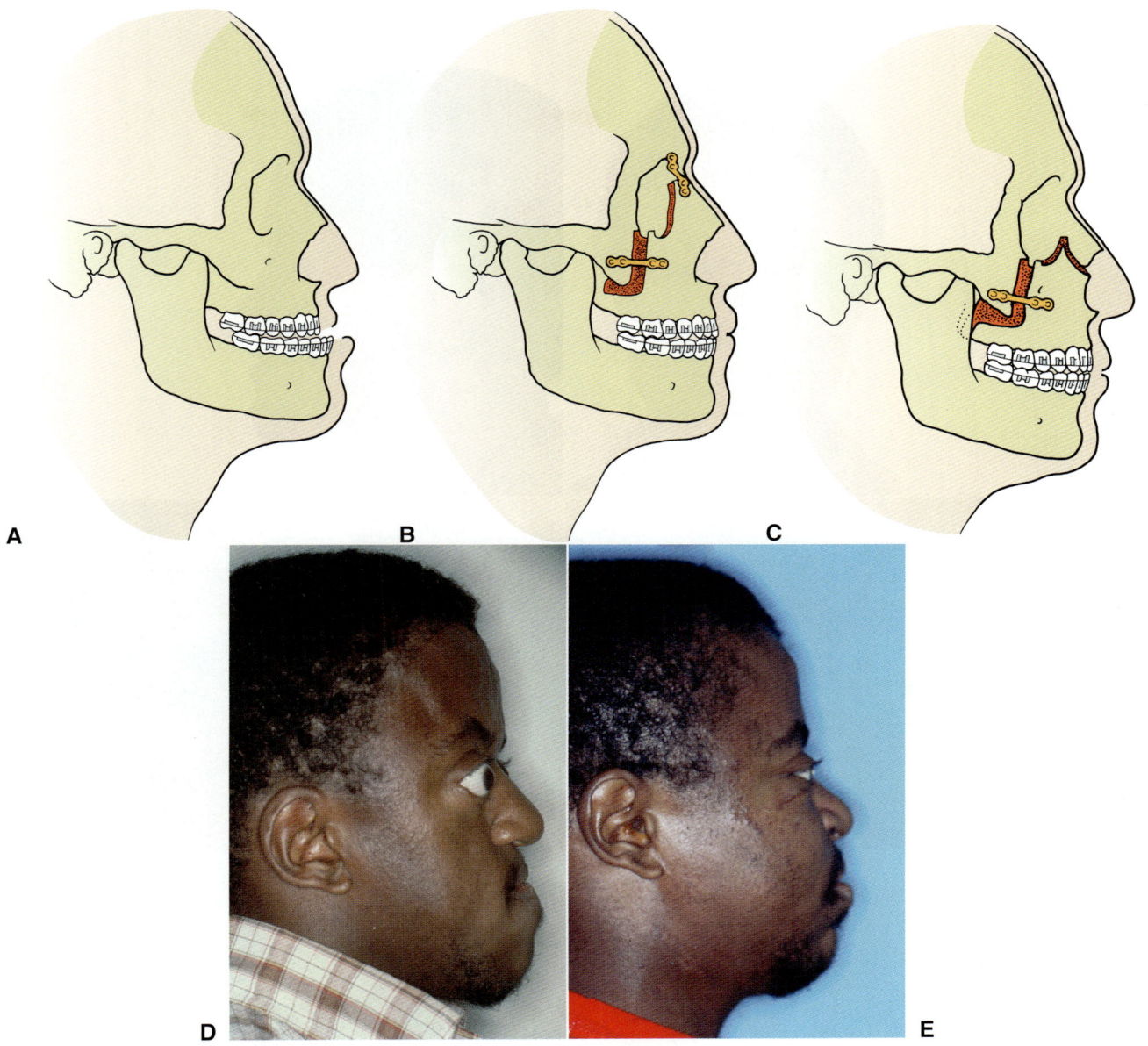

図 23-26　A：重篤な中顔面劣成長。B：Le Fort III 型骨切り術による中顔面前方移動。C：Le Fort III 型骨切り術の変法。D：術前側貌写真。Apert 症候群患者。E：術後側貌写真

511

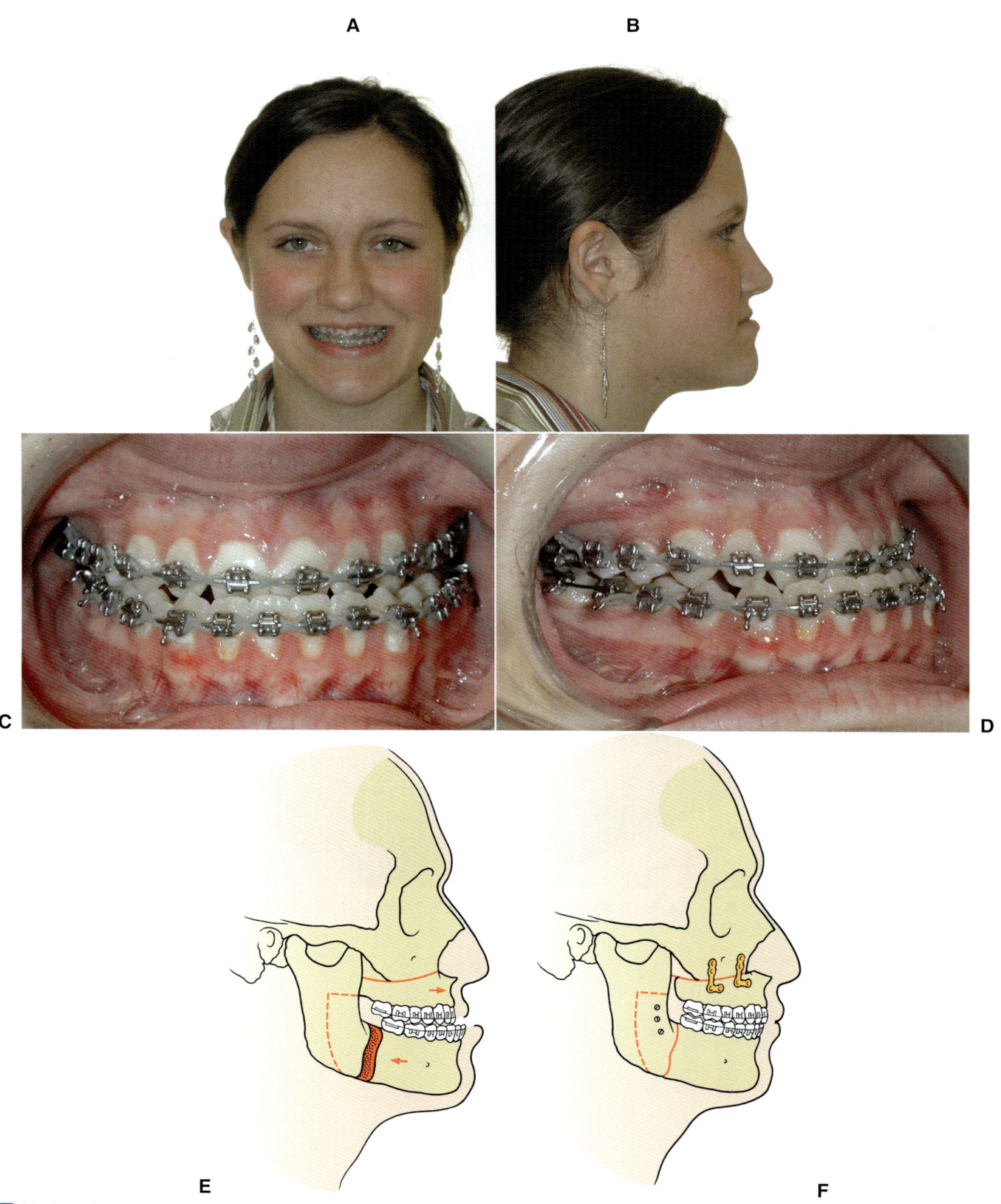

図 23-27 上顎前方移動と下顎後方移動を併用した症例。A，B：術前顔貌写真。重篤な上顎劣成長と下顎前突がみられる。C，D：術前のIII級の咬合状態。E，F：Le Fort I 型骨切り術による上顎前方移動と下顎枝矢状分割術による下顎後方移動

23章 ● 顎変形症の治療

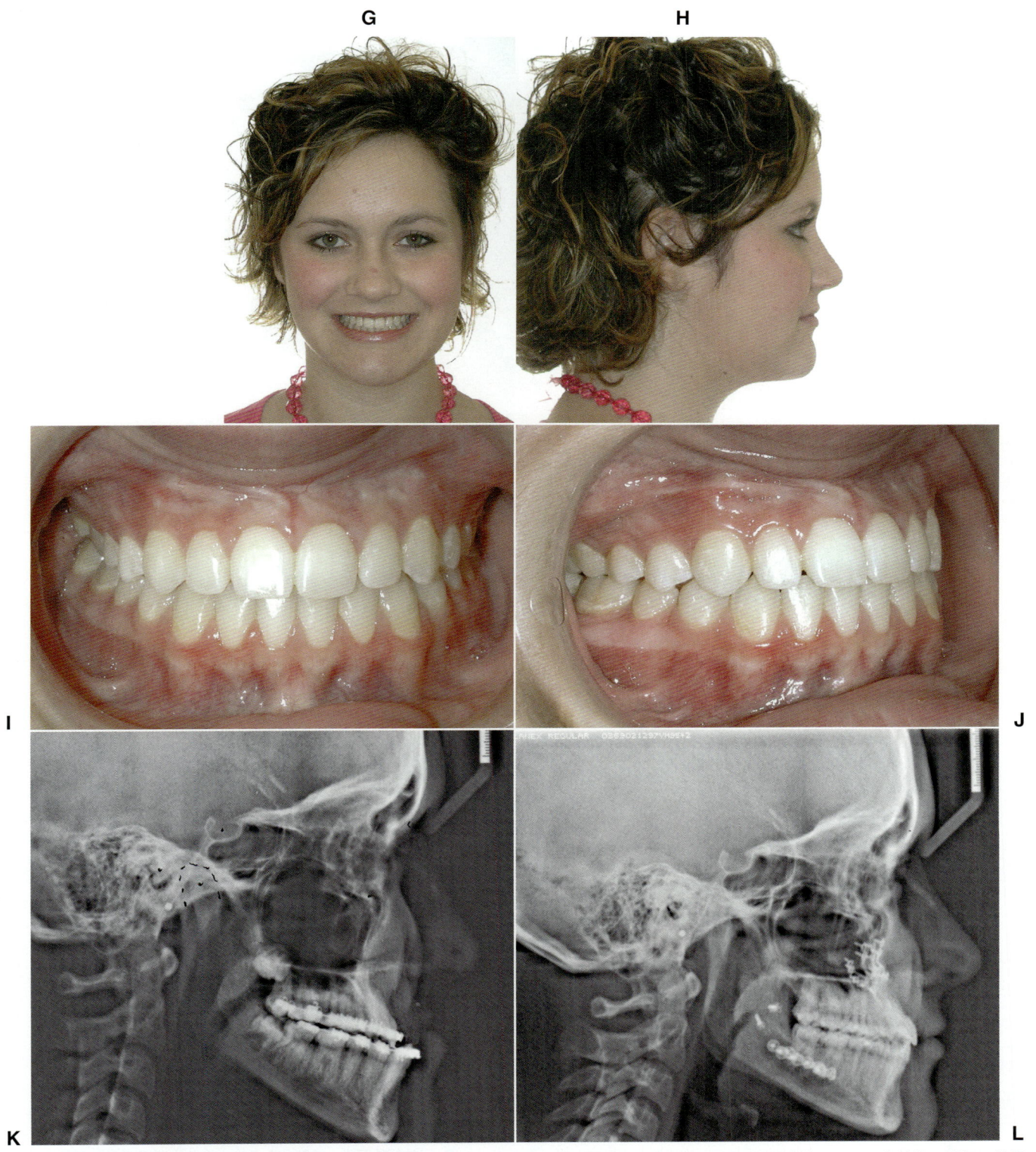

図 23-27(続き) 上顎前方移動と下顎後方移動を併用した症例。G, H：術後顔貌写真。I, J：術後の咬合状態。K, L：術前後の頭部X線写真

513

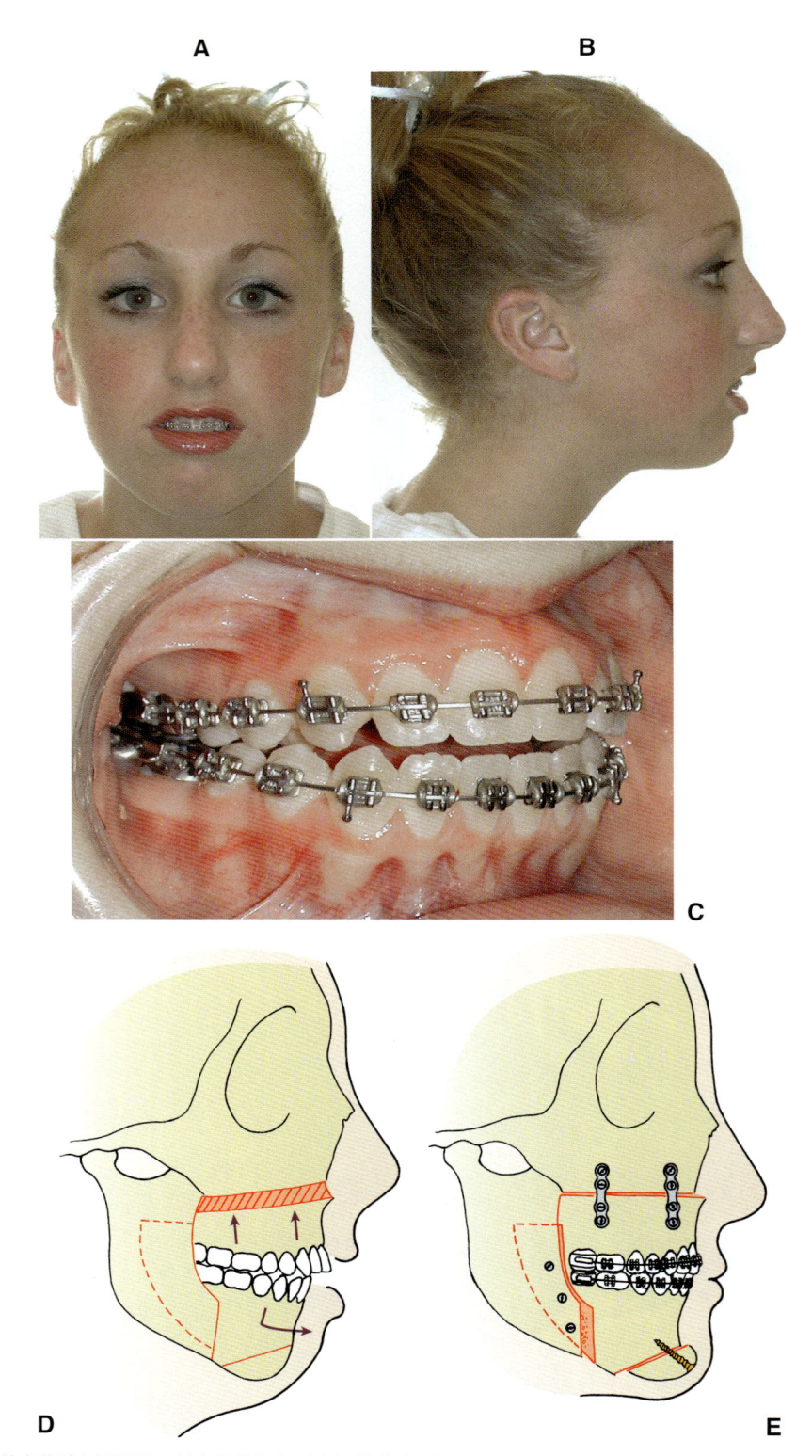

図 23-28　上顎骨の上前方移動と下顎骨の前方移動およびオトガイ形成術。A, B：術前顔貌写真。典型的な垂直方向の上顎過成長と下顎劣成長。過剰な前歯の露出，口唇の機能不全，オトガイ部の突出不足がみられる。C：術前の咬合状態。II級関係を示す。D, E：Le Fort I型骨切り術による上顎の上方移動と下顎枝矢状分割術による下顎前方移動およびオトガイ形成術の模式図

23章 ● 顎変形症の治療

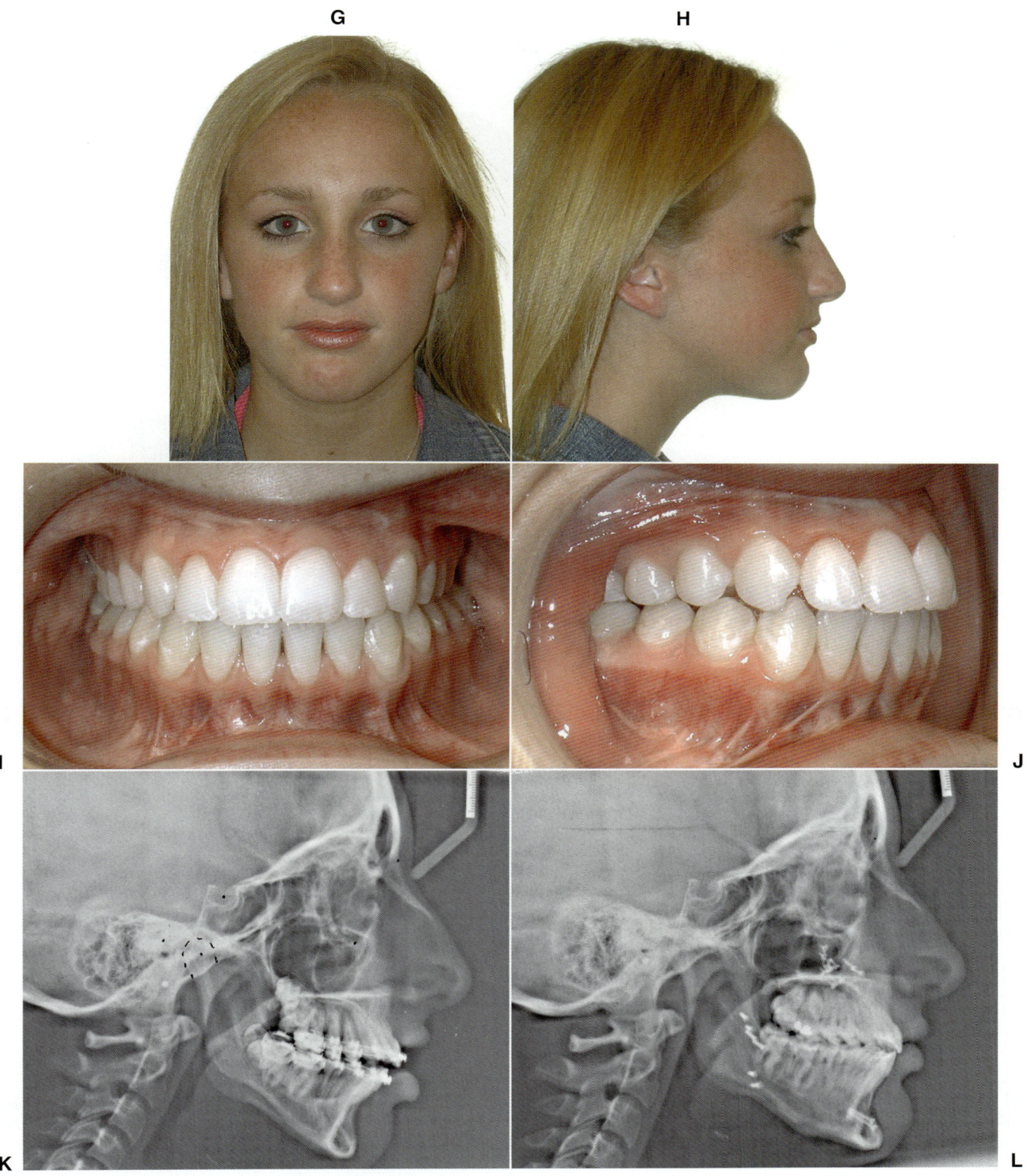

図23-28（続き） 上顎骨の上前方移動と下顎骨の前方移動およびオトガイ形成術。G, H：術後顔貌写真。I, J：術後の咬合状態。K, H：術前後の頭部X線写真

515

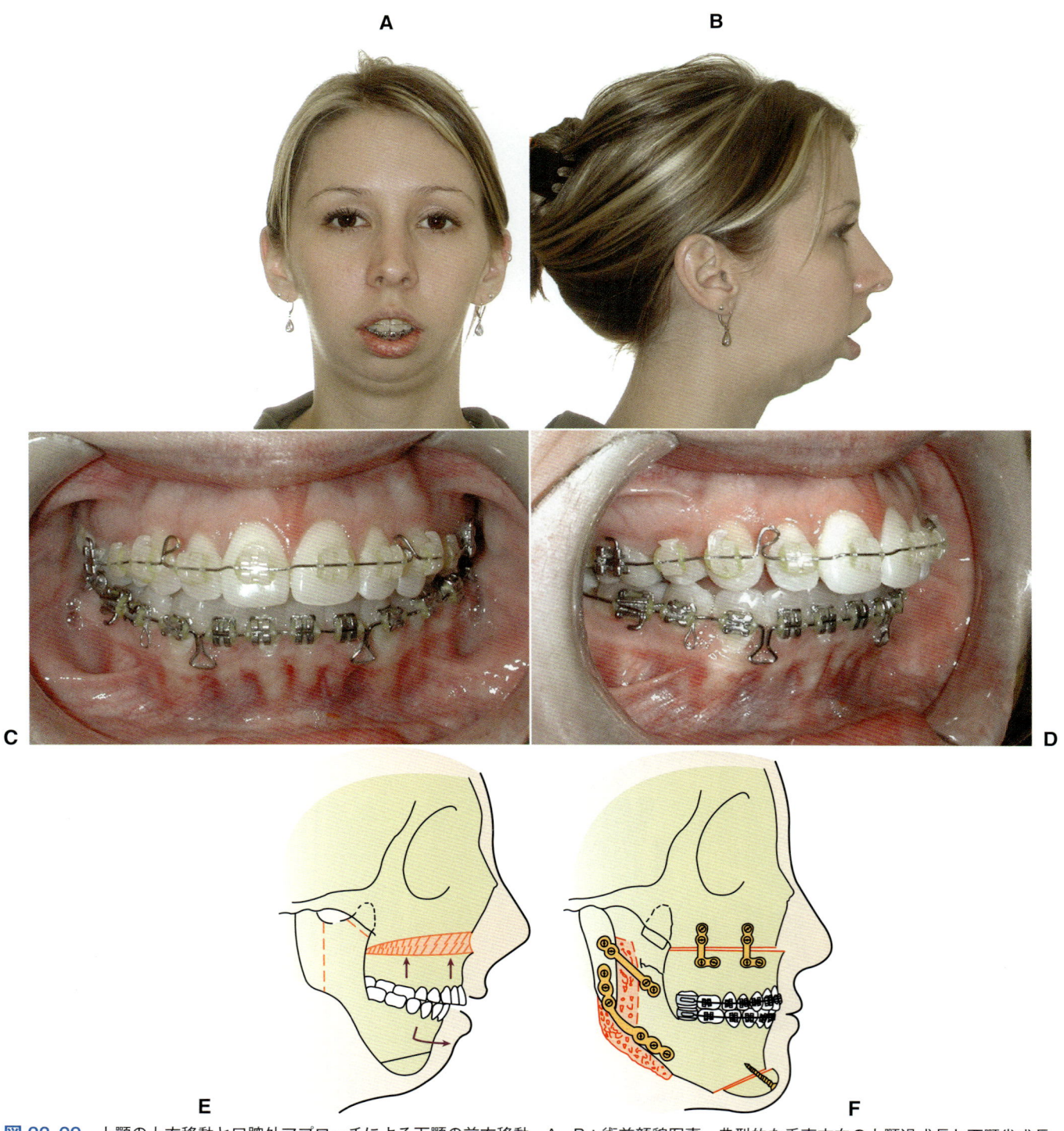

図 23-29 上顎の上方移動と口腔外アプローチによる下顎の前方移動。A，B：術前顔貌写真。典型的な垂直方向の上顎過成長と下顎劣成長。過剰な前歯の露出，口唇の機能不全，オトガイ部の突出不足がみられる。C，D：術前の咬合状態。Ⅱ級関係を示す。E，F：Le Fort Ⅰ型骨切り術による上顎の上方移動と口外法による骨移植を伴う下顎枝垂直骨切り術およびオトガイ形成術の模式図

23章 ● 顎変形症の治療

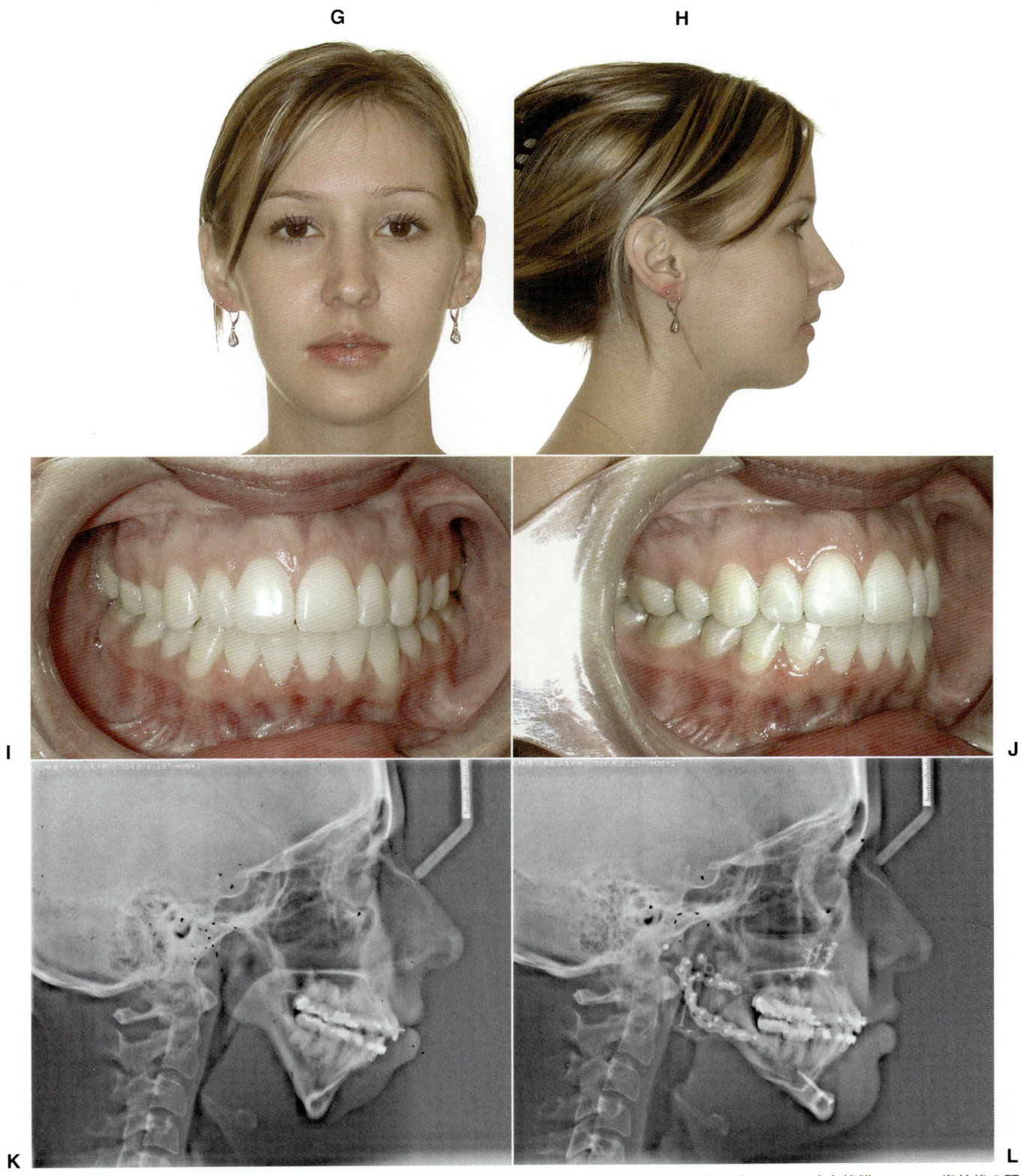

図 23-29（続き）　上顎の上方移動と口腔外アプローチによる下顎の前方移動。G, H：術後の顔貌写真。I, J：咬合状態。K, L：術前後の頭部 X 線写真

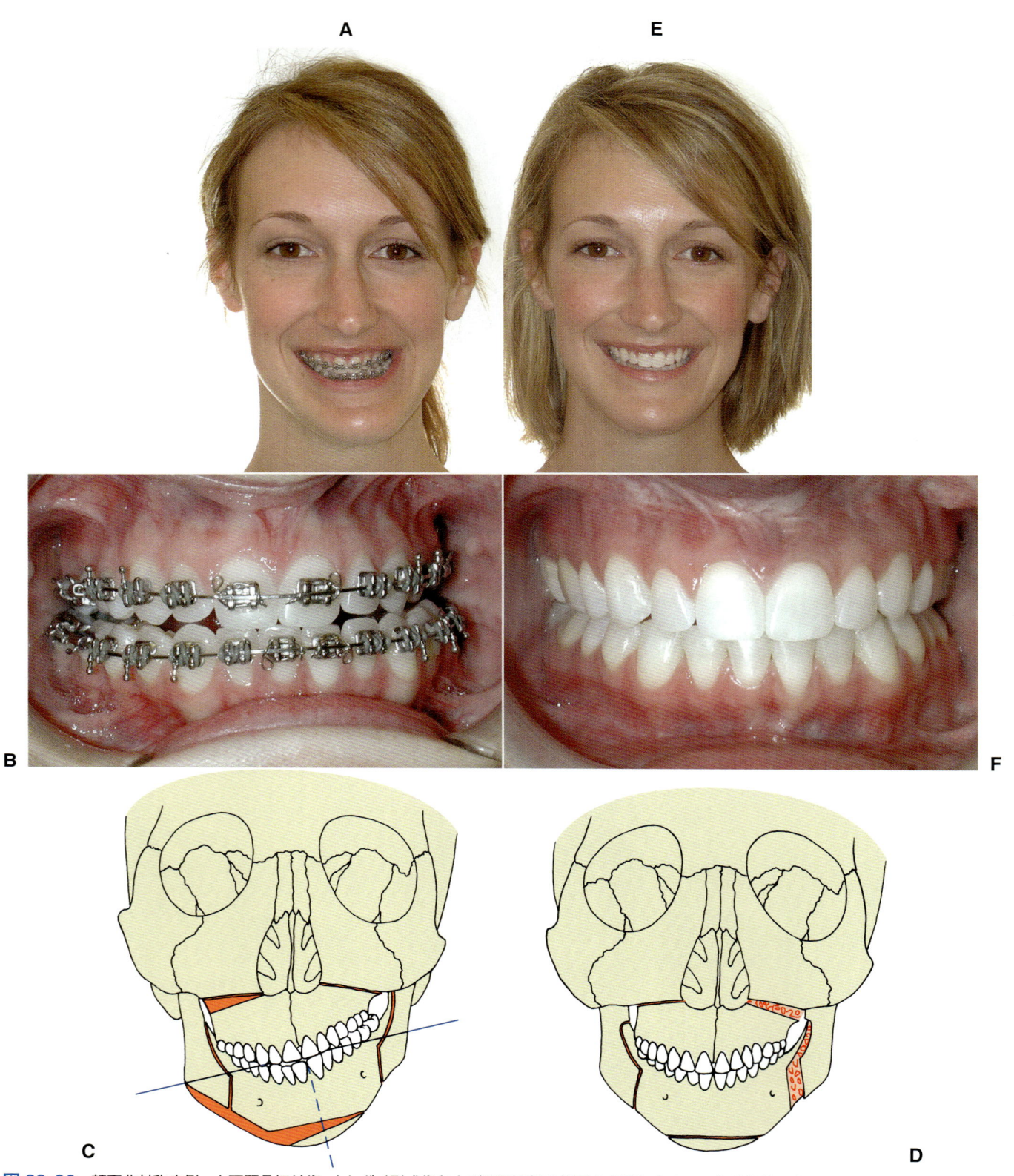

図 23-30 顔面非対称症例。上下顎骨切り術，オトガイ形成術および下顎下縁の修正を必要とする。A：術前顔貌写真。B：術前の咬合状態。C，D：Le Fort I 型骨切り術により上顎の左側を下方に，右側を上方に移動した。下顎枝矢状分割術で左側を前方に，右側を上方に移動し，オトガイ形成術と右側下顎下縁の修正術を行った。E：術後顔貌写真。F：術後の咬合状態

23章 ● 顎変形症の治療

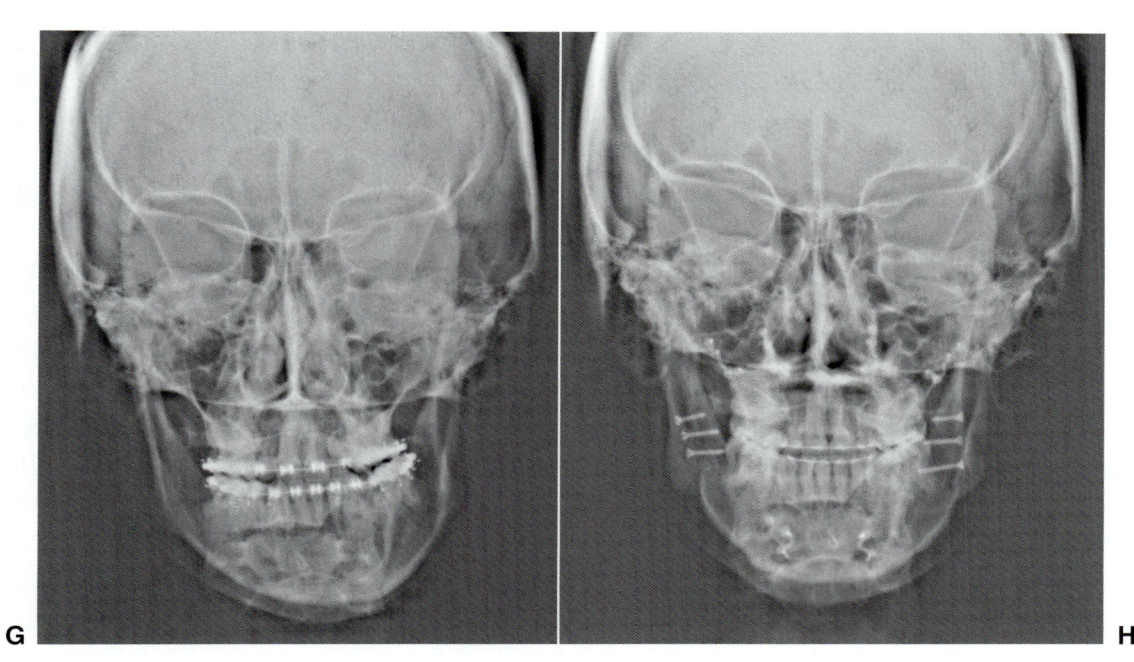

図 23-30（続き） 顔面非対称症例。上下顎骨切り術，オトガイ形成術および下顎下縁の修正を必要とする。G：術前頭部X線写真。H：術後頭部X線写真

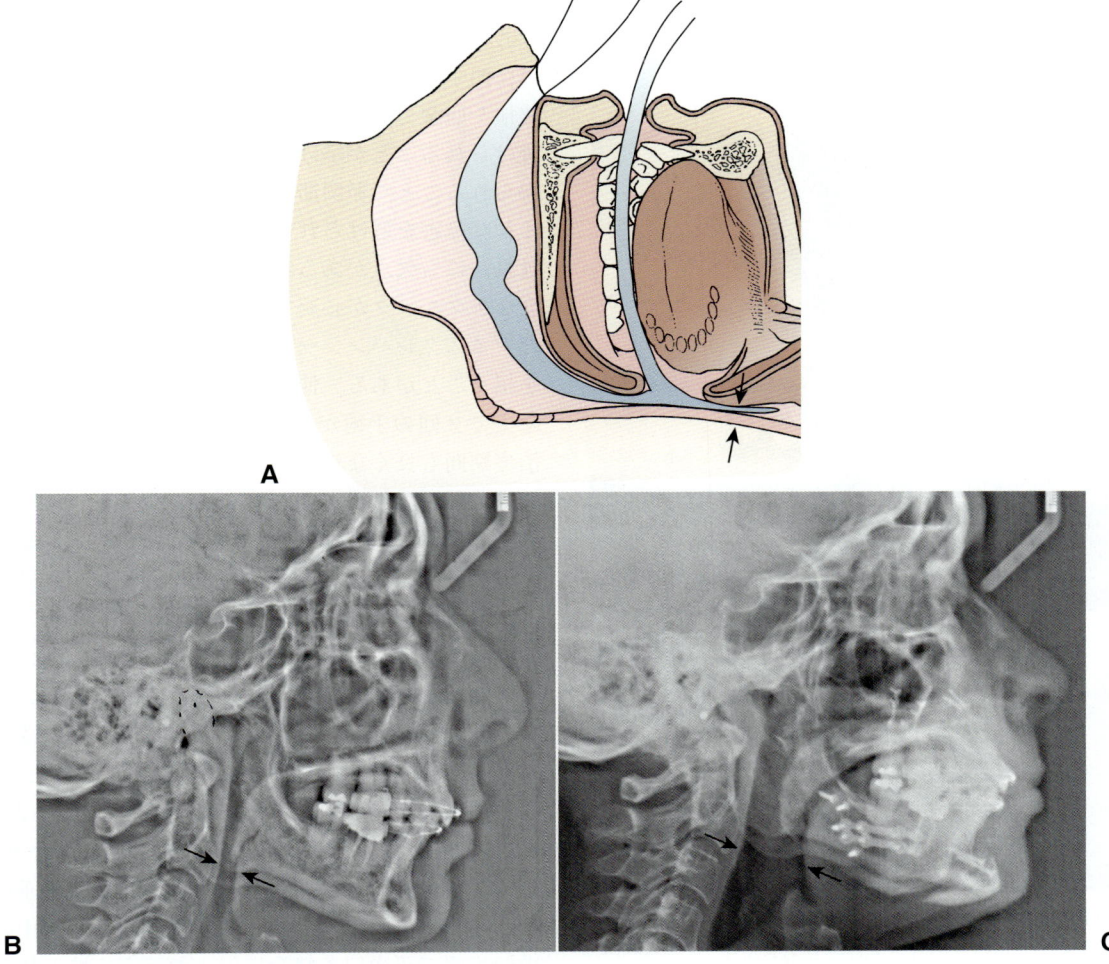

図 23-31　A：下顎劣成長による気道の狭窄。B：術前頭部X線写真。狭い気道が確認できる。C：術後頭部X線写真。明らかな気道の拡大がみられる。

519

顎骨延長術

下顎骨および上顎骨の劣成長改善の新しい治療法として，骨延長術（distraction osteogenesis: DO）がある。前述した従来の術式では，骨の大幅な移動に，周囲軟組織が適応できないことがあり，その結果，いくつかの問題が生じうる。具体的には，術後の後戻り，顎関節への過剰な負荷，過度な伸展による神経障害などである。骨の移動量が大きい場合，骨と骨の間隙に腸骨のような他部位から採取した移植骨が必要になる。

骨延長術では，骨切りを行い，それぞれの骨片に骨延長装置を装着する。骨延長装置は，段階的に少しずつ骨片間を広げるように作用し，その延長部に骨が再生する（図23-32）。段階的に骨延長することで，骨片間に連続した骨が再構築される。また，延長した骨の周囲には，筋，腱，神経，軟骨，血管，皮膚などの組織があるが，これらも同時に延長される。再生した骨に対してさまざまな組織が反応しているので，この概念は，「組織延長（distraction histogenesis）」という用語で表現されることもある。

骨延長という概念は，決して新しいものではない。創外装置を用いて，骨折部や短肢症を牽引治療する方法は，ヒポクラテスの時代にまで遡ることができる[32]。ただし，現在の治療概念の端緒は，ロシアの外科医 Gravil Ilizarov が1950年代，骨の形態異常の治療に応用したことにあり[33,34]，1980年代後半から，整形外科や頭蓋顎顔面外科の領域で世界的に広まった[35,36]。

骨延長法には，骨切り術，待機期間，骨延長期，骨硬化期，骨延長器除去，骨のリモデリング，の各段階がある。骨切り術と同時に，骨延長装置を装着する。待機期間とは，骨切りの断端が治癒するまでの時期を指し，一般的に7日間とされており，その間は，骨延長装置を作用させない。待機期間後，骨延長器を1日約1mmのペースで延長する。顔面の骨延長は，通常，1日2回0.5mmずつ拡大していく。日ごとの骨移動量を骨延長量，骨延長装置を動かすタイミングをリズムとよぶ。骨延長期には，未成熟の骨が形成されている。目的の骨延長量が得られたら，骨延長装置はそのまま留置する。延長された骨が成熟するまで待ってから，骨延長装置を取り外す。完全に成熟骨になるまでの期間を，リモデリング期とよぶ。

このような顎矯正手術は比較的新しい技術なので，長期経過に関する研究はほとんどない。骨延長法の利点として，骨移植を回避できることで骨移植に伴う他部位への手術侵襲を避けられることが挙げられる。また，良好な長期の安定性が得られること，顎関節に対する侵襲が少ないこと，伸展による神経障害を避けられること，なども利点である。一方，骨延長法にも欠点がある。骨延長装置の設置部位や方向には高度なテクニックが必要で，まれに，開咬や左右非対称といったディスクレパンシーを惹起し，理想とはほど遠い咬合状態を招くことがある。他の欠点としては，骨延長装置の装着と除去で2回の手術が必要になること，コストがかかること，治療期間も長くなり口腔外科と歯科矯正科への通院が頻回になること，などが挙げられる。

骨延長法に近い概念で導入された最初の顎矯正手術は，上顎の狭窄を拡大するための surgical-assisted rapid palatal expansion（SARPE）という方法である[37]。成人の上顎で狭窄歯列弓の場合，従来の矯正治療で修正することはほとんど不可能である。上顎を拡大する手術でも，しばしば期待に沿わない結果となっていた[38]。そこで，骨延長の概念を取り入れ，外科手術を併用した上顎歯列弓の拡大を図ったところ，良好な長期経過が得られるようになった[39]。このようなケースに用いる拡大装置は，歯科矯正科医によって作製され，適切な位置に装着される。後方の鼻腔側壁と口蓋骨垂直板以外は，Le Fort I 型骨切り術に準じて骨切りする。正中の骨切りは，中切歯間で正中口蓋縫合に沿って行う。拡大装置を装着し，待機期間後，目的の拡大量が得られるまで，1日1mmずつ

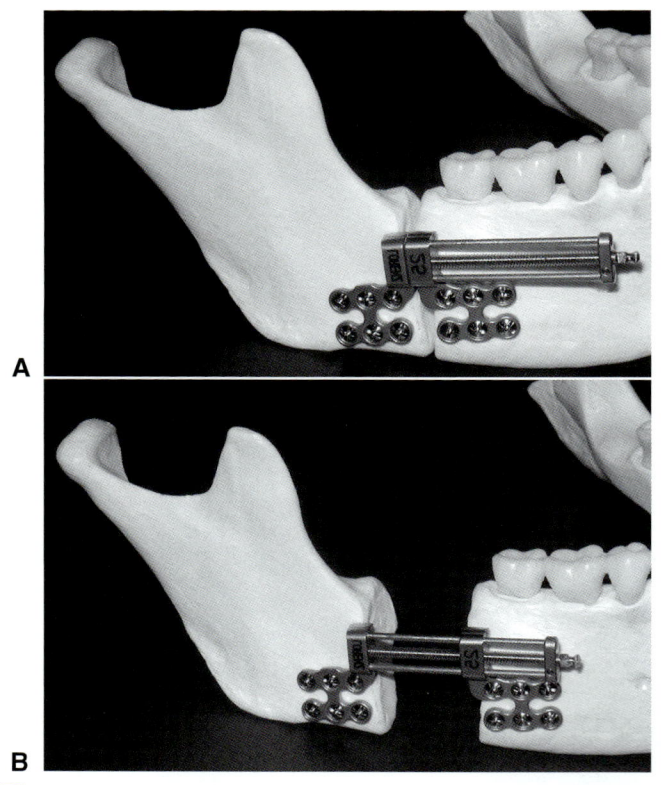

図23-32 下顎骨延長のための骨延長装置。A：下顎骨後方部を骨切りし，下顎骨体部と下顎枝に骨延長装置を装着する。B：骨延長装置を最大に延長した写真。骨延長装置を徐々に延ばし，延長部分への新生骨の再生を図る。

23章 ● 顎変形症の治療

拡大する（図23-33）。

延長された部分は，次第に新生骨で満たされ成熟していく。拡大装置を除去した後に，歯間のスペースを閉じて歯列を整え，拡大した歯列弓を維持するための矯正治療が開始される。

下顎後退症の場合，最初の外科処置は，骨切りと骨延長装置の装着である。7日間の待機期間後，1日1mmずつ延長していく（毎日2回，0.5mmずつ広がるように延長装置を操作する）。骨延長が完了したら，延長装置はそのまま留置する。通常，骨延長期間の2〜3倍で骨が成熟する。その後，骨延長装置を除去し，術後矯正治療を続ける（図23-34）。

骨延長装置は，上顎骨や中顔面にも利用できる。従来の手術法で上顎骨を移動させるケースでは，骨欠損部への自家骨

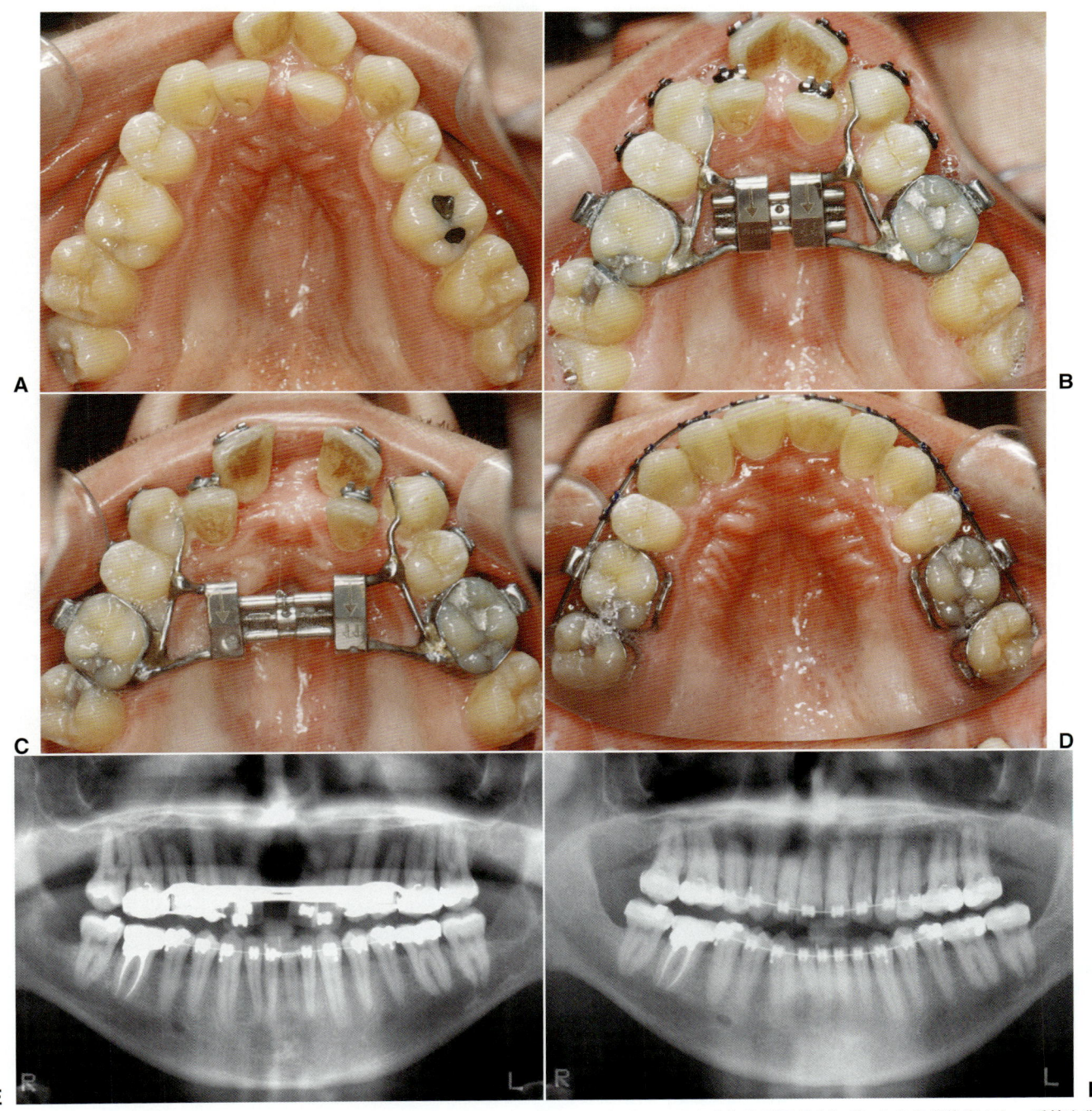

図23-33　上顎歯列が狭窄した症例の口蓋を拡大する骨延長法。A：狭窄した上顎で，不十分な歯列弓長（すでに小臼歯が抜歯され，重篤な叢生を伴う）を認める。B：拡大装置を装着する。C：装置を拡大（中切歯間に離開を認める）。D：増生した骨を利用して，前歯部歯列を矯正し離開は閉鎖。E：拡大された上顎前歯部に未成熟骨の増生を認める。F：矯正治療後のX線写真

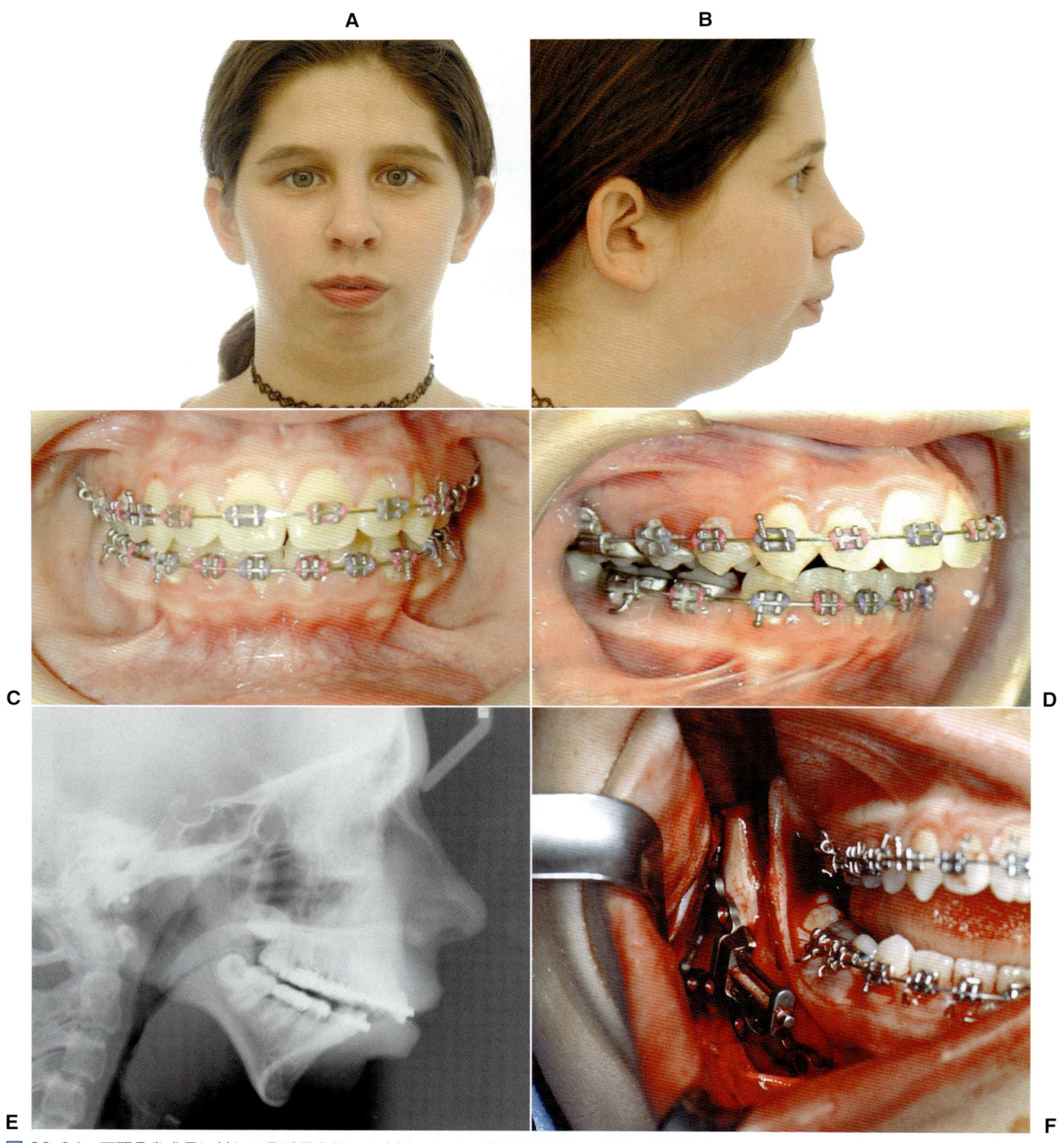

図 23-34　下顎骨劣成長に対して骨延長を行った症例．A，B：術前顔貌写真．下顎の劣成長を認める．C，D：Ⅱ級の咬合関係を示す．E：術前頭部 X 線写真．F：骨切りを行い骨延長装置を装着した術中写真

23章 ● 顎変形症の治療

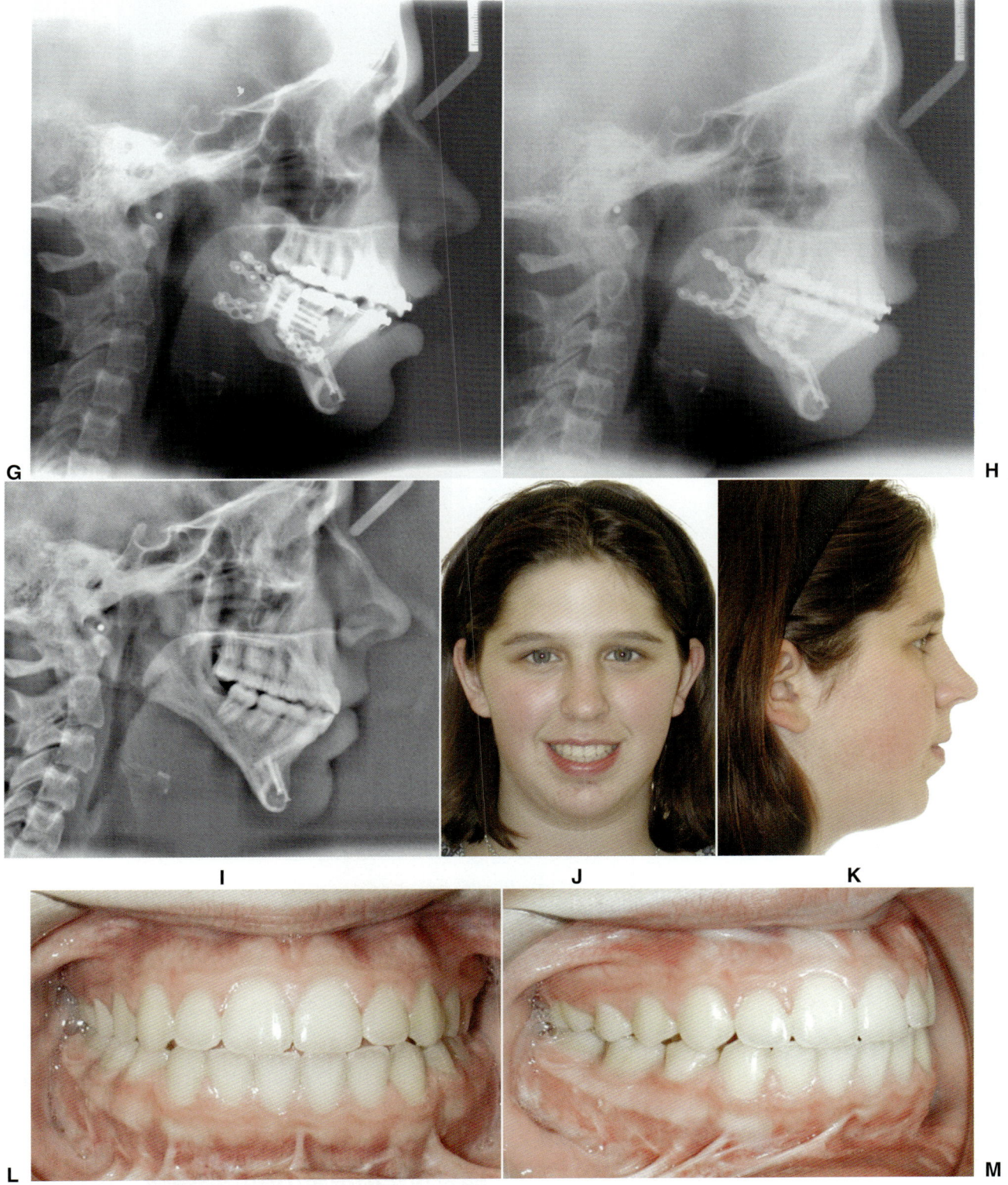

図 23-34（続き） 下顎骨劣成長に対して骨延長を行った症例。G：術後頭部X線写真。待機期間を終え，骨延長を開始（オトガイ形成術は骨延長装置の装着と同時に行った）。H：1mm/日のリズムで16日間骨延長した後のX線写真。I：骨延長装置を除去し，矯正治療完了後のX線写真。J，K：術後顔貌写真。L，M：術後の咬合状態

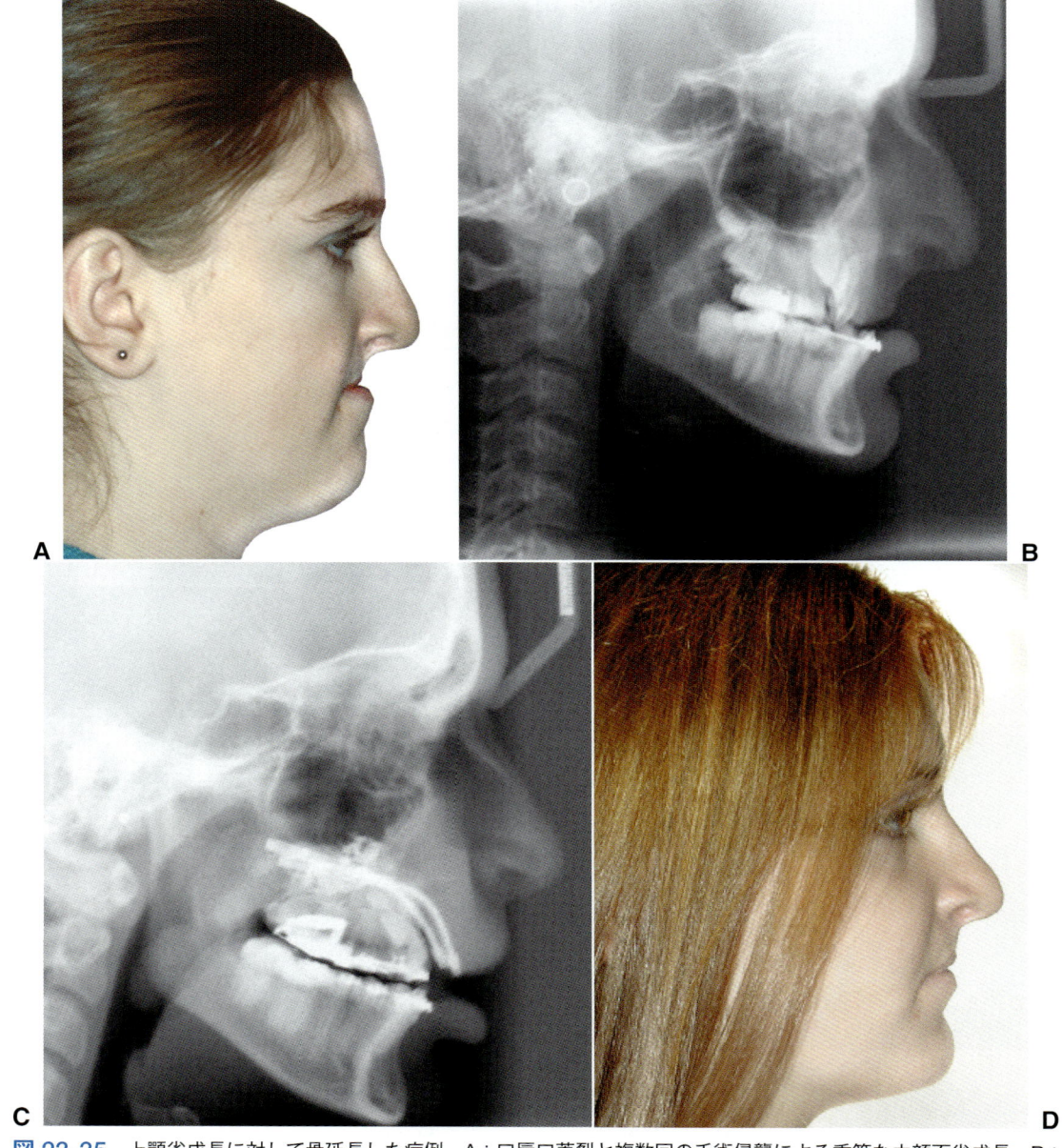

図 23-35　上顎劣成長に対して骨延長した症例。A：口唇口蓋裂と複数回の手術侵襲による重篤な中顔面劣成長。B：Ⅲ級の咬合状態を示すX線写真。C：骨延長器を用いて上顎の前方移動中のX線写真。D：顔貌のバランスと咬合が改善されている。

移植が必要な場合がある。しかし，骨延長法であれば多くのケースで採骨の必要がなくなる。唇顎口蓋裂の患者では，さまざまな種類の外科処置を受けているため，しばしば強靱な瘢痕組織を伴う。この瘢痕は，従来の一期的な顎矯正手術による顎骨移動（発育異常の改善）の障害となる。一方，骨延長法では，新しい軟・硬組織が形成され，周囲軟組織も引き延ばされるため，骨移植を回避できるうえに，長期的な安定性も担保され，口唇口蓋裂患者の骨格異常の改善に有用である[40]。図 23-35 は，上顎骨の前方移動を行った患者の経過を示す。骨延長法による上顎骨の移動により，大きな移動と長期安定性が可能になる[41,42]。

顎矯正手術患者の周術期管理

顎矯正手術を受ける患者は，術前に，病歴聴取，身体的診察，臨床検査，X線検査，麻酔科医による診察を受ける。顎矯正手術は，全身麻酔下で手術室にて行われる。術後，患者を一定期間安静に保ち，安定したバイタルサインを示すまで

リカバリールームで管理した後，一般病室に戻す。経験豊富な看護師が，術後患者の経過を観察する。臨床症状に問題なく，介助なしで排尿や経口摂取ができて，普通に歩行できれば，患者は退院となる。入院期間は通常1～4日間である[†1]。術後の患者は，一般に中等度の鎮痛薬を使用するが，退院後は鎮痛薬を必要としない。可能であれば，術後すぐにX線検査を行い，予測した骨の移動量が得られ，金属プレート等が適切に設置されていることを確認する。

術後栄養管理の重要性について，患者やその家族と，入院前に十分話し合う必要がある。術後の入院期間中に，栄養管理スタッフが，顎間固定や顎運動を制限している間の適切な栄養管理方法について指導する。術直後の問題点として顎間固定があり，口腔衛生管理や言葉によるコミュニケーションが困難となる。

近年では，骨接合用のさまざまなスクリューや金属プレートが開発されている（図23-36）[43-46]。ごく最近では，吸収性のスクリューやプレートも開発されている。吸収性のスクリューやプレートは，治癒期間の間は十分な固定力を維持し，その後加水分解によって吸収される。これら強固な骨接合システムにより，顎間固定の回避や早期解除（かつての顎間固定の平均期間は6～8週間であった）が可能になっている。その結果，患者の快適度が増し，発語や口腔衛生管理が容易

訳注
[†1]：日本では健康保険でカバーされているため，通常は無理せず約1～2週間の入院加療とすることが多い。

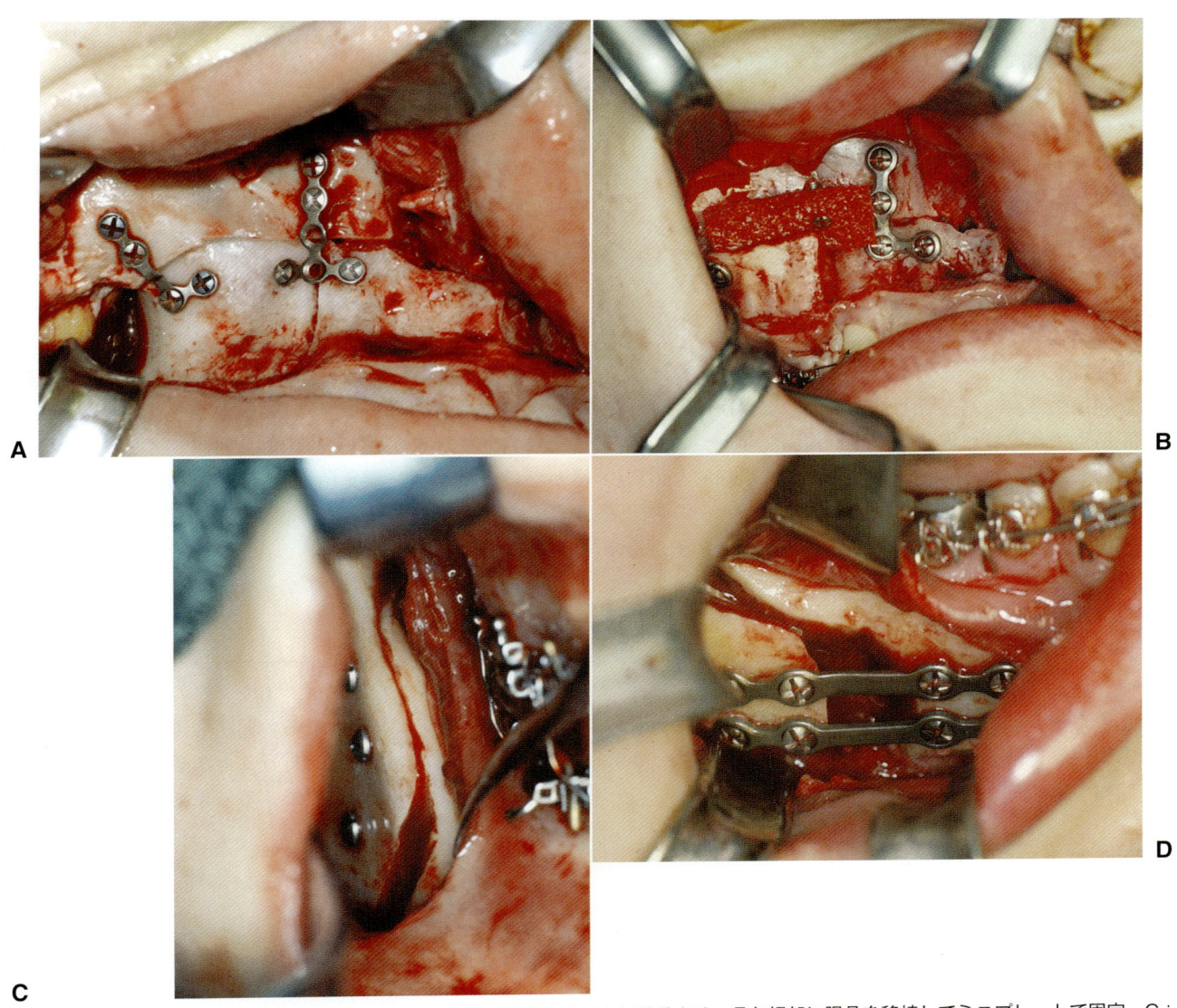

図23-36　A：上顎骨切り術に用いるミニプレート。B：上顎を下前方に移動させ，骨欠損部に腸骨を移植してミニプレートで固定。C：下顎枝矢状分割術の固定に用いたラグスクリュー。D：下顎枝矢状分割術に用いたミニプレート

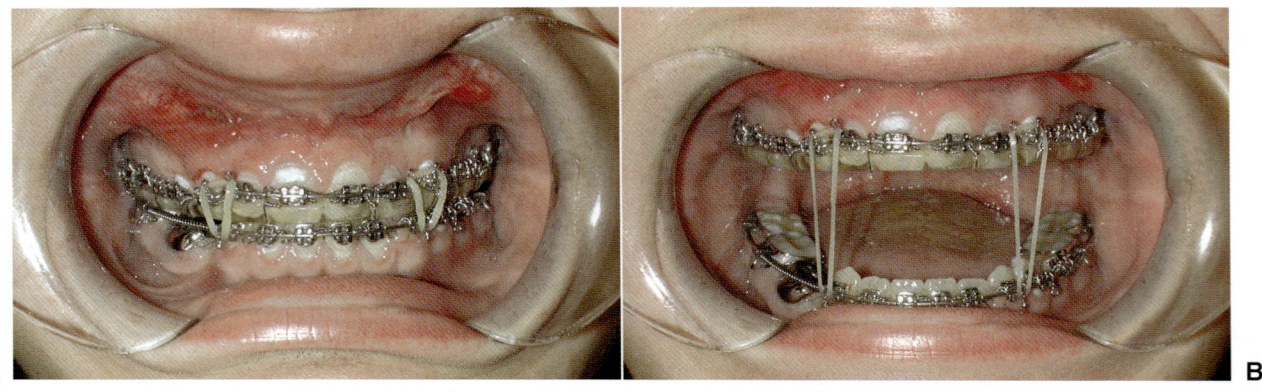

図 23-37　A：上顎にワイヤー固定したバイトプレート。弱いエラスティックを用いて術後の新しい顎位に誘導する。B：上顎骨骨切り術後7日目の口腔内写真

となっている。

手術中に安定した顎位を得る目的で，小さなバイトプレートを用いる。顎間固定を手術室で解除するときに，バイトプレートは上顎あるいは下顎にワイヤーで固定される。エラスティックをサージカルフックに掛けて，スプリントとエラスティックで術後の新しい顎位に誘導する（図23-37）。十分な適応期間をおいた後，スプリントを除去し，術後矯正治療に移行する。

顎矯正手術の後治療

1. 矯正治療の完了

十分な顎運動が得られ，骨切り後の骨の安定が確認されたら，矯正治療の仕上げに取りかかる。強固なサージカルワイヤーを除去し，矯正用ワイヤーを装着する。最終的な歯列のアライメントやポジショニングは，抜歯後のスペースを閉鎖して完了する。弱い垂直方向のエラスティックは，歯からの固有感覚を排除するために残しておく。そうすることで，患者の咬合は新しい最大咬頭嵌合位に誘導される。これらにより咬合が安定するまでの期間は，通常6～10か月以内である。

顎矯正手術後の保定は，通常の成人矯正と同様である。最終的な歯周治療や補綴治療は，安定した咬合関係が確立されてから開始する。

2. 歯冠修復と補綴学的治療

患者が最終的な歯冠修復を望んだ場合，矯正装置を除去した直後から治療を開始する。前歯部しか残存していない患者にとって，臼歯部の咬合を確保することは重要で，適合のよい暫間部分床義歯で対応する。さらに，治癒期間中の臼歯部のサポートを維持するため，義歯床粘膜面をティシュコンディショニングで調整する。術後矯正治療が完了したら，残存している歯冠修復処置を，一般の患者と同様に行う。

3. 歯と歯周組織の管理

顎矯正手術後の患者は，術後約10～14週で，歯と歯周組織の評価を受けるべきである。歯周組織の状態を再検査し，口腔内の歯垢を除去し，炎症の範囲やポケットの深さを評価する。メンテナンスは，必要に応じて継続すべきである。矯正装置除去後，口腔衛生管理のテクニックを復習し，徹底的な予防措置を講じる。術後矯正治療終了後の3～6か月目の歯周組織再評価で，その後の治療の必要性を決定する。歯冠長の調整や組織再生を含む歯周外科治療は，矯正装置による炎症が消退してから行う。組織の過形成が認められる場合でも，審美的あるいは修復学的な問題で早期に切除する必要がなければ，術後矯正治療後3～6か月は経過観察するべきである。歯周治療後の再診間隔は，患者の状況を考慮し，個々に調整する。

まとめ

顎変形症患者の治療には，歯や骨格のさまざまな問題に対する評価と対応が必要となる。問題解決には，医療従事者が集学的チームアプローチを行うことが必要である。このようなチームアプローチが満足できる結果を導くことに，留意すべきである。

文献

1. Brunelle JA, Bhat M, Lipton JA: Prevalence and distributions of selected occlusal characteristics in the US population, 1988-1991, J Dent Res 75:706-713, 1996.
2. Proffit WR, Fields HW, Moray LJ: Prevalence of malocclusion and orthodontic treatment need in the United States: estimates from

the N-HANES III survey, Int J Adult Orthodon Orthognath Surg 13:97-106, 1998.
3. Proffit WR, White RP Jr: Dentofacial problems: prevalence and treatment need. In Proffit WR, White RP Jr, Sarver DM, editors: Contemporary treatment of dentofacial deformity, St Louis, 2003, Mosby.
4. Enlow DH, Hans M: Essentials of facial growth, Philadelphia, 1996, WB Saunders.
5. Enlow DH: Wolff's law and factor of architectonic circumstance, Am J Orthod 54:803, 1968.
6. Enlow DH: Craniofacial growth and development. In Posnick JC, editor: Craniofacial and maxillofacial surgery in children and young adults, Philadelphia, 2000, WB Saunders.
7. Fields HW, Warren DW, Black K et al: Relationship between vertical dentofacial morphology and respiration in adolescents, Am J Orthod Dentofacial Orthop 99:147-154, 1991.
8. Tucker MR, Moriarty JM, Koth DL et al: Evaluation of treatment of patients with dentofacial deformities: a multidisciplinary approach, North Carolina Dental Review 3:13, 1985.
9. Burstone CJ, James RB, Legan H et al: Cephalometrics for orthognathic surgery, J Oral Surg 36:269, 1978.
10. Steiner CC: Cephalometrics in clinical practice angle, Orthodontics 28:8, 1959.
11. Smith JD, Thomas PM, Proffit R: A comparison of current prediction imaging programs, Am J Orthod Dentofacial Orthop 125:527, 2004.
12. Bell WH, Dann JJ: Correction of dentofacial deformities by surgery in the anterior part of the jaws, Am J Orthod 64:162, 1973.
13. Caldwell JB, Letterman GS: Vertical osteotomy in the mandibular rami for correction of prognathism, J Oral Surg 12:185, 1954.
14. Hall HD, Chase DC, Payor LG: Evaluation and realignment of the intraoral vertical subcondylar osteotomy, J Oral Surg 33:333, 1975.
15. Trauner R, Obwegeser H: The surgical correction of mandibular prognathism and retrognathia with consideration of genioplasty. I. Surgical procedures to correct mandibular prognathism and reshaping of the chin, Oral Surg Oral Med Oral Pathol 10:677, 1957.
16. Dalpont G: Retromolar osteotomy for the correction of prognathism, J Oral Surg 19:42, 1961.
17. Hunsuck EE: A modified intraoral sagittal splitting technique for mandibular prognathism, J Oral Surg 26:249, 1968.
18. Epker BN: Modifications in the sagittal osteotomy of the mandible, J Oral Surg 35:157, 1977.
19. Robinson M: Micrognathism corrected by vertical osteotomy of ascending ramus and iliac bone graft: new technique, Oral Surg Oral Med Oral Pathol 10:125, 1957.
20. Kufner J: Experience with a modified procedure for correction of open bite. In Walker RV, editor: Transactions of the Third International Congress of Oral Surgery, London, 1970, E&S Livingstone.
21. Schuchardt K: Experiences with the surgical treatment of deformities of the jaws: prognathia, micrognathia, and open bite. In Wallace AG, editor: Second Congress of International Society of Plastic Surgeons, London, 1959, E&S Livingstone.
22. Wunderer S: Erfahrungen mitder operativen Behandlung hochgradiger Prognathien, Dtsch Zahn Mund Kieferheilkd 39:451, 1963.
23. Bell WH, Fonseca RJ, Kenneky JW, Levy BM: Bone healing and revascularization after total maxillary osteotomy, J Oral Surg 33:253, 1975.
24. Tucker MR, White RP Jr: Maxillary orthognathic surgery. In Tucker MR, White RA Jr, Terry BC et al, editors: Rigid fixation for maxillofacial surgery, Philadelphia, 1991, JB Lippincott.
25. Jacobson R, Sarver DM: The predictability of maxillary repositioning in LeFort I orthognathic surgery, Am J Orthod Dentofacial Orthop 122:142, 2002.
26. Busby BR, Bailey LJ, Proffit WR et al: Long-term stability of surgical Class III treatment: a study of 5-year postsurgical results, Int J Adult Orthodon Orthognath Surg 17:159, 2002.
27. Guilleminault C: Obstructive sleep apnea: the clinical syndrome and historical perspective, Med Clin North Am 69:1187, 1985.
28. Veasey SC, Guilleminault C, Strohl KP et al: Medical therapy for obstructive sleep apnea: a review by the Medical Therapy for Obstructive Sleep Apnea Task Force of the Standards of Practice Committee of the American Academy of Sleep Medicine, Sleep 29:1036-1044, 2006.
29. Senn O, Bloch KE, Iseli A et al: Oral appliances for the treatment of snoring and obstructive sleep apnea, Oto-Rhino-Laryngologia Nova 11:168, 2001.
30. Waite PD, Vilos GA: Surgical changes of posterior airway space in obstructive sleep apnea, Oral and Maxillofacial Surgery Clinics of North America 14:385, 2002.
31. Fairburn SC, Waite PD, Vilos G et al: Three-dimensional changes in upper airways of patients with obstructive sleep apnea following maxillomandibular advancement, J Oral Maxillofac Surg 65:6, 2007.
32. Peltier LF: External skeletal fixation for the treatment of fractures. In Fractures: a history and iconography of their treatment, San Francisco, 1990, Norman Publishing.
33. Ilizarov GA: The principles of the Ilizarov method, Bull Hosp Jt Dis 56:49-53, 1997.
34. Ilizarov G, Devyatov A, Kameran V: Plastic reconstruction of longitudinal bone defects by means of compression and subsequent distraction, Acta Chir Plast 22:32, 1980.
35. Altuna G, Walker DA, Freeman E: Rapid orthopedic lengthening of the mandible in primates by sagittal split osteotomy and distraction osteogenesis: a pilot study, Int J Adult Orthodon Orthognath Surg 10:59, 1995.
36. Guerrero CA, Bell WH: Intraoral distraction. In Distraction of the craniofacial skeletal, New York, 1999, Springer-Verlag.
37. Lines PA: Adult rapid maxillary expansion with corticotomy, Am J Orthod 67:44, 1975.
38. Proffit WR, Turvey TA, Phillips C: Orthognathic surgery: a hierarchy of stability, Int J Adult Orthodon Orthognath Surg 11:191, 1996.
39. Betts NJ, Vanarsdall RL, Barber HD et al: Diagnosis and treatment of transverse maxillary deficiency, Int J Adult Orthodon Orthognath Surg 10:75, 1995.
40. Figueroa AA, Polley JW: Management of severe cleft maxillary deficiency with distraction osteogenesis: procedure and results, Am J Orthod Dentofacial Orthop 115:1-12, 1999.
41. Rachmiel A: Treatment of maxillary cleft palate: distraction osteogenesis verses orthognathic surgery. Part one: maxillary distraction, J Oral Maxillofac Surg 65:753-757, 2007.
42. Precious DS: Treatment of retruded maxilla in cleft lip and palate: orthognathic surgery verses distraction osteogenesis—the case for

orthognathic surgery, J Oral Maxillofacial Surg 65:758-761, 2007.
43. Spiessl B: New concepts of maxillofacial bone surgery, Berlin, 1975, Springer-Verlag.
44. Borstlap WA, Stoelinga PJW, Hoppenreijs TJM, van't Hof MA: Stabilisation of sagittal split advancement osteotomies with miniplates: a prospective, multicentre study with two-year follow-up. I. Clinical parameters, Int J Oral Maxillofac Surg 33:433, 2004.
45. Sittitavornwong S, Waite PD, Dann JJ, Kohn MW: The stability of maxillary osteotomies fixated with biodegradable mesh in orthognathic surgery, J Oral Maxillofac Surg 64:1631, 2006.
46. Tucker MR, Frost DE, Terry BC: Mandibular surgery. In Tucker MR, White RA Jr, Terry BC et al, editors: Rigid fixation for maxillofacial surgery, Philadelphia, 1991, JB Lippincott.

24章

唇顎口蓋裂の治療

EDWARD ELLIS III

本章の内容

発生学
原因
唇顎口蓋裂患者の問題点
  1. 歯科的問題
  2. 不正咬合
  3. 鼻変形
  4. 栄養
  5. 耳鼻咽喉科的問題
  6. 言語発達障害
  7. 合併先天異常
唇顎口蓋裂の治療
  1. 手術時期
  2. 口唇形成術
    1) 目的
    2) 手術手技
  3. 口蓋形成術
    1) 目的
    2) 手術手技
    3) 硬口蓋閉鎖術
    4) 軟口蓋閉鎖術
  4. 顎裂部骨移植
    1) 骨移植時期
    2) 手術手技
  5. 顎変形症手術
  6. 二次的外科治療
唇顎口蓋裂患者の歯科治療
  1. スピーチエイド

　唇顎口蓋裂とは，上唇，上顎歯槽部，口蓋の先天的欠損である。このような状態を以前は「兎唇」とよんでいたこともあるが，現在ではこの表現が差別的であることから，使用が控えられるようになっている。現在用いられている表現としては，唇顎口蓋裂，唇裂口蓋裂，口唇口蓋裂，唇裂，口唇裂，顎裂，口蓋裂などがある。本章では唇裂，顎裂，口蓋裂すべてを示す場合を「唇顎口蓋裂」と表記し，「唇裂」「顎裂」「口蓋裂」と表記した場合にはそれぞれを示している。

　唇顎口蓋裂は，顎顔面領域において頻度の多い先天異常であり，未治療の唇裂では外貌の変形があるため，患者の家族に心理的な負担が生じることも多い。一方，異常の発生している部位の関係から，唇顎口蓋裂治療においては，歯科医師を含むさまざまな専門家による治療が必要となる。また，唇顎口蓋裂患者では，欠損歯や過剰歯がみられることも多いため，一般の歯科医師が歯科治療を行う機会も多い。さらには，不正咬合が認められることも多く，しばしば顎矯正手術などの歯科矯正治療が行われる。

　唇顎口蓋裂患者の両親は，子どもが先天性障害を有していることに精神的なショックを受けているため，両親に十分な説明を行い，適確な情報を伝えることが大切である。とくに両親は，患児の将来に不安を抱くことが多いので，患児の成長には影響がないことを説明することが重要である。その一方で両親に，変形の治療には長期間を要すること，機能改善にはさまざまな訓練が必要なことも，理解してもらう必要がある。

　唇顎口蓋裂患者が直面する問題は，症状によって異なるが，変形の程度，言語機能，聴力，咀嚼・嚥下機能の状態などにより，さまざまな治療が行われる。唇顎口蓋裂の患者が直面する問題は複雑かつ多様であり，かかわる専門家の数も多い。現在多くの施設では，唇顎口蓋裂に対するチーム医療が行われているが，これらのチームは，一般歯科，小児歯科，歯科矯正科，歯科補綴科，口腔外科，形成外科，耳鼻咽喉科，小児科，精神科の医師のほか，言語聴覚士，心理学者，ソーシャルワーカーなどにより編成されている。

　米国における唇顎口蓋裂の発生頻度は，出産700例につき1例であり[1]，人種により発生頻度は異なる。黒人では頻

度が低く，アジア人では発生頻度が高い[†1]。男女別の発生頻度では，男児が女児に比べ高く，その比率は3：2である。唇裂と口蓋裂が合併した唇顎口蓋裂は，男児で女児の2倍認められるが，口蓋裂単独例は女児にやや多く発生する。

唇顎口蓋裂の裂隙は上唇，上顎歯槽部，硬口蓋，軟口蓋に認められる。唇顎口蓋裂の3/4は片側性であり，1/4は両側性である。片側性の場合には，左側が右側より発生頻度が高く，不全裂の場合では，裂隙が上唇から軟口蓋までの部分のどこか一部に認められる。口蓋裂を伴わない唇裂がみられる場合がある一方，唇裂を伴わない口蓋裂が起こる場合もある（図24-1）。唇顎口蓋裂の状態を理解するには，口蓋を一次口蓋と二次口蓋に分けたほうがよい。一次口蓋は，切歯孔より前方の部分であり，上唇と歯槽部より構成される。二次口蓋は，切歯孔より後方部分で，硬口蓋と軟口蓋により構成される[2])。症例により，一次口蓋または二次口蓋どちらか一方，またはその両方に裂隙がみられる（図24-2）。

唇裂は，赤唇縁のわずかな切痕としてみられるものから，幅の広いものでは鼻孔縁に達し鼻腔底に裂隙が及んでいるものまで，さまざまである。軟口蓋裂の形態は，二分口蓋垂としてのみ認められるものから，口蓋が完全に割れている幅の広いものまである（図24-2D）。二分口蓋垂は，口蓋裂の最も軽微なものであり，口蓋垂のみに裂隙を認めるものである。口腔粘膜には裂がみられないが，軟口蓋部分の筋肉の連続性が途切れる粘膜下口蓋裂を呈する症例もある。この口蓋

訳注
[†1]：日本では出産500例に1例といわれている。

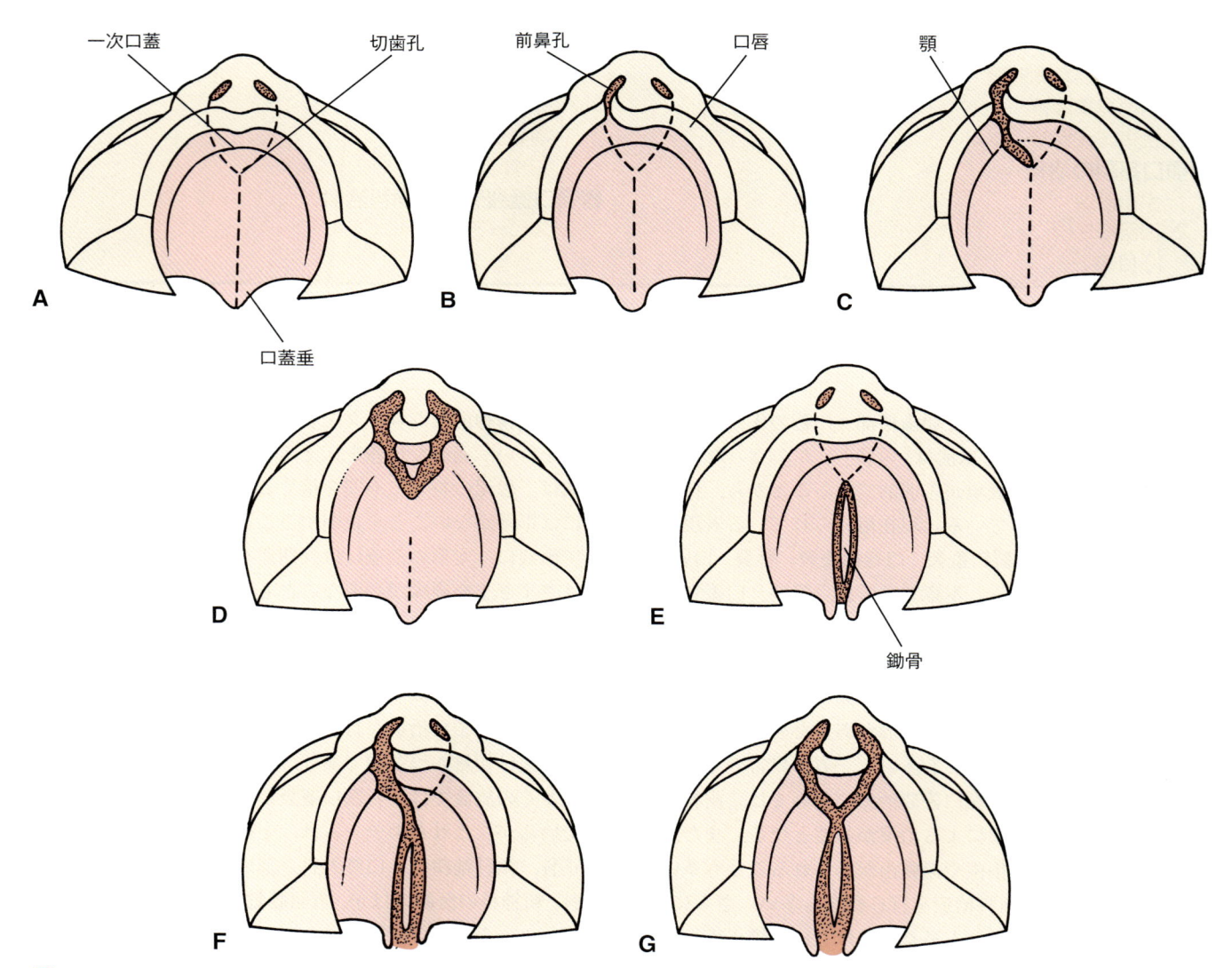

図24-1 唇顎口蓋裂の形態。A：正常。B：鼻腔にまで達する片側性唇裂。C：切歯孔まで達する片側性唇顎裂。D：切歯孔までの両側性唇顎裂。E：口蓋裂。F：片側性唇顎口蓋裂。G：両側性唇顎口蓋裂（Langman J: Medical embryology, ed 3, Baltimore, 1975, Williams & Wilkins.）

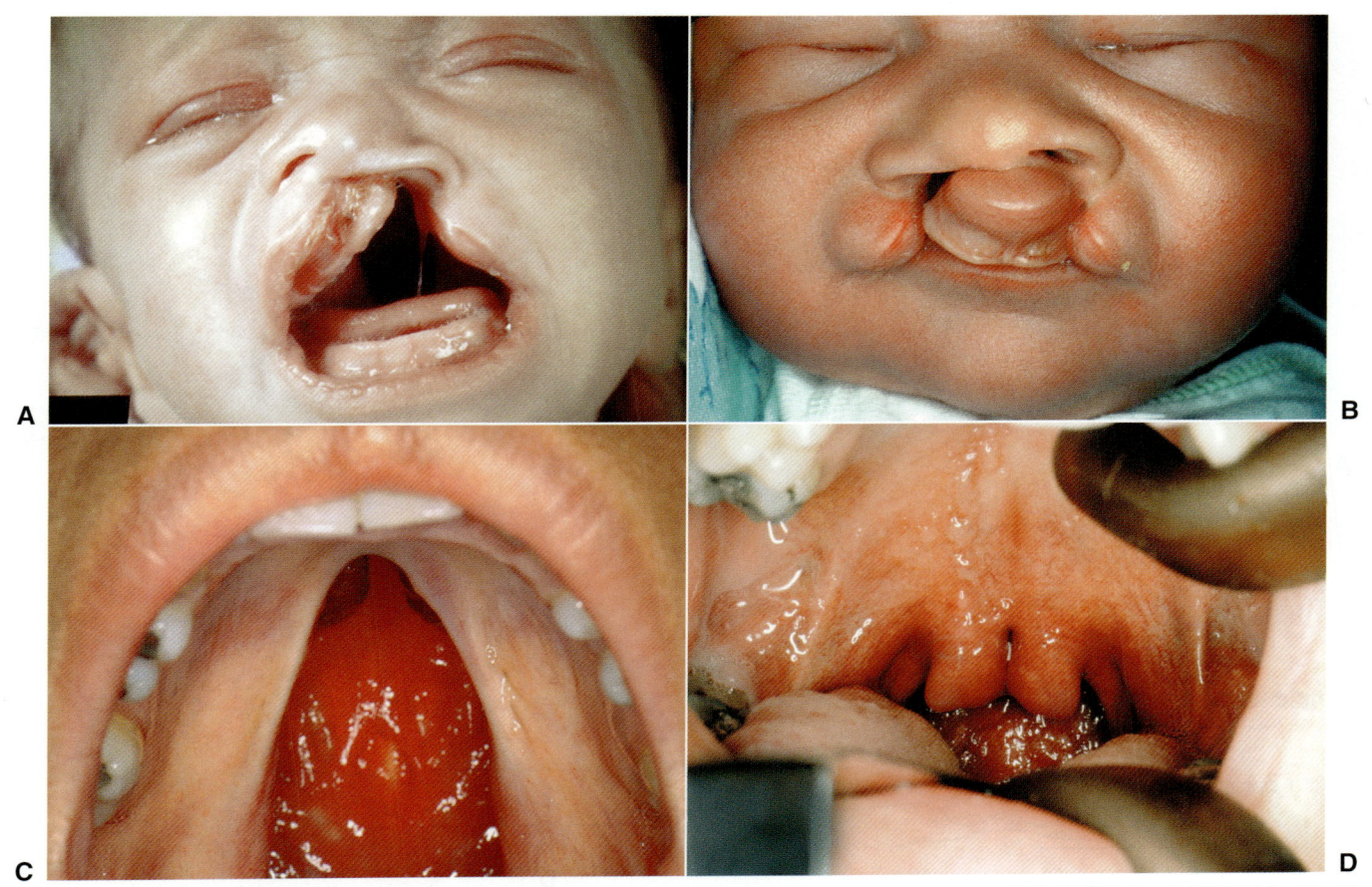

図 24-2 唇顎口蓋裂患者の顔貌。著明な鼻変形も認められる。A：片側性唇顎口蓋裂。B：両側性唇顎口蓋裂（右側完全，左側不完全）。C：口蓋裂の口腔内所見。D：二分口蓋垂

裂は，鼻腔側および口腔側の粘膜は連続しており，粘膜の欠損は認めないため，一般的な検査では発見されないことがあり"occult clefts"とよばれることもある。この口蓋裂の診断時には，患者に「アー」と発声させて軟口蓋の状態を診断する。この発声により，健常者では軟口蓋が挙上されるが，粘膜下口蓋裂患者では，口蓋筋の連続性が途切れている口蓋正中部の粘膜上に溝が生じる。また触診にて，粘膜下口蓋裂に特徴的な硬口蓋後方の後鼻棘の欠損を確認することもできる。明らかな軟口蓋裂を認めない症例において開鼻声を生じる場合には，粘膜下口蓋裂を疑う必要がある。

発生学

　唇顎口蓋裂の発症機序を理解するには，鼻，口唇，口蓋の発生に関して理解する必要がある。これらの器官の形成は，胎生 5 〜 10 週の期間に起こる[3]。胎生第 5 週では，外側鼻突起と内側鼻突起が鼻腔を取り囲む（図 24-3）。外側鼻突起は鼻翼を形成する。内側鼻突起は，①鼻部中央，②人中部，③上顎正中部，④切歯孔より前方の硬口蓋，の 4 つの部分を

形成する。同時に，上顎突起が外側および内側鼻突起に接近するが，この時点ではまだ裂溝があり，各鼻突起間は分離している。

　その後の 2 週間で，顔面発生過程が急速に進む。上顎突起は正中方向へ進展し，内側鼻突起を正中方向に圧迫する。その後，外側および内側鼻突起は，それぞれの側縁で同時に上顎突起と癒合し，上唇が内側鼻突起と上顎突起によって作られる。

　この各突起間の癒合は，皮膚や粘膜などの表層だけではなく，筋層など深層でも起こっている。内側鼻突起と上顎突起の癒合により顎間部が形成されるが（図 24-4），この顎間部は，①上唇人中部分，②4 本の切歯を含む上顎歯槽部，③切歯孔より前方の一次口蓋，の 3 つの部分から構成されている。また，この顎間部は鼻中隔と連続している。

　上顎突起から進展する口蓋突起により，二次口蓋が形成される。この口蓋突起は発生 6 週頃より認められ，舌両側に斜めに突出し始め，その後 7 週目で舌上方において水平方向となり，左右の突起が中央で癒合し，二次口蓋を形成する。前方部分では，突起が一次口蓋と癒合し，この 3 方向癒合の頂

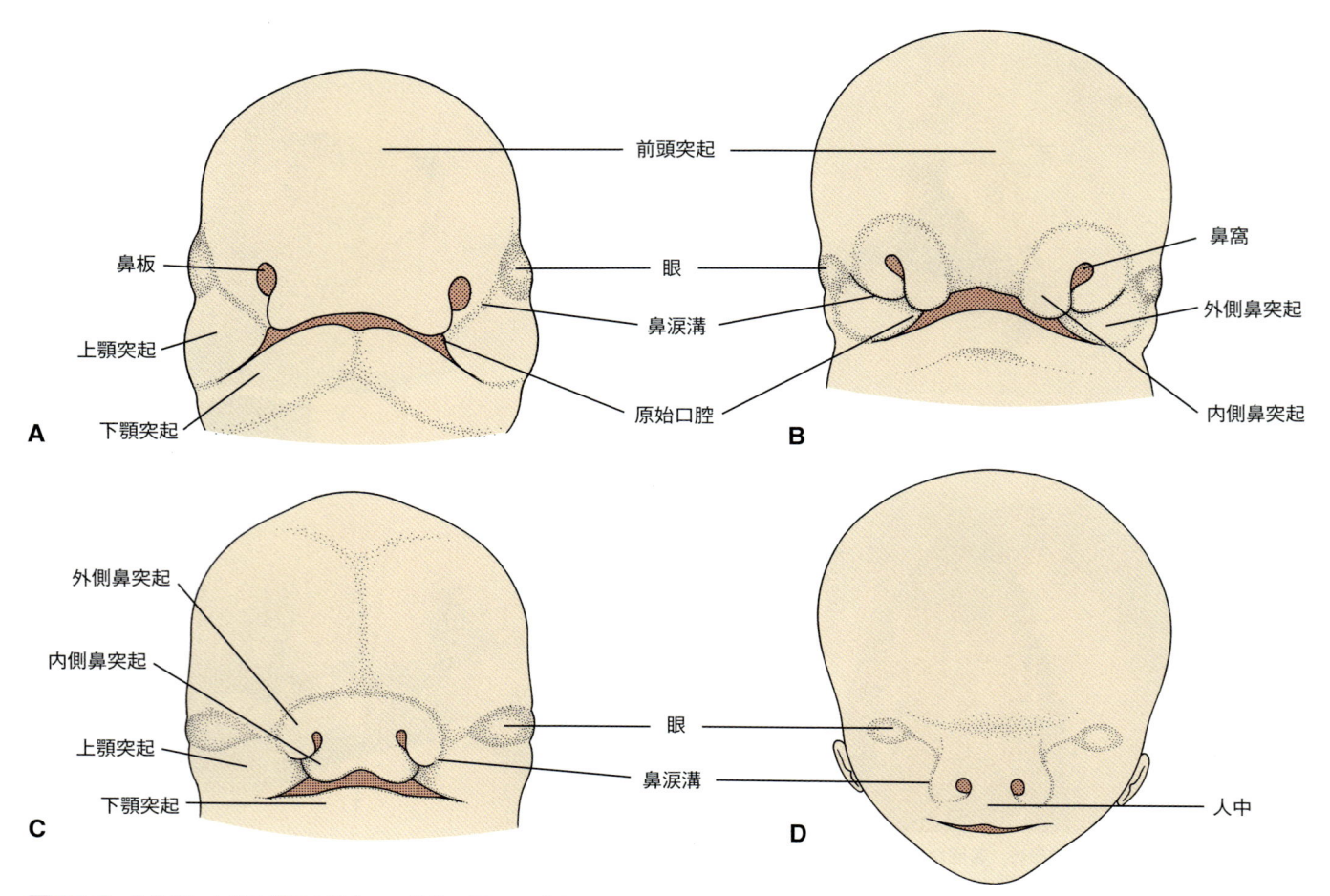

図 24-3 胎生期における顔面の発生。A：胎生 5 週。B：胎生 6 週。鼻突起は深い溝が形成され，次第に上顎突起から分離する。C：胎生 7 週。D：胎生 10 週。上顎突起は次第に鼻部と癒合し，左右の溝は間葉組織で充填される。（Langman J: Medical embryology, ed 3, Baltimore, 1975, Williams & Wilkins.）

点部分に切歯孔が形成される。この時期に鼻中隔は下方向へ成長し，形成された口蓋の鼻腔側表面と癒合する。左右口蓋突起および一次口蓋は，発生 7〜10 週で癒合する。

内側鼻突起と上顎突起において中胚葉組織の癒合が障害されると，一次口蓋の裂が生じる。二次口蓋の裂は，左右口蓋突起の癒合不全による。唇顎口蓋裂の発生機序は十分には解明されておらず，発生時の舌の下方移動の障害なども原因になる場合がある。

原因

唇顎口蓋裂の原因については多くの研究が行われているが，その発生原因はなお確定されていない。多くの症例では，発生要因は単一ではないと考えられており，全身的に唇顎口蓋裂以外の異常を認めない唇顎口蓋裂単独症例と，他の先天異常や症候群を合併している症例とは，区別して考える

ことが必要である。症候群とは，身体的，発生学的，時には神経行動学的異常が複合的に認められる状態である。唇顎口蓋裂は，300 以上の症候群において代表的症状として確認されているが，それら症候群のほとんどはまれなものである[1]。症候群に合併する唇顎口蓋裂症例は総数の約 15％であるが，口蓋裂単独症例に限ると症候群に合併する頻度は高くなり，約 50％となる。遺伝相談を行っている外来などでは，何らかの症候群をもって生まれた患児の家族へのコンサルテーションのなかで，特定の症候群を同定したり，同胞への影響の可能性などに関して情報提供が行われている。

症候群と関係しない唇顎口蓋裂では，遺伝性の影響が当初考えられていたが，最近の研究では，唇顎口蓋裂症例で遺伝性が認められたのはわずか 20〜30％であり，家族性発生が疑われる症例においても，遺伝的素因の解明は十分には行われていない。優性遺伝または劣性遺伝を単純に決定することはできないが，多くの遺伝子が関係していると考えられてい

24章 • 唇顎口蓋裂の治療

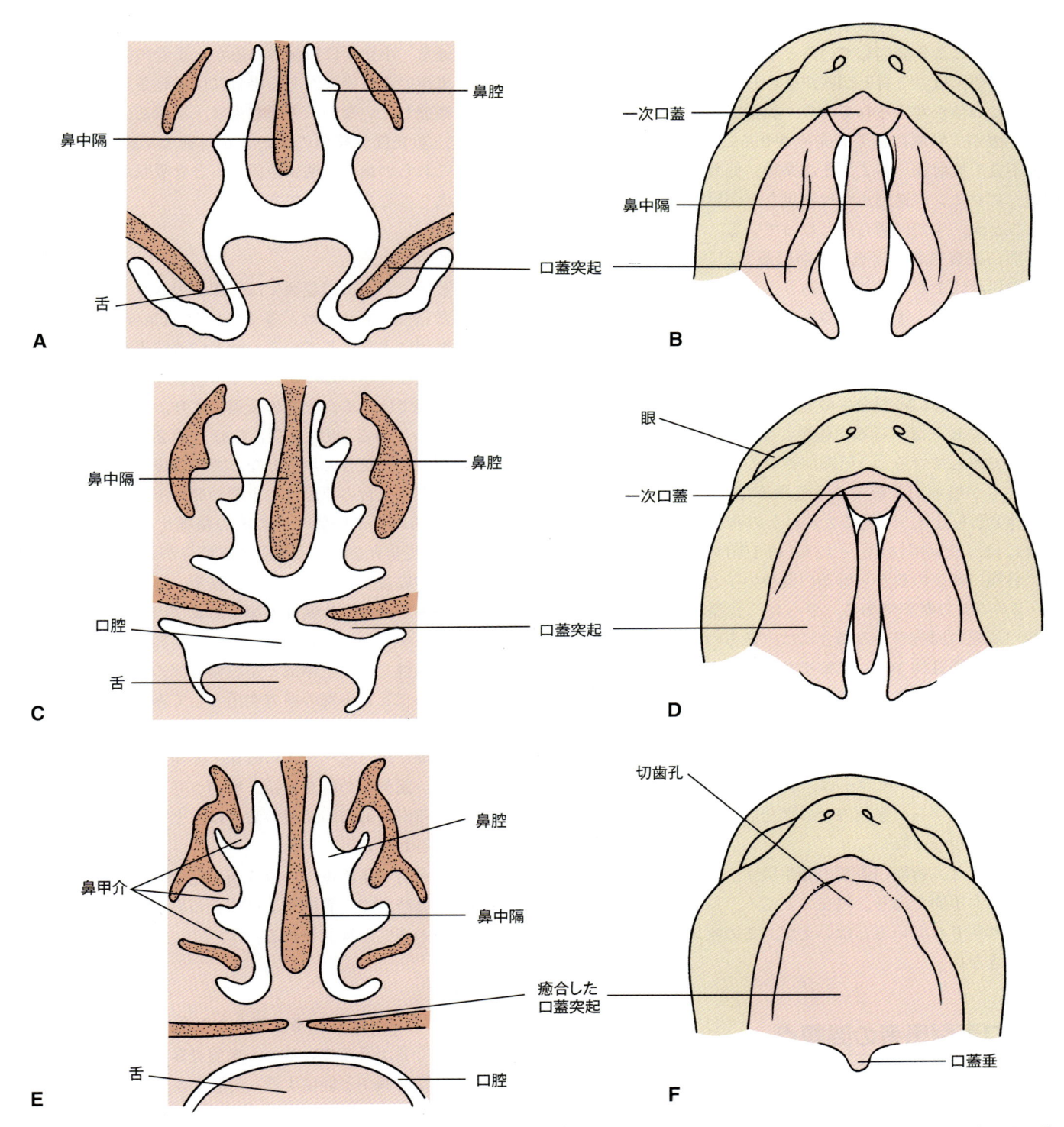

図 24-4 A：胎生 6.5 週の頭部前頭断。口蓋突起は舌の両側で垂直方向に位置している。B：同時期の口腔内。一次口蓋と口蓋突起間に裂部を認める。C：胎生 7.5 週の頭部前頭断。舌は下方に移動し，口蓋突起は水平方向に位置するようになる。D：同時期の口腔内。口蓋突起は水平方向に位置している。E：胎生 10 週の頭部前頭断。両側口蓋突起が互いに癒合し，さらに鼻中隔と癒合する。（Langman J: Medical embryology, ed 3, Baltimore, 1975, Williams & Wilkins.）

533

る。大多数の唇顎口蓋裂単発例は，遺伝的要因と環境的要因の相互作用により発症していると予想される。

　環境的要因は，上唇と口蓋が癒合して形成される発生段階における関与が考えられており，動物実験によりいくつかの環境要因が，唇顎口蓋裂を発症させることが示されている。栄養不良，放射線，さまざまな薬物，低酸素状態，ウイルス感染，ビタミンの過剰または不足などが唇顎口蓋裂を引き起こすことが，すでに明らかとなっている。

　唇顎口蓋裂患者の同胞に唇顎口蓋裂が発生する危険性は，家族の状況によりさまざまであり，その要因としては家族内の発生数，人種，性別，裂型などが挙げられる。症候群や他の障害について十分に検討したうえで，再発危険性などに関する説明を，家族に行うべきである。現在のところ，遺伝子検査では，唇顎口蓋裂発生の危険性は予測できない。

　すべてのヒトは，唇顎口蓋裂が発生する危険性を約1/700の確率で有している[†2]。唇顎口蓋裂の子どもをもつ両親の次の子どもが唇顎口蓋裂である危険率は，2〜5％（2〜5/100の確率）である[1]。肉親に2人以上の唇顎口蓋裂患者がいる場合には，危険率は10〜12％（約1/10の確率）まで上昇する。唇顎口蓋裂の親から唇顎口蓋裂の子どもが生まれる確率は，2〜5％の確率である。さらに，唇顎口蓋裂をもつ親で唇顎口蓋裂の同胞がいる場合には，彼らの子どもが唇顎口蓋裂である可能性は10〜12％まで増加する。同胞が唇顎口蓋裂だが，自身は患者ではない場合，唇顎口蓋裂が発生する率は1/100であり，唇顎口蓋裂がない場合の1/700に比べて高い。症候群に伴う症例を含めると，家族内発生率は50％となる[1]。遺伝カウンセラーは，唇顎口蓋裂の子どもたちの両親や患者自身から，家族内での再発危険性について相談を受ける場合が少なくない。

　要約すると，唇顎口蓋裂の発生機序，遺伝的要因，環境的要因はなお不明であり，現在のところ，原因や完全な予防法は十分解明されているとはいえず，この疾患を完全に防ぐことはできない。

唇顎口蓋裂患者の問題点

1. 歯科的問題

　唇顎口蓋裂にみられる顎裂は，乳歯および永久歯の発育に影響を与えるとともに，上顎自体の発育にも影響する[4]。これにより，先天性欠損歯や過剰歯がしばしば認められる（図24-5）。通常，裂部は側切歯部および犬歯部に認められ，これらの歯は裂部に近接しているため，欠損することが多い。また欠損していない場合でも，著しく偏位していることが多く，裂側縁に萌出することもある。さらに，これらの歯は形態的に変形を認めたり，形成不全である場合が多い。過剰歯が認められることも多く，とくに裂側縁に認められる。これらの歯は通常，小児期に抜歯されるが，患者の歯科補綴治療などに将来用いる可能性がある場合には温存される。顎裂部のとくに機能していない永久過剰歯は，顎裂部の骨形態維持の目的で，顎裂部骨移植の2〜3か月前まで抜歯せずに温存する。これらの歯を早期に抜歯すると骨吸収が起こり，顎裂部が拡大してしまうためである。

2. 不正咬合

　唇顎口蓋裂，とくに口蓋裂では，顎の大きさ，形態，位置の異常が骨格性に認められ，多くの場合，class III 不正咬合が多数の要因により生じている。唇顎口蓋裂患者では，しばしば下顎前突症がみられるが，多くの場合，下顎自体が過成長しているのではなく，上顎の後退により，相対的に下顎が前方位となっている（仮性下顎前突症，図24-6）。欠損または過剰歯が，不正咬合の原因となっている場合もある。しかし，最大の不正咬合の原因は，上顎の発育不全である。唇顎口蓋裂の手術による侵襲やその後の線維化による瘢痕拘縮が，上顎の成長発育を著しく制限する場合がある。上顎では，三次元的な劣成長が起こり，後退，狭窄，垂直方向への発育障害などがみられる。片側性の顎裂および口蓋裂では，披裂側上顎骨の正中方向への移動がみられ，歯列弓の狭小化がみられる。両側性では，正中部と左右側方部の位置異常が，側方歯列の狭小化と正中部の前方突出としてみられる。

　歯科矯正治療を，患者の小児期から青年期まで行う必要がある。幼少期には，スペースの確保と顎発育のコントロールが行われる。歯列弓の幅を維持，増加させるために矯正装置が用いられるが，通常，装置の装着は，上顎第1大臼歯の萌出に伴って行われる。

　本格的な歯科矯正治療は，永久歯が完全に萌出してから行われる。この時点で，骨格および咬合の異常に対する外科的顎矯正手術の適応が検討される。

3. 鼻変形

　唇裂患者ではしばしば，鼻変形もみられる（図24-2参照）。鼻腔底にまで裂が及んでいると，患側鼻翼軟骨は外側へと変形し，鼻柱は健側へと偏位する。鼻腔底基部の骨欠損が変形に影響している。

　鼻変形は，顎裂部の骨欠損や上顎の骨格性位置異常と関係しているため，これらの治療が終了した後，鼻変形の修正手術が行われる。鼻形態の改善が，上顎などの骨の形態改善に

訳注

†2：日本では約1/500である。

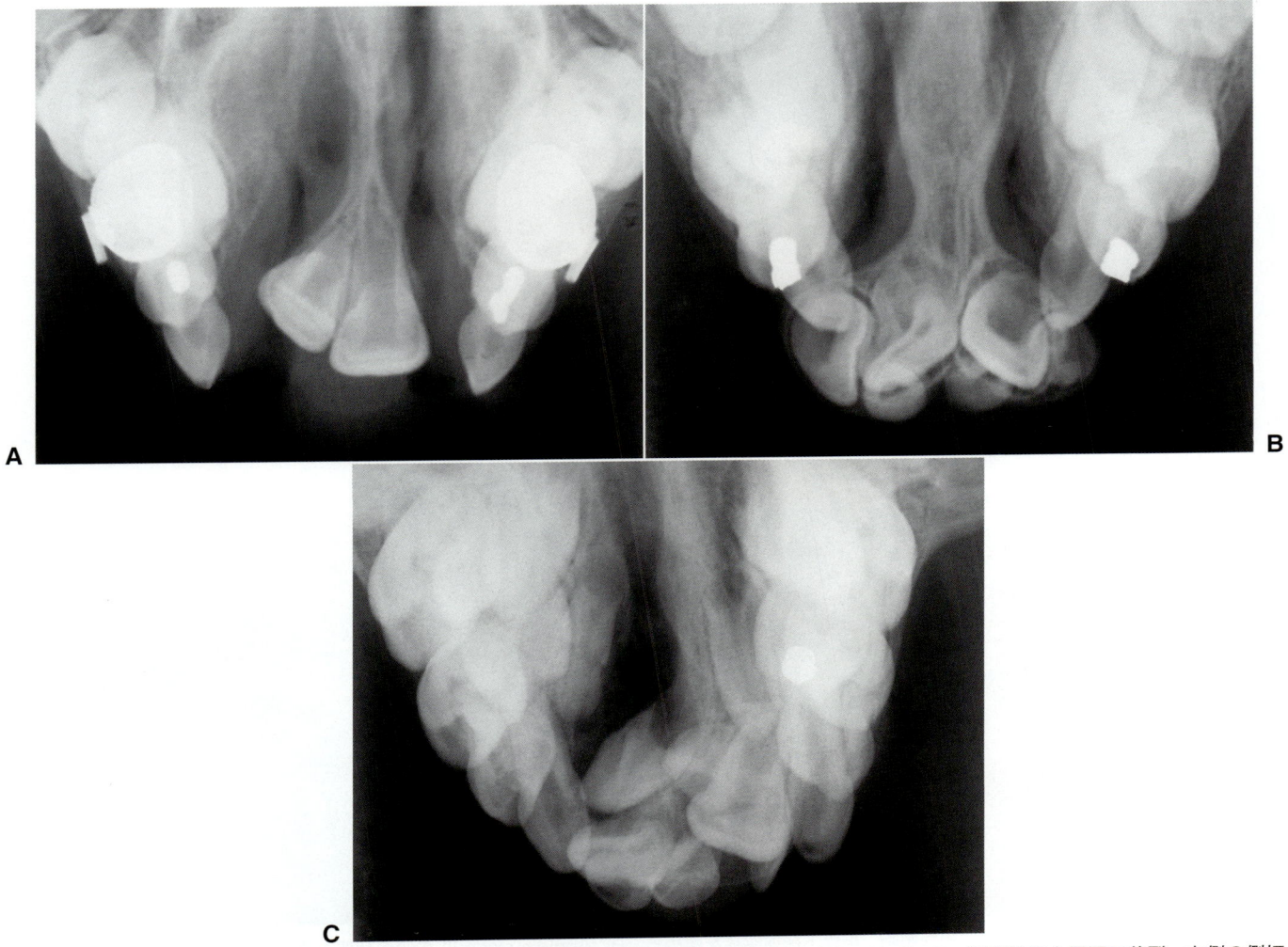

図 24-5　各種唇顎口蓋裂の咬合法 X 線像．A：両側性完全唇顎口蓋裂．両側の側切歯が欠損している．B：両側性完全唇顎口蓋裂．左側の側切歯が欠損している．C：片側性完全唇顎口蓋裂．顎裂部に過剰歯を認める．

より得られる場合もあり，鼻修正術は，唇顎口蓋裂に対する外科治療の最終段階として行われる．

4. 栄養

口蓋裂をもつ患児は，食物が下咽頭に達すれば普通に嚥下することが可能であるが，母乳や哺乳瓶で口からミルクを飲む場合には，ミルクを飲むのに十分な口腔内の陰圧を得られない．このような場合，乳首を口に含ませると，反射運動である吸引と嚥下は健児と同様に行われるのだが，口唇周囲の筋肉は未発達で，裂隙による筋層の断裂があり，さらには筋肉の走行も吸啜には適していないことにより，哺乳が有効に行えない．唇顎口蓋裂患児用の長く大きな乳首を使うことにより，大部分の哺乳の問題は解決できる．このような乳首では，先の孔は吸啜力の弱い患児でも使えるよう大きく開けられている．これ以外の方法としては，先端にゴムのチューブがついたスポイトや注射器を使う方法があり，チューブを患児の口腔内に入れ，少量のミルクを注入する．一般に唇顎口蓋裂患者においては，これらの栄養法により哺乳を行うため，哺乳には時間がかかる．また，哺乳しているときには多くの空気を飲み込んでしまうことから，仰臥位では哺乳ができず，哺乳中や哺乳後に頻回の噯気が必要となる．

5. 耳鼻咽喉科的問題

軟口蓋に裂のある患児では，中耳炎を認めることが多い．口蓋を形成する筋組織の解剖を理解すると，中耳炎の発症メカニズムを理解しやすい．通常，軟口蓋に裂のある場合には，反対側の同じ筋肉と折り重なるように付着している口蓋帆挙筋と口蓋帆張筋が，二分したままである．これらの筋肉は，耳管に付着するか，またはその近くを走行しており，鼻咽腔に開口している耳管小孔が気圧を調整する働きを助けて

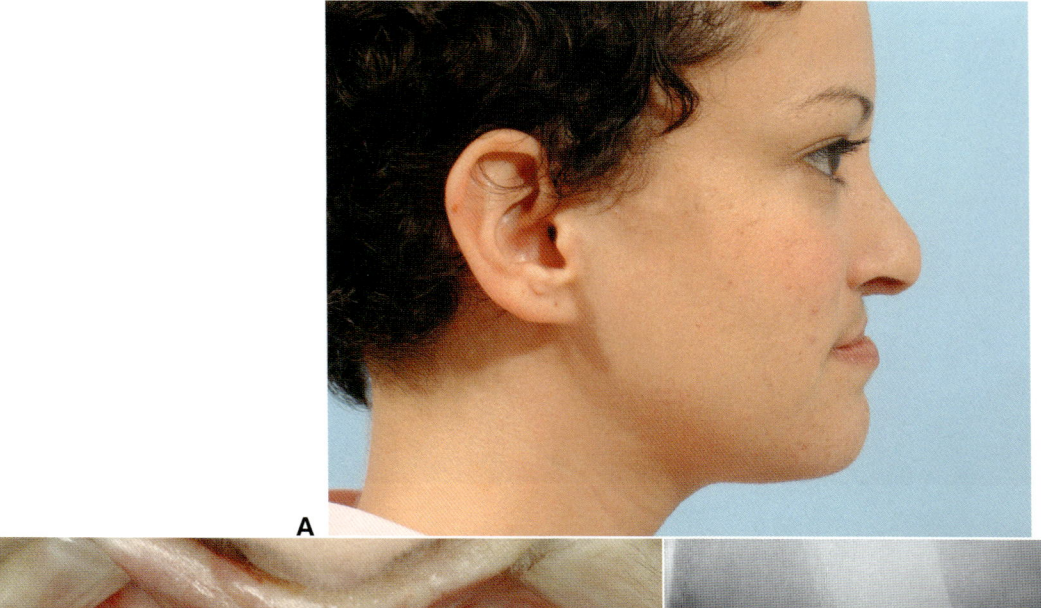

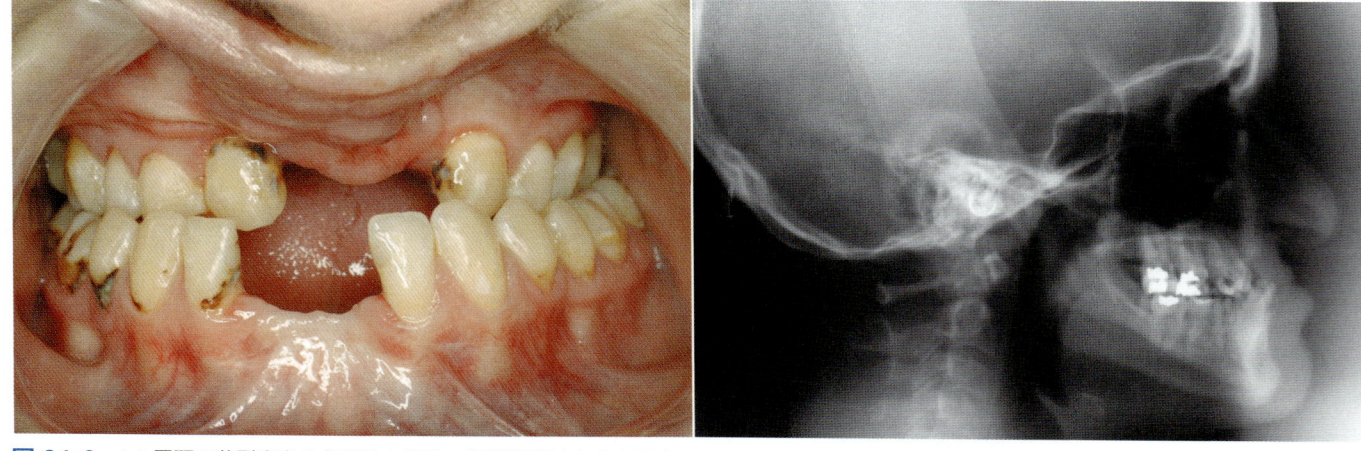

図 24-6　A：唇顎口蓋裂患者の典型的な側貌．仮性下顎前突症を認める．B：Angle's class Ⅲ の咬合状態を認める．C：側面セファログラムにおいて class Ⅲ の咬合状態を示す上顎劣形成が認められる．

いる．この代表的な作用は，飛行機の上昇下降時などの気圧変化がある場合に，嚥下によって中耳にかかる圧力を一定に保つことである．

この機能が損なわれると，ドレナージの機能が働かない中耳は閉鎖空間となり，漿液が貯留し，漿液性中耳炎が起きてしまう．さらにこのとき，鼻咽腔から中耳へ耳管を伝って細菌が侵入すると，感染症（化膿性中耳炎）が生じる．さらに悪いことに，幼児の耳管はドレナージに不適切な角度になっているため，幼少期には中耳炎の発生が多い．年齢とともに耳管の角度は変化し，中耳のドレナージは次第に改善する．

口蓋裂患児ではしばしば，中耳のドレナージが必要となる．耳鼻咽喉科では，鼓膜の下方に小孔を開け，小さな樹脂製のチューブを挿入し，鼻咽腔にドレナージされない液体が，外耳にドレナージされるようにする（鼓膜切開術）．

慢性漿液性中耳炎は，口蓋裂に合併して多くの症例でみられ，複数回の鼓膜切開術が行われることもあり，聴力に悪い影響を与えることもある．したがって口蓋裂患者では，中耳の慢性炎症による聴力障害が高頻度に認められる．口蓋裂患者の聴力障害は伝導障害であり，脳への神経経路は正常に機能している．すなわち，中耳の慢性炎症による変化により，外界からの音が単に聴覚器官に達していないということであり，伝導障害が回復されれば聴力も回復する．しかし，中耳炎を放置したままにすると，聴覚神経に恒久的な障害が起きる場合もあり（感覚神経障害），この場合，障害は回復不能である．口蓋裂に伴う聴覚障害の程度はさまざまであり，なかには通常の会話が半分のボリューム以下でしか聞こえない場合もある．また，"s, sh, t" などの単音が十分に聞き取れないこともある．オーディオグラム（聴力図）は，口蓋裂患者の聴力の判定や経過観察に有用である．

6．言語発達障害

唇顎口蓋裂ではいくつかの原因により，構音障害が生じる

可能性があり，子音(p, b, t, d, h, g)の障害が，最も一般的にみられる。子音は，初期の語彙の発達に必要であるため，多くの言語機能獲得が障害される可能性があり，口蓋裂が閉鎖された時点では正常な構音機能は損なわれている。開鼻声は，軟口蓋に及ぶ口蓋裂にしばしばみられ，口蓋形成手術後も残存する。歯の形成不全，不正咬合，舌の位置異常などは，口蓋裂の閉鎖前に認められるようになり，これが発音の問題を引き起こす。聴力障害も，口蓋裂患者では言語発達障害の一因となる。

正常な状態においては，言葉は以下のように発声される。まず，空気は肺から声帯を通過して口腔に入る。舌，口唇，下顎の位置，さらには軟口蓋の動きにより，会話のための構音に必要な形態が作られる。気流により声帯が振動した後，先に述べた口腔内の構造体を通過することにより，発声される。発声時に軟口蓋は，鼻へと空気が漏れないように挙上する。

明瞭な言葉を発するには，中咽頭から鼻咽頭にかけての適切な空気の流れが必要である。硬口蓋は鼻腔と口腔の境界であり，軟口蓋は中咽頭と鼻咽頭の空気の流れを調節する重要な弁として機能している(図24-7)。この機能は，鼻咽腔閉鎖機能とよばれている。この機能には，①軟口蓋，②咽頭壁が重要である。静止状態では軟口蓋は，舌方向へ下垂している。発声時には軟口蓋は挙上され，咽頭後壁方向に牽引される。この動作は正常人でも，「アー」と発声する際に，軟口蓋で観察される。正常の発声では，この軟口蓋の動きはすばやく複雑であり，このバルブ機能により，大量の空気を鼻咽腔に流すことや，逆にまったく流れなくなることが可能となる。

軟口蓋に裂のある患者では，軟口蓋を形成している筋肉の連続性の欠如により，鼻咽腔閉鎖機能が働かず，軟口蓋を咽頭壁と接触するほど挙上することができない。これにより空気が鼻腔へと漏れて，開鼻声が生じる。

口蓋裂患者は，鼻咽腔，舌，鼻の代償的な機能を発達させて，わかりやすい会話を行っている。咽頭後壁および側壁は大きく動くようになり，発声時には中咽頭と鼻咽頭の気道を狭くする。この運動により，気道を閉鎖する咽頭壁筋層に隆起が生じる。この筋肉のふくらみは，「Passavant 隆起」とよばれている。また口蓋裂患者では，舌が代償的な位置をとり，喉頭から咽頭へ流入する空気のバルブとして作用する。さらに鼻周辺の表情筋が，鼻腔から漏れている空気の量を制限するために動員される。この場合，鼻咽腔閉鎖機能は咽頭部分で作用しているのではなく，空気の出口である鼻腔の末梢側で機能していることになる。しかし，軟口蓋の裂が放置されたままでは，代償機能だけで満足できる鼻咽腔閉鎖機能を獲得することは不可能である。また口蓋形成手術を行っても，初回手術だけで鼻咽腔閉鎖機能が確実に獲得できるとは限らず，追加手術がしばしば必要となる。

言語聴覚士は，口蓋裂の患児が通常の発音方法を習得することを支援する。言語治療の開始が早期であればあるほど，結果は良好であるが，日常生活に必要な言語発達のためには，数年間の訓練が必要になることもある。

聴力障害があると言語発達にも影響がみられ，とくに早い年齢での聴力損失は，言語発達に有害である。聞くことができない子どもは，模倣による言語発達が不可能であるため，両親は患児の発達段階を認識し，小児科を定期的に受診させる必要がある。

7. 合併先天異常

唇顎口蓋裂患者では，正常に比べて20倍の合併先天異常があるといわれているが，特定の解剖学的先天異常の発生との相関関係は明確ではない。合併する先天異常をもつ患者のうち，30％が口蓋裂単独例であり，21％が口蓋裂を合併する場合としない場合を含めた唇裂症例である。すべての唇顎口蓋裂症例のうち，約30％に顔面裂以外の，内反足から神経学的障害までの幅広い先天異常の発生がみられる。また，唇顎口蓋裂症例の10％に先天性心疾患を認め，10％では何らかの精神発達遅滞を認める。これらの症例では，唇顎口蓋裂治療チームの枠にとらわれないケアが必要になる。

唇顎口蓋裂の治療

唇顎口蓋裂治療の目的は，唇顎口蓋裂およびそれに付随する機能的問題を外科的に解決するとともに，審美性の改善に

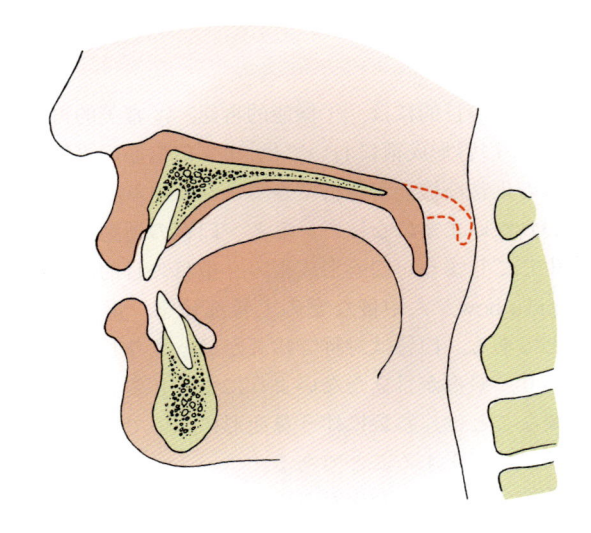

図24-7 正常発声時の後上方への軟口蓋の動き。軟口蓋は咽頭後壁に接触する。

より，患者が通常の生活を送れるようにすることである。外科的治療では，他人から注目されないように手術瘢痕を目立たせないこと，わかりやすい会話ができる言語機能の獲得，さらには最適な機能と審美性を備えた歯列を獲得させることを目指す。手術治療は，乳児期から数年間に及ぶ可能性がある。出生当初に認められる唇顎口蓋裂に伴う組織欠損や変形の程度を考慮すると，治療の成功が得られていることすら，驚くべきことである。近年では，新しい麻酔技術の進歩や，小児医療センターの充実，あるいは唇顎口蓋裂の増加に伴って経験豊かな外科医が増加していることなどにより，十分に受け入れられる結果が得られるようになっている。

1. 手術時期

外科治療の時期については，外科医，言語聴覚士，矯正歯科医のなかで議論の分かれるところである。患児が手術に耐えられるようになると，すぐにすべての変形を治療するという考え方は魅力的である。患児の両親は，可能なかぎり早く障害を取り除くことを希望するため，早期にすべてを治療してしまう方法を望む傾向にある。出生後早期における唇裂の手術治療も報告されているが，現在多くの外科医は，唇裂の手術時期の決定に関して，健康な乳児の手術基準である「10の法則〔生後10週間目，体重10ポンド（約4.5kg），血中ヘモグロビン濃度10g/dL〕」を基準としている。しかし，唇顎口蓋裂手術は待機手術であるため，患児の健康状態について危惧がある場合には，医学的リスクが最小になってから手術を行う必要がある。

早期の口蓋裂閉鎖手術には利点がある一方，その後の成長発育への悪影響もある。口蓋裂の早期閉鎖には，以下の6つの利点がある。すなわち，①口蓋および咽頭の筋肉の良好な発育，②摂食機能の改善，③発音の良好な発達，④耳管機能の改善，⑤口腔と鼻腔の遮断による衛生環境の改善，⑥患児と両親の精神的な負担の軽減，である。一方，口蓋裂の早期閉鎖に伴う問題点もあり，なかでも大きな問題点として，①幼少児に手術を行うことの外科手技の困難さ，②手術後の瘢痕形成が上顎の発育に及ぼす悪影響，の2つが挙げられる。

施設により手術時期は異なるが，唇裂は，医学的に可能なかぎり早期に手術される傾向がある。顎裂部の変形の改善が"molding"により得られることから，唇裂の形成手術は早期に行うことが望ましく，口唇が形成されるだけでも摂食に有利に働き，また両親などの精神的負担も軽減する。一方，口蓋裂の手術は，有効な鼻咽腔閉鎖機能を獲得するために言語機能獲得時，またはその前に行われる。いくつかの要因を考慮するが，口蓋裂の閉鎖，とくに軟口蓋の閉鎖は，生後8〜18か月の間に行われる。硬口蓋の閉鎖が軟口蓋閉鎖時に行われない場合もあり，とくに口蓋裂が広い場合には，行われ

ないことが多い。硬口蓋閉鎖は，すべての乳歯の萌出が完了するまで待機することができる。硬口蓋閉鎖を待機することにより，歯列の拡大や保定のための矯正装置の装着が可能となり，また上顎の成長障害を引き起こす可能性がある手術瘢痕を生じずに，上顎を発育させることができる。二期的に硬口蓋閉鎖を行う場合には，上顎の著しい発育が4〜5歳で起こるため，通常この時期，すなわち就学前期に行われる。硬口蓋に裂が残存している場合には，口腔と鼻腔の遮断を目的に，取り外し可能な口蓋閉鎖装置が用いられる。

唇顎口蓋裂治療の評価において問題となるのは，手術治療の評価が最終的に可能となるのが，患者の成長が終了した時点であるということである。現在行われている外科治療法は，10〜20年の長期経過観察が不十分である。したがって残念ながら，現在行われている治療法が経過観察や追試験の結果，不適切な治療法と判断され，将来行われなくなる可能性も否定できない。

2. 口唇形成術

口唇形成術（cheilorrhaphy）とは，唇裂変形に対する治療法である。この言葉は"cheilo（唇）"と"rrhaphy（縫合）"に由来する。口唇形成術は，唇顎口蓋裂において最初に行われる外科処置であり，医学的に可能となれば直ちに行われる。

唇顎口蓋裂患者においては，唇裂により機能的に重要な口輪筋の連続性が途切れており，この口輪筋の連続性の欠如により上顎の発育方向に異常が生じ，顎裂部分が拡大する。これにより生下時には，健側の歯槽突起が口腔より突出しているようにみえる場合もある。また両側唇裂では，口輪筋による圧迫がないことにより，鼻部に比べて中間顎が突出し，特徴的な顔貌を呈する。このような状態に対して口輪筋の再建を行うことは，歯槽部発育の改善をもたらす。

1）目的

口唇形成術の目的には，①機能的再建，②審美的再建，の2つがある。口唇形成術においては，まず口輪筋の再建を行って，上唇の正常な機能が獲得できるようにする。口輪筋の再建が行われないままになっていると，口唇の運動時に陥没が上唇に生じてしまう。口唇形成術の2番目の目的は，口唇結節，Cupid's bow，人中稜などの上唇部分を，正常な形態にすることである。口唇は対称で輪郭がはっきりしており，柔軟性があり，瘢痕が目立たないようにする必要がある。このとき重要なことは，唇裂に伴う鼻変形についても，少なくとも部分的には修正することである。

外科手技の向上にもかかわらず，これらの目的を完全に達成することは，現在でも困難である。その原因として，裂部辺縁の組織量の不足と変形がある。手術により顔貌の改善は

直ちにみられるが，改善された顔貌の形態を成長期もそのまま維持していくことは難しい。しかし，手術手技を慎重に選択することで，満足できる結果を得ることは可能である。

2）手術手技

症例により変形の状態が異なるため，症例に応じた手術法の選択が必要になる。数多くの口唇形成術の方法が行われているが，どの方法においても原則的には，適確な創閉鎖のために披裂縁の延長が行われる（図24-8，図24-9）。片側性唇裂では，健側を口唇の長さと対称性の基準とする。デザインのキーポイントは，縫合線を直線状にしないようにして，線維化や拘縮を予防して，口唇の変形を最小限にすることである。直線上の縫合線として創を閉鎖すると，瘢痕拘縮により，上唇に凹みが生じてしまう。さらに口唇の正常機能を獲得するには，筋層の正しい方向での縫合が必要である。

口唇形成術により，口唇のみならず鼻形態の対称性も改善する。鼻腔底にまで唇裂が及んでいると，鼻形態にも変形が認められ，鼻翼軟骨の骨性基盤がないことにより，鼻の側方への変形が生じる。口唇形成術においては，口唇を閉鎖する際に，鼻翼部分が正中方向へ移動するようにしなければならない。口唇形成術は，唇裂患者にみられる鼻変形に対する最初の重要な治療である。

3. 口蓋形成術

口蓋形成術は通常，一期的に行われるが，二期的に行われる場合もある。二期的に行われる場合には，まず軟口蓋閉鎖（staphylorrhaphy）を行い，次いで硬口蓋閉鎖（uranorrhaphy）が行われる。

1）目的

口蓋形成術の目的は，上顎の成長に障害を与えることなく，正常な言語および嚥下機能を獲得させることにある。このためには，有効な鼻咽腔閉鎖機能の再建と，鼻腔と口腔の確実な遮断が必要である。正常な言語機能獲得には，よく動く長い軟口蓋が重要であるが，口蓋の形成のみに固執し骨からの軟組織の広範囲な剥離を行ってしまうと，多くの瘢痕組織を作り，上顎の成長に悪影響を与えてしまう。確実な口蓋閉鎖と手術侵襲による成長発育に対する影響には，なお解決されていない問題も多く，さまざまな手術法が試みられており，また手術時期の選択にも議論がある。

2）手術手技

口唇形成術と同様に，口蓋形成術にもさまざまな種類がある。症例により口蓋裂の状態は異なっているため，手術においては，口蓋裂の幅，長さ，利用できる骨および軟組織の量，さらには口蓋の長さを考慮する必要がある。外科医の有している手術技量や経験によっても，また患者の口蓋裂の状態によっても，選択される手術手技は異なる。

3）硬口蓋閉鎖術

硬口蓋閉鎖術においては，骨組織が移植されず軟組織だけで閉鎖される。つまり，鼻腔と口腔の分離に骨組織を用いることはない。口蓋裂のある上顎の軟組織の状態は，症例により異なっている。症例によっては，軟組織が部分的に萎縮していて閉鎖に利用できないこともあるが，正常な組織が存在していれば，閉鎖のための軟組織は十分確保でき，剥離および縫合が可能であり，口蓋は閉鎖できる。基本的には，披裂縁に沿って粘膜骨膜に切開を行い，裂部が十分被覆できるまで，硬口蓋から粘膜骨膜を剥離挙上する。このとき，側方の粘膜骨膜に減張切開を行う場合がある（図24-10）。粘膜骨膜弁は，裂部を被覆するように確実に縫合する。減張切開により生じた側方の骨露出部分はとくに被覆せずに，二次治癒させる。挙上された口蓋粘膜骨膜弁の鼻腔側面は鼻腔底となり，鼻腔側上皮により上皮化される。可能であれば，硬口蓋の閉鎖においては2層縫合が望ましい（図24-11）。この際には鼻腔底，鼻腔側壁，鼻中隔において粘膜を剥離挙上し，口腔粘膜の閉鎖前に，これら鼻腔側粘膜の縫合閉鎖を行う。

鋤骨が長く，健側の口蓋と癒合しているときには，ここから粘膜骨膜弁を挙上して，患側の口蓋組織と縫合する（図24-12）。この方法（vomer flap technique）では，口蓋粘膜骨膜の剥離挙上が少なくて済み，瘢痕拘縮が生じる範囲も最小限にできる。鋤骨の粘膜骨膜挙上部と，皮弁の裏面に上皮の欠損が生じるが，再上皮化により治癒する。鋤骨が利用可能であり口蓋裂が広くない場合には，vomer flap techniqueは有効な方法である。この方法では，粘膜骨膜の1層縫合となる。

4）軟口蓋閉鎖術

軟口蓋閉鎖術は，技術的に最も難しい手術であり，どのような方法が有効かについては，いまだに議論のあるところである。軟口蓋が口腔内の最深部であることから，手術を行う術野の確保が困難であるうえ，照明が当たりにくいことによって，暗い術野で牽引しながら，それも口腔内の狭い部分で手術をしなければならず，さらには口腔側および鼻腔側両方の軟口蓋を処置する必要がある。加えて，縫合する組織は非常に薄く萎縮しているが，治癒期間において機能して動いても破れないように閉鎖しなければならない。軟口蓋は，①鼻粘膜，②筋肉，③口腔粘膜の3層に縫合閉鎖する（図24-13）。披裂縁は，硬口蓋の後縁から口蓋垂の後端まで切開されるが，必要により口蓋咽頭ヒダまで切開と閉鎖を行って，

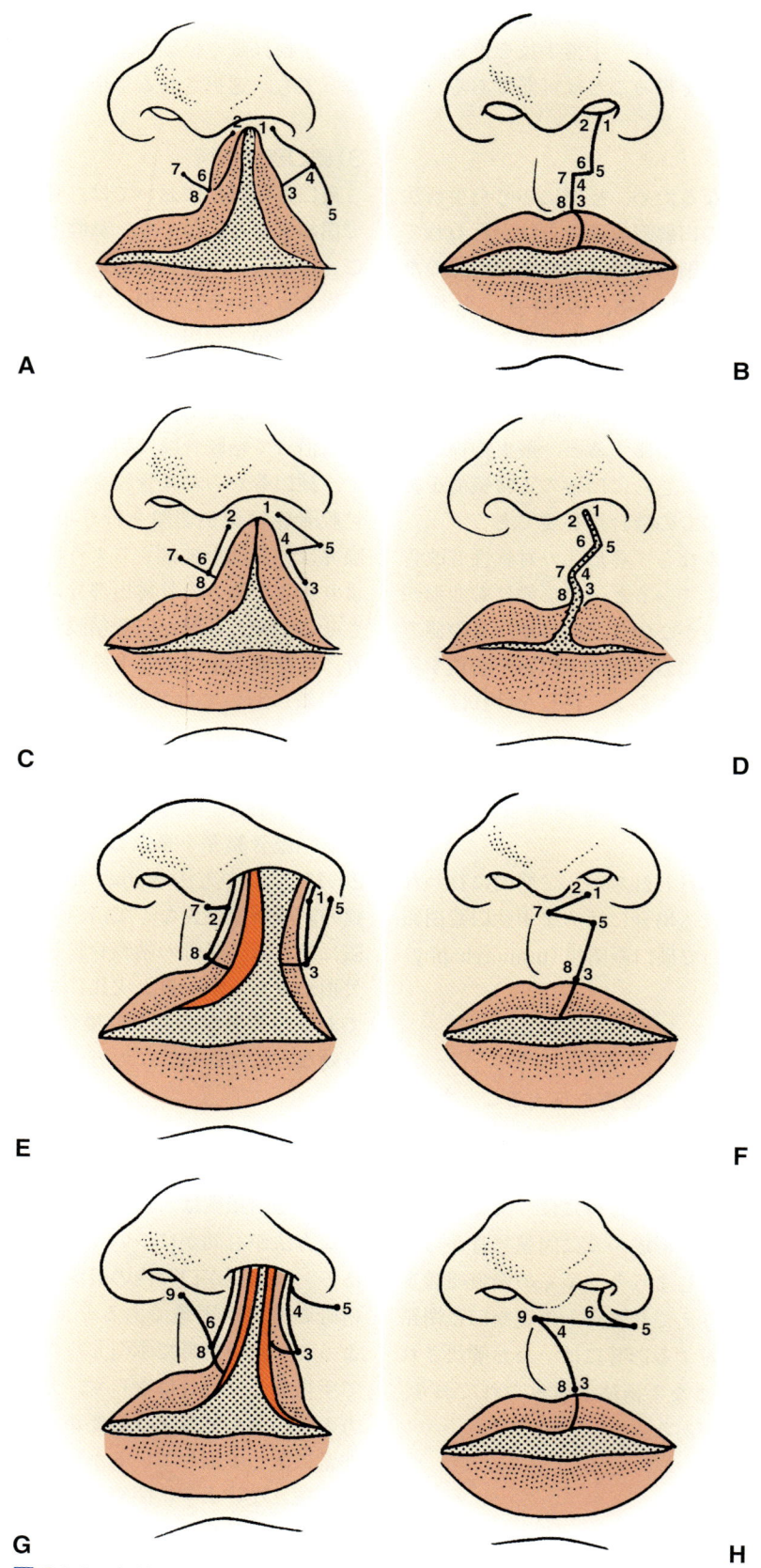

図 24-8 各種口唇形成術。A，B：不完全唇裂に対する Le Mesurier 法。C，D：Tennison 法。E，F：Wynn 法。G，H：Millard 法（回転進展法）

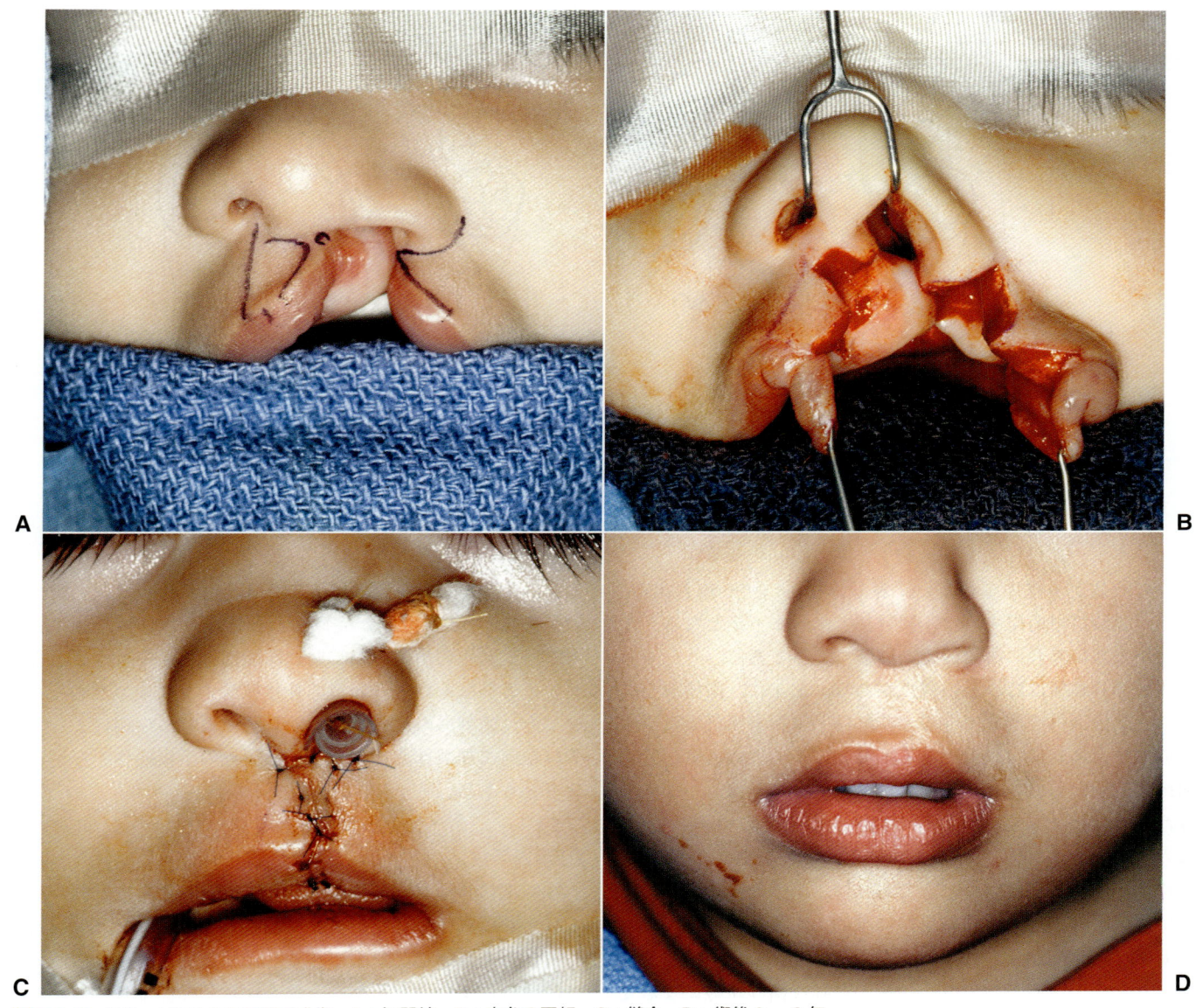

図 24-9 Millard 法による口唇形成術。A：切開線。B：皮弁の回転。C：縫合。D：術後2〜3年

軟口蓋を延ばす。鼻腔側粘膜は筋層より剥離され，反対側の鼻腔側粘膜に縫合される。筋層には，以下の処置が必要になる。軟口蓋披裂縁の筋層は，単純に反対側に挿入されるのではなく，硬口蓋の辺縁に沿って後側方に挿入される。軟口蓋の筋肉は骨への付着部から剥離され，反対側の筋肉と縫合固定される。この手技により，鼻咽腔閉鎖機能が正常に機能するようになる。筋肉の量が中央部で不十分であるならば，翼突鈎を骨折させ，口蓋帆張筋を正中方向へ移動させる。とくに口蓋裂が広い場合には，この方法が必要となる。

時に軟口蓋が短く，咽頭壁への接触が不可能な場合がある。このような状態は，とくに軟口蓋裂などの不完全口蓋裂でみられる。このような症例では，披裂縁を中央部で互いに縫合するだけではなく，口蓋の長さの延長も得られるようにする（図24-14）。

一般的にこのような症例に対しては，W-Y push-back 法（Wardill）や U-shaped push-back 法（Dorrance & Brown）などが用いられる。硬口蓋の粘膜骨膜弁が剥離挙上され，硬軟口蓋の軟組織全体が後方へと進展され，口蓋が延長される。

4. 顎裂部骨移植

顎裂部は，唇裂または口蓋裂の初回手術時には閉鎖されない（図24-15）。したがって，顎裂患者においては，口腔鼻腔瘻がこの部分に残存し，顎裂によって上顎歯列の連続性は欠如しており，以下の5つの問題が生じる。すなわち，①口

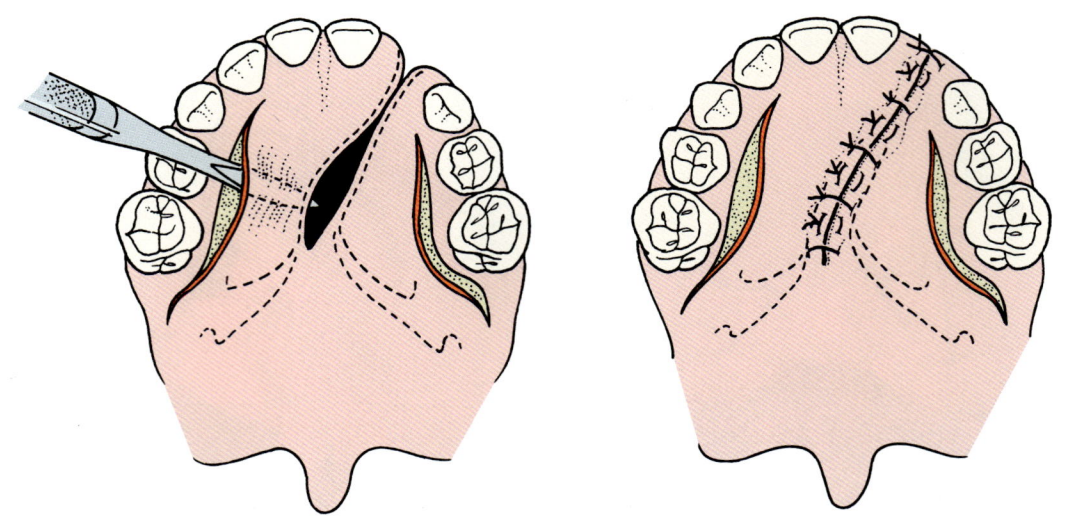

図 24-10 Von Langenbeck 法による側方減張切開を併用した硬口蓋閉鎖術。この方法は単層閉鎖であり，口蓋粘骨膜弁の鼻腔側は上皮化して治癒する。

腔内の液体が鼻腔に漏れる，②鼻分泌物が口腔へ流れ出る，③歯が顎裂部に萌出する，④顎裂部で歯列が不正となる，⑤顎裂が大きい場合に言語機能に影響する，である。

顎裂部骨移植には以下の利点がある。第1に，歯槽部を結合させ，歯列弓を形成できる。これは，上顎を歯科矯正学的に拡大する場合には重要である。第2に，顎裂のある部分に萌出する歯に骨性の支持を与えられる。しばしば，中切歯の骨性支持は弱く，支持する骨の高さも不十分な場合が多い。このような歯は，骨性支持不足により動揺を示すことがある。骨移植が歯の萌出以前に可能であれば，歯槽骨量を増やすことは，この歯の歯周組織の維持に有効である。犬歯は顎裂部に萌出する傾向がみられ，健康な骨を顎裂部に移植することにより，歯の萌出時およびその後の良好な歯周組織による支持が可能となる。第3に，口腔鼻腔瘻を閉鎖することで，口腔と鼻腔を遮断し，液体の流失を防ぐことができる。第4に，歯槽部の形態を整え，義歯の使用を可能とする十分な骨性支持基盤が得られる。第5に，上唇と鼻翼の強固な基盤ができる。移植前には強固な骨性支持基盤がなかった鼻底部が，確実に支持されるようになるため，鼻の形態も改善される。したがって，顎裂部骨移植は鼻形成術の前に行わなければならない。

1) 骨移植時期

現在のところ，一般的には患者が6〜10歳で，顎裂部移植は行われている。この時点では，上顎成長の主要部分はすでに始まっており，また顎裂部骨移植術が将来の上顎発育に悪影響を与えることも少ない。また，顎裂部には永久犬歯が萌出する前に移植しておくことが重要であり，これにより，犬歯の歯周組織の支持が確実になる。理想的には，未萌出の犬歯歯根が1/2〜2/3が完成したときに，骨移植を行う。一方で，上顎中切歯の萌出時期に顎裂部骨移植を行うことを推奨する外科医もいる。顎裂部骨移植前または後のどちらにおいても，歯列弓の矯正拡大は効果的であり，症例によっては骨移植前に顎裂部を拡大して，顎裂部の手術操作を容易にすることもある。

2) 手術手技

顎裂部に移植された骨の被覆は，両側の正常な粘膜骨膜弁で行わなければならない。鼻腔側粘膜骨膜，口腔側粘膜骨膜，口唇粘膜を用いて，緊張がなく，かつ確実に移植骨の感染を予防できるようにしっかりと縫合する。顎裂部骨移植における粘膜切開には，さまざまな方法があるが，どの方法においてもこの原則は守る必要がある（図24-16）。

顎裂部に移植される骨は通常，患者の腸骨または頭蓋から採取される。国によっては同種骨（他家骨）を用いることもある[†3]。細片化された骨を，口腔側および鼻腔側粘膜骨膜で閉鎖された欠損部に移植し，さらに口唇粘膜で被覆する。術後経過とともにこれらの移植片は，周囲の歯槽突起と区別がつかない新しい骨に置換されていく（図24-15）。骨の生着が認められれば，移植部位において歯に矯正力を加えることも可能であり，通常は移植部での歯の萌出も妨げられず，歯科インプラントの適用も可能である。

訳注
†3：わが国では行われていない。

24章 ● 唇顎口蓋裂の治療

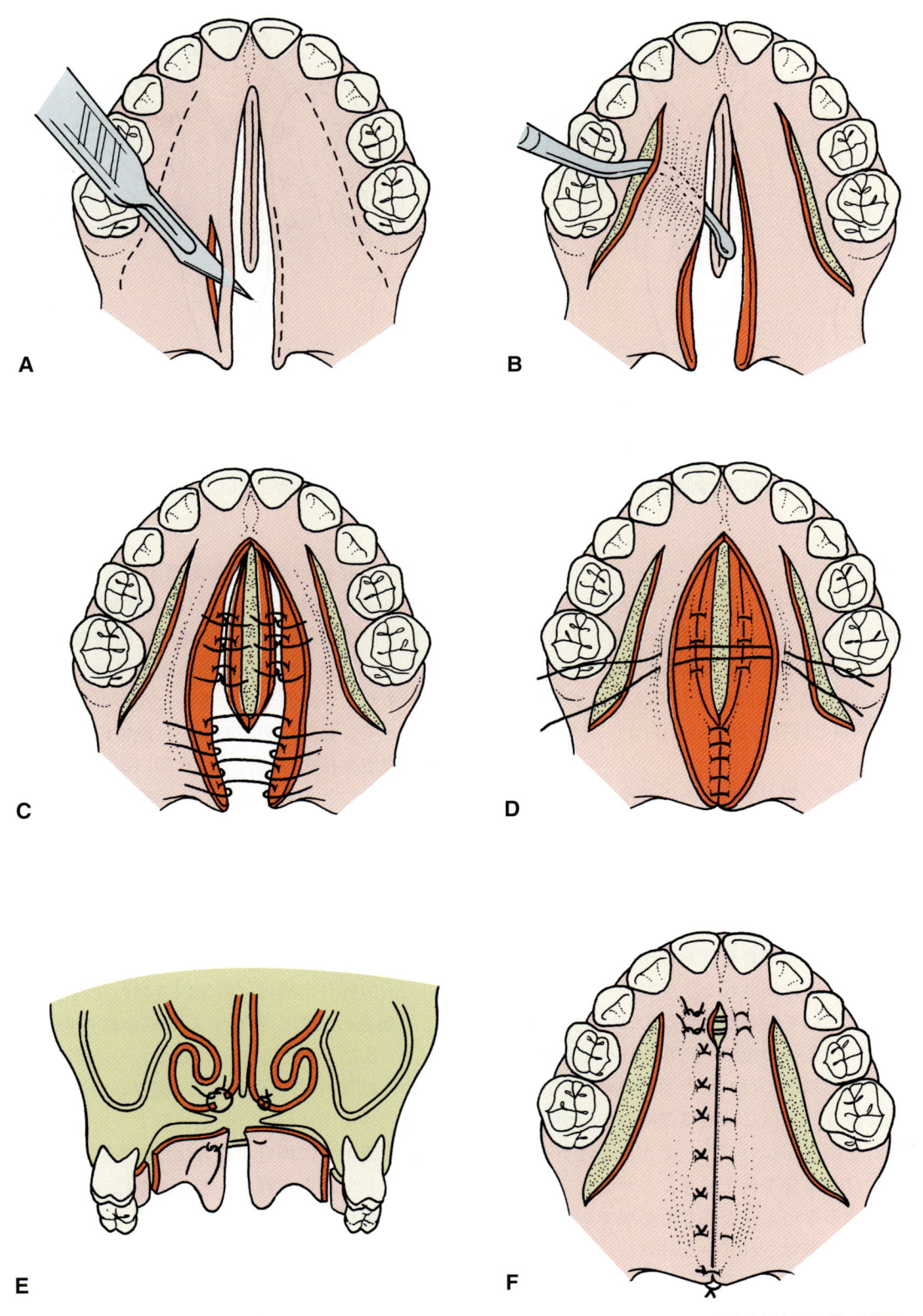

図 24-11 Von Langenbeck変法による硬軟口蓋閉鎖術。この方法では軟口蓋の3層閉鎖（鼻腔側粘膜，筋層，口腔粘膜）および硬口蓋の2層閉鎖（鋤骨粘膜骨膜弁と口蓋鼻腔側粘膜骨膜弁による鼻腔側閉鎖，および口蓋粘膜骨膜弁による口腔側閉鎖）が行われる。A：裂部粘膜切除。B：硬口蓋粘膜骨膜弁の挙上と側方減張切開。C：鋤骨および口蓋鼻腔側の粘膜骨膜弁を挙上後，粘膜骨膜弁を縫合。縫合時の結節が鼻腔側に位置するようにする。D：鼻腔側粘膜を閉鎖。E：鼻腔側粘膜縫合後の前頭断。F：口腔側粘膜骨膜を縫合閉鎖

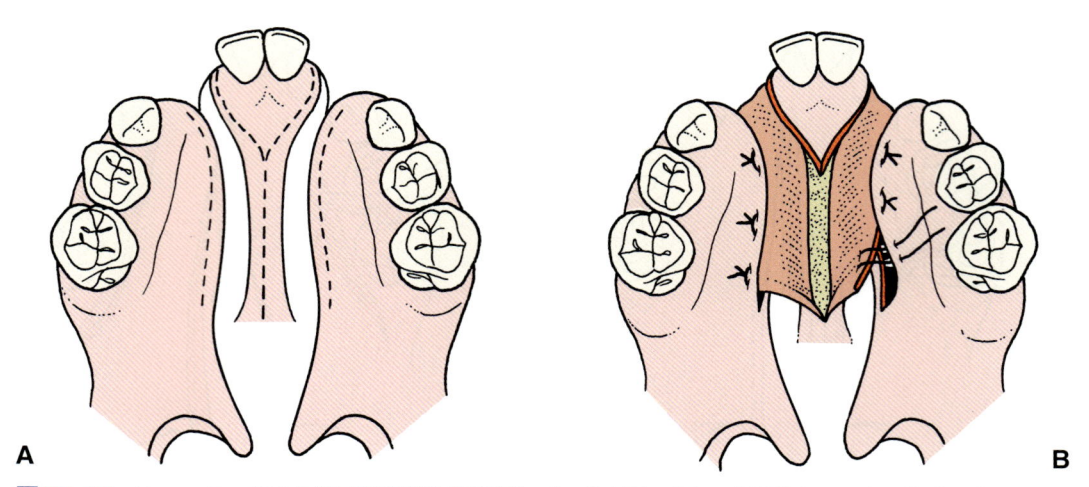

図 24-12　Vomer flap による硬口蓋閉鎖術（両側例）。A：鼻中隔，すなわち鋤骨（vomer）の粘膜骨膜に切開を行うとともに口蓋裂縁の粘膜骨膜に切開を行う。B：鼻中隔より粘膜骨膜を剥離挙上し，口蓋裂縁の粘膜骨膜切開部に挿入し，縫合固定。この方法は単層閉鎖であり，手術により生じる粘膜骨膜欠損部分は上皮化により治癒させる。粘膜骨膜の広範な剥離を行わないため，術後瘢痕による顎発育への障害が少ない。

5. 顎変形症手術

多くの唇顎口蓋裂患者では，それまでに受けた手術の瘢痕拘縮により，上顎の幅径の狭小化と前後径の短縮がみられる。上顎の発育が著しく妨げられている症例では，不正咬合の治療は，歯科矯正治療単独では困難である。このような場合，23 章で解説した手順と同様の顎矯正手術が，骨格性異常の修正に必要である。

唇顎口蓋裂患者では，他の変形があることや瘢痕拘縮があるために，一般的な上顎の手術とは異なる面もみられる。一般に，Le Fort I 型骨切り術は，上顎の前方移動，あるいは拡大にも有効であり，症例によってはこの手術時に，患側歯槽部の移動により，顎裂部の閉鎖が可能となる場合もある。通常，これには上顎の分割が必要であるが，多くの場合，口蓋裂により上顎はすでに分割された状態になっている。唇顎口蓋裂患者の手術において注意が必要なのは，上顎を横切る瘢痕の存在であり，口蓋への血流が正常に比べて減少していることである。また，以前に行われた手術の瘢痕が，上顎の拡大を困難にしており，しばしば瘢痕組織の切除が必要となる。上顎への血行を阻害しないよう，できるだけ多くの粘膜骨膜を上顎骨につけたまま手術を行うことが必要であり，また，口腔鼻腔瘻を作らないような注意も必要である。

顎裂部骨移植がまだ施行されていなければ，これを顎矯正手術と同時に行うことも可能である。この場合，両側唇顎口蓋裂では中間顎への血流が悪く，注意が必要である。より慎重に進めるには，顎裂部骨移植を行った後十分な時間を経て，中間顎への血行が十分に再開した後，一体化した上顎の骨切り術を行うとよい。

上顎の前方移動手術が計画されている口蓋裂患者では，上顎の前方移動が鼻咽腔閉鎖機能に与える影響について，検討する必要がある。上顎が前方移動すると，軟口蓋も前方へ引き出されるが，術前に鼻咽腔閉鎖機能があまり良好ではなかった患者では，術後に鼻咽腔閉鎖不全が生じることもあり，またこの問題が生じるかどうかの判定は困難である。したがって，鼻咽腔閉鎖不全の可能性のある場合には，鼻咽腔閉鎖機能維持を目的に，二次的口蓋形成術や咽頭弁形成術を検討することも必要である。鼻咽腔閉鎖不全などが術後に生じる可能性がある場合には，そのことについて患者に説明したうえで骨切り手術をした後，鼻咽腔閉鎖機能の評価などを行い，必要があればこれらの手術を行う。

6. 二次的外科治療

二次的外科治療は，唇顎口蓋裂の初回治療後に，さらなる言語機能の改善や残存する変形の修正を目的として行われる。二次的手術として一般的なものには，鼻咽腔閉鎖不全に対する咽頭弁形成術がある（図 24-17）。咽頭粘膜に幅広い縦方向の切開を行い，咽頭後壁より筋粘膜弁を挙上し，これを軟口蓋上方に固定する方法である。この弁は通常，上方を基部として挙上される。咽頭後壁に，粘膜弁挙上によって生じた欠損部分を縫縮するが，縫縮できない部分は二次治癒により閉鎖する。挙上された粘膜弁は，軟口蓋に挿入固定され，これにより軟口蓋と咽頭が，側方の部分を残して連続するようになる。この側方の開口部分により，口腔咽頭と鼻腔咽頭の空気の流れは保たれる。鼻咽腔閉鎖機能は，軟口蓋が挙上されることと咽頭側壁が中央へ収縮することにより，改善される。

生体親和性人工材料を咽頭後壁に移植して，咽頭後壁を前

24章 • 唇顎口蓋裂の治療

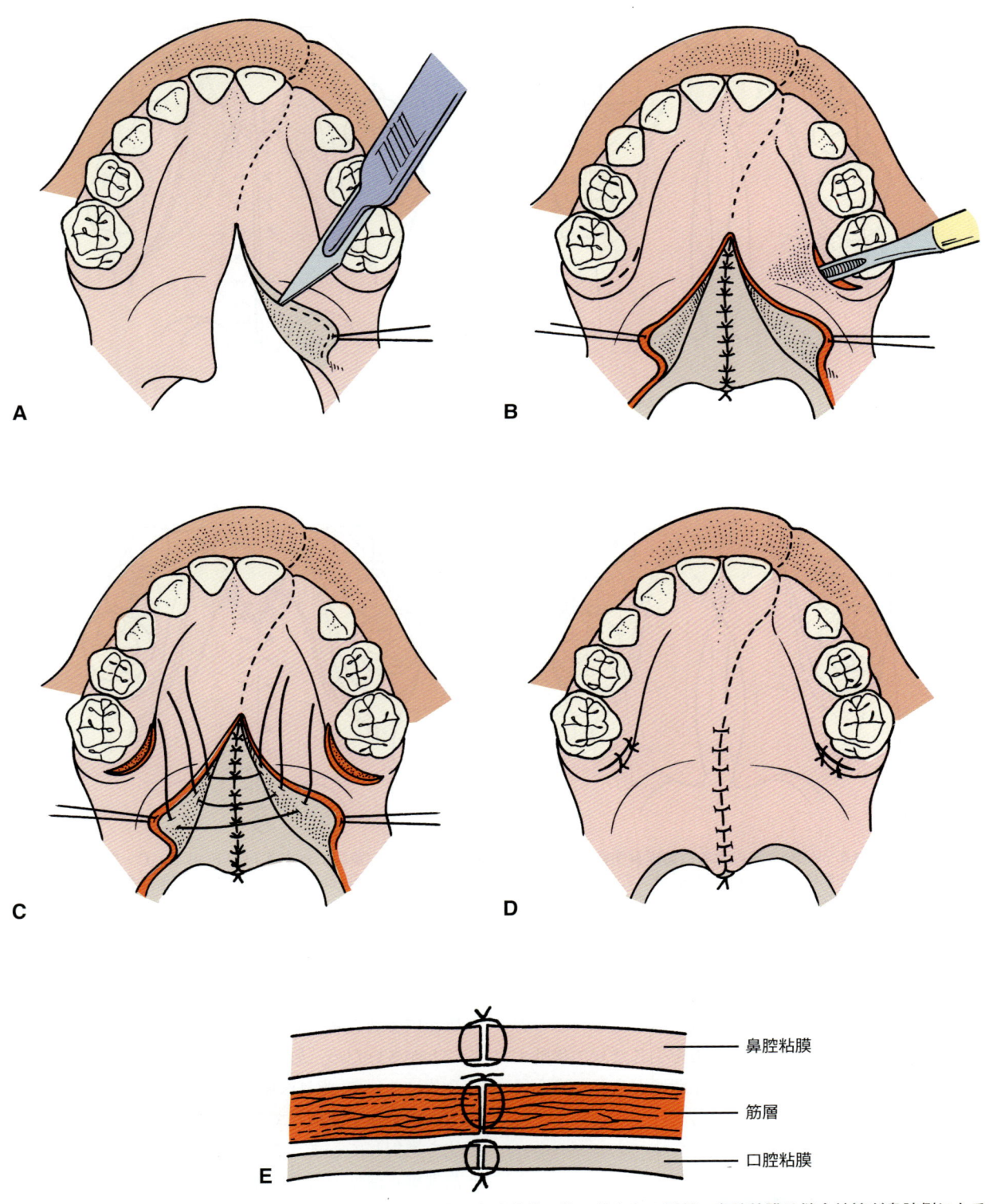

図 24-13　軟口蓋の3層閉鎖法。A：披裂縁粘膜切開。B：鼻腔粘膜の軟口蓋からの剥離。鼻腔粘膜は縫合結節が鼻腔側になるように縫合。翼突鈎を骨折させ口蓋帆張筋の緊張をゆるめ，正中方向への可動性を増加させる。C：筋層を硬口蓋より剥離して中央部分で縫合。D：口腔粘膜を縫合閉鎖。E：軟口蓋の各層の縫合（Hayward JR: Oral surgery, Springfield, IL, 1976, Charles C Thomas.）

545

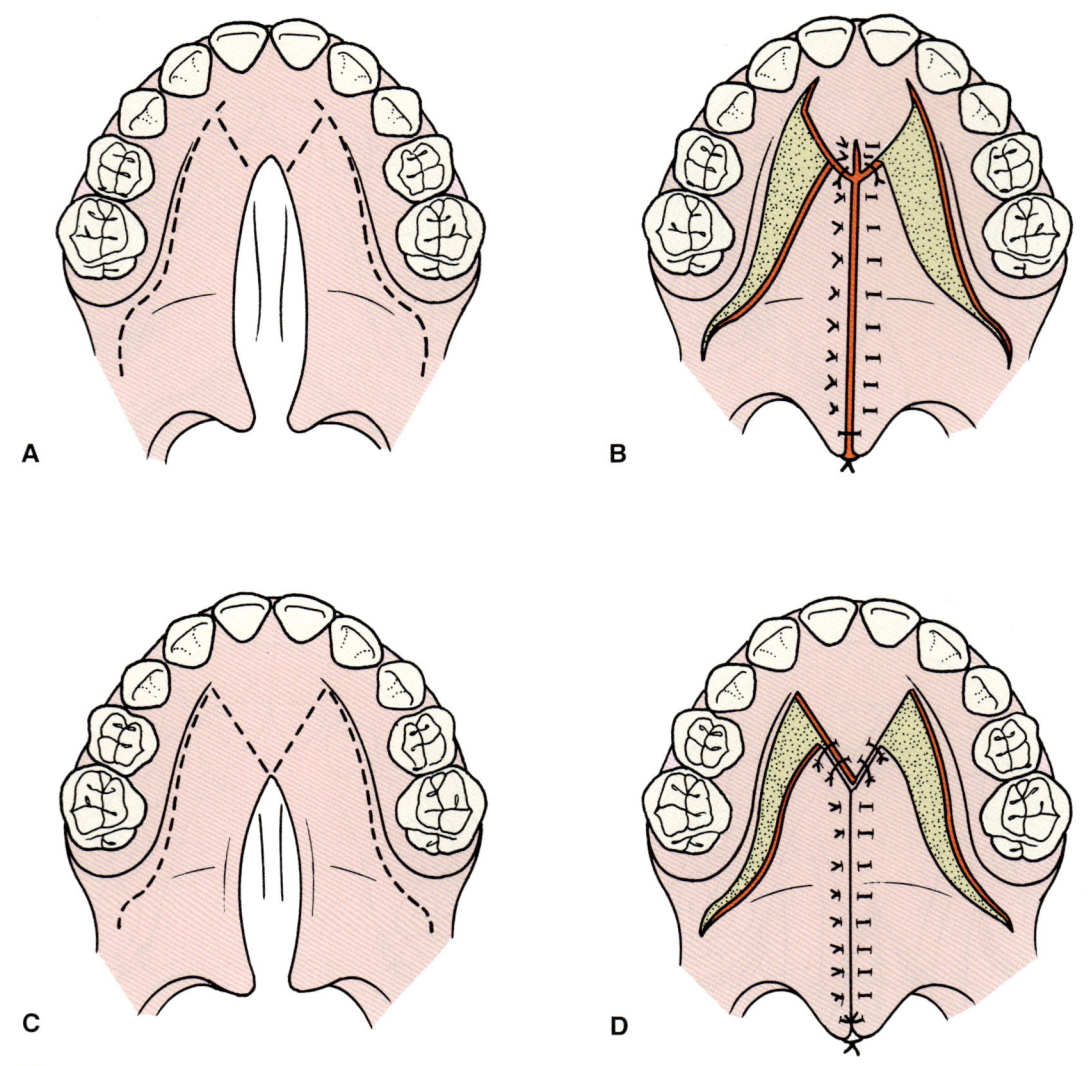

図 24-14 Wardill 法による口蓋延長閉鎖術。A，B：裂部の幅の広い口蓋裂に対する four-Flap 法。C，D：口蓋が短い症例に対する three-flap 法。この手術法では，粘膜の後方移動に伴い硬口蓋に粘膜骨膜欠損部が生じる。

方移動させ，鼻咽腔閉鎖機能を回復させる方法も試みられている（図24-18）。この方法は，軟口蓋と咽頭壁の距離を短くすることにより，鼻腔咽頭を閉鎖するものである。この方法の問題点は，移植後の人工材料に感染を生じたり，移動する可能性があることである。このような問題が生じた場合には，人工材料の除去が必要となる。

唇顎口蓋裂患者の歯科治療

唇顎口蓋裂の発生頻度は高いため，一般歯科においても，唇顎口蓋裂患者の歯科治療を行う機会は多い。唇顎口蓋裂患者は健常者と比べて，歯の状態が大きく異なるわけではなく，また特殊な治療も必要ないので，とくに大きな問題は生じない。しかし歯科医師は，治療済みか未治療かにかかわらず，唇顎口蓋裂に注意が必要であることは認識しておくべきである。

唇顎口蓋裂患者に対しては，多職種による治療が必要になることが多いため，唇顎口蓋裂治療チームが立案した治療計画全体について，歯科医師が理解しておくことが必要である。治療計画全体を認識しておくことにより，将来無駄になる治療法を選択してしまうことが防げる。例えば，顎裂部骨移植と歯列矯正治療の前に，先天欠損している側切歯をブリッジで補綴することは不適切であり，同様に歯槽骨の維持に必要な過剰歯を抜歯することも不適切である。一般的には固定性補綴物の使用は，歯科矯正治療，顎矯正手術，顎裂部骨移植が終了するまで差し控え，これらの治療が終了した時点で，正確な歯のスペースと歯槽形態を把握したうえで治療を行う。また，上顎の顎裂部が骨移植を受けるまでは，上顎の患

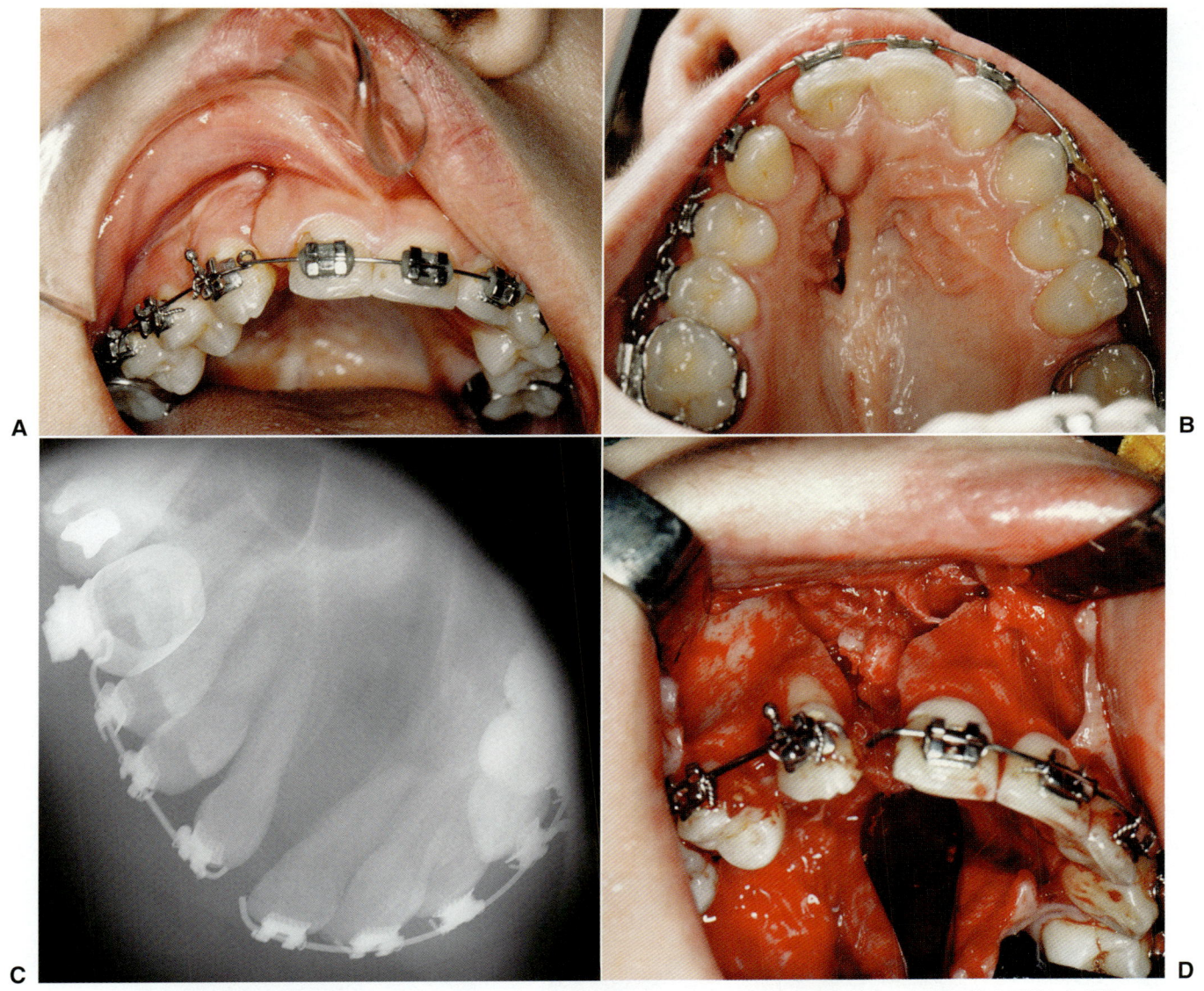

図 24-15 硬口蓋に及ぶ片側性唇顎口蓋裂。A：口腔内。B：口腔内口蓋側。C：X線像。D：鼻腔底粘膜を外科的に縫合閉鎖した状態

側と健側はそれぞれ独立しており，骨移植によりようやく上顎が一体となる。したがって骨移植前の時点では，裂部をまたいだブリッジによる固定は，不安定になる。したがって歯科医師は，唇顎口蓋裂治療チームの担当者と緊密な連絡をとり，連携して治療を行うことが重要になる。

顎裂部の歯は，形態異常や欠損が生じるだけでなく，骨欠損や位置異常による歯周疾患に罹患しやすい。したがって，適切な口腔衛生管理が行われていないと，歯周炎や歯の脱落を招く。また，叢生が認められたり，捻転がみられることにより，口腔衛生管理が困難な場合もある。このような患者では，頻回の予防処置や丁寧な口腔衛生管理が必要であり，管理できなければ，早期の歯の喪失や重度のう蝕が生じることになる。こうした状態に陥ると，唇顎口蓋裂患者では元来歯の本数が少ないため，歯科矯正治療や言語訓練に用いる装置の装着に，重大な問題が生じてしまう。

1. スピーチエイド

唇顎口蓋裂患者に対しては，次の2つの場合に補綴治療が行われる。第1に，唇顎口蓋裂においてしばしばみられる欠損歯の補綴治療である。第2に，外科治療によっても鼻咽腔閉鎖機能の改善が不十分な場合の治療であり，この場合，スピーチエイドを用いて開鼻声を改善する。スピーチエイドは，上顎に固定するアクリル製の装置であり（図24-19），装置の後方の球状部分が軟口蓋下面に付着し，軟口蓋を上方へと挙上する。この球状部分だけでは効果が不十分な場合には，さらにもう1つのアクリル球（bulb obturator）を追加し，口

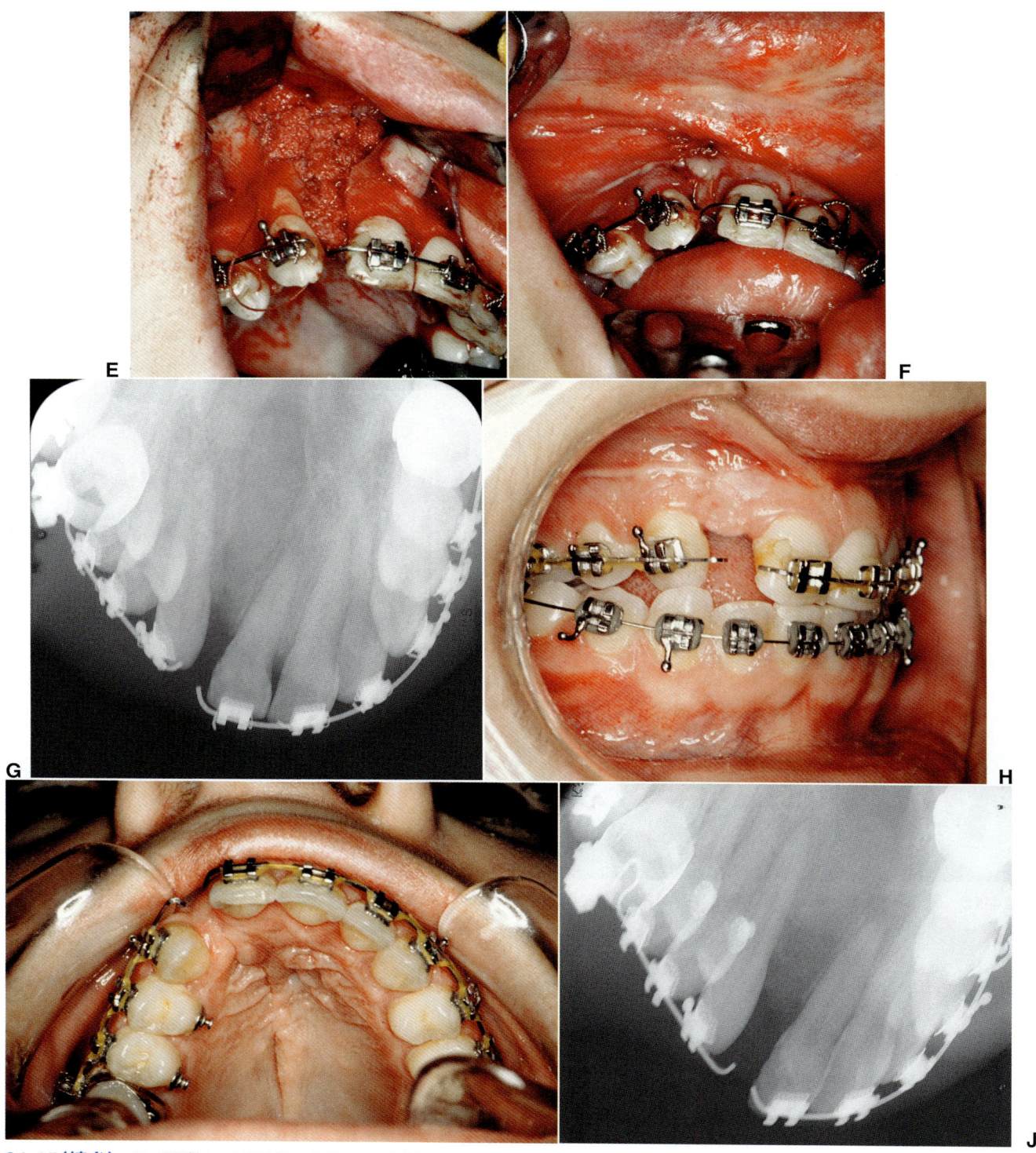

図 24-15（続き） E：顎裂部への細片骨の移植。F：骨移植後の唇側および口蓋側粘膜の閉鎖。G：術後 3 日目の X 線像。H：術後 3 か月の唇側粘膜。I：術後 3 か月の口蓋側粘膜。J：術後 3 か月の X 線像。骨架橋を認める。

24 章 • 唇顎口蓋裂の治療

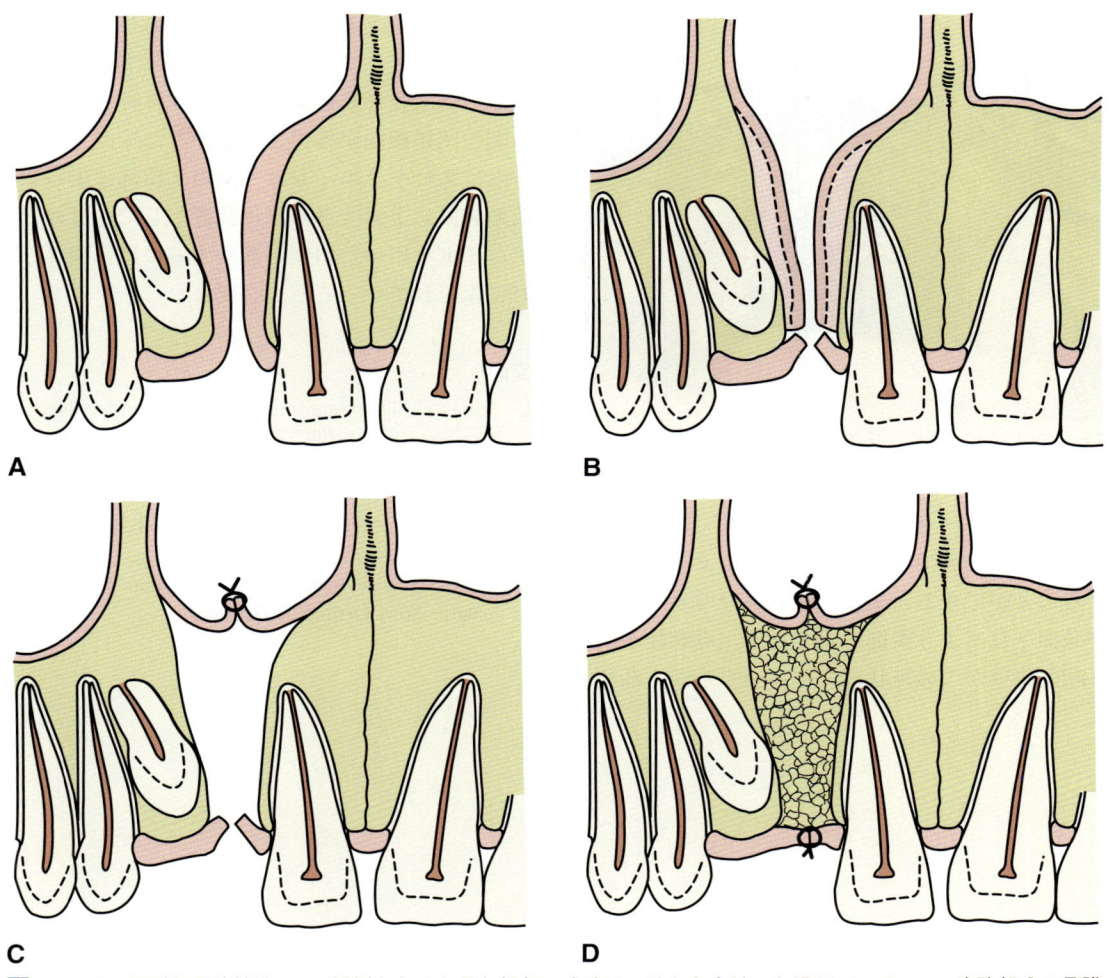

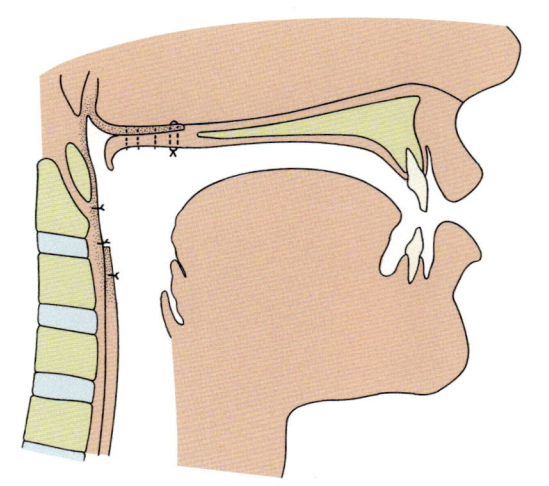

図 24-16 顎裂部骨移植法。A：唇側からみた骨欠損部。瘻孔は口腔から鼻腔へと通じている。B：瘻孔部分の骨膜に切開を行い，鼻腔側および口腔側へとそれぞれ剝離挙上。C：骨膜を鼻腔底形成ができる位置まで剝離挙上し，しっかりと縫合する。D：細片骨を欠損部に移植後，口腔側の骨膜をしっかりと縫合閉鎖。この図では未萌出の形成途中の犬歯が認められ，側切歯は欠損している。

図 24-17 上方に基部をもつ咽頭弁。挙上された粘膜弁は軟口蓋鼻腔側面に固定され，口腔と鼻腔を部分的に遮断する。術後の気道は粘膜弁側方に生じる空間となる。

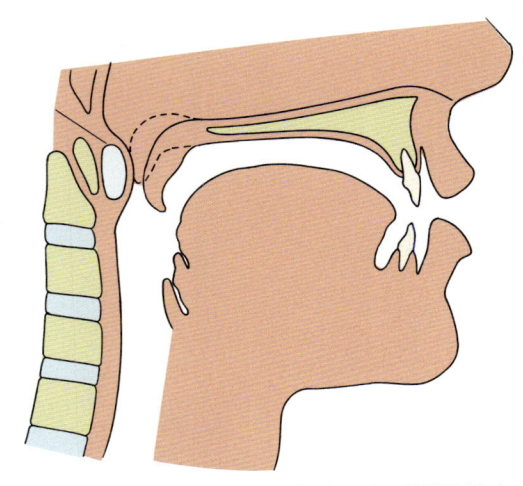

図 24-18 咽頭後壁への生体材料移植。鼻咽腔閉鎖機能補助のために，軟口蓋と咽頭後壁の距離を短縮する。

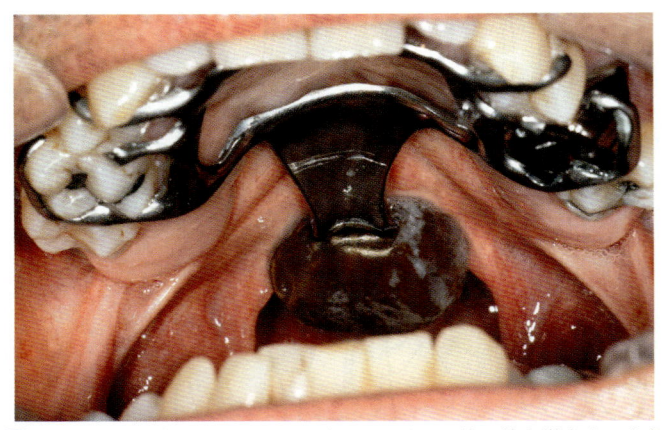

図24-19 スピーチエイド。スピーチエイドは軟口蓋を挙上するように作製されるが、必要により口腔と鼻腔の遮断も行うことができる。

蓋の後方に拡大することもできる。この装置により、咽頭部分を狭小化することができる。また、球状部分のサイズは最大限の効果が発揮されるよう調節可能である。鼻咽腔が閉鎖されるとき、咽頭後壁がこの球状部分と接触するが、咽頭筋の収縮機能が改善されてくるのに応じて、球状部分の大きさを次第に小さくする。この装置は、①鼻咽腔閉鎖機能改善のための咽頭弁形成術前の症例、②外科手術によっても十分な鼻咽腔閉鎖機能が獲得されなかった症例、などで用いられる。さらにスピーチエイドは、歯の欠損部に用いる義歯、硬口蓋閉鎖装置、上唇変形の修正装置としても有効である。スピーチエイドを用いた治療が奏効するには、残存している歯が良好に保たれていることが必要となる。

文献

1. Jones C: The genetics of cleft lip and palate: information for families, Chapel Hill, NC, 2000, Cleft Palate Foundation.
2. Hayward JR: Cleft lip and palate. In Hayward JR, editor: Oral surgery, Springfield, IL, 1976, Charles C Thomas.
3. Langman J: Medical embryology, ed 3, Baltimore, 1975, Williams & Wilkins.
4. Ranta R: A review of tooth formation in children with cleft lip/palate, Am J Orthod 90:11, 1986.

25章

顎欠損の外科的再建

EDWARD ELLIS III

本章の内容

骨再建の生物学的基礎
  1. 骨形成の2段階理論
  2. 免疫応答
移植の種類
  1. 自家移植
    1) 利点
    2) 欠点
  2. 他家移植
    1) 利点
    2) 欠点
  3. 異種移植
    1) 利点
    2) 欠点

  4. 移植片の併用
    1) 利点
    2) 欠点
再建を必要とする患者の評価
  1. 硬組織欠損
  2. 軟組織欠損
  3. 関連する問題
下顎再建の目標と原則
  1. 連続性の回復
  2. 歯槽骨の高さの回復
  3. 骨量の回復
顎顔面骨移植術の外科的原則

顎顔面骨，とくに顎骨欠損の原因は，腫瘍根治手術，外傷，感染，先天性奇形など多様であり，再建範囲の大きさも，小さい顎裂から下顎骨切除後の欠損までさまざまである。欠損により生じる問題も多様であるが，正常な構造の再建により，機能や審美性の回復が可能である。

再建手術により，骨の大きさ，形態，位置，量の不足を修復するが，このとき一般的に用いるのは，骨である。骨移植は何世紀も前から行われているが，近年の骨の生理学や免疫学に対する理解，組織バンクおよび外科手技の進歩により，ほとんどの顎顔面骨欠損の再建が可能になっている。本章では，骨移植に関する生物学と原則について解説する。

骨再建の生物学的基礎

移植により生体の一部となる組織は移植片（グラフト）とよばれ，後述するように複数の種類がある。さまざまなタイプの骨移植の利点を理解するには，同一個体内での移植（すなわち自家移植）における骨組織の治癒過程について，十分に理解しておくことが必要である。

骨組織や移植骨の治癒は，瘢痕形成を経る単純な組織修復ではなく，骨新生による組織再生であって，結合組織治癒過程のなかでも特徴的である。この治癒過程においては，細胞（すなわち骨芽細胞）の増殖およびコラーゲンの合成が必要である。骨が身体のある部位から他の部位に移植された際には，これが生着するまでの間にいくつかの段階がある。

1. 骨形成の2段階理論

同一個体内での骨移植では，2つの基本的段階が存在する。骨再生の第1の段階は，移植片の中にある細胞の増殖と類骨の形成である。この段階での骨再生量は，移植骨内に生存しえた細胞数に依存している。当然，移植骨が採取されると血液の供給は遮断されるため，生着は，周囲の移植床からの栄養の供給に依存することになる。移植時に多くの細胞が死滅するため，この過程だけでは十分な骨量に至らない可能性があるが，それでもなおこの過程は，新生骨形成に重要な過程であり，移植片の生存細胞が多いほど新生骨も多くなる。

移植後2週目には，移植床において骨再生の第2段階への変化が起こる。移植後，移植床からの旺盛な血管新生および

線維芽細胞の増殖が起こり，まもなく移植床の結合組織から骨形成が始まる。線維芽細胞および他の間葉系細胞が骨芽細胞に分化し，骨新生を開始する。このとき，骨に含まれるいくつかのタンパク質が，これらの反応を誘導することが知られている。この段階はまた，移植片の持続的吸収，置換および再構築を伴う移植骨の生着に重要な役割を果たしている。

2. 免疫応答

同一個体内で移植を行う場合，移植組織は「自己」として認識されることで，免疫学的合併症は生じない。別の個体あるいは別の種に移植を行う場合には，免疫系が移植成功の大きな障害となる。移植片が宿主により「異物」として認識されると，それを破壊しようとする強い免疫システムが作動する。異物である移植片に対する免疫反応は，主にTリンパ球による細胞性反応であり，移植直後には起こらず，移植早期には成功しているようにみえることがある。この潜伏期間の長さは，宿主とドナーとの間の免疫学的類似性に依存しており，抗原性が類似しているほど，免疫反応の発現に長い時間を要する。このタイプの免疫反応は，他人に移植された心臓，腎臓，その他の臓器に起きる拒絶反応と共通である。しかし臓器移植前には，ドナーとレシピエントとの遺伝学的類似性に関する適合試験が行われるが，骨移植時には必ずしも行われていないのが現状である。

個体間または異種間の移植で起こる拒絶反応を抑制し，移植の成功率を上げるために，2つの基本的方法が臨床応用されている。第1に，宿主の免疫応答の抑制である。一般的に臓器移植患者では，さまざまな薬物による免疫抑制が行われるが，口腔顎顔面外科領域における骨移植では，免疫抑制による合併症を考慮して，通常は行われない。口腔顎顔面外科領域でよく用いられる第2の方法は，宿主の免疫反応を刺激しないよう，移植片の抗原性を変化させる方法である。移植骨に煮沸，タンパク除去，チメロサール（メルチオレート）の使用，凍結，凍結乾燥，放射線照射，乾燥加熱などの処理を行うが，当然ながら，他の臓器移植には適用できない。

移植の種類

外科的再建にはさまざまな種類の移植骨が利用されるが，それらは，採取部位と免疫応答を生じる可能性によって分類されている。採取部位と免疫反応を抑制する処理により，移植片の性質や適応はそれぞれ異なる。

1. 自家移植

自家移植（autograft, self-graft）は，同一個体からの組織を移植する方法である。新鮮な自家骨は，最も理想的な骨移植材料であり，骨形成の第1段階に不可欠な唯一の免疫適合性をもつ生きた骨細胞を有している。生きた移植細胞が多いほど，形成される骨組織は多くなる。

自家骨は，口腔顎顔面外科領域で最も頻繁に使用され，体内のさまざまな部位から，いくつかの形態で採取できる。ブロックタイプの移植骨は，皮質骨と海綿骨から構成され（図25-1），採骨部位としては腸骨稜がよく利用される。腸骨全体の厚さの骨を得ることも，また骨を分割して薄い移植骨を得ることも可能である。肋骨もまた，ブロックでの骨採取が可能である。海綿骨骨髄細片は骨髄腔から採取し，骨内膜および造血骨髄を含むことから多量の骨芽細胞供給が可能である。また，粒子状であることにより，周囲の移植床から栄養を得ることが可能で，多くの細胞が生着する。このタイプの移植片の採取に最も一般的な部位は腸骨である。腸骨稜では手術が容易であり，大型の鋭匙を用いて多量の骨髄海綿骨を採取できる。最近では，顎裂移植など少量の骨髄海綿骨が必要な際には，頭蓋骨が利用される。

血行を確保しながら自家骨移植を行う方法として，2つの方法がある。第1に，有茎筋弁（または有茎筋皮弁）であり，骨が軟組織から分離されず血行が失われないため，生存できる骨芽細胞数が多い。このタイプの自家骨としては，下顎骨再建に用いられる鎖骨付き胸鎖乳突筋弁が挙げられる。第2に，微小血管吻合手術を用い，腸骨，脛骨，肋骨，またはその他のブロック骨を栄養血管である動静脈を付けて，表層の軟組織とともに挙上する方法である（図25-2）。移植床にも血管を確保し，移植片を所定の位置に固定したのち，微小血管吻合術を用いて動脈と静脈を再び吻合する。吻合された血管から，骨移植片への血液供給が回復する。

どちらの自家移植も，軟組織および骨が含まれるため，複合移植片とよばれている。第1の方法は有茎複合移植とよばれ，血管茎が筋などの周囲軟組織にあり，この血管茎を通して血液が供給される。第2の方法は遊離複合移植とよばれ，身体から一度切り離された後，直ちに移植され，血液供給は血管の再吻合によって回復される。

これらの方法は理想的であるものの，顎骨欠損の再建においてはいくつかの欠点がある。移植骨に付着している軟組織が移植骨への血液供給を維持しているため，組織採取と位置決めの際には，軟組織の剥離を最小限にすることが必要である。このことから，移植片の大きさや形状に制限があり，下顎骨の区域欠損を再建するような場合には，移植骨が不十分となることがある。また別の問題として，採骨部の合併症があり，硬組織のみでなく軟組織も採取することにより，大きな機能障害と審美障害が生じる。

25章 ● 顎欠損の外科的再建

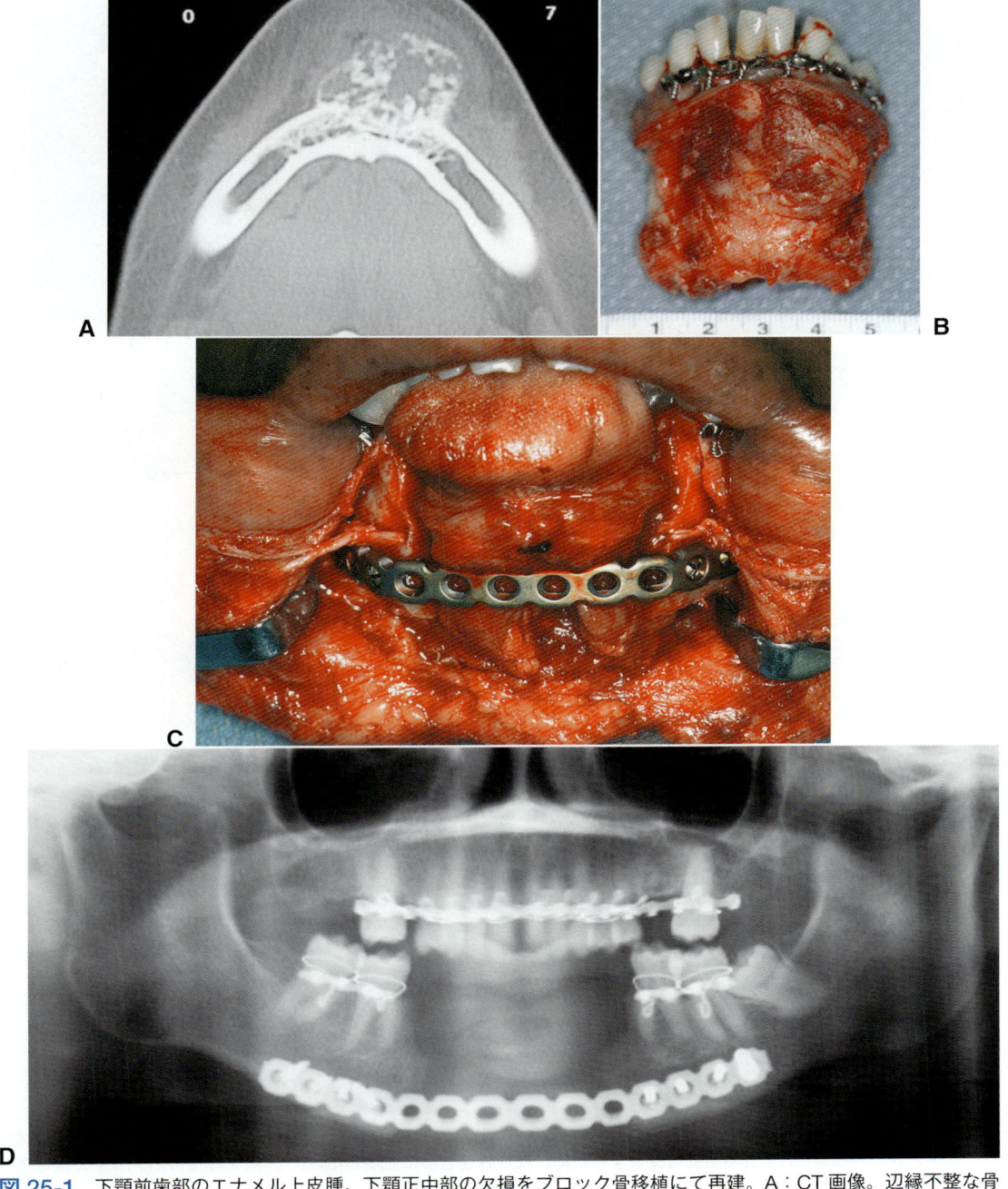

図 25-1 下顎前歯部のエナメル上皮腫。下顎正中部の欠損をブロック骨移植にて再建。A：CT画像。辺縁不整な骨の膨隆を認める。B：口腔内アプローチにより切除された病変。C：再建用プレートにより，切除後の左右下顎骨片の位置関係を維持。術後，顎間固定の必要はなかった。D：術直後のパノラマX線写真。3か月後には口腔内軟組織は治癒し，骨再建の準備が整った。

1) 利点

自家骨移植の利点は，骨形成の第1段階において骨芽細胞が提供され，免疫反応が起こらないことである。

2) 欠点

欠点は，移植片採取のため，他部位に手術を要することである。

2. 他家移植

他家移植（同種異系移植：allograft，homograft）は，同種の別の個体から採取される移植片である。個人ごとに遺伝学的相違があるため，通常，抗原性を低下させるような処理が

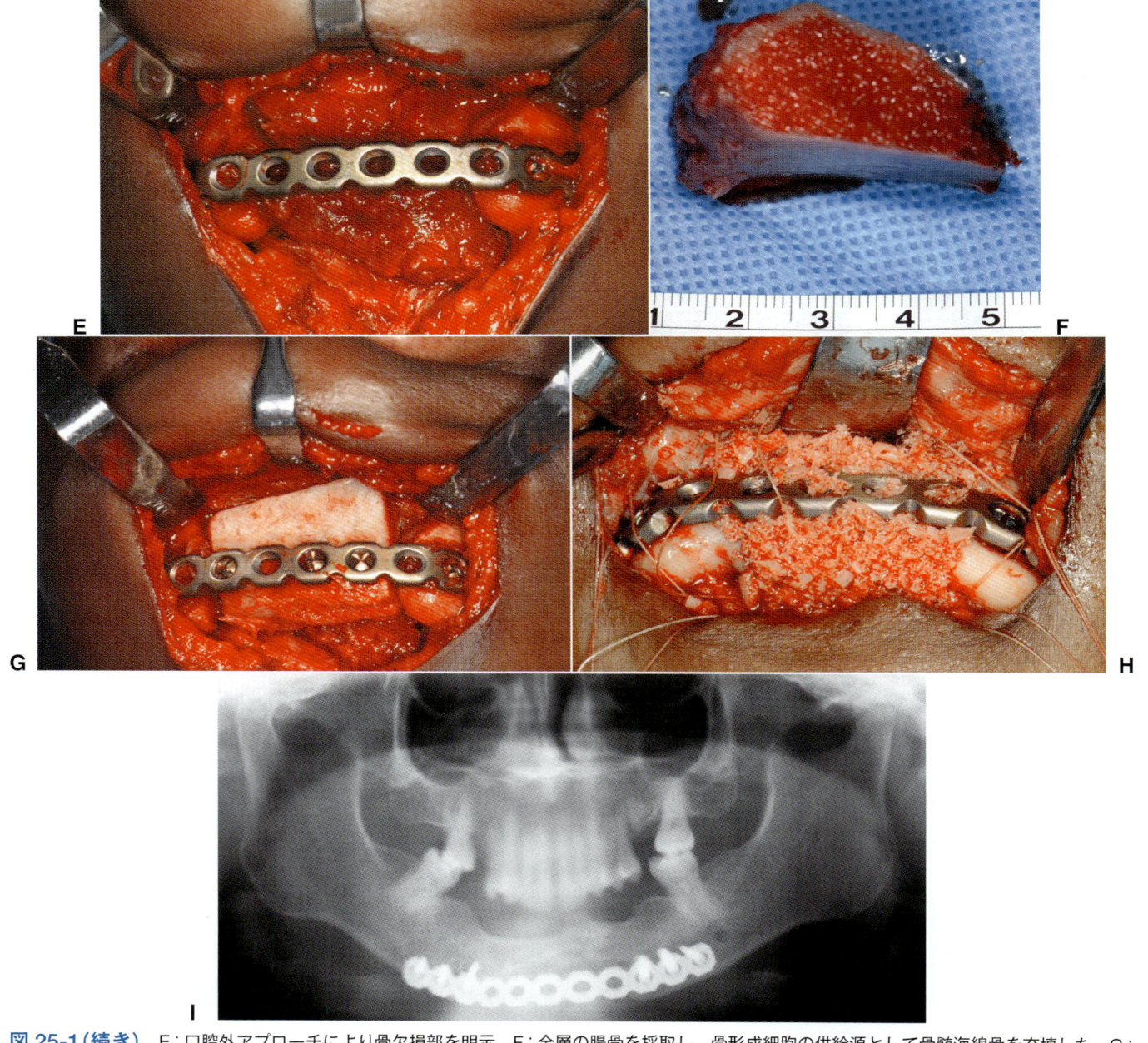

図25-1（続き）　E：口腔外アプローチにより骨欠損部を明示。F：全層の腸骨を採取し，骨形成細胞の供給源として骨髄海綿骨を充填した。G：再建用プレートに固定された移植骨。H：骨の治癒を促進するため，細片骨をさらに充填した。I：移植2年後のパノラマX線写真

施される。近年最もよく用いられている他家骨移植片は，凍結乾燥骨である。これらの処理により，移植骨片に残存する骨芽細胞が破壊されるため，骨形成の第1段階が起こらない。骨形成においては，この移植片は純粋に受動的であり，骨形成の第2段階を誘導する硬組織基質を提供するのみである。

このように移植床は，移植片が吸収され新生骨に置換されるために不可欠なすべての要素を作り出す必要がある。したがって移植成功のためには，移植床の状態が良好であることが，自家骨移植に比べて重要になる。

1）利点

他家骨移植では，採骨のための手術が不要で，置換されるものと同じ骨あるいは同じ形状の骨を利用できる（例：他家下顎骨を下顎骨切除術後の骨欠損の再建に利用する）。

2）欠点

他家骨移植では，骨形成の第1段階に必要な細胞が供給されない。

25章 ● 顎欠損の外科的再建

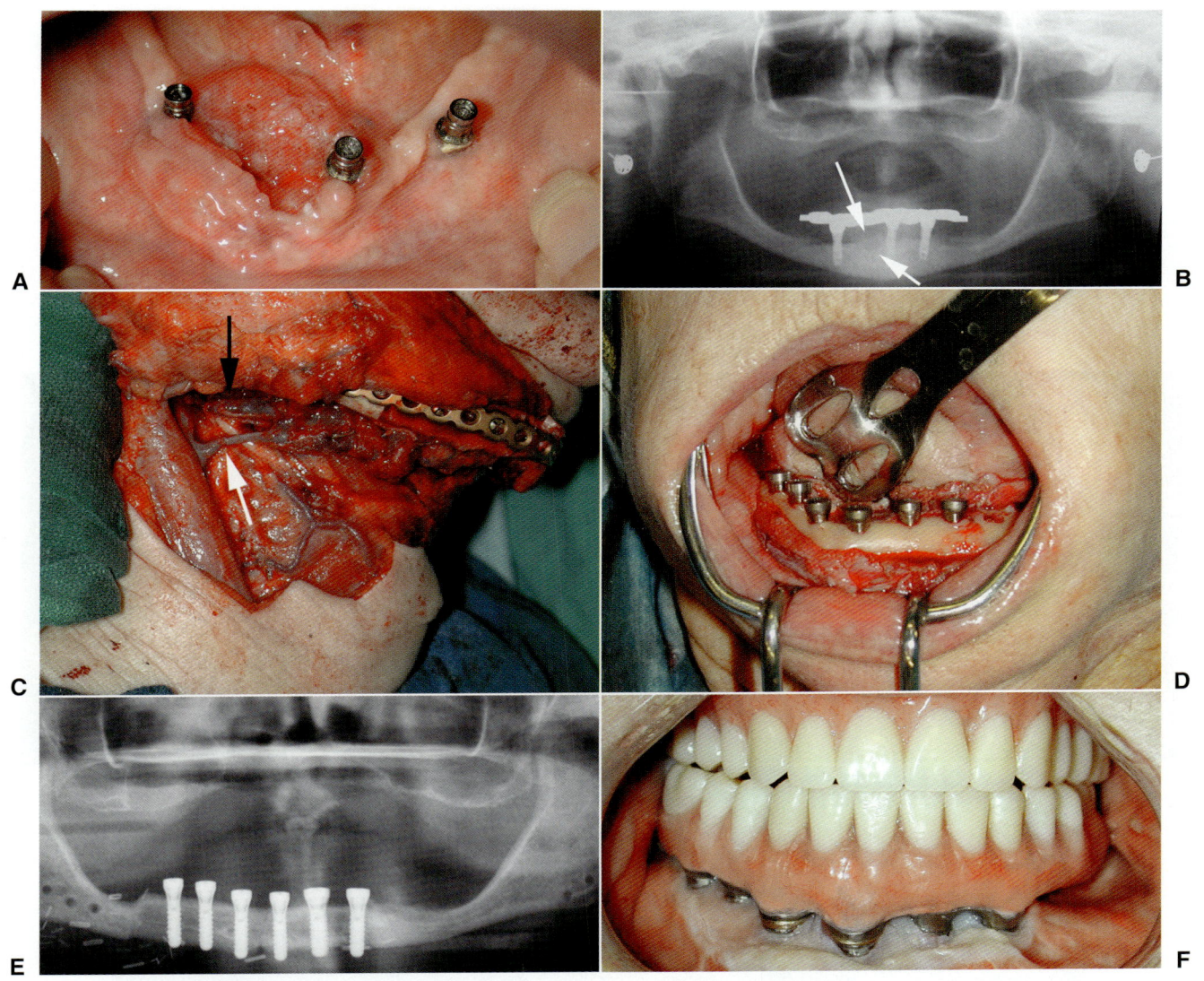

図 25-2 血管柄付き遊離皮弁を用いた再建症例。A：歯槽堤から口底にかけて認められる扁平上皮癌。B：病変の骨浸潤（矢印）を示しているパノラマX線写真。C：下顎骨および周囲軟組織が切除された後の術中写真。下顎の再建には，血管柄付き遊離腓骨移植および再建用プレートを使用した。静脈吻合に注意（白矢印）。皮弁への動脈血の供給も認められるが（黒矢印），実際の吻合はもっと近位に位置し，見えていない。D：骨移植片治癒後のインプラント埋入。E：インプラント埋入後のパノラマX線写真。F：補綴物装着後の口腔内写真。インプラント周囲の白色組織は，骨とともに移植された皮膚である。（Courtesy of Dr. Remy Blanchaert Jr.）

3. 異種移植

異種移植（xenograft, heterograft）は，ある種から採取した移植片を別の種に移植するもので，抗原性の差異は他家移植の場合より大きい。異種骨の有機性基質は，ヒトの骨のそれとは抗原性が異なるため，移植後の急激な拒絶反応を回避するには，厳格な処理が必要である。この種の骨移植は，口腔顎顔面外科領域ではほとんど行われない。

1）利点

異種骨移植では採骨が不要で，多量の骨を得られる。

2）欠点

骨形成の第1段階に必要な細胞が供給されないこと，および抗原性を減弱するための厳格な処理が必要なことである。

4. 移植片の併用

理想的な移植片は，ブロック移植片が有する形態保持能と，海綿骨骨髄細片が有する骨形成能とを兼ね備えたものである。しかし，大きなブロック移植骨は，患者の解剖学的構造の広範な切除を必要とし，また海綿骨骨髄細片のように多量の骨形成性細胞を得ることはできない。下顎骨欠損を再建するために一般的に使用されている方法は，自家骨移植と同種

555

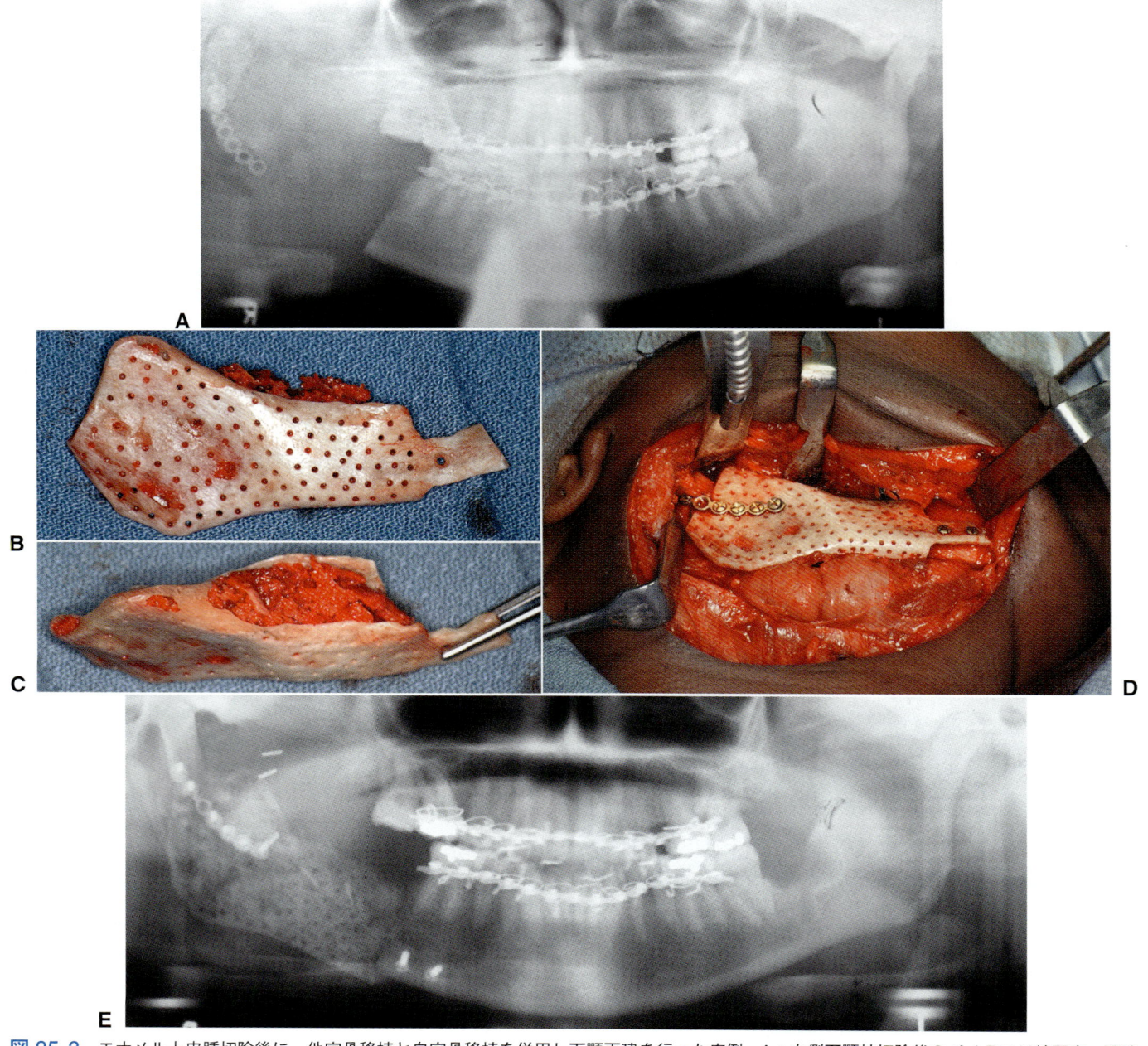

図 25-3 エナメル上皮腫切除後に，他家骨移植と自家骨移植を併用し下顎再建を行った症例。A：右側下顎枝切除後のパノラマX線写真。再建用プレートはその後の再建に利用するため，関節突起に固定したままである。B，C：他家骨の右側下顎骨の骨髄部をくり抜き，自家骨髄海綿骨を充填し，欠損部に適合するように成形した。D：移植骨を関節突起および骨体部に固定。E：術後のパノラマX線写真。所定の位置に骨が移植されている。

骨移植の利点を併用した方法である（図25-3）[†1]。他家ブロック骨を腸骨あるいは下顎骨の形で採取し，皮質骨のみ残して骨髄をくり抜き，その強度，および周囲組織から骨形成の第2過程を誘導するタンパク質を利用する。

その後，骨形成の第1段階で必要となる骨芽細胞を供給するために，自家骨髄海綿骨細片を採取し，くり抜いた皮質骨（shell）に詰める。この方法により，生体組織の大きな切除を必要とせずに，骨形成のいずれの段階にも必要な成分を供給でき，他家骨は完全に移植床の骨に置換される。

訳注

[†1]：日本では他家骨はあまり用いられておらず，自家骨移植が多い。

1）利点
利点は，自家骨移植および他家骨移植の場合と同じである．

2）欠点
欠点は，自己の海綿骨骨髄細片を採取するために他部位の手術を必要とすることである．

再建を必要とする患者の評価

顎骨欠損のある患者では通常，外科的治療により欠損部を再建する．当然それぞれの患者で問題はさまざまであり，徹底的な評価が必要で，とくに硬組織および軟組織の欠損状態，治療に影響しうるあらゆる問題を慎重に分析しなければならない．

1. 硬組織欠損

治療計画の立案にあたっては，骨欠損に関して詳細な検討が必要である．骨欠損の全体像を把握するために，適切なX線検査を行う．下顎骨の再建では，骨欠損の位置の評価が，大きさの評価と同様に重要となる．例えば，関節突起が欠損している場合は，治療が比較的難しくなる．一方，顎関節の再建は困難であるため，下顎頭を有する下顎枝の一部が残存していれば，再建は容易となる．

下顎骨には，正常な運動機能を有する強力な筋肉が直接付着しており，下顎骨の連続性が絶たれると，これらの筋肉はもはや協調的に働くことができず，下顎骨片を不自然な位置へ偏位させてしまうため，残存骨片の位置の確認が重要である．例えば，下顎臼歯部が欠損している場合には，下顎枝に付着した咀嚼筋により，下顎枝は上内方に牽引されるため，口腔内へ穿孔し，治療が困難となることもある．

2. 軟組織欠損

骨移植を成功させるには，骨が移植される部位の軟組織に対する適切な処置が，骨移植片そのものに対する処置と同じくらい重要である．移植骨内の細胞は，移植初期には，周囲軟組織からの栄養供給だけで生存している．その後，周囲軟組織からの血管新生により，骨移植片への血行が確立する．いかなる骨移植法においても，血行豊富な軟組織の存在が，移植成功のための不可欠な要素である．幸いなことに，通常，頭頸部領域は血行が豊富なため，このような軟組織の確保は容易である．しかし，まれに放射線療法，あるいは外傷や感染による過度の瘢痕などにより，血行が不良なことがあるため，骨移植前の周囲軟組織の質や量に関する十分な評価が必要である．

骨欠損が生じた理由もまた，残存軟組織の量や質に関する重要な情報源である．例えば，患者が悪性腫瘍手術により下顎骨の大部分を失った場合には，残存軟組織は質的にも量的にも不足している可能性が高い．初回手術の際に，重要な構造の多くが切除され，広頸筋には支配神経の切断により，筋線維の萎縮が生じている．どの程度の口腔粘膜が下顎骨とともに切除されたのかを知るうえで，口腔内診査は重要である．

骨切除の際に歯肉が犠牲になることが多く，舌や口腔底が直接頬粘膜に縫着される．骨欠損部への根治線量の放射線療法を受けた場合，軟組織は極端な萎縮および瘢痕化を起こし，柔軟性が失われ脆弱となる．このような軟組織は血行に乏しく低酸素状態で，また細胞も減少した状態であり，骨移植にとって好条件とはいえない[1]．同様に重症感染症によって欠損が生じた場合には，軟組織は過度な瘢痕形成により柔軟性が失われ，血行不良な組織であると考えられる．

十分な評価を行った後，軟組織の適性を決定する．組織量が不足している場合には，筋肉や皮膚を含む頸部からの皮弁を利用して，移植骨片を覆い閉鎖するための組織量を増やす．軟組織の質に問題がある場合は，いくつかの基本的な方法が利用できる．第1に，遊離または有茎複合移植の形で，固有の血液供給を有する自家骨移植を行うことである．

第2に，高圧酸素（hyperbaric oxygen: HBO）により，残存軟組織の質を改善することである．HBO療法は，通常よりも高い気圧のもとで患者へ酸素投与を行い，組織の酸素化を改善する方法である．20回のHBO療法により，組織内酸素量が許容レベルにまで改善することが示されている[8]．

HBO療法後の骨移植結果は良好で，骨移植後のHBO療法も推奨されている[8]．

3. 関連する問題

治療は，患者にとって疾患よりも侵襲が大きいものであってはならない．言い換えれば，再建手術自体が患者の生命を危険に曝す場合や，患者のQOLを悪化させる合併症の発生率が高くなる場合には，手術を控えることも患者のためには必要である．いかなる治療においても，患者の年齢，全身状態，心理状態，患者の希望などに配慮して，評価を行う必要がある．治療のリスクと効果について理解でき，患者が十分な情報に基づいた決定を下せるように支援することが必要不可欠である．

下顎再建の目標と原則

MarxとSandersは[1]，下顎再建において達成すべき主目標を設定している．

1. 連続性の回復

下顎骨は，拮抗する作用を有する筋肉が付着する，2つの関節を有する骨であるため，その再建にあたっては，連続性の回復が最優先される。連続性を回復し，この目標を達成することにより，下顎の機能的運動および顔面の審美性が改善される。

2. 歯槽骨の高さの回復

機能回復には，効率的かつ快適に咀嚼する能力の回復が必要である。下顎骨の欠損を有する患者では，多くの場合，補綴治療が必要であり，再建手術の際に十分な歯槽突起を形成して，補綴装置の使用を容易にする必要がある。11章で解説した無歯顎患者における理想的な隆起形態が，下顎骨再建においても適応できる。

3. 骨量の回復

いかなる骨移植法も，通常の機能に耐えうる十分な骨組織を回復しなければならない。あまりに骨が薄い場合には，接合部での骨折が起こりうる。

顎顔面骨移植術の外科的原則

いかなる移植手術においても，良好な結果を望むにはいくつかの重要な原則に従わなければならない。下顎の再建に関する原則は，次のとおりである。

1. 残存下顎骨片の制御。下顎骨区域切除時には，残存骨片を正常な位置に固定していないと，付着している咀嚼筋に牽引され，骨片が偏位する。切除後の残存骨片の位置関係を維持することは，下顎再建の重要な原則であり，咬合および顎関節の位置決めにとって重要である。残存骨片の移動を放置すると，偏位により大きな顔貌のゆがみが起こる可能性がある（図25-4）。切除時に利用される再建用金属プレートは，残存骨片の位置を制御するうえでも役立つ（図25-1，図25-5）。これらのプレートは十分な強度があり，顎間固定を必要とせず，術後早期に下顎の運動が可能である。高齢者や重度の全身疾患のある患者では，金属プレートのみによる再建とする場合もある。この場合も，再建用プレートにより，顔面の対称性は維持される。オトガイ部（下顎骨正中部）が切除される症例では，舌をプレートに縫合固定することで前方位を維持させて，気道閉塞を防ぐ（図25-1E）。下顎を骨移植で二次的に再建する場合には，プレートをそのまま残すことにより，骨移植後の治癒期間中の下顎運動が可能となる。（図25-1，図25-5）。

   切除時に残存下顎骨の位置を維持しておかないと，再建手術時に下顎の位置を回復するのは困難となる。咀嚼筋は，経時的な萎縮と線維化により柔軟性が失われることから，骨片の復位はきわめて困難となり，再建時に，骨片から筋肉を剥離して，筋による牽引をなくす必要が生じる。側頭筋による牽引を除くためには，筋突起切除術が行われることが多い。骨移植片を挿入する前に，残存下顎骨の位置の確認が必要である。

   下顎頭が切除されたり，利用できない場合は，下顎骨の前方位を維持するため，肋骨肋軟骨接合部や人工下顎骨頭を用いた再建が必要である（図25-5）。

2. 骨移植のための良好な軟組織移植床。移植骨の汚染防止と移植片への血行の再開に必要な血管新生のため，移植骨の全面を軟組織で被覆する。強い瘢痕組織は健常組織が出てくるまで切除し，切開線は縫合部が移植片上にならないよう，すなわち最初の切開は頸部の低い位置に設定する。創は血液や滲出液が貯留する死腔を少なくするように各層で縫合し，緊密に閉鎖する。

3. 移植片の固定。固定は骨の治癒過程において必須であり，整形外科医が骨折した四肢をギプス固定する場合と同じである。下顎欠損の再建時には，移植骨が動かないよう残存骨に確実に固定する。最もよく行われるのは，上顎骨に下顎骨を固定する顎間固定であるが，移植骨を残存骨と再建プレートで固定することも可能である。残存骨と移植骨が十分に骨癒合するには，8～12週間の固定が必要である。

4. 無菌環境。自家骨移植でさえ，移植骨片は基本的に血行がない。これは，移植片が感染に対し抵抗力がないことを意味しており，一定の確率で感染し，その場合，除去は免れない。骨移植の成功率を上げるためには複数の方策をとるが，まずは可能であれば，口腔外アプローチとする。口腔内より皮膚のほうが，はるかに洗浄，消毒を行いやすい。口腔内から骨移植を行うと，術中に口腔常在菌による汚染が避けられない。

   さらに，口腔内の創が離開した場合には，移植骨が再度，口腔常在菌に曝されることになる。口腔外から移植した症例のほうが，口腔内から行った場合よりも成功率は高い。口腔外アプローチの場合も，不用意に口腔内に入ったりせず，また口腔粘膜を穿孔させないレベルでの切開が望ましい。

5. 抗菌薬の全身的予防投与。骨移植の際には抗菌薬の予防投与が推奨されており，感染の発生率の低下に有効である（13章参照）。

   下顎骨は多くの筋肉が付着し可動性を与えているため，顔面骨のなかで最も再建が困難である。その他の

25 章 ● 顎欠損の外科的再建

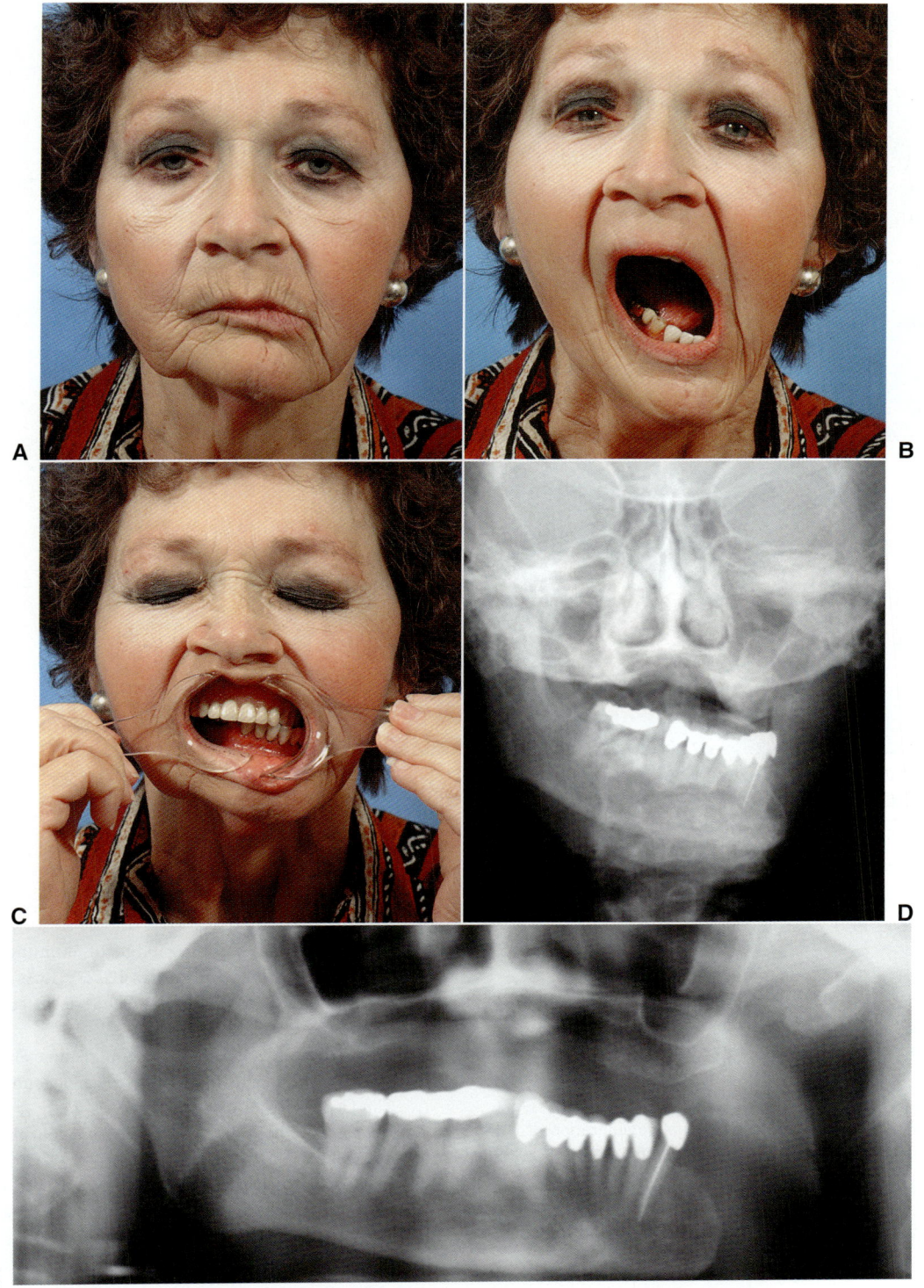

図 25-4　A：10 年前，悪性腫瘍のために，左側下顎枝から骨体部を切除された患者の顔貌写真．オトガイ部が左側へ偏位している．B：開口時には，さらに下顎が左方へ偏位する．C：下顎骨の偏位には，重症の不正咬合も認められる．D：正面頭部セファログラムにて，下顎骨の左側への偏位が認められる．E：残存下顎骨を示すパノラマX線写真

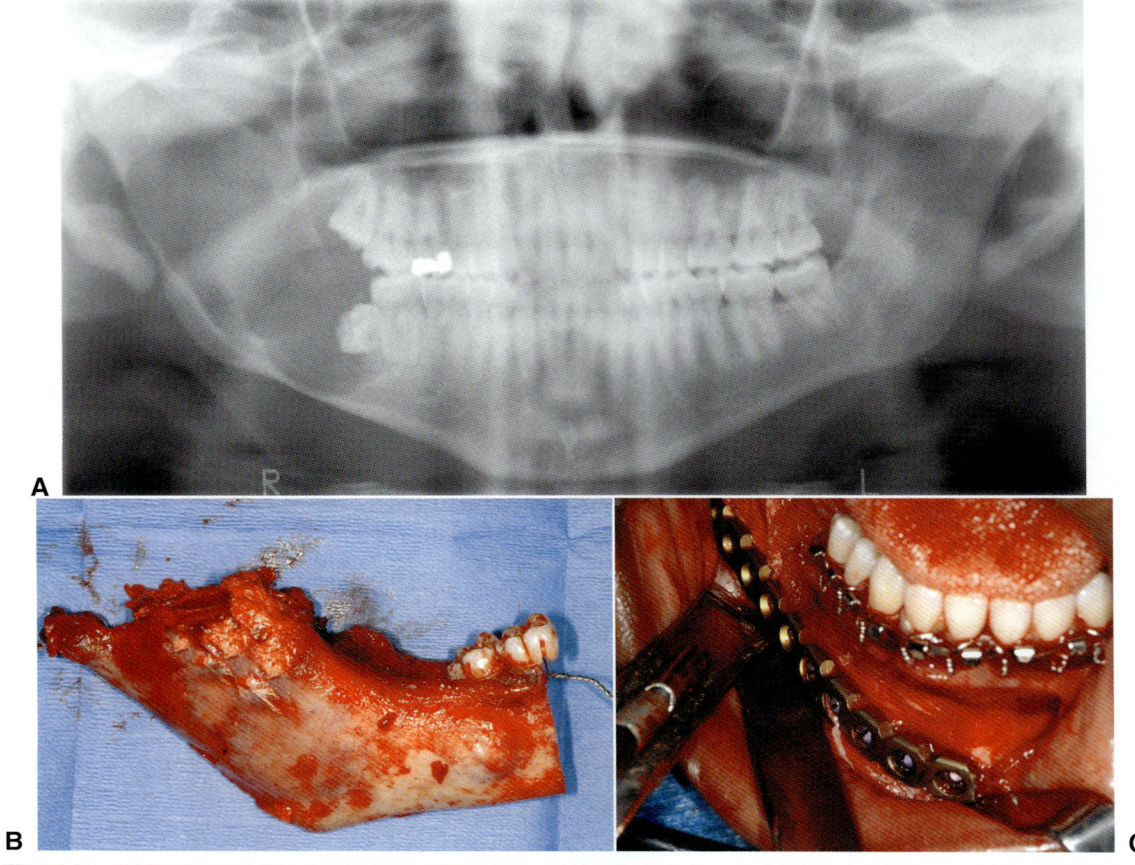

図 25-5 下顎骨の位置を維持するために，骨再建前に一時的に再建用プレートを使用した症例。A：パノラマX線写真にて，下顎骨に透過像を認め，エナメル上皮腫と診断された。B：切除標本。C：関節突起の切除が必要であったため，関節頭付き下顎再建用プレートを下顎骨体およびオトガイ部に固定した。

顔面骨も，再建の原則は同様である。

文献

1. Marx RE, Saunders TR: Reconstruction and rehabilitation of cancer patients. In Fonseca RJ, Davis WH, editors: Reconstructive preprosthetic oral and maxillofacial surgery, Philadelphia, 1986, WB Saunders.
2. Axhausen W: The osteogenetic phases of regeneration of bone: a historical and experimental study, J Bone Joint Surg Am 38:593, 1956.
3. Burwell RG: Studies in the transplantation of bone: the fresh composite homograft-autograft of cancellous bone, J Bone Joint Surg Br 46:110, 1964.
4. Elves MW: Newer knowledge of immunology of bone and cartilage, Clin Orthop Relat Res 120:232, 1976.
5. Gray JC, Elves M: Early osteogenesis in compact bone, Calcif Tissue Int 29:225, 1979.
6. Urist MR: Osteoinduction in undermineralized bone implants modified by chemical inhibitors of endogenous matrix enzymes, Clin Orthop Relat Res 78:132, 1972.
7. Urist MR: The substratum for bone morphogenesis, Dev Biol 4(suppl):125, 1970.
8. Marx RE, Ames JR: The use of hyperbaric oxygen therapy in bony reconstruction of the irradiated and tissue-deficient patient, J Oral Maxillofac Surg 40:412, 1982.

25章 ● 顎欠損の外科的再建

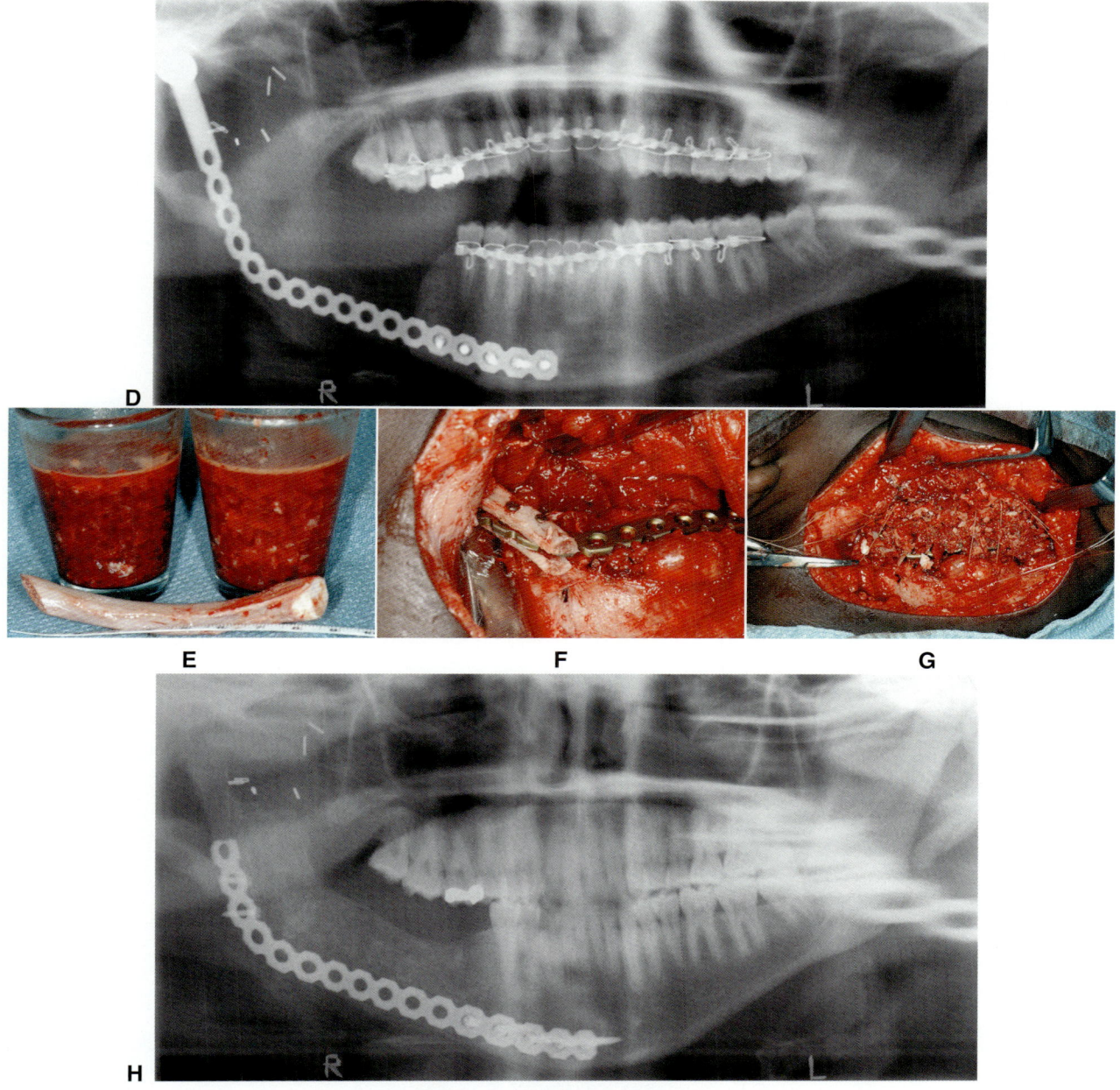

図25-5(続き) D：術後のパノラマX線写真。術後6～8週間口腔内軟組織の治癒を待って，下顎骨の再建が行われた。E：肋軟骨が付着した肋骨および腸骨からの海綿骨を採取した。F：再建用プレートの下顎頭部分を除去し，肋骨に溝を形成してプレートを囲むようにし，関節窩へ挿入した。G：下顎枝から骨体部にかけての欠損部には，海綿骨を充填して再建した。H：術後6か月のパノラマX線写真。骨再生は良好である。

561

26章

顔面の神経病理学

JAMES R. HUPP

本章の内容

疼痛神経生理学の基礎
口腔顔面痛の分類
神経因性顔面痛
　1．歯痛を呈する神経因性顔面痛
　　1）三叉神経痛
　　2）前三叉神経痛
　　3）求心路遮断性歯痛（非定型的歯痛）
　2．その他の神経因性顔面痛
　　1）帯状疱疹後神経痛
　　2）神経腫
　　3）口腔灼熱感症候群
　　4）その他の頭部神経痛
慢性頭痛
　1．片頭痛
　2．緊張性頭痛
　3．群発頭痛
その他の歯科にかかわる慢性頭痛
　1．側頭動脈炎（巨細胞性動脈炎）
　2．インドメタシン反応性頭痛
口腔顔面痛を有する患者の評価

　歯科医師は頻繁に，口腔顎顔面領域の疼痛の診断を依頼される。口腔内の疼痛は歯原性である頻度が最も高く，多くの顔面痛は他の原因で生じる。頭頸部は構造が多様で（例：目，耳，唾液腺，筋，関節，洞粘膜，頭蓋内血管），疼痛の正確な診断は困難となる。健全歯においても，関連痛や疼痛伝達システムの傷害によって，典型的な歯痛症状が起こりうる。

疼痛神経生理学の基礎

　疼痛は，複雑なヒトの精神生理学的体験である。歯科医師は，感覚的に判別可能な状況下であれば，疼痛の部位や程度を評価できる。しかし，この不快な体験は，過去の経験，文化的行動，感情的および医学的状況に影響されることを認識するべきである。痛みの体験には，心理学的側面と生理学的側面がある。生理学的側面には，変換，伝達，調節というプロセスが含まれる。これらのプロセスが，思考と感情の中核に統合されたとき，ヒトに痛みの体験がもたらされる。変換とは特定の神経，すなわちAδ線維およびC線維の活性化のことで，これらの神経線維は，脊髄や（三叉神経の場合には）三叉神経核に情報を伝達する。
　表26-1に，末梢神経線維の種類とそれらの特徴を記した。化学的刺激，温熱刺激，器械的刺激が，遊離神経終末の侵害受容器を活性化することで，末梢神経に痛みの情報が伝達される。いったん中枢神経系に入ると，痛みに関する情報は，視床から皮質に伝達される。疼痛調節システムは，さまざまな程度の疼痛伝達により活性化される。疼痛調節システムは，脊髄や三叉神経から中枢への疼痛情報の流れを制限する。図26-1は，これらの疼痛経路を模式的に示したものである。伝達と調節を行う化学物質や受容体は複雑である。多くの神経伝達物質が疼痛伝達に関与しており，一次神経伝達物質は，グルタミン酸やサブスタンスPである。疼痛の調節に主に関与するのは，脳幹と脊髄である。関連する一次化学物質は，内因性オピオイドやセロトニン，ノルアドレナリンである。現在では受容体機能の変化が，慢性疼痛の発生に大きく関与していると考えられている。
　前述のように，このシステムは確立されたもののようにみえるが，疼痛認知への心理的な影響を過小評価してはならない。歯科医師はこの影響を，日常の診療で経験している。多くの歯科医師は，同じ処置に対して個々の患者が示す疼痛反応には，著しい相違があることをよく知っている。例えば，実際にはバーがまだ歯に触れていないにもかかわらず，歯科用ドリルの音を聞いただけで疼痛感覚を訴える患者もいる。心理的影響は，とくに痛みの強さを判断するときに重要である。一般的に4〜6か月以上継続する慢性疼痛の場合，心

表 26-1
知覚神経線維のサイズ（直径）と伝導速度の関係

線維のタイプ	直径（μm）	速度（m/s）
Aα	13～22	70～120
Aβ	8～13	40～70
Aγ	4～8	15～40
Aδ	1～4	5～15
B	1～3	3～14
C	0.5～1.0	0.5～2.0

理的影響に対する配慮が，とくに重要である。

口腔顔面痛の分類

　口腔顔面痛には多くの分類がある。最も基本的なレベルでは，口腔顔面痛を体性，神経因性，心因性に分類するのが適当である。

　体性疼痛は筋骨格または内臓に生じ，正常な疼痛伝達や調整システムを通じて伝達される。一般的な口腔顔面の筋骨格痛の例としては，顎関節症や歯周組織の疼痛がある。口腔顔面の内臓痛の例としては，唾液腺の疼痛や歯髄の痛みがある。神経因性疼痛は，疼痛伝達経路の損傷や変性によって生じる。最も一般的なものは，外科手術や外傷による末梢神経の損傷

である。その他，視床麻痺など中枢神経系の損傷により生じる場合もある。

　真の心因性口腔顔面痛は，非常にまれである。心理的影響は，患者が感じる痛みの強さや痛みに対する反応をしばしば修飾するが，精神的な障害（例：転換性障害または精神病的妄想）によって実際の疼痛が生じることは，非常にまれである。個人的利益のための詐病は起こりうるが，文献的にその発生頻度は低い。いずれにしても，慢性疼痛を訴える歯科患者に対しては，明らかな別の原因が判明しないかぎり，実際に痛みの問題を抱えていると考えるべきである。

　非定型顔面痛という用語は，今でも文献中にみられ，暫定的な臨床診断として，医師や一部の歯科医師により使用されている。診断コード〔すなわち国際疾病分類（International Classification of Diseases: ICD）9 版〕も，それに追従しているのが現状である。非定型顔面痛に関する文献では，心理的要因がしばしば示唆されている。しかし，真の心因痛はまれであるから，この用語は適切とはいえない。これら診断のつかない顔面痛は，確定診断が得られるまでは，原因不明の顔面痛と表現するべきである。これらの患者は，残念ながら臨床的に診断をつける目的で，非定型顔面痛と診断されるが，歯科医師はこの診断名は，さらなる精査が必要であることを認識しなければならない。

　本章では，神経因性顔面痛や一般的な頭痛について解説する。顎関節症については 27 章で議論する。また，疼痛の用

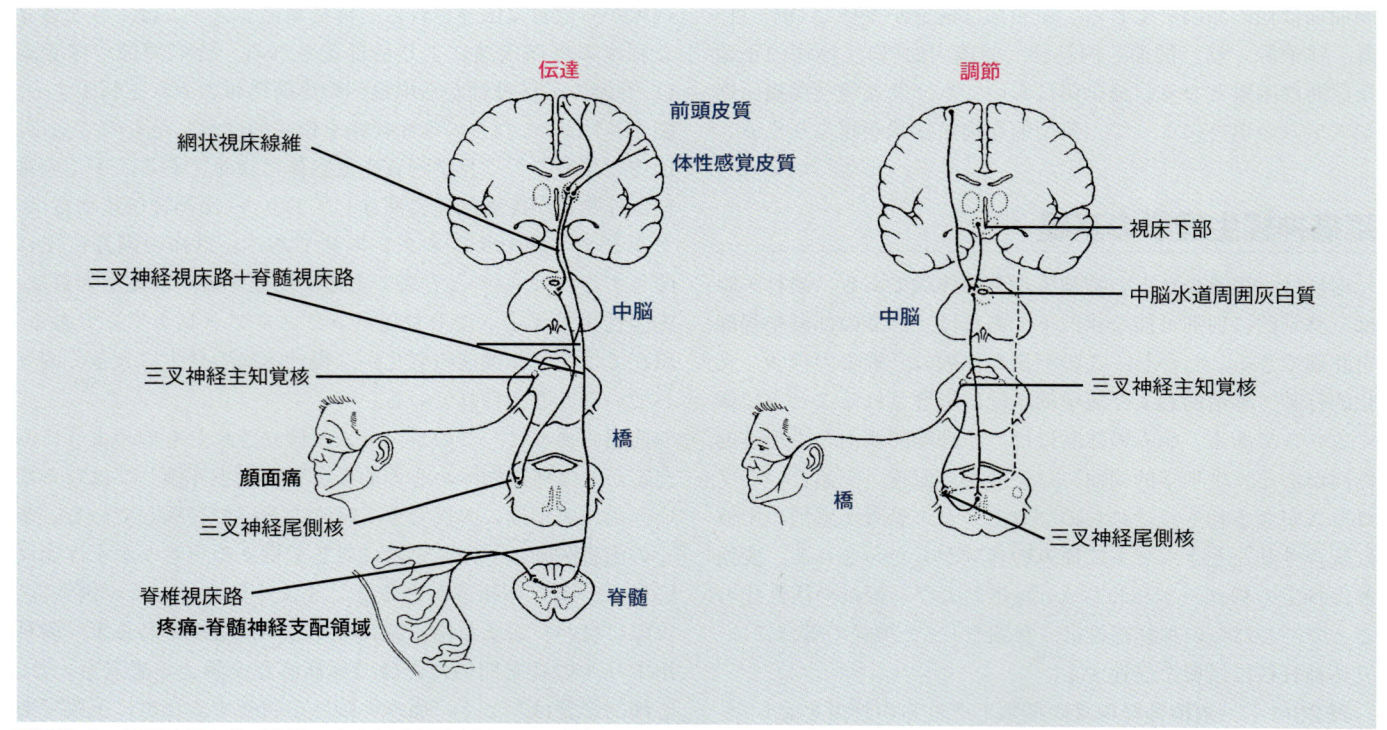

図 26-1　三叉神経および脊髄の疼痛伝達経路（左）。三叉神経の疼痛調節システム（右）。点線は減少した疼痛伝達を示す。

Box 26-1
疼痛用語集

Allodynia	通常は疼痛を誘発しない刺激によって生じる疼痛
Analgesia	通常は痛みを伴うであろう刺激に対する疼痛の消失
Anesthesia	すべての感覚の消失
Deafferentation pain	中枢神経系への感覚入力が欠損することにより起こる疼痛
Dysesthesia	不快な自発性または誘発性の異常感覚（dysesthesia は paresthesia を含むが paresthesia に dysesthesia は含まれない）
Hyperalgesia	有害刺激に対する感受性の増加
Hyperesthesia	特殊感覚を除くすべて刺激に対する感受性の増加（感覚が痛みの場合，allodynia や hyperalgesia という用語が適切かもしれない）
Hypoalgesia	有害刺激に対する感受性の減少
Hypoesthesia	特殊感覚を除くすべての刺激に対する感受性の減少（感覚が痛みの場合，hypoalgesia や analgesia という用語が適切かもしれない）
Neuralgia	神経の障害による疼痛
Neuropathy	神経機能障害または神経の病的変化
Paresthesia	自発性または誘発性の異常感覚

語集を Box26-1 に示す。

神経因性顔面痛

　神経因性疼痛は，疼痛の伝達や調節システムが損傷されることにより生じる。外科的処置または外傷が原因となる場合が多い。例えば，眼窩下領域の外傷は，眼窩下神経の支配領域に知覚麻痺や疼痛を惹起する。顎顔面領域の手術では，頻度は低いものの，下顎第3大臼歯の抜歯で，下顎神経や舌神経を損傷する危険性がある。大多数の症例において神経の損傷は，支配領域の皮膚の知覚異常を引き起こす。この典型的な症状は，軽度のしびれ感やヒリヒリ感である。神経が切断されると，すべての感覚が失われる。焼けるような感覚あるいは鋭い電気ショック様の感覚などと表現される，異常感覚が生じる症例もある。患者が，顔や口に焼けるような痛みや鋭い電気ショック様の痛みを訴えるときには，鑑別診断に神経因性疼痛を考慮するべきである。歯や歯髄（すなわち歯内療法）に対する処置を含めると，口腔は，神経切断術が行われる最も一般的な部位となる。四肢切断術後の幻肢痛のように，歯や歯髄の外傷や抜歯後に，まれではあるが幻影感覚が起こりうる。神経因性疼痛は，歯痛を惹起することもあるため，歯科医師にとって診断上のジレンマとなる。これらの障害に対する治療には，口腔顔面痛の診断と治療を専門とする歯科医師や，患者の主治医あるいは神経内科医への紹介が必要である。

1. 歯痛を呈する神経因性顔面痛
1）三叉神経痛

　神経因性顔面痛の典型は，三叉神経痛である（Box26-2）。これは，三叉神経由来のすべての神経因性疼痛を指すが，三叉神経痛または疼痛性チックには，特別の診断基準が存在する。三叉神経痛は50歳以上の患者に最も頻発し（発生頻度は8：10万，女性：男性比は1.6：1.0），顔面または口腔の鋭い電撃痛を伴う。激烈な疼痛が数秒～1分程度継続した後，痛みのない不応期がある。時として，焼けるような痛みが前徴となる場合もある。一般に，軽く触れるというような機械的刺激で発作が誘発されるトリガーゾーンがあるが，その領域を強く圧迫しても，発作は誘発されないことも多い。口角，頬，鼻翼，眉毛外側などが，皮膚のトリガーゾーンとして一般的である。歯，歯肉，舌など口腔内のどの部位でも，三叉神経痛のトリガーゾーンになりうる。V2とV3領域のトリガーゾーンが最も一般的であり，単独領域ではV3，V2，V1領域の順に発生頻度が下がる。三叉神経痛の痛みは，多くの神経因性疼痛の重要な特徴を備えている。例えば，三叉神経痛の痛みは，刺激が増すと反応が大きくなる典型的な体性痛とは異なる。刺激の強さにかかわらず軽い刺激でも疼痛が引き起こされる場合は，神経因性疼痛を考慮すべきである。焼けるような痛みもしくは電撃痛の場合も同様である。前徴としてうずくような痛みがある場合，急性歯髄炎または歯周炎の痛みとの鑑別が困難になる。重要なことは三叉神経痛では，トリガーゾーンの局所麻酔ブロックで，麻酔が効いている間（時にはより長い時間），痛みが抑えられることである。このため，歯科医師が疼痛の原因を，歯性と判断してしまうこともある。

　三叉神経痛の原因は完全には明らかになってはいないが，三叉神経を血管が圧迫することで，局所的な脱髄が生じると

Box 26-2
三叉神経痛の臨床的特徴

- 重度の発作性疼痛
- 片側性（96％）。右＞左
- 軽度の表面的な刺激が疼痛を誘発する。
- V2とV3領域の皮膚が最も影響を受ける。
- 発作の前はしばしば疼痛がない。
- 神経の欠損がない。
- 歯や歯槽に原因がみつからない。
- トリガーゾーンへの局所麻酔により一次的に痛みが止まる。

いう解釈で見解は一致している。この脱髄が次々に，異所性の神経活動の機能亢進を誘発する。多発性硬化症，腫瘍，ライム病などの他の疾患が，三叉神経痛に似た疼痛を引き起こすこともある。三叉神経痛の治療は，薬物療法と外科療法である。薬物療法は一般的に，抗けいれん薬が用いられる。古典的な薬物療法はカルバマゼピンであるが，新しい抗けいれん薬（例：ガバペンチンやオキシカルバゼピン）や鎮痙薬のバクロフェンも同様に，よく使用されている。表 26-2 は，三叉神経痛と神経因性顔面痛の薬物療法に一般的に使用される薬物のリストである。これらの薬物療法の多くは，生命を脅かしうるほどの重大な副作用を有する。それゆえ歯科診療では，口腔顔面痛の診断と治療を専門としている歯科医師のみが，それらを使用している。外科療法には，圧迫している血管に対する微小血管減圧術（Jannetta 手術とよばれている），ガンマナイフ放射線手術，経皮的神経根切断術，神経根へのバルーン圧迫法などがある。

歯科医師にとって重要なのは，三叉神経痛を認識することである。それにより，不必要な歯科治療や抜歯を避けることができる。残念ながら現状では，トリガーゾーンが歯や歯周組織などの口腔内に位置している場合，不必要な歯科治療が行われることが少なくない。

2）前三叉神経痛

まれではあるが，前三叉神経痛の病態が認識されてきた。診察や X 線検査で異常が認められない部位に，典型的な歯痛が発現する。その歯（または抜歯窩）への局所麻酔ブロック

表 26-2
三叉神経痛および神経因性顔面痛に対する一般的な薬物療法

処方	投与量 (mg/d)
抗けいれん薬	
カルバマゼピン	400 〜 1,200
ガバペンチン	600 〜 3,200
クロナゼパム	2 〜 8
Divalproex	500 〜 2,000
Oxcarbazepine	300 〜 2,400
ラモトリギン	50 〜 500
トピラマート	50 〜 400
フェニトイン	300 〜 600
三環系抗うつ薬	
アミトリプチリン	10 〜 300
Doxepin	10 〜 300
ノルトリプチリン	10 〜 150
イミプラミン	10 〜 300
鎮痙薬	
バクロフェン	15 〜 80

Box 26-3
前三叉神経痛の臨床的特徴

- 強いまたは焼けるような痛み
- 持続的または間欠的
- 片側性
- 疼痛部位への局所麻酔により一時的に痛みが止まる。
- 神経学的検査では異常なし。
- 歯や歯槽部に原因がみつからない。
- 抗けいれん薬療法にしばしば反応する。

により，麻酔の奏効時間中は痛みが抑えられる。この症状を呈する患者の一部は，典型的な三叉神経痛症状（すなわち鋭い電撃痛）に移行する。前三叉神経痛は，三叉神経痛と同様に抗けいれん薬に反応する。不必要な歯科治療を避けるために，歯科医師は，症状に合致しない痛みあるいは治療後に発現した想定外の痛みに対しては，二次的診断を行う能力をもたなければならない。Box26-3 に，前三叉神経痛の臨床的特徴を示した。

3）求心路遮断性歯痛（非定型的歯痛）

求心路遮断による疼痛は，求心性の疼痛伝達システムが損傷した場合に起こる。抜歯や歯内療法を含む外科手術や外傷によって起こることが多い。抜歯や歯内療法も，神経供給のある組織から神経を切断しているために，求心路を遮断している処置と考えることができる。その他の求心路遮断術として，四肢切断術がある。幻肢痛に似た口腔の求心路遮断性疼痛は起こりうるが，治療を要するような症状を呈する症例はわずかである。これらの疼痛はまだ完全には理解されていないさまざまなメカニズムによって生じている。神経損傷部位での末梢性の活動亢進は，容易に理解できる。歯槽部の神経損傷では，神経活動の亢進が持続的疼痛を引き起こす。この疼痛は，局所麻酔ブロックによって治まることが多い。しかしながら，中枢神経系の活動亢進もまた，歯槽部の持続的な疼痛を起こしうる。このタイプでは，神経損傷は，末梢の一次侵害受容器とシナプスでつながれた二次神経の三叉神経核内での変化により生じる。末梢からの刺激がなくても，高次皮質中枢への疼痛伝達中に中枢性の変化が起こるため，局所麻酔ブロックで痛みを止めることができない。時には，疼痛の一部のみが局所麻酔ブロックにより治まるかもしれない。また，交感神経系の活動も，これらの複雑な神経障害過程を増大すると考えられている。Box26-4 に，求心路遮断性疼痛の臨床的特徴を示す。興味深いことに，多くの求心路遮断性疼痛に対するさらなる末梢への外科処置は，症状を増悪させ，痛みの範囲を広げることが多い。したがって，求心路遮

> **Box 26-4**
> **求心路遮断による歯痛**
> - 焼けるような，もしくは強い痛みで，持続性またはほぼ持続性である。
> - 鋭い発作が起こる。
> - 異痛症，知覚過敏または知覚鈍麻が存在している。
> - 歯や歯槽部に原因がみつからない。
> - 外科手術または，他の外傷の既往が存在する。
> - 4～6か月以上にわたる症状が存在する。
> - 局所麻酔ブロックの効果は不確実

断性疼痛が疑われる場合，余計な外科処置は慎重を期すべきである。

これらの症状をすべて理解し，不必要な歯科治療を避けるための鍵は，痛みの質，持続時間，疼痛を緩和する要因，増悪させる要因などを十分に把握することである。症状の推移や時間の経過とともに，症状がどのように変化したかという情報も有用である。求心路遮断性歯痛に関しては，口腔顔面痛患者の評価の項でも詳しく述べる。

2. その他の神経因性顔面痛

以下に記載する疼痛も，前述した疼痛と発症メカニズムは共通であるが，これらは独特な特徴を有していることから，分けて記載する。

1) 帯状疱疹後神経痛

帯状疱疹後の神経痛は，ヘルペス・ゾスター（水痘帯状疱疹）ウイルス感染の潜在的な後遺症である。帯状疱疹は，どの年齢層にも起こりうる。幼小児期に感染した水痘の後に，神経節に潜伏していた水痘帯状疱疹ウイルスが再活性化することで，臨床症状を現わすことが多い。帯状疱疹は，免疫力の低下した高齢の患者に発症しやすい。米国では毎年，少なくとも85万人が帯状疱疹に罹患している。多くは60歳以上であり，85歳までに50％の人が発作を経験する。発作を経験した人の60～70％に帯状疱疹後の神経痛が起こる。水痘帯状疱疹ウイルスが再活性化するのは1回だけのことが多く，2回目の再活性化が起こるのは5％以下である。帯状疱疹後神経痛は，末梢神経の神経節に潜伏していたウイルスの再活性化によって起こる。最も一般的な潜伏部位は胸神経であるが，およそ10～15％が三叉神経で，うち約80％がV1支配領域である。再活性化されたウイルスは神経に沿って移動し，その神経の皮膚に出現する。例えば胸神経では，胸部皮膚に片側性に水疱性発疹が認められる。三叉神経の眼神経領域では，発疹によってV1の支配領域が明確になる。V2・V3領域では通常，口腔内症状と皮膚症状が認められる。急性期は疼痛を伴うが，2～5週間で治癒する。しかしながら，一部の患者では前述の求心路遮断性疼痛に発展し，末梢性，中枢性あるいは混合性の症状を示す。典型的な疼痛の性質は，焼けるような強い痛みや，神経因性疼痛と同じ電撃様疼痛である。治療は抗けいれん薬，三環系抗うつ薬およびその他の抗うつ薬で行われる。軽度の抗うつ効果を有する軽いオピオイドであるトラマドールは，補助療法になりうる。疼痛部位への局所麻酔や交感神経ブロックが，時に有効なことがある。最も重要なのは，発疹が出現後，早期に抗ウイルス薬，鎮痛薬，副腎皮質ホルモンを投与することで，帯状疱疹後神経痛の発症を抑制することが可能である。

関連した病態であるRamsay Hunt症候群は，顔面神経の知覚枝や運動枝へのヘルペス・ゾスターウイルス感染であり，まれに聴神経へ感染することもある。症状は，顔面の運動麻痺，めまい，難聴，外耳道の水疱性発疹などである。

2) 神経腫

切断された末梢神経の近位断端は，遠位断端との伝達を回復しようとして，小さな腫瘤を形成する。遠位断端との伝達がなければ，シュワン細胞や他の神経要素で神経組織の断端が形成される。この断端の腫瘤は，機械的刺激や化学的刺激に非常に敏感である。

一般にこの痛みは，焼けるような疼痛か電撃痛である。しばしば，ティネル徴候が存在する。診査法として，神経腫が疑われる部位を叩くことで，鋭い放散性の電撃痛が生じる。神経腫形成の他の要因に，第3大臼歯抜歯後の下顎神経や舌神経の損傷がある。一部の口腔外科医は，微小神経外科治療によって神経損傷を回復させている。

患者が神経修復による効果を得るかどうかの予測は困難であるが，神経外科的処置は成功率を上げるために，損傷後3～6か月以内に行われるべきである。また，多くの神経損傷での疼痛症状は，共通点も多く，診断に難渋する場合には，患者から痛みの性状をうまく引き出すことが重要である。

3) 口腔灼熱感症候群

この患者は，口腔に焼けるような感覚や，うずくような痛みを自覚する。最も発症頻度が高い部位は舌である。一般的に，口腔乾燥感や味覚異常を伴う。原因は明らかでないが，疼痛調節の異常と考えるのが最も理に適っている。閉経後の女性に多いが，ホルモン補充療法が常に有効とは限らない。約50％の患者は，2年以上経過すると，自然に症状が改善する。これは，科学的に治療効果を確認するプラセボ対照比較試験の重要性を示している。主な治療は，抗けいれん薬または抗うつ薬による薬物療法である。しかしながら，これらの薬物の単独あるいは併用療法による安定した効果は期待で

4) その他の頭部神経痛

知覚神経を含むどの脳神経にも，三叉神経痛のような神経痛症状を起こす可能性がある．三叉神経の次に発症頻度の高い脳神経は，舌咽神経である．舌咽神経痛の症状は，嚥下時の鋭い電撃痛で，トリガーゾーンが中咽頭や舌根部にあることが多い．疼痛は，咽頭や舌に起こる場合が多いが，患者が下顎と訴えることもある．顔面神経は，外耳道前壁に小さな体性成分をもち，この部位に電撃痛が起こる（時に耳鳴，味覚異常，平衡感覚異常の症状を伴う）．迷走神経も，喉頭領域から下顎枝や顎関節領域に至る範囲に，痛みを起こす可能性がある．抗けいれん薬の投与が，三叉神経痛のような脳神経の神経痛に対する治療として，最も頻繁に行われる．しかしながら，頭蓋内手術が必要となる症例もある．

慢性頭痛

頭痛には多くの原因があり，主治医への最も多い訴えの1つである．頭痛は定期的に発症し，片頭痛，緊張性頭痛，群発頭痛などの原発性頭痛（他の要因がない頭痛）と診断されることが多い．たいていの頭痛は眼窩やこめかみに生じるが，下顔面，歯，顎に疼痛が生じることも多い．

1. 片頭痛

片頭痛は，女性の約18％，男性の約8％に発症する一般的な頭痛である．片頭痛は10代または青年期に初発することが多いが，小児にも発症する．思春期前には，片頭痛の発症頻度に男女差はない．思春期以降の発症比率は，女性が少なくとも男性の2倍を占めるようになる．約40％の片頭痛は片側性である．約40％の患者では，頭痛開始の数分～1時間前に前徴がある．前徴は閃光，微光あるいは視覚の部分欠損として現れる神経障害である場合が多い．

複雑な前徴としては，一過性の半身麻痺，失語症，失明が生じることもある．80％以上の片頭痛患者に，発作中の嘔気と羞明（光に耐えられない）といった症状が現れる．典型的な片頭痛は，4～72時間持続する．国際頭痛学会（International Headache Society）の片頭痛診断基準を，Box26-5とBox26-6に示す．頭痛のトリガーは，月経，ストレス，血管作働性のある食品または薬物，あるいは三叉神経領域の疼痛を引き起こす筋骨格系障害（例：顎関節症）などである．片頭痛のメカニズムは完全には解明されていないが，脳幹中枢における神経伝達物質の不均衡に起因する，頭蓋内血管の神経因性炎症であると考えられている．片頭痛は1つの関連痛であり，障害を受けた頭蓋内血管が，疼痛の発

Box 26-5

国際頭痛学会における前徴のない片頭痛の診断基準

A. 以下のうち2つが認められる．
- 片側性の頭痛
- 拍動性頭痛
- 中等度から重度の強さ
- 日常的な身体活動による悪化

B. 以下のうち少なくとも1つが認められる．
- 嘔気
- 羞明または音恐怖症

C. 未治療の頭痛が4～72時間継続する．

D. 以下の両方が認められる．
- 過去にも似たような疼痛
- 器質的な病気がない．

Box 26-6

国際頭痛学会における前徴のある片頭痛の診断基準

以下のような完全に可逆的な神経性の症状が頭痛に先行し，5～60分間起こる．
- 視覚的
  - 閃輝暗点（Scintillating scotoma）
  - 閃輝暗点（Fortification spectra）
  - 光視症
- 知覚的
  - 知覚異常
  - 知覚鈍麻
  - 片側性の脱力感
  - 発話障害

一般的片頭痛の特徴
- 持続時間：たいてい12～72時間
- 性別：女性／男性比は＞2：1
- 神経性前徴：～40％

現部位（例：眼窩，こめかみ，顎，頭頂）を規定する．予防的治療は抗うつ薬，抗けいれん薬，β遮断薬やその他の薬物で，神経伝達物質の不均衡を正常化することである．バイオフィードバックやその他の治療法も有用である．急性発作の治療薬には，トリプタン製剤〔例：スマトリプタン（イミトレックス），ゾルミトリプタン（ゾーミッグ），リザトリプタン（マクサルト），ナラトリプタン（アマージ），アルモトリプタン（アクサート）〕，麦角アルカロイド，非ステロイド系抗炎症薬，オピオイド性鎮痛薬，制吐薬などがある．

顎関節症が片頭痛の発作を誘発することがあるため，歯科医師にとって片頭痛の知識は重要である．同様に，頸椎と頸部の筋障害も片頭痛を誘発する．また，片頭痛発症時には，頸部の筋や咀嚼筋の活動亢進が頻繁に起こることも，歯科医師は認識すべきである．片頭痛は，顎関節症の治療の長期化や誤診の原因になりうる．歯痛や顎の痛みは，片頭痛の一般

的な症状ではないが，報告は見受けられる。片頭痛が顎顔面痛の原因であるかどうかの診断の鍵は，咀嚼に関与する筋骨障害や顎や歯に発現した歯性疼痛に，嘔気，音恐怖症，羞明などが付随しているかどうかである。

2. 緊張性頭痛

頭痛を主訴とする患者の大多数は，緊張性頭痛と診断される。筋緊張またはストレスによる緊張が必ずしも存在するわけではないため，診断名は誤解されやすい。緊張性頭痛は一般的で，誰でも一度は経験している。慢性緊張性頭痛は，男性より女性に多く発症する。緊張性頭痛は一般に両側性で，左右側頭部や前頭側頭部に生じることが多い。患者は，「頭が万力で挟まれているような痛み」「きつい帽子をかぶっているような痛み」などと表現することが多い。頭痛は，頭蓋周囲筋（咀嚼筋と後頭筋）の圧痛を伴う場合と，伴わない場合がある。慢性緊張性頭痛の定義は，月に15日間以上症状が存在することである。Box26-7は，国際頭痛学会における緊張性頭痛の診断基準である。緊張性頭痛の治療には，一般に三環系抗うつ薬などの抗うつ薬が用いられる。緊張性頭痛が片頭痛の患者に起こった場合，片頭痛治療が有効であることが多い。

しばしば心理社会的要因が，緊張性頭痛に影響する。このような状況では，認知行動療法や他の心理療法が有効である。

歯科医師にとって，咀嚼筋筋膜痛と緊張性頭痛を鑑別することは重要である。これらの症状は類似しているので，混同されやすい。筋・筋膜痛では頭頸部の筋の圧痛が頭痛の発現部位への関連を示し，緊張性頭痛では，圧痛は疼痛部位にみられる。重要なのは両者とも，疼痛発現部位と疼痛の起源が必ずしも一致しないことである。また，緊張性頭痛の疼痛の程度は，圧迫の強さに相関しない。

3. 群発頭痛

群発頭痛は眼の周囲や側頭部を中心に，片側性に発症することが圧倒的に多い頭痛である。疼痛は激烈で，しばしば刺されるような（アイスピックが眼に刺さったような）感覚と表現される。副交感神経の過活動状態（一般に流涙，結膜充血，眼瞼下垂，鼻漏）が存在する。頭痛は15〜180分継続し，1日に1回から数回起こり，一般に規則性がある（例：疼痛のために患者は毎晩同じ時間に覚醒する）。このような頭痛が数か月続き，その後数か月〜数年間緩解する。発症中のアルコール摂取は，常に発症のトリガーになる。他の慢性頭痛と異なり，群発頭痛は，女性より男性に多い（Box26-8）。Box26-9に，国際頭痛学会における診断基準を示す。治療は片頭痛と同様，予防的治療や対症療法である。予防的治療はベラパミル，塩化リチウム，抗けいれん薬，副腎皮質ホルモン，麦角化合物による薬物療法が行われる。対症療法にはトリプタン，麦角化合物，鎮痛薬が用いられる。7〜10L/分の酸素吸入も有効である。

群発頭痛はしばしば，上顎後方部の疼痛を引き起こす。この疼痛は，上顎臼歯が原因で生じる歯槽部の強い痛みに類似しており，刺すような激しい痛みであることが多く，うずくような疼痛を伴うこともある。残念ながら，不要な歯科治療が行われていることも多いが，以下に示す典型的な特徴から，

Box 26-8
群発頭痛の特徴

- 性別：主に男性
- 頻度：8回／日まで
- 質：拍動性の／刺すような
- 強さ：激しい

Box 26-9
国際頭痛学会における群発頭痛の診断基準

A. 眼窩，眼窩上，側頭部（またはその組み合わせ）の片側性の激しい痛みで15〜180分継続する（注意：上顎後方歯槽部にもしばしば起こる）。
B. 以下のうち頭痛側で少なくとも1つが認められる。
  - 結膜充血
  - 顔面腫脹
  - 流涙
  - 縮瞳
  - 鼻閉
  - 眼瞼下垂
  - 鼻漏
  - 眼瞼浮腫
C. 器質的な病気が存在しない。

Box 26-7
国際頭痛学会における突発性緊張性頭痛の診断基準

A. 以下のうち2つの症状を伴う頭痛
  - 圧迫や締めつけるような（拍動性でない）
  - 軽度から中等度の強さ
  - 両側性
  - 日常の身体活動では悪化しない。
B. 以下の両方の症状を伴う頭痛
  - 嘔気や嘔吐がない。
  - 羞明や音恐怖が存在しない，または片方のみ存在する。
C. 月に15日以下の頭痛（月に15日以上の場合，慢性緊張性頭痛）
D. 器質的な病気が存在しない

群発頭痛による歯痛と歯性疼痛との鑑別が可能である。
- 典型的な歯痛にみられない症状の急激な出現と中断
- アルコール摂取により誘発される歯痛
- 片側性の鼻漏または他の副交感神経症状を伴った歯痛
- 周期性の歯痛

その他の歯科にかかわる慢性頭痛

1. 側頭動脈炎（巨細胞性動脈炎）

側頭動脈炎（正確には巨細胞性動脈炎）は，文献的には頭蓋内動脈の炎症である。この疾患は，大動脈弓より派生するすべての血管に発生しうる。好発年齢は50歳以上で，炎症は巨細胞肉芽腫性反応により生じる。リウマチ性多発筋痛症は，非関節性のリウマチ症状であり，筋肉のびまん性炎症を引き起こす。リウマチ性多発筋痛症は，側頭動脈炎によく合併する症状である。鈍くうずくような，あるいは，ズキズキする側頭部や頭部の痛みが70％の患者の主訴であり，実際に患者全体の1/3に認められる。顎の不調和（例：力が入らないこと，咀嚼中の顎や舌の痛み）を主訴に，患者は歯科を受診する。高齢者で，顎や顔の痛みが明らかに歯原性ではなく，側頭動脈炎を示唆する症状がある場合には，赤血球沈降速度を測定するべきである。陰性の結果でも側頭動脈炎を否定することはできないが，著しい赤血球沈降速度の亢進は，側頭動脈炎の確定診断に役立つ。また，側頭動脈の生検も必要であるが，やはり陰性でも側頭動脈炎を完全に否定することはできない。治療には，大量のステロイド薬を長期間使用する。病態が眼動脈に至り，結果的に失明する前に，治療を開始しなければならない。

2. インドメタシン反応性頭痛

多くの頭痛が，非ステロイド系抗炎症薬であるインドメタシンに反応する。これらの頭痛の1つに，慢性発作性片側性頭痛がある。これは群発性頭痛と同様の症状で，短時間（数分継続）の発作が1日に何回も生じる。群発頭痛と異なり，男性より女性に多い。歯痛が初期症状のことがある。労作性頭痛は，ウエイトリフティングや性交中に発症して強い痛みを出す頭痛で，インドメタシンに反応する。睡眠頭痛は，2～4時間の睡眠から患者を覚醒させることで生じ，15分～3時間継続する。睡眠頭痛はインドメタシン反応性であるが，副交感神経活動亢進の症状は伴わない。

口腔顔面痛を伴う患者の評価

歯が原因でない顎や顔面の疼痛を訴える歯科患者の評価は，歯科医師が修得すべき重要な診断技術である。情報収集で最も重要となるのは，正確な病歴を聴取することである。頭痛や多くの神経障害（例：三叉神経痛，その他の脳神経神経痛，口腔灼熱症候群など）は一般的に，身体所見の異常を認めないため，臨床医は病歴の聴取内容に診断の根拠をおくことになる。慢性頭痛障害の根拠となる症状を，表26-3に記載した。

疼痛の病歴では主訴，最近の痛みの性質（例：うずくような，ズキズキする，焼けるような，ビリビリする，発作性など），強さ，いつ起こるか，どのくらいの時間続くか，その性質が時間とともに変化する場合には誘発因子と緩和因子，などを調べる必要がある。現病歴は，発症時期，発症時の環境，経時的な痛みの進展具合，これまでに受けた検査，与えられた診断，治療歴とそれらの治療に対する反応，などを聴取する。最後に包括的な既往歴を聴取する。この時点で，鑑別すべき診断名のリストが作成される。身体所見からこのリストの選択肢を絞り込み，最終的な臨床診断に至る。

身体的診察には，歯髄診断など正常な歯の所見，口腔癌の

表26-3
一般的な頭痛の鑑別診断

	側頭動脈炎	片頭痛	群発頭痛	緊張性頭痛
発症	急性あるいは慢性	急性	急性	慢性
部位	限局性	片側性（40％）	片側性	全体的，片側性
随伴症状	体重減少，リウマチ性多発筋痛，視力の減弱，顎の不調和	悪心，嘔吐，羞明，音声恐怖	鼻漏，同側の流涙	多彩な体の訴え
痛みの性質	患部のひどいズキズキする痛み	ズキズキする痛み	鋭く刺すような痛み	うずくような痛み
期間	遷延性	遷延性	30分から2時間	毎日
病歴	（−）	（＋）	（＋）	（＋）
診断テスト	赤血球沈降速度（＋）	なし−病歴	なし−病歴	なし−病歴（−）
身体所見	側頭動脈の圧痛，筋痛，発熱	悪心，嘔吐，羞明，音声恐怖	片側性，鼻漏，流涙，不完全なホルネル症候群	

26章 ● 顔面の神経病理学

スクリーニング，頭頸部の評価（側頭部や頸部の動脈，リンパ節，皮膚，筋・筋膜，顎関節の診査）などが含まれる。さらに，脳神経のスクリーニング検査を行うべきである。歯科医師が，眼底検査や嗅覚検査などの正式な神経学的検査を，すべて行えるわけではない。脳神経のスクリーニング検査については，表26-4 を参照してほしい。これらの検査は，知覚過敏や痛覚過敏の領域，三叉神経痛の誘発部位，異痛や知覚鈍麻の領域を検出するために，頻繁に行われる。さらに，痛みが神経解剖学的領域に合致しているかどうかを調べ，合致している場合には，その領域を特定することが重要である。神経障害により遷延化している疼痛の原因が，末梢神経にあるかどうかを判断するうえで，診断的麻酔（通常血管収縮薬を含まない溶液を用いる）が有用である。

末梢の神経痛が生じた場合，一時的に局所麻酔で除痛できる。通常，局所麻酔は神経解剖学的に狭い範囲から始め，徐々に広い範囲に適用する。例えば，下顎犬歯部に疼痛がある場合，まず下顎前歯部の浸潤麻酔を行う。疼痛が消失しない場合，次にオトガイ神経ブロックを行う。さらに疼痛が緩和されない場合には，最後に下歯槽神経ブロックと舌神経ブロックを行う。各々の段階で，疼痛の変化を評価する。

画像診断は，歯原性疾患，上顎洞病変，骨の病的状態などの多くの病態を鑑別するうえで有用である。パノラマX線写真は，必要に応じてデンタルX線写真と併用する。神経障害や頭痛障害では，頭蓋内の画像が，中枢神経系の脱髄（例：多発性硬化症では三叉神経痛も症状の1つとなる），血管奇形，腫瘍，その他の異常を否定するうえで有用であることが多い。特別な研修を受けた歯科医師を除いて，プライマリケアを行う医師か神経内科医が，これらの検査をオーダーすることが望ましい。その他の特殊検査（例：MR動脈造影，CT，核医学検査）が必要となる場合もある。これらの検査結果から歯科医師は，患者を治療するか，あるいは口腔外科医，口腔顔面痛を専門にしている歯科医師，内科医などに紹介するかを選択する。プライマリケアを行う歯科医師の役割は，適切な診断を立てることであり，不要な治療で患者を危険に曝すことではない。

表26-4
一般歯科医のための簡易脳神経検査法

検査は患者をデンタルチェアに座らせることから始まる。患者に見たり聞いたりしにくくないか，めまいはないかを尋ねる。また，眼や耳の問題がないか，両眼が連動するか，患者を観察する。歯科医師は，患者が微笑むとき口が対称に動くか，眼瞼下垂の有無がないかをチェックする。

次に指でまぶたを持ち上げる間，患者にギュッと眼を閉じてもらう。患者が眼を閉じている間に，鼻にコーヒーなどを近づけ，においがわかるかどうか尋ねる。患者には眼を大きく開けてもらう。明るいライトを各々の目に当て，瞳孔の反応を観察する。患者には右左に目を動かし，頭を動かさず左右の肩を見てもらう。

次に歯を見せてもらい，唇をすぼめてもらう。そして，下唇をめくる。顎を噛み締めてもらう。その間，臨床医は両側の咬筋を触診する。患者に口を開いてもらい，舌を前に出してもらう。舌が出ている間に綿棒の先端で口蓋垂の左右を軽くなでる。患者の顎の外側に手を置き，患者に手を顎で押してもらう。そこで，患者の耳元で手をこすり，何が聞こえたかを尋ねる。

最後に，知覚鈍麻の領域あるいは知覚過敏の領域をみつけ，記録する。神経障害が疑われた場合には，痛みの場所をとくに注意深く診察する。症状が疑わしい場合には，三叉神経痛の誘発帯も調べる。

脳神経	異常な検査結果
I： 嗅神経	においがわからない場合，鼻の閉塞か脳神経Iの問題がある。
II： 視神経	瞳孔が収縮しない，あるいは両目が連動して注視できない場合，脳神経IIの問題である。
III： 動眼神経	瞳孔が収縮しない，あるいは眼瞼下垂がある場合，脳神経IIIの問題である。
IV： 滑車神経	片側の肩が見ることができない場合，脳神経IVの問題である。
V： 三叉神経	軽く触れても感じない場合，感覚神経の脳神経Vの問題。咬筋の減弱は運動性の脳神経Vの問題である。知覚鈍麻の領域あるいは知覚過敏の領域は確認し記録する。神経障害が疑われた場合には，痛みの訴えの場所はとくに注意深く診察する。症状が疑わしい場合には，三叉神経痛の誘発帯も調べる。
VI： 外転神経	片側を見ることができない場合，脳神経VIの問題である。
VII： 顔面神経	眉毛を上げられない，瞼を閉じられない，対称の微笑みが不能，口をすぼめられない，下唇を裏返せない場合，脳神経VIIの問題である。
VIII： 内耳神経	よく聞こえない場合，めまいがある場合，脳神経VIIIの問題である。
IX： 舌咽神経	こすられた側の口蓋垂が挙上しない場合，脳神経IXの問題である。
X： 迷走神経	こすられた側の口蓋垂が挙上しない場合，脳神経Xの問題である。
XI： 副神経	抵抗に逆らい頭を回転させられない場合，脳神経XIの問題である。
XII： 舌下神経	舌の片側への変位は脳神経XIIの問題である。

文献

1. Bates RE, Stewart CM: Atypical odontalgia: phantom tooth pain, Oral Surg Oral Med Oral Pathol 72:479, 1991.
2. Campbell RL, Parks KW, Dodds RN: Chronic facial pain associated with endodontic neuropathy, Oral Surg Oral Med Oral Pathol Oral Radiol Endod 69:287, 1990.
3. Dalessio DJ, Silberstein SD: Wolff's headache and other head pain, ed 6, New York, 1996, Oxford University.
4. Delcanho RE, Graff-Radford SB: Chronic paroxysmal hemicrania presenting as toothache, J Orofac Pain 7(3):300, 1993.
5. Diamond ML: Emergency department treatment of the headache patient, Headache Quarterly 3(suppl):28, 1992.
6. Fromm GH, Graff-Radford SB, Terrence CF et al: Pre-trigeminal neuralgia, Neurology 40:1493, 1990.
7. Fromm GH, Sessle BJ: Trigeminal neuralgia, Boston, 1991, Butterworth-Heinemann.
8. Graff-Radford SB, Solberg WK: Atypical odontalgia, J Craniomandib Disord 6:260, 1992.
9. Headache Classification Committee of the IHS: Classification and diagnostic criteria for headache disorders, cranial neuralgias and facial pain, Cephalalgia 8:1, 1988.
10. Loeser JD, Butler SH, Chapman CR et al: Bonica's management of pain, ed 3, Philadelphia 2000, Lippincott Williams & Wilkins.
11. Maciewicz R: Neurologic aspects of chronic facial pain, Anesth Prog 37:129, 1990.
12. Mitchell RG: Pretrigeminal neuralgia, Br Dent J 149:167, 1980.
13. Moncada E, Graff-Radford SB: Benign indomethacin-responsive headaches presenting in the orofacial region: eight case reports, J Orofac Pain 9:276, 1995.
14. Moncada E, Graff-Radford SB: Cough headache presenting as a toothache: a case report, Headache 33:240, 1993.
15. Okeson JP: Bell's orofacial pains, ed 5, Carol Stream, IL, 1995, Quintessence.
16. Okeson JP: Orofacial pain: guidelines for assessment, classification and management, Carol Stream, IL, 1996, Quintessence.
17. Raskin NH: Headache, ed 2, New York, 1988, Churchill Livingstone.

27章

側頭下顎障害（TMD）の管理

Myron R. Tucker, Brain B. Farrell, Bart C. Farrell

本章の内容

評価
1. 医療面接
2. 診査
3. 画像検査
   1) パノラマX線撮影
   2) 断層撮影
   3) 顎関節造影検査
   4) X線CT
   5) MRI
   6) 核医学検査
4. 心理学的評価

顎関節障害の分類
1. 筋・筋膜痛
2. 関節円板の転位障害
   1) 復位を伴う関節円板前方転位
   2) 復位を伴わない関節円板前方転位
3. 退行性関節疾患（関節症，変形性関節症）
4. 全身性関節炎
5. 習慣性脱臼
6. 強直症
   1) 関節包内強直症
   2) 関節包外強直症
7. 新生物（腫瘍）
8. 感染

可逆的治療
1. 患者教育
2. 薬物療法
3. 理学療法
4. スプリント療法
   1) スタビライゼーション型スプリント
   2) 前方整位型スプリント

非可逆的な咬合修正

顎関節外科
1. 顎関節洗浄療法
2. 顎関節鏡視下手術
3. 関節円板整位術
4. 関節円板の修復あるいは切除
5. 顎関節障害の治療を目的とした関節突起切離術
6. 全関節置換術

仮骨延長術

側頭下顎障害（temporomandibular disorders: TMD）患者は，側頭下顎領域の疼痛あるいは顎機能障害を主訴に，しばしば歯科医師の診察を求める．最も一般的なTMDの原因は，筋・筋膜疼痛障害として知られている咀嚼筋障害である．これら筋障害は一般的に，さまざまな可逆的治療によって制御できる．

側頭下顎領域の疼痛あるいは機能障害の他の原因には，顎関節内に生じているものもあり，これには顎関節内障（関節円板の転位），変形性関節症，リウマチ性関節炎，習慣性脱臼，強直症，新生物（腫瘍），感染症などが含まれる．これらのほとんどは，非外科的治療に反応するが，外科的治療を要することもある．治療が成功した場合にも，これらの患者の管理には，一般歯科医，口腔外科医，他の医療従事者が協働的に取り組むフォローアッププランが必要となる．

評価

側頭下顎領域の疼痛，顎機能障害，あるいはその両方を有する患者の評価は，他の診断手順と同様である．評価には，現病歴，咀嚼システムの生理学的評価，フォーカスを絞った顎関節領域の画像検査が含まれる．

1. 医療面接

患者の病歴を聴き取ることは，患者評価における最重要項目であり，診断のための手がかりを提供してくれる．病歴は，患者が医療相談や治療を求めるに至った理由，すなわち，主

訴とともに始まる。現病歴の聴取は包括的に行う。まず，現在に至るまでの経時的な症状を詳しく聴く。また，症状が発現したときの状況，これまでの治療経験を効果の有無を含めて記載する。患者が一般的な質問表に回答することは，患者の有する問題点を抽出するうえで有用である。疼痛評価のためのビジュアルアナログスケール（visual analog scale: VAS）も，患者の疼痛に対する認知度を把握するうえで有用である。

2. 診査

TMDに対する身体的診察は，咀嚼システムのすべての評価項目からなる。頭頸部では，軟組織の非対称や筋肥大の有無を確認する。喰いしばり（クレンチング）や他の習癖の徴候も観察する。咀嚼筋群の診察は系統的に行う。咀嚼筋の圧痛，れん縮，拘縮，発痛点の有無などを触診する（図27-1）。

顎関節では，圧痛と雑音の有無を診察する（図27-2）。関節痛の部位（例：外側か後方か）に注目する。開口時以外の関節痛や異常運動を伴う関節痛も記録する。最も一般的な関節雑音は，クリッキングや軋擦音（引っ掻き音，耳障りな音）である。多くの関節雑音は，特殊な器具がなくても容易に聞き取ることができ，触診がその一助となる。しかしながら，軽微な軋擦音などで聞き取りにくい場合には，聴診器による聴診が役立つ。

次に，下顎の可動域を計測する。成人における下顎の正常な運動域は，開口量45mm（上下顎切歯端距離）で，前方・側方運動域は10mmである（図27-3）。正常な下顎運動は，左右対称で直線的である。時に，顎関節痛や筋痛が開口障害を招くことがある。歯科医師は，無痛の自力開口量のみならず，示指で疼痛部を優しく押さえれば何とか開口できる最大開口量も，確認するべきである。また，関節内の機械的障害による開口障害もあるが，顎関節部を優しく押すことで，正常範囲に近い開口量が得られる場合がある。これは，関節包内の問題というより，筋肉の問題であることを示唆している。

歯に関する評価も重要である。歯原性疼痛は除外しなければならない。ブラキシズムの証拠となる咬耗，疼くような痛み，動揺を診察する。TMDにおける咬合異常の意義については議論の余地があるが，咬合関係は評価し記録しておく。

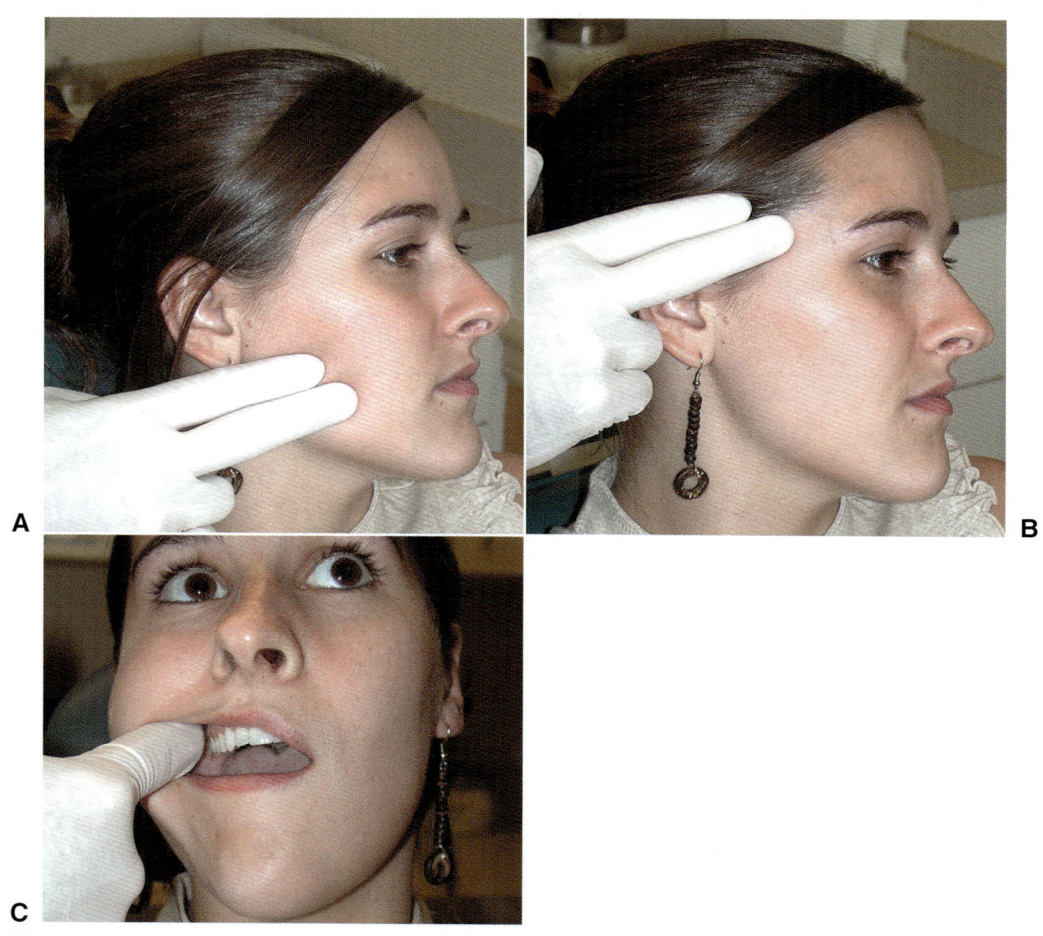

図27-1 咀嚼筋群の系統的評価。A：咬筋の触診。B：側頭筋の触診。C：筋突起とその周辺の下顎枝に付着する側頭筋腱の触診

27章 ● 側頭下顎障害（TMD）の管理

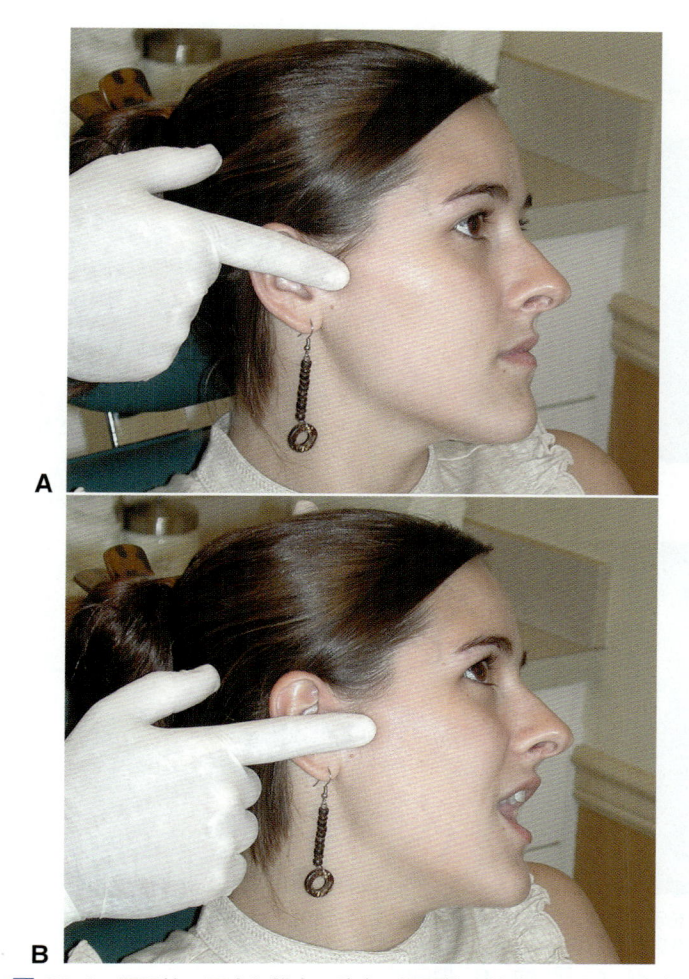

図27-2 顎関節の圧痛と雑音の診査。顎関節の触診は，閉口時（A）と開口時（B）に側方から行う。

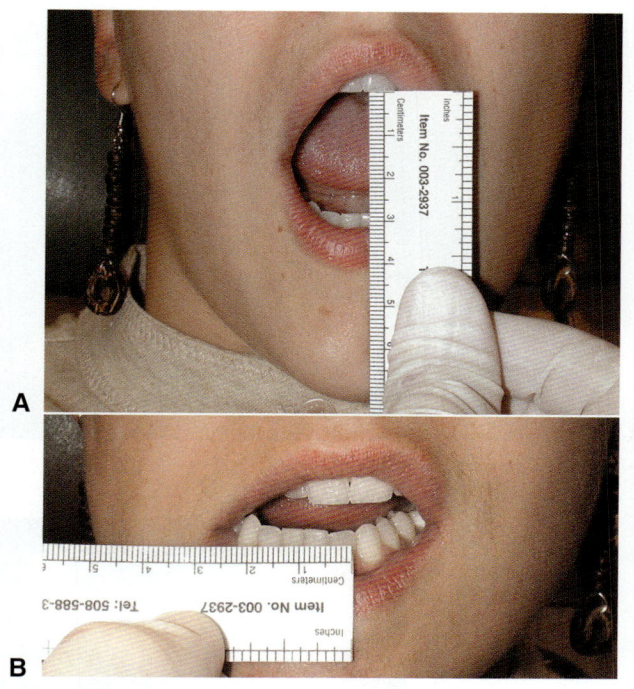

図27-3 下顎可動域の測定。A：自力最大開口量。B：側方運動量の評価（正常値は約10mm）。前方運動量も同様に測定する。

歯の欠損部位を記録し，歯列と骨格のタイプを分類する。歯科医師は，中心位と中心咬合位の差と，患者の姿勢に注目するべきである。診査所見は，TMDカルテに要約し，患者カルテにも記載する。

3. 画像検査

顎関節の画像検査は，関節を構成する骨，軟組織の病理学的状況を診断するうえで有用である。TMD患者の画像検査は，日常的に用いられる画一的なセットメニューではなく，患者の症状と徴候に基づいて行うべきである。多くの場合，パノラマX線撮影が，TMDのスクリーニング検査として適切な情報を提供してくれる。他のさまざまな画像検査法も，症例によっては有益な情報を提供してくれるだろう。

1) パノラマX線撮影

パノラマX線撮影は，顎関節のスクリーニング検査として最もすぐれたX線検査法の1つである。この方法は，両側顎関節を1枚のフィルム上に描出できる。パノラマ撮影法は顎関節の断層撮影の一種なので，下顎頭や下顎窩の骨表面の観察に適しており（図27-4），筋突起など関節以外の部位も描出できる[1]。多くの機種で，顎関節領域に優先的に焦点を合わせるなど，下顎骨に対する特殊な観察条件が設定されている。開口位と閉口位で撮影可能である。

2) 断層撮影

断層撮影法では，顎関節をより詳細に描出できる[2]。この方法は，下顎頭と下顎窩の複合体を違った断面で観察することができ，それぞれの画像情報は，下顎頭内側極から外側極に至る「各断面」のなかに描出される。これらの画像は，骨の重なりを回避しており，比較的明瞭に関節の骨構造を観察できる。

3) 顎関節造影検査

顎関節造影検査は，関節円板の描出を可能にした初めての手法である。関節造影では，関節の単純撮影後の上関節腔あるいは下関節腔に，造影剤を注入する[3]。画像上で造影された上下関節腔の形態をみることで，関節円板の位置と形態を評価できる（図27-5）。この方法により，関節円板や円板後部結合組織の穿孔や線維癒着の存在も，明らかにできる。現在では低侵襲な技術の台頭に伴って，この検査は使われなくなっている。

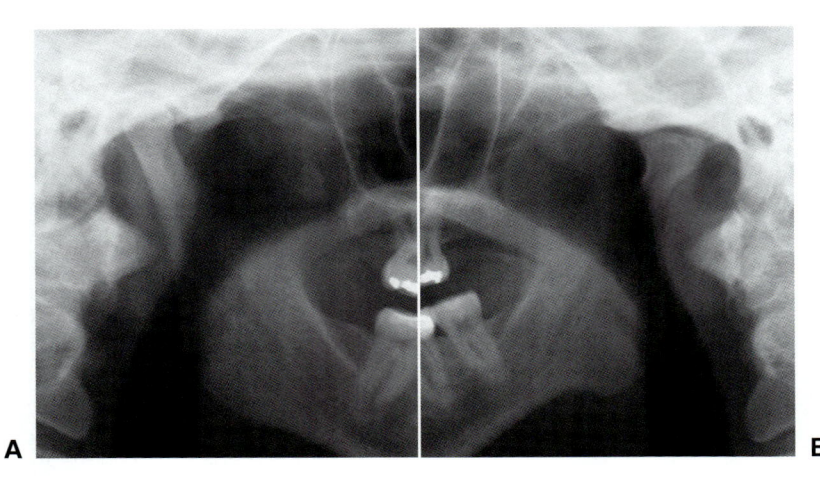

図 27-4 パノラマX線写真。A：正常な右下顎頭。B：左下顎頭のリモデリングを伴う退行性病変が描出されている。

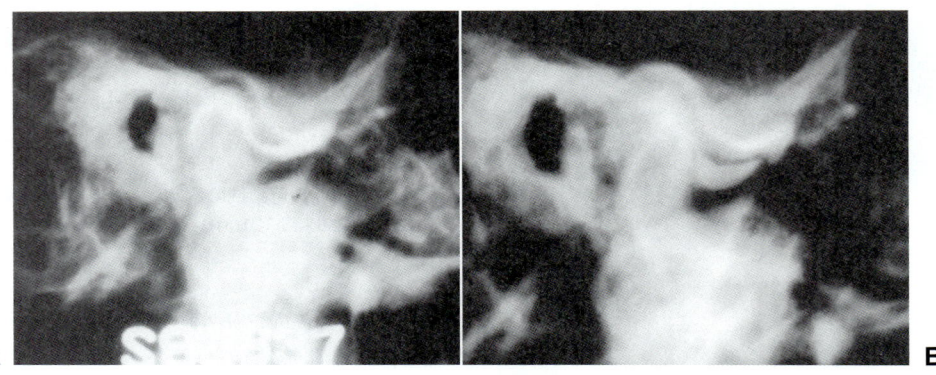

図 27-5 顎関節造影画像は造影された上下関節腔を示す。関節円板の形態と位置は，関節円板からみた上下関節腔に造影剤が注入された後に観察できる造影域のパターンから，間接的に読み取れる。この造影像は，復位を伴わない関節円板前方転位を示している。A：閉口位。B：開口位

4）X線CT

X線コンピュータ断層撮影（CT）は，硬組織と軟組織の画像をコンピュータ制御のもとに強調すると同時に，関節の断層像を組み合わせる方法である[4]。この方法により，関節内硬組織と軟組織のさまざまな病態を評価できる。CT画像は，顎関節の骨構造を最も正確に描出する（図 27-6）。CTスキャンの再構築機能とは，空間の1平面から得られた画像を複数集めて，立体的に構築する機能である。これにより，画像はさまざまな角度から評価できる。CTによる多様な透視図に基づいた顎関節の評価は，1回の放射線照射で行うことが可能である。

5）MRI

顎関節の軟組織の評価に最も有益な画像診断法は，磁気共鳴画像（MRI）である（図 27-7）。この方法は，関節内軟組織のすぐれた画像を作り出すことができ，関節円板の形態や位置を評価するうえで有用である。MRIは，顎関節の動的機能を映画のように描出することができ，機能時における関節の解剖学的構成体に関する貴重な情報を提供してくれる。MRIの重要な利点は，電離放射線を使用しないことである。

6）核医学検査

核医学検査では，骨代謝の活発な部位に集積する^{99m}Tc（ガンマ線放出性同位元素）を静脈内に注射する。注射後約3時間で，ガンマカメラを用いて画像を撮影する。シングルフォトンエミッションCT（Single-photon emission CT: SPECT）画像は，骨代謝の亢進している領域の確認に有用である（図 27-8）[6]。この方法は非常に高感度であるが，得られた情報の解釈が難しい。退行性病変のような骨変化を示唆する所見と，骨の修復や再生を示す所見は同じに見えるので，核医学検査の所見は臨床所見とあわせて，慎重に評価しなければならない。

4．心理学的評価

長年にわたって継続する側頭下顎領域の疼痛や顎機能障害をもつ患者の多くは，慢性疼痛症候群の様相を呈している。

27章 ● 側頭下顎障害（TMD）の管理

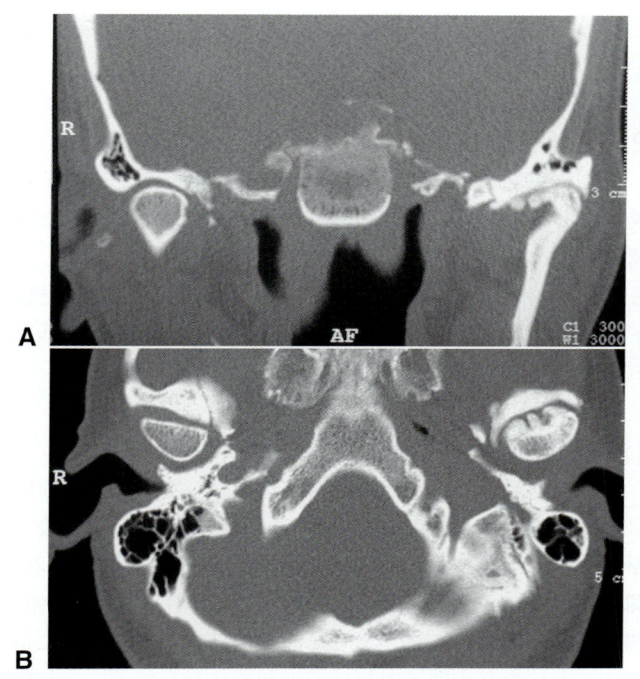

図 27-6 CT画像。A：正常構造の右下顎頭（R）と外傷による変化を伴う左下顎頭を描出している前頭断画像。B：反対側の下顎頭（R）に比べて異常な形態を示す下顎頭を描出した軸断画像

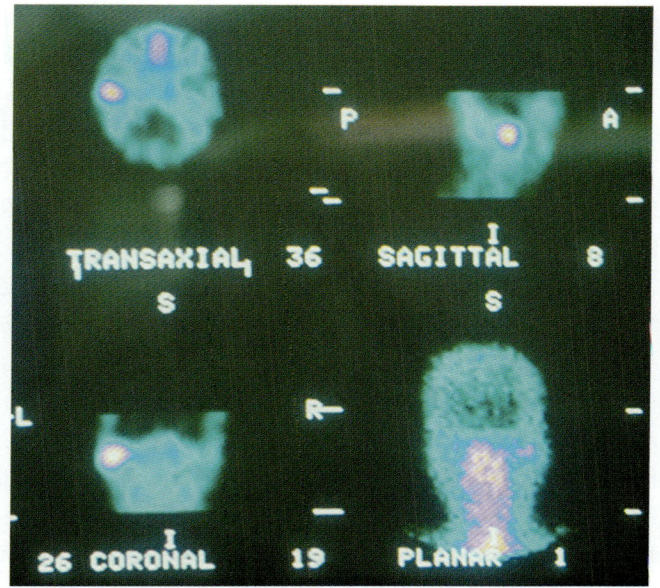

図 27-8 SPECT（シングルフォトンエミッションCT，骨スキャン）。両側顎関節に骨代謝の亢進を認める。

この合併症には，症状の誇大表現や臨床的なうつ状態が含まれる可能性がある[7,8]。精神医学的な疾病とTMDの共存は，患者の10〜20％に認められる[9]。これらの患者の1/3は，初診の段階でうつ状態に陥っている。一方，2/3以上の患者では，過去に重度のうつ状態に陥った既往がある[10]。精神的障害は，ジストニアや筋痛の原因となる異常習癖を誘発する可能性がある。また，慢性疼痛を有する患者は，一般的に高い頻度で不安障害も有している[11-13]。疼痛や機能障害に伴う習癖の変化は，患者の症状に起因する機能障害に関する質問を通して，確認することができる[14]。患者の客観的臨床所見からみて，訴えている機能障害が過大すぎる場合や，臨床的にうつ状態にある場合には，より詳細な精神医学的評価が必要である[15]。

顎関節障害の分類

1. 筋・筋膜痛

筋・筋膜の疼痛ならびに機能障害（myofascial pain and dysfunction: MPD）は，患者が訴える咀嚼時痛や機能障害の最も一般的な原因である。疼痛と機能障害は筋性のもので，咀嚼筋群の圧痛や，異常な咀嚼筋活動あるいは機能亢進によ

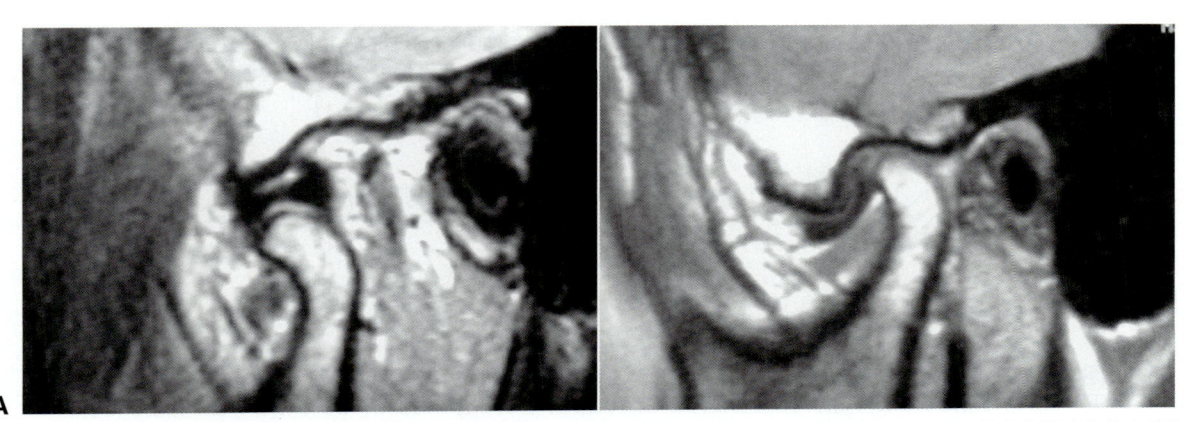

図 27-7 MRI画像。A：関節隆起と下顎頭（前方滑走中）の間で，正常な位置にある関節円板。B：開口障害を招く復位を伴わない関節円板前方転位

る疼痛を伴う。筋痛はしばしば，日中のクレンチングや夜間のブラキシズムを伴う。MPDの原因は多因性であるが，最も一般的な原因は，精神的ストレスや不安感によって生じるブラキシズムである。これは咬合によって緩和されたり悪化したりする。またMPDは，関節円板の転位や退行性関節疾患（degenerative joint disease: DJD）などの顎関節内の問題に起因して起こることもある。

MPD患者は一般的に，びまん性ではっきりと部位を限定できない耳前部痛を訴える。この症状には，おそらく側頭筋や内側翼突筋など，他の部位にある咀嚼筋が関与している。夜間のブラキシズムを有する患者には，午前中の疼痛のほうが強い傾向がある。患者の開口量は，一般的に咀嚼時など，機能中に生じる疼痛によって減少する。通常，両側の側頭部に生じる頭痛は，これらの症候との関連性が疑われる。また，精神的ストレスの影響を考えると，緊張や不安感を感じる状況において，疼痛は増悪する可能性がある。

患者を診察すると，咀嚼筋群のびまん性の圧痛を認めるが，顎関節には圧痛のないことが多い。単発のMPDでは，通常，顎関節雑音も認められない。しかしながら，前述したようにMPDは，他の顎関節症状を誘発するさまざまな関節内での問題に関連している可能性がある。MPD患者の開口量は減少し，患側への偏位を伴うことがある。歯にはしばしば咬耗が認められる。また，咬耗がなくてもブラキシズムの存在を除外することはできない。

顎関節の画像所見は通常，正常範囲内であるが，時に下顎頭の外形の変化，びらん，骨棘などの退行性変化を認めることがある。しかしながら，これらの変化がMPD症状によって生じたものかどうかはわからない。

2. 関節円板の転位障害

正常な顎関節機能は，下顎頭の蝶番運動と滑走運動から構成される。最大開口時の下顎頭は，蝶番軸を中心とした回転運動と前方滑走の結果，関節隆起最下点付近に位置している（図27-9）。正常形態〔両凹型（biconcave）〕の関節円板は，下顎頭と下顎窩の間に介在し，開閉口運動の全過程において，下顎頭は関節円板中央狭窄部に相対している。

1）復位を伴う関節円板前方転位

前方転位した関節円板は，閉口時において下顎頭の前内方に位置している。開口時の途中で，下顎頭は関節円板後方肥厚部を乗り越え，最終的に下顎頭は中央狭窄部に落ち着き，関節円板との位置関係は正常に復する。閉口時の下顎頭は，関節円板の後方にスリップして円板後部結合組織の下に位置することになり，関節円板は，下顎頭に対して前内方転位の位置に戻る（図27-10）。

患者を診察すると，通常，関節の圧痛と筋痛が共存している。クリッキング（関節雑音）は一般的に，開口時に下顎頭が関節円板の後方から円板中央狭窄部に滑り込むときに聞こえる。クリッキングは，時に閉口運動の途中でも聞こえたり，触知できることがある。ごくわずかな開口制限を伴うこともあるが，通常，開口運動中のクリッキングを伴いながらも，正常範囲の最大開口が可能である。解剖学的には開口時のク

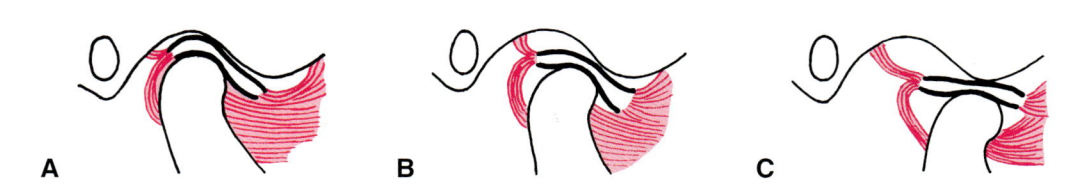

図27-9 関節円板と下顎頭の正常な位置関係。A：両凹型の関節円板は，閉口時には下顎窩と下顎頭の間に介在している。B：下顎頭が前方滑走するときも，関節円板中央狭窄部は下顎頭と調和した位置関係を保つ。C：最大開口時

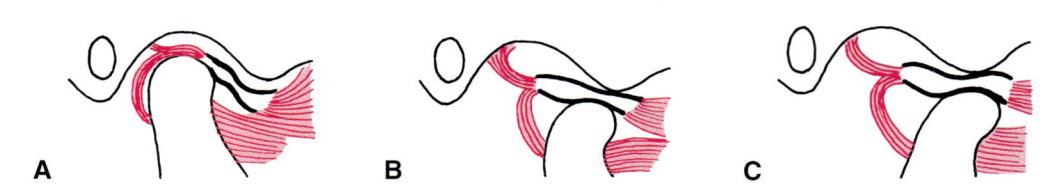

図27-10 復位を伴う関節円板前方転位。A：両凹型の関節円板が，下顎頭関節面の前方に位置している。下顎頭が前方滑走すると，関節円板後方肥厚部を乗り越えクリック音を発する。B：クリック音が発生した後の開口運動中は，関節円板と下顎頭は適切な位置関係を保つ。C：最大開口時。下顎を閉じると，下顎頭と関節円板の位置関係はAに示す関係に戻る。

リッキングは，正常な位置に復位したことを示唆する所見である。閉口時のクリッキング（相反性クリッキング）は，下顎頭と関節隆起の間の正常な位置を維持することができず，円板が前方にスリップし，前方転位の位置に戻ってしまったことを示唆している。軋擦音（クレピタス）は，顎運動に伴って不規則な関節面が擦れあうことによって生じると思われる。

関節円板前方転位を有する患者の単純X線画像では，正常か，わずかな骨変形を認めるに過ぎない。関節円板の前方転位は，MRIで描出される。

2) 復位を伴わない関節円板前方転位

このタイプの顎関節内障では，転位した関節円板は復位しない。したがって，下顎頭は十分に前方滑走できず，結果的に最大開口の制限と開口時における下顎の患側偏位の原因となる（図27-11）。

このような患者では，開口運動中に下顎頭が関節円板後方肥厚部を乗り越えることができないのでクリッキングは生じない。この下顎頭の滑走制限の結果，開口制限，下顎の患側偏位，健側への側方運動量の減少を招く。いくつかの検証から，下顎頭の運動制限は，関節円板転位と直接関係しているというより，むしろ関節円板の下顎窩への吸着によることが示唆されている[16]。

復位を伴わない関節円板転位症例のX線所見は，復位を伴う関節円板転位と同様である。つまり，単純X線所見としてはほぼ正常で，一般的にCTやMRIで前内方への円板転位が確認される。このタイプの障害では，最大開口時に撮影された画像においても，関節円板は前方転位している。

3. 退行性関節疾患（関節症，変形性関節症）

退行性関節疾患（degenerative joint disease: DJD）には，さまざまな構造上の所見が認められ，関節円板の変形，穿孔，著しい損傷などが含まれる。また，これら関節円板の異常所見は，関節面の平坦化，びらん，骨棘形成と関連する（図27-12）。顎関節の退行性疾患発症の機序はよくわかっていないが，多因性であることは間違いない。DJDに対する最新の概念として，組織傷害を招く機序として以下の3つの可能性が提示されている。すなわち，①直接的な機械的外傷，②低酸素状態からの再灌流傷害，③神経原性の炎症，である[17]。

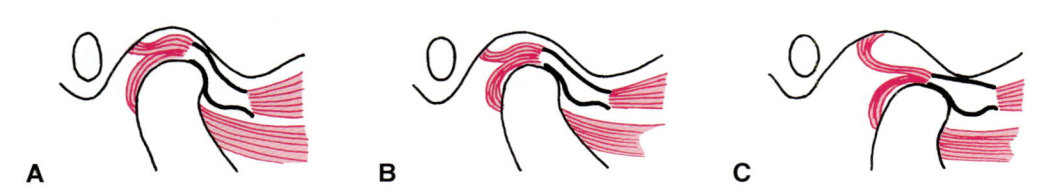

図 27-11　復位を伴わない関節円板前方転位。A：前方転位して時間を経過した関節円板は，明瞭な両凹型ではなく，非定形的な形態を呈する。B：下顎頭が前方滑走を始めても，関節円板は下顎頭の前方にとどまっている。C：最大開口時においても，円板組織は下顎頭の前方に位置し，下顎頭と下顎窩の間には円板後部結合組織が介在している。

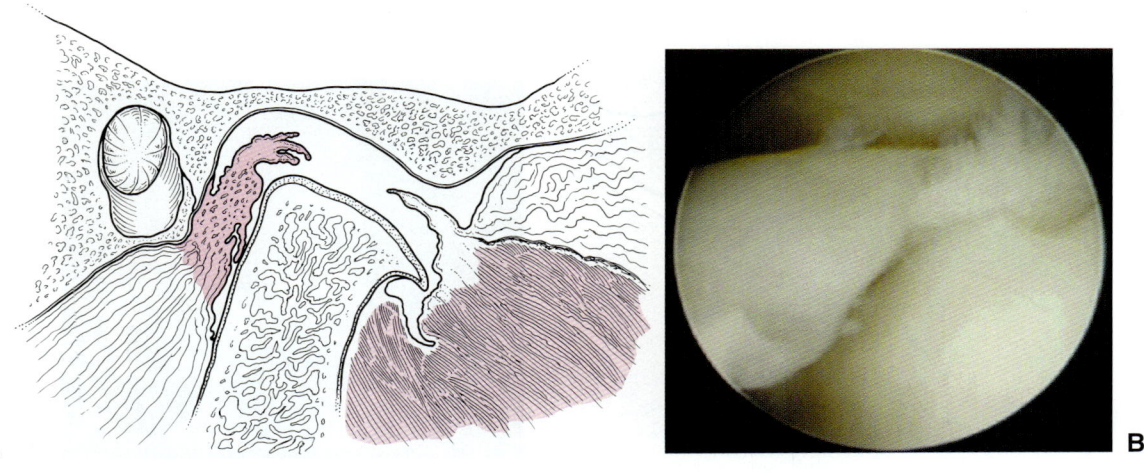

図 27-12　A：退行性関節疾患では，大きな関節円板の穿孔，下顎頭や下顎窩関節面のびらんや平坦化を呈する。B：上関節腔への下顎頭の露出を伴う円板穿孔を示す関節鏡視所見

関節における機械的外傷は，明らかな外傷，あるいは機械的な負担過重などの目立たない微小外傷に起因すると考えられる。関節内に生じた過度の応力は，結果的に，酸化による傷害や細胞内の損傷を伴う分子の破壊とフリーラジカルの生成を招く。負担過重は，局所の細胞集団にも影響し，関節の修復能力を低下させる。

低酸素－再灌流傷害の理論では，流体静力学的に，過度な顎関節内圧が血液の灌流圧を超えて低酸素状態に陥ることを示唆している。

このような関節内圧の上昇は，クレンチングやブラキシズム中の患者において明確に証明されている[18]。関節内圧が低下し血液灌流が再開したときに，フリーラジカルが生成される。これらフリーラジカルが，関節内の他の物質（ヘモグロビンなど）と相互作用を起こすことで，より大きな傷害を招くのである。

神経原性の炎症は，さまざまな物質が末梢神経から放出されることにより生じる。関節円板転位の症例では，神経分布が豊富な円板後部結合組織に対する圧縮や伸展作用が，起炎性神経ペプチドの放出を招くと考えられている[17,19]。サイトカインの放出は，プロスタグランジン，ロイコトリエン，細胞外基質分解酵素など，さまざまな物質の放出と活性化につながる。これらは，病態形成の過程にかかわるだけでなく，関節の病的状態の診断・治療における生物学的指標としての役割も果たしてくれる[20,21]。しかし，関節の病的状態の予後を予知することは，現状では不可能である。

DJD患者は，顎関節に直接原因のあるクリッキングやクレピタスに伴った疼痛を，しばしば経験する。通常，明らかな開口制限が存在し，症状は機能時に増大する。画像検査所見は有用で，一般的に関節腔の狭小化，関節面のびらん，骨棘，下顎頭の平坦化が認められる。下顎窩や関節隆起の不規則な凸凹も認められる。

4. 全身性関節炎

全身性関節炎は，顎関節にも影響を及ぼす。最もよく知られている病態は，関節リウマチである。全身性エリテマトーデスなどの病態も，顎関節に作用する。これらの症例においては，関節炎の徴候や症状が顎関節単独にみられることはまれで，通常，他の領域にも発現する。

関節リウマチでは，炎症の進行が，いわゆるパンヌス形成とよばれる滑膜組織の増殖につながる（図27-13）。

関節リウマチによる顎関節症状は，一般的に，DJDに伴う症状が発現する年齢よりも早く生じる。また，通常，片側性に発症するDJDに対し，関節リウマチ（他の全身性関節炎も含む）は両側に発症することが多い。

顎関節の画像所見では，まず下顎頭の前面と後面に，びらん性変化が認められる。これらの変化は，大きなびらんになるまで進行し，まるで大きな下顎窩のなかに小さな点状の下顎頭がいるような印象を与えるだろう。最終的には，下顎頭あるいは下顎頭部まで完全に破壊される場合もある。リウマチ因子や赤血球沈降速度などの検査データは，関節リウマチの診断を確証する一助となる。

5. 習慣性脱臼

顎関節脱臼はしばしば起こり，下顎の過剰運動に起因する。亜脱臼とは，自分で整復でき，医学的管理を必要としない下顎頭の転位を意味する。下顎頭が関節隆起の前方まで滑走し，その位置から動けなくなったときに，より深刻な状況が生じる（図27-14）。脱臼は片側または両側で生じ，欠伸，食事中，あるいは歯科治療中など，口を大きく開けた後に自然発生的に生じる。下顎頭の脱臼が2〜3秒続くと，一般的に疼痛

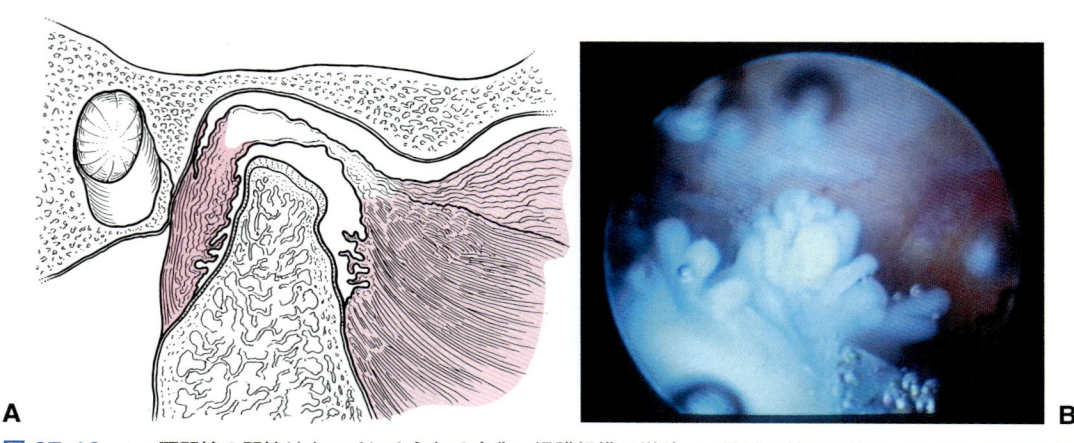

図27-13　A：顎関節の関節リウマチにみられる変化。滑膜組織の増殖，下顎頭の前面と後面に生じた骨吸収が認められる。最終的には，関節円板と下顎頭関節面の不規則な変形が生じる。B：滑膜過形成の関節鏡視所見

27章 ● 側頭下顎障害（TMD）の管理

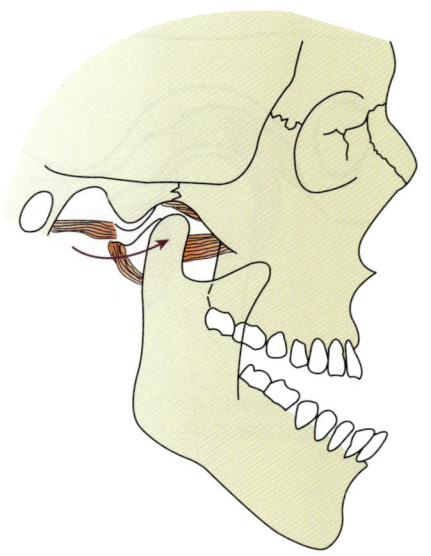

図 27-14 関節隆起前方への下顎頭脱臼を招く関節の過剰運動

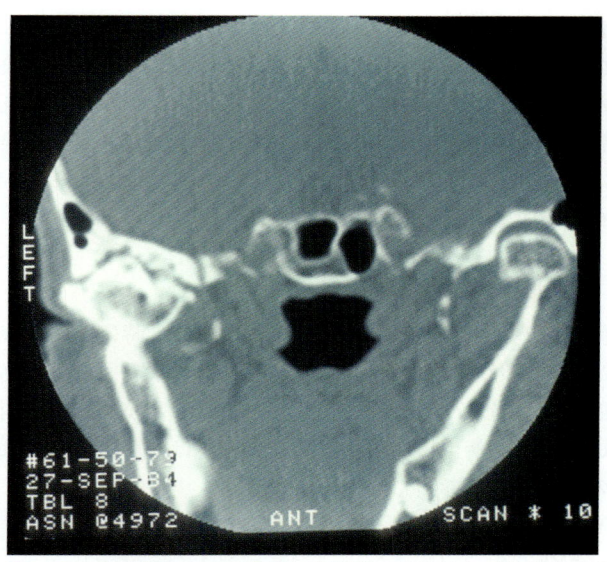

図 27-15 骨性強直症。下顎頭と下顎窩の部分的な骨性癒着を示すCT画像

を伴うようになり，しばしば著しい筋スパスムを生じる。
　脱臼はできるだけ早く整復するべきである。脱臼の整復は，臼歯部を下方に押し下げると同時に，オトガイを上方に持ち上げるようにしつつ，下顎を後方に誘導することで行える。通常，整復は困難ではないが，とくに脱臼後直ちに整復できなかった場合には，筋スパスムが整復を妨げる可能性がある。このような場合には，耳介側頭神経や咀嚼筋群の麻酔が必要となる。また，患者の不安感を和らげ，筋弛緩効果のある鎮静法を行う場合もある。整復後，患者には2～4週間の開口制限を指示するべきである。温湿布や非ステロイド系抗炎症薬（NSAIDs）も，疼痛や炎症をコントロールするうえで有用である。

6. 強直症
1）関節包内強直症
　関節包内強直症あるいは関節の癒合は開口量の低下を招き，その程度は，機能の一部が低下する程度から下顎の完全な不動化にまで及ぶ。関節包内強直症は，下顎頭，関節円板，下顎窩の複合体が，線維性，骨性，あるいはその両方によって癒合した結果である（図27-15）。強直症の最も一般的な原因は外傷で，関節突起骨折に関連する場合がほとんどである。他の原因としては，瘢痕形成の原因となる手術の既往が挙げられる。また，まれではあるが，顎関節の感染も原因となる。
　患者の診察においては，著しい開口障害，下顎の患側への偏位，健側への側方運動量の減少が認められる。強直症が線維組織による場合には，骨性癒合による場合よりも，下顎の可動域が大きい。

　画像検査によって，下顎頭と下顎窩の不規則な関節面が認められ，これら関節面の間にさまざまな程度の石灰化物による結合が認められる。

2）関節包外強直症
　関節包外強直症は通常，筋突起と側頭筋に関係している。関節包外強直症のよくある原因としては，筋突起過長症あるいは肥大，頬骨弓への外傷などが挙げられる。側頭筋周囲の感染も，関節包外強直症を招く可能性がある（図27-16）。
　当初，患者は開口障害と患側への下顎偏位を有する。本症

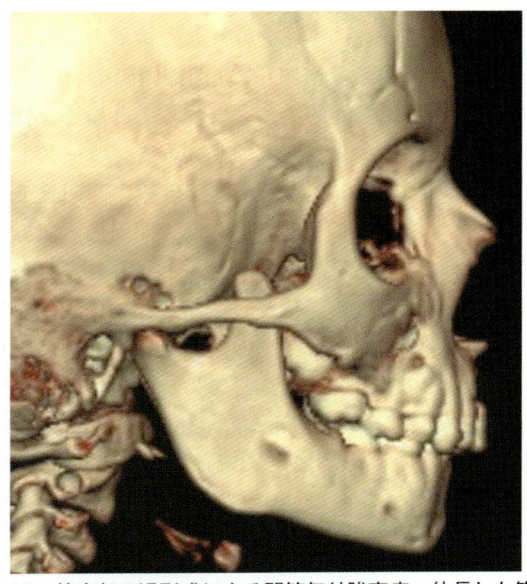

図 27-16 筋突起の過形成による関節包外強直症。伸長した筋突起が開口時に上顎骨後面に衝突し，結果的に下顎の可動域が制限される。

581

においては，完全な開口制限はまれで，制限されながらも側方ならびに前方運動は可能である。これらは，関節包内強直症の存在を否定する所見である。パノラマX線写真は，概して筋突起の過長を描出する。オトガイ下－頭頂方向のX線画像は，骨折した頬骨弓あるいは頬骨・上顎骨複合体による障害を証明するうえで有効である。

7. 新生物（腫瘍）

顎関節の新生物はまれである。新生物は，時に開口障害や関節痛の原因となる。顎関節内の腫瘍は，下顎頭と下顎窩の位置関係の異常や関節包内強直症を招くことがある。顎関節領域に生じる新生物に関する詳細な記述は本章の目的ではないので，成書を参照してほしい。

8. 感染

顎関節領域の感染は，外傷や手術後の患者においてもまれである。一方，中耳炎に対して抗菌薬による治療ができない発展途上国では，感染の拡大が顎関節に及び，結果的に関節包内強直症を招く場合がある。

可逆的治療

側頭下顎領域の疼痛と機能障害は，いくつかの原因で生じるが，疼痛や違和感の軽減，筋肉や関節内の炎症の軽減，ならびに顎機能の改善を目的とした初期治療には，しばしば非外科的な治療法が用いられる。強直症や重症の退行性変化を有する場合には，第1選択として外科的治療が望ましいこともある。しかしながら，MPD，関節円板転位，退行性あるいは全身性関節炎を含むほとんどの症例においては，非外科的な可逆的治療が有意に疼痛を軽減し，機能の改善に寄与することが知られている。MPDや顎関節内障のほとんどの患者は，長期的治療や侵襲的治療を要することなく，快方に向かう。復位を伴わない関節円板前方転位（クローズドロックを含む）を有するほとんどの患者は，自然に開口量や違和感が徐々に改善するようになる。これは，関節内の組織が生理学的，解剖学的に適応した結果であると思われる。多くの患者において，関節円板後部結合組織が，線維性変化を起こすことで適応し，下顎頭と下顎窩の間に介在する関節円板に代わる組織としての役割を，適切に果たすようになる[22]。これは，「偽円板適応（pseudodisc adaptation）」とよばれる（図27-17）。この偽円板の形成と顎関節の他の正常な治癒能力が相まって，多くの患者の臨床症状の改善に寄与しているものと考えられる。

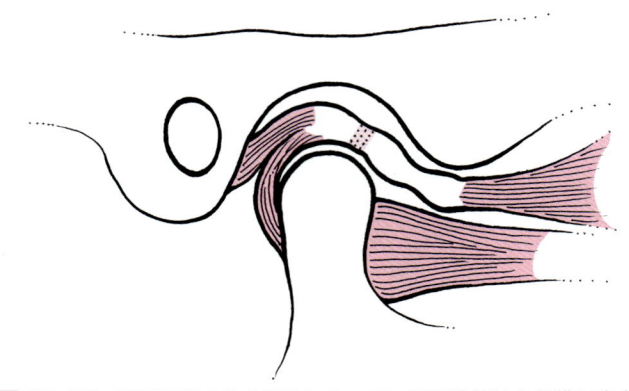

図27-17 関節円板の前方転位によって，円板後部結合組織に応力がかかる。結果的にこの部位に線維症が生じ，解剖学的には異なるものの，関節円板として機能する。

1. 患者教育

患者自身による治療の第1段階は，疼痛や機能障害を生じさせている病態，ならびにその予後について理解させることである。患者は経時的に症状が悪化することを心配するが，実際には，咀嚼時の疼痛や機能障害の多くは，非外科的治療によって安定，改善する。MPD患者に対しては，筋痛は通常，最小限の治療で改善することを納得できるように，自信をもって詳細に説明するべきである。時に症状が再燃することはあるものの，本章に記載されている治療によってコントロールできることを，十分に説明するべきである。

DJDの患者には，最終的な結果が，長期的に変動しうることを認識してもらうべきである。また，疼痛の増大，開口制限の悪化，関節雑音の増加など，病状悪化の徴候について，患者によく説明しておく。

疼痛や機能障害に関連する要因を認識した患者は，自分自身の症状改善に積極的に取り組むことができる。筋・筋膜痛は，しばしば異常習癖，あるいはストレスや不安感によって生じる筋肉の過活動に起因する。これらの要因に気づいた患者は，筋活動をコントロールすることができ，結果的に違和感を軽減させると同時に，機能の改善を図ることができる。バイオフィードバック器機は，患者が自らの筋活動をコントロールするうえで有用な情報を提供してくれる。例えば，咬筋や側頭筋の上に貼付した表面電極からの情報は，日中のクレンチングや歯軋りを指摘してくれる[23]。筋電図により，夜間のブラキシズムとそれに関連する疼痛を評価することができ，筋の過活動を制御するためのスプリント療法や薬物療法の効果をモニターすることもできる。その他，運動する，ストレスを感じる機会を減らす，心理カウンセリングを受けるといった，ストレスを制御するための習慣も有益である。患者は，自身の行動と疼痛や機能障害との関連性に気づいたときに，その後の行動パターンを修正できるのである。

患者教育において重要なことは，自宅での運動の習慣と同時に，食事の仕方についても修正することである。側頭下顎領域の疼痛や顎機能障害を経験した患者は，硬固物を咀嚼したときに，症状が最も顕著になることに気づくだろう。一時的に軟食に変更することは，症状の有意な軽減につながる。顎関節と筋の症状を軽減するためには，その後6週間以上かけて，徐々に普通の食事に戻せば，十分な効果が得られるであろう。ガム，指の爪，氷などを咬む習慣は，症状を悪化させる要因となるので，これらの習慣をやめるか制限するよう指導するべきである。

2. 薬物療法

薬物療法は，TMDの非外科的管理において重要な役割をもつ。TMDの治療で定型的に使用する薬物は，①NSAIDs，②場合によって，より強力な鎮痛薬，③筋弛緩薬，④抗うつ薬である。NSAIDsは炎症を抑制するばかりではなく，すぐれた鎮痛効果も発揮する。NSAIDsには，プロピオン酸の誘導体（イブプロフェン，ナプロキセン），サリチル酸塩（アスピリン，diflunisal），酢酸複合体（インドメタシン，スリンダク）が含まれる。これらの薬物は，筋や関節の炎症を効果的に軽減することができ，多くの患者に十分疼痛緩和効果を提供する。これらの薬物は，常用による重大な問題にはつながらず，鎮痛薬としての使用は，麻薬性薬物よりも推奨できる。抗炎症薬は，疼痛時の服用よりも定期的に服用したときに，より効果を発揮する。患者には，少なくとも7～14日間は適切な血中濃度を維持するように，定期的な服薬を指導しなければならない。その後に服薬の中止や漸減を検討するべきである。

シクロオキシゲナーゼ-2（COX-2）阻害薬は，炎症と疼痛治療薬としての評価を得ている。COX-1の活性によって生成されるプロスタグランジンは，正常な生理学的機能のために必要とされるが，COX-2の活性によって生成されたものは，疼痛や炎症を媒介する。COX-2阻害薬は，プロスタグランジン依存性作用を必要とせずに，疼痛と炎症の軽減を図ることができる。近年，複数のCOX-2阻害薬において，心疾患を含む重大な副作用を誘発する可能性が示唆されており，これらの薬物は，適切な警告と患者観察のもとに使用しなければならない。また，患者の主治医への照会も重要である。

顎関節症患者のための鎮痛薬には，アセトアミノフェンから強力な麻薬性鎮痛薬までが含まれる。疼痛と機能障害に対する治療の重要な原則の1つは，症状が慢性化し，薬物の長期常用を招く可能性を念頭におくことである。麻薬性薬物には，鎮静あるいは抑うつ効果と常習性の依存を招く可能性があるので，投薬は，急性の激痛や手術後疼痛に限って短期間にとどめるべきである。例えば，十分な効果が得られるアセトアミノフェンとコデインの投薬期間は，可能であれば10日～2週間以内にするべきである。

筋弛緩薬は，筋の機能失調（ジストニー）をコントロールすることで，顎機能と咀嚼時痛を有意に改善することができる。しかしながら，筋弛緩薬には明らかな抑うつ作用と鎮静作用があり，長期にわたる常習性依存を招く可能性がある。したがって，安易な処方は避け，急性疼痛や再燃する筋の過活動を有する患者に対して，10日～2週間程度の短期間の筋弛緩薬の使用を検討するべきである。また，効果を認める最低用量で使用するべきである。ジアゼパム，carisoprodol，cyclobenzaprine，チザニジンなどがよく使われる筋弛緩薬で，これらは，しばしばTMD患者の筋症状を解消する。

抗うつ薬（低用量で使用される三環系抗うつ薬が最も一般的）は，慢性疼痛を有する患者の管理に有用と考えられている[24,25]。三環系抗うつ薬は，セロトニンやノルアドレナリンなどの神経伝達アミンの再取り込みを阻害することで，疼痛伝達を障害する。最近では，抗うつ薬が夜間のブラキシズムの軽減に効果的であることが，経験的に示唆されている。就寝中のブラキシズムは，正常な睡眠パターンの破綻の部分症状と考えられている[26,27]。アミトリプチリンの低用量使用（就寝時の10～25mg）は睡眠パターンを改善し，ブラキシズムを軽減することで関節痛や筋痛を緩和できる。

筋ならびに顎関節の疼痛と炎症の管理には，注射薬が有効である場合が少なくない。近年，ボツリヌス毒素Aが咀嚼筋の過活動を軽減させることが証明された[28,29]。ボツリヌス毒素（ボトックス）は神経毒で，バクテリウム属の*Clostridium botulinum*によって産生される。この神経毒は，神経筋接合におけるアセチルコリンの放出を阻害することで，筋の麻痺を起こす。きわめて低用量のボツリヌス毒素は，傷害のある筋に直接注射することで安全に投薬することができ，筋のれん縮活動と関連する疼痛を軽減してくれる（図27-18）。ボツリヌス毒素の効果は一時的で，2～3週から数か月である。多くの場合，長期的な除痛のためには，ボツリヌス毒素を繰り返し注射しなければならない。

側頭筋の腱と顎関節に対する局所麻酔薬とステロイド薬の同時注射は，疼痛と炎症を軽減する効果的な方法として知られている。筋突起の立ち上がりと下顎枝に付着する部位の腱炎は，トリガーポイントへの注射によく反応する。局所麻酔薬は疼痛の一時的な軽減を図り，ステロイド薬は起炎性サイトカインを抑制することで，局所麻酔薬の効果を発揮しやすくしている[30]。関節内におけるステロイド薬の長期的効果，ならびにステロイド薬の関節内注射がさらなる退行性変化を助長する可能性については，なお議論が続いている[31]。

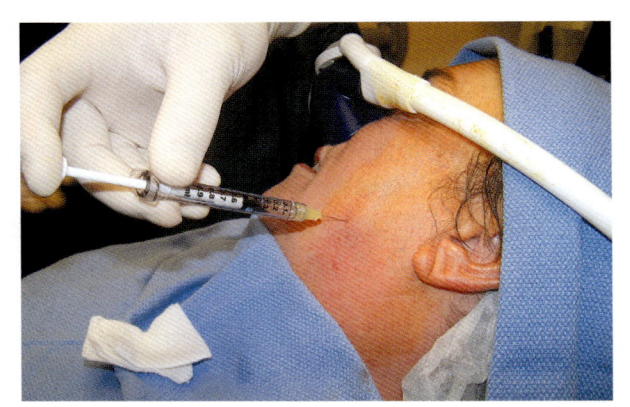

図27-18 ボツリヌス毒素の咀嚼筋への注射

3. 理学療法

理学療法は，側頭下顎領域の疼痛と機能障害を有する患者の管理に有用である．さまざまな方法が，補助的治療として適用されている．最も一般的な方法は，顎運動練習，筋の弛緩練習，超音波，スプレーとストレッチ，圧迫を加えるマッサージである[32,33]．

患者は，関節や筋にかかる負担を軽減するよういつも指導されているが，すべてのTMD患者にとって，最大限に顎運動することも治療上重要な側面であることを，念頭におくことが大切である[34]．下顎運動の制限は，顎関節や咀嚼筋の問題を招く．下顎の動きがなくなると，滑膜内での変化を通して関節の潤滑性が低下し，関節面の退行性変化が助長される．筋の可動制限は，線維症，さらなる運動障害，疼痛の増大を招く．理学療法は，当初，自宅でのレジメに従って実施される．これらの練習には，受動的開口訓練や自力での訓練を日課として，疼痛に耐えられる範囲で，徐々にストレッチを行うことが含まれる．最初の状態を明確にしておくことは，進歩の度合を測るための重要な根拠となるが，これは，上下顎切歯端の間に入る指の数，あるいは定規で測定できる．単純な受動的開口訓練法としては，ハサミ作用によるストレッチがあり，これは，拇指と示指で行ったり，上下の歯列に置いた舌状ブレードの距離を増大させる器具で行える（図27-19）．この際，抵抗を感じるか疼痛が発現するまで力を加え，その位置で数秒間維持する．顎運動域を改善するうえで，受動的開口訓練用器具の使用は有用であり，簡便かつ効果的な方法である．不意に襲われる頑固な下顎の不動化に対処するためのレジメを作成するには，理学療法士と相談することが必要である[35,36]．

正確な意味で理学療法とはいえないとしても，筋の弛緩訓練は，筋痛と筋の過活動による症状を効果的に軽減してくれる．患者教育の段階で，患者はストレスや筋の過活動が疼痛発現に寄与していることを認識している．筋の弛緩訓練を行うことで，筋へのストレスの影響や関節痛は軽減できる．患者の筋活動をモニタリングできる筋電計も，筋弛緩療法の実施，筋の過活動の軽減，過活動により生じた疼痛症状の改善などに関する情報を即時に提供してくれることから，有効な教育用ツールである．

超音波は，組織を温める効果的な方法であり，単純な表面の温湿布が効果を発揮するレベルよりも深い部位で，血流や代謝機能を変化させる．超音波が組織を温める効果は，組織温の上昇，循環の増大，疼痛による代謝性副産物の取り込み促進，線維癒着の形成に関与する可能性のあるコラーゲン架橋の破壊などと，理論的に関連している．これらの効果は，より快適な筋活動と可動域の拡大につながると考えられる．また，関節内の炎症も，超音波の適用によって軽減できる可能性がある．超音波療法は，他の治療手段と組み合わせながら，通常は理学療法士が施行する．

スプレーとストレッチも，可動域の改善に効果的な方法である．スプレーとストレッチの背景となる理論は，皮膚表面

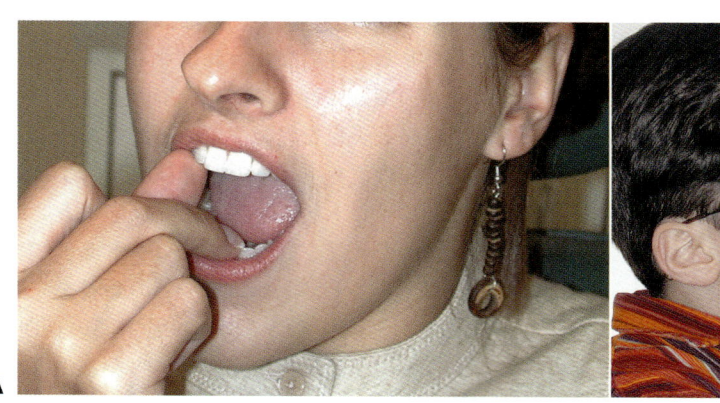

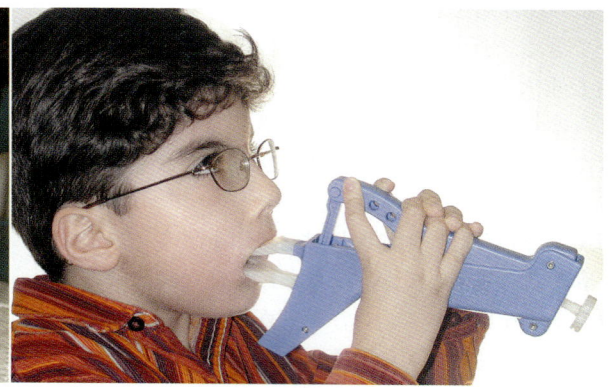

図27-19 顎運動練習．A：拇指と示指のハサミ作用による受動的なストレッチ．B：顎運動域増大のための開口練習器（Therabite）を用いた理学療法

を刺激することが，筋や関節に由来する疼痛情報の入力を遮断したり，ごまかす効果を生み出す，という概念である[38]。フッ化メタンなど，霧状の冷却剤を顔の側面にスプレーすることで，咀嚼筋の疼痛レベルが減少し，受動的あるいは自力でストレッチできるようになる。

圧迫マッサージでは，一時的な局所の虚血を生じる程度で，しっかりと皮膚を圧迫する。これによって生じた虚血，引き続いて生じる充血が，頭頸部領域の筋痛の発信源となるトリガーポイントを不活化する手段として知られている[39]。加えてこの方法により，手術や外傷後の治癒期間中あるいは運動制限中の長期にわたる筋の適応短縮によって，筋の内部に形成された小さな線維結合組織性の癒着を，破壊することもできると思われる。

理学療法士や他の医療従事者は，他の方法では疼痛を消退，軽減できない場合に，患者の慢性疼痛を解消することを目的として，経皮的電気的神経刺激（transcutaneous electrical nerve stimulation: TENS）を用いることがある。TENSの作用機序の詳細はわかっていない。この方法は当初，TENSによる体表の神経線維への電気刺激が，咀嚼筋や顎関節からの疼痛情報の入力を遮断する，という概念に基づいて行われていた。しかし興味深いことに，TENS装置を使った多くの患者は，実際に装置を使っていた期間よりも長く，疼痛から解放されている。これは，疼痛が軽減している期間を引き延ばせる内因性のエンドルフィン複合体の放出によるものと考えられる。

各々の理学療法は，顎関節痛の軽減と顎運動域の増大に有用である。理学療法が他に比べて低コストであること，何らかの利点を期待できること，ならびに低リスクであることが，TMD患者の管理において理学療法が多用される大きな理由である。

4. スプリント療法

スプリント（副子）療法は，TMD患者の管理において，可逆的かつ保存的な治療段階の1つと考えられている。スプリントの形態はさまざまであるが，ほとんどのスプリントは次の2つのグループに分類できる。すなわち，①スタビライゼーション型スプリント，②前方整位型スプリント，である。

1) スタビライゼーション型スプリント

スタビライゼーション型スプリントは，主に顎関節内障など明らかな病態が確認されないときに，筋症状や顎関節痛を解消するために用いられる。しかしながら，顎関節領域に直接加わる応力を軽減する目的で，関節円板前方転位やDJDの患者にも適用されることがある。このタイプのスプリントは，咬合面が対合歯列全体と均等に接触するように平坦な形態をしており，作業側あるいは平衡側が干渉せずに全歯列が接触する。下顎にある特定の咬合位をとらせるような作用が働く斜面はなく，深い咬頭嵌合を生じさせない（図27-20）。このスプリントによって患者は，咬合の影響をあまり受けずに，筋と関節にとって楽な位置を探すことができる。Nitzan[18]は，適切に設計されたスプリントが関節内圧を低下させることを示している。このタイプのスプリントの適応は，アングルII級咬合の患者や，咀嚼時に前歯部の接触を得るために持続的に下顎前方位をとっている患者などである。これらの患者の多くは，筋症状を訴え，一定の再現性のある咬合位が得られない（「どこで咬めばよいのかわからない」）と言う。スタビライゼーション型スプリントの装着によって，下顎頭が後退した位置で全歯列が接触し，結果的に筋と顎関節の症状が軽減することになる。

2) 前方整位型スプリント

前方整位型スプリントには，下顎を突出させる作用を発揮するための前方斜面が付与されている（図27-21）。このタイプのスプリントの最も有用な点は，復位を伴う関節円板前方転位の一時的な症状消失が得られ，加えてまれに長期的な治療効果が得られることである。このような症例では，関節円板と下顎頭の適切な関係（下顎の前方突出時，あるいは開口時のクリックが生じた後）を得るために下顎を突出させることで，関節円板の前方転位を確認できる。

このタイプのスプリントは，通常数か月の間，1日24時間装用する。理論的には，関節円板が整位されて長期間経過すると，後部靱帯が短縮し，下顎頭との適切な位置関係を維持できると考えられる。理論的には期待できるが，一般的にこれらのスプリントは，永続的な円板転位の復位という点では効果がない。しかしながら，たとえ永続的な治療効果がないとしても，顎関節機能障害の急性期における違和感は顕著に軽減できる。

非可逆的な咬合修正

一連の可逆的治療を完了した後，多くの患者が，非可逆的な咬合修正を行う候補者となる。非可逆的な咬合修正が最も適正な治療法となるのは，患者がスプリント療法による一時的な咬合位の変化によって，咀嚼筋機能の著明な改善や疼痛の軽減を得た場合である。非可逆的な咬合修正には，咬合の平衡（歯の削合による咬合調整），歯科補綴的な修復，歯列矯正，顎矯正手術が含まれる。咬合の異常とTMDとの関連性は明らかではないが，適応となる患者に対する非可逆的な咬合修正は，疼痛と機能障害の長期的改善に寄与する。

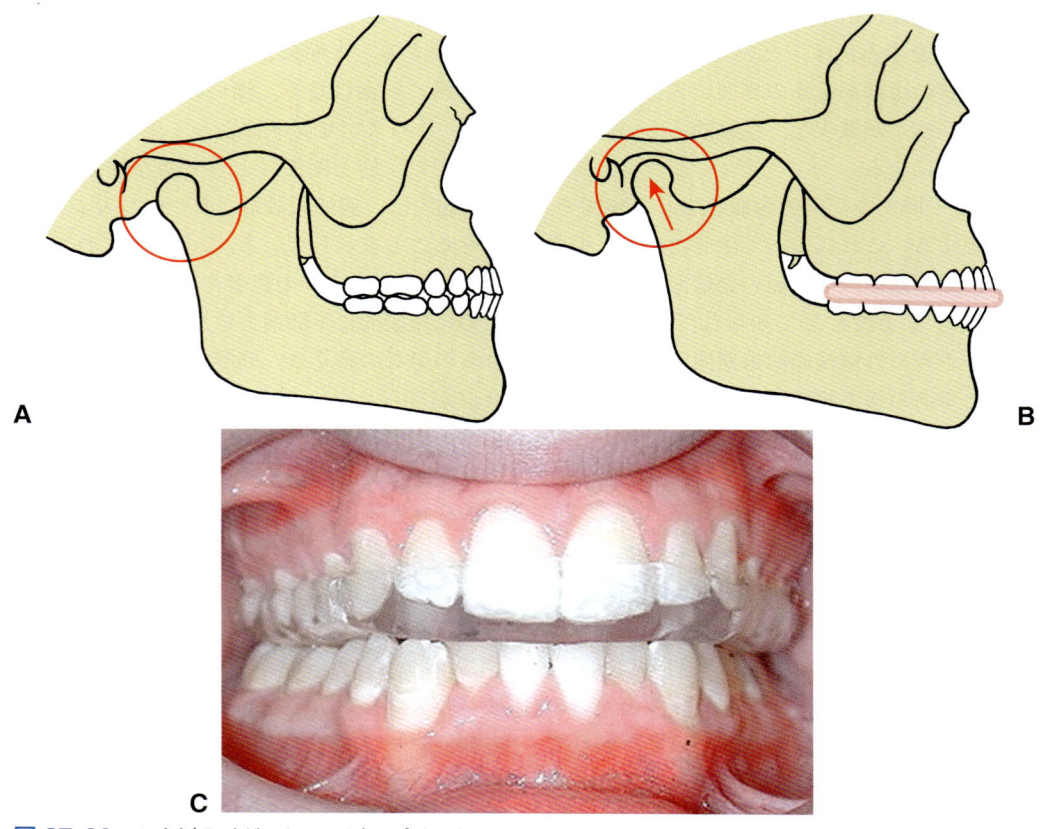

図 27-20　スタビライゼーション型スプリント。A：下顎頭が少し前下方に位置した状態で得られる最大咬頭嵌合位の図解。B：歯列の咬頭嵌合による作用を排除することで得られた下顎位が，下顎頭を後上方に整位する。C：スプリント装着時の臨床写真

顎関節外科

　関節内病変を有する多くの患者が，可逆的非外科的治療によって改善する一方で，最終的に，咀嚼機能の改善と疼痛緩和を目的とした外科的治療を要する患者もいる。現在まで，さまざまな顎関節障害を解決する外科的治療法が，複数開発されている。

1. 顎関節洗浄療法

　顎関節洗浄療法（arthrocentesis，以下，洗浄療法と略）は低侵襲な術式で，顎関節への入口（注射針，あるいは細い外套管）を設置して，関節内を洗浄したり，線維癒着を破壊する方法である。ほとんどの患者は，静脈内鎮静法と耳介側頭神経のブロックを併用した状態で洗浄療法を受ける。洗浄療法にはいくつかの術式があり[16,39]，最も普及している方法は，初めに上関節腔に1本の注射針を刺入し留置する方法である（図27-22）。上関節腔を拡張するとともに，関節円板の可動性を制限している可能性のある細かい線維癒着を剥離するために，少量の乳酸リンゲル液を注入して関節腔を拡張する。

次に，上関節腔に注水し拡張させた状態で2本目の注射針を留置し，大量の液体（約200mL）で灌流洗浄する。

　洗浄療法中，下顎をゆっくり徒手整復することができる。術式の最後，抜針する前に，ステロイド薬，局所麻酔薬，あるいはその両方を関節腔に注入することもできる。術後の不快感は，作用の穏やかな鎮痛薬，あるいはNSAIDsを用いて制御できる。また術後の回復期間中に，顎運動練習のレジメや理学療法を施行する。

　関節内の病的状態の多くは，洗浄療法によく反応する。最も一般的な適応症は，復位を伴わない関節円板前方転位であろう。この治療法は効果的で，臨床成績は他の関節鏡視下手術や開放形成術に匹敵する。Nitzan[39]は，慢性で重症のクローズドロックを有する患者に対する洗浄療法は，明らかな開口量の改善と疼痛の軽減につながることを示している。

　洗浄療法の成功には，さまざまな理由が考えられている。関節円板が転位すると，関節内に陰圧が発生し，関節円板と下顎窩との間にいわゆる「カップの吸い付き効果（Suction cup effect）」が生じるが，注水によって関節腔を拡張することで，陰圧は明らかに解消される。より慢性的な関節円板転

27章 ● 側頭下顎障害（TMD）の管理

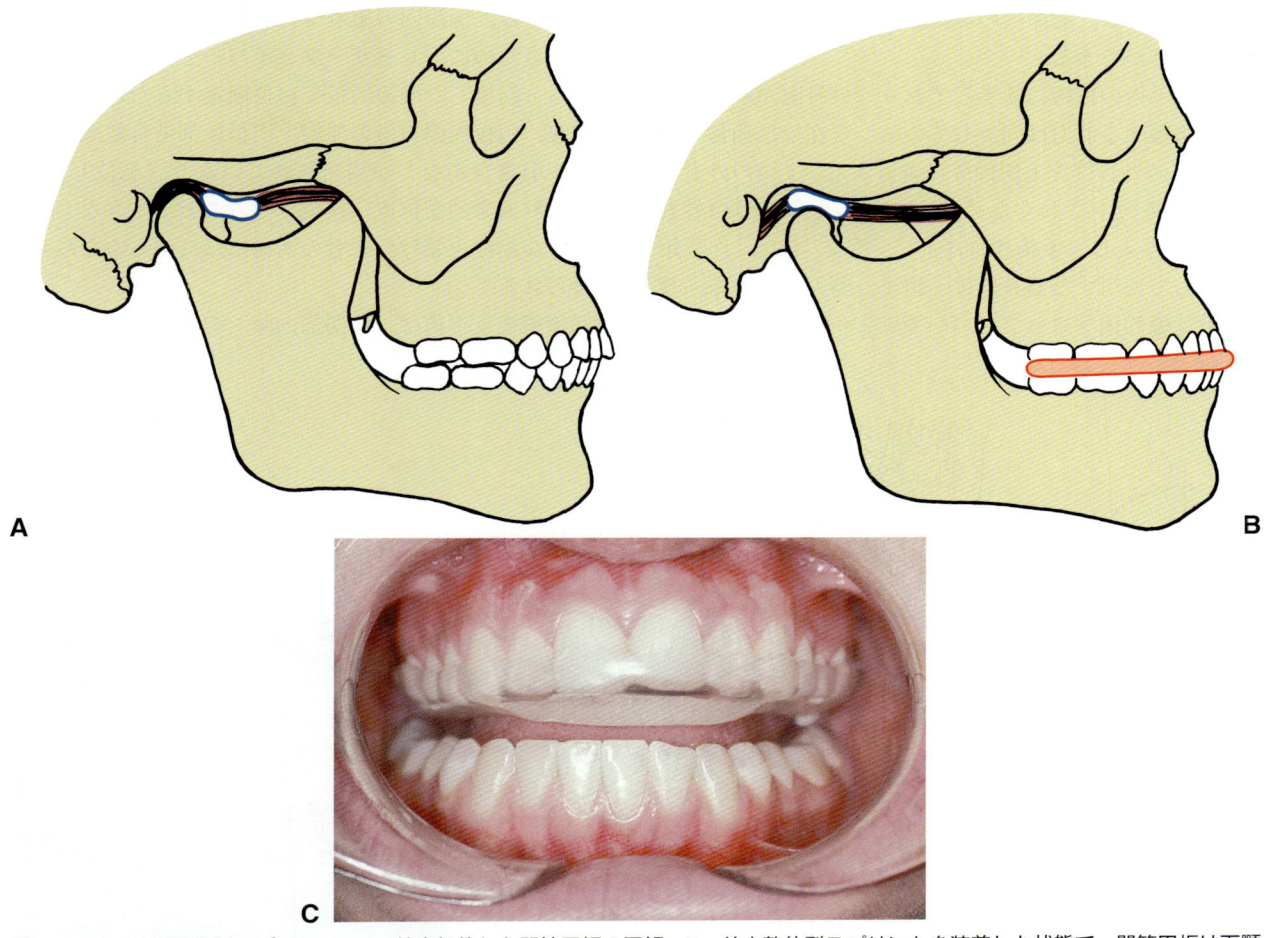

図 27-21 前方整位型スプリント。A：前方転位した関節円板の図解。B：前方整位型スプリントを装着した状態で，関節円板は下顎頭と関節隆起の間に介在している。下顎が前方位をとることによって，下顎頭と関節円板が適切な位置関係を保ちながら機能できる。C：前方整位型スプリントの臨床適用例の写真

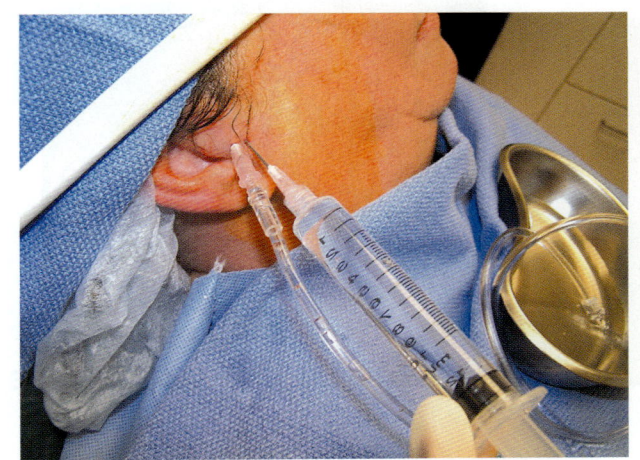

図 27-22 顎関節洗浄療法。関節洗浄と細かい癒着の剥離を目的として，上関節腔への入り口となる注射針を，外耳道と平行に留置している。

位症例では，円板と下顎窩の間に線維癒着が発生している可能性があるが，洗浄療法の際に圧をかけて関節腔を拡張することで，これらの癒着を剥離することができる。また，関節包の収縮は，関節の可動性の低下によって生じている可能性があり，関節腔の加圧拡張で伸展することができる。最後に，複数の化学伝達物質の病的関節内での蓄積が以前より指摘されており，関節内を単純に洗い流す作用が，炎症や疼痛を助長する生化学的要因を除去する，あるいは減少させる可能性がある。

2．顎関節鏡視下手術

関節鏡視下手術は，顎関節障害の診断治療手段のなかで，最も一般的かつ効果的な術式である[40]。この術式では，上関節腔に小さな外套管を留置し，そこに関節鏡を挿入する。結果的に，下顎窩の全面，関節円板の上面など，上関節腔全体を直視することができる。関節鏡による評価により，外科医は関節内の状況を想定することができ，関節内の病的状態

587

の診断に有用である。関節内の線維癒着の剥離除去，および洗浄も行うことができる。

関節鏡視下手術の技術は進歩しており，外科医が多様な関節内障害を修復する能力は向上している。現在では通常，少なくとも2本の外套管を上関節腔に留置する。1つの外套管は術野を関節鏡視下におくためのもので，もう1つの外套管から器具を挿入し，手術操作を行う（図27-23）。作業用外套管を通して使用する器具には，鉗子，剪刀，縫合糸，投薬用注射針，焼灼用プローブ，バーやシェーバーなどの回転器具がある。関節内の癒着や炎症組織を除去したり，組織を切開するために，レーザーファイバーを使用することも可能である。転位した関節円板を復位固定するために，円板の徒手整復，円板周囲組織の伸展，円板後部結合組織の焼灼，円板の牽引縫合術などが開発されている[41]。転位した円板を，正常な解剖学的な位置に復位させることができなくても，このような治療を受けた患者の術後には，明らかな臨床的改善が得られる[42]。

関節鏡視下手術は，顎関節内障，線維症や癒着による可動

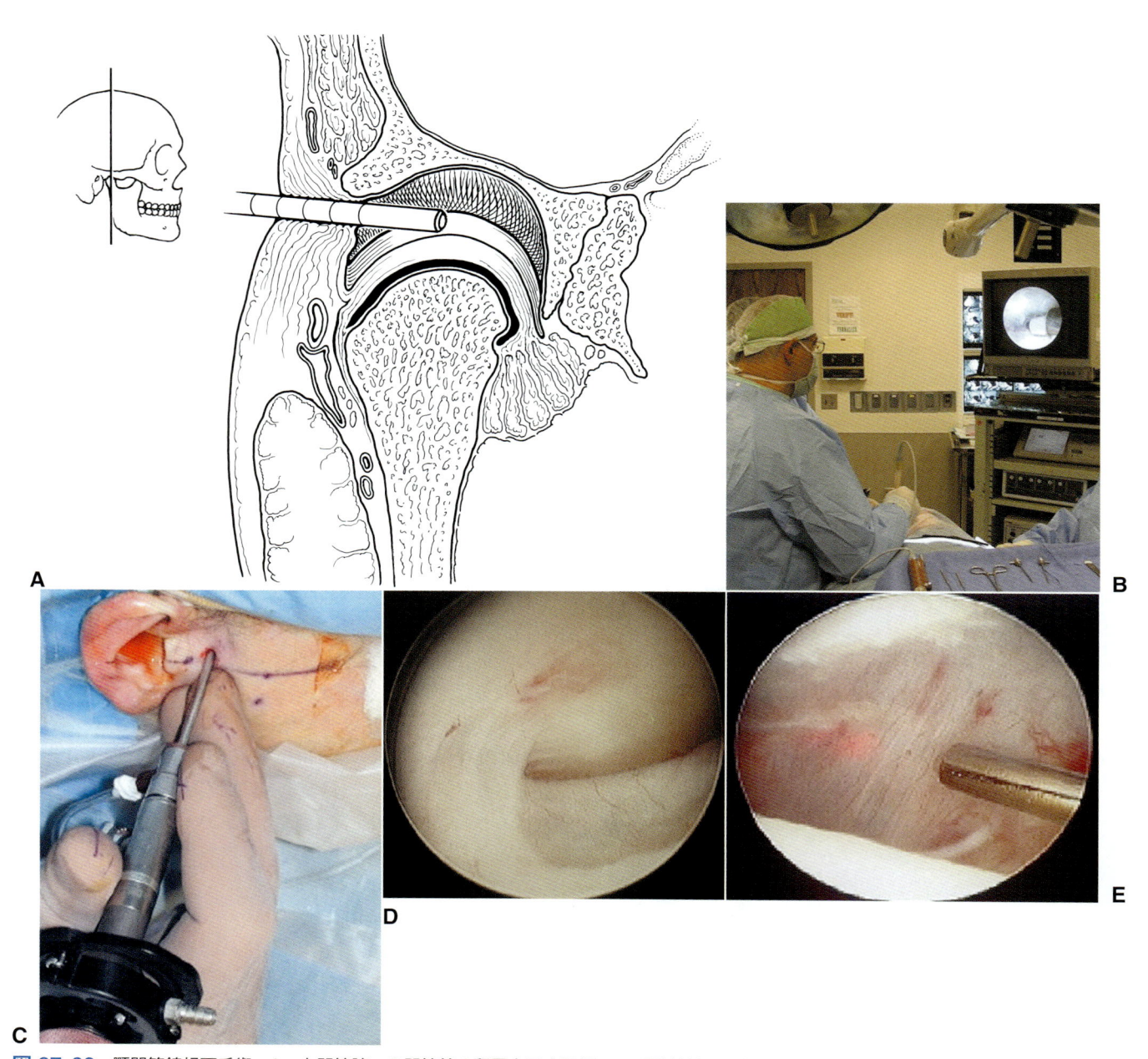

図 27-23　顎関節鏡視下手術。A：上関節腔への関節鏡の留置を示す図解。B：関節鏡視下手術のための手術室の光景。C：顎関節を観察するための関節鏡の方向。D：関節円板を下方に置いた上関節腔と円板の可動性を制限する線維癒着の鏡視画像。E：第2穿刺の外套管からの器具（高周波レーザー，電動シェーバー）の挿入によって，関節腔内での手術操作が可能となる。

制限，DJD，過開口など，さまざまな顎関節障害の治療法として提唱されてきた。例えば，大きな穿孔を伴う関節円板は，関節鏡視下に完全に切除できる。その際，周囲の滑膜組織は，関節の潤滑作用を維持するために保存する[43]。関節鏡視下手術の効果は，開放手術と同等であると思われる。また，顎関節開放手術に比べて手術による合併症や他の重大な合併症リスクが小さいという点で，有利である[41-44]。

顎関節の外科治療においては，治癒期間中の関節の負担軽減を目的に，理学療法のレジメを適用したり，スプリント療法を継続することもある[45]。

3. 関節円板整位術

関節開放手術は，他の治療法では良好な結果が得られない患者に対して適用される。伝統的に，顎関節開放手術は，保存的治療を最大限試みてから実施される。顎関節を開放した関節円板の整形ならびに整位は，非外科的治療に反応せず，重篤な疼痛を伴うクリッキングあるいはクローズドロックに陥った関節円板前方転位を解決する術式として施行されている。これらの障害は，しばしば洗浄療法や関節鏡視下手術によって解決できるが，今でも顎関節開放円板整位術は，多くの口腔外科医に好んで用いられている。この術式では，転位した関節円板の後部結合組織を楔状に切除し，円板を後方に牽引した状態で同部を縫縮することで，関節円板を正常な位置に整位する（図27-24）。この術式と同時に，関節円板，関節隆起，下顎頭の形態修正を併用することもある。手術後，流動食から始め，数週間は硬固物の摂取を避け，3〜6か月かけて比較的正常な食事に戻していく。術後6〜8週間以内に，正常な顎運動の獲得を目的とした積極的な顎運動練習を始める。

一般的に，関節開放形成術の予後は良好で，ほとんどの患者の疼痛は軽減し，機能障害は改善する[46]。しかしながら，すべての患者で改善が得られるわけではなく，10〜15％の患者においては，まったく改善しないか悪化する。

4. 関節円板の修復あるいは切除

関節円板に重大な損傷がみられる場合には，円板組織の残

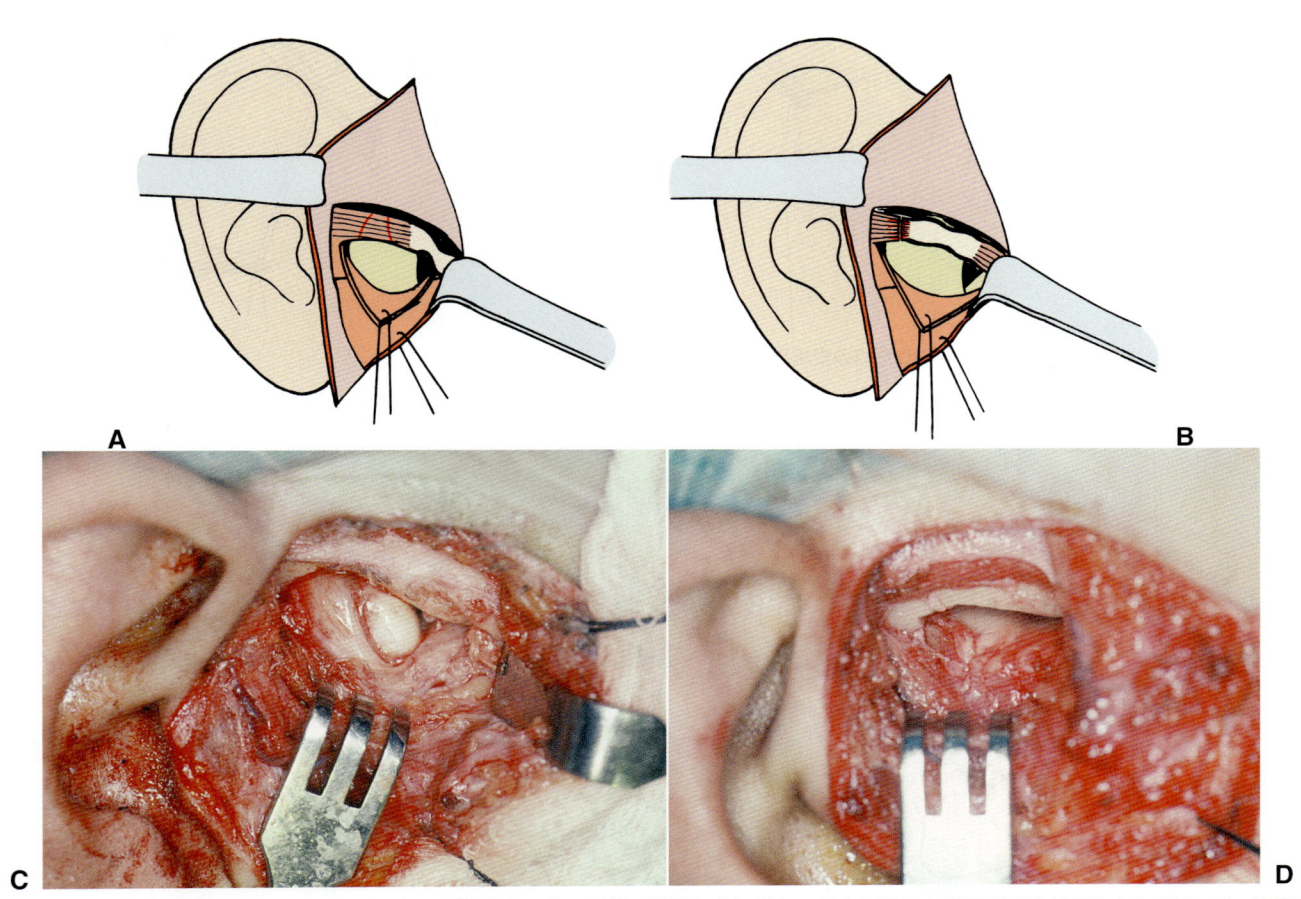

図 27-24　顎関節開放手術。A：耳前切開にて，皮膚，皮下組織，関節包を切開し，前方転位した関節円板を剖出したところ。B：関節円板後部結合組織から楔状に組織を切除し，円板を整位し，正しい位置で縫合固定する。C：下顎頭の前方に転位した関節円板。D：関節開放による関節円板の整位と円板形成

存部は切除しなければならない．代替物を併用しない関節円板切除術は，重症の顎関節内障の治療を目的とした手術法のなかで，最も古い術式の1つである[47]．最近では，瘢痕形成を最小限に抑えると同時に滑膜による潤滑作用を保存することを目的として，関節鏡視下手術の技法を用いて，関節円板切除術を施行する場合もある．この術式は広く適用されているが，臨床経過はさまざまである．ある関節では，若干の解剖学的形態の変化と著明な臨床症状の改善を認めるが，疼痛や機能障害の持続を伴う著しい退行性変化を示す症例もある．

進行した関節内病変においては，関節円板の損傷が顕著で穿孔の可能性もあるが，適当な残存組織があれば，円板は修復可能である．自家移植の材料としては，真皮，耳介軟骨，側頭筋膜などが用いられる[48,49]．腹部あるいは外側大腿部から採取された真皮は関節内に設置され，下顎頭と下顎窩の間に介在する関節円板として機能する（図27-25）．脂肪組織を付けた皮膚移植は，関節内の潤滑作用と関節面を被覆する役割を果たす．

下顎頭と下顎窩の間の介在物として，側頭筋弁を反転させて関節内に移植する方法がある[50]．側頭筋の後部を，前方にある筋突起に付着させたまま，茎状にして側頭骨から剥離挙上する（図27-26）．側頭筋弁の前方付着を維持することで，

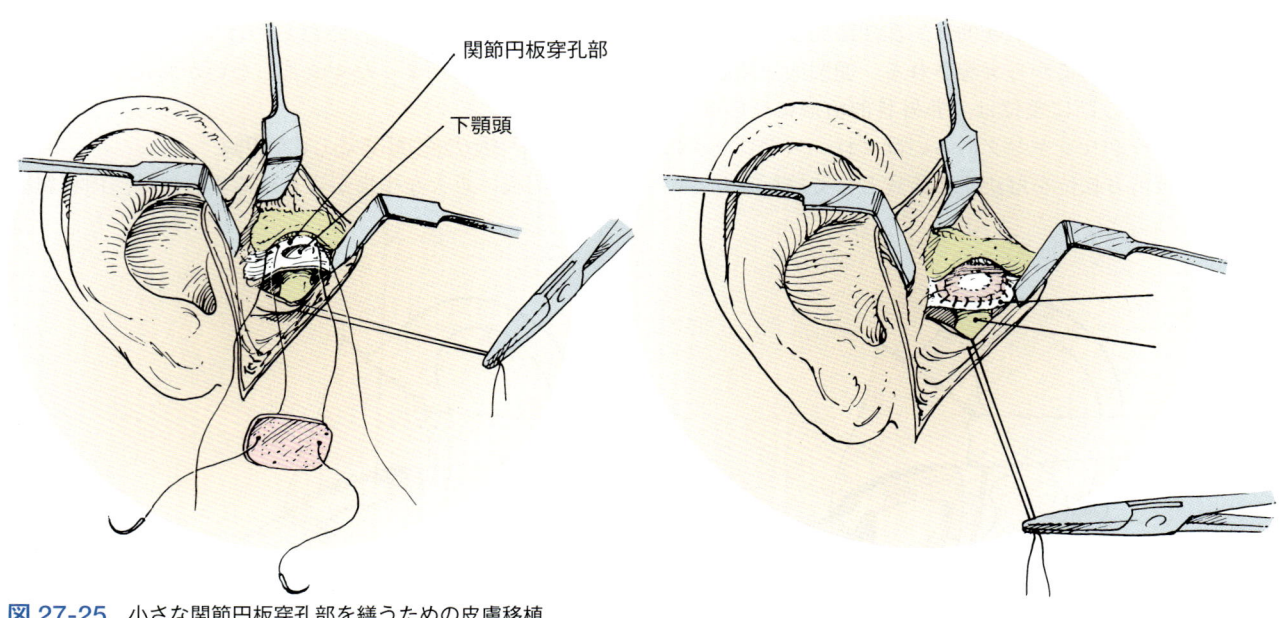

図27-25　小さな関節円板穿孔部を繕うための皮膚移植

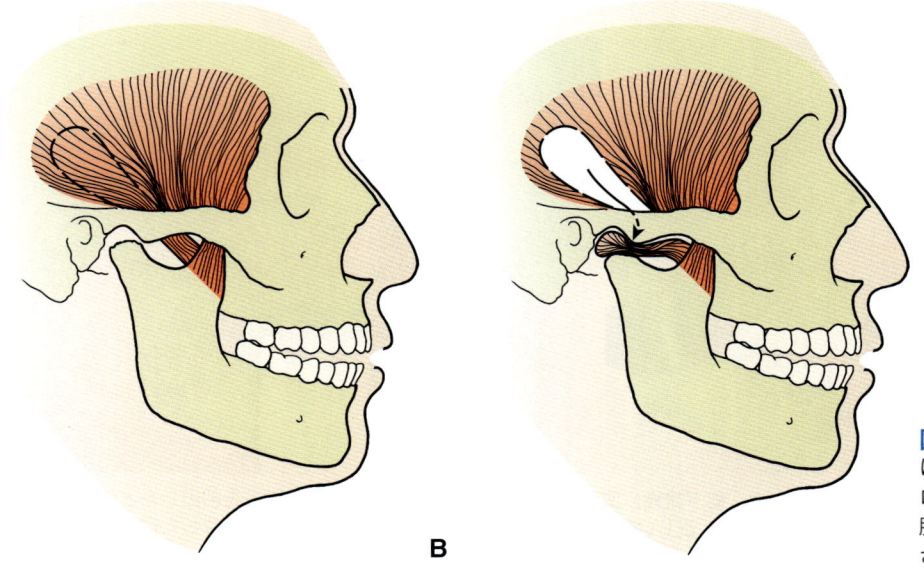

図27-26　A：側頭筋弁．B：下顎頭に対する関節面を作製するための側頭筋ローテーション弁．側頭筋を被覆する筋膜を残すことで，関節の潤滑作用が維持される．

27章 • 側頭下顎障害（TMD）の管理

弁への血流を確保することができる．筋膜，筋体，骨膜が分離しないように結紮し，前方から頬骨弓の裏側を通して関節内に回し込む．弁で下顎頭を被覆し，残存する円板後部組織に縫合する．筋膜を保存することは，線維症で狭窄した関節の潤滑性を確保するための一助となる．

5. 顎関節障害の治療を目的とした関節突起切離術

関節突起切離術は，23章で述べた下顎枝垂直骨切り術とまったく同じ術式である（図27-27）．顎関節の問題を治療するために，この骨切りを施行した場合は，ワイヤー固定もスクリュー固定もせず，2〜6週間の顎間固定を行う．この手術の背景となる理論は，近位骨片（下顎頭が付いている骨片）に付着している筋群が，下顎頭を受動的に整位し，結果的に下顎頭と関節円板と下顎窩の良好な関係が得られる，ということである[51,52]．

この術式は元来，復位を伴う，あるいは伴わない関節円板転位の治療法として提唱されてきた．DJDや不完全脱臼あるいは完全脱臼の症例も，この術式の適応症となる可能性がある．この治療法には議論の余地があるが，さまざまな顎関節障害において，明らかな臨床的改善が得られると思われる．

6. 全関節置換術

症例によっては，顎関節の病的状態が関節構成体の破壊を招き，結果的に下顎頭や下顎枝後部の垂直的な消失，不正咬合，開口制限，激しい疼痛が生じる．このような症例では，顎関節の下顎頭と下顎窩構成体の再建，あるいは人工関節置換術が必要となる．外科的なテクニックとしては，下顎頭か下顎窩を置換するのだが，ほとんどの場合，両方を置換する．

関節再建の1つに，肋骨・肋軟骨を用いた自家移植がある[53]．この再建法は，成長期の患者によく用いられるが，成人の顎関節障害患者の治療にも効果的に用いられている．図27-28Bは，著しい退行性変化をきたした下顎頭を置換するために，肋骨・肋軟骨移植を適用した場合を示している．この状況では，下顎頭のみが移植置換されており，下顎窩の異常には注目していない．肋骨・肋軟骨移植の問題点としては，強直症の再発，移植骨・軟骨の退行性変化，（症例によっては）移植片の過度で非対称的な成長などが挙げられる．

過去，いくつかの人工顎関節が臨床応用されてきたが[54]，さまざまな工学的，生物学的な問題により，満足できる長期的成績は得られていない．しかしながら，顎関節の著しい崩壊をきたした多くの患者は，他の外科的治療でよい結果が得られず，他の選択肢がないのが現状である．このような症例では，関節構造の崩壊が，激しい疼痛，開口制限あるいは完全な強直症，著しい咬合異常などを招く．

重度の退行性病変を有する関節や，複数回の手術を受けて極端な瘢痕を伴う関節など，重症の顎関節疾患に対する全関節置換は，可動域の増大と疼痛の軽減を目的に行われる．古いタイプの人工関節の成功率は低かったが，これは，複数回の関節開放手術に伴う極端な瘢痕組織，機械的失敗，擦過した破片による異物反応などに起因していた．新しい世代の人工関節は工学的に進歩しており，高い生体適合性を有し，耐摩耗性のある材料が用いられている．全関節置換には，標準的に作製された下顎窩と下顎頭，あるいはオーダーメイドの関節構成体を用いる．オーダーメイドの関節は，下顎窩と下顎骨の三次元CT画像に基づいた立体模型から作製される（図27-28C）．

顎関節と下顎枝への外科的アプローチは，それぞれ耳前切開と後下顎切開によって行われる．顔面表情筋に分布する顔面神経を確実に保存するために，手術中は，神経刺激装置を

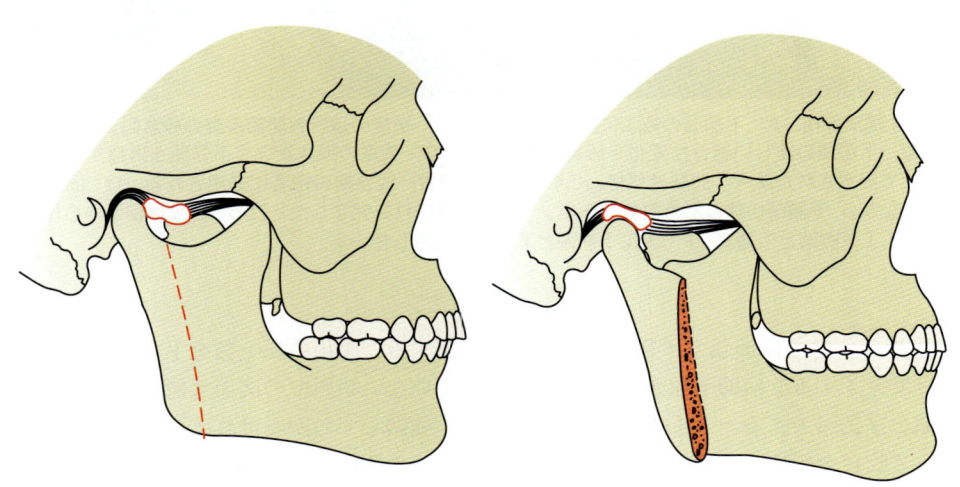

図 27-27　関節突起切離術による下顎頭の下方移動が，顎関節内障を修正する．

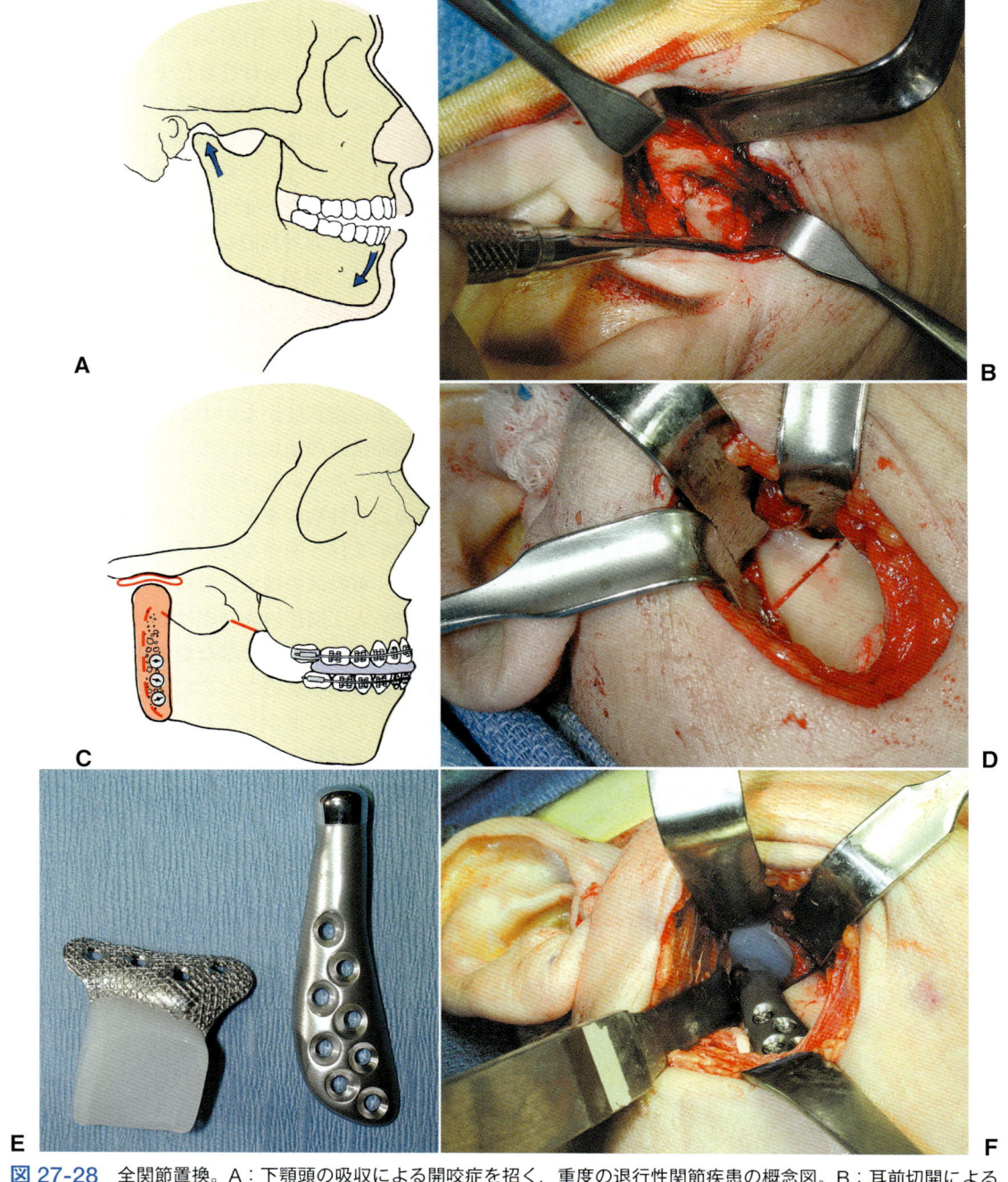

図 27-28 全関節置換．A：下顎頭の吸収による開咬症を招く，重度の退行性関節疾患の概念図．B：耳前切開によるアプローチで，下顎頭の著しい退行性変化を確認したところ．C：重度の損傷を伴う下顎頭を再建するために，下顎枝後縁に沿わせて固定された肋骨・肋軟骨移植．この方法は，通常，成長期の患者に適用される．D：周囲の重要な神経脈管を保護しながら，下顎頭切除のためのサジタルソーによる骨切りを完了したところ．E：立体模型から作製されたオーダーメイドの人工下顎頭と下顎窩．F：人工下顎頭と下顎窩を設置している．

用いる．軟組織への手術操作は，関節包，下顎頭，筋突起，下顎枝を明示した時点で完了する．病的下顎頭の除去に続いて，下顎窩の病的組織を掻把除去する．人工の下顎窩と下顎頭は，顎間固定によって咬合を確立した後に，骨ネジを用いて固定する．咬合の確立は，術野の清潔が保たれた状態で検証する．手術中に下顎を手で動かすことで，筋の影響を受けていない状態での関節機能を評価できる．

強調しておかなければならないことは，近年，顎関節全置換後の治療成績は明らかに向上してきた，ということである[55,56]．

仮骨延長術

下顎枝の垂直的な高さの減少は，下顎頭の病的変化の結果であり，下顎の非対称や咬合異常，ならびに機能障害と疼痛を招く。著しい下顎頭の解剖学的変化は，顔面半側萎縮症，成長障害，外傷，病理学的疾患など，さまざまな原因で生じる。最近まで，骨格的発育不全の患者は，まず，肋骨・肋軟骨移植で治療されていた[57]。しかしながら，多くの患者において，採取側の手術を要すること，非対称性の成長や強直症など予知性の低さなどが問題になっていた。現在では，下顎頭の再建には仮骨延長術が適用され，良好な成果が得られている[58]。

下顎頭の仮骨延長術では通常，口腔外アプローチで下顎枝を剖出する。仮骨延長装置を一時的に下顎枝側面に置き，骨切り線を設定してから下顎枝後部の骨切りを行う。次に，仮骨延長装置を骨切り片（下顎頭）と下顎枝に取り付ける（図27-29）。5～7日間の待機期間の後に延長装置を作動させ，骨片を1日あたり約1mm移動させる。この過程が，下顎頭

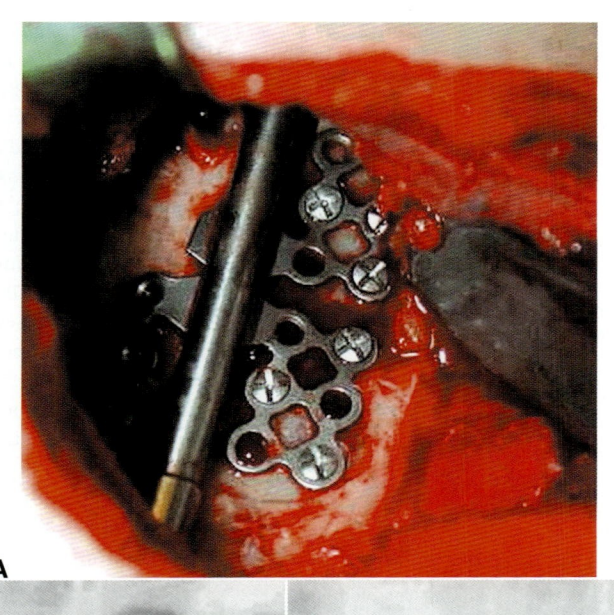

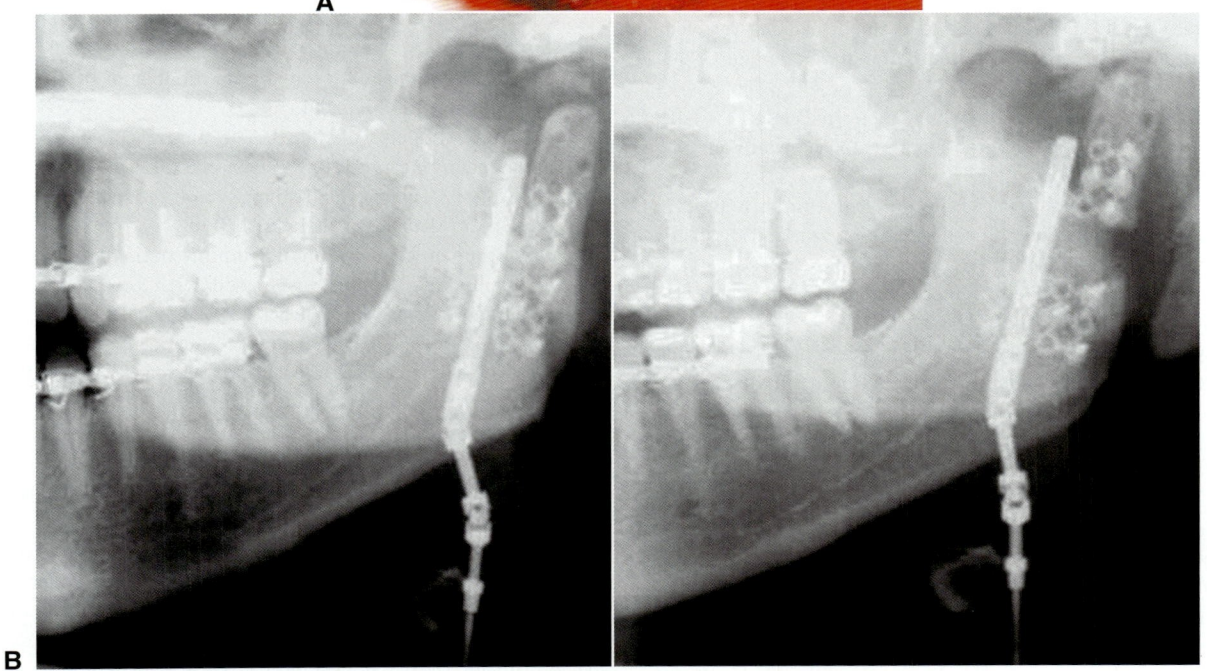

図 27-29　仮骨延長術。A：下顎枝に取り付けられた仮骨延長装置。延長方向が下顎窩に向くように方向づけられている。B：下顎頭再生を目的とした下顎枝の仮骨延長前のパノラマX線写真。C：仮骨延長後の偽下顎頭の形成

となる骨片の延長に反応した骨再生を生み出す。延長中の下顎可動域の維持，咬合の管理，再生骨の成形は，ゴム牽引による誘導で管理することができる。定型的な保定期間は，延長期間の3倍である。この間は，延長装置によって骨再生部の構造的な安定性が保たれる。延長装置を除去するために2回目の手術が必要で，このとき骨再生部のギャップを，必要に応じて骨プレートで固定する。装置除去のための外科的アプローチは，前回の切開線に沿って行われる。下顎枝の垂直的な高さの確保と下顎の連続性の増大により，対称性と咬合の再構成が可能になる。最終的に咬合を仕上げる際には，安定した釣り合いのとれた咬頭嵌合位を確立するために，歯列矯正治療を必要とする場合もある。

文献

1. Blaschke DD, White SC: Radiology. In Sarnat BG, Laskin DM, editors: The temporomandibular joint: biological diagnosis and treatment, ed 3, Springfield, IL, 1980, Charles C Thomas.
2. Blair GS, Chalmers IM, Leggat TG et al: Circular tomography of the temporomandibular joint, Oral Surg Oral Med Oral Pathol 35:416, 1973.
3. Dolwick MF, Katzberg RW, Helms CA et al: Arthrotomographic evaluation of the temporomandibular joint, J Oral Surg 37:793, 1979.
4. Helms CA, Morrish RB Jr, Kircos LT et al: Computed tomography of the meniscus of the temporomandibular joint: preliminary observations, Radiology 145:719, 1982.
5. Manzione JV, Katzberg RW, Tallents RH et al: Magnetic resonance imaging of the temporomandibular joint, J Am Dent Assoc 113:398, 1986.
6. Oesterreich FU, Jend-Rossmann I, Jend HH et al: Semi-quantitative SPECT imaging for assessment of bone reaction to internal derangements of the temporomandibular joint, J Oral Maxillofac Surg 45:1022, 1987.
7. Sternback RA: Varieties of pain games. In Bonica JJ, editor: Advances in neurology: international symposium on pain, vol 4, New York, 1973, Raven.
8. Yap AU, Chua EK, Tan KB et al: Relationship between depression/somatization and self-reports of pain and disability, J Orofac Pain 18:220-225, 2004.
9. Green CS: Orthodontics and temporomandibular disorders, Dent Clin North Am 32:529-538, 1988.
10. Kinney RK, Gatchel RJ, Ellis E et al: Major psychological disorders in chronic TMD patients: implications for successful management, J Am Dent Assoc 123:49-54, 1992.
11. Rugh JD: Psychological components of pain, Dent Clin North Am 31:579-594, 1987.
12. Moss RA, Adams HE: The assessment of personality, anxiety and depression in mandibular pain dysfunction subjects, J Oral Rehabil 11:233-237, 1984.
13. Katon W, Egan K, Miller D: Chronic pain: lifetime psychiatric diagnosis and family history, Am J Psychiatry 142:1156-1160, 1985.
14. Turner JA, Whitney C, Dworkin SF et al: Do changes in patients beliefs and coping strategies predict temporomandibular disorder treatment outcomes? Clin J Pain 11:177-188, 1995.
15. Rugh JD, Solberg WK: Psychological implications in temporomandibular pain and dysfunction, Oral Sci Rev 7:3, 1976.
16. Nitzan DW, Samson B, Better H: Long-term outcome of arthrocentesis for sudden onset, persistent severe closed lock of the temporomandibular joint, J Oral Maxillofac Surg 55:151, 1997.
17. Milam SB, Schmitz JP: Molecular biology of temporomandibular joint disorders: proposed mechanisms of disease, J Oral Maxillofac Surg 53:1445, 1995.
18. Nitzan DW: Intraarticular pressure in the functioning human temporomandibular joint and its alteration by uniform elevation of the occlusal plane, J Oral Maxillofac Surg 52:671, 1994.
19. Holmlund A, Ekblom A, Hansson P et al: Concentrations of neuropeptide substance P, neurokinin A, calcitonin gene-related peptide, neuropeptide Y, and vasoactive intestinal polypeptide in synovial fluid of human temporomandibular joint: a correlation with symptoms, signs, and arthroscopic findings, Int J Oral Maxillofac Surg 20:228, 1991.
20. Israel HA, Saed-Nejad R, Ratliffe A: Early diagnosis of osteoarthrosis of the temporomandibular joint: correlation between arthroscopic diagnosis and keratan sulfate levels in the synovial fluid, J Oral Maxillofac Surg 49:708, 1991.
21. Quinn JH, Bazan NG: Identification of prostaglandin E2 and leukotriene BA4 in the synovial fluid of painful dysfunctional temporomandibular joints, J Oral Maxillofac Surg 48:968, 1990.
22. Blaustein D, Scappino RP: Remodeling of the temporomandibular joint disk and posterior attachment in disk displacement specimens in relation to glycosaminoglycan content, Plast Reconstr Surg 78:756, 1986.
23. Riggs RR, Rugh JD, Borghi W: Muscle activity of MPD and TMJ patients and nonpatients, J Dent Res 61:277, 1982 (abstract).
24. Plesh O, Curtis D, Levine J et al: Amitriptyline treatment of chronic pain in patients with temporomandibular disorders, J Oral Rehabil 27:834-841, 2000.
25. Kreisberg MK: Tricyclic antidepressants: analgesic effect and indications in orofacial pain, J Craniomandib Disord 2:171-177, 1988.
26. Raigrodski AJ, Mohamed SE, Gardiner DM: The effect of amitriptyline on pain intensity and perception of stress in bruxers, J Prosthodont 10:73-77, 2001.
27. Cohen SP, Mullins R, Abdi S: The pharmacologic treatment of muscle pain, Anesthesiology 101:495-526, 2004.
28. Erg-King T, Jankovic J: Treating severe bruxism with botulinum toxin, J Am Dent Assoc 131:211, 2001.
29. Von Lindern JJ: Type A botulinum toxin in the treatment of chronic facial pain associated with temporomandibular dysfunction, Acta Neurol Belg 101:39, 2001.
30. Kopp S, Carlsson GE, Haraldson T et al: Long-term effect of intraarticular injections of sodium hyaluronate and corticosteroid on temporomandibular joint arthritis, J Oral Maxillofac Surg 45:929, 1987.
31. Poswillo D: The effects of intraarticular deposition of betamethasone in the goat temporomandibular joint: discussion, J Oral Maxillofac Surg 52:1440, 1995.
32. Medlicott MS, Harris SR: A systematic review of the effectiveness of exercise, manual therapy, electrotherapy, relaxation training, and biofeedback in the management of temporomandibular disorder, Phys Ther 86:955-973, 2006.
33. Sturdivant J, Fricton JR: Physical therapy for temporomandibular disorders and orofacial pain, Curr Opin Dent 1:485-496, 1991.

27章 ● 側頭下顎障害（TMD）の管理

34. Maloney G: Effect of a passive jaw motion device on pain and range of motion in TMD patients not responding to flat plane intraoral appliances, J Craniomandibular Pract 20:55-56, 2002.
35. Hertling D, Kessler R: Management of common musculoskeletal disorders: physical therapy principles and methods, ed 2, Philadelphia, 1990, JB Lippincott.
36. Richardson JK, Iglarsh AI: Clinical orthopaedic physical therapy, Philadelphia, 1994, WB Saunders.
37. Griffin JE, Karselis GD, Terrence C: Ultrasonic energy in physical agents for physical therapists, Springfield, IL, 1979, Charles C Thomas.
38. Travell JG, Simons DJ: Myofacial muscles in myofascial pain and dysfunction: the trigger point manual, Baltimore, 1983, Williams & Wilkins.
39. Nitzan DW: Arthrocentesis for management of severe closed lock of the temporomandibular joint: current controversies in surgery for internal derangement of the temporomandibular joint, Atlas Oral Maxillofac Surg Clin North Am 6:245, 1994.
40. Sanders B, Buoncristiani R: Diagnostic and surgical arthroscopy of the temporomandibular joint: clinical experience with 137 procedures over a two year period, J Craniomandib Disord 1:202, 1987.
41. McCain J, Podrasky A, Zabiegalskin NA: Arthroscopic disc repositioning and suturing: a preliminary report, J Oral Maxillofac Surg 50:568, 1992.
42. Moses J, Sartoris D, Glass R et al: The effect of arthroscopic surgical lysis and lavage of the superior joint space on TMJ disk position and mobility, J Oral Maxillofac Surg 47:674, 1989.
43. Mazzonetto R, Spagnoli DB: Long-term evaluation of arthroscopic diskectomy of the temporomandibular joint using holmium YAG laser, J Oral Maxillofac Surg 59:1018-1023, 2001.
44. Zeitler D, Porter B: A retrospective study comparing arthroscopic surgery with arthrotomy and disc repositioning. In Clark G, Sanders B, Bertolami C, editors: Advances in diagnostic and surgical arthroscopy of the temporomandibular joint, Philadelphia, 1993, WB Saunders.
45. Bertolucci LE: Postoperative physical therapy in temporomandibular joint arthroplasty, Cranio 10:211-220, 1992.
46. Dolwick MF: Disc preservation surgery for the treatment of internal derangements of the temporomandibular joint, J Oral Maxillofac Surg 59:1047, 2001.
47. McKenna SJ: Discectomy for the treatment of internal derangements of the temporomandibular joint, J Oral Maxillofac Surg 59:1051, 2001.
48. Tucker MR, Jacoway JR, White RP Jr: Use of autogenous dermal graft for repair of TMJ meniscus perforations, J Oral Maxillofac Surg 44:781, 1986.
49. Tucker MR, Kennady MC, Jacoway JR: Autogenous auricular cartilage implantation following discectomy in the primate temporomandibular joint, J Oral Maxillofac Surg 48:38, 1990.
50. Sanders B, Buoncristiani RO: Temporomandibular joint arthrotomy: management of failed cases, Oral Maxillofac Surg Clin North Am 1:944, 1989.
51. Bell WH, Yamaguchi Y, Poor MR: Treatment of temporomandibular joint dysfunction by intraoral vertical ramus osteotomy, Int J Adult Orthodon Orthognath Surg 5:9, 1990.
52. Hall HD, Navarro EZ, Gibbs SJ: One- and three-year prospective outcome study of modified condylotomy for treatment of reducing disk displacement, J Oral Maxillofac Surg 58:7-17, 2000.
53. Lindqvist C, Jokinen J, Paukku P et al: Adaptation of autogenous costochondral grafts used for temporomandibular joint reconstruction, J Oral Maxillofac Surg 46:465, 1988.
54. Kent JN, Misiek DJ, Akin RK et al: Temporomandibular joint condylar prosthesis: a ten-year report, J Oral Maxillofac Surg 41:245, 1983.
55. Mercuri LG: The use of alloplastic prostheses for temporomandibular joint reconstruction, J Oral Maxillofac Surg 58:70, 2000.
56. Mercuri LG: Considering total temporomandibular joint replacement, Cranio 17:44, 1999.
57. Ko EW, Huang C, Chen Y: Temporomandibular joint reconstruction in children using costochondral grafts, J Oral Maxillofac Surg 57:789-800, 1999.
58. Stucki-McCormick SU: Reconstruction of the mandibular condyle using transport distraction osteogenesis, J Craniofacial Surg 8:48-53, 1997.

索引

＜数字・欧文＞

1回法インプラント　237
Ⅰ型糖尿病　13, 262
2回法インプラント　237
Ⅱ型糖尿病　13, 262
^{99m}Tc　371

Actionomyces israelii　297
ADA（American Dental Association）　262
Aδ線維　563
Adson 鑷子　53
AHA（American Heart Association）　262
AIDS（acquired immunodeficiency syndrome）　41, 298
Allis 鑷子　54
allograft　553
antiseptic　42
Apert 症候群　502
apexification 法　456
arthrocentesis　586
ASA（American Society of Anesthesiologists）　6
Austin 鉤　52
autograft　552
ball-in-hand 像　370

Bartholin 腺　364
BHIA（brain heart infusion agar）　297
Blandin-Nuhn 腺　363
BRONJ（bisphosphonate related osteonecrosis of the jaw）　342
BRONJ のメカニズム　343
BRONJ の臨床症状　343
B型肝炎ウイルス　40
β-ラクタマーゼ産生菌　355
Bリンパ球　262

CABG（coronary artery bypass grafting）　277
Caldwell-Luc 法　166, 355
calor　259
Candida albicans　298, 332
CO_2 レーザー　402
compensation　491
contact inhibition　27
COPD（chronic obstructive pulmonary disease）　11
Corynebacterium spp.　256
CPAP（continuous positive airway pressure）　502
Crouzon 症候群　502
Cupid's bow　538

C型肝炎ウイルス　40
C線維　563

decompensation　491
decontamination　42
disinfectant　42
distraction histogenesis　520
DO（distraction osteogenesis）　520
dolor　259
D群レンサ球菌　256

Ebner 腺　363
envelope 皮弁　24, 109
e-PTFE（ゴアテックス）　247

functio laesa　259
Fusobacterium　256

GBR（guided bone regeneration）法　205, 247
GTR（guided-tissue regeneration）法　36, 325

Haemophilus spp.　256
HBO（hyperbaric oxygen）　335, 345, 557
heterograft　555
HIV（human immunodeficiency virus）　41, 262
homograft　553

IDDM（insulin dependent diabetes mellitus）　13
IMF（intermaxillary fixation）　469
INR（international normalized ratio）　172
Iris 剪刀　59
IVR（interventional radiology）　370

Jannetta 手術　566

Le Fort Ⅰ型骨切り術　499, 544
Le Fort Ⅰ型骨折　466
Le Fort Ⅱ型骨折　466
Le Fort Ⅲ型骨切り術　502
Le Fort Ⅲ型骨切り術変法　502
Le Fort Ⅲ型骨折　466
Ludwig 口峡炎　287, 289

Metzenbaum 剪刀　59
MIC（minimal inhibitory concentration）　271
Minnesota 鉤　52
MPD（myofascial pain and dysfunction）　577
Mycobacterium tuberculosis　42

NBTE（nonbacterial thrombotic endocarditis）　275

Neiseria spp.　256
NIDDM（non-insulin dependent diabetes mellitus）　13
NOE 複合体骨折　473
NSAIDs（nonsteroidal antiinflammatory drugs）　11

P-A 法　350
Partsch 法　418
Passavant 隆起　537
Pell & Gregory の ABC 分類　139
Pell & Gregory の分類法　138
Peptostreptococcus　256
physical status classification system　6
Pindborg 腫瘍　428
posterior lubricating glands　363
Porpyromonas spp.　256
Prevotella　256
PS（physical status）　6
PT　16
PT-INR　13, 16
puffed cheek view 法　368

Ramsay Hunt 症候群　567
Rivinus 管　364
rubor　259

sanitization　42
SAPRE（surgical-assisted rapid palatal expansion）　520
Seldin 鉤　52
self-graft　552
sepsis　42
Sicca 症候群　381
Sjögren 症候群　372, 381
sling suture　318
SSRO（sagittal split ramus osteotomy）　496
Stenon 管　364
Stensen 管　364, 374
sterility　42
Stillies 鑷子　54
Streptococcus anginosus　256
Streptococcus constellatus　256
Streptococcus intermedius　256
Streptococcus milleri　256
Streptococcus viridans　256, 275

TB（tuberculosis）　42
TMD（temporomandibular disorders）　573
toxic appearance　260
tumor　259

597

T リンパ球　262

VAS（visual analog scale）　574
VELscope　393
ViziLite　393
von Willebrand 病　16

Warthin 腫瘍　384
Waters 像　462
Waters 法　350
Wharton 管　364, 374, 376

xenograft　555

Z 形成術　197

<和文>

あ行

悪性腫瘍　262
悪性唾液腺腫瘍　385
アザチオプリン　262
アジスロマイシン　268, 270, 274, 276
アスピリン　16
アスピリンアレルギー　11
軋轢音　461, 574, 579
アーチバー　469
アドヘシン　275
アバットメント　234, 238
アモキシシリン　268, 274, 276
アルコール依存症　18, 262
アレンドロネート　345

異形細胞　400
異形成　391, 393, 397
異種移植　555
異常感覚　37
移植の種類　552
移植片　551
一次口蓋　530
一次治癒　31
一次閉鎖　404
一過性伝導障害　36
遺伝性凝固障害　16
イトラコナゾール　298
イニシャルドリル　231
異物　31
医療廃棄物　48
インスリン依存型糖尿病　13
インスリン非依存型糖尿病　13
咽頭への落下　165
咽頭弁形成術　544
インドメタシン反応性頭痛　570
院内感染　304
インフォームドコンセント　397
インプラント　34
インプラントアナログ　242
インプラントコンポーネント　236
インプラント周囲炎　221
インプラント上部構造の選択　243
インプラント体　237

インプラントとインフォームドコンセント　227
インプラントの基本手術テクニック　228
インプラントの高度外科テクニック　247
インプラントの失敗　247
インプラントの初期固定　220
インプラントの治療計画　223
インプラント埋入　232
インプラント埋入の合併症　235
インプレッションコーピング　239

ウイルス　40
ウイルス性耳下腺炎　380
ウォーラー変性　37
う蝕　76, 130
うっ血性心不全　10

衛生化　42
衛星嚢胞　424
液面形成　351
壊死性唾液腺化生　381
壊死組織　31
エチレンオキサイドガス　44
エナメル上皮歯牙腫　428
エナメル上皮腫　133
エナメル上皮線維歯牙腫　428
エナメル上皮線維腫　428
エフェドリン　354
エプーリス　433
エリスロマイシン　276
嚥下困難　260
塩酸フェニレフリン　354
炎症　28
炎症期　28
炎症性線維性過形成　193
遠心傾斜埋伏歯　144

覆布　60
覆布鉗子　60
オッセオインテグレーション　34, 219, 220
オトガイ下隙　285, 286
オトガイ棘　186
オトガイ頭頂撮影像　462
オートクレーブ　44
オーバーデンチャー　202, 243
オープンテクニック　230
オンレー骨移植　205

か行

開花性骨異形成症　223
開口位　59
開口器　60
開口障害　132, 154, 159, 260, 263
開口量　574
外骨症　183, 185, 392
介在部導管　363
外傷性咬合　222
外傷性刺青　392
外傷性神経損傷　36
開窓術　377, 417, 418, 422
外側鼻突起　531
外唾液瘻　383

外転神経　285
開鼻声　531
回復期　257
海綿静脈洞血栓症　285
潰瘍　391
過角化　391
下顎区域切除術　345, 425, 427, 428
下顎後退症　496
下顎骨骨折　175, 464, 469
下顎骨再建　435
下顎骨体隙　285
下顎骨の増生　203
下顎再建　557
下顎歯から生じる感染　285
下顎枝矢状分割術　496
下顎枝垂直骨切り術　495
下顎枝前縁　138
下顎周囲隙　287
下顎前突症　491
下顎前方歯槽骨切り術　495
下顎の抜歯　96
化学放射線療法　425
下顎用抜歯鉗子　67
下顎隆起　190
化学療法　329, 425, 431
顎下隙　258, 263, 285, 286, 291
角化症　391
顎下腺　363
角化嚢胞　416
顎間固定　469
顎関節鏡視下手術　587
顎関節外科　586
顎関節障害の分類　577
顎関節洗浄療法　586
顎関節造影検査　575
顎関節痛　574
顎関節内障　573
顎顔面骨移植術の外科的原則　558
顎顔面皮膚細菌叢　40
顎機能障害　573
顎矯正手術　491
顎矯正手術患者の周術期管理　524
顎矯正手術の後治療　526
顎矯正手術の術前治療　489
顎欠損の外科的再建　551
顎骨延長術　520
顎骨再建　434
顎骨腫瘍　425
角針　58
顎舌骨筋隆線　185
拡張期血圧　13
顎変形症　485
顎変形症手術　544
顎変形症の原因　485
顎変形症の評価　487
顎裂　529
顎裂部骨移植　541
過形成　391
仮骨　32
仮骨延長術　592
過酸化水素水　267
下歯槽神経　142

索引

下歯槽神経損傷　226
火傷　163
過剰歯　76, 534
カスタムアバットメント　234
ガス滅菌　44
仮性下顎前突症　534
家族歴　5
痂皮　27, 391
過負荷　222
芽胞　43
ガマ腫　377
カルバマゼピン　566
肝炎ウイルス　40
眼窩下隙　282
眼窩周囲炎　283
眼窩蜂窩織炎　285
眼球運動　460
観血的整復術　472
鉗子　85
含歯性嚢胞　133
カンジダ症　298
肝疾患　13
感受性テスト　264
関節円板　578
関節円板整位術　589
関節円板切除術　590
関節円板前方転位　578
関節雑音　574
関節突起骨折　472
関節突起切離術　591
関節包外強直症　581
関節包内強直症　581
関節リウマチ　580
感染　174
感染性心内膜炎　10, 275
完全埋伏歯　142
乾燥症候群　381
乾燥性角結膜炎　381
カンチレバー　222
冠動脈バイパス移植術　277
陥入歯　449
乾熱滅菌　43
鑑別診断　387
顔面外傷患者の評価　459
顔面骨骨折　459, 464
顔面骨骨折の原因と分類　464
顔面骨骨折の治療　467
顔面神経　364, 385
顔面の神経病理学　563
顔面非対称症　502
間葉系腫瘍　377
顔裂性嚢胞　416

既往歴　2
気管切開術　459
危険隙　293
起坐呼吸　10
義歯床下の埋伏歯　132
義歯性線維腫　193, 433
気腫　314
基底細胞腺腫　384
気道閉塞　263

機能障害　28
偽嚢胞　356, 376
偽膜性カンジダ症　298
偽膜性大腸炎　269
逆根充　306, 316
吸引　60
吸引細胞診　397
吸引生検　400
臼後腺　363
吸収性穿孔　319
吸収性縫合糸　404
吸収性モノフィラメント糸　318
丘疹　391
求心路遮断性歯痛　566
急性顎骨骨髄炎の治療　297
急性化膿性骨髄炎　297
急性化膿性耳下腺炎　378
急性細菌性唾液腺炎　379
急性上顎洞炎　352
狭域スペクトル抗菌薬　269
頰咽頭間隙（buccopharyngeal gap）　289
頰隙　257, 263, 282
頰骨弓骨折　473
頰骨骨折　473
頰骨複合体骨折　467
狭心症　8
頰腺　363
強直症　573, 581
頰粘膜弁法　357
頰部リンパ節　392
局所麻酔　74
虚血　31
虚血性心疾患　8
菌塊　297
筋緊張線　402
筋・筋膜痛　577
筋・筋膜疼痛機能障害症候群　133
筋鉤　103
菌交代症　272, 340
筋上皮細胞　363, 384
近心傾斜埋伏歯　144
緊張性頭痛　569
筋膜隙　263
筋膜隙感染の治療　294

偶発症　161
楔作用　84
グラフト　551
グラム染色　264
クラリスロマイシン　276
クリッキング　574
クリンダマイシン　268, 274, 276, 298
グルタールアルデヒド　45
くるぶし浮腫　10
クレピタス　579
クレンチング　574
クローズドテクニック　230
クロトリマゾール　298
クロルヘキシジン　47
クローン病　388
群発頭痛　569

頸動脈鞘　291
頸動脈小体腫瘍　377
頸部郭清術　430
けいれん性疾患　17
外科的歯内療法　301
外科的診断の進め方　21
外科的抜歯の原則　112
外科用ラウンドバー　412
外科療法　431
血液寒天培地　297
血液疾患　16
結核　377
結核菌　42
血管腫　411
結合組織病　381
血腫　31
血小板減少症　16, 77, 338, 432
血小板輸血　16
血友病　16, 77
ケトアシドーシス　14
ケトコナゾール　298
減圧術　418
牽引縫合　402
嫌気性グラム陰性桿菌　255
嫌気性グラム陽性球菌　255
言語機能　539
言語発達障害　536
懸垂固定　478
原発性Sjögren症候群　381
現病歴　2

誤飲　165
鉤　52
高圧酸素療法　335, 345, 557
高圧蒸気滅菌　43
広域スペクトル抗菌薬　266, 269
後咽頭隙　263, 292
口蓋形成術　539
口蓋隙　282
口蓋垂口蓋咽頭形成術　502
口蓋垂軟口蓋形成術　502
口蓋腺　363
口蓋膿瘍　257
口蓋弁法　357
口蓋隆起　189
口蓋裂　529
口角炎　298
硬化性骨炎　416
睾丸炎　381
交感神経　366
抗癌薬感受性　431
好気性グラム陽性球菌　255
抗凝固因子　13
抗凝固療法　16, 266
咬頰癖　391
咬筋下隙　290
咬筋下隙の感染　291
抗菌石けん　47
抗菌薬　153
抗菌薬感受性試験　264, 355
口腔カンジダ症　342
口腔乾燥感　567

599

口腔乾燥症　330, 381
口腔顔面痛の分類　564
口腔顔面痛を伴う患者の評価　570
口腔細菌叢　340
口腔灼熱感症候群　567
口腔上顎洞瘻　170, 309, 356
口腔上顎洞瘻の即時治療　356
口腔上顎洞瘻の遅延治療　357
口腔常在菌　298
口腔前庭拡張術　207, 211
口腔前庭形成術　207
口腔内細菌叢　40
口腔の悪性腫瘍　430
口腔病理医　410
口腔病変の外科治療　415
口腔ブラシ細胞診　398
硬結　260
高血圧症　13
硬口蓋　530
硬口蓋閉鎖術　539
咬合平面　138
咬合法　350
咬合法X線写真　367
甲状舌管囊胞　377
甲状腺機能亢進症　15
甲状腺機能低下症　16
甲状腺クリーゼ　15
甲状腺腫大　377
甲状腺中毒症　15
口唇形成術　538
後深頚リンパ節　392
口唇結節　538
口唇腺　363
口唇腺生検　372
口唇裂　529
硬組織欠損　557
好中球減少症　338, 432
後天性免疫不全症候群　41, 298, 389
口内炎　391
紅斑　28
紅板症　396
紅斑性カンジダ症　298
後方結石　374
誤嚥　165
呼吸困難　260
国際標準比　172
個人情報　2
骨壊死　223
骨延長器　520
骨延長期　520
骨延長術　520
骨芽細胞　32
骨柩　297
骨硬化期　520
骨再建　551
骨再建を必要とする患者の評価　557
骨再生誘導法　205
骨質　224
骨髄炎　295
骨髄炎の治療　297
骨スクリュー　473
骨性癒着　453

骨折の整復　468
骨増生　325, 434
骨組織の損傷　167
骨内膜　32
骨内ワイヤリング　473
骨の削除　55
骨のリモデリング　520
骨プレート　473
骨プレート固定　478
骨片の固定　468
骨膜　32
骨膜剥離子　52
骨窓　411
骨密度　142
骨ヤスリ　56
骨誘導再生　247　GBR
骨隆起　183, 392
骨隆起の切除　187
誤抜歯　166
コラゲナーゼ　256
コラーゲン線維　28
根管側枝　315
混合腺　363
根尖周囲膿瘍　267
根尖投影法　350
根尖の放置　124
コンピュータ断層撮影　371, 462

さ行

細管状腺腫　384
細菌　39
細菌叢　39
細菌培養　264
再建手術　428
再構築期　29
最小発育阻止濃度　271
細針穿刺吸引細胞診　400
再生　37
砕石術　375
サイナスエレベーション　250
サイナスリフト　248
細胞診　397
鎖骨上リンパ節　392
サージカルガイドテンプレート　227
挫傷　438
擦過創　163, 437
殺菌薬　42
殺菌的抗菌薬　270
殺菌法　44
サルコイドーシス　377
酸化セルロース　172
酸化被膜層　232
暫間アバットメント　237
三叉神経痛　565
三次治癒　31
散弾様リンパ節　392
サンドイッチ法　205
薔粒腫鉗子　402

哆開　174
自家移植　552

歯科インプラント　34, 273
自家骨　552
歯牙腫　428
歯科診療室の消毒・殺菌　46
耳下腺　363
耳下腺管　364
耳下腺咬筋筋膜　290
耳下腺浅葉切除術　376
歯科用挺子　61
歯冠－歯根破折　447
歯冠周囲炎　267
歯冠の亀裂　445
歯冠の状態　77
歯冠破折　443, 445
磁気共鳴画像法　371
色素斑　391
死腔　25
軸索断裂　36
シクロスポリン　262
止血　25
止血鉗子　55
止血剤　172
止血法　25
歯原性角化囊胞　424
歯原性腫瘍　133, 428
歯原性石灰化上皮腫　428
歯原性粘液腫　428
歯原性囊胞　133, 410, 416
篩骨洞　349
歯根吸収　132, 452
歯根形態　140
歯根尖切除術　304, 306, 315
歯根肉芽腫　410
歯根の迷入　163
歯根破折　163, 306, 443, 448
歯根膜腔の拡大　443
歯軸の傾斜　137
歯周炎　76
歯周疾患　130, 135
歯周包帯　405
視診　6
持針器　57
歯髄壊死　76
歯髄検査　443
歯髄診断　570
歯髄切断法　447
ジスルフィラム作用　270
歯性感染症　255, 281
歯性上顎洞炎　283, 354
自然孔　349
歯槽間中隔切除術　182
歯槽硬線　443
歯槽骨炎　174, 267
歯槽骨延長術　206, 248
歯槽骨骨折　167, 455
歯槽骨の吸収　178
歯槽堤形成　181, 434
歯槽堤の形態修正　181
歯槽突起骨折　167
歯槽膿瘍　267
歯槽部骨切り術　212
歯槽部損傷　437, 441

600

索引

歯槽部損傷に対する治療　443
持続的気道陽圧換気法　502
歯痛　565
児童虐待　441
歯内療法　427
歯肉縁下切開　312
歯肉退縮　312
歯肉弁根尖側移動術　234
歯肉弁切除術　132
歯囊　141
脂肪腫　377, 392
縦隔　293
習慣性脱臼　573, 580
収縮期血圧　13
修正手術　319
修復期　28
周辺性巨細胞肉芽腫　433
宿主防御能　267
手指および腕の消毒　47
手術記録　160
手術時手洗い　48
手術用顕微鏡　325
主訴　2
腫脹　28
出血時間　13
出血性素因　77
出血の制御　54
術後合併症　161
術後合併症予防　161
術後患者の管理　155
術後出血　155, 171
術後疼痛　156
術後の経過観察　159
出産後の患者　19
術前矯正治療　490
樹木の剪定パターン　370
腫瘍カンファレンス　431
漿液細胞　363
漿液性腺房　364
上顎結節の骨折　168
上顎骨後退症　502
上顎骨全摘出術　345
上顎骨部分切除術　345
上顎骨隆起　187
上顎歯から生じる感染　282
上顎前突症　499
上顎洞　349
上顎洞炎　145
上顎洞炎の治療　354
上顎洞穿孔　356
上顎洞底挙上　205
上顎洞底挙上術　248, 355
上顎洞内の偽囊胞　356
上顎洞の歯原性疾患　349
上顎洞への穿孔　309
上顎洞ポリープ　351
上顎突起　531
上顎の増生　205
上顎の抜歯　93
上顎埋伏歯の改訂分類法　144
上顎用抜歯鉗子　64
上気道細菌叢　39

上気道閉塞　260
小結節　391
常在細菌叢　269
照射線量　334
照射範囲　333
小水疱　391
小舌下腺管　364
小帯切除術　195
上唾液核　366
小唾液腺　363
消毒薬　42
小膿疱　391
娘囊胞　424
上皮化　27
床副子　470
除菌　42
触診　6
シルマーテスト　382
歯列弓　129
皺線　402
心因性口腔顔面痛　564
腎炎　381
侵害受容器　563
唇顎口蓋裂　524, 529
唇顎口蓋裂患者の歯科治療　546
唇顎口蓋裂患者の問題点　534
唇顎口蓋裂の原因　532
唇顎口蓋裂の治療　537
心筋梗塞　9
神経因性顔面痛　565
神経因性疼痛　565
深頸筋膜浅葉　290
神経疾患　17
神経腫　567
神経上膜縫合　382
神経線維　563
神経損傷　36, 169
神経断裂　36
神経伝達物質　563
神経吻合　382
心血管系疾患　8
人工関節　278
人工唾液　382
人工弁心内膜炎　277
人工涙液　382
腎疾患　12
尋常性疣贅　433
振戦　392
深側頭隙　290, 291
迅速病理組織検査　430
身体的診察　5
人中稜　538
腎透析　277
審美ゾーン　318
深部筋膜隙　267
深部筋膜隙感染　281
深部頸筋膜間隙の感染　291
腎不全　12
診療録　160

膵炎　381
垂直埋伏歯　144

水痘帯状疱疹ウイルス　567
水疱　391
髄膜炎　381
スタビライゼーション型スプリント　585
スピーチエイド　547
スプリント　405, 456, 585
スマイルライン　402
スリル　392

静菌的抗菌薬　270
清潔域　46
清潔操作　47
生検　324, 387
生検の一般的原則　397
性行為感染症　389
精巣萎縮　381
セカンドオピニオン　396, 410
赤唇縁　530
舌圧子　52
舌咽神経　291, 364
舌咽神経痛　568
切開　22, 51
石灰化囊胞性歯原性腫瘍　428
切開生検　372, 397, 398, 404, 412, 420
切開線　104
切開排膿　264, 289, 304
舌下隙　258, 285, 291
舌下小丘　364
舌下神経　291
舌下腺　363
赤血球沈降速度　570
接合上皮付着　221
切歯孔　530
接種期　257, 261, 266
舌小帯の切除　198
接触阻止　27
切除生検　372, 397, 400, 412, 417, 430
舌神経　364
節性脱髄　37
舌腺　363
切創事故　48
セビメリン　332
セファログラム　487
セファロスポリン　270
セメント芽細胞腫　428
ゼラチンスポンジ　172
線維芽細胞　28
線維形成期　28
線維腫　392, 433
線維性骨異形成症　223
全インプラント支持オーバーデンチャー　244
前癌性変化　392
全関節置換術　591
浅頸リンパ節　392
穿孔創　162
前頭洞　349
前三叉神経痛　566
穿刺吸引細胞診　372
腺腫様歯原性腫瘍　428
洗浄　61
線状部導管　363
前深頸リンパ節　392

601

全身疾患を有する患者　8
全身状態　6
全身状態分類システム　6
全身診察　5
全身性関節炎　580
全層粘膜骨膜切開　313
全層弁　410
喘息　11
浅側頭隙　290, 291
先天性欠損歯　534
剪刀　59
腺房　363
前方結石　374
前方整位型スプリント　585
腺房相　369
腺様嚢胞癌　385

造影剤　368
早期荷重　222, 253
臓器系統別レビュー　5
双指診　376
創傷治癒　27
創傷治癒遅延　174
創傷治癒の過程　28
創傷治癒の阻害因子　31
叢生　129
搔爬術　424, 425
相反性クリッキング　579
即時義歯　200
即時再建　435
側頭下顎障害　573
側頭下顎障害の可逆的治療　582
側頭下顎障害の非可逆的咬合修正　585
側頭下隙　283
側頭筋膜浅葉　282
側頭動脈炎　570
側方偏位　451
側面撮影法　350
ソケットプリザベーション　228, 229
組織延長　520
組織隙　132
組織再生誘導法　325
組織の切開　51
咀嚼筋隙　263, 290
咀嚼筋障害　573

た 行

第 1 期癒合　31
第 2 期癒合　31
第 3 期癒合　31
第 4 級アンモニウム化合物　45
第 VII 脳神経　364
第 IX 脳神経　291, 364
第 X 脳神経　291
第 XII 脳神経　291
待機期間　520
退行性関節疾患　579
代償性変化　491
代償性変化の解消　491
帯状疱疹　391, 567
帯状疱疹後神経痛　567

耐性菌　269, 304
体性疼痛　564
大唾液腺　363
大理石骨病　223
唾液管炎　369
唾液腺撮影法　395
唾液腺疾患　363
唾液腺腫瘍　377, 383
唾液腺シンチグラフィ　371
唾液腺造影　368
唾液腺内視鏡検査　371
唾液腺の感染症　378
唾液の電解質組成　371
他家移植　553
多形性紅斑　389
多形腺腫由来癌腫　384
多形低悪性度腺癌　385
多剤併用療法　432
打診　6
多数歯抜歯　125, 181
唾石　367, 373
唾石症　373
脱顆粒　28
脱臼　451
脱水　266
多能性間葉細胞　32
多発性骨髄腫　395
多房性　416
多列線毛円柱上皮　349
単核球症　389
単形腺腫　384
単根歯に対する外科的抜歯　114
単純型ラヌーラ　377
単純骨折　465
単純性骨嚢胞　410
単房性　416

知覚異常　36, 37, 142
知覚過敏　37
知覚障害　142
知覚鈍麻　37
知覚麻痺　142
智歯周囲炎　77, 131
中間型細胞　385
中顔面後退症　502
中顔面骨折　466, 473
中耳炎　535
中心性巨細胞病変　411
中心性骨形成線維腫　428
超音波検査　371
蝶形骨洞　349
聴診　6
腸線縫合糸　405
貯留嚢胞　356
鎮静　75

椎前隙　293
使い捨て材料　46
連なったソーセージパターン　370

挺子　61, 85
挺出　451

ティシューパンチ　230, 234
摘出術　417, 422, 425
てこの原理　84
テトラサイクリン　270
デヌード　28
デブリードマン　26, 345, 440
転位歯　76
転移性癌　377
伝染性単核症　377
転位弁前庭形成術　207
電撃痛　565
伝染性単核症　377
天疱瘡　389
テンポラリーヒーリングアバットメント　234

頭蓋側面撮影像　462
導管上皮細胞　384
導管相　369
瞳孔反射　460
瞳孔不同　460
透視検査　350
同種異系移植　553
動静脈奇形　411
動静脈シャント　277
透析　12
疼痛　28
糖尿病　13, 262
頭部 X 線規格写真　487
ドキシサイクリン　298
ドライアイ　381
ドライソケット　132, 153, 160, 174, 267
ドライマウス　381
トランスファータイプ　239
トリガーゾーン　565
ドレープ　60
ドレナージ　302

な 行

内頸静脈血栓症　291
内視鏡システム　325
内視鏡的治療法　355
ナイスタチン　298
内側鼻突起　531
内分泌疾患　13
軟口蓋　530
軟口蓋閉鎖術　539
軟性裏装剤　405
軟組織欠損　557
軟組織再建　435
軟組織損傷　162, 437
軟組織の牽引　52
軟組織の把持　53
軟組織弁　103
難抜歯術　103

二次感染　272
二次口蓋　530
二次性 Sjögren 症候群　381
二次治癒　31
二分口蓋垂　530
乳歯の抜歯　100
乳頭腫　433

索引

乳頭状嚢腺リンパ腫　384
尿毒症　262
妊娠　77
妊娠中の患者　18

ネコ引っ掻き病　377
熱感　28
熱による滅菌法　43
粘液細胞　363
粘液産生細胞　385
粘液性腺房　364
粘液線維腫　428
粘液貯留嚢胞　392
粘液嚢胞　433
粘液瘤　376
粘表皮癌　381, 385
粘膜下埋伏歯　142
粘膜貫通手術　233
粘膜骨膜の挙上　52
粘膜骨膜弁　103, 410
粘膜骨膜弁の挙上　106
粘膜骨膜弁の種類　105
粘膜支持オーバーデンチャー　244
粘膜弁の裂創　162

脳血管疾患　10
膿原性肉芽腫　433
脳室心房シャント　277
脳卒中　10
囊胞　416
囊胞性リンパ管腫　377
膿瘍形成期　257, 261, 266
ノミ　56

は行

バー　55
バイオハザードラベル　406
バイオフィルム　275
敗血症　42
敗血症性海綿静脈洞血栓症　285
敗血症性ショック　260
肺疾患　11
排出相　369
排出導管　363
バイタルサイン　9, 10, 260, 442
バイトブロック　59
パイロットホール　231
白板症　391, 396
剥離口腔細胞診　398
剥離細胞検査　398
破骨鉗子　55, 412
破骨細胞　32
ハサミ　59
破傷風　441, 460
破傷風ワクチン　440
破折歯　76, 323
破折した歯根や根尖の抜去　119
白血球減少症　338
白血病　262, 298, 388, 395
抜歯　61, 73
抜歯窩　32

抜歯窩の処置　101
抜歯鉗子　63
抜歯後感染　132, 159
抜歯後疼痛　156
抜歯時の体位　82
抜歯する歯のX線検査　78
抜歯の禁忌　76
抜歯の難易度　77
抜歯の力学的原理　83
波動　416
歯の動揺　77, 443, 448
歯の分割　149
歯の偏位　443
パノラマX線写真　487
歯への到達　77
針刺し事故　48
斑　391
半月状切開　312
半月裂孔　349
斑状出血　159
ハンドピース　55
半埋伏歯　142

ヒアルロニダーゼ　256
鼻咽腔閉鎖機能　537, 539
鼻・眼窩・篩骨（NOE）複合体骨折　473
鼻口腔瘻孔　145
非細菌性血栓性心内膜炎　275
非歯性上顎洞炎　351
皮質海綿骨移植　248
皮質骨除去術　297
ビジュアルアナログスケール　574
微小血管減圧術　566
非ステロイド系抗炎症薬　11, 153, 354
ビスホスホネート　223, 343
ビスホスホネート関連顎骨壊死症　342
ビスホスホネート関連顎骨壊死症のメカニズム　343
ビスホスホネート関連顎骨壊死症の臨床症状　343
肥大　391
肥大型心筋症　10
ピックアップタイプ　239
非定型顔面痛　564
非定型歯痛　566
ヒト免疫不全ウイルス　40, 41, 262　HIV
皮弁壊死　23
鼻変形　534
皮弁断裂　24
皮弁の哆開　24
皮弁の設計　23
標準予防策　41, 42, 81
病巣感染　275
病理診断　410
病歴　1
日和見感染症　340
びらん　391
ヒーリングカバー　221
ヒーリングスクリュー　237
ヒーリングポスト　233
ピロカルピン　332, 382
貧血　338, 432

フィクスチャー　237
フィブリン線維　28
副腔　420
副交感神経　366
副甲状腺機能亢進症　395
複合切除術　425
副根管　315
複根歯に対する外科的抜歯　117
複雑骨折　465
副子　405
副耳下腺　364
副腎機能不全　14
副腎皮質ステロイド薬　262
副鼻腔　349
袋状弁　24, 109
腐骨除去術　345
浮腫　26, 28, 158
不整脈　10
プソイドエフェドリン　354
普通抜歯　73
普通抜歯の手順　88
ブドウ球菌　256
不妊　381
部分トロンボプラスチン時間　16
ブラキシズム　574
ブラケット　146
プラスミン　29
プランジング型ラヌーラ　377
フルコナゾール　298
ブレインハートインフュージョン寒天培地（BHIA）　297
ブロック骨移植　247
プロトロンビン時間　13, 16, 172
粉砕骨折　465

米国歯科医師会（ADA）　262
米国心臓病学会（AHA）　262
米国麻酔学会（ASA）　6
閉塞性睡眠時無呼吸症候群　502
ペニシリン　268, 270
ヘパリン　17
ヘミデスモゾーム　221
ヘモグロビンA1c　273
ヘルペス　389
ヘルペス・ゾスターウイルス　567
弁　103
辺縁切除術　345, 425, 427, 428
変形性関節症　573, 579
偏心投影X線撮影　319
片頭痛　568
変性　37
扁桃腺　363
弁の設計　103
扁平歯原性腫瘍　428
扁平上皮癌　381, 430
扁平苔癬　389
ペンローズドレーン　265

傍咽頭隙　263, 291
蜂窩織炎期　257, 261, 266
縫合　57
縫合糸　58

603

縫合針　58
縫合の原則　108
防護シールド　432
放射線感受性　431
放射線性骨壊死　332, 336
放射線治療後の抜歯　335
放射線治療前の抜歯　334
放射線療法　329, 425, 431
萌出誘導　146
放線菌症　297, 298
保隙装置　435
発作性夜間呼吸困難　10
発赤　28
ボツリヌス毒素　583
補綴前外科　177
補綴物維持スクリュー　243
ポビドンヨード　47
ポリグラクチン910　405
ポリグリコール酸　405
ポリソムノグラフィ　502
ポリビニルピロリドン－ヨード　47
ボールベアリング　223
ホルムアルデヒド　45

ま行

マイコバクテリア　42
埋伏歯　76, 129
埋伏歯の抜歯手技　147
埋伏歯の分類方法　136
埋伏歯抜歯　130
埋伏歯抜歯の禁忌　135
マクロライド系抗菌薬　276
麻疹　389
丸針　58
マルチプルポート　432
マレット　56
満月様顔貌　14
慢性硬化性骨髄炎　223

慢性骨髄炎　297
慢性上顎洞炎　351, 353
慢性頭痛　568
慢性閉塞性肺疾患　11

味覚異常　567
未萌出歯　129
脈瘤性骨嚢胞　411

無顆粒球症　388
無菌操作　22, 48
無菌法　42
無鉤鑷子　53
ムンプス　389

迷走神経　291
メス　51
メスホルダー　51
滅菌法　42
メトロニダゾール　268, 270
メラニン性腫瘍　392
免疫グロブリン　262
免疫抑制療法　262

モキシフロキサシン　268, 270
モデルサージェリー　491
問診表　2

や行

有鈎鑷子　53
ユニバーサルプレコーション　41, 42, 81

翼上顎裂　427
翼突下顎隙　290, 291
ヨードフォール　45, 47
予防投与　272

ら行

ラヌーラ　377
ランパントカリエス　330

リウマチ性関節炎　573
リウマチ性多発筋痛症　570
理学療法　584
リキャップ　48
リドカインビスカス　330
流行性耳下腺炎　380
良性唾液腺腫瘍　384
隣在歯の損傷　165
隣在歯の脱臼　166
隣在組織の損傷　169
輪軸原理　84
輪状甲状間膜切開　459
臨床病期分類　431
鱗屑　391
リンパ腫　262, 377, 395
リンパ上皮性嚢胞　377
リンパ節郭清　425

類骨　35
類皮嚢胞　377
類表皮細胞　385
類表皮嚢胞　377
裂創　439, 479

露髄　443, 446

わ行

若木骨折　465
ワクシングスリーブ　243
ワルファリン　17, 266

監訳者略歴

里村　一人（さとむら・かずひと）
鶴見大学歯学部・教授〔口腔内科学（口腔外科学第二）講座〕／歯学博士

昭和63年3月	徳島大学歯学部卒
平成4年3月	徳島大学大学院歯学研究科修了（歯学博士）
平成4年4月～13年6月	徳島大学歯学部・助手（口腔外科学第一講座）
平成7年1月～10年1月	Visiting Fellow at National Institutes of Health (NIH), National Institute of Dental and Craniofacial Research
平成13年7月～15年9月	徳島大学歯学部附属病院・講師（第一口腔外科）
平成15年10月～16年12月	徳島大学医学部・歯学部附属病院・講師（歯科口腔外科）
平成17年1月～21年3月	徳島大学大学院ヘルスバイオサイエンス研究部・准教授（口腔顎顔面外科学分野）
平成21年4月～	現職

（認定・資格など）

平成15年10月	（社）日本口腔外科学会認定・口腔外科専門医
平成19年1月	ICD制度協議会・感染制御医
平成19年10月	（社）日本口腔外科学会認定・指導医
平成22年1月～	Editorial Board Member (Asian J Oral Maxillofac Surg)

濱田　良樹（はまだ・よしき）
鶴見大学歯学部・教授〔口腔顎顔面外科学（口腔外科学第一）講座〕／歯学博士

平成1年3月	東北大学歯学部卒業
平成1年6月～2年3月	友絋会病院歯科口腔外科勤務
平成2年4月～3年3月	鶴見大学歯学部附属病院診療科・助手（口腔外科）
平成3年4月～4年3月	博慈会記念総合病院歯科口腔外科勤務（出向）
平成4年4月～15年3月	鶴見大学歯学部・助手（口腔外科学第一講座）
平成15年4月～20年10月	鶴見大学歯学部・講師（口腔外科学第一講座）
平成15年10～12月	AO International Fellowship at The University of Texas, Southwestern Medical Center, Department of Surgery, Division of Oral and Maxillofacial Surgery (Prof. Edward Ellis III)
平成16年8～11月	Visiting Professor at Department of Oral and Maxillofacial Surgery, Huddinge University Hospital, Karolinska Institutet (Prof. Anders B. Holmlund)
平成20年11月～23年3月	鶴見大学歯学部教授（口腔外科学第一講座）
平成23年4月～	現職

（認定・資格など）

平成10年10月	（社）日本口腔外科学会認定・口腔外科専門医
平成11年3月	歯学博士（鶴見大学）
平成16年10月	（社）日本口腔外科学会認定・指導医
平成21年11月	日本顎顔面インプラント学会認定・指導医
平成22年1月～	Associate Editor (Asian J Oral Maxillofac Surg)

現代口腔外科学　原著第5版
Contemporary Oral and Maxillofacial Surgery 5th Edition

2011年10月30日　第1版第1刷発行

原著者＝ James R. Hupp, Edward Ellis III, Myron R. Tucker

監訳者＝ 里村　一人，濱田　良樹

発行所＝ エルゼビア・ジャパン株式会社

発売元＝ 株式会社シエン社
　　　　〒112-0004 東京都文京区後楽 1-1-10
　　　　電　話（03）3816-7818
　　　　Ｆ Ａ Ｘ（03）3818-0837

制　作＝ わかば出版株式会社

印　刷＝ 株式会社アイワード

©2011 Elsevier Japan KK
本書の複製権・翻訳権・上映権・譲渡権・公衆送信権（送信可能化権を含む）はエルゼビア・ジャパン株式会社が保有します。

[JCOPY]〈（社）出版者著作権管理機構　委託出版物〉
本書の無断複写は著作権法上での例外を除き禁じられています。複写される場合は，そのつど事前に（社）出版者著作権管理機構（電話 03-3513-6969，FAX 03-3513-6979，e-mail : info@jcopy.or.jp）の許諾を得てください。

落丁・乱丁はお取り替え致します。　　　　　　　　　　　　　　　　　　　　ISBN978-4-89824-061-8